ナノメディシン
第1巻：基本的能力

Nanomedicine

Volume I: Basic Capabilities

ロバート　A. フレータス　Jr. 著
財団法人　医療機器センター　監訳

薬事日報社

The original English language work has
been published by Landes Bioscience
Georgetown, Texas, U.S.A.

監訳にあたって

21世紀の医療では，ナノメディシンがその中心的な役割を担うものと考えられる。しかし，このナノメディシンとは，どの様な医療で，どの様な医療技術を要すか，未だ正確に定義をし難い状況である。理由はその概念も，技術も，その役割も発展・拡大をし続けており，従来の医療の概念を改変したり，ヒトの生死の観念にさえも影響を与えかねない可能性を含んでいるからである。

ただ，今日のナノメディシンと称される医療は，予防・診断・治療のどの場面においても，少なくとも分子レベル以下を観察・操作・生成する科学工学技術を活用して予防的超早期検査技術，分子分析診断技術や分子操作などの分子治療技術を作り，分子生物学的診療の道を開くことを目標としているように見ることができる。例えば，DNAチップ診断はオーダーメイド型疾病治療法に不可欠であろう。また，分子操作技術は，そのオーダーメイド治療の具体的な治療技術となるであろう。また患部へ急行するナノロボットは，早期診断治療の分子戦士，あるいは分子医師でもあるかも知れない。また，分子レベル以下となればヒトの食物中の分子も，生体組織構成分子も，その代謝と維持に係わる分子もヒトに限らず，動植物全てを分子レベルで見直し，新しい健康と生命の概念にも係わるような未知の科学世界へとも繋がっているように思われよう。

改めて21世紀の医療は，分子レベルの医療技術を獲得したナノメディシンの世界が拡がるものと予想される。

財団法人医療機器センターは来るべきナノメディシンの時代に注目し，本書を翻訳，出版することにした。その理由は，上述したような21世紀の医療およびその医療機器に対し，本書が次に述べるような極めて示唆に富んだ内容を含んでいるからである。

第一に，本書は1999年にFreitasによって刊行されたものであるが，近未来に起こりうるナノメディシンの基礎となる様々な概念や技術の可能性を体系的に示している。従って，将来のナノメディシンへと進むためのナノ医療技術革新の方向性が示されており，いわばナノメディシン時代における医療機器の役割とあり方を示しているのが本書であると言えよう。第二に，このような技術の可能性に基づき，新たなナノメディシン世界における生命環境や社会問題などをも改めて考えさせている。例えば，異種生物による分子再構築物のヒトへの活用，遺伝子操作された新生命体からの臓器移植，体内機械との共生，ナノレベルでの新物質の移動制御が引き起こす新たな環境問題などを考える基本情報が提供されているからである。第三には，わが国でのナノメディシン研究も胎動期から揺籃期を迎えているが，その発展にも資するものがあると考えられたからである。わが国のナノメディシン研究が本格化したのは2002年である。この年，厚生労働省を中心に各省庁が補助金などの資金援助を一斉に開始し，その後，わが国のナノメディシン研究が拡大した。2004年からは日本生体医工学会専門別研究会としてナノメディシン研究会が発足し，2005年には*Journal of Nanomedicine*が米国ナノメディシン学会の学術誌として創刊され，2006年には日米ナノメディシン交流協会も発足している。現在150を超えるプロジェクトが国からの補助金によって進行中であり，その有益な成果が期待されているところである。これらの個々の成果は，着実に臨床応用へと進んでいるものと考えられるが，ナノメディシンの全体像を俯瞰している本書が，わが国の遺漏ない研究体制整備やナノメディシン実現化に役立つのではないかと考えたからである。第四に，本書はこれからの医療や医工学を新しく勉強しようとする者に，進むべき研究の方向や将来ビジョンを提示しており，研究者のためのガイドにもなりうるものと考えたからでもある。もちろん，本書を凌駕する次の世界がこれからの研究者の手によって生まれることを願うこと切なるものがある。

出版にあたっては，このように有益な本書を如何に早く出版できるかを最優先課題とした。従って用語の統一がなされていない箇所やいくつかの造語的訳語が存在している。これらについては，今後統一化の検討をする必要もあるが，当面は疑問をもった読者自身が既にインターネットで公開されている原書に当たることをお奨めしたい。

最後に，本書の監訳にあたり多大な協力を頂いた日本生体医工学会専門別研究会・ナノメディシン研究会会長の東京慈恵会医科大学総合医科学研究センター 医用エンジニアリング（ME）研究室教授 古幡 博 先生，刊行にあたりご尽力を頂いた株式会社薬事日報社ほか関係各位に感謝の意を申し述べたい。

この翻訳書が，わが国のナノメディシン研究および教育に活用されることを期待したい。

2007年8月

財団法人医療機器センター
理事長　渡辺　敏

もくじ

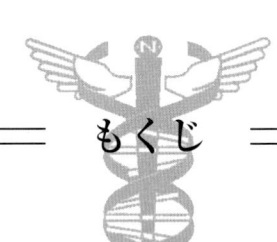

第4章 ナノセンサとナノスケールスキャンニング

第5章 形状および変形する表面

第6章 動 力

第7章 通 信

第8章 ナビゲーション

第9章 マニピュレーションと移動

第10章 その他の基礎的性能

図もくじ

第 3 章 分子の輸送と仕分け

第 4 章 ナノセンサとナノスケールスキャンニング

第 5 章 形状および変形する表面

第6章　動 力

第7章　通 信

第8章　ナビゲーション

第 9 章　マニピュレーションと移動

第10章　その他の基礎的性能

表もくじ

第 9 章 マニピュレーションと移動

第 10 章 その他の基礎的性能

はじめに

K. Eric Drexler, Ph.D
分子製造研究所

分子レベルでの医療が可能になれば，医療の現場にこれまでにない強力な力がもたらされるはずである。今からわずか20〜30年のうちに，人体を癒す治療法に大改革が起こることが期待できる。本書は，この改革を理解するための土台を築き，改革が我々にどのような変化をもたらすか指し示す書である。

科学と技術はどの分野をみても，物質の構造を完全に制御することが焦点となり，競争が激化している。化学からバイオテクノロジーまで，応用物理からソフトウエアまで，ナノテクノロジーというゴールに向けてリソースを増やし続けている。ナノテクノロジーとは，ナノスケールの様々な技術を表す言葉である。物質の構造を制御することを目的としたナノテクノロジーは，正確には分子ナノテクノロジーと呼ばれ，原子の規模で制御しながら物体を構築する技術である。一般向けには，「原子単位の構築（building atom-by-atom）」と呼ばれることも多い。さらに正確にいえば，1つ1つの原子を，原子より大きい構造体の中に設計された特定の位置に結合させる技術である。

このような技術があれば，例えば，より強靭で信頼性の高い素材や，さらに小さく速いコンピュータチップを作れるようになることは，容易に想像がつく。現在研究されている酵素の再設計のように，自然界にみられる分子機械の改善版を期待することもできる。さらに研究が進めば，天然の分子機械システムが生物の内部で行っているのと同じように，複雑な作業を行うことができる新しい分子機械システムをミクロスケールやマクロスケールでも作ることが可能になるはずである。このようなシステムは原理的に，原子単位の精密さで多数の製品を製造できると考えられ，こうした製造工程は分子マニファクチャリングと呼ばれる。

医学や生物学のバックグラウンドをもった人に，この強力な分子スケールの技術に秘められた能力を説明すれば，人体を含めた生体系に適用する可能性について疑問を抱くかもしれない。責任あるやり方で技術を使用するには，技術が広く普及する前にこうした相互の影響を考慮することが必要である。

数千年にわたって，医師や医師の前身は，自ら治癒し回復しようとする人体自身の努力を助ける仕事を行ってきた。新たな方法や器具が医師のツールに加えられるスピードは，最初はゆっくりであったが徐々に加速され，今では，顕微鏡下の手術で問題のある組織を取り除き，健康な組織に変えたり，抗体を使用して好ましくない細菌の分子機械を停止させたり，あるいは，遺伝子チップを使用して遺伝子配列の迅速な確認を行うなど，様々な技術が用いられている。

しかし多くの場合，医師はまず第一に身体の自己修復能力を当てにしなければならない。もし，この能力が損なわれれば，外からどんな努力を加えても望みはない。人の細胞の構成部品をあるべき位置に正確に置き，健康で生理的な状態を作るように設定することは現時点では不可能である。分子レベルで立体的に制御しながら正確に作動するツールは存在しない。

本書は，こうした進歩を遂げるために向かうべき道筋を示した書であり，本書を読まれれば，抗生物質の発見以来，最も重要な新しいツールが医師の味方になる日が来ることを理解いただけると考える。21世紀前半には，ナノメディシンの総合的な開発が医療技術研究の中心となり，おそらくその後も優位を占めると予測される。

この予測は，高いリスクを伴うものではなく，現在の生物学と医学の研究にみられる進歩から今後を予想しただけのものに過ぎない。これまでの30年間に目覚しいスピードで生体系全体の理解が進んでおり，特に人体に関する理解が深まり，そのスピードが低下する徴候は全くみられない。かつてはヒトゲノム計画の完了も，実現不可能な野心に過ぎないとされていたが，今や日常的な作業であるとみなされるようになり，医学に大改革をもたらすことが最初から決まっていたかのように思われている。少し前まで絵空事だったことが，今や，少なくともこれだけは期待できるという最低のラインに変わっている。

今ではお馴染みになったこのパターンが，ナノメディシンの領域でも繰り返すことが期待できる。理論的には達成可能でも最初は遠くて難しすぎると思われていた目標が，20～30年の間に，実際に挑戦可能な目標になり，ついには達成されるようになる事柄は少なくない。

ナノメディシンに革命的な可能性があることを考えれば，その目標と，予測される影響を現時点で検討したとしても早すぎることはないだろう。ナノメディシンの基礎が現在の科学にあることを条件に検討すれば，つまり，新たな科学的原理は発見されていないが，新しいデータが徐々に蓄積して応用される，と仮定して検討すれば，妥当で控えめですらある結果が出ることは間違いない。

もちろん，医学の未来の検討に加わることを，すべての医師が好むわけではないだろう。それは理解できることであるし，今日現在の患者を，今利用できる方法で治療しなければならない医師にとっては，全く無理からぬことである。今現在の医薬品を改善するために研究を続けている医学研究者も，自分自身の成功がどんなにドラマチックであっても結局は取って代わられてしまうことを知れば，この未来の検討には気が進まないかもしれない。両者にとっては，今日できること，来年できることが最も切実な関心事であるからである。

しかし，こうした医師や研究者の中にもわずかではあるが，医学全体の利益のために，将来を考える必要を感じている者がいる。ナノ医療の開発が実際に医療現場に届くような時代になっても自分の職業を続ける計画をもっている医師たち(例えば若い医師や研究者，現在医学過程や大学院過程にある者であれば必ず)は，医学が進むべき方向について健全な考えを持っていれば，自身の仕事を最高の効果を発揮するように位置付けながら開発プロセスのスピードを上げることができるはずである。ナノメディシンの目標がもっとよく理解されれば，現在の研究リソースの方向付けが彼らの職業の将来を考えてより適切になされるようになるだろう。本書は，取り組むべき研究課題の枠組み作りに役立ち，医療ナノテクノロジーに向かってより良い方向に歩を進める手助けとなるはずである。

この分野の基礎を説明できる適切な理論家をみつけることは容易ではない。専門的な研究成果に賞を与える学術プログラムの典型的な業績とは違って，この分野の研究には多くの専門分野にわたる高度な能力が必要になる。多分野の研究者が集まった研究グループがこの役目を果たす可能性も考えられるが，必要な概念をうまく統合できない可能性がある。むしろ，科学の幅広いバックグランドを持つ注意深い研究者が理想的な執筆者となりうると考えられる。特に，10年にもわたってフルタイムで研究に集中し，何千ページにも及ぶことになる技術の説明や引用を作成しなければならないような，困難な仕事に進んで取り組むことができる人物が必要である。Robert Freitas 氏は，これらの資質のすべてどころか，それ以上のものを携えてこの挑戦的なプロジェクトにやって来た。

本書のいくつかの側面は，はじめは論議を呼ぶに違いない。例えば，ナノメディシンが現実になれば，「疾患」の概念を定義し直す必要が生じる（1.2.2 項）。現在の医療でできることは，組織を除去することや，それを移植片や人工の素材と交換すること，あるいは組織が自然に修復するのを手助けすることだけに限られている。現在の修復技術は，組織が代謝し機能している必要がある。つまり，組織が不活性であるか，構造的には無傷であっても機能しなければ「死亡」と宣告される。ナノテクノロジーを用いれば，機能を失った組織を修復できるようになる可能性があり，現在の医学の臨床的な死の概念を再検討する必要が生じてくる。

こうした再定義のプロセス自体は，医学の分野では目新しいことではない。これまでに何回となく起こってきたことであるし，健康という概念の境界線を新しい領域に拡大する際には必ず中心となるプロセスである。医師の守備範囲をナノスケールの制御まで拡大することは，医学が進歩してきた長い歴史からみれば，この進歩の行程をもう 1 歩進めるだけのことに過ぎない。

ナノ医療技術がどのように使用されるべきかという問題も，論議を呼ぶことになるだろう。科学は自然の法則と事実を発見し，技術は，できることの限界を自然のシステムを変化させずに拡大するものである。しかし，科学と技術は，道徳的・倫理的に何が正しいのかという問題については何も言わない。この問題を議論する際の背景状況の枠組み作りに役立つだけである。どんな人が病気で，どんな人が健康だと言えるのか，病気の人に対してどれだけのことができるのか，費用はどれだけかかるのか，簡単に見えるこうした問題も，答えを出すには現時点の科学と技術の限界を理解することが不可欠である。この他に，こうした問題に答えを出すには価値判断を加えなければならず，経済コストと環境コストが責任を持って取り扱われるようになれば，消費者，つまりここでは患者が，問題に答えを出すことがますます多くなると思われる。

生命倫理の分野では，人道主義や宗教，政治に関わる仕事が増えている。本書のこの巻の目的は，ナノメディシンによって技術的・経済的に可能になるものは何かをよく理解していただくことで，問題点の枠組み作りの一助を提供することにある。つまり，ナノメディシン自体がまだ科学と工学による検討段階にある今のうちに，倫理に関わる議論に不可欠な要素を提示することができる。

倫理に関する多数の討論が予測されるが，それはさておき，本書に記載した技術的な問題だけでも議論の口火を切ることは間違いない。本書の目的に賛同されない人は，本書の文章の中に，裏付けがないと思われる部分や誇張のように見える部分を見出すかもしれない。こうした見方はどのような本の文章にも避けられないことであり，本書のような意欲的なものであればなおさらである。しかし，本書に記載した見解には裏付けがあり，それは前後の文章の中に示されている。もしこの裏付けを議論につなげることができるのであれば，見解に対し，批判していただくことは非常に価値のあることである。

ナノメディシンの研究についてより良い討論ができるように，またこの研究が発展するためにも，本書の著者も出版社も本書の内容すべてをオンラインで公表し，無料でアクセスできるようにすることに快く同意している。知識の発展に役立たせるために批判を公表し，批判の対象となった本書の部分をオンラインで参照できるようにしたいと考えている。今ではオンラインツールを用いれば，本文に第三者の注釈をつけることも可能であり，本書で提起された技術的な問題点を関係者全員で考えて討議することもできる。Robert Freitas 氏と筆者は，ナノメディシンという生命に関わる新たな分野の知識の発展を目指して，本書のこの巻の読者に討議に参加していただきたいと考えている。

序文および謝辞

分子ナノテクノロジーとは，分子の3次元構造を制御し，分子レベルの精密さで素材やデバイスを製造する技術であると定義されている。ヒトの身体は多数の分子から成り立っている。このため，この技術がヒトの医療に劇的な進歩をもたらすことになると予測される。ナノメディシンは「分子医学」の単なる延長ではなく，分子機械システムを採用して医学的問題に取り組み，分子に関する知識を利用して分子スケールでヒトの健康を維持し改善するはずである。ナノメディシンは，医師という職業そのものや疾患の定義，加齢も含めた病的状態の診断・治療の他，自分自身の身体との個人的な関わり方や，果ては生物としてのヒトの構造や機能の改善・拡大に至るまで，広い範囲にかつてないほど大きな関わりが予測される。

「ナノメディシン」は，数年かけて3巻を出版する予定である。この第1巻は，本シリーズの第1弾である。最新の研究成果を併せて知りたいと思われる読者は，フォアサイト研究所のナノメディシンウェブサイト（http://www.foresight.org/Nanomedicine/index.html）の他，初めてナノメディシンだけを取り上げたコマーシャル・インターネット・ドメインであり本書のオンラインホームでもある http://www.nanomedicine.com を訪れてみてほしい。今日までに，筆者は約19,000人時を費やし，この他に校閲者による作業が約1,000人時かかり，合計で約10人年の努力が費やされた。

本書を扱いやすい長さにするために，技術に関する考察の大半は大幅に短縮しており，冗長になりがちな調査の歴史と広範囲にわたる公式の導出法や証明は割愛しているが，関連する専門家の文献を示すポインタを記載している。一定の状況下で適用できる範囲を読者が判断できるように，できる限り十分な但し書きをつけて式を提示しているが，式の完全な導出法はほとんど記載していない。こうした数学的な関係の一部には，サブミクロンにまで適用できることが予想されてはいるものの実験によって未だ明確に確立されていない場合があるため，適用する際には慎重を期す必要がある。本書のこの巻には270を超える式を記載しており，各章の間で変数の使用法を厳密に一致させることは不可能であったが，各章の中では一致させるよう努力したつもりである。1つの式の付近か，その直後に，すべての変数と定数を定義することで明瞭に理解できるように工夫した。本書で用いた記号「～（約）」は「およそ」を表しており，本書の全体を通して科学的な指数表現を用いていることに留意していただきたい。体積を示す場合は，例えば $1nm^3$ のブロックを表すために $(1nm)^3$ と記載していることがある。様々な単位の換算式（多数の学問分野をよく理解していただくために選択した）を付録Aに要約している。本書で採用した一般的な略語，測定単位，接頭辞も付録Aに記載している。

本書では次の3種類の方法で参考文献を引用しており，それぞれに参考文献番号を付けて出典を表示している。

1. 直接的引用（引用符で囲んでいる）
2. 分かりやすくするために，わずかに，あるいは大幅に言い換えて記載した節（末尾に文献番号を付けているが，引用符で囲んでいない）
3. 具体的なデータ

ある題目に関する追加情報を示すためにも引用文の形式を採用して出典を表示しており，特に総説からの引用を記載している。すでに発表された資料があるにも関わらず，筆者の不注意で出典を付けずに引用した場合があったとしたら，ご容赦いただきたい。このような例はほとんどないつもりであるが，もし読者が気づかれた場合は，速やかに筆者にお知らせいただきたい。今後の改訂版で修正したいと思う。できる限り一次資料から引用するように努めたが，筆者が信頼できると判断した二次資料から引用したものもある。参考文献番号を付けずに具体的に氏名を記載した引用文は，本書の原稿の段階で技術面を審査した校閲者のコメントであり，個人的情報として引用した。

謝 辞

もちろん，本書に関わっていただいた多くの方々や多数の関係機関に感謝しているが，他の誰よりもまずK. Eric Drexlerに謝意を表したい。筆者は彼を尊敬し，彼の見解を支持している。彼は，分子ナノテクノロジーが今後の医学に必ず大改革をもたらすという独自の見解を発表し，分子ナノテクノロジーが科学的に未だよく知られていなかった長い困難な年月の間も，この見解を忍耐強く追求し，人気を博した彼の著作[8,9]の中で細胞修復機械という感動的な概念を著し,「ナノシステム」[10]の中で分子機械の部品，装置，システムを工学技術の面から詳細に解析してみせた。「ナノシステム」は高水準の学問を確立した教科書でもあり，この領域で今後行われるべきあらゆる研究への道のりを築いた書である。

次に，有用な参考文献や前刷り，出版物や情報，役立つ討論やニュースグループの投稿, 個人的情報など,このプロジェクトに関連するあらゆる支援を提供していただいた次の 77 名の諸氏に感謝をささげたい。Rehal Bhojani, Forrest Bishop, Frank Boehm, Jonathan Boswell, Robert J. Bradbury, Claud A. Bramblett, Donald W. Brenner, Fred および Linda Chamberlain, Thomas M.S. Chang, M.D., Scott R. Chubb, Sharon Churchill, Philip G. Collins, Andrew Czarn, Jerry A. Darsey, Thomas Donaldson, K. Eric Drexler, William L. Dye, Mark Dyer, Robert I. Eachus, James von Ehr, James C. Ellenbogen, Gregory M. Fahy, David R. Forrest, Berry Fowler, M.D., John Gilmore, James L. Halperin, Jie Han, Barbara および Danny Haukedalen, Dan Heidel, Tad Hogg, Neil Jacobstein, Ted Kaehler, Jeffrey D. Kooistra, Tobias A. Knoch, Markus Krummenacker, Ronald G. Landes, M.D., Kevin Leung, Eric W. Lewis, M.D., James B. Lewis, David Mathes, Ralph C. Merkle, Richard Nakka, Philippe Van Nedervelde, Vik Olliver, Michael Park, Christine L. Peterson, Christopher J. Phoenix, Frederik Pohl, Virginia Postrel, Patrick Salsbury, Tilman E. Schaffer, J. David Schall, Nadrian C. Seeman, Paul E. Sheehan, Brian Shock, John A. Sidles, Richard Smith, Jeffrey Soreff, Edmund Storms, Carey Sublette, Richard P. Terra, Tihamer Toth-Fejel, James M. Tour, Werner Trabesinger, Robert E. Tuzun, Ty S. Twibell, Francisco Valdes, William Ware, James Brent Wood, Christian P. Worth；筆者が最近発表した論文「レスピロサイト」[1400]の初期の版を審査していただいた匿名の4名の方々，そして最後に，弁解できないことであるが筆者が不注意にも氏名を忘れてしまった1名の方。

早期のナノテクノロジーの歴史について大変有用な要約を著しているConrad Schneiker[153]にも感謝したい。本書の1.3.2項で予想以上に深く学ばせていただいた。1.2.1項では，Roy Porterが著した医学の歴史に関する優れた著作[2204]から引用させていただいた。手術の歴史を著したW.J. Bishopのすばらしい著作[2158]は，本書の第1章の最初の6つのパラグラフに記載した題材の大半と，1.2.1項に記載した題材の相当数を提供してくれた。技術に精通したJames B. Lewisのウェブマスタリング下で，ナノメディシンの最初のウェブサイトを確立し維持していただいたフォアサイト研究所にも感謝する。

この第1巻の各章のすべて，または一部を審査もしくは論評していただいた次の 48 名の諸氏にも心から感謝したい（括弧内の数値は合計回数）。Douglas Berger, M.D. (1), Forrest Bishop (2), Robert J. Bradbury (8), David Brin (1), Fred Chamberlain (2), Linda Chamberlain (1), Gino J. Coviello (2), Andrew Czarn (1), Thomas Donaldson (1), K. Eric Drexler (6), William L. Dye (2), Martin Edelstein (1), Gregory M. Fahy (2), Steven S. Flitman, M.D. (1), Tim Freeman (1), Thomas W. Gage (2), Al Globus (2), J. Storrs Hall (2), Jan H. Hoh (1), Christopher Jones (3), Tanya Jones (2), Ted Kaehler (1), Tobias A. Knoch (1), Markus Krummenacker (7), Sarma Lakkaraju (1), Ronald G. Landes, M.D. (10), Eugene Leitl (1), James B. Lewis (8), James Logajan (5), David Mathes (4), Thomas McKendree (3), Ralph C. Merkle (10), Hans Moravec (1), Max More (1), Kenneth Philipson, M.D. (1), Christopher J. Phoenix (10), Virginia Postrel (1), Edward M. Reifman, D.D.S. (1), Edward A. Rietman (6), Markus Roberts (1), Patrick Salsbury (3), Salvatore Santoli (3), Bruce Smith (4), Steven S. Smith (1), Jeffrey Soreff (8), Tihamer Toth-Fejel (3), James M. Tour (1), および Steven C. Vetter (1)。この48名の校閲者は，困難な仕事を引き受けてくれたことを讃えられるべきであり，本書の原稿に誤りが残っていたとしてもこれらの校閲者には何の責任もない。事実や判断の誤りはすべて筆者の責任である。正誤に関する報告があれば，筆者の実際の住所：Robert A. Freitas Jr., Institute for Molecular Manufacturing, 555 Bryant Street, Suite 253, Palo Alto, CA 94301 USAまで郵送していただきたい。あるいは，メールアドレス：rfreitas@imm.orgに送信していただき

たい。

特に長く詳細にわたる章の審査をお願いし，バイオテクノロジーとナノテクノロジーの間の曖昧な境界線をはっきりさせてくれたRobert J. BradburyとMarkus Krummenackerの両氏にはとりわけ感謝の意を表したい。Jeffrey Soreffには，困難な技術的概念の大半について驚くほどの洞察に満ちた論評と解析を提供していただき（時には多すぎてほとんど数えられないこともあった），第2章で報告した最近の研究結果についていくつか要約して説明していただいた。Chris Phoenixには本書の原稿全体を迅速に読んでいただいた。Ralph C. Merkleは，必要なときには必ずと言っていいほど，賢明な技術的助言とゆるぎない励ましを長年にわたって与えてくれた。K. Eric DrexlerとRalph C. Merkleには，この巻の前書きと後書きをそれぞれ快く書いていただいた。これらの諸氏にも特別の感謝をささげたい。

James L. HalperinとRalph C. Merkleの他，フォアサイト研究所の多くの先輩諸氏，友人，家族，仲間は，経済的支援を快く提供していただき，そのお陰でこの巻を完成することができた。特別に深謝したい。ナノメディシン図書基金を設立したフォアサイト研究所にも深謝する。

本書の発行者であるRonald G. Landes, M.D.は，ナノメディシンの潜在的意義を認識する洞察力をもっており，本書の内容や長さ，時間に大きな制約を課さず筆者を信用していただいたうえ，難しいビジネス環境にありながら，本書のような市場性の不確かな風変わりな書籍を出版していただいた勇気と，彼の医学仲間や出版仲間に真剣に検討していただくために本書に記載した題材を敢えて提示してくれた大胆さにも感謝したい。このプロジェクトに対しプロに徹した優れた仕事をしてくれたCynthia Dworaczyk，Michelle Wamsley，Penny Kingをはじめ，ランデスバイオサイエンス社のスタッフ一同と，カバーアートを担当してくれたAndreas Passensを心から讃えたい。

最後に忘れてならないのは，私の妻Nancy Ann Freitasと両親Robert A. Freitas Sr.，Barbara Lee Freitasである。妻と両親の助力と理解，そして励ましがなければ本書は完成しなかったであろう。心から感謝する。

Robert A. Freitas Jr.
分子製造研究所　研究員
1999年4月15日

過去の発見に満足したままであれば，新しい発見は生まれない。他の誰かに従う者は，何も発見できないばかりか，何も見ていない。「だが君も，先人の歩んだ道を歩いていることに違いはないだろう？」確かにそのとおり。私は古い道を利用する。だが，もっと短くて楽な道を見つけたら，その道を切り開くだろう。かつて古い道を切り開いた者は先導者であり，我々の主人ではない。真実はすべての者に門戸を開いている。独占されていない真実が未だ存在する。そして将来の世代にも多数の真実が残っている。

－セネカ，若者（the Younger）（紀元前 4 年～紀元 65 年）

我々は巨人の肩の上に立つ子供のようなものである。巨人が見ることができるすべてのものの他に，もう少しだけ多くのものを見ることができるのだから。

－ギー・デ・ショーリアック，大外科学（Chirurgia Magna），1362 年

人間の精神はこのような発見の経過をたどる間，最初は自信をもたず，やがて自分を軽蔑するなど，扱いにくく落ち着かないことが多い。最初はそのような発見がなされうるということを信じられないと考え，またそれが発見されたのちは，人々がそのように長い間それに気づかなかったことが信じられないと考えるのである。しかしまさにこのことこそ，我々に希望を抱かせるといってよいであろう。すなわち，実におびただしい発見がなおこれからなされるはずであって，それらはただ，今まで知られていない作業を研究することからだけではなく，我々が学問的な経験と呼ぶものによって，すでに知られている作業を転移し比較し応用することからも，引き出されるという希望が抱かれるのである。

－フランシス・ベーコン，新機関（Novum Organum）：自然の解明と人の統治に関する警句，1620 年

第1章 ナノメディシンの展望

1.1 高貴なる企て

疾患の歴史は人類の歴史よりはるかに古い。実に，地球上に生命が宿って以来今日まで，疾患と寄生は生命と共に歩んできた道連れであった。今日の人々を悩ませている多数の感染症の原因菌とよく似た細菌が，5億年前の地層から化石化して見つかっている。ほぼ同時代から見つかった貝殻の化石からは，損傷と寄生生物によって破綻を来たしたことを示す明確な証拠が見つかっている。絶滅した恐竜や他の大型爬虫類の骨格を調査した結果から，骨折や骨腫瘍，関節炎，骨髄炎，虫歯などの疾患に冒されていたことが分かっているが，これらの疾患はいずれも20世紀の我々を未だに苦しめている。化石から得られる証拠は，ほとんどが骨と歯から観察される変化に限られているものの，地質学的に保存されない柔らかい臓器や組織にも同じように疾患が広がっていたと仮定してもおそらく間違いではないだろうし，疾患の全般的なパターンは，動物がこの惑星に存在してきた何億年もの間，その本質が変化していないと仮定しても間違いではないであろう[2158]。

数百万年前の先史時代に最初に出現して以来，ヒトの身体もまた，攻撃と損傷，寄生生物の侵入，極度の暑さと寒さ，そして感染に絶えず曝されてきた。初期の人類はおそらく，栄養障害と身体の化学的な障害のために多数の疾患に冒されていたと思われる。例えば，175万年前に生存したアウストラロピテクスは，1959年にLouis Leakey[2187,2188]によってOlduvai Gorgeで発見された猿人であるが，何ヶ月間も続く疾患（おそらく栄養失調による胃腸炎である可能性が高い）に罹り，2歳，4歳，4歳半の3回にわたってこの疾患の大きな発作に見舞われたことが示されている[2186]。アメーバ赤痢，マラリア[2189]，蟯虫症，梅毒，イチゴ腫[2199]，黄熱病の起源は，現代のサルとヒトの共通の祖先[2190,2191]が出現する2500万年前までさかのぼると考えられる。癩病と腸チフスはヒトの出現と同時に出現し，共に進化してきた疾患であり[2198]，一方，コレラ，麻疹[2196,2197]，流行性耳下腺炎，天然痘，百日咳，風邪は，感染するためには密集した大規模な集団が必要であることから，おそらく先史時代には存在しなかったと思われる[2186,2191-2195]。

癌について言えば，オランダの解剖学者ユージンデュボア（Eugene Dubois）が1891年に最初に発見し，50万年前に生存していたジャワ原人の大腿骨に病的増殖が発見されている。骨癌や他の癌も，最古の時代から存在していた可能性が高い。ネアンデルタール人は，約75,000年前の最後の氷河期にヨーロッパ，アフリカ，中近東を移動して生存しており，*ホモ・サピエンス（人類）*と競合した種であるが，その遺骨から，関節炎，歯牙喪失，化膿性骨疾患の明確な証拠が示されている。（骨折と早期死亡の発生率が高いことから，ネアンデルタール人は，より安全な戦略を見つけた現人類の狩猟方法に比べ，かなり接近戦で大型の動物を仕留めていたことが示唆される[2329]）。新石器時代の地層から発掘されたヒトの骨から，この時代のヒトが，関節炎，先天性脱臼および骨折，副鼻腔炎，背椎カリエス，および腫瘍に罹患していたことが明らかにされている[2158]。

我々の最古の祖先がこうした病的状態にどのように対処していたかという問題を考えるには，直接的な証拠がほとんど残っていないため，幾分不確かな根拠に基づかなければならない。ネアンデルタール人以前の狩猟採集部族では，病気や足の不自由な者は集団が移動する際に大きな障害になると，人類学者は指摘している。大きな病気や致命的な外傷が発生すれば，病人や怪我人は集団を離れるか，見捨てられるか，あるいは中世ヨーロッパの癩病患者のように儀式に従って追放され，生物学的な死を迎える前に「文化的に死亡した」者となるか，のいずれかである。初期の原人の狩猟採集群は，重篤な病気に罹った者を援助するよりも見捨てることが多かったと考えられる[2204]が，クロマニヨン人とネアンデルタール人は，傷を負った者や自力で動けない者にはまず世話をし，死亡後に埋葬したことが確かなようである[2341-2343]。

しかし，中程度の外傷や打撲，骨折，あるいは矢じりや棘などの異物は，手助けを必要とする明確な対象となる。このため，差し迫った事態に対処するために，まず手術の技術が生まれたはずである。負傷した者がまず間違いなく最初にとる行為は，外部の力や物質から損傷部位を守ることであったと考えられる。そのただ1つの手段は包帯を巻くことであり，今日まで変わらずに残っている方法である。何回となく観察が行われ，多数の物質が試され，やがて多くの経験が蓄積され，その経験が口伝えに伝えられ，同じような事態に利用できるようになり，こうして受け継がれた相当量の経験的知識がついには 1 つに併合されることになる。傷を覆う包帯の技術が長い間，医療そのものであったと考えられ，身体の内部の治療や薬草の利用，ナイフや火の使用は，かなり後の時代に出現する[2158]。

現代に残る未開医療と民間医療は，初期の医療の手がかりを示してくれる。例えば，古代人の多くは出血を抑えるために効果的な方法を編み出していた。蜘蛛の巣を使用することが古代の民間医療であり，吸収材を詰めた止血帯を使用したり，雪をのせたり，あるいは逆に，熱したナイフや槍で焼灼することもあった[2158,2204]。マサイ族とアカンバ族は，牛の糞と灰で作った湿布で叩いて刀傷を治療していた。傷口の縫合は，一部の原始人が実際に行っており，先史時代のヒトにすでに知られていたと考えられる。針穴の付いた骨製の針が，フランスとイギリスの旧石器時代の堆積物の中から見つかっており，インディアンの部族の中には，細い腱や骨の針で縫合する部族がある（針は入れたままにしておき，細い腱は針の周囲に巻きつけて使用される）。非常に奇妙な縫合技術の1つは，インド，東アフリカ，ブラジルなど遠く離れた場所に住む原始的部族の文化に観察され，シロアリやアリを使用して傷口，特に腹部の傷口を塞ぐ方法である。傷口の両縁を引っ張って互いに密着させ，両縁の肉をしっかり保護しながら昆虫が両縁を同時に咬むようにする。傷口が接着した時点で，顎だけがその場所に残るように昆虫の身体を切断し，傷口が塞がった状態を維持する[2158]。

創傷に対処できていた一方で，初期のヒトは「自然の原因」による疾患の存在を認めなかった。身体内部の疾患は，通常，超自然の存在やヒトの敵が悪意のある影響を及ぼした結果であるとみなされていた。数世紀が経過するにつれ，身体内部の多数の疾患が認められるようになり，簡単な治療法が経験的に確立されていった。例えば，ローマのメディカルライターであったCelsus（紀元30年頃）は，結紮（血管を縛って血行を止めること）や，大腸の縫合，白内障圧下法などの眼球手術，扁桃摘出，結石を取り出すための膀胱手術について記述している[2200]。しかし，内科医学の理論的根拠が確立されるには，血液循環などの基本的な生理学的知識が得られる時代まで待たなければならなかった。1628年にウイリアム・ハーヴェイ（William Harvey）（1578～1657年）によって血液が循環していることがようやく証明され，微生物によって感染が起こるという説が提唱され，それが受け入れられるようになったのは1800年代である。ヒトの歴史の大半を通して，ヒトの寿命は実に短かった。**表1.1**には，ローマ時代に埋葬された人々の中から抽出して推定した平均死亡年齢を示している。(若干のバラツキは，埋葬法に地域的な差があることを表していると考えられる。)17世紀でさえも，子供の半数以上が10歳を超えて生きることはなく，コレラやジフテリア，猩紅熱，百日咳などの疾患で死ぬことや，天然痘の傷跡が終生残る場合も多かった。人はどんな年齢層でも死ぬものであるという事実は，避けがたい人生の現実として広く受け入れられていたが，裕福な家族は，コレラの季節には毎年町を離れることができた[1724]。

ヒトを餌食にする動物を避け，排除することが，ヒトの文明の変わらぬ使命の1つであった。洞窟に住むサーベルタイガーは，3000～3500万年もの間，食物連鎖の上層を占拠していた動物であり，絶滅したのはせいぜい約1万年前のことである。この動物は，新たに登場したヒトのハンターの手によって，シベリアのランドブリッジを横切って更新世後の北アメリカにやって来たと考えられている[2186]。オオカミは，中世時代になってもヨーロッパ全土を自由に移動し，フランスでは紀元 1500 年まで実に多数のオオカミが存在しており，冬には，大胆不敵なオオカミの群れがパリにやって来ては子供やイヌだけでなく，通りに独りでいた大人まで食い殺していた[1724]。技術の進歩に伴って，トラとオオカミは今や大半が人工の生息場所や隔離された自然保護区域に閉じ込められ，もはやヒトの健康に何の脅威も与えない存在である。どんな場所に住む人でも，多くはオオカミに食い殺されることはなく，実際に今日では，向こう見ずな少数の個人がペットとしてイヌと一緒にオオカミを飼い，繁殖させているほどである。

細菌は，ヒトを脅かす動物の中で，地球上に現存する最後の「野生動物」である。我々の手段がマクロスケールからミクロスケールへ，そしてついには分子ス

表 1.1.　ローマ時代に埋葬された人々の平均死亡年齢[2201]

埋葬場所	平均死亡年齢
ローマ市	29.9 歳
イベリア	31.4 歳
英国	32.5 歳
ドイツ	35.0 歳
北アフリカ	46.7 歳

ケールまたはナノスケールへと進歩し続けるにつれ，ヒトの生命と健康を危険にさらす現存する自然の「野生生物」は，それがウイルスであれ，細菌，原虫，メタゾア寄生体であれ[3253,3254]，あるいは我々自身の病的な細胞であっても，それはすべて，いずれは閉じ込められて管理され，無害なものに再構成されるか消滅すると考えられる。使用する道具が小さければ小さいほど，より小さい獲物を狩ることができる。21 世紀の人々は，新石器時代後のサーベルタイガーや中世時代後のオオカミと同じように，野生の微生物や見境なく増殖する腫瘍細胞を恐れたり，それらの餌食になる心配もなくなるだろう。

人類は，その最も偉大で最も高貴な企ての 1 つをまさに成し遂げようとしている。21 世紀の初頭には，外傷性の怪我の大半を迅速に修復し，病原体を排除し，分子ツールを用いて苦痛を緩和する能力が高まり，それぞれが融合し始めて，ナノメディシンと呼ぶ新たな医学のパラダイムが生まれるであろう。ナノメディシンを大雑把に定義すれば，ヒトのあらゆる生体のモニタリング，制御，構築，修復，防御および改善を工学技術で作製されたナノデバイスとナノ構造物を用いて分子レベルで行うことの総称であると言える。

本書では，こうした工学的ナノデバイスの技術的詳細と具体的な要件および物理的限界の他，従来の治療技術の環境におけるナノメディシンの意義について 2，3 の例を挙げて予備的な方法で検討する。本書の執筆時点では，こうしたナノデバイスを構築することができていないため，現在利用できる最良の科学的・工学的知識を土台にして十分に検討しても，論述の本旨が幾分推論的になることは避けられない。医学哲学者 Edmond A. Murphy は，「医師は，推論する分野が患者の快適な生活からかけ離れたものであればあるほど，［この推論］が最終的には患者に利益を約束するものであることを明確に示さなければならない」[2228]と述べている。ナノメディシンは，妥当性と有用性を求めたこの厳しい要件に適合するどころか，この要件をはるかに凌ぐはずであると，筆者は信じている。

この 3 部作は，現代の多数の医学教育プログラム流に話を進めたいと思う。まず第 1 巻では，科学的・工学的な基本的能力に重点を置いて記述し，続いて第 2 巻ではナノメディシンのツールとシステムを説明し，最後に第 3 巻では臨床上のナノメディシンに的を絞って記述する。

1.2　現在の医療

ナノメディシンによって必然的にもたらされる変化を正しく評価するために，まず，現在の医療の歴史と発展の過程を復習することが有益であろう。チャーチル（Winston Churchill）がかつて述べているように，「過去をより遠くまで振り返ることが出来れば，未来をより遠くまで見渡せる」。筆者は医学人類学者がたぶん言うところの「西洋の」治療の伝統を好んでいる。偉大な医学理論家 Otto E. Guttentag[2234]は，「現代の西洋医学の治療法は，我々が健康と呼ぶ自己の最適な状態を維持し，我々が病気と呼ぶ自己の低下した状態を排除する点において，他のあらゆる方法を凌ぐ可能性があり，実際に凌いでいる」ことを認めている。

科学的な医療の歴史を要約し，その歴史の中でナノメディシンがどのような位置に置かれるかを述べた（1.2.1 項）後，「医療」とは何を意味するのか正確に定義し，「疾患」の新しいモデルを提示する（1.2.2 項）。ナノメディシンによってもたらされる変化と照らし合わせながら，現代の医学治療を検討し（1.2.3 項），続いて，臨床医療の進化によって起こる重要な問題点（1.2.4 項）と，ヒトの身体の見方が変わることによって生じる問題点（1.2.5 項）について，いくつか考察する。

本書では，医療上のプライバシー権利や，患者のコンプライアンス，医療倫理および生命倫理，看護，医師と患者の関係における医療行政の役割，医学的因果関係の疑問点など，興味深く重要で現実的な多数の問題[2230]は取り扱わないか，または後の第 31 章に記載することになる。

1.2.1　科学的医療の進化

「科学的」医療もしくは西洋の医療の歴史の研究から，医療パラダイムの特定の側面[292]は古代から変わらずに引き継がれていることが示されている。例えば，

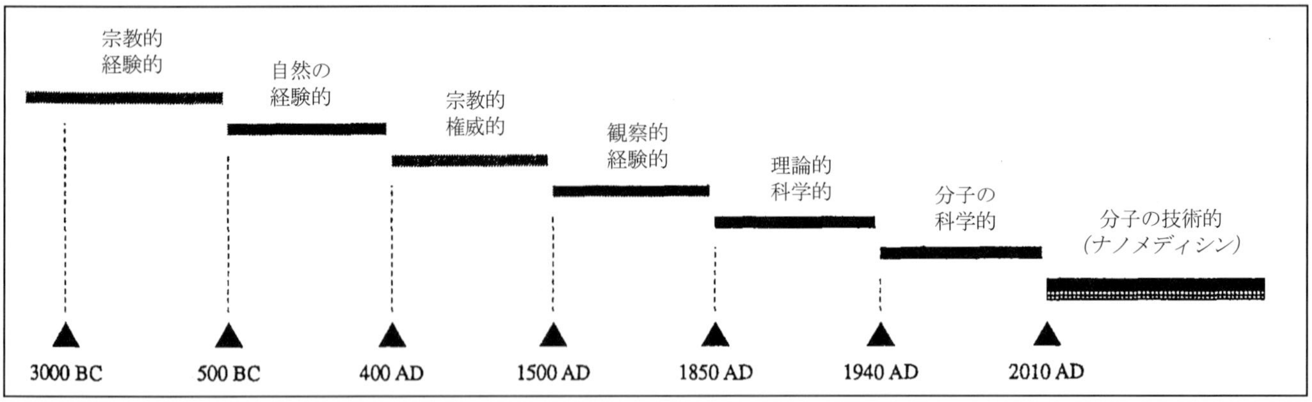

図 1.1. 科学的医療パラダイムの発展

観察と診断の後に治療を行うという基本的な教訓がこれに当たる。しかし，考え方，技術および手段は変化しており，医学理論の認識論と存在論も徐々に進化してきたことは明らかである。**図 1.1** は，この歴史上の進化の過程を単純なモデルで示しており，この後の項に詳細な説明を記載する。2010 年は，ナノメディシンが最初に適用されると予測された年であることに注意していただきたい。これは生体外への適用に限られると予測され，生体内への適用はもっと後になると考えられる。

医療の歴史を学ぶもう 1 つの重要な理由 [3192] は，ヒトの健康を改善しようとしてきた長く困難な苦闘をさらに深く認識できることである。こうした苦闘が 21 世紀にはようやく勝利を収めることになろう。これまでに生存した人々が約 100 億人で，平均寿命が 40 歳であったとし，生涯の 5%の期間を病気や疾患から生じる身体的苦痛に費やしたと仮定すれば，この勝利を獲得するために，約 200 兆人時の苦痛が支払われてきたことになる。取るに足りない代償とはとうてい言えない。

本書は，完全であるとは主張はしない。例えば，中国人，インディアン，イスラム教徒の貢献は除外しているが，これは彼らが重要でないからではなく，西洋の医療パラダイムの進化の道のりを大きく変えることがなかったためである。生理学，病理学，神経学，系統分類学の他，多数の医学に関連する重要な専門分野も，簡潔さのために本書では無視している。以下に示す考察の大半は，事例の引用の大半も含めて，W.J. Bishop[2158]，Roy Porter[2204,2205] および William H. McNeill[2206] による包括的研究からと，*Cecil Textbook of Medicine*[2207] から感謝して自由に引用させていただいている。

1.2.1.1 先史時代の医療

先史時代の医療の基本的な性質は，すでに述べた。石器時代のヒトが，腸内寄生虫の治療に自然の菌類を使用していたことを示す直接的な証拠が存在する [3244]。基本的な創傷の手当の他に，割礼の慣習は，理論的な（ときには異論もあるが）衛生学的根拠に基づいた古くから続いている単純な手術である。

先史時代の化石から少なからぬ証拠が発見されているように，頭蓋に穿孔して頭蓋から丸い骨のかけらを取り出すという劇的な手術も行われていた。非常に堅い道具を使用して，頭蓋の皮膚と骨を掻き削りながら徐々に深くしていくか，あるいは，頭蓋の周囲に一連の小さい穴を開け，続いて穴と穴の間を切断することで，円盤状の骨を取り出すことができる。複数の穴の開いた頭蓋骨が見つかっており，一部の穴の端には仮骨の形成（治癒の証拠）が見られるという事実から，この患者はこの状態で生存していたことが示されている。穿孔された頭蓋骨は，イングランドを含めた西ヨーロッパ，北アフリカ，アジア，マレー諸島，ニュージーランドの他，北はアラスカから南はペルーに至る両アメリカ大陸からも見つかっている。これはおそらく，陥没骨折を除去するためか，精神障害を治すためか，あるいは患者に取り付いた悪魔を追い払うことによって，重度の頭痛またはてんかんを軽減するための治療であったろう。

1.2.1.2 古代メソポタミアの医療

医療に言及した最も古い記述が残っている最初の記録は古代バビロンとエジプトから始まる。記録は残っていないが，これより早い時代の医療を成文化したものであることは間違いない。紀元前 3000 年頃から始まるメソポタミアのシュメール人の医療は，主に宗教的なものであった。メソポタミアの人々は，あらゆるも

の の中に神の手を見ていた。疾患は，霊魂の侵害や黒魔術，悪意，タブーを犯すことが原因であるとされており，その罰として病気になるとされていた。紀元前 650 年頃のアッシリアの文書には，悪魔研究の枠組みの中に，次のようなてんかん症状の記述がみられる。「憑依のとき，彼の心が目覚めていれば，悪魔を追い出すことができる。憑依のとき彼の心が目覚めていなければ，悪魔を追い出すことはできない。」頭痛，頸痛，腸の不快およびインポテンスは前兆とみなされていた。原因となっている悪魔を特定し，呪文やまじないで追い出すことが適切な治療法であった。

しかしこの時代の医療にも経験的な要素は存在しており，一部の病気は，寒さ，埃と乾燥，腐敗，栄養失調，性行為による影響など自然の原因によるものであるとされていた。バビロニア人は，多数の実際的な医薬品を利用していた。残存する表には，約 120 種類の鉱物とこの 2 倍の数の植物が医薬品として記載されている。これと並んで，様々な脂肪，油，蜂蜜*，蝋および乳が効果のある材料とされており，カラシ，セイヨウキョウチクトウおよびヘレボルス（キンポウゲ科の植物で，消化管に激しい中毒を起こし，このため強力な下剤として作用するが，高用量では致死性である）も用いられていた。コロシント，センナおよびヒマシ油は緩下薬として使用されており，創傷の包帯には，乾燥したワインのかす，塩，油，ビール，杜松，泥または脂肪，アルカリと薬草を調整したものを混合して使用していた。蒸留の発見によって，メソポタミア人はシーダー杉のエッセンスや他の揮発性油を抽出していた。松脂，阿魏，ヒヨス，没薬，ハッカ，ケシ，イチジク，およびマンダラゲの記載もみられる。イヌの糞や他の糞便も悪魔を追い払うために使用されていた。

創傷や骨折，膿瘍などの外科的状況も，メソポタミアの外科医によって治療されていた。医師は聖職者であり，紀元前 2000 年以降には，彼らはハムラビ法典に記載された厳格な法によって統治されていた。この法典は，成功に対する報酬と失敗に対する厳しい刑罰を定めており，医療に関する法も記載されていたことから，医療と手術は高度に組織化された専門的な職業であったことが分かる。謝礼は，患者の階級に基づいたスライド制の報酬額で規定されており，失敗に対しては厳しい刑罰が定められていた。

「手術により生じた創傷について，次のように書かれている：医師が青銅の手術用ナイフで重度の創傷を形成し，その者が治癒した場合，もしくは医師が手術用ナイフで膿瘍を切開し，患者の眼を保護した場合は，医師は通常，シケル銀貨 10 枚を受け取るものとする（職人の年収を超える）。患者が奴隷の場合は，奴隷の主人が，通常，シケル銀貨 2 枚を医師に支払うものとする。」

「医師が手術用ナイフで重度の創傷を形成し，その者を殺した場合，もしくは医師が手術用ナイフで膿瘍を切開し，眼を破壊した場合は，医師の両手を切断するものとする。」

「医師が青銅の手術用ナイフで自由人の奴隷に重度の創傷を形成し，奴隷を殺した場合は，医師がその奴隷を別の奴隷と取り替えるものとする。医師が青銅の手術用ナイフで膿瘍を切開し，眼を破壊した場合は，医師はその奴隷の値段の半分を支払うものとする。」

ハムラビ法典は Gallabu についても記述している。Gallabu とは，理髪師と外科医を兼ねた者であり，歯の治療や奴隷の焼印を専門に行っていた。ヘロドトス（Herodotus）（紀元前 485～425 年頃）によれば，バビロニアの医療は紀元前 5 世紀には衰退していたはずである。ヘロドトスは，医師はいないが，人々は通行人から治療の申し出や提案を受けるために，市場に病人を連れて行ったと記述している。

1.2.1.3　古代エジプトの医療

古代エジプト文明は紀元前 3000 年頃から始まる。メソポタミアと同じように，古代エジプトの医療も宗教的・経験的なものであった。保存された王族の遺体を検査した結果から，古代エジプトの疾患に関するかなりの情報が得られている。例えば，内反足などの先天性奇形，虫歯，胆石，膀胱結石，腎結石，慢性関節リウマチ，乳様突起炎，多数の眼疾患，骨折が観察されており，骨折の中には非常に高度な固定技術で治療されたことを示すものがあった。平均的な古代エジプト人には極端に病気が多かったことを示す別の証拠も見

*蜂蜜は防腐剤として古代にも知られていた。本拠地から遠く離れた場所で死亡し，長距離を移送する必要があった軍事指導者の遺体は，腐敗を防ぐために蜂蜜に浸けられることが多かった。後のギリシャ時代やローマ時代の有名な歴史的事例としては，スパルタの司令官アゲシラオス（紀元前 362 年没）とアレキサンダー大王（紀元前 323 年没）が挙げられる[2333,3259]。

つかっている。例えば，紀元前 11 世紀に死亡した 14～18 歳のある職工は，住血吸虫症，栄養失調に関連すると思われるサナダムシ，調理や加熱から生じる環境汚染によると推定される炭肺，珪肺症に罹患していたことが明らかであり，マラリアとノミにも冒されていたようである。

テーベから出土したエーベルスパピルス（紀元前 1550 年頃）は，重要な医学文書であり，残存する医学書の中で最古のものである。20 メートルを超える長さに及び，多数の疾患について記載があり，呪文やまじないに関連する治療法が提案されているが，理論的な治療法も数多く収載されている。この文書には，15 種類の腹部疾患と，29 種類の眼疾患，18 種類の皮膚疾患について書かれており，この他に，現代人には意外ではないかもしれないが，21 種類にも及ぶ咳の治療法が列記されている。約 700 種類の薬物と 800 種類の処方が記載されており，主に薬草が多いが，鉱物と動物を用いた治療法もある。例えば，夜盲症を治すためには，油で揚げた雄牛の肝臓を食すことと書かれており，これはおそらく試行錯誤から得られた知識であると考えられる。肝臓はビタミン A が豊富であるため [749]，不足するとこの病気を起こす。次の記述からも眼疾患が非常に多かった様子がうかがえる。

「眼の炎症を追い払うには，Byblos の杜松の幹を臼で挽き，水に浸して病人の眼に塗布すれば，速やかに治癒する。眼の肉芽形成を治すには，洗眼薬，緑青，玉葱，硫酸銅，木材の粉末を混合して薬を作り，眼に塗布すること。」

胃の病気には，クミンの煎じ汁，ガチョウの脂肪および乳が推奨されていたが，この他の治療法はさらに風変わりで，黒ロバの睾丸から作った飲み物などがあった。外陰部と陰茎の抽出物と黒トカゲとの混合物は，はげを治すとされていた。カバ，ライオン，ワニ，ガチョウ，ヘビおよびアイベックスの脂肪の混合物も育毛に良いとされていた。これは，これらの材料を集めるのは身の毛のよだつような体験（毛が成長すると同義）ができるということであったろう。エジプトの医療は，多数の野菜や果物に治癒力があると信じられており，イチジクの樹皮や，没薬，香木およびマンナなどの樹脂など，樹木の産物も使用されていた。メソポタミアと同じように，植物の抽出物，特にセンナ，コロシントおよびヒマシ油は下剤として利用されており，カモミールの油は消化を改善するために使用されていた。雄牛の脾臓や，豚の脳，雄鹿の角，蜂蜜で甘味をつけた亀の胆嚢の他，様々な動物の血液と脂肪が処方に含まれていた。アンチモン，銅塩，ミョウバンなどの鉱物は収斂剤や消毒薬として推奨されていた。ニンニク，玉葱，ギョリュウ，穀物，香辛料，香菜，樹脂，ゴム，ナツメヤシ，ヘレボルス，アヘン，大麻など，ネギからラピスラズリに至る材料を混合した薬物を，丸薬や軟膏，湿布，燻蒸剤，吸入薬，うがい薬，座薬の形で投与していた。管を使って尿道に吹いて入れることもあったようである。後世に名前が残る治療家のうち最も興味深いのは Peseshet と呼ばれる治療家で，女性医師の代表か，女性治療家の監視人であったと考えられ，メソポタミアの場合と同じく，その存在が証明されている。この他に，王室の直腸管理人と呼ばれた Iri は，ファラオの浣腸専門医であったと推測される。

エドウィンスミスパピルス（紀元前 1600 年頃）は，1862 年に同名のアメリカ人（Edwin Smith）がルクソールで発見した文書であり，残存する最古の外科教科書であると考えられる。これには，さらに古い時代に由来すると思われる材料が記載されている。「創傷の書」は，48 例の症例報告から構成され，頭部の先端から始まって，鼻，顔，耳，首，胸部へと身体を順に下降し，どういうわけか背椎について記載した文章の半ばで終わっており，おそらく書記がこの仕事を中断したためであると思われる。外科治療の対象とされた状態は，創傷，骨折，膿瘍および割礼に限られていた。このパピルスは，まずタイトルまたは主症状から書き始めて，次に詳しい症状，そして検査，診断，予後および治療法を記載するという形式を採っている。上腕骨折の治療に対する次の指示をみれば分かるように，記載されている助言は完全に理論的である。

「上腕の骨折に関する指示。汝が上腕を骨折している男を検査し，他方の腕から離した状態で上腕がぶら下がっていることを確認したるとき，汝はこの男に『上腕が骨折している。私が治療すべき病である』と言うものとする。」
「汝はこの男をうつ伏せにし，両方の肩甲骨の間に何物かを折りたたんで置き，骨折部が元の場所に収まるまで上腕を伸ばしておくため，両肩と共に広げておく。リンネルで添え木 2 本を作り，1 本は腕の内側に，もう 1 本は腕の外側に当てる。

Ymrw（未確認の鉱物）で固めて，その後，回復するまで蜂蜜で毎日手当てするものとする。」

この症例の歴史で興味深い点は，診断後に書き手がその次の措置について決定を下している点である。決定は，(1) 私が治療すべき病と，(2) 私が戦うべき病，(3) 治療すべきでない病の中から，どれか 1 つが選択されていたようである。近代における軍隊のトリアージ方式と同様に，「望みのない」患者は彼の運命に委ねられた。古代には，医療を施す側のこうした慎重な態度は広く行き渡っていた。現在の医師は全般に，最後まで，患者がもはや回復する見込みがないというときまで，あらゆる手段を尽くして症状を軽減しようとするが，古代では，望みのない症例には触れるべきでないという考え方が当たり前であった。この態度は極めて実際的なものである。古代エジプトの法廷に出頭した医師は，患者が回復した場合は多額の報酬を期待できるが，医師の介護下で患者が死亡した場合は，その不運な医師は串刺しの刑という重いリスクを負うことになる。

1.2.1.4　古代ギリシャの医療

紀元前 1000 年までに，複数の共同体がエーゲ海周辺に出現しており，これが後に併せてギリシャと呼ばれるようになる。ギリシャの人々がどれほど多くの医学的知識をエジプトから入手したかについては，未だ議論があるが，この両国間にはひときわ目を引く違いがある。紀元前 5 世紀に文書が出現するまで，ギリシャの医療についてはほとんど知られていない。古代ギリシャには，占いと薬草を利用した聖職者の治療家を含めた民間治療家が存在した。初期の頃から（最初のオリンピックが紀元前 776 年に記録されている）陸上競技が愛好され，このため，運動，水浴，マッサージ，体操および食事療法のインストラクタが存在した。ホメロスの叙事詩（紀元前 600 年頃）から，初期のギリシャの医療を垣間見ることができる。学者が数えたところによると，*イリアッド*には戦闘による負傷者が 147 人記載されており，このうち 106 人は槍で突かれた者，17 人は剣で切られた者，12 人は矢が刺さった者，残る 12 人は石が当たった負傷者であった。スパルタの王メネラオスも矢が刺さって生き延びた者の 1 人であり，王の医師は矢を取り除き，血を吸い取って軟膏を塗布した。ホメロスに記載されている他の治療法と同様に，これはエジプトの影響がないことを示しており，ギリシャの医療がエジプトに負うところが大きいとしても，急速に独自の道を歩んだとする見解を裏付けている。

様々なギリシャの神やヒーローは健康と疾患によって特定される。その筆頭はアスクレーピオスであり，この神は死者をよみがえらせる力も持っていた。英雄的軍神で欠点のない医師であったアスクレーピオスは，アポロの息子であり，人間の母親から生まれ，カイロンから薬草治療を教えられ，その後，寛大な心から人間を治療するためにそれらの治療法を使用したとされる。地獄の支配者であるハデスは偽りの死に腹を立て，最高の神であるゼウスに訴え，ゼウスは願いを聞き入れて落雷でアスクレーピオスを葬ったが，アスクレーピオスは後に天上に昇り神となった。ホメロスの別の物語に現れるアスクレーピオスは，部族の長で腕のいい創傷治療家として描かれており，その息子たちは医師になり，アスクレピアードと呼ばれ，ここからアスクレピアンは代々開業医となった。医療の守護神としてのアスクレーピオスは，通常，あご髭を生やし，杖を持ち，ヘビが巻きついた姿で描かれており，これが現代の医師のシンボルである使者の杖（caduceus）の起源であり，使者の杖の 2 匹のヘビは，翼のある杖に二重らせんのように互いに巻き付いている。この神は，その娘であるヒュギェイア（健康または衛生）とパナケイア（万能薬）を伴って描かれることも多かった。

何といっても，ギリシャの医学書の基礎はヒポクラテス医学にあり，彼の医学は，全く異なった根拠に基づいている。つまり，明らかに超自然の力に依存しない治癒システムに基づいて技術を確立しており，自然哲学の上に成り立っている。部族の医療を支えた迷信への信頼が，病気の原因に関する文明化した理論的な好奇心によって取って代わられたとき，西欧諸国における真の医学の始まりが確立された。文明化した思考が発展すると，医学的な原因と治癒に関する議論が生じるようになり，多様な学説が生まれた。宗教から医療が分離したことは，ギリシャの治療法のもう 1 つの明確な特徴から明らかになる。それはその公開性である。これはギリシャの知的活動全般にみられる質の高い特徴であり，政治の相違によるものである。そこには皇帝のハムラビ法典は存在せず，エジプトとは違って，国家による医療の官僚機構は存在せず，試験や専門的な資格もなかった。自分自身を医師（iatroi）と呼ぶ者は，接骨医や，悪魔払いの祈祷師，薬草医，まじない聖職者，体操選手，芸人と競争しなければならなかった。医療はすべての者に開かれていた。

エムペドクレス（紀元前450年に活躍）は，ギリシャの医療に初めて重要な生理学的学説を発展させた人物であった。彼は，消化などの生体プロセスの源として天から授かった熱が存在することや，呼吸に冷却機能があること，組織に栄養を与える血液を肝臓が造っているという概念を提唱した。同時代に活躍したクロトンのアルクメオン（紀元前470年に活躍）は，心臓ではなく脳が感覚の主要器官であると考えた。アルクメオンは眼球を調べ，頭蓋に続いている視神経を確認した。これはまさしく観察に基づいた真実であった。耳と鼻孔は脳へつながる通路であると考えていたことから，彼は聴覚と臭覚にも同様の説明を行っていた。このような知識の大半は，創傷の観察と動物の解体によって得られたものであり，古代人体の尊厳により解剖は禁じられていた。

ヒポクラテス（紀元前460～377年頃）を知らない者はいないであろう。「与える準備ができていたものすべてを教えてくれた」人物であり，コス島に生まれ，高潔な長い生涯を生きた。ヒポクラテス全集（紀元前440～340年頃）を構成する60ほどの業績は様々な書き手によって書かれていたため，その時代には，聖書のようにごちゃ混ぜで断片的であり，それを再度切り貼りをしてつなぎあわせた。現在，我々が全集と呼ぶものは，紀元前250年頃にアレキサンドリア図書館に集められたものと，その後に追加された文書である。何巻かは哲学について書かれており，その他は教科書または症例記録である。いずれの巻でも，健康と疾患は自然について理論的に考えることによって説明できるものであり，超自然の干渉とは無関係であるという信念が貫かれている。ヒトは宇宙と同じ物理的法則によって支配されており，このため医学は，身体を取り巻く自然環境の中で身体がどのように働いているかを経験的かつ合理的に理解するものでなければならない。近代医療を予測したかのように，規則や超自然力に対してではなく，理由に対して訴えかけたことが，ヒポクラテス医学を特別なものにしている。それはまた，疾患を中心に置くのではなく，患者を中心にした医学でもあった。ヒポクラテス学派は臨床医学を専門とし，信頼に基づいた臨床関係を尊重した。

「頻繁に訪問せよ；特に検査は慎重に行い，その変化によって思い違いをさせられる物事の影響を差し引いて考えよ。こうすれば，もっと容易にその患者を知ることができ，同時に自分の気持ちも楽になる。体液は不安定であることが特徴であり，本質的に変化しやすいものであり，思いがけなく容易に変化するものでもある。」

「…患者の過ちにも注意せよ。患者は処方した物の服用について正しく伝えていないことが多い。口当たりが悪い水薬や下剤等を飲まなければ死ぬこともあるのだ。患者は自分のしたことを決して告白しないが，非難は医師の上に投げつけられる。」

ヒポクラテス学派は，「自然治癒力」すなわち，それ自身を治癒させる自然の力があるという考え方を広め，つまり，物事は本来，自力で良くなろうとする傾向があるという信念を広めたのであった。この傾向は，患者に有益な環境を提供することや，適切な食事と生活様式，運動を処方すること（diatetica）で身体機能を改善することによって，手助けできると考えた。回復させるためにさらなる手助けを探し求めた場合もあったと考えられる。頑固で不愉快な「体液」は，静脈切開（瀉血）と下剤，発汗を促すために塗布する発汗薬，排尿を促進する利尿薬の助けによって除去できるとされていた。しかし，ヒポクラテス学派の医師たちは，医師の目標が身体を治癒させる自然の力を補助することにあったため，どんな種類の薬物も投与することは極端に気が進まなかった。

ヒポクラテス学派は大げさな介入を軽蔑し，リスクの高い処置は他の学派に任せていた。彼らの誓い（Oath）（第31章）は，結石を除去する場合であっても明らかに切開を禁じており，手術は他の教科書に記載されているが，戦争による創傷を治療するための保存的なものであった。手術は下っ端の手仕事，つまり頭を使う仕事ではなく，手を使う仕事であるとみなされており，手術という言葉そのものにもこれが反映されていた。「手術（surgery）」はラテン語のchirurgiaに由来し，このラテン語はギリシャ語のcheiros（手）とergon（仕事）から来ており，手術は文字通り手仕事であったのである。したがって，ヒポクラテス学派の外科の教科書は慎重で保守的であり，まず管理することで，ときには薬物を用いて，そして最後に必要であれば外科治療を行うことで不具合を治療しようとする伝統的な方法を勧めている。

質問と訓練された判断力を活用することによって，

患者の生活様式，仕事および食習慣の特徴を浮き彫りにすることが診断の技術であった。

「患者を検査する際には，あらゆる詳細について調べること；まず，頭部はどうか．．．次に季肋部（下部肋骨の真下の腹部）と両わき腹に痛みがないか検査し…片方のわき腹に痛みがあり，痛みの他に咳か，腹痛（腸仙痛）または仙痛がある場合は，浣腸剤で腸を空にすること（浣腸）…。患者を起こしたとき，患者が気絶しやすいかどうか，呼吸が自由にできているかを確認すること。」

ヒポクラテス学派は，臨床的な鋭さを誇っており，ヒポクラテス顔貌，つまり，長期にわたる病気やコレラにより死期を迎えつつある患者の顔貌 ―「突き出た鼻，くぼんだ眼，落ち込んだこめかみ，耳たぶが外へ向き引っ込んだ冷たい耳，羊皮紙のようにざらついて強く張った額の皮膚，緑がかっているか，黒色か，青みがかった灰色か，または鉛色の顔色」― のように，証拠となる症状をすばやく拾い上げることできた。「眠りが錯乱状態に終止符を打てば，それはよい徴候である」のように，経験が警句の中に凝縮されていた。

ヒポクラテス学派の間で最も高く評価される技術は，予後を判断する技術であった。予後とは，これより早期の医療では聖職者が行っていた神託のような予言の非宗教版をいい，20 世紀の天気予報士に幾分似ている。天気予報士は晴れや曇りの天気予報はできるが，天気を変える力はない。ヒポクラテス医学の教科書の1つに注意していただきたい[2240]。

「医師が予後を判断する能力を高めることは，すばらしいことであると私は思う。医師が患者のそばで，現在，過去そして未来のことを予見し，予言し，患者が伝えなかった説明の隙間を埋めるなら，患者のことをよく理解しているとしてよりいっそう信頼され，人々は彼にますます治療を頼むようになる…。あらゆることを前もって予測していれば，生き延びるのか死ぬのかあらかじめ伝えることができれば…，人々はその医師をよりいっそう重んじるようになる。」

ヒポクラテス医学には重要な意義が 2 つあった。1つは，無私無欲の医師を目指して崇高な役割を開拓したことで，医師という職業の同一性と行為の永続的なモデルとなった。もう 1 つは，病気を理解するには自然を理解する必要があることを教えたことであった。

1.2.1.5　古代アレキサンドリアの医療

アリストテレス（紀元前 322 年没）とその最も著明な弟子であるアレキサンダー大王（紀元前 323 年没）の死後まもなく，エジプトのプトレマイオス王は，ナイル河口に位置するその首都アレキサンドリアの王宮に大規模な医学校を設立した。この王の主な文化的創造物はアレキサンドリア図書館*と博物館（ミューズの聖所）であり，新しいエジプトの環境にギリシャの学問が導入された。アルキメデス，ユークリッド，天文学者のプトレマイオスがまもなくここで教えるようになった。この図書館は驚異的な 1 つの学問世界を作り上げるようになり，最終的には 700,000 の手稿が収められ，この他に，展望台が 1 つと，複数の動物園，講堂，研究室が併設されていたという。

アレキサンドリア医学校の初期の教師 2 人もまた偉大な人物であった。カルケドンの Herophilus（紀元前 330～260 年頃）と同時代人であるキオスの Erasistratus（紀元前 330～255 年頃）である。彼らの著書は残っておらず，後世の医師たちを通して知ることができるだけである。Herophilus は，公開の席で死体を解剖した最初の人物で，コスの Praxagoras（紀元前 340 年活躍）の弟子であった。Praxagoras は，動脈と静脈を区別することでアリストテレスの解剖学を改善したが，動脈を気管や気管支に類似した空気の管であるとみなした。これは，死体の動脈には血液がないために生じるよくある間違いである。Herophilus は，動脈の外被が静脈のそれよりはるかに厚いことを観察し，このことから，動脈には空気ではなく血液が入っていると推測した。彼は少なくとも 11 の学術論文を書き，前立腺と十二指腸（duodenum：彼が発見した腸の長さである 12 本の指を表すギリシャ語）を発見し命名した。この他に，診断の手引きとしての脈拍に関してや，治療学，眼科学，栄養学，および産科学についても記述している。彼は，脳が神経系の中枢器官であり，知能の中心

*図書館の一部は，ジュリアス・シーザーの到着が口火を切った暴動により紀元前 48 年に焼失した。このかなり後に，キリスト教の指導者たちが博物館の神殿の破壊を奨励した。伝説にみられるように，最後の常駐学者である女性の数学者 *Hypatia* が紀元 415 年にキリスト教の狂信者たちによって博物館の外に引きずり出され，殴打されて死亡した（別の記事では，ハマグリの貝殻で肉体が引き裂かれたとされる）。7 世紀にこの都市がイスラム教徒に征服されたことから，図書館は決定的に破壊される結果となった。

であると認識しており，脳の構成要素の知識を広げ，その中のいくつかは，彼の命名を翻訳した名称として現在でも残っている。神経の性質を把握した最初の人物であり，運動神経と感覚神経を区別したが，腱との区別ははっきりしていなかった。Erasistratusは，すべての器官は3つの「管」系から形成されると推測した。つまり，漠然とした分類ではあったが，静脈，動脈および神経の3つである。これらが互いに編まれて組織を形成すると仮定した。彼は，脳の中に脳回を観察し，これがヒトでは動物より複雑であることに注目して知能の高さと関係があると考えた。大脳と小脳を区別しており，また，例えば消化には食べ物をすりつぶす胃が必要であるとするなど，彼の身体的プロセスのモデルから初期の機械論者とみなされることも多い。静脈切開などの侵襲的治療に反対し，規則正しい運動と食事，蒸気風呂が，彼が好んだ治療手段であったが，これはまさしく，ヒポクラテス学派の慣習である。

1.2.1.6 古代ローマの医療

医師がいなければもっと良くなるという考え方が，ローマの伝統であった。Cato（紀元前234～149年）によれば，ローマ人は，疲れきったギリシャ人とは異なり，元気であったため医師は必要なかった。ローマ人はギリシャの医師を中傷して楽しんでいたことが明らかである。このようにローマ人は，職業としての医療を軽蔑していたが，ギリシャの医師やその奴隷のサービスを利用しなかったわけではない。PergamumのGalen（ガレノス）（紀元130～200年）によれば，彼の時代のローマやアレキサンドリアなどの大都市には，場所から場所へ旅をして回る専門医が群れ集まっていたという。Martial（紀元40～104年）はエピグラムの中で専門医について語っている。「Cascelliusは悪い歯を抜き取って修復する。Hyginusは逆さ睫毛を焼灼する。Fanniusは，弛緩した口蓋垂を切開せずに治す。Erosは，奴隷の烙印を取り除く。Hermesは，まさしく裂傷のPodaliriusである。」この帝国では，軍事医学が高度に組織化されており，各軍隊に外科医が配属され，階級の高い外科医は顧問として軍隊に配属されていた。こうした軍医は非戦闘員としてランク付けられ，多数の特権が与えられていた。

ローマ帝国の初期に科学を教えた人物はギリシャ人であり，ビテニュアのアスクレピアデス（紀元前124～40年）であった。アスクレピアデスは，ヒポクラテス学派の傍観的態度を単なる「死に関する瞑想」であると中傷し，治療は「速やかで確実であることがふさわしい」として積極的な方法を勧めた。彼の医療は主流から外れてはいたが，身体の微粒子が不規則または不調和に動くことから疾患が起こると考えており，原子説や粒子説の変形として興味深い。彼の多数の弟子はMethodical schoolの生徒であったが，利用できる治療道具はほとんどなく，彼は主に食事や摩擦，入浴，運動を変えることに信頼を置き，時に催吐薬，静脈切開，ワインを用いた。狂気の治療に音楽を初めて使用した人物でもある。

話を元に戻そう。PergamumのGalen（ガレノス）（紀元130～200年）は医学を統合した古代最後の人物であり，医療の基準を提示し，この基準はこの後13世紀にわたって効力を奏した。彼の医師としての最初の地位は，ローマ人の剣闘士を治療する外科医であった。後にローマに移り，解剖学と生理学，実地医学について広く書き記している。彼の名声の一部は，多数の著書を生み出したそのペンのお陰であり，精神から瀉血に至るまで論争となった話題を網羅した約350の信憑性のある表題が残存しており，この数は，ギリシャの医学書をすべて合わせた数に匹敵する。Galenは異彩を放つ人物であった。彼のパーティーでの芸当の1つから，実験の他に自己宣伝の才にも長けていたことが分かる。それは，豚の首の神経を切断してみせることであった。1つ1つ神経を切断されるたびに豚はキーキー鳴くが，彼が咽頭の神経を切断するとキーキー声はやみ，見物人に強く印象付けることができた。

Galenは，詳細にわたる脈拍の知識から静脈切開を正当化した。170年代に書かれた脈拍に関する彼の16冊の書は，4つの論文に分けられ，各論文が4冊の長さにわたっている。この論文の1つには，鍵になる質問を取り上げながら脈拍の取り方と解釈の仕方が説明されている。例えば，「脈拍が完全である，速い，またはリズミカルであると言えるのはどんな場合か？」といった質問である。彼は，自身の経験と，それ以前の権威を参照することで，このような質問に答えを出していった。Galenは独特の生理学的構想を発展させ，これは17世紀まで受け入れられていた。生きている物の活動には3種類あり，この3種類に関連していわゆる霊も3種類存在すると想定している。肝臓で形成され静脈によって分布される自然の霊，心臓で形成され動脈によって分布される生命の霊，脳で形成され神経によって分布される動物の霊の3つである。Galenの体系は，事実上欠陥のあった仮説ではあったが見事であり，多数の経験的な証拠に基づいていた。彼は，自身の業績をヒポクラテスの遺産を「完全にするもの」であると紹介している。

ギリシャと同じく，ローマでも医学は個人的なもののままであった。医学に学位は与えられず，資格も必要なかった。単科大学も総合大学もない中で，医学的な指示が非公開で患者と差し向かいで行われるという性質から，種々雑多で変わりやすく，弟子は個々の教師に張り付いて教師の足元に座り，教師について回った。異なる種類の多数の治療法が利用可能であったが，結局，自助が一般的であった。Celsus の *On Medicine* は，鍬と同じように外科用メスを振るう意欲がある素人の読者に対して書かれた書であった。疾患の説明をしてみたところで，ほとんど何も変わらなかったのである。公の権威者は依然として飢饉とペストを神の仕業だと考えており，Galen は伝染病には口をつぐんでいた。古典的医療に不可欠な三種の神器は，依然として栄養と運動と薬物であり，その次に軽い手術が続いていた。

1.2.1.7　中世の医療

華々しいローマ時代から中世への移り変わりはしばしば暴力的であり，次から次へと東からの野蛮な猛攻撃を受けた西欧諸国では特に顕著であった。こうした攻撃は，紀元 410 年に Alaric のゴート人により，永遠の都ローマが略奪されたことで頂点に達し，これによって西ローマ帝国は事実上終止符を打ち，医療を紡いだ学問的な糸はほつれてしまった。このため，Galen には力のある後継者が現れなかった。実際に，中世の医療は Galenism の崩壊版として一括できると考えられる。真に科学的な方法は，16 世紀になるまで西欧諸国には出現せず，イスラム世界で長い年月をかけて培養されてから後になるのである。例えば，イングランドでは Venerable Bede（672～735 年頃）とその修道士たちは，多数の医学書を所有しており，広い薬草治療の知識をもっていたが，この治療家は詠唱と護符を用いており，ある種の疾患と不運は妖精が投げた矢によって引き起こされるのであり，その他の病気は「グレート・ワーム（great worm）」によるものであると固く信じていた。グレート・ワームとはヘビ，昆虫，竜を表す言葉であった。

ヒポクラテス医学と Galen 医学に代表される自然主義者とは対照的に，治療はますます権威主義的になり，宗教が絡むようになっていった。力を増した教会が，病気や死を含めたあらゆる事物には超自然の力による計画と目的が存在すると教えていたのである。キリスト教徒とユダヤ人の慣習的な治療法が目立つようになる。祈りや聖人の名前を念じることにより，あるいは悪魔払い，お守りや数字の魔力，病気を動物や植物や土壌に移すことにより，疾患が治癒すると考えられていた。旧約聖書のレビ記によれば，癩病などの特定の疾患は罪業に対する全能の神の罰によるものであるとされていた。

> *「ある者の肉体の皮膚に，盛り上がった部分（隆起部）や，かさぶたや光った斑点があり，それが癩病の災い（斑点）のように肉体の皮膚の中にあり，…その災いが肉体の皮膚より深いように見えるとき，それは癩病の災いである。聖職者はその者を見て，穢れているとその者に申し渡すであろう。」*

このような穢れた疾患を治療できるのは“主”（the Lord）だけであり，一部のユダヤの人々が「the Lord を求めず，医師たちに頼った」ために，足の痛みが悪化し死亡したアサ王（King Asa）（紀元前 914～874 年頃）の運命に言及しながら，神を選んでヒトの医療を拒絶するよう促していた。一方，ユダヤ人の食事に関する儀礼（ユダヤ教の掟にかなった食べ物，kosher food など）は主に，穢れと清めることについての宗教的な教訓を表したものであるが，旋毛虫病などの食物に起因する疾患を減少させる実質的な効果があったといえる[2215]。

中世の優れた外科医の多くは聖職者であったが，教会のメンバーにより治療と手術が行われることは，階層制度上，好ましいことではなかった。現世の利益のための医療に反対する多数の法律が可決された。1215 年の第 4 回 Lateran 会議によって，副助祭や助祭，司祭はすべて，焼灼と切開を伴う手術を行うことを禁止された。最終的に法王 Honorius 3 世（1216 年没）は，どのような形式であれ，聖職にあるすべての者の医療行為を禁止した。これは，教育を受けた階層があらゆる種類の手術を禁止されたことを意味していた。

中世ヨーロッパの医師は，武器の軟膏として知られていた軟膏を，傷を負わせた憎むべき小刀や剣に塗布することで傷を治そうとしたがうまく行かなかった。医師は尿を見ては（尿検査）いたが，尿の適切な化学的分析法は 18 世紀まで開発されていなかった。中世の医療は，近代医療を厳しく批判する現代人が行っているような多数の滑稽な「治療法」の原点であった。例えば，流行性耳下腺炎にはホールターで縛って豚小屋を3周したり，リウマチの治療に司教の頭蓋骨から水を飲んだり，風邪を治すためにマウスを撫でたりしていた[2216]。しかし，こうした治療法が適切な科学的方法として提案されたものではないことに気づく必要がある。神秘的要素や宗教的要素を医療に吹き込んだ結果のなごりであり，科学的な治療法がなかったためにその代わりを務めていたのである。

中世は疫病が異常に発生した時代でもあり，この時代には，多数の人々が互いに近接して暮らすようになり，都市の中心は人口密度が増す一方であった。中国から発見されたこの時代の疫病の記録によると，死亡率が50～70%に達しており，中国はおそらく，14世紀のヨーロッパに吹き荒れた黒死病として知られる腺ペストの最大級の嵐の起源であったと考えられる。この疾患は，1346年に，クリミア半島のCaffaという交易都市に包囲攻撃を仕掛けていたモンゴルの王子の軍隊に突発した。このため王子は敗退を余儀なくされたが，疾患はすでにCaffaの町に入り込んでおり，ここから船で地中海諸国に急速に広まっていった。

1346～1350年の最初の衝撃は深刻であった。人口の減少は地域ごとに異なっていたが，いくつかの小さい共同体は全人口が消滅し，ミラノのように町全体を閉鎖した都市もあった。この疫病の致死性作用は，感染したネズミが持ち込んだノミに咬まれることで広まっただけではなく，感染した人が咳やくしゃみで桿菌の充満した飛沫を空気中に撒き散らし，それを他の人が吸入することで人から人に伝染したという事実によって，さらに増強された可能性が考えられる。1921年の満州で，この種の肺の感染症が100%の死亡率に達したことが観察されており，これは，空気で媒介されるペストの伝染を近代医療が直接観察した唯一の出来事であったが，このことから，14世紀のヨーロッパで起こった肺ペストの死亡率も同程度であったと考えられる。ノミで伝染する腺ペストの罹患者の死亡率は30～90%である。これらのことから，ヨーロッパのペストによる死亡率を適切に推定すると，最初の5年間に人口の約1/3が死亡したことになる。

ペストは，1360年代，1370年代とそれ以後にも再び発生し，その結果，ヨーロッパの人口は不規則に減少し，イングランドでは1440～1480年に最低になった。[2210]。人々は隔離によって感染のリスクを最小限にとどめられることを学んだが，これは，癩病患者を追放することを命じた聖書の一節に由来する慣習でもあった。ペストの罹患者は，あたかも一時的な癩病患者のように取り扱われ，感染者と大きな港に入港する船を標準で40日間にわたって隔離した。しかし，疾患の伝染にノミとネズミが一役買っていることは19世紀の終わりまで知られていなかったため，隔離の効果がない場合も多かったのである。17世紀を通して，1年で都市の人口の最大1/3または1/2を消失させるペストが時々発生したと考えてもおかしくはない[2211]。例えば，ベニスの統計によれば，1575～1577年と1630～1631年には，この都市の人口の1/3以上がペストで死亡したことが示されている[2212]。

近代以前の医療は，腺ペストには無力であった。1943年の抗生物質の発見により，この疾患が取るに足らないものとなるまで，最高の病院で最高の医療を受けたとしても腺ペストの罹患者の平均死亡率は60～70%であったのである[2213]。ペニシリンとその同類の抗生物質（その感染を速やかに叩きのめす）の恩恵を受けずにペストが伝染した最後の記録は，1947年のビルマで発生したペストであり，死亡率は78%であった[2214]。

1.2.1.8 ルネッサンスと前近代の医療

中世には内科医学が衰退したが，その一方でルネッサンス時代の外科医は，多数の宗教戦争を通して広い経験を修得していた。彼らは，銃器による創傷の治療など新たな多数の問題に直面していた。フランス軍は，1338年のPuiguillaumeの包囲攻撃で火薬を採用し，イギリス軍は1346年のCrecyの戦いで大砲を使用した。この時代の銃創は低速度の大きな弾丸によるもので，凹凸のある創傷が生じ，衣服の破片が組織の内部に入り込んだ。こうした創傷は重症で敗血症になりやすい。この時代の外科医たちはみな，火薬自体が毒液を出すと信じていた。この毒液の作用を中和するために，高温の油を注入して創傷を焼灼する方法が広く行われていた。

この古い理論から脱却した最初の人物はAmbroise Pare（1510～1590年）であった。Pareは，理髪師兼外科医の見習いとして1532年にパリにやって来て，その後，常駐の外科医としてHotel Dieuに移った。この巨大な中世の病院はこの時代のパリに唯一存在した病院であるが，彼はここで経験を積み，1536年に軍医としての生涯の仕事を開始した。彼の著書である *The Apologie and Treatise* に記載されているように，1537

年に新米の軍医として最初に従軍したトリノで，火薬による創傷に対して確立された治療法であった高温の油をどのように使い果たしてしまったか，その経緯を詳述している。これはフランス軍が Villaine 城を落とした直後のことであった。そこで彼は，高温の油の代わりに何を使用したか，次のように記している。

「卵黄とバラの油とテレピン油を混ぜた消化薬。その晩，私は一睡もできず，焼灼しなかった負傷兵たちのことを心配し，恐れていた。高温の油を使わなかった負傷兵は解毒されずに死ぬはずであり，それを恐れていた。一睡もしないまま翌朝早く起き出して負傷兵を見回ったが，何と予想外なことに，消化薬を塗布した負傷兵の痛みがほとんど消えていたのである。傷には炎症も腫瘍もみられず，よく眠れたという。高温の油を使った負傷者はいずれも発熱し，痛みがひどく，傷の端に腫瘍ができていた。それ以来私は，銃創を負った者には残酷な焼灼を決して行わないことに決めたのである。」

Pare はまた，切断後の出血を止めるには，熱した焼灼器を見境なく使用する酷い方法ではなく，血管を単に縛ることで行うべきであるとも述べている。彼の最も有名な「私が傷に包帯を巻き，神が彼を治した」という一節は，古代ヒポクラテス学派の思想を思い起こさせる。

1633 年に，Stephen Bradwell という人物が書いた負傷者の応急処置に関する最初の書物が現れたが，そこに提案された助言は実際的でなく，現代人には奇妙に思える。例えば，「狂犬に噛まれた傷」の処置法は，患者を水中に投げ込むことであった。「こうすれば，患者が泳げない場合は適量の水を飲み込む。その後で患者を水中から引き上げる。患者が泳ぎに熟練している場合は，適量の水を飲み込むまで少しの間水中に押し込んでおく。」この処置法は全く不合理というわけでもないと言える。犬に噛まれた場合の 20 世紀の標準的な応急処置は，水で傷を十分に洗浄することであるからだ。

17 世紀にも，静脈切開は依然として人気のある一般的な治療法であった。外科医 Richard Wiseman（1622〜1676 年）が述べているように，「ハートフォードシャー州からトッテナムを通ってやって来て，ある宿の近くの土手道を馬で通っていた 30 歳くらいの紳士がいた。彼がちょうど通りかかったときに，誰かが窓から尿瓶の中身を捨てた。彼の馬が走り出し，道しるべとこれを支えていた木の間めがけて猛烈な勢いで突進した。可哀想な紳士は馬から振り落とされ，気絶して地面に横たわっていた。」理髪師兼外科医が慌てて呼び出されたが，その外科医は Wiseman が到着するまで大したことをしなかった。Wiseman は次のように続けている。

「紳士は地面に横たわり，人々と外科医は紳士を覗き込んでいた。私は，紳士の脈が圧迫され，右の額に打撲症があると見て取り，彼らに血を抜いたかどうか質問した。その外科医は，腕の静脈を切開したが，出血しなかったと答えた。私は，静脈を裂いてそこから瀉血しなければならないと答えた。紳士の頭を傾けると，打撲症を負った側の頸静脈が膨張していたため，それを切開した。血が大量に流れた。約 12 オンスの血を採った後で，先に切開していたがそのときには出血しなかった腕から，血が流れ落ちた。紳士が意識を取り戻すまで瀉血を行った。ついに紳士はうなり声を上げ，もがいた。」

この患者の傷は包帯が巻かれ，さらに出血したが，最終的には回復した。

18 世紀になっても，慣習に従った外科医の日々の仕事は，切断術などの高リスクの手術を避けるものであった。静脈切開や，おできの切開，擦り傷に包帯すること，抜歯，ひょう疽の管理，破裂部位を縛ること，皮膚潰瘍の処置など，軽い処置ばかりであった。自分の限界を理解していた外科医にとってはこうした処置による死亡率は低く，外傷，血液喪失および敗血症のリスクは十分に知られていたため，外科医が行う手術のレパートリーは少なかった。体内の障害はナイフではなく，薬物と管理によって治療された。麻酔薬と消毒法が確立されるまで，体内の大手術は全く考えられないことであった。結石摘出術などの一部の手術には，改善が加えられた。18 世紀の英国の偉大な外科医であった William Cheselden（1688〜1752 年）は，1 分以内（彼の記録タイムは 54 秒）に膀胱結石を取り出すことができる技術を完成させ，これによって死亡率は約 50％から 10％以下に減少した。Cheselden の成績を凌ぐタイムは 19 世紀の終わり近くまで現れなかった。

17 世紀には，余裕のある裕福な人々に内科治療が頻繁に行われていた。批評家は，お節介で気まぐれで，危険なことも多い過剰投与―バカなやり方―を行っているとして，医師を非難することも多かった。イングランドの王チャールズ2世（1630～1685年）の死の床は，こうした治療の行き過ぎを表す明らかな例である。この王が脳卒中を起こしたとき，王の医師たちがやって来たが，Raymond Crawfurd 卿（1865～1938年）はこの場面を次のように再現している。

「王の右腕の静脈から16オンスの血液を取り除いたところ，すぐに効果が現れた。当時の認可された方法どおり，王は椅子に腰掛けたまま処置を受け，その状態で痙攣が起こった。舌を噛まないように，歯は強制的に開けたままにされた。Roger North が簡潔に記載しているように，王に施された治療は，まず目覚めさせ，次に眠らせることであった。緊急の伝言が王の個人的な多数の医師たちに急いで伝えられ，医師たちは王を援助するために集まってきた。医師たちは，信条と政策の区別なく召集されてやって来たのであった。医師たちは，直ちに王の肩に適用するために，吸角法のためのグラスを取り寄せ，肩に深い乱切を加えて吸角法を行った。これによってもう8オンスの血液が除去された。強力なアンチモン催吐薬が投与されたが，王が飲み下せたのはほんの少量だけであったため，医師たちは，硫酸亜鉛の総量を投与して二重に確実な介助を行うことに決めた。強力な下剤が投与され，浣腸剤を連続投与してこれを補った。頭髪は短く刈り込まれ，刺激性で水疱を形成する薬物が頭部の全面に塗布された。これでも十分でないと考え，熱した焼灼薬も要求された。」

多数のお抱え医師のうちの1人が「できることはすべて試しました」と誇りを持って述べ，王は，この「死への途方もない時間」に対して寛大に詫びたのであった。

その一方で一般市民は，産業革命による多数の新たな危険によって健康がさらに害されていた。1775年に Percivall Pott（1714～1788年）は，少年の煙突掃除がすすの刺激で陰嚢癌を形成すると指摘した。マンチェスターの工場主でカール・マルクスの協力者でもあったフリードリッヒ・エンゲルス（1820～1895年）は，彼の著書 *Condition of the Working Classes in England*（1844年）で，労働者を「青白く，やせて，胸が狭く，目がくぼんだ幽霊」であると描写し，「眠って死ぬための犬小屋」でしかない家に閉じ込められていると記述している。1832年に Leeds 家の医師 Charles Turner Thackrah（1795～1833年）は *The Effects of Arts, Trades, and Professions on Health and Longevity* を発表し，様々な職業による疾患および自立障害を立証した。工場労働者は別にして，有害な物質に最も曝されているのは，トウモロコシの製粉業者，麦芽製造人，コーヒー焙煎人，嗅ぎタバコ製造人，屑拾い，製紙業者，羽毛を詰める業者であった。仕立屋は痔瘻に罹りやすく，「フィステル・クラブ」を設立するほどであった。Thackrah の意見は全体的に暗いものであった。「大都市の住民の10％は十分な健康を享受できない。」

結核（TB）は，人口の多い都市でいつしか培養されていた最悪な疾患であり，発熱，寝汗，喀血（咳き込んで血を吐くこと）を特徴とし，犠牲者は文字通り消

表 1.2. 米国における主な死亡原因－1890年と1990年の比較

人口100,000人当たりの年間粗死亡率[2208,2209]

死亡原因	1890年 100,000人当たりの死亡率	1990年 100,000人当たりの死亡率
肺病（TB）	245.4	0.7
肺炎	186.9	31.1
心疾患	121.8	310.4
下痢	104.1	˜0
衰弱	88.6	N/A
幼児のコレラ	79.7	˜0
気管支炎	74.4	1.7
ジフテリア	70.1	˜0
腎疾患	59.7	8.8
髄膜炎	49.1	0.4
脳卒中	49.0	57.9
癌	47.9	203.2
腸チフス	46.3	˜0
高齢	44.9	N/A
脳疾患	30.9	N/A
クループ	27.9	˜0
マラリア	19.2	0.002
インフルエンザ	6.2	0.8
その他	˜488.2	248.8
全死因	**～ 1840.0**	**863.8**

耗しきってしまうことから「consumption（消耗，肺病）」と呼ばれた。1800 年までには，結核は最もよくみられる疾患であると宣言されており，1815 年に Thomas Young（1773〜1829 年）は，一般集団の 4 人に 1 人は結核によって早死にすると推定した。パリの主だった病院で行われた剖検から，症例の約 40%は結核が死因であったと記録されている。大陸の米国では 1890 年代になってようやくこの数値が約 13%になったが，それでも死因の首位を占めていた（**表 1.2**）。ただし，肺癌の症例が「肺病」と報告された場合もあったため，このデータはすべてが信頼できるわけではない[2226]。

18 世紀の内科医療に 1 つの重要な改善が行われ，これによって多数の生命が救われたと断言できるのであるが，それは，天然痘に対する予防接種とワクチンであった。「斑点の怪物」であった天然痘は，ヨーロッパ全土に猛威を振るい，ひどい年には全死亡者の約 10%が天然痘によるものであった。イングランドのメアリー女王（1662〜1694 年），フランスのルイ 15 世（1710〜1774 年），アン女王の息子で唯一生存していた継承者（1700 年没）も，天然痘で死亡した。医師は，この疾患に免疫性があることをかなり以前から知っていた。天然痘の予防接種は，アラビア，北アフリカ，ペルシャ，インドの各地において民族レベルで何世紀にもわたって知られており，実際に行われていたようである。中国の方法は入念であったことが報告されている。病菌で汚染した綿棒を患者の鼻孔内に挿入する方法であり，この報告が 1700 年代にロンドンに伝わっている。しかし，コンスタンチノープルの英国領事の妻であった Mary Wortley Montagu（1689〜1762 年）から，トルコの女性は，生涯にわたって痘痕ができないように予防するために低用量を導入する目的で，日常的に予防接種を行う天然痘パーティーを開催しているとの報告があり，この事実はその地方の医学界に急速に受け入れられるようになっていた。この予防接種の方法は通常，天然痘の膿疱から採取した物質を，患者の皮膚をわずかに切開して作った傷の中に導入して感染させるというものであった。この処置で重症の天然痘に罹り，死亡する場合もあった。しかし，通常は症状が軽く，2〜3 個の水痘ができるだけであった。このことから，この疾患に自然に感染した場合と同じように免疫が働いていることが分かった。

このような予防接種を行っていたイギリスの地方医師エドワード・ジェンナー（1749〜1823 年）は，ヒトが，特に乳搾りのメイドが，時に感染することがある牛痘も天然痘に対する免疫力を与えることに気づいた。牛痘の膿疱を腕から腕に接種することによって，この免疫力を生み出すことが可能なのではないかと半信半疑で考え，もしそうであれば，牛痘はヒトには良性であるため，天然痘の膿疱を直接接種するよりも安全であると推測し，ジェンナーは実験を行い，結果は推測どおりであった。1798 年に彼は，この発見を *An Inquiry into the Causes and Effects of the Variolae Vaccinae*（原因の調査と痘苗の効果）の中で発表した。イングランドでは，1799 年までに合わせて 5000 人を超える人がワクチンを接種しており，他国にもこの方法が急速に広まって，スウェーデンでは強制的に行われるようになった。ナポレオンもこれを支援し，軍隊にワクチンを接種した。組織化された医療が，統計的に有意な形で，歴史上初めてヒトの人口増加に貢献するようになったのである。

折り良く，ナポレオンの戦争は，戦闘で負傷した兵士を治療するための新たな試みに拍車をかけた。それまで，負傷者は戦闘が終わるまで看護もされず，そのまま戦場に放置されるのが常であったが，ナポレオンの外科医長であった Dominique Jean Larrey（1766〜1842 年）は，素早い救急車（ambulances volantes）と呼ばれた原始的なワゴン（馬が引く人力車に毛が生えたようなもの）の使用を導入した。戦闘が繰り広げられている場合でも，この最初の「救急車」が負傷者を戦場から避難させ，近くの救護所に運ぶことができるようにしたのである。1792 年に Larrey は，熱気球を用いて最初の空中退避部隊を組織した。

救急車の使用は 1800 年代後半まで定着しなかった。それまで，パリやロンドン，ニューヨーク，ボストンの通りで怪我をした者は，医師が来てくれるまで休息する場所を確保するために，他人や近くの商店の親切に頼っていた[2287]。最初の「近代的」救急車は 1865 年のシンシナティの街に出現したが，真の意味の都市救急システムは，1866 年にニューヨーク市で Bellevue 病院との関係で開発されたのが最初である。最初の 3 年間には，輸送サービスの依頼件数は 1500 件であった[2294]。こうした馬で引く救急車は，通常地方の遺体安置所が提供しており，御者の他に外科医が同乗したが，重篤な怪我人にはなすべきことがほとんどなかったため，外科医は主に患者の臨終に際して，あるいは病院に到着した時点で患者の死を宣告するために同乗していた[2287]。外科医は救急車の中で，呼び出された時刻，輸送と到着の時刻の他，「検死陪審を要する可能性あり」といった詳細に至るまで，正確な事実を記載したノートをつけていた[2294]。

今日では当たり前になっている多数の簡単な診断器具も，この時代に開発された。例えば，フランスの医師レンネ（Rene Theophile Hyacinthe Laennec）（1781～1826年）は，その *Treatise On Mediate Auscultation*（間接聴診法に関する報告，1819年）の中で，剖検時に胸部に見つかった病変が，生存時の患者に検出される疾患とどのような相関があるか説明しており，現代の診断法の基礎となっている臨床病理学的相関という近代的概念を初めて確立した。女性の患者の胸に男性の耳を直接当てることは社会的なタブーであったことから，Laennec は，患者，特に女性の患者を診察するときに役立つように，「聴診器（stethoscope）」と名づけた器具も開発した。この最初の聴診器は，まっすぐな木製の管であった。世紀半ばまでにはゴム製の管が導入されて可撓性の1本の管の聴診器が作られ，1852年にアメリカの医師 George P. Cammann（1804年～1863年）が，我々が見慣れた2つ耳のある聴診器を考案した。

体温計も古くて価値のあるものである。ガリレオ（1564～1642年）が16世紀後半に最初の温度計を発明したが，医療には適用されなかった。18世紀にみられる初期の体温計は長さが1フィート（約30 cm）で，ベッドサイドでは使いにくく，「銃を持っているかのように」腕の下で支えたという報告がある。短い体温計は1860年代に Clifford Allbutt 卿（1836～1925年）によって考案され，アメリカ南北戦争（1861～1865年）の時期に広く使用された。体温診断の古典的著作として，1868年に発表された Carl Wunderlich（1815～1877年）の *The Temperature in Diseases*（疾患における体温）が挙げられるが，これにはほぼ25,000例の患者のデータが提示され，32種類の疾患にみられる体温の変動が解析されており，体温を読み取ることができれば発熱を見分けられることが示されていた。その後，脈拍と血圧を測定する器具が出現した。1854年に Karl Vierordt（1818～1884年）は脈波計を開発したが，これはヒトの日常的なモニタリングに使用可能な脈拍記録計であった。血圧は，膨らますことが可能な帯を上腕に巻いて測定していたが，これは我々も見慣れている血圧計であり，その基本デザインは1896年にリバロッチ（Scipione Riva-Rocci）（1863～1937年）によって確立された。1853年には皮下注射器が考案された。

この時代には，生化学も診断的機能を果たし始めた。18世紀に Matthew Dobson（1784年没）が糖尿病のための検査法を開発した。1827年には Richard Bright（1789～1858年）が，その後ブライト病と呼ばれるようになる腎疾患が1回の簡単な検査で診断できることを示した。1841年には，Alfred Becquerel（1814～1862年）の尿検査研究に化学分析が重要な役割を果たし，この研究によって，24時間に排泄される水，尿素，尿酸，乳酸，アルブミン，無機塩類の平均量が明らかにされ，これらの数値が様々な疾患と関連付けられた。1859年には Alfred Garrod（1819～1907年）が，痛風を特定する簡単な化学検査法を考案した。

1.2.1.9　完全に侵襲的な手術

19世紀と20世紀の完全に侵襲的な手術は，解剖学，麻酔法，防腐法の3つの土台の上に成り立っている。この3つの土台のそれぞれには，以下に述べるような興味深い物語があり，医療への理論的・科学的アプローチが出現する兆しがみえる。

1.2.1.9.1　解剖学

外科医療の歴史の中で，正確な解剖学の知識がなかったことが長い間，大きな障害となっていた。人体解剖が初めて体系的に行われたのは，アレキサンドリアの大医学校においてであった。アレキサンドリアは，紀元前300年頃から紀元前30年にエジプトのプトレマイオス王朝の最後の君主クレオパトラが死亡するまで栄えた都市である。アレキサンドリアの衰退後，解剖は中東の2～3の中心都市で行われていたが，紀元1～2世紀には，人体の代わりにサルや他の動物が解剖台の上に置かれていた。当時，腹部，胸部，頭部が外科医のナイフで切開されることはほとんどなかったことから，ガレノス（Galen）などによって動物の解剖から得られた解剖学的知識だけでも，簡単な手術には手引きとして十分であった。

14世紀の初期には，一種の解剖学的実証法がイタリアの一部の医学校に導入されたが，Galen が1000年前に書き著していたことを覚えるための補助として使用されていたに過ぎなかった。中世後半とその後の長い年月にわたって，この実証法は，実験助手が問題の部位を棒で指し示し，教授がそれをみながら，Galen の書写原稿あるいはそのまた書写の原稿を読み取るというやり方で行われていた。Galen の教科書はサルかブタの解剖に基づいて書かれていることが多かったため，当然，検討中の解剖学的構造が Galen の説明と一致しない場合が多数あった。

解剖の科学的研究を始めた大芸術家は何人かいたが，近代解剖学の真の創始者は Andreas Vesalius（1514～1564 年）である。ブリュッセルの出身で，パリで医学を学び，後にパドアとボローニャで手術と解剖学を教えた。ベサリウスは解剖学を研究したいという熱烈な思いに満ちており，研究材料を手に入れるために相当な危険を冒したことを物語る多数の逸話があり，その中には墓泥棒の逸話もある。あるとき彼は，ルーバンの町を囲む壁の外側の絞首台に下がっていた犯罪者の骸骨を盗んだが，それは彼の研究に大きな価値があるものであった。パドアで過ごした 7 年間には，彼の公開解剖講座は学生の群れであふれ返っていた。1543 年に 355 ページに及ぶ偉大な著書 *De Humani Corporis Fabrica Libri Septem*（人体の構造について）を発表し，その優れた正確な説明図は 100 年以上にわたって学者により複写され，無断使用された。今日でもこれを用いて教えることは可能であろう。医療の歴史の中で始めて，医師は偉大な芸術家によって描かれた説明図付の詳細で正確な解剖学の教科書を自由に使えるようになったのである。身体の構造について信頼できる知識がなければ，健康と疾患における身体の実際の機能を理解できないため，この教科書は解剖学の基礎であるだけでなく，実際にはあらゆる近代医療の基礎であるといえる。

解剖学を教えるために必要な死体の不足は，何世紀にもわたって変わらぬ問題であった。1827 年の Edinburgh で，1 人の老人が William Hare（1792～1870 年）の下宿で亡くなった。Hare の下宿人であった William Burke（1792～1829 年）の助けを借り，2 人はその遺体を墓に入れずにそのまま解剖学者に売り渡した。これに味を占めた 2 人は人殺しに転向し，犠牲者をおびき寄せ，暴力の徴候が現れないように窒息させた。16 人が犠牲になり，1 体 7 ポンドで遺体が売り渡されたが，Burke と Hare は 1829 年に法によって裁かれた。Hare は共犯者に不利な証言をし，Burke は絞首刑にされた。犠牲となった最後の死体は，当時尊敬を集めていた解剖学者 Robert Knox（1791～1862 年）の解剖室で見つかった。彼は無実を訴えたが，怒った群集が彼の家に火をつけた。ロンドンに逃亡したものの，彼の一生は台無しになり，誰にも知られずひっそりと亡くなったのである。

1832 年の English Anatomy Act（英国解剖法）（乞食の「引取人のない死体」を医師に与えた）の可決に役立たせ，解剖に関する世間の懸念を払拭するために，英国の偉大な哲学者であり法学者であった Jeremy Bentham（1748～1832 年）の遺体が，彼の遺言に従って友人の立会いの下に解剖された。解剖の後，蝋でできた頭を元の頭部（すでにミイラ化していた）と取り替えて骨格を整え，Bentham 自身の衣服を着せて，ガラス戸のはまった箱に直立させた状態で納められた。この人形と頭部はロンドンのユニバーシティ・カレッジに現在も保存されている。

1.2.1.9.2　麻酔法

痛みがあるからといって手術をしなかったわけではないが，それは耐え難い痛みであり，痛みによるトラウマは，危険な場合もあることが立証されている。1840 年代後半に始まった麻酔の時代がやって来るまで，外科処置は苦痛に満ちたものであった。無論，足が骨折したり，大きな創傷を負った患者は，外科医のナイフに屈服する以外に方法はなかった。緊急を要せず，不可欠でもない手術は，患者の状態自体が疼痛性であったり生命を脅かすものであって，患者が手術に耐えうるとみなされる場合に限って行われていたと考えられる。このような場合は，患者は，手術の迅速さで評判が最も高い外科医を選んだようである。2～3 分で手足を切断したり，膀胱結石を取り出した外科医がいたと考えられる。技術が急速に進歩した時期も多かった。例えば 1824 年には，Astley Cooper（1768～1841 年）は股関節から片脚を切断するのに 20 分を要したが，その 10 年後に James Syme（1799～1870 年）はたった 90 秒で行っていた。

麻酔時代の到来以前には，ぞっとするような困難な条件の下で，電光石火の早業で手術が行われていた。最も非情と言われた外科医たちは，患者に激しい苦痛を引き起こし，気が狂いそうな苦悩を与えることになる手術を，心を鬼にして行わなければならなかったのである。麻酔が導入される前の時代の患者にとって，大手術が何を意味するものであったか，20 世紀の工業先進国に住む人々には想像がつかないことだと思う。次に示す文章は，膀胱結石を取り出す手術を受けた男性患者の個人的な報告である。この手術は，1811 年 12 月 30 日に，当時の一流の外科医の 1 人であった St. Thomas 病院の Henry Cline（1750～1827 年）によって行われ，これは麻酔薬が広く使用されるようになるちょうど 30 年前の出来事であった。

「私の習慣にも体質にも問題はなかったので，身体の準備はほとんど必要なく，私は心を決めていました。関係者が全員到着したとき，私は少しの間だけ自分の部屋に戻り，膝を折って無言で崇拝と従順を神に誓いました。私が外科医たちの所へ戻ると，それを合図に，すでに準備が整った一室に移動しました。包帯が準備されているのを見て，私は猛烈な痛みのショックを受ける覚悟を決めました。痛みのショックを大きく考えすぎていたためか，最初の切開にはピクリともしませんでした。衝撃を抑えようと私が我慢したからではないのです。抑えようと努力したところで，疲れが増すだけなのです。ですから，次の瞬間には痛みで大声を上げました。しかし，どうあっても手術を最後まで受けようと思っていました。」

「砕石術用有溝導子の導入前にスタッフに力が入り，このとき初めて本当の痛みが襲いました。膀胱に切開が加えられるとこの痛みはすぐに止み，尿が急激に出たことで痛みが軽くなり，傷が和らいだようでした。」

「鉗子が導入されると，痛みは再び酷くなり，石を見つけようとして鉗子が動くたびに痛みは酷くなりました。しかし，このときも私の気持ちはしっかりしていて，自信がありました。不安はありましたが，進行中のことにまだ元気で耐えられました。石をつかもうとしては何回か失敗した後で，私は手術者が『ちょっとやり難い。石が手の下にある。曲がった鉗子を取ってくれ』と低くつぶやくのを聞きました。手術者は，その鉗子で残った石を引っ張り出したのです。このとき，私は何か具合の悪いことでもあったのかと，確かそんな意味のことを尋ねたと思います。とても優しい声で『もうすぐ終わりますから，我慢してください』と返事が返ってきて，その声に元気付けられました。その別の鉗子が入れられると，また石を捜す痛みに耐えなければなりませんでした。Cline 氏の『つかんだぞ』という声を聞いたとき，もう峠は越えたのだと思ったのですが，石を引っ張り出そうとする力がかけられ，そのときの感覚はなんと説明していいのか，言葉が見つかりません。はっきりした痛みの他に，奇妙な感覚がありました。鉗子が石をしっかりつかもうとすればするほど，石の周りに膀胱がぴったり巻きついているようでした。膀胱が全部むしり取られるような感じでした。しかし，この本当に耐え難い期間は短く，『さあ，全部終わりましたよ』という声が聞こえたとき，『神よ，感謝します。ありがとう，ありがとう』と懸命に叫びました。ただ感謝の気持ちでいっぱいでした。この手術にかかった正確な時間を聞こうとも思いませんでしたが，12 分から 15 分の間だったと思います。」

次に，女性の視点を紹介する。1810 年にナポレオンの軍医として名高い Dominique Jean Larrey は，人気を博していた女性小説家 Fanny Burney（1752～1840 年）に麻酔なしの過酷な乳房切除を行った。Burney は後にこの手術の記録を著し，耐え難い激しい痛みがあったにもかかわらず，それでもなお命は助かると信じていたと記述している。

「M. Dubois は私をマットレスの上に置き，寒冷紗のハンカチを私の顔にかけた。しかしハンカチは透けていたので，7 人の男性と私の看護婦がすぐにマットレスの周りを取り囲んだのが見えた。私は縛り付けられることを拒絶したが，ハンカチ越しに光るものが見え，それが磨き上げられた鋼が放つ光であることが分かると目を閉じた…。」

「恐ろしい鋼が私の両胸に突き刺さり，静脈を切り，動脈を切り，神経を切ったとき，まだ，私は自分の叫び声を抑えることができた。だがまもなく私は悲鳴を上げ始め，切開の間中，ずっと悲鳴を上げ続けていたが，この痛みはまだそれほど酷くないという声が私の耳に鳴り響いたときは，ほとんど驚異だった。」

「傷が出来上がり，器具が引っ込められ，痛みがいっこうに軽くならなかったとき，突然，この敏感な部分に空気が流れ込み，小さいが鋭いフォークのような短剣［小さい先の尖った短剣］が傷の縁を引き裂くように感じた。しかし，再び，器具が曲線を描くように腫瘍の粒を切除しているように感じたとき，私の肉が強力に抵抗し，手術者の手に抗って疲れさせ，そのため手術者は右手から左手に器具を持ち替えなければならなかった。その後，私は息を引き取るに違いないと感じ，もはや目を開ける気力もなかった…。器具は再び引っ込められ，手術が終わったと思った。だが，そうではなかった！腫瘍の一部が付着していた底から，つまり乳腺の土台から，腫瘍を切り離すた

めに，これまで以上に恐ろしい切除がまもなく再開されたのだ…。すべてが終わったわけではなかった…。」

この身も凍るような記録はさらに数ページ続いていた。

麻酔はいつ始まったのだろうか。*The Herbal of Dioscorides*（ディオスコリデスの植物標本集）（紀元40～90年頃）には，「切断または焼灼する必要のある人々のため」にマンダラゲの煎剤（煮沸抽出物）をどのように投与すべきか具体的な指示が記されており，外科麻酔法の最も初期の参考書の1つである。Bernard de Gordon（1260～1308年頃）は，サラーニタン族はケシの種とヒヨスを調合し，焼灼する部分の感覚を麻痺させるために膏薬として使用していたことを伝えている。VillanovaのArnold（1235～1311年）は次のような処方を提供している。

「切断する必要があると思われる患者に何も感じることなく死んだような深い眠りを与えるためには，アヘン，マンダラゲの樹皮，ヒヨスの根を同量とり，それらを叩いて水で混和する。患者を縫合したり切断したいとき，この中に布を浸け，患者の額と鼻孔にこの布を置く。患者はまもなく深い眠りにつき，心置きなく手術ができるであろう。患者を目覚めさせるには，この布を強い酢に浸けること。」

中世の外科手術の教科書の一部には麻酔用のスポンジの記載があり，催眠性をもつと考えられていた種々の薬草に浸して調製されていた。この目的に好んで使用されていた薬草はマンダラゲであった。痛覚脱失に使用されていたもう1つの簡単な方法は圧迫することであり，さらに早い時代から断続的に使用されていた。圧迫帯の様々な使用法を記載した1564年の著書の中で，フランスの外科医Ambrose Pareは「麻痺させることでその部分の感覚がかなり鈍麻する」と述べている。信頼できる証言によれば，中国の宮廷で行われていた麻酔法は，面白いことに，19世紀になっても「顎を突然強打して患者を気絶させる」ことであったという。

中世以後の医学文献には，疼痛を緩和する薬物について全くといっていいほど記載がないが，この理由はよく分からない。しかしおそらく，初期の時代に使用されていた原料のままの調合薬は作用が不確実で，薬物を使用した眠りは死を招くことが多かったと考えられる。医療に使用される多数の薬草から有効成分は単離されておらず，用量を確実に調節することが非常に困難であったと思われる。

吸入麻酔法の物語は1799年に始まる。この年，Humphry Davy卿（1778～1829年）は亜酸化窒素の吸入によってもたらされる効果を記録している。彼は，このガスの濃度を様々に変えて吸い込み，頭痛と親知らずを切開した後の疼痛が緩和されることに気づいた。亜酸化窒素の効果はたびたび実演で立証され，講義では「笑気ガス」を充填した膀胱の袋が回されていた。ガスの吸入がパーティーのゲームとして流行するようになった。1839年の小さい本の中に，大きな部屋に人が大勢集まって互いに袋からガスを吸い合っている「全くばかげた」光景が記述されている。ガスが効果を現し始めると，「幾人かはテーブルや椅子を飛び越え，別の幾人かはスピーチに熱中し，幾人かは非常に戦闘的になり，そして若い紳士は女性にキスしようとし続けた。」ほぼ同じ頃，「エーテルの浮かれ騒ぎ」も流行するようになった。

ニューヨーク州ロチェスターの若いアメリカ人医師William E. Clarke（1818年生）は，エーテルの浮かれ騒ぎに参加してエーテルの知識をいくらか習得していた。1842年1月にこの医師は，Hobbie嬢という女性にタオルでエーテルを投与し，痛みのない状態で歯を1本抜いたのである。知られている限りでは，これは歯科処置または外科処置にエーテルが初めて使用された出来事であった。エーテルの浮かれ騒ぎで「女の子の甘いキスを楽しんでいた」と証言したジョージア州DanielvilleのCrawford W. Long（1815～1878年）も，1842年3月にエーテルの影響下で患者の頸部から小さい腫瘍を首尾よく除去している。コネチカット州ハートフォードの歯科医Horace Wells（1815～1848年）は，1844年12月に亜酸化窒素の効果に関する公開実演会に参加し，その翌日，彼は自分にこのガスを投与し，仲間に歯を1本抜いてもらった。後にWellsは「ピンで突っついたぐらいにしか感じなかった」と記している。彼のかつてのパートナーであったWilliam Thomas Green Morton（1819～1868年）も1846年に自身の歯科診療にエーテルを導入し，Lancetをはじめとする医学雑誌は英国のあらゆる地域から麻酔手術を報告し，エーテルはヨーロッパの大多数の国ですでに使用されていた。1847年6月にはこのニュースが南アフリカまで達し，GrahamstownのW.G. Atherstoneは片脚を無痛で切断した。

エディンバラの外科教授 James Young Simpson 卿（1811～1870 年）は 1847 年にクロロホルムを導入した。言い伝えによれば，Simpson が助手たちと一緒に複数の化学物質をテストしていたとき，誰かがクロロホルムの容器をひっくり返した。Simpson の妻が夕食を持っていくと，全員眠っていたという。エーテルとは違って，クロロホルムは肺を刺激せず嘔吐も引き起こさなかったため，強力で投与しやすい物質であった。1853 年 4 月に，ビクトリア女王（1819～1901 年）はレオポルド王子を出産するためにクロロホルムを使用した。John Snow（1813～1858 年）がこの麻酔薬を投与したのであった。これには異議が申し立てられた。一部の抗議は宗教的なものであった（例えば聖書は，女性は「苦労と苦痛」のなかで出産するものであると教えている*）が，大半は医学的な抗議であり，おそらく安全性を根拠とした抗議であったと推測されるが，自然療法を愛好する響きもあった（1.3.4 項）。「完全に通常の陣痛がある状態でクロロホルムを投与することは，どんな場合も正当化できない」と Lancet は抗議している。信じられないことだが，19 世紀初頭の外科医の中には，手術に麻酔を使用すれば患者の性格が弱くなると信じる者がいたのである。

無論，全身麻酔薬は実際に危険であることが立証されており，侵襲性の低い処置には深い意識消失が必要なかったため，局所手術のために一定の領域の感覚を消失させる物質が模索された。1859 年にコカインが単離され，Carl Koller（1857～1944 年）が眼科処置に初めて使用した。コカインは，局所麻酔薬として広く使用されるようになった最初の薬剤であり，1885 年にはメルク社により合成された。

1.2.1.9.3　細菌説と防腐法

19 世紀の中頃までに，外科手術から疼痛はなくなっていたが，外科医のナイフに服従しなければならない患者はどんな患者でも，依然として深刻な危険に直面していた。敗血症（感染）のリスクが常にあったのである。病院には，丹毒，膿血症，敗血症，壊疽などの疾患があふれていた。1850 年代には，切断術後の死亡率は 25～60％の間で国ごとに異なっており，戦場では 75～90％という恐ろしい数値に達した。卵巣切開はかなり大規模に行われた最初の腹部手術であり，初期の死亡率は，最も熟練した外科医が行った場合でさえ 30％を超えていた。こうした疾患はいずれも何らかの形の「感染病原体」によるものではないかと長い間疑われていたが，何が原因であるにしても，それは創傷に自然に発生するものであるという見解が一般的であった。あるいはこれに代わる見解として，空気自体が化膿の原因であるという仮説が立てられ，念入りに包帯を巻くことによって創傷が空気に触れないように多くの試みがなされた。

一部の医学者は，空気中に微小な粒子が存在し，これが感染病原体を運ぶという仮説を立て，これがいわゆる「細菌説」である。1546 年にベロナの Girolamo Fracastoro（1478～1553 年）は「seminaria，急激に増えてその生命を増殖させる疾患の種」を提案し，接触や，衣服や道具，または空気を介して距離を越えて感染することにより，人から人へと伝わる目に見えない微小な物体が存在すると仮定した。

感染病原体の細菌説がほとんど受け入れられなかった理由は，細菌を誰もみることができなかったからである。古代には拡大鏡が使用され，17 世紀の初頭までには拡大鏡に 1 本の管を組合せて複合顕微鏡が作られていた。疾患の原因を調査するために顕微鏡を利用した最初の人物は，おそらく Athanasius Kircher（1601～1680 年）であろう。学識のあるイエズス会の司祭であった。1658 年に Kircher は，腐敗の性質に関する実験について記述しており，ウジ虫などの生物が腐りかけの物質の中でどのように成長するかを示した。彼はまた，ペストに罹った患者の血液中に肉眼では見えない「数え切れないほどの小さい虫」が見つかったと主張した。彼が自由に使用していた倍率の極めて低い顕微鏡でペスト菌を観察することは到底不可能であるが，何かもっと大きい微生物を見た可能性も考えられ，感染病原体の学説に関する彼の記述は，Fracastoro の記述より明快ですらある。

近代の顕微鏡を開発した偉大な先駆者はレーエンフック（Anthoni van Leeuwenhoek）（1632～1723 年）である。オランダのリンネル商人であった彼は，自分のレンズを磨いて何百という顕微鏡を作ったのである。彼の顕微鏡のほとんどは，倍率が 160X を超えていなかったが，最初に細菌を観察した人物であると一般に信じられており，ロンドンの英国学士院に送った彼の通信文に報告されていた。Leeuwenhoek は精子を描写した最初の人物であり，1674 年には初めて赤血球の完全な説明図を発表した。彼はまた，彼自身の歯から取

*イブのために肋骨を取られるとき，アダムは眠らされていたことを記した創世記 2:21 を指摘する者もいた。

った被膜に「オランダの全人口より多い無数の小さい動物」が含まれていることを見出した。

ウィーン General 病院の産科（当時，世界最大規模の病院）で助手をしていた Ignaz Philipp Semmelweis（1818～1865 年）は 1847 年に調査を行い，医学生が分娩を介助していた第 1 病棟の女性は分娩後死亡率が 29％であり，これに対して助産術の生徒が介助していた第 2 病棟では 3％であることが分かった。Semmelweis は，産褥熱により死亡したこれらの遺体の外観が，年長の仲間で法医学の教授であった Jakob Kolletschka（1803～1847 年）の遺体に観察された外観と同じように見えることに気づいた。Kolletschka は，この病院で罹った離断創が原因で死亡していた。Semmelweis は，分娩後の死亡は医学生の手について持ち込まれた「腐敗粒子」が感染して起こったものであると正確に推測した。医学生は分娩室と産科診療室と解剖を行っていた死体解剖室との間を行ったり来たりしていたのである。Semmelweis がさらし粉を溶かした水溶液で手を洗うという簡単な日課を開始すると，死亡率は即座に 1.27％に低下した。残念ながら，彼の提案はウィーンの保守的な医学界から猛烈な反対を受け，彼は笑いと愚弄の対象にされたのである。嫌気がさした Semmelweis は，オーストリアを去り，ブダペストに移った。そこで彼は St. Rochust 病院の産科部長になり，塩素化した水による消毒法を導入し，これによって産褥熱による死亡率は 1％未満に低下した。

感染の真の性質を解明し，細菌学の基礎を築き，Lister 法や防腐システムへの道を開いたのはルイ・パスツール（Louis Pasteur）（1822～1895 年）であった。パスツールは発酵のプロセスを研究していたが，これがやがて，細菌や他の微生物に関する彼の偉大な発見につながるのである。彼は，何らかの物質が外からワインの中に入ることによって発酵が起こることを決定的な方法で示した。厳密に管理した条件下で忍耐を必要とする実験を行い，食肉と血液のような液体は，空気をすべてそこから排除するような方法で保存すれば腐敗しないことを立証したのである。高度の異なる場所で空気を採取することにより，高度が増すにつれて汚染が少なくなることを示し，続いて，この汚染物質は生きている生物（細菌）であり，室内，空気中，衣服，家具，地面，皮膚の上などいたるところに存在するものであることを証明した。腐敗は細菌の存在によって引き起こされ，食物（ミルク，ワイン，食肉），尿，そして創傷に起こる腐敗もすべて細菌によるものであることを示したのである。

こうしたパスツールの発見を外科診療に適用したのはリスター（Joseph Lister）（1827～1912 年）の業績であった。この若いイギリスの外科医は，当時の外科病棟を悩ませていた化膿や膿，壊疽の原因も細菌に違いないと推論し，創傷の内部や表面上に存在する生物を殺すことで生物の接近を予防できると判断した。パスツールによれば，熱で細菌を殺すことが可能であったが，患者を火傷させずに創傷に熱をかけることは不可能であった。このため，何らかの化学物質を見つけ出さなければならなかった。Lister は様々な化学薬品を試した後，ようやく石炭酸にたどり着き，創傷や包帯，器具，指に触れたあらゆるものをこの防腐薬で処理すべきであると主張した。彼はまた，石炭酸を噴霧する方法で防腐環境を形成した。1865 年に Lister が行った最初の防腐システムによる臨床成績は，複雑骨折の症例 11 例中，死亡例はわずか 1 例のみで死亡率は 9％であり，外科手術の原始時代と近代を分ける重要な分岐点となったのである。

病気の患者にみられる微生物が，単に病気の時期と偶然一致したものであるのか，病気自体がもたらした変化によるものなのか，19 世紀の終わりまで議論が続けられた。1882 年にドイツの微生物学者ロベルト・コッホ（Robert Koch）（1843～1910 年）は，科学者が疾患の原因となる微生物を探索する際に手引きとなる有名な 3 つの前提条件を定めた。コッホは，ある生物が疾患を引き起こすことを証明するには，微生物学者は，その生物がその疾患に罹った症例すべて存在すること，他の疾患と関連する有害な寄生生物として見出されていないこと，その生物が人体から単離され，実験室の培養液中で増殖し，それを新たな宿主に導入すると再びその疾患を引き起こすことを示さなければならないと論じた。（第 2 の宿主から再びその微生物が単離されなければならないことが 4 番目の前提条件として記されることが多いが，これは元来コッホが定めた条件ではなかった[2202]。）* コッホとその弟子たちは，炭疽病やコレラ，結核，淋病，ジフテリア，癩病，腸チフス，トリパノソーマ症，マラリアなどの様々な疾患に特異的な原因細菌を発見した。

特定の細菌が特定の疾患を起こしうるという説に

*コッホの前提条件は現在でも価値があり，特に理想として価値があるが，多数の疾患はこの条件に適合しないため，この条件がかつてそうであったように，診断に不可欠な基準であるとはもはやみなされていない。[2202]

は，20 世紀の初頭まで議論が続いていた。名声を得ていた多数の科学者がコッホの結論を否定し，ある科学者は「生きている動物の血液中に見つかった微生物には病原性がなかった」と自信を持って断言した。19 世紀の名高い実験衛生学者であったバイエルンの Max von Pettenkofer（1818～1901 年）は，コッホを説得してコッホが培養したコレラ菌の試料を自分の元に送らせ，1892 年にコッホに次のような書簡を送り返したことは有名である。

「Pettenkofer 医師はコッホ医学教授に称賛の意を表し，いわゆるコレラ菌が入ったフラスコをお送りいただいたことに感謝しております。Pettenkofer 医師はその中身をすべて飲み干し，まだ元気な状態でいることをコッホ医学教授にお伝えできることを嬉しく思っております。」

この書簡を書いたとき 74 歳であった Pettenkofer は，このコレラの曝露で健康なまま生存していたことは明らかである。胃酸は細菌を中和することがあるため，Pettenkofer はおそらく高い胃酸度の持ち主であったと考えられる。しかし，彼は 9 年後にミュンヘンにおいて銃で自殺したのである。

こうした懐疑論者はいたものの，微生物は重要であった。創傷感染という重大なリスクを負うことなく，外科医が無傷の皮膚に確信を持って切開を加えることができれば，新たな広い見通しが開けるのである。そのためには，防腐薬で創傷を殺菌する段階から，手術室から細菌を閉め出すことによって細菌汚染を防ぐ段階へと前進する必要があった。つまり無菌手術が必要であった。器具や包帯剤，手術衣の蒸気滅菌，マスクや帽子，手袋の着用，空気濾過など，今日の手術室で行われている習慣が導入されたのは，Lister の努力から数十年も後のことであった。

麻酔法と防腐法の出現により，外科医は，頭部や腹部，骨盤内部の長時間に及ぶ手術など，以前には到底できなかった手術ができるようになった。ウィーンの Theodor Billroth（1829～1894 年）は 1872 年に食道を切除し，1878 年には腸の一部を，1881 年には胃の幽門部を切除している。Billroth はまた，咽頭の完全な切除を最初に行った人物でもある。John B. Murphy（1857～1916 年）は，1897 年にシカゴで大動脈の銃創の修復に初めて成功した。同じ年に Frankfurt am Main の Ludwig Rehn（1849～1930 年）は，心臓の損傷の修復にドイツで初めて成功した。

ロンドンのユニバーシティ・カレッジで外科教授であった John Eric Erichsen（1818～1896 年）は，1874 年の記述の中で「賢明な外科医であれば，腹部と胸部，頭部には永久に手を入れないだろう」と予測していた。しかし，Erichsen が 22 年後に死亡するまでに，外科医は患者から胃と腸のかなりの部分を取り出すことに成功しており，肺全体を切除し，脳腫瘍を摘出していた。こうした手術はもはや外科的ショーマンシップの技芸ではなく，何千という人々の命を救い，健康を回復させたのである。

1.2.1.10 細胞と組織

1840 年までには，生物の本質は細胞であるとする学説が確立されていた。近代細胞説 [3223] は植物学から始まった。イェナの植物学者 Matthias Schleiden（1804～1881 年）は，植物は細胞の集まりであり，細胞は自己再生する生きている単位として存在することを観察した。動物と植物にみられる構造と成長の類似点を探究していた Theodor Schwann（1810～1882 年）はこの見解に注目し，こうした現象はすべて動物の構造でも立証しうると主張した。したがって，生きている細胞は生物の基礎であり，細胞には 1 つの核と外側を取り巻く膜があるとされた。

Jacob Henle（1809～1885 年）は細胞生物学をヒトに適用した。彼の 3 巻からなる著書 *Handbuch der systematischem Anatomie des Menschen*（ヒトの系統解剖学ハンドブック）（1866～1871 年）は，構造の観点から人体を取り扱っており，人体の巨視的構造と微視的構造を説明している。Henle は尿細管を発見し，動脈の筋肉層を初めて描写し，眼や様々な皮膚構造の微細な解剖図を描き，組織学（組織の研究）のベサリウス（訳注：フランダースの解剖学者）という名声を得た。生理学者たちは器官と組織の機能を重視した。Claude Bernard（1813～1878 年）は，生物学的知識を確立する際に実験的方法に重点を置き，医療はこのような知識に基づいて行われるべきであると力説した。

組織学は，スイスの微細解剖学者 Albert von Kolliker（1817～1905 年）によって独立した学問に昇格した。Kolliker は，組織学に関する最初の教科書 *Handbuch der Gewebelehre des Menschen*（ヒトの組織のハンドブック）（1852 年）を著した。半世紀にわたってドイツの生物医学研究の中心となっていた Rudolph Virchow（1821～1902 年）は，細胞説の医学的意味に注目した。

Virchow は細胞の概念を病変組織にまで拡大し，その著書 *Die Cellularpathologie*（細胞病理学）（1858 年）では，細胞の形成と細胞の構造の観点から病変組織を分析している。Virchow は，人体は「細胞 1 つ 1 つが国民である細胞国家」とみなせるという考えを打ち出した。疾患はしばしば起こる内戦であり，白血球は街路清掃人か警察に例えられる。Virchow は，細胞は必ず既存の細胞から細胞分裂によって生じると主張した。Kolliker と Virchow 以来，組織ではなく細胞自体の詳細な構造と仕組みに関する研究が細胞学という学問として分離し，さらにこの学問は，疾患における細胞の研究，つまり細胞病理学に発展した（第 21 章）。

1.2.1.11　輸血

中世の書物に輸血に関する漠然とした記述がみられるが，歴史的にみると，医師は血液を体内に戻すことよりも血液を体外に取り出すことにはるかに関心があったようである。例えば，法王インノケンティウス 8 世（1492 年没）を輸血によって延命させようとした物語がある。一説によると，あるユダヤ人の医師が高齢の法王に 3 人の少年から採取した血液を輸血し，少年それぞれにダカット金貨 1 枚を報酬として与えたという。しかし別の説によれば，血液は飲んだのであり，輸血されたのではないとされている。輸血を提案した人物の中で最も古い者の 1 人は，サクソニーの Halle に住んでいた医師 Andreas Libavius（1540～1616 年）であり，1615 年のことであった。

最初の本格的な輸血の試みは，イングランドとフランスで行われた。1657 年に Christopher Wren 卿（1632～1723 年）は数え切れないほどの実験を行い，動物の静脈に液体を注入した。オックスフォードの Richard Lower（1631～1691 年）は 1665 年に，2 匹のイヌを用いて動脈から静脈へ輸血することに初めて成功し，この快挙はフランスの医師 Jean-Baptiste Denys（1625～1704 年）によって繰り返され，この医師はさらに，ある種の動物から別の種の動物に輸血しようと試みた。Lower は 1667 年に，英国学士院の前で，ついに羊の血液を 15 歳の少年に輸血したのである。この患者は目覚しい回復をみせ，唯一不快だったのは，腕に沿ってかなり熱い感覚があったことだけであった。しかし，この後の患者たちはそれほど幸運ではなかった。17 世紀中頃には，子羊と子牛の血液をヒトに輸血しようとする試みが続けられたが，目覚しい効果はなく，イングランドでは 1670 年についに禁止された。

ヒトの血液を瀕死の患者に輸血する最初の試みは，1818 年に James Blundell によって行われたとされており，1820 年代にはこの他にもいくつか試されているが，いずれも結果はよくなかった。アメリカでは南北戦争の時期に小規模の輸血が行われていたが，早い段階で血塊が形成されて技術的に困難であったことや，不適合血液の使用により事故が発生したことが，輸血の急速な普及を阻んでいた。輸血に伴う多数の厄介な作用の原因が，ウィーンの Karl Landsteiner（1868～1943 年）によって 1901 年についに説明された。彼は血液中に凝集素と同種凝集素が存在することを立証し，1930 年にノーベル賞を受賞した。1907 年には，プラハの Jan Jansky（1873～1921 年）によって 4 つの血液型が確定された。その後，アメリカの 2 人の科学者 Philip Levine（1900～1987 年）と Rufus Stetson（1886～1967 年）によって Rh 因子が特定された。こうした進歩が基礎となって，20 世紀には不適合による死亡の大半が克服され，確実に輸血を行うことが可能になり，一貫して良好な結果が得られるようになった。

1.2.1.12　20 世紀の医療

20 世紀の医学には多数の発見と進歩がみられ，それ以前の時代をすべて合わせたとしても，この世紀の発見と進歩には及ばない。科学者が，この世紀の初頭には不明で不可解であった疾患に関わる物質とプロセスの知識を得るにつれ，医療はかつてないほど効力を増すようになった。それまでの時代の単なる一時しのぎの医療とは異なり，20 世紀の医師はいくつかの疾患を実際に治癒させ，一部の外傷を元に戻し，かつては救うことができなかった多数の生命を救うことができるようになった。

20 世紀の前半には，19 世紀に出現した理論的な科学的パラダイムが追及され，拡大された。感染の細菌説と白血球の発見が受け入れられ，これによって免疫学の出現が早まった。免疫学によって，医学者が予防ワクチンと抗血清を作ることが可能になり，これによって百日咳，麻疹，ジフテリアなど，以前には蔓延して危険であった多数の疾患を大幅に減少させたのである。これは真に有効といえる最初の医学的治療であった（**図 1.2**）。細菌説が受け入れられたことは，1890 年代の濾過性ウイルス（既知のあらゆるフィルターの穴を通過できる微生物）の発見にもつながり，その後，黄熱病や天然痘，チフス（リケッチア属の生物），麻疹，灰白髄炎，狂犬病，ウイルス性髄膜炎に特異的な原因としてウイルスが特定されることにもなった。生化学者は，健康に良い食事に不可欠な構成要素であるとみなされたビタミン類を合成し，このことから，壊血病やくる病，骨軟化症，脚気，ペラグラ，眼球乾燥症，夜盲症，悪性貧血などのビタミン欠乏症が栄養補助食品によって減少した。生化学の研究によって，多数の代謝疾患が治療可能になり，例えば，カナダの生理学者 Frederick Banting 卿（1891～1941 年）と Charles Best（1899～1978 年）によって 1921 年にインスリンが発見されたことにより，糖尿病は不変性で急激な死を招くことも多い疾患から少なくとも部分的にはコントロールできる疾患へと急速に姿を変え，罹患者は長年にわたって快適な生活ができるようになったのである。

血液型の特定は輸血を簡便にし，医療の多数の専門分野に劇的な進歩をもたらした。特に外科への影響は甚大であった。1902 年に Emerich Ullmann（1861～1937 年）は，イヌの腎臓の頸部への自己移植に初めて成功したと報告した。1954 年に Joseph E. Murray（1919 年生）は，一卵性双生児間の腎臓移植に初めて成功し，彼の業績に対してノーベル賞が授与された。ヒトの最初の心臓移植は，1967 年に Christiaan Barnard（1922 年生）によって達成された。初期の成績は不良であったが，1970 年代には免疫学の進歩によって開発が促進されたシクロスポリンなどの新しい抗拒絶反応技術が使用され，心臓移植も他の臓器の移植も成功率が大幅に改善された。1987 年までに，計約 7000 人の心臓が移植された。20 世紀の終わりには，心臓，肺，心肺，および肝臓の移植は標準的な治療法となり，小腸と膵臓の移植（後者は難治性糖尿病に対する移植）の研究が積極的に行われ臨床試験下にあった。

非常に重要な 2 つの出来事によって，科学的医療は推論だけを根拠にしていた時代から分子を根拠にした時代へと変化し，21 世紀のナノメディシンの時代への土台が築かれたのである。1 つ目の重要な出来事は医薬品に革命がもたらされたことであり，なかでも抗生物質は 1935～1945 年に導入されて以来広く使用されるようになった最も有用で華々しい医薬品である。抗生物質は，微生物の代謝と増殖を分子レベルで積極的に妨害するため，重要な医薬品である。最初の抗生物質は 1935 年に導入されたサルファ剤であった。続いて 1940 年代にペニシリンが現れ，最初はほんの少量が製造されたに過ぎなかったが，第 2 次世界大戦の最中と戦後には，Alexander Fleming（フレミング）（1888～1955 年）と Howard Florey（フローリー）（1898～1968 年），

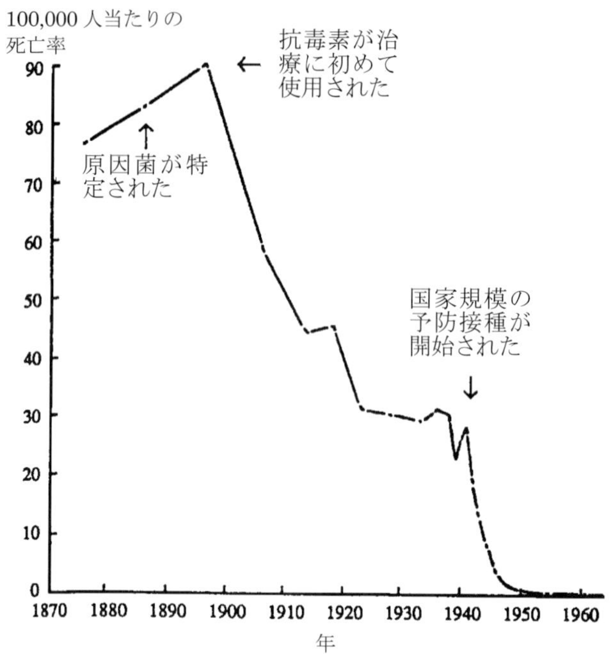

図 1.2. イングランドとウェールズにおけるジフテリアによる死亡者数（15 歳未満の小児）[2231]

Ernst Chain（チェイン）（1906～1979 年）の研究業績の結果として Pfizer（ファイザー）により大量生産されるようになった。1943 年にワックスマン（Selman A. Waksman）（1888～1973 年）は，最初の有効な抗結核薬であるストレプトマイシンを発見し，この業績により 1952 年にノーベル賞を受賞した。医師は初めて多数の疾患を治癒させることが可能になり，特に非常に罹患者の多い細菌性疾患が治るようになったのである。その後まもなく，抗生物質よりも効果の範囲が限定された薬剤として，抗真菌薬と駆虫薬，抗ウイルス薬が開発された。

20 世紀には気分や意識レベルを変化させる医薬品も製造された。1903 年に最初にバルビツール酸系睡眠薬が導入され（バルビトンすなわち Veronal など），続いて 1912 年にはフェノバルビトン（Luminal）が，1932 年にはバルビツール酸系麻酔薬である Evipan が導入された。世紀半ばまでには，こうした嗜癖性の高い薬剤の代わりに Valium および Librium などのベンゾジアゼピン系薬剤が使用されるようになった。精神安定薬すなわち，主にクロルプロマジン（Thorazine）などのフェノチアジン系薬剤と炭酸リチウムなどの抗躁薬が，精神分裂病や躁うつ病などの重大な精神疾患に有効な薬剤として精神科で広く使用されるようになっ

た。

2つ目の重要な出来事は遺伝学に革命がもたらされたことであり，この革命は，Francis Crick（1916年生）とJohn B. Watson（1928年生）によって，情報を運ぶDNAの二重らせん構造が発見された1953年から始まり[2974-2975]，1980年代には遺伝暗号を化学的に解読し，特定の遺伝子を分離し，それらをクローニングしてさらに研究を続けることができるようになったのである。1980年代の半ばには，ヒトゲノムの完全な遺伝子配列を決定することを目的としたヒトゲノム計画（第20章）が開始された。20世紀が終わりに近づくとともに，この計画の第1段階も完了に近づいている[2322]。

20世紀後半には，分子生物学が科学の専門分野の中で首位を占めるようになった[2217]。1998年までには，器官，組織，細胞，細胞小器官，膜の組成が明らかにされ，何百という化合物の生合成と異化作用が解明された。身体プロセスの調整機構が，生化学の観点から徐々に細部まで説明されるようになった。そしてついに，多数の薬剤が，薬理作用に特異的な分子座と作用機序の観点から理解されるようになった。免疫学，ウイルス学，細胞生物学，ペプチド研究，構造生物学が，特に急速に進歩した。多数のケミカルメディエータや薬理学的修飾物質が発見されるにつれ，機械論的な観点からヒトの行動を説明しようとする研究が始まった。生物学では，こうした研究分野が出現したことにより，生理学，薬理学，神経科学，生化学，生物物理学など関連する研究分野との境界線が薄れ，すべての研究分野が化学という共通の言語を用いて合流する段階に入ったのである。

したがって，20世紀後半は基礎生物科学の分子時代とみなすことができる[2207]。分子は，臨床医学を支えてきた専門分野すべてに影響を及ぼしている。1999年2月現在で，ある情報筋[2998]は1446の遺伝的障害を正確に数え上げ，この大半が特定のヒト染色体と関連していることを示しており，別の情報筋[2999]は1998年の時点で約4000の遺伝的障害が分かったと述べている。575を超える異常なヒトヘモグロビンが存在し，これらのそれぞれについて，変異遺伝子のDNAにみられる構造的欠陥が正確に突き止められている。ホルモンと薬物に対する膜受容体，細胞質受容体および神経受容体に関する知識が爆発的に増え，新しい疾患はもとより古い疾患も受容体異常の観点から定義されるようになった。例えば，II型高コレステロール血症や腎性尿崩症などである。アヘン類受容体の存在が認識されたことによって，鎮痛作用をもつ内因性ペプチド（エンドルフィン）の発見につながった。これらのペプチドの局在性から，大脳辺縁系，情動の混乱状態，および嗜癖の理解がさらに深まった。レフサム病や，ツェルヴェーガー症候群，X連鎖性副腎脳白質ジストロフィーなど重大でつらい疾患が遺伝子異常のリストに追加され，リストはますます増えていったが，こうした疾患は細胞小器官の1つであるペルオキシソームの欠陥が原因であることが分かった。ハンチントン舞踏病の原因である遺伝子の欠陥が発見され，1990年代には，この他の多くの重大な神経障害も遺伝子の欠陥に原因があることが分かるようになり，例えば，アルツハイマー病やシャルコー・マリー・ツース病の他，網膜色素変性症やレーバー遺伝性視神経症，ノリー病，全脈絡膜萎縮症など，失明を招く網膜変性障害が挙げられる[2218]。

このように遺伝子病であることが確認される疾患が増え続け，こうした遺伝子病は，DNAシーケンスの技術と制限エンドヌクレアーゼによって遺伝子構造の変化を正確に突き止めることができるようになった。例えばバーキットリンパ腫は，8番染色体長腕の遠位末端が14番染色体上の遺伝子座22または2に転座しているという特徴がある[2219]。遺伝子治療，すなわち特定の遺伝子の作用を薬理学的に修飾し，損傷した遺伝子断片を物理的に置き換える治療法が実験系で可能になった。1998年の終わりまでに，18種類の生物のゲノム全体の完全な遺伝子地図が作成され，発表された。さらに60種を超える生物について研究が続行されている[2345]。1992年には，保守的な*Cecil Textbook of Medicine*[2207]が次のように記述している。「過去四半世紀に蓄えられた知識を発展させて考えれば，最終的には重大な疾患のコントロールと治癒が可能で，さらには疾患による死が永久になくなる可能性もあるという非常に楽観的な見解が，あながち間違いではないと思われる。」

加齢によって進行する機能障害の全体的変化が成長ホルモンの分泌量の減少と強く関連していることが，1990年にRudman[2976]によって示された。その後まもなく，老化防止医学が独立した専門分野として認められるようになり，米国アンチエイジング医学会（A^4M）がこれを推進した。この医学会[2981]は，1998年までには6000人を超える世界中の医師と科学者が会員となっており，数多くの会議を開催してきた[2977]。老化防止に関する書籍[2979]の中で，A^4Mの会長であるRonald

Klatz[2978-2980]は，Rudmanの業績が暗示する意味を始めて包括的に示した。

生物科学が進歩し分子の領域に飛び込んでいた間，医用生体工学はかなり遅れを取っていたが，世紀半ば以降は多数の目覚しい成功が成し遂げられていた。放射線医学が発展し高度な放射線療法や超音波，スキャンニング技術，撮像技術（CAT，PET，NMRなど）で，生体の組織をミリメートル以下の分解能で映し出すことができるようになった。外科用器具が生体に及ぼす損傷は少なくなり，侵襲性が改善され，低侵襲技術を用いたOK（穴および鍵穴）手術や手術はスキャンの「目」の下で実施されるようになった。胎児の異常がスクリーニングできるようになり，子宮の内側で胎児に手術を行ったり，胎児を子宮から一時的に取り出して手術を行い，その後また子宮に戻して妊娠を続行させることもできるようになった。妊娠が難しいと予測される両親には，体外受精などの様々な治療法を行うことが可能になった。植込み型のペースメーカや除細動器，心室補助装置がありふれたものになり，1998年には肺，心臓，腎臓，膵臓の代わりになる装着/植込みが可能な完全/部分置換装置が利用可能であるか，臨床試験中か，開発中である（第3巻)。1946年にはすでに，倍率200,000Xの電子顕微鏡によって細胞内やウイルスの構造の詳細が解明されるようになり，1998年には原子間力顕微鏡（AFM）と走査型トンネル顕微鏡（STM）の出現によって，固定した細胞を用いて個々の生体分子を直接触知しながら検査できるようになった。

20世紀が終わりに近づくにつれ，医学的診断と診療の手段に分子的アプローチを適用しようとする予備的な努力がわずかながら続けられていた。このための1つの手段としてバイオテクノロジーが推進され，一定の限られた状況では，人工の酵素や特定のリガンド結合部位の理論的デザインが既に達成され，先に述べた遺伝子治療も開始されている。フラーレン炭素（2.3.2項）を用いてHIVプロテアーゼの水溶性阻害薬が作製されており[2633,2634]，フラーレン炭素はこの他にも生物学的に利用されている[2642]。AFMをベースとして力を増幅させた生物学的センサ[2313]によって，10^{-18}M（約1/mm^3）の低濃度で細胞，タンパク質，トキシン，DNAなど定義済みの生物学的種を検出できるようになり，個々の細胞[2314]やウイルス[3219]を分類し処理するための自動化したシステムが一般的になった。ニュージャージー州プリンストンのPhysiome Sciencesなどのバイオ企業が，心臓などの臓器の3次元コンピュータモデルを開発した。Physiomeの心臓モデルは，分子，生化学，細胞学，解剖学の詳細な情報に基づいており，健康な心臓と病的な心臓における細胞の各タイプの機能に関する知識と，遺伝子の機能，うっ血性心不全，不整脈および心臓発作の原因と影響を具体化させながら，心臓にみられる異なる細胞タイプすべてについてサブモデルが作製されている。細胞生化学シミュレータにはこの他に，E-CELL（http://www.e-cell.org）とVirtual Cell（http://www.nrcam. uchc.edu）がある[3199]。医学的用途と生物学的用途に向けたナノ構造の解析とナノ材料の製造にもかなりの進歩がみられ，関心が高まり，主要な大学にこの分野の研究グループが出現し，例えば，Cornell Nanofabrication Facility，the University of Michigan Center for Biologic Nanotechnology，the Rice University Center for Nanoscale Science and Technology，the CalTech Materials and Process Simulation Center，the Washington University Nanotechnology Center (St. Louis, MO)，the USC Laboratory for Molecular Robotics，the UCLA Exotic Materials Center，the Institute for Molecular Medicine of the University of Oxfordなどがあり，この他に，NanogenやAffymetrixなど多数のバイオテクノロジー志向企業も研究を行っている。

しかし，最大の医療革命は，分子スケールでデバイスとシステム全体を設計して組み立てることができたときに初めて達成される。最大の医療革命に向かう道のりには，ナノテクノロジーと分子製造技術が待ち受けており，この井戸を深く掘ればナノメディシンが必ず湧き出すはずである。

1.2.1.13　21世紀の医療

未来を予測する試みは，どんな場合も多少のおこがましさが避けられないものであるが，今回我々は，確固とした根拠に基づいている。それは，あらかじめ必要な歴史的プロセスの大半がすでに動き出しており，そのプロセスのすべてが明らかに同じ方向を指していると思われるからである。

医学史の歴史家Roy Porterは，19世紀は我々が考えた科学的医療が確立された時代であったと述べている。19世紀の中頃から，教科書と教科書から浮き彫りにされる姿勢は現代とさほど違っていないことが分かる。19世紀中頃以前の時代は，現代とは異なった考え方に対処するために医学書が書かれたことが明らかである。

しかし，ヒトの健康とは本来生物学的なものであり，生物学の基礎は分子にある。結果として，20世紀の科学的医療は，単に理論に基づいたものから完全に分子を基礎とした医療へと転換し始めた。まず，分子レベルで病原体を妨害する抗生物質が導入された。次に，ゲノミクス，プロテオミクスおよびバイオインフォマティクスに起こった革命[2321]によって，ヒトの身体の仕組みに関する分子レベルでの詳細で正確な知識が提供され，この革命は今も進行中である。20世紀には，生命に関する我々の理解が，器官から組織へ，組織から細胞へ，そしてついには分子にまで深まったのである。21世紀の初期には，ヒトゲノム全体の地図が出来上がるだろう。この地図には，ヒトのすべてのタンパク質や，脂質，糖質，核タンパク質などの分子について，その完全な遺伝子配列や，構造，多数の機能情報を満載したカタログが盛り込まれると予測される。ただし，その時点でも，一部の体系的機能情報は，特に神経に関する情報はまだ不足していると考えられる。

このように人体を分子レベルで深く理解し，同時にナノテクノロジー工学が進歩すれば（第2章），基礎的な新しい発見が着実に続いている今日の分子科学的医療から，生命の分子レベルの土台を十分に理解することによって，その土台を操作して希望する特定の結果を生み出す分子技術的医療へと移行するための準備が整うはずである。20世紀全体と21世紀の初期を通して労を惜しまずに得られたヒトの分子構造の包括的な知識が，21世紀には医学的に作動する微視的マシンを設計するために使用されることになるだろう。こうしたマシンは，純粋な発見の旅のお供として使用されるのではなく，細胞の検査と修復と再構築の使命を受けて送り込まれることが多くなるはずである。来るべき世紀には，医学から医用工学へと焦点が移行するであろう。ナノメディシンによって，信じられないほど効果がある分子デバイスを多量に増殖させる仕組みをデザインして構築し，さらにこうしたデバイスを患者に配置してヒトの健康が持続する状態を確立して維持することができるようになるだろう。

ナノテクノロジーに基づいたほんの初期の生物医学的システムは，まだ解決されていない多数の難しい科学的な問題を解決するために使用されると考えられる。ヒトの身体を構成する100,000余りのタンパク質の中で最も難しい3次元構造を解析する強力な補助として使用されるか，あるいは，このような各タンパク質の機能を正確に突き止める助けとして利用されることも考えられる。しかし，こうした努力の大半は20～30年以内に完了するはずである。基準となる人体は有限の部品リストでできていて，これらの部品はすでに，かつてないほど速いペースで配列決定，幾何学構造決定，ファイル保管が行われているためである。これらの部品が分かれば，生体システムとしての標準人体が，少なくとも物理的には分子レベルで完全に特定される。特定された後は，ナノテクノロジーに基づいた発見は主に特定の疾患に罹患したり怪我を負った患者を検査して，患者が分子レベルでの基準構造からどの程度逸脱しているかになり，医師とともにこの逸脱がその患者の通常の健康状態と明確な好みに起因するものであるか，もしくはそれより低下しているかを解釈し，判断することがなされると考えられる。

一言で言えば，ナノメディシンは分子マシンシステムを利用して医学的問題に取り組み，分子に関する知識を用いて分子スケールでヒトの健康を維持することになるといえる。

1.2.2　疾患の意志的規範モデル

“medicine”とは具体的に何を指すのだろうか。辞書には定義がいくつか記載されており，非常に限定的なものから一般的なものまで多岐にわたる。例えば，「薬または治療」[2223,2224]，「疾患の治療に用いる物質」[2220]，「疾患の治療，疼痛の治癒または軽減に用いる薬剤または他の物質」[2221]，「狭義には，内科疾患を取り扱う医術の一部門」[2220]，「薬物治療による疾患の治療をいい，外科的治療と区別して用いる」[2223]，「薬剤，食事などを利用する科学と技術の一部門をいい，特に外科学および産科学と区別して用いる」[2221]，「全身性疾患または身体の内部を侵す疾患に関する研究および治療」[2224]，「疾患を治療する科学，医術」[2220]，「疾患を予防または治療する技術および科学」[2224]「健康を維持し，疾患および病気を予防し治療する行為」[2223]，「疾患とその治療を取り扱う知識と実践の分野」[2222]，もしくは最も一般的な定義として「疾患を診断し，治療し，治癒させ，予防し，疼痛を軽減し，健康を改善し，維持する科学および技術」[2221]などが挙げられる。本書では，この後者の最も包括的な定義を“medicine”の定義として採用する（**図1.3**）。

図1.3をよく見ると，現代の医師は，分子的アプローチをおそらく「ナノ分析論」か，「ナノゲノミクス」もしくは「ナノ治療学」といった下位分野に格下げしたいと最初は考えるかもしれない。しかし，それは重

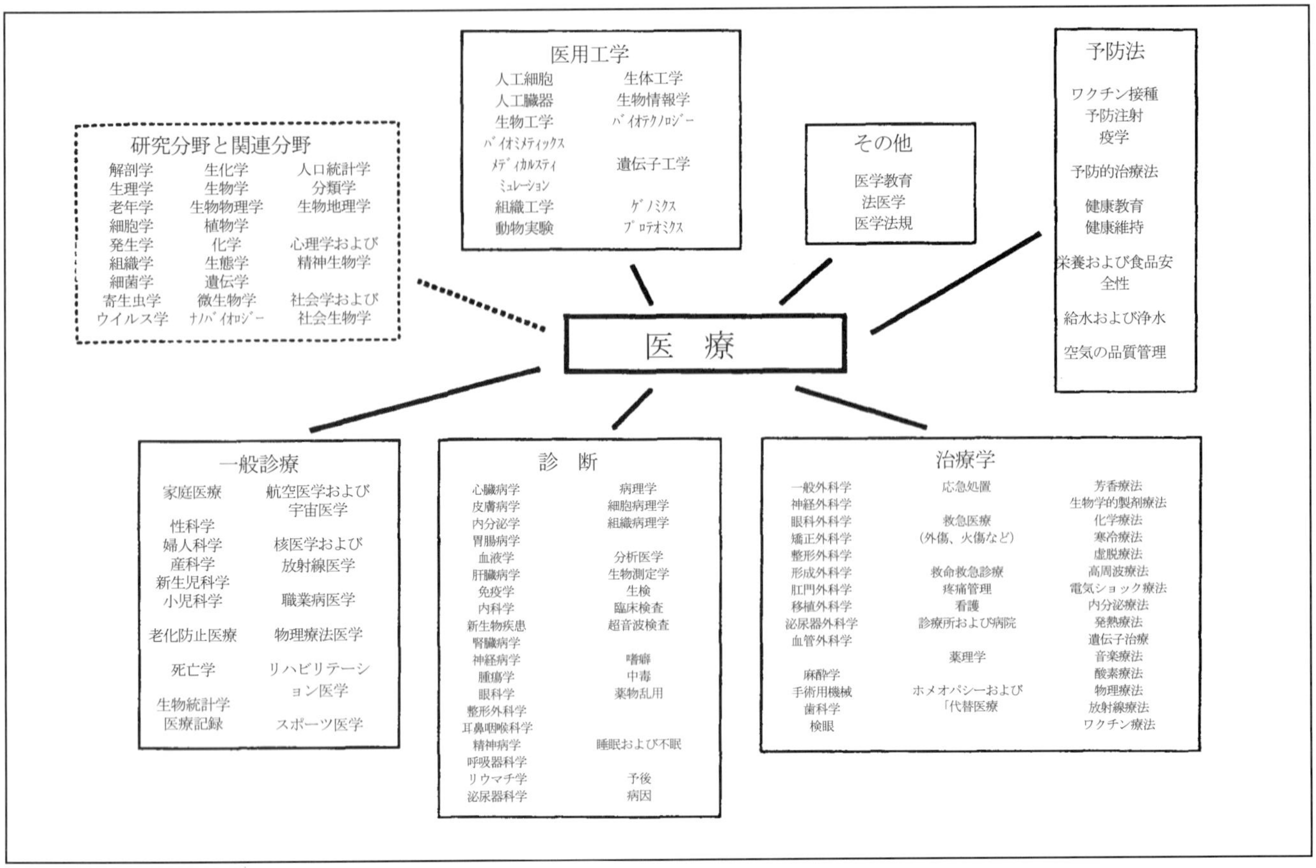

図 1.3.　医療の分科と関連する専門分野

大な間違いだと思われる。なぜなら，分子的アプローチを医療に適用すれば，研究と診療のほぼすべての分野全体に大きな影響を及ぼすからである。したがって，ナノメディシンは「分子ツールと，ヒトの身体に関する分子レベルの知識を利用して，疾患と外傷を診断し，治療し，治癒させ，予防し，疼痛を軽減し，健康を維持し，改善する科学および技術」だという最も幅広い概念として捉えることができると考える。

こうして考えてくると，今度は「疾患」とは何かという疑問が生じてくる。この複雑な用語の意味は医学研究者の中で未だに盛んに議論が続けられている[2225-2230]。**図 1.4** は，4つのグループを対象とした調査の結果を示しており，この調査では，一般的な診断名のリストを見せてから，各診断名について疾患であると判断するかどうか質問した。微生物による病気か，または診断するために医師の貢献が重要である病態は，疾患と呼ばれる割合が最も高かったが，既知の物理的または化学的要因が原因である場合には，その病態は疾患とみなされる割合が低かった。また，一般開業医は最も広い定義で疾患を捉えていた。

現在，臨床的な推論を行う仕事や診療に従事している一部の人々によって支持されている疾患の概念は少なくとも8種類存在する。これを以下に示す[2226,2227]。

1. *疾患唯名論*－医師が疾患と呼んだものが疾患であるとする考え方である。このアプローチは理解を遠ざけ，質問を促すのではなく，質問の機先を制する。

2. *疾患相対論*－疾患は，その時代における明確なまたは暗黙の社会的基準と社会的価値に従って定義されるか，名付けられるとする考え方である。例えば，19世紀の日本では，腋の下の臭いが疾患とみなされ，その治療は1つの専門医療であった。同じように 19 世紀の西洋文化は自慰を疾患とみなし，18世紀には出奔癖と呼ばれた疾患が一部の人々によって都合よく定義され，「自由になりたいという奴隷の異常に強く理性のない願望」[2205]とされていた。寄生虫感染が広まっている，西洋以外の様々な文化圏では，感染していない状態が異常とみなされ，感染者を罹患者とはみなさないと考えられる。

3. *社会文化的疾患*－ある社会は他の社会と異なった疾患の概念を持つと考えられるが，その概念も，その社会の範囲内にいる医師が支持する概念とは異なっているとする考え方である。例えば，医師は高コレステロール血症を疾患とみなすが，大衆は疾患とみなさない。治療の対象となることが立証されているにも関わらず，高コレステロール血症の人々は，この疾患に罹患していることを告げられた場合でさえ，治療を求めない。

4. *統計学的疾患*－統計的に定義された基準から明確に逸脱した場合を異常と定義し，ある状態が異常である場合を疾患とする考え方である。このアプローチには多数の欠点がある。例えば，統計的な概念からは，母集団全体が疾患に罹患しているとみなすことは不可能である。すなわち，ヒトにほぼ確実に存在する虫歯は異常ではなく，虫歯がないヒトが異常であり，この定義を用いれば虫歯がない状態が「疾患」であることになる。さらに適切な例を挙げれば，高度に無菌化した未来社会は，細菌に感染した 20 世紀のヒト（ヒトの身体の中には自分の細胞の数よりも多い外来微生物が存在する；8.5.1 項）を大規模感染集団とみなすかもしれない。もう 1 つの欠点は，体温や血圧などの多数の統計測定項目は，ベル形の分布を示す連続変数であるため，「正常」と「異常」との間の限界値は非常に恣意的になりやすい。

5. *感染性媒体*－疾患は微生物の感染性因子によって起こるとする考え方。全身性の衰弱を説明できないうえに，同一の因子が全く異なる病気を引き起こしうるため，この考え方は満足できるものではない。例えば，溶血性*連鎖球菌*による感染は丹毒と産褥熱という別の疾患を起こすことがあり，エプスタイン･バー･ウイルスはバーキットリンパ腫や，感染性単球増加症，鼻咽頭癌など種々の疾患に関係している [2227]。

6. *疾患現実主義*－疾患は，社会的基準や価値に関係なく，現実に実体のある存在であり，発見されているか，命名されているか，認識されているか，分類されているか，もしくは診断されているかに関わらず存在するという考え方である。疾患は発明されるものではなく，生体システムの構成要素とサブプロセスの観点から，分子レベルなどの下位のレベルにまで引き下げて疾患を説明するという条件の下で，生体システムを操作することで突き止めることができるとするものである。この考え方に伴う重大な問題点は，時代の推移と共に理論が変化する可能性があるという点である。19 世紀のほとんどの科学理論は 20 世紀には否定されているか，大幅に変更されている。疾患を突き止めることが理論と関連するとすれば，理論が変われば疾患の定義も変わってくると考えられる。例えば，19 世紀にみられた便秘に対する強迫観念は，この疾患を「自家中毒」と呼んでいたことにも現れており，大腸の内容物は身体を害するものであると信じられていた。このため，緩下剤と下剤に不必要なほど関心が集まり，この世紀の終わりに腹部の手術が可能になると，イングランドとアメリカでは結腸を取り除く手術が流行するようになったほどである [2205]。

7. *疾患理想主義*－疾患は健康が不足している状態であり，健康は生体システムが最適な機能を果たしている状態であるとみなす考え方である。現実のシステムはいずれも，実際には最適な機能には達していない。しかし，多数のシステムを比較することによって，あるシステムが最適な機能を果たすために満たすべき基準を作成することは可能である。つまり，「健康」は現実の生物が近づくべき純粋な理想であり，人はみな，完璧な身体の見本よりも劣っている。我々はみな，ある程度の欠点があるため，疾患は程度の問題であり，完璧な機能を表す理想的な基準を上回りすぎているか，下回りすぎているかのいずれかである。これを統計学的アプローチと組み合わせれば，疾患を理想からの統計学的な変化量として表すことができる。しかし，この考え方も統計学的な考え方と同様に，疾患状態を表す測定可能な機能の条件を定める際に，限界値を任意に取りうるという欠点がある。

8. *機能不全*－生物とこれを構成する細胞は複

雑に組織されたシステムであり，情報のプログラムに従った活動から生じる現象を表す（ホメオスタシスなど）。進化によって獲得され発展したプログラムは，DNAの中にエンコードされており，このシステムのプロセスを制御する。生化学研究を通して，系統だった指示のセット（またはネットワーク）としてプロセスのプログラムを完全に書き出すことができる。完全に自己内蔵型の「閉じた」遺伝プログラムが存在し，プログラムされたシステムと，学習や条件付けなどの環境との間の相互作用を必要とする「開いた」遺伝プログラムも存在する。したがって，正常な機能とは，自然な機能のように生物学的にプログラムされたプロセスが働くことであり，疾患は，正常な機能の不全状態であるとみなすことができる。この考え方の難点は，健康の基準として自然（1.3.4項）を聖地とする点である。自然のプログラムに反して茶色の髪の毛をブロンドに染めた場合を疾患とみなすことは難しく，また，自然のプログラムは虫垂という厄介な臓器*を永続させるように働いているが，単に虫垂を持っているだけでも疾患状態であるとみなすことは全く妥当である。この考え方の2つ目の弱点は，未だ集団の機能性を基準として疾患を定義している点であり，つまり個体差を無視している点である。あまりにも単純な例ではあるが，全患者の65%には下部胸部リンパ管に乳び槽があるが，35%には乳び槽がない（図8.10）。どちらのグループが健康で自然なプログラムを持っているのだろうか？どちらのグループが「病気」なのだろうか？

筆者は，9つ目の疾患の考え方を提案する。この新しい代替案はナノメディシンのパラダイムに最も適していると考えられ，疾患の「意志的規範」モデルと呼ぶことにする。「疾患理想主義」の見解と同じように，意志的規範モデルは，健康は生体システムが最適な機能を果たしている状態であるという前提を受け入れる。「機能不全」の見解と同じく，意志的規範モデルは，最適な機能とは生物学的にプログラムされたプロセスが働くことであると仮定する。

しかし，こうしたこれまでの見解とは異なる重要な相違点が2つある。1つは，意志的規範モデルでは，一般集団の平均的な遺伝的指示や「プラトン学派の理想」の遺伝的指示に反映されるプロセスではなく，患者自身の個別の遺伝的指示に反映されている生物学的にプログラムされたプロセスが最適に働くことが，正常な機能であると定義している点である。ヒト集団の他のメンバーと比較した機能は，もはや正常な機能を確定する根拠にはならない。2つ目は，身体的状態を意志的状態であるとみなしている点であり，患者の願望は健康を定義するうえで重要な要素である。これは，患者は医療を受ける際に，自分自身を治療の積極的なパートナーであるとみていることが非常に多いという今日の傾向の継続である。

意志的規範モデルでは，疾患は，単に「最適な」機能の不全状態であるだけではなく，(a)「最適な」機能または(b)「望む」機能のいずれかの不全状態であるとみなす。したがって，疾患は次の場合に生じると考えられる。

1. 望む身体機能を正確に指定できない場合（患者による指定エラー）。
2. 生物学的プログラムのデザインに欠陥があり，指定された仕様書に適合しない場合（プログラミング・デザインのエラー）。
3. 生物学的プログラムの実行に欠陥がある場合（実行エラー）。
4. 病原体により，外部から生物学的プログラムのデザインまたは実行が妨害される場合（外因性エラー）。
5. 外傷または事故（構造上の欠陥）。

ナノメディシンの最初の数年には，意志的な身体的状態が習慣的に「デフォルト」値に反映されるようになるであろう。それは，患者の元々の，つまり患者の自然の生物学的プログラミングとほんのわずかに異なっていると考えられる。ナノメディシンがさらに成熟

*虫垂には，比較的重要でない免疫機能があると考えられるが，本質的な機能でないことは明らかであり，感染するとひどい苦痛を与えることがある。しかし，この臓器は自然淘汰によって消滅しなかった。実際に，生理的進化の偶然によって正の淘汰が起こったことを示す次のような証拠がある。すなわち，炎症によって腫脹が発生すると虫垂炎が起こり，動脈が押し付けられて虫垂に血液が供給される。血流速度が速ければ細菌の増殖は抑えられるが，速度が低下すれば感染を促進し，さらに腫脹が増大する。血流が完全に途絶えると，細菌はその臓器が破裂するまで急速に増殖する。細長い虫垂は特にこの影響を受けやすく，このため，治療を受けていない虫垂は圧力をかけてより大きい虫垂を保ち，正の淘汰を獲得する[2185]。

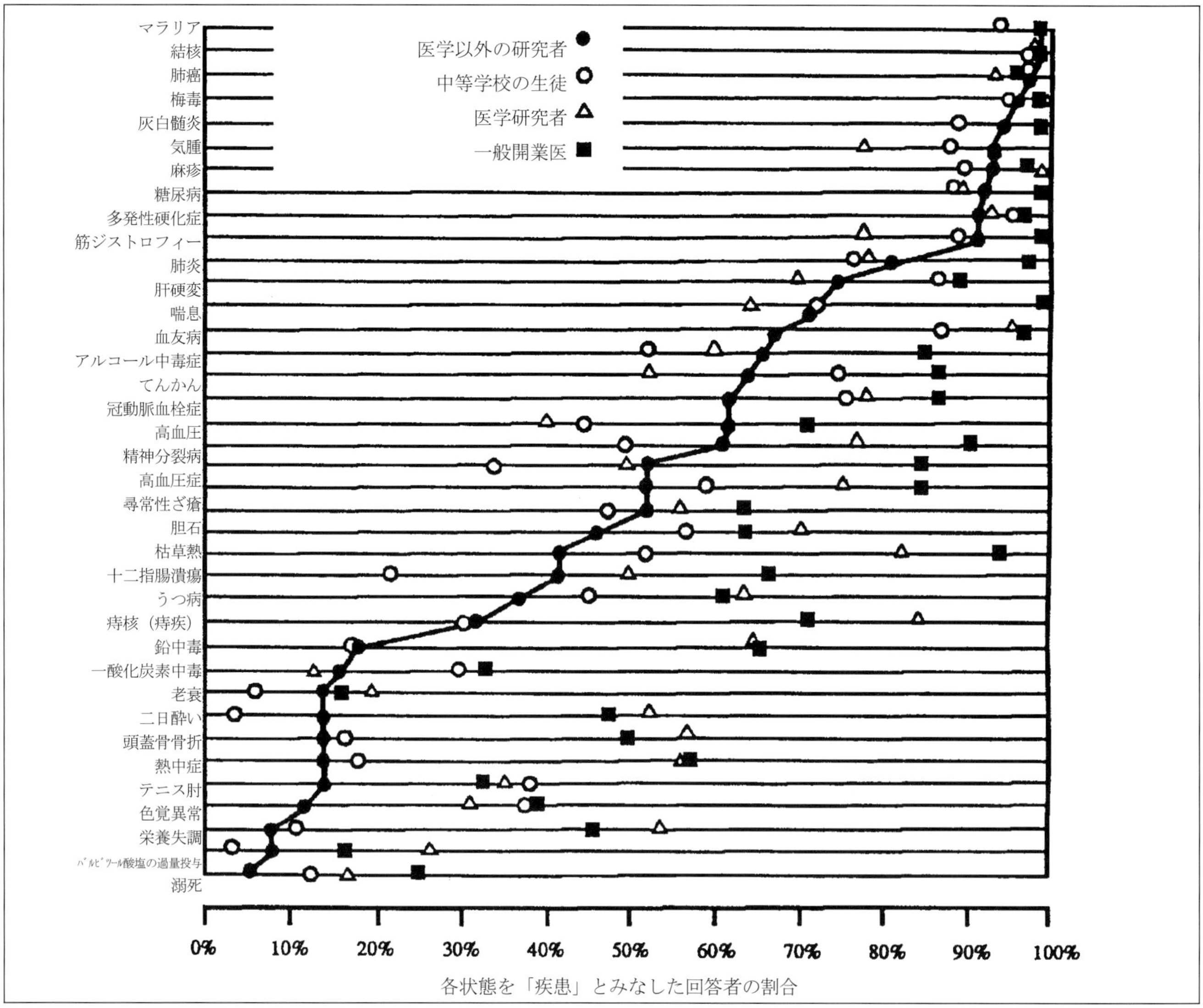

図 1.4.　世論調査：疾患とは何か？（Campbell，Scadding および Roberts[2232] から引用，改変）

すると，患者は，患者の元々の自然のプログラムの多くについて，別の自然のプログラムと置き換える能力を獲得できるようになる。例えば，虫垂の形態や鎌状赤血球*の発現を担う遺伝子を，虫垂がない盲腸や統計的に典型的なヒト赤血球などの表現型をエンコードする遺伝子に置き換えられるようになると考えられる。ヒト成長ホルモンや他の重要なホルモンの加齢に伴う分泌量の減少を解消する人工の遺伝子構造を選択すれば，多くの人がさらに長生きできるようになるだろう。（おそらく，適切な器官の遺伝子発現を標的にして強力なタンパク質分解酵素を徐々に分泌させれば，高度に架橋したコラーゲン様堆積物の集積を元に戻し制御できると考えられる。1998 年までには，主要な医学界の多数のメンバーが加齢を治療可能な病態であるとみなし始めた[2310,2976-2981]。）一方，先天的に失明している患者が，個人的な理由は何であれ，失明したままでいたいと望む場合もあるであろう。利用できる治療選択肢と転帰をこの患者が十分に理解したうえで，それでもそのままでいたいと望めば，失明という表現型を担っている遺伝子プログラムは，この患者にとって「疾患」を招くものではないと判断される。（十分な理解がない状態で失明したままでいることは，指定エラーで

*鎌状赤血球はマラリアに抵抗性を示す特徴があるため，マラリアが蔓延している国では鎌状赤血球が有利であると指摘されることが多い。欠陥を受け入れるこうした見解は，必然は美徳であるとする考え方である。マラリアに対する直接的な治療がより有効であることは間違いない。鎌状赤血球は低酸素状態では不利であり，このため，民間航空会社ではこの特徴を持った人はパイロット免許を取得できないことがある[2227]。

あり，そのような患者は「疾患」に罹患しているとみなされるであろう。)ヒトの意志に基づく様々な表現型の集合が一点に集中するようになるのか，分散するようになるのか現時点では分からないが，(ヒトの生物学的プログラムの）人口分布は中心のピークが高くて狭く（例えば標準偏差が小さい）なるものの，長くなる（極端な外れ値がわずかに現れる）可能性が最も高いと考えられる。

比較的重要ではないが，疾患の意志的規範モデルには欠点が1つある。それは，患者は十分な説明を受けたうえで，患者自身の身体的状態に関して自分で決定を下さなければならず，意志的規範モデルは患者のこうした決定能力に依存することになるという点である。このモデルには願望と信念が重要な位置を占め，このため，特に精神疾患の場合は不合理なモデルになる可能性がある。人は正常な場合も，情報を獲得して意味を理解する能力に差がある。意識のない患者や幼い患者は，デフォルト基準を別の基準で代用しなければならない場合もあると考えられる。

こうした欠点はあるものの，生物学が分子を制御する時代になれば，ヒト集団には相当な分子の多様性が生まれる可能性があることが認識されるので，疾患の意志的規範モデルはナノメディシンに最もふさわしいモデルであると思われる。疾患状態を表す条件は，ますます個々の患者に特有のものになることは避けられず，時間経過と共に個人的な好みが進化するにつれ，こうした条件も徐々に変化すると考えられる。「自分自身に対して」冒険好きな患者がいるかもしれない。不完全ではあるが例として，自分の車を整備士のところへ持ち込んだ人たちを考えてみよう。あるドライバーは，最高のパフォーマンスが得られるように気化器とタイミングを調整して欲しいと言い（「レーサー」)，別のドライバーは最適な燃費効率を望み（「けちんぼ」)，また別のドライバーは排ガスを最小限に抑えたいと希望し（「環境保護主義者」)，さらに別のドライバーはエンジンを青色に塗って欲しいと言うかもしれない（「耽美主義者」)。同じように，人々はそれぞれ異なった個人的な仕様書を選択することになるだろう（1.2.5項)。ヒトの構造と機能に関して完全に近い情報が得られる時代になってさえ，医師が単なる整備士となることが決してないように祈るばかりである。車は車体を運ぶが，ヒトの身体は精神を運ぶ。理論家Guttentagの次の言葉に全く同感である[2234]。「医師と患者の関係は，保全技士とマシンとの関係や獣医と動物との関係とは存在論的に異なるものである。」

1.2.3 治療法

ナノメディシンが発展して様々な手段が利用できるようになっても，従来からの治療法はさほど変化しないと考えられるが，患者の経験と転帰は大幅に改善されるはずである。ナノメディシン時代の治療は，スピード，的確さ，効率，効果がいずれも増すであろう。臨床現場では，患者の治療は，検査，診断，予後診断，治療，検証，予防の最大6つの段階から構成される。以下の項では，この各段階を順に検討する。

1.2.3.1 検査

どのような治療を始める場合でも，第1段階は患者を検査することであり，患者個別の病歴，機能および構造の個別のベースライン，主訴が検査される。従来の医療では，検査には長い間，問診と観察が不可欠であった。古代の検査は，ヒポクラテス顔貌や，Celsusが記した炎症の4つの徴候や，心拍数，発熱といった明瞭な症状と簡単な観察所見に限られていた。医師は，新しい患者から病歴を口頭で聞き出し，これを解釈する伝統的な方法は微妙で複雑な技であると認識している[2235]が，この方法のいくつかの側面は，声を認識して文書をあらかじめ解釈するソフトウエアを用いれば自動化できる可能性があり，これが実現すれば医師の負担は幾分軽くなるであろう。

技術の進歩に伴い，19世紀には，聴診，顕微鏡，臨床細菌学，20世紀には，放射線走査法，臨床生化学，遺伝子検査，低侵襲性診査手術など多数の検査方法が開発され，正確な診断に貢献してきた[2694]。

21世紀には，ナノメディシンの検査と観察のための新しい手段（第18章）が開発されるはずであり，例えば，臨床的生体内細胞診断，リアルタイム全身生命力検査，研究室レベルの品質の患者データ（例えば，血球数，溶解ガスおよび溶質，ビタミンおよびイオン分析などの血液検査結果）への迅速なアクセス，生理学的機能の検査と誘発試験，特定の組織における小器官数の直接計数などの組織組成検査，細胞内のセカンドメッセンジャー分子と細胞外ホルモンと神経ペプチドの定量的フローチャート，コンパートメントごとの細胞内グルコースの残留量検査などが考えられる。適切な診断を下す前に，医師は疾患の意志的規範モデルを維持しながら，患者個別の機能と構造のベースライン値を確立し，この値からの偏差を記録し補正することができるようになるに違いない（1.2.2 項）。

ナノメディシン検査の能力は第 18 章で詳細を検討する。導入部として，単純な感染性疾患の診断に用いられると考えられる簡単な検査法について，技術的能力レベルが異なるものを考察することは有益であると考える。性質は非特異的であるが感染性のプロセスを示唆する徴候と症状，例えば，鼻づまり，軽い発熱，不快感および咳がみられる患者を検討することにしよう。こうした初期の徴候は，身体の炎症反応と感染因子自体によるものである。診断の目標は，感染因子を特定することである。

20 世紀後半には，患者から試料を採取し，微生物検査室で様々な培養液やシャーレを用いて試料を培養し，生化学検査を行うのが通常の検査法であると考えられる。いくつかの感染因子は容易に立証できる。咽頭綿棒の β 型溶血連鎖球菌は血液寒天培地上に一晩で増殖し，尿試料中の*大腸菌*のコロニー数は 24 時間後には測定できるようになる。検査室が混合培養として報告した咽頭綿棒の培養結果は，ごく一般的なもので血液培養物中に表皮ブドウ球菌 *Staphylococcus epidermidis* が確認され，これは通常，皮膚汚染物質である。

バイオテクノロジーの研究者たちは，技術的な能力が高いレベルに引き上げられれば，組換え DNA 技術を用いて感染性疾患の診断に分子的アプローチを採用できるという理想的な診断シナリオを描いている。このアプローチは，最初に提案された 1996 年には未だ可能ではなかった[2233]が，単一分子 DNA 検定技術が急速に進歩すると仮定すれば，21 世紀初期には妥当で可能性の高いバイオテクノロジーの 1 つの適用対象*になるとみなされている[2682]。

「ある患者が，軽い発熱と鼻づまり，不快感，咳を訴えて診療所を訪れている。患者の咽頭綿棒が採取される。培養による増殖パターンから異常な微生物を特定する方法ではなく，組換え DNA 技術によって試料が分析される。咽頭綿棒を DNA プローブのカクテルで混和する。宿主細胞と侵入した細菌の両方を消化して，両方から DNA を放出させる酵素を用いれば，試料中の DNA とプローブとのハイブリッド形成を行うためにすぐに試料を使用できる。あらかじめ調製されている検査キットの混合液の中で綿棒を 1 分間攪拌する。続いてこの液体をカラムにかけ，ハイブリッドを形成した DNA 分子（プローブ DNA と結合した細菌の標的 DNA 配列）を他のすべての DNA 断片から分離する（数分間かける）。プローブを検出できる化学発光検出装置を用いて分析すると，いくつか予測される色のうち 2 つの色が検出され，混合感染であることが分かる。このように診断検査結果は 10 分で入手可能であり，この結果から，患者の居住する地域で流行していることが分かっているライノウイルス株であることが示される。ペニシリン耐性連鎖球菌による重大な重感染も確認される。確定診断により，適切な抗生物質による治療が開始される。」

ナノメディシンはこの検査をどのように取り扱うだろうか。ナノメディシン時代には，微生物試料を採取して分析する手順は，開業医にとってこれよりはるかに簡単になるはずである。このような分析は，20 世紀後半の診療所や病院で行われている鼓膜温度計を用いた体温の電子的測定と同じように迅速で簡便であると予測される。第 18 章で述べるように，医師は患者と向かい合い，ポケット電卓に似た軽量で手持ち式の器具をポケットから取り出す。器具の側面から自己滅菌式で鉛筆サイズのコードレスプローブを取り外し，患者に口を開けさせ，舌を押し下げながらプローブの作動部を患者の口腔内に挿入する。プローブの先端は分岐しており，伸縮自在で自己誘導式の茎状の部分には何十億というナノスケールの分子定量用受容体が組み込まれている。各受容体は，何千という細菌膜リガンドまたはウイルスキャプシドリガンドの中の 1 つに感受性がある（4.2 項）**。音響位置探知機が搭載されており，全体的な空間地図が作成される。患者に「アー」と声を出してもらうと，数秒後に，医師が手に持っているディスプレイパネル上に咽喉部分の色分けした 3 次元地図が現れる。最初に試料を採取した正確な位置が，明るいスポットで示されている。このカラー地図を下にスクロールすると，微生物相の連続的更新値が示され，一番左の列には，検出された微生物種とウイルス種のうち多かったものから順に 10 種類の名前が記載され，中央の列には重要な生化学マーカーのコー

---

*1997 年に，複数の微生物を PCR 法で日常的に検査することができるキットが臨床用と農業用に製造されており［R. Bradbury，個人的情報，1999 年］，1998 年までには，10 分未満で細菌を検出できる PCR 検出法がよく知られるようになった[3226]。

**食肉と家禽類のサルモネラ汚染を検出できる安価なバイオセンサーは，1998 年にすでに市販されている。

ドが表示され，右の列には各測定数が表示される。痛みや滲出液の徴候に特に注目しながら，医師がプローブの茎状部を咽頭の様々な位置に向けて代表的な試料を採取すると，数値が反転してわずかに上下する。さらに数秒経過すると，2 つの細菌種のデータが突然赤く反転し，特定のトキシンまたは病原性の変異株の特徴を示す分子の形跡を表示する。この 2 つのうち 1 つは，ありがたくない既知の病原菌である。診断が完了し，感染因子は直ちに駆除され（第 19 章）[3233]，数分後にプローブで再調査すると，病原菌の存在を示す証拠は認められない。

1.2.3.2　診断

診断とは，治療と予後の論理的根拠を提供するために，疾患の原因と性質を判断することである。診断の手順は伝統的に，患者の完全な病歴を聴取して，これに関連した身体的検査を行うことから始まる。これだけで確実な診断を下せることも多いが，疾患によっては，血液検査や放射線検査などで情報を追加しなければ原因が分からないこともある。ナノテクノロジーに基づいた診断（第 18 章）は主に，患者を検査して患者自身の構造と機能の基準値からどれくらい逸脱しているか判断し，続いてこの逸脱から，この患者が健康か健康でないか解釈するという手順になるであろう。

20 世紀の診断には不確実な要素が関わっていることが非常に多く，これは包括的な分子診断ツールがなかったことが大きく影響している。このため，統計解析によって診断が導かれ，効用分析と呼ばれる決定解析の一部門では，診断の決定プロセスに患者を参加させることすらあった [2227]。正しい決定がはっきりしない場合には，ある教科書が勧めているように，「まず，患者に害を及ぼさないこと」や「共通する事柄はよく起こるものである」など，古くからのヒポクラテス学派の警句を思い出すことがよいとされている。著明なカナダの医師 William Osler 卿（1849～1919 年）は，「確率とバランスをとることに大きく頼っている技術は，実行する際に判断の間違いが必ず起こる」と嘆いている。大半の医師は，単に統計的なアプローチを採用するのではなく，医学的問題の根本にある原因を理解したいと思っているはずである。

ナノメディシンのツールは診断の不確かさを大幅に減少させるであろう。ナノメディシンの手段を用いれば，診察室で広範囲の遺伝子型を特定することができ，特定の細菌の外被マーカや，腫瘍細胞抗原，ミネラル堆積物，疑わしいトキシン，遺伝的要素や生活様式によるホルモンの不均衡，さらに特定の分子などについてリアルタイムで全身を走査することも可能であり，さらにミリメートル未満の空間解像度で標的組織の 3 次元地図を作成することができ，こうした方法で医師は今までにないほど莫大な量の患者情報にアクセスできるようになる。生体内に埋め込んだナノメディシンデータの保管庫（10.2.5 項，第 19 章）は，自己診断走査結果を定期的に更新して保管することが可能であるため，意識がなかったり，言葉が話せなかったり，話が長い患者や，自己分析や自己観察の力が低下した患者，症状を忘れたり，隠したり，大げさに言う患者から症状を聞き出す必要が最小限まで少なくなる。

もちろん，医師は，診断を検証するために各患者の全身を分子レベルまで徹底的に調査する必要はない。特別な場合に限って，分子の詳細を調査する部位としない部位を即座に判断できる熟練した医学的頭脳が必要になることがある。しかしナノメディシン時代には，開業医は強力なツールを利用して分子レベルまで望むまま詳細に患者のほとんどの部位を検査できるようになり，そのうえ，妥当なコストで，数秒か数分のうちに検査結果が使用できるのである（2.4.2 項など）。

1.2.3.3　予後と治療

予後とは，正しい診断に基づいて，疾患または損傷の今後の経過や，患者の部分的または完全な回復に対する見通しについて判断または予測することである。Guttentag[2234] は「患者の精神と身体の活動の自由が抑制された状態を予測すること」が予後であり，治療は「医師の介入能力」であると述べている。

しかし予後は，疾患の影響を表す関数であると同時に治療の関数でもある。ヒポクラテス後の時代から 18 世紀を通して，治療のほとんどは全くの経験によるものであり，良くなるどころか患者に害を及ぼすことも多かった。19 世紀と 20 世紀初期には治療法は科学的にはなったが，大半が生体恒常性によるものであり，つまり，医学的介入は理論的ではあったが，主に身体の自然治癒力を補助する役目を果たしていた。20 世紀後半になって初めて真に治癒力のある治療法が出現し，助けがなければ回復できなかったであろうと思われる状態から一部の患者を救済できるようになった。従来のバイオテクノロジーを用いても 21 世紀初期までにはいくつか重要な組織や細胞の置換治療が可能になると考えられるが，ナノメディシンは，組織レベル，細胞レベル，そして分子レベルで，重要な再建処置や回復処置を可能にし，活動性の抗菌デバイスを採用することになるだろう。重度の神経損傷を負った患者や少数の特別な環境を除けば，予後は必ずと言っていいほど良好であるはずである。疾患または損傷の病理学的影響をすべて回復させ，疼痛や不快感，副作用，侵害性，時間を最小限に抑え，有効性と効率，成功の確率を最大限に高める治療法が選択されるであろう。ただし，無論，若干の交換条件は常に存在する。ナノメディシンはまた，自然界にはあらかじめ設計されたツールが存在しないために修復できない分子の欠陥を修復する能力にも秀でている。例えば，細胞内リポフスチンの破壊や除去（自然の酵素ではないと思われるため），神経軸索輸送を妨害する消化されない老廃物の除去などが可能である。

1.2.3.1 項と同様に，単純な感染に対する治療の効果について，技術的能力レベルが異なる治療法間で比較してみたい。蚊媒介またはダニ媒介アルボウイルスが確認され，東部ウマ脳炎と診断された患者を検討しよう。20 世紀には，この疾患に対する特定の治療法は存在しなかった。治療は通常，対症療法であり，医師は，感染が自然の経過をたどる間，患者の心機能と肺機能を維持する治療を行った。予後は不良である。死亡率は 50〜75%であり，発作と麻痺の後遺症が特に小児に頻繁に発生した[2180]。

バイオテクノロジー研究者は，組換え DNA 技術を用いて分子的アプローチを治療に採用することを提案した。この提案は 1996 年には未だ実現していないが，21 世紀初期までには実現するとみなされていた[2233]。

> *「ある患者が高熱と激しい頭痛を訴えて病院を訪れている。脊椎穿刺により採取した背髄液が分子微生物検査室に提出される。数種類のウイルスをスクリーニングした後，ある種のウマ脳炎ウイルスが特定され，これは，この患者が最近訪れた地方に特有のウイルスである。疾病対策センターに問い合わせると，新しい抗ウイルス薬が緊急に配送されることになる。アンチセンスオリゴヌクレオチドが脳脊髄液に注入される。これらの小さい DNA 断片はウイルスと直接結合して，ウイルスの増殖を食い止める。脳脊髄液へのアクセスを可能にする貯溜槽を一時的に設置し，脳炎の徴候が消失するまで，ウイルスの分子阻害薬の注入を 5 日間にわたって続ける。」*

ナノメディシンの治療法はどのようなものであろうか。先に述べたように，東部ウマ脳炎のナノメディシン治療ははるかに簡単で，疼痛が少なく，治療時間は極めて短い。マイクロメートルサイズで活動性の抗ウイルスナノデバイスを約 100 億個含有する等張食塩水約 0.1cm^3，つまり 10%容量のナノデバイス懸濁液を，脳脊髄液に一回注入する。この治療ナノロボットにはそれぞれ化学センサが取り付けられており，液体で運ばれるアルボウイルス粒子や細胞内のアルボウイルス粒子をはっきり認識することが可能で，いったん認識すると，それらを破壊し，細胞の損傷を修復することもできる。このサイズのナノロボット集団は，ウイルス粒子をすべて破壊する能力があるはずであり，遅くとも 1 時間のうちには必要な修復を完了するはずである（第 19 章）[3233]。これらのナノロボットは，修復後に身体から排出されるようにプログラムされている（第 16 章）か，手動で身体から取り出せるような装置が取り付けられている（ナノアフェレーシス－血流成分分離，10.3.6 項など）。

1.2.3.4　検証と予防法

適切な治療プロトコルには，処方された治療が正確に実行され良好な結果をもたらしたかを確認するためのフォローアップも含まれることになろう。この段階は，コストを節約するために無視されることが多く，患者が診察を受けた全疾患の約 80〜90%が自然に治癒するか，自然の経過を辿るものであることから，フォローアップを重要視していない医師もいる[2205]。例えば，風邪や，感染性の大半の疾患，軽度の外傷の多くは，通常，治療を受けなくても自然に回復する。このような場合は，治療の目的は治癒させることではなく，治癒のプロセスを速め，不快感を改善し，合併症を避けることにある。ナノメディシンの治療の多くは，監視下で行われ，速やかに完了すると予測されるため，フォローアップが再び広く行われるようになると考えられる。治療後に疾患が残存していないことを確認するために，治療後の再診断として検証も行われるようになると考えられる。

予防法とは，疾患を予防することであり，通常，患者の教育や予防接種，職業上の危険の改善，この他の予防対策や公衆衛生対策が含まれる。有効な抗菌手段が多数存在する治療環境下では，生存する微生物があるとしても，ヒトに引き起こす症状は軽度か無視できる程度のものであり，患者が専門家の治療を求めようと思うほど不快ではなくなっているはずである。細菌は，時間経過とともに行動を変化させることがよく知られている。例えば梅毒は，中世には20世紀に比べ，はるかに激しい症状を伴う経過を辿っていた。将来の梅毒性微生物株のいくつかは，軽微な症状のみを引き起こすことになる可能性も考えられるが，良性型の微生物株でも抑制せずに蔓延を許せば，以前の毒性を取り戻す危険性があるため，引き続き根絶を強く求めていく必要がある。症状がないように見える疾患を発見し，診断し，治療するためにも予防措置は必要であると考えられ，分子レベルの種々の生理的な機能不全を検出し，構造的なマイクロ病理所見を得るためにはナノスケールのツールが必要であると考えられる。

最適なホルモンバランスを維持したり，分子の残骸の集積を最小限に抑える（例えば老化防止医療）など，引き続き監視と調整が必要な病状には，ナノスケールのモニタリングステーションが内蔵の細胞誘導装置として作動し，必要時に内分泌物質の分泌を促進または抑制して理想的な平衡状態を保つことになると考えられる。なかには，リボソームや他の小器官によって容易に産生されない化合物を直接製造する必要が生じる場合があるかもしれない。

1.2.4 臨床医療の発展

医師と患者の関係は，医療環境の急激な変化に対応しながら発展してきた。伝統的な全体観的医療の衰退（同時に専門化が促進された）とオーダーメイド医療の出現の2つが，最近の最も重要な傾向であるといえる。

1.2.4.1 専門化と全体観的医療

全体論とは，個々人は完全な1つの単位として機能し，単にその部分の総和として還元できるものではないとする哲学である[2223]。ヒトの身体を構成する多数の細胞や組織，器官，システムを無視して患者を過渡に単純化した還元主義者の見解には，大きな欠陥があることは明白である。例えば，心筋の収縮性タンパク質の土台となっている分子を理解しても，それだけで心筋細胞の形態と活動は理解できない。つまり，何かの一部だけを知っていても全体の行動を予測するには不十分である[2239]。しかし，伝統的な全体観的医療の概念は，このような基本システムの主義を超越したものであり，患者の身体的，情動的，社会的，精神的，環境的，そして経済的ニーズをすべて考慮するための要件を組み込んだ概念である。

N. Jewson[2203]や他の医師たち[2205]は，現代の医療は全体観的医療から変化していると述べており，西洋ではこの変化が3つの歴史的段階を経て起こったものであると主張している。最初の段階は，「ベッドサイドの医療」が実行された時代であり，17世紀と18世紀において，料金を払うことができる富裕な依頼者の存在によって，開業医が全体観的なやり方で診断を下し治療を行うという医療の形式が生まれることになった。大半の身体的な治療法は一時しのぎに過ぎず，身体的な治療以外の的な手段に頼らなければならなかったことから，医師は診断を下す際に，患者の情動や精神生活の側面を中心に見ていた。19世紀になると，こうしたベッドサイドの医療が「病院医療」に移行する傾向が徐々に見え始めた。病院の医師は，患者に現れている疾患を分類することに注意を向けるようになり，医師の関心は全人格としての患者個人から離れていった。20世紀は「検査医療」が発展した時代であり，診断と治療が全人格としての患者からますます遠く離れたものになり，患者は，「医学的には，細胞の複合体からなる人格のない物体に過ぎない」とみなされるようになった。

医師は，有効な治療法を容易に指示できるように，ますます専門化して身体的疾患の治療に当たるようになり，身体的疾患以外の問題や治療できない問題は，精神科医やソーシャルワーカ，フィットネスコーチ，牧師，弁護士などの専門家に任せるようになった。21世紀には，こうした専門化した業務がさらに完璧なものになると考えられる。それは，ナノメディシンがヒトの身体を複雑な構造をしたマシンであるとみなしているためであり，このマシンは何兆もの部品が複雑に相互作用し，各部品（および部品が集まった各サブシステム）は，個別に精査し，修復し，可能であれば人工の装置で置き換える対象であるとみなされる。この新しい医学的宇宙論では，患者を全人格としてとらえる考え方は，細胞や，組織，器官，システムのレベルで多量のデータが渦巻く分子のつむじ風に完全に分解してしまうはずである。

しかしそれでも，開業医が診療に意志的規範モデル（1.2.2項）を適用するようになれば，患者は過去の時代と同じように，再び開業医の両手を介した診断と治療の形式を形作るために一役買うことになるはずである。そうなれば，昔からの医学校の格言に新しい命が吹き込まれ，身体だけを治療するのではなく，「1人の人格として患者を治療する」ことになり，「病める人格に焦点を合わせる」ことになると考えられる[2230]。

分子を変化させる非常に強力な技術が利用できることも，１人の医師が１人の患者を診るという理想主義的で古風な考え方に戻ることに味方している。効力の高いナノロボット同士の相互作用の助けを借りれば，信頼された開業医が１人で診断と治療の「門を守る」ことができると考えられ，無論，開業医は患者との協力関係を築いたうえで，戦略的な治療を行う責任が与えられるはずである。

1.2.4.2　オーダーメイドの診断と治療

科学の目的は，個々の現象を一般法則によって理解することにある。医療では，一般論的な知識があったとしても，個別の患者にどのような治療を行うべきか医師に何も教えてくれない。したがって，代表的な症例から個別の事例にどのように進めていくかという問題は，開業医が体系的な方法で解決しなければならない課題として依然として残っている[2230]。

17世紀と18世紀の「ベッドサイドの医療」では，開業医は治療用の道具はほとんど持っておらず，自分の自由になるあつらえた道具は皆無に近かった。おそらく数十種類の基本的な外科手技はあったが，感染の危険を伴い，麻酔なしで行われており，数百種類の物質が薬剤/薬草の処方に使用されていた。例えば，1803年の *Edinburgh Pharmacopoeia*（エジンバラ薬局方）にはわずか222の単剤が掲載されていたに過ぎず，1809年の *London Pharmacopoeia*（ロンドン薬局方）に掲載された項目は200未満であり，大半はその効力が一定しなかったり，不確実であったり，軽微であったり，非特異的であった。19世紀の開業医は，利用できる選択肢がわずかに増えた。麻酔を用い無菌的に行うことができ，成功するチャンスがあるという特殊な条件のもとで複雑な外科手技が選択肢に加えられた他，幾分広範囲の疾患に有効な効力を増した薬剤や，いくつかの疾患を標的にしたワクチンも出現し，診断能力も改善された。20世紀までに医師は，特定の細菌，ウイルス，真菌または寄生虫の感染症を標的にした何万という特異的な薬剤から処方できるようになり，特定の患者のアレルギー反応を避けるために多数の麻酔薬の中から的確な薬剤を選択できるようになり，特殊な病態を特定して診断を下す目的で様々な非侵襲性の検査と走査を行うことが可能になり，$1mm^3$ ほどの小さい任意の組織塊に対して，低侵襲性の手術を行うことができるようになった。個別化した遺伝子治療の最初のかすかな光も見え始めた。

21世紀にナノメディシンの時代が到来すれば，治療パラダイムは粗雑なフリーサイズの遅効性の治療法から，分子レベルの正確さで完全にオーダーメイドの，迅速で効果の高い手順と手段へと移行し，変遷の旅を終えることになろう。18世紀の数を打てば当たるといった一時しのぎの治療のショットガンパターンが，21世紀初期には，100％オーダーメイドで貫通する「魔法の弾丸」の雨に進化し，この弾丸の１つ１つが個々の患者に特有の個別の細胞や細胞群を標的にするのである。19世紀の植物学者 John Ayrton Paris は，人気を博した教科書 *Pharmacologia*（薬理学）の1840年版の中でナノメディシンが出現する未来を既に予測して次のように記述している。

> *「もし［医師が］真に科学的な原理に基づいて処方するのであれば，医師は，あらゆる点で完全に類似する２つの処方を治療に用いることはめったにないであろう。それは，完全に類似した２人の症例に出くわすことがないという簡単な理由からである。本当の医者と偽医者，つまり，哲学者と経験だけに頼る藪医者の基本的な違いは何であろうか。それは簡単である。後者は，症状や特徴がそれぞれ異なっているにも関わらず，あらゆる疾患に同じ薬を出すが，前者は，患者に存在するあらゆる特性や医師との不和の原因を分析哲学の精神で検査し... それから，健全な判断力を行使して，患者の病的な状態を制御し修正するために最適であると予測される適切な薬剤を決定する。」*

1.2.4.3　医師と患者の関係

医師と患者の関係の多数の側面は，特に，来るナノメディシン時代にはこの関係が発展すると考えられることから，重要であり広く討論する価値がある。両者のパートナーシップの中で真実を伝え合う責任があることも，こうした討論の課題の１つである。同じヒトとしての患者は，自分自身の生物学的状態について真実を知る権利があり，この他の課題はすべてこの責務の履行に関わってくると考えられる[2234]。患者は自分が死ぬかもしれないという自然な不安を抱いており，この不安があるために，だれも自分自身の身体に対して真に客観的でいられないものだとされてきた[2236]。

Guttentag[2234]の観察によれば，「心の準備ができていない人に歓迎されない真実を不意に告げることは，準備ができている人に真実を隠そうとする場合と同じように，練られていないまずいやり方である。」。

ナノメディシン時代には，情報開示に使用できる「真実」の純粋な数は，致死性の予後がまれになるにつれ，桁外れに増加すると予測される。例えば，ヒトにはそれぞれ，重篤になる可能性のある遺伝子の欠陥が少なくとも4〜10ヶ所あると考えらており，ヒトDNAの最大1％はウイルスを起源とする外来性のものであり，ゲノムの10％という高い割合でトランスポゾンがみられる。トランスポゾンとは，複数の染色体間で移動する可能性のある不連続な配列をいう（第20章）。これらに関して何かするべきなのだろうか，それとも何もしないほうがいいのだろうか。患者の右上腕尾側骨端の緻密骨全体に，サブミクロンのスケールの層状の欠陥が正確に57ヶ所散在することを医師が発見した場合に，この知らせを平均的な患者はどのように理解するだろうか。ナノメディシン時代には，人々は自分自身の身体構造を詳細な部分まで指定できる能力を獲得するが，多くの患者は，こうした知識に対して責任を担う準備ができていないか，その意志がないか，あるいは担うことができないと予測される。したがって，特定の診断情報の個人的な重要性について患者の利益となるように説明する医師の能力と判断ほど理想的なものは他にない。偉大な臨床医Thomas Addisは，別の状況の中で「患者に誠実であろうとすれば，思考力と訓練と努力が必要である」ことを観察している[2237]。

医師と患者の関係の最も重要な側面は，どんな時代でも，名医の人道主義的資質にあると考えられる。患者が求めている医師は，患者を1人の人格として心配し，細心の注意を払って思いやりをもったやり方で診断して処方を行い，患者の責任をある程度引き受けてくれる医師である。J.C. Bennett[2238]は，医師と患者の間の暗黙の社会的契約を医学生に次のように説明している。これは今日と同様，ナノメディシン時代にも当てはまると考えられる。

「患者は，医療を受けるため，医師を信頼して自身の身体と命さえも医師に預けなければならず，したがって医師は，誠実に医療を施す立場に立つために，このような徹底した信頼を獲得する必要がある。疾患を技術的に治療するだけでは十分ではない。患者は，医師が特別に個人的な方法で患者を心配してくれていると信じることができなければならない。心配と信頼のこうしたやり取りは，友情や愛情と同じではないが，同じように拘束力がある。そこから相互依存関係が生まれるが，それは不健康なものでは決してない。むしろそれは，治療を可能にし，治癒を促進する。この20世紀後半には，高度な知識と技術への志向によって，温かさやユーモアや人間性が失われることがあまりに多く，我々は社会的に孤立した状態に置かれている。機械仕掛けの神を演じようとするよりも，ヒトに味方して患者と一緒に間違いを犯す専門家の方がはるかにましである。」

1.2.5 人体に関する考え方の変化

ナノメディシン時代に患者は自分自身の身体をどのように考えるのだろうか。あらゆる関係の中で最も親密な身体との関係はどのように変化するのであろうか。デカルトが初めて提唱し，今日ではだれでも受け入れているヒトという複合物に関するいわゆる二元説は，ヒトは二種類の別々の物，つまり，肉体と心すなわち精神からできているとみなす。肉体は宿主として機能する。つまり，心を入れる容器である。心はしばしば「機械の中の幽霊」と呼ばれ，脳によって形成される。心は脳を使用して（肉体感覚を介して）世の中の情報を獲得して保存し，遺伝子が下す生きるための命令と一緒にこの情報を統合し，これによって行動と選択との間の内なる葛藤を解決し，解決した結果として断固たる行動をとって経験を（意識の中で）重ねていく。

科学的な医療は主に肉体に注意を向けてきた。古代ローマの医師Galenは，様々な動物に初めて死体解剖と生体解剖を行い，解剖学と生理学に関する自身の知識を増やし，それ以来，医師と外科医を教育する際に解剖がますます重要視され，ルネッサンス時代には絵画や彫刻の制作にも解剖が重要視された。20世紀後半には，解剖は分子レベルに達し，ヒトの細胞の内部と核が分離され，分子生物学者によって文字通り，受容体1つ1つが検討されるようになった。解剖と，解剖所見の機械論的理解によって，肉体は単なる機械で「精神がない」とする現代の考え方を非難する人々が現われ始めた。

ナノメディシン時代には，最も頑固な還元主義者でさえ，人体は単なる部品の集まりではなく，精巧に調整された乗り物であり，これを所有し操縦するのはヒトの心だけであると考えるようになるはずである。自動車と同じように，人体の所有者の中には，他の人よりもメンテナンスに，また定期的な調整に，あるいは絵を描くことに熱心な人がいると考えられる。最新の性能を望む人もいれば，旧式のモデルを好んで町中を乗り回したいと考える人もいるだろう。極端な話をすれば，ヒトの欠点と長所がすべて提示されるようになると考えられるが，それでも，メンテナンスと修復が迅速，簡便かつ安価になるという理由だけで，肉体の所有者であることの誇りがますます高まると予測する人がいるかもしれない。

肉体と心を車とドライバーに見立てたこの単純な例えから，最初は，ナノメディシン技術の出現によって伝統的な身体の二元説の概念が追認され，増強されるようにみえるかもしれない。しかし綿密に検討すれば，この例えは不完全であり，最悪の場合は全くの欠陥だらけであることが分かる。これはつまり，心は，肉体構造の中に必ず埋め込まれており，心が忠実に実行されるために最初は肉体構造を頼っているが，次の段階では，心はこの肉体構造を分子レベルで操作できるようになり，整備士の範囲にも足を踏み入れるようになるからである。車とドライバーの両方が整備工場で改造されるかもしれない。例えて言えば，自分の車を整備してもらった後で整備工場から出てきたドライバーが，以前好きだったチョコレートが嫌いになって代わりにバニラが好きになっていたり，以前とは反対にクラシックではなくジャズを好むようになっていたりする。このような心理的な変化は意志によるものか，突発的なものかのいずれかであろう。

20 世紀後半まで，ヒトの進歩はもっぱら外部的性質の観点から比較されてきた。食物は採集され，次には栽培され，そして製造されるようになった。住まいには水道がなかったが，やがて納屋が作られ，そして室内に水道設備が作られた。自然の光とキャンプファイアーがろうそくに移行し，次にはオイルランプになり，それから電灯になった。指で数えていたことがそろばんを生み出し，電卓が登場し，そしてついにデジタル・コンピュータが出現した。しかし，こうした歴史をすべて眺めても，ヒトの身体自体はほとんど手付かずのまま進歩から取り残されている。我々は自分自身の身体を，自然淘汰により進化してきたが，基本的には神聖で不変であると常に考えてきた。しかし，実際には様々な自然の退化や外傷性の退化を免れず，ヒトの文明の時間尺度からみれば意義のある本質的な改善の対象になってはこなかった。

今，我々は，医療技術の進歩によって，我々の天然の生理学的機械装置を史上始めて変更し，改善し，補強し，あるいはさらに快適にまたは便利にすることができる時代に踏み出そうとしている。肉体的なヒトの身体は「自然さ」の最後の砦であるかもしれない（1.3.4 項）。我々の共通の世界観の中で，現代化されるべき最後の要素でもあるだろう。

現実を認識する主観的な経験は，ほんのわずか変わることになるだろう。例えば，我々の身体を取り巻く環境に関する客観的な情報はすべて伝統的に，聴覚，視覚，嗅覚といった様々な自然感覚を介して意識の中に届いてきた。ナノメディシン時代には，マシンを介した感覚様式によって，我々の身体から時間的にも空間的にも十分離れた物理的現象を，あるいは我々の元来の自然感覚では質的または量的に近づきにくい物理現象を，直接知覚できるようになると考えられる。こうした知覚は徐々に拡大して，知的なソフトウェアの抽象モデルや，現実を真似たり増強した純粋に人工の構築物[2991]，さらには他人の精神状態など，非物理的現象をも組み込むようになるであろう。このような新たな知覚は，我々の心が情報を処理するその方法を否応なく変化させることになるだろう。

しかし，変化の風はさらに深く吹き荒れ，我々のまさしく精神にまで吹き込むと予測される。自分の集団の収集目的を忘れやすいアリたちのように，ヒトの脳にある何十億というニューロンはみな忙しく元気いっぱいであるが，新しく出現する計画については全く無知である。これが，我々の電気化学的ハードウェアの物理的機械的世界である。ヒトは，思考，感情，情動，意志を持ち，データを処理する階層が高くなればなるほど，今度は脳細胞を忘れてしまうのである。幸いなことに我々は，ニューロンの助力に全く気づかないで物事を考えることができる。しかしナノメディシンは，我々自身の器官や組織，細胞のリアルタイムの動作パラメータの他，希望すればニューロンの小グループ（または個々のニューロン）の活動まで含めた我々の内なる身体の状態と精神状態にマルチレベルで接近できる前例のない全身性アクセスを提供するはずである。以前には注意を払わなかった我々自身の様々な部品が，徐々に意識と結合して意識の中に追加されると考えられる。

こうしたアクセスは自己同一性の統合を促進したり，どうしようもない混乱や悪い状況を招くのだろうか。Marvin Minsky はそのエッセイ集 *The Society of Mind*（心の社会）[2982] の中で，我々自身すなわち自己同一性は，実は半自発的な神経「代理店」同士のネットワークであり，この「代理店」はときには互いに協力し合い，ときには競争し合うものであることを説得力のある言葉で論じている。我々は自分自身を唯一の「人格」であると考えるが，心の中で「相反する願望」と「異なる見解」を経験することもある。これは Minsky の考えによれば，我々の脳の神経構造の多重性を直接経験していることなのである。ヒトの心のこの他のモデル [2988-2990,3728] は，我々の内なる精神状態が多様で複雑に入り組んでいることを示しているが，ナノメディシンの拡大技術（nanomedical augmentation）を介せば心を見透かすことができるようになる [2992,2993]。Julian Jaynes[2983] は，2 つの脳半球の間にある意味深い違いに関心を寄せた著作家の 1 人である。フロイト（エゴ/イド/超自我など）[2984]，ユング（原型など）[2985]，Rank（意志/無意識など）[2986] の構成要素志向の人格モデルと，Allport と Odbert[2987] によって特定された 4541 に及ぶ人格の特徴は，我々の脳の構築物に完全に接近することは危険である可能性があることを警告している。

さらに重大なのは，我々の大多数は自由な意志を与えられていると考えていることである。しかし，自由な意志による選択が，単に神経サブシステムの争いの解決であり，そのサブシステムに我々が意識的に気づくようになり，サブシステムのプロセスに我々が介入できるようになることであるとすれば，我々が今「心」と呼んでいる事柄の最も深いレベルで不安定さを暴走させる危険を冒すことになるのだろうか。こうした不安定さは，てんかんや心身症など現在我々が指摘できる疾患に非常によく似ていることに気づくのではないだろうか。我々の脳のデザインを変えることは，まさしく文字通り我々の思考の超構造に通じるドアを開くことに関わってくると考えられるが，こうした脳の再デザインの過程で，我々は「自分自身に対して無防備」になると考えられ，どんな方法でそうなるのか現時点では漠然としか推測できない。これは，我々が出くわす可能性のあるこの他の危険とともに，精神療法の適切な役割と個人のプライバシーの不可侵性に関する全く新しい問題を引き起こすことになるだろう [2996]。

脳の修復治療は，別の状況ですでに提案されているように [3000]，慎重に監視して品質を確実に管理し，意図した結果が得られたか検証されることになるだろう。重大な修正は，悪事を働く第三者による乱用を避けるためと，患者が社会の脅威となるような事故による変化や患者に意思的な変化がおきないようにするためにも，厳密に調節されると考えられる。ナノメディシンによって脳や他の身体系に加えられる変化は，好む人物像を選択できるという非常に拡大した自由を我々に与えてくれるであろうし（1.3.4 項），それと同時に賢明で幅広い知識に基づいた選択を行う責任も増すであろう。こうした問題の倫理的側面と法的側面は，科学的側面と心理的側面と同じように極めて重要であり，今後数年，いや数十年かけて十分に討論する必要がある。

1.3 ナノメディシンの展望

1.3.1 ナノメディシンと分子ナノテクノロジー

ナノメディシンが成熟すれば，原子の精密さで構造体とデバイスを構築する能力が必要になる。このため，分子ナノテクノロジーと分子マニュファクチュアリングがナノメディシンを可能にする重要な技術となる。接頭辞の「ナノ」（ギリシャの root nanos つまり小人に由来する）とは 10 億分の 1（10^{-9}）を意味する。「ナノテクノロジー」という言葉は，最も一般的には，1 メートルの 10 億分の 1，つまりナノメートル（1 ナノは炭素原子約 6 個の幅に相当する）のスケールのテクノロジーを表す。同じように，「ナノマシン」，「ナノロボット」，「ナノモータ」，「ナノコンピュータ」という言葉は，分子を制御して物質を位置決めすることによって組み立てた複合人工物を表す。

分子工学は，1960 年代と 1970 年代に，von Hippel[2245]，von Foester[2246]，および Zingsheim[2247] によってバルクテクノロジーの延長として検討された。「ナノ-テクノロジー」という言い回しは，1974 年に谷口紀男 [2241] が精密さを増す機械加工と最終加工に言及した印刷物で初めて使用した。この中で谷口は，加工技術の許容差は大きいスケールから小さいスケールへ進歩し最終的にはナノスケールまで精密になると述べており，1980 年代 [282] と 1990 年代 [2242] を通して彼の主張だったこの考え方は，ファインマンが提唱した「トップダウン」法の流れを汲むものであった。1981 年に K.E.Drexler[182] が新しい「ボトムアップ」法について記述しているが，これは，分子機械と分子デバイスを原子の精密さで構築する際に分子操作と分子工学を用いる方法であり，トップダウン法とは基本的に異なった発想であった。Drexler は再び，1982 年には分子テクノロジー [311] について，1983年には分子機械装置[2243]について説明し，1985年[259]と1986年[8]には分子テクノロジーの同義語として「ナノテクノロジー」という言葉を初めて使用し，1991年[9]には「分子ナノテクノロジー」，1992年[279]には最終的に「分子機械システム」という言葉に落ち着き，原子の精密さで構築された作業デバイスを含めた彼の概念をこうした言葉で明確に示した。彼の概念は，ナノ構造を持つバルク材料や，マイクロマシン類，高分子自己集合，純粋バイオテクノロジー，ナノリソグラフィー，ラングミュア‐ブロジェット膜など[154,3262]とは明らかに異なるものであった。Drexlerの定義によれば分子ナノテクノロジーとは，原子構造と分子構造を3次元位置制御しながら，分子の精密さで材料とデバイスを作製することであり，本書ではこの定義を採用している。「ナノメディシン」という言葉が最初に使用されたのは1991年のことであり，人気を博したDrexlerとピーターソン，ペルガミトの共著*Unbounding the Future*（未来を解き放つ）[9]の中で使用された。

分子ナノテクノロジーは可能なのだろうか。この疑問は第2章ではっきりと取り上げるが，結論を言えば，分子ナノテクノロジーは自然界の法則を侵害せず，そこには，役立つ結果をもたらす可能性のある多数の技術的経路が存在する[10]。1985年においてさえ，例えば，G. Yamamoto[164]は分子ギアについて報告しており，「配座に存在する化合物は，2つの歯と3つの歯の歯車がついた静止した網目状のギアであるとみなされ，そのいくつかは動的なギアとして作動する」と説明している。H. Iwamura[163]は，約GHzの回転率の勾配付き分子ギアが連なった1本の鎖を形成するシステムを作製した。1998年には，分子ナノテクノロジーがいずれ開発されることになるという考えが広く一般に受け入れられるようになったが，どれくらいの年数がかかるかについては若干の意見の相違があった。

分子生体系自体がナノマシンであり，分子ナノテクノロジーを証明する実在の証拠であると述べられることも多い[8-10,3261]。実際，バイオテクノロジーという1つの経路によって，追い求めている分子ナノテクノロジーが実現する可能性がある（2.3.1項）。**表1.3**は，見慣れた平凡な機械のマクロスケールの構成部品と自然の生体系の分子構成部品との間には，それぞれ対応する近い機能を持ったものがあることを示している。こうした比較には長い歴史がある。例えば，ピサの医学教授であったMarcello Malpighi（1628～1694年）は，顕微鏡を用いて肺と毛細血管の微細構造を発見した人物であるが[2204]，同氏はかつて，「我々の身体は，弦や，糸，梁，てこ，織物，流れている液体，貯水槽，管，濾過器，ふるいなどに似た仕組みから出来ている」ことを発見した。

生物のシステムが分子機械と類似していることは，Changeau[162]，McClaire[2248]，Laing[2249-2251]，Drexler[182]，Mitchell[2252]によって記述されており，分子マニュファクチュアリングの初期の構想をイメージさせる。例えば，1991年にDrexler[9]は次のように観察している。

「我々が知っているテクノロジーは，工業の，つまり製造工業と化学工業の産物である。我々が知っている工業は，自然界から物を取ってきて，例えば山からは鉱物を，森からは樹を取ってきて，誰かが役に立つと思うような形に強引に作り変える。樹は木材になり，それから家になる。山は粗石になり，溶解した鉄になり，鋼鉄になり，それから車になる。砂は精製されてガスになり，シリコンになって，コンピュータチップになる。などなど。それぞれのプロセスは，基本的には，切る，かき回す，焼く，吹き掛ける，腐食させる，磨くなどの作業であり，粗野である。」

「しかし樹は粗野ではない。木と葉を作るために，切ったり，かき回したり，焼いたり，吹き掛けたり，腐食させたり，磨いたりしない。それどころか，分子電子デバイスを用いて，つまり葉緑体という光合成反応センターで太陽エネルギーを集めるのである。樹はそのエネルギーを使って分子機械を操縦する。分子機械は，精密な分子構造からなる可動部分を持つ能動デバイスであり，二酸化炭素と水を処理して酸素と分子建築用ブロックを作り出す。樹は別の分子機械を使用して，これらの分子建築用ブロックから根と幹，枝，小枝，太陽集熱器などの分子機械類を作る。1本の樹は多数の葉を作り，1枚の葉は宇宙船よりも精巧で，シリコンバレーの最新のコンピュータチップよりも精細な模様をもつ。樹は，騒音も，熱も，有害な煙も出さずにこれらのことをすべて行い，労働者も必要とせず，有害物質を消費しながら作動している。つまり，樹は高度なテクノロジーそのものである。コンピュータチップやロケットでさえ及ばない。」

表 1.3. マクロスケール構成部品と生体分子構成部品の比較と機能 [182]

マクロスケール装置	装置の機能	生体分子の例
支柱，梁，枠	力を伝える，位置を維持する	微小管，セルロース
ケーブル	張力を伝える	コラーゲン
ファスナ，接着剤	部品をつなぐ	分子間力
ソレノイド，アクチュエータ	物体を動かす	立体配座を変化させるタンパク質，アクチン／ミオシン
モータ	シャフトを回転させる	鞭毛モータ
ドライブシャフト	トルクを伝える	細菌の鞭毛
ベアリング	可動部を支持する	シグマ結合
容器	流体を保持する	小胞
ポンプ	流体を移動させる	鞭毛，膜タンパク質
コンベヤベルト	構成部品を移動させる	固定リボソームによって移動するRNA（部分的に類似）
クランプ	加工中の製品を保持する	酵素結合部位
工具	加工中の製品を少し変える	金属錯体，官能基
生産ライン	装置を組み立てる	酵素系，リボソーム
数値制御システム	プログラムを記憶して読み取る	遺伝系

Brian Wowk[261] は，ナノテクノロジーを医療に適用することを検討し，20 世紀の医師は，18 世紀のエンジニアが 20 世紀の自動車を整備しようとした場合に直面すると考えられる困った状況に似た窮地に立たされていると結論した。つまり，修復したとしても粗雑で，故障は避けられない。

「昔のエンジニアが進歩したテクノロジーに直面したときのように，医療は，ヒトの身体のテクノロジーレベルまで『追いついて』初めて，真に効果を発揮できるようになるはずである。テクノロジーレベルはどの程度なのだろうか？ヒトの身体は基本的に，分子が相互に作用する極めて複雑なシステムであるため（すなわち，一種の分子機械），身体を真に理解し修復するために必要なテクノロジーは，分子機械テクノロジー，すなわちナノテクノロジーである。このテクノロジーレベル［我々が到達したとき］は当然，ヒトの身体を分析して修復する能力をもたらすはずであり，それは，現在我々が日常的に使っている機械を修復するときと同じように，完璧に効果的に修復できる能力であるはずである。」

Engines of Creation（創造する機械）[8] の中で Drexler は，細胞の視点に立つことによってインスピレーションを受け，ナノテクノロジーは医療に抜本的な大変革をもたらす可能性があることに気づいた。Drexler は，20 世紀の医師は主に手術と薬剤に頼って病気を治療していることに言及して，次のように述べている。

「外科医は，傷を縫い合わせ，足を切断することから進歩して，心臓を修復し，足を再び取り付けることができるようになった。顕微鏡や精巧な道具を使って，繊細な血管や神経をつなぐことが可能になった。しかし，顕微鏡手術に熟練した外科医であっても，さらに微細な組織構造を切断したり縫い合わせることはまだできない。現代のメスや縫合糸が，毛細血管や細胞，分子を修復するには粗雑すぎるという単純な理由からである。細胞の観点から『繊細な』手術を検討してみたい。巨大な刃が侵入し，多数の細胞が集まった分子機械類を盲滅法に切り刻み，何千という細胞を死滅させる。その後，分断された細胞群の中に巨大なオベリスクが落ちてきて突き刺さり，オベリスクの背後から貨物列車のように幅広いケーブルが引きずられて現れ，分断された群を再び一緒に縛りあげる。精巧なメスや卓越した手腕によって行われた最も繊細とされる手術でさえ，1つの細胞の

観点からみれば肉屋の仕事である。死滅した仲間をあきらめて再編成し増殖することができる細胞の能力だけが，治癒を可能にしているのである。」

「手術とは違って薬物療法は，細胞の中の最も微細な構造に働きかける。薬剤分子は単純な分子デバイスである。多数の薬剤が細胞の中の特定の分子に作用を及ぼす。例えば，モルヒネ分子は脳細胞の特定の受容体分子と結合し，痛みの信号を送る神経インパルスに作用する。インスリンやβ遮断薬などの薬剤は，別の受容体とかみ合う。しかし，薬剤分子は指示を受けずに働く。身体の中に放り込まれると，転がり落ちて，あちこちにぶつかりながら溶液の中を進み，偶然に標的分子と出会い，かみ合って突き刺さり，標的分子の機能に影響を及ぼす。薬剤分子は分子レベルで組織に作用するが，単純すぎるために，感じて計画を立て，行動することができない。ナノコンピュータが指示を送る分子機械があれば，医師にもう1つの選択肢を提供することになるだろう。分子機械はセンサとプログラムと分子ツールを兼ね備え，個々の細胞の根本的な構成要素を検査して修復することができるシステムを形成するはずである。分子領域を外科的に管理することができるようになるだろう。」

20世紀の終わりまでに，主要軍隊（国防総省：DoD）やNIH（国立衛生研究所），NSF（国立科学財団）など，米国の政府機関や国際グループは，分子ナノテクノロジーが将来の医療に適用できる可能性について真剣に検討し始めた。例えば1997年には，Military Health Service Systems（MHSS）2020として知られる米国国防総省の健康科学専門家委員会は，最終報告で次のように結論している。[1095]

「10～15年以内に［分子］アセンブラに向けたブレークスルーが起これば，2020年までにはナノメディシンという全く新しい分野が出現するだろう。最初は，診断法や医薬品製造などの領域で，身体の外部に焦点を合わせて適用されることになるだろう。最も有効な使用法が確立されれば，最終的に身体の内部に適用されることになると考えられる。血流に乗って移動して自然の免疫系を補うプログラム可能な免疫マシンや，迅速な治癒や組織の再構築を促進する細胞収集マシン，遺伝子手術を行う細胞修復マシンなどが，用途として考えられる。」

本書は，低コストでのナノマシンの大量生産が技術的に実行可能であるという前提条件を出発点とし（第2章），続いてこの前提条件の医学的意味を検討する。この3部作の中で提案しているシステムはいずれも，最終的な設計の青写真を意図しているのではなく，さらに分析と改良を加えるためのたたき台に過ぎない。すべてのデザインと予測した能力は，大部分が安全域を広く取って控えめに設定しており，さらに勇敢な未来の研究者が検討できるように，かなり広いデザイン空間を空白のまま残している。

1.3.2　ナノメディシン：アイデアの歴史

原子の存在を示す決定的な証拠は，19世紀の終わりまで得られなかった。ナノメディシンのアイデアがもっぱら20世紀に現れた理由はここにある。このアイデアの最初のヒントは，1929年のJ.D. Bernalの有名なエッセイ[2972]に見つけることが出来る。

「20世紀の発見，特に，物質そのものの性質に接近した量子論の微小力学の発見は，他の何にもまして根本的な発見であり，時が経てば必ず重要な成果をもたらすに違いない。まず，新しい材料と新しい製法が開発され，物理学と化学と力学は融合して境界がなくなるだろう。すぐにこの段階に達すると考えられ，そうなれば，自然が我々に与えてくれた鉱石や金属，木材，繊維といったものを単に変化させる方法ではなく，分子建築の仕様書に合わせて材料を生産できるようになる。我々はすでに様々な原子をすべて知っており，原子を互いに結合させている力についても知識を得ようとしている。我々はまもなく，我々の目的に適うように原子を結合させることがある程度できるようになるはずである。その結果，それほど遠くない将来に，金属の時代とそれが意味するすべてのものが消え失せる時代，つまり鉱山や加熱炉，大規模構造物のエンジンなどがすべて消え失せる時代がやってくるはずである。その代わりに，意図した目的だけに使用できる軽くて弾力性がある強靭な構造材の世界が待ち受けており，それは，バランスのとれた完全な生体を模倣できる

世界であるはずである。」

ナノメディシンの概念が発展したのは，ナノテクノロジーに主要な2つの経路[2244]が出現した後のことであり，Richard Smalleyはこの2つの経路のうち生物学的伝統の中で発展した経路を「ウェット・ナノテクノロジー」と呼び，機械技術的伝統の中で発展した経路を「ドライ・ナノテクノロジー」と呼んだ。この2つの経路は，未来を推測したフィクションの中で予測されていた。次に示す歴史の要約は，分子工学や，分子マニュファクチュアリング，ナノ顕微鏡などの広い問題ではなく，主にナノメディシンに焦点を合わせ，ひらめきを与えるような記述や，推測に基づいた記述，あるいは架空の物語など，審査のない（non-refereed）初期の多数の出版物に言及している。

最初にバイオテクノロジーからのアプローチを検討し（1.3.2.1項），次に分子ナノテクノロジーからのアプローチを検討した（1.3.2.2-3項）後，1.3.3項では，これら2つのアプローチを対比させて比較する。

1.3.2.1　生物学的伝統

生体工学の概念は，少なくとも19世紀半ばまで遡ることができるが，現実の遺伝子工学に関係する最初の空想科学小説は，化学エンジニアStanley Weinbaumが書いた“Proteus Island”（1936年）であった。この後，人工的に創られた生物が脇役としていくつかの物語に登場し，Fritz Leiberの“Gather, Darkness!（闇よ，つどえ！）”（1943年）の中で偽の魔女に雇われた使い魔は注目に値する例であり，A.E. van Vogtは“Slan（スラン）”（1940年）の中で「遺伝子転換」を用いてスーパーマンを創っている。人工的に進化した最初の創造物はTheodore Sturgeonの“Microcosmic God（極小宇宙の神）”（1941年）に登場し，この物語ではある生化学者が，人工的に進化を加速してNeotericsを創造できる条件を確立している。Neotericsとは，知能の高い超金属の創造物で1ミリメートル未満の大きさの種族であり，非常に迅速に仕事を完成させることができた。人工的に設計された最初の微小創造物はJames Blishの“Surface Tension（表面張力）”（1952年）に登場する。この物語では，死にかけている宇宙飛行士が惑星に不時着して，新しい形の完璧な人間を創造する。この人間は原生動物の大きさまで小さくなった男性と女性であり，この新しい惑星の表面にあるため池や水溜りに蒔かれて，1つの水溜りから別の水溜りに移動するために必要なバイオテクノロジーを修得しようとする。

医学的な目的を持った生物学的ナノマシンの科学的伝統は，人体冷凍術の開拓者であったRobert Ettingerが，細胞レベルや分子レベルの修復術が延命のために開発される可能性を示唆した1964年に始まった。Ettinger[157]は，「何十年あるいは何世紀にもわたって1日24時間作動し続ける外科医マシンが出現して，凍結した脳の重要部位を慎重に細胞1つ1つ，あるいは分子1つ1つの単位で元に戻すようになるだろう」と推測している。

1965年には，米国化学会の会長であったCharles Price教授が，人工生命の合成を国家目標に掲げるべきであると公に提案し，我々が知っている生物の「単なるイミテーション」ではない新しいタイプの生命を創造できる可能性を指摘した[153]。

1967年にIsaac Asimov[2257]は，将来には「超顕微鏡的核酸からなる工作機械と何百何千という複雑な酵素が作動する工場」を使用して「現在のどんな方法よりも便利に化学反応を起こす」ことができるようになり，この工場は「生命の構築にも役立つ」ことを示唆した。

1968年にG.R. Taylor[2258]は，遺伝子工学と遺伝子手術の可能性について次のように述べている。「物理的な方法でDNAのマイクロサージェリーが実現する可能性があり，微細な放射線ビーム（おそらくレーザ光線かパルスX線）を使ってDNA分子を望む位置で切断できるようになるだろう。」彼はこの他に，まもなく細菌がプログラムされるようになるだろうと予測した。

1969年にJ. White[2259]は，ウイルスに修正を加え，これを細胞修復マシンとして使用できることを示唆した。「人工的に作ったウイルス粒子を使って，先天的に欠陥のある細胞に適切な遺伝情報を導入して治療する方法が提案されている。同じような方法で，広範囲の修復ができる可能性がある。タンパク質合成や代謝経路などを設定した修復プログラムを用いれば，損傷を診断して修復できるはずである…。修復プログラムが適切なRNAのテープをプログラムの中に組み込むように指定すれば，［情報］を保存できる…。」

1970年にJeonら[158]は，3種類の細胞から取った「重要な構成要素，つまり，核酸と細胞質，細胞膜を使ったプロテウスアメーバの再組み立て」を成し遂げた。

1972年にEttinger[160]は，遺伝子工学を用いて顕微鏡的バイオロボットを作ることを提案した。「遺伝子工学がもたらす最も センセーショナルな影響は，ヒトの修正に関するものになるだろうが，この他にも同じように重要な用途があるはずである。我々に仕えるようになる『ロボット』のいくつかは，ナノサイズまで小さくなる必要があるだろう。」既存の生物に修飾を加えて生物学に基づいたプログラム可能なバイオロボットを作り，医療に用いる可能性について次のように述べている。「十分に複雑な行動パターンを設計して顕微鏡的サイズの生物に組み込むことができれば，果てしない可能性が生まれることは疑う余地がない。その中で重要なもののいくつかは医療分野に貢献するはずである。血液の中に監視を担当する生物と清掃を担当する生物がいて，これらは，ヒトが代々受け継いできた白血球や他の作用物質よりも優れており，不都合や損傷を引き起こす様々な侵入者を見つけて追い詰め，排除することができるようになるだろう。」コンピュータ化された細胞修復マシンは，「タンパク質合成や代謝経路などの手段を用いれば損傷を診断して修復できるはずである…。修復プログラムが適切な RNA のテープをプログラムの中に組み込むように指定すれば，[情報]を保存できる…。」同じ 1972 年に Danielli[2260] は，「生命合成」と遺伝子工学を用いて新しい形の生命を創造できる可能性について，様々な観点から説明しており，「高分子工学」が，強力でコンパクトな高分子コンピュータシステムの発展を可能にするだろうと述べている。

1974 年に Halacy[2261] は，「人工生命の奇跡」を利用する「幾分恥ずべき方法」について述べており，それは，コンピュータから飛行機まで多岐にわたる物質を増殖させる潜在的能力に関するものであった。Morowitz[159] は，細胞の構造を分析して判断するために，細胞を極低温まで冷却することを提案した。この温度で人工細胞を組み立て，続いて解凍して細胞を動かすことが可能になるとも述べている。Morowitz は，アメーバにマイクロサージェリーを行った実験は「最もドラマティックであった。4 匹のアメーバから取った細胞分画を中身のない 5 番目の幽霊アメーバに注入すると，生きた機能を持つ生物が生まれたのである」と報告している。

1975 年に Richard Laing[2250] は，万能チューリングマシンの発想に基づいて，分子（データ）テープを用いて自己複製する分子機械の理論的可能性を説明し，このような「人工生物」が「様々な生物学的可能性を探求するための乗り物」として自己複製する方法をいくつか検討している。

1976 年に Donaldson[2262] は，細胞修復を実現するために必要であり，実行可能であることが立証できると考えられるバイオテクノロジー技術のリストを初めて詳細に（かつ意欲的に）提示し，同時に，タンパク質/DNA の自動化したシーケンスや合成などのように現在実現している多数の能力について予測しており，細胞の発達経路と遺伝子のプログラム・ネットワークの制限に関する大半の知識についても記述している。Donaldson は，細胞レベルの修復には次の技術が必要であるとしている。

1. 特定の修復機能を生み出す酵素を設計できる技術。例えば，変性したタンパク質を再生する酵素，分解したリポタンパク質複合体を結合させる酵素，分断した DNA 鎖または RNA 鎖をアニーリングする酵素，RNA 上での既存のタイプまたは特定のタイプのタンパク質を読み取ってそれを複製する酵素，新しい物質を代謝したり，新しい補因子を使用したり，必須アミノ酸を構築する能力を細胞に与える酵素などである。

2. 自己複製し，特定の標的組織に広がり，自己の DNA/RNA の中にデザインされているプログラムに従って特定の修復を行うことができる特殊な細菌またはマクロファージを構築する技術。自然ではない温度で作動するか，もしくは自然界にこれまで見出されていない代謝経路を利用できるように設計されている必要がある。

3. 欠失した DNA やミトコンドリアなどの小器官を細胞中に再導入できる技術。この技術によって，特定の修復機能を実行すると考えられる全く新しい形の小器官を導入することや，新しい代謝能力を細胞に導入することができる。

4. 細胞の発達プログラムを思いのままに変更できる技術。例えば，この技術を用いて，指定したプログラムに従ってニューロンなどの分裂終了細胞を分裂させ*，指定した特性を持つ娘細胞を形成させることができる。

5. すべての細胞に適切な修復を行うことができるように，互いに協力して一体となって働き，化学的な手段（ホルモンなど）で互いに連結できる数種類の細胞修復細菌を作製する技術。このような細胞修復細菌は，（A）損傷の性質を正確に診断し，別の細胞修復細菌をその部位に呼び集め，すでに導入された細胞修復細菌以外の新しいタイプの細胞修復細菌が必要であることを主治医に報告することと，（B）保存しなければならない構造体（記憶など）を特定し，必要時にはそれらを再構築することを目的とする。

Donaldson は，生物を部分的にではなく全体的なレベルで修復するために，次のようなやや挑戦的な生物学的ナノテクノロジー技術を提案している。

1. 老化の生理学を理解すると同時に老化を逆転させる技術。

2. 成長と発育をコントロールする技術。例えば，新しい眼や，失ったり損傷を受けた臓器を成長させたり，頭だけを基にして身体全体を適切に成長させたり，損傷を受けたり失った脳組織を再生させるなど，自然には起こらない成長と発育をプログラムする技術。

3. 失った臓器の代わりになる非永久的な「代用臓器」を用いる技術。すなわち，（A）特定の組織を *in vitro* で無期限で正常に生かし，身体の一部もこれと似た状態で生かす技術と，（B）失ったあらゆる臓器の代わりに一時的に代用する技術をいう。これらの技術を用いれば，新しい臓器が成長する間，身体を支えることができると考えられる。つまり「代謝を支える松葉杖」である。具体的には，血管系や神経系など散在性の器官系の代わりに一時的に代用臓器を使用する技術をいう。例えば，特別に創った「植物」を用いれば，患者の体内の元々の構造をほとんどあるいは全く破壊することなく，たった1個の種から血管系が成長し，その根毛は細胞と細胞の間に伸びて毛細血管や小静脈の代用臓器として利用することができる。

これらの技術の最後の項目は，「修復網」（明らかに推測できる）の説明であり，Donaldson が1976年に最初に提案した概念であったようである。身体全体に及ぶ修復網は後に「さなぎ（chrysalis）」[161,1724] と呼ばれ，12 年後の 1988 年に Donaldson は，提案した上記のバイオテクノロジー関連技術に関して，芸術的な構想と追加の説明を次のように記している [1724]。

「つぶれたりずたずたになった重度の傷を負うと，新しい血管系が必要になる。修復デバイスは真菌に似ており，損傷を受けた組織に菌糸を伸ばす。損傷した細胞を認識し，修復後のあるべき形を示した設計図に従いながら，［つぶれた］足に修復網が成長する…。［傷がさらに重症の場合は，］さなぎが，まず患者を包み込み，続いて患者の全細胞の間に侵入する。さなぎは，さなぎ自身の修復マシンと血管系を用いて細胞1つ1つを取り囲んで患者をばらばらにする。幾何学的手段により，患者の細胞の位置に関する情報はすでに保存されている。必要であれば，モルフォゲン（形態遺伝子）化学勾配もこうした情報を保つことができる。患者は［局所的に］元々の大きさの 10 倍まで膨張すると考えられる。修復が終わると，さなぎは侵入したときと同じように患者の身体から引き上げる。」

1977 年に Darwin[2263] は，組織の修復と細胞の修復を行うバイオマシンというテーマをさらに発展させ，白血球を修飾して修復機能を持たせることを提案した。

1981 年に Asimov[2264] は，我々は「細菌を検討している。植物や動物の細胞よりはるかに小さい単細胞からできているちっぽけな生物であり…。［我々は，］我々が所有するこうしたちっぽけな奴隷を適切にデザインすることで，この奴隷たちを使用して世界自体を新たに作り変えたり，我々の望みに近い世界を構築することができる」と提案している。さらに重要なことは，Donaldson[161] が彼の初期の考察 [2262] を詳細な部分まで練り上げて，冷凍して機能を一時停止させた人体の修復方法を提示したことである。彼は，Ettinger[160] と White[2259] の初期の概念を拡大し，「ウイルスの大きさの

---

*現在では，多数の細胞には分裂終了細胞の分裂を可能にする遺伝プログラムが存在しないことが知られているが，理論的には人工のプログラムで分裂させることが可能であると考えられる。幹細胞は分化が可能であり，一部の細胞は，分化を逆転させて幹細胞に戻してやり，その後再び分裂させて分化させることが可能であると考えられる。しかし，ニューロンの場合は，既存の神経結合が消失する。

非常に小さい生物学的機械的マシンのようなハイブリッド技術」とこれに関連する技術があれば，「(単一の細胞を修復するために）原則として想像できる修復ならどんな修復でも全く困難ではないと思われる」と結論を述べている。彼は，修復する細胞 1 つに対してプログラム可能な細胞修復バイオマシン約 10 個を，機械的な崩壊を引き起こさずに導入できると推定した。1988 年に Donaldson[1724] は，「標的細胞だけに反応して，もしくは細胞のタイプや細胞の状態に応じて異なる反応を示しながら，標的細胞を認識するために制御マシン類を運搬することができる」人工のマクロファージについて記述している。「このマクロファージは，標的細胞が機能しない場合でも働き（ウイルスとは異なる），標的細胞の遺伝子以外の機械類を再建し，多数の遺伝子を移送してその患者のゲノム全体のコピーさえ作ることができる。」このマクロファージはこの他に「互いに連絡を取り合い，拡散性の化学物質を放出して互いの行動を導きあうこともできる。」

1990 年代までには，特定の細胞集団を標的にしてこれらの細胞に浸透する手段として，バイオ工学で作られた様々なタイプのウイルスや特定のベクターが，実験的な遺伝子治療で日常的に用いられるようになった[3001-3011]。ベクターは治療する DNA 配列をヒトの標的細胞の核に *in vivo* で挿入することを目的としている。レトロウイルスで変化させたリンパ球（T 細胞）が治療目的でヒトに注射され始めた。治療を目的として設計された細胞のもう 1 つの例は，グリア芽細胞腫を攻撃するように遺伝子を修飾した脳の内皮細胞ベクターであり，これは 1998 年に Neurotech 社（パリ）が研究を行っていた細胞である。Vion Pharmaceuticals 社は，細菌の工学設計をエール大学と共同研究していた[3038]。彼らの“Tumor Amplified Protein Expression Therapy”プログラムでは，増殖に不可欠なプリン体を産生する遺伝子を除去することによって，抗生物質に感受性のネズミチフス菌（食中毒を起こす細菌）の毒性を減弱した。毒性が弱まったこの菌株（細胞系 VNP20009）は健康な組織の中では長く生きられないが，プリン体を多量に含む腫瘍の内部では迅速に増殖して約 1000 倍になる。次の段階では，この細菌に遺伝子を加えて，腫瘍を縮小させる抗癌作用を持つタンパク質を産生するようにしたり，腫瘍細胞の増殖を調整できる種々の酵素や遺伝子やプロドラッグを送達するようにこの細菌を修飾することになるだろう。この細菌は，宿主に免疫反応が起こる危険を回避するために，複数の血清型（8.5.2 項）に使用可能であった。50 リットルの発酵槽で製造したこの細菌の臨床用量を用いて，1999 年に第 1 相臨床試験が開始されると予測されており，この他にも細菌ベクターが検討されていた。

1998 年には，多くのバイオテクノロジー団体がマイクロバイオロボット工学を未だ推測の域を出ない話題であるとみなしていた。Glen A. Evans[3014] は，ゲノムを合成して人工の生物を構築する可能性について記している。彼が提案した戦略は，ゲノムのための DNA 配列を決定またはデザインして，ゲノムを合成して組み立て，合成した DNA を，除核した多能性宿主細胞に導入し，続いてその宿主細胞を生物に導入するというものであった。Evans は，ゲノムシーケンスにより発見された遺伝子産物を高いスループットで「読み出す」ことが可能になり，デザイナ遺伝子とゲノムを迅速に構築できるようになり，遺伝子置換/挿入突然変異のためのデザイナーベクターが自動的に合成されるようになり，ついには合成ゲノムと人工生物を構築できるようになると予見している。Robert Bradbury[3015] は，ゲノムの合成と置換に必要な条件とコストを検討している。例えば，DNA の合成には 1 塩基当たり約 0.03 ドル（1999 年の 1 塩基-マイクロモル当たり約 0.80～1.00 ドルと比較した場合）かかり，バイオロボット細胞 1 個が約 20,000 個の遺伝子を発現させ，平均遺伝子サイズが約 3000 塩基と仮定してゲノムの合成コストを推定しており，バイオロボット細胞 1 個（1 染色体）当たり約 60 メガ塩基のゲノムを発現させるとすると，1 デザイナー細胞系当たり約 300 万ドルの粗費用（デザインコストを除く）がかかると見積もっている。合成生物[3016] や合成生命形態（lifeform）[3263] の前駆物質としての「化学反応自動機械」や，「ナノバイオロジー」[3017]，「バイオロボット工学」[3079-3081]，「漂流細胞（cell rovers）」[3241]，微生物工学[1962,3248,3543,3544]，リンパ球工学[965]，人工染色体（第 20 章）に関する議論も行われており，細胞工学（第 21 章）の人気が急速に高まっている。

1.3.2.2　機械技術的伝統

科学小説家であった故 Robert A. Heinlein[155] は，1942 年に分子ナノテクノロジーに近い概念を考案し，顕微鏡的構造体を操作するプロセスを提案した。Heinlein は，“waldoes”と呼んだ遠隔操作装置である実物大の手を使って，これに装備された感覚器を通して，完全に遠隔制御しながら臨場感をフィードバックすることを想像した。彼の小説の主人公である Waldo は，こうした遠隔操作できる機械の手を集めてさらに小さい機械の手を作って操作し，出来上がった手を用いてさらに小さい手を作って操作した。こうしてできた最も小さい機械の手は「直径が 1/8 インチに満たず」，ミクロの手術を行う装置とステレオ「スキャナ」を装備しており，この手を使って「生きた神経組織を取り扱い，*in situ* でその性能を検査し」，神経外科手術を行った。Eric Frank Russell の 1947 年の小説“Hobbyist（ホビィ）”には，「レンガを積み上げて家を造るように原子に原子を供給して」組み立てるプロセスが記載されている。1955 年には，Russell の“Call Him Dead”が *Astounding Science Fiction* に連載され，これはウイルスをベースにしたエイリアンの知能が血液や唾液に接触して広まる物語であり，桿菌に手術を施すことができるほど小さい外科操作用器具」を作る“microforger”という男性を主役にしている。機械技術的伝統にも Isaac Asimov が登場し，彼の 1966 年の“Fantastic Voyage（ミクロの決死圏）”[339,340] では，潜水艦ごと小さくなった乗組員が修復の使命を受けて患者の血流に乗って移動する。

Heinlein と，Russell，Asimov は各自のアイデアの意味を十分に把握しておらず，大半の科学者は冷淡であった。例えば，1952 年に Erwin Schrodinger は，電子や原子，分子をたった 1 個用いて実験を行うことはできないであろうと記している [3197]。しかし，1960 年代初期には，数名の科学者が，類似した顕微操作と極小化の方法を再発見し，ナノテクノロジーの領域に足を踏み入れたのである。この科学者たちの中で最初に登場し，最も有名な人物がノーベル賞受賞者リチャード P. ファインマンである。1959 年に行った著明な予見的講演“There's Plenty of Room at the Bottom（極微の世界のはるかなる可能性）”の中でファインマン [156] は，マシンツールを用いてより小さいマシンツールを作り，これらを使用してさらに小さいマシンツールを順に作っていけば，原子のレベルに到達すると提案し，これは「避けられない発展」であると予言的な結論を下した。最終的には，このようなナノマシンツールやナノロボット，ナノデバイスを使ってミクロン未満の様々な器具や製造ツールを開発することが可能であり，これはすなわちナノテクノロジーである。ファインマンが提案したこれらのツールの用途は，極小のコンピュータや様々なマイクロロボットとナノロボットを多量に製造することであった。

ファインマンは，彼が提案した新しいテクノロジーが医療に適用できる可能性に明らかに気づいていた。彼のアイデアを仲間と討論した後に，ファインマンは心疾患を治すためのナノ治療の方法を初めて提案した。「私の友人（Albert R. Hibbs）が，比較的小さいマシンの非常に興味深い可能性について提案している。彼が言うには，乱暴なアイデアではあるが，もし外科医を飲み込めるとしたら，手術は面白くなると思う。機械で作った外科医を血管の中に入れて，その機械外科医が心臓の中に入ってあたりを見回す。（もちろん，情報は体の外に送られる必要がある。）そして，欠陥がある弁を見つけ出し，小さいナイフを取り出してそれを薄く切り取る。他にも小さいマシンが永久的に体内に組み込まれていて，十分に機能していない臓器を補助する働きをするかもしれない [156]。」この後ファインマンは歴史に残る講演の中で，生物学的な細胞と関連させながら，「このレベルで操作できる物体を製造できる」可能性を検討するよう勧めている。

1961 年に K.R. Shoulders[2265] は，たとえ生物学的な「プロセスで行い，監視なしでゴミ箱の中で行うことができるとしても」，生物学的な建築用ブロックの使用を否定した。彼は，環境的な限界が多く，利用できるテクノロジーで制御することが困難であるとみなした。その代わりに，はるかに単純でさらに強力で頑健な一連のナノ構造体を直接製造する方法を模索しており，ビデオ周波数で操作が可能で，最終的にはそれ自身の複製を助ける働きをするナノ構造体を提案した。1965 年に Shoulders[2266] は，電界イオン顕微鏡で直接観察しながら，極小の物体を 10nm の精度で置くことができる微調整装置を実際に操作したと報告した。

1970 年に Volkenstein[2267] は，「生きた生物のモデルとして働くと考えられる非高分子システムの作製は確実に可能である」が，こうしたシステムは自力では発生できない。現存する生物の高分子化は必須のものではなく，その進化に由来するものであると述べている。幾分詩的なニュアンスを含めながら，彼はこう付け加えている。「したがって，生命と類似している自動制御型の非高分子機械は，地球上ではヒトの手によってのみ作り出されてきたと考えられ，また，ヒトの手によってのみ作り出されうるといえる。ヒトの手によって，何の制限もない完全な機械になりうるのである。」T. Nemes[2268] は，人工の自己複製型機械を検討し，「自己を複製できる自動式旋盤」の作り方を説明した。これは，機械複製に関する von Neumann の著作 [1985] より前に出現した概念であるようである。

1981 年に Drexler[182] は，生物学的な部品を用いて機械論的な判断でナノデバイスを構築することを提案した。こうしたデバイスは，分子レベルで細胞を検査し，人体冷凍術により損傷した細胞性組織を修復することもできるとした。1982 年に Drexler[311] は，人気を博した出版物の中で，機械技術の伝統に則って細胞修復マシンをさらに明瞭に説明した。

1983 年までに Drexler[2253] は,「細胞修復マシン」と題した技術論文の原稿を個人的に配布し始めた。これは，進化した機械をベースにしたナノテクノロジーが,「細胞内に侵入して細胞を修復できる分子スケールのセンサやコンピュータ，マニピュレータからなるシステムを構築できるかどうか」，詳細にわたって初めて検討した論文であった。「修復を行うためには，計算論的アルゴリズムの性質と計算論的リソースの大きさが必要であり，成熟した分子テクノロジーに基づいた細胞修復システムの概念上のデザインをスケッチするためには，身体的能力と制約が重要な要素になる。」と記されている。

Peterson[2254] は,「1980 年代初期に Drexler は医療への適用を検討したが，医学界はこの概念を受け入れる準備ができていなかった」と述べている。Drexler の技術論文が *the Journal of the American Medical Association* の編集者によって紹介されたが，審査員は「空想科学小説」として片付けてしまった。

1985 年に G. Feinberg[2269] は単波長の干渉性のレーザエネルギーを動力にして,「人体に埋め込むことができるナノセンサ」と連絡をとる方法を提案した。「人体に埋め込んだナノセンサは…細胞より小さい分子から組織や臓器にいたる人体の構成要素の様々な生理機能を［モニタ］することが可能であり…成長と老化に関わる機構の一部を確定するために不可欠なツールであると考えられる。」

Marvin Minsky が編集し「ロボット工学」と題した 1985 年の本の中で，Minsky（良く知られているコンピュータ科学者であり，人工知能の先駆者）は完全に自動化した細胞修復マシンがどのように働くか，Drexler の洞察力に従って次のように簡略に説明した。

「身体の内側から動脈を修復できるほど小さい修復マシンを設計できると想像してみて欲しい。最初のマシンはノミほどの大きさかもしれない。（ノミほどの大きさの物には多数の機械類が入る余地がある。ちょうど，ノミの身体そのものがそれを証明している。）こうしたマイクロマシンは，最も細い血管以外であればどんな血管の中もゆっくり進むことができ，細胞の残骸を掃除し，修復する血管壁を適切な材料で裏打ちすることができる。後の世代のマイクロマシンは，さらに小型化しておそらく修復する細胞以下の大きさになるだろう。こうした極小マシンは，これより大きいマシンか自己複製する技術のいずれかによって，何十億という単位で大量生産することができる。これらの生物学的管理人は，体内に埋め込んで永久的に保守点検作業者として働かせることもできると考えられる。ちょうど，生体の多数の細胞がすでにそうした目的で役割を果たしているように。」

「今現在は，こうしたテクノロジーのアイデアが空想のように思えるが，我々のコンピュータの中にある回路の多くは，すでに我々の身体の細胞よりも小さいのである。もうしばらく，未来のことを考えてみよう。高度な知能を持ったマシンの大量生産，微細化の途方もない進歩，ヒトの助けなしでマシンが自ら増殖するまでに進歩したテクノロジー。これは空想だろうか？全くそうではない。最も単純な藻類や細菌はこうしたことを行うことができる。正確には藻類や細菌に知能はないが，こうしたことを行える十分なコンピュータ様の機械類と記憶装置を持っている。したがって，必要なマイクロテクノロジーが可能になれば，細菌の大きさのコンピュータを作ることは問題なく実行可能であるはずである。いつの日か我々は，細胞の能力をすべて備えた人工の細胞様マシンを作る手段を手に入れるであろう[202]。」

筆者 R.A. Freitas Jr.[204] も，Minsky のこの本の 1 つの章を担当し，切開しない遠隔操作によるナノ手術について次のような提案を行った。「1 つの可能性は，遠隔操作できる医療用のダニの概念であり，これは現代のマイクロマシンテクノロジーで実現可能である。一部の医療用ダニは超小型の潜水艦に似ており，ヒトの身体内に放出されて体内の検査を行う。別のダニは，ヒトの身体の大動脈を漂ったり，ゆっくり進んだり，泳ぐことが可能で，遠隔マイクロサージェリーに熟練した外科医の指示に従って無線リンクによる制御を受けながら，身体の中から現場で修復を行うことができる。」

1986年にDrexlerは*Engines of Creation*（創造する機械）[8]を出版した。これは人気を博した教科書ともいえる著作であり，この中の2つの章では細胞修復マシンについて検討している。Drexlerは，1985年[259]，1986年[310]，1987年[165]，1989年[72]に発表した論文や記事の中で細胞修復マシンについてさらに詳しく説明しており，1988年[261]にはBrian Wowkによって，1989年[2256]にはTime-Lifeの本の中で，彼の概念が説明された。本書では第21章で細胞修復マシンを詳細に検討する。

1988年にA.K. Dewdney[18]は，動脈を掃除するナノロボットという初期のナノメディシンの概念を報告した。彼はDrexlerの影響を受けており，「ナノマシンが毛細血管を泳ぎながら脂肪の堆積物を攻撃する」という説明文が付いた想像画を同時に報告した。(この目的にふさわしいナノロボットのデザインは，内皮細胞であり，第22章に提示する。)

1.3.2.3　1990年代のナノメディシン

分子ナノテクノロジーが途方もない重要性を持っているにも関わらず，医療におけるロボット工学を論評した1993年の総説には，ナノテクノロジーまたはナノメディシンの参考文献が1件も掲載されていなかった[2255]。本書を執筆している1998年の時点では，1989年以降に書かれ，機械技術の伝統に則ってナノメディシンに関する題目を取り扱い，人気を博した技術的ノンフィクションの原著のリストは短いが，短いだけに事実上完全なリストであることが分かる。このリストに掲載された著者は，Beardsley[122]，Bova[2973]，CoombsとRobinson[570]，Crawford[2270]，Drexler[9,10,2397]，DuCharme[358]，Emanuelson[3270]，Fahy[27,215,224,322,2271]，FiedlerとReynolds[70]，Freitas[19,2300,1400]，Kaehler[2272]，KlatzとKahn[2979]，Kurzweil[2309]，Lampton[168,330]，Merkle[258,262,306,888]，Merrill[3487]，Minsky[132]，More[2992,2993]，Ostman[2284]，Reifman[2273]，WowkとDarwin[20]である。ナノメディシンのデバイスデザインに関する技術論文は，筆者Freitasがバイオテクノロジーの雑誌*Artificial Cells*[1400]に1998年に発表した論文が最初であり，この3部作（本書）は，分子ナノテクノロジーの医学的意味を取り扱った最初の専門書である。

筆者は再び，熱狂的な読者を戒めなければならない。このテクノロジーを発展させるために十分な資金援助を受けて何十年にもわたって熱心に研究を続ける多数完全な能力を認識することはできないであろう。本書の目的の1つは，こうした今後の研究への意欲を高める一助となることにある。

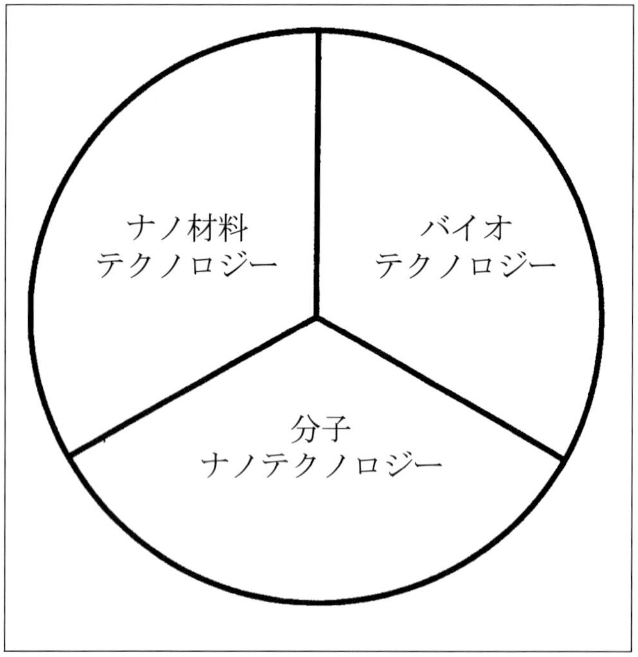

図 1.5.　「ナノテクノロジー」に含まれる現代の3部門

1.3.3　バイオテクノロジーと分子ナノテクノロジー

実用主義の一部の読者は，分子ナノテクノロジーがどれほど特別なものなのか，既存のバイオテクノロジーや予想される将来のバイオテクノロジーでは同じように達成できないのか，と疑問に思うかもしれない。バイオテクノロジーは，曲がりなりにも，医療への適用能力がすでに確立されている。実際の応用品と実際の製品がすでに市場に出ている。1989年に良く知られたある低温生物学者[215]が，強力なナノコンピュータを搭載した高機能の機械的医療ナノロボットの将来の実現可能性をよく考えた末に，「はっきりしないのは，そのようなデバイスのために何が必要になるかということだけだ」という結論に達した。この疑問の最も単純な答えは，**図 1.5** に示したように，「ナノテクノロジー」に含まれる現代の3つの部門が，それぞれ独自の価値のある何かを医療に提供することであるといえる。

ナノスケール材料のテクノロジー[3221,3222,3262]は，すでに医療分野で広範囲にわたって利用されており，生体適合材料と分析技術[341]，外科と歯科，細胞内電極を用いた神経細胞の研究，近接場顕微鏡を用いたバイオ構造体研究とバイオ分子研究，走査型プローブ顕微鏡と光ピンセット，ワクチンのデザイン[570]などに利用されている他，古典的な大半の薬理学に加えて，20世紀の多数のバルク化学および生化学製造技術にも使われている。

「バイオテクノロジー」については，この言葉の元々の意味は「生体系と生物を技術プロセスと工業プロセスに適用すること」を予期したものであった [2223]。最近は，分野が拡大されて遺伝子工学を含めるようになり，今ではあらゆる生体系の工学設計が最終的な目標になっているといっても過言ではなく，生物学的な手段を用いて完全に人工の有機生物系を作ることさえ目標としている。

3 つ目の部門である分子ナノテクノロジーは，分子レベルから構築した複雑なあらゆる機械システムの工学を守備範囲とし，医療に新しいツールを提供する可能性を秘めていて，これはまさしく本書の主題である。G.M. Fahy[2271] は，「ナノテクノロジーの研究者とバイオテクノロジーの研究者の違いは，前者は後者の生物学的限界の枠の中に自らを制限しないことであり，自分が達成したいと思う仕事に対して，はるかに大きな望みを持っていることである」と観察している。

医師は，この 3 つのアプローチから医学的問題の解決策を利用することができる。先に述べたように，病訴の 80～90％は自然の恒常性維持プロセスを介して，つまりバイオテクノロジーや分子ナノテクノロジーで製造した有効な薬剤を使用せずに，自ら回復する。しかし，バイオテクノロジーを利用することによって，治療選択肢の範囲が広がり，効果が高まる。分子ナノテクノロジーを利用すれば，可能な治療の範囲，効果，快適さ，スピードが格段に向上する。身体の損傷が非常に微妙なものであったり，高選択性であったり，スピードが重視される場合（頭部外傷，火傷，広がりの速い疾患など）や，損傷が広範囲に及び，身体の自然の防御機構と修復機構が機能しない場合には，分子ナノテクノロジーが不可欠である。G.M. Fahy[215] が発端となった初期の論議に刺激されて，**表 1.4** に選択肢を系統的にまとめてみた。どの難易度においても，大半の医学的問題は，効果は様々だが，恒常性維持/ナノ材料テクノロジーか，バイオテクノロジー，または分子ナノテクノロジーによるアプローチの範囲内で解決されると考えられる。選択したテクノロジーが正確で，有効で，制御可能なものであればあるほど，選択肢の幅は広がり，選択肢の品質が向上する。したがって，ある医学的な目的を達成するために分子ナノテクノロジーが必要かどうかは問題ではない。もちろん，バイオテクノロジーと分子ナノテクノロジーだけにしかできないことがあり，分子ナノテクノロジーだけにしかできないこともあるが，多くの場合，問題ではない。そうではなく，治療効果を測る適切な測定基準を用いて判断したとき，ある医学的問題に対してどのアプローチが優れた解決策を提供できるかが重要なのである。この観点からみて，ほぼすべての難易度の医学的課題に対して，成熟した分子ナノテクノロジーは他のどのアプローチよりも幅が広く効果の高い治療選択肢を提供するといえる。

バイオテクノロジーが発展すれば，ヒトの身体内に存在する酸素とグルコースをエネルギー源とし（6.3.4 項），ミトコンドリアに修飾を加えた発電装置を持ち，偽足や線毛，鞭毛で動き（9.4 項），生化学的信号を介して連絡を取りあって航行し（7.2.1 項と 8.4.3 項），顕微鏡的バイオロボットを作るためのデジタルバイオコンピュータも内蔵した（10.2.3 項）人工の白血球や線維芽細胞，マクロファージを使用できるようになると想像することは可能である。医学的目的に対してバイオテクノロジーによるアプローチが望ましいとする意見の主な根拠として，(1) 半世紀にわたって集中的に分子生物学を研究してきたことから，我々はすでにこうしたシステムに若干詳しいことと，(2) 5 つの部品から生きたアメーバを作ったことや [159]，DNA を挿入するデバイスとしてバイオ工学処理したウイルス [3003] と細菌 [2018,3038] を使用していること，遺伝子操作したスタータ微生物で自然の複製を促進させていることなど，前駆システムをすでに「構築」していること，(3) 線維芽細胞（HLA クラス II 抗原を表出しないため，拒絶反応を促さない。8.5.2.1 項）をスタータ物質として使用できるようになれば，生体適合性は重要な問題でなくなること，(4) 工学処理したウイルス [2326,2327] と細菌の両方がすでに商業用と研究用に広く使用されていること，(5) 自己修復する必要があるとすれば，機械システムでこれを行うにはさらに複雑になることが挙げられる。初期のバイオロボットへ発展する道のりは，分子ナノテクノロジー・アプローチによる機械ナノロボットへの道のりよりもかなり短いと多くの人が信じており，このため 1998 年現在で，作動するナノロボットの試作品は研究所にさえ 1 つも存在しない。

機械ナノロボットシステムを使用する分子ナノテクノロジーを想像することも可能である。このようなシステムは，生物学をベースにしたシステムとは構成上，多数の相違点があるはずである。例えば，機械システムは固定された通路を介して部品と材料，エネルギー，

表 1.4.　難易度別に示した医学的課題と可能なアプローチ

効果の増大 →

難易度	特定の医学的課題	恒常性維持またはナノ材料テクノロジー	バイオテクノロジーによるアプローチ	分子ナノテクノロジーによるアプローチ
I	軽度の症状および外傷	漢方薬，小手術，時間の経過	症状を抑える薬剤	ファーマサイト，ジッポサイト，レスピロサイトなど
II	感染因子	自然の免疫系	抗生物質およびワクチン	ナノバイオティクス
III	突然変異および細胞疾患	自然の免疫系 大手術	分子診断および 分子治療，遺伝子治療	ナノバイオティクス 細胞修復マシン
IV	健康維持および老化	ビタミン類，適切な食事療法，運動，控えめで「清浄な暮らし」	事故修復機能と免疫機能を高めるための遺伝子治療	全身細胞分析 細胞修復マシン
V	主要臓器の置換または修復	臓器移植 大手術	幹細胞および組織工学，胚遺伝子の再活性化	細胞ミル，組織ミル，臓器ミル，ナノ手術
VI	形態工学	美容外科	自然の形態形成系の制御	ナノ手術 染色体・編集器ー
VII	救急医療，非恒常性維持組織の回復	救急大手術 人工補助物または生物工学	生物学的修復網 バイオ工学処理した免疫細胞	トラウマポッド 温バイオスタシス
VIII	自然の構造または機能の増強	人工補助物または生物工学	形態形成系の異種間の補足および人工の形態形成系による補足	細胞工学デバイス 自己制御

指示を輸送するが，大半の（すべてではない）生体系は拡散によって作動する [2244]。機械システムは明確に限定された幾何学によって制約された構造をもつが，生体系は封じ込めと相互接続のパターンによって定義された構造をもつ。つまり，生体系の構造は，1つの細胞の内容物が1つの膜の連続性の範囲内で仕切られた形をしており，内容物の量は膜によって決まる [2244]。機械システムは，使用説明書の図に従って操作すれば確実に製造されるが，工学処理したリボソームは，拡散して相補的な部品と確率論的にマッチすることで自己組織化する [2244]。つまり，生物学はレシピを使い，機械システムは青写真を使うといえる [2022]。細胞は部品を互いに適合させながら成長するが，機械ナノロボットはあらかじめ決められた構造の部品から作られると考えられる [2244]。生物学は自己修復機能を用いるが，機械システムは一般にそうではない [2022]。これは主に，分子機械システムには自己修復機能（構成部品の交換による）が必要なくなるからであり，構成部品の高度な代理機能に依存できるためにデザインがより単純になると考えられる [10]（第13章）。これらの違いやこの他の違いも，機械的に構築された医療システムは，生物学に基づいた医療システムを超える多数の重要な利点をもっていることを意味しており，これらを総合すれば，成熟した医療ナノテクノロジーの中で選択されることになるのは，主に機械ナノシステムであることを強く示唆している。次に示すように，分子ナノテクノロジーには利点（機械技術的伝統など）が多い。

1. *治療のスピード*－線維芽細胞や白血球から得られるスピードに比べ，ナノロボットの行動は信じられないほど迅速であることに医師は驚くはずである。自然の線維芽細胞を介した皮膚の創傷修復など正常な恒常性維持プロセスは，完了するまでに数週間必要である。典型的な線維芽細胞の移動速度は 0.1～1μ/s である（9.4 項）が，機械ナノマニピュレータは 1～10cm/s 以上のスピードで動作でき（9.3.1 項），スピードには 4～5 桁の大きさの利点がある。最も強靭な生物学的線維（中間径フィラメントなど）でさえ，最も強靭な機械線維（フラーレンナノチューブなど，**表 9.3**）に比べ 3 桁も小さい力で切れてしまう。生物学的繊毛は約 30Hz で波打つが，機械ナノ線毛は最大約 20MHz の周期で動くことが可能で，実際の動力の制限や他の考慮事項を差し引けば，動いている時間の大半は約 10 kHz の範囲内に納まると考えられる（9.3.1 項）。可塑性のある機械システムの表面は約 0.1ms で形態を変えることが可能であるが，縮んだ赤血球の細胞膜が元に戻るには約 100ms かかり（5.3.1.4 項），この場合もスピードが 1000 倍優れている。以上のことから，機械医療システムは生体系に比べ，標的に 10,000 倍も速く到達でき，この他の点はすべて等しく，生体系で約 10^5s 必要とする治療が機械システムではわずか約 10^2s で済むと予測される[3233]。治療が迅速であれば，患者も医師も楽である。生体系にしても機械システムにしても，仕事を行うには見合う大きさ（例えば数 μm）の多数のデバイスを使用することになるため，機械システムがもつスピードの利点を数だけで相殺することはできない。

2. *出力密度とエネルギー変換*－生物の細胞は，出力密度が通常 10^3～10^4W/m^3 であることが多く，ミツバチの飛翔筋と細菌の鞭毛モーターでは最高出力密度が約 10^6W/m^3 である（**表 6.8**）。対照的に，ナノ機械の出力システムは 10^9～10^{12} W/m^3 の出力密度を生み出すことが可能で（6.3 項），生体系に対して機械系は 10^3～10^8 倍の利点をもつことになる。1998 年には，導電性高分子をベースにしたアクチュエータが，哺乳類の骨格筋の 20～100 倍に相当する力を一定の切断面に作り出している[2388]。さらに，運動型細胞のアメーバ運動には拡散制限性の細胞骨格の分解と再構築が必要であるが，ナノ機械の運動システムは，単純なケーブル牽引装置つまりウィンチかラチェットを採用し，より速く，よりまっすぐに移動することができる。生体系では一部のエネルギー変換器は可逆性であるが，筋肉の収縮は不可逆性である。筋肉は積極的に再拡張できないばかりでなく，筋肉を伸ばしても，それほど有用な化学エネルギーが生じない。対照的に，電気モーターは逆に作動させると電気を生み出すことができ，ピストンは押し上げればポンプになり，拡声器はマクロフォンとして使用できる[2022]。

3. *優れた構築材料*－典型的な生体材料は破損するまでの引張り強さが 10^6～10^7N/m^2 の範囲であり，湿った緻密骨などの最も強靭な生体材料では約 10^8N/m^2 であるが，良質の鋼では約 10^9 N/m^2，サファイアは約 10^{10} N/m^2，ダイヤモンドとフラーレン炭素では約 10^{11}N/m^2 であり（**表 9.3**），生体材料はこれらよりいずれも劣り，非生体材料を使用している機械システムは 10^3～10^5 倍の利点を持つことを示している。非生体材料ははるかに堅く，より強い力をかけることが可能で，より精密な運動を生み出すことができ，広範囲の温度や圧力，塩分，pH に安定である傾向もある。タンパク質はある程度熱に感受性があり，これは，構造の機能性の大部分が折りたたみに関与する非共有結合によるためであり，この結合は高温で壊れやすい。ダイヤモンドやサファイアなど多数の硬い材料は，共有結合で固定された構造をもつため，温度に対する安定性がはるかに高い。ダイヤモンドをベースにした機械構造とは異なり，大半のタンパク質は極低温で機能を喪失する傾向がある（10.5 項）。生体材料をすべてのナノ機械システムから除外するわけではないが，ナノロボットに使用できる生体材料は限られたものになることを示している。機械システムは，非常に多岐にわたる原子と分子構造を採用してデザインされて構築され，蒸気エンジン（6.3.1 項）や原子力（6.3.7 項）などのように，生体系では実行が困難であると考えられる新たな形の機能をもつことが可能である。もう 1 つの例として，最も効果的なバルク熱伝導を必要とする用途には，伝熱能力に優れた一部の生体材料ではなく，利用可能な最良の伝導体であるダイヤモンドを使用する必要がある。

4. *治療用物質の非分解性*－生体材料で作られた

診断用物質と治療用物質は一般に生体内で分解されるが，薬理学の分野の中には，どちらかといえば生体非分解性の医薬品をデザインすることに専念している重要分野がある。例えば，異常な主鎖の連結とペプチド核酸（PNA）を持つアンチセンス DNA 類似体は分解されにくい。しかし，適切にデザインされ非生体材料で作られたナノロボット作用物質は分解されない。工学処理した線維芽細胞は，異種の宿主に移植しても免疫反応を促進しないと考えられるが，その生体分子は生体内でフリーラジカルと酸，酵素による化学的攻撃を受ける。「鏡像の」生体分子，つまり，自然界にない D-アミノ酸だけからなる「ドッペルゲンガー（幽霊）タンパク質」[2285]は，ヒトの身体の中では寿命がわずか約 5 日間である[2286]。ダイヤモンドやサファイアなどの非生体材料は，生体内で化学的分解や白血球による分解に高い抵抗性を持っており，病原性の生物学的存在は，これらの材料に対して有効な攻撃戦略を容易に展開できないはずである（9.3.5.3.6 項）。

5. *ナノメディシン治療の制御*－現在のバイオテクノロジーによる存在物はプログラムにより制御できず，作業の実行中に状況に応じて電源を入れたり切ったりできない。デジタルバイオコンピュータを用いれば理論的には可能であるが，通常の生物学のパラダイムからは相当にかけ離れた概念である。線維芽細胞にデジタルバイオコンピュータが搭載でき，適切なエフェクタ機構が取り付けられていると仮定しても，このようなシステムはクロックサイクルが遅くなり，単位体積当たりの記憶容量が少なく，データアクセス時間が長くなることは避けられず，ナノスケールの電気機械的コンピュータシステムを用いた場合に利用できる作用の多様性に及ばず，制御が不良で，実行できるプログラムの複雑さも劣ると考えられる（10.2 項）。機械的アプローチは作用の制御を重要視し，これには物理的な配置，時期，強さ，構造，他の存在物（特に生物学的存在）との相互作用の制御が含まれる。生物学的なアプローチは，適切に制御できない自然の構造体を使用することを重要視し，利用可能な機能性とデザイン空間の大半を必要以上に犠牲にしている。

6. *ナノデバイスの多能性*－機械システムは必要であれば生物学的要素を簡単に組み込むことができるが，人工の生体系が炭素ナノチューブやダイヤモンド/サファイア構造の要素などの非生体材料を組み込むには困難を伴う。この原因の一部は，生体がもっている「エフェクタ」機構のレパートリーが限られていることにある。人工の生体系は，望む場所に非生体材料を簡単に組み込むことができず，これは，自然の生物学的組織化の方法が，DNA により暗号化される指示や，化学的な接着のいずれにおいても非生体材料に対して準備ができていないためである。非生体材料で人体を再建または再構築すること（フラーレンのケーブルの中に入れた骨を事故で損傷した骨の代わりに用いるなど，第 24 章と 30 章）や，自然にはない能力や特徴を付加して人体の機能を増強すること（パラクリンの自己制御など，第 12 章）は，純粋にバイオテクノロジーの手段だけを用いて達成するのは非常に困難か不可能であろう。

7. *過度の特殊化の回避*－M. Krummenacker は，細菌など自然にある分子機械類を将来の工学技術の対象となるシステムとしてみなした場合，これらの最も目立つ欠点の 1 つは，利用できる分子基質の範囲が予想以上に狭いことであると述べている。例えば，細菌の酵素は高度に特殊化したデバイスであり，基質特異性が非常に狭い。各生物に何千種類もの酵素が必要で，消化できる物質は，一部の糖と，排泄されたプロテアーゼで分解できるタンパク質を含めたアミノ酸，脂質，グリセロールやエタノールなど酸素を官能基にもつ小さい数種類の炭素分子だけに限られている。一部の細菌は二酸化炭素とほんの一握りの芳香族化合物を代謝できるが，大半の細菌が分解したり製造できない有機化学物質の範囲は非常に広い。機械的アプローチでデザインできる分子ツールは，種類ははるかに少ないがより一般的なツールになると予測される。機械合成は，生体細胞の機械類に利用できるものよりもはるかに広範囲の分子構造体を加工して組み立てたり，分解できる。

8. *より速くより正確な診断*－医学的診断を下すために分析を行うには，注入したデバイスと担当医との間に速やかな情報伝達が必要である。化学的なメッセージに限られている場合は，バイオテクノロジーのデバイスは各診断ループを終えるのに数分もしくは数時間必要になるだろう。より多様な入力-出力機構を備えたナノマシンは（第 7 章），生体内の予備調査や検査の結果を文字通り数秒でメッセージとして伝えることができる。このようなナノマシンは，少ない時間で様々な検査を数多く行うこともできる。分子単位で分解するディスアセンブラなどの機械ナノ装置（第 19 章）は，包括的な細胞地図の作成と細胞相互作用の分析を可能にするであろう。細菌の抵抗性を分子レベルで測定できるようになり，これによって，新しい治療薬をより容易に組み立て，製造し，迅速に開発できるようになるはずである（第 19 章）。

9. *高速の作用をもたらす感受性の高い反応閾値*－自然のシステムとは異なり，ナノバイオティックデバイス（nanobiotec device）の 1 群は標的抗原や病原体を局所で 1 回検出するだけで，1 群全体が行動を開始することができる。自然の免疫系は，病原体や，抗原を提示する他の侵入者による全身性曝露によって始動し，十分に機能するようになるには 10^5s 以上かかる。バイオテクノロジーによって増強され，自然単位の最速の複製時間（一部の細菌では約 10^3s）を採用できる免疫系は，曝露後に十分な配置をとるまで約 10^4s 必要になる。対照的にナノバイオティック免疫システム（第 19 章）は，遅くても血液循環時間の 2 倍つまり約 10^2s で十分な配置をとる（ただし完了はしていない）ことができると考えられる[3233]。

10. *信頼性の高い動作*－工学処理したマクロファージはおそらく，機械ナノロボットよりも個々の動作の信頼性が劣ると考えられる。*Listeria monocytogenes* や *Trypanosoma cruzi* などの多数の病原体は，貧食空胞から脱出して細胞質内に侵入できることが知られている[2165]。バイオテクノロジーによる薬剤や細胞製造タンパク質（cell manufactured proteins）が開発されれば，これを防ぐことが可能である（例えば，寒冷療法薬は侵入点での遮断薬である）が，ナノロボットの捕獲機構はこれより確実である（10.4.2 項）。自然のリボソームで組み立てられたタンパク質には，典型的にアミノ酸約 10^4 個に対して 1 個の割合で間違ったアミノ酸が組み込まれており，バイオテクノロジーのプロセスを用いた現在の遺伝子合成マシンとタンパク質合成マシンも，これと同程度のエラー発生率を示す。分子ナノテクノロジーによるアプローチは，エラー発生率を少なくとも 100 万倍改善するであろう[10]（第 20 章）。機械システムはセンサを組み込んで，特定の作業が必要かどうか，いつ必要か，作業がいつ完了するか判断することも可能である。また，自然の生物が機械ナノロボットに侵入したり，ナノロボットの機能を吸収する可能性はないと考えられる。対照的に，生物学をベースにしたロボットは，ロボットの代謝に便乗したり，ロボットの正常な作業を妨害したり，ロボットの大部分を自分自身の構造の中に組み込むことができる微生物によって，回避されたり，打ち負かされ，このため工学処理したバイオマシンは新しい機能や本来の意図とは異なる機能を実行するようになる可能性が考えられる。自然の生体系にはこうした吸収の例が多数あり，例えば，シロアリの消化管に見出される原生動物 mixotrichs は，原動力として使用するために細菌を体内に同化しており[2025-2027]，裸鰓類 mollusks（殻のない海生カタツムリ）は，クラゲなどの腔腸動物から刺胞（刺す細胞）を盗み（すなわちポルトガルの戦士），自分の身を守る武器として自分自身の皮膚に組み込む[2295]。これは S. Vogel[2022] が「弾丸を込めた銃を軍隊から盗む行為」と呼んだプロセスである。

11. *進行と治療の確認*－ナノロボットは，種々の伝達方式を用いてデジタルの精密さで，診断や治療に関連するデータの要約を担当医に報告することができる。要約には，何を検出したか，何を行ったか，どんな問題に遭遇したかが，診察した細胞ごとに正確に記載されている。化学的メッセージを頼りにする生物学をベースにしたアプローチは，伝達速度が遅く，信号発信能力が低い。この他に，バイオテクノロジーによるシステムは全般に，機械的ナノロボットとは異なり，作業中に自分自身の機能をモニタできず，高度に特殊化した少数のDNA校正システムを除けば，作業の進行中や終了後に作業を直接点検することもできない。

12. *最小限の副作用*－脱毛と嘔吐を引き起こす従来の抗癌薬のように，ほぼすべての薬剤には副作用があるが，コンピュータでデザインした薬剤（第18章）は特異性が高く，副作用が比較的少ない。1990年代後半には，慎重なオーダーメイドで調製される癌ワクチンが開発されているが，こうしたワクチンも一部の健康な細胞に影響を及ぼすことは避けられないと予測されている。標的を絞った薬剤でさえ，低濃度ではあるが意図していない組織や臓器に分布する[1492]。一方，一部の細菌は個々の細胞を識別する能力がないにも関わらず，ほぼ確実に特定の臓器だけを標的にすることができる。対照的に機械ナノロボットは，実質的には100%の正確さで人体内の特定の臓器や組織，個々の細胞の所在位置さえも標的にすることができると考えられる（第8章）。このようなナノロボットは，副作用があったとしてもごく軽微であるはずであり，大量投与した場合でも安全であると予測される。それは，厳密な制御プロトコルを用いて，こうしたナノロボットの行動をデジタルで自動制御できるためであり（第12章），プロトコルには，必要な前提条件がすべて満たされ，継続して満たされている場合でなければ，デバイスの起動を禁止するという項目が盛り込まれるはずである。G.M. Fahy[2271]は，こうした可能性によって，「薬剤」を「感覚能力と決定能力，エフェクタ能力をもったプログラム可能なマシン」に変えることができ，「このマシンは副作用とアレルギー反応を回避し…，その作用はほぼ完璧な特異性を持つようになる…。うまく設計されたマシンは，必要なときに，必要な場所で，必要とされる場合にだけ，自分自身を活性化できるようになるかもしれない」と述べている。さらに，ナノロボットは，治療が終了すると，作用部位や身体からも退出するようにプログラムできると考えられる。対照的にバイオロボットは異物を摂取して消耗し，そのため治療後の運動性がさらに低下し，作用部位に長く留まることになると，自然に分解したり除去されるときに炎症を引き起こす可能性がある*。

13. *危険性が減少したレプリケーター*－生体系は進化するシステムであるが，ナノ機械のレプリケータはデザインされるものであると，Drexler[2244]は指摘している。「生体系は，自然環境の中で生き残って増殖するという目標に適うように形成されるが，ナノ機械レプリケータは，おそらく人工の環境の中で，（十分か不十分かは別として）ヒトの目標に適うように形成されるはずである。」遺伝子工学は，スクラッチからレプリケータをデザインするのではなく，既存のバイオレプリケータである分子機械類に手を加えている。バイオレプリケータはデザインされたものではないため，我々がその構造を完全に理解できるような構造には必ずしもなっておらず，拡散と適合というプロセスが複雑な非局所的相互作用を生み出し，こうした相互作用は追跡が困難なこともある。バイオレプリケータは活動不能にもなりうるが，実際には進化していることから，本質的に生き残ることができるシステムに似ている。典型的なバイオレプリケータは遺伝情報を野生生物と交換する能力があるため，自然環境の中で制約を受けない新しいレプリケータが形成される可能性が生じる。進化を続けるために進化しながら，さらに進化するための能力を獲得する。それは自分自身が生き残るためであり，ヒトの目標に適うためではない[2244]。例えば，DNAの重要な断片を剥ぎ取って複製力を妨害しているにも関わらず，AIDSの弱毒生ワクチンは毒性を徐々に取り戻し，免疫細胞を攻撃する場合がある[2939]。R. Bradburyの示唆によれば，人工のバイオロボ

---

* *R. Bradburyは，人工の真核バイオロボットは，活性化されて清潔かつ自然に自滅することができるアポトーシス経路（10.4.1.1項）を持つようになると考えられ，これによって周囲組織の炎症が避けられると述べている。細菌の遺伝子を一般的なヒトの遺伝子と置き換えることで，ヒトとの生体適合性を持つ人工の原核バイオロボットも設計できると考えられ，このようなデバイスは免疫系に検知されないと考えられる。*

ットは，必須栄養素を外部から取り入れる必要がある設計や，自殺サプレッサ，自滅を誘発するトリガ，テロメア様の秒読み時計，異物 DNA を拒絶する設計（制限酵素を土台とする）など，二重に安全な複数のフェイルセーフ機構を組み込むことが可能であるが，こうした能力を自然に発展させてこなかった生体系よりも，不完全ではあるがこうした能力を再び発揮できるように進化する能力を持った生体系のほうが，容易に組み込めることは言うまでもない。

対照的に，ナノ機械レプリケータ（アセンブラなど，2.4.2 項）はスクラッチからデザインされることになるため，生体系とは根本的に異なるものになる。デザインされた機械システムの部品と構造は当然分かっており，部品と部品との関係もデザインされ，固定されるはずである。さらに重要なことは，ナノレプリケータは生物圏には根本的に異質なものであり，現実に進化して生き残ったものが何であれ，関係がないという点である。もちろん，失敗する能力が偶然に出現することもありうるし，創発的な能力も完全には除外できないが，工学上の経験からは，通常の場合，複雑に組織化された活動（自然環境における複製など）を実行する能力が自発的に現れることはない[2244]。さらに，単に幾何学的な面から考えても，（ナノマシンにみられるような）密集した幾何学構造の内部に新しい部品を付け足すには，多数の他の部品の位置を相対的に変える必要があり，これに対応してデザインを調整しなければならない。（生体系にみられるような）密集した位相構造の内部に部品が付け足される場合は，位相は変化しない。他の部品を引き伸ばしたり，ずらすことで場所を空けることができるため，基本デザインは変化せず[2244]，したがって，生物学的構造には外因性の媒体によってより容易に修飾を加えることが可能なのである。

機械医療ナノデバイスには複製能力が必要ないことに注意していただきたい。生体内で複製するための必要条件は存在せず，そのような複製能力があれば，いたずらに危険が増すだけであり，本来の医療行為を実施するうえで有効性が低下すると考えられる。同じ理由で，遺伝子療法で使用されるウイルスベクターは複製が「できない」ように修飾されている。

14. *確かな特許性*－顕微鏡的バイオロボットは，自然の生体材料を基にしなければならないため，「遺伝子の植民地化政策（colonialism）」に基づいた全般的な禁止や他の新たな法的原則の下で特許性がないと判断される日が来ると考えられる[2323]。対照的に，機械ナノロボットは完全に人工的にデザインされたマシンであるため，慣例的な法的基準を満たせば必ず特許を受けることができるはずである。

1.3.4　自然崇拝（naturophilia）

すでに述べたように（1.3.1 項），一般に生物は，とりわけヒトは，複雑な仕組みをもつ強力な自然分子テクノロジーの最高の産物であり，1998 年現在でもエンジニアたちは未だにこのテクノロジーを熱望してやまない。しかし，自然を信奉することは自然を完璧であるとみなすこととは同じではない。今日，「自然な」という言葉は，正義や神聖さまでも内包した言葉になっている。ヒトの歴史の大半において，生物学者 Steven Vogel[2022] が述べているように，「自然界とヒトの世界は相対するものであった。自然は飼い馴らして利用するものであった。我々は，他の生物に対して，生物がとる普通の態度をとっていた。しかし今日では，自然界はヒトの領分を侵すことがはるかに少なくなり，それどころかますますヒトに崇拝されるようになった。なぜなのだろうか。食料が食料品店に持ち込まれ，イナゴがトウモロコシの収穫を脅かさず，セントラルヒーティングと水道設備が当たり前になった今，自然の美しさがますますヒトを引きつけている。」我々は自然の正しさや自然のやり方の道徳的な優位性を崇拝し，これはちょうど，倫理的な自然主義[2299]やバイオフィリア（生物自己保存能）[2296]や自然崇拝（naturophilia）と呼ばれるような一種の汎神論である。

古代から，多くの偉人が自然崇拝のとりこになってきた。紀元前 4 世紀にアリストテレスは「他の方法より良い方法があるとしたら，それは自然の理に適った方法であるに違いない」[2297]と記している。15 世紀にはレオナルド・ダ・ヴィンチが次のように述べている[2298]。「ヒトはその才能で様々な発明をなすかもしれないが，自然が創り出す発明よりも美しく，シンプルで，目的に適ったものを発明することはないだろう。なぜなら，自然が創り出す発明には足りないものが何もなく，余分なものもないからである。」

しかし，Virginia Postrel は *The Future and Its Enemies*[2299]の中で次のように述べている。「もし，自然自体が静的な終局にあるのではなく，動的な過程の途上にあるのだとすれば，「自然であること」は単一の形態ではないはずである。自然が際限なく進化し続けるものであれば，我々に現実的な制約を課すかもしれないが，永遠の基準を指示することはできない。何が良いものであるか決定できないはずである。人工と自然の区別はその起源にあるのではなく，つまりヒトを起源とするかしないかではなく，その特徴，つまり，周囲の世界との関わり方にあるのである。」

辞書によれば，「人工」とは通常，「自然に発生するものではなく，人によって作られること」を意味する。Herbert Simon[2301]は，これより役に立つ定義を示しており，デザインされ，目標を表明し，対外的な目的をもったものを人工物とした。人工物は製作者によって制御され，製作者の目的に適い，物理学の普遍的法則に従う。Kevin Kelly[381]は，自然を「制御できないもの」であると定義した。自然は進化するが，デザインされておらず，生き残ることを除けば，目標にも対外的目的にも適っていない。自然には意図するものがないのであるから，道徳には関係がなく，ただありのままに存在しているだけである[2299]。Postrel は人工物を作り出すことによって，次のように観察している。「我々は自然を滅ぼすのではなく，新しい自然の形態を創造する自然自身の術を利用して，自然と協力するのである。我々の技術は自然の進路を変えるが，自然を終わらせるものではない。なぜなら自然は停止せず，最終的な形をもたず，1 つの過程であり，終わりではないからである。」

自然崇拝の一部の著述家は，「社会の医療化」が進み，以前には自然な機能とみなされていたことが，介入や治療が必要な医学的状態であるとみなされるようになっていることを非難してきた[2204,2302-2308]。しかし，自然敬愛主義は通常，明瞭で安全かつ迅速な利益を患者に提供する新たな医療技術によって徐々に衰退するものであることを，歴史が示している。例えば，1842 年までは，手術を受けてメスで切開されれば当然激しい疼痛が起こり，それは手術の自然な転帰であるとみなされていた。切開すれば必ず疼痛が起こった。これを自然な転帰とみなさずに，他に賢明な考え方があっただろうか。しかし，1842 年に麻酔が導入されると（1.2.1.9.2 項），この自然な転帰は突然変わり，医学界の中の自然崇拝者から，疼痛を軽減することは何らかの形でヒトの人格を損なう可能性があると苦悩に満ちた主張はあったものの，痛みの少ない人工の転帰に取って代わられるようになった。

正常な機能が広く医療の対象となったもう 1 つの例は，出産である。出産は全く自然な活動であるが，母親の健康に危険が及ぶ場合がある。有史以前の正確な死亡率は不明であるが，考古学的な証拠から，ネアンデルタール人の女性は出産に伴う危険によって 30 歳前に死亡する傾向があったことが示されている[2339,2340]。19 世紀の産科病院では，自然な出産による死亡率は最悪な病院で 9～10%であったが，人工の出産による死亡率はイングランドでは 1930 年までに 0.4%に低下し，1990 年代の米国では 0.01%未満まで低下している。このため今日では，女性は必ず出産を無事に終えることが「自然」なことと思われている。ヒトの歴史の大半において，事実はこの逆だったのであるが。歴史家 Roy Porter は次のように警告している[2204]。「我々は，女性が自然に痛みを伴わずに安全に出産できる神話的な黄金時代を必ずしも熱望すべきではなかったかもしれない。インディアナ州の宗教団 Faith Assembly は，オーソドックスな医療を拒絶し，家庭分娩を行っており，西欧社会の中で母体死亡率が最も高く，周産期死亡率はインディアナ州全体の死亡率のなんと 92 倍も高いのである。」

治療法が存在しないとき，疾患に罹患している患者にとって疾患は「自然な」ことのように思われる。しかし，治療法が発見され，広く使用されるようになると，その疾患はまれなものになり，今度はその疾患がないことが「自然な」ことになる。過去の人々に対して K.E.Drexler は次のように記している[9]。「痛みを起こさずにナイフで人の身体を切開するというアイデアは，奇跡に近いと思われたはずであるが，外科麻酔は現在では日常的に行われている。細菌感染と抗生物質，天然痘の撲滅とポリオワクチンのように，命を脅かす恐怖が弱まれば，半分忘れかけた歴史上の出来事になるのである。1 つの世代を驚かせたことが，次の世代には分かりきったことになり，退屈なものにさえなる。ブレークスルーが起きた後で最初に生まれた赤ん坊は，何がそんなに興奮することだったのかしらと不思議に思いながら成長するはずである。」Charles Sheffield[343]は，次の世紀には，「我々の子孫は，我々が麻酔薬なしの手術を想像するのと同じように，血管造影や上下部消化管造影や生検法を想像することになるだろう」と述べている。

生活の中にナノメディシンが広く普及するようになる未来の世代は，20 世紀をあきれ返って眺めるはずであり，診断未確定の多数の軽微な疾患に 20 世紀の我々が絶えず悩まされていたことを考えると，他の物事についても，生産性に的を絞るためにどんな管理の仕方をしていたのかと不思議に思うはずである。このような疾患の大半は未だ疾患とは認識されておらず,「自然なこと」であり，治療に値しないとみなされている。今後 20～30 年のうちに，これは変化する。次にいくつか例を挙げてみよう。

1. *嗜癖* − 1998 年に多くの人々は，一見無害にみえる次のような嗜癖を一笑に付している。チョコレート（チョコレート中毒者），脂肪または砂糖（甘党），食物（暴食癖），ニコチン（喫煙者），カフェイン（コーヒー・コーラ愛飲者），仕事（仕事中毒），運動（ランナーズハイ），嘘を言うこと（病的な嘘つき），ギャンブル（賭博好き），盗み（盗癖），治療（心気症），結婚（多婚性），力を求めること（支配），スカイダイビングまたはバンジージャンプ（スリルを求めること），迷信（占星術），買い物（浪費癖），年間 4 万人のアメリカ人が死亡する車の運転（自動車愛好者），異常な性的嗜好（獣欲），性活動（女子色情症，男子色情症），または妊娠（妊娠愛好者）。明確な判断は下せないが，これらの嗜癖の大半もしくはすべてには，遺伝的要素または生理学的要素がある可能性が高く，望む場合は，こうした要素を適切に修正すれば嗜癖を軽減または消失させることが可能である。上記の嗜癖の多くは，精神分裂病や薬物乱用，過食症，アルコール依存症（飲酒癖）に良く似た遺伝的要素をもつのではないかと，すでに推測されている。

2. *アレルギーと不耐症* − 食物アレルギー[2997] は特定の食物に対するアレルギー反応であるが，真の食物アレルギーは一般に考えられているものより，はるかにまれである [1604]。ミルクと，卵，貝，ナッツ，小麦，大豆，チョコレートの場合は，罹患者はこれらの物質の消化に必要な酵素をもっていないと考えられる。この他の場合は，塵粒，花粉，ペットの皮あか，薬剤，または食物がアレルゲンとなって，IgE 媒介性の自然の免疫過敏反応を起こしていると考えられる。不耐症はこれよりはるかに多い病態であり，特定の食物を食べたときに起こる望ましくない結果を言い，胃腸不快感，ガス，嘔気，下痢などの症状が現れる。蕁麻疹（発疹）と血管浮腫の他，軽度のアナフィラキシーも，様々な薬剤，虫刺され，アレルギー注射，または特定の食物，特に卵，貝，ナッツ，果物に対する反応としてよく起こる。寒冷，日光，熱，花粉，ペットの皮あか，または小さい傷に対する物理的アレルギーは，かゆみ，皮膚の斑点，吹出物，発疹を引き起こすことがある。

3. *軽微な身体的不快* − 重大な疾患のほとんどが容易に治療できる世界では，今日我々が見落としている多数の軽微な病態が，あいまいな状態からはっきりと不快を感じるものとして我々の意識にのぼるようになり，注意が向けられるようになるだろう。こうした病態にはいく種類かある。1 つは美容に関するものであり，ホクロやそばかす，目の下のくま；割れた爪やむらに伸びた甘皮；わずかな皮膚の発赤や吹出物；子供の頃の古い傷跡やしわ，母斑または妊娠線；普通でない場所に生えた望ましくない体毛，斑状の皮膚に生えた色やきめの違う体毛；美的な魅力のない指紋の模様；長さがずれた脚，左と右の指輪の大きさが違う手，非対称の顔，バランスが取れていない胸などが挙げられる。2 つ目は，軽度の鈍い痛みと鋭い痛みであり，頭痛；眉毛が眼球の結膜に引っかかったときの痛み；曲がった毛髪の痛み（毛包痛）；消化不良；手足の関節のきしみとゴロゴロする胃；内に伸びた爪と毛；耳垢塞栓と一時的な耳鳴り；ひびの切れた唇，アフタ性口内炎，あせも；朝起きたときの鼻詰まりやほこりの入ったような眼；皮膚が擦れてついた衣服のゴムバンドの跡；軽度の鼓腸；PMS（月経前症候群）；一定の体位での脚や腕の「入眠(falling asleep)」；神経性のチック，かゆみ，痙攣；折れない指関節，堅い首，背痛；高い高度から下降したときのふさがった中耳；下肢静止不能症候群（坐位不能）；遊園地の乗り物に乗ったときなどの回転誘発性めまい；活動的な音楽の演奏者や聞き手が頭を激しく上下させるために首の小血管が破裂するロックンロール首などがある。3つ目は，軽微な身体的または機能的欠陥であり，男性の排尿量減少，女性の乳汁漏出，色覚異常，いびき，不快体臭，鼻血，視力または聴力の低下，利き手（現在，約90%が右利きで約10%が左利き[3136,3137]），軽度の斜視（眼球の配列の狂い），憂うつ（神経伝達物質の不均衡），または二日酔いなどが挙げられる。

4. *発見されていない感染因子*－かつて消化性潰瘍は，ストレスの多い生活が原因であり，生活様式に対する純粋に自然な反応であると考えられていた。その後，潰瘍の主な原因は胃の中に存在する細菌 *Helicobacter pylori* であることが分かった。アテローム性動脈硬化症[2970]とアルツハイマー病[2971]の一部の症例にも細菌が関与していることが分かり，ナノ細菌が核になって腎結石が形成される可能性も指摘されている[2149]。一見自然にみえるが望ましくないこの他の状態も，発見されていない微生物が原因になっている可能性が考えられ[3237]，これは特に，無数の細菌がはびこった20世紀の人体では，細菌の数が10：1を超える割合で組織の細胞を上回っているためである（8.5.1項）。

5. *望ましくない症候群*－症候群とは，機能に障害があることを示す症状と徴候の集合であり，その機能障害を特徴とする疾患は原因が不明つまり特発性であるものをいう。この良い例は過敏性大腸症候群（IBS）であり，米国の成人の最大20%が罹患しており，腹部の膨張と疼痛，排便回数の増加と軟便を症状とする。多くの人が罹患していることに気付いていない。1998年には，原因が知られていないどころか，依然として「自然な」この疾患に対して簡単で完璧な治療さえなかった[3713-3717]。IBSよりさらに不可解なのは，我々の一般的活動レベルである。高エネルギーの性格の人もいれば，不活発な低エネルギーの性格の人もいる。いずれも「自然」であるとみなされるが，ナノメディシンによって，このあいまいな神経生理学的変動性を人が管理できるようになると考えられる。さらに，睡眠の必要性も完全に理解されていない症候群の1つである。誰もが経験することであるため，20世紀には「自然」なことであると広く一般に思われていた。生理学的に睡眠時間の短い人[2122]は異常であり，不眠症や不眠[3273]は異常な状態であると考えられており，有名なAl Herpin[2312]の場合のように全くの不眠の症例が数例報告されているが，医学的な証拠資料がない逸話記録である。

6. *心理学的特徴*－患者がそれを望ましくないと判断すれば，心理学的特徴は遺伝子の修正や生理学的修正の対象となると考えられ，次のようなものが挙げられる。性的嗜好（成人人口の6～10%はホモセクシャルである）[1604]，内気または大胆さ[2332]，欲張りまたは利他的性向，人間嫌いまたは博愛主義者，有神論的または無神論的指向，おしゃべりまたは無口，小児期の刷り込み，犯罪性向（人口の最大1～5%）の他，人口の約10%が罹患し[2122]，一般に認められている様々な人格障害，例えば，反社会的障害，妄想障害，分裂病型障害，演技性障害，自己愛障害，回避性障害，依存性障害，強迫性障害，受動-攻撃性障害がある。さらに，恐慌発作（毎年，全成人の33%が1回以上経験している）[1604]の他，社会恐怖症（人口の約13%）や特定の物質に対する恐怖症，例えば，大型動物（動物恐怖症），ヘビ（ヘビ恐怖症），蜘蛛（蜘蛛恐怖症），針（先端恐怖症[3272]，約10%），暗闇（暗夜恐怖症または暗黒恐怖症）またはよそ者（他人恐怖症）への恐怖（合計で約5.7%），そして，血液への恐怖すなわち出血恐怖症（約5%），広場恐怖症（約2.8%）[1604]，この他の珍しい恐怖症[2223]，例えば，特定の色（色素恐怖症），昼光（白昼恐怖症），少女（処女恐怖症），男性（男性恐怖症），空の星（天象恐怖症）または数の13（13恐怖症）への恐怖，さらに恐怖症が起こることへの恐怖（恐怖憂慮症）などがある。

このような軽微な苦悩の例は，1998年にはほとんどが「自然」なことであると考えられていたが，ナノメディシン時代には修正可能なありふれた病態であると思われるようになるだろう。このようなわずかな不快感が迅速な治療の対象とされる時代になれば，そのときにはすでに，バイオテクノロジーとナノメディシンによって，20 世紀後半に最も恐ろしいとされた疾患の大半が克服されているはずであり [2310]，バイオテクノロジーとナノメディシンは別の課題に取り組んでいるはずである [2311,2864,2973]。自然崇拝者は同意しないであろうが，医療バイオテクノロジーの出現以来，健康の特徴を明確にする傾向が現れ，固定的な基準として健康を定義するのではなく，人々がどのような生活を望むかによって変動するものと捉えているのである。疾患の意志的規範モデル（1.2.2 項）を肯定して，Virginia Postrel は次のように結論している [2299]。

「目標が異なれば，異なった交換条件と異なった基準を選択するはずである。自然に反するものが不健康な状態を作るのではなく，ヒトの目的を妨害するものが不健康を作るのである。自然を崇拝することは，個々人の目的を犠牲にして，与えられた世界を保存すること［を意味していると考えられる］。嚢胞性線維症や精神分裂病などの疾患や，近視や曲がった歯などの障害があろうと，美しさや知能，幸福，優雅さが技術によって達成できるものより劣っていようと，自然を崇拝するには，人々を悩ませているこうした生物学的状態といっしょに生きることを強制する［必要があると考えられる］。ホルモン療法やバイアグラ，プロザックによる治療や，顔のしわとりや，生まれる前に子供の性別を知ることが，何の問題もなく行われているこの世界で，性転換手術や心臓移植などの過激な介入でさえ，社会を混乱させてこなかったこの世界で，単に母なる自然を欺く行為であるという理由で，医療技術革新が危険なものであると説得するのは非常に難しいことである。」

1.4　本書の背景と概要

1992 年に出版された *Nanosystems* [10] は，分子マニュファクチャリングの分野に強固な技術的土台を築いた。このようなテクノロジーは，医療にとって重要な意味をもつことがすでに知られていた [8,9]。しかし，分子機械システムと生体系，特にヒトの生体系との間の相互作用について総括した記述は未だなかった。

Nanosystems が概念的な礎石となったことによって，1994 年に *Nanomedicine*（本書）の構想に関する調査が開始された。当初，本書は 1 巻で終わる計画であった。調査が開始されるとまもなく，ナノメディシンの分野は分子マニュファクチャリングよりも多くの学問分野を総合した学際的分野となる可能性があることが明確になった。その理由の一部は，機械ナノシステムと生体系との間には極めて重要な接合点が多数存在することにある。この認識によって本書は複数の巻に及ぶと予想され，そうなれば多様な技術的側面からナノメディシンの分野を定義付けることが可能になる。さらに，ナノメディシンデバイスのデザインと動作の主要な側面をすべて考慮する必要があったために，計画を変更して本書の長さを延長する必要もあった。こうした状況であったとはいえ，計画の変更は遺憾なことであり，ここに前もって謝罪しておきたい。

このような経緯から，本書は 3 巻 31 章からなる技術書となった。本書は，医療テクノロジーの未来に真剣な関心を抱いている技術者と専門家を対象として書かれている。各巻の内容を互いに積み上げながら全 3 巻が構成されている。第 1 巻では，あらゆる医療ナノデバイスに共通する基本的能力と，これらのデバイスの物理的，化学的，熱力学的，機械的および生物学的限界について述べ，この巻は執筆を完了したところである。主に，物理学者，化学者，生化学者の他，基礎研究に従事する生物医学技術者を読者層として想定した。第 2 巻は現在執筆中であり，デバイスの制御と構成，生体適合性と安全性の問題，ナノメディシンの基本となる構成要素と簡単なシステムについて記述する。想定した読者層は主に，システムと制御の技術者，研究生理学者，臨床検査アナリスト，バイオテクノロジーの技術者，応用研究に従事する生物医学技術者である。第 3 巻は，これも現在執筆中であり，臨床的状況（医師が患者に接する状況など）においてナノメディシンの技術を用いて，特定の状態と損傷に対する特定の治療法について考察する。この巻の主な読者層は，臨床専門医，研究医師，関心のある一般開業医を想定した。

最初の分子アセンブラ（第 2 章）は，非常に単純なナノ機械システムを構築できるに過ぎず，おそらく高度に順序付けられた基質を使用し，中間律速段階を何段階か経て，非常にわずかな数のシステムが出来上がると考えられ，このため初期の機能的ナノマシンは実験室レベルで好奇心の対象になるに過ぎないと思われる。アセンブラの技術が徐々に改善されると，より複雑で能力のあるナノマシンが大量に製造されるようになる。本書では主に，こうした複雑で有能なナノマシンの理論的デザインと動作を検討するが，$1cm^3$ 当たりの数量（例えば 1μm の大きさのナノロボットは約 10^{12}

個）を製造するコストは不当に高くはならず（2.4.2項），したがって未来の医師は日常的に治療に使用できると仮定して話を進めている。

本書の第1巻*「基本的能力」*では，大半の，もしくは多数の機械ナノロボットデバイスに必要になると考えられる分子機械システムの基本的能力について記述する。基本的能力には，重要な分子を認識し，分類して輸送する能力（第3章），環境を感知する能力（第4章），形または表面構造を変える能力（第5章），ロボットを有効に機能させる動力のためのエネルギーをロボット内部で生み出す能力（第6章），医師や患者，他のナノロボットに連絡する能力（第7章），人体をくまなく航行する能力，すなわちソマトグラフィー（生体診断）またはサイトグラフィー（細胞診断）により，血管，臓器，組織または細胞の内部の位置を決定する能力（第8章），微視的物体を操作し，人体の内部を動き回る能力（第9章），時間を記録し，計算を行い，生きた細胞とウイルスの機能を無効にし，様々な圧力と温度下で動作する能力（第10章）が挙げられる。

本書の第2巻*「システムと動作」*では，医療ナノデバイスのデザインと動作に必要なシステムレベルの技術要件を検討する。パート1ではナノメディシンの動作と構成に関する側面について記述する。すなわち，倍率と一般的なデザイン原理（第11章），遠隔操作や触覚コントローラ，群れ運動，自己制御システム，種々の動作プロトコル（第12章），修復，置換および信頼性の問題（第13章），特殊用途のアーキテクチャと多目的アーキテクチャの交換など分子機械システムのデザインに関する問題の他，ナノ臓器，医学的に役立つ霧（medical utility fogs）およびレプリケータなどの配置構成（第14章）について述べる。パート2では，臨床上の安全性と性能に関する多数の問題を検討する。特に，免疫反応性と血栓形成性を含めた医療ナノロボットの生体適合性（第15章），ナノロボットの人体への出入方法（第16章），予測されるナノロボットの故障モード，環境との相互作用，ナノメディシン治療の副作用，医原性因子，ナノデバイスソフトウェアの欠陥，その他の安全性問題（第17章）を考察する。パート3では，機器，工具および診断システム（第18章），特殊な医療ナノロボットデバイス（第19章），クロマチンとタンパク質巨大分子の迅速な機械的読み取りと編集（第20章），進歩した細胞病理検査と細胞修復や，組織と臓器の製造，個人的な防衛システムを可能にする種々の複雑なナノロボットシステム（第21章）など，様々な種類の医療ナノシステムを要約する。

本書の第3巻*「用途」*では，ナノメディシンが広く利用できるようになる未来の開業医の観点から，人体内に分子ナノテクノロジーを適用するナノメディシンのあらゆる用途について説明する。すなわち，ナノデバイス全体の概念を証明するデザイン，人工ナノ臓器，迅速な心血管の修復などナノメディシン治療（第22章），疫学を考慮したうえでの病原性疾患と癌の治療（第23章），種々の身体的外傷，火傷および放射線曝露への対応，応急処置，手術および救急救命治療の新しい方法（第24章），神経造影，背髄再建，脳修復（第25章），栄養および消化の改善（第26章），性，生殖および人口の問題（第27章），美容，レクレーション，獣医学および宇宙医学（第28章），老化の制御，20世紀の死因の大半を克服すること，バイオスタシスのための戦略（第29章），ヒト増強システム（第30章）について記述する。この巻の最後には，ナノメディシンの社会学，規制の問題，ナノテクノロジー実行の時系列，病院，製薬企業および医療専門家の未来像（第31章）を考察して本書を締めくくる。

第2章 分子製造への道

2.1 分子製造（モレキュラー・マニュファクチャリング）は可能か？

現代産業における製造過程のほとんどが「トップダウン」のテクノロジーを基盤としており，大きなものから小さなものが切り出されたり機械加工されて作り出されるか，大きなものに小さな機能が付与されるが，いずれの場合でも不要物を取り除くことによって加工される。このような製造過程により得られるものは，ミクロ機能集積回路のような小さいものか，あるいはジェット機のような非常に大きなものであるが，ほとんどの場合材料は分子スケールよりもはるかに大きな塊として加工されている。

一方分子製造は，「ボトムアップ」テクノロジーを代表するものである。欲しい製造物は，分子と分子を組み合わせる「組み立て」機（アセンブラ）により造られ，より大きな物体を原子レベルの精密度で造る。このような過程により作られるものも，とても小さかったり，大きかったりするが，生物界においてミクロサイズの細菌が作られたり，高さ 100 メートルのセコイアオスギが作られたりするのとよく似ている。しかし，この組み立て機は，意図するところに限定して物を追加していくので，何かを除去する必要はほとんど無く，そのため加工中に出る廃棄物も最小限にとどまるだろう。高い精度で分子あるいは超分子構造を組み立てるような製造システムにより，先例のない質と機能を持つ非常に広範囲の製造物を構築することが可能となるであろう。

ノーベル物理学賞受賞のリチャード・ファインマン（Richard P. Feynman）[156] は 1959 年，次のように述べている。

「私の理解できる限りにおいて，物を原子単位で操作する可能性に対して反証を与える原理はない。このことは，どのような法則をも侵すものではない。これは，原理的には成し得ることである。しかし，実際には，我々が大きすぎるために，まだ成されていない。･･･最終的に，我々は化学合成ができる。」

「ある化学者が我々のところへ来て“いいですか，私はこのように原子が配列された分子が欲しい，この分子を作ってください”と言う。化学者は，ある分子が欲しい時にミステリアスなことをする。彼は，ある環状構造を得たいと考えると，物質をあれこれ混ぜて振り回し，あれこれいじりまわす。そして，通常は困難な過程を経た後にやっと彼の欲しいものの合成に成功する。」

「しかし，物理学者が化学者の描くどんな化学物質でも原理的に合成することが可能（私の考えでは）ということは面白いことである。注文があれば，物理学者がそれを合成するのである。どのように合成するのか？化学者が言う場所に原子を置けば，その物質ができあがる。我々物理学者が，現在行っていることをみる能力および原子レベルで物事を成す能力が究極まで開発されれば，化学と生物学の問題の解決を大きく助けることができる。そしてこの開発は間違いなく進むだろう。」

Feynman の有名な「極微の世界のはるかなる可能性（Plenty of Room at the Bottom）」というスピーチが行われてから約 40 年後，Drexler が最初に分子アセンブラを使用する機械組み立てのボトムアップ方法を提唱[8-10]してから 10 年後に，ノーベル化学賞受賞者である Richard Smalley も，この目的は実現可能であることが証明されるだろうとことにほぼ同意している。Smalley は「1nm を超える長さの尺度に関して，Drexler が思い描いた機械ロボットアセンブラは，ほぼ確実に機能するであろう･･･」と述べている[2389]。

分子ナノテクノロジーや分子アセンブラの考えに初めて接すると，多くの懐疑的な疑問がわいてくる（2.4.2 項）。そんな時には，生物学的伝統の中でこのようなシステムの実現可能性（1.3.2.1 項）が過去何億年もの自然進化において実証されてきたことを心に留めておくとよい。ある意味で，分子ナノテクノロジーは，分子尺度における自然の働きを洗練し拡張するものである。例えば人類のような自然の例をみれば，明らかに次のような基礎的懐疑的疑問の答えを得ることができる。肉眼的物体が分子尺度の過程から構築できるのか？（答えは YES，細胞複製によりできる）。分子的物体は安定か？（もちろん，ヒトの数だけみても，＞10^{29} の十分に安定で高度に機能的なリボゾームの「ナノマシン」を持っている）。ノーベル化学賞受賞者の Jean-Marie Lehn は「化学者は自然過程の中に，実証，ひらめき，刺激に加えて，自信と確信を見出す。何故なら，自然過程は分子を構成要素としてこのような高度に複雑なシステムが実際にできている証拠である」と述べた[765]。

では量子効果はどうであろう。不確定性原理が電子位置をややあいまいにしているが，原子全体としては，比較的大きな原子核の質量により比較的明確な位置を与えられている。原子中の電子の量子確率関数は，原子外の距離とともに指数関数的に低下する傾向があり，これにより原子は適度に鋭い「エッジ」を持つ。数学的に，スチフネス[10] kc=440N/m の単一 C-C 結合で結合した質量 $m_c=2\times10^{-26}$kg の単一炭素原子の位置的不確実性は，古典的振動周期 $\nu_c=(k_c/m_c)^{1/2}=1.5\times10^{14}$Hz から大雑把に概算できる。これによりゼロ点の振動結合エネルギーが次のように決まる。$E_c=h\nu_c/2=4.9\times10^{-20}J=k_c\Delta X_c^2/2$（式中，$h=6.63\times10^{-34}$Js（Planck の定数）および$\Delta X_c$=約 0.015nm は結合した炭素原子の最大古典振幅（ほぼ，J. Soreff の言うように，ガウス波形関数の 3dB ポイントと同じ）。したがって，ΔXc は，典型的原子電子雲の直径約 0.3nm の約 5%に過ぎず，ナノメカニカルな構造の組み立てと安定性に対して軽度の付加的制約を与えているだけである。（沸点にあるほとんどの液体においてさえも，各分子は平均位置から約 0.07nm だけ移動する自由があるに過ぎない。）[2036]

では，ナノマシンに対するブラウン衝突についてはどうか。ナノメカニカル構成要素を気体中に埋め込んだ調和振動子であるとし，Drexler[10] は「平衡時には，ガス分子はエネルギーを与えるのと同様にエネルギーを吸収するので，分子は振動の振幅に全体としては影響を与えない。システムをどのように暖めるかはその詳細な力学には影響するが，力学量の統計学的分布には影響しない」と述べた。また，ナノマシンは熱力学的法則に従わねばならない。ナノロボットを「マックスウェルの魔物」として使用することはできない[2349,2350]。有用な仕事をするにはエネルギーを消費しなければならない。ただの昼食はないのである[2611]。

高エネルギーの放射線はナノマシンを破壊するのだろうか。放射線は化学結合を解離させて，分子マシンを破壊しうる[8]。正しく設計された約 1μm^3 分子マシン（幾数億の原子を含む）の年間故障率は，数パーセントの低率にすることができる[10]。この予測値は，熱，光化学，放射線，その他すべての既知のダメージメカニズムを考慮して得られたものであるが，実質的に減少させることが難しいと考えられるエラーメカニズムはバックグラウンドの放射線による損傷である。故障率はゼロではないが，特にモジュールレベルでのエラー検知と修正を考えると，今日の水準（第 13 章）からいって驚くべき低さである。

ナノデバイスによる組立において問題となるのは交差結合と反応性中間物がさらなる制限を加えることであり，これは適切なアセンブラデザインを用いて対処しなければならない。特に，位置を固定した構成要素からなるアセンブラを真空中で操作することにより，反応性中間物を制限することができ，少なくとも約 0.1nm（9.3.1.4 項）あるいは原子径よりもわずかに短い精度で，分子ツールを望む位置に置くことができる。真空あるいは「ユータクティック」なアセンブラワークスペースの範囲内では，個々の構成原子の位置はサーマルノイズによる不確実性の範囲内で分かる。内部の構造構成要素は比較的高いスチフネスを有しており，サーマルノイズによる位置的不確実性は少ないと考えられる。古典的分析では，位置の分散$\Delta X^2=kT/k_s$（$k=1.381\times10^{-21}$J/K（ボルツマン定数），T は絶対温度，k_s は構成要素のスチフネスで，ナノメートル尺度のダイヤモンド型構成要素では通常≧10N/m である[10]。このように，構成要素の位置の標準偏差は室温で約 0.02nm，極低温度（例えば LN_2）で約 0.01nm である。十分に固いメカニズムを採用することにより，システムの各構造原子の位置を，明らかな位置センシングの必要性なしに原子径の誤差範囲内の高い信頼性で知ることができる*。立体ツールによる妨害，これは分子製造においてはツール先端または操作プラットホームが占有する円錐形の部分であるが，これはデザインの技術的問題であり，真空中で作動する十分な剛性を持つかまたは複数の先端を持つツールを使用することによ

*医療用ナノロボットは，原子レベルの精度で作ることができるが，一端制作され配置されると，このような装置は，通常の操作中分子レベルの精度で作動せず，しばしばセンサによる動作制御に頼る。9.3.3 項。

り克服できるだろう。さらに，合成法の中には，例えば選択した1つの水素をダイヤモンド型の表面から除去する水素分離ツールなど（2.3.3 項）の適切なツールを用いた個々の原子の操作を必要とするものがあり，また原子の小集団あるいはより大きな分子構成成分が関与する反応もあるだろう（2.4.1 項）。

ナノマシンの構成要素間の摩擦[2896]や磨耗はどうであろうか。正しくデザインされた分子マシンでは磨耗を起こす機序は無いが，他のダメージ機序はある[2243]。原子的に正確な表面を持つドライベアリングでは，静止摩擦[3243]と磨耗は無視でき，動的な摩擦あるいは抗力は非常に低い[10]。ナノマシン構成要素は，摩擦に対する滑走物体というよりも，力場をスムースに動くものとして考える方がよい。例えば，1MHz で回転する半径 2nm の孤立した分子スリーブベアリングで費やす総抗力は，帯域剛性分散に支配され，≦0.000004 pW（ピコワット）（式 6.4）となるが，これはマイクロメートルサイズの医療ロボットで通常みられる 1-1000pW に比べて（6.5.3 項）非常に小さい。このようにナノマシンの強く正確な表面には通常の動作期間では変化はみられず，従って磨耗もゼロである。単一欠点モデル（第 13 章）内においては，磨耗過程の第一段階（転位原子）が致命的とみなされており，デバイスの寿命を決定する上で累積磨耗は無意味である[10]。ユータクティック（目的に添って正しい）ナノマシンでは，すべての種類の汚染物質が厳密に排除される。磨耗粒子に相当するものは，装置が故障するまで出現し得ない。このスケールでは，反発領域（斥力）により「潤滑」化され，オイル分子は潤滑剤ではなく汚染物質となる。

全般的結論は，分子ナノテクノロジーは物理学の法則を侵すものではないということである。1998 年，分子ナノテクノロジーが開発されるだろうということは全体として認められており，それにどのくらい時間がかかるのかについては多少意見の不一致があった。今日の限られた能力から出発して，この 3 部作において後述する複雑なナノロボットにいたる過程には，多大な研究と開発努力が必要であることは明らかである。それでも，正しい問いかけは「できるかどうか」ではなく「いつできるか」である。本章では，1998 年に議論された実用分子アセンブラへの多数の技術的道筋のうちのいくつかを提示している。読者は，最新の成果を知るために最新の文献を調べたい欲求に強くかられているだろう。2.2 項では，ナノテクノロジーへの従来のトップダウンのアプローチについて簡単にまとめてある。2.3 項では，バイオテクノロジー，超分子化学および走査プローブなど，いくつかの可能性のある分子製造への直接的ボトムアップ経路について述べた。Gimzewski と Joachim[3200] は，「次世紀のナノテクノロジーにおいて，ナノファブリケーションへのボトムアップのアプローチは，いつか従来のトップダウンアプローチに競合するようになるだろう。トップダウンのアプローチは，現行のマイクロファブリケーション計画の延長により小型化を進めるが，（一方）ボトムアップのシナリオは，原子に基づく制御を維持しつつ分子レベルで複雑さを限りなく増大させていくことである」と述べている。2.4 項では，1998 年における視点から，分子マシン構成要素と分子アセンブラおよびモレキュラー・製造システムの設計作業を調査している。

2.2　ナノテクノロジーへのトップダウンのアプローチ

ナノテクノロジーは，ノーベル物理学賞受賞者のファインマン（Richard Feynman）により 1959 年 12 月に初めて提唱され，講演[156]の中で彼は一見不可能な課題と考えられる 1/64 インチ（400μm）立方以下の大きさの実用電気モータの制作に賞金 1000 ドルを出すことを公表し，新分野への興味を刺激した。そのわずか 11 ヶ月後，エンジニアの William McLellan は 250μg の 2000rpm モータを 13 個の部品から制作し，彼の賞金を得た[300,355]。（McLellan のモータは，全体でこの文章の最後のピリオドと同じぐらいの大きさである）[355]。1995 年，賞金 250,000 ドルの Feynman 大賞（2.4.2 項）が設けられ，これは Foresight Institute がスポンサーとなり，プログラム可能なナノメートル規模のロボットアームを最初に製作したエンジニアに与えられる。再び歴史が繰り返されるのにどのくらいの時間がかかるのだろうか。

1959 年の Feynman の有名な講演の中で，彼は複雑なナノマシナリーを制作するための典型的なトップダウン戦略を提唱した。これは要するに，圧搾機，旋盤，ドリル，プレス，カッターなどのほかに，人間オペレータがワークスペースの部品や材料を移動させるマスタスレーブ把持部を含む，完全に遠隔操作される機械工場である。

Feynman の基本構想を用いてナノマシンを制作するために，オペレータはまず，マクロスケールの機械工場を動かして，機械工場のコピーを 1/4 サイズで製作する。この作業後，すべての機械が正確に，期待通りに動作することを確認した後，そのサイズ縮小した機械工場を動かして，これと同じでサイズが 1/4 のコピー，すなわち最初の機械工場の 1/16 のコピーを製作する[156]。このような次第に小さな機械工場を製作するプロセスを，ナノスケールで操作することのできる機械工場ができるまで行う。最終的に出来上がるものは，それ自身を再組み立てできるナノマシン工場あるいは，分子である供給原料を用いて物理的に可能である他の有用なナノスケールの生産物を作るナノマシン工場である。

このプロセスを Feynman は次のように述べている[156]：

「私が 1/4 サイズのスレーブハンドを制作するときには，10 セットを作るであろう。私は 10 セットのハンドを作って，それらを私のオリジナルのレバーにつなぎ，各々が同時に並行して全く同じ事ができるようにする。そして，私は，また 1/4 サイズの新しい装置を 10 セット作ることにより，1/16 サイズの 100 のハンドを作ることができる…。例えば私が，通常の旋盤の 1/4000 のスケールの旋盤を 10 億作るとしても，そのための材料やスペースは沢山ある。なぜなら，10 億の小さな旋盤では，大きな旋盤 1 個の材料の 2% 未満の材料を使うからである。材料費はほとんどかからないことが分かるであろう。そこで私は，互いのモデルとなる，10 億の小さな工場を作り，これらの工場は同時に製造を行い，ドリルで穴を開け，部品に刻印するなどの操作を行う。」

「小さなサイズを扱うようになることで，多くの興味深い問題がでてくる。すべてのものが単純に釣り合ってスケールダウンするわけではない。材料が分子の引き合う力（van der Waals）によりくっついているという問題がある。この性質からいくつかの問題が出てくるので，そのためのデザインを考える準備をしておかなければならない…。[しかし，]もし十分に小さなレベルに到達するならば，我々のデバイスのすべてを大量生産することができ，これらは互いに完全なコピーとなる。我々は，寸法が正確に同じになるように 2 つの大きなマシンを製作することはできない。しかし，わずか 100 原子の高さしかないマシンであれば，1 パーセントの半分まで正確にするだけで，他のマシンは確実に同じサイズ，すなわち 100 原子の高さになる。」

Feynman のトップダウンアプローチは，Micro Electro-Mechanical System（MEMS）として知られる比較的新しいエンジニアリングの分野で進展がみられ，この分野は元来マイクロマニプレーションというよりは，チップ・エッチテクノロジーに延長上にある。従来の 0.2μm でシリコンチップ上に制作される純粋な電子デバイスでは，機械的作用を示すために外部システムと結合させなければならないが，MEMS デバイスでは，機械的構成要素を電気回路の中に直接組み込んでいる。したがって，マイクロエレクトロニックチップは単に電子のルートであるのに対して，マイクロエレクトロメカニカルシステムは，アプリケーションをコントロールするためにエレクトロニクスがすぐにアクセスでき，単一のマイクロデバイスが物理学的世界と直接的に相互作用することを可能にする。

一般的にマイクロシステム研究は，この 20 年間において報われる研究であることが証明されており，続けざまにより小さなモータあるいはマシンが広く公表されている[2865]。1980 年代に Berkeley と MIT のグループにより最初の実用マイクロモータのデモンストレーションが行われてから，この分野の研究にはずみがついた。1990 年までに，100μm ロータの小さな静電モータが，動作速度約 250Hz[556] および動作寿命約 10^6 回転[2363] を示した。1991 年には新しい雑誌 *Journal of Micromechanics and Microengineering* が創刊され，次いで 1992 年に *Journal of Microelectromechanical System* が創刊，さらに最初の MEMS Application Symposium が 1996 年 6 月に東京で開催された。1990 年半ばまでに，最も卓越したマイクロマシンの製造元の 1 つである Sandia's Microelectronics Development Laboratory[2356] により，人の髪の毛よりも細いギアと歯をもち>4000Hz の速度で回転するモータを内蔵する，約 $1mm^2$ よりも小さいプレーナーマイクロメカニカルデバイスの大量生産が可能となった。University of Utah のマイクロマシン研究所によりシリコン内に制作されたような Wobble マイクロモータでは，摩擦と磨耗が非常に少なく，30 億回転を越える動作寿命が測定された[2366]。（ダイヤモンドコーティングにより摩擦はシリコンを超えるオーダーまで減り[2545]，多結晶ダイヤモンドの磨耗率はシリコンよりも約 10^4 倍も低いことが知られている。）[2852]

MEMSの研究により製造されたのは，マルチマイクロスケール加速度計[2382-2384]，多様なマイクロセンサ(例えば心カテーテルに取り付けられる血圧マイクロセンサ)，マイクロスケールカンチレバーと継ぎクランクメカニズム[2380]，5μmの突起[2371]，フローマイクロバルブと圧マイクロトランスデューサ[544,2373]，マイクロピストンとマイクロポンプ[2373]，マイクロギヤトレイン[2379]，マイクロアクチュエータ[545]と圧電駆動マイクロモータ[2381]，マイクロミラーとマイクロシャッタ[546,1062,1974]，フレネルレンズマイクロアレイ[2374]，マイクロジャイロスコープ[1383]，タービン使用に適した2mm長の燃焼槽[2377]（50Wの電力または0.2Nの推力を送る$1cm^3$のガスタービン発電機を可能にする）[2378]，および特注品または大量生産の規格品として1998年までに入手可能になったマルチデバイスマイクロシステム[2372]である。固体ダイヤモンドに50μm幅の歯をもつ直径約300μmのギアの制作にはレーザビーム[2375]とイオンビーム[2376]とが使用された。マイクロ電着とマイクロ密着焼付けにより位相的に複雑な1～10nm形状の3Dマイクロ構造が容易に製造された[2364]。コロイドテンプレーティングにより，壁厚10～100nm[2368]，溝幅10～25nm[2357]，直径0.7～1μmの中空シリカ球，あるいは直径約0.2μmの球表面に4-nm厚のグラファイトシート層をタイル張りしたもの[2369]が生産された。マサチューセッツ州，レキシントンのLincoln Laboratoryで発明されたCAD/CAMデスクトップマイクロ製造システムは，球形を含む3次元構造物を，マイクロメートル立方のボクセル(voxel)をコンピュータ制御したレーザ/化学エッチングすることで約20000voxels/sの速度で機械製造した[2367]。

1998年までに，より小さな（約100nm）加速度計が米国のAnalog Devices社やドイツのDaimler-Benz社などにより開発され，マイクロスイッチやマイクロリレーなどの電子制御システムが，カリフォルニア州のIntegrated Micromachinesなどの数社より市販されるようになった。マイクロ機械加工はよく発展した工学専門分野であった[2696]。Westinghouse Science and Technology Centerは，MEMSセンサを，小型化マススペクトロメータを制作するために使用した。マイクロ-オプトメカニカルシステムは開発中であった。化学者はIntegrated Chemical Synthesizerを提案し[121]，製作していた[1222,1228]。これは，用途別に設計されたミリメータからマイクロメートルのサイズの化学反応器とともに，反応物と生成物の流れを動かし（ポンプ），反応物を混合し（反応槽），流れの解析および生成物を分離する（分離槽）のための付属デバイスから構成され，これらは望む構造を形成するために従来のシリコン基材やフォトリソグラフィの技術を使用するだけでなく，センサを制作するために酵素や抗体といった生物学的分子の高度な選択性を利用した。またMEMSは，個々が2.7のポリスチレン球体，同じサイズの乾燥赤血球および各種の原生動物を操作することができるマイクログリッパ（ピンセット）を開発した[1267]。カリフォルニア州，マウンテンビューのMarket Intelligence Research Corpは，1992年のマイクロマシンR&Dのための世界的総予算を99億5000ドルと概算し，1998年までに3兆ドル以上となると見積もっている[357]。バージニア州アーリントンのSystems Planning Corporationは，2001年までにマイクロシステム産業は年間14兆ドル以上の価値となると予測している[1259]。

MEMS研究の中には意外な方向性を持つものがあった。例えば，1990年代半ばに，MEMSエンジニアは，東京大学機械工学部において，空中を単独で飛行できる8つのヒンジ，8つの板形翼を持つマイクロ構造物を制作した[1573-1576,2353]。この構造物は通常のシリコン微小加工技術により製作され，その後ウエハー表面から離され，直径が数マイクロメートルのガラスプローブを持つマイクロ操作システムを用いて当初平面状の部分を飛行位置に持ち上げる。各翼は約500μmの四角形であり，10kHzで300VACを適用することにより，共鳴振動を起こし，翼の羽ばたき振幅は30°を超える[2353]。別の4翼構造では[1574]，羽ばたき共鳴周波数は約150Hzであり，交流電磁場に置かれると，細いガラスポールを自由に上下に飛行した。別の磁化ニッケルでコートした2000×10000μmの2翼設計物は，電力供給ケーブルやガイド無しで，強度>400エルステッドおよび12Hzの交流磁場をかけると，蝶または蚊のようにうまく飛行した[1576]。320×800μmの翼を持つ同様のデバイスも，300Hzの磁場において飛行した[1575]。「我々がシリコン製の蚊をシリコンチップから放出すると，それは飛んでいってしまい，二度と見つけることができません」と研究者のH. Miuraは愚痴を言っていた。「それは非常に小さく，塵のようですから。」MEMSの「ブヨロボット」についても記述がある[1250]。

電子ビーム（e-ビーム）リソグラフィーを使用して，1997年Cornell University Nanofabrication Facilityの研究者は，彼らが世界で最も小さいと信じるメカニカルデバイス，4μm幅のファブリー・ペロー干渉計と，面白半分に，結晶シリコンから彫った，ヒトの細胞1個よりも小さい世界で最小のギターを制作した[2354]。この「ナノギター」は長さ10μm，幅2μmで，つまびけば>10～100MHzでおそらく共鳴する約50nm（約200原子）幅の6本の弦を持っている。ナノギターの出現は人々を魅了したが，このことはCornell大学の少なくとも1研究者（別の研究室）にとって意外なことであり「十分に発展したe-ビームリソグラフィーシステムがあれば誰でもそれを制作できるだろう。私は50nmのシリコンの物体を日常的に作っている。このようなことは私にとってたいしたことではないと思うが，ほとんどの人々が，最近我々ができるようになっていることを知らない」と述べた。

直接描写e-ビームリソグラフィーでは，ウエハーレジストの表面にパターンを描出するために，電磁気偏向器により曲げられる，強力に焦点を合わせた電子ビームを使用している。電子は化学的にレジストを変化させ，エッチングによって，望むパターンが残る。1998年までに，e-ビームのスポットサイズは1nm未満まで焦点が絞られるようになり，5nmのビーム幅が通常使用されるようになったが，電子の前方散乱により，レジストの照射分解能ではe-ビームでは約10nm[2358]，収束イオンビームでは約5nm[1259]の制限がある。e-ビーム描写時間は非常に遅く，例えば1GbitDRAMのフォトリソグラフィーマスク1つを彫るのに80時間を要するが，この時間のほとんどがAI（人工知能）ソフトウェアによる近接計算に費やされている[E.A. Rietman，個人的情報，1999]（より良いアプローチは神経ネットを使うことである）[3012]。1998年までに，2～3の原子層の間隔で配置された原子的にスムースな鏡を含む電子干渉計が制作され[3183]，1999年には，慎重な電子エネルギー損失スペクトロスコピー実験により，従来の電子絶縁体と同じように作用するためには二酸化シリコンの厚さはたった4原子（約0.7nm）以上であればよいことが明らかにされた[3295]。

原子リソグラフィーは，光学糖液により冷却され平行化された後，レーザービームとその反射の重畳により形成された定在波の節点に収束された低エネルギー中性原子ビーム（通常NaまたはCr）を使用しており，5～10nmの表面デポジションを最終的に可能とすることが予測された[2355,2370,2838-2841]。最初の約0.002rad（ラジアン）のビームの広がりと約femtogramパルス（パルス当たり約2億6000万原子すなわち約（100nm）^{3}）を持つ指向性原子ビーム（ナトリウムの）が，1999年初期に実証され，あるコメンテータは「より長期の夢は…原子ビームを組み合わせて3D固体物体を作成する原子ホログラフィーである」と述べた[3173]。同じ時期に，別のグループにより約0.1秒持続する連続ルビジウム原子流が実現し，このビームの半径はおそらく約1nmと小さい[3205]。「光ファイバが光をガイドするように」電流を運ぶワイヤが冷たいリチウム原子をガイドするために使用されている[3182]。最初の湾曲収束原子ミラーも1999年初期に実証された[2925]。1998年までに，量子－機械マイクロ操作の可能性についての予測についても述べられるようになった[6]。

他のアプローチもこれらに匹敵する成果をあげた。例えば，University of Minnesota NanoStructure Laboratoryのエンジニアは，線，溝，円形などのパターンをポリマー中に25nmの小ささでエッチング描出するために，1996年ナノインプリントリソグラフィーを使用し[2357]，1998年までにNILは，ナノスケールで10nmより小さい形状の量子ワイヤ，量子ドットおよびリングトランジスタを実証した[2358]。約300/μm^{2}の密度で2D六方最密構造に配列された33-nmの毛細管を含むナノチャネルガラスが1992年より利用できるようになった[2365]。

このように，1998年までに，トップダウンMEMS技術は，理論的に，すでにナノスケール（原子レベルの精度ではないが）のパーツを作っている。これらの技術は，このようなパーツを組み立てて複雑な機械を作れるのだろうか？約1cm^{3}の体積の非常にシンプルな可動ロボットは広くみられており[2361,2362]，完全な実用マイクロロボットを作るというMEMSの能力を実証する，より高度な課題として，1994年日本の日本電装株式会社の研究者が1/1000スケールの実動電気自動車を製作した[2351,2352]。米粒大のマイクロ自動車は，トヨタ自動車が初めて作ったAAセダンの1936年モデルの1/1000サイズの複製である（**図2.1**）。この小さな自動車は，タイヤ，ハンドル，アクセル，ヘッドライトとテールライト，バンパー，スペアタイヤ，顕微鏡サイズの文字で社名が書かれたホイールキャップなどの24のパーツから成り，すべて生物学的研究において細胞操作に使用されるタイプのメカニカルなマイクロマニピュレータを使って人の手で組み立てられた（第21章）。このようなハンドクラフトによる制作が理由の一部となり，各マイクロカーの製作経費は，フルサイズの現在の豪華な自動車の制作費よりも高かった。

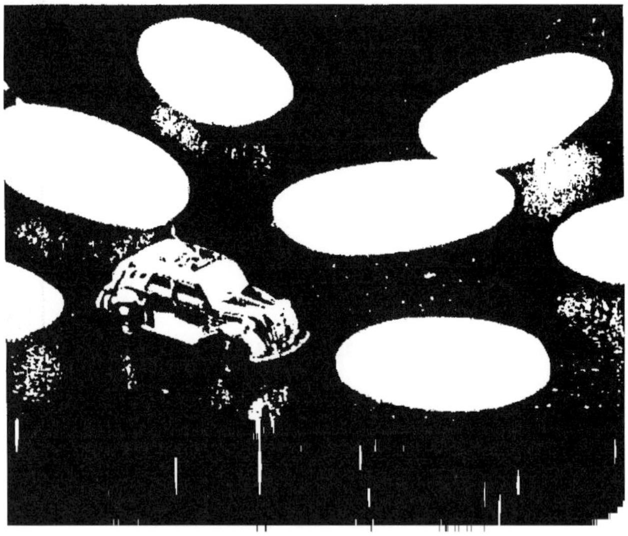

図 2.1　日本電装のマイクロカー，米粒よりも小さい。(日本電装株式会社より写真提供) [2352]

この日本電装のマイクロカーは，車長4800μm，車幅1800μm，車高1800μmの，車台，外郭構造を持ち，150μm厚1900μm長の軸の約0.07T（テスラ）の磁石を持つ5つのパートの700μm径電磁ステップモータから構成される。電力は，3ボルト時20mAを通電できる細い(18μm)銅線により供給された。このモータは，平均回転数約100Hz（最大回転数約700Hz）で最高トルク 1.3×10^{-6}N-m（平均 7×10^{-7}N-m）を出し，平坦な表面上で最高速度10cm/sで車を前進させた。回転部品のある程度の内部磨耗が，約2000sの連続運転後にみられた。約0.1μgの潤滑剤を車輪のマイクロベアリングに添加すると，この潤滑剤の粘度によりメカニズムが停止した。マイクロカーの車体は，厚さ30μm，重さ20mgのシェルであり，造型と鋳造，N/Cマシンカッティング，鋳型エッチング，サブミクロンダイヤモンド粉による研磨，ニッケルと金によるメッキ加工により約2μmの小さな形状も作られた。機械加工後および最終研磨後の表面の平均粗度は，それぞれ130nmと26nmであった。このシェルは，オリジナルのフルサイズの車体上の2mmの小さな特徴もすべて備えていた。各タイヤは，直径690μm，幅170μmであった。ナンバープレートは10μm厚，380μm幅および190μm高であった。その後日本電装は同様の製造技術を使用して，発電所あるいは化学工場の細いパイプの中をシャクトリムシのように，亀裂を探して進むカプセルの試作品を制作した。1999年，日本のエレクトロニクスの3つの会社が，現在政府が進行させているマイクロマシンプロジェクトの一環として，重さ0.42g，長さ5mmの「蟻サイズ」ロボットを作ったことを公表した[3258]。これは0.8gの荷物を持ちあげて約2mm/sで移動すると報告されている。

1998年までに，世界中で高い位置精度を持つマイクロマニピュレータが様々な研究室で実証された。例えば，Spider-IIマイクロマニピュレーションロボットは，260μmの立体作業領域にバイモルフ構造の圧電アクチュエータおよび8nmの位置精度を持つ3軸はさみを採用した[2359]。stick-and-slip作動装置を使用するマイクロアセンブリロボットは，最大速度4mm/s，10kHzで0.4%の再現性で200nmのスキャンニング範囲において5nmの分離度を持ち，最大155mNの駆動力と6.3N/μmの剛性を実現した[2360]。

システムサイズの点では，マクロ機械加工されたMEMSデバイス(代表的なものの体積は約 $10^{-13}m^3$)は，丁度マクロスケールの世界（約 $10^{-4}m^3$）とナノスケール世界（約 $10^{-22}m^3$）の中間にある。本書で述べる医療ナノロボットは全般に，日本電装のマイクロカーの約1/1000の小さい寸法，精度および構成部品サイズを持っており，このマイクロカーはマクロスケールの自動車の約1/1000の小ささである。統計的な材料デポジションと除去を含むMEMSのテクニックが，どのように約10nmの形状または公差よりも優れたパーツを加工し，組み立て中に約10nmよりもはるかに優れた空間分離能でパーツを設置できるかを知ることは難しく，そしてMEMSテクニックそれ自体で，原子精度でいかなる構造物も製造したり設置することが可能であるとは考えられない。しかし，このことにより，MEMSのテクニックを，後に他の技術により原子精度で「最終加工」される未完成な段階の有用なパーツを作るために使用したり，他の方法により加工または部分組み立てされたナノスケールの（原子精度を持つかあるいはそうでない）構成部品の組み立てを容易にするために使用する可能性まで除外できない（2.3項)。

2.3　分子製造へのボトムアップ経路

どのような種類のマシンを製造するにせよ，通常2つの主な能力，パーツの加工とパーツの組み立てが必要となる。以下に示すように，1998年までに少なくとも初期のパーツ加工とパーツ組み立て能力が，3種の異なった実現技術[2889]，すなわちバイオテクノロジー（2.3.1項)，超分子化学（2.3.2項）および走査プローブ（2.3.3項）を用いて分子レベルで実証された。このセクションでは，分子製造への最も初期の段階の基礎的アプローチについて概説する。さらに複雑なナノスケール構成要素および組み立て品についての考察は後の 2.4 項で扱う。ここでは，すでにできていることと今後成されることが望まれる事の間にある橋渡し技術，特にメカニカルナノロボットの製造に焦点を当てる。1998 年この分野は興味と開拓者的努力の爆発的に増加しており，そのため最新の成果を知るには最近の文献を調べるべきであることを再度読者に対して注意しておく。

2.3.1 バイオテクノロジー

メカニカルな伝統における分子製造実現技術の最初の広いカテゴリはバイオテクノロジーである[10,322]。分子生物学者は，分子マシンシステムを研究し修正しており，遺伝子工学者はこれらのシステムの再プログラム化を行い，時に複雑な機能を持つ新規分子を製造している。1998 年までに生物工学研究者は，ほとんどすべての DNA 配列や希望するポリペプチド鎖（非常に長い非周期的なものは除くが）を作ること，人工染色体やウイルスなどの「デバイス」を組み立てることができており，積極的に遺伝子療法を追い求めていた。これらすべてが分子工学の例である。初期の著者により生物分子が機械的構成要素として使用できることが示唆されていたが[2414]，生物分子モータ，作動装置，ベアリングおよび構造構成要素に似た複雑なデバイスを組み合わせて，肉眼的世界のマシンシステムと類似する多様な分子マシンシステムを制作できることを 1981 年に指摘した最初の人物は Drexler[182] であることは明らかである（**表 1.3**）。「タンパク分子を設計する能力の開発は，複雑な原子仕様のデバイス制作への道を開き，それにより従来のマイクロテクノロジーが直面する障害を回避できるであろう。この道は，原子精度で反応基の位置付けを可能にする分子機械装置の制作を含んでいる」と Drexler は書いている。

おそらく，このような分子機械装置の生物学的領域における最もよく知られる例は，リボソーム（**図 2.2**，8.5.3.4 項も参照）であり，これはすでに存在する唯一の，自由にプログラムできるナノスケールのアセンブラである*。自然界においては，約 8000nm^3 のリボソームが，宿主 DNA からコピーしたメッセンジャーRNA（mRNA）糸状体からの指示のもとに，アデノシン三リン酸（ATP）からアデノシン二リン酸（ADP）への

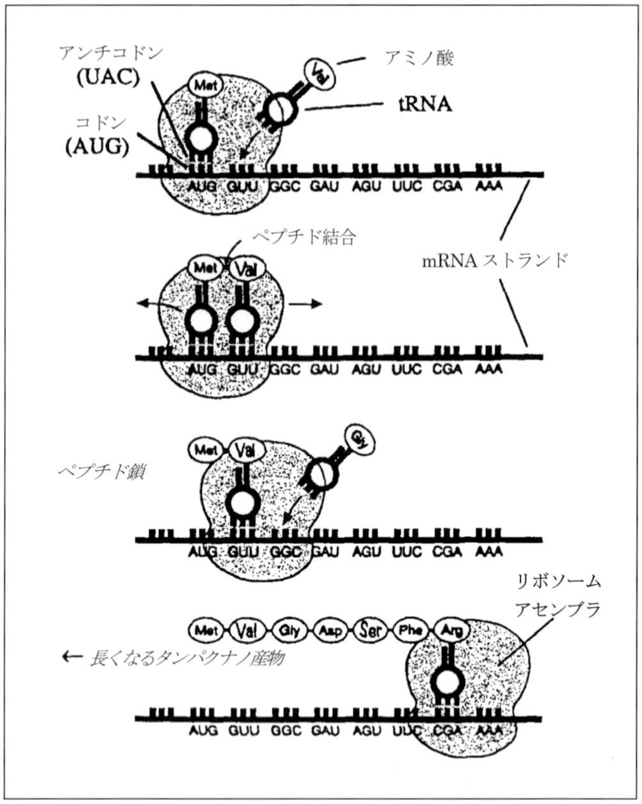

図 2.2 リボソームはタンパクナノ製品のプログラム可能なナノスケールアセンブラとして作動する（Ball より引用[382]）

分解によるエネルギーを使って，アミノ酸を結合して多種多様なタンパクを合成する多目的工場として作動している。各リボソームは 2 つのサブユニットから成るコンパクトなリボ核タンパク粒子であり，各サブユニットは長い RNA 分子（rRNA）に結合するいくつかのタンパク質から成る。バイオテクノロジーでは，新規タンパク質を生産するために細菌のリボソーム機械装置を使用することができ，これらのタンパク質はより大きな分子構造の構成要素となる[182]。

もちろん，このような生物学的メカニズムは「無計画なデザインにもかかわらず動作するいい加減なデバイスであると」非難されている。University of Washington のバイオミメティクスエンジニアの Dan Heidel は，生物学的システムがずさんであることは認めているが，それに耐えうるように設計されていると述べ，低い身分のリボソームに高い賞賛を与えている。

「平均的なリボソームは，何千もの溶質が液中から析出する一歩手前の濃度で存在する水性環境

*D. Heidel は次のように注記している。リボソームには，真性細菌，始原細菌および真核生物の 3 種のリボソームがあり，地球上の〜108 の異なった種の間には多数の亜変種が存在する。さらに，ポリケチド合成酵素[3224] などの他のバイオアセンブラユニットも存在するが，これらの酵素は一般にアセンブリ当たり 1 タイプのプロダクトのみを作る。

に存在している。リボソーム自体は，化学的活性基が自発的に柔軟なスパゲッティ麺パイルのように積み重なり，同様にあいまいな構造をもつ>50のタンパク質に囲まれた3つのRNA分子から構成されている。他の溶質はこの雑多な複合体を時速10〜100マイルで衝突させようとし，溶媒和する水分子はコンスタントに移動し，予測できない水素結合のネットワークと極性イオン電荷はコンスタントにリボソーム上にぶつかっている。リボソームは，約60個の他のほぼ同じトランスファーRNA（tRNA）の中からA-サイトのコドンのための特別な同族の tRNA を認識しなければならない。この特別な tRNA は A-サイトのポケットにフィットする他の溶質とともに，すべてのtRNAの仲間からわずか3つの塩基ペアを頼りに識別されなければならない。実際には，ほとんどのコドンが3つの塩基ペアのうちの2つだけを識別のために使用しており，ｔRNA の中には4つという少ない水素結合により認識されているものもある。活性サイトではすべてについて，サブオングストロームの精度を要するが，リボゾームはイオン結合，水素結合，親水性，ファンデルワールス力のみによって保持されているサブユニットの大きな複合体の塊であるため，これは階段を回転して落ちる接着テープで結束した水風船の束上のある点からミリメータ以下の精度を得るようなものである。」

「このとんでもないマシンが，20Hz のサブユニット取り込み頻度で，10^3 の誤差率をもってタンパク質を組み立てることができるのである。各リボソーム自体のタンパクサブユニットにおけるアミノ酸の数と 10^3 というタンパク組み立て誤差率は，リボソーム内にいくつかのエラーが確実にあることを示していること，各細胞にはほぼ確実に 2 つとして全く同じリボソームがないことを考えると，リボソームに対する感銘は高まるであろう。この惑星のエンジニアで，リボソームと同様の悪い作業条件でリボソームに匹敵するレベルの作業を行うことのできるアセンブラを合理的に設計出来るものがいるであろうか。」

このように，リボソームは任意の仕様に＞99.9％忠実に，非常に長いアミノ酸の直鎖を製造することができる。この鎖は折りたたまれて，広範な高度に分化した機能を果たす3次元タンパク構造を作り，自動集合システムを形成することのできる実用ナノマシンのよい類似物となる。タンパク活性の非常な多様性のほとんどが，他分子の特定受容体部位に結合する選択性によるものである。これらの結合メカニズムの中には，分子ロボットアームの構築において模倣されるものがあるだろうし，自然界のタンパクに手を加えたり，新しい特注のタンパクを合成することにより制作されるデバイスもあるだろう [2393]。タンパク工学は，最初の原始的なアセンブラを構成するためにビルディングブロック式に，望む品質のタンパクを創製するために使用できるかもしれない。

タンパク工学の分野では，同名のジャーナルもあり，新規構造物の合成に大きな成果をあげている。Drexler[10] は，DeGrado[2394] による最初の de novo（最初から作った）構造物の創出，本質的にタンパクモデルから出発した合成デンドリマー様構造の開発 [2395]，および酵素活性を有する枝分かれした非生物学的タンパクのエンジニアリング [2396] を例としてあげている。それ以来，多数のアルファヘリカルタンパク*が de novo で設計され [2410-2413]，設計されたベータシート二次構造をもつ 20 アミノ酸残基の人工ペプチドが創出され [2398]，各種のペプチド類似体も合成されている [2399]。1998 年までに，コンピュータ技術の発展により，天然の基本骨格構造をもつタンパクに正確に側鎖パッキングをつける設計が可能となり，de novo 基本骨格構造の研究も始まった [2400]。触媒のタスクスペース [766] も分子レベルで懸命に研究されていた。例えば，わずか 4 つのアミノ酸が変わることにより，オレイン酸 12-デサチュラーゼがオレイン酸水酸化酵素に変化し，6 箇所の置換によりオレイン酸水酸化酵素をオレイン酸デサチュラーゼに変換することができた [2401]。ツールキットをさらに拡張し，Mills[2431] と Fahy[322] は，いくつかのコドンを自然界には無いアミノ酸に対応するものに割り当てることによる遺伝子コードの変性（アミノ酸は 6 つの異なったコドンにより規定されている，第 20 章参照）を利用することで，先例のない構造や触媒特性をもつ人工タンパクの創製が可能になることを提唱した。61 の使用可能コドンがあり，20 の天然アミノ酸以外に最大 41 の新規アミノ酸に対応できる。天然ではないアミノ酸が，人工 tRNA と mRNA を使用する *in vitro* 翻訳システムにおいて，βラクタマーゼと T4 リゾチーム酵

*約 100 残基より短いアミノ酸の鎖は，慣習的にペプチドと呼ばれ，それより長い鎖はタンパク質と呼ばれる。

素の特定部位に導入され[2402,2403]，また受容体グループとしての人工ペプチドにも導入されている[2412]。さらに，新規人工塩基対をDNAに酵素的に組み込むことや[2404,2607,2932]，他の計画も可能である[2676]。1つの塩基対を組み込むことにより，可能なコドン数は4^3=64コドンから6^3=216コドンに増大するので，193の新規アミオダロンの酸を人工タンパク構造に組み込むことが可能となるか，または現在の重複性が維持され現存の4文字コードが「上方互換」のサブセットとして維持されると仮定すると少なくとも48の新規アミノ酸を組み込むことが可能となる[2431]。この遺伝子アルファベットを8個の塩基に増やすと（8^3=512コドン），新規アミノ酸様分子に使用できるコドン数は489もの数になる[322]。

タンパク質エンジニアリング（その1つの目的は機能的で原子的に正確な3D非周期的構造を作り出すことである）における最も大きな難問の1つは，個々のアミノ酸に強い自然な相補性がないためにタンパク質折りたたみ設計が難しい点である[2392]。1998年にはDuanおよびKollman[2324]は，分子力学的シミュレーションにより溶媒和36残基（約12,000個の原子）のタンパク質断片（すなわちペプチド）を，中間の自然状態に類似した構造に折りたたむことに成功した。1μs秒のシミュレーション中に，鎖は150nsでNMRで知られるような中間の自然状態に類似した小型の構造に折りたたまれ，その後はより短い時間に再び広がり，また折りたたまれた。1998年の時点では，最終的な安定自然状態への全タンパク質の折りたたみの，分子力学を用いた決定論的計算は行われていなかった。実際のタンパク質は，自由エネルギーが最小の安定した立体配座に偶然に入るまでに数百回折りたたまれ，広がるであろう[2405]。しかし，この目標を目指して熱心に研究が行われ，現在も続いている[2406, 2407]。タンパク質が機能している間（例えば酵素活性中）に発生する構造的変化も，熱心に研究されている[2408]。

タンパク質に基づき，ほぼ原子的に正確な3D構造を目指した別の方法は，決定論的大きさおよび形状の半剛性タンパク質ナノシェルを利用して，秩序のとれた無機粒子の集合を導入することにより，折りたたみの問題を回避している。例えば，ササゲ萎黄病斑のウイルスのキャプシドは，外径28nmおよび内腔径18nmのタンパク質容器であり，二十面体の格子に並んだ180個の同一の外被タンパク質サブユニットから構成されている。各サブユニットは，腔の内側に対して少なくとも9つの塩基性残基(アルギニンおよびリシン)を示し，無機結晶核形成および成長のための境界面となる正に荷電された内側表面を作り出し，一方では外側のキャプシド面はそれほど高く荷電されていない。1つの実験[2391]では，空のキャプシドシェルが，大きさおよび形状により限定される反応器としての役割に加え，パラタングステン鉱化における空間的に選択的な核形成触媒として働くことが明らかになった。その研究者らは,「ウイルスの形状およびサイズの範囲によって，取り込んだ物質のサイズおよび形状を制御するのに高い柔軟性をもって本法を適合させ，その物質はタンパク質内部へのアクセスによってのみ制限され，無機および有機化学種を含むことができる。腔内の静電環境は，部位特異的突然変異誘発により変性し，追加の特異的相互作用を誘発することがありうる」と述べている。

様々な既存のタンパク質装置（**表1.3**）を借り，それらを新しい用途に応用することも可能かもしれない。バクテリオファージDNA注入システム（9.2.4項）は自己集合性であり，他の用途に適合させることが可能と思われる。Vogel[2425, 2426]は，キネシンモータを直線状の溝の平らな面に取り付けた。ATPを加えたとき，モータが作動し，一列の繊毛のように幅25nmの微小管を速やかに最後まで通過させる（9.3.4項）。Montemagno[2278, 2426]は，一方の端部が金属面に接着し，他方の端部が1μmの蛍光ストレプトアビジン被覆ビードペイロードのための付着部位となるような幅12nmのATPase分子回転モータを遺伝子工学的技術により作成した。ATPを加えると，モータ列内のバイオモータに個別に付着している各ビードが約10Hzで回転を始め，100pNを超える力を発生する。ビードの回転は2時間を超えて連続的に維持されたことから，これら約100%の効率的自己集合性バイオモータの高い信頼性が明らかになった。Montemagnoは，彼の実験室の「長期的目標が，F1-ATPase生物学的モータとナノ電気機械的システム（NEMS）を統合し，新しいクラスのハイブリッドナノ機械的装置を作り出すことである」と説明している。自己集合性細菌鞭毛モータ[578-581]，ならびに六角形の「パッケージングRNA」，すなわちDNAをバクテリオファージPhi29[1723]のキャプシドシェルに詰めるpRNAポンプメカニズムなど，他の自然なナノモータも熱心に研究されている。

ある程度明確に定義された3次元ナノアセンブリーを可能にする，もう1つの材料はDNAである。DNA

ナノ技術の背後にある考え方は 1980 年から存在しているが [2414]，この分野の活動が加速したのは，1990 年代に数多くの実験的難問が克服されてからである。Horn および Urdea[2606] は，枝分かれ型および叉型の DNA ポリマーを報告した。Niemeyer[1905] および Smith[2430] は，DNA の特異性を検討して規則的なタンパク質配列を生み出し [2430,2444,2544]，共に自己集合 DNA を分子ナノ技術の早期の材料として使用することを提案した。Shi および Bergstrom[2416] は，DNA の一本鎖を硬い有機リンカに取り付け，それらの分子を用いて様々なサイズの周期性の形状を作成できることを明らかにした。Mirkin の研究グループ [1904] は，肉眼的サイズの材料にナノ粒子を組み込むことを目標に，DNA 分子を約 6nm の粒子間隔で 13nm のコロイド状金粒子に付着させた。Alivisatos および Schultz の研究グループ [2415] は，DNA を使用して，2-10nm 間隔で配列している 1.4nm の金のナノ結晶を作成した。いずれの場合も，コロイド状粒子を使用したことによってナノメートルスケールの構造物のブロック群に（いかなるポリマー鎖よりも硬い）構成成分が潜在的に加わるため，DNA 対の特異性により複雑な形態の構築が可能になるはずであるが，この能力を最大限に活かすには，原子レベルで正確であり，それぞれにいくつかの化学的に明瞭な固定点を持つ粒子が必要である。Damha は，V 字型および Y 字型の枝分かれ RNA 分子 [2566, 2567]，「叉状」および「投げ縄」型の RNA 中間体を持つ枝別れ RNA デンドリマー [2568]，さらには三重螺旋状 DNA[2569] を合成した。Henderson の研究グループ [2706, 2707] は，長さが 1000nm を超える長い線形の互い違い四重配列を形成できる単純な DNA 十量体を設計し，枝分かれ「G ワイヤー」の合成の鋳型となる枝別れオリゴヌクレオチドを作成した。線形と枝別れのブロックの割合に応じて，接続性は異なるが，不規則な間隙を持つ，広範な DNA 配列を作り出すことができる [2704]。

1998 年には，工学技術で作成した 3 次元 DNA 構造に関する最も集中的な研究が，New York University Department of Chemistry の Nadrian Seeman の研究室で行われた。Seeman は，1980 年代の初めに，DNA 鎖が並んで形成された異常な 4 本の腕を持つ Holliday 接合部を検討しているときに [3154]，硬い 3 次元 DNA 構造のアイディアを思いついた [2414, 2419]。Seeman は，DNA にはナノ機械的構造物の材料として多くの優れた点があることを認識していた [1916]。第 1 に，一本鎖のオーバーハングを持つ各二重鎖 DNA は「末端が粘着性であり」，そのために粘着性の端部を持つ 2 本の鎖の分子間相互作用は（塩基対の特異性のため）容易にプログラムされ，高い確度で予想され，接点での局所構造が知られている（粘着性の末端が結合して B-DNA を形成する）。第 2 に，従来のバイオテクノロジーの技術を用いてどのような配列も容易に製造できる。第 3 に，DNA リガーゼ，制限エンドヌクレアーゼ，キナーゼ，エキソヌクレアーゼを含む様々な酵素により DNA を操作・改変できる。第 4 に DNA は，1-3 turn length の硬いポリマーであり [2421]，タンパク質および核酸が読み取ることができる外部コードを持っている [2422]。

1980 年代には，Seeman は，ジッパーのように締まり，はるかに複雑な形状になる DNA 鎖を開発した。Seeman は，5 および 6 本のアームを持つ結合部，正方形 [2417]，480 のヌクレオチドからなる棒状の立方体 [1914]，ならびに 2550 のヌクレオチドを含み，分子量が約 790,000 ダルトンである円錐状の八面体を作成した。立方体（**図 2.3**）は液体中で合成したが，Seeman は 1992 年に固体の支えに基づく方法 [2418] に切り替えた。1 度に 1 辺の作成を可能し，増大する物体を互いに分離させることにより制御を大幅に改善し，合成配列の制御をはるかに高めながら大規模に平行な物質の作成を可能にした。1990 年代中頃までには，ナノスケールの DNA 棒形としてほとんどのプラトン立方体（四面体，立方体，八面体，十二面体，二十面体），アルキメデス立体（例えば円錐プラトン立方体，半規則的プリズムおよび角錐台，立方八面体など），カタラン（結合した輪および複雑な結び目），ならびに不規則な多面体を作ることができた。

Seeman の，枠の形を形成した DNA 鎖は，分子の骨組における梁となるほど強かったが，結合部が柔らかすぎた。Seeman は，1993 年にいっそう硬い逆平行 DNA「二重交差」の形を発見し [1920]，1996 年には構造物がたわまないように，それを使用して硬い二重結合部を設計・作成した [2420]。次の目標は，多くの硬い棒状の形を集め，事前に確立したパターンに他の分子を組み込むための骨組として使用できる，大きな配列，あるいはケージ型の DNA 結晶を形成することであった。これらの DNA 分子は，正確な分子構造を持つ新しい物質を組み立てる際の足場となるであろう。

1998年には，Seemanの研究室のErik Winfreeの研究グループが，自己集合性二重交差分子を用いた2次元DNA結晶の設計および組み立てを報告した [1970]。反復配列単位は，大きさが約2nm×4nm×16nmであり，原子

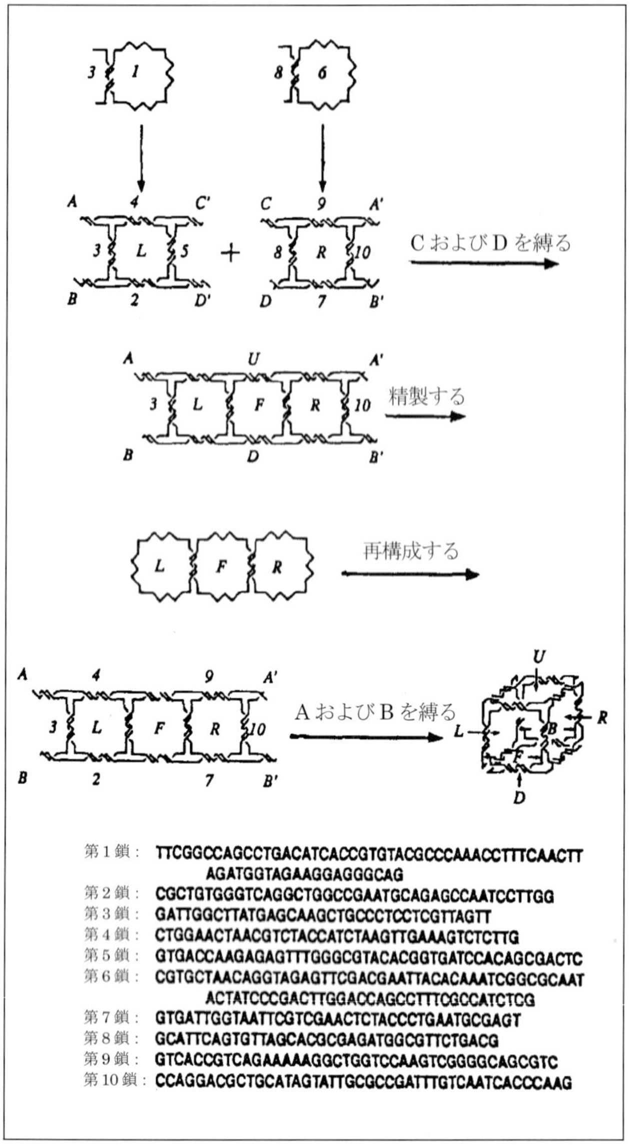

図2.3　液相において3次元DNA立方体を作成するために使用する合成体系（ChenおよびSeemanの図を修正[1914]）

間力顕微鏡（AFM）を用いた配列の検討では，最大50万個の連続単位からなる領域が見つかり，自己集合過程（2.3.2項）は理想的な条件下では極めて信頼性が高いことが明らかになった。彼らの研究から2単位および4単位の格子構造が報告されているが，反復単位において使用できるコンポーネントタイルの数はそのような小さい数に限られていないように思われ，複雑なパターンを周期的な配列に組み立てることができ，その配列がナノメカニカルなアセンブリーのテンプレートになる可能性も示唆される。彼らは，「オリゴヌクレオチドの合成は，任意の位置で改変した塩基を容易に取り込むことができるため，化学基，触媒，酵素および他のタンパク質，金属性ナノクラスタ，導電性銀クラスタ，DNA酵素，あるいは多面体などの他のDNAナノ構造を用いた装飾により，その周期的なグループ内の構造を制御できるはずである」と述べている。これらの実験では，AFM画像で，それらの構造物の内側の選択単位内に含まれるDNAのヘアピンカーブが形状的特徴として認められ，あらゆる格子点のデザイン制御をしながら予測可能で原子的に正確な2D結晶を作り出せることを証明している。格子点の密度は原子の間隔よりはるかに低いため，このDNA自己集合技術は，原子的に正確な様々なナノスケールのサブアセンブリーと組み合わせ，パターン内のそれぞれの独自の二重交差単位を，同じ大きさの独特なサブアセンブリーで装飾し，機械的ナノコンピュータ[1970]および他のナノマシンを作り出すことができるであろう。

1999年の初めには，Seemanは，さらに新たな技術的革新，すなわちナノスケールのロボットアームのプロトタイプになりうる，DNAに基づいた機械的装置の作成を報告した[2409]。この機構は長さ数ナノメートルの2本の硬いアームを持ち，そのアームは，分子を取り巻く溶液に正電荷コバルト化合物を導入し，架橋領域を通常のB-DNA構造から普通ではないZ-DNA構造に転換させることにより，固定位置間で回転させることができる。アームの自由端部は，構造転換中に約2.0nm位置が変化する。Seemanは，「構築材料として合成DNAを使用して，制御可能な分子メカニカルシステムを作成した。この研究は，長期的には，ナノスケールのロボットの開発および分子製造に対して意味合いを持つであろう。」と説明している。

DNAは，液相において組み立てジグとしても働くことができる。Bruce Smithら[2423]は，タンパク質を集合させ，共有結合させ，タンパク質に取り付けたDNAのハイブリッド形成により決まる特定の配向および配列にする方法を検討しており，それはタンパク質のDNA誘導性集合（DGAP）と呼ばれる。この方法では，複数のDNA配列を各タンパク質表面の特定の位置に取り付けると，相補的配列が結合し，タンパク質のブロック（おそらく生物分子モータ，構造的タンパク質繊維，抗体，酵素，あるいは他の既存の機能的タンパク質を含む）が特定の望ましい組み合わせおよび配置で集まり，それがタンパク質間の共有結合により安定化する。また，この方法は，部位特異的DNA配列を用いて複数の部位で機能化させることができる非タンパク質成分にも適用できるが，タンパク質の方が，少なくとも最初は，その大きさ，表面の化学的性質，結果的に得られる集合が持つ様々な機能および機械的特性，ならびに意図した，あるいは人工的に展開させた改変を既知構造の天然タンパク質に導入する多くの既存の技術のために，より便利なブロックとなる可能性がある（1998 年には，特注の DNA およびペプチド配列をオンラインで発注できるようになった）[2424]。他の研究者によって，機能的タンパク質を DNA バックボーンに約 8.5nm（25 塩基対）間隔の特定の形式で共有結合により取り付ける方法[2430]，高分子集合における呼び出し可能なタンパク質の標的化[2544]，ならびに「タンパク質の刺繍」[2848]が研究されていた。Drexler[3208]は，これまで展開された研究は，自然なタンパク質の安定性をまだ最大化しておらず，様々な手段（例えば，折りたたみの安定性を 100Kcal/mol 以上上げること）により，はるかに高い安定性が得られることに言及している。

2.3.2　分子および超分子化学

分子製造を可能にする技術の 2 番目の大きなカテゴリーには，分子化学，すなわち分子の「部品」となりうる，あるいは特定の物に似た機能を持つ，完全に人工的で非生物学的化学構造の意図的な設計などがある[10,322]。例えば，触媒は，極めておおまかには，反応環境の変化（すなわち，pH，温度などの変化）を通じてわずかにプログラム可能な基本的アセンブラと考えることができる[2603]。自然な分子「部品」の数は莫大である。おそらく数十万の生体有機化合物が分離・精製・同定されている。しかし，化学者は，1999 年 2 月 15 日までにすでに 19,245,458 種類の十分に特徴を明らかにした人工分子または他の「物質」を CAS 登録に登録していた[2863]。1998 年の時点では，1 原子当たり約 1 合成段階を必要とし，1 段階当たりの収率が約 90%である古典的な有機合成法を使用した，約 100 個の原子を含む自然な分子の合成（例：約 $1nm^3$ の分子「部品」）が，最高水準であった。

ノーベル化学賞を受賞した Roald Hoffmann[3174] は，「現代のナノテクノロジーで刺激的なのは，(a) 化学合成の才能と，「装置からもたらされる」工学的創意から得られる指針が結びついたことであり，また (b) 普通の化学者も，あるいは並外れた化学者でさえ試みようとしなかった原子および分子の配列を作るという動機からもたらされるある種の勇気である。現在，化学者はそれを試みるよう駆り立てられており，もちろんそうするであろう。彼らには何でもできるのだから。」と述べている。

分子化学者は，どのようにして少数の原子が互いに共有結合して様々な特性を持つ分子を産生するのかを研究している。超分子化学者は，水素結合およびファンデルワールスの相互作用など，分子間に生じ，分子集団をしっかりと結合して機能的なナノメートルの大きさの構造物を形成できる，はるかに弱い非共有結合力に主に関心を持っている。超分子化学[765, 2445, 2446]は，「分子を超える化学」[765]，あるいは「非共有結合の化学」[2523]を研究している。その主題は，原子的に正確な超分子（受容体およびその基質など，いくつかの成分の分子間結合による，明確な個別のオリゴ分子化学種），ならびにポリマー様超分子集合（不特定多数の成分の自然な結合による多分子単位）などである。

自己集合は，そのものが本質的に[2968]超分子化学の主要な概念であり[2433, 2455, 2456, 2491, 2527]，多数の合成物質を，連続的ではなく，同時に，平行して製造することを可能にする。分子の自己集合は，分子および超分子単位が相補性により意図した構造に凝集するようにそれらを設計するナノファブリケーションのための戦略である。そのため，原子的に正確な超分子の自己集合は，選択した分子間の明確な接着が必要であり，それには立体化学的（形状および大きさ）相補性，相互作用性の相補性，大きな接触面積，複数の相互作用部位，ならびに強い全般結合力が必要な場合がある[765]。

G. M. Whitesides[2433]は，自己集合には戦略としての多くの利点があると説明している。第 1 に，自己集合は，極めて高度に発達した合成化学の手法を使用して，ナノファブリケーションにおける最も困難な段階，すなわち最小原子レベルで構造の修正を行う段階の多くを実行する。第 2 に，自己集合は，生物学における大量の例を利用でき，そこからインスピレーションを得ることができる。自己集合は，複雑で機能的な構造の開発を目的として生物学で使用されている最も重要な戦略の 1 つであり，その十分に研究されている例として，より小さい分子「部品」からの全バクテリオファージビリオン[1179, 1180, 2434, 2435]および鞭毛回転モータ[216, 581, 1397]の複雑なバイオマシン自己集合がある。第 3 に，自己集合は，生物構造を最終的な構成部分として直接取り込むことができる。第 4 に，自己集合では，標的構造が，システムにとって利用できる最も熱力学的に安定している構造の 1 つであることが必要であるため，自己集合は，比較的欠陥が少なく，自己治癒性の構造を生産する傾向がある。Lehn[765]が指摘しているように,「ナノ化学は,その物体を増やすことにより,マイクロリソグラフィーおよびマイクロ物理的エンジニアリングに向かって徐々に進んでおり,さらに小型化を進めて,いっそう小さい成分を生産しようと努める。」1998年には,数十億のマイクロメートルスケールの球状成分を階層的に自己集合させることにより,厚さ約30μm,面積約1cm^{2}の周期性蜂の巣状光子結晶光学物質が生じることが実証された[2461]。

多様な自己集合化ができる分子系が存在し,その中には自己集合化単層(SAM)[2433, 2455, 2565]と呼ばれる,表面への分子の立体配座により秩序のある単分子構造を形成する系[2609],自己集合化薄膜[2455, 2564]およびLangmuir-Blodgett膜[2608],ならびに自己組織化ナノ構造[123, 2563]などがある。これらの系では,表面に付着した分子の単層が,単層を形成する分子の構造を制御することにより垂直軸の厚さおよび組成を0.1nmに調節することができるが,平面内寸法を100nm未満に制御することは極めて難しい。マイクロスケールの部品の流体自己集合[1150],ならびにブラウンの自己集合力学[2889]も報告されており,設計可能な自己集合化分子マシン構造物の理論は,検討されるようになったばかりである[2956]。

M.R. Ghadiriの研究グループ[2436-2440]は,固相ペプチド合成および大規模収斂性自己集合プロセスを用いた,もう1つの方法を採用した。彼らは,ナノチューブの構成単位に偶数の交互に並んだD-およびL-アミノ酸を伴う周期的ペプチドを用いて,数多くの自己集合化する,ペプチドに基づいたナノチューブを設計・合成した。周期的ペプチドの交互に並ぶ立体化学的構造のために,通常のすべてのL-環状ペプチドとは異なり,アミノ酸のすべての側鎖が外側を向くことができた。この立体配座では,アミドのバックボーンは環状ペプチドの平面と垂直の方向にH結合することができる。2種類の環状ペプチドが重なると,天然タンパク質によくみられるような,逆平行ベータシート[2441]に類似したH結合ネットワークが形成される。H結合格子は,環状ペプチドの平面と垂直に迅速に拡大し,0.75nmの孔を持つ,あるいは別の実験によれば1.3nmの孔を持つ,管状の微小結晶性構造を形成する[2442]。高度に疎水性の外表面を持ち,親水性の内側の孔を持つ別のナノチューブ群が設計された。これらのナノチューブは,脂質二重層に容易に挿入され,極めて効率の良いイオン経路であることが明らかになっている[1177, 2440]。わずかに大きい孔を持つナノチューブは,グルコースなどの小さな分子も輸送する[2443]。また,界面活性剤溶液中で,30nmから3000nmの間で連続的に(化学的に)調節可能な直径を持つ,安定した,平らなナノディスクが自己集合した[2934]。

ゼオライトなどの自己集合した結晶性固体[2447, 2468, 2469]は,不完全に空間を満たし,溶媒分子あるいは他のゲスト分子が入り込む可能性がある大きな隙間を残すため,包接体(ラテン語で「格子の棒によって囲まれている」という意味を持つ*clathratus*に由来する)として知られる固相ホスト－ゲスト複合体を産生する。MacNicolの研究グループ[2453]は,1978年に初めて合理的に設計された包接体のホストを報告したが,有機包接体の真のde novo設計が初めて行われたのは1991年であり[2454],その際には,コネクタとして働き,構成単位を1つの範囲の明確な形状に集合させる4つの四面体配列ピリドン基を含む単一のTinkertoy型サブユニットから,大きな3次元ダイヤモンド型多孔性格子が形成された。しかし,この結晶は,弱い水素結合によってのみ結びついており,その結合には回転自由度があるため,正確な結晶分子配列が予測できない[2850]。工学技術で設計したナノ多孔性分子結晶は,0.3から4.0nmの分解能で大きさ,形状,ならびに埋め込み化学環境を制御した分子スケールの空隙を持つことができる[430, 431, 695, 1522, 2447-2449]。他にも自己集合性結晶構造が報告されており[2494, 2561],その中にはダイヤモンド型ネットワークの結晶エンジニアリング[2678],テンプレート誘導性コロイド状結晶化またはコロイド状エピタクシー[2837],規定長さが3nm未満の結晶性ゼオライト型構造を形成する有機テンプレート作成[2892],化学的に機能化できる経路ライニングを持つ3Dポリマー経路[2921],ならびに単一の物質に約10nm, 100nm, 1000nmというスケールで離散した調整可能な固有長に階層的規定を行うことを目的としてブロックコポリマーのテンプレート作成および協力的集合(3.5.7.1項)と組み合わせたマイクロモールディング[2893]などがある。

デンドリマーは,Arborolまたはフラクタルポリマーとしても知られ[2470, 2531, 2580-2591],おそらく早期のナノマシンの集合を助けるツールとして使用できるであろう,よく知られた自己集合構造である[2610]。デンドリマーは,フラクタルパターンに類似した,規則的に枝分かれする大きな高分子であり,それは,小さな線形分子が長さ方向に沿った一定数の部位で相互に結合し,少なくとも2つの化学的反応性アームを持つコア分子から外向きに進む枝が次々に積み重なるような，木の成長にやや似ている反復プロセスとして生じる高分子である（例：**図 2.20C**）。異なるコア分子，あるいは構成単位の鎖が異なる形状を持つ高分子を産生し，その外側表面は特定の機能性を持つ化学基を用いて終わらせることができ，すでに医学的研究で有用であることが明らかになっている[2671]，数百種類の異なる表面を持つ枝分かれした分子を産生する[2471]。増大は調節されているため，大きさは正確に制御できる。通常，デンドリマーは幅が数ナノメートルであるが，1百万プロトン（約 10^5 個の原子）を超える質量を持ち，30nm を超える直径を持つように作られている。1999年には，前駆体二量体の「部品」の三量体化を通じた，特定の 6-mer デンドリマーの集中的集合が実証された[3275]。

自己触媒あるいは自己複製（2.4.2 項および第 14 章）は，サブユニットの化学的自己集合を目指した，さらにもう 1 つの方法である。1989 年に J. Rebek[131, 2450-2452] は，多量の単純な分子部品中に置くと自らのコピーを作り出すことができ，それぞれの構成部品が最大で数十の原子から構成される超分子の合成を報告した。分子的自己複製は，他の研究者によっても研究が進められている[2524-2526, 2602]。Ghadiri[2457] は 1996 年に自己複製性ペプチドを報告し，1998 年までに彼の研究室はより複雑な自己触媒サイクルネットワークの研究に進んでいた[2458-2460]。そのような集合サイクルをどれだけ複雑に作られるのか不明であるが，Ghadiri は，1998 年には，約 32,000 の二成分相互作用を含む，256 成分の自己複製性分子生態系を研究していた[2601]。

化学者は，1998 年までには極めて様々な単純な分子部品をすでに合成しており，ここではそのうちごくわずかのサンプルにしか言及できない。例えば，炭素環は，縁を重ねて，あるいは角で結合して，プロペラン[2497]（**図 2.4**）または rotane（**図 2.5**）と呼ばれるプロペラ形の分子を作り出すか，あるいは短い炭化水素結合で積み重なり，シクロファン[2493] および superphane（**図 2.6**）などの歯車様の分子を作る。全体でプリズマンとして知られている三角（例えば，triangulane[2571]），立方体（例えば，1964 年に P. Eaton により初めて作られたキュバン[2570]），五角，ならびに六角のプリズムの形状をした炭化水素の分子多面体が作り出され（**図 2.7**），それに伴って paddlane，housane，basketane，churchane，pagodane，bivalvane などのより珍しい幾何学的形状が作り出されている[382]（**図 2.8**；各頂点に炭素原子が 1 つ）。クリプタンド[2479]，スフェランド[2492]，クリプタスフェランドおよび carcerand[410]，corannulene バスケット[2639]，ならびに calixarene[411] は，ボール形の分子であり，そのベンゼン環の壁は空隙を厳密に維持している。Calixarene（**図 2.9**）では，ボールの縁を化学基によって裏打ちすることができ，それにより受け入れられるゲストが決まる。あるいは，2 つのボールを結合させ[2547]，中空のナノスケールの反応器を作り出すことができ，これまでに正確な大きさおよび特徴を持つ様々な分子のケージおよびカプセルが作られている[1262, 2549-2551]。様々な種類の非キラルおよびキラルな四角形の分子が合成されており[2473, 2543]，また，分子的「ボトルブラシ」[2475]，DNA ポリマー定荷重バネ[2476, 2477]，鉄の輪（**図 2.10**）[2552]，分子の筒[2558] および分子のテニスボール[2551]，様々な螺旋状[2554-2556, 2569, 2605, 2638]，箱状[2559]，その他の中空の有機[2572] 構造，分子の「ターンスタイル」[2573] および「分子のピンセット」[2677]，単純および複雑な三つ葉結び目分子[2562]，ならびに単一および三重共有結合が交互に連続する最大で約 300 個の炭素原子からなる鎖を持つ安定したカルビン*分子ロッド[317] も合成されている。当然のことながら，化学者は，鉄の輪のような構造を作り出すことによって畏怖されている。ノーベル化学賞を受賞した Roald Hoffman[125] は，「私にとっては，この分子は精神的な高揚感をもたらす。分子は，その対称性が魂に直接到達し，プラトン的な理想の感じが得られるために美しい。」と述べている。

分子歯車系は，1980 年代に初めて一般的な化学的研究の対象となった。例えば，G. Yamamoto[164] は，「2 本歯および 3 本歯のホイールを持つ静止したメッシュ状の歯車と考えられる形で存在する化合物を作成し，そのいくつかが動的な歯車として働く。」ことを報告した。H. Iwamura[163] は，約 GHz の回転速度を持つ鎖状の傘型分子歯車を形成する系を作成し，また別の「二重結合した傘型歯車の系統を作成し，大きな分子では，鎖がねじれる動きの協同性を通じて，分子系の一方の端から反対側の端への情報の転送が生じる。」と報告した。Kurt Mislow[2472] は，伝統的な溶液化学の手法を用いて合成した多くの分子歯車系の例を提示し，「それらは驚くほど肉眼で見える機械的歯車の結合した回転と

---

*化学名では，単一の炭素－炭素結合を持つ炭化水素は「-anes」であり，二重結合が「-enes」を作り，三重結合が「-ynes」を作る。

第2章

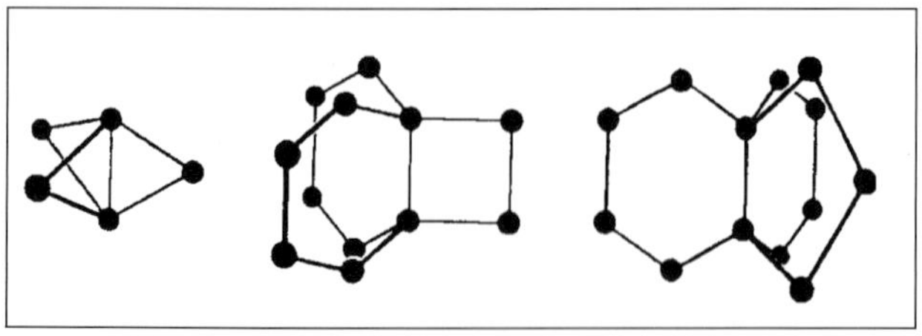

図 2.4 プロペラン（H 原子を提示せず）[382]

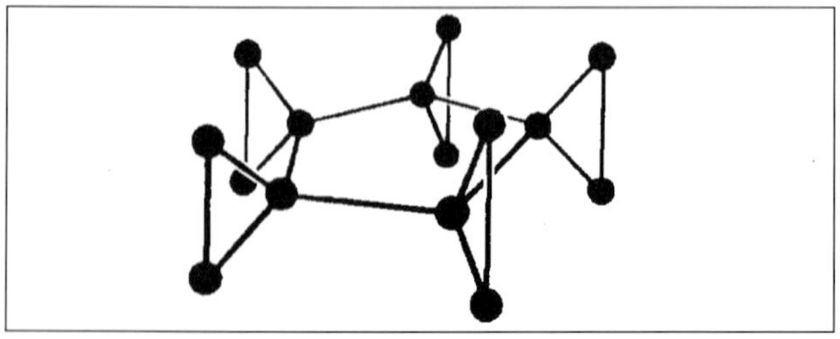

図 2.5 Rotane（H 原子を提示せず）[382]

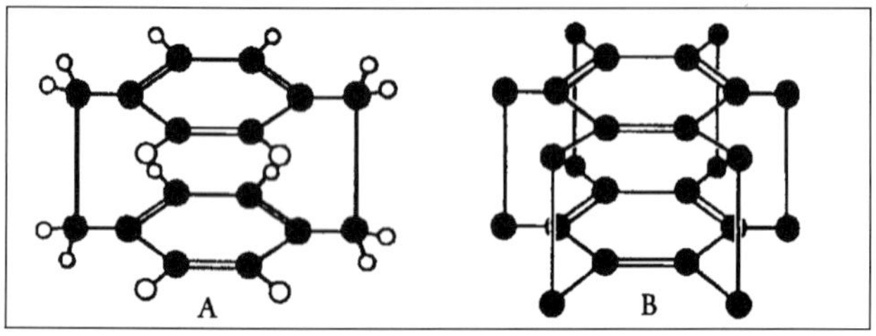

図 2.6 （A）シクロファン，（B）Superphane（H 原子を提示せず）[382]

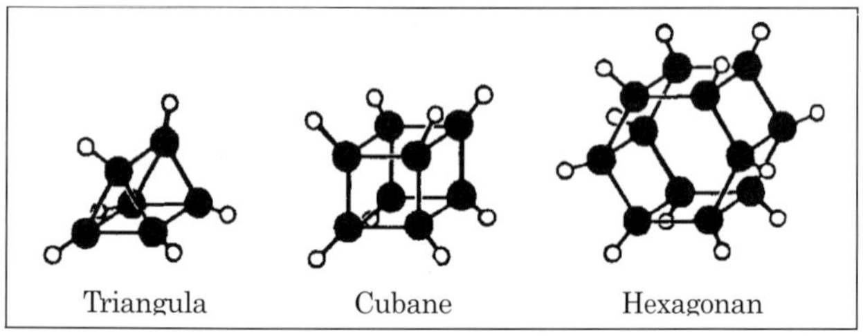

図 2.7 プリズマン [382]

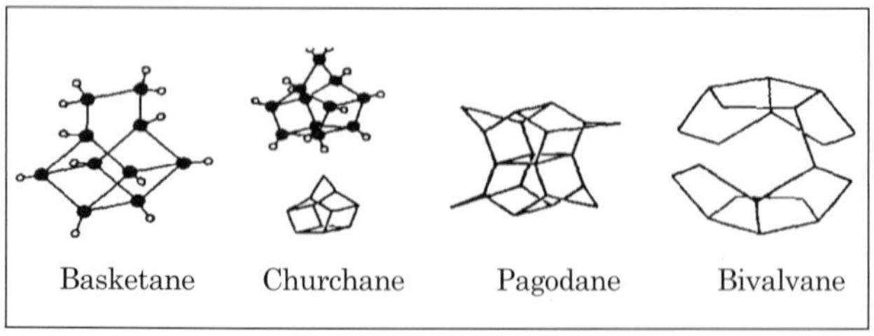

図 2.8 他のまれな分子「部品」[382]

類似している。」また，彼は「このような装置および同様の機械的物装置，すなわち非常に小さい歯車，モータ，レバーなどを持つ分子が将来のナノテクノロジーにおいて役立つと考えられる」と述べた。

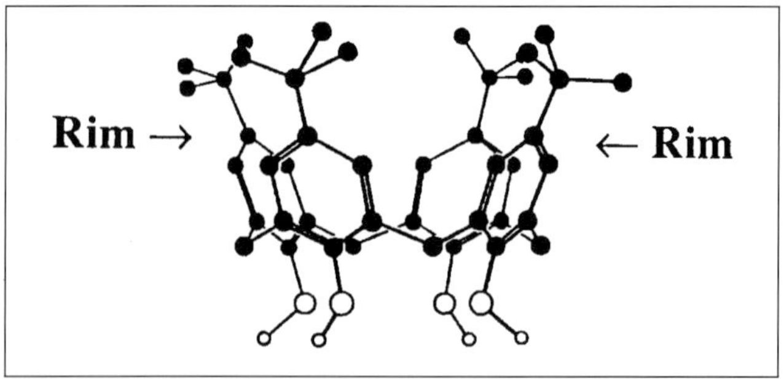

図 2.9 Calixarene[382]

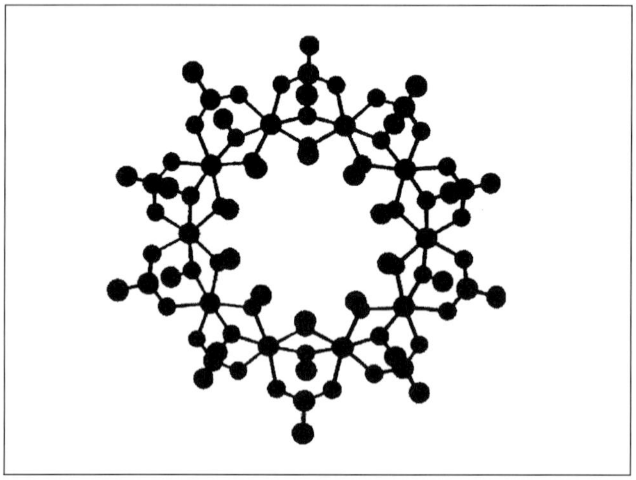

図 2.10 鉄の輪（Fe，O，C 原子を示した。H，Cl 原子は提示せず）[2552]

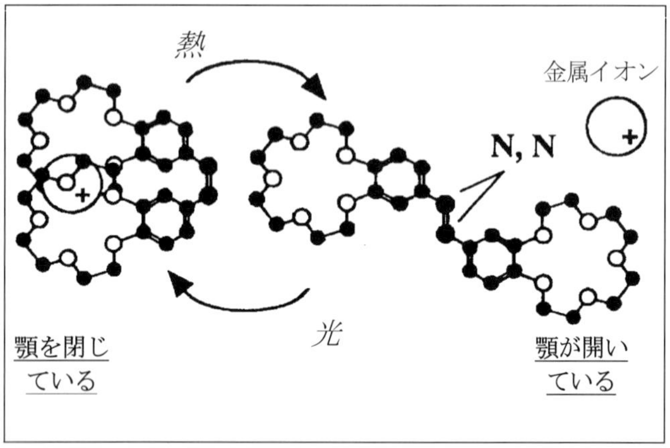

図 2.11 分子のトングとして使用した「バタフライ分子」[382]

1998 年には，Gimzewski および共同研究者 [2474] が，室温で Cu{100}格子表面の超分子ベアリング（2D 格子の間隙）内で回転する，直径 1.5nm の歯車状の単一分子（hexa-tert-butyl decacyclene）を合成し，観察した。彼らは，加えられた非熱的ノイズ（例：ロータのトンネル電流加熱により生じる温度差）がロータ/隣接部のポテンシャルエネルギー曲線における非対称性により整流され，ロータが一方向に回転できることを示唆している。Gimzewskiは，「我々のホイールは，従来の言葉の意味では，摩擦がなく，摩滅しない」と述べている。Gimzewskiの実験的研究により，ファンデルワールスのベアリングが分子系で働くことが可能なこと，シグマ結合ベアリングより高い許容荷重を持つ多原子ベアリング面を作り出すことができること，これらのベアリングは潤滑物質なしに働くこと，これらのベアリングはエネルギー障壁が十分に低いため，熱振動のみによる回転が可能であること，というDrexlerの推定[10]が確認されている。

1998年までに，分子部品の機械的動作の限られた制御が実証されていた。例えば，T. Ross Kellyの研究グループは，1994年に化学的に制御されるブレーキを組み込んだ「パドルホイール」分子（回転するプロペラの形状をしたホイール）を作り出した。溶液中では，ホイールは自由に回転するが，Hg++イオンを加えると，阻止リガンドが物理的に回転して新しい位置に到達し（ブレーキの作動），回転が止まる。水銀を除去するとホイールは回転を再開する[17]。1997年には，Kellyのグループは同様の方法を使用して初めての分子ラチェット，すなわち歯車の歯の役割を果たす3つのベンゼン環の「羽根」を持つプロペラを合成した。4つの環の列（爪）が2つのブレードの間に位置するため，それをわきに押さないとプロペラは回転できない。爪がねじれているため，熱じょう乱下では時計と反対方向より時計方向に回転する方が容易であり，ネットの動きあるいはエネルギーの抽出なしに機械的整流が得られる[2611]。Shinkaiとその共同研究者は[382, 2478]は，金属イオンを掴むために分子トングを作成した。このトングは，2つの二重結合窒素原子を通じて結合している2つのベンゼン環により結合した，2つのクラウンエーテル環をはさみ口として使用していた（**図2.11**）。紫外線照射により窒素原子間の二重結合の光異性化が誘発され，はさみ口が閉じる。熱によりこのプロセスが反転し，はさみ口が開く。まとめて「蝶分子」と呼ばれる関連する系では，可視光線の照射，あるいはpHの変化もはさみ口の開放を誘発することができる。Seemanの化学的に作動させた機械的DNAシステム[2409]は，分子の機械的な運動を同じように制御する（2.3.1項）。10.2項では，多くの制御可能な分子エレクトロニクスの装置，ならびに可能性のあるナノコンピュータの成分を検討している。

分子部品の非共有結合性自己集合も実証されている。例えば，Fraser Stoddartおよびその共同研究者らは[1805, 2482-2484]は，バーベルに取り付けたリングのように，一部が別の部分の孔あるいはループを通過し，末端基により抜けないようになっている分子であるロタクサン[2481]を広範に研究している。1つの系（**図10.8**）では，輪状の分子が，シャフト状の鎖分子に沿って自由にスライドして約500Hzの周波数で両端の位置間で前後に移動し，振動する「分子のシャトル（往復便）」となっている[2483]。このシャトル動作は，一連の様々な化学的，電気化学的，あるいは光化学的な外刺激により制御できる[2484, 3541]。G. Wenz[2487]は，異なる方法を用いて約120個の分子ビーズを単一の長いポリ－イミノオリゴメチレンポリマー鎖に取り付け,「分子のネックレス」を作成した。他の研究グループは，[n]-ロタクサン[2538, 2539]および偽ロタクサン（機械的に取り付けられた分子）に関連する研究[2522, 2529, 2530]を続行しており[2541, 2542]，一方で，さらに別のグループはネックレス法を，例えば約2nm幅のシクロデキストリンナノチューブを自己集合させる手段として使用している[2488]。

自己集合のみによって作成できる，もう1つの興味深い分子系は，2つ以上の閉じた環が鎖の結合のように接続しているカテナンである[2481]。これらの環は，機械的に結合しており，異なる結合間の間に共有結合はない。最初の[2]-カテナン（2つの結合環）は，1960年にAT&T Bell LaboratoriesのEdel Wassermanが単純な炭化水素環を使用して作成した。最初の[3]-カテナンは1977年に合成された。1994年には，Fraser StoddartおよびDavid Amabilinoが約372個の原子を持つ最初の[5]-カテナンを作り[2485]，オリンピックの五輪に似ていたため“olympiadane”と名づけられた。また，1997年には，同じ研究者グループが最初の決定論的に配置された7環のヘプタカテナンを発表した[2535]。後に，別のグループは，10成分のカテナンの自然な自己集合を報告した[3285]。1998年までに，さらに大きな結合環の高分子鎖（例：オリゴカテナン[2532]），超分子の「デイジー鎖[2533, 2534]」，フラーレン含有カテナン[2536]，ならびに超分子ウィービング[2537]に関する多くの研究が進行していた。これまでに作られた最小の[2]-カテナンの寸法は，0.4nm×0.6nmである[2528]。単一の分子環様の化学種について，自己集合し，機械的に連結している2次元[2595-2597]および3次元[2598, 2599]の「無限の」配列が知られている。さらに，1998年には，多くのウイルス被覆外皮（これも自己集合する）が，機械的に連結したタンパク質環の2次元「チェーンメール」織りのように見えることが発見された。例えば，球状バクテリオファージであるHK97のキャプシドシェルは，厳密に72個の連結したタンパク質環，具体的には60個の六量体および12個の五量体からなる[2486]。

複雑な分子部品は，低対称性形状不変性分子オブジェクトポリマー[2692]としての共有結合により，あるいはモジュラー化学[2498, 2499]，ヘテロ超分子化学[3230]，化学的集合[3541]，あるいは構造誘導性合成[2489, 2490]といった様々なプロセスを通じて，単純な分子部品から組み立てることもできる。そのようなプロセスには，ナノメートルスケールの寸法を持つpolyacenequinone単位からなる一連の原子的に正確な分子ロッド，環，ナノケージ（例：「beltenes」および「collarenes」[2489]）を作るために反復して使用できる，よく知られたDiels-Alder反応（例：**図2.20F**を参照）がある。このような研究活動は，「分子のレゴ[2489]」，「分子のMeccano[2480]」，「分子のTinkertoys[2509-2516, 2842]」，あるいは「分子のブロック[2850]」への段階として報告されている。単純なDNAの形を用いて，いくつかの構造誘導性の集合が達成されている[1916]。その他に，ナノワイヤ[643]，ナノロッド[2672, 2710]，ナノチューブ[1411, 2673, 2674, 2862]，ならびにナノケージ[2640, 2675, 2862]を合成する単純な方法，あるいは長さ[2686]についてポリマーを選択する単純な方法がよく知られている。

例えば，Jean-Marie Lehn[2679]は，異なる数の結合部位を利用するロッド状のリガンドを混合することにより，直交格子複合体を作り出した。1例は9個のリガンドおよび20個の金属イオンからなる4×5列，すなわちLehnが「先進的な情報保存および処理のナノテクノロジー内の成分としての」用途が将来見つかる可能性があると主張しているナノスケールの格子である。C. M. Drain[2680, 2681]は，4つに区切られた窓のような形状をしている，12個のパラジウムイオンにより繋がれている9個のポーフィリンの21成分$(5nm)^2$正方形配列を報告した。この構造は，3種類のポルフィリンから構成されている。すなわち，（1）4個の金属イオンと配位結合して配列の中心を形成するX字型の単位，（2）3個の金属と配位結合し，配列の各側辺を形成するT字型の単位，ならびに（3）2個の金属とのみ配位結合し，配列の各角を形成するL字型の単位である。これらの成分を正しい比で溶液中に入れると，約90%の収率で，室温で30分以内に正方形の配列を形成する。同じポルフィリン単位を異なる比で結合させ，

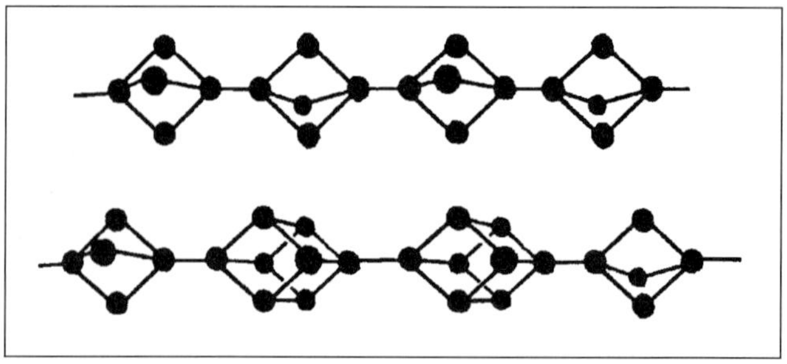

図 2.12　分子キットのための異なる長さの"Staffane"の硬いロッド（H原子は提示せず。Pease[2496]の図を修正）

ワイヤーおよびテープを形成させることができる。このような配列の特性は，適切な金属イオンリンカおよび機能化したポフィリン単位を選択することにより微調整できる[2679]。

Jeffrey Mooreは，触媒，光合成分子，あるいはより複雑な分子装置の骨組みとなりうる分子格子からなる3次元ナノ足場（スカフォールド）を研究している。Mooreの元々の目的は，「ナノアーキテクチャ」のための「プログラムした集合」プロトコルを決定する物理的および化学的特性を持つモジュラーブロックを合成することであった[2574-2579]。各モジュラー単位の特徴により，それとその隣接する単位の間に弱い分子間引力，すなわち静電力，ファンデルワールス力，ならびに水素結合力が生じるため，モジュラー単位は望ましい間隔および形状を持つ，より大きい構造に配列する。Mooreの研究グループは，フェニルアセチレンサブユニットを様々な長さのオリゴマーに初めて結合させた。このオリゴマーは，両端が接触して基本的なスカフォールド成分（少なくとも6種類の形状がある）である閉鎖多面分子を形成するまでワイヤー彫刻のように曲がり，ねじれる。これらのブロックは，その後，自己集合するか，折りたたまれ[2555]，計画した水素結合の相互作用に少なくとも部分的に制御される形状になった。分子多面体は，それぞれいくつかのフェニレン基，すなわち他の分子基をかけることができる「化学的取っ手」を持っていた。Mooreは，次に約10nmのデンドリマーの形状[2580-2585]に焦点をあて，後にこれらの構造物に感光性アンテナ分子を取り付けはじめた[2586-2591]。Mooreは，1997年までに，ナノメートル以下の空間精度で共有結合により分子を表面に取り付ける方法を開発するために，Si{100}上のnorbornadieneの研究を始めており，相互に浸透しあうダイヤモンド型の構造のためのパッキングモデルを提案した[2594]。

Robsonのグループ[2846]も，足場として可能性のある分子を研究した。

Josef Michlは，分子ロッドおよびコネクタを使用して分子組み立てキットを作成することを試みており，硬く柔軟性のあるロッドを形成する単純な分子構造を用いて研究を進めることにより「分子Tinkertoys[2509-2516]」の明白なビジョンを追求している。Michlは，炭素−ホウ素分子（例：10頂点または12頂点のカルボラン[2495]）および炭素−水素分子の混合物からロッドを組み立て，ロッドの全長を細かく制御している。これらのロッドは，プロペラン（C_5H_6を引き伸ばした形）およびキュバン（C_8H_8を引き伸ばした形）など，より原始的な分子部品から作られており，線形に並んだ一連のケージ単位である“staffanes[2500-2510]”を作っている（**図2.12**）。（引き伸ばされた分子は，正常な角度から外れている結合から構成されている。例えば，キュバンの場合，炭素の正常な方位は109.5°であるが，引き伸ばされると90°になる。）Michlは，長さが正確に0.1nm刻みで0.5nmから2.5nmに変更できるロッドを作成した。他にもロッド状の分子を作る方法はあるが，Michlの方法は極めて不活性であり，可視光または紫外線を吸収せず，少なくとも200℃まで安定しており，高温でも空気中の酸素と反応しない[2496]。

Michlの研究室では，ロッド同士を接続するコネクタに関して関連する研究が行われている[2496]。金属原子は最も単純な方法と考えられ，簡単に分解できる便利で強い接続部が得られる。金属が異なると，正方形，八面体などの異なる結合形状が生じる。コネクタの多くは，金属を含む化学種である。いくつかは左右対称に3置換あるいは6置換されたベンゼンか，あるいは4置換されたシクロブタジエン複合体である。Michlは，正しい化学基をロッドの末端に取り付け，意図したようにコネクタに接着させなければならない。1つの例では[2496]，カルボキシレート基をstaffaneの一方の末端に取り付けることにより非常に小さな交差を作成し，それらを2個のロジウム原子からなるコネクタに結合することができた。ロッドのもう一方の末端の基はエステル基に変換されたが，それはロジウムと結合しないため，交差は正しく自己集合した。Michlは，ロッドが星の共有結合した腕として分子に組み込まれている「星状コネクタ」も作成している。例えば，1つの3アーム星形コネクタは，中央のベンゼン環に連結した3つの大きなカルボランを使用して，軸受けをルテニウムの「サンドイッチ」結合を通じてベンゼン環に垂直に取り付けることができる[2496]。この分子の足場には，光学的に活性な分子，あるいは分子の機械的「風車」などの追加の装置を取り付けることができるであろう[2516]。ナノスケールの正方形[2517-2519]および六角形[2520, 2521]の平面格子が作られている。実験作業には広範な初めからの量子機械的計算が伴い，その結果の解釈の助けとなる。Michlの最終的な目標は，「選択した活性基を伴う不活性の共有結合の足場からなる，完全に制御された非周期性構造を持つ固体の薄膜を産生することである。」

G. Leachおよびその共同研究者[2705]は，コンピュータによる分子力学計算を使用して様々なダイヤモンドおよびグラファイトのナノ支柱をシミュレートし，アスペクト比，断面積，末端原子（ダイヤモンドについて），ポテンシャルエネルギー関数，ならびに温度が異なる固体直交支柱を分析した。最も顕著な差は，100：1のアスペクト比を持つ支柱とより低いアスペクト比（10：1または1：1）を持つ支柱の間で認められた。すなわち，100：1のアスペクト比および単位セル（約$0.4nm^2$）断面積を持つダイヤモンド支柱は，熱振動（150Kおよび300Kの両方）によりカールしはじめたのに対し（20ピコ秒後には末端間距離が1.2nmに短縮した），アスペクト比が10：1の単位支柱，あるいはアスペクト比が100：1で断面積が$1nm^2$の支柱は末端間の長さの変動がわずか約0.1nmであった。彼らは，断面積が少なくとも$1nm^2$ある支持支柱であれば，10：1のアスペクト比を持つ支柱の末端間距離および横方向の変動を約0.1nm未満に維持する上で十分であろうと結論した。同じ研究グループによる他の研究[2664]では，多くのナノマシンの設計は，実際には分子ダイナミクスの結果から示唆されるより良好な結果をもたらすか，同じ位置安定性を保つために必要な原子数が少なくてすむ可能性があると主張されている[2705]。ダイヤモンドの弾性および摩耗特性について，他の研究者による計算に基づいた研究が行われている[2764, 2900, 2901]。

分子「部品」に関する議論は，1985年に発見され[2612, 2613]それ以来熱心に研究されてきたフラーレン*に言及

*発見された最初のフラーレンである球状のC_{60}分子は，有名なアメリカの建築家でありエンジニアであるBuckminster Fuller（1895-1983年）により設計された測地線ドームと類似していたため，発見者により「*buckminsterfullerene*」と名づけられた。それ以来，この名前は，一般には「フラーレン」と縮められているが，球状または管状のフラーレンは，ときには，やはり由来を反映して「バッキーボール」および「バッキーチューブ」と非公式に呼ばれることがある。

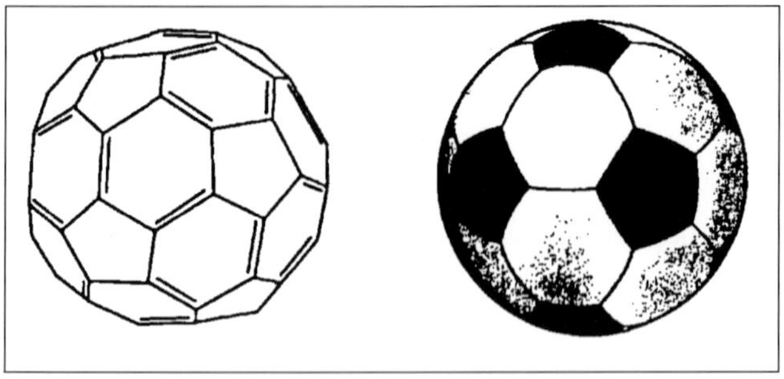

図 2.13.　C_{60} フラーレン「バッキーボール」およびサッカーボール [382]

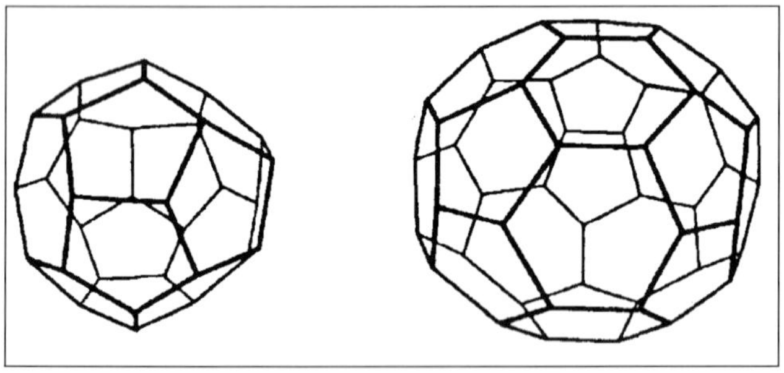

図 2.14　C_{32} および C_{50} のフラーレン [382]

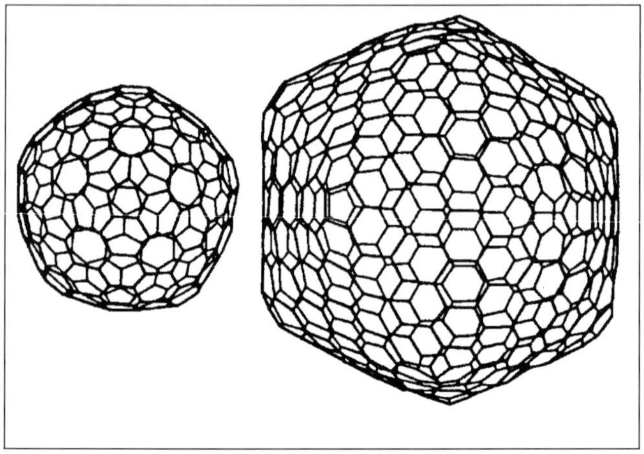

図 2.15　C_{240} および C_{540} のフラーレン [382]

しない限り完全なものにはならないであろう [522, 523, 1308, 1821, 2619, 2636, 2637, 2702]。フラーレンは，3 種類の既知の炭素同素体の 1 つである。最も一般的な同素体であるグラファイトでは，炭素原子が六角環に並び，強固に接着して平行な平面シートを形成している。シート間の接着はそれよりはるかに弱いため，グラファイトに極めて優れた滑性が生じる。2 番目の同素形であるダイヤモンドでは，炭素原子が対称性の四面体構造で並び，それがダイヤモンドに極めて高い強度を与えている。空気に曝露すると，ダイヤモンドの表面およびグラファイトの縁の両方は，ダングリングボンドを結びつける水素あるいは他の原子によってすぐに覆われるか，あるいは「不動態化」される。3 番目の同素形であるフラーレンでは，炭素原子が大きく中空のケージ様構造を形成し，それは大体球状または管状であることが多く，多くの 5 員環，6 員環，およびそれ以上の環に並んでいる炭素原子の，閉鎖して屈曲した 1 原子厚のシートから構成される。興味深いことに，フラーレンは，表面の化学結合条件を満たすために水素あるいは他の原子の不動態化を必要としない。この意味において，「フラーレンは，純粋で有限の炭素の，最初で唯一の安定形である。[522]」

1993 年に新しい専門誌である *Fullerene Science and Technology* が創刊され，1990 年代の中頃までにフラーレンおよびその特性に関して約 3000 件の論文が発表され，米国のみで（1996 年までに）149 件のフラーレン関連の特許が与えられた。1998 年までに，多くの形状およびサイズを持つ極めて多様なフラーレンが合成された。

フラーレンの最初の形である C_{60} はサッカーボール状の構造で並んだ厳密に 60 個の炭素原子からなり（**図 2.13**；各頂点に単独の炭素原子がある），20 個の六角形および 12 個の五角形を伴う（それぞれの五角形は六角形に完全に囲まれている）。理論的には，H_2 あるいは CO，ならびにおそらく CH_4 といった小さな分子が C_{60} の内部に適合する [2628]。わずかに大きい変形である C_{70} は，赤道周囲に追加の炭素原子ベルトが挿入されていることを除いて同じである。また，より小さい変形（**図 2.14**），ならびにより大きい変形（**図 2.15**）も観察されている。ケージが大きくなるに従い，角（閉鎖に必要な 12 個の五角形が存在する）が鋭角になる。位相幾何学的に最小のフラーレンは，12 個の五角形および 20 個の炭素原子からなる十二面体であるが，C_{20} の環状異性体（単一の炭素の輪）は，鉢状あるいは球状（フラーレン）異性体と比べて，明らかにエネルギーの点で有利である。1998 年の時点では，C_{28} が実験的に観察された最小のフラーレンであり [2614]，アーク放電により C_{36} を大量に作ることができた [2910]。C_n 法の球状フラーレンのおよその直径は（原子の中心まで測定），D_{ball} 約 1.1 $(n/60)^{1/2}$nm であった [2615]。1998 年には，ロンドンの Dynamic Enterprises Ltd.における精製 C_{60} の価格は$27.50/g（純度 99.5%），あるいは$60/g（99.9%）であり，C_{70} は$250/g（98%），$C_{84}$ は$3,750/g（90%）であった。

炭素原子（六角形で組み込まれている）からなる多くの赤道ベルトを球状のフラーレンに挿入すると，グ

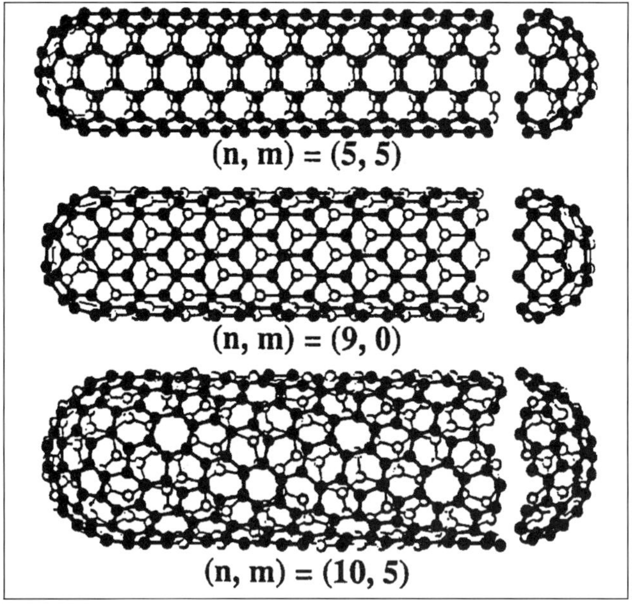

図 2.16　単壁炭素ナノチューブ[130]

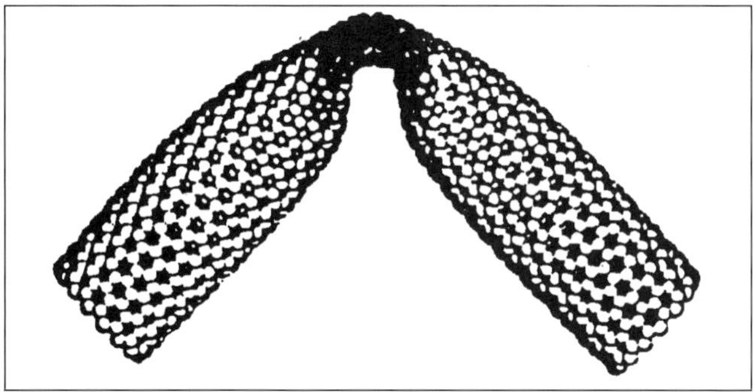

図 2.17　曲げたときにねじれた炭素ナノチューブ[2661]

ラファイト様（graphene）の壁および球状のキャップを持つ長い円筒になり，カプセル状フラーレン，あるいは多くのサイズおよびキラル形が存在する単壁炭素ナノチューブ（SWNT）として知られるフラーレンのクラスを構成する（**図 2.16**）[2626, 2651, 2652, 2857]。炭素ナノチューブの分子形は，巻いた金網にたとえられている。SWNT は，ニッケル，コバルト，鉄族から 1%の触媒でスパイクしたグラファイトを 3000℃以上で気化させ，蒸気をゆっくりと凝縮させることによって合成できる可能性がある。金属原子がチューブの末端のダングリングボンドと相互作用するためチューブが形成され，新たに到着する炭素蒸気分子による半球状キャッピングよりチューブの延長の方が促進される（質量数にかかわらず，触媒のない高温合成中に，エネルギーの点でボール形のフラーレンの方がチューブ形のフラーレンより有利になる[2615]）。通常，SWNT は幅 1.1nm のチューブに自己集合するが，より小さい単壁ナノチューブ，ならびにより大きい単壁および複壁の入れ子状のナノチューブ[2626]が存在する。SWNT の炭素原子は，事実上完全な六角形の配列で結合している。シミュレーションにより，孤立した傷がチューブの両端に移動し，消滅する「自己治癒」として知られる現象が明らかになった[1746]。1998 年までに $C_{1,000,000}$ 以上で，長さが幅より 10 万倍以上長い（例：約 1mm の長さ）単分子ナノチューブが合成された。グラファイトは非常に脆い物質であるが，炭素ナノチューブの graphene 壁は極めて弾力性が高い。コンピュータシミュレーションおよび実験により，ナノチューブは曲げるとねじれ（**図 2.17**），離すとはじき戻ることが確認されている[2661]。ナノチューブの直径は，$D_{tube} = 0.078 (n^2+nm+m^2)^{1/2}$nm である。この式で（n,m）は，2 本の結晶円筒壁軸に沿った反復パターンに必要な段階の数と定義されている「ロールアップベクター」である。平らな graphene シートを円筒状に丸めるために必要な原子当たりの凝集エネルギー[1308]は，$E_{rollup} = (13\ \mathrm{zJ\text{-}nm^2}/D_{tube}^2)$ である（1 zeptojoule（zJ）= 10^{-21} ジュール）。一例として，（10,10）のナノチューブでは D_{tube}=1.36nm であり，E_{rollup}=7zJ/atom である。中空（中央が空いている環）の断面を想定した個々の SWNT のヤング率は，約 5.5×10^{12}N/m² と高いことが想定されている[2659]。曲げ弾性率（1×10^{12} から 0.1×10^{12} N/m² として測定）は，直径の増加（8nm から 40nm）に従って急激に低下する[3023]。1998 年には，インターネットを通じて精製炭素の単壁ナノチューブが Tube@Rice から$1400/gm で，純度が低いものは CarboLex から $200/gm で入手することができた。

空間形状から，六角形のタイル張りにより（円筒壁のような）平らな部分ができることが分かる。五角形を六角形の配列に挿入すると（球体のような）正の彎曲が生じ，エンドキャップが作られる。しかし，7 面の七角形を六角形の配列に挿入して負の彎曲を誘導することもでき[1308, 2651]，鞍部形のフラーレン[1308]（**図 2.18**）あるいはおそらく螺旋状の管状構造物など，凹状の表面変形が可能になる[2635]。実際，Colbert および Smalley は「六角形，五角形，および七角形の下位構造物を使用すれば，どのような形態のケージ化炭素構造も作り出すことができる」と述べている[2643]。自然界では，放散虫[520]，フラーレン様珪質の骨格を持つ非常に小さい原生動物，ならびに HIV ウイルスの円錐形核タンパク質のコア粒子において，同じ幾何学的原理が活用されている[2684]（**図 2.19**）。* R. Smalley は，graphene シートが，知られている 2 次元ネットワークの中で最も高い引っ張り強度を持ち，シート内の原子の充填密度は，周期表のどの原子からなるネットワークより高く，また，知られている中で 3D 充填密度が最も高いダイヤモンドを含め，どの 3 次元物質の 2 次元スライスの充填密度よりも高いと述べている。したがって，graphene シートは，通常の化学条件下では，事実上不浸透性である。

炭素のナノチューブについては，様々な形状のエンドキャップを持つもの[2650]，ならびに末端部にかけて直径が減少[2651]あるいは増加[2658]するチューブを持つものも観察されている。環状のフラーレンを実験的に作成することができる[2632, 2657, 3206]。また，円錐状[2652, 2653, 2684, 2688]，紡錘状[2654]，ならびに螺旋状[2655-2657]のフラーレン物体も検討されている。1998 年までに，フラーレンおよび炭素ナノチューブの機械的特性が広範に研究され[2277, 2629, 2659-2661, 2715-2719, 2903-2905]，以下の点が実験的に実証された。

1. フラーレンのナノチューブを特定の長さに切断する能力は十分ではない[1525, 2685, 2855]。
2. 一般的な有機溶媒中で誘導体化した SWNT が分解すること[2164]。
3. 自己配位ナノチューブ配列の合成[2691]
4. 有孔 Langmuir-Blodgett フィルムである「工作物ホルダ」における個々の C_{60} 分子のトラッピング[2630]（ただし，7-8nm の孔間隔を持つ 2nm の孔の配列を作成する，より単純な手段が後に報告された[2631]）

ナノチューブは，ナノスケールのセンサ成分としても研究された[2908, 2909, 3023]。

様々なフラーレンの形状および大きさを合成する能力を仮定すると，次の課題は，それらを結合して望ましい分子構造を作成する方法を見つけることである。2 個の水素がフラーレン炭素原子に容易に加えられ，$C_{60}H_2$ および $C_{70}H_2$ の特定の異性体が作られた[2616, 2617]。また，1990 年代には，フラーレン化学の研究が始められた[2618, 2619, 2649, 2906]。C_{60} の発見から 10 年を少し経過した時点で，buckyball がグラム単位の量で化学実験の共有結合のために広く使用できるようになった[2627]。フラーレン化学が急激に進歩し[2624]，1990 年代後半までには，次のような多くの興味深い方法でフラーレンの表面を部位選択的に機能化することができるようになった（**図 2.20**）。

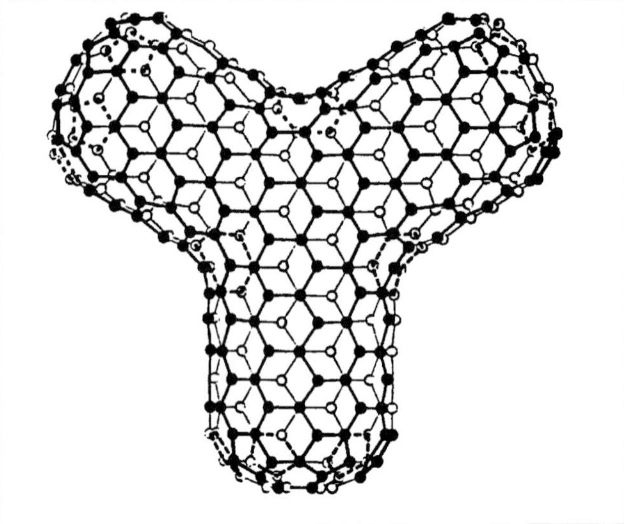

図 2.18　可能性のある鞍部形のフラーレン[1308]

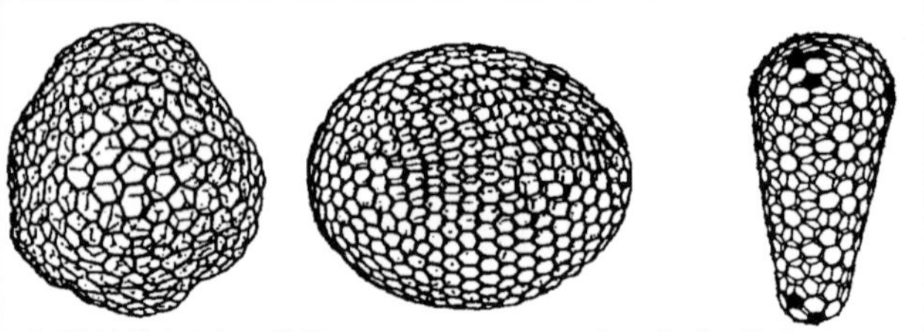

石灰性放散虫ミクロ骨格[520]　ヌクレオプロテインの HIV ウイルスコア粒子[2684]

図 2.19　生物学的「フラーレン」

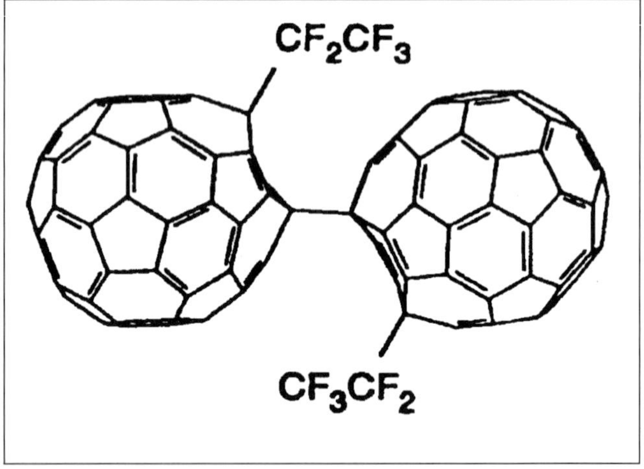

図 2.20A　フラーレンの二量体[2625]

*興味深いことに，P=0, 1, ...6 について sin（θ/2）=1-（P/6）により定義される量子化円錐角度 θ を持つためには，オイラーの定理により，P 五角形を用いて閉じられている細いキャップを持つ円錐形六角形格子が要求されている。最小円錐角度は，P=5.2684 のとき 19.2° である。

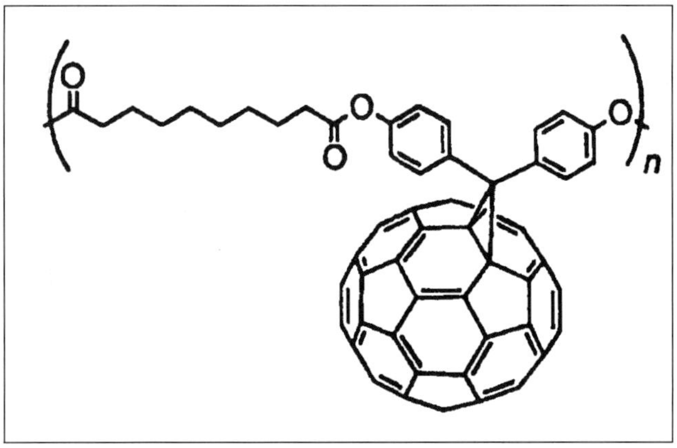

図 2.20B.　フラーレンポリエステルポリマー[2621]

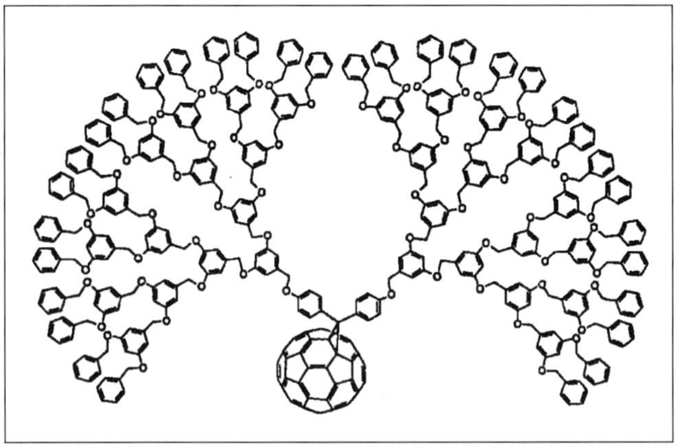

図 2.20C.　フラーレンのデンドリマー[2620]

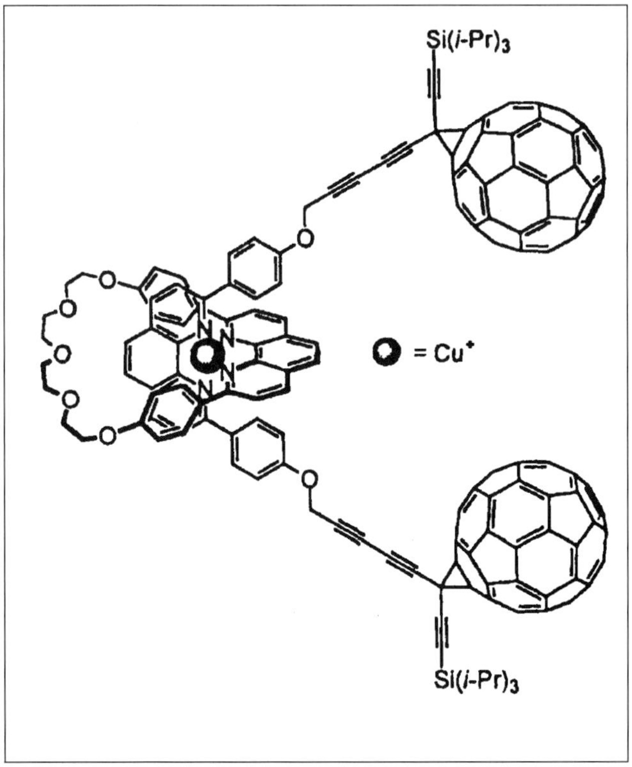

図 2.20D.　フラーレンのロータクサン[2622]

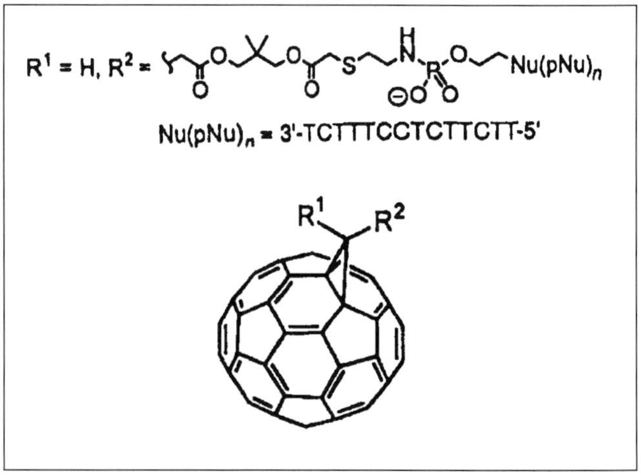

図 2.20E.　フラーレン－ヌクレオチド DNA 開裂物質[2623]

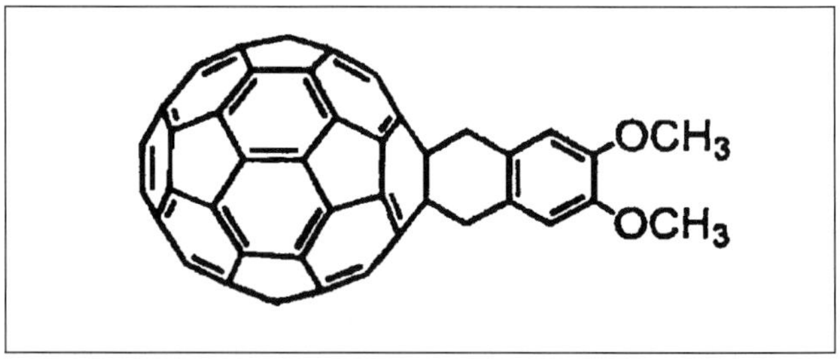

図 2.20F.　安定したディールス・アルダーフラーレン付加物[262]

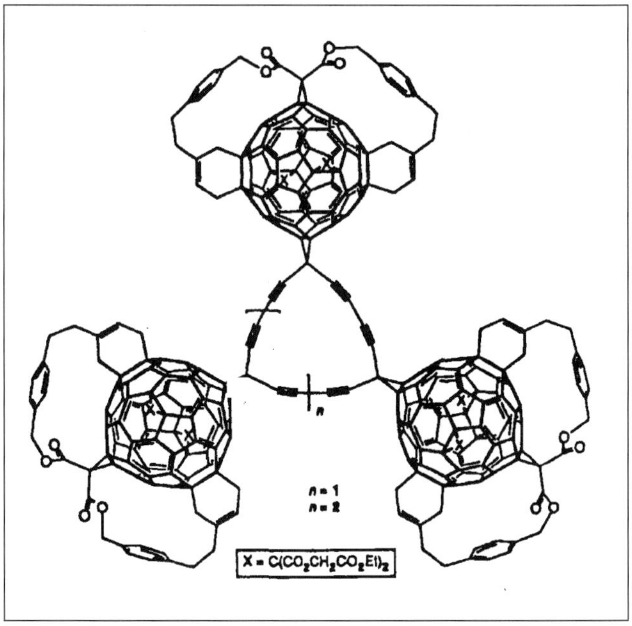

図 2.20G.　拡張したフラーレンポリマー[2624]

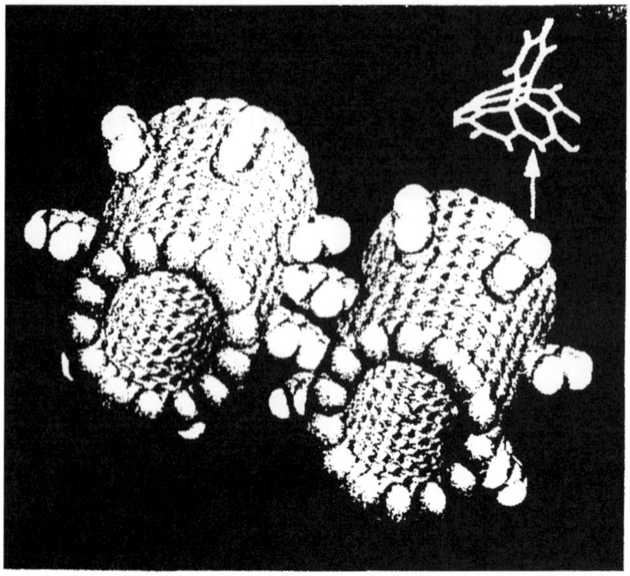

図 2.21　同じ大きさのフラーレンナノ歯車のコンピュータシミュレーション（Al Globus, NASA/Ames から提供）[2648, 2667]

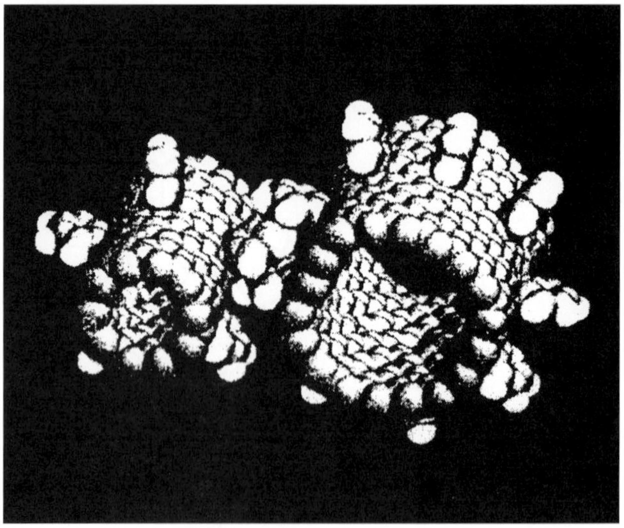

図2.23.　異なる大きさのフラーレンナノ歯車のコンピュータシミュレーション（Al Globus, NASA/Ames提供）[2648, 2667]

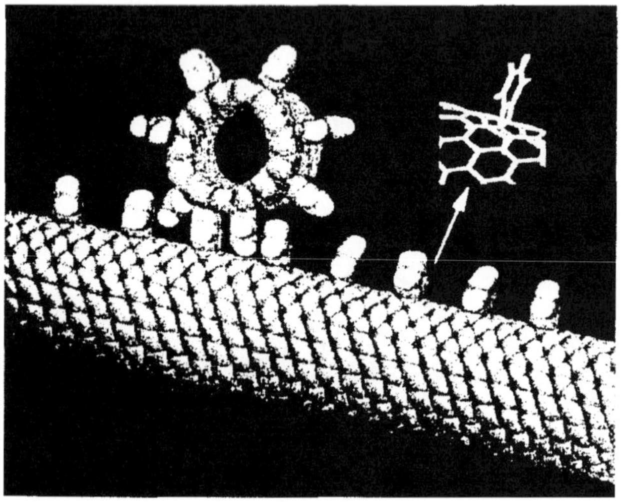

図 2.22　フラーレンのラックおよびピニオンシステムのコンピュータシミュレーション（Al Globus, NASA/Ames から提供）[2648, 2667]

A.　フラーレンの二量体 [2625]
B.　フラーレンポリエステルのポリマー [2621]
C.　フラーレンのデンドリマー [2620]
D.　フラーレン－ロタキサン [2622] およびカテナン [2536]
E.　フラーレン－ヌクレオチド DNA 開裂物質 [2623]
F.　cycloreversion に対して非常に安定な Diels-Alder フラーレン付加物 [2624]
G.　アセチレンマクロ環 [2624] および DNA/フラーレンハイブリッド材料 [3024] などの 3 次元拡張高分子マルチフラーレン形

理論 [2665] および実験 [2666] から，SWNT が 30° の角度で接続して，**図 2.18** から示唆されるような，螺旋および 3 方向ナノチューブ接合部などの複雑な構造物を作り出すことが示唆されている [1308, 2614]。

分子建設のための“Tinkertoys”としてフラーレンを使用するアイディアの検討は，1998 年に開始されたばかりである [2643]。例えば，上述の C_{60} エキソヘドラル単付加物および複数の付加物の合成を考えると，硬いリガンドを歯車の歯の形で炭素ナノチューブの外表面に接着することにより，単純な歯車を作り出せる可能性はあるが [2644-2646]，正確に配置した歯を持つナノチューブの化学的合成は容易ではないであろう [2667]。1996 年に IBM の研究者 [2647] が室温で純粋に機械的な方法により個々の有機分子（それぞれが合計 173 個の原子を持ち，直径が 1.5nm）を配置することに成功したことを考慮すれば，分子の歯車の歯を原子的に正確な噛み合う位置に配置し，維持することも可能かもしれない。これができれば，その装置は，マクロスケールの歯車のように働くであろうか？

NASA/Ames [2648] の J. Han のグループは，C_{60} と発生することが知られているベンゼン反応を通じて加えた歯を持つ，炭素ナノチューブから作成した分子歯車の特性を研究するために，詳細な 2000 原子分子ダイナミクスのシミュレーションを行った。計算によれば，ナノチューブの端部近くの原子を回転させることにより 1 つの歯車に動力が供給され（**図 2.21**），そのナノチューブの端部近くの原子を円筒状に維持することによって2番目の歯車が回転することができる（すなわち，シャフトの両端は，伸びないように抑制されるが，チューブ対称軸に対して横方向の平面内で動くことができた）。噛み合う芳香族歯車の歯は，動力を与えられた歯から駆動される歯に角運動量を移す。各歯車は，7つのベンザイン歯がついた，直径1.1nm（14, 0）のナノチューブからなる。2本のナノチューブ間の間隔は1.8nmであり，歯の原子とチューブの原子間の最小距離は約0.4nmである。その結果，歯車は室温の真空で，オーバーヒートあるいはスリップを起こさずに70GHzまで作動することができることが明らかになった。回転速度が150GHzを超えると歯車はオーバーヒートし，スリップし始め，歯が最大で20°傾いたが，少なくとも3000Kまで接着あるいは歯の破壊は発生せず，温度または回転速度を下げればいつでも歯車のスリップを正常な動作に戻すことができる。Naval Research Laboratory（NRL）のRobertsonのグループ[2670]がシミュレートした関連するナノチューブ歯車システム（5-8個のスプロケット，290-464個の原子）は500GHzで同様のオーバーヒートを示したが，20GHzまでしか加速しなかったときは安定していた。

NASAの研究グループも，他の数種類のナノチューブに基づいた歯車システムをシミュレートした。例えば，(14,0) ナノチューブから作られ，歯が2つの六角形環で隔てられている歯車，ならびに (9,9) チューブから作られ，歯が3つの環で隔てられているシャフトを用いてラックおよびピニオンシステムを設計した **(図 2.22)**。歯車とシャフトは1.94nm離れており，歯面は，歯車についてはナノチューブ (14,0) の放射方向と直交しているが，シャフトについてはナノチューブ (9,9) の軸方向を向いている。歯車が動力を受け，シャフトを駆動させることも，逆にシャフトが動力を受け，歯車を駆動させることもでき，歯車は約100m/sまでのシャフト並進速度で良好な動作を示した（Drexler[10]に報告されているほとんどの装置は，通常，1m/s以下の速度で動く）。シャフトの質量は歯車の質量のほぼ2倍であるため，歯車がシャフトを駆動するためには，より多くの動力が必要である。より大きな1.4nmのギアとより小さな0.8nmのギアを組み合わせた別のシミュレーションでは **(図 2.23)**，大きな歯車は小さな歯車を滑らかに駆動するが，その代わりに動力を小さな歯車に十分に大きい加速度で加えると，小さな歯車は大きな歯車を駆動せず，「2枚の板の間に生じる小さなボールの弾性衝突のように，数回，前後にバウンドする」。

Oak Ridge National Laboratory（ORNL）の別の研究グループは，古典的な分子ダイナミクスを使用して，内側および外側の炭素ナノチューブからなる分子ベアリングの特性を研究した[2662, 2663]。グラファイトのベアリングのサイズは，内側シャフトの直径は0.4から1.6nm，長さは最大12nm，外側の円筒の直径は1.0-2.3nmであり，長さは最大4nmであった。最初のシミュレーション[2662]では過度の振動が認められたが，より完全な量子アプローチ[2663, 2664]を用いたその後の研究では，ある種の条件下では，ナノベアリングは「摩擦がなく」，超回転，すなわち超流動を思い起こさせる古典的な動的挙動を示すことが明らかになった。ナノベアリングに負荷をかけると，超回転運動の型がやや制限されることから，最適の動作を保証するためには非常に注意深い設計が必要なことが示唆される。

ORNLの研究グループは，シャフトに1つの正電荷および1つの負電荷が取り付けられている，2つの同軸グラファイト円筒（シャフトおよびスリーブ）からなるフラーレンモータをシミュレートした[2668]。1つの，あるいはときには2つの振動するレーザー照射野を適用することによりシャフトの回転運動を誘発した。シャフトは，望ましくない回転振り子様の挙動と良好な一方向モータ様挙動を交互に示した。NASA/Amesのグループは，パルスレーザーで動力を供給し，時計方向あるいは時計方向のいずれか1方向に一貫して回転する炭素ナノチューブ歯車モータシステムをシミュレートした[2667]。

G. Leachのグループ[2705]も，ダイヤモンド型ブロック支柱についてすでに述べたように，分子ダイナミクスの計算値を用いてナノ支柱として処理された様々な炭素ナノチューブをシミュレートした。結論は同じであったが，前述の結論ほど見通しが厳しくなかった。300Kで100：1のアスペクト比および0.8nmの直径を持つナノチューブでは，約122GHzで長さ約0.4nmの周期的振動が発生したが，明らかに複数のモードが励振されていた。アスペクトの低いナノチューブは，最大で約0.04nm変化した。

2.3.3　走査プローブ技術

分子製造に至る3番目の全般的な道には走査型プローブ顕微鏡（SPM）として知られている技術が関係する[1093, 2728-2730]。最初のSPMは，1970年代後半および

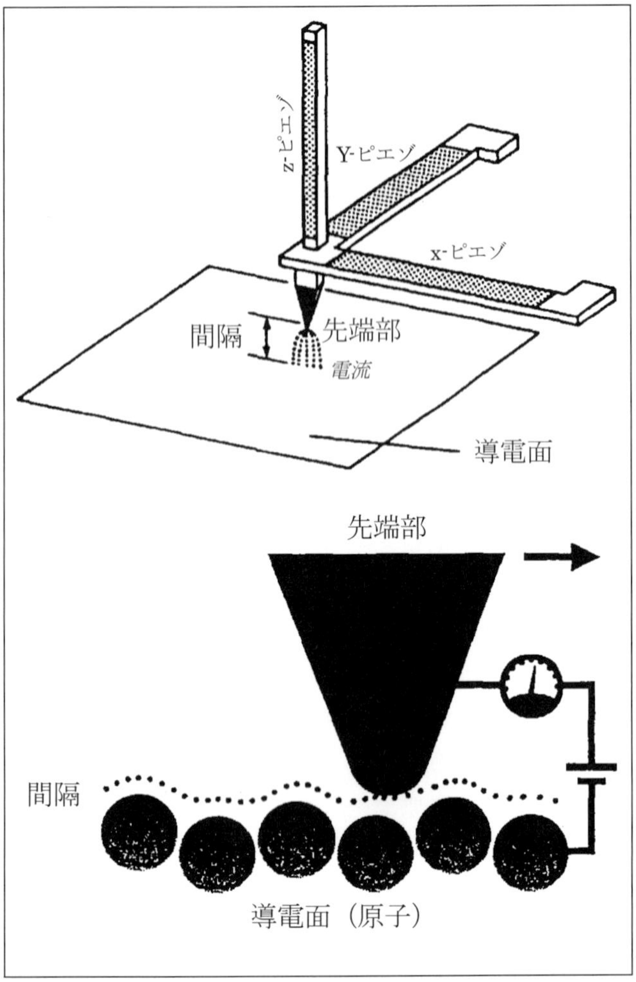

図 2.24 走査型トンネル顕微鏡（STM）の概略図（Drexler[72] および Foster[2788] の図を修正）

1980 年代初めに，スイスのチューリッヒにある IBM 研究室の Gerd Karl Binnig および Heinrich Rohrer により開発された走査型トンネル顕微鏡（STM）であり，彼らと Ernst Ruska はその開発のために 1986 年度のノーベル物理学賞を受賞した。STM は，当初は，極めて鋭い導電性プローブの先端部（通常はタングステン，ニッケル，金，あるいは PtIr）を原子の 1 原子直径内に配置したときに生じる量子トンネル電流を記録することにより，またその後で凹凸の多い原子表面上で先端部を走査しながら先端部の位置を調節して定電流を維持することにより個々の原子を分解できる画像装置として使用された **(図 2.24)**。0.1nm というわずかな高さの変化によりトンネル電流が 2 倍になることがありえる。先端部は，ナノメートル以下の位置制御が可能な固いセラミックの圧電変換器により 3 次元で動くアームに接続されている。先端が原子レベルで鋭い場合，トンネル電流は，先端部直下の表面の点から約 0.1nm 以内の領域に効果的に制限されるため，先端部の調節記録から表面に関する原子スケールの地形図が得られる。STM の先端は，約 kHz の周波数でサンプルを走査できるが，非常にでこぼこの多い表面では走査が遅くなる。いくつかの現代の STM では（例えば DI ナノスコープ），先端部を静止した状態で保持しながら，サンプルを動かす。

STM の大きな制約は，金属あるいは半導体等の導電性物質にしか使用できず，絶縁物や DNA などの生物構造には使用できないことであった [1066, 2775]。この状況を改善するために，Binnig，Quate，Gerber は 1986 年にトンネル電流ではなく先端とサンプル間の力を直接感知する原子間力顕微鏡（AFM）[445] を開発した。AFM は，少なくとも 3 モードで作動することができる。「引力」，すなわち非接触モード（NC-AFM, 0.01-1N/m の力定数）では，先端部をサンプル面の数十ナノメートル上に保持すると，そこでファンデルワールス力，静電気，あるいは静磁気力が合わさった引力を受ける。「反発」，すなわち接触モード（C-AFM, 0.01-1N/m 力定数）では，レコードの溝を走るプレーヤーの針と全く同じように，先端部を，先端部とサンプルの電子雲が重なるほど表面の近くに押し付け，約 10nN の反発静電力を生み出す。また，「タッピング」モードと呼ばれることもある断続接触モード（IC-AFM, 0.01-1 N/m の力定数）もある。どのモードであれ，先端部を走査するときのカンチレバーアームの上下動を記録することによって表面の地形図を作成する。この上下動は，カンチレバーの鏡面から反射する光点の偏向により，あるいは移動するカンチレバーアームに取り付けた圧電変換器により生じる電圧のわずかな変化により測定することができる。典型的な AFM カンチレバーは，長さが 100-400μm，幅が 20-50μm，厚さが 0.4 から数 μm である。AFM の先端は約 0.01nm の精度で配置することができ，通常測定される圧縮荷重は 1-10pN と小さく [433, 450, 2757, 2758]，先端は液体中でも操作することができる [2898]。

S. Vetter は，STM 技術も進歩しており，その分解能は z 方向（垂直）で約 0.001nm，xy 面では約 0.01nm に達しており，原子分解能を十分に上回っていることに言及している。STM は依然として最も分解能の高い装置である。いくつかの例では，標的を極めて薄い導電層で覆う，複数の電極を持つ先端部を開発した，導電基材を大きい状態では絶縁体であっても十分な導電が可能に薄くしたサンプルで覆うこと，により表面が導電であるという制約が克服された。

1998 年までに SPM の製品群は拡大し，走査面と隣接するプローブ間の相互作用に基づいた，少なくとも 40 種類の装置および技術が存在している。異なる装置は異なる力を測定するため，それらを使用して表面の異なる特性を決定することができた。[2758] 例えば，摩擦力顕微鏡（FFM），磁気力顕微鏡（MFM），剪断力顕微鏡（ShFM），走査型静電容量顕微鏡（SCM），走査型導電イオン顕微鏡，化学力顕微鏡 [2755, 2756]，ならびに静電力顕微鏡（EFM）は，摩擦抵抗あるいは他の結合力を測定した。磁気共鳴力顕微鏡（MRFM）[2776, 2929] は，カンチレバーアームの先端に取り付けた小さな磁石から生じる磁場を利用して，サンプル表面の小さな領域における核磁気モーメントを調べることにより，原子の種類を画像で示し，単一の電子のスピンさえ検出した。1990 年代の中頃までには，AFM はすでに年間 1 億ドルの産業になっており [2777]，SPM はおおむね完全なシステムで5万ドルから50万ドルの価格がついた当たり前の技術となり，全体で年間約 5 億ドルの産業となった（低速「自家用」STM，学生向け STM[2712]，ならびに科学フェア用の STM は，わずか 50 ドルで作られている [2778]）。

SPM はどのように分子製造に使用できるのだろうか？最も簡単な方法として，SPM を，適切な基板から「ナノパーツ」を削り出すナノスケールのフライス盤として使用できるであろう。例えば，Kim および Lieber[16] は AFM を使用して酸化モリブデン結晶にナノ加工作業を行った。すなわち，先端に 100nN の荷重をかけ，結晶から三角形の 50nm の平面塊を作り出した後，その部品を AFM の先端で押して加工面を 200nm 滑らせた。Sheehan および Lieber[1737, 2779] は，MoS_2 面に AFM 先端部で 50nN の荷重をかけて付着させた MoO_3 層を機械的にエッチングすることにより，50nm の長方形の部品を 1 つ，ならびにその長方形と相補的な凹面のある部品を他に 2 つ作り出した。数値制御されている工作機械のように，AFM の動作をプログラムして，自動的に結晶に化学式 MoO_3 を削り出すように，一連の手順を実行することができた [2779]。10nm と細い部分を持つナノパーツは，限られた材料でナノレベルで加工することができる [P. E. Sheehan, 個人的情報, 1995]。理論的には，独立して制御される SPM の先端部（以下を参照）の大きな列を同時に作動させ，多数の同じ物体を同時に作り出すことができるが，そのような物体は，もちろんさらに「仕上げ」をしないと原子レベルで同一にならない。また，AFM の先端部は，非導電性のフォトレジストの造作をならしてナノスケールの線および 10nm 未満の長方形を作ること，「つけペン」による AFM ナノリソグラフィーを行うこと [2780]，溝を作ること [2781]，ならびに STM ナノ酸化プロセスを通じて単電子トランジスターを作り出すこと [2782]，にも使用されている。AFM の先端に取り付けた炭素ナノチューブを鉛筆として使用し，約 0.5mn/s で幅 10nm の造作をシリコン基質に書いた例がある [2711]。その例では，ナノチューブから電場を発生させ，シリコンベース上の水素単層から水素原子を除去し，露出したシリコン表面が酸化して細い SiO_2 の跡を残した。

おそらくより重要なのは，SPM をますます高度な方法で使用して，個々の原子および小さい原子集団を操作することであろう。走査プローブの先端部と表面が偶然接触すると日常的に表面に変化が生じたことから，STM 研究の極めて早期から，走査プローブの先端部で表面に変化を加える可能性が明らかであった [10]。また，先端部とサンプルの間で物質を移動させる可能性も議論されていた [2783]。その後まもなく，制御した表面変化に関する提案がなされ [2784]，1985 年には Becker および Golovchencko[2785] は，STM の先端部の電圧パルスを使用してサンプルの{111}表面から単一のゲルマニウム原子を摘み上げた。1988 年には，IBM Alamden の J. Foster の研究グループ [2786] が，STM を通じて小さな電気パルスを負荷することによりグラファイトの表面に小さな有機分子を留めた。さらにパルスを加えると，この分子の造作が拡大または消失し，しばしばこの有機分子を小片に分割させたが，その分割を制御することはできなかった。他の研究者は STM を使用して金原子の小さなクラスタをプラチナの表面に [2736-2739]，銅原子のクラスタを金の表面に [2787]，ならびに供給源のタングステンカーバイド分子を表面に流動させた [2788]。また，一酸化炭素分子および白金原子の白金表面への配置 [278]，室温でのシリコンのクラスタおよび単一原子のシリコン面上の移動 [2746-2751]，ならびに STM による「分子柵 [2789]」または「量子柵 [2790]」，すなわち非常に小さいために囲まれた電子が量子挙動を示すことを強いられるような原子の環も報告されている。1999 年には，Tomanek および Kral[3266] は，原子が詰まった炭素ナノチューブを電気的に誘導し，原子を加工面に 15μs ごとに 1 つずつ放出する原子万年筆を提案した。

1989 年には IBM Almaden の Eigler および Schweizer

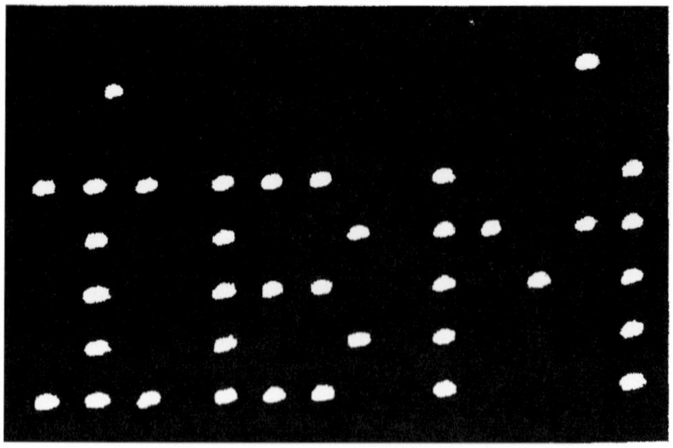

図 2.25. STMによりニッケル表面上に35個のキセノン原子を並べて書かれたIBMのロゴ(IBMの研究部門による提供)

[278] は，より正確な制御を可能にし，STM を使用して35個のキセノン原子をニッケルの表面に配置し，会社のロゴである“IBM”を綴った **(図 2.25)**。このために，彼らはバイアス電圧をかけ，各原子のニッケル基質への吸着を弱めた後，各原子を 1 つずつ約 0.4nm/s の速度で意図した位置まで引っ張り [2791]，意味のあるパターンを作り出した。このロゴ全体を完成させるには 22 時間，すなわち約 38 分/原子を必要とした [2791]。室温では配列が不安定と考えられたため，この実験は 4K（すなわち液体ヘリウム温度）で行わなければならなかった。この IBM の実験の後，同様の「原子の落書き [775]」の例が数多く続いた。その例としては，原子で模った世界地図 [2792]，日本語で原子を用いて書いた「原子」の文字 [2895]，ならびに「ナノワールド」の文字 [2897]，“Peace”，アインシュタインの有名な等式である“$E=mc^2$”，ならびによく知られているアインシュタインの舌を突き出したポートレート [300]，白金の表面に 28 個の個別の CO 分子を用いて描いた「分子人間」のスケッチ [2792]，“USC” [2793] および“Zyvex” [2794] と綴った金のナノ粒子，ならびに表面から硫黄原子を除去して文字を 2nm の高さにした例 [2795] などがある。1996 年には，Gimzewski の研究グループ [1735] は STM の先端部を使用して，溝のある銅プレートの台地状の部分に沿って個別の buckyball を操作する，「分子のそろばん」を作成した。

SPM のいくつかの変形は，直接分子操作の最も有望なツールのように思われる。先端部が表面から約 1nm 以内に位置すると，電界放出により表面から原子が誘導されるほどポテンシャル障壁を低くすることができる [2796]。加えられた先端部の電圧は原子をイオン化し，先端部はイオン化した原子を誘導することができる。電圧および分離に応じて，原子，原子クラスタ，あるいは分子を表面から探り出す，あるいは表面に押し込む，あるいは表面でわずかに動かすことができる。1998 年までに，直接原子操作の技術は，室温での使用が可能になり，最初の IBM のロゴが組み立てられたときと比べて約 1000 倍速くなった。例えば，Chapel Hill の University of North Carolina の研究グループにより作り出された双方向触覚制御システムであるナノマニピュレータ [2716-2724] は，原子の位置をモニタ画面上で使用者に表示しながら，STM プローブを駆動するハンドヘルドマスタースレーブコントローラを使用して個々の金の原子を表面上でほぼリアルタイムに操作できる。このナノマニピュレータは，NSF，Silicon Graphics，TopoMetrix [3156] などから一部資金援助を受けており，表面上で原子を押すと原子間力を感じることができる完全に統合されたシステムである [2724]。ある実演では，使用者は，モニタを見ながら金の原子を集め，そっと動かし，滑らせて，約 1 分以内に平面の作業場のスロットに入れた。力のフィードバックをオフにすると，原子の動きが激しくなる傾向があった。また，IBM Almaden は，仮想現実入力グラブ装置に取り付けた STM を使用して金属表面の個々の原子を除去する実験も行っている。

原子的に正確な部品を製造するには，プローブ先端の共有結合を操作することも必要になるであろう。STM は化学結合を破壊し，新たに作り出している。約 1 ボルトのパルスを使用して結晶から原子を引き出し，先端部に結合させ，結晶内に挿入し直した [2749, 2758]。1995 年には，LBL の Molecular Design Institute の研究者が，初めてナノメートルスケールで触媒反応を実演したことが報告された [2797]。彼らは，触媒のカリグラフィーのために極細ペンのように機能するよう改造した AFM を使用して，物質表面の化学的組成を一度に 1 原子ずつ変化させた。3 つの窒素原子の冠を被せたアルキルアジド分子の自己集合化単層（SAM）として表面を処理した後，白金被覆クロムを，わずか数原子の幅で AFM シリコンの先端部に付着させた。SAM を水素含有溶媒に浸し，100μm^2 の面積にわたり AFM で走査し，白金が共有結合反応を触媒し水素がアジドに付加されて，アジドがアミンに変換された。これが選択的蛍光タグから分かった。

先端部の技術は，SPM の研究において重要であり，進歩の速い専門分野である。1990 年に Drexler および Foster[217] は，SPM の先端に取り付ける，カスタムメイドの合成タンパク質の使用を提案した。変更を加えた抗体，あるいは特別に設計したタンパク質は，特定の分子と結合・操作し，それらを正確かつ選択的に他の分子と反応する位置に運ぶ，単純な第一世代の「グリッパ（ピンセット)」として役立つであろう。抗体－抗原認識[2798]を研究するために，また化学力顕微鏡[2755,2756]において，機能化した SPM の先端部が作り出されている。分子操作における主な利点は，化学反応を生じさせ，分子配向を行う同じ装置を，結果の検査にも使用できることである[322]。

1996 年には，Rice University の Smalley の研究グループ[2799]は，AFM のピラミッド形のシリコン先端部に 1 つのナノチューブを取り付け，それが非常に強く，従来の先端部では届かなかった深い溝の底を映し出せることを明らかにした。1998 年までに AFM 先端部に使用する機能化炭素ナノチューブに関して研究が進んだ。最も特筆すべき研究としては，Wong の研究グループ[2800]によるナノチューブの先端の作成である。彼らは，材料を 700℃の空気中で酸化させ，すべてが燃え元の材料の 2%が残ったが，ナノチューブの両端は，化学的性質が豊富で十分に理解されているカルボキシル（-COOH）基で覆われた。4 種類の先端部が作り出された。すなわち，(1) 本来のカルボキシルの先端部であり，酸性である先端部，(2) アミンで終端された，塩基性の先端部（エチレンジアミン（$H_2NCH_2CH_2NH_2$）におけるアミン基の 1 つにアミド結合を形成して作成)，(3) 炭化水素で終端された，疎水性の先端部（ベンジルアミン（$C_6H_5CH_2NH_2$）とのアミド結合を形成して作成)，(4) ビオチンで終端し，streptavidin への特異的結合を示す先端部（ビオチン誘導体へのアミド結合の形成により作成）である。AFM の，先端部と選択した基質間の接触力は，先端部の意図した化学的性質に合致して，pH および基質の化学的詳細感受性があることが明らかになった。

Wong の先端部には，以前の技術と比べて 3 つの密接に関連する強みがあった。第 1 に，Si_3N_4 または SiO_2 の先端部の頂点に官能基を取り付けると，通常は先端部の側面にも接着する。先端部をツールとして使用するとき，先端部の側面との接触により望ましくない位置で対象物を取り違えてしまう危険が常に存在する。大量生産技術を用いて作成したこれらの先端部とは異なり，Wong の先端部の先端は，側面とは全く異なっている。すなわち，カルボキシル基はナノチューブの末端のみに取り付けられているため，側面には付いていない。第 2 に，Wong の先端部には，トップダウンの製作法ではなく，ナノチューブのナノスケールの寸法により設定される側面の寸法がある。彼らは，「ナノチューブの先端の小さな有効半径は，市販のシリコンの先端部で得られる水準を超えて分解能を改善する。我々は，最近，COOH で終わる単壁ナノチューブ先端部を使用して 3nm 未満の横方向の分解能が得られることを実証した。」と述べている[2740-2742]。第 3 に，単壁のナノチューブ先端部は，他の代替物より，化学的に制御された，真に単原子の先端部にはるかに近い。J. Soreff は，直径 1.4nm の（10,10）ナノチューブが，開放端部にちょうど 20 個の原子を持つことに言及している。様々な数のカルボキシル基が端部に付いているチューブの統計的分布を考慮しても，チューブの端部全体を覆うリガンドを作り出すことができるはずであり，プローブの末端に構造および配向が知られている分子が 1 つだけ存在することを確認する方法が得られる。

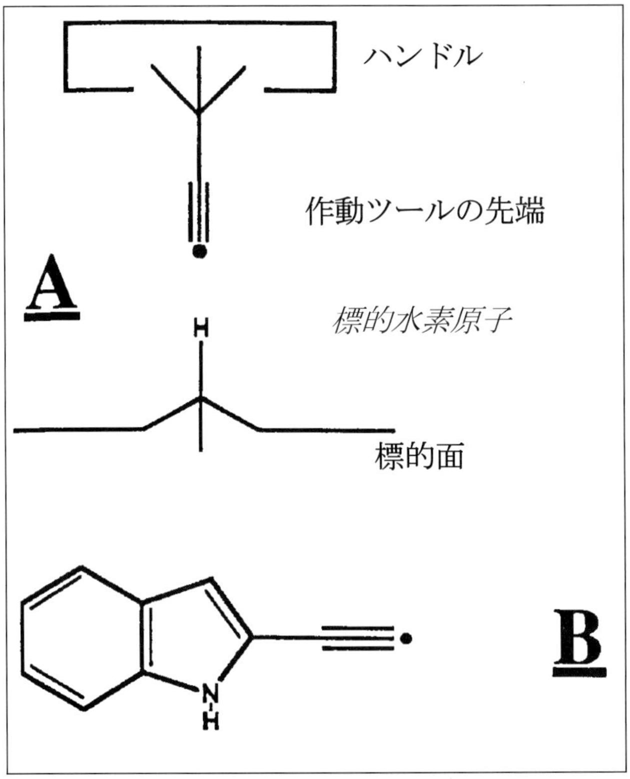

図 2.26.　提案されている水素抽出ツールの概略図（Merkle[1199] の図を修正）

理論的研究は，分子力学のシミュレーションおよび他の技術を使用して，機械合成ツールの先端部の挙動を研究している[10, 2760, 2761, 2764, 3250]。例えば，Drexler[10]は，アセチレン基を使用してダイヤモンドの表面から水素を選択的に抽出することを提案し（**図 2.26A**），この提案は，Musgraveのab initioの量子化学分析[2762]およびSinnottのダイヤモンド{111}表面の室温での反応に関する分子力学モデリングにおいてさらに研究された[2763, 2764]。他のH抽出研究も行われている[10, 2907]。水素抽出ツールに関して1つの可能性のある構造は，**図 2.26B** に示したように末端が変更されているアンスラセンに類似している。使用前に末端水素を除去して構造を活性化しなければならない[1199]。Brennerの研究グループ[2764]は，さらに，ダイヤモンド{111}表面からのいくつかの水素原子の平行抽出をモデル化する研究を報告している。このような反応は，位置制御のみの追加，ならびに負荷された機械的力以外は，すでに研究が進んでいるダイヤモンドの化学的蒸気堆積（ＣＶＤ）に関与している反応と類似している[2765-2769]。ダイヤモンドの機械的合成反応のより詳細な理論的研究が始まっている[2770, 3250]。

R. Merkle[2602]は，多くの有用な硬い炭化水素を製作できる単純な機械合成システムを提案した。Merkleのシステムには，位置制御水素抽出および堆積ツール（工作物から水素原子を除去する，あるいは加えるツール），カルベンおよび二量体付着ツール（工作物に1つ，または2つの炭素を加えるツール），シリコン基ツール（炭素を除去するツール），ならびにその他4種類の特殊ツールが含まれる。提案されている各ツールは，適切に機能化されたAFM先端部（あるいは他の適切な機械合成ナノマニピュレータ）に永続的に取り付けることができる分子ハンドル構造を持っている。不活性（例えば真空あるいは希ガス）環境においてbytadiyne*（a.k.a.diacetylene,[2801] C_4H_2）炭化水素供給原料上で各操作を実施するたびに，1つ以上のツールが工作物の必要な位置に必要な角度で運ばれ，AFMを通じて必要な力が加えられる。興味深いことに，遷移金属を含む少数の「ビタミン部品」[115]を除き，Merkleのシステムは，理論的には，それ自身の機械合成ツールをすべて合成することができるため，1982年にFreitasおよびGilbreath[115]が自己複製機械システムと関連づけて初めて定義したように（第14章），システムコンポーネントの正味のプラスの生産を確立し，限られたサブセットレベルの「定量的部品閉鎖」を実証している。Merkleは，提案した反応のいくつかは2つ，あるいは3つ，あるいは4つの位置制御したツールの同時協調動作を必要とすることを認めているが，より貧弱なシステムでは，2個の6自由度のマニュピュレーターに加えて適切なジグおよび取り付け具を組み合わせることで十分なはずであると提案している。しかし，1つの位置における複数のツールの立体障害は，はっきりとは検討されていなかった。もう1つの解消すべき潜在的な問題は，AFMの先端部で様々な機能化したツールヘッドを取り替えることにより生じる位置合わせの無効化である。そのような先端部は，各ツールヘッドの，位置的に不変の2番目の測定用先端部と対にすれば，再び工作物の作業に戻る前に，その位置の正確な校正が可能になる。

他の研究者は，個々の原子の層を積み重ね，おそらく犠牲結合物および足場により束縛し，differential etching操作により仕上げた構造物を作り出すことによってナノパーツを製作することを提案している[2802]。

「ナノパーツ」を原子的精度で製作できると仮定すると，SPMは，ナノパーツを基礎的なナノマシンに組みこむためにも使用できるであろうか？一部の予備的な研究が行われている。例えば，「工作物のホルダ」として働くであろう，ナノスケールの孔の列が合成されている。ある実験ではC_{60}のbuckyballを処理面に撒き散らした後，AFMが個々の球体をそれら自身の小さい孔に押し入れ，その後の処理までそこにしっかりと固定した[2630]。C_{60}含浸有孔フィルムは，非常に耐久性が高かったため，buckyballは数ヶ月間保管した後でも捕捉されたままであった。同様に，Gimzewskiの研究グループのJungら[2803]は，銅の表面に容易に配置できるように設計した，4本足の，ポルフィリンに基づいた[2804]分子「ナノパーツ」を合成した。室温でSTMを用いて押すことにより，幅約1.5nmのナノパーツを事前に定めた方向に転位させ，意のままに4本足の分子を回転させ，銅の表面上において，例えば正確な六角形の配置に並べた。白金の表面で捕捉された個々の酸素分子を3つの異なる配向に意図的にしっかりと回転させるときに，STMは回転を誘発し，観察するために使用されている[2805]。Graphitic面で炭素のナノチューブを滑らせる，あるいはころがすために必要な力は，AFMにより直接測定されている[2717]。

未熟ではあるが純粋に機械的な「ナノパーツ」の組

*実験者は，一般的な分子であるブタジエン（C_4H_6）とは化学的に全く異なるbutadiyneが，特定の条件下では爆発的に重合しうることに注意すること[2801]。

み立て操作について，最初の知られている例は，1995年の Paul E. Sheehan および Charles M. Lieber[1737] によるものである。AFM を用いて，MoO_3 結晶から，長方形の溝を持つ2つのナノスケールの部品，ならびに3番目の 50nm の長方形のスライド「ラッチ」部を作成した後，同じ AFM を用いて長方形の「ラッチ」部を一方の溝からもう一方の溝に反復して滑らせ，3つのナノパーツからなる可逆性機械ラッチを作成した。彼らは，「ラッチを破壊するために必要な横方向の力は 41nN であり，それはラッチの接触面積が小さかったことを考えると大きいと考えられる。これは，このような部品を用いて比較的頑強な組み立て品を作り出せることを示唆している。そのような可逆性ラッチは，機械的論理ゲートの基部として役立つであろう。我々の結果は，複雑な形状を機械で作り出し，得られた部品を可逆的に連結する構造に組み立てることができることを示している。」と述べた。

1998年に，垂直次元（例：表面に垂直）におけるナノスケールの部品の操作は始まったばかりであった[2743-2745]。単一の「ナノパーツ」から作り出された最初の3次元構造は，1997年に USC Laboratory for Molecular Robotics の Requicha のグループにおいて実証された。最初に，AFM を使用して3次元で 5nm の金のナノ粒子を表面突起の上に押した。例えば，5nm の金の粒子を，高さ 2nm の突起に押し上げた後，再び表面上に戻した[2806]。Requicha の研究グループは，シラン層被覆シリコンに付着させた 15-30nm の金のナノ粒子を用いて室温の空気中で実施した別の実験において，AFM を使用して金の「ナノパーツ」の1つを別の2つの上に押し上げることによって単純な 3D ピラミッド構造を作成した後，そのナノパーツを降ろした。また，彼らは，AFM を使用して2つの結合した「ナノパーツ」から形成された二量体単位を回転させ，転位させた[2807]。

3次元ナノアセンブリーは，ナノパーツがそれぞれの組み立て工程を支援できれば，おそらくより容易に達成できるであろう。R. Merkle（個人的情報，1998）は，SPM を使用して DNA のタグをつけた分子ブロックを配置できるであろうと示唆した。特定の一本鎖 DNA をつけたブロックは，相補的 DNA で覆った表面に優先的に付着するはずである。SPM の先端の一本鎖 DNA に相補的な2番目の一本鎖 DNA タグがブロックについており，またそのブロックを最初にこのタグで SPM の先端に付着させるのであれば，そのブロックを SPM により配置し，表面に付着させることができるであろう。その付着の相対的強度は，2本の鎖の相補領域における塩基対の数を変えることによって調節できるであろう[1066]。これに関連して，G. Fahy[322] は，複数の結合部位を持つ，組み立て用の SPM の先端部を設計できるであろうと示唆した。各ナノパーツが1つの可能な配向においてのみ各先端部と結合できると仮定すれば，少なくとも2つの結合部位が存在することによりナノパーツの正確な配向が可能になり，意図したまさにその位置および配向でナノパーツを（あるいはおそらく別のマニピュレータに付着した別のナノパーツ）を希望する標的部位に提示させることができるであろう。組み立て後のナノパーツを放す便利なメカニズムも必要である。

1997年には，IBM Yorktown Heights の Avouris の研究グループ[2750, 2771] が，原子間力顕微鏡（AFM）の先端部を使用して，表面上に散乱させた個々の多壁炭素ナノチューブの形状および位置を制御できることを実証した。ナノチューブの屈曲，直線化，転位，回転，ならびに（特定の条件において）切断が可能であった。

1998年には，Zyvex LLC（原子的に正確な構造物を製造できる分子アセンブラの開発を目標としている開発エンジニアリング企業[2794]）は，ほぼビデオ走査の速度で約 6nm の分解能を持つ走査型電子顕微鏡（SEM）の内側で，炭素ナノチューブを3次元で操作する能力を実証した。Zyvex の特製圧電真空マニピュレータは，0.1nm の空間分解能で物体を1垂直自由度および3線形自由度に従って操作する能力に加えて，SPM に匹敵する位置分解能を得た[2808]。このプロトタイプの装置は，リアルタイムの SEM 検査下の炭素ナノチューブなど，限られた種類のナノメートルスケールの物体を調べ，選択し，取り扱うことができた。炭素ナノチューブを，ファンデルワールス力のみにより，あるいは SEM からの集中電子ビームによる「ナノレベルのはんだづけ」により市販の原子間力顕微鏡（AFM）の先端部に取り付けた。ナノチューブにかかる力は，カンチレバーのたわみ（ばね定数 0.01-100N/m；Neumister および Ducker[2809] も参照）から測定できた。ナノチューブを先端から先端に移した例もあった。マニピュレータは，表面の制限がない状態で炭素ナノチューブおよび他のナノスケールの物体の特性を調査する研究ツールとして，ならびにより大きいナノチューブの組み立て品用の基本的な組み立て器具として機能することができた。Zyvex は，このようなナノスケールの成分を選択・操作し，建設過程での様々な段階でそれらの建設材料としての妥当性を直接検討する能力が，事前に製作した部品から機械的および電子的装置を組み立てる技術を可能にする上で重要な役割を果たすと考えている。最も印象的なのは，Zyvex のシステムにより，同じ作業空間に異なる配向で存在する，3つの独自に制御されている AFM 先端部の同時協調的作業が可能になったことである（4 先端部システムは 1999 年中頃までに使用できるようになると予想されている[Mark Dyer，個人的情報，1999]。SEM の視野における 2 本の手の協調マイクロ操作は，他の研究者により実証されている [2810]。

Tuzun の研究グループ [2811] は，直径が異なる 2 本のナノチューブが同軸にドッキングして分子ベアリングを形成するための条件を計算した。彼らは，長さが 11 環で，シャフトでは環当たり 10 個の炭素を，スリーブでは環当たり 30 または 34 個の炭素を持つナノチューブから形成されたベアリングを調べた。Tuzun は，コンピュータシミュレーションのために，z 軸に沿ってベアリングのスリーブを配置し，シャフトに対し，それに向かうわずかな初期速度を与えた。完全に配置されたシャフトは，スリーブへのファンデルワールス引力によりポテンシャルの谷と一直線状になる。変位した，あるいは誤配向したシャフトは，跳ね返り，スリーブの縁から落ちることがある。分子力学的推定，ならびに剛体計算によるドッキン外形は，本質的に同じ形状をしていたが，大きさがわずかに異なっていた。原子論的推定では，スリーブ（30 炭素環のスリーブ）と平行にならんだシャフトは，ドッキングしそこなう前に 0.26nm 変位することがありえるが，剛体推定では変位は 0.16nm としかなりえない。彼らは「シャフトの末端が十分に近くスリーブの中心の方を向いている場合，非結合性のポテンシャルエネルギーの谷に入り，2 つのナノチューブがドッキングする」と述べている。これらの推定は，手動の組み立てプロセスの間にどれだけの公差を許容できるかを示しているため，重要である。彼らは「ナノマシンの設計あるいは操作方法と同じほど重要な問題は，それらを組み立てる方法である」と述べている [2811]。興味深いことに，Zyvex の実験の 1 つ [2808] において，長さ方向に 3 段階で薄くなる多壁炭素ナノチューブが作られ，内側のシェルが外側のシェルから引き出されたと考えるのが最も可能性の高い説明であるようだ。この現象は，他の研究者によっても観察されており，「刀と鞘」欠陥として知られている [2812]。これは Tuzun の研究グループにより研究された，意図的なナノチューブの挿入操作と全く逆である。

多数のナノパーツおよびナノアセンブリーを生産するためには，大規模に SPM を並列に配置することおよびマイクロスケールの SPM[2772-2774] が最も便利であろう。圧電性 [2813]，ピエゾ抵抗性 [2814]，ならびに容量性 [2815] マイクロカンチレバーなどの力センシング装置は，外部の偏向センサなしにチップ上にマイクロスケールの AFM を作り出すことを可能にした（我々は，以下の考察において固定先端部配列 [2816] を除外した）。1995 年に，東京大学の Itoh の研究グループ [2817] は，単一のシリコンチップに 10 個の先端部の実験的圧電性 ZnO_2-on-SiO_2 マイクロカンチレバー配列を製作した。各カンチレバー先端部は，その隣接する先端部から約 70μm 離れており，長さは 150μm，幅は 50μm，厚さは 3.5μm であった。すなわち各装置当たり約 26,000μm^3 であり，各装置は z 軸において（例えば垂直に），約 20nm/V の動作感度でほぼ機械的共鳴周波数である 145-147kHz まで，例えば 125kHz で 0.3nm の分解能で，独立的に操作できた。

Stanford の Quate の研究グループは，並行プローブ走査およびリソグラフィーを成し遂げた。それは，100μm 間隔で 5 個の先端部を持ち，1kHz での分解能が 0.04nm であるが，全配列には 1 つの z 軸アクチュエータしかない単純な圧電抵抗性マイクロカンチレバー配列から [2818]，最大 16 個の先端部のそれぞれをフィードバック制御および独立制御をする同時に画像化およびリソグラフィーが可能で，ピエゾ抵抗性センサを用いて最高 3mm/s の走査速度を持つ，統合センサおよびアクチュエータを持つ配列 [2819, 2820] に進歩したものである。1998 年までには，Quate のグループは，単一のチップ上でウエハー通過型インターコネクトを使用して狭い間隔の列に製作した 10×10 カンチレバー先端配列を含め，60kHz の共鳴を持つ 2D パターンで取り付けた，50-100 個の独立制御可能な AFM プローブ先端部の配列を実証した [2821-2827, 2829]。

Cornell Nanofabrication Facility の MacDonald のグループも同様の目標に追求した。1991 年には，最初の対置しうる先端部対を含め（**図 2.27**），相互にかみあう MEMS コーム駆動装置を使用して xy 面で駆動する，最初のサブミクロンの針を製作した [2830]。1993 年までには，1 つの xyz アクチュエータ上に 25 先端部を持つ配列を作り出し [2831, 2832]，1995 年までには，縁が 200μm の完全な実用マイクロ STM（xy コーム駆動装置を含む），ならびに縁が 2mm のマイクロ AFM を作り出し，後者のマイクロ AFM には，高さ 6μm，直径 1μm の支持シャフト上に直径 20nm の統合先端部を持つ長さ 1mm のカンチレバーが含まれていた [1749, 1974]。MacDonald のグループは，実用マイクロ STM を作るために使用したものと同じ工程を利用して，5 間隔の先端部配列を実証した [2833, 2834]。同じ技術を使用して，先端部，あるいは先端部の小配列を 25-50μm 離して配置し，個別の z 軸マイクロアクチュエータと統合することができたため，1 つの xy 軸マニピュレータが，それぞれ別々の z アクチュエータを持つ多くの先端部をサポートすることができた。1997 年までに，この研究グループ [2835] は，通常のシリコンチップの表面に一列のマイクロ STM を作成し，その試験を行った。カンチレバー上の各先端部の長さは 150μm で，3D センシングおよび制御が可能であった。最大のプロトタイプ配列は 144 個のプローブを持ち，[2836] 12 個/列のプローブが 12 列の正方形状に並んでおり，個々のプローブ針は約 200μm 離れていた。その後，動作範囲を広げること，ならびにより多くの，より小さいプローブを同じスペースにはめ込むことに焦点をあてて開発が進められた。

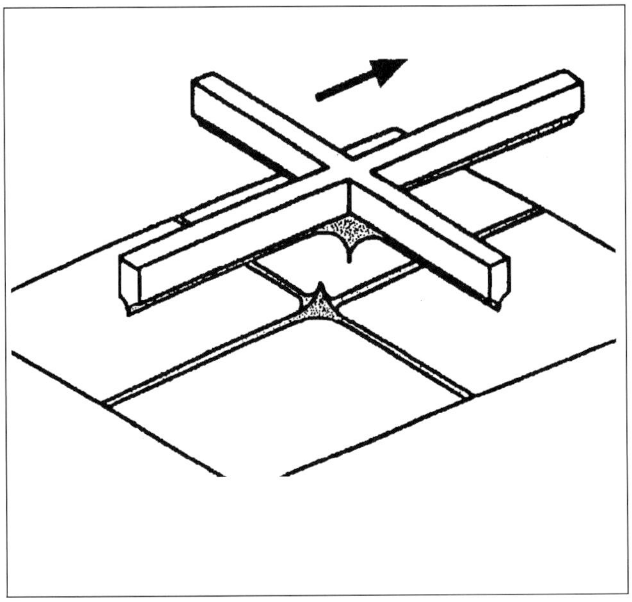

図 2.27　対置しうる STM 先端部対の概略図（Yao, Arney, MacDonald[2830] の図を修正）

2.4　分子コンポーネントおよび分子アセンブラ

おそらく 2.3 項に記載されているように，ある種の限定されたクラスの構造物について，様々な基本的分子部品の製作および組み立て操作を実行できると仮定すると，どのような構造物を作ることが興味深く，有用であろうか？この項は，おそらく有用な分子機械的コンポーネントの一群について簡単に説明し（2.4.1 項），分子アセンブラのコンセプトの考察で終える（2.4.2 項）。

2.4.1.　分子機械的コンポーネント

分子製造の基礎を確立するためには，原則的には製造可能なナノスケールの機械的コンポーネントのデザインを作り出し，分析することが必要である。これらのコンポーネントは，1998 年には作ることができなかったため，デザインに関する厳密な実験的試験および確認は不可能であった。その代わり，デザイナーは ab initio な構造的分析および分子力学シミュレーションを含むコンピュータ研究に頼らざるをえなかった。Drexler[10] によれば「我々が，一部はモデリングを容易にするために設計された，特定の種類の分子マシン（システムおよび装置）をモデル化する能力は，我々がそれらを作る能力をはるかに上回っている。デザインに基づく計算，ならびに計算的実験は，分子装置を実際に作るために必要な技術とは関係なく，分子装置の理論的研究を可能にする。」

ナノスケールのデザインでは，材料は切断および成形されるため連続的に変化せず，むしろ個別の原子から形成されているものとして扱わなければならない [2845]。ナノスケールのコンポーネントは超分子であり，細かく分割される固体ではない。そのような構造物内で遊離している原子あるいは分子があれば，装置の動きを妨げ，不能にしうる汚れとして働く可能性があり，システムの大きさがマクロスケールからナノスケールに収縮するため [10]，振動，電気的力，熱膨張，磁気相互作用，ならびに表面張力が大きさに応じて増減し，顕著に異なる現象が生じる。

分子ベアリングは，構造および動作がかなり単純であるため，設計するコンポーネントのクラスとしてはおそらく最も便利であろう。最も単純な例の 1 つは，Drexler の重複－反発ベアリングデザイン [10] であり，その端面図および分解立体図を，ball-and-stick と空間充填法の両方で**図 2.28** に示した。このベアリングは，炭素，シリコン，酸素，水素を含め，正確に 206 個の原子を持ち，直径 2.2nm の環状スリーブの中で回転する小さいシャフトからなる。シャフトの原子は，6 重で左右対称に並んでいるが，環は 14 重の対称であり，この組み合わせはシャフトの回転に低いエネルギー障壁をもたらす*。**図 2.29** は，Drexler および Merkle[10] が結合長さ，結合角度，ファンデルワールス距離，ならびにひずみエネルギーが合理的であることを確認するために分子力学力場を使用してデザインした，2808 個の原子からなる緊張シェル**スリーブベアリングの分解組み立て図を示している。この直径 4.8nm のベアリングには，改変したダイヤモンド{100}表面に由来するインターロックと溝の接合面がある。シャフトの隆起はスリーブの隆起と組みあい，極めて硬い構造を作る。シャフトを上下に急に動かす，左右に振る，あるいはいずれかの方向にずらそうとすると（極めて滑らかに変位する軸回転を除く），非常に強い抵抗にあう[279]。これらのベアリングを一体式で組み立てなければならないのか，あるいはどちらにも損傷を与えずに 1 つの部品をもう 1 つの部品に挿入することによって組み立てることができるのかは，1998 年までには広範に研究あるいはモデル化されていない。

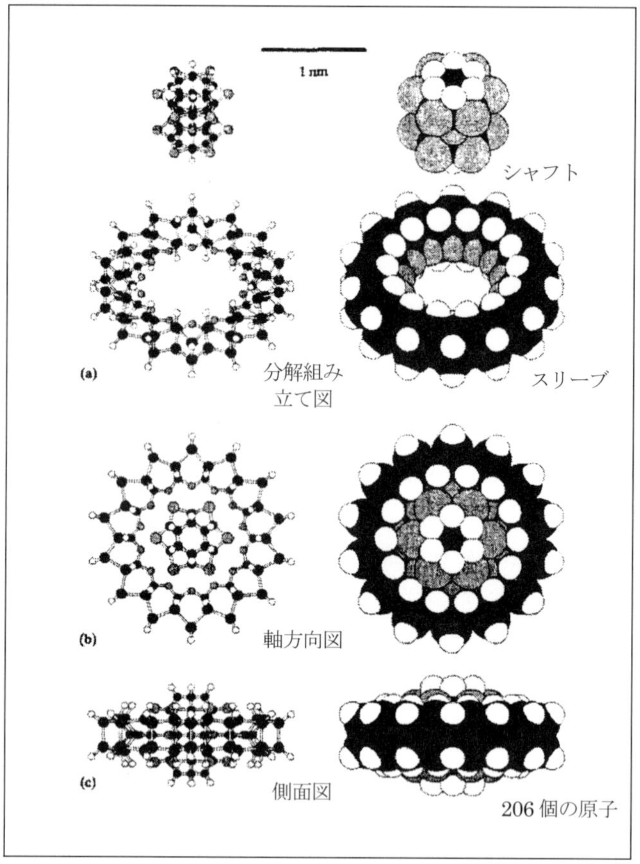

図 2.28　206 個の原子からなる重複－反発ベアリングの端面図および分解組み立て図（K. E. Drexler 提供[10]）

分子の歯車も，今後の分子製造のデザインにとって便利なコンポーネントシステムである。例えば，Drexler および Merkle[10] は，3557 個の原子からなる遊星歯車をデザインした。**図 2.30** に，その側面図，端面図，分解組み立て図を示した。アセンブリー全体は 12 個の可動部品を持ち，その直径は 4.3nm，長さは 4.4nm である。分子量は 51,009.844 ダルトンであり，分子体積は 33.458nm^3 である。コンピュータシミュレーションの動画では，中央のシャフトは高速で回転し，周辺の出力シャフトはゆっくりと回転している。小さい遊星歯車は中央のシャフトの周囲で回転し，それらが正しい位置に保持され，全コンポーネントが正しく動くように，輪歯車がそれらを囲んでいる。輪歯車はぴんと張ったシリコンシェルであり，硫黄原子末端を持つ。中心歯車は，酸素末端ダイヤモンド{100}面と関連した構造物である。遊星歯車は，平行の輪の間にある CH_2 ブリッジより，むしろ複数の hexasterane 構造物に似ている。遊星枠は，R. Merkle および L. Balasubramaniam によって作られた Lomer 転位配列[2894] を改造したものであり，C-C 結合ベアリングを用いて遊星歯車に結合している。（c）図は，（a）図では隠れている弾性変形も示している。すなわち，歯車が弓なりになっている。マクロスケールの世界では，遊星歯

*原子スケールでは，2 つの向かい合う面に周期的な隆起とくぼみがあるが，隆起の周期は 2 つの面で異なっている。すなわち，それらは「釣り合っていない」[10,3243]。2 つの釣り合っていない面は，どの位置でも噛み合わないため，自由な回転の障壁は非常に低く，約 0.001kT（室温での熱雑音）のオーダーである[280]。

**回転対称性が高いコンポーネントは，（a）本質的に屈曲している構造物，あるいは（b）緊張したシェル構造物，あるいは（c）特殊な構造物からなる[10]。（b）の場合，図 2.29 に示したベアリングは約 10%（約 38zJ/原子）の結合ひずみを持ち，同様の炭化水素ベアリングは約 5%（約 11zJ/原子）を持つように設計されている（R. Merkle，個人的情報，1998）。参考までに，ひずみエネルギー[1866, 2615] は，ダイヤモンドの格子で≦3zJ/原子，C_{240} で約 25zJ/原子，直径 0.7-1.3nm の無限炭素ナノチューブで約 7-27zH/原子，ダイヤモンドのローマー転位の周囲にある一部の結合で最大約 59zJ（13%のひずみ），C_{60} で約 70zJ/原子，ならびに C_{36} で少なくとも約 80zJ/原子である。フラーレンは，これまでに分離されている自然の分子の中で最もひずみ度が高い。無視できるフープ応力を持つ対称性ダイヤモンド型構造については，許容結合ひずみは，理論的には，約 23%の結合ひずみが生じる約 140zJ/原子と大きい可能性がある[10]。ナノチューブの破壊ひずみは，様々なキラル形で 20-30%であり，軸方向圧縮における座屈ひずみは約 8%である。単純なひずみシェルベアリングにおける結合ひずみは，ベアリングを大きくし，曲率を低下させることによって低くすることができる。このように，ひずみシェルベアリングは実現可能であるが，1998 年では，不安定にさせずにどの程度小さくできるかは明らかになっていなかった。

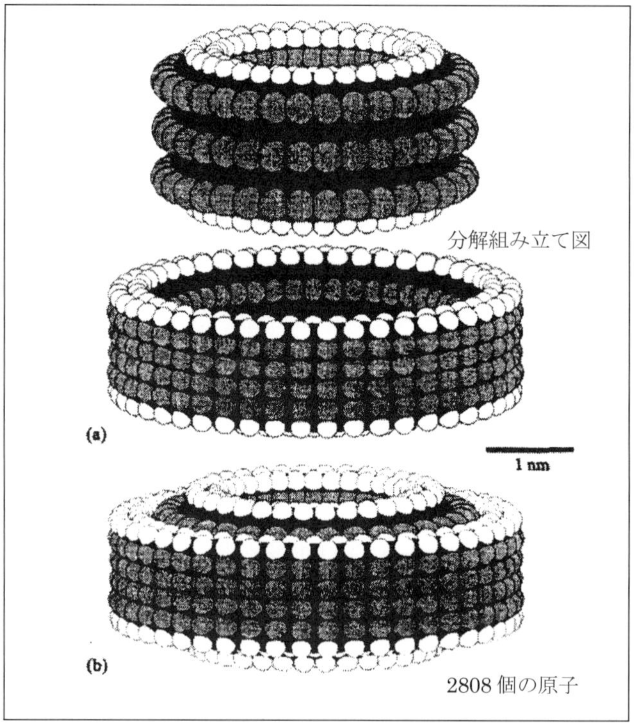

図 2.29　2808 個の原子からなる，張り詰めたシェルのスリーブベアリングの分解組み立て図（K. E. Drexler[10] 提供）

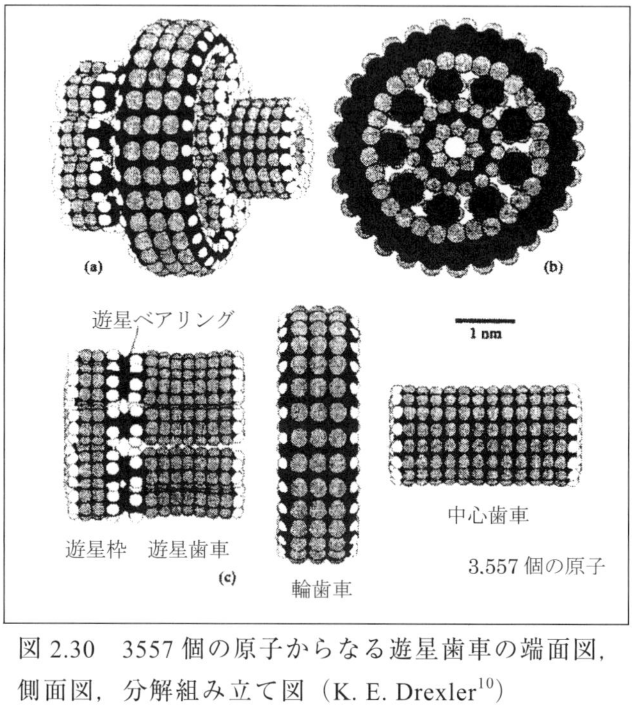

図 2.30　3557 個の原子からなる遊星歯車の端面図，側面図，分解組み立て図（K. E. Drexler[10]）

車は，回転するシャフトの速度を変換する必要がある自動車および他の機械に使用されている。

CalTech[2844, 2845] の W. Goddard の研究グループは，この「第一世代」遊星歯車の回転衝撃力学研究を実施した。このコンポーネントの設計に使用した正常な作動回転速度（例えば，10m/s 未満の界面速度について 1GHz 未満）では，歯車は意図したとおりに作動し，オーバーヒートしなかった [2844]。室温から開始し，歯車は数回転して嚙み合った後，約 400K で熱的に安定して回転した。しかし，歯車を約 100GHz で駆動すると有意な不安定が生じたが，それでも装置は依然として自己破壊しなかった [2844]。約 80GHz で 1 回作動させると過度の運動エネルギーが歯車の温度をベースラインから 450K まで変動させた [2845]。シミュレーションの 1 つのアニメーションでは，輪歯車はかなり薄いために激しくくねる。数多くの機械的コンポーネントを含む実際のナノロボットでは，輪歯車は，大きな壁の一部として所定の位置にしっかりと保持され，いずれにせよ，シミュレーションで非現実的に速い動作周波数でのみ認められる痙攣性の動きはなくなるであろう。

Drexler および Merkle[2847] は，後に，4235 個の原子からなり，分子量が 72,491.947 ダルトン，分子体積が 47.586nm^3 である「第二世代」の遊星歯車デザイン（**図 2.31**）を提案した。この新しいデザインは安定性が高かったが，依然として最高周波数ではスリップが大きすぎた。Goddard[2845] は，現在行われているデザイン活動について意見を述べ，最適の形状は遊星歯車の機能性を持つが，肉眼的なレベルのシステムとは全く異なる外観になる可能性を示唆し，一例を挙げた。すなわち，Rebek の ZARBI システムと類似して，「xy 面における歯車の歯は z 方向には原子的に滑らかにはなりえないため，z 方向の V 型の歯車の歯が軌道の V 字型の刻み目にはまり，xy 面での歯の接触のように z 方向での安定性が保持される V 字型デザインを開発する可能性がある。このデザインは，肉眼レベルでは歯車を軌道内に配置することは決してできないため，肉眼レベルの歯車システムには意味をなさない。しかし，分子システムについては，まず歯車を作り，次に最後の接続装置を全く除外して軌道を作ることを想定できるであろう。まず部品を組み立てた後に，表面への最後の接続を行ってデザインを完成させることができる。」[131]

デザインが行われている，もう 1 つのナノデバイスのクラスは，ガス駆動の分子モータ，あるいはポンプである [2858]。**図 2.32** に示したポンプおよびチェンバー壁の部分は，6165 個の原子からなり，分子量は 88,190.813 ダルトン，分子体積は 63.984nm^3 である。この装置は，ネオンガスのポンプとして，あるいは（逆に作動させると）ネオンガス圧を回転力に変換できる

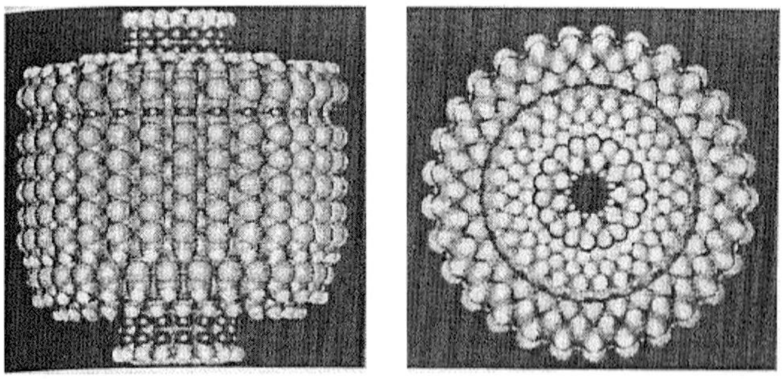

図 2.31　4235 個の原子からなる「第二世代」の遊星歯車の側面図および上面図（K. E. Drexler および R. C. Merkle[2847] 提供）

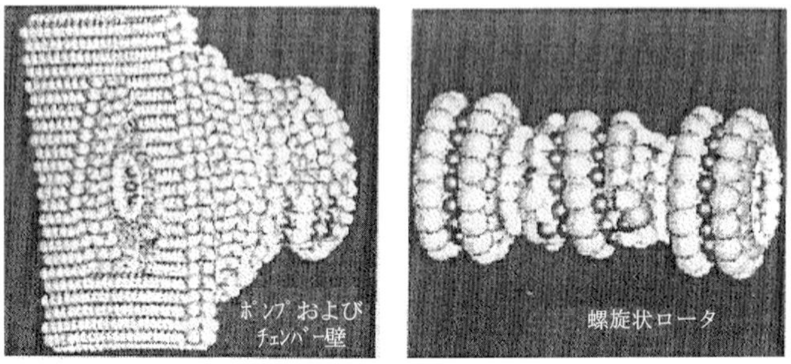

図 2.32　6165 個の原子からなるネオンガスポンプ/モータの側面図（K. E. Drexler および R. C. Merkle[2858] 提供

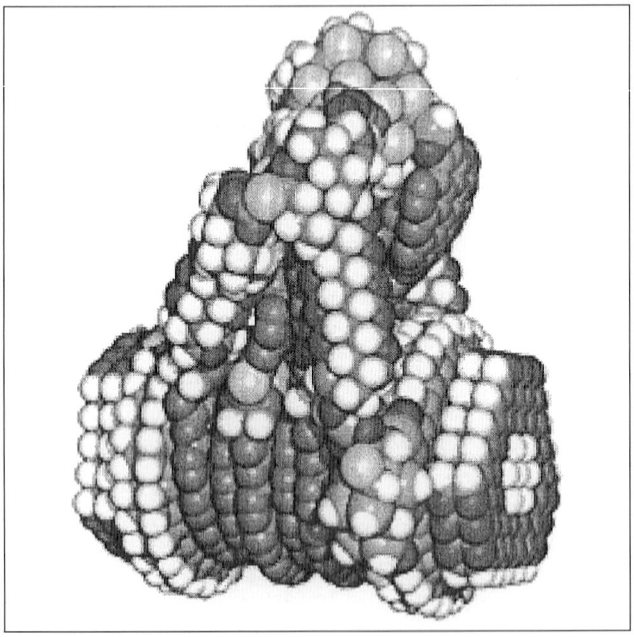

図2.33　2695個の原子からなる微動作コントローラの側面図（K. E. Drexler および R. C. Merkle[2859] 提供）

モータとなることができる。螺旋ロータは，各端部に溝のついた円柱状ベアリング面があり，中央のネジ山がついた円柱部分を支えている。ロータを作動させると，シャフトの回転により螺旋状の溝が移動し，縦方向の溝を通過してポンプケースの内側に入る。向かい合う溝が交差する場所のみに小さなガス分子のための十分な場所があり，それらの交差点はシャフトの回転に従い，片側から反対側に移動し，それに伴ってネオン原子を移動させる。Goddard[2845] は，この装置の予備的な分子学的シミュレーションを行い，それが実際にポンプとして機能しうるが,「ロータの構造的変形によって，回転周波数が低くても，高くても不安定が生じることがあり，また，強制的な転位の結果，ポンプの動作による垂直力が極めて低い場合に総エネルギーが有意に上昇し，構造が再び変形することが明らかになった。」と報告した。Merkle は，ポンプが 185Kcal/mol-Angstrom（12,900 zJ/atom-nm）のエネルギーコストでネオン原子を動かし，ポンプのエネルギー効率がそれほど高くないことを認めた。この未完成なデザインをさらに改良することが明らかに必要である。

コンベヤーシステムも有用であろう。G. Leach[2861] は，Crystal Sketchpad と呼ばれる初期の分子 CAD ソフトウェアパッケージを使用して，5 個のナノ部品を含み，約 2500 の原子からなるコンベヤーベルトシステムのデザインを作り出した。このシステムの構成は，2 本のローラ，2 本の車軸，ならびに薄く張り詰めたダイヤモンドシートからなるベルトであった。このデザインについては，回転エネルギー障壁を最小限にする，あるいは回転力学的または作動安定性を最適化するための計算分析が行われていない。

Drexler および Merkle[2859] は，2596 個の原子からなる精密動作制御装置の予備的なデザインも作成している（**図 2.33**）。汎用分子アセンブラのアームは，おそらく誘導した化学反応において 1 つ，あるいはいくつかの原子を移すために，その「手」を多くの原子直径分だけ動かすことができ，それを fractional 原子直径精度で配置し，細かく制御された動作を実行できなければならない。人間の手は，大きな動きのために大きな筋肉および関節を使用し，正確さが必要な場合は，より細かく制御される指の動きを使用している。ここに示す装置は，原子数個の直径分だけ正確な指状の動作を行い，それに伴って 90° 回転することができる。装置の中心は，重なった 8 個の環をはさみ，Stewart プラットホーム（9.3.1.5 項）の改造形を構成する 2 枚の六角形の端板を結合するシャフトからなる。完全なシステムでは，各環は，カム機構により駆動されるレバーにより回転するであろう。各環は中央のプラットホームに連結した支柱を支えている（ここに示したものは，隆起し，変位し，ねじれている）。環を回すと支柱が動く。支柱を動かすとプラットホームが動く。8 個のすべての環を配置すると，x，y，z の横揺れ，縦揺れ，ならびに偏揺れにおけるプラットホームの位置が決まる（支柱が硬い場合，6 個の支柱で十分であるが，ここでは硬度を高めるために 2 個の支柱を追加している）。Drexler は，「主なデザイン上の問題は，機械的干渉あるいは許容できない結合ひずみなしに，利用できるモデリングツールと忍耐により決まる大きさの制約の範囲内で，十分な可動域を得ることである」と述べている。

現在のほぼすべての分子ナノテクノロジーにおけるデザイン研究は，大きな構造物または完全なナノマシンのデザインおよび試験，ならびに増加する分子デザイン例の編集を可能にするコンピュータシミュレーションに限定されている。この作業は比較的費用が安く，大きなチームの支持を必要としない。もちろん，多体システムの計算は，よく知られているほど難しく，多くのコンピュータパッケージソフトが多くの単純化した仮定を行っている。例えば，核を点状の塊とみなすこと，電子を連続する電荷分布として処理すること，ならびに 3D ポテンシャルエネルギー関数を実験データから半経験的に誘導し，真の量子機械的特性に関わらず（計算を用意にするため）古典的場として扱うことなどである。しかし，Tuzun の研究グループ[2664]は，このような簡略化した方法にもかかわらず，古典的シミュレーションが，低エネルギーでさえ振動モード間のエネルギー転移率を過大に見積もっている可能性があり，その場合，「様々なナノコンポーネントの現在のデザインが，実際には，近年の分子力学的シミュレーションから示唆されるより優れた結果をもたらし，より安定しているであろう」と主張している。

Goddard[2853]は，将来のナノシステムのシミュレーションでは，百万個から 1 億個の原子を明確に考慮することが必要になる可能性があり，分子力学の方法論を大きく改善することが必要であろうと述べている。1998 年までに，大規模な分子力学シミュレーションの平行処理を目的とした新しいアルゴリズムが開発され[2854]，有限分子構造に関して 1 万個から百万個の原子の高容量分子力学シミュレーションを効率的に行うための方法および最適化および平行化コンピュータプログラムが作成された。

究極的には，分子コンポーネントとそれらのより高次のアセンブリーを効率的にデザインおよび分析するためには，コンピュータ支援（分子）デザイン（CAD）システム[2861]が必要になるであろう。CAD システムは，マクロスケール製造におけるコンピュータ支援製造（CAM）のように，マクロスケールのエンジニアリングおよび建築では一般的である。分子の分野では，1980 年代から計算機科学者によりコンピュータ支援合成デザイン（CASD）*が熱心に研究されており，1998 年までには多くの大学および市販の分子モデリングソフトウェアが既によく知られており，その中には Alchemy (Tripos Inc.; www.tripos.com), Cerius2 (Molecular Simulations Inc.; www.msi.com), Chem3D (CambridgeSoft; www.camsoft.com), Conformer (Princeton Simulations; www.confomer.com), Gaussian94 (Gaussian Inc.; www.gaussian.com), Hyperchem (Hypercube Inc.; www.hyper.com), Molecular Operating Environment (Chemical Computing Group Inc.; www.chemcomp.com), MOPAC97 (Fujitsu Ltd.; www.winmopac.com), RealMol/CAVE/NAMD (Fraunhofer Institute for Computer Graphics; www.igd.fhg.de/www/igd-a4/research/chemie), Sculpt(Interactive Simulation Inc.; www.intsim.com/products/index.htm)，ならびに Spartan（Wavefunction Inc.; www.wavefun.com）などがある。

1998年には，そうしたシステムが大きなナノスケール機械的コンポーネントをデザインおよび操作する能力は極めて限られていた。Crystal Sketchpad[2861]，DiamondCAD (www.zyvex.com/diamond.html), Molecular Assembly Sequence Software (www.carol.com/mass.shtml), Molecular Modelling Toolkit (starship.python.net/crew/hinsen/mmtk.html), NanoCAD (world.std.com/wware/ncad.html)など，いくつかの極めて原始的な分子

*既存の CASD ソフト/データベースには，*CAMEO*（反応化学支援品；*William L. Jorgensen, Yale Univ.; zarbi.chem.yale.edu/programs/cameo.html*），*CAS*（反応データベース；*www.cas.org/CASFILES/casreact.html*），*Chiron*（キラル前駆体の逆合成分析；*Steve Hanessian, Univ. of Montreal; www.netsci.org/Resources/Software/Cheminfo/chiron.html*），*CIARA*（*Vogel Scientific Software Inc.; www.vogelscientific.com*），*Crossfire*（コンピュータ支援合成，*Beilstein Information Systems; www.beilstein.com*），*EROS*（*Johann Gasteiger, Erlangen University; schiele.organic.uni-erlangen.de*），*LAHSA*（逆合成分析；*Alan Long, Harvard University; long@midas.harvard.edu*），*REACCS*（*MDL Information Systems Inc.; www.mdli.com*），*SYNGEN*（*Jim Hendrickson, Brandeis University; syngen2.chem.brandeis.edu/syngen.html*），*SYNLIB*（*W. Clark Still, Columbia University*），ならびに *SYNTREE*（*Trinity Software Inc.; www.trinitysoftware.com/Trinity/orgchem/SYNTREE.HTM*）などがある。

ナノテクノロジーデザインパッケージソフトが試みられている。遺伝ソフト技術を用いた特定の目的のための分子デザインも研究されている[2955]。

2.4.2 分子アセンブラ

Drexler[8-10]は，化学反応が発生する正確な位置を制御するために，反応性成分を保持・および配置できる産業ロボットに類似した装置として分子アセンブラ*を提案した。この総合的な方法は，一連の正確に制御された化学的反応により，大きな，原子的に正確な物体を作り出すことを可能にするであろう。生物学におけるリボソームと同様に（2.3.1 項），アセンブラは，一連の指示に従って様々なクラスの有用な分子構造物を作成する。その過程において，アセンブラは，成長している複雑な分子構造物（リボソームモデルにおける成長するポリペプチドに類似）に加えられる分子コンポーネント（リボソームモデルにおける個々のアミノ酸に類似）に対し，その 3 次元の位置および完全な配向の制御を行う。ある方法では，分子アセンブラは，リボソームが作るペプチド結合などの単一の種類のみではなく，（例えば，ツールの先端部を変えることにより）数種類の化学結合のいずれか 1 つを形成できる可能性がある。原子または分子を互いに結合させる場合，アセンブラは，（特に反応が偶然エネルギー面で不利な場合に）物理的な力を通じて必要なエネルギーを提供し，（溶液中の化学合成の伝統的な方法とは対照的に）機械的合成を実施する。別な方法では，分子アセンブラは，共有結合によらない組み立て操作しかできず，その場合，他の手段によりナノパーツが製造され，アセンブラに提示され，アセンブラはナノパーツを組み立てて有効なナノマシンにする。

最初の単純な分子アセンブラは，ほぼ確実にマクロスケールの装置になる，すなわち 1998 年に Zyvex[2794]に研究されていたような改良型 SPM システムになると思われる。複数の SPM ヘッド部に少数のナノスケールツールの先端部を取り付けることができるであろう。1 つのシナリオは，大量生産化学技術を用いて製作したナノパーツを SPM により検査・選別した後，1 つずつ，有効なナノマシン（例えば，望ましい有用なナノスケールの製品）に組み込むというものである。このような組み立て操作は，新しいコンポーネントを配置するごとに，大きなマクロスケールの SPM コンポーネントを同時に回転および変位させることが必要になる可能性があるため，非常に時間がかかるであろう。ある速度で動く小さいアセンブラのコンポーネントは，大きいコンポーネントと比較して，ある物理的動作を完了するまでの移動距離が少なく，それゆえ物理的動作当たり消費する時間およびエネルギーが少ないため，組み立て時間は，アセンブラの大きさにおおむね比例して増減する[10]。そのため，重要な早期の開発目標は，ナノスケールの分子アセンブラをデザインし，製作することである。

最も基本的なレベルで，考えられる最も単純なナノスケールの分子アセンブラは，1 つ以上のナノスケールのマニピュレータから構成される可能性がある（9.3 項）。例えば，9.3.1.4 項（**図 9.8** および **9.9**）で述べたダイヤモンド型伸縮性マニピュレータアームは，基部，ならびに制御および出力構造部を除いて約 400 の原子を持つ。支持構造物を考慮して大きさを 2 倍にすると，各アームの分子量は約 100 メガダルトンとなり，合計分子体積は約 140,000nm^{3}となる。このロボットアームは，高い強度および剛性を持つように設計されているため，しっかりと分子フラグメントを保持し，それを，わずか 10^{-15} の誤差率で選択した炭素－炭素二重結合の末端と反応させることができるはずである[10]。このロボットアームは，室温の真空で高い信頼性をもって化学反応を誘導でき，ロボットアームが対象とする分子の位置をセンシングする必要はほとんど生じない[279]。あるいは，アームは，適切なツール先端部を使用すれば液相にある個々の製作前のナノパーツを掴み，操作できるであろう。製作せずにナノパーツを組み立てるには，非常にわずかのツールセットしか必要としない可能性がある。

リボソームがその作用の誘導に mRNA を必要とするように，マニピュレータのアームは，一連の詳細な制御信号により駆動しなければならない。しかし，そのような詳細な制御信号は，（例えば 6.3.3 項に示すように）動力の移入にも使用できる単純な「broadcast architecture[10, 280, 2872]」技術（第 12 章）を使用し，オンボードセンサまたは動力変換器を通じてロボットアー

*しかし，「ユニバーサル」アセンブラではない。「アセンブラは強力であろうが（そして新しいツールを組み立てることによって自らのツールキットを拡大するよう指示することさえできるであろうが），アセンブラは存在しうるすべてのものを作ることはできないであろう。」（Drexler[8]，246 ページ）。「ユニバーサルアセンブラ」という用語は，Drexler の有名な著作である「創造のエンジン[8]」における表題にのみ存在し，本文には使用されていない。この用語は，Drexler の技術論文の「ナノシステム[10]」には使用されていない。

表 2.1　一部の自己複製システムを説明するために必要な情報

自己複製システム	システムの条件として必要なビット数	基　準
Penrose のラチェッティング 2 ブロック	0.238×10^3	2879
Rebek の自己複製分子	約 1×10^3	131,2452
ヒト PrP タンパク質（プリオン）	1.5×10^3	2877,2878
エボラウイルス	25.4×10^3	2875
Penrose のラチェッティング 12 ブロック	約 49×10^3	2880,2881
典型的なヒトリボソーム	280×10^3	997
von Newman の Universal Constructor	約 500×10^3	280,1985
1988 Internet Worm	約 500×10^3	280,2874
Pyrenomas salina（藻）	1.32×10^6	997
M. capricolum（マイコプラズマ）	$1.448\text{-}2.2\times10^6$	2876
大腸菌（細菌）	8.4×10^6	997
S. cerevisiae（酵母）	26×10^6	997
D. melanogaster（昆虫）	280×10^6	997
200 ギガダルトンの 2 アームナノアセンブラ	$\mathbf{384\times10^6}$	**2.4.2 項**
1 メガダルトンの 2 アームナノアセンブラ	$\mathbf{2.32\times10^9}$	**2.4.2 項**
G. domesticus（鳥）	2.4×10^9	997
X. laevis（両生類）	6.2×10^9	997
H. sapiens（ヒトゲノム）	6.6×10^9	997
様々な顕花植物種	$0.12\text{-}220\times10^9$	997
NASA Lunar Manufacturing Facility	272×10^9	115

ムに伝えられる外部音響信号，電気信号，あるいは化学信号により提供することができる。その変換器は極めて小さく，それぞれ（約 $10\text{nm})^3$ のオーダーと考えられる[10]。興味深いことに，生物学的細胞を broadcast architecture の例とみなすことができる[2872]。細胞質の外部に位置する核は，mRNA の化学信号を空間的に多様な数百万の細胞質リボソームに伝えることにより，細胞タンパク質の産生を遠隔制御する。

このように，外部の媒体から動力および指示を受ける，2 本のアームのついた機械的分子アセンブラは，合計分子体積が約 $300{,}000\text{nm}^3$ で（辺が約 67nm の立方体），約 16 百万個の原子を含み，分子量は約 200 メガダルトンとなるであろう。非常におおまかに言えば，アデノウイルスのような中型のウイルス粒子の質量および規模である。比較のために例を挙げると，平均的な酵素（生化学的 crimping ツール）の重さは約 0.1 メガダルトンであるが，典型的なリボソーム（基本的な「タンパク質のアセンブラ」）の重さは約 4.2 メガダルトンである。10〜100 メガダルトンの範囲における単純な機械的アセンブラを除外することはできないが，そうした装置は，ツールの先端部が非常に少なく，製造レパートリーが極めて限られている。

それぞれ独立的な同時作動が可能な複数のナノスケールアセンブラは，オンボードナノコンピュータ（10.2 項）からより簡便に供給される制御信号を必要とする可能性がある。このプログラム可能なナノコンピュータは，連続的に実行する記憶命令を受け入れ，マニピュレータアームにより正しい成分またはナノパーツを望ましい位置および配向に配置することにより，化学反応または組み立て操作のタイミングおよび位置を正確に制御できなければならない。Drexler[10]が分析した機械的ナノコンピュータは，ロジックゲート当たり約16nm^{3}を必要とし，データ登録当たり約40nm^{3}を必要とする。このようなコンポーネントを使用して最も原子的な4ビットIntel 4004マイクロプロセッサと同等なものを作るのであれば，ナノコンピュータは，電源，I/Oリンケージ，その他同種類のものをさらに無視して約36,000nm^{3}の機構体積内で約1kHzのクロック速度で約10^5ビット/s（約25,000演算/s）を処理できるであろう（10.2.1項）。追加の約160,000nm^{3}のロッド形ロジックレジスタは，（控えめに，線形DNAに匹敵するテープ保管密度を仮定した場合）約1キロバイトのオンボードRAMメモリー，あるいは約40キロバイトの内部テープメモリーを加える。（完全な自己説明に必要なすべてのビットを含むメモリーテープ（**表2.1**）は，かなりのデータ圧縮を考慮しても相当に長くなる可能性がある。）支持構造およびその他のオーバーヘッドを考慮して総体積を2倍にすると，ナノコンピュータの分子の最小機械的体積は約400,000nm^{3}となり，原子数はおおよそ7000万個，分子量は約800メガダルトンとなる。そのため，2本のマニピュレータアームを持つ最小のナノコンピュータ駆動ナノスケール分子アセンブラは，総分子体積が約700,000nm^3（辺が約88nmの立方体）となり，含まれる原子数は約8600万個，分子量は約1ギガダルトンになると考えられる。

1998年までに，実際のアセンブラのデザインを目標としたわずかな研究が開始されていた。Drexlerの最初の考察[8-10]の後，1991年から1998年の間に，R. Merkleは，機械合成位置制御[2761, 2762]，アセンブラのデザインに関する全般的な検討事項[280, 2868]，broadcast architecture[2872]，集中的組み立て[2869]，結合部位[1199]，配置装置[1239]，機械合成経路セット[2602]，ネオンポンプのデザイン[2858]および動作制御装置[2859]，ならびに可能なアセンブラ包装[2281]など，アセンブラのデザインの様々な操作面および特定のコンポーネントを考察した連続する論文を単独あるいは共同で発表した。J. S. Hallは，ナノスケール部品の製作および部品組み立てナノロボットの高度なデザインを検討している[2870]。1996年にJames von Ehrにより創設されたZyvex[2794]は，5-10年以内に（すなわち2006年ごろまでに）最初のプログラム可能なナノアセンブラを作成する任務を自らに課した。W. Goddardの研究グループ[2853]は，単純なアセンブラに関する一連の分子力学的シミュレーションを提案したが，1998年までに，これらの研究は開始されなかったようである。Goddardは最初に以下のように提案した。

「究極的には，我々は，実際の装置を作るためのプログラム可能な合成システムが必要である。我々はすべての化学的段階のためのツールを持っていないかもしれないし，また必要なすべてのポンプ，エンジン，伝導装置の設計図を持っていないかもしれないが，単純化したプロトタイプのアセンブラの力学を研究することを提案する。その研究では，(1) 様々な必要な構成単位（原子およびフラグメント）を提供するあるいは供給領域，(2) ナノマシン装置を作る作業場（初めに，ダイヤモンド面上に構造物を組み立てることを検討する），ならびに (3) (1) から原子を抽出し，(2) に運ぶ分子スケールのナノハンド，が得られると予想している。その後で，我々の巨大な分子力学プログラムを使用してシステムを作動させる。貯蔵庫から作業場に先端部を移動させ，適切な表面部位に接触させ，有効な先端部を再生させ，貯蔵庫に戻して新しい原子および分子を加える。この操作には，適切な温度の影響，分子振動，様々な化学的段階におけるエネルギーの放出などが関与するであろう。ここでの基本的なルールは，現実的な力場を使用し，すべての部品を原子レベルで取り扱うことである（しかし，一部は半剛性の場合がある）。これには，ナノ剛性により生じる力場を使用する。これらのシミュレーションの目的は，ツールが原子を拾い上げ，運ぶときの化学的力により生じる振動の問題を検討することである。また，化学的段階におけるエネルギーの放出が，これらのシステムの熱的変動に及ぼす影響も検討したい（エネルギーの放出により変位および振動が生じることもある）。」

メガ原子またはギガ原子のナノ製品を1度に1つ作ることは，信じられないほどの費用および時間がかかるであろう。例えば，第22章で述べたような，約180億個の原子からなる（乾燥構造），1μmの球状のrespirocyte[1400]（呼吸細胞）のような単純な医療用ナノロボットを作りたい場合を考えてみる。それぞれが約1原子/秒－SPMを収束的に集合した工作物の上に配

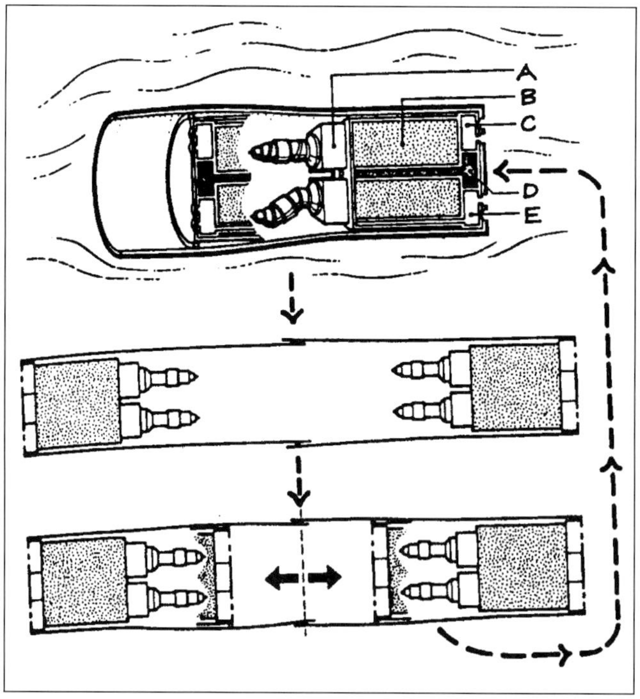

図 2.34　ユニット複製の例（K. E. Drexler，C. Perterson，および G. Pergamit[9] より提供）。A はナノコンピュータ，B は記憶指示，C は燃料取り込み口，D はモータ，E は原材料処理機械である。

置できる，100 個のマクロスケールの SPM アセンブラからなる協調したチームは，10 年間で約 2 個の respirocyte という極めて低い処理量しか得られない。マクロスケールの SPM アセンブラより約 10^6 倍小さい付属物を持つナノスケールのアセンブラから約 10^6 原子/秒の正味組み立て速度が得られるかもしれないが，約 300 個のナノアセンブラを使用した生産ライン（約 10^7 原子/ナノアセンブラと仮定すると，上述の 100-SPM の工場チームが 1 年間に組み立てられる）でさえ，1 分間に約 1 個の respirocyte ナノロボットしか製造することができない。この速度では，約 10^{12} 個の respirocyte ナノロボットを含む最初の約 $1cm^3$ の治療投与量を作成するために，約 200 万年かかるであろう。

この大量生産の障害に対する必要な解決法は，自己集合（2.3.1 および 2.3.2 項），収束的集合[10,2869]，あるいは最も有用なものとして自己複製（第 14 章）など，いくつかの大規模に平行な製造法のいずれかを採用することである。自己複製の基本的な利点は容易に説明することができる。約 1 原子/秒－SPM で働く上述の 100-SPM マクロスケールアセンブラチームを用いて約 10^6s 間に勤勉に作られた，単純な約 10^8 個の原子からなる「種子」のナノアセンブラ（オンボードナノコンピュータを持つ）を考えてみよう。この種子のナノアセンブラは，最初に自らのコピーを作り出すようにプログラムされており，（約 10^6 原子/秒のナノアセンブラで作業した場合）約 100 秒でコピーの作成を完了する。次に，これらの 2 つのナノアセンブラがそれぞれ約 100 秒で自らのコピーを作成する。これで 4 つのナノアセンブラが存在する。合計約 80 分で完了する約 48 回の発生後には，約 3×10^{14} 個のナノアセンブラが存在する*。次に，180 億個の原子からなる respirocyte の製造のために，これらのナノアセンブラを再プログラムし，適切な，おそらく異なる供給原料を与える。この巨大に拡張したナノアセンブラ製造システムは，1 分間で約 10^{12} 個の respirocyte（約 $1cm^3$ の治療投与量）を生産することができる。

自らのコピーを作り出せる機械のデザインは，von Neumann により初めて報告された[1985]。Freitas および Gilbreath[115]，ならびに Sipper[2871] により，このコピーの作成に関して多くの変法が検討され，ナノスケールのアセンブラを背景とした自己複製のデザインが Drexler[8-10]，Merkle[116, 2868, 2872, 2873] および Hall[2870] により検討されている。Drexler[10] が言及しているように，「ある機械が，自らのコピーを作り出すために全く同じ複雑な指示など必要なすべての指示を含有できることはやや矛盾しているように見えるかもしれないが，それは簡単に説明することができる。最も単純な方法では，機械は指示を 2 回読み取る。すなわち，最初は，従うべき命令として，次にコピーするデータとして読み取るのである。より多くのデータを加えることは，データ複製プロセスの複雑性を増すことにはならないため，残りのシステムの規定に必要な複雑さで，ひとまとまりの指示をすることができる。同様に，反復サイクルで伝えられる指示は，無制限に多数の他の人工物の作成を規定することができる。」

自己複製システムの推定情報内容量，すなわち指示テープの長さは，驚くほど少ないことがありえる**（表 2.1）**。Von Neumann の最初の分析[1985]は，材料としておそらく 12 種類の未知の複雑さの単位が必要であろうと結論し，Haldane[2884] は，レプリケーターを作るた

*ここでは，多くの複雑な点および欠点が無視されている。例えば，310K の水に懸濁している幅 2nm のナノパーツは，10^{-6}s 中にわずか約 26nm しか拡散しないように（式 3.1），物質輸送速度が制限されている有限環境では幾何級数的成長は持続することができない。分子製造のみを目的として設計された機械的複製システムは柔軟性がなく，脆く，隣接した製造環境の外側では見つからない限られたエネルギー資源および材料原料を使用している可能性がある。

めに，約 10^5 個もの個別の部品が必要であろうと推定した。この推定は，わずか3年後には，1950年代後半に組み立てられ，操作された機械的自己複製機械のための，一連の極めて単純ではあるが，独創的なデザインが出現して，誤っていることが判明した。最初の例では[2879]，1対の結合したラチェット様ブロック[2886]を，大量の左右のブロックに入れ，物理的に攪拌したところ，それは，この秩序だった入力基質から自らを複製し，すべての単独のブロックが使用しつくされるまでブロックのペアを作成した。このプロセスは，化学的な自己触媒に類似していた。Penrose[2880, 2881]は，大量のブロックの中で自らを複製できる巧妙な4ブロック，8ブロック，ならびに12ブロックのレプリケーターを含む，より複雑なブロックの集まりを発表した。Jacobson[2882]は，HOモデルの鉄道線路を回るおもちゃの電車のエンジンからなる3ユニットのレプリケーターを実演し，Morowitz[2883]は，自らのコピーをバスタブの水面に浮かんでいる部品から組み立てることができる，1方のユニットがスイッチ，バッテリー，ならびに電磁石など約12個のコンポーネントからなる単純な2ユニットの装置を設計した。1998年には，Lohnの研究グループ[2885]は，木材，バッテリー，電磁石から作り出すことができる単純な自己複製システムの2種類のデザインを発表し，それらはナノスケールの製作と明らかに類似していた。これらの例から，いくつかの重要な結論を導くことができる。

第1に，複製は根本的に非常に単純な作業であるため，複製が可能な機械は現代の電子コンピュータ時代より前から存在している。

第2に，組み立ては，製作より本質的に単純な作業である。複雑な部品には，数百の，あるいは数千の事前の製作および組み立て操作が含まれているかもしれないが，1手順で組み立て品に取り付けることができる。そのため，ナノパーツの組み立ては，分子製作より早期に導入しやすい，第一世代の自己複製分子製造システムの候補である。

第3に，そして最も重要なことであるが，最も単純なナノレプリケータは，自らを複製するために組み立て能力を必要とするかもしれないが，（原子的に）製作する能力は必要としない。組み立て能力のみを持つナノマシンは，比較的複雑度が高い極めて限られた，よく秩序がとれた材料から自らを複製することができ，そのような機械は構造および機能の面で極めて単純な場合がある。確かに，組み立ておよび製作の両方が可能なナノマシンは，より基本的な入力材料の，より多様で無秩序な集団から自らを複製できるが，その代わりに内部の構造的および機能的複雑さは，はるかに高くなる。

複製システムのデザインでは，少なくとも2種類の明確に異なる複製モデルが特定されている[115]。最初のモデルは，「単位複製」，すなわち有機体的モデル（**図2.34**）と呼ぶことができ，レプリケータは，周囲の基質を使用して自らと同一のコピーを直接作り出す独立的単位である。オリジナルとコピーの両方が複製能力を持ち，再び複製を行うことができるため，それらの数は幾何級数的に増加する。2番目のモデルは，「単位増加」，すなわち工場モデル（**図2.35**）と呼ぶことができ，それぞれが個別には自己複製できない特殊な装置の集団が，システム内の専門装置を構成するすべての必要なコンポーネントを，集団で製作および組み立てることができるため，適切な環境では，工場はその大きさを拡張することができる（あるいは，重複した工場システムを製造することができる）。工場モデルはときには，小さな生産能力からより大きい生産能力を作り出すことを意味する“bootstrapping”と呼ばれることがある。T. McKendee（個人的情報，1999）は，この状態を蟻の集落にたとえている。「必ず繁殖を行う女王蟻の系統が存在し，十分な数の蟻が得られる。しかし，女王蟻の産物のほとんどは，有用な職務を実行する「労働者」であるが，彼ら自身は繁殖を行うことができない。」

機械的な医療用ナノ装置が人体の内部では自己複製せず，自ら自己複製する必要もないことを強調してしすぎることはない（1.3.3 項）。医療上の任務を遂行する機械は，根本的に他の機械を作り出す機械とは異なっている。R. Merkleが説明しているように[2873]，「自己複製システムは低コスト（製造）の鍵であるが，外部の世界でそのようなシステムを機能させる必要はない（また，そうした欲求もほとんどない）。その代わり，人工的で制御された環境において，それらのシステムは，より単純で荒削りなシステムを製造することができ，最終的な目的地に移すことができる。人体内で作動することを目的とした医療装置は，自己複製する必要がない。我々は，それらを制御した環境で製造し，後に必要に応じて患者に注入することができる。そのため，医療用装置は，同じ機能を実施し，自己複製することを目的とした装置より単純で，小さく，効率が高く，目の前の作業に対してより正確に設計されるであろう。この結論は一般的に適用できるはずである。すなわち，（製品）装置設計を望ましい機能に対して最適化し，（製品）装置を製造に最適化した環境で製造し，その後，（製品）装置を製造環境から，それが目的の環境に移すべきである。あらゆることを実行できる単一の装置は，設計が難しく，効率が劣る。」

最初のナノアセンブラを作成する科学的および工学的関心を刺激するために，Foresight Institute は 1995 年 11 月に，Zyvex の創設者である James von Ehr および St Louis のベンチャーキャピタリストである Marc Arnold により寄付された資金を用いて，25 万ドルの Feynman Grand Prize[2860] を創設した。この賞は，ナノテクノロジーにおける２つの重要な技術的革新，すなわち機能的ナノメートルスケールのロボットアームの設計および作成，ならびに機能的８ビット加算器計算ナノ装置の設計および作成を最初に達成した個人またはグループに与えられる。この大賞のルールによれば，ロボットナノマニピュレータは，100nm の立方体の内部に完全に収まり，特定の種類の入力信号により指示された行動を実施し，50nm の立方体内の位置に指定された順序で移動することができ，0.1nm か，それ以上の配置精度ですべての指示された行動を完了し，少なくとも 60 秒間連続で１秒当たり少なくとも 1000 の正確なナノメートルスケールの配置動作を実施しなければならない。加算器は，50nm の立方体内に完全に収まり，あらゆる８ビットの２進数の対を正確に加算し，オーバーフローを捨て，指定された種類の入力信号を受け入れ，その出力を，原子的に正確で平らな表面上に隆起したナノメートルスケールのバンプのパターンとして生み出すことができなければならない（J. S. Hall は，従来の８ビット加算器は，合計 94 個の AND，OR，NOT のゲートを用いて作成することができ，XOR ゲートを使用すると，合計は 37 ゲートに減少する可能性があることに言及している）。両方の装置は，音響，電子，光学，拡散化学，あるいは機械的な方法により入力できてかまわないが，入力に使用する機械的な駆動機構は，１つの軸上でスライド，あるいは回転する単一のリンク装置に限定される。大量生産能力を実証するには，各装置について少なくとも 32 個のコピーを，判定者による分析および破壊試験のために提出しなければならない。

ナノアセンブラが使用できるようになると，それぞれ数百億あるいは数千億個の正確に並んだ原子を含む，はるかに複雑なナノマシンを設計するには，物体（並んだナノパーツから作られていなければならない）の自動階層デザイン分解および形状記述言語など，新しい分子 CAD（2.4.1 項）ツールおよび技術が必要になるであろう[10]。ナノシステムデザインのコンパイラは，デジタル回路の特性の抽象的な規格から複雑なパターンのトランジスターおよび導体を生み出すシリコンコンパイラと概念的に同じであり，効率的なナノロボットデザインにも必要とされるであろう[10]。組み立てを物理的に可能にするために必要なすべての制約に合致する完全に規定されたデザインを仮定すると，組み立て工程のすべての操作を，組み立て工程のコンパイラを用いて指定しなければならない。Drexler[10] は「階層的分解による構造および組み立て手順を設計することにより，樹状の組み立ての手順が得られる。適切な大きさおよび数の部品を発生させるためにその木を選択している場合，その木を製造レイアウトに写像することができる。組み立て工程の最も細かく，最も早く，最も散乱したレベルで指定すべき大量のマニピュレータの動作を，別のプロセッサ上でほぼ独立的に作動する同一のソフトウェアシステムにより並行して計画することができる。この並行組み立て工程を翻訳

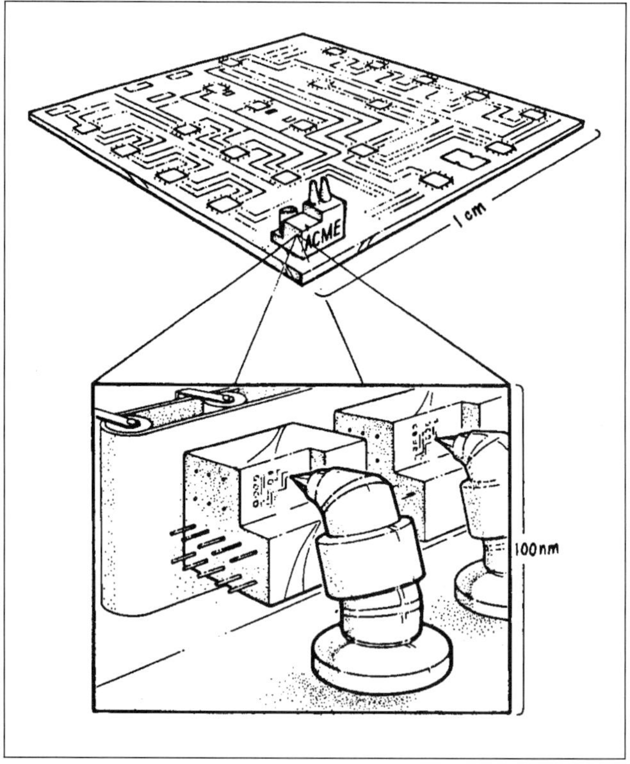

図 2.35　ユニット成長の例：工場モデルにおいてナノコンピュータを製作するナノアセンブラ（K. E. Drexler, C. Peterson, G. Pergamit[9] 提供）

した結果が，製造メカニズムの輸送システムおよびマニピュレータのコントローラにより実行された場合，最初の設計に対応する物体の組み立てに至る一連の指示である。」協調して働くナノロボットの大きな集合体の制御，協調，プログラミングを含む，より大きなシステムへの拡大については，第II巻で検討する。

分子マニファクチャリングシステムを使用して，より多くの分子製造システムを作ることができるため，生産の資本的費用は極めて低くなると考えられる。Drexler[73]は，入力，出力，生産性の分析から，生産の総費用が農業および工業用化学物質の生産において一般的な範囲，すなわち，1ポンド当たり数十セントの大きさになりうることが示唆されると主張している。例えば，Merkle[262]も同様の主張をしている。「最終的には（おそらく極めて高い開発費用の償却後には），アセンブラ（およびアセンブラが作り出す物体）の価格は，自己複製システムによって作られる他の複雑な構造物の価格より高くなることはないはずである。ジャガイモは，数メガビットの遺伝情報に指示される数万の異なる遺伝子および異なるタンパク質が関与する驚異的なデザイン上の複雑さを持つが，その価格は1ポンド当たり1ドルをはるかに下回っている。」このような従来の農業または工業化学からの類推は，医療用製品および製剤の分野には厳密にはあてはまらない。なぜなら，それらの分野では，大きさ，形状，分子構成が極めて様々で，全般に厳重な製造物賠償責任保険，多相臨床試験，あるいはFDAによる承認を必要としないジャガイモとは異なり，構造的精度，製品の反復精度，ならびに集中的な品質管理が極めて重要であり，ほとんどの製品が政府により厳しく規制されているためである。

それでも，分子製造は，最終的には，設計した医療用ナノロボットの大きなバッチを妥当な低費用で生産することを可能にする可能性が高い。非常に大まかな類推ではあるが，1995年でさえ，典型的な通信販売の生化学業者[2887]は，注文から48時間の所要時間で，15マイクロモル（約9×10^{18}製品品目）の特注オリゴヌクレオチドを少なくとも110塩基まで18ドル/塩基で製造できた。他のオンラインの業者は，最大200merの配列まで，同じかあるいはわずかに高い価格で提供しており，精製が必要な場合は追加料金がかかる[2888]。もし100億セットの100mer特注オリゴヌクレオチド（合計で約200億個の原子）から10億個の塩基の構造を自己集合させることができ，計画した約200億個の原子からなるナノマシンを作成し，楽観的に約100%の収率を仮定すると，費用は，ナノマシン当たり約2ドル$\times10^{-9}$，すなわち，10^{12}個の完成したナノマシンを含む約1cm^3の製品体積当たり約2000ドルになるであろう。1998年には，多くの特殊バイオテクノロジー関連の薬物治療がそれに匹敵するほど高額であった。例えば，2種類の密接に関連した約22.5キロダルトンのインターフェロンを使用した多発性硬化症の治療が，約1万ドル/年の治療費用で約1mg/週の投与量で行われ[2950]，それは約2×10^{-9}ドル（2「ナノドル」）/ギガアトムの治療費用に相当した。有名なHeLa（Henrietta Lacks）細胞系統[2890]は，以前は数十年にわたり*in vitro*で意図的に複製（約24時間の複製時間）された独特な癌細胞の小さな個体群であったが，現在は極めて低いコストで（例：ATCC CCL-2 HeLa細胞系統の1cm^3アンプル当たり216ドル[2891]）全世界で広く使用されている例である。細菌（すなわち，自然な生物学的ナノマシン）を含む嚥下可能な治療用ピルはすでに売薬として広く使用されている。その例としては「カプセル当たり少なくとも約29億個の有益な細菌を含む」Salivarex™[3048]および「カプセル当たり15億個の微生物を含む[3049]」Alkadophilus™があり，共に1998年の時点で細菌当たり約0.2×10^{-9}ドルの価格であった。

もう1つの有用な類推的な費用推定法は，20世紀中にコンピュータの力の価格が急激に下がったことによって触発された方法である。**図2.36**は，約1TeraFLOP（64ビットワードを仮定して，10^{12}の浮動小数点演算/秒，約10^{14}ビット/秒）に相当するコンピュータ処理能力の費用を，1998年度の恒常米ドルで示している。プロットしたデータは，Moravec[1]が編集した1989年までの67種類の歴史的コンピュータに，著者らによる1973年から1999年までの他のコンピュータに関する27の追加データポイントを加えたものである。このチャートは，1TFLOPの費用が1908年の2ドル$\times10^{20}$（機械的なHollerith Tabulator）から1998年にはわずか\$6$\times10^6$（the SGI/Cray T3E-1200E）に低下し，90年間で価格がほぼ14桁低下したことを示している。すなわち，平均すると約2年ごとに半減しており，1世紀にわたるMooreの法則の例である。この傾向から，（2.2項の日本電装による最初のマイクロカーとまさに同様に）最初の1μm^3のナノロボットの組み立てに約10万ドルかかるとしても，最終的には単価は少なくとも14桁低下して，ナノロボット当たり約10^{-9}ドル，すなわち約1cm^3の投与量（10^{12}ナノロボット）当たり1000

ドルを下回る可能性があることに，ある程度確信がもてる。各ナノマシンを最終的に廃棄する前に約 1000 回リサイクル，あるいは再製造すれば，正味の治療費用は約 1 ドル/cm^3 となるであろう。もちろん，1998 年の時点では，このような見積もりはすべて当て推量であるが，最終的には比較的低コストのナノメディシン治療が得られることを期待するのは，証明はできないにせよ，確かに合理的である。

本章は，分子ナノテクノロジーに至る多くの異なる道があり，それぞれがさらに研究を深めることを刺激するほどますます多くの利益をもたらしていることを実証した **(図 2.37)**。どの方法が最初に成功するか自信をもって予想できないにしても，すべての道が閉ざされている可能性は低い[8,9]。それら多くの道に沿って研究を進めることにより，いくつかの早期の医療応用例を含む先行する製品が得られるであろう。しかし，分子製造を究極的に達成することにより，最終的にはナノメディシンが実行可能になるであろう。

Drexler は，*Nanosystems*[10] を以下のように終えている。「（これらの道）に沿った各段階では大きな実際的な難問が生じるであろうが，同時に貴重な新しい能力も得られる。科学的および技術的能力に関連して評価される長期的な報いは大きいと思われる」。我々もこの考え方に同意する。本研究の残りに関し，我々は，原子的に正確なナノスケールのコンポーネントからなる顕微鏡レベルの機械の，巨視的レベルのバッチを経済的に製造できる分子製造技術が，将来現れると考えている。そのような技術に基づいた能力の，医療における用途および意味合いは，この 3 巻からなる本の主題である。

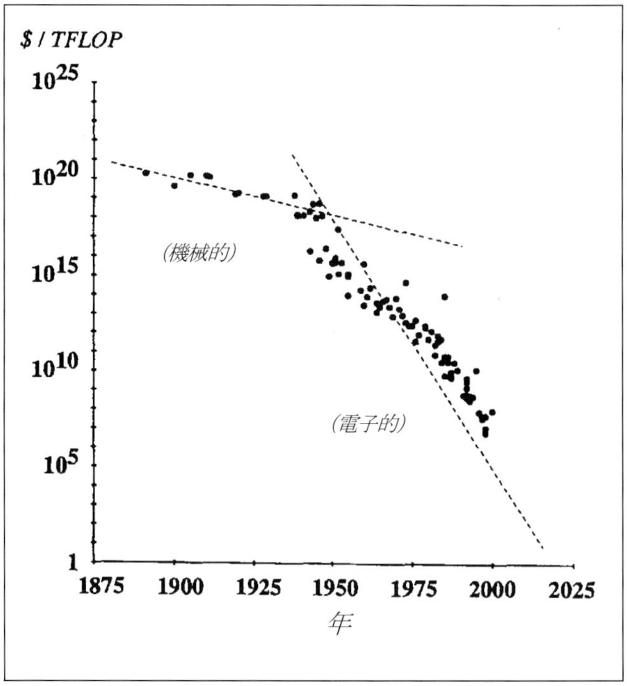

図 2.36.　最大計算能力（TFLOP 当たり 1998 ドルの定額）の 1 TeraFLOP（約 10^{14} ビット/s）の推定費用

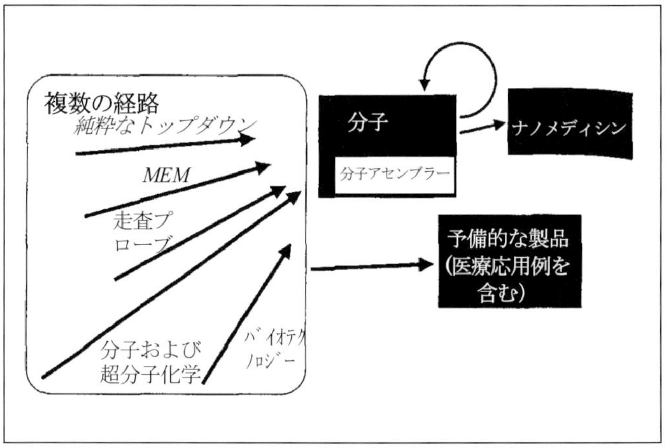

図 2.37　複数の経路が分子製造，すなわちナノメディシンを可能にする，自立的な原子精度へのデザインおよび組み立て能力に到達する。

第3章

分子の輸送と仕分け

3.1　人体の化学的組成

人の身体は約 7×10^{27} 個の原子から構成され，これらの原子が配列して高度に非周期性の物理構造を形成している。人体には41種類の化学元素が検出される(**表3.1**)が，その原子の99%はCHONである。人体の原子の87%は水素か酸素である。

人体の原子は通常，分子かイオンとして結合した形で存在し，原子単独の形で存在することはない。ナノメディシンが最も注目するのは，細胞の中に組み込まれているか，血漿や間質液の中を自由に循環している分子である。**表3.2**は，典型的なヒト細胞の中の総分子含有量をまとめているが，この表から分かるように，分子の数からみると水と塩が99.5%を占め，約5000種類の分子が存在する。別表Bには，ヒト細胞中に多くみられる261種類の分子と，その全血中および血漿中の正常濃度を一覧表示している。この一覧表は完璧な表とはとてもいえないものである。人体は約 10^5 種類の分子から構成されており，その大半はタンパク質である。したがって，この一覧表に記載した分子は細胞中の分子含有量の大部分を占めるが，種類はほんの一部である。1998年までに，少なくとも約 10^4 種類のタンパク質の配列が解析され，約 10^3 種類の空間的地

表3.1　体重70kgの痩せた男性の身体を構成する推定原子組成 [749, 751, 752, 817]

元素	記号	原子の数	元素	記号	原子の数
水素	H	4.22×10^{27}	カドミウム	Cd	3×10^{20}
酸素	O	1.61×10^{27}	ホウ素	B	2×10^{20}
炭素	C	8.03×10^{26}	マンガン	Mn	1×10^{20}
窒素	N	3.9×10^{25}	ニッケル	Ni	1×10^{20}
カルシウム	Ca	1.6×10^{25}	リチウム	Li	1×10^{20}
リン	P	9.6×10^{24}	バリウム	Ba	8×10^{19}
硫黄	S	2.6×10^{24}	ヨウ素	I	5×10^{19}
ナトリウム	Na	2.5×10^{24}	スズ	Sn	4×10^{19}
カリウム	K	2.2×10^{24}	金	Au	2×10^{19}
塩素	Cl	1.6×10^{24}	ジルコニウム	Zr	2×10^{19}
マグネシウム	Mg	4.7×10^{23}	コバルト	Co	2×10^{19}
ケイ素	Si	3.9×10^{23}	セシウム	Cs	7×10^{18}
フッ素	F	8.3×10^{22}	水銀	Hg	6×10^{18}
鉄	Fe	4.5×10^{22}	ヒ素	As	6×10^{18}
亜鉛	Zn	2.1×10^{22}	クロム	Cr	6×10^{18}
ルビジウム	Rb	2.2×10^{21}	モリブデン	Mo	3×10^{18}
ストロンチウム	Sr	2.2×10^{21}	セレニウム	Se	3×10^{18}
臭素	Br	2×10^{21}	ベリリウム	Be	3×10^{18}
アルミニウム	Al	1×10^{21}	バナジウム	V	8×10^{17}
銅	Cu	7×10^{20}	ウラン	U	2×10^{17}
鉛	Pb	3×10^{20}	ラジウム	Ra	8×10^{10}
				合計：	6.71×10^{27}

表 3.2 20μm の典型的ヒト細胞の推定総分子含有量 [398,531,758-760,938]

分子	質量%	MW（ダルトン）	分子の数	分子%	分子の種類の数
水	65	18	1.74×10^{14}	98.73	1
他の無機物	1.5	55	1.31×10^{12}	0.74	20
脂質	12	700	8.4×10^{11}	0.475	50
他の有機物	0.4	250	7.7×10^{10}	0.044	約 200
タンパク質	20	50,000	1.9×10^{10}	0.011	約 5,000
RNA	1.0	1×10^{6}	5×10^{7}	3×10^{-5}	---
DNA	0.1	1×10^{11}	46	3×10^{-11}	---
合計	*100%*	---	*1.76×10^{14}*	*100%*	---

図が作成され，約 7000 種類の構造体（タンパク質，ペプチド，ウイルス，タンパク質と核酸の複合体，核酸，糖質を含む）が，当時 Brookhaven National Laboratory で管理されていた Protein Data Bank に登録された [1144]。テクノロジーの改善スピードがますます速くなっている現状を考えれば [1145]，ヒトの全タンパク質の配列と 3D 構造つまり 3 次元構造は，2020 年までに決定される可能性が高い。

こうした多種類に及ぶ不可欠の分子を輸送することとソーティングすることは，多数のナノメディシンシステムの重要な基本的能力になるはずである。ナノメディシンに有用な分子を識別して運搬するためには，拡散輸送（3.2 項）と，膜濾過（3.3 項），受容体に基づく輸送（3.4 項）の 3 つの主な方法がある。本章の終わりには，結合部位の工学技術について簡単な考察を加える（3.5 項）。

3.2 拡散輸送

対流－拡散輸送と呼ばれる物質の流体移送は，総体流（bulk flow）による対流か，もしくはブラウン運動による拡散のいずれかによって起こる。対流輸送では，物質は流体の平均速度で流線に沿って運ばれ，速度分布はポアズイユの流れの分布に従う（9.4.1.5 項）。人体内の循環では，通常総体流が最も重要な生理学的輸送機構である。毛細管の幅を横切って拡散するために必要な時間が，流体によって同じ距離を流れるために必要な時間（約 0.02s）とほぼ等しいのは，水やグルコースなどのごく小さい分子だけである。これより大きいフィブリノゲンなどの分子では，毛細管の幅を横切って拡散するには約 100 倍長い時間（約 2s）がかかる。

しかし，体内の総体流は通常，層流である。輸送される物質は，血管や膜の表面といった流体と固体の境界面に平行に移動する（このため境界面には達しない）。壁との相互作用は拡散によって可能になり，拡散は，分子スケールの衝突に呼応して粒子が流線を横切って動くことができる一種のランダム過程であるといえる。

さらに，大きな流体の流れの中にあるマイクロメートルスケールのデバイスは，慣性力ではなく主に粘性力によって動く（9.4.2.1 項）。こうしたナノデバイスへの分子の輸送とナノデバイスからの輸送は，総体流ではなく拡散によって左右される。

3.2.1 ブラウン運動

流体中に浮遊している粒子は，周囲の分子のあらゆる方向からの衝突を持続的に受ける。すべての分子の速度が常に同じだと仮定すれば，この粒子は実質的に動かないことになる。しかし分子は，ある一定の温度において単一の速度で動くことはなく一定の確率の速度分布による様々な速度をもつ。このため，浮遊粒子はその時々で，予測できない方向と大きさの有限な推進力を受けることになる。この粒子の速度ベクトルは絶えず変化するため，ランダムなジグザグ運動が観察されることになり，この動きがブラウン運動と呼ばれる。

アインシュタイン [385] は，絶対粘度 η と温度 T の流体中に浮遊する半径 R の粒子が観察期間 τ 後に元の位置からずれている距離の RMS（平方自乗平均）を次の等式により概算した。

$$\Delta X = (kT\tau / 3\pi\eta R)^{1/2} \quad (\mathrm{m}) \qquad [式 3.1]$$

ここで k は 1.381×10^{-23}J/K または 0.01381zJ/K（ボルツマン定数）を表す。衝突を受けた粒子は，ランダムな方向を向いた軸の周りを回転しながらブラウン運動を起こすこともある。この場合の回転角度の RMS は次式で表される。

$$\Delta\alpha = (kT\tau / 4\pi\eta R^3)^{1/2} \text{ (rad)} \qquad [式 3.2]$$

ただし，$\tau<\tau_{min} = M/15\pi\eta R$ であり，ここで M は粒子の質量（以下を参照）を表し，回転は衝突によるものである。

ヒトの血漿中では，η= 1.1 センチポアズ（1.1×10^{-3} kg/m-s），T = 310K であるため，直径 1μm の球形ナノデバイス（R = 0.5μm）は 1s 間に約 1μm 移動するか（$v_{brownian}$ 約 10^{-6}m/s），もしくは 77s 後に約 8μm（ほぼ毛細血管の幅）移動し（$v_{brownian}$ 約 10^{-7}m/s），約 16s 間に 1 回回転する（$\tau_{min} = 2\times10^{-8}$s）。同一の環境で 10nm の堅い粒子（球形タンパク質の直径に近い）は，ブラウン運動により 1s 間に約 8μm 移動し（$v_{brownian}$ 約 10^{-5}m/s），約 250 回回転する（$\tau_{min} = 2\times10^{-12}$s）。

ある平均自由行程，つまり 1 つの衝突から次の衝突までの間に進む平均的な距離に対する瞬間熱運動速度は，正味のブラウン運動による移動速度から示唆される速度よりもはるかに高値である。質量 $M=4/3\pi\rho R^3$［ρは平均（動作）密度］の粒子では，平均熱運動速度は次式で表される。

$$v_{thermal} = (3kT / M)^{1/2} \qquad [式 3.3]$$

T = 310 K では，直径 1μm で通常の密度（例えば，バラスト要件を最小限に抑えるためにρを約 ρ_{H_2O} =993.4kg/m^3 とする場合など；10.3.6 項）の球形ナノデバイスは，$v_{thermal}$ が約 5×10^{-3} m/s であり，ρが約 1500 kg/m^3 で直径 10nm の球形タンパク質では，$v_{thermal}$ は約 4 m/s である。

3.2.2 受動的拡散による取り込み

医療ナノデバイスは，外部の水性動作環境から何らかの粒子物質を吸収するために頻繁に呼び出されることになると考えられる。分子の拡散は，こうした吸収を起こすには根本的に速度に限界があるからである。（溶液の塊がナノデバイスの内側まで到達すると，この塊はいくつかに分かれ，特徴的な約 1μm の寸法の内部経路に沿って約 0.01～1m/s で輸送される。この速度は，大量の溶液が 1μm の距離を横切って拡散する速度である 1mm/s 未満よりもはるかに速い；9.2.7.5 項）

半径 R の球形ナノデバイスでは，流れの中の物質を拡散によって取り込む最大量は，

$$J = 4\pi RDC \qquad [式 3.4]$$

で示され，ここで J は，デバイスの表面全体に存在する 1 秒間当たりの分子の数であり，流れの中の分子が 100％吸収されると仮定しており，D（m^2/s）は，吸収される分子がブラウン運動による移動によって拡散される拡散係数であり，C（分子数/m^3）はデバイスから遠く離れた分子の定常状態濃度を表す [337]。［別表 B に記載した単位 gm/cm^3 の血中濃度は，別表 B の数値に（$10^6\times N_A$/MW）を乗じることによって分子数/m^3 に変換できる。ここで N_A は 6.023×10^{23} 分子数/mol（アボガドロ数），MW は g/mol またはダルトンで表した分子量である。］半径 R の堅い球形粒子では，$R>>R_{H_2O}$ である場合に，アインシュタイン－ストークスの等式 [363] は，

$$D = kT / (6\pi\eta R) \qquad [式 3.5]$$

となるが，D が濃度によってわずかに変化し，分子の球形性が逸脱していること，その他の因子によって，この等式では近似値しか求められない。

生理学的に興味深い種々の分子について測定した水中の拡散係数を，310 K に変換して**表 3.3** に示す。NaCl や KCl などイオン化しやすい塩は，水中で解離して個々のイオンとして拡散するため，拡散係数データは溶解した電解質のデータを示している。310 K で動脈血の血漿中に浮遊している直径 1μm の球形ナノデバイスは，酸素の $C=7.3\times10^{22}$ 分子/m^3，$D=2.0\times10^{-9}$m^2/s であるとき，$J=9.2\times10^8$ 分子/s の流速でデバイスの表面に衝突する O_2 に遭遇する。（血清中のグルコースに同じ計算を行うと，$J=1.3\times10^{10}$ 分子/s となる。）大きさ L の範囲で拡散によって変化する固有の時間は，約 L^2/D として概算される（式 3.9，以下を参照）。L=1μm のナノデバイスの直径を横切るとき，グルコースなどの小型分子は約 0.001s で拡散し，ヘモグロビンなどの小型タンパク質は約 0.01s で拡散し，ウイルス粒子は約 0.1s で拡散する。同じ分子が室温の空気中に存在する場合の拡散係数は，約 60 倍高い値であり，これは 20℃における η_{air} が約 183 マイクロポアズであるためである。

血液中では，個々の赤血球の回転によって生じる流体の局所の動きが粒子をますます移動させるため，粒子が大きくなれば拡散率は有意に上昇する [388]。実効拡散係数 D_e は $D + D_r$ で表され，回転による拡散係数の増加 D_r は約 $0.25 R_{rbc}{}^2\dot{\gamma}$，赤血球の半径 R_{rbc} は約 2.8μm（便宜上，球の体積と等しいとした），典型的な血液のずり速度（9.4.1.1 項）$\dot{\gamma}$ は約 500s^{-1} であるため，正常

表 3.3 310K の水中に浮遊する生理学的に重要な分子の移動ブラウン運動拡散係数（大半の値は 20℃で測定したデータから換算して求めた） [390,754,761-763]

水中で拡散する粒子	分子量（gm/mol）	拡散係数 D（m^2/s）
H_2	2	5.4×10^{-9}
H_2O	18	2.31×10^{-9}
O_2	32	2.0×10^{-9}
メタノール	32	1.5×10^{-9}
HCl	36.5	3.6×10^{-9}
CO_2	44	1.9×10^{-9}
NaCl	58.5	1.5×10^{-9}
尿素	60	1.3×10^{-9}
グリシン	75	1.0×10^{-9}
KCl	75	2.0×10^{-9}
α-アラニン異性体	89	9.5×10^{-10}
β-アラニン異性体	89	9.7×10^{-10}
グリセロール	92	8.8×10^{-10}
$CaCl_2$	111	1.2×10^{-9}
グルコース	180	7.1×10^{-10}
マンニトール	182	7.1×10^{-10}
クエン酸	192	6.9×10^{-10}
サッカロース	342	5.4×10^{-10}
ミルクリパーゼ	6,669	1.5×10^{-10}
リボヌクレアーゼ	13,683	1.3×10^{-10}
インスリン	24,430	7.7×10^{-11}
猩紅熱毒素	27,000	1.0×10^{-10}
ソマトトロピン	27,100	9.4×10^{-11}
炭酸脱水素酵素 Y	30,640	1.1×10^{-10}
血漿ムコタンパク質	44,070	5.6×10^{-11}
卵アルブミン	43,500	8.1×10^{-11}
ヘモグロビン	68,000	7.3×10^{-11}
血清アルブミン	68,460	6.5×10^{-11}
トランスフェリン	74,000	6.2×10^{-11}
ゴナドトロピン	98,630	4.7×10^{-11}
コラゲナーゼ	109,000	4.5×10^{-11}
アクチン	130,000	5.3×10^{-11}
プラスミノゲン（プロフィブリノリシン）	143,000	3.1×10^{-11}
セルロプラスミン	143,300	5.0×10^{-11}
γ-グロブリン	153,100	4.2×10^{-11}
免疫グロブリン G（IgG）	158,500	4.2×10^{-11}
ヒアルロン酸	177,100	1.3×10^{-11}
グルコース脱水素酵素	190,000	3.6×10^{-11}
フィブリノゲン	339,700	2.1×10^{-11}
コラーゲン	345,000	7.3×10^{-12}
ウレアーゼ	482,700	3.7×10^{-11}
チトクロム a	529,800	3.8×10^{-11}
α-マクログロブリン	820,000	2.5×10^{-11}
β-リポタンパク質	2,663,000	1.8×10^{-11}
リボソーム	4,200,000	1.3×10^{-11}
ウイルス DNA	6,000,000	1.4×10^{-12}
尿ムコタンパク質	7,000,000	3.4×10^{-12}
タバコモザイクウイルス	31,340,000	5.6×10^{-12}
T7 バクテリオファージ	37,500,000	9.5×10^{-12}
多角性カイコウイルス	916,200,000	2.3×10^{-12}
1-μm 球形ナノデバイス	約 8×10^{11}	4.1×10^{-13}
血小板（約 2.4μm）	約 4×10^{12}	1.6×10^{-13}
赤血球（約 5.6μm）	約 6×10^{13}	6.8×10^{-14}

な全血中では D_r は約 $10^{-9}m^2/s$ となる。赤血球の動きにより生じる拡散係数の増加は O_2 分子ではちょうど50％である。しかし，大型のタンパク質やウイルスでは，実効拡散係数は10～100倍に増加し，血小板の大きさの粒子では，実効拡散係数はブラウン運動による分子の拡散係数の10,000倍も高い。

ナノデバイス表面への拡散流は，球形以外の種々の構造についても推定できる[337]。例えば，半径Rの孤立した薄い円盤の両面に対する拡散の流れは，J=8RDCで表される。面積 L^2 の薄い正方形の板の両面に対する流れは，$J=(8/\pi^{1/2})$ LDCで表される。長さ L_c，半径Rの孤立した円柱に対する定常状態の拡散の流れは，$L_c>>R$ である場合には $J=2\pi L_c DC/(\ln(2L_c/R)-1)$ で表される。濃度 c_1 と c_2 の2つ領域に分けている不浸透性の壁に開いた半径 R の丸い穴を通る拡散の流れは，$J=4RD(c_1-c_2)$ で表される。

3.2.3　能動的拡散による取り込み

水性の環境で動作し，獲物を積極的に探し回るナノデバイスは，望む分子への接近回数を増やすように設計された能動的な物理的動きに従事してはいるものの，3.2.2項で説明した受動的拡散による取り込みの最大速度を大幅に上回るわけではない。以下に，数値を示しながら説明する。

3.2.3.1　拡散的撹拌

能動的拡散による取込みのための最初の戦略は，局所的撹拌である。このためナノデバイスは，周辺の流体を操作するために用いる適切な能動的装置を備え付けている。撹拌による輸送は，撹拌装置のスピードである速度 v_a とその走行距離である長さ L_a によって特徴付けられ，この両方によって固有の撹拌振動数 ν_{stir} がほぼ $v_a/L_a s^{-1}$ と定義される。拡散単独で距離 L_a を移動する分子の動きは固有の時間約 L_a^2/D によって概算され（3.2.2項），これによって，固有の拡散振動数 vdiff は約 $D/L_a^2 s^{-1}$ と定義される。$\nu_{stir}>\nu_{diff}$ の場合，つまり $v_a>D/L_a$ の場合に限って，撹拌は拡散単独よりも有効になる。局所的撹拌では，L_a はナノデバイス自体の大きさをはるかに超える値にはなりえない。小さい分子では $L_a=1\mu m$，$D=10^{-9}m^2/s$ と仮定すると，$v_a>1000\mu m/s$ となり，細菌細胞の動きよりは速いが，ナノメディシンデバイスにとってはかなり遅い（9.3.1項）。大型タンパク質やウイルス粒子では $D=10^{-11}m^2/s$ とすると，$v_a>10\mu m/s$ となり，通常の微生物学的範囲内に十分入る速度である。

撹拌時間と拡散時間との比，すなわちシャーウッド数は，

$$N_{Sh} = L_a v_a / D \qquad \text{［式 3.6］}$$

で表され，これは撹拌対拡散の有効性を表す無次元量となる。小さい分子を吸収する細菌は N_{Sh} が約 10^{-2} である。0.01～1m/sで動くことができる1μmの装置を装備したマイクロメートルスケールのナノデバイスは，小型から大型分子に対する N_{Sh} が約10～1000に達しうるため，かなり有効な撹拌機であると考えられる。

良く知られた論文の中でBergとPurcell[337]は，半径Rの球形の物体（ナノデバイスなど）が半径 R_s に及ぶ最大撹拌を行うとき，この物体を取り巻く流体がほぼ均一な濃度を維持するように撹拌装置を動かす粘性摩擦エネルギーコストを解析した。この目的は，ナノデバイスから離れた位置にある相対的に高濃度の領域からナノデバイスにごく近い位置まで流体を輸送し，これによって吸収表面付近の濃度勾配を高めることにある。撹拌によって受動的拡散の流れを2倍にするために必要な最小出力密度は，次式で表される。

$$P_d \approx \frac{12\eta D^2}{R^4}\left(\frac{R_s+2R}{R_s-2R}\right)^3 \ \text{(watts/m}^3\text{)} \quad (W/m^3) \qquad \text{［式 3.7］}$$

$\eta=1.1\times10^{-3}$kg/m-s，R=0.5μm，小型分子の $D=10^{-9}m^2/s$ であるとき，$L_a=1\mu m$ の小型撹拌装置を装備したナノデバイスの P_d は，$R_s=3R$ とすると，約 $3\times10^7 W/m^3$ になる。この数値は，生体の細胞が通常利用できる出力密度 10^2～$10^6 W/m^3$ を大きく上回っている（**表6.8**）が，最大約 $10^9 W/m^3$ で動作する典型的なナノ機械システムの正常範囲内に十分納まる。（ナノメディシンにおける安全な生体内の出力密度については，6.5.2項と6.5.3項で詳細に考察する。）Dが約 $10^{-11}m^2/s$ の大型分子では，P_d は約 $3\times10^3 W/m^3$ となり，これは生物学的基準からみても妥当な数値である。撹拌によって得られると予測される最大利得はほぼ R_s/R であり，これは，流れが撹拌領域の拡散できるところに最終的に制限されるためである。

撹拌により局所に発生する熱はわずかである。デバイスの体積Vが約 $1\mu m^3$，$P_d=3\times10^7 W/m^3$，撹拌距離 L_{mix} が約5μm，水の熱伝導率 K_t=0.623W/m-Kとすると，ほぼ $(P_d V/L_{mix} K_t)$ で表される ΔT は10マイクロケルビンとなる。水の熱容量 $C_v=4.19\times10^6 J/m^3$-Kとすると，熱平衡時間 t_{EQ} はほぼ $L_{mix}^2 C_v/K_t$ で表され，0.2msとなる。

第３章

3.2.3.2 拡散的遊泳

能動的拡散による取込みのための第2の戦略は，遊泳による方法である。この場合も，ナノデバイスは能動的推進力をもつ適切な装置を備えており（9.4項），この装置は，ナノデバイスの表面付近で最も高いと予測される濃度勾配に持続的に遭遇できるようにナノデバイスを移動させることができる。望む分子が含まれている流体の中を一定速度 v_{swim} で進む半径 R の球形運動型ナノロボットについて，その表面は完全に流体中に沈んでいるとして検討してみよう（4.2.5 項）。球形ナノロボットの周囲のストークス速度領域の流れを標準的な拡散等式に適用すると，Berg と Purcell[337] による数値解から，遊泳により生じる拡散の流れの増加率は，v_{swim}<<D/R である場合は $v_{swim}{}^2$ に比例し，v_{swim}>>D/R である場合は $v_{swim}{}^{1/3}$ に比例することが分かった。

遊泳速度 v_{swim}=2.5D/R では拡散取り込み量が 2 倍になるが，1μm のデバイスでは，小型の分子を吸収する場合にはこの速度は約 5000μm/s であり，大型分子を取り込む場合は約 50μm/s である。流体中をナノデバイスが進むための粘性摩擦エネルギーコストをストークスの法則（式 9.73）から求めると，次式で表した出力密度がナノデバイスに必要になる。

$$P_d = 9\,\eta\,v_{swim}^2\,/\,2\,R^2 \qquad \text{［式 3.8］}$$

$\eta=1.1\times10^{-3}$kg/m-s，v_{swim}=2.5D/R，R=0.5μm，小型分子の $D=10^{-9}m^2/s$ であるとすると，P_d は約 $5\times10^5 W/m^3$ になる。$D=10^{-11}m^2/s$ の大型分子では，P_d は約 $50W/m^3$ になる。したがって，拡散的遊泳のエネルギーコストはナノ機械システムにとってわずかであると考えられ，遊泳による拡散においてナノデバイスが得る利得は，主に，生体内で採用できる最大安全速度によって制限されることになる（9.4.2.6 項）。

一般に，遊泳による拡散には固有の距離 L_s を移動する必要があり，L_s はほぼ D/v_{swim} で表される [389]。約 30μm/s で動き，小型分子を吸収する細菌では，L_s は約 30μm であり，この短距離は大腸菌などの鞭毛をもつ微生物が動く距離に近い。約 1cm/s で動くスケールのナノデバイス（9.4 項）では，大型から小型分子に対する L_s は約 1～100 nm である。

3.2.4 拡散式カスケードソーテーション(仕分け)

1つは，仕分けする分子の正確な形や電気化学的特徴に関する直接的な知識がなくても，多数の異なる分子種が混じった混合液からなる入力試料を，ときによっては純粋な分画に完全に分離できる点である。これは，多数の未知の物質を含む環境で動作するナノデバイスにとっては極めて大きな利点になりうる。もう 1 つの大きな利点は異性体（ただしキラルではない）分子を容易に区別できる能力である。予測される多数の例の 1 つとして，水中に浮遊する分子は，純粋な水からなる隣接領域に異なる速度で拡散し，これによって異なる時間依存性の濃度勾配が生じ，完全な拡散平衡に達する前にそのプロセスを解釈することによって分類に利用できると考えられる。

説明を簡単にするために，最初は等しい濃度（$c_1=c_2$）で溶液中に存在しているが，拡散係数が異なる（$D_1<D_2$）2 つの分子種を分離する場合を考えてみたい。2 つのチャンバーがある分離装置を検討してみよう。チャンバーA には入力試料の濃縮液が入っている。チャンバーB には純水が入っている。拡大ゲート（3.3.2 項）がこの 2 つのチャンバーを隔てている。このゲートは，次式で近似値が求められる時間Δt の間，開いている。

$$\Delta t = \frac{(\Delta X)^2}{2\,D_2} \sim \frac{L^2}{2\,D_2} \qquad \text{［式 3.9］}$$

この式は拡散係数を平均移動距離ΔX に関連付けた

L　　　　B

表 3.4

90％完了するまでに必要な時間の推定値を記載している。

Δt の経過後，ゲートは閉じる。（10cm/s で動く 10nm のスライディングセグメントをもつゲートは，0.1μs で閉じる。）速く拡散する D_2 の成分はチャンバーB で拡散平衡に近づくが，拡散の遅い成分はそうではなく，わずかに存在するだけである。このため，それぞれの拡散式仕分けユニットの分離係数 c_2/c_1 は，ほぼ D_2/D_1 であることになる。n 個のユニットが連続してつながっていて，各ユニットが前のユニットの出力を入力として受ける場合は，カスケード全体によって到達する正味の濃度は，ほぼ（D_2/D_1）^{n} で表される。このよう

表 3.4　310K の水溶液中でグリシンの拡散が 90%完了するまでの推定時間 [397]

拡散距離	拡散時間（s）	平均速度
1nm	10^{-9}	1 m/s
10nm	10^{-7}	100 mm/s
100nm	10^{-5}	10 mm/s
1micron	10^{-3}	1 mm/s
10microns	10^{-1}	100 micron/s
100microns	10	10 micron/s
1mm	1000 (17min)	1 micron/s
1cm	105 (28hr)	0.1 micron/s

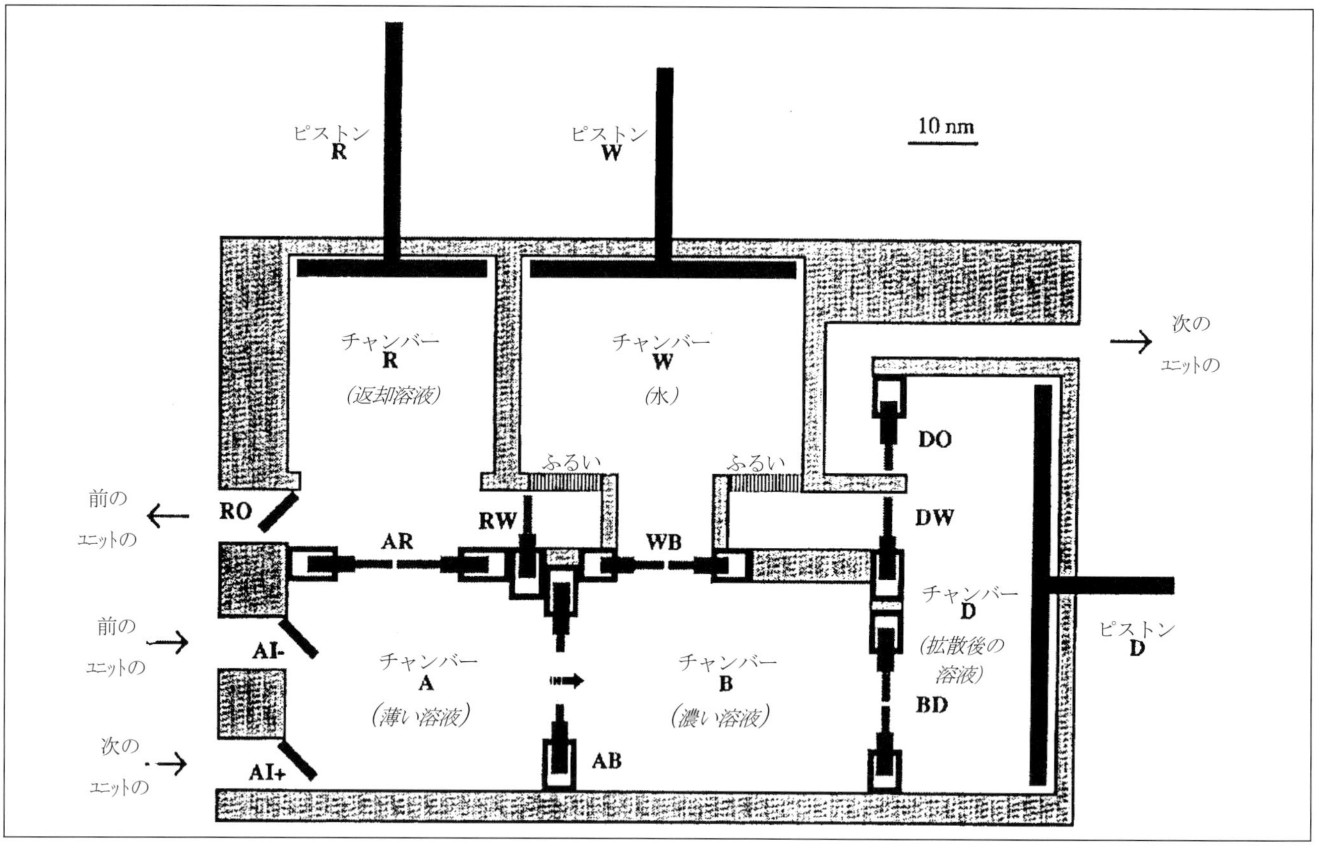

図 3.1.　拡散式カスケード仕分けユニットの概略図

なカスケードは，ガス拡散によるアイソトープの分離 [875] や他の用途によく使用されている。

図 3.1 は，仕分けカスケードに使用されると考えられる簡単な拡散ユニットの効率的なデザインを示した平面図である。各ユニットは，等しい容積の 5 つのチャンバーと，7 つの拡大ゲート，3 つのフラップバルブ，3 つのピストン，水（または水より小さい）分子だけを通す 2 つのふるいから構成される。各チャンバーは内側の縁に沿った長さ L が約 35nm のほぼ立方体であり，この他にピストン行程の腕（throw），駆動装置，制御装置，ユニット間の配管や他の支持構造を含み，各ユニットの寸法は約 125nm × 100nm × 80nm で体積は約 0.001μm^3，質量は約 10^{-18}kg である。

各ユニットの 1 回の完全サイクルを以下に正確に説明する。

1. サイクルは，分類する流体がチャンバーA に存在するところから始まり，ピストン W が完全に引き上げられてチャンバーB と W には純水が充満しており，ピストンRとDは完全に押し下げられてチャンバーRとDは空であり，バルブとゲートはすべて閉じられている。

2. ゲートABはΔt時間だけ開いて，その後閉じられる。尿素（MW=60 ダルトン）などの小型分子では$\Delta t=1\mu s$ であり，酵素ウレアーゼ（MW=482,700 ダルトン）などの大型分子では$\Delta t=35\mu s$である。
3. バルブAI-とAI+，ゲートARが開く。ピストンRが，層流を保って混和を防ぐようにゆっくりと完全に引き上げられる。チャンバーAの流体は引き上げられてチャンバーRに入る。カスケードの前のユニットのDOゲートを通った流体が，バルブAI-を経てチャンバーAに入る。カスケードの次のユニットのROバルブを通った流体が，バルブAI+を経てチャンバーAに入る。弁とゲートがすべて閉じる。これでチャンバーAは次のサイクルの準備ができたことになる。
4. ゲートWBとBDが開く。ピストンWがゆっくりと完全に押され，その間にピストンDはゆっくりと完全に引っ張り上げられる。チャンバーBの中の濃い溶液がチャンバーDに移動し，これと同時にチャンバーWの中の純水がチャンバーBに移動する。このときも層流は保たれている。両ゲートが閉じられ，これでチャンバーBは次のサイクルの準備ができたことになる。
5. ゲートRWとDWが開く。ピストンRとDはゆっくりと同時に半分まで押し下げられ，この間にピストンWは完全に引っ張り上げられる。直径約0.3nmのふるいの孔を通って高圧(約160気圧）の力がかかり，チャンバーRとDの中の溶媒である水の半分が押されてチャンバーWに入り，チャンバーWは水で充満する。(このデザインは，ふるいの孔が詰まると容易に逆フラッシングできる構造である。）両ゲートが閉じられ，これでチャンバーWは次のサイクルの準備ができたことになる。
6. バルブROとゲートDOが開く。ピストンRとDはゆっくりと同時に，残りの半分が完全に押し下げられる。濃度が濃くなった返却用の流体がバルブROを通って，カスケードの前のユニットのAI+入力ポートに戻り，さらに抽出される。拡散により濃度が濃くなった流体はDOゲートを通って，カスケードの次のユニットのAI-入力ポートに進み，さらに精製される。バルブとゲートが閉じられ，これでチャンバーRとDは空になり，次のサイクルの準備ができたことになる。
7. ステップ（1）に戻る。この装置は，隣接したユニットは逆相 (counterphase) で動作し，一方，前のユニットと次のユニットは共時性で動作するため，二相システムである。

上記のように，複数のユニットからなる仕分けカスケードを通りながら試料はますます精製されていく。小型分子では，約1000個のユニットからなるカスケード (デバイスの総容量は約$1\mu m^3$) があれば，$D_2/D_1=1.01$の2つの分子種の混合物を完全に分離することができる。小型球形粒子ではDのおよその近似値は約$1/MW^{1/3}$で表されるため[390]，このカスケードは，水素原子1個分の質量が異なる小型分子を分離できることになり，したがって大半の用途に十分通用すると考えられる。α-アラニンとβ-アラニンのように同一の分子の構造異性体は，拡散係数がわずかに異なっていることが多く，このため，拡散カスケードを使用して容易に分離することができる。しかし，立体異性体（キラル）は，水のような光学的に不活性な溶媒の中では拡散によって分類することはできない。

大型分子では，100万個のユニットからなるカスケード（デバイスの総容量は約$1000\mu m^3$）があれば，約1.00001のD_2/D_1を提供でき，炭素原子1個分の質量が異なる大型分子を分離できることになる。このような微細な分離の忠実度は，Dが温度によって直接的に変化することから，チャンバーの温度を一定に保つ能力に左右される（式3.5)。デバイス温度の安定性は，少なくとも次の3つの因子によって決定されるはずである。すなわち，(1) Tを測定する際の搭載温度センサーの精度（$\Delta T/T<10^{-6}$；4.6.1項)，(2) 温度測定の迅速性（10^{-9}～10^{-6}s；4.6.1 項)，および（3）温度測定時と拡散式仕分けプロセス終了時までの経過時間（ゲート閉鎖時間と同じ次数であると考えられ，約10^{-6}s）である。

廃熱の大半は，強制的に水をふるいに掛けるときにデバイス内に発生する（3.3.1 項)。生体適合性の発熱限界（約$10^9 W/m^3$）内に維持するためには，各ユニットの1回のサイクルを約3msとし，負荷サイクルがこの0.8%，つまり約$23\mu s$でふるい行程を完了させる必要がある。この制限を前提とすれば，各ユニットは一

表 3.5　310K における水溶液中の粒子の沈降係数（1 スヴェードベリ＝10^{-13}s；20℃で測定したデータから変換した値）[390,754]

粒子	沈降係数（s）	分子量
O_2	0.12×10^{-13}	32
CO_2	0.07×10^{-13}	44
グルコース	0.18×10^{-13}	180
インスリン単量体	1.5×10^{-13}	6,000
リボヌクレアーゼ	1.75×10^{-13}	13,683
リゾチーム	2.03×10^{-13}	17,200
インスリン	1.84×10^{-13}	24,430
卵アルブミン	3.4×10^{-13}	43,500
血清アルブミン	4.3×10^{-13}	68,460
アルコールデヒドロゲナーゼ	7.2×10^{-13}	150,000
カタラーゼ	10.7×10^{-13}	250,000
β-リポタンパク質	5.6×10^{-13}	2,663,000
アクトミオシン	11.3×10^{-13}	3,900,000
TMV	175×10^{-13}	31,340,000

連の動作で約 1pW を消費すると考えられる。約 0.1M 濃度の小型分子の試料を分類する 1 つのユニットは，約 10^6 分子/s で分類処理を行い（例えば，n=1000 のユニットカスケード 1cm^3 を用いれば，グルコースを 1 時間で約 1g 分類する），約 0.001M の大型分子を分類する 1 つのユニットは約 10^4 分子/s で分類処理を行い，340 サイクル/s で稼動するユニットでは作動流体である水の分子は約 10^9 分子/s で循環する。1 つのカスケードで多数のユニット間にさらに複雑な拡散回路を結合しながら，各ユニットにチャンバー部分をさらに増やせば，入力した試料に何百という分子種が存在しても，同時に完全に分離することができるはずである。

1998 年には，拡散に基づいた分離はミクロ流体デバイスですでに立証されていた[2689]。

3.2.5　ナノ遠心式仕分け

迅速な分子仕分けを提供するもう 1 つの方法は，ナノスケールの遠心分離機による方法であり，強力な外部の力場で拡散力にバイアスをかけることによって行うものである。よく知られているように，流体中に浮遊している球形粒子には重力加速度がかかっており，この影響はストークスの沈降法則による次式で表される。

$$v_t = 2\,g\,R^2\,(\rho_{particle} - \rho_{fluid}) \,/\, 9\,\eta \qquad \text{［式 3.10］}$$

ここで v_t は最終速度，g は重力加速度（9.81m/s^2），R は粒子の半径，$\rho_{particle}$ と ρ_{fluid} は粒子と流体の比重（kg/m^3），η は流体の粘度係数である。粒子を浮遊させている液体よりも比重が重い粒子は，沈降する傾向がある。比重が軽い粒子は上昇する傾向がある（水中の脂質では $\rho_{particle}/\rho_{fluid}$ が約 0.8，タンパク質では最大約 1.5，糖質では約 1.6）。

この分離プロセスは，ナノ遠心デバイスで混合分子試料を急速に回転させることによって大幅に増強される。平衡状態にある理想的な溶液（例えば，ラウールの法則に従う溶液）では次式が成り立つ[390]。

$$c_2/c_1 = \exp\left[\left(\frac{MW_{kg}\,\omega^2}{2\,R_g\,T}\right)\left(1 - \frac{\rho_{fluid}}{\rho_{particle}}\right)\left(r_2^2 - r_1^2\right)\right] \qquad \text{［式 3.11］}$$

ここで c_2 は，遠心機の回転軸からの距離 r_2 における濃度（分子数/m^3），c_1 は距離 r_1（r_2 より回転軸に近い）における濃度，MW_{kg} は目的の分子の分子量（kg/mol），ω は容器の角振動数（rad/s），T は温度（K），R_g は気体定数で 8.31J/mol-K である。平衡に達するまでに必要な回転時間の近似値は次式で表される。

$$t_s = \ln(r_2/r_1) \,/\, (\omega^2\, S_d) \qquad \text{［式 3.12］}$$

ここで S_d は沈降係数であり，通常は単位が 10^{-13}s つまりスヴェードベリである（**表 3.5**）。研究用遠心機は約 10^9g の加速度に達している。

比重 ρ_{vessel}=3510kg/m^3，半径 r_c=200nm，高さ h=100nm，壁の厚さ x_{wall}=10nm で，半径 r_a=50nm の駆動軸にしっ

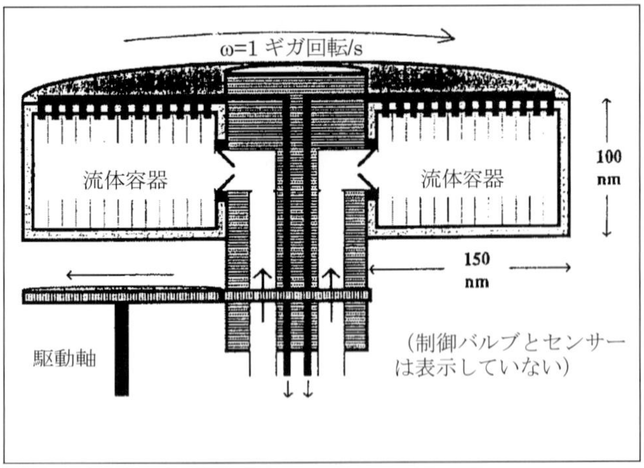

図3.2. テラ重力ナノ遠心機の概略図

かりと取り付けられているダイヤモンド構造の円筒形容器を考えてみよう（**図 3.2** に略図を示す）。目的の分子を含む流体試料が，駆動軸の中にある中空の導管を通って容器の中に入ると，遠心機がすぐに回転する。リムの速度 v_r=1000m/s（最大値）であるとすると，$\omega=v_r/r_c=5\times10^9$rad/s（$\omega/2\pi=8\times10^8$ 回転/s）である。最大破裂力 F_b は約 $0.5\rho_{vessel}\ v_r^2=2\times10^9$N/m^2 であり，Drexler[10] が控えめに見積もったダイヤモンド構造の引張り強さ 50×10^9N/m^2 を十分に下回っている。ナノメディシンの対象となる大半の粒子は S_d が $0.1\sim200\times10^{-13}$s の範囲であるため(**表 3.5**)，加速度 $a_r/g=v_r^2/g\ r_c=5\times10^{11}$g を用い，$r_2=r_c$，$r_1=r_a$ であるとき，最小分離時間 t_s は $0.003\sim6.0\times10^{-6}$s となる。流体試料の成分は約 0.1m/s で移動することになる。

粒子1個当たりの最大遠心エネルギー E_c=（MW_{kg}/N_A）a_r（r_c-r_a）は約 10,000zJ/分子，つまりタンパク質では約 10zJ/結合であり，共有化学結合の 180〜1800zJ/結合を下回る（3.5.1 項）。しかし，ピーク速度でナノ遠心機を動作させると，4〜50zJ/結合の範囲の最も弱い非共有結合（疎水結合，水素結合，ファンデルワールス力など）を分裂させる可能性がある。ナノ遠心機は質量が約 10^{-17}kg で，最大速度まで回転させるには約 3pJ が必要であり（ベアリング抵抗は約 10nW の動力を消費し，内部の導管を通る際の流体抵抗はさらに約 5nW を消費する），約 10^4 回転（約 10^{-5}s）で各分離サイクルを完了し，1s 間に約 300μm^3 を処理し，つまり，小型分子では 1s 間に約 10^{13} 個の分子を分離し（入力濃度が 1%である場合），大型分子では 1s 間に約 10^9 個の分子を分離することになる（入力濃度が 0.1%である場合）。

式 3.11 から，ナノ遠心機は，海水から塩を分離する場合は容器の幅（r_c - r_a=150nm）での c_2/c_1 が約 300 であり，310K の水からグルコースを抽出する際の c_2/c_1 は 150nm で約 10^5 となる。$\rho_{particle}$ が約 1500kg/m^3 のタンパク質では，分離産物の取り出し口を等間隔で設けることが考えられ，例えば，容器の半径に沿って 10nm 間隔で取り付ければ，各取り出し口間の c_2/c_1 は約 10^3 に維持される。等温環境でユニットを個別に真空状態に置き，連続フロー形式で動作させれば，容器が動いている状態のままで内容物を交換することが可能であると考えられ，再混合や，振動，産物層間の熱対流を大幅に減少させることができる。産物取り出し口の完全なデザイン規格や，バッチと連続フローのプロトコル，圧縮特性などは，本書の範囲を超える。

可変密度勾配遠心法を使用して，指定したゾーンに指定した密度の分子を捕捉して収集することも考えられ，この方法を用いれば，比重の近い物質が混じった複雑な混合物から各分子種を別々に回収することができる。伝統的な方法では，ショ糖や塩化セシウムの溶液を，チューブの上端から底部へと密度を増加させて重ねた一連の層を用いている。連続密度勾配法も使用可能であると考えられ，この方法では，浮遊流体の密度は物理的圧縮によって目盛較正される。例えば，1 気圧，310K の水では，等温圧縮係数 $k=-(\Delta V_1/V_1)/\Delta P_1=(\Delta\rho_{fluid}/\rho_{fluid})/\ \Delta P_1=4.492\times10^{-5}$ 気圧$^{-1}$ となる（圧縮性は圧力と温度に依存する）。容器に P_1=12,000 気圧を適用すると，流体密度は 1250kg/m^3 に上昇し[567]，タンパク質ゾーニングの部分的調整を十分行うことができる。組成の完全な分離には多段階カスケード（3.2.4 項）が必要であると考えられる。5000〜15,000 気圧では水素結合の分裂によりタンパク質変性が起こり[585]，このためナノ遠心分離の回転速度が制限されることになると考えられる。タンパク質の圧縮性が分離をさらに困難にする要因になる可能性もある。密度の差と圧縮性の差との間のバランスが，遠心機におけるタンパク質の平衡半径を決定することになるであろう。標的タンパク質と水の圧縮性が等しいまれな場合には，安定な平衡半径は存在しない。

ナノ遠心機は同位体の分離にも有用であると考えられる。D_2O と H_2O の混合物では，ナノ遠心機を 1 回通過した場合の c_2/c_1 は 1.415 であり，40 個のユニットからなるカスケードでは c_2/c_1 は 10^6 に達する。C^{14} 原子 1 個を含有するトレーサーグリシンは，113 個のユニットからなるカスケードを用いて天然グリシンから分離することができ，この場合の c_2/c_1 は 10^6 に達する。

3.3　膜濾過

透析膜を通す濾過は，拡散のプロセスと密接に関係している。これは両方とも，分子のランダムな動きがプロセスを完了に導くために一役買っているためである。しかし，膜があることによって，単純な拡散輸送ではできなかった新たな制御手段が増えることになる。この制御とは，以下に説明するように，受動的か能動的かのいずれか，一方向性か二方向性かのいずれかである。

3.3.1　簡単なナノふるい

ナノメータースケールの等孔性分子ふるい（卵形，四角形または六角形の孔がある）は，真正細菌と原始細菌のほぼすべての分類群に共通にみられる[525]。この他にナノ多孔性構造として良く知られている例は，6nm の多孔性配列がみられる逆浸透膜と腎臓透析膜である。

同じように，簡単なふるいによって分子を分類するナノデバイスが考えられる[987,1177]。このプロセスでは，大きさと形を一定にした孔をもつフィルターを使用して，孔が段階的に小さくなるようにフィルターを連ねたふるいを用い，水中に種々の大きさの粒子が浮遊した試料をこのふるいに通す。各濾過ユニット間で濾過後に残る残留物には，大きさと形の範囲が狭められた粒子が含まれることになる。例えば，n=100 の濾過ユニットからなるふるいは，0.2～1.2nm の粒子を含む入力試料を 100 個の分離フラクションに分け，各フラクションに含まれる粒子は，平均の直径がそれぞれ約 0.01nm ずつ確実に異なっているはずである。（実際のシステムでは，完全に分けるために何回か通す必要があると考えられる；3.2.4 項）分子の直径に約 0.01nm の差があるということは，小型分子（MW 約 100 ダルトン）では平均約 1 個の炭素原子分の大きさが追加されていることを意味し，大型分子（MW 約 100,000 ダルトン，約 17,000 個の原子）では平均約 100 個の炭素原子分の大きさが増えていることを意味する。N_2 と O_2 の分子の直径は約 0.01nm の差があることから，ナノサイズの膜は（ゆっくりと何回か通過させることによって）空気から酸素をふるい分けることも可能であると考えられる（3.5.5 項）。

水と溶質が膜を通る際には，相反する 2 つの力が作用する。1 つは，膜を通過できない溶質の存在によって生じる浸透圧であり，もう 1 つは，水圧つまり流体圧である。物質が動く速度は浸透圧の力と水圧の力の差と，フィルタの孔の大きさに依存する。

浸透圧 pπは Donnan-van't Hoff の等式から求められる[403]。

$$p_\pi = \left(\frac{R_g\,T\,(c_2 - c_1)}{MW_{kg}}\right)\left(1 + \frac{Z^2\,(c_2 - c_1)}{c_s}\right) \quad (\mathrm{N/m^2}) \qquad [式 3.13]$$

ここで R_g=8.31J/mol-K，T は K（ケルビン）で表した温度，c_2 と c_1 は膜の両側での溶質の濃度で単位は kg/m^3（$c_2>c_1$），MW_{kg} は kg/mol で表した溶質の分子量，Z^2 項（ポリマー間の相互作用に依存する）は，溶媒と温度がゼロに等しい場合の高濃度の溶液に対する修正係数であり，Z=溶質の正味の電荷数，c_s は kg/m^3 で表した第 2 の溶質の濃度であり，例えばヒト血清のように，第 1 の溶質がタンパク質で第 2 の溶質が塩である場合などがある。310K の水は塩化ナトリウムを最大 c_2=370kg/m^3 で溶解し（重量％では 37.0％の溶液），塩化ナトリウムの MW_{kg} は 0.05844kg/mol であるため，この塩の水溶液は理論的な最大浸透圧 pπは約 1.6×10^7N/m^2，つまり約 160 気圧である。自然の血流の塩濃度では約 3 気圧の pπを生じる。浸透圧は存在する分子の数に依存するため，大型分子の影響は通常，無視できる。例えば，ヒト血清中の総タンパク質濃度 c_2 は約 73kg/m^3，MW_{kg} は約 50kg/mol（約 50,000 ダルトン）であるため，pπは約 0.04 気圧である。

理論的には，例えば浸透圧による背圧を克服するためにピストンを用いて，最大 10^5 気圧という極めて大きな水圧の力をナノ機械システムに加えることは可能である。しかし実際の問題として，小さい分子を高圧で急激に押してナノスケールの孔を通せば多量の廃熱が発生するため，デザインを修正する必要がある。

長さ $h_{chamber}$ で断面積が $L_{chamber}{}^2$ のチャンバーに捕捉された溶媒流体（つまり水）を押すための正方形のピストンが付いた簡単な分類器具を考えてみよう。厚さ h_{sieve}，面積 $L_{sieve}{}^2$ の正方形のナノスケールふるいの表面には半径 r_{pore}（ほぼ標的分子の半径）の孔が開いており，この孔の総面積はふるいの表面積のα_H（約 50％）を占める。ピストンで流体を押してこの孔を通すと，溶媒中に溶解または浮遊している溶質は分子の大きさに基づいて分類され，孔の半径を段階的に小さくしたふるいを用いて連続的に篩い分ければ，分子の大きさの順に分かれた分画を作ることができる。（小型分子では，水素原子 1 個分の質量が増えると，その分子の寸法が 0.1～1％大きくなる。）

このシステムのデザインにはまず，最大運転作業圧に関連する制限が加えられる。適用される圧力がΔP（N/m^2）であるとすると，溶媒である水の沸騰とタンパク質の変性を避けるために，少なくとも$\Delta P_{max} < C_v \Delta T_{boil}$である必要があり，ここで水の熱容量$C_v = 4.19 \times 10^6 J/m^3\text{-}K$，$\Delta T_{boil} = 373K - 310K = 63K$を当てはめると，$\Delta P_{max} < 2600$気圧になる。以下に示すデザインは，この最大値の約6%（ΔT約3K）以下で動作する。

動力行程の持続時間，つまりt_pに関しては，主に次の2つの制限がデザインに加えられる。

1. *分子の回転による制限*－ふるいを通る流れは，分子の位置がふるいの孔とちょうど合うようにゆっくりと流れなければならない。孔が丸いと仮定すれば，ふるいに開いている孔の総数は$N_{pore} = \alpha_H L_{sieve}{}^2 / \pi r_2$で表される。ふるいの体積処理速度（$m^3/s$）は$\dot{V}_{sieve} = \dot{V}_{chamber} = h_{chamber} L_{chamber}{}^2 / t_p$で表されるため，分子処理速度は$\dot{N} = \dot{V}_{chamber} c_{target}$（分子数/s）で表され，ここで$c_{target}$は標的分子の濃度（分子数/$m^3$）である。任意の時点で，ふるいのそれぞれの孔を通るチャネルには，その1列の中に最大で$N_{channel} = h_{sieve}/2 r_{pore}$個の分子が入ることが可能であり，ピストンを1回押すごとに，最大$N_{stack} = \dot{N} t_p / N_{pore}$個の分子が各孔を通過する。したがって，孔の付近では回転する標的分子の層はふるいの厚さh_{sieve}とほぼ同じであると仮定すれば，分子の回転に使用できる時間は$t_{rot} = t_p (N_{channel}/N_{stack})$で表される。この仮定は，典型的な分子の拡散時間（距離h_{sieve}を拡散する時間）$<< t_{rot}$である限り妥当であるといえる。円形以外の形（最も通りにくい場合）の孔に分子の位置が確実に合うために必要な分子の平均回転数N_{rot}を約10とすれば，式3.2から，$\Delta\alpha = (kT\ t_{rot}/4 \pi \eta r_{pore}{}^3)^{1/2} \geqq 2 \pi N_{rot}$となり，ここで$\eta$は$T = 310K$における溶媒の粘度（血漿では$1.1 \times 10^{-3} kg/m\text{-}s$）である。最小$t_p$について解くと，次式のようになる。

$$t_p \geq \frac{32 \pi^4 N_{rot}^2 \eta c_{target} h_{chamber} r_{pore}^6}{kT \alpha_H h_{sieve}} \quad (s) \qquad [式 3.14]$$

2. *圧力/流れによる制限*－ふるいを通る流れは，浸透圧による逆流に対抗できる圧力を生じさせるほど速くなければならない。Hagen-Poiseuilleの法則（9.2.5項）から，各孔を通る体積処理速度$\dot{V}_{pore}$は$\pi r_{pore}{}^4 \Delta P_{sieve} / 8 \eta h_{sieve}$で表され，ふるい全体の体積処理速度$\dot{V}_{sieve}$は$N_{pore} \dot{V}_{pore} = \dot{V}_{chamber}$で表されるため，最大$t_p$について解くと，次式のようになる。

$$t_p \leq \frac{8 \eta h_{chamber} h_{sieve} L_{chamber}^2}{\alpha_H \Delta P_{sieve} r_{pore}^2 L_{sieve}^2} \quad (s) \qquad [式 3.15]$$

上記の交叉する2つの制限を等しく扱えば，大型分子（r_{pore}が約5nm）では$h_{seieve} \geqq 150nm$であるが，小型分子（r_{pore}が約0.32nm）では$h_{seieve} \geqq 1nm$となる。

最後に，チャンバーとふるいを通る流体の流れによって放出される力が，安全な発熱限界を超えない必要があることも1つの制限になる。6.5.3項で提示するように，生体内ナノマシンの最大安全出力密度を$D_n = 10^9 W/m^3$とすると，次の等式が成り立つ。

$$D_{device} = \frac{P_{device}}{(h_{chamber} + h_{sieve}) L_{chamber}^2} \leq D_n \quad (watts/m^3) \qquad [式 3.16]$$

ここでD_{device}はデバイスの出力密度（W/m^3），デバイスの総出力$P_{device} = P_{chamber} + P_{sieve}$（W），チャンバー内の流体の流力$P_{chamber} = \pi L_{sieve}{}^4 \Delta P_{chamber}{}^2 / 128 h_{chamber} \eta$，ふるい内の流体の流力$P_{sieve} = \alpha_H L_{sieve}{}^2 r_{pore}{}^2 \Delta P_{sieve}{}^2 / 8 h_{sieve} \eta$，$\Delta P_{chamber} = 16 \alpha_H h_{chamber} r_{pore}{}^2 \Delta P_{sieve} / \pi L_{sieve}{}^2 h_{sieve}$である。NaClやグルコースなどの小型分子では，最大浸透圧の背圧に打ち勝つためには$\Delta P_{sieve} \geqq 160$気圧である必要があり，大型分子（約50,000ダルトンのタンパク質など）では，ふるい分けを確実に行うには$\Delta P_{sieve} \geqq 1$気圧であることを前提としている。次に示すデザインは最適化したものではないが，関連する関係を明らかにするために例として説明する。

小型分子（r_{pore}約0.32nm）に対しては，典型的な約$1 \mu m^3$のデバイスは，$h_{chamber} = 1 \mu m$，$L_{chamber} = L_{sieve} = 0.6 \mu m$，$h_{sieve} = 1.5 \mu m$，$t_p = 0.016s$，$\Delta P_{sieve} = 160$気圧，$\Delta P_{chamber} = 0.0001$気圧である。標的分子の0.1M溶液に対してピストン速度が約60μm/s，$\dot{V} = 2.5 \times 10^{-17} m^3/s$であるとすると，$1.5 \times 10^9$分子/s（$1.5 \times 10^{-16} kg/s$）の処理速度を生み出し，このデバイスはデバイス自体の質量を約7sで処理し，つまり，約430回の動力行程で処理することになる。デバイスの出力P_{device}は400pWであり，出力密度D_{device}は$4 \times 10^8 W/m^3$である。

大型分子（r_{pore}約5.0nm）に対しては，典型的な約$1 \mu m^3$のデバイスは，$h_{chamber} = 1 \mu m$，$L_{chamber} = L_{sieve} = 0.9 \mu m$，$h_{sieve} = 0.15 \mu m$，$t_p = 0.010s$，$\Delta P_{sieve} = 1$気圧，$\Delta P_{chamber} = 0.0004$気圧である。標的分子の0.001M溶液に対してピストン速度が約100μm/s，$\dot{V} = 9.8 \times 10^{-17} m^3/s$であるとすると，$5.9 \times 10^7$分子/s（$4.9 \times 10^{-15} kg/s$）の処理速度を生み出し，このデバイスはデバイス自体の質量を約0.2sで処理し，つまり，約20回の動力行程で処理することになる。デバイスの出力P_{device}は80pWであり，出力密

度 D_{device} は $8\times10^7 W/m^3$ である。

適用した水圧 ΔP_{clog} が捕捉された粒子の熱エネルギーを超える場合には，ふるいの孔は，半径 R が r_{pore} に近い粒子によって詰まる可能性がある。つまり，次の場合である。

$$\Delta P_{clog} > 9\,kT / 8\,\pi\,R^3 \ (N/m^2) \qquad \text{［式 3.17］}$$

この判断基準により，小型分子では $\Delta P_{clog}>500$ 気圧，大型分子に対しては $\Delta P_{clog}>0.1$ 気圧となる。上で求めた ΔP_{sieve} の値から，小型分子では孔が詰まる可能性は低いと考えられるが，高濃度の大型分子の場合は可能性がある。310K の水では，大型分子は約 10^{-7}s で約 3nm 拡散し，小型分子は約 17nm 拡散する。これはいずれも，孔を洗浄するためには十分離れた距離にあることになり，したがって，動力行程に約 10MHz の鋸歯状波圧をかければ，十分な逆フラッシング効果が得られ，重大な閉塞を避けることができると考えれる。表面付着力（9.2.3 項）による目詰まりの可能性を減らすために，1 つのデザイン基準として，付着の仕事量 $W_{adhesion}$ を $\Delta P_{sieve}\,r_{pore}$ 未満に減らすことを要件とすべきである。小型分子では約 $5\times10^{-3}J/m^2$ 未満，ふるいの孔の表面に接触する可能性が高い大型分子では約 $0.5\times10^{-3}J/m^2$ 未満にする必要がある。長期にわたるランダムな重合による目詰まりは，入力チャンバーの内容物全体を新鮮な溶液と周期的に交換するか，出力密度を落としてデバイスを操作するか，あるいは周期的にふるいを取り替えることによって最小限に抑えられる。

3.3.2　孔の動的サイジング

例えば，サイクルが半分経過するごとに（種々の孔サイズを揃えた膜ライブラリから）フィルターを交換することなどによって，デバイスの動作中に孔の大きさと形を積極的に変えることができれば，さらに効率の高いナノふるい [3251] システムがデザインできるはずである。さらに，時間 $\Delta t<<t_p$ の間，適切な位置で孔が確実に広がったり収縮したりできれば，変化する入力供給原料の特徴に適合するように，または望む分子を意のままに選択できるように，濾過カスケードをより迅速に再構成できるはずである。また，ふるい分けカスケードを十分に差別化すれば単一のユニットになることも考えられ，こうなれば，試料を前もって濃縮することが必要な化学センサーシステムに特に有用なよりコンパクトなデバイスを提供できると考えられる（4.2.1 項）。孔の形を制御できれば，非キラル分子の一部の異性体など，大きさが同程度でも形の異なる分子間でより細かい分類ができるようになるはずである。

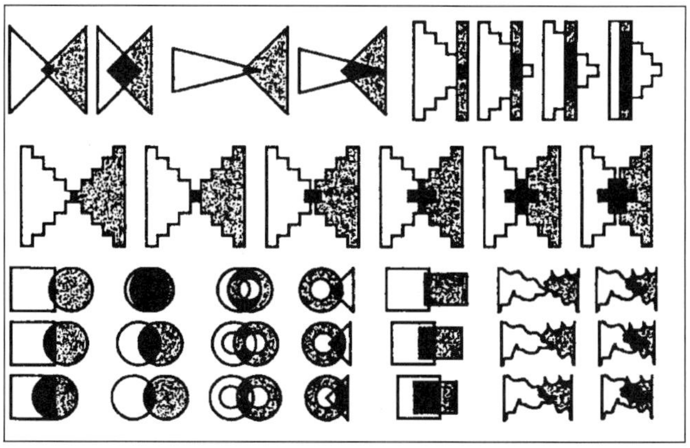

図 3.3.　ナノスケールの孔の開いた 2 枚のスライディングプレートを用いた種々のサイズと形のアパーチャ

一定の大きさと形の孔が規則的に並んだ表面が二重三重に重なった表面構造があれば，孔の形と大きさを様々に変えることができる。重なった表面をわずかにずらしたり，回転させせることで孔の大きさと形を制御できる。様々な例を**図 3.3** に概略図で示す。

重なり合うセグメントを組み合わせて使用すれば，円形に広がる開口部を作ることもできる。これを用いれば，アイリスカメラの絞りのように，放射状や接線方向に孔を拡大または収縮でき（**図 3.4**），これは細胞の核の表面に存在する核膜孔複合体を示した Akey のモデルと同じである [1409]。絞りの機構として，垂直にずらして濾過表面の孔の面積密度を最大にする方法が考えられる（縦皺が増えるという代償を払って）。水素で不動態化したダイヤモンド構造のフィルターは，0.1nm 以下の形状の孔をもつことができるが，水素のないフラーレンを用いれば，脱水素による剪断の可能性を回避できると考えられる。

原子の直径の約 0.01 倍（約 0.001nm）の精度で表面の位置を合わせる方法については，3.5.6 項で考察する。孔の大きさを決めるブレードは，孔 1 個につき約 $25nm^2$ のダイヤモンド構造の接触表面を必要とし，各ブレードは 1 サイクルの間に 0.01m/s の速度で約 25nm 移動するとすれば，2.5μs の各サイズ調整サイクルの間に，すべり摩擦 [10] によって孔 1 個当たり約 0.01zJ，つまり約 4×10^{-18}W が消費される。約 10^{-9}s で大きさを変えるナノメートルサイズの孔では，流体の摩擦は kT に近いことから，ブレードの最大速度は約 1m/s，最も速いサイズ調整サイクルは約 10^{-8}s となる。

制御可能な孔が開いた単一のふるいユニットは，中程度の効率を示すと考えられる。3.3.1 項で説明したふるいと類似したデザインを考えてみよう。ただし，フィルター区画のどちらかの側面にチャンバーとピストンが別々に付いている点は類似していない。抽出したい粒子の半径が r で，この半径に最も近い小さい孔の大きさが r−Δr であるとする。このデバイスは 2 段階で動作する。第 1 段階では，試料を第 1 チャンバーに入れ，孔の大きさを r に設定し，第 1 ピストンで流体を押して膜を通過させる。r より大きい粒子は通過せずに残り，第 1 チャンバーから洗い流す。次に孔の大きさを r−Δr に絞り，濾液を第 2 ピストンで押して第 1 チャンバーに戻す。この第 2 段階の後には，半径が約（r±Δr）の粒子が第 2 チャンバーに高濃度で残り，これを取り出してその後の使用に供すことができると考えられる。これに類似した二重ふるいによる修正パラダイムは，生体系ではありふれたものである [1520]。

この他のデザインも，同じように十分な結果が得られると考えられる。例えば，第 1 チャンバーと第 2 チャンバーの間にはサイズ r の孔が開いた膜を用い，第 2 チャンバーと第 3 チャンバーの間にはサイズ r−Δr の孔が開いた膜を使用し，両端にはピストンが付いている（一方は押すピストン，他方は引っ張るピストン）3-チャンバー型フロースルーデザインなどが挙げられ，このデザインでは中央のチャンバーにサイズ r±Δr の分子が集まる。M. Krummenacker は，固定したチャンバーに動くふるいが付いたデザインを提案しており，このふるいは底引き網のように動作する。ふるい分けのプロセスは，複雑な混合物を完全に分離する場合に最も有用であると考えられる。しかし一方，分子が無作為な方向に向いている場合は，孔に通るように分子の向きを変える必要があり，このために費やされるエネルギーが無駄であるという意味では，このプロセスは効率が良いとはいえない。工場のような正しい方法の分子取扱いシステム（3.4.3 項）があれば，この秩序を保ちながらエネルギー効率を大幅に改善できると考えられる。

3.3.3　ゲートチャネル

ナノスケールの孔の大きさと形を制御するほかに，個々の分子輸送チャネルを機械的（リガンドゲートなど）[2348] または電気的（電圧ゲートなど）[1050] にゲートで制御することも可能である。いずれの方法も，分子トランジスタゲートとして非常におおまかに説明されうるプロセスの中で，医療ナノデバイスの表面を通る分子輸送を制御する方法として有用であると考えられる。

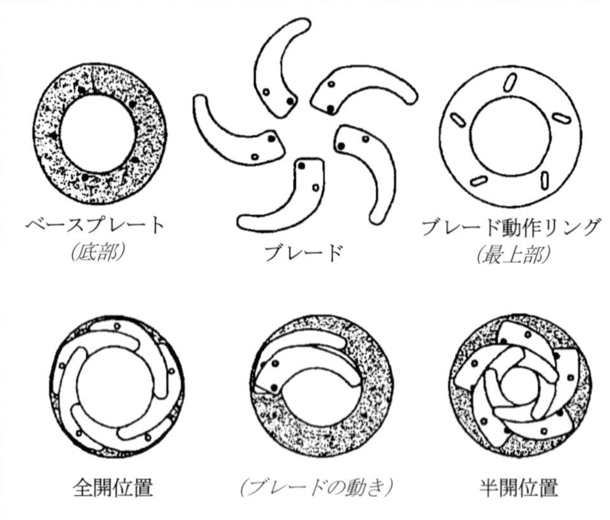

図 3.4.　動的ナノ孔サイズ調節のための円形に広がる「アイリス」絞り機構

生体における機械的ゲートの良い例はニコチン性アセチルコリン受容体チャネルであり，これはおそらく，最もよく理解されているリガンドゲートチャネルであろう [391,396]。神経インパルスは，アセチルコリンなどの神経伝達物質を介して神経筋接合部と自律神経節を越えて伝達される。この受容体自体は円筒形で，棒状のポリペプチドのサブユニットがビア樽の板のように 5 本並んだ束であり，外径が約 6.5nm であることが STM 画像 [419] から確認されている。受容体は，細胞膜のシナプス側に 6nm と細胞質側に 2nm 突き出ている。水が充満したチャネル孔は回転軸に沿って位置しており，5 本のα-ヘリックスにより裏打ちされ，シナプス側表面の口径は 2.2nm で，細胞膜にもぐっているくびれたウエスト部は幅が 0.65nm，細胞質側の出口の幅は 2nm である。

このチャネルは，通常は閉じており，イオンは通過できない。この閉じた状態では，大型残基の隆起部分が堅く締まった疎水性の輪を形成することによってウエスト部分で塞がっている。各サブユニットは，α-ヘリックスの曲がり部分に分厚いロイシンが位置しており，これは重要な位置にあたる。アセチルコリン分子 2 個がこの受容体と結合すると，これらのヘリックスはアロステリック効果によって傾き，隆起部分の位置がずれる。このため，大きい疎水性残基ではなく，小さい極性残基でチャネル孔が裏打ちされるようになり，チャネル孔が開く。この立体配座の変化によって，1s 間に 2.5×10^7 個の Na^+イオンがチャネルに流入できるようになり，これは拡散限界速度の約 10%に当たる。（Cl^-などのアニオンは，受容体の両端に位置する負の電荷をもつ残基の輪によってはねつけられるため，孔に進入できない。）

生理学的条件下では，アセチルコリンが結合すると 100μs 未満でゲートが開く。アセチルコリンエステラーゼは，共有結合で糖脂質を付着させることにより細胞膜表面とつながる酵素であるが，この酵素によってアセチルコリンは急速に破壊され，ゲートは約 1ms で閉じる。センサーや他の制御信号に応答して種々のスケールのナノ孔が動作するナノデバイス（3.3.2 項）では，ゲートの活動がはるかに速いと考えられる。このような信号は，ダイヤモンド構造の棒やくさび，跳ね上げ戸のチャネル内腔への挿入または吸い戻しを推進して，特定の大きさと形，電荷分布をもつ分子の伝送を調節できると考えられる。

ナノデバイス表面を貫く輸送チャネルにも電気的なゲートを付けることができる [392]。比較的無差別に無機カチオンと有機カチオンの両方を通過させるアセチルコリン受容体とは対照的に，電圧ゲートを設けたカルシウムチャネルは高度な識別機構をもち，Ca^{++}と Na^+を通過させる比は 1000：1 である。（電圧ゲート Ca^{++}チャネルの高い特異性は，Ca^{++}イオンと特異的に結合する一対の部位を含む単一の列からなる孔の機構によるものである。この 2 つの部位のいずれかが Ca^{++}によって占拠されると，1 価のイオンはもう一方の開いている部位とは強く結合せず，あるいは，最初の Ca^{++}イオンをチャネルの中に押し込むほど十分な静電反発力を生み出さないため，選択性が確保される [395]）。カリウムチャネル [1311,3435-3437] は，K^+に対して Na^+の 100 倍の透過性をもち，ナトリウムチャネルは K^+よりも Na^+の通過に有利に働き，その比は 12：1 である。この 3 種類の電圧ゲートチャネルはいずれも，神経活動電位の発生と伝導に重要である。

神経インパルスは，ニューロンの細胞膜を通過するイオンの流れによって生み出される電気信号である。ニューロンの内部には高濃度の K^+と低濃度の Na^+が存在する。ニューロンの静止電位は－60mV である。膜電位がわずかに脱分極して－40mV になると，活動電位が生じると考えられる。これによって Na^+電圧ゲートチャネルが開き，脱分極が急激に加速されて約 1ms で+30mV のピークに達する。続いて Na^+チャネルが閉じて K^+チャネルが開き，K^+イオンが細胞から抜け出られるようになり，－60mV の静止電位に戻る。局所細胞外媒質に存在する Na^+と K^+イオン約 10^6 個のうち，わずか約 1 個のイオンだけがこのような神経インパルスに関与する。

ナトリウムチャネルは，4 つの反復ユニットからなる 1 本のポリペプチド鎖である。各反復ユニットは，細胞膜を貫通する 6 つのα-ヘリックスに折りたたまれ，このうちの 1 つは正に荷電しており，S4 ヘリックスと呼ばれる。S4 ヘリックスはゲートの開口を誘発する電圧センサである。各 S4 ヘリックスには正に荷電した 3 つの残基があり，静止膜電位時には，これらは他の膜貫通ヘリックスの負の電荷と対をなし，階段状の構造を形成している。最初に小さい脱分極が起こると，各 S4 が渦巻状に動き出し，これに伴って 1 つまたは 2 つの電荷が細胞膜の外側に向かって移動し，これによって，この左巻きの水素結合した「分子スクリュー」が約 60° 回転することになる [395]。こうして 4 つの S4 セグメントが外側へ 0.5nm 移動し，イオンの流れに対する立体障壁が解かれてナトリウムゲートが開く。約 6 個の電荷（約 10^{-18} クーロン）が，約 100mV の電位に対抗して細胞膜の細胞質側から細胞の外側へ動くエネルギーコスト（これによって約 75μs でゲートが開く）は，約 100zJ である。ナトリウムチャネルのトンネル活性化に関する量的な側面は Chancey[679] によって解析されており，1～1000μs かかるとされている。

1982 年にはイオンゲートを付けた人工ポリマー膜が報告されており [393]，切替可能な孔を形成するタンパク質工学が良く知られており [880]，化学的刺激，電気的刺激および熱刺激に反応して大きさと分子の多孔性を変化させうる「インテリジェント・ゲル」が開発途上にある。しかし 1998 年には，生物学研究に広く使用され，遺伝子研究において「核酸導入」細胞を作成する有用な方法は，電気穿孔法であった。電気穿孔法は，短時間の強力な電気パルスを用いて，細胞に孔を開け，DNA などの巨大分子を目的の細胞に挿入できるようにする方法であり，レーザーパルスは，方形波パルスを用いて可逆的な孔を迅速に形成することにより，細胞損失を 10%まで低下させている [1295]。pH ゲートを設けた直径 200nm の人工ナノ孔 [2335] とササゲクロロティックモットルウイルスのビリオン孔に存在する自然の pH ゲート [2391] が，1998 年に実証されている。

実際に電圧ゲートを設けた最初のナノ膜は，1995 年に Charles Martin らによって作られた [394]。この膜は，

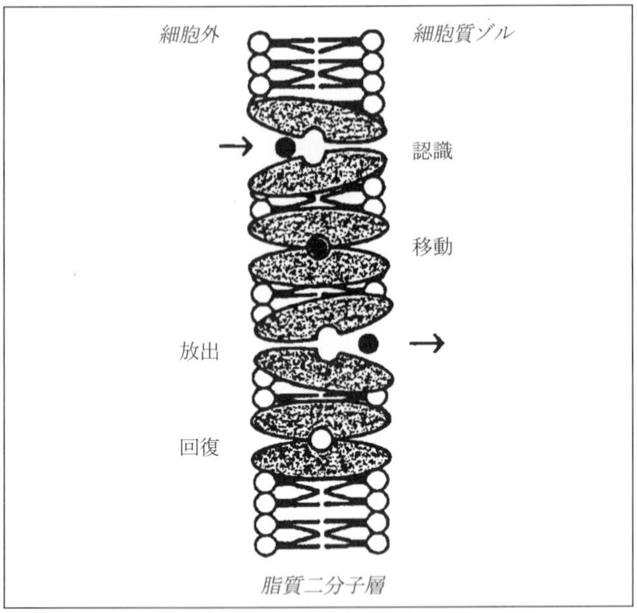

図 3.5. 輸送体分子ポンプ動作の概略図（単輸送）

内径 1.6nm の非常に小さい円筒状の金色のナノ細管からできている。この細管が正に荷電すると，カチオンは排除され,陰イオンだけが膜を通過して輸送される。膜が負の電圧を受けると，陽イオンだけが細管を通過して輸送される。ナノデバイスは，孔の大きさと電気的構造による制限をもつ電圧ゲートを装備すれば，拡散限界の押出し速度で，中程度の分子特異性をもった精密な輸送制御を達成できると考えられる。1997 年に，ピコモル未満の感度を有し，約 600s で定量が可能な，イオンチャネルスイッチをもつバイオセンサがオーストラリアの研究グループによって実証されている[3039,3040]。

3.4 受容体に基づく輸送

あらゆる形態の分子輸送の中で最も効率的なのは，特定の分子種を認識して選択的に結合できる受容体部位を用いた輸送法である。多くの受容体は単一のタイプの分子と確実に結合するが，糖輸送などのように，同類のいくつかのタイプの糖分子を認識して輸送できるものもある。ナノ機械システムでは，ほぼ任意の大きさ，形および電荷をもつ人工の結合部位を作ることが可能であり，以下に説明するように，こうした結合部位を利用して効率の高い様々な分子仕分け・輸送デバイスを構築できると考えられる。結合部位と受容体の工学技術については，続く 3.5 項で考察する。

3.4.1 輸送体ポンプ

ゲートチャネルにより，イオンは膜を通過して熱力学的に低い方向へ迅速に流れることが可能になるが，能動的ポンプは自由エネルギーの供給源を利用して，イオンや分子を強制的に高い方向に輸送できる。生物では通常, ATP または光子がエネルギーを供給するが,医療ナノ機械は多様なエネルギー源を利用することができる（第 6 章)。実際には,「ポンプ」という用語は少し不適切な名称かもしれない。なぜなら，このポンプの作用は特異性が高く，1 つの分子種や非常に少数の分子種だけを選択的に輸送するからである。

分子ポンプは一般に，次の 4 つの段階が順に起こって役目を果たす。(1) 入力基質にあるポンプに提示された様々な分子の中から,輸送体が標的分子を認識(および結合）する段階，(2) 膜を通過する標的分子が輸送体機構の内部で移動する段階，(3) 輸送体機構により分子が放出される段階，(4) 輸送体が最初の状態に戻り，別の標的分子を受け入れる準備が整う段階。このような分子輸送体はタンパク質の立体配座の変化に依存しており，生体系に広く存在する。その概略を**図 3.5** に図示する。

分子をポンプで送り込むために必要な最小エネルギーは，濃度 c_1 の環境から濃度 c_2 の第 2 の環境へ分子種を輸送する際の自由エネルギーの変化ΔG であり，次の等式から求められる。

$$\Delta G = kT \ln(c_2/c_1) + \frac{Z_e F \Delta V}{N_A} \qquad [式 3.18]$$

ここで k=0.01381zJ/K（ボルツマン定数），T=310K, Z_e は輸送する分子 1 個当たりの電荷の数（すなわち原子価），F=9.65×10^4C/mol（ファラデー定数），ΔV はボルトで表した膜内外の電位，N_A はアボガドロ数である。そこで例えば，荷電していない分子を $c_2/c_1=10^3$ の濃度勾配（生体に典型的）を横切って輸送するには約 60zJ/mol のエネルギーコストがかかり，100mV の電位に対抗して Ca^{++}イオンを輸送するには, さらに約 30zJ/イオンが必要になる。控えめな約 1cm/s の速度で動いている大きさ約 10nm の人工ナノポンプが MHz 振動数で動作するとき，$c_2/c_1=10^3$ で約 0.03pW の連続動力消費量である場合には 1s 間に約 10^6 個の分子を輸送することになる。このようなポンプの質量は約 10^{-21}kg である。

輸送体ポンプは，生化学者が単輸送機構と呼ぶ[3649]，単一の分子種の一方向への移動だけに限定する必要はない。多くの良く知られた生体系は，2 つの分子を同時に 1 つの方向へ移動させること（共輸送機構）や，2 つの分子を順に反対方向へ移動させること（対向輸送機構）[3642-3648]，荷電した分子を 1 つの方向だけに移動させ，膜の片側に電荷を蓄積させること（起電性機構）[3633-3637,3643] ができる。このようなポンプが，多数のイオンや，アミノ酸，糖，他の小型生体分子を輸送するために自然界に存在する [398]。分子ポンプを符号化する細菌の遺伝子の発現によって，活性薬剤の流出システム [400] と多剤耐性 [399] が可能になっており，こうした分子ポンプは，数を増す新しい殺菌薬に対して新しい特異性を常に進化させている。

Na^+-K^+対向輸送体は，あらゆる哺乳類の細胞に存在する良く知られたイオンポンプであり，このポンプの活動を**図 3.6** に示す。1 サイクル 10ms で，3 つの Na^+ イオンと 2 つの K^+イオンが輸送され，このためには 1 つの ATP 分子が ADP に加水分解して立体配座の変化を推進する必要がある。（安静時の動物が消費する ATP の 1/3 以上は，この 2 つのイオンをポンプで輸送するために使用される。）ATP の加水分解は約 80zJ/mol の自由エネルギーを生み出し，このため，対向輸送体は 0.5kHz の振動数で 16zJ/イオンのコストで Na^+と K^+を輸送していることになる。神経 C 線維では，ポンプの部位密度は細胞膜 1μm^2 当たり約 1000 個である [800]。（ポンプ機構を傾きの急なイオン勾配に曝すことによって，Na^+-K^+ポンプを逆に動作させて ADP から ATP を合成することも可能である。）対照的に，人工ナノ機械の対向輸送体デバイスと共輸送体デバイスは MHz の振動数で動作することになるであろう [1177]。これらのデバイスはさらに大型の分子を輸送できるはずであり，完全に可逆的でもあると考えられる。

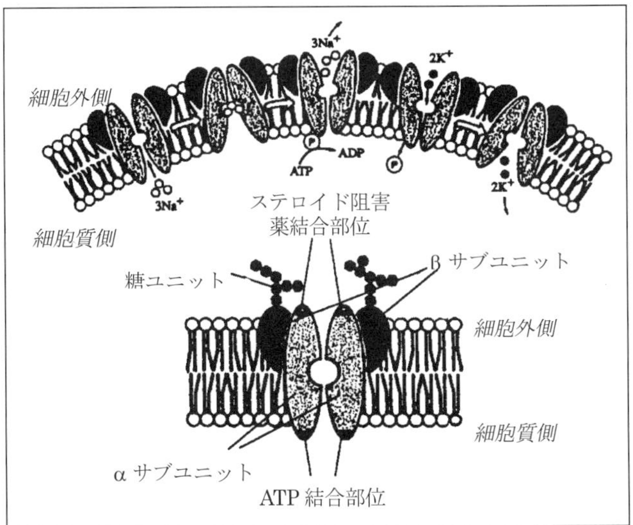

図 3.6.　ナトリウム－カリウム対向輸送体イオンポンプ動作の概略図

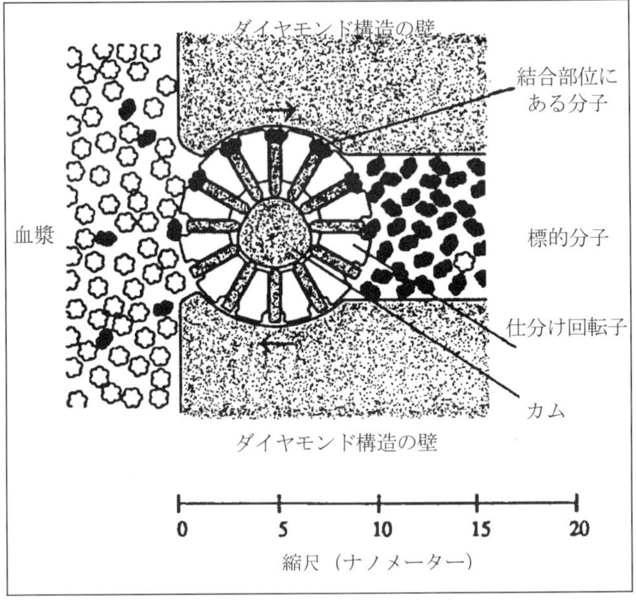

図 3.7.　分子仕分け回転子（Drexler[10] より引用，改変）

3.4.2　仕分け回転子

Drexler の分子仕分け回転子 [10] は，溶液中から分子を選択的に結合して，これらの結合分子を濃度勾配に逆らって輸送できるナノ機械デバイスであるといえる（**図 3.7**）。典型的な仕分け回転子は，12 本のリムが付いた円板で，各リムには結合部位「ポケット」がついており，このポケットが円板の軸回転により外部の溶液と内部チャンバーに交互に曝される。（ポケットがこれより多いものや少ないデザインも考えられる。）各ポケットは，溶液に曝されたときに特定の分子と選択的に結合する。結合部位（3.5 項）が回転して内部チャンバーに曝されると，結合していた分子は，カム表面の外側に向いて付いているロッドの推力で強制的に排出される（あるいは，帰りの輸送プロセスの間に受容体親和性を調節できるような他の手段を用いることも考えられる）。タンパク質分子の場合には，結合を離す構造を慎重にデザインして排出時の変性を避ける必要がある。さらに，**図 3.7** に示した回転子では，移入後も標的分子が液体または気体の状態のままであることを前提としている。M. Krummenacker は，血液に含まれる大半の分子種は，十分に溶媒和されている場合でなければ，固体として沈殿することを観察しており，

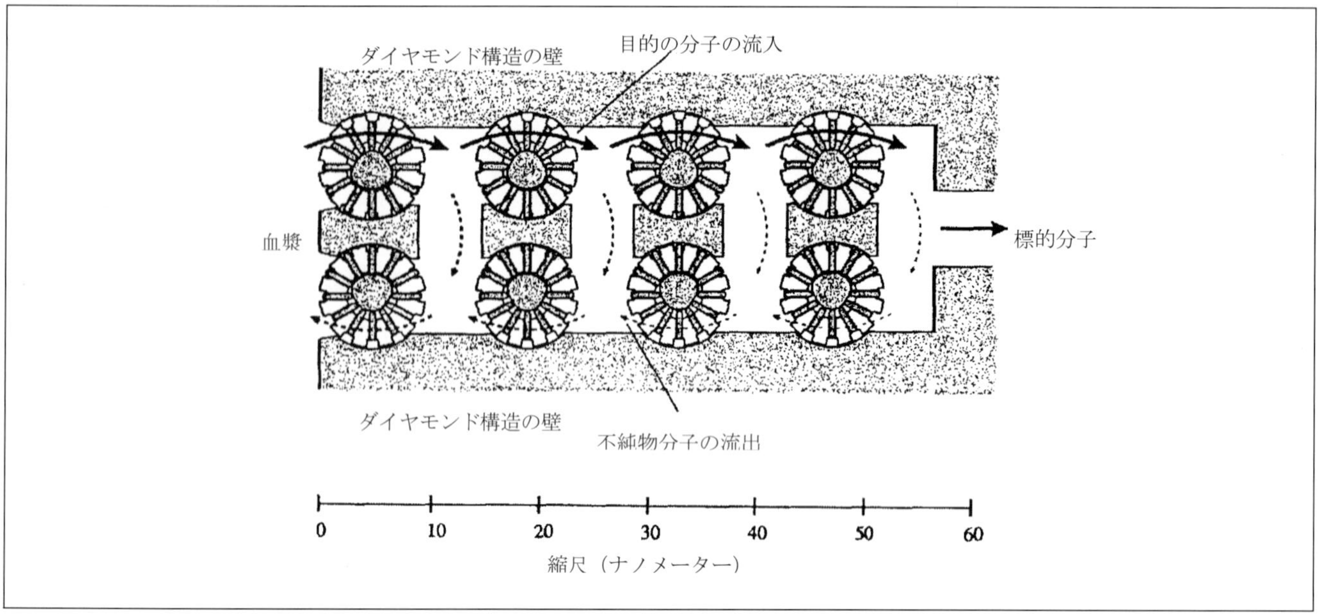

図 3.8.　仕分け回転子カスケード（Drexler[10] より引用，改変）

このため，ナノ機械仕分けシステムには内部溶媒が必要であると考えられ，あるいは，完全に eutactic とする必要がある場合もあると考えられる（3.4.3 項）。タンパク質の疎水性の空洞内に，位置的に無秩序になった水分子が発見されたことから [1047]，ロータのデザインには溶媒排出チャネルを含める必要があることも示唆される。

分子仕分け回転子は，約 10^5 個の原子から設計が可能で（デバイスシステムの枠と案分した共有部分を含めている），およその大きさは 7nm×14nm×14nm で質量は 2×10^{-21}kg になる。回転子が約 86,000 回転/s で回転すると，リムの速度は控えめに見積もって 2.7 mm/s であり，流体に対する抗力は約 10^{-16}W でほとんど無視できるものであり，層流を利用して 10^6 分子/s の速度で小型分子を仕分けできる。式 3.18 から，310K における小型分子仕分けのエネルギーコストは，低圧では約 10zJ/分子（$c_2/c_1=10$），頭部の最高圧力に対抗して送り込む場合は最大約 40zJ/分子であり（浸透圧 pπが約 3 気圧の生体血流中塩濃度では，$c_2/c_1=10^4$，約 30,000 気圧），連続動作でデバイス当たり 0.01～0.04pW を消費する。回転子は完全に可逆的であるため，回転子の回転方向によって標的分子を取り込むことも排出することもできる。円筒状の回転子に何列もの受容体を取り付ければ，エネルギー効率が幾分高まり，回転子の寿命は 10^6s を越えるはずである（第 13 章）。

ナノメディシンの対象となる標的分子は，典型的な血中濃度が約 10^{-11}～10^{-3} 分子/nm^3 の範囲であるため，分子と結合する結合部位の割合は確実にほぼ 99％になるはずである（3.5.2 項）。血清中のホルモンなどのように 10 億分の 1 レベルの低濃度の分子種を標的とする回転子は，1 回転/s 未満まで回転速度を落として，すべての受容体が分子と確実に結合するようにする必要があり，拡散限界を超えないようにする必要がある。

イオン電荷をもつ分子種の仕分けには，反対の電荷を示す結合部位を用いれば，電荷をもつ分子種に対して結合部位の親和性を効果的に高めることができる。水に溶解する多くのイオン性分子種は，その記号から示唆されるものよりも実際にはさらに複雑である。例えば，水中のむき出しのプロトン（H^+）は常に高度に水和しており，通常は $H_5O_2^+$か $H_7O_3^+$として存在し [996]，強酸性の溶液では $H_9O_4^+$で存在することさえある [2337]。Li^+から I^-までの小さいイオンが溶媒のかご型構造の中に見つかることもあり，このようなイオンが存在しない空白状態と比べて 330zj 以上のエネルギーで結合している [2338]。例えば，Li^+と I^-は 4～6 個の水分子と配位する [1149,3235]。したがって，このようなイオンに対する適切な結合部位や濾過プロセスのデザインは，さらに複雑になる可能性がある。特定のイオンに対して著明な選択性を示す生物学的チャネルの存在（K^+イオンをほとんど受け付けない Na^+チャネルやこの逆の場合など；3.4.1 項）は，こうした分子種を取り扱うデバイスの 1 つのデザイン方法を提供してくれるはずである。

Drexler[10] は，忠実度の高い精製で汚染物質が 10^{-15} 未

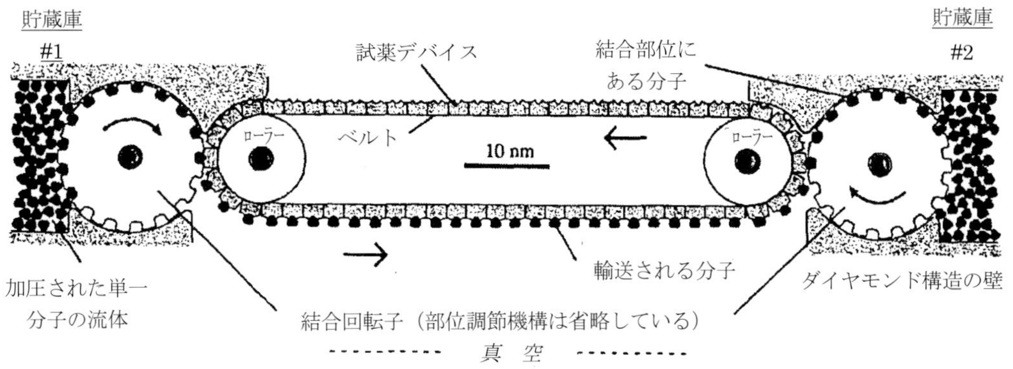

図 3.9.　内部輸送のための分子工場：2 つの貯蔵庫間の単純な輸送

満の分画を得るために，仕分け回転子（**図 3.8**）を縦に並べたカスケードも提案している。しかし，1μm^{3}の容積（ナノ機械デバイスでは典型的）に保存できる小型分子はわずか約 10^{10} 個であることから，汚染物質が 10^{-10} 未満のフラクションが得られればプロセス純度は 100%となり，これは，標的分子をわずか 10 億分の 1 だけ含む薄い入力基質から開始して，約 10^4 の濃縮係数を提供する段階を多くても 5 段階用いたマイクロメートルスケールのナノシステムで確保できる。血液中や細胞質中によくみられる分子を抽出する場合には，通常は 3 段階か 4 段階のカスケードで十分統計的に純粋であるといえる。最適な受容体構造は，カスケードの各段階で異なるものになる可能性があることと[10]，外側へ向かう回転子の 12 本の腕に 12 種類の不純物分子が結合する結合部位を設けることもできることに注意していただきたい。第 1 段階の受容体は，様々な汚染物質の分子種を比較的少数だけ通過させることになるため，システム全体では，外側へ向かう回転子の数は，内側に向かう回転子の数よりもかなり減らすことができると考えられる。

3.4.3　内部輸送ストリーム

上に述べたポンプ機構によって，外部で遭遇した標的分子を確実に仕分けして分子種別に貯蔵庫に入れた後，医療ナノデバイスは，これらの分子をさらに処理するために特定の内部位置まで輸送する必要が生じると考えられる。一部の目的に対しては，流体の総体流による輸送やナノパイプを通る流動化（溶媒和または浮遊させた）輸送で十分であると考えられる（9.2.5 項）。しかし，多くの場合，試薬分子を他のサブシステムに提示する必要があると考えられ，特に機械化学的操作のためには，正確に位置決定された分子の機能基（moieties）を秩序だった流れとして真空で輸送する必要がある（第 19 章）。

この目的のために Drexler[10] は，分子工場を提案している。つまり，ローラーで動き，表面に試薬結合デバイスが取り付けられているナノスケールのベルトからなる eutactic システムである（**図 3.9**）。この種類のデバイスは，条件付のスイッチや軸交差ベルト，輸送速度/振動数倍率器[10]を用いた複雑な分子輸送網の中に組み込むことができ，機械合成化学反応を推進するために利用されることも考えられる。直径 10nm のローラーを用い，大きさ 4nm×4nm×2nm つまり 32nm^3 の試薬デバイスをすき間なく詰めて運ぶ機構を基準として考えることができる。20 個のローラーを使った 1μm の長さの工場機構は，約 2μm の長さのベルトと 500 個の試薬デバイスをもち，ベルト速度 4mm/s で 1 秒間に 10^6 個の分子を送達する。動力の総損失量は約 1.4×10^{-18}W，送達する分子の機能基 1 つ当たり（つまり試薬デバイス 1 つ当たり）約 0.001zJ，あるいは試薬デバイス 1 つ当たりの移動距離 1nm につき約 10^{-6}zJ になる。工場機構の総質量は約 6×10^{-20}kg である。

ローラー/ベルト工場機構に代わるものとして，連結していないパレットの流れが考えられ，パレットは真空中で軌道に沿って押されて流れる。このような軌道には，合流接合部，分布接合部，多面交差および切替ステーションのほか，直線区画と曲線区画が含まれる。各パレットが 32nm^3 の試薬デバイスであり，カム従動節に似た溝のピンで軌道に保持されていると仮定すると，フォノンの散乱[10]によるエネルギー損失量はおよそ次式で表される。

$$P_{drag} = \frac{4}{3} \frac{\varepsilon_p \, \omega_{therm} \, v^2}{v_{sound}}$$ ［式 3.19］

ここでε_p=2×10^8J/m^3（フォノンのエネルギー密度），中程度に堅い媒体において約 30N/m の堅さのスライディング接触とした場合の質量 m=10^{-22}kg の試薬デバイスに対してσ_{therm}（熱的に加重した散乱断面）が約 $10^{-20}$$m^2$，スライディング速度 v=4mm/s，$v_{sound}$=$10^4$m/s（ダイヤモンド構造におけるおよその音速）とすると，P_{drag}は試薬デバイス 1 個当たり約 4×10^{-21}W，あるいは P_{drag}/v は試薬デバイス（パレット）1 個の移動距離 1nm 当たり約 10^{-6}zJ である。パレットで輸送する際にコンテナ詰めする分子の体積は，スケールが小さいと効率が悪い。これは，スケールが小さいと封入する分子の単位体積当たりの表面積が大きくなり，エネルギー使用量は担体の表面積に比例するためである。大型のパレットを用いた輸送には，n>>1 の分子をコンテナ詰め（9.2.7.7 項）すれば，効率が高まる。

エネルギー効率は悪いが，はるかに用途が広い内部分子輸送デバイスは，9.3.1.4 項に記載する 100nm の伸縮型マニピュレーターアームである [10]。この曲げやすい約 10^{-19}kg のデバイスは，小型分子も大型分子も同じようにつまんで一定の場所に置くことができる結合先端部をもち，約 1cm/s で分子を移動させて 0.04nm の正確さで繰り返し同じ場所に置くことができる。デバイスを複数使用すれば，内部繊毛輸送システム（9.3.4 項）を確立できる。コンテナ詰めする分子の体積を標準化すれば，迅速な型どおりの手渡し運動が可能になり，効率の良い小包輸送が可能になる。100nm の円弧を通って輸送するには 10^{-5}s かかり，アームが動いている間に 0.1pW を消費する。つまり，輸送する試薬分子 1 つまたはコンテナ 1 つ当たりの移動距離 1nm につき約 10zJ を消費する（これに対して，典型的な共有結合 1 つ当たりは約 1000zJ）。

分子細胞生物学では，小胞と細胞小器官は，細胞質ゾルを縦横に走る微小管のケーブルに乗って細胞内部を通って輸送される（8.5.3.11 項）。例えば，神経細胞の小胞は最大 2～4μm/s の輸送速度を示す [938]。

3.5 分子受容体工学

分子を認識するには，標的分子とその受容体との間で細部に及ぶ表面相補性が必要である。リガンドと受容体との間の様々な分子間力の相互作用により，これらは互いに選択的に結合し，典型的には約 10^{-6}s で結合が起こる。まず，作用する主な物理的力について簡単に復習し，これらを数値で表してみることは有用であると考える。

3.5.1 分子の認識における物理的力

原子が電子を共有するときに起こる共有結合は，最も強い結合である。金属や塩のほかに，大半の物質は共有結合によって互いに結合している原子からできている。タンパク質や核酸，脂質などの生体分子を構成する原子は，大半が，1 つ，2 つまたは 3 つの共有結合によって互いにつなぎ合わされており，受容体とナノ機械のダイヤモンド構造についても同じことがいえる。原子間結合の強さは，O-F の 181zJ/結合から C-O の 1785zJ/結合まで多岐にわたる [763]。共有結合の長さは，CHON の原子からなる分子の範囲内では 0.10～0.16nm であり，典型的な共有結合の解離力は約 10nN/結合である。

しかし，Jean-Marie Lehn[765] は，「分子を超えた化学が存在する」ことを指摘し，これはすなわち非共有結合の超分子化学である（2.3.2 項）。分子の認識に利用される結合は弱い非共有結合である。非共有結合は主に，巨大分子の二次構造と高次構造の結合を担っている。1 つの結合当たりでみると，非共有結合は共有結合の強度の 10～1000 分の 1 である。しかし，限られた領域内で，相補的要素をもつ多数の非共有結合が起こる可能性があれば，共有結合と同じ強度の親和性をもつ大型の特異的なつながりを形成できる [401]。多数の相補的要素によって組合せの多様性がもたらされ，これによって直交する無数の特異的なつながりが可能になり，多数の構成要素の自己集合が可能になっている。これに対して，共有結合による反応性は多様性に乏しい。さらに非共有結合は，その形成が高エネルギーの障壁によって妨害されないという利点もある。非共有結合は，少なくとも次の 5 つのタイプに区別されると考えられる。静電結合，水素結合，ファンデルワールス力による相互作用，芳香族 π 結合，および疎水結合の 5 つである。

1. *静電結合*－電荷を帯びた 2 つの粒子間で起こる静電結合（例えば，タンパク質の「塩橋」）は，双極子相互作用であり，そのエネルギーE_eはクーロンの法則から次式によって表される。

$$E_e = \left(\frac{e^2}{4\pi\,\varepsilon_0}\right)\left(\frac{Z_1 Z_2}{\kappa_e r}\right)\exp(-K_{dh} r)$$ （ジュール） ［式 3.20］

ここで $e=1.60\times10^{-19}$ クーロン（電気素量），$\varepsilon_0=8.85\times10^{-12}$F/m（誘電率），$Z_1$ と Z_2 は引き付け合う電荷の数，r は電荷間の距離，κ_e は比誘電率（310K の純水では 74.3，疎水性環境では通常，約 40 に低下する）である。電荷が疎水性の環境にあると結合が強化される。逆に，電解質が存在すると遮蔽効果によって結合エネルギーは弱まる。遮蔽効果は Debye-Huckel の長さの逆数のパラメータである K_{dh} で表され，0.15M NaCl（約 1%溶液，ほぼヒト血液の濃度）では $1.25nm^{-1}$ となる。したがって，0.3nm 離れた 2 つのユニットの電荷は，疎水性環境下では E_e=19zJ の相互作用エネルギーを生み出し，純水中では 10zJ，1%の塩水では 6.3zJ となる。液体と固体の境界面では，単一のタンパク質分子が長期にわたって静電結合により捕獲されていることが観察されており，このため，タンパク質分子と生物の細胞表面との相互作用は，ランダムな拡散から予測されるものよりもはるかに効率が高い可能性が示唆されている [2144]。

中性の溶液から検出される大半のアミノ酸は両性である。両性の分子は全体では電荷をもたないが，負の電荷を帯びた原子団（カルボニル基，CO_2^-）と正の電荷を帯びた原子団（アミノ基，NH_3^+）の両方をもっている。タンパク質では，1 つ 1 つのアミノ酸が重合してペプチド鎖を作り，ペプチド鎖は両端を除けば電気的に中性である。タンパク質にみられる標準的なアミノ酸の大半は側鎖が荷電していないが，ヒスチジン，リジンおよびアルギニンは中性の pH で正の電荷をもち，グルタミン酸とアスパラギン酸は通常は負の電荷を帯びている。

2.　*水素結合*－二番目に重要な非共有結合は水素結合である。水素結合は，電気的に陰性の原子と共有結合した 1 個の水素原子が，電気的に陰性の第 2 の原子（典型的には酸素原子，窒素原子またはフッ素原子）と共有する場合に形成される双極子であり，第 2 の原子の孤立した電子対によって陽子が非常に近くに引き寄せられて形成されると考えられる。水素結合は，水と氷にみられるまれな熱力学的特性に大きく関与しており，DNA の二重らせん構造とタンパク質の α-および β-らせん構造の立体配座は，広く水素結合によって形成されている。陽子を供与する原子と陽子を受容する原子が 0.26～0.31nm 離れている場合に結合エネルギーが最も高い。タンパク質における典型的な水素結合の強度は 7～50zJ である。

3.　*ファンデルワールス力による相互作用*－三番目に重要な非共有結合はファンデルワールス力による相互作用（ロンドン分散力）である [1149]。隣接した原子の電子密度には，2 つの原子の電子軌道が接近するとき，相補的な部分的電荷か双極子の誘起により，引き付け合う力が存在する。これより近い距離に接近して電子軌道が重なり始めると，強く反発しあう力も存在し，この状態は一般に立体障害と呼ばれる。z_{sep} だけ離れている面積 A の平行な 2 つの平面の間に存在するファンデルワールス力による結合エネルギーは，近似的に次式で表される。

$$E_{vdW} = \frac{HA}{12\pi z_{sep}^2} \qquad \text{［式 3.21］}$$

ここで H は Hamaker 定数を表し，水では 37zJ，グリセロールでは 66zJ，ダイヤモンドでは 340zJ である（**表 9.1**）。$A=0.4nm^2$（小型分子），z_{sep}=0.3nm とすると，E_{vdW}=4zJ（水）～8zJ（小型有機分子）となり，熱によって励起された 310K における調和振動子の平均エネルギーである kT 約 4.3zJ に近い値である。ファンデルワールス力による結合は個別にみれば非常に弱いが，隣接するすべての原子対に関与するため，この結合も数の点では非常に多いものである。例えば，抗-ニワトリ卵白リゾチームモノクローナル抗体 Fv 活性結合部位の中に捕獲された抗原分子を分析した実験から，86 箇所の原子間接触ポイントが見つかり，このポイントにおける抗原と抗体の距離は 0.25～0.46nm 離れており，平均で 0.36nm であった [416]。すべての分子に分子間分散力が作用しているため，MW が 400 ダルトンを超えるリガンドの中で受容体と結合できないリガンドはおそらく存在しない（3.5.5 項）。つまり，ファンデルワールス力による相互作用は，ナノメディシンの対象となるほぼすべての分子が理論的には非共有結合で結合できることを保証している。

4.　*芳香族 π 結合*－4 番目のタイプの相互作用（π 電子とπ 電子の相互作用）は，「芳香族」または「π」結合と呼ばれるもので，2 つの芳香環（共役 π 系）が互いに近づき，各芳香環の平面が重なり合うときに起こり，ケーキの層のように π 結合が連続的に積み重なった結合系を形成する。これは非共有結合の吸引力によるものであり，結合の強さは約 40～50zJ である。（つまり，共役 π 系の平面は重なり合うときに互いに引き付け合う。）π 結合が積み重なる力は，少なくとも塩基と塩基との水素結合と同じ程度に核酸の安定性に寄与している[401]。

5. *疎水力*－最後は，強力な疎水力であり，これはもっぱら溶媒のエントロピーの変化によるものである。2つの非極性残基が互いに近づくと，溶媒に曝されている表面積が減少し，存在するすべての水分子のエントロピーが増大し，残基のエントロピーが減少する。元々水に曝されていた接触表面積には，約 17zJ/nm^2 の疎水性自由エネルギーが結合エネルギーとして付加される[413]。

人工の結合部位をデザインするには，上に説明した力を組み合わせれば，特定のリガンドに対して望むレベルの親和性と特異性を作り出すことができると考えられる。しかし，この点に関して，これらの力の有用性はそれぞれ異なっている。例えば，タンパク質とタンパク質のつながりを安定化させる場合には疎水力が重要な因子になる[402]。しかし，疎水力はほぼ完全に非特異的であるため，リガンドの認識にはほとんど貢献しない。対照的に，水素結合とファンデルワールス接触を適切に形成するには，関与する表面の相補性が必要になる。このような表面は，互いにすき間なく近づくことが可能でなければならず，多数の接触ポイントを作る必要があり，電荷を帯びた原子は静電結合を作るように適切な位置に配置されていなければならない。したがって，ファンデルワールス力と極性相互作用はリガンド-受容体複合体の動的安定性にはほとんど寄与しないが，互いに認識し合う分子構造はこれらの力によって決定されるといえる[402]。この他に，例えば基質と受容体とを連結するチャネルを用いたデザイン[2017]も有用であると思われる。

分子間力を分析する際には，ナノスケールのレベルでの表面と表面，分子と表面，分子と分子の相互作用によって，非常に複雑な行動パターンの特徴が決まってくることに注意すべきである。ナノデバイスが作業を行えば，熱力学的にも機械的にも非平衡な状態が局所的に作り出されると考えられるため，平衡状態で確認される相互作用の一般的な形態とその巨視的な表れ方に基づいた算出値は，基準値の推定値として考慮するにとどめるべきである。

3.5.2 リガンド－受容体親和性

溶媒中で受容体と結合するリガンドでは，既存のリガンド-受容体複合体が熱励起の結果として解離する固有の頻度と，空の受容体がブラウン運動による遭遇の結果として，溶液中のリガンド濃度 c_{ligand}（分子数/nm^3）に比例する結合頻度でリガンドと結合し，新しい複合体を形成する固有の頻度が存在することになる[10]。プロセスが単純な場合は，解離方向に向いた平衡定数 Kd は次式で表される。

$$K_d = k_d / k_a \ \text{(molecules/nm}^3\text{)} \qquad \text{［式 3.22］}$$

ここで k_d は解離速度定数（s^{-1}），k_a は結合速度定数（nm^3/分子数-s）である。k_a 速度定数は，主にリガンドの分子量を反映するため，抗体，酵素または他の受容体系の間ではほとんど差がない。例えば Delaage[401] は，成長ホルモンの溶液の pH を 7.5 から 4.0 に変化させると K_d は 3000 倍に増大するが，これは k_d が 1600 倍に増大し，一方で k_a は 1.7 分の 1 だけ減少するためである。したがって，受容体系の親和性に大きく関与しているのは解離速度定数 k_d である。

以上のことから，受容体の親和性は通常，解離定数の逆数で表され，リガンド-受容体複合体の半減期の近似値を求める次式の中でも用いられている[401]。

$$t_{1/2} \sim \ln(2) / k_d \ \text{(sec)} \qquad \text{［式 3.23］}$$

観察されている半減期は，酵素カタラーゼの 0.1 マイクロ s 未満（k_d 約 $10^7 s^{-1}$）から，トリプシンのクニッツ阻害薬などの酵素阻害薬[406]やアビチン-ビオチン結合[407]では 2〜3 ヶ月（k_d 約 $10^{-7} s^{-1}$）に及ぶなど，多岐にわたる。k_d（または K_d）が小さくなるにつれ，親和性は高くなり，受容体はリガンドをよりしっかりと掴むようになる。

受容体がリガンドによって占拠される確率 $P_{occupied}$[10] は次式で表される。

$$P_{occupied} = \left(\frac{c_{ligand}}{K_d}\right) P_{unoccupied} \qquad \text{［式 3.24］}$$

ここで $P_{unoccupied} = 1 - P_{occupied}$ である。$P_{occupied} = 99\%$ で受容体が占拠されるためには，K_d は約 $c_{ligand}/100$ でなければならない。ヒト血液中に典型的にみられる濃度（別表 B）。$10^{-3} \sim 10^{-11}$ gm/cm^3 の濃度に標的分子が存在するとすれば，つまり，グルコースの $c_{ligand} = 3 \times 10^{-3}$ 分子/nm^3 から，女性の血清テストステロンの c_{ligand} 約 10^{-11} 分子/nm^3 を考えれば，99％の占拠率に達するには K_d は約

10^{-4}～10^{-13} 分子/nm^3 の範囲となる。

このために必要な受容体 1 個当たりの結合エネルギーはどれくらいであろうか。リガンド-受容体複合体の解離自由エネルギー ΔG_d は，その平衡解離定数 K_d に関係しており，次式で表される。

$$\Delta G_d = -kT \ln(K_d / K_0) \qquad [式 3.25]$$

この式は，あらゆる分子種が 1M である場合の基準状態を参考にしており（つまり，K_0 は約 0.6 分子/nm^3），1M の解離定数をもつ複合体の自由エネルギーをゼロとしている [402]。

T=310K では，必要な K_d の範囲から ΔG_d の範囲が求められ，（典型的な血清中濃度での）グルコースの 39.4zJ から女性血清中テストステロンの 128zJ までとなる。

しかし，リガンドと受容体が結合するときには，運動エントロピーと回転エントロピーのそれぞれにおいて自由度が 3 度減少する。この減少は，古典的な Sackur-Tetrode 式を用いて推定することができ，エントロピーの自由エネルギー（運動と回転を併せたもの）ΔG_s は非常に小型の分子（MW 約 10 ダルトン）では 80zJ，MW 約 10^2 ダルトンでは 120zJ，MW 約 10^4 ダルトンでは 200zJ，大型分子（MW 約 10^6 ダルトン）では 280zJ となる [427]。

したがって，解離定数 K_d であるリガンド-受容体複合体を形成するためには，受容体デザインは少なくとも次式に示す結合自由エネルギーを提供するものでなければならない。

$$\Delta G_{total} = \Delta G_d + \Delta G_s \qquad [式 3.26]$$

つまり，生理学的濃度と温度の範囲で動作し，99% の占拠率に達するようにデザインされた受容体は，120～410zJ/分子の自由エネルギーを提供する必要があることになる。これは Drexler の推定値と一致しており，Drexler は多数の小型分子と確実に結合する信頼性のある受容体に必要な結合エネルギーは 161zJ であると推定している [10]。

3.5.3　リガンド－受容体特異性

親和性はリガンドと受容体との結合の強さを表すが，特異性は，受容体が類似したリガンドをどの程度識別できるかを表す。つまり，他のリガンドが同一の受容体と結合しようとする環境下にあるとき，受容体に対する標的分子の親和性が他のどのリガンドの親和性よりも大きくなければならず，何倍もの閾値を示す必要があることを意味する。

どれくらい大きければ十分なのだろうか。自然の動的な細胞系では，約 10^2～10^3 倍の閾値を示しているようである。例えば，赤血球から Ca^{++} を追い出す担体は，細胞の内部から外部へ移動する間に K_d が 10^{-6}～10^{-3} の変動を示す [404]。肝細胞によるアミノ酸の能動輸送には通常，約 10^{-1} の K_d が必要であるが，アミノ酸を奪取しなければならない状況下では，K_d 約 10^{-3} の高親和性の担体が活動し始める [405]。

しかし，ナノメディシンの状況で特異性を評価する場合に重要なのは，生体内の環境で競合することになる分子をすべて数え上げ，最も近い競争相手を判断し，この判断に基づいて適切なエネルギー障壁で競争相手を近づけないデザインを考案することであると考えられる。1998 年までに，競合的リガンド-受容体結合に関する分析はほんのわずかしか行われてこなかった [1078]。人体の完全な分子リストが利用できるようになるまでは，次に示すような最も近いリガンドとの差のおおまかな推定値で満足しなければならない。

人体には，最低で N_{prot} 約 10^5 の区別可能なタンパク質が含まれている（3.1 項）。生物圏における区別可能なタンパク質の最大数は，Kauffman[766] によって示されており，彼は，N_{prot} 約 10^8 種類の区別可能なタンパク質の有用な生物学的触媒作業空間を推定しており，500 残基からなるタンパク質の配列は約 20^{500} 種類が可能であることから，10^8 はこのほんの一部に過ぎない。平均的なタンパク質が $N_{residue}$ 約 500 のアミノ酸からできているとすれば（MW 約 50,000 ダルトン），平均的なタンパク質は，これと最もよく似たタンパク質と n_{var} が約 $\log(N_{prot})/\log(N_{residue})=1.9$～$3.0$ 残基だけ異なっていると考えられる。（N_{prot} と $N_{residue}$ の正確な大きさは本書の結論には重要ではない。）大半のタンパク質は細胞の中に閉じ込められており，各細胞には N_{prot} 約 5000 種類のタンパク質が含まれている（**表 3.2**）。進化によって，おそらく局所的特異性が最適化されて，接近して競合する重大なリガンドが同じ細胞にほとんど現れないことが確実になってきたことを考えれば，最も近い平均的な隣接リガンドは平均的な標的リガンドと少なくとも約 1 個の残基が異なっていると仮定することは妥当であると思われる。

受容体に接近できる表面上で，標的リガンドと n_{var} が約 1 残基異なっている分子が結合すると，受容体の親和性はどの程度低下するのだろうか。つまり，細胞

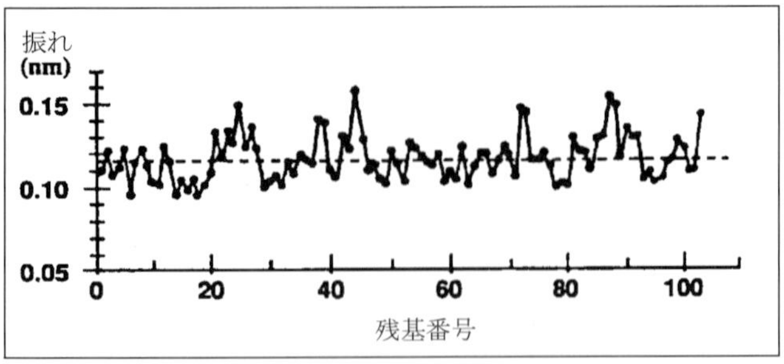

図 3.10. 実験によるフェロチトクロム C の振れの RMS（各残基の平均値は残基番号の関数で示される；Karplus と McCammon[409] から引用，改変）

内で特異性を確保するために必要な最小域値はどれくらいなのだろうか。ある実験によれば，サクシニルグリシンアミドを連結したヒスタミン（ヒスタミン-SGA）を標的分子として作った抗体では，同じ分子のメチル基 1 つまたはカルボキシル基 1 つを取り除いて水素で置換した分子に対する相対的親和性は，それぞれ 1.45×10^4 または 2.5×10^5 であり，これは立体障害に起因するものであった[401]。SGA を連結したセロトニンに対する抗体を用いた類似の実験では，500～1000 の相対的親和性が観察され[408]，ヒト成長ホルモン（HGH）のアラニン 1 個を置換した分子に対する抗体を用いた実験では約 1000 であった[418]。テオフィリンとカフェインは，メチル基 1 つだけが異なるリガンドであるが，この両リガンドに対する特定の RNA オリゴマーの相対的親和性を実験的に測定したところ，10,900 であった[1078]。コンピュータを利用した受容体実験から，N を CH に替えると相対的親和性が約 5×10^4 低下することが示唆されている[10]。実際に，通常の場合，リガンドの水素原子 1 個を変化させるだけで，特定の酵素に対する特異性や特定の酵素内での活動性を破壊するのに十分である。単一の残基の変化による受容体接近表面における親和性の低下は，約 10^3～10^5 の大きさであるようである。

結合エネルギーが約 10zJ 増加すると，反応の平衡定数は約 10 分の 1 に減少する（このため受容体の親和性は上昇する）（式 3.25）。標的分子と，環境に存在する可能性のある最も近い競争者との親和性の差が約 10^3～10^5 であり，ナノメディシンの目的に対して十分な受容体特異性を提供するとすれば，この要件は，標的リガンドと最も近い隣接リガンドとの間の結合エネルギーの差が，310K で約 30～50zJ であることに対応する。

3.5.4 リガンド－受容体の力学

ダイヤモンド構造は，タンパク質構造に利用できる剛性よりも 1 桁または 2 桁大きい剛性を示す。一般に，より堅い構造はより高い特異性を示しうる。これは，より堅い構造は，重なり合ったファンデルワールス力（立体障害と呼ばれる）によって標的以外のリガンドを排除する力が大きく，受け入れられるリガンドを区別する際の許容範囲が狭くなるためである。

堅さが劣るタンパク質をベースにした受容体では，各原子は，上下左右に比較的大きく急速に動いている。トリプシンは 58 個のアミノ酸と 454 個の重い（水素以外）原子からなる膵臓の酵素であるが，この基本的な小型の酵素の分子内で起こる原子の振れに関して実験的研究と理論的研究が行われている。こうした研究から，原子の振れは分子の中心からの距離が増すにつれて増大することが立証されており，中心にある原子では振れの RMS が約 0.04nm，長い側鎖の末端にある原子では約 0.15nm（およそ 1 個の原子の直径）であり，分子全体では原子 1 個当たり平均 0.069～0.076nm である[409]。代表的な代謝酵素である還元型チトクロム c での類似した実験から，この分子の 103 個のアミノ酸残基は格子欠陥（約 0.05nm）を含み振れの RMS が平均で約 0.11nm であり，振れの範囲は 0.09～0.16nm であることが示されている（**図 3.10**）。また，抗体の中心領域の動きは，振れの RMS が 0.04～0.19nm を示している[412]。これらのことから，典型的なタンパク質受容体内の平均的な原子は，約 10^{-12}s ごとに約 0.1nm の振幅で振動するといえるが，長い側鎖をもつ残基（アルギニン，リジンなど）は平均からの偏差の RMS がかなり大きい場合が多い。

対照的に，堅いダイヤモンド構造をベースにした受容体では，各原子が堅い結晶構造の中に閉じ込められており，このため，熱による変位の起きやすさはほぼ 10 分の 1 に減少する。量子機械的調和振動子[10]の変位の RMS は次式で表される。

$$\Delta X = \left[\left(\frac{\hbar\omega}{k_s}\right)\left(\frac{1}{2} + \frac{1}{e^{\hbar\omega/kT} - 1}\right)\right]^{1/2} \qquad \text{［式 3.27］}$$

ここで $\hbar = 1.055 \sim 10^{-34}$ J-s，kT は T=310K において 4.28zJ，角振動数 $\omega = (k_s/\mu_{red})^{1/2}$ rad/s，k_s は機械的剛性，μ_{red} は減少した質量 $= m_1 m_2/(m_1 + m_2)$ である。C-C 原子では（受容体の体部などにおいて），k_s=440N/m，$m_1 = m_2 = 2 \times 10^{-26}$kg であるため $\omega = 2.1 \times 10^{14}$ rad/s となり，各原子の変位の RMS は約 10^{-14}s ごとにわずか約 0.005nm であ

る。C-H 原子では（水素で不動態化した受容体表面などにおいて），k_s=460N/m，m_1=2×10^{-26}kg（C），m_2=1.673×10^{-27}kg（H）であるため，ω=5.5×10^{14}rad/s となり，各原子の変位の RMS は約 1×10^{-14}s ごとに約 0.008nm である。同じように，幅 1nm，長さ 10nm のダイヤモンド構造のロッドでは，310K における熱変位の RMS が約 0.01nm となり，これには弾性とエントロピーの影響が関与している [10]。

タンパク質受容体とダイヤモンド構造受容体の変位 RMS の比は約 10：1 であるため，ダイヤモンド構造受容体の指定可能な最小体積（つまり逆最大特異性）は，タンパク質受容体よりも約 10^3 小さいはずであり，ダイヤモンド構造は結合エネルギーの点で約 30zJ 有利である。

3.5.5　ダイヤモンド構造受容体のデザイン

自然の酵素と抗体は，高度に組織化された形にあらかじめ折りたたまれたタンパク質であり，標的リガンドがうまくはまる既製の「鍵穴」をもっている。酵素は，特定の標的分子と結合するために，正確な分子寸法と，適切な位相，対イオン群と疎水性領域の最適な配置をもつ領域を作るような方法で折りたたまれている。活性部位の許容範囲は，ジアステレオ異性体対のうちの 1 つを排除できるほど狭い。例えば，D-アミノ酸オキシダーゼは D-アミノ酸のみと結合し，L-アミノ酸とは結合しないはずである。

この「鍵穴」は非常に柔らかいにも関わらず，適切な特異性を示す。これは，タンパク質結合部位に「誘導適合」が起こるためである。つまり，標的分子と酵素との相互作用によって酵素の立体配座に変化が起こり，その結果，強力な結合部位が形成され，適切なアミノ酸の位置が変わって活性部位が形成される。選択したリガンドがこの部位に進入するにつれて，受容体は，特異性を最大にするために，正しい位置で 0.05〜1.0nm だけ曲がったり，膨らんだり，ちょうつがいのように動いたり，あるいは収縮する。ミオグロビンと結合する O_2 や CO などの場合には，リガンドは，動的構造変位が起こる約 10ps の間に受容体に出現して消失する一時的な空洞を通って受容体に進入する [409]。誘導適合は，相対的位置関係を活用して本来のタンパク質が結合する部位と同じ受容体部位にその表面の一部を配置できるような望まれていないタンパク質に対する受容性を減少させることが可能であり，排除することができる。転移箇所を折りたたむことによって順応性または誘導適合が起こっているようであり，この方法が順応性または誘導適合に対して最も高い可能性をもつものであると思われる [1068]。

認識プロセスが受容体の形を相当に再配列しなければならないものであるとすれば，小型分子に対する認識プロセスは比較的効率が悪く，時間がかかり，エンジニアにとってより難しいものとなる可能性が高い [382]。したがって，化学者の間では，目的の基質に対してすでに適切な形に形成された空洞をもつ人工の受容体をデザインすることに，かなりの関心が集まっている [1057]。例えば，金属イオンを結合させる場合には，堅い空洞の“spherand”受容体が群を抜いて効率が高い [410]。cryptaspherands，calixarenes および carcerands などの半球形の分子は，結合特異性を高めるために，その壁に沿って化学基で裏打ちし，その縁に沿って荷電基で裏打ちすることが可能である [410,411,1262]。特定の分子の認識が可能で水素結合したサブユニットでできた自己集合するカプセルや「容器分子」が合成されている [2143,2336]。1995 年には，クレアチニンに対してデザインされた受容体が明らかにされ [222]，1998 年には K. Suslick ら [2714] が，まっすぐで薄い分子とは結合できるが，曲がっていたり，かさばった分子を受け付けない金属ポルフィリンの樹枝状人工受容体をデザインした。0.2〜0.4nm の入り口がついた容器分子は，「フレンチドア」と「引き戸」のゲート [417] とちょうつがい [2548] を用いて容器内部への進入を制御する。NO[2912,2913] や，CO[3228]，C_2H_4[2914] などの小型で単純な分子に対する活性結合部位は良く知られている。

最終的には，ナノスケールの精密さで受容体がデザインされるようになるはずであり，ダイヤモンド構造の物質を用いて構築されると考えられる [1199]。静電結合，疎水結合および水素結合の力が加えられて人工受容体の特異性を高めることになるはずであり，これらの力は小型分子との結合に不可欠なものである。例えば，生理食塩水中で 0.2nm の範囲を用いて，静電力のみで種々の大きさと濃度の分子と結合するには 10〜40 の電荷と接触する必要があると考えられ，これは，60,000 ダルトンの球形タンパク質では表面積全体が $1nm^2$ 当たり約 0.5 の電荷をもつことに相当する（これに対して，孤立した両性アミノ酸の表面積では約 1 電荷/nm^2）。あるいは，$7nm^2$ の疎水性空洞をもち正しく折りたたまれた形の標的リガンドは，その表面を溶媒である水から遠ざけるために自らの空洞にもぐり込むが，このときの結合エネルギーは約 120zJ である。

表 3.6.　種々の大きさのCHON標的分子に対する接触境界0.3nmの分散力受容体において利用可能な最大結合エネルギー

標的分子の平均原子数	およその分子量（ダルトン）	球形標的分子の表面積	球形受容体の表面積	球形受容体の空洞体積	理論的に利用可能な最大vdW結合エネルギー
10	60	0.80 nm^2	2.6 nm^2	0.39 nm^3	16 zJ
10^2	600	3.7 nm^2	6.9 nm^2	1.7 nm^3	72 zJ
10^3	6,000	17 nm^2	24 nm^2	11 nm^3	330 zJ
10^4	60,000	80 nm^2	93 nm^2	84 nm^3	1600 zJ
10^5	600,000	370 nm^2	400 nm^2	740 nm^3	7200 zJ

しかしここで，ファンデルワールスの分散力のみを利用する理論的な受容体を考えてみよう。人体における典型的なタンパク質やCHONを構成する原子は，平均質量が約6amu/原子であり，平均密度が1500kg/m^3であることから，こうした標的分子では原子1個当たり約$6.7 \times 10^{-30} m^3$の平均分子体積となる。簡単にするために，球形の受容体の表面が標的分子表面のネガの形をしていると仮定しよう。受容体表面は約1.5×（ファンデルワールス最小接触距離）に位置し，標的分子の周辺原子から約0.3nm離れており，標的分子を完全に閉じ込めている（このため少なくとも1箇所が可動部である必要がある）。**表 3.6** には，分散力のみを用いた理論的に利用可能な最大結合エネルギーE_{vdW}を示しており（式3.21より），3.5.2項に述べた基準に従えば，このエネルギーは，小型標的分子以外のすべての標的分子と適切に結合するために十分な量であるといえる。（タンパク質は実際には楕円形であり表面積A_pは$0.111 MW^{2/3} nm^2$ [413]で表され，球形の表面積よりもはるかに大きい*。このため**表 3.6** の数値は，タンパク質との結合については控えめな値になっている。タンパク質は通常，約60～85％の内部充填密度をもつ[3211]。）分散力単独は，平均範囲0.3nmにおいて接触表面積A_pが約6nm^2（MW>400ダルトン）である場合に必要な最小結合エネルギー約120zJを提供でき，分散力受容体は，1000個を超える原子からなる分子に対して群を抜いて高い親和性を提供できる。

特異性はどうであろうか。少なくとも局部的に0.01nm未満の許容範囲をもつダイヤモンド構造の結合部位をデザインできると仮定すると，キラリティーが簡単に検出され，（純粋にデザインの動作試験として）分子の大きさだけに基づいて2原子の窒素と酸素を識別することも可能であると考えられる。N_2とO_2の分子の長さ（主軸）はそれぞれ0.250nmと0.253nmであるが，分子の幅（短軸）は0.140nmと0.132nmである。（2原子分子は分子量が大きくなると長く狭くなる。）したがって，幅の差（約0.01nm）によってN_2とO_2を識別できる。N_2とO_2ではファンデルワールスエネルギーが1.1～1.4zJであると予測されることから，堅い受容体ではこれらの気体は3000～4000気圧の圧力に相当するエネルギー密度で結合する。

3.5.6　最小の形状と位置決め精度

ナノスケールデバイスでは，最大変位測定精度は約0*.01nmであり（4.3.1項），ダイヤモンド構造では熱変位のRMSは310Kにおいて約0.01nmである（3.5.4項）。10nm長さのダイヤモンド構造のロッドでは，ロッド幅1nmにおける熱変位は約0.01nmであり，0.5nm幅では約0.02nm，0.3nm幅では約0.10nmである[10]。しかし，さらに狭い誤差で構成部品を組み立てることは可能である。

例えば，ダイヤモンド構造のロッドの中の炭素鎖の同一線上に単一のC-O結合を挿入すると，ロッドはC-O結合の長さ分の0.1402nmだけ長くなる。隣接するロッドにN-N結合を同じように挿入すると，ロッドはN-N結合の長さ分の0.1381nmだけ長くなる。これらのロッドを結合させる（片端を揃えて並べる）ことで，

*A_pを求める式は，小型から中型の大きさの単量体タンパク質（50～320残基）に有効である。実際のタンパク質の表面積と，これと同じ体積の滑らかな楕円体の表面積との比は，分子量が大きくなるにつれて増加する。これは，より大きいタンパク質はより高度に折りたたまれ，非球面状であるためである。330～840残基からなる単量体のオリゴマーでは，表面積はほぼMWで表され，A_pから求めた値より20～50％大きい。

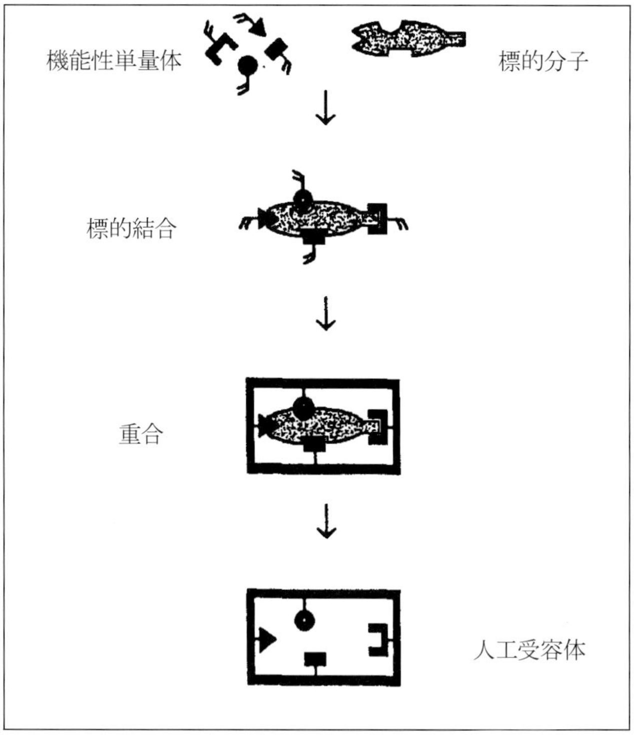

図 3.11.　人工分子受容体作製のためのインプリントモデル（Ansell，Ramstrom および Mosbach[422] より引用，改変）

0.002nm の形状**をもつダイヤモンド構造を（もう一方の端に）作ることが可能であり，それでもなおこの部分は，310K において約 0.01nm 以上の熱変位を受けることになる。同じように，かさばるダイヤモンド構造の内部に別の原子を深く挿入することによって，結合部位の空洞表面にわずかな変位を誘発することができ，転位ひずみを引き起こすが，組成的な欠陥から遠く離れた距離ではひずみの大きさは減少する***。

いくつかの方法を用いれば，避けられない熱変位 RMS よりもさらに小さいピコメートルの歩幅で，ダイヤモンド構造の構成要素を並進移動させることも可能である[433]。例えば，次の方法が考えられる。

A.　*レバー*－片端に付いているピボットによって固定した棒に連結されている 10nm のレバーを考えてみよう。このレバーは，他端の位置でレバーと棒の間にあるラチェットによって軸方法に動く。ラチェットの動きは，ラチェットからレバーまでの距離に沿った位置で，さらに小さい変位に変換される。このため，ピボットから 1nm 離れた位置でレバーに取り付けた従動ロッドは，0.01nm ずつ動くつめ車が 1 回動くごとに約 0.001nm 移動することになる。

B.　*ネジ*－ピッチが 1nm で直径 3nm の円筒状のネジを考えてみよう。ネジを回して円周距離で 0.01nm 動かすと，ネジは外側に約 0.001nm だけ移動し，従動ロッドを取り付ければこの移動距離をマシンの他の場所に伝えることができると考えられる。もちろん，ナノスケールのネジや歯車はポテンシャルの正確な解除に敏感に反応するため，完全に平坦で円形であることは不可能であるため，荷重下では避けられない「ごつごつした動き（knobbiness）」が生み出される。

C.　*歯車列*－1nm の歯が付いた直径 32nm のウォームギヤを考えてみよう。歯車が 1 回転するにはウォームが 100 回転する必要があり，このため，ウォームに 0.1nm の変位が起こると歯車は 0.001nm 変位する。変速装置に広く採用されている効率の高い（同軸の）複合遊星歯車列は，変位の比が最大 10,000：1 に達し，上記の例より 100 倍効率が良い。

D.　*水力学*－内部に流体が充満し密封されたテーパーパイプを考えてみよう。片端に面積 $1000nm^2$ のピストンが取り付けられ，他方の端には面積 $10nm^2$ の別のピストンが付いている。小さいピ

***さらに微妙な形状制御を行う場合でも，基底状態の原子の半径 R_a は原子核の質量（m_n）と陽子の質量（m_p）および電子の質量（m_e）に依存し，減少した電子の質量 μ_e は $m_e m_n$/（$m_e + m_n$）で表され，これはほぼ m_e（$1-(1836A_{mass})^{-1}$）となり，R_a は近似的に $1/\mu_e$ で表される。ここで A_{mass} は原子核の質量数であり，m_p/m_e=1836 である。したがって，C^{12} 原子の 162 枚の平面からなる 25nm のロッドは，C^{13} 原子の 162 枚の平面のロッドよりも約 0.1 ピコメートル（pm）長く，単一の基底状態の重水素原子は水素原子よりも約 0.4pm 小さいことが測定によって示されている。SQUIDs と X 線干渉計を用いて，原子核の直径の約 1%に相当する 10^{-7}nm の変位が測定されている[445]。*

**** J. Soreff の指摘によれば，こうしたひずみが発生した領域は種々の空間振動数を示す成分をもち，高い空間振動数ではデザインの自由度が高いが，その影響は特性長が短くなるにつれて指数関数的に減衰するため，デザイン上の選択は制限空間いっぱいに均一に広がらず，むしろ集積する。その結果として，0.01nm にデザインされた受容体が結合表面全体のあらゆる箇所からの位置を同時に測定することは不可能であると考えられ，分子内部の深い部分だけが異なる分子を表面結合だけを介して識別することも不可能であると考えられる。*

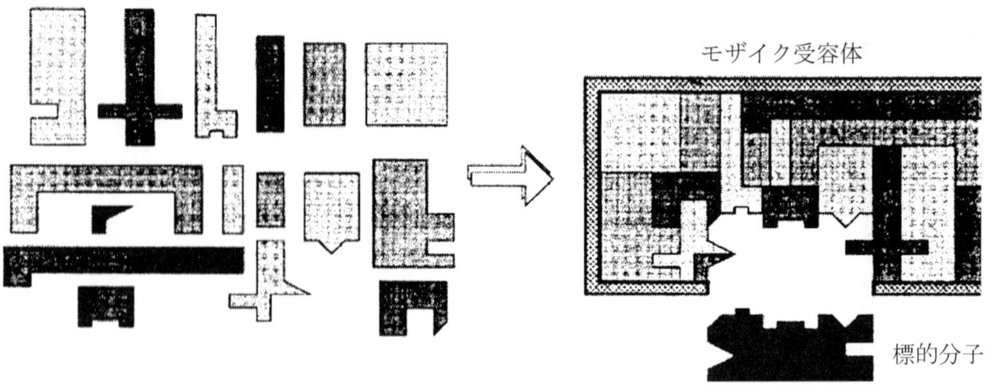

図 3.12A. 3D 固体モザイクモデル人工受容体の 2D 概略図：多形ブロックデザイン

ストンに 0.1nm の変位が加えられると大きいピストンに 0.001nm の変位がもたらされる。(この場合も，限られた大きさの分子は，流体粒子が安定な配置から次の配置へと滑る間に「ごつごつした」動作を起こすと考えられる。)

E. *圧縮* − 100nN/nm^2（ダイヤモンド構造の最大強度に近い値）の圧縮力がかけられたロッドを考えてみよう。このロッドに 2 本の横木が 4nm 離して取り付けられている。ロッドにかかる力が 101nN/nm^2 に増えると，横木の間のすき間は約 0.001nm だけ圧縮することになる。

3.5.7 受容体の立体配置

何種類もの有用な受容体の立体配置を容易に想像できると考えられるが，このうちのほんのいくつかを以下に簡単に説明する。ナノメディシンの対象とする大半の大型標的分子は，適度に開口した複数の凹部をもった堅い受容体構造の中に進入できるほど柔らかいグニャグニャしたタンパク質であると考えられる。もしそうでないとしても，受容体のデザインにちょうつがいを取り付けることは容易である。

3.5.7.1 インプリントモデル

分子のインプリンティング[421,422]は，非共有結合力だけを用いて，機能性単量体の混合物と標的分子とを可逆的に相互作用させる既存の技術である。標的分子と結合した複合体に鋳型法で架橋結合を施して重合させると，形と機能性の両方の点で標的分子と相補的な認識部位をもつ重合体が後に残る（**図 3.11**）。こうして作った各部位は，標的分子種と選択的に結合できる誘導分子「記憶装置」になる。アミノ酸から派生した標的分子に関するある実験では，重合体ブロック 1 個 (3.8nm)^3 当たりに 1 つの人工結合部位が作製されたが，これは Drexler[10] が説明した仕分け回転子の受容体 (2.7nm)^3 よりもほんのわずかに大きい（3.4.2 項）。キラル分子を分離できること，遷移状態で酵素活性があること，K_d が最大約 10^{-7} の高い受容体親和性をもつことが明らかにされており，類似して競合するリガンドに対抗する特異性ΔK_dは最大約 10^{-2}（約 20zJ）である。

ダイヤモンド構造の工学技術の観点からは，この方法には次のような困難な問題点がある。

1. 1 種類の鋳型を作るために，それぞれの標的分子の試料が必要であること。
2. ダイヤモンド構造を注型で成形する方法が現段階では不明であること。
3. インプリントを行ってしまえば，その後に部位を容易に修正できないこと。

3.5.7.2 固体モザイクモデル

固体モザイク受容体モデルでは，標的分子の正確な形と電荷分布が前もって分かっている。この情報から研究を行えば，ダイヤモンド構造の構成部品を作製できると考えられ，これらの構成部品を複雑なパズルの箱のように互いに合わせて組み立てれば，標的分子の最適なネガを正確に再現した形の空洞をもつ固体物質を作り出すことができる（**図 3.12A**）。モザイクには点電荷や空洞，応力表面，転位箇所が含まれ，微細な位置制御を達成できると考えられる。モザイク構成部品は個々の原子と同じほど小さく，したがってこのモデルは理論的には 3D 印刷技術やラスター走査技術と類似しており，ナノ工場の内部において望む空洞を原子単位で構築する（**図 3.12B**；第 19 章）。このモデル

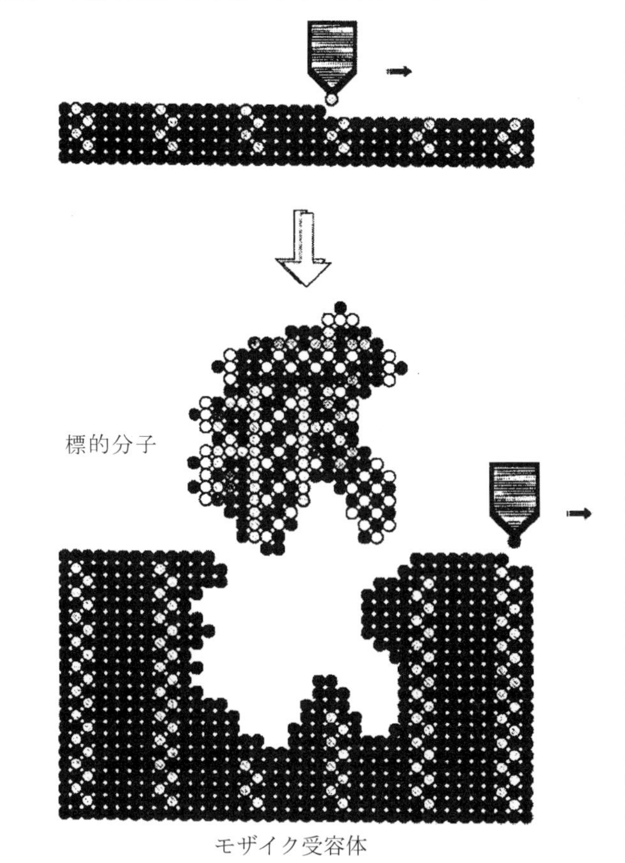

図 3.12B.　3D 固体モザイクモデル人工受容体の 2D 概略図：ラスター走査デザイン

は，多数の特殊な部品が全体の構造を構成することになるため，インプリントモデルと同じく，組み立ててしまえば形を容易に変更できない。大きさと形が固定された部品から受容体を構築するという点では，$GABA_B$ など異質二量体である多数の受容体（2 つの構成部品からなる受容体）と類似している [2687]。

M. Reza Ghadiri は，自己集合して所定の直径をもつナノチューブになる環状ペプチドを用いて，タンパク質のモザイクモデルをデザインした。これらのチューブの外側に疎水性アミノ酸の側鎖を組み込むことで，自発的な挿入が起こって二層構造が形成され，チューブが膜貫通型イオンチャネルとして機能するようになる [2440]。モザイクモデル受容体の別の例として，中間細孔をもつ二酸化ケイ素のフィルタが挙げられ，このフィルタは機能性の有機単一層で 3～6nm のふるいのような孔を形成する [693,1522]。この他に，ゼオライトやゼオライト様の分子ふるいも挙げられる。ゼオライトは，内部に 0.4～1.5nm の正確で均一な空洞の列がある人工結晶構造であり，形状に選択性を示す触媒としても使用でき，p-キシレンと o-キシレンのように大きさがわずか 0.03nm だけ異なる産物のいずれか一方を好んで形成させることができる [430]。1998 年には，人工ゼオライトの新しい鋳型デザインをコンピュータで理論的に設計すること [431,432,934] や，結晶工学 [695,948] がすでに始まっている。

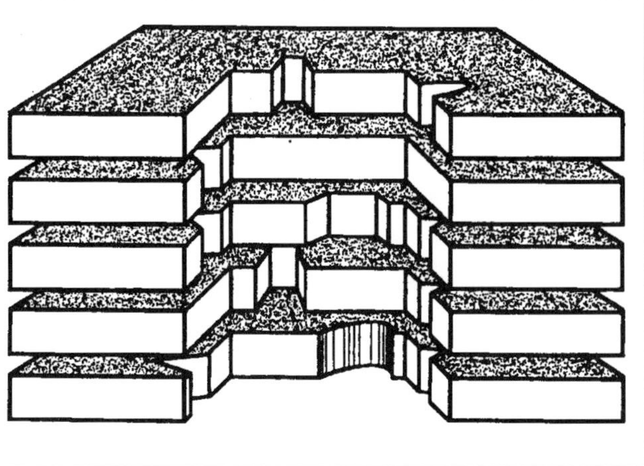

図 3.13.　再構成可能型人工分子受容体の断層モデルを表す概略図

3.5.7.3　断層モデル

断層受容体モデルでも，受容体の工学設計は，既知の標的分子の特徴を描写することから始まり，水平に薄く切断した一連の切片をデザインし，(位置をコードしたドッキング用ピンを用いて）これらを正しい順序で積み上げて結合させれば，望みどおりの最適な結合部の空洞を作り出すことができる（**図 3.13**）。モザイクモデルと同じように，各切片に存在する点電荷や転位箇所を操作して空洞の特徴と寸法を確定し，許容範囲を正確に定めることができる。モザイクモデルと異なる点は，断層モデルの受容体は，特定の切片を部分的に分解して置き換えることによって再構成できることであり，これは，各切片は受容体構造全体からみればほんの一部分を構成しているに過ぎないためである。ハイブリッド型やモジュラー型の人工酵素 [651,692] と 2 次元シート様の水素結合ネットワーク [695] も，このモデルに類似しており，現在研究が続けられている。

3.5.7.4　針山モデル

K. E. Drexler が独自に提案した［1996 年の個人的情報］針山（ピン・クッション）受容体は，多数のロッドが突き出ている半球状または半楕円体状の殻で，各ロッドは放射状に動くことができる（**図 3.14**）。種々の深さまで殻にロッドが挿入されるとき，ロッドの末端が既知の標的分子のネガ表面を表し，標的分子の形状と電荷分布を映し出すことになる。ロッドの先端には正の電荷か負の電荷を付加するか，もしくは電荷がない状態にできると考えられ，つまりロッドの先端は，最も適切に標的分子の形に合わせるようにデザインされた機能性表面部分である。この他に，ちょうつがい付きの平面でできた直方体の箱に，突き出したロッドか，逆回転するローラーまたは時間依存性のロッドポジショナーが付いた構造の受容体が，容易に想像できる。針山受容体は，たやすく再構成されて別の標的分子と結合できるため，完全にプログラム可能な「普遍的な」結合部位とみなすことができるであろう。針山受容体の主な問題点は，（他の受容体モデルに比べて）極端に大きいことと，（各ロッドは個別に制御可能であるため）複雑さが増している点である。

針山受容体は，未知の分子の形状を検知するためにも使用できる（3.5.8 項）。ロッドをすべて完全に引っ込めた状態で中央の空洞に標的分子を置き，力の影響をフィードバックできるナノピストンを用いて，すべてのピストンがゼロの力を記録するまでロッドを前方にゆっくりと滑らせる。ゼロの力とは，ファンデルワールスの引力と反発力がバランスを保っていることを表し，この点におけるすべてのロッドの位置を記録する。続いて，先端の電荷が異なるロッドを検査して，引力を起こす電位が他にないか検討する。最終的な検査結果は標的分子の正確な写像であり，このデータはその後の使用に備えて保存するか，他の場所へ伝送する。

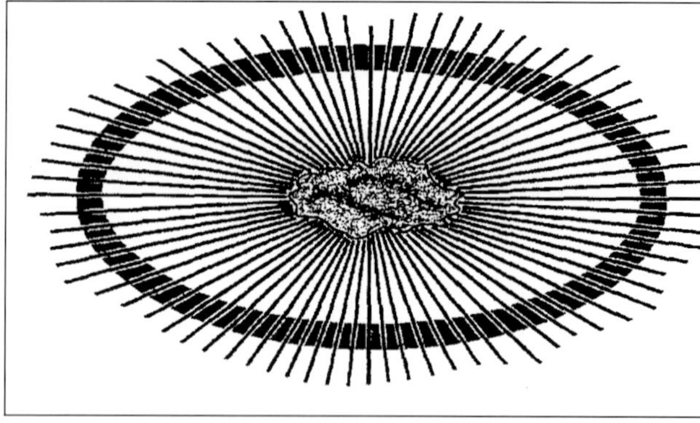

図 3.14. 再構成可能な人工分子受容体の針山モデル（センサーと駆動機構を省いた2次元切取内部図）

3.5.7.5 構築コスト

（2.7nm）^{3} つまり約 19nm^3 の構造原子から構成され，0.001nm の特徴的な大きさに構築された受容体の活性結合部位を完全に描写するには，理論的には 2×10^{10} ボクセルからの情報が必要になる。しかし，この部位構造を構成する原子の数 N_{atom} は約 1000 個に過ぎず，そのうえ，各原子は位置を自由に選択することができない。解像度を原子スケール（約 0.1nm）にするには約 19,000 ボクセルが必要であり，各 voxel には少なくとも，インデックス（約 $\log_2$（19,000），約 14 ビット）と，原子識別名（約 $\log_2$（92），約 7 ビット）と電荷識別名（約 $\log_2$（3），約 2 ビット）が必要である。つまり，1voxel 当たり合計 23 ビットで，1 つの受容体全体で 4×10^5 ビットで原子スケールの解像度を得ることができる。Drexler[10] は，原子 1 個がとりうる立体配置の選択肢の数 N_{opt} は約 150 であると推定しており，この数値から考えると，$N_{atom}\log_2(N_{opt})$ つまり約 7×10^3 ビットという少ないビット数で受容体が描写できることになる*。ロッドの論理レジスタの読み取りに約 3zJ/bit のエネルギーが消費される [10]，あるいは約 kT ln（2）である（式 7.1）と仮定すると，受容体の描写画像を取り出す場合，保存する場合，もしくは処理する場合には，それぞれ少なくとも約 10^4～10^6zJ のエネルギー消費量が必要になる。可逆的計算処理システムを用いれば，このエネルギー必要量を 10～100 分の 1 以下に減らせると考えられる（10.2.4.1 項）。3.4.3 項で述べたマニピュレーターアームを用いて約 1000 個の原子から受容体を構築するには，約 10^{-2}s かかり，約 0.001pJ（約 10^6zJ）の力学的エネルギーが消費される。

3.5.7.6 受容体の耐久性

受容体の耐久性を最初から推定することは難しい。分子をインプリントした重合体の部位は，少なくとも数年は性能が低下しない状態で保存できるが，こうした受容体は，記憶装置の低下が検出されない状態で 100 サイクル以上使用できるかどうか検査されているに過ぎない [422]。代謝酵素の生体内での寿命は約 10^5s（約 1 日）を超えることが多く [172]，味覚細胞の受容体は約 10^6s（約 2 週間）生存する [423] ことから，タンパク質構造は比較的脆弱な構造であるにも関わらず，自然の受容体の稼働寿命は 10^7～10^{12} サイクルのオーダーである。ダイヤモンド構造は，物理的強度に優れてい

*これより高レベルになれば，さらに多量の情報が詰まった描写が可能になると考えられ，例えば，30 ビットのワードは，おそらく 10^9 種類のデザインが保存されたライブラリの中から 1 つの受容体構造に索引をつけることに相当する。

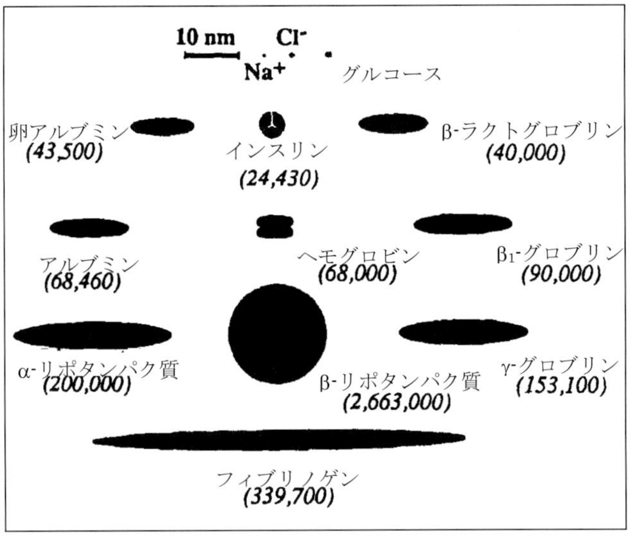

図 3.15.　典型的なタンパク質の相対的な大きさ（ダルトンで表した分子量）

ることや，各サイクルで結合するリガンドを積極的かつ強制的に選択すること，化学劣化に抵抗性が高いため被毒しにくいことから，さらに耐久性が高いはずである。

3.5.8　リガンド－受容体写像

ナノメディシン系において受容体が多数の目的を達成する能力をもつためには，2 種類の解析機能が不可欠である。

1 つは，任意の分子が提示されるとき，システムまたは使用者は，（デザイン規格として）特定の親和性と特異性でこの分子と結合する最適な受容体構造の形と電子配置を，この分子の構造から推測できなければならない。この検知手順は，分子のインプリント（3.5.7.1 項）や，半導体素子を検査する蛍光色素親和性適合試験（第 20 章），NMR 技術による構造活性相関（SAR）[424]，もしくは針山受容体写像（3.5.7.4 項）と類似したプロセスをとると考えられる。

もう 1 つは，生体組織に埋め込まれ任意のタンパク質でできた結合部位が提示されるとき，システムまたは使用者は，この受容体が結合できる分子を推測し，結合の親和性と特異性を算出できなければならない。この能力を発揮するには，幾分多様な立体的ツールキットが必要である。生体の受容体には約 500～1000 種類の形や「ドメイン」があり，例えば，Y 字型をした抗体免疫グロブリンのドメイン（約 100 残基）は良く知られており，この他に，裂溝，ひだ，クリングルおよびコイルに分類されるものがある。ひだ領域群には数百種類が知られているが，主要な領域は約 20 種類に過ぎないと考えられており [414]，Chothia[2604] は「タンパク質の大半は，わずか 1000 種類から派生したものに過ぎない」と述べている。

写像の技術には，ピックガンなどの鍵のピッキングツールのように，一連のロッド様の探知棒を受容体の空洞の中に挿入する方法を採用することになると考えられる。受容体を物理的に固定した後，まず，単純なつくりの探知棒を挿入すると，空洞の地図がナノメータースケールで直ちに作製される。この予備情報に基づいて，次に，より詳細な識別ができる探知棒を挿入すると細部の特徴が図に示され，この他に，標準の配列で機能化した先端をもつ所定の検査用ロッド・セットを挿入すると，電荷分布も図に映し出され，予測される最小限の検査回数で，膨大な配置空間の余分な部分が取り払われて単一の固有の電気物理的形状が迅速に映し出される。（複数の要素をもつ体積 1nm^3 のダイヤモンド受容体構造は，ある控えめな見積りによると [10]，約 10^{148} 種類の立体配置をとることが可能であり，1 つ以外の立体配置をすべて削除するには二者択一による検査を少なくとも 492 回行う必要がある。抗体領域は約 10^{50} 種類の立体配置が可能であり，166 回の二者択一検査が必要になる。）Cavity Stuffer という実験デザインツールが入ったソフトウェア・パッケージをまず使用してみる。このデザインツールは，あらかじめ定義した空洞をランダムに枝分かれした重合体で自動的にぎっしり詰めるためのものである [425]。未知の受容体の外観を検知するためのアルゴリズム作業は，これよりさらに困難な仕事であると考えられる。

受容体の写像を行うためのもう 1 つの方法は，受容体タンパク質に可逆的な化学的または機械的変性を起こし，破壊されなかったアミノ酸配列を正確に決定する方法であり（第 20 章），このアミノ酸配列から 3 次元構造と活性をコンピュータで推測する。このようなコンピュータによる計算を行うためのアルゴリズムは，現在，関心の高い研究課題である [952]。3 次元構造の予測が不完全なものであっても，探索する必要のある空間はかなり減少することになるはずであり，このため，可能性のあるタンパク質のライブラリから明確な同定を行うには，残基配列の部分的な決定だけで十分であると考えられる。標的リガンドの構造が予測されれば，触媒と補因子，活性化物質と阻害物質，プロモーターとレプレッサーを含めた，受容体に特異的なアゴニストとアンタゴニストのデザインと製造は比較

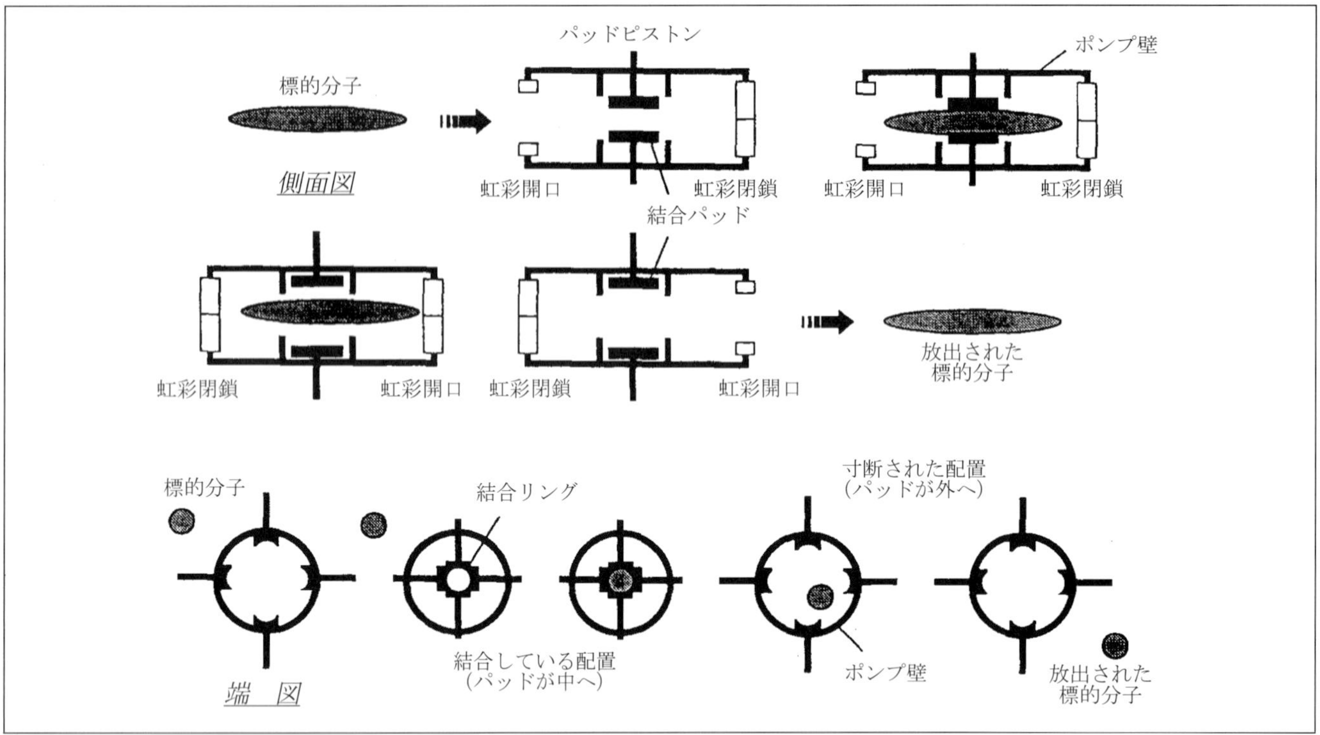

図 3.16.　寸断可能な結合リングと虹彩絞りを用いた大型分子用シャトルポンプの概略図

的容易にできるはずである。

3.5.9　大型分子の結合，仕分けおよび輸送

輸送される標的分子に大きさの制限はあるのだろうか。生体では，1,000,000 ダルトンを超える低比重リポタンパク質（LDL）[426] と高比重リポタンパク質（HDL）[1038] などの大型分子に対する受容体がすでに見つかっている。

先の項で説明した方法は，結合デバイス自体よりもはるかに幅の広い分子（例えば，直径約 200nm のウイルス粒子やこれより大きい分子）を含めた大型分子（原子数>1000；**図 3.15**）と結合できるように改変することが可能である。大型分子に合わせて結合部位を作製することは，相互作用面積が大幅に増加するため，小型分子用の結合部位を作るよりも物理的には容易である（コンピュータによる計算は難しくなるが）。例えば，原子数 10,000 の標的分子の表面積のわずか約 25%（**表 3.6**）や，200nm のウイルス粒子のほんの約 0.02%に当たる面積に分散力による結合領域を作ることによって，400zJ の結合エネルギーが生み出されると考えられる。

このことにより，結合パッドという構想が可能になる。つまり，結合パッドは窪み（凹または凸状の）がある小さい平面で，窪みのそれぞれは，大型標的分子の表面にある特定の部分（エピトープなど）と相補的であるように正確に位置を定めたナノメートルスケールの特徴をもつ。（この特定の部分以外の部分に対しては特異性がない。）各窪みは，大型分子を完全に囲い込まなくても，その側面を効率よくつかむことができると考えられる。この能力は，ナノロボットの脚パッドに利用すれば細胞歩行と細胞固着の際に有用であり（9.4.3 項），ナノ繊毛やナノマニピュレータの輸送機能を操作する場合や（9.3.2 項），化学走性による検出機能を操作する場合（4.2.6 項）にも役立つ。（例えば，LDL に対するマクロファージ受容体は，システインが豊富な 3 つの球形領域からなる「パッド」を使用している [426]。）標的タンパク質分子のサブユニットはコンプライアンスが大きいことから，大型ダイヤモンド構造受容体との結合距離に小さいエラーが蓄積して起こる配列の狂いは，修復可能であることが立証されるはずである。

大型分子用の結合ポケットを使用しなければならない状況では，仕分け回転子は実際には扱いにくくなるため，仕分け回転子ではなく，**図 3.16** に概略図を示したシャトルポンプを使用すれば，妥当な効率で大型分子の仕分けと輸送ができると考えられる。シャトルポンプは，ダイヤモンド構造の 1 本のチューブからできており，その内部には，両端にある虹彩絞りの間を動く受容体リングがある（シャトル機構は表示していない）。受容体リングは２つ以上の結合パッド部分からできている。分子を収集するには，このリングを互いに押して，標的である大型分子に合わせた環状の結合領域を形成し，標的分子が結合すると，反対側に移動する。続いて受容体リングは寸断され，結合親和性が破壊されて標的分子が開放され，標的分子は拡散によってシャトルから抜け出る。シャトルは収集側に戻り，受容体リングを再び押してサイクルを繰り返す。大型タンパク質を操作する作業の間は，生体適合性の溶媒環境を維持する。

大型分子がほぼ球形で，層流の圧力が１気圧であると仮定すると（9.2.7 項），直径 10nm の分子は約 0.02m/s の速度で 20nm 長さのポンプ（約 10^{-20}kg，約 10^6 原子）を約 10^{-6}s で移動し，移動による消費エネルギーは約 0.02pW である。200nm のウイルスの大きさの標的分子は，約 60μm/s の速度で，400nm 長さのポンプ（約 10^{-17}kg，約 10^9 原子）を約 10^{-2}s で移動し，移動による消費エネルギーは約 10^{-16}W である。約 0.0002 気圧では，放出時間は拡散速度に依存する。10nm の分子に働く輸送力は約 1pN であり，200nm のビリオンでは約 600pN である。接触距離 0.2nm における結合エネルギー400zJ は約 2300pN の結合力を与えるため，粒子の大きさがいずれであっても，輸送と放出の間は粒子がしっかりと保持されている。

J. Soreff は，タンパク質の大きさが増すと，結合の際に局部に少量のエネルギーも増えることを指摘している。望むタンパク質が正しくない位置で結合するようになるとか，望んでいないタンパク質の一部が受容体に付着するようになることも考えられる。こうした可能性を最小限に抑える設計を行うほかに，各段階で結合部分の組合せを変えた複数の受容体カスケードを用いれば，望んでいない大型分子種を完全に排除できるはずである。

第4章

ナノセンサとナノスケールスキャンニング

4.1　ナノセンサ技術

医療ナノロボットは，割り当てられた作業を適切に実行するために，環境から情報を取得する必要がある。このような情報取得は，様々なタイプのオンボードナノスケールセンサ，すなわちナノセンサを使って行われる。ナノセンサを利用すると，医療ナノデバイスは3種類の動作レベルで環境の状態をモニターできる。

1. ナノロボットの内部状態
2. ローカルおよびグローバルな身体の状態（人体内部）
3. 体外の状態（人体の外部に由来する感覚データ）

感覚による認識の一般的な物理的限界については，Block[810]およびBialek[811]のレビューがある。

必要とされる具体的なナノセンサ技術は，化学物質を検出するためのセンサ（4.2 項），変位と運動（4.3 項），力と質量（4.4 項），音響刺激（4.5 項），熱刺激（4.6 項），電磁刺激（4.7 項）である。標準的なセンサ装置の質量，体積，感度の限界について各項にまとめておく。生体バイオスキャニングについては 4.8 項で簡単に述べ，4.9 項では外部マクロセンシングについて説明する。身体の内部および外部でセンサを得る方法については第 16 章で取り上げており，体のセンサ情報を得る方法については 7 章で取り上げられている。センサの生体適合性については第 15 章[3234]を参照されたい。

4.2　化学センサと分子センサ

化学マイクロセンサの領域は開発が進んでおり，ナノスケールの化学センサ[438]つまり「ケモセンサ」[1226]および「バイオセンサ」[989]に対する研究上の関心が増しつつある。化学センサのナノメディシンへの応用として最もよく見られるのは，血清，間質液，あるいは細胞質など水性溶媒中の特定の分子および生体高分子の濃度測定である。これは，整列した受容体アレイを使うか，ソーティング回転子を使って体積既知の試料中の分子の数を直接計数することで実行できる。空間的および時間的な濃度勾配センシングは，ナビゲーション，コミュニケーション，そして環境刺激に対する迅速に対応するのにも必須である。ケモスタティックセンサは，表面の化学組成試料を採取するのにも利用できるかもしれない。

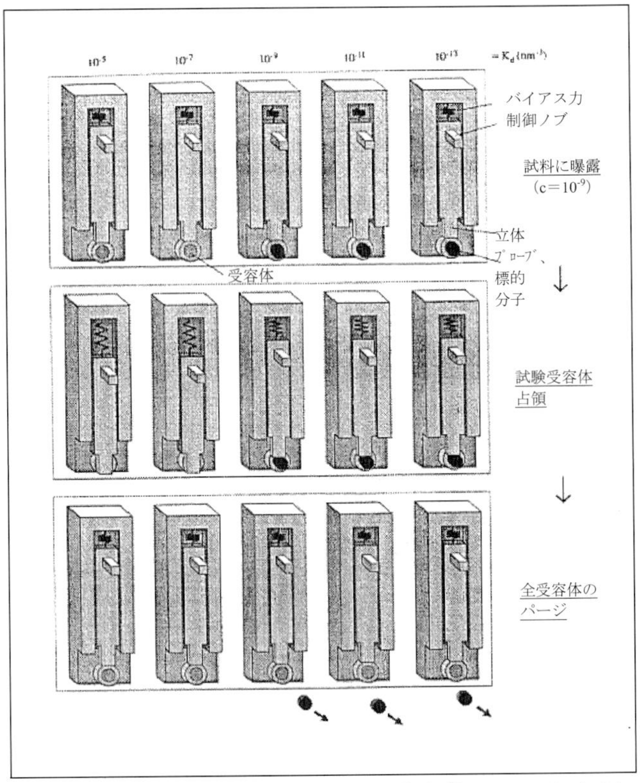

図 4.1　立体プローブのある 5 受容体ユニットを利用した広帯域濃度化学センサアレイの概略図

4.2.1　広帯域受容体アレイ

図 4.1 に概略図[10]を示した 1 つの単純な広濃度帯域センサは，濃度 c_{ligand} で試料中に存在する標的分子に対して，特異性は等しく高いものの，親和度は段階的に高くなるようにしてある（平衡解離定数 K_d（分子/nm^3）が順に小さくなっている；3.5.2 項），受容体

シリーズで構成されている。拡散による平衡に達するのに必要な時間 t_{EQ} だけ受容体アレイを試料に曝露すると，受容体占領確率 P_{occ} は，K_d が約 $0.1c_{ligand}$ の受容体では約 0.91，K_d が約 c_{ligand} の受容体では約 0.50，K_d が約 $10c_{ligand}$ の受容体では約 0.09 になる。

各測定サイクルにおいて，アレイに試料を提示してから時間 t_{EQ} の時点で，すべての立体プローブがそれらに関連する受容体の中に同時に延ばされる。全長に達したプローブは空受容体を登録する。完全に延びなかったプローブは，占領された受容体を登録する。登録が終わるとプローブは引っ込められ，エジェクションロッドがすべての受容体に挿入されて（標準的には占領されている受容体について約 1 ナノニュートン（nN）の力を必要とする）受容体を空にする一方で，試験チャンバがきれいに洗い流されて次のサイクルが始まる。理想的には結合部位に押し入るプローブロッドが，結合している分子を結合部位にさらに押し込んで，競合する力学的バリアのために生じる問題を回避し，またエジェクションロッドが分子を十分遠くまで押し込んで，次の再試料が確実に独立したものとなるようにする。

Drexler[10] が提唱する一連の N 立体プローブユニットについて検討してみよう。各プローブは 8nm×（2.5nm）^{2}=約 50nm^3 を測定し，質量は約 2×10^{-22}kg である。隣接するユニットの解離定数の比は $\kappa=K_{d_i}/K_{d_{i+1}}>1$ となる。ただし人体では一般に K_{d_1} が約 10^{-4} 分子/nm^3，K_{d_N} が約 10^{-13} 分子/nm^3 なので，$N=1+\{\log_{10}(K_{d_1}/K_{d_N})/\log_{10}(\kappa)\}$ となる。

c_{ligand} がプローブユニットの K_d と正確に一致するとき，言い換えれば $c_{ligand}=K_{d_i}$（すなわち $P_{occupied_i}=0.5$）のときに測定誤差は最小になる。c_{ligand} が 2 つのプローブのまさしく中間にある場合，例えば $K_{d_i}>c_{ligand}>K_{d_{i+1}}$ というとき，より具体的にいえば c_{ligand} の幾何学的中点 $=(K_{d_i}\,K_{d_{i+1}})^{1/2}=K_{d_i}\,\kappa^{-1/2}$ のときに，測定誤差が最大になる。この場合，式 3.24 は次のようになる。

$$P_{occupied_i}=\left(\frac{c_{ligand}}{K_{d_i}\,\kappa^{-1/2}}\right)P_{unoccupied_i} \qquad \text{［式 4.1］}$$

ここで $P_{unoccupied_i}=1-P_{occupied_i}$ である。さらに，独立した測定を N_m 回行う場合（すなわち各サイクル中にすべての N プローブユニットを使用して N_m 測定サイクル），標本誤差は約 $N_m^{-1/2}$ になり，$N_m>>1$ については，受容体占領確率の $P_{occupied_i}\pm N_m^{-1/2}$ に基づいて誤差が確定する。$P_{occupied_i}$ が式 4.1 で求められ，2 つの濃度 $c_1=P_{occupied_i}/(1-P_{occupied_i})$ および $c_2=(P_{occupied_i}+N_m^{-1/2})/(1-(P_{occupied_i}+N_m^{-1/2}))$ が判別できる場合，最小の検出可能濃度の微分 Δc/c は次のようになる。

$$\Delta c/c=[c_2/c_1]-1=\frac{(1+\kappa^{-1/2})N_m^{-1/2}}{1-(1+\kappa^{-1/2})^{-1}-N_m^{-1/2}}-1 \qquad \text{［式 4.2］}$$

κ>>1 であれば，式 4.2 は（Δc/c）$_{large}$=約（$1+\kappa^{1/2}$）/ $N_m^{1/2}$ となる。κが 1 に近づいて $N_m>>1$ と極限では，式 4.2 は（Δc/c）$_{small}$=約 $\kappa^{-1/2}$（Δc/c）$_{large}$ となる。

κ=10（N=10-プローブセンサ，10 倍ごとに 1 プローブを使って $K_d=10^{-4}$ から 10^{-13} 分子/nm^3 の範囲全体に十分）については，測定サイクル $N_m=100$ では Δc/c=0.94（94%），$N_m=1000$ では 0.20（20%），$N_m=10{,}000$ では（0.06）6%，$N_m=10^6$ では 0.006（0.6%）となる。センサに N=約 10 プローブ以上を使っても，判別力はわずかしか追加されない。$N_m=1000$ であれば，κ=178（N=5 プローブ）で Δc/c=0.89（89%），κ=10（N=10 プローブ）では 0.20（20%），κ=1.23（N=100 プローブ）では 0.136（13.6%），κ=1.0021（N=10,000 プローブ）では 0.135（13.5%）となる。ちなみに Δc/c=0.20（20%）は，約 0.08 の pH 変化を検出するのと等しい（例，$10^{(0.08)}-1$=約 0.20）。

センサのおよそのサイクル時間 t_{EQ} は概数として，結合を確認するのに必要なランダムなリガンド-受容体遭遇数（$N_{encounters}$=約 100；Drexler[10]）を，1s 間に受容体表面を打つリガンドの数で割って得られ[434]，次の式となる。

$$t_{EQ}\sim\left(\frac{N_{encounters}}{A\,c_{ligand}}\right)\left(\frac{\pi\,MW_{kg}}{2\,kT\,N_A}\right)^{1/2}\ (\text{sec/cycle}) \qquad \text{［式 4.3］}$$

ただし，A=活動受容体断面積で，小型分子（MW=約 100gm/mol）受容体で約 0.1nm^2，大型分子（MW=約 10^5gm/mol）受容体で約 10nm^2 となる。c_{ligand} は人体で最も一般的な分子についての 10^{-2}nm^{-3} から，まれな分子についての 10^{-12}nm^{-3} まで，MW_{kg}=標的リガンドの分子量（kg/mol），k=0.01381zJ/K（ボルツマン定数），T=310K（人体の体温），NA=6.023×10^{23} 分子/mol（アボガドロ数）である。

一般的な小型分子の場合，t_{EQ} は約 10^{-6}s，一般的な大型分子の場合 t_{EQ} は約 0.2×10^{-6}s であるが，大きさ

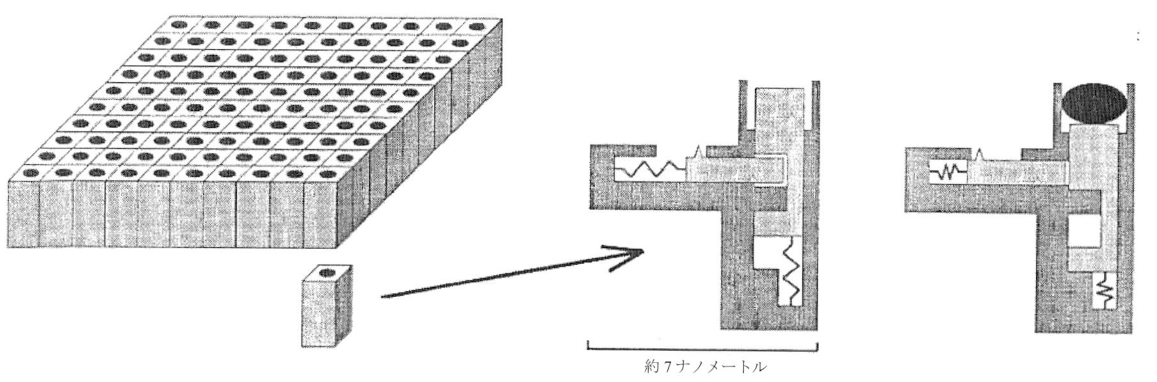

図 4.2　単一型受容体を利用した狭帯域化学濃度センサレイの概略図

約（25nm）^{3} の試料チャンバでは拡散により速度が限定され $c_{ligand} \geqq 10^{-4} nm^{-3}$ について最小 t_{EQ} 約 10^{-5} になる。人体で最もまれな小型分子の場合，t_{EQ} は約 800s，まれな大型分子の場合は約 200s であり，より大きなチャンバが必要になる。ソーティング回転子（3.4.2 項）を使った脱水により試料チャンバから水を取り除いて試料を事前濃縮すれば，極めてまれな分子についての t_{EQ} が 10～40s に減る。

駆動力 [10] 約 100pN を用い，サイクル当たりの動きが 2nm を超える立体プローブは，200zJ/測定を必要とする。10-プローブセンサの 1000 測定サイクルで，約 2 の有意な値までの濃度を明らかにするのに十分であれば，この情報を得るのに約 0.002pJ かかり，センサが働いている間のパワー消費量は一般的な大型分子についての約 10pW からまれな小型分子についての約 10^{-9}pW（約 0.6kT/s）までとなる。各サイクル中にエジェクションロッドによりクリアされる占領されている受容体の数によって，パワー散逸は約 10 倍にまで昇ることもある。

4.2.2　狭帯域受容体アレイ

標的リガンドの濃度が既知の限度内でわずかしか変動しない場合には，標的リガンドの予想最大濃度 c_{max} に併せた単一受容体タイプの反復アレイを採用する狭帯域センサを使っても同じ様な結果が出る（**図 4.2**）。センサが N_r 受容体で構成される場合，$K_d \geqq c_{max} N_r^{-1} / (1 - N_r^{-1})$ とすれば，$c = c_{max}$ ですべての受容体が占領されるので，c_{max} より低い濃度でアレイが飽和するのが回避される。最小感度では，K_d は約 $C_{min} (1 - N_r^{-1}) / N_r^{-1}$ となり，したがってアレイ全体について $(1 + (\Delta c/c)) = (c_{max}/c_{min})^{(Nr-1)}$ となる。ゆえに，アレイの最小検出可能濃度の微分 Δc/c は次のようになる。

$$\Delta c/c = (N_r - 1)^{(2/N_r)} - 1 \qquad \text{［式 4.4］}$$

A＝受容体ユニットの活動面積（約 50nm^2），L＝受容体ユニットの長さ（約 10nm）で，受容体アレイが間隔 Δx（約 10nm，小型分子の拡散約 10^{-6}s として）で並列シートにパックされていて試料が近づけるようになっていれば，センサの体積は $V_s = AL\, N_r (1 + (\Delta x/L))$，センサのスケールは約 $V_s^{1/3}$ となる。したがって，$N_r = 100$ 受容体単位のセンサであれば，（46nm）^{3} センサで Δc/c＝0.10（10％），Nr＝1400 受容体単位のセンサであれば（112nm）^{3} センサで Δc/c＝0.01（1％）となる。300 万受容体セルを有する（1.44μm）^{3} センサアレイを採用する専用マイクロメートルスケールのナノデバイスであれば，判別できるのは血清グルコースのように一般的な分子について約 3s（式 4.6 から）でせいぜい 0.001％の濃度差である。

イオンチャネルスイッチ（ICS）バイオセンサ（別名「オーストラリアセンサ」）は，約 600s という測定時間で約 $10^{-14} nm^{-3}$ という低濃度の小型分子を検出できる [3039,3040]。

4.2.3　計数回転子

濃度は，試料の曝露時間を様々にして測定することができる。エネルギー効率の良い 1 つのデザイン（**図 4.3**）では，計数回転子（ロッドおよびラチェットでデータ保存レジスターデバイスに接続）と同調させた様々な速度（標的濃度による）で動くインプットソーティング回転子を使って，体積既知の液体中に存在する希望するタイプの分子数を定量する。計数回転子は立体プローブを使用し，これがテストプローブの下に来た結合部位と同調して上下に動き，ソーティング回転子によって送られてきた分子を数える。液体試料は，環境からフロースルーベースで 10^4 レフィル/s になる量で $4000nm^3$ タンク（$L_{reservoir}$=約 16nm）に引き入れる。その際試料体積中の分子を損なわないように，外輪ポンプまたは往復ピストン（9.2.7 項，図はなし）をゆっくりと動かす。このセンサは，45nm×45nm×10nm の大きさで約 500,000 原子（約 10^{-20}kg）から成り，通常速度の約 1%で回転子を回転させ，10^{-3}～$10^{-2}nm^{-3}$ という標準的なヒト血清中濃度で存在するグルコースなど一般的な小型分子を N=約 10^4～10^5 分子/s でカウントする（3.4.2 項）。体内における，取入れ口の詰まりについては，3.3.1 項，9.2.3 項，ならびに第 15 章で取り上げる。

c が約 $10^{-11}nm^{-3}$ となるようなまれな分子については，単一センシング回転子の計数率は N=約 10^{-14} 分子/s まで落ちる。ただし，10^4 回転子の列（質量が 4×10^{-18} kg 追加）が利用できる $(340nm)^3$ タンク（チャンバ体積が約 10^4 大きい）であれば，まれな分子の計数率は N=約 1 分子/s まで向上する。つまり，

$$N \sim 2500\, c_{ligand}\, L^3_{reservoir} \quad \text{(molecules/sec)} \qquad ［式 4.5］$$

試料の事前濃縮を行えば，さらに 10～100 倍程度高めることができるだろう。必要なエネルギーは，ソーティング回転子の場合と同程度だが，違う点は試料体積から標的分子をほぼすべて回収する必要があることで，そのためにソーティングプロセスが緩慢になり，人体中の一般的な分子であれば約 10zJ/カウント，最もまれな分子で約 100zJ/カウントが必要になる。大型分子の濃度は，シャトルポンプ（3.5.9 項）および計数装置を使って測定することができる。

4.2.4　化学アッセイ

ケモメッセージング（7.4.2.4 項），ケモナビゲーション（8.4.3 項），細胞診断（第 21 章），その他体内での分析作業に利用するため，単一種の正確な濃度を検出するのではなく，できる限り多くの異なる化学種を検出できるセンサを設計するのも有用だろう。これには計数回転子が使えるだろう。12-受容体ソーティング回転子/計数回転子対は各最低 $400nm^3$ の体積となる [10]。パワー，制御，機械的付属物や収納箱を考慮し，試料チャンバの体積約 $300nm^3$ と試料にアクセスするために必要な受容体当たり約 $100nm^3$ を含めて，対当たり約 $800nm^3$ を追加すると，4.2.1 項で述べた立体プローブユニットとほぼ同じになる。したがって，約 $0.25\mu m^3$ の試料容量を含み，約 10^7 対（受容体）を有する専用の $1\mu m^3$ 化学分析ナノロボットであれば，約 10^7 もの異なる化学種について連続スキャンができ，c_{ligand}=約 10^{-10} 分子/nm^3 という濃度で N=約 1 大型分子/s を計数できるだろう。

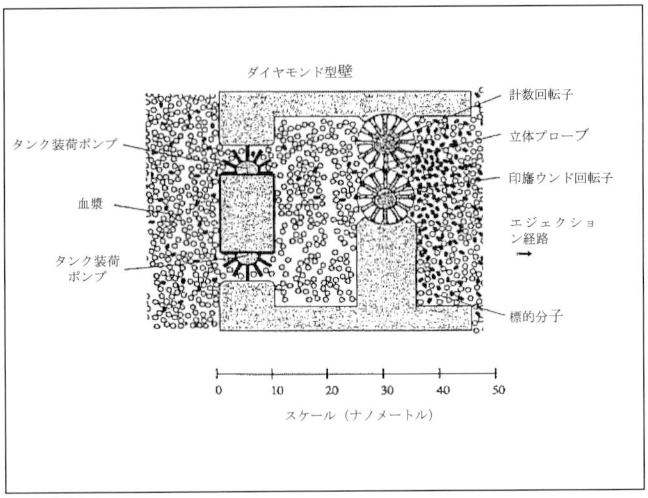

図 4.3　計数回転子を利用した化学濃度センサ

4.2.5　化学ナノセンサの理論的限界

Berg と Purcell[337] は，拡散という制約以外に制限がなく，半径 r_s の球形境界面を通じて引く理想的な濃度センサであれば，最小検出可能濃度の微分 $\Delta c/c$ は次のようになると推定した。

$$\Delta c / c = (1.61\, \Delta t\, D\, c\, r_s)^{-1/2} \qquad ［式 4.6］$$

ただし，Δt＝時間（s），D は拡散係数で小型分子について約 $10^{-9}m^2/s$ **（表 3.3）**，c＝濃度（分子/m^3）である。r_s＝10nm の試料チャンバを使うと，濃度 c＝$3\times10^{-3}nm^{-3}$ の血清グルコースを，Δt=約 260μs で 1%の不確かさにより，もしくは 2.6s で 0.01%の不確かさにより測定できるだろう。サンプリング時間を 10s とするマイクロメートルスケールの専用ナノデバイスであれば，血清グルコースのような一般的な小型分子について良くて 0.0005%の濃度差を判別できるだろうが，ソマトトロピンのようなまれな大型血清分子については 27%の濃度差しか判別できない。

Berg と Purcell[337] は，ナノロボット表面で小型分子を驚くほど効率よく捕捉できることも明らかにした。具体的にいうと，半径 R の球形ナノデバイスで，その

表面全体に半径 r_r の N_r 受容体スポットが均一に分布している場合，受容体アレイが吸収する最大拡散流 J_{array} は次のようになる。

$$J_{array} = J\left(\frac{N_r r_r}{N_r r_r + \pi R}\right) \quad [式 4.7]$$

ただし J は式 3.4 で求められる最大拡散吸い込み流。$r_r = 1nm$ で $R = 1\mu m$ のとき，J_{array} は $N_r = 3100$ 表面受容体しか使わずに十分 J の 50%となり，これらの受容体は全装置表面積の 0.1%しか占めていない。

純粋に感覚的な球形ナノデバイスでは，比較的少数の化学受容体が均一に分布していると感度が至適になる。ただし，ナノデバイス表面で同一の標的分子についてセンサ（引き寄せてから放出する）がポンプ（強く引き寄せてから離れる）と競合するような応用法では，「鼻」器官と同様，センサを密集させるとセンシング効率が良くなるかもしれない[437]。

タンパク質は生体細胞内で加齢すると修飾されることがある。例えば定常状態下では，タンパク質分子の約 10%がカルボニル（酸化）修飾[2138]，グリコシル化（非酵素的）を示し，機能障害に陥ったタンパク質は酵素の制御下でユビキチン化され（第 13 章），リン酸化される。熱ショックもタンパク質を修飾する。ケモセンサ受容体は，このような変化を受けそうな標的リガンドの構造または部位の変化に順応するよう注意深く設計しなければならない。

4.2.6　空間的濃度勾配

医療ナノデバイスは，極端に険しい空間的濃度勾配と極端にゆるやかな空間的濃度勾配の双方を検出できる。例えば，10 立体プローブユニットから成る受容体アレイセンサ（4.2.1 項）は，駆動システム，収納箱，等々の比例配分した部分を含めた総体積が約 $1000nm^3$ になる。ほんの少数の測定サイクルで，平均 10nm 間隔でナノセンサがあるナノデバイス表面上の最大 $10^{-2}nm^{-3}$ から $10^{-11}nm^{-3}$ への濃度変化を隣接するセンサは検出することができ，これはナノメートル当たり約 10^{10}%という険しい化学的空間勾配になる。J. Soreff は，自由に拡散する種の険しい濃度勾配を維持することは，濃度が半減する距離を拡散するためのパワー，時間当たり分子当たりで約 kT を消費することを意味する，と指摘している。c_{ligand} が約 3×10^{-3} 分子/nm^3，t_{diff} が約 1ns で約 1nm 拡散する拘束された一般的な小型分子であれば，パワー密度 D_{mol} は約 kT c_{ligand}/t_{diff}=約 $10^{13}W/m^3$ となり，これは化学電気的トランスデューサの近くで見られることのあるパワー密度ともいえよう（6.3.4.5 項）。（このように高い出力パワー密度はマクロスケールの次元では決して生じることがなく，熱はナノスケール次元で急速に拡散する；4.6.1 項）。

同様に，1μm のナノデバイスの両端の計数回転子センサは，グルコースのような小型の一般的な血清分子（4.2.3 項）を，約 1s の測定期間で約 10^{-4}という濃度差を検出することができる。これはナノメートル当たり約 10^{-5}%というゆるやかな化学空間的勾配である。さらに低い勾配は，物理的に分離していながら通信により協働するナノデバイスにより検出することもできる（第 7 章）。

4.2.7　時間的濃度勾配

Koshland と Macnab[435] は，細菌が小さな時間的濃度勾配センシングを行う機構を持っていることを明らかにしている。細菌は，頭と尾で濃度を比較するのではなく，空間を移動し経時的な観測結果を比較することで誘因物質の空間的勾配を検出する。*E. coli* は，最高速度（20～40μm/s）で 1 体長分（約 2μm）を移動している間に，約 0.01%の勾配を測定し[436]，これは 1 秒当たり 0.1%という最小の時間的勾配である。これは非常に効率よく思われる。というのも，4.2.3 項で提案した計数回転子センサはそれほど良くなく，1 秒当たり約 0.01%だからである。ピーク勾配に関しては，4.2.1 項で述べた 10-プローブの受容体アレイセンサは約 10^{-4}s で最大濃度変化（例，すでに分かっているまれな濃度から）を検出することができ，時間的勾配のピークは約 10^{15}%/s になる。

4.2.8　走化性センサパッド

濃度センシングの他に，化学センサは表面の化学的特性を明らかにするのにも利用できる。特異的化学リガンドの存在を検出するためには，可逆的で，再構成可能かもしれない人工受容体（3.5.9 項）のアレイで被覆した結合パッドを，細胞膜または非常に大きな分子の外辺部など検査表面に押し当てればよい。パッド受容体の特異性が標的リガンドについて高ければ，試料表面に対するパッドの「固着」の程度が，当該表面にある標的リガンド集団の良い測定値となる。受容体の付いた 2 次元表面を探査する場合，結合がリガンドと受容体の特異的な相対的配向を必要とすることもあるので，配向作用による制約があるかもしれない。コンプライアントパッド受容体であればこのような問題を減らすことができるが，側方の分解能が損なわれるかもしれない。角度の許容度，側方分解能，多方向複数コピー受容体の三者間での兼ね合いがある。物理的接触センサは，同一種の表面結合リガンドと遊離溶媒和リガンドの混同を防ぐ。このようなパッドの選択的かつ可逆的な固着性は，移動についても活用することができる（9.4.3.1 項）。

官能基化したチップ（2.3.3 項）付きの AFM プローブを利用した化学力マイクロスコピー[440,1066]および界面張力マイクロスコピー[441]における分子接着実験では，標準的に最高力距離約 0.2nm で競合するリガンドについて 40～160p ニュートン（pN）/リガンドの非共有結合性最大接着力差を検出している。＞10pN の力は，すでにナノセンサで容易に測定されるので（4.4.1 項），結合パッドセンサは，（受容体面数密度）＞（リガンド面数密度）＞（1 リガンド/パッド面積）の場合，また接触時間が十分な場合に，試料表面の単位面積当たりに存在する標的リガンド数を正確に計数するはずである。多くの異なるリガンドに関する受容体を，動く回転子またはベルトに載せるか，交換可能なツールチップ（9.3.2 項）として採用すれば，単一センサパッドを外部制御下で特異性または感度を再構成できるようにすることが可能である。

4.2.9　受容体センサ

模造リガンドを利用して，医療ナノデバイスで環境中の特定の受容体を検出できるようにすることも可能かもしれない。このような「受容体センサ」それぞれは，標的受容体の特異度が最大となるリガンドの電気立体構造の全部または一部を模倣する，突き出た物理的構造をしている。例えば，MHC 様構造で結合した抗原ペプチド（8～15 アミノ酸長）をシミュレートする人工構造から成るプローブ[439]（8.5.2.1 項）を利用して，特異的 T 細胞受容体の存在をセンシングすることができるだろう。

リガンド模倣構造を示すセンシングパッドを試料表面に接触させる。標的受容体が存在すれば，それは模倣構造に結合するので，センサで表面全体をゆっくりと掃引することで標的受容体を数えることができる。認識するとすぐに，模倣構造は可逆的に分解され，受容体と模倣物の親和性を破壊して，受容体が模倣物を離せるようにする。模倣物は，測定スキャン実施中に構造が分離するのを防ぐように適切な弾性コンプライアンスでセンサパッド上に載せておく。

受容体センシングは，大型分子の受容体を検出するのに最も有用である。小型分子の受容体の場合，表面電気立体構造にマッチし，リガンドのフラグメント化制御ロッドまたはケーブルを収容したり，望ましくない反応種を生み出すことなくリガンドのフラグメント化ができるように十分な内部境界を構築するための空間が標的分子の体積に十分ないことが時々ある。小型分子受容体でのこうした問題の一部は，輪状反発リングを採用し，それを通じて模造リガンドをフラグメント化せずに強制的に撤回できるようにすることで克服できるかもしれないが，受容体の配向作用がさらなる制約をもたらすことになる。

4.3　変位センサおよび動きセンサ

位置と変位，速度と加速化，回転と配向を正確に測定できる能力は，ナノスケールロコモーション，物理的マニピュレーション，そしてナビゲーションにとって必須である。総合的解析は本書の範囲を超えるものだが，以下に概説する内容はナノメディカルデザインで有用なことが明らかになるはずである。

4.3.1　変位センサ

ダイヤモンド型の部品は，不可避な RMS 熱振動よりはるかに小さい pm（$1pm = 10^{-12}m$）刻みで形状を含んでいるか，配置されていることがある（3.5.6 項）。9.3.1.4 項で説明するナノマニピュレーターロボットの腕は，pm 単位で動かすことがあり，長さ 20nm，幅 10nm のダイヤモンド型レバーの先端における縦方向の RMS 熱性変位は約 1pm である[10]。10pm という変位感度は，STM でルーチンに得られている。これを約 1pm レベルまで下げて良くすることができると主張されている[433]。2pm という STM 分解能が実験的に実証されている[1260]。電気機械的増幅器の能動素子として使用する C_{60} 分子は，物理的に 100pm 圧縮されたときに約 100 倍の電流を伝え[561]，最小変形検出限界がほんの数 pm であることが分かる。（（17,0）カーボンナノチューブ（約 2000 原子）を利用したひずみゲージと振動センサが提唱されている[2908]）。

ナノスケール構成要素の変位における熱誘発性の位置の不確かさは，次のような古典的値で近似できる[10]。

$$\Delta x \sim (kT / k_s)^{1/2} \qquad ［式 4.8］$$

ただし，Tは温度（K），k_sはフックの法則のばね定数または復帰力のスチフネス（N/m）である。310Kでは，この古典的近似はRMS変位$\Delta x \geqq 10$pmで調和振動子を量子力学的に取り扱った値の≦10％内の正確さになる[10]。ばねスチフネスk_sは，非結合（非共有結合）原子間相互作用については約0.1N/m，共有結合角たわみについては約30N/m，共有結合延伸については約400N/m，固体$1nm^3$のダイヤモンド型ブロックについては約1000N/mになる[10]。310Kでは，このようなスチフネスのばねの最小変位不確かさはそれぞれ200pm，10pm，3pm，2pmになる。

変位センサに関する検出エネルギーのノイズエネルギーに対する対数比，すなわち信号/ノイズ比（SNR）は，次のように調和ポテンシャル（1/2）$k_s x^2$から導き出される。

$$\mathrm{SNR} \sim \ln\left(\frac{\text{signal energy}}{\text{noise energy}}\right) \sim \ln\left(\frac{k_s\,\Delta x^2}{2\,kT}\right) \qquad ［式 4.9］$$

$k_s = 600$N/mという非常に硬い状態を想定すると，最小SNR＝1であれば最小検出可能変位は6pmとなり，より妥当なSNR＝2（20dB）では10pmになる。測定時間t_{meas}=約10^{-9}sで体内における医療ナノセンサによりΔx_{min}＝約10pmの変位を確実に検出できるというのが穏当な結論である（4.3.2項）。これは10^{-5}sで100pmの変位を検出できるだけの，内耳不動毛よりよい[446]。

4.3.2　速度センサおよび流量センサ

式3.3により310Lとなるナノスケールのダイヤモンド型構成要素の標準的な熱速度は，$1nm^3$の物体で約60m/s，$(10nm)^3$の物体で約2m/s，$(100nm)^3$の物体で0.06m/s，$1\mu m^3$の物体で0.02m/sである。こうした熱運動の自由度は，主に設計により運動の範囲がナノスケール測定装置内でサブナノメートル（4.3.1項）に制限される。ただし，ナノメディシンの関心対象は，約10^{-9}m/s（9.4.4.2項）から約10^3m/s（例，水中の音速）までにわたる速度で，生物学的要素を環境あるいは内部機械構成要素に含むこともあると思われる。したがって，この物理変数の範囲全体に関わる測定の基本的制約を探るのは有用である。

速度を明らかにする単純な方法は少なくとも2つある。まず，動いている物体または流体の運動エネルギーをセンサ要素に伝えることで速度を測定できる。そうして，センサ要素が既知の距離を移動する時間を測ればよいのである。第2のより効率よい方法は，動いている物体の通過により，既知の距離だけ離れておいてある2つのラッチを順に動かすことで，やはり動いている物体の速度が明らかになる。あるいは，プローブロッドを使って通過する本体上に突出した部分があるかないかを検出することで（例，**図4.5**），大きな運動エネルギーの伝達の必要なしに速度を明らかにすることができる。センサ構成要素による物理的ゲート運動，ならびに約GHzクロック速度で動くダイヤモンド型ロッドを使った計算レジスタのシフト操作が必要であることから[10]，内輪に見積もった最小安定センササイクルタイムは約10^{-9}sと推察される（10.1項）。

最大検出可能速度v_{max}に対する主たる制約事項は，センサ要素の最大直線寸法L_{sensor}と，正確に判別できる最小事象時間Δt_{min}である。310Kで熱ノイズエネルギーΔE=約10kT＝43zJのセンサ要素については，量子力学的限度は$\Delta t_{min} \geqq \hbar / (2\Delta E)$=約$10^{-15}$sである。$\Delta t_{min}$は，個々のラッチの長さが熱で異なることによっても制限される。最小検出可能ラッチ変位Δx=約10pm（4.3.1項）であれば，ラッチ変位の最大速度はほぼラッチ素材中の音速になり（例，ダイヤモンドであればv_{sound}が約17,300m/s），したがってΔt=約$\Delta x/v_{sound}$=約10^{-15}sで，量子力学限度に近くなる。Δtはさらに，センサの両端に位置するラッチ間の最小検出可能な位相偏差によっても制限される。2つのラッチの片方にΔxだけ近く中央に配置されたパルス源から放出される音響クロックパルスは，L_{sensor}=約1μmとすれば$\geqq \Delta x/L_{sensor}$=約$10^{-5}$の相分散を判別できるので，最小判別時間はここでも$\Delta t_{min}$=約$10^{-5} L_{sensor}/v_{sound}$=約$10^{-15}$sとなり，したがって，$v_{max}$=約$L_{sensor}/\Delta t_{min}$=約$10^9$m/s=ほぼc（＝$3 \times 10^8$m/s，光速）となる。

ただし，光子と異なり，水性媒体中を動く物理的物質の速度は，通常は当該媒体中の音速までとなる*。例えば，310Kの水中であればv_{sound}=約1500m/sである（**表6.7**）。v_{max}を約10^3m/sとすれば，サイズL_{sensor}約1μmのセンサで判別に必要な時間はΔt_{min}=約L_{sensor}/v_{max}=約10^{-9}sとなる。

*結晶変位[3042]，高速弾丸，デトネーション波，その他のナノメディシン関連現象は，局所的音速を超えることがあるが，超音速走査はほとんど保存効果がなく，乱流媒体ではさらなる測定誤差源が追加される。

第4章

L_{sensor}/v_{max}=約 10^{-9}s となる。

最小検出可能速度 v_{min} は，最小測定可能直線変位 Δx=約 10pm，および測定を行う我々の忍耐の限界によって制限される。最大測定時間 t_{meas}=約 1s として，v_{min}=約 $\Delta x/t_{meas}$=約 0.01nm/s（真空内）となる。ナノメディシンに関係する水性媒体では，自由に浮遊する（つながれていない）半径 R の物体の動きは，式 3.1 で決まる追加のブラウンノイズによってマスクされる。R = 10μm であれば制限する $v_{brownian} = \Delta X/\tau \geqq$ 260nm/s，R = 100nm であれば $v_{brownian} \geqq 2.6\mu m/s$（ただし，$\tau = t_{meas} = 1s$）となる。表面に沿って動くつながれている物体（例，キネシンモータにより微小管に沿って運ばれる小胞；9.4.6 項）の熱運動は，ブラウン速度マスキングが減るのでさらに制限される。

ドプラ速度計における音響反射を利用すると，中程度の正確さが得られる。振動数 ν の音響波を使用すると，最大測定可能速度は 310K，$v_{sound} = 1500m/s$，ν=約 10MHz，$t_{meas} = 1s$ の水性媒体で $\Delta v = v_{sound}/(Vt_{meas})$ = 150μm/s に変化する。これはシフトした振動数 V（1 +（$\Delta v/v_{sound}$））に相当し，t_{meas} の間にさらに 1 サイクルを行うのに十分な時間である。このように長い波長（約 15μm）でさえも，超音波が約 7.82μm の赤血球から有意に後方散乱するのが実験的に認められる[3044]。

速度センサを使って，血管壁に設置したナノデバイスを通過する液のスピードを測定することで，体液チャネル[442]および血管[443]における流量を推定することもできるだろう。v の放物線速度プロフィールは，ハーゲン-ポアズイユの流体[361]について半径 R である円柱管の中心からの距離 r の関数となる（9.2.5 項）。

$$v = \frac{(R^2 - r^2)\Delta P}{4 \eta L_v} \qquad \text{［式 4.10］}$$

ただし，310K の血漿について絶対粘性 η = 1.1 センチポアズ（1.1×10^{-3}kg/m-s）であり，ΔP は長さ L_v の管の長さに沿った圧の変化である。1μm のナノデバイスが，管壁からの距離が様々な場所での v の測定値を得て，これらのデータを式 4.10 にあてはめ，非加速条件下ではほぼ一定であるはずの $\Delta P/L_v$ 推定値の変動を最小にするような R を選択する。R が決まったならば，$\Delta P/L_v$ が分かり，管内腔の断面積（πR^2）も分かるので，放射速度分布の単純な積分で，流量が m^3/s で求められる。残念ながら，境界層効果によりこの技法の有用性には限界がある（9.4.2.6 項）。

4.3.3　加速センサ

ナノスケールデバイス内部の加速は，g の 1 兆倍単位で測定されることが多い（$g = 9.81m/s^2$）。例えば，L = 1nm で熱エネルギーが約 kT のダイヤモンド型ブロック（$m = 3.5 \times 10^{-24}$kg）であれば，ランダム熱加速 a_{therm} は約 kT/gmL = $10^{11}g$ になり，振動エネルギーが約 kT である 10nm の論理ロッドは，約 $10^{12}g$ の振動を経験し，幅 200nm で縁スピード 1000m/s で軸回転する幅 200nm の輪であれば回転加速度が約 $10^{12}g$ になる。

4.3.3.1　ボックススプリング加速度計

装置クラスの 1 つとして，単純なナノスケール全方向加速度計が，3 対の反応スプリング（全方向軸 1 つにつき 1 対）で懸垂された反応質量の形で提案されている。各スプリングは中空のボックスの壁に接続（図 4.4）伸びて他のスプリングが縮み，これを各スプリングに取り付けた力センサまたは変位センサで測定する。このセンサの信号/ノイズ比は次のようになる。

$$SNR = \ln\left(\frac{E_{spring}}{E_{noise}}\right) = \ln\left(\frac{m^2 a^2}{2\,kT\,k_s}\right) \qquad \text{［式 4.11］}$$

センサ質量 $m = 10^{-17}$kg（幅=約 78nm の白金*または幅=約 140nm のダイヤモンドの立方体）が，T = 310K，k_s = 1N/m の弱いスプリングで懸垂されている場合，最小検出可能加速度 a_{min} は，SNR = 1 であれば $1.6 \times 10^6 g$，SNR = 2 であれば $2.6 \times 10^6 g$ となる（L =

*白金は，最大密度を必要とする医療ナノデバイス構成部品にとっておそらく理想的な選択である。比較的豊富な元素である劣化ウランは，マクロスケールの非医療装置でより一般的に使われる。ただし，純粋な U^{238} は密度が 19,050kg/m^3 であり，白金（21,450kg/m^3）よりも，また金（19,320kg/m^3）に比べてさえも密度がいくらか小さい。ウランとその化合物は毒性が高く，また細かく分かれた（例，ミクロンスケールの）ウラン金属は大気中で発火性（自然燃焼性）である。これに対し Pt 金属は大気中および身体中でほぼ完全に不活性であり，力学的に金の～50 倍強い（表 9.3）。Pt よりも密度が大きい元素は，Os（22,480kg/m^3）と Ir（22,420kg/m^3）の 2 つしかない。オスミウムは高温でさえももろく，粉末金属は大気中で酸化して四酸化オスミウムを放出し，これは強い臭いがあって非常に毒性が強い（大気 1m^3 当たりわずか 100 ナノグラムであっても肺うっ血，皮膚や眼の損傷をもたらす）。イリジウム金属も非常にもろく，オスミウム同様，白金の 5 分の 1 未満しか存在しない[691,763]。

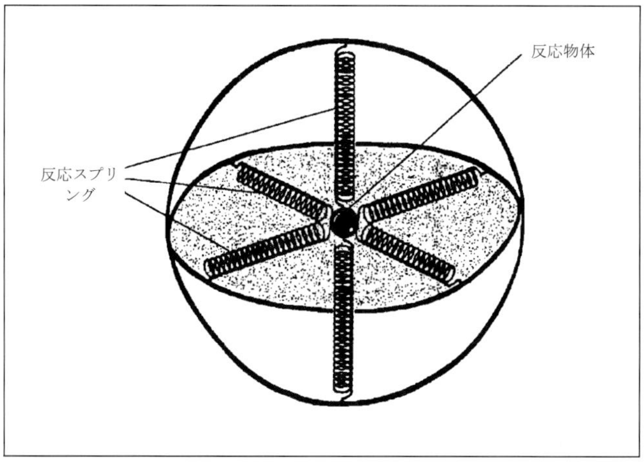

図 4.4　ボックススプリング全方向加速時計の概略図

不減衰共鳴振動数ω_{res} = $(k_s/m)^{1/2} = 3 \times 10^8$rad/s で，これは測定可能である（4.3.4.3 項）。

センサ質量は式 4.11 で加速度感度と相互変換可能で，専用 μm スケール白金コアのボックススプリング加速度計の下限値は SNR が約 2 で a_{min} が約 1000g となる（不減衰共鳴加速度が L = 2μm で約 $10^6 g$）。最大検出加速度は，m が約 10^{-23}kg（約 1.4nm のダイヤモンドキューブ）および k_s を約 1000N/m とし，SNR = 1 で a_{max} が約 $5 \times 10^{13} g$ となる。

図 4.4 に示す加速度計をナノロボットの質量の中心近くに設置すると，センサはまぎらわしい遠心力および並進力を回避できる。さもなければ，明確な測定値を得るために複数センサからの情報をあわせる必要がある。多重測定は，一定の加速度について長期にわたって SNR を改善できる。

1998 年に，Analog Devices と Daimler-Benz が約 100nm 振動ビーム形シリコン加速度計を開発していた。トンネリング加速度計は，350Hz 帯域幅において約 10^{-6}g の分解能または約 10^{-8}g/Hz$^{1/2}$ で作られていた[3041]。Silicon Designs（ワシントン州イサカ）が製造したシリコンベースの容量加速度計（5～1000g フルスケール）は，自動車エアバッグシステムで広く利用された。1998 年には，Motorola が 1000 万台目の加速時計を出荷し，自動車用シリコン加速度計の世界市場は，2002 年までに 4 億 6300 万ドルに達すると予想された。

4.3.3.2　変位加速度計

ヒト血流中の有形要素（例，赤血球，白血球，血小板）は一般に，はるかに小さな加速度で移動する。例えば 310K であれば，0.2μm のウイルス粒子は約 500g の瞬間ランダム熱加速度 $a_{thermal}$ を経験し，2μm の血小板であれば約 0.05g，10μm の好中球であれば約 10^{-4} g，1μm^3 の球形ナノロボットであれば約 0.4g の $a_{thermal}$ になる。力をベースとするセンサは，センサが小さいほど所与の SNR に対する a_{min} が大きくなるので（式 4.11），このように小さな加速度を容易に検出することはできない。これに変わる方法は，変位センサを使って物体の速度を迅速に続けて 2 回測定し，その差から加速度を算出できるようにするものである。

x_1，x_2，x_3 という位置にある 3 つの計時ラッチのトリガとなる一定加速度の物体を考えてみよう。この物体の時間と位置は (x_1, t_1)，(x_2, t_2)，(x_3, t_3) で測られる。そこで定加速度測定値は次のようにして求められる。

$$a = \frac{v_{32} - v_{21}}{t_{32} - t_{21}} \quad (\mathrm{m/sec^2}) \qquad [式 4.12]$$

ただし，$v_{32} = (x_3 - x_2)/(t_3 - t_2)$，$v_{21} = (x_2 - x_1)/(t_2 - t_1)$，$t_{32} = (t_3 + t_2)/2$，$t_{21} = (t_2 + t_1)/2$ である。隣接するラッチ間の距離 x_{latch} が等しいとすれば，$x_{latch} = (x_3 - x_2) = (x_2 - x_1)$ であり，$t_1 = 0$ とすれば式 4.12 は次のように変形される。

$$a = \frac{2\, x_{latch}(2t_2 - t_3)}{t_3\, t_2 (t_3 - t_2)} \quad (\mathrm{m/sec^2}) \qquad [式 4.13]$$

ゆっくりと加速する外部の物体が，半径 R のナノロボットの外側に固定してある 3 つの計時ラッチを通過したとしよう。この物体にの速度の測定値には，ナノロボットの熱運動に起因する避けがたい誤差が含まれている。物体は測定時間=約 t_{meas} の間にラッチ対の間を通過するのが観察される。この同じ間隔の間に，式 3.1 から，ナノロボットは距離$\Delta X = (kT\, t_{meas}/3\pi\eta R)^{1/2}$ を移動し，最大速度測定誤差が約$\Delta X/t_{meas}$ になるので，$(t_3 \sim t_2)$ = 約 $(t_2 \sim t_1)$ = 約 t_{meas} であれば，式 4.12 から最大加速度測定誤差は約 $2\Delta x/t_{meas}{}^2$ となる。したがって，最小検出可能加速度は次のようになる。

$$a_{min} \sim \left(\frac{4\,kT}{3\,\pi\,\eta\,R\,t_{meas}^3}\right)^{1/2} \quad (\mathrm{m/sec^2}) \qquad [式 4.1.4]$$

T = 310K，$\eta = 1.1 \times 10^{-3}$kg/m-s で R = 1μm であれば，$t_{meas}$ = 1s で a_{min} は約 10^{-7}g となり，体内環境でより妥当な $t_{meas} = 10^{-3}$s という測定時間であれば a_{min} は約 0.004g となる。必要な正確度を有するオンボード

基準発振器については10.1項で述べる。

4.3.3.3 流体加速センサ

生体の流体加速度は，空間的圧勾配の測定値からも推定できる。摩擦力および重力を無視し，層流であると想定すると，流体の加速度 a_{fluid} は次の式で求められる。

$$a_{fluid} = -\frac{\Delta P}{\rho \Delta x} \quad (m/sec^2)$$ ［式4.15］

ただしρ＝流体密度（例，血漿はほぼ非圧縮性のニュートン流体であり，310K でρは約 $1025 kg/m^3$ になる），ΔP は距離Δx にわたって測定した圧の変化である。心臓の僧帽弁および大動脈弁（ΔP/Δx が約 $10^5 N/m^3$，a_{fluid} が約 10g[474]，Δx が約数 cm），ならびに静脈およびリンパの弁は，この原理を採用した双安定アナログ減速度計として働く[444]。血管表面を移動するマイクロメートルスケールの医療ナノロボットは，10^{-6}atm の分解能を有する圧センサを使って（4.5.1項），1mm 離れたところで連続測定した値から±0.01g の正確度で局所的血流加速度を推定できるだろう。

4.3.3.4 軸旋回ジャイロスコープ加速度計

半径 r，厚み h で，摩擦のない旋回軸点から回転軸に沿って距離 L_p のところに重心がある角速度ω（rad/s）でスピンする円筒形のジャイロスコープを考えてみる。旋回軸点は，約 1nm の間隔Δx だけ離れた判別可能な格子要素を有する半径 $R \geqq (r^2 + 4h^2)^{1/2}$ の球形センサ格子の中心を定める。加速度 a が均一であれば，ジャイロスコープはそのスピン軸の回りを角速度 $\omega_p = 2aL_p/\omega r^2 = \Delta x/Rt_{meas}$ で進む。ただし t_{meas} は測定期間である。したがって最小検出可能加速度は，格子に対する歳差運動を比較することで次のようになる。

$$a_{min} = \frac{\Delta x\, r^2\, \omega}{2 L_p R\, t_{meas}} \quad (m/sec^2)$$ ［式4.16］

a_{min} を測定するωを選択するにあたっては，上限と下限がある。上限は破裂強さ条件で，次のようになる。

$$\omega = \omega_{max} < \left(\frac{2\sigma_w}{\rho r^2}\right)^{1/2} \quad (rad/sec)$$ ［式4.17］

ただし，σ_w は安全動作時応力でダイヤモンドについて $10^{10} N/m^2$（約 0.2 の引っ張り強さ）[10]，ρはジャイロスコープ材料の密度である（ダイヤモンドで約 $3510 kg/m^3$）。下限は，これより低いと軸回旋ジャイロスコープが垂直軸について安定したスピンをすることができずにぐらつき始め[448]，したがって測定が損なわれる最小スピン角速度である。下限は次の式で求められる。

$$\omega = \omega_{min} = \left(\frac{4\, a_{min}\, L_p \left(r^2 + \frac{1}{3}h^2\right)}{\pi h \rho r^6}\right)^{1/2}$$ ［式4.18］

$\omega_{max}/\omega_{min} > 1$ であれば，ジャイロスコープシリンダの破裂速度未満で，ぐらつかないスピン速度が得られる。この比は R に比例するので，これより下では有用なスピン速度が得られないという最小センササイズ R_{min} がある。式4.16と式4.18を併せて2次式をωについて解くと次のようになる。

$$R_{min} = \frac{2\Delta x \left(r^2 + \frac{1}{3}h^2\right)}{\pi h\, t_{meas}\, r^3 (2\sigma_w \rho)^{1/2}}$$ ［式4.19］

$t_{meas} = 10^{-3}$s であれば $R_{min} \geqq 69 \mu m$（至適 r＝48μm，h＝25μm），t_{meas}＝1s であれば $R_{min} \geqq 6.9 \mu m$（至適 t＝4.8μm，h＝2.5μm）となる。したがって，軸旋回ジャイロスコープ加速度計はおそらく，大きさが>>10μm の装置でのみ採用されることになりそうである（ただし 4.3.4.1 項を参照）。シリコンで実現されるマイクロスケールのジャイロスコープについては，Greiff[1383] やその他の者[447] が論じている。

4.3.3.5 加速開始（onset）

純粋な加速の他に，衝撃（jolt），サージ，ジャークとも呼ばれる加速開始率が，マクロスケールの機械的構造や生物学的構造にさらなる損傷効果をもたらすことがありうる。例えば，加速開始（$\dot{a}$）が人体に及ぼす影響については，Col. John Paul Stapp[1714] が 1950 年代に実施した一連のロケットそりの集中的実験で研究された[1714-1716]。ヒト被験者で，$\dot{a}$ が≦500=約 600*g*/s では心血管系ショックが全くなかったが，$\dot{a}$ が≧1100〜1400*g*/s，1〜40*g* の加速度ではショックが見られ始めた。直線減速力に対するヒトの耐久力は，加速の開始率およびピーク加速度の双方によって決まる。きちんと拘束された健康な若年男性であれば，耐久限度は≦0.2s という持続期間，および≦50*g* で≦500*g*/s が得られている[1717]。

1998 年まで，ナノ機械構造に対する加速開始の影響についてあまり詳しく調べられておらず，ナノマシンにも同じ様な限度値があてはめられるかもしれない。例えば，長さ $L_{rod} = 1\mu m$，断面積 $S_{rod} = 0.01\mu m^2$，質量 $m_{rod} = 3.5 \times 10^{-17}kg$，動作時強さ W_{rod} が約 $5 \times 10^{10}N/m^2$ のダイヤモンドロッド（**表 9.3**）は，静的加速度 a_{fail} が $\geq W_{rod}S_{rod}/m_{rod}$=約 $10^{12}g$ になると壊れる。しかし加速性ショックは弾性系の応答スペクトルにおいて動的増幅をもたらすことがある。矩形パルス形について $\dot{a}_{peak} \geq 4V_{res}a_{max}$ になると（ただし V_{res} は系の自然振動数），動的応力は対応する静的な値のほぼ 2 倍というピーク値に上昇する[363]。これは，この系の加速度の変化によって誘発される系の自由振動からくる応力が，加速からくる静的応力に加わり，全体的な応力により損傷がもたらされることがありうるからである。上に述べたロッドについて k_s が約 1N/m とすると，V_{res} は約 30MHz（4.3.3.1 項），$\dot{a}_{peak}$ は a_{max} が約 $10^{12}g$ で約 $10^{20}g/s$ となる。参考までに，テラ重力ナノ遠心分離器（3.2.5 項）は質量 m が約 $10^{-17}kg$ で，$\geq 10^{-6}s$ で $a_{max} = 5 \times 10^{11}g$ になるまでスピンし，$\dot{a} \leq 5 \times 10^{17}g/s << \dot{a}_{peak}$ となる。

4.3.4　角度変位

医療ナノデバイスが，測定により望ましい配向を確立して維持することが必要となる状況がある。例えば，明らかに決まった「上部」と「底部」があるナノロボットや，位置を正確に維持する必要がある細胞内操作を長く行うナノデバイスである。回転率の測定も必要な場合がある。

4.3.4.1　ジンバル付きナノジャイロスコープ

4.3.3.4 項で述べたタイプの軸回旋ジャイロスコープは，あらゆる医療ナノデバイスで配向センシングを行うのには実際的でなく，最も大きい医療ナノデバイスについてのみ実際的である。ω_{max}（式 4.17）を ω_{min}（式 4.18）と等しく設定し，$a_{min} = g = 9.81m/s^2$（重力加速度）とし，かつ最小センササイズを至適にすると，最小装置半径約 35μm でぐらつかず破裂しない臨界スピン速度 ω_{crit} は約 $6.8 \times 10^7 rad/s$ となる。軸回旋ジャイロスコープがこの最小半径より小さければ，ω_{crit} よりゆっくりスピンさせたときにジャイロはどうしようもなく揺れ，他方，ω_{crit} より速くスピンさせるとジャイロがばらばらに壊れてしまう。

ただし，3 軸ジンバル付きナノジャイロスコープは，質量の中心近くに軸回旋点があるとみなすことができるので，L_p は非常に小さく，ω_{min} は非常に遅くなり，医療ナノロボットでナノジャイロスコープが実現可能になる。式 4.18 で $h = 1\mu m$，$r = 0.5\mu m$，$\rho = 3510kg/m^3$，$a_{min} = g$ とし，軸回旋点と回転軸に沿った有効重心の間で $L_p = 1$ になるようジンバルを配列すると，ω_{min} は約 40rad/s になる。ジンバルの許容度を高めて $L_p = 0.1nm$ にすると，ω_{min} は約 125rad/s になる。

ナノジャイロスコープの配向基準はどのくらい安定しているのだろうか。主な考慮事項が 2 点ある。

まず，3 つの角自由度（θ，ϕ，ψ）すべてにおけるブラウン熱回転により，大きさ $\Delta\theta_{nutate}$ が約 p_ϕ/p_ψ のナノジャイロスコープの歳差軸周囲に小さな章動が起こる。ただし，p_ϕ および p_ψ はジャイロの角運動量である[448]。p_ϕ の最小値は（1/2）kT = 約（1/2）$p_\phi{}^2/I_1$ で概算できる。ただし $I_1 = (1/4)\ mr^2 + (1/12)\ mh^2$，すなわち ϕ 周囲の慣性運動量，$m = \pi r^2 h\rho$ である。p_ψ の最大値は，$p_\psi - I_3\omega$ として，破裂強度条件 $\omega < \omega_{max}$（式 4.17）で求められる。ただし，$I_3 =$（1/2）mr^2，すなわち ψ 周囲の慣性運動量である。したがって，次のようになる。

$$\Delta\theta_{nutate} \sim \left(\frac{kT\left(r^2 + \frac{1}{3}h^2\right)}{2\pi\sigma_w h r^4} \right)^{1/2} \quad \text{(radians)} \qquad \text{［式 4.20］}$$

なお，$T = 310K$，$r = 0.5\mu m$，$h = 1\mu m$，σ_w は約 $10^{10}N/m^2$，$\Delta\theta_{nutate}$ は約 0.8μrad である。

第 2 に，ジンバルのベアリングには小さな摩擦損失があるので，ジャイロに小さなトルクが生じ，当初の配向から小さな歳差だけ離れる。歳差角速度 $\omega_{precess}$ は約 $T_{gimbal}/(I_3\omega)$（rad/s）である（T_{gimbal} は不完全なジンバルベアリングにより生じる摩擦トルク）。ジンバルが外力によって駆動されて振動数 ν_{gimbal} で振動し，またジンバルベアリングが P_{gimbal}（W）という率で力を散逸すると仮定すると，ジンバルの振動運動それぞれで $E_{gimbal} = P_{gimbal}/\nu_{gimbal}$（J）が散逸する。ジンバル運動の角振幅が α_{gimbal}（rad）でジンバルの半径が r_{gimbal} とすると，ジンバルのベアリングはジンバルが振動するごとに $X_{gimbal} = \alpha_{gimbal}\ r_{gimbal}$（m）を移動し，エネルギー E_{gimbal} を散逸するのに当てられる力は $F_{gimbal} = E_{gimbal}/X_{gimbal}$ となる。したがって，各ジンバル振動事象によりかかるトルクは $T_{gimbal} = F_{gimbal}\ r_{gimbal} = P_{gimbal}/(\nu_{gimbal}\ \alpha_{gimbal})$；$P_{gimbal} = k_p\ \nu_{gimbal}{}^2$

第４章

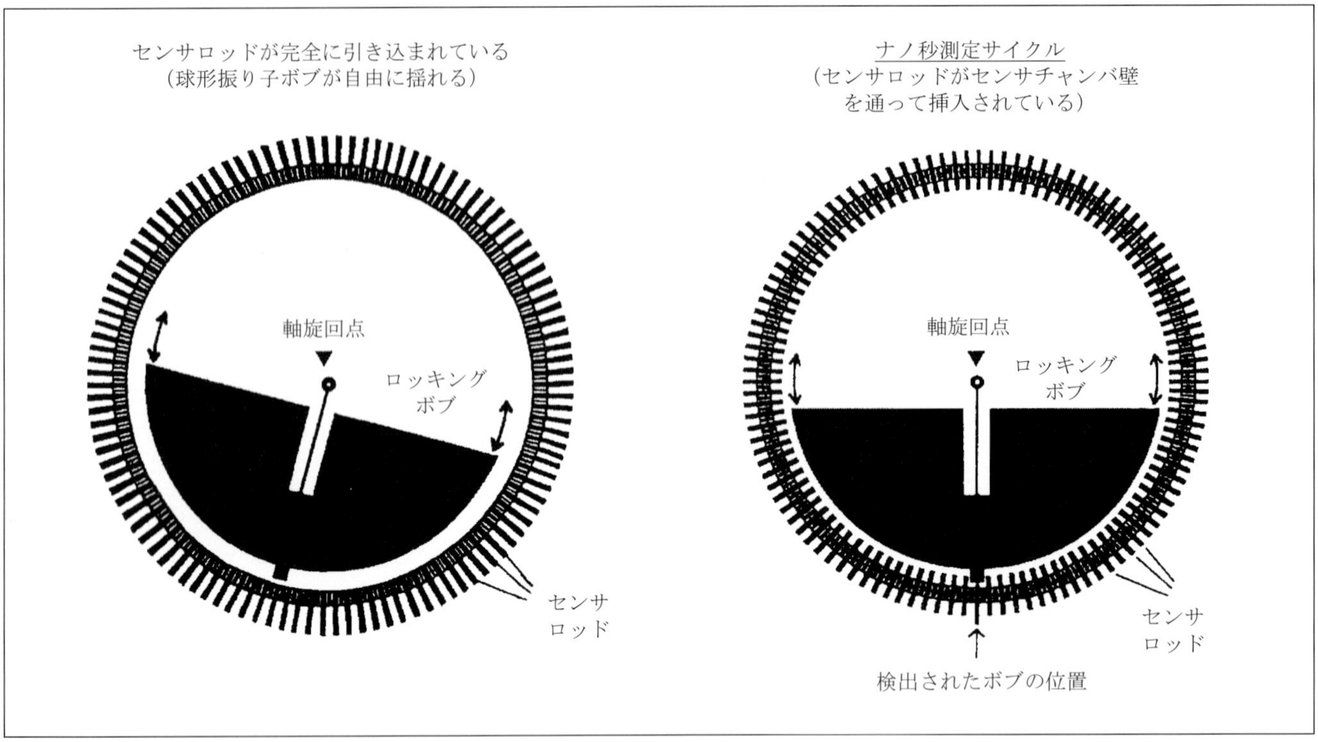

図 4.5　角変位および回転速度に関する球形ナノ振り子センサ

（Drexler[10] を参照）となる。ただし $v_{gimbal} = \alpha_{gimbal} \nu_{gimbal} r_{gimbal}$ は，運動中におけるジンバルベアリング表面のすべり速度，k_p はベアリングのジオメトリーにのみ依存する定数である。

ジンバル振動事象それぞれによって生じる配向角の変化は $\Delta\theta_{osc} = \omega_{precess}/\nu_{gimbal}$ である。ジンバル振動数 N は $t\,\nu_{gimbal}$ となる（t はジャイロを最後にキャリブレートしてからの時間）。ジンバル振動が独立していて無作為に分布するのであれば，配向角の全変化は非常に大雑把にいうと $\Delta\theta_{precess}$ = 約 $\Delta\theta_{osc} N^{1/2}$ となる。r_{gimbal} が約 r とすると，次のようになる。

$$\Delta\theta_{precess} \sim \frac{2\,k_p\,\alpha_{gimbal}\left(t\,\nu_{gimbal}\right)^{1/2}}{\pi\,r^2\,h\,\rho\,\omega} \qquad ［式 4.21］$$

Drexler[10] によると，$k_p = 2.7\times10^{-14}\,W\text{-}s^2/m^2$ で，小さな（約 2nm）硬いベアリングについて控えめな値である。熱性ゆらぎにより生体細胞内に引き起こされるランダムな流体力学的な流れは約 10ms という特徴的な持続期間 t_{fluct} であり [1069]，このことからサイトナノロボットにおける約 1μm の R について，式 3.2 から α_{gimbal} は約 0.06rad（約 3°）であることが分かる。r = 0.5μm，h = 1μm，$\rho = 3510\,kg/m^3$（ダイヤモンドについて）（m を約 3×10^{-15}kg とする），$\omega = 1\times10^9$ rad/s（破裂速度の ω_{max} = 約 4.8×10^9 rad/s をわずかに下回る），また ν_{gimbal} を約 t_{fluct}^{-1} = 100Hz（これについて結果はそれほど感度が高くない）とすると，$\Delta\theta_{precess}$ は約 $10^{-8}t^{1/2}$（rad）となる。したがって，$\Delta\theta_{precess}$= 約 1μrad という配向シフトには約 1 時間かかり，$\Delta\theta_{precess}$= 約 4μrad という配向シフトには約 1 日，$\Delta\theta_{precess}$= 約 70μrad（約 10arcsec）という配向シフトには約 1 年かかる。（全角誤差 $\Delta\theta_{total} = \Delta\theta_{precess} + \Delta\theta_{nutate}$）。したがって，ジンバル付きナノジャイロスコープは，保管しやすく，容易に運べ，しかもオンボード配向基準が極めて正確なものとして十分安定して働くことができる。

4.3.4.2　ナノ振り子配向センシング

配向センシングにはナノ振り子を採用する事もできる。関連装置の大きなクラスの 1 例として，半径 r，質量 m で，軸回旋中心点周囲の全立体角を通じて揺れることのできる大きな半球系ボブ（bob）があり（**図 4.5**），軸回旋支持ビームを積極的に回避できるようにするジンバル付き収納箱がついた単純な硬い球形ナノ振り子を考えてみよう。ナノ振り子ボブは，半径 $R = r + z_{sep}$ の同心球形センサ格子から十分離れた場所に置かれた球体表面に沿って移動してファンデルワールス作用を最小にし（3.5.1 項および 9.2 項），ボブとセンサ表面は電気的に中性または均一的に相互に反発しあっている。ピンクッション型受容体モデル（3.5.7.4 項）とよく似て，センサ格子は幅Δx=約 1nm のダイヤモンド型センサロッドが球形に配列されており，測定サイクル期間 t_{meas}の間，ボブの位置を明らかにするために空になったセンサ腔にこれらのロッドが迅速に同時に延びて入ってくる。放射方向のセンサロッド速度は，少なくとも 1～2 桁の大きさで，標準的な接線ボブ速度を超えるはずである。以下に示す例については，v_{turn}=約 $v_{thermal}$ = 3.6mm/s で回る 500nm のボブに付けられているセンサは，約 1nm のセンサロッドを約 280ns で通過し，また約 1ns で半径方向に約 1nm 変位するセンサロッドは v_{rod}=約 1m/s で移動する。このナノ振り子は配向センサおよび回転率センサの双方として働くことができ，前庭（半円形の管）機構と似た原理である[449]。

均一な垂直重力場 g に当初は留まっているボブを有する単純なナノ振り子球形センサ収納箱は，軸回旋中心の回りを最小検出可能角θ_{min}（rad）を通じて回転し，摩擦を無視すると，センサ格子上でのボブの位置は距離Δx を移動するので，次のようになる。

$$\Delta\theta_{min} = \Delta x / r \qquad \text{［式 4.22］}$$

Δx = 1nm，r = 500nm とすると，$\Delta\theta_{min}$ は約 2mrad（約 0.1 度）になる。接触面積 S の実際的なすべり界面（例，ボブとセンサ表面の間）および回転速度 v_{turn} について，Drexler[10] は主としてずれ反射抵抗およびバンド硬さ散乱によって駆動される摩擦散逸を，P_{drag}=約 $k_1\ v_{turn}^2 S$，k_1 を約 400kg/m^2-s として摩擦散逸を推定している。したがって，ボブと最も近くにあるセンサロッド（ボブと相互作用するもの）の間で散逸するエネルギーE_{drag}は約 $k_1\ v_{turn} S\Delta x$ となる。小さな変位についてのボブの重力エネルギーE_{bob}は m g r sin $\Delta\theta_{min}$=約 m g r $\Delta\theta_{min}$となる。E_{bob}/E_{drag}＞1 であれば，最小変位でボブは自由に揺れる。m = 10^{-15} kg，r = 500nm，S = 1nm^2 であれば，ボブが自由に揺れるには v_{turn}＜2.5m/s またはω＜49 メガ rad/s となる（これに対し，この振り子については $v_{thermal}$ = 3.6mm/s（式 3.3）でω_{res}=約 9900rad/s である）。

ボブ-アップ/ボブ-ダウンエネルギー差は，m = 10^{-15}kg および r = 500nm について約 2m g r = 9.8zj=約 2.3kT である。反対の配向（$\Delta\theta$=約π）を判別するには，このセンサについて N_{meas}=約（kT/2 m g r）^{2}=約 1 測定が必要である。$\Delta\theta_{min}$=約 2mrad を判別するには，平均して N_{meas}=約（kT/E_{bob}）^{2}=約 190,000 の独立した測定（約 0.002kT/測定の場合）またはセンサロッドクロックサイクル約 1ns を用いて t_{meas}=約 190μs が必要になる。したがって，直線加速度計（4.3.3 項）で明らかになる並進変位の効果を差し引いた後で，ナノデバイスは測定時間 t_{meas}=約 10^{-4}s で ± $\Delta\theta_{min}$ 内までの配向における角変位を測定できる。約 1m/s で動くセンサロッドでは，収納箱に入っているロッドのすべりそれぞれについてのエネルギー散逸は約 0.01zJ/サイクルとなる（10.2.1 項）。動いているスタッド（stud）を継続的に追跡するためにトリガーする必要があるテストロッドが約 100 だけであるならば，約 1ns というセンサロッドクロックサイクルで，継続的ナノ振り子パワー散逸が約 1pW となる。スタッドと接触しているロッドの間の追加の抵抗パワー喪失 P_{drag} は約 0.0004pW に過ぎない。

この基本的装置については他にも多くの構成が容易に考えられ，より体積効率がよいものもあるかもしれない。例えば，入れ子球面またはオボイド，平面内回転測定用の 2 次元ロッキングディスクセクション（剛回転子における角自由度すべてをモニタリングするのに必要な 3 装置），多軸円周追跡，あるいはころがるボールまたはすべるプラグを含むチューブである。J. Logajan は，1 対の直線 3 次元平行移動加速度計で考えられうる加速ベクターすべての 3 並行移動成分および 3 回転成分を明確に抽出できると提唱している。どの軸であれ回転が起これば明らかに異なる質量変位が生じ，軸に沿って加速平行移動があれば結果として同一の変位が生じる。

4.3.4.3　ナノ振り子タコメトリー

単純なナノ振り子を使って検出可能な最小角速度ω_{min}は，Δx = 1nm，r = 500nm，t_{meas} = 1s についてほぼ $\Delta x/r\ t_{meas}$ = 2mrad/s（約 0.1 度/s）となる。最大検出可能角速度ω_{max}は，t_{meas}をセンサが完全に 1 回転するのをカウントするのに必要な最小時間とすると，約 $2\pi/t_{meas}$となる。最小 t_{meas} はω_{max}が約 49 メガ rad/s について約 $2\pi/\omega_{max}$=約 100ns，あるいは r = 1μm の球体ダイヤモンド型ナノデバイスについて破裂速度の約 5%（式 4.17）となる。

体内医療ナノロボットは通常，どのような回転変位に出会うだろうか。式 3.2 から，1μm の装置はω_B =（$kT/4\pi\eta R^3\tau$）$^{1/2}$rad/s という瞬間ブラウン回転をする。ただし式 4.3 から，装置と分子衝突の平均時間（ほとんどは水分子）であるτ =（$MW_{kg}/32\pi kT$

$N_A c_{H_2O} R^4)^{1/2}$となる（c_{H_2O}は約 3.3×10^{28} 分子/m^3）。R＝0.5μm および T＝310K では，τは約 6×10^{-20}s/衝突，ω_Bは約 7×10^9rad/s となり，各変位は約$\tau\omega_B=4\times10^{-10}$rad で，いずれも検出不可能である。もっとも，全ブラウン回転変位の正味量は，16s ごとに 1 回転で，約 0.4rad/s となる（3.2.1 項）。

体内における最大測定可能角変位は，血流における差動ずれ力による揺れによって生じる。生理的血流における正常な血管壁ずれ速度は，大きな動脈での 100〜1400rad/s から，小さな動脈や毛細血管での 500〜4000rad/s の範囲である [386]。小静脈壁における血管「タンクトレッド」運動（9.4.3.6 項）中の白血球のころがり速度測定値は約 40μm/s，もしくは約 8rad/s で，細胞搬送（cytocarriage）を採用しているナノデバイスでこのような値に遭遇することがある（9.4.7 項）。ヒトの内耳前庭メカニズムの振動数応答範囲は 0.048〜260rad/s である [449]。

このように，生理学的に重要な回転速度の最大範囲は 10^{-2}〜10^4rad/s である。単純なナノ振り子の自然調和振動数ω_{res}は r＝500nm で $(g/r)^{1/2}=4400$rad/s となるので，強制振動および共鳴の可能性を考えるべきなのは，最もありそうな生理学的回転速度を測定する場合だけで，そのような場合，共鳴事象が起こっている間に減衰力 F_{damp}＝約 m $v_{turn}\omega_{res}$を追加すれば問題がなくなるはずである。$m=10^{-15}$kg，r＝500nm という場合，約 *mg* における臨界減衰ピークについての F_{damp}は約 0.01pN である（v_{turn}は約 2mm/s）。

4.4　力ナノセンサ

pN の力がかかることがあり，医療ナノデバイスではこれを検出しなければならない。振り子および片持ち梁をベースとしたセンサを利用するとナノスケールの力を探り，環境の重力場を監視し，分子スケールの物体を 1 陽子単位まで正確に測定し，同位体組成が異なる分子を判別することができる。

4.4.1　最小検出可能力

極度に小さい力は，これまでマクロスケールの装置，特に原子間力顕微鏡（AFM）を使って測定されてきた。1998 年，接触領域では 1nN の実験的力を，非接触領域では 1pN の実験的力を日常的に測定していた [450]。1994 年には，D. Rugar が室温で厚み 90nm の片持ち梁の付いた AFM を使って，5×10^{-16}N という力感度を達成し [489]，1998 年には長さ 230μm，厚み 60nm のシリコン片持ち梁の付いた磁気共鳴力顕微鏡（MRFM）を使って 7×10^{-18}N という力解像能を達成したと Rugar は報告した [3256]。AFM の力感度に関する理論的限界は，光ファイバ干渉分析法をはじめとする技法を利用して絶対零度に近い温度について 10^{-18}〜10^{-19}N と推定されている [445,489]。ただし，これらの方法の多くは医療ナノデバイスに採用するのが実際的でないか不可能なものである。

ナノロボットセンサで検出可能になりそうな最小力 F_{min}はどのくらいだろうか。複数の観点からの推論で一致した答えが出ている。例えば，最小剛性 k_sのばねがもたらす既知の抵抗圧に対するビームの変位Δx で力を測定することができる。すなわち，F_{min}は約 $k_s\Delta x$ となる。ただし，$F_{min}=2kTe^{SNR}/\Delta x$ とすると，SNR が約 $\ln(k_s\Delta x^2/2kT)$（式 4.9）で，ばねに蓄えられているエネルギーが熱雑音エネルギーを超えていなければならない。T＝310K で SNR＝2 であれば，Δx が 0.6nm，6nm，60nm のときに F_{min}はそれぞれ 100pN，10pN，1pN となる。実際，自然分子モータ（キネシンダイニン，アクチン-ミオシン）はタンパク質分子当たり 1〜14pN のオーダーで等尺性の力を出し，これは全部で 10〜100pN の力を測定するミクロスケールの片持ち梁ばねセンサを使って日常的に観察されている [452-455,1058,1247]。抗原と抗体または受容体とリガンドの相互作用を断ち切るには，一般に 50〜300pN という範囲の破裂力が必要である [3200]。約 160pN の力で，アビジン受容体にあるビオチンが分離され，約 85pN の力でアビジン受容体からイミノビオチンが引き出される [1075]。約 300pN の力で 2 つの孤立した水分子間の水素結合が破断されるが，[1030]1 つの C-C 共有結合を破断するには＞3000pN が必要になる可能性が大きい [10,1131]。1 つの共有結合を破断する力は AFM によって実験的に直接測定されており，例えば Si-C（解離エンタルピーが 528zJ/分子，結合長が 0.185nm）については 2000±300pN，Au-S については 1400±300pN である [3193]。

力センシングには，相互に不活性である 2 つの周期的表面のすべり界面を含む測定装置を利用する必要もあるかもしれない。この動きは，間隔 0.2〜0.5nm の典型的なダイヤモンド型物質のモンテカルロシミュレーションにより得られた約 0.1〜1zJ という相互作用の位置エネルギーを特徴とすることがある [10]。最小 0.5zJ のエネルギー障壁と仮定すると，小さなすべり接触面についての典型的力振幅 F_{min}は約 1.7×

$10^{10}\Delta V_{barrier}$，すなわち約 8.5pN となる[10]。

表面積 $0.09nm^2$ の小型分子受容体（0.3nm）^{3} にわたる 10pN の力は，エネルギー密度にして約 $10^8 J/m^3 \times 0.027nm^3 = 2.7zJ$，約 0.6kT となる。また 9.3.1.4 項で述べるナノロボットマニピュレーターアームは，ほぼ pm のステップサイズが可能であり，機械装置全体について 0.04m/N のコンプライアンス[10]と想定すれば，最小適用可能力 F_{min} は約 10pN になる。したがって，控えめな推定として，ナノデバイスにより確実に検出できる（また適用できる）最小の力はおそらく約 10pN となる。

最後に，ΔF ニュートン異なる 2 つの力を判別できる次元 L のナノセンサが誤った測定をする確率[10]は次のようになる。

$$P_{err} \sim \exp(-L\,\Delta F / 4\,kT) \quad \text{［式 4.23］}$$

ΔF＝10pN および T＝310K とすると，L＝8nm であれば P_{err}＝1%，L＝16nm であれば P_{err}＝0.01% なので，信頼できるナノスケールの p フォースセンサの大きさは約 10〜20nm となる。

4.4.2　ナノ重力計

宇宙医学の研究により，免疫系のマイクロメートルスケール要素は重力に対する感度が極めて高いことが発見されている。ある研究では，骨髄由来（$B6m_p102$）マクロファージの単一細胞が，$10^{-2}g$ の低重力環境に曝露されて 8 秒後に応答することが，よく知られた細胞活性化のマーカーである細胞拡散の増加により示されて明らかになった[468]。微小重力環境に置かれた個別の免疫系細胞では，増殖が増強されるが分化は抑えられ[468]，コンカナバリン A による活性化が低下[470]，グルコース代謝が 20%減少，抗生物質に対する耐性は増大し，単球の偽足数が減り，細胞質の流動速度および振動数に変化が見られる[469]。

1998 年の時点で，白血球「重力センサ」が働く正確なメカニズムは分からないままであった。核小体，リボソーム，中心小体など複数の細胞内小器官の密度の差が，メカノセンシティブな（機械感受性の）伸長活性化されたイオンチャネルまたは細胞外マトリックスにより媒介される重力負荷の下で[469,471]，細胞骨格の構造に検出可能な圧力をもたらすことがあると推測されている[468]。細胞環境を変える間接的な重力作用（低重力による沈降減少や熱対流の減少など）が原因となっていることもありうるが，重力と細胞構造との直接的相互作用[472,473]がセンサのメカニズムである可能性が最も大きそうである。例えば，自然分子モータが出す力（F＝約 1pN；4.4.1 項）に等しい重力負荷の変化を細胞骨格が検出可能であり，この力が（10μm）^{3} の細胞（$m = \sim 10^{-12}kg$）の質量全体にかかるならば，最小検出可能重力加速度 g は約 F/m すなわち約 $1m/s^2 = 0.1g$ となり，これは低重力状態の発生を検出するのに十分なはずである。

マクロファージ細胞と似た大きさのナノメカニカル重力センサは，少なくとも 100,000 倍は感度が良いかもしれない。例えば，均一な重力場を自由に揺れ動くつなぎ留められた物体のおよそのエネルギーEg は約 m g Δh である（Δh は動きの最大垂直振幅）。検出可能であるには，振動子のエネルギーが熱雑音エネルギーを超えていなければならないので，密度ρ，大きさ L^3 の振れ動く物体について $g_{min} = kT\,e^{SNR}/m\,\Delta h\,N_{meas}^{1/2}$ 約 $kT\,e^{SNR}/\rho L^4 N_{meas}^{1/2}$ とし，N_{meas} が独立測定値で，Δh が約 L とすれば，SNR は約 $\ln(m\,g\,\Delta h\,N_{meas}^{1/2}/kT)$ となる。T＝310K，SNR＝2，N_{meas}＝1，$\rho = 21{,}450kg/m^3$（Pt）であれば，g_{min} は L が約 1μm のとき 0.1g，L が約 2μm のとき 0.01g，L が約 11μm のとき $10^{-5}g$，平均的なヒト組織細胞の大きさである L＝20μm で $10^{-6}g$ となる（8.5.1 項）。

ナノ重力計のデザインに関しては，g が約 $9.81m/s^2$（1g）である重力場における長さ L の振り子について，動きの共振周期 T_{res} は L＝1μm なら，$2\pi\,(L/g)^{1/2} = 2\times10^{-3}s$，L＝20μm であれば $9\times10^{-3}s$ となる。重力が g から $g+\Delta g$ に増えることで生じた共振周期の検出可能な最小の減少が Δt_{min}＝1ns であれば，医療ナノロボットに関する検出可能な最小の重力変化は次のようになる。

$$\Delta g / g = 1 - \left(\frac{L}{g\,k_g^2}\right) \sim \frac{10^{-9}}{L^{1/2}} \quad \text{［式 4.24］}$$

ただし，$k_g = (\Delta t_{min}/2\pi) + (L/g)^{1/2}$。L＝1μm であれば $\Delta g/g$＝約 10^{-6}，L＝20μm であれば $\Delta g/g$＝約 2×10^{-7} になる。

4.4.3　シングル陽子質量計

ナノ振り子は，分子スケールの質量を測定するのにも利用できる。ねじれ，螺旋ばね，振動ロッドのメカニズムはいずれも機能するが，最小の質量を計量するのに最も効率のよい設計の 1 つは，**図 4.6** に概略図を示すような型コイル形懸垂ばね片持ち梁質量計であり，これは従来の水晶微量天秤の原理と同じである[2896]。この設計では，長さ L_{beam}，円形断面半径 R_{beam} のビームが片端に蝶番で取り付けられており，他方の端に固体体積 V_{sample} の試料ホルダがある。ビームは全長 l_{rod}，円形断面半径 r_{rod}，ばね定数 k_s が約 $\pi^2 r_{rod}^4 E G/(G l_{rod}^3 + E\pi r_{rod}^2 l_{rod})$ で，密度 ρ，ヤング率 E，剛性率 G のばね（ロッド）材料を使った可動懸垂ロッドから成るばねで（蝶番から様々な距離 V_{spring} で）支えられている[*]。無負荷でのこのシステムの自然共振周期は $T_0 = (2\pi L_{beam}/L_{spring})(m_0/k_s)^{1/2}$，ただし $Z = 2L_{beam}/L_{spring} r_{rod}^2)((G l_{rod}^3 + E\pi r_{rod}^2 l_{rod})/E G)^{1/2}$，$m_0 = \rho(V_{sample} + \pi L_{beam} R_{beam}^2 + \pi l_{rod} r_{rod}^2)$ である。懸垂系質量に対する重力負荷は $m << (k_s L_{spring}^2/g L_{beam}^2)$ = 約 10^{-15}kg で無視できる程度であり，標本系では m = 約 10^{-20}kg である。

試験質量 Δm をサンプルホルダに加えた後では，共振周期は増加して $T_m = Z(m_0 + \Delta m)^{1/2}$ となり，Δt_{min} が，$T_m - T_0 \geqq \Delta t_{min}$ = 約 1ns となる。1ns は便利な（convenient）最小の時間間隔であり，検出できる（10.1 項）。したがって，最小検出可能分子量 ΔMW を陽子質量（$m_p = 1.67 \times 10^{-27}$kg）で表すと次のようになる。

$$\Delta MW = \Delta m/m_p = m_p^{-1}\left[\left(m_0^{1/2} + \Delta t_{min}/Z\right)^2 - m_0\right] \quad \text{(protons)}$$

［式 4.25］

図 4.6 で，ビームとロッドは 2 次元のコイルになっている（3 次元コイルは描くのがより難しいが，圧縮性は最大になる）。L_{beam} および l_{rod} は，総コイル面積 $A_{coil} = 2 R_{beam} L_{beam} + 2 r_{rod} l_{rod}$ が最小になるものを選択する。ロッドおよびビームにアルミニウムを使用し（$E = 6.9 \times 10^{10}N/m^2$，$G = 2.6 \times 10^{10}N/m^2$，$\rho = 2700kg/m^3$），$L_{beam}$ = 1200nm，l_{rod} = 1920nm，r_{rod} = 0.5nm，$V_{sample} = 1nm^3$，$\Delta t_{min} = 10^{-9}$s とすると，最小測定可能変位 Δx_{min} = 0.01nm より遙かに大きい L_{spring} = 1nm>>Δx_{min} = 0.01nm について ΔMW = 約 1 陽子となる（4.3.1 項）。（L_{spring}＞1nm であれば，センサが埋め込まれている約 1μm のナノロボットに対する生理的な約 1g の加速負荷により，加速ビーム変位は＜Δx_{min} になり検出不能となる）。

懸垂ロッドをサンプルホルダにより近づけると，装置の感度が下がる。$L_{spring} = L_{beam}$ について，最小 ΔMW = 約 1200 陽子であれば，中等度の大きさの分子を最小時間（約 10^{-6}s）で計量できる。非常に薄いセンサ構成（h_{sensor} が約 20nm）を使用し，コイルがセンサ内腔スペースの約 50％を占めるとすると，質量計の体積が約 $10^5 nm^3$ つまり $1\mu m^3$ ナノロボットの総体積の約 0.01％とすると，センサの寸法は $(79nm)^2 \times$ 20nm になる。センサの質量は，ダイヤモンド型収納箱および案分比例の支持メカニズム質量を含めて約 3×10^{-19}kg になる。試料の装荷／取り外し操作を含めた 1 回の測定サイクルを約 10μs ごとに完了できるとすれば，装置は自らの質量のグルコース分子を約 10s で処理する。空中または真空中で計測する生体分子は水和の水を失うことがあるのに対し，水中で計量するとさらに調べなければならない他の問題が起こる。

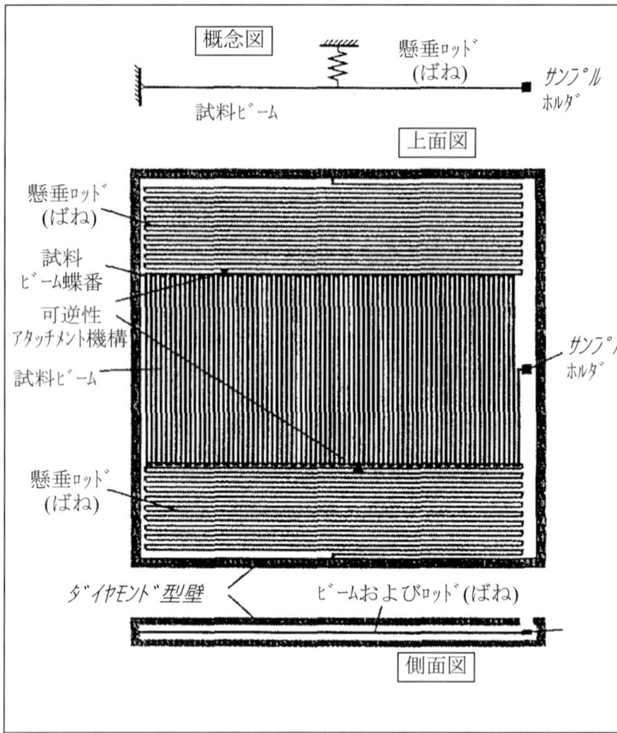

図 4.6.　コイル型懸垂ばね片持ち梁を利用したシングル陽子質量計センサ

J. Soreff は，ばね上の分子について測定の精度が共振の鋭さ（sharpness）と関係し，これはばね/分子質量計の振動数を分子自体の共振振動数を十分下回る値に保つ程度に至適化できると指摘している。以下の考察では，J. Soreff が筆者のために行ってくれた質量計

*折りたたまれたばねの端における力は力学的利点がより小さいので，k_s が l_{rod}^{-3} に依存していることは折りたたまれた構造について厳密に言えば確かというわけではなく，したがってこの構造はいくらか硬い動きをする。これについてはさらに調べる必要がある。ただし，低負荷のファンデルワールス接触面，ガススプリング，反磁性トラップ，積極的に制御された静電トラップなど，これに代わる剛性の小さい構造が多数手に入る［J. Soreff，個人的情報，1997］。

に関する内部振動効果の単純な集中要素（lumped-element）解析の結果を報告するが，これにより先に述べた質量計に関する性能推定値が確認される。

ある質量 M を弱い測定ばね（ばね計数 k_{weak}）につなげ，共振数のシフトを測定することで質量 M を精度ΔM まで計量したいとしよう。試料の内部モードへのカップリングによる振動数のシフトは（1/2）（ΔM/M）1/2π）（k_{weak}/M）$^{1/2}$ より小さくなければならない。試料の最も低い内部モード振動数ν_{int} であれば，試料が強いばね（k_{strong}）に接続された x_{strong} によって分けられた 2 つの M/2 質量として概算し，ν_{int} =（1/π）（k_{strong}/M）$^{1/2}$ とする。この試料を長さ x_{weak} の弱い測定ばねにつなげ，これを硬い支持体につなげるとすれば，運動方程式は次のようになる。

$$(M/2)\,x''_{strong} = -\,k_{weak}\,x_{weak} + k_{strong}\left(x_{strong} - x_{weak}\right)$$

［式 4.26］

$$(M/2)\,x''_{strong} = k_{strong}\left(x_{weak} - x_{strong}\right)$$

［式 4.27］

$x_{weak} = e^{st}$，$x_{strong} = R\ e^{st}$ とし，t＝時間，s＝時定数，R＝－（1＋（2 k_{weak}/M s^2））とすれば，2 本のばねの角振動数が$\omega_{strong} = 2\pi\nu_{int} = 2$（$k_{strong}$/M）$^{1/2}$ でω_{weak} =（k_{weak}/M）$^{1/2}$ なので，$\omega_{weak} << \omega_{strong}$ の低いほうの振動数の解は $s = i\omega_{weak}$（$1 - \omega_{weak}{}^2/2\omega_{strong}{}^2$）で概算でき，したがって計量すべき物体のたわみ性に起因する振動数の（望ましくない）部分的変化は次のようになる。

$$\omega_{weak}/\omega_{strong} < (\Delta M/M)^{1/2}$$

［式 4.28］

L_{sample} という大きさの分子試料については，ν_{sound} = 約 1500m/s および L_{sample} = 約 3nm についてν_{int} = 約 ν_{sound}/L_{sample} = 約 500GHz となり，$\rho = 1000 kg/m^3$ について $M = \rho\ L_{sample}{}^3 = 2.7 \times 10^{-23}$kg となる。試料分子中の 1 陽子の質量差を検出するためには，センサ Q＝M/m_p＝16,000 となり，式 4.28 からセンサはν_{int} を $Q^{1/2}$ の係数で下回る，つまりν_{spring} = 約 $\nu_{int}/Q^{1/2}$ = 約 4GHz で作動することができる。0.25ns という周期では，Δt_{min} = 約 1ns の位相シフトにはやや短すぎる。周期はこの 4 分の 1 でしかないからである。ただし，πrad の位相シフトは $t_{meas} = Q/2\ \nu_{spring}$ = 約 2μs で蓄積するはずであり，力の大きさを見ることで検出可能なはずである。面白いことに，円形断面および指数関数プロフィールで 0.1nm^2 チップの SPM マイクロプローブが，固有振動モード振動数 10GHz で室温および 1atm という圧力においてほぼ陽子質量検出感度に達しうるといわれている [1195]。電気的に駆動する炭素ナノチューブをベースとした共振ビーム秤では約10^{-17}kg（約 10^{10} 陽子または約 0.01μm^3 質量）という感度が 1999 年に実証された [3023]。

既存の表面音響波（SAW）デバイス [458] は，80pg/cm^2 という小さい面積質量密度，あるいは表面 1nm^2 当たり 0.01N_2 分子を測定できる化学的センサであるが，現行の装置はほぼ μm^2 面積に限定されている。提唱されている石英マイクロ共振器微量秤は，10^{-6} 分子単層，すなわち 1nm^2 当たり 5×10^{-9} 分子相当を検出できた [459]。厚み約 60nm の MRFM 振動ロッドを使って約 4 億陽子を検出できることが，1998 年に Rugar によって実証された [3256]。

4.4.4　同位体判別

ナノメディシンにおいては，同一化学元素の異なる同位体を含む分子を判別することが，例えば安定した C^{12} 原子の代わりに放射性 C^{14} 原子を含む，試料中の有機分子数を計数したり，放射性重金属で汚染されている組織を直接定量することなど，有用なことが多いだろう。ナノデバイスは，同位体という点で異核の分子を等核分画に分類することもできる。例えば，水素化学物質から重水素化学物質を分離したり，同位体として純粋な物質を得て次のような物質を構築することなど。

a.　質量分布が精密にバランスされた小型の高速回転子 [10]
b.　大きさの差が極めて微細な構成部品（3.5.6 項）
c.　熱伝導率が最大のナノ構造物（**表 4.1**），あるいは熱伝導率を下げるための同位体混合（6.3.4.4(D)項）
d.　内部放射能を発生しない長期安定な同位体による構造とすることで装置の寿命の延長をはかる（第 13 章）

標的分子内における同位体間の判別に最も信頼がおけるセンサは，シングル陽子質量計（4.4.3 項）である。化学元素の同位体は，質量が約 1 中性子（約 1 陽子）分以上異なる。したがってシングル陽子分解能のある質量計は，化学的に純粋な試料をはじめとしてすべての同位体を分析できる。同重体（質量数が同じ原子）および同中性子体（中性子数が同じ原子）は，最終的には化学的に分析されるだろう。質量が約

表 4.1 ナノメディシンで有用かもしれない同位体の様々なバルク特性 [390,475,476,763,1309,2325,2690,2703,2962-2964]

バルク特性	単位	一般的同位体	まれな同位体	備考
絶対密度	kg/m^3	997.044 (H_2O)	1104.45 (D_2O)	25℃において
臨界密度	kg/m^3	325 (H_2O)	363 (D_2O)	
臨界圧	stm	218.5 (H_2O)	218.6 (D_2O)	
臨界温度	℃	374.2 (H_2O)	371.5 (D_2O)	
最大密度の温度	℃	3.98 (H_2O)	11.2 (D_2O)	
凝固点	℃	0 (H_2O)	3.82 (D_2O)	
沸点	℃	100 (H_2O)	101.42 (D_2O)	
3重点（固体／液体／蒸気）	K	13.96 (H_2O)	18.73 (D_2O)	
3重点（氷 I／氷 III／液体）	K	251.2 (H_2O)	254.4 (D_2O)	2054/2181atm (H_2O/D_2O) において
融解熱	kcal/mol	0.028 (H_2O)	0.047 (D_2O)	3重点において
蒸発熱	kcal/mol	9.70 (H_2O)	9.96 (D_2O)	
生成熱	kcal/mol	-68.32 (H_2O)	-70.41 (D_2O)	25℃で液体
生成反応平衡定数	---	41.553 (H_2O)	42.664 (D_2O)	25℃における対数，液体状態
電気化学反応ポテンシャル	V	0 ($2H^++2e=H_2$)	-0.044 ($2D^++2e=D_2$)	25℃において
熱力学エントロピー	cal/K	16.72 (H_2O)	18.16 (D_2O)	25℃で液体
引火性下限	%濃度	4.65% (H_2)	5.0% (D_2)	1atm で O_2 中で燃焼
引火性上限	%濃度	93.9% (H_2)	95.0% (D_2)	1atm で O_2 中で燃焼
表面張力	J/m^2	0.07275 (H_2O)	0.0678 (D_2O)	20℃において
絶対粘度	kg/m-s	0.001002 (H_2O)	0.00126 (D_2O)	20℃において
誘電率	---	80.36 (H_2O)	79.755 (D_2O)	20℃において
屈折率	---	1.33300 (H_2O)	1.32844 (D_2O)	
可溶性	gm NaCl/l	359 (H_2O)	305 (D_2O)	20℃において
水解離定数	---	1.79×10^{-5} (NH_4OH)	1.10×10^{-5} (ND_4OH)	K_b，25℃，0.1〜0.01N
熱伝導率	W/m-K	約3000（純粋 C^{12}）	2000 (1% C^{13})	室温でダイヤモンド
熱拡散率	cm^2/s	18.5 (0.1% C^{13})	12.3 (1% C^{13})	室温でダイヤモンド
等温圧縮	kg/m^3	1250 (H_2O)	1390 (D_2O)	37℃，12,000atm において
イオン化エネルギー	---	13.9965 (H_2O)	14.869 (D_2O)	25℃における対数
イオン移動度	$(mol/l)^2$	1.008×10^{-14} (H_2O)	1.54×10^{-15} (D_2O)	25℃におけるイオン産物
モル磁化率	cm^3/mol	-12.97×10^{-6} (H_2O)	-12.76×10^{-6} (D_2O)	20℃で液体
超流動転移温度	K	2.12 (He^4)	0.003 (He^3)	絶対ゼロ付近
超伝導転移温度	K	9 (PdH)	10 (PdD)	
可逆性ガラス／液体転移，氷 Ih	K	129 (H_2O)	134 (D_2O)	
音波速度	m/s	1284 (H_2)	890 (D_2)	STP において
音波速度の温度依存性	m/s-K	+2.2 (H_2)	+1.6 (D_2)	1atm において
同位体交換化学反応速度	m^6/s	6.05×10^{-46} ($O^{16}+O^{32}{}_2$)	9.26×10^{-46} ($O^{16}+O^{36}{}_2$)	オゾン生成
相対結晶格子定数	---	1（天然 Ge）	1.00002 (Ge^{76})	27℃において
トンネル現象振動電圧	mV	358 (C_2H_2)	266 (C_2D_2)	8K において

0.001amu 異なる核異性体は解析できない。テラ重力遠心分離（3.2.5 項）および飛行時間型粒子線偏向法（4.7.1 項）は有用かもしれない。

同位体は質量が異なるために多くの細かい点で相違があるが，可能性のある同位体ナノセンサがこうした違いの一部またはすべてをどのように利用できるかはまだ明らかでない。

A. *線シフト*－原子または分子の電子エネルギー状態は核質量の減少によって左右され，水素と重水素の間で約 1.0005 のスペクトル線シフトをもたらし，重い同位体のほうで小さく，分光法により検出可能である。

B. *超微細構造*－同位体は電気的四極モーメント，核スピン，磁気モーメントの点で異なり，特に比較的重い元素で光学スペクトルに超微細構造を生じている。例えば，水素（核磁子 2.79268）と重水素（核磁子 0.857387）の磁気モーメントは，NMR で区別できる（4.8.3 項）。10kG の磁場における NMR の振動数は H について 42.5759MHz，D について 6.53566MHz である。もちろん，すべての同位体が NMR に感受性があるわけではない。

C. *振動および回転*－分子スペクトルは特に同位体の変化に感受性がある。振動エネルギーおよび回転エネルギーの一定量は関係する原子の質量に直接依存するからであり，また核スピンの差からも微妙な影響があるからである。分離はレーザ励起で行うのが一般的である。

D. *断面積*－同位体は熱中性子捕捉断面積が異なる。例えば，C^{12} の断面積は 3.7×10^{-3} バーン（1 バーン＝$10^{-24}cm^2$）であるのに対し，C^{13} の断面積は 9×10^{-4} バーン，C^{14} の断面積は＜10^{-6} バーンである。（電子は核分裂を引き起こしにくく，一般に中性子を使って分子スケールで試料をプローブするのは難しいので，電子散乱を用いるほうが良いかもしれない。）同様に，H_2O の中性子断面積は 0.6 バーンに対し，D_2O の同断面積は 9.2×10^{-4} バーンである。

E. *その他の特性*－同位体は様々なバルク特性がやや異なり，その多くはナノセンサによりサブミクロンスケールのアリコートで測定しうる。大型の哺乳類細胞およびマイクロメートルサイズの光合成植物細胞の双方が有機物質中で C^{12} または C^{13} を選択的に濃縮する能力 [1094] があり，カーボンナノチューブが低濃度 H_2-T_2 混合物からトリチウムを選択的に抽出する能力 [3046] があると予想されている。これが**表 4.1** に列挙するバルク特性の少なくとも一部はナノスケールで同位体を分離または精製するのに有用になるかもしれないことの原理の証明となっている。

4.5　圧センシング

本項では，医療ナノデバイスが人体内で動作中に体液圧の変動を検出して測定する能力について述べる。パワー伝達のための音響信号発生（6.3.2 項），通信（7.2.1 項），ナビゲーション（8.3.3 項）については別のところで検討する。音響マクロセンシングについては 4.9.1 項で述べる。

4.5.1　最小検出可能圧

流体環境における周囲圧力の変化（ΔP）は，既知の参照圧における既知のセンサ容量を基準として，一定温度における一定量の気体の体積変化（ΔV）を測定することで明らかにできる。（ナノロボットのどこかにある熱センサが与えてくれる値により，温度変化について補正をすることができる。）センサ容量が定断面積の円筒から成る場合，体積の変化は気体と流体環境の界面にあるピストンの直線変位に変換される。ギブスの自由エネルギーの変化 [10] は$\Delta G=\Delta P\Delta V$ となり，熱雑音は約 kT となる。圧センサ信号/雑音比 SNR は約 ln（ΔPΔV/kT）なので，最小ΔG における最小検出可能圧ΔP_{min} は，最大可能体積変化もしくは V_{sensor}（センサ体積）で測定され，古典的な理想気体公式を使って，次の式で概算できる。

$$\Delta P_{min} \sim kT\, e^{SNR} / V_{sensor} \qquad [式\ 4.29]$$

SNR＝2 では，$(22nm)^3=10^4nm^3$ のセンサ（壁の厚み 1nm の立方体について約 5×10^5 原子または約 10^{-20} kg）は，最小圧変化ΔP_{min}＝約 0.03atm を検出でき，$(680nm)^3=0.3\mu m^3$ のセンサ（約 3×10^9 原子，約 6×10^{-17}kg）であればΔP_{min}＝約 10^{-6}atm となり，おそらくは可動型体内医療ナノデバイスでの現実的な限界に近くなる。ΔP_{min} はほぼ平均センサ寸法の立法の逆比例で概算でき，熱雑音に対するイミュニティー（耐雑音障害性）はセンサ容量の指数関数により概算できる。現行のマイクロ加工したシリコン圧センサは約 $1mm^3$ で感度が 10^{-3}atm であり [456,457]，その大きさに対する理論的最小感度に比べて約 10^{12} 倍悪い。（圧を間接的に測定する実センシング体積 $0.1mm^3$ の電界効果化学センサは，t_{meas}＝約 3s で水素ガス中で 10^{-11}atm ステップを検出しており [458]，この大きさのセンサに関する理論的最小値の 1000 倍に過ぎない。）ヒトの耳は 2×10^{-10}atm もの小さな圧波を検出できる。

これより感度の低い方法は，圧の変化 P が圧縮流体の密度と圧縮弾性率の双方を変化させるのを観測することに依存しており，こうした変動は，作業流体中における次の式で求められる音速 v_s の変化を測定して検出することができる。

$$v_s = (B/\rho)^{1/2} \quad \text{［式 4.30］}$$

ただし B は流体の圧縮弾性率，ρは流体密度である。(dB/dP) /B は，分子流体については (dρ/dP) /ρ の数倍になることもあるが，流体それぞれについて何らかの $(dv_s/dP)/v_s$ がある。式 4.30 を P について微分し，dρ/dP＝ρ/B を使うと，$dv_s/dP = (dB/dP - 1)/2\rho^{1/2}B^{1/2}$ となる。1atm における水では dB/dP＝約 8.4atm/atm[567]，ρ＝約 1000kg/m^3，B＝22,000atm なので，dv_s/dP は約 0.25m/s-atm になる。Δv_s が音響速度で測定した変化とすれば，次のようになる。

$$\Delta P_{min} = \Delta v_s/(dv_s/dP) \quad \text{［式 4.31］}$$

マイクロメートルスケールの速度センサを利用すると速度は約 0.1mm/s の精度で測定でき，t_{meas} は約 1s となるので (4.3.2 項)，最小Δv_s＝約 0.1mm/s というのはΔP_{min}＝約 0.0004atm ということになる。

4.5.2 空間的圧勾配

1μm のナノロボットの両端にある 2 つの 0.3μm^3 の圧センサで，1μm 当たり 10^{-6}atm もの小さな圧変化を検出でき，これは約 1atm/m の空間的勾配に相当する。最大検出可能勾配には，最小絶対圧 (10^{-6}atm) および最大絶対圧 (約 10^4atm) の隣接する測定値，すなわち約 10^{16}atm/m という理論的なピーク空間的勾配を含むが，実際の装置ではこのように極端な剪断力の曝露に耐えることはできないだろう。

4.5.3 時間的圧勾配

センサをν_{res}に近い振動数で動かすと，動きが強く制動されない限り，大きな振幅の逸脱が引き起こされることがある。大きさが約 L，最小ばね定数 k_s＝約 $2kT/L^2$ のピストン型音響センサで，L だけ伸ばしたときに約 kT のエネルギーを持つ最大感度のばね，またピストン質量が m のものに関する可能な最低の非制動共鳴振動数ν_{res}は次のようになる。

$$\nu_{res} = \left(\frac{1}{2\pi}\right)\left(\frac{k_s}{m}\right)^{1/2} \quad \text{［式 4.32］}$$

ただし面積 L^2，高さ h，密度ρのピストンについて $m = \rho L^2 h$ である。h/L＝0.1 でρ約 1000kg/m^3 とすると，L＝22nm のセンサ ($k_s = 1.8 \times 10^{-5}$N/m) について ν_{res}＝21MHz，また L＝680nm のセンサ ($k_s = 1.9 \times 10^{-8}$N/m) についてν_{res}＝4kHz となる。共鳴振動数は，適切な k_s および m を選択して調節することができる。実際の装置では，共鳴はν_{res}よりもやや低い振動数で生じ，ピークはいくらか広くなる。というのも，m にはピストンのシャンクの質量に加えてピストンのチャンバを占めている流体質量の時間依存変化分 (ピストンの時間依存位置によって決まる) も含まれるはずだからである。

高さ h，面積 L^2，質量 m であり，振幅 P (N/m^2) および振動数ν_{driven}の圧スパイクがかかって，ストローク長が X_{stroke} になるピストンの表面を考えてみよう。非制動の強制調和振動子の運動方程式の解は，最大振幅 $X_{stroke} = F_{spike}/\mathrm{abs}\,(m\,(\omega_{driven}{}^2 - \omega_{res}{}^2))$ となる。ただし，$\omega = 2\pi\nu$，$F_{spike} = PL^2$，m は上記の定義のとおりとする。ストローク長 X_{stroke}＝L をもたらす駆動 (driving) 振動数は次の式で求められる。

$$\nu_{driven} = \left(\frac{1}{2\pi}\right)\left[\left(\frac{P}{\rho L h}\right) - 4\pi^2\nu_{res}^2\right]^{1/2} \quad \text{［式 4.33］}$$

最小検出可能ΔP_{min}＝0.03atm の圧スパイクによりフルスローに駆動される L＝22nm のセンサについては ν_{driven}＝34MHz となる (ここでも h/L＝0.1，ρ＝約 1000kg/m^3 とする)。センサが，水が液状態に留まっている最大可能圧スパイク P_{max}＝39,000atm でフルスローに駆動されるときには，ν_{driven}＝45GHz となる (下記参照)。こうした大きさの圧スパイクの三角波パルス列を使って，ピストンをこれらの振動数かこれより遅い振動数で駆動することができる。

最小検出可能$\Delta P_{min} = 10^{-6}$atm 圧スパイクによりフルスローに駆動される L＝680nm のセンサについては ν_{driven}＝6kHz となる。センサが最大圧スパイク P_{max}＝39,000atm でフルスローに駆動されるときには，ν_{driven}＝1.5GHz となる。

水性媒体における最大許容圧スパイクはどのくらいだろうか。水中における亜音速ピストン運動の要件から最も高い最大 $P_{max} < (1/2)\,\rho v_{sound}{}^2$ (N/m^2) となる。これは，固体ダイヤモンド型ピストンについてρ＝3510kg/m^3，圧縮弾性率 $B_{water} = 2.2 \times 10^9 N/m^2$ の水中の音速 v_s＝約 1450m/s (式 4.30)，ρ_{water}＝1000kg/m^3 としたとき，P_{max}＜39,000atm となる。た

だし，散逸圧スパイクが P_{max}＞26,000atm と高いと310K の水を沸騰させるのに十分なエネルギーを追加し，310K における純水の等温静的圧縮により約11,500atm で Ice VI への結晶化が生じる。高周波圧トランスデューサに対する追加の制約（および特徴）については，6.3.3 項，6.4.1 項，7.2.2 項で述べる。

4.5.4　漏損量センサ

流体貯蔵タンクがどの程度一杯か，もしくは空かを明らかにすることが必要な場合が多くなるだろう。たいていの状況では，漏損量センサはタンク壁に埋め込まれた単純な静圧センサから成り，気体および液体用のファンデルワールスの状態方程式に従ってキャリブレートした出力（readout）をもたらす（10.3.2 項）。タンク内部容量に広がった化学センサのフラクタルネットワークは，局所濃度を連続的に出力し，これを積分してタンクの全貯蔵量を推定できる。タンクが充たされるにしたがい内容物の正味粘度が増大するためにタンク内側のパドルを回転させるのに必要な力が増えていく（9.4.1.1 項）。熱パルスまたは音響パルスの伝達時間も，流体濃度および物理相について何らかの測定値を与える。C. Phoenix は，便利であるなら設計上，ピストンに貯蔵した液体で，分子体積を直接かつ精密に読み出すことができるようにすることを提唱している。理論上は，水を充たした直径 2nm のシリンダで，最小測定可能距離約 10pm をすべるピストン（4.3.1 項）は，カラムから水分子 1 個がなくなったことを検出できる。

4.6　熱ナノセンサ

医療ナノデバイスが絶対温度と温度の変化の双方を測定できることは，体内の生理学的熱調節機構および細胞内エネルギー変換のモニタリングにとって何よりも重要である。精密な熱検出も，ナノスケールデバイス内で圧センサ，化学センサおよび変位センサに正確なインプットを与えるために，またオンボードクロックの安定性を高めるために重要である。熱検出の全般的制約については 4.6.1 項で，具体的実現に関する幾つかの提案とともに検討する。

4.6.1　最小検出可能温度変化

N 原子から成るセンサシステムは（3N－6）の内部座標と，したがって約（3N－6）の振動子を有し，どのモードも凍るほど高くないと想定して平均エネルギーが約 kT である。ただし，平均エネルギー当たりの振動子のエネルギー標準偏差は約 kT であり，こうしたエネルギー変動は無相関なので（振動子間の結合を無視），それらの（3N－6）は平均変動が $kT(3N-6)^{1/2}$ である。（参考までに，10μm の赤外線光子 1 個のエネルギーは約 5kT である。）その結果，全 N 原子の総エネルギーの瞬時測定では，ダイヤモンドを使った最大原子密度 n_d（$n_d = 1.76 \times 10^{29}$ 炭素原子/m^3）の物質で構成される体積 V_{sensor} のセンサを使った N_{meas} 回の独立温度測定で，次のような最小検出可能温度変化 Δt_{min} が得られる。

$$\Delta T_{min} / T = (3N-6)^{-1/2} - (3N_{meas}\, n_d\, V_{sensor})^{-1/2} \qquad [式 4.34]$$

サイズ L，熱容量 C_v（ダイヤモンドについて $1.8 \times 10^6 J/m^3$-K），熱伝導度 K_t（ダイヤモンドについて 2000W/m-K[460]）のセンサについて，熱平衡時間 t_{EQ} はほぼ L^2C_v/K_t（式 10.24）である。したがって，t_{EQ} はサイズ L＝10nm のセンサでは約 10^{-13}s，L＝100nm であれば 10^{-11}s，L＝1μm であれば 10^{-9}s となり，したがってサイズが 1μm までの熱センサは標準的測定サイクル時間 Δt_{min}＝約 10^{-9}s 内で容易に熱平衡に達するはずである。センサ測定時間は $t_{meas} = N_{meas}\Delta t_{min}$ である。

$(57nm)^3$ のセンサは，測定時間 t_{meas}＝約 1ns の 1 回の測定（N_{meas}＝1）で $\Delta T_{min}/T = 10^{-4}$（310K で約 31mK）を検出できる。約 $1\mu m^3$ のセンサによる 1 回の測定（N_{meas}＝1，t_{meas}＝1ns）または $(124nm)^3$ のセンサによる N_{meas}＝1000 の独立した測定サイクルで t_{meas}＝1μs のいずれかを使って，$\Delta T_{min}/T = 10^{-6}$（310K で約 310μK）を達成できよう。最終的に，$1\mu m^3$ のセンサは，N_{meas}＝100,000 の独立したセンササイクルで，測定時間 t_{meas} は約 100μs となるが，$\Delta T_{min}/T = 3 \times 10^{-9}$（310K で約 1μK）を検出できる。

これらの値は，$C_v = 5.2 \times 10^6 J/m^3$-K および L＝約 1μm の窒化ケイ素検出器を使用した実験的検出器雑音温度の推定値　$\Delta T_{min}/T = (k/L^3C_v)^{1/2}$＝約 10^{-6} [678] によって確認されている。約 1μK という感度は，クオーツ電子マイクロ共振器を精密温度計として利用することで理論的には可能である[462,1699]。100nm チップ付きの熱電対プローブでは，すでに約 100μK という感度が示されており[463]，原子スケールの規模で局在する熱電ポテンシャルを測定できるトンネル効果温度計が提案されており[464]，「ヨクトカロリメトリー（yoctocalorimetry）」に向けた実験が1998年に進められていた[2928]。

参考までに，ヒト皮膚における熱センサの$\Delta T_{min}/T$は約3×10^{-4}（約90mK）であり，ガラガラヘビの赤外線センサピットは測定時間t_{meas}＝約35msで約0.8pJ/μm^2というエネルギー強度に対して感受性があり，$\Delta T_{min}/T$＝約3×10^{-6}を達成しており[701,826]，蚊は約1cmの距離で$\Delta T_{min}/T$＝約6×10^{-6}を記録している。

4.6.2 ピストンベースの温度センサ

圧Pで気体が充満している断面積Aのコイル型シリンダで，片端にピストンがあり，その動きが一定力のばねによる抵抗を受けるものを考えてみよう（**図4.7**）。センサが作動し始める最も冷たい温度T_0（ピストンが最大進入状態）から，いくらか暖かい温度T_1まで気体の温度を高めると，ピストンが位置x_0から位置x_1まで移動し，一方でばねは測定中にシリンダ内で圧をPという一定値に保つ。Δxを最小測定可能ピストン変位，$\Delta T = T_1 - T_0$とすると，最も低い確度は次のようになる。

$$\Delta T / T_0 = \frac{x_1 - x_0}{x_0} = \frac{\Delta x}{x_0} = N_{meas}^{-1/2}(N+1)^{-1/2} \qquad [式4.35]$$

Δxには熱雑音成分もあり[10]，気体分子数$N = n_d V_{sensor}$で表される。（n_dはP＝1000atmでn_d＝約10^{28}気体分子/m^3となる気体分子密度）（**表10.2**）。実現可能な最大のx_0において感度は最高となる。$\Delta T/T_0 = 10^{-6}$（310Kで約300μK）および$\Delta x = \Delta x_{min}$＝1nm（4.2.1項）であれば，$V_{sensor} = 10^{-19}m^3$とすると$x_0$＝1000μm，1000atm（ファンデルワールスの状態方程式を利用）かつ310Kで$N = 10^9$気体分子となり，したがってシリンダの断面積は$A = V_{sensor}/x_0$＝$(10nm)^2$となる。シリンダ長1nm当たり約1000の気体分子があり，それぞれが平均熱速度v_t＝約500m/s（式3.3）で動く。立体空間にしっかりと巻き込まれた折り返しセンサのサイズはL_{sensor}＝約$V_{sensor}^{1/3}$＝約$(464nm)^3$で，測定時間は$t_{meas} = N_{meas}\Delta t_{min}$＝約1μsである。センサの質量は約$10^{-16}$kgである。

コイル型チューブデザインは，厳密に必要というわけではないものの，連続的なセンサ要素をナノロボット空間全体にわたって任意に分布させたり，複数の特定の内部領域に集中させるか，変形隆起など柔軟にする必要があるナノロボット構成部品の内側に置くことができるので便利である。代わりに面積A_pのセンサピストンが付いた大きさL_{box}の立方体の箱に作業気体

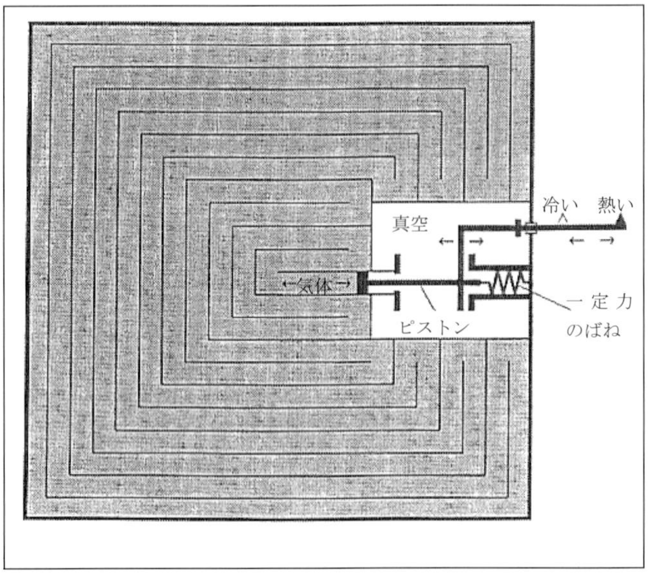

図4.7. 3次元マイクロKピストンをベースとしたコイル型シリンダ温度センサの2次元図

を入れると，温度が変化するとピストンが距離Δx＝（L_{box}^3/A_p）（$\Delta T/T_0$）＝約（kT_0/k_s）$^{1/2}$だけ移動する。Drexler[10]によればk_s＝（A_p/L_{box}^2）（NkT_0/L_{box}^2）である。したがって，

$$\Delta T / T_0 \sim \left(A_p / N L_{box}^2\right)^{1/2} \qquad [式4.36]$$

これは小型ピストン，大型の箱，高い操作圧で最大感度を達成することとなる。A_p＝100nm^2，$N = 10^9$分子，L_{box}＝464nmであれば，$\Delta T/T$＝約10^{-6}となる。

4.6.3 熱膨張温度センサ

厚みがそれぞれhで直線膨張係数がそれぞれα_1およびα_2の異なる物質を使ってサンドイッチ状に作られた長さx，幅wの細いロッドを考えてみよう（**図4.8**）。加熱すると2つの物質が異なる長さ$x(1+\alpha_i\Delta T)$に膨張し（α_iにおける2次以上の項を無視），単純な幾何学から片持ち梁の偏向が$\theta_t = (x/h)(\alpha_1 - \alpha_2)$（rad）になる。最小検出可能温度変化は$\Delta T_{min} = 2\pi\Delta x_{min}/x\theta_t$もしくは以下のようになる。

$$\Delta T_{min} = \frac{8\pi h^3 w^2 \Delta x_{min}}{(\alpha_1 - \alpha_2)V_{rod}^2} \qquad [式4.37]$$

ただし，サンドイッチロッドの体積はV_{rod}＝2h w xである。Δx_{min}＝10pm，310Kにおいて，アルミニウムについて$\alpha_1 = 2.38\times10^{-5}$/K[460]，ダイヤモンドについて$\alpha_2 = 8\times10^{-7}$/K，h=w=5nmで，センサ体積$V_{sensor}$は，

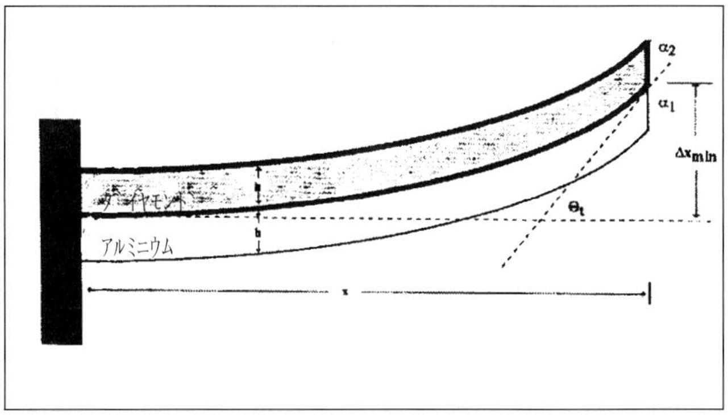

図 4.8.　熱膨張温度センサ（概念図のみ）

きっちりとパックされた 3 次元コイル構成で約 $2V_{rod}$，1μm ナノロボットの体積の約 1%である L^3 = 約（227nm)^3 のセンサについて ΔT_{min} = 1μK となる。α_2 について，タングステン酸ジルコニウムのセラミックス [1025] やコーディエライトなど適当な負の係数の物質を利用すると，L をさらに 5%～10%減らすことができる。

センサの体積測定は，貯蔵されている全熱エネルギーの在庫を調べるのと基本的に似ており，N 個の相関ない kT 変動を加えた kT $N^{1/2}$ 変動項がある。したがって，

$$\Delta T / T_0 \sim \left(N_{meas}\, n_d\, V_{sensor}\right)^{-1/2} \qquad \text{［式 4.38］}$$

ゆえに，このセンサで T_0 = 310K において ΔT = 約 1μK を達成するには，それぞれ Δt_{min} = 1ns の N_{meas} = 約 4700 万の独立した測定，すなわち t_{meas} = 約 47ms が必要になるだろう。

体積が約 20,000μm^3 のマイクロメカニカルシリコン片持ち梁熱センサ（マイクロカロリメータ）ではすでに室温，測定時間 t_{meas} = 約 1ms で約 1pJ の熱に反応する，ΔT_{min} = 10μK が達成されている（$\Delta T_{min}/T$ = 約 3×10^{-8}）[461]。熱膨張ナノセンサは，粘弾性材料の温度感度も利用できるかもしれない（例，緩和率）。

4.6.4　機械化学的温度センサ

結合率は温度に感受性があるので，濃度が正確に分かっている標的リガンドを含む試料に浸す立体プローブを利用した化学的濃度センサを，温度センサとして利用することができる。同様に，酵素反応速度は下の式に従って温度が変化するとともに増大する。

$$\Delta T = \frac{10 \ln\left(k_2/k_1\right)}{\ln\left(Q_{10}\right)} \qquad \text{［式 4.39］}$$

ただし $\Delta T = T_2 - T_1$，k_1 および k_2 は温度 T_1 および T_2 における反応速度定数，Q_{10} はよく知られている温度係数，すなわち 10℃の差がある 2 つの温度で測定した反応速度の比である。ほとんどの酵素について Q_{10} は約 2 であるが，異常に高い活性ネルギーで反応を触媒する一部の酵素については最高 4 までの範囲になることもある。Q_{10} が約 4 とすると，4.2.2 項の $\Delta c/c$ = 0.01（1%）である（112nm)^3 のセンサは，0.07K 離れた温度を判別できる。$\Delta c/c = 10^{-5}$（0.001%）である大きな（1.44μm)^3 のセンサは，ΔT = 約 72μK の分解能がある。相対的に体積効率が悪いので，このようなセンサはせいぜい大きな ΔT にしか応用できない。タンパク質折りたたみの温度感度（5K の変化に対する細胞反応の熱ショックタンパク質メディエーターと同様 [465,466]），タンパク質の熱収縮 [1261]，標準的に約 10^{-6}s で渦巻き状になるタンパク質 α ヘリックスに関する熱立体配座速度定数 [467,2324] に基づく熱センサにも，同じ様に考察される。イオンチャネルに関する量子トンネル効果伝達係数も，極めて温度感受性が高く [679]，したがってナノスケール熱センサの基礎となりうる。

4.6.5　空間的熱勾配

1μm ナノロボットの両端それぞれに置いた 2 台の（200～400nm)^3 の熱センサは，1μm 当たり 10^{-6}K という小さな温度変化を検出でき，これは約 1K/m という空間的勾配に相当する。ナノメディカルシステムにおける最大検出可能勾配には，隣接する測定で約 100℃異なる場合が考えられ，空間勾配のピークは約 10^8K/m となる。2 台のセンサが熱平衡に達する前に検出事象が完了していなければならず，例えば $t_{meas} < t_{EQ} = L^2 C_V / K_t$（式 10.24）となる。L = 1μm について，センサの間の物質がほとんどダイヤモンド型であれば，t_{EQ} は約 10^{-9}s となり，ほとんど水であれば t_{EQ} は約 10^{-5}s となる。

4.6.6　時間的熱勾配

ナノマシンが動作するタイムスケール，標準で 10^{-9}～10^{-6}s では，人体は基本的に等温操作環境と考えられる。ただし，血流中を循環する医療ナノロボットは，通常の状況（8.4.1 項）で約 60s という 1 回の循環時間中に約 3K の ΔT に遭遇することがあり，時間的熱勾配は約 0.1K/s となる。一時的には例えば 600K ストーブに載せた指先では深さ 1mm の組織で＞10K/s となる。熱ナノセンサは，約 10^{-9}s で約 100℃もの差

がある独立した測定をすることができ（例，4.6.2項），最大検出可能熱勾配は 10^{11}K/s となって，生理的な率をはるかに超える*。1s 間隔をおいて測定した2つの測定値における最小約 1μK の変化を検出するということは，最小実温度勾配が約 1μK/s ということである。参考までに，昆虫界における記録保持者は眼の見えない洞窟の甲虫である *Speophyes lucidulus* で，その触覚は約 3000μK/s もの小さな温度変化を検出できる[812]。

ダイヤモンドは極度の熱伝導性があるので，内在性ナノロボットの廃熱は周囲の水性媒体にすばやく伝えられる。例えば，中心部で 10pW のオンボードパワーを発生する $1\mu m^3$ のダイヤモンド型ナノロボットでは，コアと周縁の間で約 10^{-8}K の温度差となるが（ダイヤモンドに関する熱伝導率 $K_t = 2000$W/m-K を利用[460]），これは最小検出可能限度値を大幅に下回っている。

4.7 電気センシングおよび磁気センシング

4.7.1 電界

単一点電荷 q（電子または1つだけ電荷したイオンなど）によって引き起こされる電界 E（V/m）は，クーロンの法則によって次の式で求められる。

$$E = \frac{q_e}{4\pi \varepsilon_0 \kappa_e r^2} \qquad \text{［式 4.40］}$$

ここで $q_e = 1.60 \times 10^{-19}$C（1 電荷），$\varepsilon_0 = 8.85 \times 10^{-12}$ F/m（誘電率），κ_e = 電場が横切る物質の比誘電率（310K において純水については $\kappa_e = 74.31$，ダイヤモンドについて 5.7，真空または空気について 1），r = 電荷からの距離（単位 m）である。点電荷からの距離が 1nm の電場は，空気中で約 10^9V/m，水中で 2×10^7V/m である。2 単位の電荷間の力 $F = q_eE$ は，1nm 離れている場合に空気中で 230pN，水中で 3pN である。

ナノメディシンという状況ではどのような大きさの電場に出会うだろうか。人体の電場は，内部源からも外部源からも生じうる。内部では，イオンや個々の分子が静電場をもたらすことがある。例えば，孤立して電化したアミノ酸の表面（3.5.5 項）には約 1 電荷/nm^2 がある。（人体内で見られるような）塩気のある流体における対イオンの流れに起因するドバイ-ヒュッケル遮蔽により，これらの電場は距離に応じて極めて急速に減少する。式 3.20 から，ヒト血漿内を浮遊している単一電荷アミノ酸からの静電場は，r = 10nm のところで 1nm の範囲において約 6×10^6V/m から 0.7V/m に低下する。植物細胞では，光合成の「受け手」が 1nm のオーダーの距離で 1eV のオーダーの電気化学ポテンシャル勾配を検出し，瞬間約 10^9V/m になる。

最も重要な内部電気源は，細胞内レベルではゲートされたチャネルおよび輸送体分子ポンプ操作，細胞間および臓器レベルでは，筋肉，膜，消化活動，神経活動（4.9.3.1 項も参照）により引き起こされる電気化学的勾配，さらには膠原組織（例，腱やエラスチン），骨，その他多くの生体物質の運動により生成される圧電場である[1939-1942,3089-3095]。標準的にはこれらの発生源により 0.01～10μm の距離で 10～100mV の電位が生じ，10^3～10^7V/m の範囲で局所的な電場をもたらす。例えば，ナトリウムチャネルを開くのに必要な 50mV の膜電位は，5×10^6V/m の電場に相当する（4.8.7 項）。興味深いことには，ペースメーカーのような植込み型電気装置はケーシングから 1mm のところで最高 600V/m を生じることがある。

外部発生源も人体内における検出可能なナノメディシン電場に寄与しているが，通常，その程度は比較的小さい。$E_p = 3 \times 10^6$V/m（空気の破壊電圧に近い）に荷電した 2 枚のプレートの間に手を平らに置くと，肢を横切って E = 約 $E_p/\kappa_{water} = 42{,}000$V/m の瞬間電磁場が生じる。（DC 電場がイオン電流を誘発し，これが表面電荷を蓄積して，約 1RC 時間後に内部電場を無効にする。）高電圧送電線のすぐ下にある電場は 2,000～11,000V/m，あるいは地面に沿って 25m 側方において 50～1000V/m である[477]。家電器具は 200～300V/m の電場をもたらし[477]，家庭の壁内にある標準的な Romex 銅配線を 20A が流れると，部屋の中央で 100～600V/m が生じ，壁では最高 24,000V/m にまでなり（$E = B/\mu_0 \varepsilon_0 c$；c = 光の速度，B は式 4.44），カーペットの上を歩くと約 10,000V/m の静電スパークが生じ，約 10^5V/m で髪の毛が逆立つ。静かな大気の電荷は約 100V/m であり，ひどい雷雨のときには 5000V/m まで上昇し，正から負まで約 10,000V/m を超える範囲にわたって振動する。稲妻電光（約 20C で 0.002s の放電）は，落ちた場所から 10m のところで 60,000V/m のスパイクを生じ，1km の範囲で 600V/m をもたらす。半導体の電子空孔なだれは，$\geq 5 \times 10^7$V/m の電場により起こる[129]。処刑用電気椅子は

*水中における超音波キャビテーション中の加熱・冷却速度は約 10^9K/s を超える[625]。

約 1500V/m を使用している（7.2.3 項も参照）。

これらの電場の力を直接検出するのは無駄である。式 4.40 から，$F_{min} = 10pN$（4.4.1 項）および単一電荷センサを使った場合の最小検出可能電場 $E_{min} = F_{min}/q = 6 \times 10^7 V/m$ となる。粒子偏向のほうがより有効なようである。単一電荷粒子の平行な流れを考えてみよう。それぞれ質量は m で，初期速度 V_0 で長さ L の空にした試験チャンバに入っていき，均一電場 E の影響を受け，横方向に変位 $\Delta x = qEL^2/2\ m\ V_0^2$ を引き起こし，これをセンサで測定する。この測定について SNR は約 $\ln(mV_0^2/2kT)$ なので，最小検出可能電場は次のようになる。

$$E_{min} = \frac{4\,kT\,\Delta x_{min}\,e^{SNR}}{q\,L^2} \quad \text{(volts/m)} \qquad \text{［式 4.41］}$$

$\Delta x_{min} = 10pm$（4.3.1 項），$T = 310K$，$SNR = 2$ であれば，センサの大きさが $L = 28nm$ であれば $E_{min} = 10{,}000V/m$，$L = 280nm$ であれば 100V/m となり，装置全体にわたって均一であればナノメディシンにとって重要な電場すべてを測定できる。より大きいほうの 280nm のセンサを利用すれば，飛行時間は電子について約 10^{-12}s，あるいは U^{238} イオンについて約 10^{-9} で，t_{meas} = 約 10^{-9}s が可能となる。連続操作において少なくとも約 30pW の廃熱（運動の衝撃による）を散逸する。時間依存電場は最高 t_{meas}^{-1} = 約 GHz 振動数まで測定することができ，電流密度がスケール不変なので電流は標準的な技法で測定できる [10]。外因性磁場に起因する測定誤差を排除するよう注意しなければならない。圧電トランスデューサをはじめとする電気機械トランスデューサは，電気をあらゆる機械計算や制御システムに適した機械信号に変換できる（6.3.5 項）。

大きさと感度が似たもう 1 種類の電場検出器は電気感受性ゲルセンサである。例えば，分泌顆粒マトリックスで見つかる負に荷電した硫酸ヘパランプロテオグリカンネットワークは，2V/μm の電場に数 ms 曝露されると体積が 50％拡大し，反応が電圧に線形比例するようにみえる [498]。したがって，断面積が固定している長さ 400nm のゲル充填センサの長さは，100V/m の電場で最小検出可能な 10pm（$= \Delta x_{min}$）拡大するはずである。サメの電気受容器（最大感度約 10^{-7} V/m[813]）に類似した，小さな周期場（periodic field）に対する感度が，雑音環境において確率的共振を通じて電気信号を選択的に増幅するイオンチャネル埋込み人工膜で認められている [514]。ニューロンにおける確率的共振は，10V/m という弱い電場を検出できる [566]。

Weaver と Astumian[814] ならびに Block[810] は，理論的限界について分析しており，半径 r_{sen} で外殻膜厚 d_{mem}（キャパシタンス $C_e = 4\pi\ \varepsilon_0\ \kappa_e\ r_{sen}^2/d_{mem}$）の中空球体センサについての最小検出可能静電場は次のようになるとの結論を出している。

$$E_{minDC} = \left(\frac{2}{3\,r_{sen}^2}\right)\left(\frac{kT\,d_{mem}}{4\,\pi\,\varepsilon_0\,\kappa_e}\right)^{1/2} \text{(volts/m)} \qquad \text{［式 4.42］}$$

$T = 310K$ の水について $\kappa_e = 74.31$，$r_{sen} = 0.5\mu m$，$d_{mem} = 10nm$ とすると，$E_{minDC} = 200V/m$ になる。r_{sen} を 5μm に増大すると E_{min} は約 2V/m に減少する。測定時間 t_{meas} とし，（$\nu_e\ t_{meas}$）サイクルにわたるサンプリングで振動数 ν_e の周期場を検出するのに，Block[810] は次の式を与えている。

$$E_{minAC} = \frac{E_{minDC}}{\left(\nu_e\,t_{meas}\right)^{1/2}} \quad \text{(volts/m)} \qquad \text{［式 4.43］}$$

$\nu_e = 1MHz$，$t_{meas} = 1s$ とすると，$E_{minAC} = 0.2V/m$ となる。円筒形センサは感度が 10〜100 倍良く，またミカエリス-メンテン型酵素，もしくはセンサ殻に埋め込んだ類似のナノメカニズムに，周期電気ポテンシャルを同調するように結合することで，感度をさらに高められる可能性がある [814]。約 20μm の哺乳類生体細胞は，約 10^{-4}V/m という小さな電場を検出可能である [814]。このような検出が生化学的観察可能事項の引き金になることがあり，それを常駐するナノメディシンデバイスでモニタし，ひそかに探ることができる。約 0.1 電子/$Hz^{1/2}$（単位帯域当たりの電荷）が可能なサブミクロンスケールの電位計が実験的にすでに実証されており，10^{-4} 電子/$Hz^{1/2}$ に対する単一電子トランジスタも実証され，10^{-6} 電子/$Hz^{1/2}$ に達する可能性がある [2926]。屈電性（電気走性）バクテリアは文献に報告されている [3351]。

体内におけるパワー伝達および通信のための無線周波受信装置については，6.4.2 項および 7.2.3 項で述べる。診断やマクロセンシングの応用においては，アンテナ放射パターンも有用かもしれない（7.2.3 項）。骨負荷の圧電マクロセンシングについては，4.9.3.3 項で簡単に述べる。

4.7.2　磁場

身体を通じて電荷が電流として動くことにより発生

する生体磁場の最も重要な発生源はニューロンのインパルスである。このような電流によって発生する磁場は，次のようにアンペールの法則によって求められる。

$$B=\frac{\mu_0 \kappa_m i}{2\pi r}$$ ［式 4.44］

ただしBは磁束密度（T），μ_0は透磁率（約 $4\pi\times10^{-7}$ H/m），比透磁率κ_mはほとんどの生体物質および真空中で 1，i は電流（ヒト神経インパルスで約 0.2μA），r は電流を運ぶ導体からの距離である。したがって，軸導体に近接する r＝1μm の場合，B＝約 0.04μT となる。ちなみに，高電圧送電線の真下にある磁場は 10～40μT，地表で 25m 側方にずれた場所で 2～8μT である[477]。家電器具は 3cm の距離で 1～1000μT をもたらし，1m の範囲で 0.01～2μT をもたらす[477]（電気かみそりは 15cm の範囲で 0.4～60μT をもたらす[1294]）。家庭の壁内にある 20A の Romex 配線は部屋の中央で 2μT，壁で最高 80μT をもたらしうるが，1998 年時点で 98％の米国家庭における人工発生源からの平均的な磁場の強さは 0.05～0.09μT であり，一般的に 1 日を通じ 0.1～1μT という曝露である。連邦政府の職場基準は最大 100μT とされている[1099]。磁気走性沼地細菌[501]，鳥類および昆虫類[502,503,1089]は地球磁場ベクトルを検出することができ（地球の磁極を同定する），これは地理的な位置によっても異なるが 30～70μT である。行動閾値はハトで 0.005～0.02μT，ミツバチで 0.001～0.01μT であることが測定で分かっており[815,816]，ヒト被験者では 1000～2000μT を超えない[1130]。約 10～100μT，60Hz の磁場に曝露されたヒト細胞でいくらかの生化学的変化が認められているものの[477,1099]，こうしたデータには議論がある。磁場は細胞膜を通じて鉄原子を出し入れし，過酸化をはじめとする損傷をもたらす可能性があるようである。1998 年に，脳卒中患者で運動能力の回復を促すのに経頭蓋磁気刺激が利用され，この方法についてはうつ病の治療法や患者の気分を変える手段としても探索が行われた。稲妻電光（i＝約 10,000A/放電）は，落ちた所から 10m の距離で 200μT のスパイクをもたらし，1km の範囲で 2μT をもたらす。

完全に不均一な人体を 37,000 $(1.31\mathrm{cm})^3$ の 3D 画素 (voxel) に分割したコンピュータシミュレーションでは，均一な 60Hz 1T の磁場に人体を曝露したときに，最大誘導電流 8.84amp/m^2（平均約 1amp/m^2）が生じた[930]。エコープレーナ MRI 走査を受けた患者は，60T/s を超える磁場変化に曝露されると「チクチク感」や「痛み」を訴え，また 250T/s で誘発される心筋電流密度が 4amp/m^2 になると心室細動が生じることがある[490]。

最も単純な磁気センサは，磁石の軸が外部磁場と並列になっていないときに復帰エネルギーを生じる自由に軸回旋する永久磁石である。この「コンパス効果」は，磁気走性細菌も採用しており，こうした細菌は細胞中のマグネトソームに約 0.1μm の強磁石を持っており，このおかげで地球磁場ベクトルを検出してたどることができる[501,2330]。アルニコまたはアルコマックス（ρ＝約 8000kg/m^3）で作られた断面積 A_{magnet}，長さ l_{magnet} の永久磁石は，B_{magnet}＝約 1.4T となる。（1998 年に，双極子磁石について 13.5T[697]，抵抗磁石について約 27T[1026] という磁束密度が記録された。）磁束 B の外部磁場に置かれたこのような磁石上の力 F は B $B_{magnet} A_{magnet}/\mu_0$ なので，最小検出可能磁束 B_{min} は次のようになる。

$$B_{min}=\frac{\mu_0 \kappa_m F_{min}}{B_{magnet} A_{magnet}}$$ ［式 4.45］

最小検出可能力 F_{min} が 10pN（4.4.1 項）であれば，$A_{magnet}=0.4\mu m^2$ では $B_{min}=50\mu T$ で，磁気走性細菌についてほぼ正しく，$A_{magnet}=2\mu m^2$ であれば $B_{min}=2\mu T$ になる。

力センシングの限界は，棒磁石を重心で吊し，外部磁場 B における安定した平衡位置のまわりを真空中で振動できるようにすることにより回避でき，次のような周期で単純な調和振動子ができ，その周期は，

$$t_{magnet}=2\pi\left(\frac{\mu_0 \kappa_m I_{mag}}{B\, B_{magnet} A_{magnet} l_{magnet}}\right)^{1/2}$$ ［式 4.46］

ただし，慣性 $I_{mag}=m_{magnet}\left(\left(A_{magnet}/4\right)+\left(l_{magnet}^2/12\right)\right)$ である。振動子のエネルギーE_m は約 B $B_{magnet} A_{magnet} l_{magnet}/\mu_0 \kappa_m$ なので，最小検出可能外部磁場は次のようになる。

$$B_{min}=\frac{\mu_0 \kappa_m kT e^{SNR}}{B_{magnet} A_{magnet} l_{magnet}}$$ ［式 4.47］

$B_{magnet}=1.4T$，$A_{magnet}=(660nm)^2$，$l_{magnet}=660nm$，T＝310K，SNR＝2 であれば，$B_{min}=0.1\mu T$，$T_{magnet}=6\times10^{-4}s$（約 t_{meas}）となり，ほぼ kHz のサンプリング周波数が可能になる。磁石の質量 m_{magnet} は約 2×10^{-15}

kg になる。文献には複数種類の分子磁石が述べられている [2598-2600]。

別の種類の磁気センサは，磁気ひずみと呼ばれる，磁性体が磁化されるときの寸法の変化を検出する。例えば鉄-コバルトフェライトは，約 1T の磁場において飽和磁気ひずみの状態で$\Delta L/L$＝約 7.5×10^{-4} 拡張し，1μm のセンサを使い，Δx_{min}＝約 10pm で約 10mT の磁場変化を検出できる。磁気ひずみ体積の変化が小さいと，センサの感度をより大きくすることが可能である。約 0.2T の磁場では，鉄で約 10^{-6} の部分的体積増加をもたらし，一部の鉄-ニッケル（約 30％ Ni）合金では最高 40×10^{-6} の増加をもたらす。延伸センサで監視し，変位感度がΔx_{min}＝0.1nm（約 1 原子半径）である $(370nm)^3$ の磁気ひずみセンサは，理論上は B_{min}＝約 0.1μT を検出できる。磁気ひずみは作用する磁場強度に対して非線形であり，有意なヒステリシス効果があるので，データの解釈が混乱することもある。ただし，正と負の磁気ひずみ物質を組み合わせたマルチセンサアレイにすれば，信号抽出が増強されるはずである。体積の変化は小さいので，温度の補償が必要になるかもしれない。

ホール効果プローブ顕微鏡では，350nm の空間分解能で 10μT の感度が実証されており [478]，これに代わるナノスケール磁気検出器，例えば直流 SQUID（超伝導量子干渉デバイス）磁力計，漂遊磁界デバイス，磁気スピンセンサが開発されている [450]。1999 年に，マイクロ SQUID は約 10^4 ボーア磁子 [3274] または約 10^{-19}J/T という小ささの磁気モーメントを測定できたが，これはおおよそ 7×10^6 陽子または 14nm の鉄立方体に相当する。SQUID 磁力計を使って脳における神経トラフィックにより生じた外部電磁場を測定する脳磁計は，10^{-6}～10^{-3}μT の信号を記録できる [810]。その他にも生体磁気測定技法が，心筋や脳中における電気生理学的障害を調べる助けとなっている [479]。1998 年までには，直径 100μm という小ささのマイクロコイルが，幅 25μm の銀ワイヤーのマイクロコンタクト印刷を利用して構築されており，$<10^{-3}$s でスイッチ可能な 10mA の電流で磁束密度＞0.4T をもたらしていた [1196]。

4.7.3 光学センシング

バイオシステムおよびナノシステムでも同様に，光学光子の検出は高エネルギー事象である。λ＝700nm における赤色光の単一光子は 280zJ のエネルギーを運び，400nm における青色光子は 500zJ を，200nm の紫外（UV）光子は 1000zJ を受容体に伝える。これらのエネルギーは 65～234kT の範囲であり，幅広いマージンで熱雑音を超えるので，いずれも適切なナノセンサにより信頼性をもって容易に検出可能である。光学光子検出には，1 波長以上の大きさのセンサを必要としない点に注目すべきである。例えば，1nm のクロロフィル分子は 660nm の光子を難なく吸収する。

生体系にはシングル光子トランスデューサの例が多数ある。例えば，クロロフィルやロドプシンなどの光色素で，これらは立体配座を変化させることで≦1ps で電子移動を媒介し [1692]，一連の生化学的事象の引き金となる。単一光学光子の検出には 100～500 の細胞膜チャネルが影響すると推定される。動物におけるクロロフィルの生理学的役割に関する最初の報告例は，魚類の *Malacosteus niger* で認められたもので，これはクロロフィル誘導体を利用して遠赤外光を見る [1528]。哺乳類細胞も間接的な UV センサとして働く（例，10.4.2.3 項を参照）。例えば，エネルギー吸収により膜構造の動揺（摂動）や膜タンパク質の立体配座の変化が引き起こされ，300pJ/μm^2 を下回る JNK カスケードが活性化されると [481]，中心体が単一線維芽細胞における細胞方向 IR センサとして働くことがある [1960]。光子センサに関する積分時間については 4.9.4 項で簡単に取り上げる。

大きさ約 1nm の人工的な「生体電子的」シアニン-キノン発色分子は，波長λ＝580～630nm の光学光子を検出することができ，また 1～3ps でトリガ・リセットでき（インプットの双性イオン状態の再構成に伴うトンネル現象時間に支配される），理論上は約 100GHz の変調を受けることが可能になる。励起子発生ポリ（p-フェニレンビニレン）ポリマースイッチは，約 THz のスイッチング速度を達成する潜在能がある [733]。副屈折カー媒体も数ピコ秒で切り替わる。カルコゲナイドガラスは暗所では粘性率が$>10^{13}$kg/m-s だが，照明下では約 5×10^{11}kg/m-s になる [1306]。photoergic トランスデューサ（6.3.6 項）および光ケーブル（6.4.3.2 項および 7.2.5.2 項）の具体的実現案については別の所で述べる。

4.7.4 粒子および高エネルギー放射

X 線（λ＝約 2nm，約 10^5zJ または 0.0001pJ）やガンマ線（λ＝約 0.002nm，約 0.1pJ）などの高エネルギー光子，ならびにα粒子（ヘリウム核，約 1pJ）やβ粒子（自由電子，0.01～0.1pJ）などの放射性核の崩壊による排出物は，ナノメカニカルシステムに対して極めて破壊的なことがあり（第 13 章），信頼性をもって定量的に測定することが難しい。例えば，運動エネルギー（K.E.）0.01pJ で 10^9V/m の減速静電場を横切る荷電粒子は，減速して止まるまでに K.E./q_e = 約 60μm を必要とする。ただし，宇宙の暗闇に順応した宇宙飛行士では粒子誘発性視覚が認められており [504]，Ruderfer[702] は太陽のニュートリノでさえもヒトの脳により検出可能かもしれないと示唆している（もっともほとんどの物理学者はこれはありそうにないと考えるだろう）。6.3.7.1 項で述べた核電気トランスデューサは，α粒子方向性センサとすることができるだろう。

4.8 細胞バイオスキャニング

細胞バイオスキャニングの目標は，内部の生物学的構造を非侵襲的かつ非破壊的に体内検査することである。最も一般的なナノメディシンセンサの仕事の 1 つは，細胞構造および細胞レベル下の構造を走査することである。このような仕事では，細胞質膜や核膜の場所を確認して検査したり，細胞小器官をはじめとする細胞内容物の自然の分子装置，細胞骨格構造，生化学的組成，細胞質の運動について同定したり診断を下す測定を行うことがある。

医療ナノデバイスの精度および速度は非常に高いので，身体状態の完全な分析のために従来の医学で通常必要とされるものを超えた詳細な診断情報を過剰なほど大量に提供することができる。最も些末な場合を除き，細胞機構のいずれか 1 構成部品がうまく機能しないと（8.5 項），通常は他の多くのサブシステムで病理的な所見の連鎖が引き起こされる。これらの連鎖所見の 1 つを検出すれば，それが十分に独特できちんと定義されているものであるならば，適切な修復処置の計画を立てるのに十分な診断情報が得られるかもしれない（第 18 章参照）。

DNA は，定期的に検査して修復される数少ない細胞構成部品の 1 つである。大抵のホメオスタシス系は，機能性に関係なく構成部品を定期的に置換するというより単純な方針を採用している。ナノメディシンでは，検査と修復という方針をすべての細胞構成部品に拡大することができる（第 13 章および第 21 章）。以下に，こうした目的を達成するのに役立ちそうな少数の計測技法について簡単に述べる。

4.8.1 細胞トポグラフィー

触覚トポグラフィックスキャニングは，体内における細胞構造を検査する最も直接的な手段となる [484-486,2723-2727]。例えば，市販されている半径 20〜40nm のチップを使った原子間力顕微鏡（AFM；2.3.3 項）による空気中の ex vivo 生存細胞スキャニングでは，細胞の上部 10nm から約 50nm の解像度で非破壊的に形態が得られる。研究者らは，走査チップを使って細胞に穴をあけ，それから引き戻して裂け目を走査し，膜が自己集合により自己治癒するのを観察する。ほぼ kHz までの走査頻度が可能であり，走査線当たり 1024 のデータ点が得られる。9.3.1.4 項で述べるナノメカニカルマニピュレーターアームは，これに匹敵するチップ速度と位置の正確度を達成している。

走査速度が約 10^6 ピクセル/s とすると，μm スケールのナノデバイスは，（約 20μm)^3 のヒト細胞の表面にいったんしっかりと定着し（9.4.3.3 項），触覚走査プローブを採用して，約 2s で約 1nm^3 までの解像度で（チップ速度 = 約 1mm/s），もしくは約 50s で約 0.2nm までの（例えば原子）解像度で（チップ速度 = 約 0.2mm/s），（1.4μm)^2 の近い所にある血漿膜の 0.1％を撮像できるだろう。細胞内部では，この場合もしっかり固定した後，6μm^2 のミトコンドリアの表面全体を，約 100s で原子解像度までの撮像ができ，直径 25nm，長さ 100nm の微小管の表面であれば，0.2s で原子レベルに解像ができる。ただしもちろん，生きている細胞では走査過程でこれらの構造が動的変化を示すことがある。式 5.5 から，水中を 1mm/s で動く（0.1μm)^2 のスキャンヘッドの連続パワー散逸は，約 0.002pW（約 10^6 ピクセル/s で約 kT/ピクセル）であるが，もちろん各ピクセルのセンシング，記録，処理に最低で約 10kT/ピクセルのエネルギーを消費するので（事前計算画像圧縮の可能性は無視），連続動作におけるスキャナの総パワー消費量は 0.02〜0.1pW にまでなりうる。特別の走査チップと技法を利用すれば，トポグラフィー，粗さ，弾性，粘着性，化学特性，静電特性（電荷密度），コンダクタンス，キャパシタンス，磁気特性，熱表面特性を測定できるはずである。

大型（約 0.1〜1μm）の細胞構成部品については，測定した表面特性を利用して不適切な構造の同定や予備的診断が可能なことがある。表面特性は，おそらくは化学的ナノセンサを使った経膜分子交通における異常の動的モニタリングと組み合せて，膨大なオンボードライブラリーの入力情報と照合することができる。たいていの膜は自己密封型なので，テレスコープ部材を標的細胞小器官にそっと挿入できるはずであり（9.4.5 項），この部材はその後ゆっくりと網目状になり，感覚チップが付いたより小型のプローブを固定したパターンおよびステップサイズで押し出し，詳細な内部構造や組成情報を獲得できるようにする。

酵素，MHC 担体，リボソームなどの細胞の小型（約 1～10nm）のタンパク質をベースとする構成部品は自己集合するか，もしくは自己集合するのにごくわずかな助け（例，分子シャペロン）を必要とするだけである。これら小型タンパク質が可逆的な物理的変性を起こしたならば，水分子を置換するダイヤモンド型プローブ構造（したがって疎水性を減らす）を使って，また機能的にした AFM チップおよび分子クランプに似た特殊な取扱いツールを使うことで，その後から正確な非破壊的アミノ酸配列決定を行い（第 20 章），同定と診断的組成分析を行うことができるだろう。その後，タンパク質分子を再び折りたたんで元の最小エネルギー立体配座に戻すことができ，場合によってはおそらくシャペロン様構造の助けを得ることになるだろう[3045]。

4.8.2　経細胞超音波顕微鏡

超音波顕微鏡は，ナノメディシンに有用な空間解像能をもたらすもう 1 つの非侵襲的走査法である。振動数は GHz の範囲であり，原形質の弛緩時間をはるかに超えている。8GHz で作動する低温超音波顕微鏡は，液体ヘリウム中で 20nm の方位分解能を実証している[482]。1998 年までには，結合流体として水を使用して達成された最良の解像度は振動数 4.4GHz で 240nm になっている[488]。310K で水中において動作させた場合，ナノメカニックな 1.5GHz 超音波顕微鏡は，遠距離場最小方位分解能$\lambda/2$＝約 500nm，ヒトの 1 細胞当たり約 10^5 voxel を達成し，これはすべての大きな細胞小器官ならびに少数の中間の大きさの構造物の場所を確認して数えるのに十分である。反射モード（干渉効果の検出を可能にする）により 2GHz で作動する走査型超音波顕微鏡（SAM）は，30～50nm の距離分解能を達成し，サブトラクション SAM 法では 1GHz で 7.5nm のトポグラフィー偏差が明らかになる[483]。ピコ秒超音波を利用して，ヒト骨格の従来型 X 線画像に匹敵する詳細度で，細胞骨格の画像を得ることが可能だと提唱されている[1022]。

超音波反射顕微鏡（エコー音響探知法）ではパワー必要量が大きな制約になっている。最も単純な例として，半径 r_E の音波エミッタで，P_{in} の入力パワーを強度 $I_E \leqq I_{max} = 1000\mathrm{W/m^2}$（6.4.1 項）の音響パワーに変換し，効率が e%（ここでは控えめに 0.50（50%）とする）のものを考えてみよう。エミッタは振幅 $A_p = (2\rho\ v_{sound}\ I_E)^{1/2}$（$\mathrm{N/m^2}$）（式 4.53），振動数$\nu$で半径 r_T の標的まで距離 X_{path} を移動する一連の全方向性圧パルスを発生する。信号が標的に届くと，球面波の強度が $1/r^2$ 依存するため（4.9.1.5 項）に（r_E/X_{path}），また軟組織についての減衰率$\alpha_{tiss} = 8.3 \times 10^{-6}\mathrm{s/m}$（式 4.52）により $e^{-\alpha_{tiss}\ \nu\ X_{path}}$ だけ振幅が減少している。

標的に到達したとき，信号の一部 $f_{reflect}$ は点源エコーとして反射される。標的表面が肝臓組織に似た音響インピーダンスであり，媒体が水に似ていれば，式 4.54 および**表 4.3** から $f_{reflect}$＝約 0.05（5%）になる。それからエコーは距離 X_{path} を受信装置（エミッタの近くにあることも，近くにないこともある）の方へ戻り振幅が再び幾何学的特性により失われ，また減衰により $e^{-\alpha_{tiss}\ \nu\ X_{path}}$ 減少する。エコーは最終的に受信装置により検出され，受信装置は最小圧振幅ΔP_{min}＝約 10^{-6}atm のパルスを測定できる（4.5.1 項）。

これらの関係を併せると，次のような結果になる。

$$P_{in} \geq \frac{\pi\, \Delta P_{min}^2 X_{path}^4}{2\, \rho\, v_{sound}\, e\%\, f_{reflect}^2\, r_T^2\, e^{-4\, \alpha_{tiss}\, \nu\, X_{path}}} \quad \text{(watts)} \quad [式 4.48]$$

$(20\mu\mathrm{m})^3$ の細胞の内部全体を走査するには，内部からであれなしであれ，$X_{path} \geqq 20\mu\mathrm{m}$ が必要になる。ν=1.5GHz という振動数であれば，v_{sound}/ν＝約 1μm の空間分解能が可能になる。可能な最も早いパルス繰り返し時間は X_{path}/v_{sound}＝約 13ns である。$r_E = r_T = 0.5\mu\mathrm{m}$ とすると，P_{in} は約 7pW もしくは約 $5\mathrm{W/m^2}$ となり，音響放射の安全強度範囲に十分入っている（6.4.1 項）。最大安全伝達強度 I_{max} では，1.5GHz における最長の走査可能経路長 X_{path} は約 46μm である。

超音波伝送顕微鏡（音波トモグラフィー）の場合，パワーの制約はいくらか小さい。この技法が最小限必要とするのは物理的に離れた 2 つの構成部品（例，送信装置と受信装置）だからである。振動数νで幅 X_{path} の組織細胞を移動する一連の全方向性圧パルスを放射する音響エミッタを考えてみよう。信号通過時間 t_{cell}＝約 X_{path}/v_{cell} の後で，当該細胞の反対側で受信装置によりそのパルスが検出される（v_{cell} は細胞質における音速）。最も単純な場合として，音速が $v_{target} \neq v_{cell}$ である経路に沿って関心対象の標的1つ（例，ある細胞内小器官）を除いて細胞質がきれいだと仮定する。標的を通過する信号と通過しない信号の移動時間の最小検出可能差はΔt（ダイヤモンド型の系について約 10^{-9}）なので，$r_{min} \geqq v_{cell}/v$の場合，最小解像可能標的サイズ r_{min} は約 $v_{target}\ v_{cell}\Delta t/2abs\ (v_{target} - v_{cell})$ となる。1.5GHz において水中にある軟組織標的については，r_{min} = 約 30μm となり，水中にある歯のエナメル質（**表 6.7** 参照）については r_{min} = 約 1μm となる。ただし，サンプリングゲートを使用すると入ってくる波における系の特性時定数よりはるかに小さい相シフトを検出できるようになるので，理論上，音波トモグラフィーにより検出可能な物体の最小の厚みは，上で推定した r_{min} の値よりずっと小さくなりうる。

エコーではなく伝送した信号を検出するという点を除きエコー音響探知法の場合と似た方法で音波トモグラフィーのパワー必要量 P_{in} を計算し，また，たどる経路に関係なく信号がおおよそ等しい力だと仮定すると，次のようになる。

$$P_{in} \geq \frac{\pi \Delta P_{min}^{2} X_{path}^{4}}{2 \rho v_{cell}\ e\%\ r_T^{2}\ e^{-2\alpha_{tiss} v X_{path}}} \quad \text{(watts)} \qquad [式 4.49]$$

先の例と同じ値を用いると，X_{path} = 約 45μm について P_{in} = 1pW，X_{path} = 約 140μm について P_{in} = 1000pW で，I_{max} に近くなる。

どちらの走査モードでも，標的の周囲に複数の受信装置を置くことでデータ収集が加速化される。エミッタのサイズを大きくする，複数の測定を行う，あるいは，組織の別の場所か，臓器の外に設置した何らかの大きな外部光源で照らすことによって，感度が増強される。ただし，細胞および身体組織はメソスコピーの（mesoscopic）「廃品集積所」であり，標的以外の散乱事象が多数生じることがある，極めて不均一な媒体なので，雑音から信号を抜き出すのがいっそう難しくなる。以下に挙げる事項から，さらに問題が生じる。

1. 粗い表面上での散乱
2. フレネル帯または伝送した信号の近接場での急速な圧変動
3. 細胞骨格構造，顆粒，小胞，内膜系の非対象配置に起因する細胞質粘性の不均一性
4. 弾性度を変化させ，したがって局所的音速を変化させる，半ランダムに分布した細胞質原線維要素における時間依存緊張（例，弛緩状態または収縮状態）に起因する細胞質のヤング率の変動。

4.8.3　磁気共鳴細胞トモグラフィー

静電走査はデバイ-ヒュッケルの遮蔽のために有効性が極めて小さい（4.7.1 項）。漂遊磁界プローブを利用すれば 10nm という物理的特性を解像できるようになるが，かなりの磁区を有する物質についてのみであり，ほとんどの生物学的物質はこのような磁区がない。しかし核磁気共鳴（NMR）画像検査法[2181]であれば，3D 陽子（水素原子）密度マップを作成することで細胞トモグラフィーが可能になる[451,489]。核磁気モーメントが零でない他の生物学的に重要な元素（D，Li^{6}，B^{10}，B^{11}，C^{13}，N^{14}，N^{15}，O^{17}，F^{19}，Na^{23}，Mg^{25}，P^{31}，Cl^{35}，K^{39}，Fe^{57}，Cu^{63}，Cu^{65}）[396,3257]の原子密度マップも作れる。例えば，臨床では脳卒中，てんかん，腫瘍の患者で脳の損傷を評価するのに，すでにナトリウム画像法を利用している。

仮説的 NMR 細胞トモグラフィー用ナノインスツルメントでは，調べる細胞または細胞小器官の表面近くに大型の永久磁石を置く。こうすることで，陽子を分極する大きな静的バックグラウンド磁場が創り出される。この磁場の空間的勾配により，試験体積全体にわたり等磁気表面の内部でラーモア振動数と呼ばれる固有の共鳴振動数が生じる。2 番目の時間依存磁気駆動場（例，振動永久磁石または弱い rf 場）が共鳴振動数の全範囲にわたって走査され，等磁気表面それぞれにおいて陽子共鳴を励起する（核スピン）。どのようなセンサを選んで実現するかによって，検出される共鳴それぞれが駆動場エネルギーの吸収，測定されるインピーダンスの増大，あるいは（駆動場がパルスエコーモードで作動している場合に）励起された陽子が約 1s で平衡状態に緩和するのに応じて引き起こす磁気エネルギーの反射エコーを起こす[490]。すると大型の極性磁石が新たな方向に回転し，等磁気表面を試験体積内の新しい位置に動かし，それから走査を繰り返す。数回の走査サイクルを実施した後で，空間的陽子分布の 3 次元マップを計算して出すことができる。

共振がΔB の線幅内の領域のみが，認知できる信号を発生し，また期待される空間的解像度（すなわち z 軸に沿って）$\Delta z = \Delta B/(dB/dz)$ をもたらす（ただし dB/dz は B の空間的磁束勾配）。$(20\mu m)^{3}$ 細胞の近傍に置いた極性場 B = 1.4T については，細胞を横切る勾

配 dB/dz＝約 7×10^4T/m になり，（1μm）^{3}の細胞小器官の隣に置いた場合は dB/dz＝約 1.4×10^6T/m になる。有効 NMR 線幅が約 0.002T とすると [489]，最小空間解像度はそれぞれ 29nm および 1.4nm となる。

残念ながら，センサ要素で信頼性をもって検出可能な最小エネルギーは約 kTe^{SNR} である。単一陽子をはじきとばす（刺激する，エキサイトする）のに必要なエネルギー$E_{flip} = 4\pi\nu_L L_{proton}$である。なお，$L_{proton} = 5.28 \times 10^{-35}$J-s（陽子の量子スピン角運動量），ラーモア共鳴振動数$\nu_L = \gamma_{proton}$ B で，γ_{proton}は磁気回転比（陽子について 4.26×10^7Hz/T），B は極性磁束である。ただし，NMR におけるスピンアップ核とスピンダウン核の占有数の差は極めて小さい。エネルギーの差が小さい場合，上のほうの状態の集団と下のほうの状態の集団が等しくなって吸収が消えるまでは，ボルツマン分布では画分 $E_{flip}/2kT$ しかはじきとばせない。$N_{flip} = \sim kTe^{SNR}/4\pi\nu_L L_{proton}$の陽子をはじきとばすには，試料体積に少なくとも以下のものが含まれなければならない。

$$N_{min} \sim 2\,e^{SNR}\left(\frac{kT}{4\pi\nu_L L_{proton}}\right)^2 \quad \text{(protons)} \qquad \text{［式 4.50］}$$

T = 310K，SNR = 2，B = 1.4T の場合，ν_L = 60MHz，N_{min}＝約 1.7×10^{11}陽子である。

細胞または細胞小器官を走査するとき，存在する陽子の大部分は水分子になる **（表 3.2）**。310K の水の陽子密度 n_{water}は 6.7×10^{28} 陽子/m^{3}で，これに対して n_{fat}は約 6.4×10^{28} 陽子/m^{3}である（パルミチン酸）。したがって脂肪を水と区別するには，最低でも $N_{min}/(n_{water} - n_{fat})$ ＝約 55μm^{3}の試料体積が必要となる。

タンパク質は 4.4×10^{28} 陽子/m^3（アスパラギン酸－1 水）から 7.6×10^{28} 陽子/m^3（ロイシン－1 水）までの範囲で，平均 $n_{protein}$は約 5.6×10^{28} 陽子/m^{3}である。$n_{carbohydrate}$は約 5.8×10^{28} 陽子/m^3（グルコース－1 水）で，NMR 細胞トモグラフィーであれば最小 2～4μm（5～60μm^3）の大きさを解像できる。この解像度には，細胞内構造，例えば小胞体（粗い ER が約 1100μm^3，滑らかな ER が約 400μm^3），ゴルジ複合体（約 500μm^3），核（約 270μm^3），おそらくは核小体（約 50μm^3）**（表 8.17）**，そして大型の局在するフェリチン顆粒濃度も含まれることがある。

1998 年，ミクロコイル（直径約 470μm）NMR 走査のための最小試料サイズは，1 分間の測定サイクルについて約 10,000μm^{3}または約 10^{16}陽子であった [1061]。直径約 1μm でデキストラン被覆酸化鉄粒子により標識した個々の T 細胞液胞が，MRI で撮像されている [2317]。

4.8.4　近接場光学ナノイメージング

物体と相互作用する光波長λの電磁波は，「遠距離場」と「近接場」という 2 つの部分に回析される。距離 z＞λにわたる電磁放射の伝搬は，有限帯域幅の空間的フィルターとして働き，その結果として一般的な回析制限解像度約λ/2 になる [492]。古典的光学は，空間的振動数が＜2/λと低いこの遠距離領域を扱っており，従来の光学撮像法は体内の細胞レベルでは難しい（4.9.4 項）。（短波長 x 線は生きている生体細胞に損傷を与える。）回析された波の高い空間的振動数成分に関する情報は遠距離領域では失われてしまうので，古典的な顕微鏡検査法では物体のサブ波長特性に関する情報を引き出すことはできない。

ただし，距離 z<<λにわたる伝搬の場合，振幅が試料と同じオーダー（z＝0）なので，はるかに大きい空間的振動数を検出することができる。この 2 番目の回析成分は，空間的振動数が＞2/λと高い「近距離場」消失性波である。消失性波は物体からサブ波長の距離に制約される。したがって局所的光学プローブ，例えば不透明スクリーンにおけるサブ波長開口などは，この領域をラスタ走査して，プローブサイズのオーダーの解像度で画像を生成することができる。

最初の近接場走査光学顕微鏡（NSOM）は，光学プローブを物体のすぐ近くで走査することによって，従来の回析限界を超えた。NSOM プローブは，試料を走査するのに，アルミニウム被覆した「光じょうご」を使用する。光じょうごの狭い端（直径約 20nm）から可視光が発散され，これが試料で反射するか，試料を通過して検出装置まで行き，光源と試料の距離が約 5nm と極めて短く，信号強度が 10^{11} 光子/s（約 50nW）までとすれば，λ＝514.5nm において約 12nm の解像度で表面の可視光画像を生成する [492]。これは，解像度が約λ/40 ということになる [492]。医療聴診器では近距離場音響に相当するものが見られ，この分解能は約λ/100 である [576]。

応用としては，ビデオ走査速度における動的研究，低雑音高解像度スペクトロスコピー，示差吸収測定がある。個々の色素分子の光学撮像がすでに実証されており [3195,3196]，走査表面から約 30nm 以内にある標的分子それぞれの方向性と深さを明らかにすることができる[493]。ナノメートルスケールの充填密度の分子は，STM を使って直径約 0.4nm まで解像されて光子放射マップが作られ[494]（電流が試料中で光子を生成），レーザー干渉分析 NSOM は約 1nm の解像度で雲母上に拡散した油滴のきれいな光学画像をもたらしている[495]。生きた標本の 250nm の光学断面の 3 次元動的撮像もすでに実証されている[496]。

1980 年代終わりから，サブミクロンレーザーエミッタが利用できるようになっている[497]。NSOM 様のナノプローブを使って，≦1nm の解像度まで細胞または細胞小器官の表面を光学的に走査し，表面に進入することなく数十ナノメートルの深さまでトポグラフィーおよび分光学的特性の地図を作成することができるはずである。ただし，直径約 20nm の適切に膜を密閉した侵襲性光じょうごであれば，一部の細胞膜または細胞小器官膜をひどく崩壊させることはないと思われ，したがってこれらの内側に挿入するか，細胞骨格の隙間を通して挿入して，より深い体積走査ができるだろう。310K における水の熱伝導率は 0.623W/m-K であり，光子 500nm 当たりのエネルギーは 400zJ なので，e^{SNR} 光子を使って SNR＝2 である $1nm^3$ のボクセルそれぞれを撮像するならば，水性組織 $1\mu m^3$ についての最大走査速度は約 $35\mu m^3/s$-K となる。したがって，水性の体積が約 $1\mu m^3$ の試料を $1nm^3$ までの解像度で 1s 間体積光学走査するには，約 1nW のスキャナをほぼ GHz のビット速度で作動させる必要があり，試料の体積温度が約 0.03K 上昇する。

NSOM を利用すれば，分子について 6 つの自由度のうち 5 つを明らかにすることができ，欠けているのは光学的に不活性な双極子軸周囲の回転だけである[493]。原則として，in situ のタンパク質分子について解像度が≦1nm である近接場光学走査をすることができるはずである。というのも，解剖学的に精密な構成で導体として単一ラインの原子を用いれば，最小ライトガイド（金属-誘電-金属）は幅 3 原子だからである。分子レーザ[990]を使用し十分な視準をすれば，折りたたまれたタンパク質を通過する光子は，分子構造に応じて散乱する。こうした散乱パターンから成る十分な光子の検出により，タンパク質構造を非侵襲的に明らかにすることができるはずであり，極性を与えられた光子は掌性に関する情報を提供してくれる。吸収信号および蛍光信号はフェニル環，トリプトファン，また ATP やアデニン（これは蛍光性である）などの結合補因子から見ることができる。ウイルス表面におけるモノクローナル抗体の位置は，今では NSOM を使って実験的に同定可能である[1258]。蛍光標識下抗体を使って，ウイルスおよび細胞表面上の結合部位の地図を作ることができるはずである。DNA の塩基配列決定を迅速に行うツールとして単一分子検出法が提唱されている[991,992]（第 20 章）。

その他の光学に基づく細胞撮像法は区別しなければならない。光学コヒーレンストモグラフィー（OCT）は，マイケルソン干渉計を使って，近赤外において不透明組織で 2～3mm の組織深度にわたり約 10μm の空間解像度を達成している[736]。ただし OCT は，マイクロメートルサイズの検出装置では実現が容易でない多数の物理的構成部品（例，ビームスプリッタ，レンズ格子対，検流計鏡，光学プリズム），フェムト秒パルス整形，また約 $10^7 W/m^2 >> 100 W/m^2$（組織における「安全」連続限度）の照明パワーレベル（6.4.2 項）を必要とする。光源を組織の内側に置く生物発光法（例，身体内の全細胞に発光酵素遺伝子があるトランスジェニックマウス）は，空間解像度が深さの約 10%に制限されるか，つまり約 100μm の深さで解像度が約 10μm である[737]。コヒーレント反ストークス-ラマン散乱（CARS）ではすでに生きている細胞で細胞小器官の撮像ができ，また理論上は 2 つの交差レーザを使って細胞の一点一点の化学地図の作成が可能である[3239]。

x 線ホログラフィーにより生きていない顕微鏡的な生物学的構造を 3 次元的に観察するには，高い空間的コーヒレンスならびに標的と周囲の間の良好なコントラストを必要とする。炭素の K 吸収端（$\lambda = 4.37nm$）と酸素の K 吸収端（$\lambda = 2.33nm$）の間の波長範囲で良好なコントラストが得られ，これは炭素を含有する生物学的物体が放射線を効率よく吸収するが水は比較的透明である「水ウィンドウ」による[988]。ヘリウムガス標的上に衝突する近赤外線 5fs レーザーパルスを利用して，1kHz でコヒーレント軟 x 線の良く視準した（＜1mrad）ビームを生み出す，直径 50μm のエミッタについて試験したところ，He 標的の後ろにある伝搬軸上で明るさが 5×10^8 光子/mm^2-$mrad^2$-s，ピーク X 線強度が＞$10^{10} W/m^2$ になっている[988]。

4.8.5 細胞体積センシング

多くの細胞パラメータは，医療ナノデバイスで検出するために直接測定する必要はない。細胞体積センシングがその適当な例である[1198]。細胞内ナノデバイスは，2 つの方法のいずれかで，それが置かれている細胞の体積の変化を間接的に監視することができる。最初の方法として，細胞膜の機械的変形，伸長により活性化されるチャネル，あるいは細胞骨格の緊張や構造的変化を測定することは，細胞体積全体の変化にかなり感度がある。2 番目に，細胞が縮んだり膨張したりすることにより細胞質環境が濃縮されたり希釈されると，様々な体積調節反応が活性化され，これをナノロボットで検出することができる。可溶性細胞質ゾルタンパク質の濃度変化は，「巨大分子の押し込め（macromolecular crowding）」を通じて酵素活性に非特異的に影響を及ぼすことがある [491]（8.5.3.3 項参照）。細胞の体積が少しでも変化すると，イオン輸送に数倍の変化が生じうる。主要体積信号の変換および増幅に結び付けられている細胞信号発生対としては，Ca^{++}中間体，ホスホイノシチド回転率，エイコサノイド代謝，JNK や p38 などのキナーゼ/ホスファターゼ系，cAMP，および G タンパク質がある [491]。これらの信号増幅経路は，医療ナノデバイスに載せた化学的濃度センサを使って監視することができ，それにより細胞の自然感覚チャネルトラフィックをナノロボットが密かに知ることができるようになる（7.4.5.2 項）。

4.8.6　非侵襲的神経電気的モニタリング

ニューロンは多くの点で，人体内の細胞クラスの中でナノメディシンの観点から最も重要なものである。ニューロンおよび脳に関するナノメディシンの応用については第 25 章で取り上げる。以下に，個々のニューロンの電気的トラフィックを監視する非侵襲的（すなわち軸索膜を貫通しない）ナノテクノロジー法について簡単にまとめておく。神経線維束内における軸索トラフィックの非侵襲的測定には，複数のセンサを必要とし，また感度をより高くして，神経線維束を囲っている厚み約 20μm，抵抗率が約 4000-Ωcm の硬い抵抗性の鞘である神経鞘による遮蔽を補償する必要があるだろう。

4.8.6.1　電場神経センシング

約 20μm の「典型的な」ヒトニューロンは，毎秒 5～100 回放電し，約 10^{-3}s で－60mV ポテンシャルから＋30mV ポテンシャルに動く。したがって軸索表面における電場の振動は±4500V/m である。電場センサは 100V/m の電界を GHz の振動数まで検出できるので（4.7.1 項），軸索周囲のカフに接続したか，軸索表面（おそらくはランヴィエ結節）に押し上げた電気センサは，このような活動電位の放電を容易に検出するはずである。（ヒト神経軸索の直径は 0.1～20μm である [799]。）1998 年までには，シリコンとニューロンの細胞外接合により，すでに細胞を殺すことなく体外で個々の神経細胞を直接刺激することができるようになっており [513]，また体内 [573] および体外 [572,574,575] の双方で，ニューロンの電気活性を非侵襲的に検出するのに細胞外電極が一般的に使われていた。人工電場を採用して，神経信号を発生したり和らげたりすることもできる（7.4.5.6 項）。細胞膜キャパシタンスは，標準的には約 0.01pF/μm^2 であり [2,2288]，細胞の健康状態によって変化する [2289,2290]。

4.8.6.2　磁場神経センシング

単一の活動電位放電によりもたらされる磁束密度は，軸索表面で約 0.1μT であり，これはほぼ kHz の最大サンプリング率で「コンパス振動子」型の磁気センサにより検出できる（4.7.2 項）。

人工的磁場が，神経伝達に直接影響を及ぼすことも可能かもしれない。65mT の静止磁場でさえ，カエル皮膚の Na+輸送を 10～30％減少させることが明らかにされている [500]。ニューロンの神経放電が起こるたびに約 20pJ（約 10^{10}kT）の電気エネルギーが生じるが，これは L^3＝（20μm)^3 という体積を横断する永久マイクロ磁石の B＝1.4T の磁場に保存される磁気エネルギーが式 6.9 から $B^2L^3/2\mu0$＝約 6000pJ であるのに比べるとはるかに小さい。適切に扱えば，このような磁場は通過する神経信号を増強，緩和，あるいは消去させるのに十分かもしれない。

4.8.6.3　神経熱センシング

ニューロンは様々な形や大きさになるが（第 25 章），我々の「典型」ニューロンは約 14,000μm^3 の大きさで，約 500kΩの入力インピーダンスに約 90mV を放電し，1 パルス当たり約 0.2μA の電流を生じて，連続的に（平均）100～300pW の廃熱を出すことが実験的に測定されている（**表 6.8**）。5～100Hz という放電率であれば，高い周期列の間には最高約 2000pW の短いサージとなるが，このような列のデューティサイクルは 100％よりはるかに小さく，時間平均散逸は 100～300pW という範囲に減って観測される。

単一のインパルスは，冷たいもしくは室温の哺乳類無髄神経線維において 2～7μK 温度のスパイクを [801]，またダツ（garfish）の無髄嗅神経においては 0～20℃で 270～1670J/m^3-インパルスの範囲のエネルギー密度において約 23μK を生じることが実験的に測定されている[3483-3485]。無髄線維では，2つの温度依存相で最初に熱が生じる。正の熱のバーストが起こった後で，急速に熱が再吸収される（負の熱と呼ばれる）[3484]。正の熱は，膜容量に保存されている自由エネルギーの散逸，ならびに脱分極による膜誘電体のエンドロピー低下に由来する[3483,3484]。310K で水性ヒートシンクと良好な熱接触をしている L＝約 20μm のニューロンは，熱伝導率 LK_t が約 10^{-5}W/K なので，5～100Hz のインパルス列が 1s 間続くと，細胞温度は 10～30μK 上昇するはずであり，このような列から最高約 200μK の熱スパイクが実験的に観察されている[801]。これらの事象は，約 1kHz まで約 1μK を甘受できるナノスケールの熱センサで容易に検出できる（4.6.3 項）。個々のインパルスまたは極めて短いパルス列のほぼ μK の熱シグネチャは，おそらく一時的に解消できる。なぜならば，最小パルス反復時間が約 10ms（100Hz において）であり，これは L＝約 20μm のニューロンの熱時定数 t_{EQ}＝約 L^2C_V/K_t＝約 3ms（脳組織について熱伝導率 K_t＝0.528W/m-K，熱容量 C_V＝3.86×10^6J/m^3-K；**表 8.12**）よりもはるかに長いからである。

4.8.6.4　直接シナプスモニタリング

軸索のシナプス前終末と樹状突起のシナプス後膜の間のシナプス間隙は，ほとんどのシナプスで 10～20nm であるが，脊椎動物の筋神経接合では，100nm もの大きさになることがある。神経線維末端当たりの接触面積は約 1μm^2 で，総間隙体積は約 10^7～10^8nm^3 になる。アセチルコリン受容体の密度は稜および接合部の折りたたみの上 3 分の 1 にある筋で最も高く（約 10,000/μm^2），シナプス外領域で最も低い（約 5/μm^2）[802]。（その他の神経伝達物質が存在する；**表 7.2** および 7.4.5.6 項）。活動電位放電が起こるごとに，活動神経筋接合の間隙体積中に約 10^4～10^5 のアセチルコリン分子が放出され（拡散時間約 1μs），約 1ms の間に c_{ligand} が 0 近くから約 3×10^{-4} 分子/nm^3（約 0.0005M）[531] に上昇し，その後，1～2ms の不応期間中にアセチルコリンエステラーゼによりほぼ完全に加水分解される。間隙体積には，約 1ms で約 100 のアセチルコリン分子（式 4.5）を測定できる約 10^5nm^3 の神経伝達物質濃度センサ（4.2.3 項）を容易に挿入できるので，最も速い放電速度でのパルスを検出できる。似たような装置を使って，接合部における神経伝達物質濃度を精密に調節することができ，したがってナノデバイス制御下で神経信号自体を精密に調節できる（7.4.5.6 項）。単純な電気化学的および機械化学的人工シナプスが実証済みである[499]。

4.8.6.5　その他の神経センシング技法

他にも多くの非侵襲的神経センシング技法を容易に考えられる。例えば，計数回転子（3.4.2 項）やナトリウム磁気共鳴映像法（4.8.3 項）は，放電前，放電中，放電後における軸索周囲液のイオン組成（例，Na^+，K^+）の変化を検出できるだろう。

4.8.7　細胞 RF およびマイクロ波振動

H. Frohlich は 1968 年から，厚み約 10nm の細胞膜間に維持されている mV 電位が約 10^7V/m という大きな電場をもたらし（4.7.1 項），エレクトレット状態を生み出していることを観察して，膜分子は電気的に大きく分極しているはずであり，したがって相互作用をして 10～100GHz（マイクロ波）の振動数範囲でコヒーレント表面音響振動モードを生み出すことができ[680,681]，その最長波長は細胞膜厚のほぼ 2 倍となることを理論づけた。面白いことに周波数のスパンは生物電気分子に関する最大トリガ/リセット周波数に極めて近い（4.7.3 項）。（約 100mV）（1.6×10^{-19}coul）＝約 4kT なので，どちらかの端に単一電荷がある膜分子は，脱分極波，結合圧波，静電場変動により確実に位置の再配置がなされるはずである。ただし，ナノテクノロジー以外の手段による 10～100GHz ミリメートル（波）の放射を直接検出することは実験的に難しく，また議論もある。というのも，試験は体内で水中において活発に代謝している細胞のすぐ近くで行わなければならず，水はマクロスケールの範囲ではマイクロ波を強く吸収するからである（例，100GHz において 3mm で約 99％吸収）。

それにもかかわらず，活動細胞はラマン反ストークス散乱を増強させることが明らかになっており，これは逆 Frohlich 振動に起因するとされる効果である。ある研究では，培養酵母の正規化増殖率が，様々な振動数の約 30W/m^2 の CW マイクロ波場により照射したときに増強されるか，もしくは阻害された。62 回実施して得た増殖率データから，42GHz 付近で明らかに区別できる幅約 10MHz の 6 つのピークを有する反復可能な振動数依存性スペクトル微細構造が明らかになった[682]。関連現象の調査が目下行われており，膨大な量である。関心のある読者は，この分野の文献を集めた雑誌である *Bioelectromagnetics* を読むことを勧める。

式 6.32 から，100GHz の波は約 3μm の軟組織を通過すると減衰して約 1%にしかならない。必須の膜タンパクに単一の電子を注入すると，振動双極子として働き，サイクル当たり約 0.004kT のエネルギー伝送でタンパク質アンテナから 10nm で 300V/m の信号を出し[686]，約 1000 の振動電子では測定可能な電場をもたらしうる。経膜双極子が 10nm 離して設置され，散逸媒体に埋め込まれている非均一な球形双極子層としてモデル化した直径 20μm の細胞は，細胞表面から 1～10μm のところに 10^2～10^5V/m のマイクロ波電場を生じうるだろう[687]。

したがって，様々な rf およびマイクロ波電磁放射は，理論上は，生きている細胞の内部および近くの双方で検出可能であり，数々の内部状態の診断ができることが明らかになるだろう。このような状態としては，細胞骨格力学[684]，代謝速度[682]，化学反応において放出されるイオンの集合的動きに起因するプラズモン型の励起[688]，生体巨大分子や生体膜における位置・回転・立体配座の変化[680,721]，細胞小器官の内部運動や神経トラフィック伝導[685]，細胞飲作用[1938]，細胞再生産事象[683]，細胞膜同定（例，赤血球，グラム陽性およびグラム陰性細胞外被の 10kHz における電導度の区別[728]），細胞間相互作用[687,688]がある。

4.9　マクロセンシング

マクロセンシングとは，全般的な身体状態（人体の内側）と体外の状態（身体の外側から生じる計測データ）を検出することである。ここでの取り上げ方は必ずしも完璧なものではないものの，体内に置いたナノデバイスがどのような環境変数を感じ取れるかがよく分かると思う。ここで概略を述べる能力のすべてをあらゆるナノロボットで利用できる必要はない。明らかに異なるが相互に協力し合う多数の機械種を混合すれば，それぞれの機能の利点をフルに活用できるからである。多くの場合，所与の環境変数を異なる複数クラスのセンサ装置で測定することが可能である。ただし，こうした装置は微視的なものなので，理論上は，1 名の患者で10 万の装置（全身配備密度が約 $10mm^{-3}$），総体積約 $1mm^3$ のナノロボット，もしくは標準的な治療量約 $1cm^3$ の約 0.1%を利用して，以下に述べるマクロセンシング能のほぼすべてを運用することが可能である[1400]（第 19 章）。

マクロな計測情報を人間ユーザに伝える方法については 7.4.6 項で全般的な考察をするので，以下の 4.9.5 項では簡単に触れておく。

4.9.1　音響マクロセンシング

4.9.1.1　細胞聴診

単一の細胞が発生する音を検出して診断に役立てることはできるだろうか。低周波音響放射装置が非効率であることが衆知であるのを考えると，おそらく無理だろう（7.2.2.1 項）。例えば，巨大アメーバ *Reticulomyxa* のミトコンドリア細胞小器官は，束になった 1～6 の微小管の外側にあるとき，1～4 細胞質ダイニンモータにより前後に動かされる[453]。ダイニンモータそれぞれは 2.6pN の力を発生して最高約 10μm/s でミトコンドリアを駆動し，直径 320nm の細胞小器官それぞれの内部で 0.3～1.0×10^{-16}W の機械的パワーを生じる。各細胞小器官を ν＝約 1000Hz において機械的入力 P_{in}＝約 10^{-16}W の円筒形の音響放射装置と考えたとき，細胞小器官表面で出される音響圧は約 10^{-9}atm に過ぎず（式 7.6），音響出力強度 I は約 $10^{-15}W/m^2$ で（式 4.53），マイクロメートルサイズのナノロボットでは検出できない。そうはいうものの，細胞および細胞内要素は，成長因子によって，また発癌過程によって変更されうる複雑な調波で動的に振動することができるので[1201]，可能性を完全に排除することはできない。

4.9.1.2　血圧および脈拍の検出

血圧は，動脈における 0.1～0.2atm から静脈では 0.005atm という低さまで幅がある。収縮期血圧と拡張期血圧の差は，大動脈で 0.05～0.07atm，肺動脈で 0.01～0.02atm であるが，微小血管では 0.001～0.003atm にまで落ち，毛細血管前括約筋が広がった場合で 0.003～0.005atm である[361,363]。静脈では，脈拍による変動は上大静脈で 0.002～0.010atm，鎖骨下静脈で 0.004～0.006atm，小静脈一般で約 0.004atm，上腕静脈で約 0.0005atm である[361]。微小血管では，0.004～0.007atm 程度の振幅で，約 0.05Hz のランダム変動も見られる[363]。血圧および脈拍数のいずれも，感度が約 0.001atm $(68nm)^3$ の圧センサを使用して，血管系のどの場所であれ実質的に医療ナノセンサにより信頼性をもって監視することができる（4.5.1 項）。（8.4.2 項も参照）。

身体組織を通じた脈拍の伝播は，圧縮可能な脂肪膜による吸収のためにいくらか弱まるが，ほとんどの細胞は毛細血管から 1〜3 細胞幅のところにあるので，より感度の高い検出装置を用いれば心臓の音響信号はなお測定可能なはずである。皮下組織における時間平均間質圧は 0.001〜0.004atm である[363]。

動脈の脈波（血管振動）は，内部臓器や動脈樹の健康状態に関する微妙なメッセージを運ぶ。脈派を診断に利用するという考えは，中国で 2000 年を遡る長い歴史がある。例えば，Wang Shu-He（紀元 201〜285）の *Book on Pulse Waves*（「脈派に関する書」）では，手で探って見つけた波を，主観的で定性的な，浮いた，深い，隠れている，速い，遅い，ふつう，弱々しい，強い，十分，細い，かすか，弱い，柔らかい，不安定，ためらいがち，うつろ，しっかりしている，長い，短い，敏捷，流れるよう，間欠的，むらがある，緊張している，張りつめている，巨大，震えているなどの記述で分類している[361]。異常な脈波は経験的に疾病状態と関係づけられた。ナノデバイスで集めた脈波データは理論上，音を，他のナノメディシンツールを補足する非侵襲的な定量的観察，分類，診断系にすることが可能だろう。

4.9.1.3 呼吸の試聴検査

完全な呼吸サイクル全体にわたる機械的圧力の変動は，胸膜で約 0.003atm，肺胞で約 0.002atm であり，呼吸器の近くに置いたナノメディシン圧センサで検出可能である。深く息をして止めた状態では，肺の弾性組織をさらに伸ばして 0.02atm にまでなる。

ただし，気管，主気管支および肺葉気管支におけるレイノルズ数 N_R>2300 における乱流のためにピューッという音がし，これは従来の聴診時のヒト胴体における心臓以外の最も大きな音となることがある。管内の乱流によるエネルギーの散逸は次のとおりである。

$$P_{turb} = P_{lam}\,Z = 8\pi\eta_{air}\,v^2\,L\,Z \quad \text{(watts)} \qquad \text{[式 4.51]}$$

ただし P_{lam} は長さ L の長い円形円筒管における層流（ポアズイユの流れ）に関する散逸，v は平均流速，また乱流係数 $Z = 0.005\,(N_R^{3/4} - (2300)^{3/4})$ という，よく知られている経験的な式である[363]。室温（20℃）で $\eta_{air} = 1.83\times10^{-5}$kg/m-s の場合，気管（L = 0.12m，v = 3.93m/s，1l/s の体積流について N_R = 4350；**表 8.7**）では P_{turb} = 0.87mW，主気管支（L = 0.167m，v = 4.27m/s，N_R = 3210）で P_{turb} = 0.66mW，肺葉気管支（L = 0.186m，v = 4.62m/s，N_R = 2390）で P_{turb} = 0.09mW となり，約 120cm^3 の上部気管気管支体積からの音響放出は合計約 1.6mW になる。これは 13W/m^3 の出力密度であり，最大呼吸数において 300ms 間隔で測定するとすれば 4×10^{-5}atm の圧に相当する。

組織を通じて伝播する音響平面波の振幅は，吸収，散乱，反射により，距離に応じて指数関数的に減衰する。振幅は下の式で概算できる。

$$A_x = A_0\,e^{-\alpha F x} \qquad \text{[式 4.52]}$$

ただし A_0 は atm 単位での波の初期振幅で，A_x は発生源から x 離れた点での振幅，α は振幅吸収係数である。関数 F は，減衰の振動数依存を表している。純粋な液体について，$F = F_{liq} = \nu^2$（Hz^2）で，例えば室温の水については $\alpha_{liq} = 2.5\times10^{-14}$s^2/m である。ただし軟組織については $F = F_{tiss}$ = 約ν（Hz）である[505*]。α_{tiss}（s/m）の値は**表 4.2** に載っている。ダイヤモンドに関する値は 7.2.5.3 項における音響線に関する議論から推定した。初期振幅 $A_0 = 4\times10^{-5}$atm の＜10kHz である気管支乱流雑音を想定すると，標準的軟組織 1m を透過した A_x = 約 3.7×10^{-5}atm となり，音響路の途中に 0.1m の骨があったとしても A_x = 約 3.4×10^{-5}atm である。どちらの A_x も，＞（210nm）^{3} の圧センサを使って身体のどの場所からでも信頼性をもって検出される（式 4.29）。

4.9.1.4 機械的身体雑音

他の多くの機械的身体雑音は，適切な計装をした医療ナノデバイスで包括的に聴こえるはずである。（硬い物を）噛む正常な動きは，顎を約 1s ごとに動かし，歯で噛む音の出力密度が約 10W/m^3 もしくは約 10^{-4}atm とすれば，約 100cm^3 の口腔体積に 1〜10mW を放出する。2m の所で 45dB を記録する胃のゴロゴロ鳴る音（参考までに囁きは 30dB，通常の会話は 60dB）は 160mW の音源パワーを有し，10cm^3 の胃括約筋体積から放出されると約 2×10^{-6}atm の音響波をもたらし，これは身体全体で検出可能である。70kg の

*医療超音波教科書のほとんどは軟組織における減衰の依存度が約νであると仮定している。実際の依存度[730]は約$\nu^{1.1}$と思われる。

表 4.2.　人体組織における音波の振幅吸収係数 [628,629,730]

身体組織	係数 α (s/m)	身体組織	係数 α (s/m)
α_{liq} (s^2/m) について：		脂肪	7.0×10^{-6}
水	2.5×10^{-14}	軟組織（平均）	8.3×10^{-6}
ひまし油	1.2×10^{-11}	肝臓	1.0×10^{-5}
空気（STP）	1.4×10^{-10}	神経	1.0×10^{-5}
α_{tiss} (s/m) について：		脳（成人）	1.1×10^{-5}
ダイヤモンド（推定）	$\sim2\times10^{-15}$	腎臓	1.2×10^{-5}
房水	1.1×10^{-6}	筋肉	2.3×10^{-5}
硝子体液	1.2×10^{-6}	眼の水晶体	2.6×10^{-5}
血液	2.1×10^{-6}	ポリテン（プラスチック）	5.8×10^{-5}
脳（乳児）	3.4×10^{-6}	骨	1.6×10^{-4}
腹部	5.9×10^{-6}	肺	4.7×10^{-4}

男性が歩いたり走ったりすると 20〜100J/歩が放出され，足の裏から厚み約 1cm 以内もしくは約 1s 以内にエネルギーが吸収されるとすると，式 4.53 から上方に進む平面圧縮波が 0.4〜2.0atm となり，これは適切に計装したナノデバイスであれば全身で容易に検出可能である。（靴の中敷はエネルギーを散逸させ，衝撃波のパルス形を変える [3493,3494]。）手を打ったときには 0.02〜0.2atm のパルスが生じ，これも容易に検出できる。

さらに小さい雑音，例えば（4〜60）/分での約 30ms のしゃっくり [2122]，腸管や尿管の蠕動，胃の内溶液の揺動音，心臓の雑音，友人が肩を叩く，鼻をくんくんさせたり物を飲み込む，爪ではじいたり打ったりしたときのカチカチいう音，捻髪音，マスターベーションおよび射精，皮膚に洋服が触れる音，瞼をぱちぱちさせる，タオルでこする，血管病変による血管雑音（雑音および震顫など），シャワーを浴びているときの皮膚に対する水の衝撃，性交の音，排尿中の尿道流の乱流，楽器から伝わる振動，関節がきしる，筋肉がきしむなどの音は，全身的でなくとも局所的に検出できる。かなりしっかりと相互接続された体内ダイヤモンド型構造を植え込むと，ダイヤモンドの音響吸収係数が極めて低いために，内部雑音に対する感度が増すことがある（**表 4.2**）。

4.9.1.5　発声

空気中における会話ことばに関する平均音源パワーは声帯において約 10μW（60dB）で叫んだときは約 1000μW（90dB）にもなり，ささやくときには 0.1μW（30dB）という小ささである [3511]。声帯表面積は約 $1cm^2$ で，音響強度 I は約 0.001〜$10W/m^2$ となる。（デシベル表記を用いる場合，$dB = 10\log_{10}(I/I_0)$ である。ただし I_0 は空気中で約 $5\times10^{-13}W/m^2$，水中で約 $1\times10^{-16}W/m^2$。）平面進行波では，圧力振幅 A_p (N/m^2) は下記の式のようにパワー強度 I と関係する。

$$A_p = (2\rho v_{sound} I)^{1/2} \quad (N/m^2) \qquad [式 4.53]$$

310K の水の場合，$\rho = 993.4kg/m^3$ で $v_{sound} = 1500m/s$ なので，話しについて $A_p = 0.0005$〜$0.05atm$ となり，可聴振動数において減衰が最小なので，身体全体を通じてナノデバイスで検出可能である（4.9.1.3 項）。この他に容易に検出可能な発声としては，口笛，ハミング，咳，くしゃみ，ラ音，喘鳴，喀痰，おくび，放屁，嘔吐，咳払い，鼻をかむなどがある。

半径 r の全方向発信装置から発散される球面波の場合，発信装置から距離 X の平均強度は距離の平方に逆比例して低下するので，式 4.53 の I は (Ir^2/X^2) で置き換えなければならない。

4.9.1.6　環境音源

体内のナノデバイスは，体外の環境から発せられる音，例えば同じ部屋の中で他の人が話す声やドアがバタンと閉まる音などを直接検出することができるだろうか。パワー P_RW の外部音響源からの波は空気中を進み，発生源から距離 X_R の空気/皮膚界面に到着する

表 4.3. 物質界面を横断する音波による鏡面反射に関する音響インピーダンス [536,628,629,730,763]

身体組織	インピーダンス (kg/m^2-s)	身体組織	インピーダンス (kg/m^2-s)
空気	400	肝臓（25℃）	1.65×10^6
肺	1.80×10^5	血液	1.65×10^6
脂肪	1.39×10^6	神経（視神経）	1.68×10^6
房水	1.51×10^6	筋肉	1.73×10^6
水	1.52×10^6	眼の水晶体	1.84×10^6
脳（25℃）	1.57×10^6	ナイロン	2.9×10^6
皮膚	1.6×10^6	頭蓋骨	7.80×10^6
軟組織（平均）	1.63×10^6	エナメル	1.71×10^7
腎臓	1.63×10^6	ダイヤモンド	6.3×10^7

と，その界面を通って振幅 $A_{incident}$ で伝わる。界面の各側にある音響インピーダンス Z_1 および Z_2 の鏡面反射体（界面の寸法（人体約 2m）＞音響波長（空気中の標準的な可聴音について約 0.03～3.0m））に垂直に入射するとすれば，次のようになる[506, 628]。

$$A_{transmit} = A_{incident}\left[1 - abs\left(\frac{Z_1 - Z_2}{Z_1 + Z_2}\right)\right] \qquad \text{［式 4.54］}$$

音響インピーダンスは，音速と同様，ナノメディシンに関連する超音波の周波数範囲では基本的に周波数依存性である。$Z_{air} = 400 kg/m^2s$ の場合に**表 4.3** から Z_{skin} 約 $1.6 \times 10^6 kg/m^2s$ と仮定すると，$A_{transmit} = (5 \times 10^{-4})\ A_{incident}$ となる。言い換えれば，空気と皮膚の接触面から約 99.95％の反射があるので，これこそが，超音波撮像でゲルや油のような結合媒体が一般的に用いられている理由である。皮膚のすぐ下に置いたナノデバイスが最小 $A_{ransmit}$ 約 10^{-6}atm を検出できるとすれば，式 4.53 および単純な幾何学から次のようになる。

$$P_R = \frac{2 \pi x_R^2 A_{incident}^2}{\rho\ v_{sound}} \qquad \text{［式 4.55］}$$

STP（1atm，0℃）の場合，$\rho = 1.29 kg/m^3$ および $v_{sound} = 331 m/s$ である。最小検出圧が約 10^{-6}atm（4.5.1 項）がほぼ $A_{transmit}$ であれば，$X_R = 2m$ の所で音響源は約 2000W のパワーを持つはずであり，これは大声で叫ぶ人の約 1mW という出力をはるかに超えている。$X_R = 2m$ の所で通常の会話を聴くには，ナノデバイス検出装置の最小感度は 7×10^{-11}atm まで下がり，大きさ約 $(17 \mu m)^3$（式 4.29）の皮下形圧ナノセンサが必要となり，これはヒト細胞 1 個の直径にほぼ相当する。他にもっと効率のよい方法があるかもしれない（4.9.5 項および 7.4.6.3 項）。

もちろん，体外音響ナノセンサは界面を通過しなかった音を受信することがあるので，振幅が約 3 桁程度小さい圧波を検出することがある。$A_{transmit} = A_{incident}$ とすると，P_R は約 600μW なので，$0.3 \mu m^3$ のセンサを持つ体外ナノロボットは，$X_R = 2m$ のところで人が叫んだのを聴くことができる。話している（約 10μW の音源）のを聴くには，式 4.29 より $2.4 \mu m^3$ の体外センサ（限度約 10^{-7}atm）が必要である。

最適な場所に置かれて最適にキャリブレートされているナノメディシン圧センサは，$\pm 10^{-6}$atm 以内の大気圧の変化を直接測定できるだろう。天候による通常の大気変動は 0.94～1.05atm の範囲であり，このようなゆっくりと動く変化は容易に測定される。地球の表面に極めて近い所では，海抜 h の高さにおける気圧 P は $P = e^{-k_p h}$（atm）で概算できる。なお 20℃で $k_p = 1.16 \times 10^{-4} m^{-1}$ である。海面では，圧が 10^{-6}atm 変化したときの高さの変化は約 1cm にすぎない。ただし，（約 5m）^{3} の部屋の内側でドアを開け閉めして空気が＞$125 cm^3$ 置き換わった場合，最小検出可能な＞10^{-6}atm の圧パルスが生じる。その他の環境圧変動源，例えば沖合の海嵐から生じる超低周波（約 0.2Hz）微気圧振動[1526]，開いている窓から入ってくる風，セントラルヒーティングまたは A/C システムからの強制気流，あるいは近くの人やペットの動きでさえも検出可能なことがあるので，測定がさらに混乱し，適当な補正をしなければ絶対正確度が低下してしまう。

4.9.2　自己受容性感覚マクロセンシング

4.9.2.1　運動感覚マクロセンシング

航法トランスポンダーネットワーク（8.3.3 項）を利用すると，身体組織全体にそれぞれ平均約 100μm 離れている約 10^{11} のナノデバイス集団は，位置の正確度約 3μm，角の正確度約 2mrad で相対的な場所を明らかにすることができ，データを 1ms ごとに更新可能である。したがって普及したならば，このネットワークで 2m のスパンにわたり最悪の場合で（累積誤差）約 0.8mm の正確度で四肢の相対的な位置を継続的に監視して記録することができる（8.3.3 項）。これらの装置は，身体の位置，速度，加速度，回転について高解像度の動的マップを作成できるので，体操，棒高跳び，バレエなどのスポーツや芸術活動をしているとき，ヘアピンカーブでの自動車運転，ジェットコースターに乗る，軍用機の操作，宇宙への発射など輸送活動を行っているとき，針の縫い物，アンティーク時計の修繕のような道具を使った精密な作業をしているとき，測定キャリパなど指を使っているとき，空手や柔道など複雑な動きを要する自己防衛活動をしているとき，また自動車衝突などの緊急事態やとても高い所から落下するなどの回転運動をしているときに，リアルタイムで精密な運動感覚のデジタル測定ができる。このような感覚データはすべて，リアルタイムで患者またはユーザに容易に伝えられる（7.4 項）。

ナノロボットは，経路積分または四肢がとったコースの再構築を助けることができる[1040]。回転率を明らかにし，かかった力やトルクを測定する能力があるので，ネットワークは四肢の予想される今後の位置を予測することもできるはずである。これらの予測を実際の結果と比較することで，活動が行われている媒体（例，空気または水）の粘度を推定したり，環境が安定しているか，それとも何らかの方向に移動もしくは回転しているか，またユーザである人間が物理的に支えられているのか，それとも自由落下しているのかを推察できる。内部のナノデバイスは，体が座位，立位，仰臥位，倒立，落下，浮遊または降下のいずれかを直接測定し，その情報を人間ユーザに直接伝えることができる（7.4 項）。患者の活動状態（例，座位，立位，歩行中）を検出すれば，それでナノロボットの行動を制御したり（第 12 章），外部へのメッセージ表示を作動させたり解除したりする（7.4.6 項）などに利用できる。希望する地理方向を伝える単純なマクロスケールの装着可能な触覚「コンパスベルト」がすでに提案されている[2994]。

4.9.2.2　方向マクロセンシング

ナノ振り子センサは約 10^{-4}s で約 2mrad 以内までの局所的重力場ベクトルの方向を明らかにできるので（4.3.4.2 項），航法ネットワークはそのメンバーの調査をして，どちらの方向が上かについて正確なコンセンサスに達することができる。比較的安定した硬い身体部分に付着させたナノデバイスは，より一貫した方向値を示すだろう。重力ベクトルの測定により，身体の残りの部分の，空間中に正確に固定された垂直方向を知ることができ，この情報を直接伝えることで，特に体操，空中ぶらんこ乗り，きたない湖での水中ダイバー，前庭に損傷のある者などに役立つだろう（7.4 項）。

重力負荷軸の変化に対する身体の自然の反応を監視することで，よりゆっくりで正確度は劣るが，重力ベクトルを間接的に測定することもできる。例えば，1g の重力場に立っている身長 1.7m，体重 70kg の人における頭から足先までの静水圧は約 0.17atm であり，10^{-6}atm という全身にわたる圧差を測定できれば，縦方向に約 $10^{-5}g$ の変化を，あるいは横方向に約 $10^{-4}g$ の変化を検出することが可能になる。したがって，常に更新され続ける全身バロスタティックマップにより，人体を 3 次元の重力/方向センサとすることができる。

4.9.2.3　体重測定

ナノデバイスのネットワークは，音響距離測定，身体マッピング，フローメトリーの組合せを利用して，身体の約 10^8（1mm)^3 ボクセルそれぞれの体積および比重を記録することができる。各ボクセルは脂肪，筋肉組織，骨質量，間質液，その他として同定される。これらの測定値により，通常の重力データを使った体重測定法ではなく，体積×比重として体重を正確に算出することが可能になる。自然の生理学的「重量調節（ponderostat）」，すなわち大雑把に言って体液性身体質量検出装置に似たものが存在すると提唱されている[507]。実際，インスリン-レプチン系が関連する目的に働いているのが明らかになっており，これは医療ナノロボットで容易に監視することができる。

第4章

4.9.2.4 重力幾何学的マクロセンシング

医療ナノデバイスは，重力場において測定時間 $t_{meas}=2\sim9ms$ で $L=20\mu m$ の重力計で約 $10^{-6}g$ の変動を測定できる（4.4.2 項）。すなわち体内ナノデバイスは，1 秒ごとに約 100 回，海面に対する緯度と高度を正確に測定できるということである。重力は極に近づくほど，また高度が低いほど大きくなる。具体的には，カッシーニの式（地球への回転および極の平坦効果を説明）を使い，高度による自由空気変動に対してブーゲの補正を行うと（平らなトポグラフィーを想定），測定した重力 g_{meas} は次の式で概算できる。

$$g_{meas} = g_0\left[1 + k_1 \sin^2(\theta_L) - k_2 \sin^2(2\,\theta_L)\right] - k_3\,h + k_4\,h\,\rho_{earth}$$

［式 4.56］

ただし θ_L＝地球緯度（赤道＝0°），h＝海抜（m），$g_0=9.78039m/s^2$（赤道海面の g 値），$k_1=5.2884\times10^{-3}$，$k_2=5.9\times10^{-6}$，$k_3=3.086\times10^{-6}s^{-2}$，$k_4=4.185\times10^{-7}$，$\rho_{earth}=5522kg/m^3$ である。

海面の g 値は赤道における $9.78039m/s^2$ から北極における $9.83217m/s^2$ まで変化するので，20μm の重力計（$\Delta g=10^{-6}g$）は緯度で 1arcmin，もしくは地球表面に沿って北/南に約 1900m の位置の変化を検出する。同様に，緯度 45° における g 値は海面での $9.806m/s^2$ から高度 1000m での $9.803m/s^2$ まで変化するので，20μm 重力計は約 3.3m の高さの変化（例，家の中での階上と階下）を検出する。比較のために挙げておくと，1998 年に高品質の市販重力グラジオメータは約 $10^{-9}g/m$ の勾配を測定し，μg（約 1mGal）という解像度の空中重力マップの作成を可能にした [1527]。また原子干渉計は 10^{-10} の精密度まで原子の重力加速度を測定した。

このような現象による位置の正確度を得るためには，ナノデバイスは幾つかの複雑な要因を計算で解決することができなければならない。まず，地殻密度における非均一性を示す局所的質量濃度が，最高 $\pm0.0006m/s^2$ の誤差をもたらしているが，これは既知の地球平衡変動および異常の標準マップを使ってデータから取り除くことができる。実際，このようなマップに観測値をマッチさせることで，有用な経度的情報を提供することができる。もう 1 つの問題は，1 日 2 回，約 $3\times10^{-7}g$ までになる潮汐力による重力の変動で，これは 20μm 重力計にとって検出可能限界にある。その他の軽微な測地的補正および地球関連補正は，ここで論じるには複雑すぎるのだが，やはり一定の状況では適用する必要があるかもしれない。近くに重い物体があっても，測定の正確度には影響がない点を注記しておく。10m 離れた所に 100 トンの建造物があった場合，人体に加わる側方加速度は $7\times10^{-9}g$ に過ぎない。

最後の問題点は，患者が動くと運動加速度が生じるので，これを重力加速度と区別しなければならない点である。重力の示値を補正するには，運動計測モニタリングからの信号の導関数をとって患者の部屋の参照標準フレームにおける重力を与えればよく，また重力ベクトルは通常極めてゆっくりとしか変化しないので，多くの個別測定値を平均して正確度を高めることができる。

4.9.3 電気/磁気マクロセンシング

4.9.3.1 血管－間質電気閉回路

血管の電気的特性に関する体内試験で，静脈壁および動脈壁は伝導媒体である血液（血漿）よりもはるかに高い約 200 倍もの固有電気抵抗があることが分かり，その値は概ね前者が約 200Ωm に対し，後者は 0.7Ωm である。したがって血管は，傷害を受けた組織と周囲の傷害を受けていない組織とを電気的に接続する相対的に絶縁された伝導ケーブルとみなされる。毛細血管が間質液との電気的接合部を形成するので，電気的勾配はイオン輸送により打ち消すことができる。細胞膜は，抵抗とキャパシタンスを有する絶縁誘電体であり，イオン輸送のためのイオンチャネルまたはゲートが貫通している。さらに 1941 年に Szent-Gyprgyi は，タンパク質における半導体の可能性を示唆しており，この理論はその後多くの研究者によって練り上げられてきた [690]。

B. Nordenstrom[689,690,3489] は，上記の概要は血液と組織間における物質の選択的電子放出分子的（electrogenous）物質輸送の系を示すものだと提唱し，これを血管-間質閉（電気）回路（VICC）と呼んでいる。実際これは，通常の血流物質輸送のよく知られている拡散，浸透圧および流体力学機構と同時に働く付加的電気循環系である。イオンが開いた孔から漏れてイオンチャネルを通って移動できる限り，長距離輸送が起こることはなく，VICC 系は全身性ではなく主として局所的な（例，組織内の）電気回路であり続ける。脳脊髄液，胆汁，尿などの伝導媒体との接続も存在する[3490]。

局所的 VICC の状態をモニタリングできるナノロボットは，影響を受けた組織を直接検査することなしに，膨大な全身情報を迅速かつ効率よく得ることができるだろう。例えば，仕事をしている筋が乳酸などの異化産物を生成すると，筋肉と周囲の組織の間ですでに知られている形で電気化学ポテンシャル勾配が生じる[3491]。傷害を受けた組織は，初期異化分解産物が組織を酸性化すると，周囲の組織に対して分極化される。悪性新生物，良性新生物，内部が壊死性の肉芽腫は，いずれも周囲の組織に対して電気的に分極化している。血管の血栓もイオン化された物質を含んでいる。血液が脱酸素化されたりグラム陰性菌に感染した場合，血液の電位勾配に大きな偏向が生じる。血液は自然凝固する間に電気ポテンシャルが＋500mV から＋1000mV に変わり，またラットでは腸骨稜挫傷部位における自然電気ポテンシャルは，4 日間の実験期間にわたり＋190mV から－60mV で数回変動した[690]。

Nordenstrom は，VICC 系を介した体内電気泳動も，白血球走性を媒介する役割を果たしているかもしれないと提唱している。電極で組織を人工的に分極化すると，結果的に辺縁趨向化を伴う顆粒球の蓄積および腫瘍細胞の発生がもたらされる。ある実験では，腸間膜を 1μA，1V の電場に 30 分間曝露して，陽極近くで血管外遊出出血をシミュレートした。より高い電力では，動脈-毛細血管が収縮，狭隘化して血球がなくなり，静脈-毛細血管および小静脈が広がって顆粒球で一杯になった。自然の電圧変動を受けた局所的 VICC のこうした活動をモニタリングすることで，かなりの時間にわたって気付かれないままでいるかもしれない局所的傷害，組織の変化，あるいは病態について医療ナノロボットの注意を喚起できるだろう。

4.9.3.2　電気/磁気幾何学的マクロセンシング

通常の鉛直大気勾配である約 100V/m までの電場の検出は（4.7.1 項），理論上は，再キャリブレーションまでの時間が極めて短い場合には，約 1m までの正確度で地上高度を明らかにできるようにすると考えられる。もっとも，平らな地面に立っているときの人体（良い導体である）は，わずかに負の表面電荷になり，電気的に「地面の一部」になる。そのため，通常は平行に地面に流れる等電位が上方にひずみ，高度測定が全く信頼できないものになる。近くの落雷や嵐は検出可能であり，これは有用である。

しかしながら適切な磁力計を備えた医療ナノデバイスは，測定時間 t_{means}＝約 0.6ms で，（660nm)^3 の永久磁石センサを利用し，約 0.1μT までの磁場における振動を測定することができる（4.7.2 項）。地球表面の地球磁場マップは，緯度および経度の両方向において極めて等方性でない。磁場ならびに真の北の絶対的方向が分かれば（例，ナノジャイロスコープを利用；4.3.4.1 項），惑星磁場とスピン極から分離して経度情報が得られる。すなわち，適切な装備をした体内ナノデバイスであれば，この手段により毎秒約 1000 回，所在場所の地球表面における緯度および経度を確認できるというわけである。特に，地球磁場ベクトルの水平成分は磁極から磁気赤道まで 0～41μT の範囲であり，独立した鉛直磁場成分は 0～70μT の範囲である。したがって，0.1μT のセンサであれば，緯度または経度の双方において約 11arcmin または約 20km の正確度で各成分を解析するはずである。地上面磁気異常（例，鉄沈着）は 0.03～30μT の局所変動をもたらすので，検出可能である。こうした測定の問題としてはこの他に，人工磁場源，0.01～0.1μT の毎日の太陽変動，0.01～5μT の不規則な地球磁気変動をもたらす時々生じる磁気嵐，0.3μT までの突然開始する電離層ジェット電流，地球磁場における様々な長期的永年変化がある。

無線信号，テレビ信号，直接放送衛生信号はおそらく個々のナノデバイスでは検出不可能だろうが（7.2.3 項），身体に植え込んだナノロボットがアクセスできる専用マクロスケールアンテナを利用して，体内でこのような検出を間接的に行うことができるかもしれない（7.3.4 項）。

4.9.3.3　圧電応力マクロセンシング

圧電効果（6.3.2 項および 6.3.5 項）とは，「力学的応力を加えることで物質に電気的分極が発生すること」である[3089]。腱とエラスチン，象牙質と骨など人体内の多くの物質は圧電性である[1939-1942,3089-3095]。この分極もしくは表面電荷は，物質にかかる物理的応力が経時的に変化するのとともに変動する。したがって，骨または腱における圧電効果を測定すれば，これらの物質が負っている物理的負荷に関する情報が得られる。例えば，骨の長軸に沿ってかかる剪断応力は，軸に垂直な面に見られる分極電圧を変える[3089]。別の実験では[3093]，負荷がかかった人体大腿の圧電表面電荷を測定したところ，骨の片端から反対側の端まで，骨幹のどの位置かに応じて－131 から＋207pC/cm^2（－8から＋13 電荷/μm^2）の範囲であった。このデータのリアルタイムモニタリングをすれば，骨に与えられている負荷の量，曲げ，ひずみ，ねじれなどの力がどの方向からくるのか，またその後に全身活動の状態がどのようになるのかといった事柄を具体的に推察することができる。これらの表面電荷変動の把握は，骨造影ナビゲーション（8.2.4 項）または機能的ナビゲーション（8.4 項）でも探索できるかもしれない。

4.9.4 光学マクロセンシング

体内医療ナノデバイスは，外部環境から有用な光学情報をわずかしか集められない。その理由を説明しよう。

生体軟組織では，表皮および角質の色素が沈着した層を除き，吸収するよりも散乱するほうが多い。したがって，組織中の光の伝播は 2 段階で起こるとみなすことができよう[509,510]。

最初の段階では，皮膚に垂直に当てられた強度 I_0 の光子はベールの法則に従って組織を通じ深さ z まで伝えられ，そのときに伝えられる強度は以下のとおりである。

$$I_z = I_0\left(1 - r_{sp}\right)e^{-\sigma_t z} \quad \left(\text{watts/m}^2\right) \qquad \text{[式 4.57]}$$

ただし r_{sp}＝可視光に関する鏡面反射係数（空気と組織の表面ではフレネルの反射）約 4%～7%[508]，あるいは元々の光源が体内にあるときには 0%，また光波長における様々なヒト軟組織について透過係数 σ_t＝σ_a（吸収係数 約 300m^{-1}）＋σ_s（散乱係数 約 30,000m^{-1}）である[510]。（色素が大いに沈着した皮膚層の係数値は 5～7 倍高いことがある[508]。）σ_t の標準的な値は約 10,000～100,000m^{-1} で，軟組織について平均約 30,000m^{-1} であるが，格別透明な組織については σ_t＝1000m^{-1} という値が報告されている[510,729]。したがって，ヒト軟組織における光子の平均自由行程は，約 10～100μm，平均約 30μm（約 1.5 組織細胞幅）で，極大値としては最も透明な組織に関する約 1mm までが知られている。σ_t が約 30,000m^{-1} であれば，z＝150μm において I_z/I_0 は約 0.01 となり，全光子の約 99%が最初の経路から少なくとも 1 回は散乱されている。

第 2 段階では，未結合媒体中で十分に散乱された光子のパッチが，すべての光子が吸収されるまで拡散を介して組織全体に伝播する。これを決める複雑な拡散式は，分析的にはまだ完全に解かれているわけではないが[510]，漸近拡散フルーエンスはほぼ次の式で与えられる。

$$I_d \sim I_i\, e^{-\sigma_d z} \quad \left(\text{watts/m}^2\right) \qquad \text{[式 4.58]}$$

ただし，σ_d は拡散指数または有効減衰係数である（標準的軟組織について平均約 900m^{-1} だが，紫外線，可視光線，近赤外線の波長にわたって 10～1,000,000m^{-1} という極度に幅広い値が報告されている）[729]。大雑把な近似として，完全に拡散された光子パッチの初期強度は I_i＝約 I_0（$1-r_{sp}$）a_{scat} である。ただし，$a_{scat}=\sigma_s/(\sigma_s+\sigma_a)$＝約 0.987 で，これは単一粒子拡散についての散光である。

400～700nm の可視光帯域にわたり，直接太陽光にあたって立っているときの入射光強度は I_0＝100～400W/m^2 となり，家庭や職場の人工照明では一般に 0.1～10W/m^2，月光では約 10^{-4}W/m^2 に過ぎず，またヒトの視力に関する絶対閾値は約 10^{-8}W/m^2 である[585]。σ_d＝約 900m^{-1} の場合，透過/入射可視光の強度比 I_d/I_0 は深さ z＝2.5mm（ほぼ眼瞼）で 0.1，深さ z＝1cm で約 10^{-4}，また z＝2.8cm，つまり最も外側の皮膚表面に直接太陽光が照射された状態でヒトの眼に対して組織が完全に暗くなる深さで約 10^{-11} と小さくなる。

N_{sensor} の受信装置要素を持つ光学ナノセンサで，各受信装置要素の面積 A_e が 1nm^2 であり，単一光子の検出が可能なものの場合，e^{SNR} の光子を信頼性を持って検出するのに必要な積分時間は次に式で求められる。

$$t_{meas} \sim \frac{h\,\nu\, e^{SNR}}{I_d\, N_{sensor}\, A_e} \quad (\text{sec}) \qquad \text{[式 4.59]}$$

ただし h＝6.63×10^{-34}J-s，光子について ν＝4.3～7.5×10^{14} である。患者が I_0＝約 400W/m^2 の，フィルタをかけていない直接太陽光にあたって立っていると想定し，t_{meas}＝1s，SNR＝2，N_{sensor}＝25,000 要素が $A_e N_{sensor}$＝0.025μm^2 のナノロボットアイスポットを与え，σ_d＝900m^{-1} としよう。式 4.58 および式 4.59 から，光子検出の最大組織深度 z_{max} は約 17mm（I_d＝約 10^{-4}W/m^2）となり，これは最高で全身体積の約 30%になる組織体積を含んでいる。最小室内人工レベルが約 0.1W/m^2 における照明の変化は，z_{max}＝約 7mm の深さまで見ることができる。このアイスポットは，皮膚の最も外側表面で空気に曝露されると，満月の光を検出するにちょうど十分な感度になる。

全般的な結論を言うと，通常の室内光における変動値は，身体組織の最も外側約 1cm 以内に置いたナノロボットで直接測定することができるだろう。ここで述べた単純な照明検出システムとは異なり，撮像は設計上はるかに難しい課題である（第 30 章）。網膜常駐ナノセンサの直接刺激については 7.4.6.5 項（D）で述べる。

4.9.5　神経マクロセンシング

様々な方法（4.8.6 項）で個々の神経細胞の放電を非侵襲的に検出する能力を，（A）特定の希望する標的神経細胞を認識して同定する能力（8.5.2 項，第 25 章）および（B）空間的に分離されたナノデバイスでリアルタイムに独立して集めたデータをプールする能力（7.3 項）と併せることで，身体独自の規則的感覚信号トラフィックに対してそっと探ることにより複雑な環境刺激を間接的に神経マクロセンシングすることができるようになる。

例えば，機能的に移動可能なナノデバイスは，耳の螺旋動脈に入り込み，二叉路を通って蝸牛管に到達し，それから螺旋神経線維および螺旋神経節内のコルチ器官（蝸牛神経または聴神経）の上皮に入る螺旋神経のそばに位置を定めて神経モニタとして働く（図 7.4）。これらのモニタは，ヒトの耳が知覚するあらゆる聴神経トラフィックを検出し，記録し，また通信網にある他のナノデバイスに中継して知らせる。最新言語認識システム（7.4.2.3 項）では，話された言葉の再生および個々の話し手の同定（ユーザによる有声化を含む），バックグラウンドノイズの認識，公認された医療関係者が体内ナノシステムに直接伝える合図や命令の受信と確認などをすることができるかもしれない。適切に構成されたモニタであれば，神経インパルスを調節または刺激することもでき（4.8.6 項および 7.4.5.6 項），これらのデバイスは聴覚トラフィックに可聴信号を追加することもできるので，補聴器（フィードバックループを利用），リアルタイム言語翻訳機構，継続的音声化/聴覚記録装置，音声ストレス分析装置，またはナノデバイスユーザ通信リンクとして採用することができるかもしれない（7.4 項）。

卵形嚢および球形嚢の耳石膜ならびに半規管の膨大部稜にある有毛細胞から出る求心性神経終端にナノモニタを置くと，重力，回転，加速度に関する身体独自の感覚を医療ナノデバイスが直接記録，増幅，減衰，または調節することができるが，完璧に制御するためには運動感覚の管理も必要だろう。運動ニューロンも同様に監視して，四肢の動きや位置，あるいは特定の筋活動を追跡し続けたり，制御さえすることができる（7.4.6.2 項）。ニューロンに常駐するナノロボットは，外部発生源からパルス伝達されるマイクロ波により脳に誘発される聴覚作用を検出することができるかもしれない [3473]。＞300Hz の可聴振動数に対して感受性があるネコの蝸牛ニューロンは，閾値特異的吸収率 6～11W/kg-パルスで単一マイクロ波パルスに反応するが [3479,3480]，ヒトの場合，パルス当たりエネルギーに左右される効果の閾値は聴力閾値が低い者では約 0.02J/m^2-パルスという低さになることもある [3481]。

嗅覚および味覚の感覚神経トラフィックも，ナノセンサリー器具で同じように探れるだろう（7.4 項）。延髄または横隔膜筋を動かす横隔神経の神経打診により，呼吸活動を直接モニタリングすることが可能になる。必要に応じて疼痛信号を記録したり修飾することもできれば，皮膚にある他の受容器からの力学的および温度神経インパルスも記録または修飾できる。情緒，覚醒，精神作業負荷などの心理的変数さえも，脳の外にある交感神経遠心性線維における ANS 活動を測定することにより直接監視できるだろう [512]。

神経マクロセンシングで最も複雑かつ難しい課題は，視神経の打診だろう。網膜は全面的に血管が分布しているので，光受容器（桿状体，錐状体，双極細胞，神経節）および統合器（水平細胞，アマクリン細胞，遠心性双極細胞）の双方のニューロンに容易に近づくことができる。ただし，視神経束そのものは約 10^6 の個々の神経線維がしっかりと束になったもので，信号帯域幅が 10～100MHz であり，有意な自然データ圧縮技法を持っており，それらすべてをリアルタイムで解明していかなければならない。生の視神経トラフィックを解釈できるアルゴリズムの開発 [3018,3021]，すなわち視野における具体的なヒトの顔面または具体的な場面を認識することは，相当の研究を必要とする課題となるだろう。（光受容器または網膜ポテンシャルの直接モニタリングをはじめとする技法（7.4.6.5 項）により，信号圧縮の解明が容易になるかもしれない。）人工神経ネットを利用した迅速な視野同定も，目下研究上の関心を呼んでいるテーマである。眼球回転（例，常駐する装置内ナノジャイロスコープを介して；4.3.4.1），眼瞼の位置，瞳孔径，毛様体筋制御下における水晶体の調節を監視して，視野解析の補助としなければならない。

4.9.6　その他のマクロセンシング

ここでは，ナノロボットによるマクロセンシングの可能性のほんの一部を垣間見たにすぎない。医療ナノデバイスは以下に挙げるような，通常は人間が意識することが不可能な変数を定量的に監視することができる。

1. ホルモン濃度および神経伝達物質濃度
2. 胃の電気的振動および皮膚の伝導率
3. 瞳孔散大
4. 血中薬物濃度およびアルコール（および分解産物）濃度
5. 内部臓器の損傷または機能障害
6. 重要臓器または四肢に関するディジタルリアルタイム性能データ（例，継続的腎臓体積処理量，膵臓インスリン放出量，肝臓におけるコレステロール代謝，運動中の特定筋における乳酸産生）
7. 外部媒体（例，プールの水，冷たい夜気）の温度および熱容量や皮膚上の太陽光または影の有無（皮膚温度差による）を推察できるような温度調節等温線の継続的マッピング（8.4.1.3項）

様々な化学物質の血清濃度は1日のうちの時間により周期的に上がったり下がったりするので，大雑把な時間的マクロセンシングができる（10.1.1項）。その他の物質（例，アルドステロン；付録B）の血清濃度は，患者が寝ているか立っているかによって有意に変化するので，限定的な生化学的姿勢マクロセンシングを可能にする。

ナノロボットを体から出しては入れてということができれば（8.6項，第16章），マクロセンシングと同時に要望があれば外部環境の直接サンプリングもできるようになり，遠隔データ収集の可能性は実質的に無限となる。

第5章

形状および変形する表面

5.1　柔軟な形態と機能

ナノマシンのシステムは，生物分子機械装置とは基本構造が根本的に異なるものだとかねがね主張されてきた。具体的には，ナノマシンの部品が硬質の筐体で支持束縛されているのに対し，生物分子機械の部品は相互に自由に動くことが可能な場合が多いというのである[10]。医療ナノデバイスに関する限り，上述の区別は少々人為的なものといえよう。大半のナノスケール部品が強固に固定されて整然と配列されているということは，必ずしもナノマシン自体の形態が完全に固定していて変化しないことを意味するものではないし，ナノマシンの主要部品の一部が周期的な配置や位置の変更が可能なよう設計される可能性を排除するわけでもない。

ナノメディシンにおいて医療ナノデバイスの柔軟な形状が有用となる理由は何であろうか。いくら細胞膜に自己密封性があるとはいえ，細胞修復手術中に細胞膜に大きな裂け目が生じることは厄介な問題となりうる。細胞修復用ナノデバイスの形状が柔軟であれば，細胞質に入る際に細胞膜の破壊を最小限にとどめることが一層容易となる。例えば，形質膜と細胞骨格を貫通する際には，膜面方向の断面積が最小となるよう細長く変形すればよいのである（9.4.5 項）。骨やエナメル質のような硬質の生体物質中の狭い通路を進む場合，固定した形状のナノロボットは，より柔軟な形状のデバイスと比較して，通路の周囲を削ったり通路に挟まって動けなくなったりする可能性がより大きいと考えられる。ナノマシンの体積が拡張可能であれば，ナノマシンの表面から体積変化に応じた様々な大きさや形の偽足を出すことができる。ナノマシンに変形可能なバンパーがあれば，大規模な共同作業ナノロボット構造中において，個々のナノマシンが信頼性の高い多デバイス連係を作り上げ維持しやすくなる。

ナノデバイスの形状の柔軟性の結果として実行可能な運動の種類が拡大し，アメーバ様移動や拍動性蠕動運動による移動（9.4.3 項），表面変形による遊泳（9.4.2.5.1 項），血管周辺組織への潜入もしくはナノロボットの血管外への遊出（9.4.4 項）すら可能となる。流体様の表面は運動性を有する微生物には広く認められている。心臓もしくは動脈の管腔表面上に存在する柔軟に変形可能なナノデバイスは，流体に対する抵抗を最小限にとどめるような配置をとることが可能である。

もう 1 つの因子は微小流体力学的安定性である。例えば，管状の血管中を一定流速で流れる血流中に置かれた剛体の球，棒もしくは円板は，血管中を転がりながら移動していくが，その原因は血管の軸方向の流速場の差である。しかしながら，変形可能な物体に外部の流体による応力が働いた場合には，この物体はエマルジョンの液滴のように変形して，元の球形から回転楕円体様に形を変え，流れの方向に対し一定角度をなす。流体応力は液滴の界面を伝わり，液滴表面および内部の流体は芯の周囲を回るように動き戦車の接地面（キャタピラ）のような運動を行う[386]。形状の変化は，能動運動可能なナノロボットの遊泳中における進行方向および姿勢の制御にも利用可能である（9.4.2.5 項）。能動運動性を有しない硬質の被殻を有する粒子は，半径方向へ移動して血管内で側方に寄る（marginate）ことはないのに対し，変形可能な表面を有する粒子は可能である[362]。柔軟な表面は，血液中を移動するナノロボットの存在により引き起こされる血液の粘度上昇を最小限にとどめるためにも利用可能である（9.4.1.4 項）。

柔軟な，もしくは“変形可能”な表面とは，ナノデバイスの外表面であって，互いに独立して制御可能な要素からなっており，各要素は平行移動や回転移動により相対位置を変化させることが可能で，これによりデバイスの総表面積の拡大縮小や形状の変化が可能となっているものである。この際，表面を構成する要素数やナノマシン全体の容積が変化する場合もしない場合もあるが，表面の構造的完全性と非透過性は絶えず維持されている。このような表面の可能なデザインの範囲は膨大なものである。変形可能な表面としては，半剛性の部品からなる外皮様システム，相対位置と面積が一定な要素を蝶番でつなぎ合わせて容積変化を可能としたもの，大きさは一定だが隣接要素に対する相対位置の変化が可能な単位要素からなる部分的に可動性を有する表面であって，表面積とあわせて容積の制御が可能なもの，さらには完全に変形可能な表面であって，回転移動，形状ならびに姿勢の変化，すべりのほか表面の構成要素数の変化まで可能で，表面と容積の最大限の柔軟性が許容されているものまで考えられる。

デバイスの形状は，作業課題遂行のための必要条件として表面の柔軟性が要求されるかどうかで決まるが，この点については5.2項に詳述する。5.3項では，変形可能な表面ならびにマニピュレータのデザインの選択肢をいくつか示し，あわせて内部の立体配置のデザインにおける表面の柔軟性の影響について簡潔に考察を加える。5.4 項では，デバイス間の留め具および接合部となる変形可能なバンパーについて検討する。ナノデバイス表面の生体適合性に関する論議 [3234] については，第15章で言及する。

5.2 最適なナノロボットの形状

最適なナノロボットの形状は，デバイスの果たすべき機能とデバイスが動作しなければならない環境により変わってくる [3582]。医療ナノデバイスに要求される様々に異なる機能を考慮すれば，デバイスの遂行すべき作業課題はいくつかの一般的な種類に分類され，それぞれ特有の形状・寸法を必要としているため，それぞれの作業課題の種類に合わせて最も適した個々のナノデバイスの形状・寸法を選択する必要があることが示唆される。これと比較すると，顕微鏡でようやく観察可能な大きさの単細胞細菌は，一般に以下の3通りの基本的形態のいずれかをとっている。すなわち，球状もしくは回転楕円体(球菌)，円筒形もしくは棒(桿)状（桿菌)，および彎曲した棒状，らせん状もしくはコンマの形（螺旋菌）である。もっとも，四角い形状の細菌の例が少なくとも1種存在する [2028]。

5.2.1 自由浮遊型単独行動ナノデバイス

自由浮遊する単純なナノロボットで，もっぱら物質の運搬もしくは貯蔵用デバイスとしてのみ使われるよう意図されているもの，あるいは生体内で独立して動作する全方向情報伝達手段もしくは進行方向指示および制御の中継器として使用されるものには，形状にとりたてて方向性を有する必要がない。したがって，このようなナノロボットは球対称の形状と剛体表面を有すればよい。球形粒子が血流中を転がりながら移動していく際，血液の粘度上昇の発生は可能な限り最小限にとどまる。その理由の1つは，球はあらゆる幾何学的形状中，単位容積当たりの表面積，すなわち外界と相互作用を生じうる表面の面積が最小となっていることにある。こうした単純なナノマシンは，最も数多く実用に供される可能性のある種類であり，表面積が小さいために生体適合性の問題が生じる可能性も最小となる。

これらの自由浮遊型ナノデバイスは，血管を経由してあらゆる組織に容易に接近可能なものでなければならない。運動能力を有しないため，血管内での渋滞を避けるには，長軸の最大長がヒト毛細血管の幅を越えるに至るような設計は許されない。ヒト毛細血管の平均直径は 8μm であるが，場所によっては 4μm まで狭まっている部分もある（8.2.1.2 項）。

一定表面積 A_n，全容積 V_n，最大直径 L_n のナノデバイスを考える。このとき

A. 半径rの球形デバイスの場合, $L_n=2r$, $A_n=4\pi r^2$，および $V_n=(4/3)\pi r^3$ である。

B. 長径2a，短径2b，離心率 $e=(a^2-b^2)^{1/2}/a$ の長球(フットボール型）デバイスの場合，$A_n=2\pi b^2+2\pi ab(\arcsin(e)/e)$ および $V_n=(4/3)\pi ab^2$ である。短楕球デバイスの場合は，$A_n=2\pi a^2+\pi b^2(\ln\{1+e\}/\{1-e\}/e)$ および $V_n=(4/3)\pi a^2 b$ となる。いずれの場合も，$L_n=2a$ であり，単位表面積当たりの封入容積は a=b（球形）の場合に最大となる。

C. 半径rおよび高さhの円板状もしくは円筒形デバイスの場合，$L_n=(h^2+4r^2)^{1/2}$, $A_n=2\pi r(h+r)$，および $V_n=\pi r^2 h$ である。単位表面積当たりの封入容積は $h=2^{1/2}r$ の場合に最大となる。

D. 半径rおよび高さhの円錐形デバイスの場合, $h \leqq 3^{1/2}r$ なら $L_n=2r$（ただし $h > 3^{1/2}r$ なら $L_n=(h^2+r^2)^{1/2}$ ），$A_n=\pi(r^2+r(h^2+r^2)^{1/2})$，および $V_n=\pi r^2 h/3$ である。単位表面積当たりの封入容積は $h=3^{1/2}r$ の場合に最大となる。

E. 底面の3辺の長さがいずれもsに等しく，高さhの正三角錐デバイス（**図 5.4**）の場合，$L_n=(h^2+s^2)^{1/2}$, $A_n=3hs+3^{1/2}s^2/2$，および $V_n=3^{1/2}s^2h/4$ である。単位表面積当たりの封入容積は $h=s/2^{1/2}$ の場合に最大となる。

表 5.1.　最大直径を L_n=4μm とした場合に最大の容積を有する血流横断ナノロボットの形状・寸法

ナノデバイス形状の種類	r	h	s	封入容積	表面積	容積/表面積比	図の番号
球/回転楕円体	2.00 μm	---	---	33.51 $μm^3$	50.27 $μm^2$	0.6667 μm	---
切頂八面体	---	---	1.26 μm	22.90 $μm^3$	42.85 $μm^2$	0.5343 μm	図 5.5
円板状/円筒形	1.63 μm	2.31 μm	---	19.35 $μm^3$	40.46 $μm^2$	0.4783 μm	---
斜方十二面体	---	---	1.73 μm	16.00 $μm^3$	33.94 $μm^2$	0.4714 μm	図 5.6
六角錐	---	2.31 μm	1.63 μm	16.00 $μm^3$	36.48 $μm^2$	0.4386 μm	図 5.4
立方体/四角錐	---	---	2.31 μm	12.32 $μm^3$	32.00 $μm^2$	0.3850 μm	図 5.4
円錐	2.00 μm	3.46 μm	---	14.51 $μm^3$	37.70 $μm^2$	0.3849 μm	---
正八面体	---	----	2.83 μm	10.67 $μm^3$	27.71 $μm^2$	0.3849 μm	図 5.9
三角錐	---	2.31 μm	3.27 μm	10.67 $μm^3$	31.86 $μm^2$	0.3349 μm	図 5.4
非正八面体	---	---	2.83 μm	7.54 $μm^3$	22.63 $μm^2$	0.3333 μm	図 5.8

F.　3 辺の長さがいずれも s に等しい立方体デバイスの場合，$L_n=(3^{1/2})s$，$A_n=6s^2$，および $V_n=s^3$ である。

G.　底面の 4 辺の長さがいずれも s に等しく，高さ h の正四角錐デバイスの場合，$L_n=(h^2+2s^2)^{1/2}$，$A_n=2s^2+4hs$，および $V_n=hs^2$ である。単位表面積当たりの封入容積は h=s の場合に最大となる。

H.　底面の 6 辺の長さがいずれも s に等しく，高さ h の正六角錐デバイス（**図 5.4**）の場合，$L_n=(h^2+4s^2)^{1/2}$，$A_n=6s(h+3^{1/2}s/2)$，および $V_n=27^{1/2}s^2h/2$ である。単位表面積当たりの封入容積は $h=2^{1/2}s$ の場合に最大となる。

I.　稜の長さ s の切頂八面体デバイス（**図 5.5**）の場合，$L_n=(10^{1/2})s$，$A_n=(6+432^{1/2})s^2$，および $V_n=(128^{1/2})s^3$ である。

J.　稜の長さ s の斜方十二面体 [1101]（**図 5.6**）の場合，$L_n=(48^{1/2}/3)s$，$A_n \fallingdotseq (11.3137)s^2$，および $V_n \fallingdotseq (3.0792)s^3$ である。

K.　赤道方向の稜の長さ s および頂点を通る稜の長さ $(3^{1/2}/2)s$ の非正八面体（**図 5.8**）の場合，$L_n=(2^{1/2})s$, $A_n=(8^{1/2})s^2$，および $V_n=(1/3)s^3$ である。

L.　稜の長さ s の正八面体 [1101]（***図 5.9***）の場合，$L_n=(2^{1/2})s$，$A_n=(12^{1/2})s^2$，および $V_n=(2^{1/2}/3)s^3$ である。

表 5.1 は上記の関係式を用いた算出結果で，単位表面積当たりの貯蔵容積が最大となる形状は球であって，球こそがこの用途に最も効率のよい形状であることを確認するものである。

5.2.2　能動遊泳型ナノデバイス

もう 1 つの種類のナノデバイスは，血流中における高速遊泳が可能なものである。この種のナノデバイスは，必要とあれば最も高速な動脈血流中でも目指す方向に進んでいくことが可能なものでなければならない。この移動能力は，多数のデバイスを同時使用する際には，患者にとって危険なものとなる（9.4.1 項）。また本書に提案する応用の多くは，この能力を必ずしも必要とするものではない。

ナノロボットによる血流中遊泳は，海面の遊泳とも，海中における潜水移動とも質的に異なるものである。上述のマクロ規模の類似例では慣性力が大きな役割を果たしているのと異なり，ミクロ規模の環境においては粘性力が支配的な役割を担っていて，慣性力や重力はほとんど関係してこない。単純な往復運動では血流中遊泳は不可能である（9.4.2.5 項）。むしろ，変形性，らせん状その他の駆動システムの使用が必要である。このような駆動システムはいずれも，脈動運動により動かされた流体がデバイスの中心を通り抜けられるよう円筒形をしているか，流体中を錐もみ運動により移動する際の粘性抵抗を最小限にとどめるよう，円錐形，卵形もしくは涙滴状のらせんといった軸対称の形状をとっている。赤血球の両面が凹形となるのは，静的平衡状態にある場合に限られる。血流の中では，毛細血管中では単独の赤血球が変形して弾丸状もしくはスリッパ状の形状をとる [362]。ずり速度がより小さい動脈中では，複数の赤血球が凝集して円筒形の連銭を形成し，その長軸はほぼ血流と同じ方向を向く（9.4.1.2 項）。変形可能な表面の存在により，ナノデバイスは，自らに作用するあらゆる流速ベクトルと自らを横切るあらゆる流体に対して抵抗が最小となるよう，流体と接触するすべての平面を配置することが可能となる。

ミクロン単位の大きさの遊泳物体にとって，従来の流線型の形状は果たして必要もしくは有用といえるのであろうか。巨視的な世界においては，水中を移動する物体が前進運動に対して受ける抵抗（抗力）が最小となるのは，物体の前方部分の先端が丸みを帯びていて，かつ後方に向かって徐々に細くなっている場合である。この形状は，マグロやクジラの形状としてなじみのあるものであるが，このような形状の動物は遊泳中にほとんど抗力を受けることがなく，その値は同じ大きさの球体や同じ身長のヒトと比較すると約 1/10 にも及ばない [2022]。しかしながら，流線型や特殊な水中翼の形状は，主として次のような点で役立っている。

A. 誘導抗力の減少。誘導抗力の大半はミクロ規模の非乱流中では消失する。

B. 圧力抵抗の減少。圧力抵抗は慣性力の一種で，誘導抗力と同様に，ミクロ規模では相対的に重要性が低下する。

例えば，粘性抵抗の圧力抵抗に対する比は，310Kの水中においては式9.89および9.90より $F_{viscous}/F_{inertial} = (12\eta_{fluid}/C_D\rho_{fluid})(1/R_{nano}v_{nano}) \fallingdotseq 10^{-5}/(R_{nano}v_{nano})$ と算出される。生体内（*in vivo*）において可能なナノロボットの最大遊泳速度を $v_{nano} \fallingdotseq 1cm/s$（9.4.2.6項）とすると，$R_{nano} \leqq 10\mu m$ では，$F_{viscous}/F_{inertial} \geqq 100$ となる。したがって，微視的な世界においては粘性力が支配的な役割を担っているのである。粘性力の大きさは，流体と接触する総表面積により決定されるので，運動体の受ける抵抗が最小となるのは（他の条件がすべて等しければ）流体と接触する表面積が最小となる形状，すなわち球に近い形状をとる場合である。抵抗が極端に尖った形状に作用する場合でさえ，物体が前進していようと横向きに移動していようと抵抗の大きさにさしたる差はない。例えば，実験結果によると，最も極端な場合である針状形状の物体が長軸方向に対して横向きに移動する速度は，長軸と同方向に移動する速度のおよそ半分である [1378]。細菌や小型後生動物といった，自然界に存在するミクロン単位の大きさの遊泳物体の代表的な形状は，魚と似ているというよりはむしろ，卵形もしくは円筒形であることに留意されたい。

自由浮遊もしくは自由遊泳生活を行う細菌 218 属について調査した結果 [3582]，運動性を有する属の細菌の形状は，運動性を有しない属の細菌と比較して球形のものが少なく，軸率がより大きい（代表的な値は 3:1）ことが判明した。球形は，ブラウン運動による自由分散が最大となる形状であることが判明した。短楕球がまれであった理由は，球と比較して表面積が大きいことにある可能性が考えられる。長球の場合，球と比較して沈降速度がより小さくなっていた。球と比較してより細長い形状は，遊泳速度の向上への寄与はわずかではあるものの，3 通りの異なる機構のいずれかによる化学刺激の濃度勾配を瞬時に検知する能力の大幅な向上につながっていた。この点が，運動性細菌に桿状形状のものが多い理由の説明となると考えられる（もっとも，これ以外の説明 [3615] も提唱されている）。

5.2.3 細胞内作業用ナノデバイス

血流を離れて細胞中もしくは核中に入ることにより，ヒト組織内で作業課題を遂行するナノデバイスは，遂行すべき特定の任務とそのために必要とされる特殊工具に見合った物理的配置をとる必要がある（第 21 章）。変形可能な表面は，細胞内作業用デバイスにおいては，膜を破壊することなく通過したり（9.4.5 項），柔軟な機械的偽足や運動用付属物の配置や操作を行ったり（5.3.1 項および 9.3.1.6 項），センサその他のサブシステムの再配置を行ったり（5.3.5 項）するのに役立つと考えられる。細胞修復用ナノロボットの場合，標的細胞の探索，膜通過，および細胞質内での動作の各段階においてそれぞれ異なった配置をとることもありうる。

デバイスの基本形状は，流体力学的考察によっては左右されない。細胞修復用ナノロボットは，動作時間の大半を移動ではなく現場での作業に費やしており，現場間の移動に際してもさして大きな速度を要するわけではないからである（第 21 章）。また，デバイス形状がテセレーション（モザイク形成）の規則に支配されることもない（5.2.4 項）。こうした機械は通常，大半の時間を単独行動に費やすか，少なくとも近くで作業中の別のナノロボットとの直接の物理的接触がほとんどない状態で過ごすものだからである（第 21 章）。したがって，ナノデバイス中最も複雑なこの種のナノデバイスに対し，純然たる形状の側面から最も強い影響を及ぼすものは，内部容積の貯蔵効率であろう。球形もしくは（多くのウイルスに見られるような）球に近い正二十面体は，可能な限り最大量のナノコンピュータ，マス・メモリ，電源装置，修復用消耗品，特殊工具，通信ならびに進行方向指示装置などを収納可能である。

しかしながら，細胞修復用機械は，不定期に他のナノマシンとドッキングして，材料，燃料，情報などの補給を受けることも必要となると考えられる。そこで，このような物質や情報の受け渡しが容易に行えるよう，多数の平らな表面を有する形状を採用しておけば便利であろう。空間充填型の形状（5.2.5 項）を採用すれば，臨時に会議を行ったり，使用していないユニットを効率よく保管したりする目的で動作単位が生体内で容易に集合することも可能となる。六角形もしくは四角形の平面を合計 14 個有する切頂八面体（5.2.5 項）は，空間充填多面体中容積/表面積比が最大であり，球に最も近い値をとる（**表 5.1**）。

5.2.4　テセレーションを行うナノデバイスの集合体：ナノ組織

医療ナノデバイスの最も重要な応用の中には，互いに物理的に近接した何百万，何十億ものナノロボットの共同作業を必要とするものもある。このような場合，個々の機械が表面を介してぴったり身を寄せあってモザイク状のパターン，もしくは周期的テセレーションを形成し，空気や水を通さない密閉遮蔽物となることが必要不可欠となると考えられる。これ以外の厄介な問題のうち最も重要なものは，生体表面が通常は静止しておらず，運動状態にあることである。このような運動の便宜をはかるため，ナノロボットは本体の周囲に備えた膨張もしくは伸長可能な「バンパー」を用いて，絶えず緊密な結合状態を保っておくことができる。変形可能な表面は，このようなバンパーを構成するのに用いられる（5.4 項）。

本項では，静止もしくは運動状態にある表面を完全に占有することを作業課題遂行上必要とするナノロボット集合体について論じる。5.2.5 項では，ナノ機械装置による均一な空間充填を作業課題遂行上必要とする集合型ナノロボットに最適な形状について論じる。

5.2.4.1　非変形性表面のタイリング

骨，歯，爪の外表面，能動運動性を有しない洞もしくは管の内表面，頭蓋もしくは髄膜，眼球の特定部分（角膜，強膜など）のように，ナノロボット集合体が被覆しようとする表面の面積が一定不変の場合には，答えるべき問題は特定の形状の多角柱単位を用いて一定表面積を埋め尽くすにはどうすればよいかという，

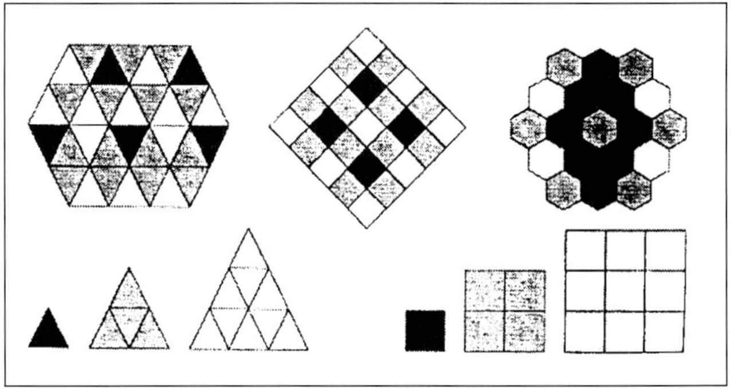

図 5.1.　1 種類の多角形のみを用いて平面を埋め尽くす周期的テセレーション

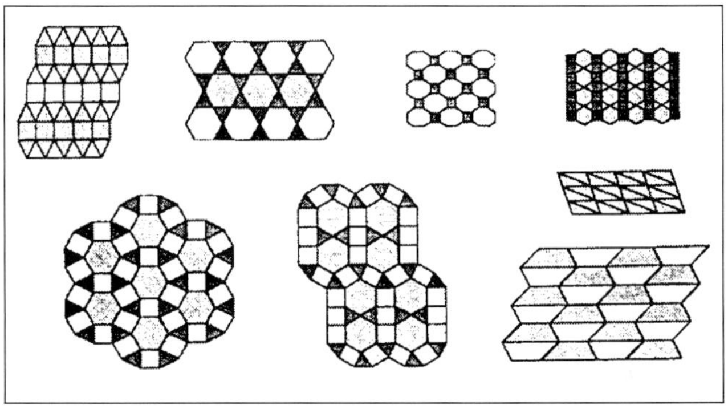

図 5.2.　準周期的，すなわち非一様かつ周期性を有する（複数種の多角形を使用する）テセレーション

空間幾何学ではおなじみの問題に帰せられる [519,520]。円形の単位を中心が直交座標上に位置するよう配列した場合，充填密度は 78.54%に過ぎないのに対し，正六角形の頂点上に位置するよう配列した場合には 90.70%に達する。しかしながら，よく知られているとおり，相互に集合して平面を完全に埋め尽くすことができる，すなわち充填率 100%を達成可能な正多角柱は，三角柱，四角柱もしくは六角柱に限られている（**図 5.1**）。正多角形以外の多角形を用いたテセレーションは，様々に異なった形状のタイルを使用するならば数限りなく存在するものの（**図 5.2**），こうした形状のナノロボットには，容積/表面積比が極端に小さく，空間利用効率が極度に低いという問題点が存在すると考えられる。

正三角形，正方形，もしくは正六角形（巻いた金網はその一例）は，単独で円筒形の表面を埋め尽くすにも使用可能である。ナノロボットのバンパーが変形して彎曲した楔状のセグメントとなることにより，最小曲率半径 r_{curve} が比較的大きい場合（$r_{curve} >> L_n$）には，回転楕円体やその他の不規則な曲面を埋め尽くすことも可能となる。曲率半径がさらに小さい（$r_{curve} > L_n$）

領域が存在する場合も，3 種類の正多角柱を組み合わせて使用すれば任意の曲面の埋め尽くしが可能となる。すなわち，平らな部分には正六角柱を使用し，曲率を正にする（凸面，例えば球面）には正六角柱と正五角柱を組み合わせる。さらに，曲率を負にする（すなわち凹面への表面変形を許容する）には正六角柱と正七角柱を組み合わせるのである。人造のフラーレンおよび天然の放散虫の構造は，上述した平面充填方式をよく表す実例である **(図 2.19)** [522,523,1308]。三角柱もまた，任意の曲面の埋め尽くしに使用可能である。例えば，ある種の測地線ドーム [539] やポリオウイルスの形状は，三角形を球対称をなすよう交互に配列したものからなっている [384]（多くのウイルスの形状は二十面体である）。

5.2.4.2　変形性表面のタイリング

生体表面の大半は，1 次元もしくは 2 次元方向への周期的変形，すなわち伸縮を行っている。一方向にのみ周期的変形を行う表面のタイリング（埋め尽くし，敷き詰め）の問題を考えてみよう。ヒトの生理学におけるよい実例は，大きな弾性を有する動脈である。動脈は円周方向に拡張と収縮を行って，心室駆出ごとに心拍出量の約 50%を吸収する。具体的には，肺動脈および大動脈の直径の周期的変動の典型的な範囲は 9%～12%であり，35 歳未満の男女の平均値は 11%，65 歳以上では 6.5%である [521]。対照的に，血管長の変動はほとんど皆無といってよい [361,521]。

このような単一の軸方向にのみ変形を行う表面を埋め尽くすには，個々のナノロボットは，膨張可能なバンパーを用いて 1 次元方向にのみ伸長する能力を備えていなければならない。与えられた直線方向への伸長を可能とするために必要なバンパーの大きさ（容積）が最小ですむようなナノデバイスの形状こそが，空間利用効率が最も優れた形状であり，好んで用いられるものと考えられる。本体の周囲に備えたバンパーが連続体であると仮定して，N 個一組の四角柱，六角柱もしくは三角柱型のナノロボット（一辺の長さ s，高さ h，完全収縮時のバンパーの厚さ b）の比較を行う **(図 5.3)**。隣接する四角形の単位の中心間直線距離は $L_0=s+2b$ である。隣接する六角形の単位間の伸縮軸方向の距離は $L_0=3s/2+3b/3^{1/2}$ である。隣接する三角形の単位間の伸縮軸方向の距離は $L_0=s+3^{1/2}b$ である。

ここで，中心間距離が伸縮軸方向にΔL だけ増大すると仮定する。四角形ナノロボットのバンパー容積の増大は，四角形単位 1 個当たり$\Delta V_s=h\ \Delta L\ L_0(N-1)/N$となる（タイルで作った完全に閉じた円環のような閉回路の場合には，因子$(N-1)/N$は不要となる）。利用可能なナノロボット内部の容積（ここにバンパーのない装置が入る）は $U_s=h\ s^2=h(L_0-2b)^2$ となる。六角形の場合，単位 1 個当たりのバンパー容積の増大は$\Delta V_h=h\ \Delta L\ L_0 3^{1/2}/3$，利用可能な内部容積は $U_h=h\ s^2 27^{1/2}/2$ となる。ここで $s=2((L_0/3^{1/2})-b)/3^{1/2}$ である。三角形の場合，単位 1 個当たりのバンパー容積の増大は$\Delta V_t=(3^{1/2}/2)\ h\ \Delta L(L_0+3^{1/2}b)(N-1)/N$，利用可能な内部容積は $U_t=(3^{1/2}/4)\ h\ s^2$ となる。ここで $s=L_0-3^{1/2}b$ である。

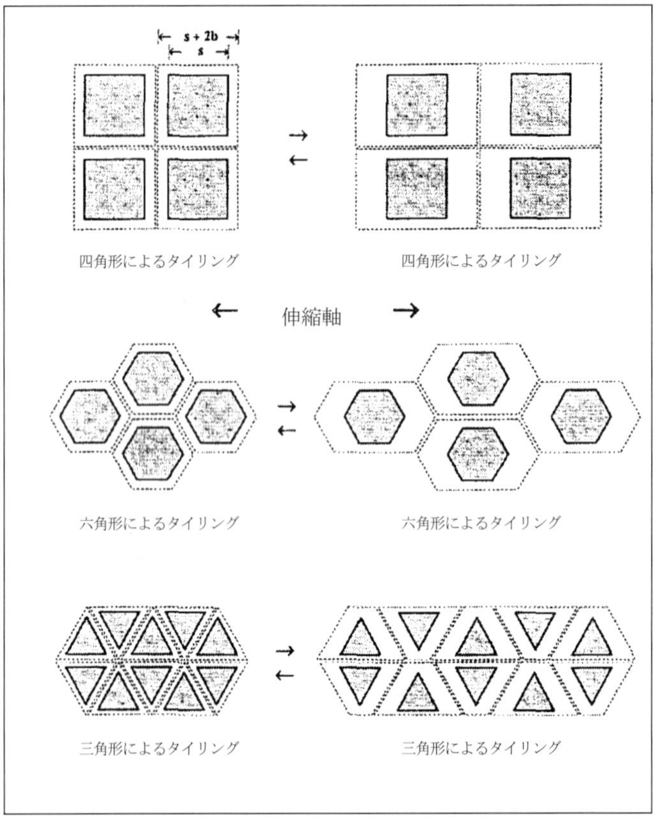

図 5.3.　変形可能なバンパーを用いて単一の軸方向に変形する表面の位置関係保全

ここに至れば，式 5.1 および 5.2 を用いて，六角形デバイスのバンパーに対する四角形（R_{sh}）および三角形（R_{th}）デバイスのバンパーの相対容積変化量の比較が可能となる。

$$R_{sh}=\frac{\Delta V_s/U_s}{\Delta V_h/U_h}=\left(\frac{27^{1/2}(N-1)}{N}\right)\left(\frac{(L_0/3^{1/2})-b}{L_0-2b}\right)^2 \qquad [式 5.1]$$

$$R_{th}=\frac{\Delta V_t/U_t}{\Delta V_h/U_h}=\left(\frac{2(N-1)}{N}\right)\left[3^{1/2}+(3b/L_0)\right]$$　［式 5.2］

$(b/L_0)\geqq 0$ となるいかなる値を選ぼうとも，$N>2$ のすべての場合について $R_{sh}>1$, $N>0$ のすべての場合について $R_{th}>1$ となる。すなわち，四角形もしくは三角形のデバイスに付属するバンパーは，一定の長さ調整効果をおさめるために，六角形デバイスと比較してより大幅なナノロボットの容積変化を要することになる。したがって，単一の軸方向の変形を必要とする作業課題の遂行には，いかなる場合も六角形が空間利用効率に優れた形状であるといえる（四角形は，$0.43L_0<b<0.52L_0$ の場合を除き，三角形よりも空間利用効率が優れている）。

2 次元方向に同時に変形を行う表面を埋め尽くす問題の解析においても，同様の結果が得られている。運動している生体表面の大半は，同時に 2 つの軸方向に伸縮を行い，各方向の伸縮運動の速度と位相は互いに異なる場合が多い。実例としては，皮膚（永続的な損傷を認めるに至るまでに 100%まで伸張可能 [521]），横隔膜，心臓の房室壁（等尺性収縮中には乳頭筋が肥厚して同時に 7～20%短縮する [362]），消化管表面，および各種の嚢，腺，包が挙げられる。腱は典型的には 5%（ヒト腰筋腱では 10%まで [521]）伸長するが，幅の収縮はわずかである。六角柱は，2 つの軸方向に変形する表面上でテセレーションを行うナノロボットの形状としても，最も空間利用効率に優れていることが明らかである。その直観的な根拠は，最も効率的な形状は，円に最も近く，最小の周囲長で最大の面積を囲むものだということである。自然界においては，偏平上皮細胞が六角柱状に配列されており，タマネギ表皮細胞もまた六角形をなして整然と配置されている。地表や水面で餌を探す鳥類や魚類の間では，縄張りを六角形に分割することが一般的に行われている [2029,2030]。

5.2.5　空間充填ナノデバイスの集合体：ナノ器官

何百万，何十億ものナノロボットの集合体として構築されている人工骨や人工臓器のような特殊な構造においては，ナノデバイスが特定の 3 次元空間内の容積を完全に占有することが必要となる場合がある。これは，空間幾何学ではおなじみの多面体による空間充填の問題である。

半径の等しい球を最密充填した場合の容積充填率の値は，$(3\pi^2/64)^{1/2}\fallingdotseq 0.68017$ に過ぎない [519]。これと比較すると，タンパク質内部の充填密度は約 60%～85%である [3211]。一定容積を完全に充填する（充填率=1）最も簡単な方法は，すでに述べたとおり，表面を完全に埋め尽くすことが可能な形状の水平断面を有する角柱を使用することである（5.2.4.1 項）。完全に埋め尽くされた平面状の表面を複数，垂直方向に積み重ねれば，空間の充填が可能となる。空間充填が可能な形状としては，三角柱，四角柱および六角柱が挙げられる（**図 5.4**）。このうち，六角柱は容積/面積比が最大であり，角柱の形状としては最も空間利用効率が高いと考えられる。

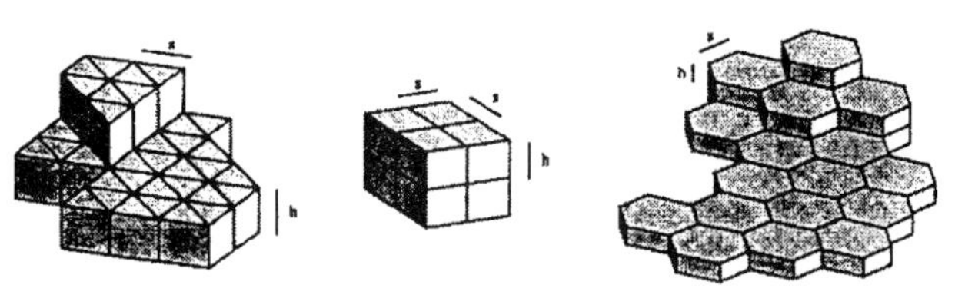

図 5.4.　1 種類の多面体を用いた一様空間充填：三角柱，四角柱および六角柱

単独で均一な空間充填が可能であり，空間充填ナノロボットの候補となりうる形状は，六角柱以外には 5 種類しかない。このうち最も重要なものは，切頂八面体である。これは十四面体に似ており [1101]，全く単独で空間充填が可能である（**図 5.5**）。切頂八面体は，正八面体（いずれも三角形の 8 つの面からなる；**図 5.9**）から 6 つの隅を切り落として作られ，6 つの小さな四角形と 8 つの大きな六角形の 14 の面からなる十四面体である。頂点の数は 24，稜の数は 36 である。切頂八面体 1 個の周囲を同じ形状の多面体 14 個で囲み，14 の面の 1 つ 1 つが隣接する多面体の同じ形状の面と接するように配置すると，もとの単位多面体と類似した，すなわち球に極めて近い形状の立体が空間内に生じる。このような多数の平面で接触している集合体は，あらゆる方向からのドッキング，締付け，および力の伝達が可能となっている。Weyl [524] は，Kelvin 卿 [520] に続いて，この十四面体は容積/表面積比があらゆる空間充填多面体中で最大であり（**表 5.1**），石鹸の泡の精密な数学的モデルとなっていることを早くから認識していた。

残る 4 種類の単独で空間充填可能な多面体は，いずれも既知のものである。第 1 は，ザクロ石（ガーネット）と同じ形状の斜方十二面体で，12 の面を有し，い

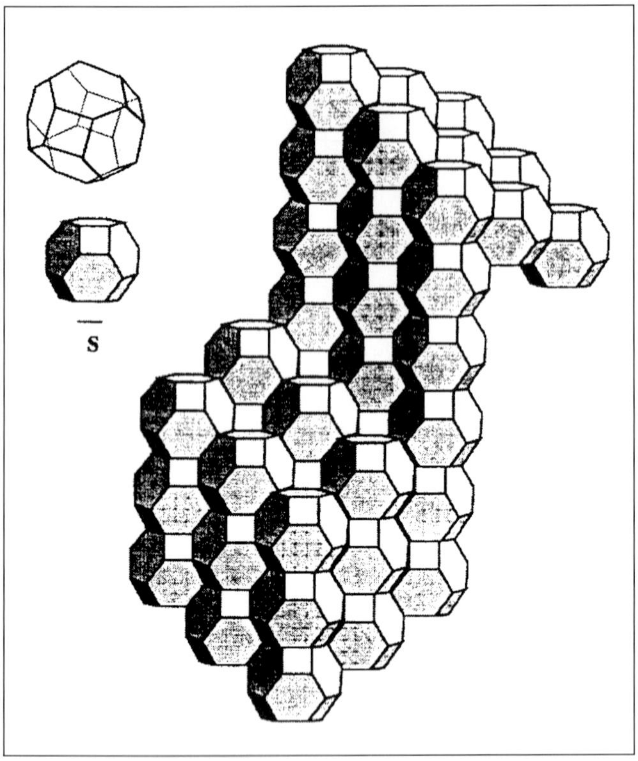

図 5.5.　切頂八面体のみを用いた一様空間充填

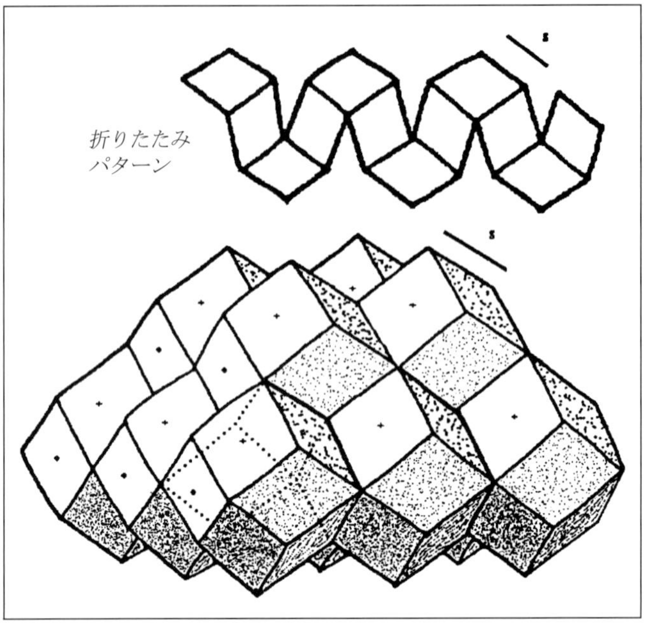

図 5.6.　斜方十二面体のみを用いた一様空間充填（Williams[1101] より改変）

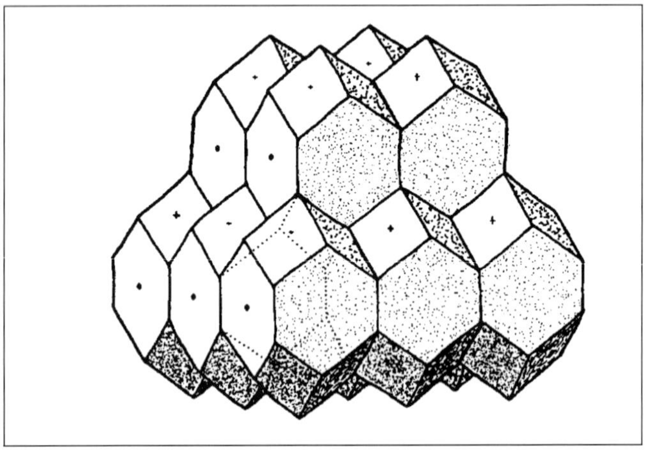

図 5.7.　斜方六方十二面体のみを用いた一様空間充填（Williams[1101] より改変）

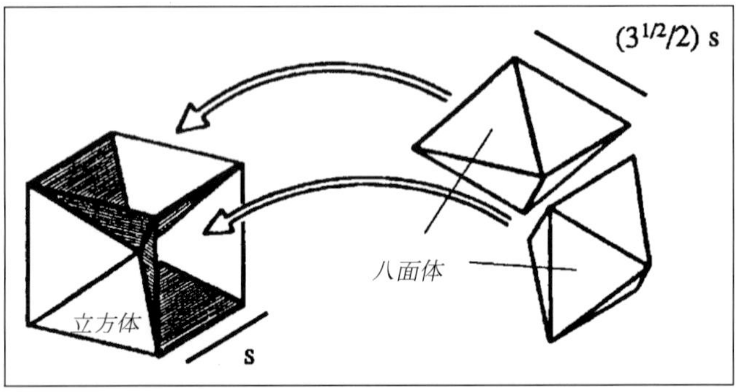

図 5.8.　非正八面体のみを用いた一様空間充填（Gasson[519] より改変）

ずれの面も菱形である（**図 5.6**）。この十二面体の容積/表面積比の値は，前述の十四面体と六角柱の中間である。この形状は，ミツバチの平面上に並んだ六角形の蜂の巣構造の巣穴の連続した構造中に認められる[519]。第 2 は，前述の斜方十二面体と近縁の斜方六方十二面体で（**図 5.7**），これもまた単独で空間充填可能である。第 3 は非正八面体である（いずれも三角形の 8 つの面からなる；**図 5.8**）。この形状は，立方体の 8 つの頂点がすべて三角形の面で置き換えられ，新たに生じる頂点がもとの立方体の表面の対角線の交点と一致するように立方体の切断を行った結果得られるものである[519]。したがって，赤道方向の稜の長さはいずれも外接立方体の 1 辺の長さに等しいが，頂点を通る稜の長さは外接立方体の内部を通る対角線の長さの 1/2 となり，この点ですべての稜の長さが等しい正八面体（**図 5.9**）とは異なっている。正八面体は，空間充填多面体ではない。第 4 の希少な空間充填立体は，偏四角多面体である（**図 5.10**）[518]。

上述した一様空間充填系以外にも，2 種類以上の多面体を組み合わせて用いる非一様空間充填系が数限りなく存在する[518]。この方式で空間充填を行うナノデバイスは，適切な形状のナノデバイスを少なくとも 2 種類必要とする。最もよく知られた変種は，おそらくオクテット要素であろう。これは，正四面体と正八面体の規則正しい組み合わせからなる空間充填単位である。独自の連結用界面その他の特徴を利用すれば，ナノロボット集団全体の構造の主要な下位集合体からもとの構造を組み上げられる正しい方法が一通りに限られるようにして，自動的自己集合や信頼性保証に役立てることが可能となる。

最後に，生物に見られる立体の多くは至るところ穿孔されて孔や管だらけになっているため，完全に充填された非中空立体というよりはむしろ，多孔質と考えたほうがより適切であるといえる。このような形態のシミュレーションを行うには，多面体をすき間を残して配置すればよい[518]。このような配置は，人工臓器中に必要に応じてほとんど任意に内部空隙やチャンネルのネットワーク[2843]を形成するために利用可能である。ゼオライト等の分子ふるいは，このような配置の優れたモデルとなっている[382,2468,2469]。

5.3　変形可能な表面

変形可能な表面は，動物界の至るところに存在する。その最もよく知られた例は，イルカ[2034,2035]やサメ[2036,2037]の皮膚である。こうした動物は，ゴム状の外皮の輪郭をリアルタイムに能動的に変化させて，皮膚の巻きおこす乱流を減少もしくは消失させ，これによりほぼ完全に近い流線型を維持して最大の遊泳速度を得ることができる（もっとも，この解釈には疑問をさしはさむ向きもある）[2022,2038]。

皮膚を正確に制御することは，我々ヒトにとっては奇異に思われるかもしれない。なぜなら，眉の上下を除いて，人体の大半の領域では局所における皮膚の随意運動性が失われてしまっているからである。下等動物に皮膚の正確な制御が可能なものが多いのは，皮膚によく発達した横紋筋の層，すなわち皮下多肉筋が存在するためで，この筋肉層はヒトの皮下組織中には痕跡としてわずかに残存しているに過ぎない。ヒトの場合，皮膚は，弾性にも運動性にも比較的乏しい筋膜に（固定の強弱に差があるとはいえ）付着しており，筋膜は，特に上下肢や前胸壁において，さらに主要筋肉組織，骨その他の基礎構造に付着している。

ナノロボットの表面を制御する能力には，多数の興味深い応用例や応用の可能性が存在する。本項では，ナノスケールの変形可能な表面の基本設計上の留意点，具体的配置，およびその他有用な特徴について詳述する。

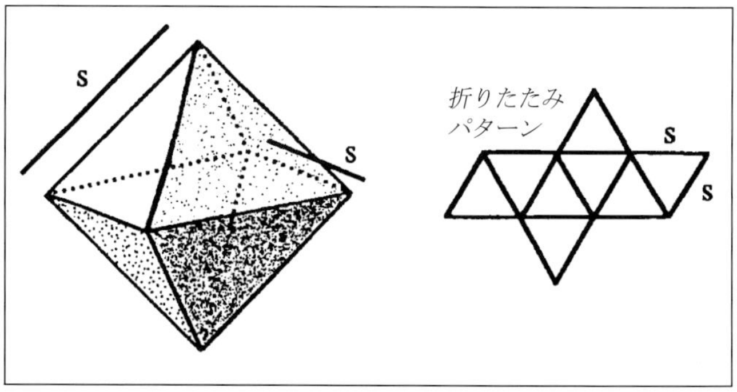

図 5.9.　正八面体の立体および折りたたみ構成（Williams[1101]より改変）

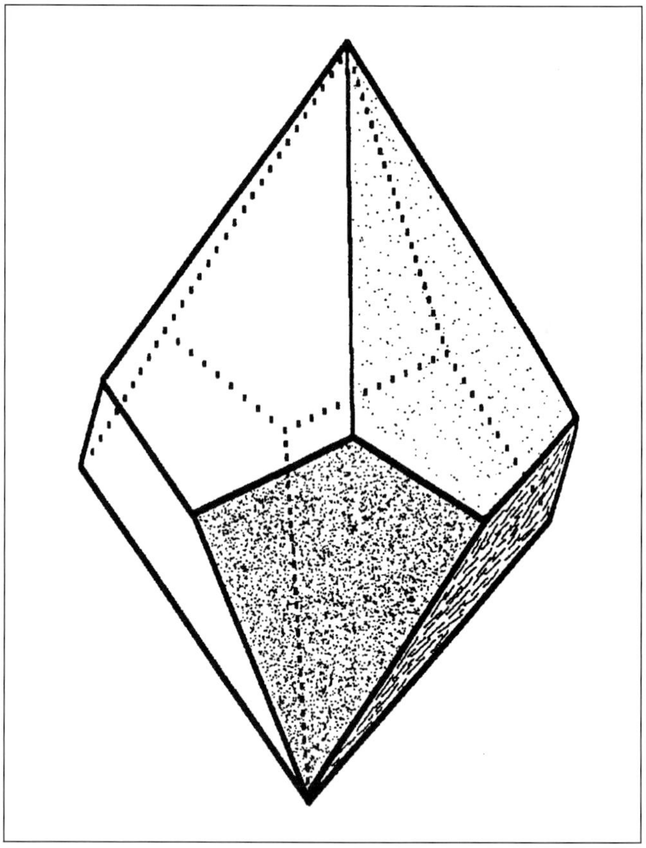

図 5.10.　空間充填可能な偏四角多面体の立体構成（Williams[1101]より改変）

5.3.1　設計上の一般的留意点

あらゆる変形可能な表面の基本設計において考慮すべき点としては，最小の表面形状の寸法，容積の限界，膨張限界，および最大膨張速度が挙げられる。これ以外の設計上の留意点としては，表面積最小および最大時に作用しうるあらゆる応力ベクトル方向の引張りおよび圧縮強さ，ならびに表面の切断および引き裂き抵抗が挙げられる。

5.3.1.1　Dimple Size

変形可能な表面上で可能な最小の機構（feature）の寸法，すなわち“dimple size”は，表面の最小回転半径（minimum turning radius）と定義される。大半の設計においては，この半径は表面を構成するブロック部品の表面方向の最小寸法によって決定される。ダイヤモンド型の材質とこれを用いて作られた部品中に放射線照射により誘発される構造欠陥の検討結果[10]より示唆されるところでは，単位の最小寸法は L≒10nm（第13章）であり，細胞の脂質二重層の厚さとほぼ等しい。1回の180°回転には，直線状セグメントを最低2個必要とする。すなわち，結合角90°ではセグメントの最小回転半径は，$r_{min}=L/2^{1/2}\fallingdotseq 7nm$ となり，その結果変形可能な表面機構の最小直径は約 14nm となる。実用的なシステムの大半においては，動力および制御装置利用の必要上，上述した理論上の最小値の数倍を越える回転半径が必要となり，その値はおそらく約 40〜50nm と考えられる。このような大型の構造であってもなお，理論上最小の細胞（直径約 40〜50nm[527]）の実際の操作は可能なはずである。

5.3.1.2　鍵穴の通過

長軸方向には伸長しながら側方には圧縮された状態のナノデバイスが通過可能な開口部の最小の大きさを決定するものは，主としてデバイス内部の圧縮不可能な部品の最小寸法であって，デバイス表面の最小回転半径ではない。人体で働く最小の複合ナノマシンであるリボソームは，直径約 25nm である。一方，出力約 100pW のメカノケミカル動力装置の最小寸法は，約 50nm である（6.5.3 項）。ここにさらに外皮の構成部品となるブロックの幅を加算すると，最も柔軟性に富んだ人工のナノロボットといえども，直径 50nm 未満の鍵穴を強引に通過できようとは想像し難い。50nm とは，細胞間接触により生じる間隙の最大の大きさにほぼ等しい値である[526]。より控えめな見方をすれば，100nm が設計上の限界といえるであろう。

巨視的な世界においては，タコは厚みが非常に小さくなるまで体を伸長させ，体の大きさの 10%にも満たないような小さな穴や狭い裂け目を通り抜けることが可能である。腕，眼，頭部に至るまで必要とあれば細長く変形することが可能なため，タコの体内に存在する唯一の硬質部分である嘴が鍵穴通過の制限要因となっている[3133]。

5.3.1.3　伸展性

柔軟かつ変形可能な表面の最も有用な性質は伸展性である。ここでは，完全収縮時の長さに対する完全伸展時の長さの増大分を百分率で表したものとして伸展率を定義する。人体の構成に使用されている各種天然材料の伸展率の最大値は，軟骨では 7%，コラーゲンでは 10%，筋肉では 30%，皮膚では 60%〜100%であり，人工的に筋肉を弛緩させた場合の動脈壁では 170%に達する[364]。人工のゲル[528]，ゴムおよびその他の弾性材料においては約 1000%の線形弾性率は当たり前であり，この値は約 1000 倍の容積変化に対応するものである。エルトール型*コレラ菌*は，突然冷たい塩水に投げ込まれると，体積が縮んで大型ウイルスと同程度の大きさとなり，その状態で生存を続ける[384]。

変形可能な表面を最小回転半径 r_{min} 程度を単位として制御することが可能であれば（5.3.1.1 項），ナノデバイスはその表面を外側に突き出し，操作用付属物（例，巻き付きやすい指状構造物；詳細は後述），移動用付属物（例，ナノ偽足；9.3.1.6 項），大型の外部流体力学的機構（例，姿勢安定板），工具（例，細胞への進入を助けるスクリュー型掘削装置；9.4.5.2 項），配置変更可能な機械的データアレイ（例，表面に点字様の微小突起を形成する），食胞形成（5.3.4 項），本体周辺の接触緩衝用バンパー（5.4 項），あるいは完全な第二の皮膚（後述）といった有用な作業用部分構造として利用することができる。理論上は，こうした外部に突出した構造物の大きさがデバイスの寸法に対して相当大きくなっても差し支えない。

例えば，容積 V_n のナノデバイスで，容積 $V_f=fV_n$ のポケットを搭載し，その中に容積 L_b^3 の変形可能な単位表面ブロックが $N_b=fV_n/L_b^3$ 個収納されているものを考える。これだけで，直径 d_f，全長 $l_f=fV_n/\pi d_f L_b$ の中空の円筒形をした（先端に半球状の覆いがついている）指状の構造物をデバイスの外側に突き出すのに十分な量の変形可能な材料となる。$f=0.01$（1%），$V_n=1\mu^3$，$L_b=10nm$ および $d_f=100nm$（単位外周当たりのブロック数は $\pi d_f/L_b\fallingdotseq 31$ 個となる）の場合，ポケット中には $N_b=10^4$ 個のブロックが存在し，外側に突き出される指の直線方向の最大長は $l_f=3\mu$ となる。したがって理論上は，ナノロボット全体の本体長の 3 倍まで伸展可能な指を，ナノデバイス表面に設けた容積$(215nm)^3$のポケットに収納しておくことが可能である。このような指 10 本は，微小化したヒトの両手と機能的に等価なものであるが，ナノデバイスの総表面積の$(10/6)f^{2/3}\fallingdotseq 0.08$

（8%），容積の 10f≒0.10（10%）を占有するに過ぎないであろう。

もう１つ注目すべきことは，容積の総計が V_f に等しい複数の変形可能なブロックをナノデバイス全体を取り囲む拡大した第２の皮膚の構築に使用することが可能であり，被殻の厚さが L_b の場合，封入容積は拡大して $V_e=(V_f/6L_b)^{3/2}$ となる。$V_n=1\mu^3$ および L_b=10nm とすると，デバイス容積の 9.5%が変形可能なブロックで占められている場合，ナノロボットの容積を２倍（$V_e/V_n=2$）に拡大することが可能である。ナノロボット容積の約 28%が制御可能な変形可能なブロックで占められている場合では，10 倍までの容積拡大が可能となる。

伸展性には２通りの極限の場合が存在する。第１の場合は等面積膨張であり，総表面積は一定のまま容積が劇的に増大する。赤血球はその１例であり，浸透圧ストレスを受けると水の流入により拡張して通常の円板状から球形へと形状変化する。球形への変化に伴い，容積は $94\mu^3$ から $164\mu^3$ まで 74%増大するのに対し，表面積は $135\mu^2$ から $145\mu^2$ までわずか 7%増大するに過ぎない。

第２の極限の場合は等積膨張であり，容積一定のまま表面積が増大する。容積が一定で減少することのないナノ機械装置を搭載したナノデバイスには，おそらくこちらの変化の方がより関係が深いであろう。例えば，半径 r_s の球形デバイスが変形してこれと同体積で高さ h_d，半径 $r_d=\alpha r_s$ の円板となるとき，表面積の増大率は下記係数により表される。

$$e_{area} = \frac{3\alpha^3 + 4}{6\alpha} - 1 \qquad [式 5.3]$$

α=4.7 の場合，$h_d \fallingdotseq r_s/17$ および面積膨張率 e_{area}=10.2（1020%）となるが，封入容積は変化しない。

5.3.1.4　反応性

ナノロボットの変形可能な表面に関するもう１つの重要なパラメータは，反応性，すなわち最大限の構造変化を実行する速度である。形態変化のための許容消費量 P_m（単位ワット）で与えられるエネルギーの必要量は重要な決定因子であり，特に，変形可能なブロックの形態変化の速度を制限する要因は２つある。一方は滑りによる動力消費であり，面積 S のブロック表面が速度 v_{slide}，すなわち，

$$v_{slide} = \left(\frac{P_m}{k_1 S}\right)^{1/2} \qquad [式 5.4]$$

で滑ることにより生じる。ここで k_1=400 kg/m²- s である（4.3.4.2 項）。他方は抵抗による動力消費であり，半径 r の円形表面が，温度 310 K において，粘度η=1.1×10³ kg/m-s の水性（血漿，間質もしくは細胞質の）環境中を式5.5 で与えられる[337]速度 v_{drag} で移動する際に生じる。

$$v_{drag} = \left(\frac{P_m}{6\pi\eta r}\right)^{1/2} \qquad [式 5.5]$$

容積 $1\mu^3$ のナノロボットが形態変化する際の総エネルギー消費を許容範囲 P_m=0.1pW 以内にとどめようとすると，滑り運動を行う表面の面積 $S=6\mu_2$ および r≒0.5μの場合，v_{drag}≒0.3cm/s（＜v_{slide}=0.6cm/s，真空中）となる。0.3cm/s を用いると，例えば最大限の構造変化がナノロボットの直径を倍増するものである場合（半径方向の運動距離は約 0.5μ），ナノロボット全体の表面がこの運動を完了するまでに要する時間は約 0.2ms となる。

5.3.1.3 項で述べた 10 本指の操作工具（マニピュレータ）もまた，許容エネルギー消費 0.1pW の範囲内で v_{drag}≒0.3cm/s による伸展運動が可能である。ただし，指１本は v_{drag}≒1cm/s（<<v_{slide}=1.6m/s，真空中）で伸展可能であり，細胞質内で最大限に伸展するのに要する時間は約 0.3ms である。したがって，生体内における変形可能な表面は，大振幅の振動運動を kHz 単位の周波数で行うことが可能である。これと比較すると，マイクロピペットで吸引後放出された変形赤血球は，約 100ms で両面凹型の正常形状を回復する[371]。太さ約 1μの収縮可能なゲル線維は，電気化学反応もしくは約 5000V/m の電圧による刺激に対し，当初の容積の 4%にまで収縮するのに約 1ms を要する[357]。

5.3.2　変形可能な表面の配置

容易に識別が可能な変形可能な表面の配置は少なくとも５種類存在し，これ以外にもさらに多数の可能性が存在することは疑いない。以下に簡潔に述べる構造モデルは，特定の設計を提案することではなく，むしろ所期の性能を付与することが可能な設計経路の選択肢の幾何学的代表例を示すことを意図したものである。

5.3.2.1 アコーディオンモデル

アコーディオンモデルは，日本の扇子やチョウの羽根（翅）のひだに似た，反復するW字型のパターンに折りたたまれた表面を特徴としている。写真機やアコーディオンの蛇腹には，折り紙*の「基本の折り方」の1つとして知られているものが使われている[1251]。点状または線状の折り目の頂点が強固な蝶番もしくは屈曲した部分構造として利用される。折りたたみの形状は三角形が連続したものでも，三角形と四角形が交互に連続したものでも，四角形が連続したものでもよい。長さの異なるセグメントからなっている場合もあれば，連続した蝶番式のブロックからなる場合もある（**図5.11**）。最大限度近くまで膨張した場合でさえ，鈍角部分が常に接近可能な状態にある限り，この表面は柔軟性を失わない。このモデルの主な欠点は，屈曲中に多数の凹面ポケットが形成されることにより表面に汚れが付着する傾向があると考えられることである。

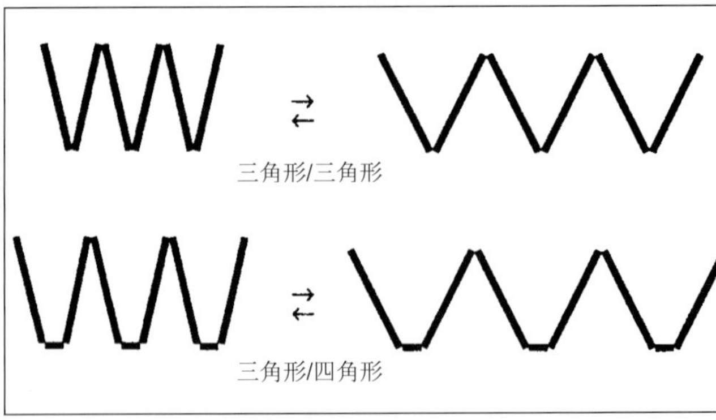

図 5.11. アコーディオンモデル

折り目の開閉には表面の滑り運動を必要としない。単純な球面が水溶媒中に広がる問題としてモデルを取り扱うと，5.3.1.4項より，形態変化に伴う動力消費の許容範囲が 0.1pW の 1μナノデバイスの半径方向の伸展速度は，$v_{drag} \fallingdotseq 0.3$cm/s と予想される。最大伸展時面積 A_{max} の表面内に存在するセグメントの総数を $N_{segment}$ とすると，断面積 L^2，厚さ H の正方形セグメントを使用する場合，$N_{segment}=A_{max}/L^2$ となり，完全に折りたたまれた表面の面積は $A_{min}=LHN_{segment}$ となる。L=10nm，H=1nm，および $A_{max}=10\mu^2$（$N_{segment}=10^5$）の場合，$A_{min}=1\mu^2$ となり，許容動力消費 0.1pW における A_{min} から A_{max} までの面積拡張運動1回の所要時間は $t_{motion}=(A_{max}{}^{1/2}-A_{min}{}^{1/2})/(2\pi^{1/2}v_{drag}) \fallingdotseq 0.2$ms となる。アコーディオンモデルの面積膨張率は，上述した例では $e_{area} \fallingdotseq (L-H)/H=9.00$（900%）となる

5.3.2.2 パラソルモデル

パラソルモデルにおいては，変形可能な表面を構成するものは層をなして互いに重なりあった平板のひと組であって，個々の平板は垂直方向には互いに密着しているものの，水平方向には自由に滑り運動を行う（**図5.12**）。平板面と直交する姿勢安定用の竜骨もしくは「ハンドル」が平板1枚当たり少なくとも1個存在し，各セグメントを表面下に設けられた制御（5.3.3項）もしくは硬直化機構と接続する。平板面の最小数は2個で，この数ならば1次元および2次元方向の伸展がともに可能である（ただし2次元の伸展には制限あり）。2次元の伸展の場合，下層の平板は下層表面方向に働くつる巻きバネの復元力を受けて同一方向に回転することが可能で，その際すべての辺が上層の平板の下にきっちりと収まって漏れがないようにする。面積膨張率の値が中程度，すなわち $e_{area} \fallingdotseq 0.28$（28%）の場合を図示した。平板面の最大数は，ナノデバイスの半径（したがって重なり合った平板層の厚みの最大値）に加えて表面の剛性，ひだの間隔，反応性，制御可能性といった動作特性（operating specifications）によっても制限を受ける。互いにこすれ合う平板を用いれば，汚れの付着しにくい表面の設計が可能となる。すなわち，こうしたデバイスは，単にあらゆる方向にわたって「縮む」（shrug）だけで，ダイヤモンド型材質の表面上の生物由来のあらゆる付着物を付着点からきれいさっぱりそぎ落とすのである。垂直方向のバネの張力は，平板同士が互いに密着して運動中にも水の出入りが起こらないよう調整する。各平板の下面に波状の表面構造を追加し，局面がはまりこんでいる間接触面積の増大とあわせて防水性向上をはかることも可能である。ここに紹介したパラソルモデルとほぼ類似した構造としては，固定した鱗（例，トカゲやヘビの皮膚）や家の屋根板が作る模様の整然たる体系が挙げられる。

直径Dの環状円筒形断面を，2平面からなる（p=2）パラソル表面を用いて構成する場合を考える。パラソル表面の上層の平板は面積 L^2 の正方形，下層の平板は面積 L(L-h)の長方形である。h はハンドルの幅であると同時に，完全伸展時における隣接平板間の重なり領域の最小幅でもある。このとき，$A_{min}=N_{plates}L^2=\pi DL$ および $A_{max}=A_{min}+(N_{plates}-1)(L^2-3h/L)$ となる。したがって

---

*日本古来の折り紙（糊やハサミを使わずに紙を折るだけで3次元の物体を作り上げるわざ）では，折りたたんだ平面の形状の体系的探究が行われてきた[1102-1105]。折り紙の数学的研究も進んでいる[1106-1111]。

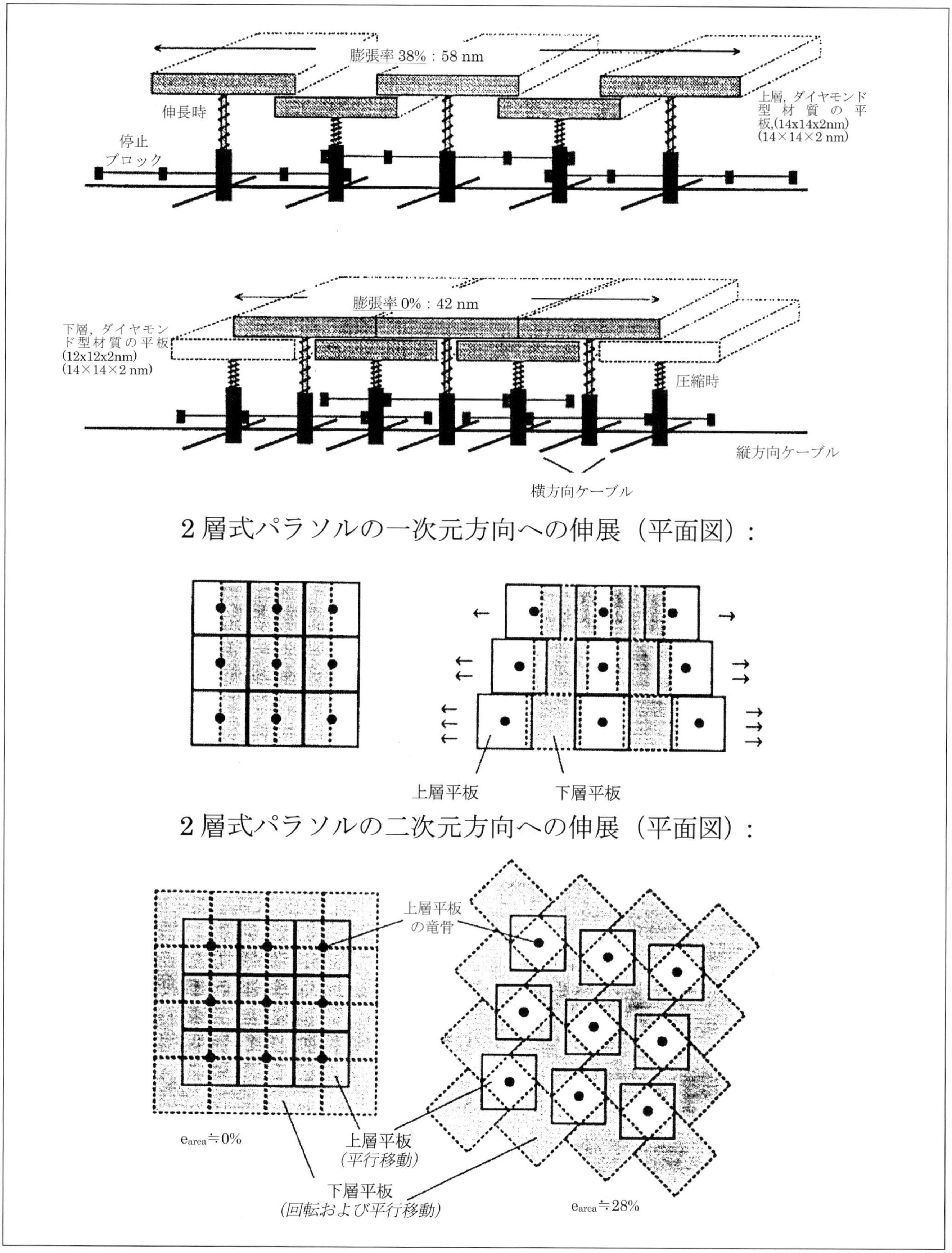
膨張率 38%：58 nm
伸長時
上層，ダイヤモンド型材質の平板,(14x14x2nm)
(14×14×2 nm)
停止ブロック
膨張率 0%：42 nm
下層，ダイヤモンド型材質の平板
(12x12x2nm)
(14×14×2 nm)
圧縮時
縦方向ケーブル
横方向ケーブル
2 層式パラソルの一次元方向への伸展（平面図）:
上層平板
下層平板
2 層式パラソルの二次元方向への伸展（平面図）:
上層平板の竜骨
上層平板
(平行移動)
下層平板
(回転および平行移動)
e_area≒0%
e_area≒28%

図 5.12.　パラソルモデルの概念図

面積膨張率は $e_{area}=(A_{max}-A_{min})/A_{min}=(N_{plates}-1/N_{plates})(1-3h/L)$となる。$N_{plates}>>1$ かつ $h<<L$ の場合，2平面からなるパラソルの面積膨張率の理論的限界値は，$e_{area}≒1.00$（100%）である。

平板面の数を増やせば，伸展性は大幅に向上する。**図5.13**に示したコンパクトな配置においては，$p>>1$ の場合，$A_{min}=N_{plates}L^2$, $A_{max}≒N_{plates}L(pL-p^2h+h)$，および面積膨張率は $e_{area}=p-1-(h/L)(p^2-1)$であり，$e_{area}$ は $p=L/2h$ の場合に最大となる。したがって，L=10nm および h=1nm の場合，h/L=0.1 であり，面積膨張率の最大値は平板面数 p=5 の場合の $e_{area}=1.60$（160%）である。h/L の最小値としてもっともらしいと思われる値は約 0.01 であるが，これに対応する面積膨張率の最大値は平板面数 p=50 の場合の $e_{area}=24.00$（2400%）である。h=2nm とすると，完全伸展時の表面のひだの間隔の最大値は約 98nm となる。

外部からの機械的圧力がパラソル表面に垂直に加えられたとき，生じる変形の程度は表面の設計の細部の様々な点に大きく依存している。表面を構成する平板を広範囲にわたってケーブルで接続し，下面にバネを取り付ければ，表面の弾性（stiffness）の値を $k_s≒10N/m$ とすることも可能であり，この場合，パラソル表面上の1点に1nNの力が加われば約0.1nmの変形が生じる。

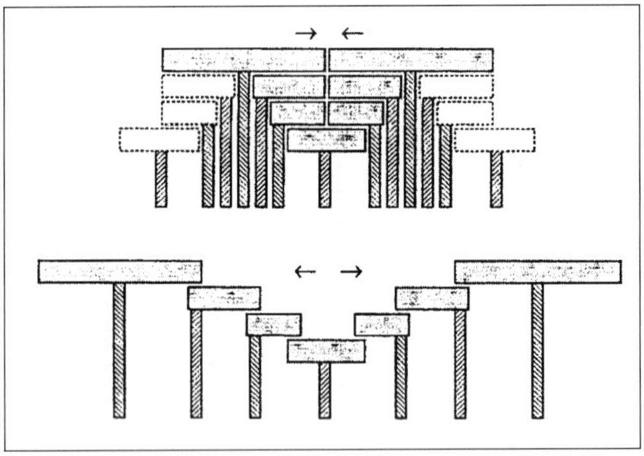

図 5.13. 複数平面からなるパラソルの配置の概念図（伸長/圧縮バネおよび制御ケーブルは省略）

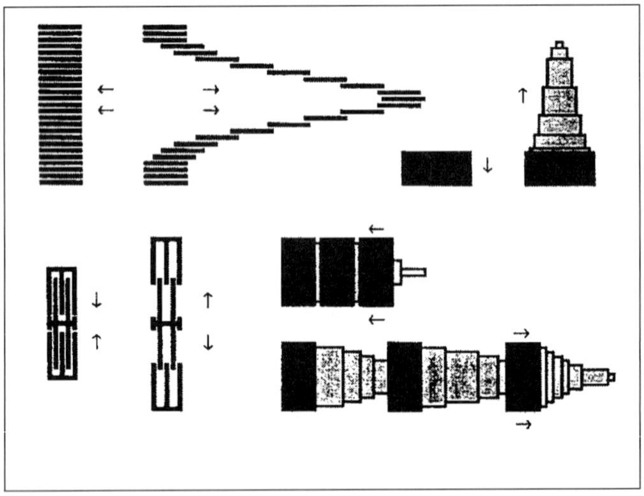

図 5.14. 望遠鏡モデル：様々な構造（コントロールケーブルおよびスクリュードライブ機械装置は省略）

5.3.2.3 望遠鏡モデル

望遠鏡モデル（**図 5.14**）を用いた変形可能な表面は，入れ子式にぴっちりとはまり込む形状もしくはブロックからなり，これらの構成部品は張力を受けるとぴっちりとはまり込んで鞘状（もしくは管状）の構造（スリーブ）を形成する。寸法が漸減するセグメントが本体から外側に向かって望遠鏡のように突き出すとき，表面が広がる。代表的な配置としては，入れ子になった環状円筒，滑り動く「ドミノ」（運動を束縛されたブロック），「トロンボーン」（袖状構造をとるブロック）などが考えられるが，複数のセグメントを用いる方式もありうる。自然界においては，拡大した胸郭を有するムカデやイモムシやスズメバチが，柔軟な表面を実現するために管状のセグメントを用いている。

滑り動く界面の数の多さや静止面と比較してより大きな圧力が作用することを考慮すると，望遠鏡構造をとる表面の設計に際しては，表面の酸化の可能性を排除するよう注意する必要がある。十分大きな圧力下においては，滑り運動を行うダイヤモンド構造平板が表面を安定化している水素原子を相互に剥ぎ取りあい，接触表面に新たに露出した炭素原子により平板同士を密着させてしまう場合がある。表面安定化を受けていない graphene シート（5.3.2.4 項）が，この配置には最も適していると考えられる。

5.3.2.4 柔軟な繊維組織（fabric）モデル

変形可能な表面には特に有用な性質が2つある。柔軟性と伸展性である。graphene シート（フラーレンのチューブや回転楕円体の材料：2.3.2 項）は，柔軟だが伸展性を示さない面積不変のナノ繊維の理想的な実例とみられ，最小回転半径わずか 1.1nm のあらゆる連続体形状を有するナノロボットの外面を包むために利用可能と考えられる。graphene シートは，厚さが原子1個分しかない純粋炭素からなる表面で（水素原子による安定化は受けていないものの，化学的には不活性），原子は多くの場合六角形に配列されているが，一部で五角形や七角形に配置されて曲面を形成する（5.2.4.1項）。このシートは，いかなる既知の２次元ネットワーク構造よりも引っ張り強さが大きく，その値は高炭素鋼の約 50 倍，結晶ダイヤモンドの約 1.5 倍にも達する **(表 9.3)**。また充填密度（原子/nm^2）は，周期律表の炭素以外の元素からなる他のあらゆるネットワーク構造よりも大きく，ダイヤモンドの２次元方向切片をもしのぐほどである。graphene シートの透過性は，通常の化学的条件においては事実上ないと言ってよい。裸の炭素原子も，小さなクラスター状の炭素ラジカルも graphene シートとの化学結合形成は容易ではなく，ヘリウム原子を 5 eV（温度約 40,000 K 相当）にまで加速して衝突させても，跳ね返されてしまうだけである。この材質の生体との反応性は，おそらく極度に低いと考えられる（第 15 章）。graphene は，シート平面方向には優れた熱（ダイヤモンドと同等）および電気（適切な方法でドープ処理を行えば銅をしのぐ）伝導性を示すものの，平面を横断する方向には伝導性を示さない。

日常経験において出会うもので，容積の柔軟性と伸展性が最も大きなものといえばゴム風船である。容易に数桁の体積膨張が可能で，その際の面積膨張率は約 15,000%である。ゴムは，イソプレン$(C_5H_8)_n$ の直線状重合体であり，総数 n=1000～5000 の単量体分子が 1～2%のイオウを使用した加硫処理により高度に架橋されて，つる巻きばねのネットワークに似た容易に伸縮する構造を形成する。イソプレン表面は多孔質で生体との反応性を有し，ナノロボットの外面の材質としては不適当であるが，Drexler[10] は，ゴムと類似した柔軟性と伸展性を示すコイル状のひだ構造 **(図 5.15)** を提案し，必要な反張力を得るために逆向きに曲がった曲率がゼロでない面要素が交互に分布している graphene シートを用いれば実現可能であろうと考えた。図に示した 3 重のひだの配置の面積膨張率は，e_{area} ≒ 8.00（800%）である。アコーディオンモデルの場合と同様，この設計の欠点は，汚れをトラップするポケットが多数存在するため生体内において表面に汚れが付着する傾向があることである。

上述した以外にも，柔軟な繊維組織のさらに動的な配置を想像することが可能である。graphene シートは，バネとローラーがついた窓の日除け，巻いて袋に入れた寝袋，渦巻状で吹くと一直線に伸びるパーティー用の紙の笛などのように，内部の収納場所から出して広げることができる。例えば，R.C. Merkle[2281] によると，押しつぶされ，固く巻いた半径 R の graphene チューブを巻き戻して元通りに膨張させるのに必要な気体圧力差の最小値は，次式で与えられる。

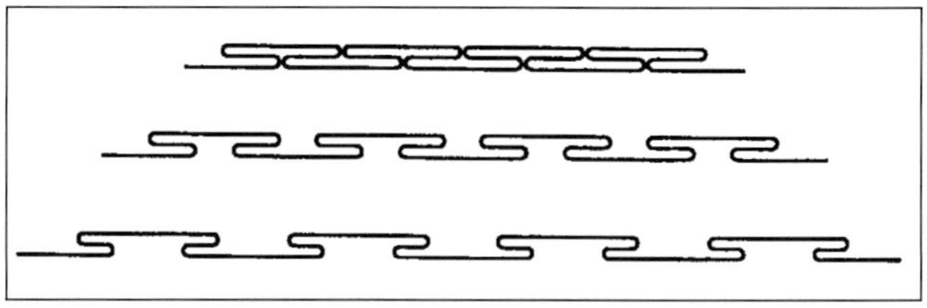

図 5.15.　柔軟な繊維組織（fabric）モデル：コイル状のひだの配置

$$p_{inflate} \gtrsim 2\,E_v\,/\,R \qquad \text{[式 5.6]}$$

ここで E_v は，2 枚のグラファイトシートを両者間に作用するファンデルワールス力により固定しておくために必要なエネルギーである。Merkle は，コンピュータ・シミュレーションにより E_v≒0.25J/m^2 と推定しているが，この値は Kelly による実験値 [2280]E_v=0.234J/m^2 と一致している。したがって，半径 R=100nm の巻いたチューブを元通りに膨張させるには，少なくとも $P_{inflate}$ ≧50 atm の圧力差が必要となる。チューブの直径がさらに大きければ，巻き戻しに必要な圧力差はさらに小さくなる。

上述した繊維組織は，直径 1.1nm のフラーレンチューブを緻密に織り合わせて作成可能であり，「糸」として使われるフラーレンチューブ 1 本 1 本の長さは，内部に存在する多数の糸巻きに巻き付けたり巻き戻したりして個別に調整する。生物界においては，各種の worm が，らせん状に巻いた伸展性のないコラーゲン線維の相対ピッチ角度を変化させて，直線方向に最大 800%の伸展率を実現している [529]。柔軟性に富む材質の鞘で覆われた棒状部品で組み上げた，動的な再配置が可能な支持用トラス構造によっても，容易な形状変化が可能となる。オクテット状のトラス配置は，既知の配置中最も強度の大きなものの 1 つである［P. Salsbury，個人的情報，1997］。

5.3.2.5　ブロック交換モデル

最も構築が困難な表面は，容積利用効率が最も大きく，無限に伸展可能な配置でもある。すなわち，形状・寸法一定の置換可能なブロックもしくは角柱のみからなる表面である。このモデルでは，噛み合わせ構造のインターフェースにより結合された表面ブロックの結合解除，回転，交換，移動，再結合を，表面下に設けられたブロック移動機構により行う。ブロック移動機構としては，マニピュレータ・アーム（9.3.1 項），コンベヤ・システム（3.4.1 項）などが考えられる。細胞骨格成分（例，細胞膜を裏打ちするアクチン・マイクロフィラメント；8.5.3.11 項）の伸長・収縮は，上述したモデルと同様，運動や各種の細胞内輸送過程の途上におけるモノマーユニットの増減により行われる。五角形，六角形，もしくは七角形の面1つを介して結合しているブロックを除去したり，回転して新たな表面を露出させた後，隣接するブロックに新たな位置関係で再固定すれば，表面の凹凸を望みのままに変更することが可能である。設計上の制約条件としては，ブロックの面のうち表面の構成に使用されるものの各辺の長さはすべて等しくなければならず，また表面形成に利用される面のすべての辺がなす角はいずれも≦90゜で，隣接する表面形成面と同一平面上でぴったり接することが可能となっている必要があることがある［C. Phenix，個人的情報，1999］。ブロックの種々の面に，いわばアルファベットのような様々のパターンの中から選んだ異なる「文字」がついているもの（例，サイコロの目のように，各表面ごとに異なる点字に似た小さな点状の凹凸が配置されているもの）は，触知可能な情報をナノロボットの表面に機械的に表示するにも利用可能である。あるいは，棒状の部品を先端を揃えて配置して表面を構成しておき，個々の棒状部品を表面から選択的に出し入れすれば，盲聾者が使用する表示を更新可能な点字表示装置に似た，触知可能な情報表示装置の作成が可能となる（7.4.6.1 項）。

ブロックを用いて構築した管状の部材やその他あらゆる形状の隆起は，必要に応じて押出し，延長，回転，もしくは再吸収が可能である。内部のブロックとの交換により，汚れの付着を防止する保守の定期実施が可能となり，ナノロボットの外表面の生体物質による汚染も解消する。注意深く設計を行えば，再配置過程全体を通じて表面の防水性を維持することも可能となる（**図 5.16**）。効率的なブロック交換モデルの伸展性および反応性については，5.3.1 項で検討済みである。

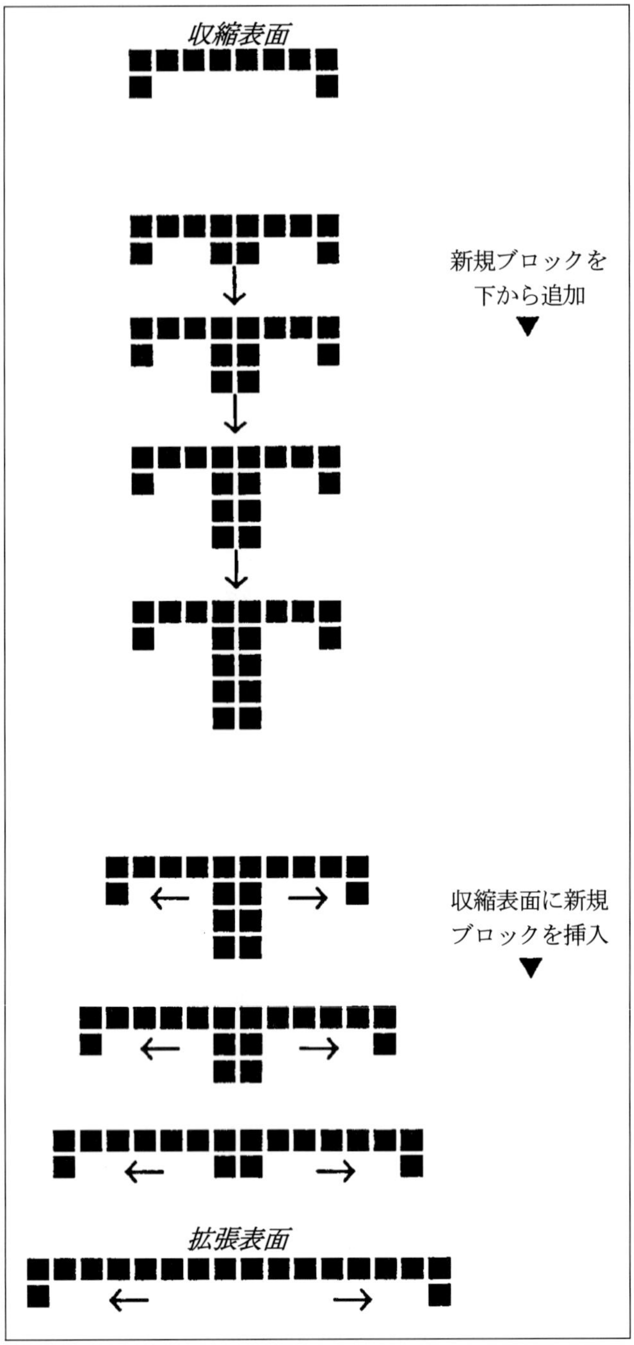

図 5.16.　ブロック交換モデル（ブロックの移動および制御機構は省略）

5.3.3　形態変化の動力および制御

変形可能な表面の所定部分の制御に必要な動力は，2つの単純で互いに拮抗する機構により供給可能である。第1に，内部の硬質な被殻と膨張可能な外表面との間の空間を，ガスや水のような作動流体を用いて加圧する。第2に，加圧による力は，変形可能な表面の構成単位の個別の集合と一本一本が結合しており，互いに独立に制御可能なナノスケールのケーブルからなる格子状構造（例，**図 5.12**）による抵抗を受ける。ケーブルが張力を受けると，これと結合している表面構成単位が選択的に奥へと引き込まれ，張力が作用しなくなれば，この単位はもとの位置に戻ることが可能となる。このシステムとほぼ類似のものとしては，腸に見られる環状ならびに長軸方向の筋線維システムや，ミミズ（earthworms）や線虫（nematodes）といった小型の海洋生物とか，類似の程度はやや小さいものの棘皮動物（echinoderms），軟体動物（molluscs）の一部，イモムシや毛虫（caterpillars），クモ（spiders）といった生物に見られる流体骨格（hydrostatic skeleton）が挙げられる[364]。作動流体が空間から除かれ，物理的「息抜き」が行われた際には，拮抗する力を受けていた表面は収縮時の形状を回復する。この性質は重要な安全設計の要素となる。

5.3.1.3 項に述べた，長さ 3μの変形可能な指 1 本の完全伸長には，その内部容積 $0.015\mu^3$ に約 700,000 分子の気体状 N_2 を作動圧 2 気圧で充填することが必要であり，充填に分子ソーティング回転子（3.4.2 項）を 10 個一揃いで使用した場合，動力消費の許容範囲 0.1pW における所要時間は 70ms となる。この気体は，ナノデバイス内部に設けた容積 $(41\mathrm{nm})^3$（約 $0.00007\mu^3$）の圧力容器中に，圧力 1000 気圧で貯蔵しておくことが可能である（**表 10.2**）。エネルギー効率が主たる関心事であれば，気体が高圧領域から低圧領域へと移動するにつれてエネルギー貯蔵バッファにエネルギーを蓄えるエネルギー発生用サブシステムを用いて，気体の圧縮に用いた分子ソーティング回転子の消費動力の大半を回収することも可能なはずである。膨張速度が設計の主要目標の場合は，気体を ms 単位の短時間で急速に圧力容器から指の内部空間に放出し，エネルギー発生用サブシステムを通さずにすませればよい。

もちろん，このように急激に排出を行った場合，作動気体は冷却される。外部媒体に対して行われる（通常は比較的少量の）仕事を無視すると，ファンデルワールス気体の自由膨張中の温度変化は単純に次式で与えられる。

$$\Delta T_{expand} = -\left(\frac{A_{vdW}\,\mu_{gas}}{C_{V_{gas}}}\right)\left(V_{init}^{-1} - V_{final}^{-1}\right) \qquad [式 5.7]$$

ここで A_{vdW} は分子間引力の van der Waals 気体定数，μ_{gas} は存在する気体のモル数，C_{Vgas} は気体の定容比熱である。V_{init} および V_{final} は，開始時および終了時の気体容積である[1031]。$A_{vdW}=1.390\times10^{-6}\mathrm{m^6\text{-}atm/mol^2}$（**表 10.1**）および気体状 N_2 の $C_{Vgas}=20.8\mathrm{J/mol\text{-}K}$，さらに上述の例より $\mu_{gas}=1.2\times10^{-18}\mathrm{mol}$（$N_2$ 約 700,000mol 分）とすると，$V_{init}=6.9\times10^{-23}\ \mathrm{m^3}$，$V_{final}=1.5\times10^{-20}\ \mathrm{m^3}$，さらに ΔT_{expand}=-120K となる。しかしながら，この温度変化は，ミクロン単位の大きさのダイヤモンド型材質で作られたナノロボットの構造内において急激に進行するものであり，所要時間は約 10^{-9}s である（4.6.1 項）。これは，ダイヤモンドの熱伝導度が水の約 3200 倍にも達するためである。比熱 $C_{Vdiamond}=1.82\times10^6\mathrm{J/m^3\text{-}K}$ のダイヤモンドで作られた容積 $V_{nanorobot}\fallingdotseq 1\mu^3$ のブロック内における最大瞬間温度降下は，$\Delta T_{cool}=\Delta T_{expand}C_V\mu_{gas}/V_{nanorobot}\ C_{Vdiamond}=0.0016\mathrm{K}$ に過ぎず，生物による検出限界を下回る値である（4.6.1 項）。

動力伝達の制御の実現には，上述した例以外にも様々な方法が可能である。伸展可能な表面を複数の区画に分割し，ついで互いに隣接する区画を加圧したり減圧したりして個別に運動させる，または収縮性のゲルを複数の区画に分けて収縮刺激を与える；非常に長い隆起の端に固定した腱束の張力を操作して，先端の位置を制御する（9.3.1.2 項）；同一平面上に位置しない卵型の断面からなる内部の胸郭を機械的に回転させる；ロックや歯止め装置の一連の動作の開始に音波を利用する；望遠鏡構造を有するねじ伝動部（9.3.1.4 項）や静電気を利用した駆動装置（6.3.5 項）を用いて，特定の表面セグメントを出し入れするといったものが考えられる。生物界においては，チョウが上述した第一の方法の実例となっている。羽化して蛹から出てくる際，チョウの成虫は腹節を内側に向かって引き込んで血圧を上昇させ，これにより羽根（翅）の静脈を膨張させて蛹の中では折りたたまれていた羽根を広げているのである[2022]。

制御を受けている隆起の動きの器用さは，制御機構の精緻さ，変形可能な構成の剛性，伸展の程度および速度，先端にかかる負荷，特別な関節構造その他の多数の因子に左右される。位置決め精度は約 0.1～1nm 単位，先端に作用させる力の大きさはナノニュートン単位が望ましい。圧力駆動式のラッチを使用すれば，ナノデバイス内部から伝達されてきた音波の力/制御パルスを先端に位置するセンサもしくはエンドエフェクタにまで伝達することが可能となる。

5.3.4　食胞形成

柔軟なナノマシンは，人体の防御に最も適した特別の物理的構成を取ることも可能である。細胞破壊機構については 10.4 項で論じるが，ここでは半径 r_s の変形可能な球形ナノロボットで，変形してこれと容積が等しい厚さ h_d，半径 $r_d=(4r_s^3/3h_d)^{1/2}$ の薄型円板となるものを考える。この変形が完了すると，ナノデバイスはさらに変形して中空のボール状となり，その内部の球状

空間の半径は $r=r_d/2$ となるものとする。第 1 段階の形態変化の完了に必要な面積膨張率 e_{area} は，表面伸縮の主要な原動力となるもので，式 5.3 で与えられる。

したがって，直径 4 μ（r_s=2 μ）の球形ナノロボットは，e_{area} ≒ 12.00（1200%）で最初の変形を行って厚さ h_d ≒ 約 0.1 μm のパンケーキ状となった後，今度は巻かれて中空のボール状となり，直径約 8μの球状のバイオマスを完全に取り囲むことができる。これはウイルス粒子や，大半の既知細菌や，生体内に存在するナノデバイスの大半や，血小板，赤血球，リンパ球などヒト血液中の形状が一定した要素の大半を飲み込むのに十分な大きさである。

5.3.5　表面貫通要素の再配置

ナノデバイス表面の形状を変更する能力とは，外部部品の配置に何らかの柔軟性が要求されることを意味するものである。安定なナノデバイスの構成要素であって，機能上変形可能な表面を貫通することが必要なものの追加，除去および再位置決めが可能でなければならないのである。こうした構成要素としては，センサ（第 4 章），マニピュレータ（9.3 項），分子選別ロータの組（3.4.2 項），表面抗原の信号装置（5.3.6 項），バルク材料の出入口などが挙げられる。表面の防水性を維持しながらこのような構成要素を除去する過程の概念図を**図 5.17** に示す。構成要素を表面上に据え付ける際には，この過程を逆向きに実行する。

ナノロボットの内部の部品の配置に制限付きで何らかの構成上の柔軟性が許されることも一応有用と考えられるものの，システムの複雑性の不必要な増大を避けるため，許容対象は本質的でない，もしくは種々の条件の影響を受けにくいシステムに限るべきである。あらゆる可動式のトラス構造の回転は，構成が安定しているコアの周囲で行う必要がある。貯蔵用領域，ナノ工場の作業場，圧力容器，流体/工具の輸送経路，および空隙といったものは，ナノデバイスの再構成中における圧縮もしくは形状変更が最も容易な内部構成要素である。ベルトコンベヤに類似した内部運搬機構を組み立てユニット方式で設計し，デバイスの機能の制限付き変更を可能とすることができる。特殊な目的の内部サブシステム中には，位置や回転の不確実性に対する耐容性を示すものもわずかながら存在すると考えられる。例えば，同調した周期的な音波信号をあらゆる方向に発生している計時サブシステムは，ナノロボット内部ならどの方向に向けて設置しても差し支えない。ダイヤモンド型の材質で作られた大きさ 1μのナノロボットを音波が横断する時間は約 10^{-10}s＜Δt_{min}（約 10^{-9}s；10.1 項）であり，この時計は位置変化の影響も受けにくいものと考えられる。

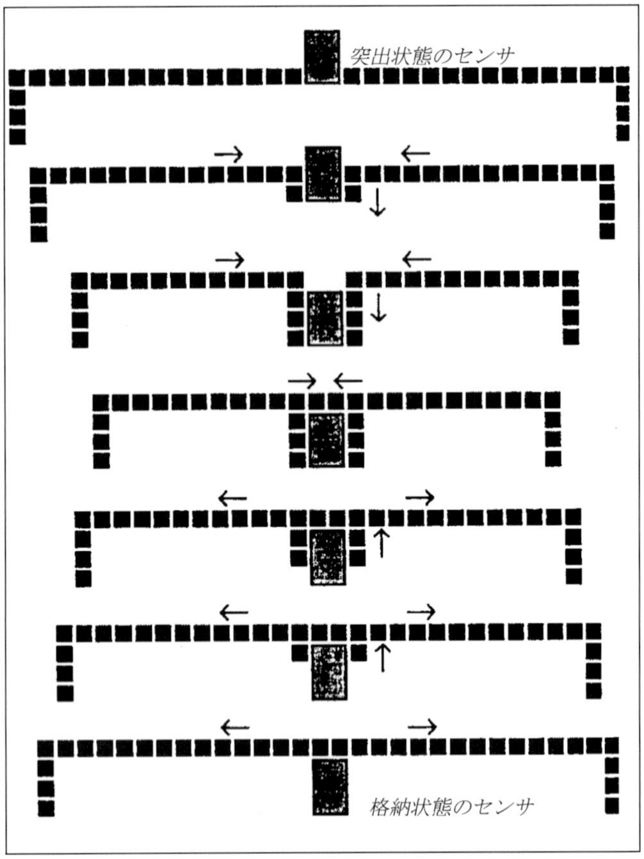

図 5.17.　ブロックで構成された水密性表面の再配置の概念図：埋め込みセンサ要素の除去（ブロックの移動および制御用部品は省略）

5.3.6　リガンド提示式信号装置

ナノロボット表面の生化学的特徴の変更が必要となる場合は，たびたび生じるものと考えられ，その例として，生体適合性を保証するための自己抗原提示（第 15 章），細胞輸送（9.4.7 項）や人体からの排除（第 16 章）を容易にするための標的非自己抗原の提示，細胞への進入を容易にするためのナノロボットの外部表面を移動する溶媒和の進行波（例，親水性，疎水性）の発生（9.4.5.3 項）などがある。濃度が 1～10nM の場合，形質膜上に存在するクラス I MHC 分子の数は，代表的な組織細胞 1 個当たり 10^4～10^5 分子，細胞表面の密度は約 10MHC タンパク質分子/μ^2 である（8.5.2.1 項）*。

クラス I MHC 分子（8.5.2.1 項）は，分子量約 45,000 ドルトンのグリコシル化ポリペプチド鎖 1 本からなり，その形状はほぼ手に似ている。この「手」は，分子量 12,000 ドルトンのグリコシル化を受けていないペプチドであるミクログロブリンを非共有結合によりつかんでいる（**図 8.33**）。認識に関与しない，アンカーおよび接着部分を除いた残りは，活性を有する大きさ約 9nm×6nm×8nm の抗原提示用信号装置部分であり，この部分は細胞表面から突出していなければならない。

この信号装置をナノロボット表面から外部環境に向かって突き出すには，9.3.1.4 項で述べたマニピュレータアームにほぼ類似したデバイスを使用することが可能である。マニピュレータアーム内部には，直径 7nm の内蔵工具輸送用チャンネルが存在し，これを利用すれば, MHC 様の分子をダイヤモンド型材質で作られた治具に載せて面積約 $700nm^2$ のデバイス先端まで運び，その位置で固定して一時的に提示することにより，分子の提示・交換が可能となっている。提示機構の総容積は約 10^5nm^3 で，さらに抗原の貯蔵スペースとして 1 分子当たり約 $200nm^3$ を必要とする。ピストン上に載せた提示リガンドを表面からの距離を交互に変化させながら配置すると，化学的特徴が空間的に構成されるよう制御されたナノロボット表面の作成が可能となる（**図 5.18**）。

もう 1 つの方法で使用するのは，2 つのローラーを有するミル式デバイスで，長さ 80nm の連続したコンベヤ・ベルトと，その上に約 5nm 間隔で固定した抗原結合用治具 10 個を使用している。デバイスの一端の開口部から，一度に 1 種類の抗原を外部環境に露出させることが可能となっている。10 種類の抗原のおのおのは（すべて異なっていても差し支えない），コンピュータ制御により必要に応じて回転し提示場所に到達する。前述のシステムと同様，現時点で提示中の治具に結合した抗体の交換は，デバイス内部でミルに類似の機構を用いて可能である。デバイスのコア部分の寸法は 10nm×30nm×50nm で容積は約 $15,000nm^3$，駆動・制御機構と筐体まで含めた容積は約 $50,000nm^3$ で，提示面の面積は約 $300nm^2$ である。動力の必要量を約 10^5 W/m^3（6.5.6 項）と仮定すると，動力消費は信号装置 1 個当たり約 10^{-17} W，提示面の面積当たりでは約 $0.03pW/\mu m^2$ となる。

いずれの方式の信号装置デバイスでも，外部の提示

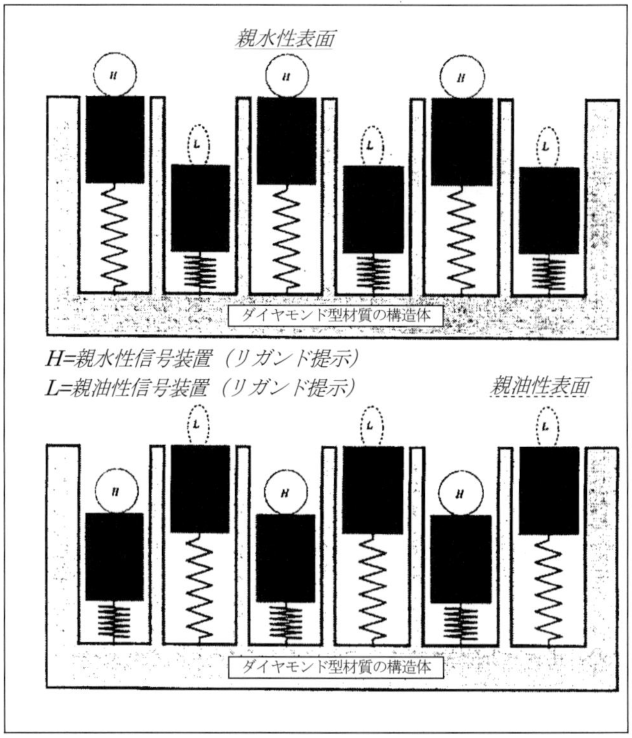

図 5.18.　提示用信号装置の機構の概念図

用表面の面積は 1000nm に満たない。要求される抗原分子の表面密度約 10 分子/μ^2 で抗原提示を行うには，信号装置に関係しているナノロボット表面の最大約 1%が必要となる。また必要となる容積は，容積 $1\mu m^3$ のナノロボットの約 0.1%に相当する。以上の値は信号装置デバイス全体の分であって，抗原貯蔵部の分は含まない。

5.3.7　色調の変更

ナノデバイスとその巨視的集合体の外部表面の色調もまた，設計ならびに操作制御の対象となる。特殊な応用においては，色調の制御が有用となる場合もありうる。完璧な結晶形をとっている純粋なダイヤモンド型物質は，透明でほとんど無色といっていいものである。市販品や投資対象の原石中に広く認められ，青色（C の約 0.1%を B で置換），黄色（C の約 0.1%を N で置換），もしくはその他（例，血のような赤色，明るい黄緑色）[3524] の色調を付与している不純物は，ナノテクノロジーにより製造された材料中にはほとんど存在しないものと考えられる。これは，黒鉛の鉱床の色合いが，黒色の縞目の入った，オニキス（縞メノウ）に似

* T 細胞によるインターロイキン 2 産生の刺激に必要なクラス II MHC/ペプチド複合体の数は，抗原提示細胞当たりわずか 210-340 個（約 0.1 分子/μ^2）に過ぎない[3456]。また，T 細胞の増殖と免疫シナプス形成を刺激することが可能なアゴニスト MHC/ペプチド複合体の密度の最低値は，約 0.2 分子/μ^2 である[3453]。もっとも，T 細胞の完全活性化には，閾値密度≧60 分子/μ^2 まで MHC/ペプチド複合体の蓄積が進む必要がある[3453]。

たものになっているのと同様である[2641]。色度の認知の制限となっている因子としては，ヒトの眼の最小空間解像度（角度にして約 0.5 分，最短焦点距離 10cm においては距離約 30μに相当），可視光の最大波長（約 0.7μ），集合体形成時の着色ナノデバイスの物理的近接度などが挙げられる。

表面を特定の色に着色する最も単純な方法は，工業コランダムの厚い被膜を追加することである。純粋なコランダム（酸化アルミニウム）は無色で，硬度，化学薬品耐性ともダイヤモンドにわずかに及ばない程度である。最もよく知られた結晶形は，サファイアである。サファイアは，青色，ピンク色，黄色，橙色，緑色がかった青色，青紫（ラベンダ），緑色，灰色，白色，さらにはすべての中間色といった多種多様な色彩で製造可能である。サファイアの色は，他のどの宝石よりも種類が多く，しかも発色強度が大きい。サファイアの多彩な発色は，アルミニウム原子の約 0.1%を鉄原子，約 0.01%をチタン原子で置換することにより実現されている。ルビーもコランダムの結晶であり，その濃い赤色は，わずかのアルミニウム原子がクロム原子で置換されていることにより生じたものである。サファイアやルビーの被膜の生体適合性については，まだほとんど検討されていないといってよい。万一これで問題が生じるならば，透明なダイヤモンドの薄い保護膜を重層すると，色彩の効果を保ちながら生体不活性な界面（第 15 章）[3234]を外部環境に提示することが可能となる。ただし，ダイヤモンドとサファイアでは結晶構造や原子格子サイズが異なるため，上述のような界面では材料の性質の一部を犠牲にせざるを得なくなる可能性がある。D.W. Brenner［個人的情報，1999］によれば，知る限りにおいて，1998 年現在，原子結合により結合したダイヤモンドとサファイアの界面に関するコンピュータを用いたモデル作成の研究はまだ行われていないとのことである。

さらに大型のデバイスや，ナノデバイスの巨視的集合体においては，ミクロン単位の大きさの発光固体レーザを表面に埋め込むことにより，表面の着色とその色の動的操作が可能となる。表面が特定の色に見えるためには，埋め込まれた単色の光学レーザは，視野内に存在しうる照明された他の表面と競合するのに十分な輝度で発光を行わなければならない。このために必要な発光強度は，おそらく約 $1W/m^2$（4.9.4 項）すなわち約 $1pW/\mu^2$ 程度と考えられ，ミクロン単位の大きさのナノロボットのエネルギー発生の割当量として実現可能な値といえる。例えば，Shen[732] は，厚さ 0.86μm で，電子制御の 3 色波長可変有機発光デバイス[2560]を作成しており，そのエネルギー発生量は約 $0.5pW/\mu m^2$，エネルギー効率は約 1%である。赤色単色の LED（light-emitting device）の場合，エネルギー効率は 16%[1054]に達しており，さらに大型のダイオードレーザでは効率 60%～66%の達成にまで至っている[3144,3145]。有機低分子化合物を使用する有機発光デバイス（organic light-emitting device, OLED）は，高輝度（2～$4pW/\mu^2$）で発光が可能な上，半減期が長く（＞4000 時間），厚さ約 300nm のサンドイッチ構造をなしていて，ここから広い範囲の色で発光を行わせることができる[3188]。厚さ約 100nm で白色光を発する有機電子発光デバイスは，電圧 15V で約 $3pW/\mu m^2$ のエネルギーを発生した[1048]。代表的なエネルギー効率の値は 0.1～1%である[1049]。Hewlett-Packard 社製のガリウムヒ素 VCSEL 青色光レーザーチップのような市販 LED では，活性層の厚さは約 10μ，エネルギー効率は約 11%である。LED チップの代表的な寿命は約 10^8s であり，LED 以外のマイクロキャビティ・レーザーの存在はよく知られている[3255]。

デバイス表面の色調が設計の重大な目的となっている場合には，ロドプシン，フルオレッセイン，カロテノイド，ルシフェリン，人工ポルフィリンなど波長選択的に光吸収や発光を行う物質を，ダイヤモンド型材質で作られた薄く透明な窓の下に規則正しく配列することが可能である。このような窓にシャッターを取り付けて能動的に開閉を操作すれば，表面の色彩的特徴を急速に変化させることが可能となるであろう（例，多色光の点滅）。多岐にわたる表面パターンの形態が，理論的には可能である[1051,3447]。表面に細かな凹凸を動的に配列（dynamic texture arrays）すれば，色調その他の光学的性質の顕著な変化を生じることができる[1041]。大きな面積を覆うナノロボット集合体の光学的性質を同期的に変化させれば，ヒトの眼でも見える光学パターンの作成と制御が可能となる（例，表皮上の表示装置；7.4.6.7 項）。ヒトの眼の解像度は，約 10kHz までの周波数ではマイクロメートル単位であり，これに対応するシャッター速度は控えめに見て約 1cm/s となる。皮下に設置された色調変化するデバイスの視認性は，組織深部においては光子の散乱・吸収過程により大幅に低下する（4.9.4 項）。透明な流体中に球形ナノロボットを懸濁した純粋な懸濁液は，ナノロボットの表面と同じ色に着色するが，球形でない不規則な形状のデバイスの場合は，散乱効果によりミルクのように白濁して見えるものである。もう１つの設計上の留意点は光化学的安定性であり，直射日光下もしくは太陽以外の紫外線（ultraviolet, UV）照射源の近傍で動作しなければならないナノロボットの場合には特に重要となる。光化学的損傷を回避するため，このようなデバイスには，光化学的安定性を目的として設計した UV 非透過性の表面もしくは部品が必要となると考えられる[10]（第 13 章）。

5.4　変形可能なバンパー

ナノロボットは，運動する生体組織を覆うナノ組織を形成する共同作業中も，隣接するデバイスに絶えず密着するために，本体の周囲に備えた変形可能なバンパーを用いることがある（例，第 22 章）。バンパーは，ヒト上皮細胞のシート中に見られる細胞間接着の接合部にほぼ類似している[531]。この接合部においては，切れ目のない接着ベルト（接着帯 zonula adherens もしくは帯状接着斑 belt desmosome）がシート中で相互作用している個々の細胞を取り囲み，Ca^{++}依存性の膜貫通リンカ糖タンパク質を介して幅の狭い接着帯を形成している。個々の細胞内では，収縮性のアクチン線維の束が接着ベルトの近くを細胞膜と平行に走り，この生物学的接合部の「バンパー」システムの制御ケーブルの役目を果たしている。アクチン・フィラメントの特定方向の収縮により，シートの局所的な運動が生じる。上皮組織が丸まって閉じた管となるのはその一例である。幅の狭い赤道方向のバンパーや幅広の外壁全体を覆うようなバンパーで連結されてナノ組織を形成しているナノロボットも，類似の離れ業を，ただし絶えずコンピュータの制御を受けながら，やってのけることが可能である。

もう１種類の主要な固定用接合部は，班点状接着斑（spot desmosome），すなわち特定の種類の上皮組織細胞を釘付けしているボタンのような細胞間接着点である。個々の接着斑は，長さ約 30nm のスプーン型の分子で，約 8nm 間隔で細胞表面上に分布している。１本１本のスプーンの真っ直ぐな柄の部分は，細胞表面下の細胞骨格にしっかりと埋め込まれ，スプーンの頭の部分は脂質二重層からなる細胞膜の外側に約 10nm 突出している[312,531]。隣接する細胞上の班点状接着斑の頭部がぴったり合えば，細胞は接着し，幅 10～20nm の細胞間ギャップをはさんで固定されることになる。

消化管を裏打ちしている細胞同士のような，人体内でも極めて重要な領域の接合部位においては，閉塞接合部（occluding junction）と呼ばれる細胞間ギャップの幅がさらに狭い（約 2nm）接合部が細胞を接着し，水密に近い密閉構造を形成している。血液中の血小板もまた極めて反応性に富む細胞で，多種多様な刺激に反応して形状変化，接着，一次および二次凝集，粘性変形（viscous metamorphosis）として知られている過程（隣接する血小板間で膜融合が起こり，膜構造のまとまりが失われる）[530]など様々な変化を受ける[530]。

5.4.1　ナノ接合部の機構

互いに隣接するナノロボットは，他のナノロボットの存在を信頼性よく確認し，ついで緊密に結合して接着性のナノ組織となり，平面状もしくは３次元の配列を形成することが可能でなければならない。ナノデバイスにおいては，生物学[533]および工学[1614]双方の世界に由来する広範な固定技術が設計の着想の源として利用可能となっている。

単純な接着には，ミクロメカニカルなマジックテープ[532]，粘着性の係留ロープ[535]，磁石製のラッチ（$A_{magnet}=1\mu^2$ の場合 $F_{min} \fallingdotseq 1600nN$，$B=B_{magnet}=1.4T$；式 4.45），もしくはその他の機械的接着装置が最も単純な接着手段となる。各種の連結機構は，工業製品には一般的に見られるもので（例，プラグとソケット，かぎホック，膨張球もしくは拡張器），その多くは機械工学で広く用いられる２種類の単純な機械（平面とてこ）から単純に派生したものである。肝臓の壁を構成する肝細胞は，洋服のスナップとほぼ似た具合に，隣接する細胞のくぼみにぴたりとはまる「杭」で連結されている（8.2.5 項，および後述）。これに似たノブ状の構造を持つ接着界面[10]や結合用外被[1614]が，ナノデバイス用としてすでに提案されている。様々な形状の相補的なノブは，異なる種類のナノロボットの表面上や同種のロボットの異なる面上において，機械的認識や方向制御を容易に可能とするためにも利用することができる。デバイス形状を慎重に選択して特異的に対合可能な接合部の形状・寸法を規定すれば，ナノロボットの大きな集合体に所期の全体的配置をとらせることが可能となる（例，構造化されたナノ器官）。

２つの相補的なダイヤモンド型材質の表面を密着させると，その間に強いファンデルワールス力が働いて接着性界面が形成され，その引っ張り強さは約 3×10^9 N/m^2 にのぼる。直径約 0.2nm の原子スケールの隆起を表面上に散乱させた場合には，接着の強度は引っ張り

第５章

強さにして約 3×10^8 N/m^2 [10]，圧力にして約 3000 気圧まで低下する（9.2.1 項）。各種の変形可能なナノロボットの1つ1つに相補的な点字状の凹凸の付いた接着用平板を取り付ければ，ナノロボットを種類にかかわりなく接着する簡単な手段としても，高度に複雑な固有の認識・連結用パターンとしても利用できる。接着状態にある平板は，波型の凹凸がある楔状の機構を挿入したり，接着パターンの形を変えたりすれば，容易に接着を解除することができる。これと比較すると，生物細胞間の接着の強度（直径約 20μの組織細胞をマイクロマニピュレーション，剪断力，もしくはジェット水流により引き離すのに要する力の測定結果より決定）の代表的な値は，約 1～100nN/μm^2 である [1454,1455,1458,1459]。

可逆的接着は，表面に取り付けられたマッチング済みのナノメカニカルなマニピュレータ・アーム（9.3.1 項）で，コンピュータ制御を受けて隣接細胞中の対応部分を掴んだり離したりすることができるものを用いても実現可能である。

5.4.2 バンパーを横断する情報交換

閉塞結合やアンカー結合以外に，相互接着している生物細胞はギャップ結合 [2922] あるいは「情報交換結合」を用いて，無機イオンや糖，ATP といった水溶性低分子の交換を行っている。コネクソン（connexon）は，小さな穴のある六角形の膜貫通タンパク質である。2個の細胞の膜中のコネクソンが一直線上に並ぶと，この2個の細胞の内部を連結する連続した水性のチャンネルを形成し，このチャンネルは 3.3.3 項に述べたアセチルコリン受容体チャンネルと類似の方法で開閉可能である。ある細胞のカルシウム濃度が上昇すると－これは細胞が病気にかかっているか，かかりやすい状態にあることを示すシグナルである場合が多い－コネクソンチャンネルは閉じて不健康な隣接細胞を隔離する [312]。コネキシン-32（connexin-32）からなる肝細胞ギャップ結合単位 1 個を物理的に解離させるには，6～10pN の力が必要である。この単位 1 個は，高さ約 7.5nm，直径 7nm の六角柱が 2 個 1 組になったもので，直径 2nm の穴がその中心を貫いている [1223]。もう 1 種類の情報交換可能な接着機構は，細菌の性繊毛（sex pili）[1588,3549] のものである。性繊毛とは，繊維状の表面接着用細胞小器官であり，細長い中空のタンパク質の管（一般的には細胞 1 個当たり約 300 本存在する）の両端に DNA 受容細胞の細胞壁に結合可能な粘着性の受容体が結合していて，細胞から細胞への DNA の受け渡しが可能となっている [2328]。インテグリン（8.5.2.2 項）は，細胞の細胞外マトリックスへの結合を仲介するとともに，付着依存性の機械的シグナルの伝達も行う [718]。

同様の機構は，配列中で隣接しているナノロボット間に安定な物理的通路を作り上げるために，変形可能なバンパーの壁においても使用可能と考えられる。こうした通路は，情報，物質，ナノロボットの部品，動力（音波，水力），さらには力（張力，圧縮，もしくはねじれを含む）の伝達を行い，ナノ組織全体の集合の安定性を維持したり，運動を引き起こしたりすることが可能である。蝶番 [534] やこれに関連した機構を用いれば，変形可能な表面が拡張，収縮，ねじれ，平行移動等を行う際にも接触を維持することが可能となる。

5.4.3 バンパーの機構

変形可能な表面で囲まれた空間の容積を膨張・収縮させる方法については，5.3.3 項で述べた。バンパー間の結合力は 10^7～10^9 N/m^2 と考えられ，人体内で遭遇する可能性のある破壊力の強度の代表的な値をやすやすと上回っている。利用可能な動力源と考えられる動作環境に矛盾しない変形可能なバンパーの運動速度を計算してみると，運動範囲最大の場合は周波数 10～1000 Hz で運動可能であり，運動範囲を限定して振動運動を行う場合には，さらに高速の運動が可能であると考えられる。この応答速度の値は，呼吸（0.1～1Hz），心臓の鼓動（1～2Hz），激しい運動時の筋収縮（1～10Hz），持続性筋強直（tetanus）による筋収縮（15～60Hz），はては神経細胞の放電（5～100Hz）まで含めてみても，人体で見られるあらゆる重要な機械的組織運動の速度に匹敵するか，これを上回るものである [739]。現在知られている動物筋肉の最大運動速度 [739] は，ガラガラヘビの尾の発音装置の運動が約 90Hz[1245]，ハチドリの翼の動きが約 90Hz，フグのうきぶくろが約 200Hz[1245]，キリギリス（*Neoconocephalus robustus*）の同調した筋収縮が 212Hz[3161]，セミ（*Chlorocysta viridis*）では 224Hz[3162] といったものである。最後に，最高記録は小さなヌカカ（*Forcipomyia*）の羽根（翅）の動きの 1046～2200Hz である [739,2033]。

第6章

動 力

6.1 ナノデバイスのエネルギー資源

装置のエネルギー論は，ナノロボットのデザインにおける最も重大な制約であるかもしれない。ほぼすべてのナノデバイスは能動的に動力が供給される。機械的な動き，ポンピング，化学的変換などは，すべてジュールを単位とするエネルギーの消費を必要とする。薬物分子と体内の受容体サイトとの相互作用さえ，自由エネルギーを 310K で約 $50kT$（3.5.2 項），すなわち約 210zJ（1 zeptojoule [zJ] = 10^{-21}J）減少させる。ナノマシンのデザインでは，特に多数のナノマシンを配置するときに熱放散も重要な検討事項である。動力は，もちろん，J/s，あるいは W を単位とするエネルギー消費または産生速度である。

エネルギーは，お金のように蓄えることや，取引することができる。6.2 項では，*in vivo* で作動しているナノデバイスが利用できる蓄積エネルギーの様々な形態を検討している。6.3 項では，1 つのエネルギー形態がどのように他の形態に変換されるのかを述べ，6.4 項では，どのようにしてエネルギーがある地点から別の地点に伝達されるのかを論じる。したがって，この 2 つの項ではエネルギー使用の取引の面を述べている。6.5 項は，本章の最後のセクションであり，医療用ナノデバイスデザインにおけるエネルギー条件および性能の制限事項を評価する際に有用な論点および方法を挙げた。

6.2 エネルギーの蓄積

医療用ナノロボットに関しては，自前の容積が限られていて貴重である。粘性力が慣性力および重力より強いため，質量はほぼ無意味である。したがって，単位容積当たり蓄積されるエネルギー（J/m^3）は，ナノスケールのエネルギー蓄積デバイスにとって意味がある適切な数値である。

エネルギー蓄積装置は，サブシステムの故障，変形過程あるいは，一時的に周囲のエネルギー資源を利用できない時に仮の動力を維持するために，あるいはエネルギーが能力を超えて消費される短期間に補助供給源となるために，あるいはサブシステム間で大きなエネルギー変動を生じる場合に通常のエネルギー使用を緩衝するために必要とされる場合がある。蓄積エネルギーは，短期間働く短命の医療用ナノデバイスに動力を供給するためにも使用されることがある。例えば，蓄積密度が $2kT/nm^3$（約 $10^7 J/m^3$）である $1\mu m^3$ の蓄積装置には，10pW（ピコワット）のナノロボットに約 1 秒間動力を提供するために十分なエネルギーが含まれている。化学的蓄積装置（最大で $10^{11} J/m^3$ を供給；6.2.3 項）は，そのエネルギー供給時間を 10^4s（約 3 時間）に延長する可能性がある。

6.2.1 重力エネルギーの蓄積

重力エネルギーが，ナノデバイスが利用できる最も弱いエネルギー蓄積形態の 1 つであるということは，それほど驚くべきことではない。重力場 g において密度ρおよびサイズ L（高さ）の蓄積装置を用いて達成可能なエネルギー密度は，以下の通りである。

$$E_{storage} = \rho\, g\, L \quad (joules/m^3) \qquad [式 6.1]$$

$\rho = 2000 kg/m^3$，$g = 9.81 m/s^2$，$L = 1\mu m$ の場合，$E_{storage} = 2\times10^{-2}\ J/m^3$ である。

6.2.2 機械的エネルギーの蓄積

6.2.2.1 振り子およびばね

エネルギーは，機械的システム内にも蓄積される場合がある。ある重力振り子について，そのコード長を r とし，密度ρおよび固有直径 L の重りがΔx の距離だけ接線方向に変位するとすると，小さな Δx については約 $r\, L\, \Delta x$ のオーダーの容積に蓄積されるポテンシャルエネルギーは約 $\rho\, L^3\, g$ であり，そのためにエネルギー密度はおよそ以下の通りである。

$$E_{storage} \sim \rho\, g\, L^2 / r \quad (joules/m^3) \qquad [式 6.2]$$

$\rho = 2000 kg/m^3$，$g = 9.81 m/s^2$，$L = r = 1\mu m$ とすると，$E_{storage} = 2\times10^{-2}\ J/m^2$ となり，予想通り式 6.1 と同じで

ある。

伸びたばねは，有意に大きなエネルギー蓄積能力を提供する。例えば，大きさが約 L，ばね定数が k_s であるダイヤモンド構造材のばねは，変位 x および容積 L^3 について（1/2）$k_s x^2$ の調和ポテンシャルを持ち，エネルギー密度は以下の通りである。

$$E_{storage} = \frac{k_s x^2}{2 L^3} = \left(\frac{E}{2}\right)\left(\frac{x}{L}\right)^2 \quad [式 6.3]$$

この式で（x/L）＝ひずみであり，E=ヤング率である。控えめに考えてダイヤモンドのひずみ=5%，$E=1.05\times10^{12}$N/m^2 とすると，$E_{storage}=1.3\times10^9$J/m^3 である。しかし，ひずみは 3 次元においても，また伸長，ずれ，あるいはねじり時にもかかる場合があるため，総エネルギー蓄積量はやや大きくなる可能性がある。最も弱い{111}ダイヤモンド面の破壊面エネルギーは E_f=5.3J/m^2 であり，約 1.8×10^{19} 結合/m^2 が存在するとして{111}面間の距離は L_{plane} 約 0.24nm となるため，ダイヤモンドブロックの理論的最大機械的エネルギー蓄積密度は $E_{storage}$ 約 $E_f/L_{plane}=2\times10^{10}$J/m^3 である。

6.2.2.2 はずみ車

軸方向に回るはずみ車に蓄積できる最大エネルギーは，E_{fly}=（1/2）$I_{fly}\,\omega_{max}{}^2$ である。ω_{max} は，式 4.17 から得られる最大角速度（破裂速度）であり，I_{fly}=（1/2）mr^2 は，半径 r，高さ h，質量 $m=\pi r^2 h\rho$ の円盤の回転慣性である。円盤の容積で割ると，すべての形状変数は消失し，どの大きさのはずみ車についても最大 $E_{storage}$=（1/2）σ_w となる。かなり強気の有効応力 $\sigma_w=10^{11}$ N/m^2 を採用すると，$E_{storage}$ は約 5×10^{10}J/m^3 となり，これは極めて優れた動力密度を示している。1998 年には，市販の電気マイクロモータは，すでに約 $10^5\sim10^6$J/m^3 のエネルギー蓄積密度を達成していた[556]。

J. Sidles は，より直感的に，小型はずみ車に蓄積できるエネルギーは以下のいずれかのオーダであることを指摘している。

1. 原子ごとの化学結合エネルギー×はずみ車内の原子数（化学的エネルギーの蓄積とほぼ同じ），あるいは
2. はずみ車を構成する材料の降伏応力×容積

どちらの方法からも，オーダー的に一致する推定値が得られる。したがって，はずみ車は，その大きさあるいは材料組成に関わらず，蓄積エネルギー密度について化学的燃料にほとんど有利な点がない（6.2.3項）。

高速はずみ車が，剛性が高いベアリングで動かなければならない場合，たとえ真空絶縁システムを採用してもはずみ車のエネルギー蓄積を実行不可能にするほどの摩擦抵抗が生じる可能性がある。軸ベアリング剛性 k_s=1000N/m，ベアリング表面速度 $v_{bear}=v_{fly}$（r_{bear}/r），ならびにはずみ車周速 v_{fly}=（4 $E_{storage}/\rho$）$^{1/2}$ で前述のパラグラフで述べたはずみ車を軸方向に支えている，半径 r_{bear} および長さ l_{bear} の円柱摺動ベアリングを考えてみよう。Drexler[10] によれば，ナノスケールのベアリングの抵抗力は，以下のようなバンド剛性の散乱に支配される。

$$P_{drag} = \frac{\left(1.42\times10^{-31}\right) k_s^{1.7}\, v_{bear}^2}{\left(l_{bear}\, r_{bear}\right)^{0.7}} \quad (\text{watts}) \quad [式 6.4]$$

はずみ車に最初に蓄積されるエネルギーは以下の通りである。

$$E_{fly} = \left(\frac{\pi}{4}\right) r^2\, h\, \rho\, v_{fly}^2 \quad [式 6.5]$$

そのため，はずみ車が，抵抗摩擦によりそのエネルギーの半分を失うために必要な時間，すなわちその「エネルギー半減期」$\tau_{1/2}$ は，以下の通りである。

$$\tau_{1/2} \sim \left(\frac{E_{fly}}{P_{drag}}\right) \ln(2) \quad [式 6.6]$$

このように，最大はずみ車エネルギー密度 $E_{storage}=5\times10^9$J/m^3 を持つ半径 r_{bear} 約 $h/2$=10mm および長さ l_{bear} 約 h=20nm のベアリングにより支えられている，半径 r=200nm および厚さ h=20nm のはずみ車（ダイヤモンドに関して約 9×10^{-18}kg）は，v_{fly}=2400m/s，v_{bear}=120m/s，E_{fly}=13pJ（pJ），P_{drag}=25pW となるため，$\tau_{1/2}$=0.35s となり，はずみ車はそのエネルギーの 99%をわずか 2.3 秒で失う。半径 r=500nm，厚さ h=1300nm，r_{bear}=50nm である，はるかに大きい約 1μm^3 のはずみ車は，そのエネルギーの 99%をわずか 140 秒で失う。

逆に，抵抗がはるかに少ないベアリングがあれば，エネルギー蓄積時間を大幅に改善できる可能性があ

表 6.1 様々な化学燃料のエネルギー蓄積密度（燃料のみ）

エネルギー蓄積燃料	蓄積密度（J/m^3）	（J/kg）
ATP	1.4×10^8	1.0×10^5
H_2 @ 10^3 atm（*g*）	4.9×10^9	1.2×10^8
ニトログリセリン	1.0×10^{10}	6.3×10^6
グリシン（アミノ酸）	1.0×10^{10}	6.5×10^6
木	1.1×10^{10}	1.9×10^7
尿素	1.4×10^{10}	1.1×10^7
メタノール	1.8×10^{10}	2.2×10^7
植物性タンパク質	2.3×10^{10}	1.7×10^7
アセトン	2.4×10^{10}	3.1×10^7
ブドウ糖	2.4×10^{10}	1.6×10^7
グリコーゲン（デンプン）	2.5×10^{10}	1.8×10^7
動物性タンパク質	2.5×10^{10}	1.8×10^7
炭水化物	2.6×10^{10}	1.7×10^7
ガソリン	2.8×10^{10}	4.4×10^7
ブタン	3.0×10^{10}	4.9×10^7
脂肪	3.3×10^{10}	3.9×10^7
パルミチン酸（脂質）	3.3×10^{10}	3.9×10^7
パルミチン（脂質）	3.4×10^{10}	4.0×10^7
ロイシン（アミノ酸）	3.5×10^{10}	2.7×10^7
コレステロール（脂質）	4.2×10^{10}	3.9×10^7
H_2 @ 10^5 atm（*s*）	7.2×10^{10}	1.2×10^8
ダイヤモンド	1.2×10^{11}	3.3×10^7

る。R. Merkle は，同位体的に純粋な炭素でできており，両側の 2 つの共軸カルビンロッドに支えられている，完全に左右対称な回転ダイヤモンド形円盤では，ベアリング損失がほとんどなく，振動がないはずであると指摘している。このカルビンロッドは 1 次元であり，ロッド沿いの電子雲は（1 重および 3 重結合について）回転方向に左右対称であるため，円盤はそのロッドの支えと容易には影響しあうことがない。主要なエネルギー損失源は，カルビンの支えに振動を誘発しうる回転数上昇中の軸外回転であるため，全速力で円盤を回す場合，回転数上昇後に外せる，より大きなベアリングが必要となることがある。

C-C カルビン結合（$E_{lateral}$ 約 550zJ/結合）を破壊するほどの横方向の速度は，r=200nm および h=20nm のとき $v_{destroy}$ 約 $(2\ E_{lateral}/m)^{1/2}$=0.4m/s であり，はずみ車の熱運動速度である $v_{thermal}$ 約 0.04m/s（式 3.3）よりはるかに大きい。すなわち約 30nN の力 F は C-C 結合を破壊するため（4.4.1 項），支えのロッドを破壊するほどの横方向の加速は，F/m 約 $0.3 \times 10^9 g$ を必要とし，*in vivo* の 1μm の球形のナノロボットに予想される約 0.4g をはるかに上回っている（4.3.3.2 項）。熱雑音によりはずみ車のハウジングおよび支えが軽く揺れるが，フォノンは，円盤の回転と関連しえない 1 次元の経路（カルビンロッド）に沿って伝えられる。回転抵抗によるエネルギー損失は（ナノロボットは新しい空間方位に一致して絶えず回転するため），ナノジャイロスコープの水平ハウジングを用いれば，無視できるレベルにすることができる（4.3.4.1 項）。極めて耐爆発性の高いエネルギー吸収性ハウジングの提供など，安全上の課題も検討しなければならない。

6.2.2.3 加圧流体

圧縮された流体は，その容器の引張り強さおよびアスペクト比（10.3.1 項），ならびにそれらの弁システムの破断強度によってのみ制限される機械的エネルギーを蓄積することができる。ダイヤモンド形圧力容器に対する「控えめな」使用応力は，σ_w約 $10^{10}J/m^3$（約100,000atm）である。ガスあるいは液体はいずれも圧縮性であり，エネルギー密度およびデザイン上の浮力条件（10.3.6 項）に応じて作動流体として使用することができる。例えば，310K で 1-1000atm の圧力間で循環すると，圧縮水の密度は 993.4~1038.0kg/m^3 の間で変化し，圧縮酸素の密度は 1.26~670kg/m^3 の間で変化する（**表 10.2**）。圧縮流体に蓄積されるエネルギーは，約 $\int PdV$ である。このように，約 1000atm の循環限界では，圧縮水は約 $2\times10^6J/m^3$ を蓄積し，圧縮ガスは約 $1\times10^8J/m^3$ を蓄積する（物質は，負の容積圧縮率を持つことが熱動力学的に禁制である。しかし，ニオブ酸ランタンおよびいくつかの他の結晶は，負の線形圧縮率を示す。このような物質を使用して，浸透性流体を用い流体力学的に圧縮すると全方向に膨張するかあるいは非圧縮性であるかのように挙動する多孔質の固体を作ることができる[1297]）。

安全上の理由のため，ナノメディカルシステムでは1000atm を超える流体圧力（$10^8J/m^3$）を使用すべきではない（第 17 章）。*In vivo* でほぼ最大の能力（例えば流体>10^5atm）で作動する機械的エネルギー蓄積システムは，破壊的エネルギー放出モードに容易にアクセスできると，装置の機能不全あるいは破壊時に，隣接する組織細胞に重大な損傷を与える危険性がある。

6.2.3 化学エネルギーの蓄積

化学エネルギーの蓄積は，装置が物理的にうまく整合された場合に，高い蓄積密度，豊富な生理学的資源と，優れた安全性という理想的な組み合わせとなる。**表 6.1**（化学量論的反応式から計算した値），エネルギー蓄積密度（燃料のみ*）は，機械的媒体の 10^6 - $10^9J/m^3$ および電気/磁気的蓄積の 10^6 - 10^8 J/m^3 と比較して（6.2.4 項），$10^8J/m^3$ から $10^{11}J/m^3$ である。電気化学電池は，通常，10^7 - $10^{10}J/m^3$ に達する（例えば，5μm 厚の再充電可能なリチウムマイクロ電池は約 $2\times10^9J/m^3$ のエネルギー密度を持ち[588]，スズ－リチウム材料は約 $8\times10^9J/m^3$ に達することができる）[715]。1998 年の時点で，約 4000nm^3 の Cu/Ag ナノバッテリーのプロトタイプは，約 $7\times10^7J/m^3$，すなわち約 $2\times10^4W/m^3$ の電力密度を実証していた[589]。

表 6.1 は，多くの興味深い事実を示している。

1. 「安全な」約 1000atm の蓄積を想定すると，加圧下の水素／酸素混合気は単位質量当たりのエネルギーが最大であるが（容器の質量を除く），単位容積当たりのエネルギーはほぼ最低であるため，内部容積が限られている自由遊泳性の医療用ナノロボットには非効率的すぎる。

2. 古典的な火薬であるニトログリセリン（比較のためにのみ含めた）は，どのエネルギー密度の尺度でも下位にランクされる。

3. ATP は，in cyto 作業のための代替エネルギー源として提案されているが[261, 1259]，リストの中で最もエネルギー密度が低い。ただし，その使用は，既知の大きさの小さいエネルギーパケットを測定するための最初期世代の医療用ナノデバイスにおいては除外できない。

4. 脂質および脂肪は，一般に単位容積当たりのエネルギー蓄積量が炭水化物，タンパク質，あるいは水素よりも大きい。

5. コレステロールは，g/cm^3 単位で（付録 B）では血清ブドウ糖より 2 倍多く（付録 B），理論的には最も生化学エネルギー蓄積分子であり，その蓄積密度はブドウ糖のほぼ 2 倍である。

6. ダイヤモンドは知られている中で最高の酸化性化学蓄積密度を持ち，単位容積当たりの原子数密度も最高であるため，ダイヤモンドを超えるのはフラーレン物質のみであろう。

7. 固体で蓄積される水素（H_2 は室温，約57,000atm で凝固し，600kg/m^3 の結晶を作る[568]）では，ダイヤモンドに次いで極めて高い化学的エネルギー密度が生じる。

表 6.1 に示した分子エネルギー密度の値を付録 B

---

*例えばATP など，すべての燃料が酸化剤を必要とするわけではない。酸化剤を必要とする燃料に関しては，酸化量の容積を考慮に入れると（例えば1000atm での O_2），全体のエネルギー蓄積密度が，ダイヤモンドについては燃料のみの密度の約 7%，ほとんどの有機物については約 25%，水素については約 65%に低下する。また，E_{avail} を利用できるエネルギー，$E_{activation}$ を蓄積されている化学エネルギーを放出するために必要な正味の回復不能の活性化エネルギーとすると，$E_{avail}=E_{storage}-E_{activation}$ であることに注意すること。

に示した血流濃度と組み合わせると，血漿（成人男性で約 3l）の化学エネルギー含量には，全脂質について約 3×10^8J/m^3（総コレステロールのみから約 8×10^7J/m^3），血清ブドウ糖について約 2×10^7J/m^3，各共通アミノ酸について約 1×10^6J/m^3，ならびに尿素についてさえ約 4×10^6J/m^3 が含まれることが明らかになった。細胞質の化学エネルギー含量は同じ大きさであり，ATP について約 6×10^4J/m^3 が加わっている（関連データについては**表 6.4** を参照）。

当然のことながら，一部の生体適合性の人工エネルギー分子をヒトの血流に加えて，作動中の *in vivo* ナノロボット群に対する補助化学エネルギー源とすることが可能かどうかという問題が生じる。そのため，数兆個の適切なサブミクロンスケールの生体適合性担体に封入した約 0.7cm^3 のダイヤモンドコロイド（知られている中で最もエネルギー密度が高い化学燃料であり，ロケット燃料として使用されている）を注入すると，全血清ブドウ糖供給と等しいエネルギー源が得られ，全血の容積は約 0.01%と無視できるほどしか増加しない。10 兆個の 0.1μm^3 の受動的キャリアは，血液中の平均間隔は約 10μm になるであろう。

6.2.4　電気エネルギーおよび磁気エネルギーの蓄積

比誘導率が K_e である物質を通過する，強度 E の静電場におけるエネルギー密度は，以下の式で表される。

$$E_{storage} = \frac{1}{2}\varepsilon_0 \kappa_e E^2 \quad [式 6.7]$$

ダイヤモンドで $\varepsilon_0 = 8.85\times10^{-12}$F/m（誘電率），比誘電率 $K_e = 5.7$ である。ナノメカニカルシステムにおける静電モータ（6.3.5 項）は，約 0.2×10^9 V/m の電界強度を示す可能性がある [10]。しかし，静電エネルギー蓄積装置に採用される可能性がある最大の電界は，（知られているあらゆる物質の中で最高の値を持つ）ダイヤモンドについて E=2×10^9V/m の絶縁耐力または破壊電圧により制限され [537]，最大電気蓄積密度は 1.0×10^8J/m^3 となる。

磁気蓄積密度はどうであろうか。絶縁された磁極（電子と類似）の存在は知られていないため，磁界エネルギーは，一直線に並んだ原子双極子においてのみ蓄積できる。双極子モーメント M_{dipole} および数密度 N_{dipole} を持つ原子からなり，100%の飽和度で束密度 B を発生する永久磁石の静磁場のエネルギー密度は，以下の式から得られる。

$$E_{storage} \sim M_{dipole} N_{dipole} B \quad [式 6.8]$$

体積密度が 7860kg/m^3 である鉄原子については，$N_{dipole} = 8.5\times10^{28}$atoms/m^3，$M_{dipole} = 1.8\times10^{-23}$A-m^2 となり [1662]，$E_{storage} = 2.1\times10^6$J/m^3 となる。

超伝導物質のナノスケールのリングにおける永久電流ループにより生じる磁場では，無視できる程度の磁気エネルギーしか蓄積されない。電流 I が流れる半径 R_{loop} および厚さ d_{wire} のワイヤループについては，式 4.44 により，ピーク磁束密度はループの中央で $B=\mu_0 I/2R_{loop}$ であり [1662]，ピークエネルギー密度は以下の式で得られる。

$$E_{storage} = \frac{B^2}{2\mu_0} = \frac{\mu_0 I^2}{8R_{loop}^2} \quad [式 6.9]$$

集積回路におけるアルミニウム導体は，エレクトロマイグレーションにより I_d 約 3×10^9A/m^2 に制限される。薄膜高温超伝導体 [550] は，$I_d > 3\times10^{10}$A/m^2 に到達した。d_{wire}=100nm，μ_0=1.26 × 10^{-6}H/m，ならびに R_{loop} = 0.5μm について I=（I_d 約 10^{10}A/m^2）{π（d_{wire}/2）^{2}}約 10^{-4} A とすると，$E_{storage} = 6.3\times10^{-3}$ J/m^3 となる。

導波管，空洞共振器，ならびにファイバオプティックの閉ループは，直接的なナノデバイスの光子エネルギー蓄積を可能にするには損失が大きすぎるか，あるいは規模が適切ではない。一般に，励起した，あるいは部分的にイオン化した分子あるいは原子状態，コヒーレント（レーザ発振）および蛍光発光媒体，ならびに酵素活性化複合体（例えばピーク活性化エネルギー時）に蓄積されたエネルギーは，有用となるには十分な持続時間あるいは安定性に欠けているが，19.8eV での固体 He^4 の準安定励起電子 2^3S 状態は，寿命が 2.3 時間であるため，100%電子的に励起した固体ヘリウムの理論的な蓄積密度は 5×10^{11}J/m^3 となる。[661]

6.2.5　核エネルギーの蓄積

ナノテクノロジーの標準によれば，原子核に蓄積されるエネルギーは莫大である。例えば，U^{235} の非電離放射性原子のエネルギー密度は，全体における全核分裂性崩壊生成物の運動エネルギーを考慮すると 1.5×10^{18}J/m^3 である。核分裂可能な重金属の原子密度が比較的に高いので，核融合を受けてヘリウムになる水素の容積エネルギー蓄積密度は，核分裂のそれよりはる

表 6.2　エネルギー変換マトリクス：ある形態のエネルギーを別の形態に変換する動力変換技術

入力＼出力	熱	機械	音響	化学	電気／磁気	光子	核
熱	・熱伝導 ・熱交換	・生体熱的熱機関 ・形状記憶合金モータ ・蒸気機関 ・スターリングエンジン	・笛吹きケトル	・位相変化冷却 ・吸熱化学反応	・熱電対 ・パイロ電気 ・熱光起電性	・熱ルミネセンス ・黒体空洞放射体	・熱電子放出
機械	・引っ張ったゴムバンドが熱くなる。 ・摩擦熱	・自動巻きの時計 ・車軸ベアリング ・歯車列 ・風車	・圧力アクチュエータ ・拍手 ・サイレン	・機械化学的合成 ・圧縮化学	・圧縮結晶 ・静電直流発電機 ・風力電気	・圧縮ルミネセンス ・摩擦ルミネセンス	・断片核融合 ・感圧性放射能
音響	・音波加熱 ・熱音響冷蔵	・圧力アクチュエータ ・エジソン写真（記録用）	・気送管 ・水力学	・音化学	・電気音声マイクロホン	・音ルミネセンス ・音響光学変調器	・（爆発性）核分裂爆弾中心の圧縮
化学	・発熱化学反応	・内燃機関 ・ブドウ糖エンジン ・鞭毛モータ ・アクチン－ミオシンモータ	・Alka Seltzer 発泡錠溶解 ・化学爆発	・細胞代謝（脂質、ブドウ糖、ATP）	・燃料電池 ・化学電池	・生物／化学ルミネセンス ・化学レーザ	・Be における，化学変調電子捕捉[7]
電気／磁気	・ジュール加熱 ・ペルチエ冷却	・静電直流モータ ・誘電アクチュエータ ・圧電セラミック ・検電器	・ステレオスピーカー ・圧電結晶	・電気分解 ・電圧ゲートイオン経路およびナノメンブレン	・電気的変圧器 ・誘導電流	・量子レーザ ・LED／白熱電球 ・UV アーク燈 ・電気ルミネセンス ・クライストロン	・粒子加速器製造放射性同位元素
光子	・光学冷却器 ・誘電加熱	・レーザ加熱ガスアクチュエータ ・光学ピンセット ・太陽光 ・カルコゲニド	・光空気アクチュエータ	・写真 ・光合成 ・光プロトンポンプ	・光電池 ・CCD／電荷結合素子 ・高周波ループアンテナ	・蛍光 ・導波管 ・光ルミネセンス	・レーザペレット核融合 ・光核放射
核	・核爆弾 ・従来の原子力発電所	・核爆弾 ・オリオンプロジェクト推進系	・核爆弾 ・ガイガーカウンター（間接的）	・核爆弾 ・放射線 DNA 突然変異 ・放射線化学	・核爆弾 ・放射性熱弾性発電機（RTG） ・Betavoltaics	・核爆弾 ・チェレンコフ放射線カウンター ・陰極線ルミネセンス	・核爆弾 ・調節した核分裂連鎖反応 ・物質－反物質消滅

かに低く，約 4.4×10^{16}J/m^3 である（分子としての燃料の蓄積を想定した場合）。現実的な最高のエネルギー密度は，理論上想定される物質となじむ安定化反物質，おそらく 2 相自燃性（自己着火性）燃料 [565] に変換されて使用され，白金/反白金消滅については最大約 2×10^{21}J/m^3（燃料のみ）になるような物質の蓄積であろう。当然のことながら，この潜在的な資源を管理し，十分に遮蔽した方法で利用できるようにすることは難しい（6.3.7 項）。

6.3　動力の変換

地球上の生物学的プロセスに利用できるほぼすべてのエネルギーは，自然に得られる最高のエネルギー密度を持つ資源である太陽の核燃料の消費に源を発する。このエネルギーは，高エネルギー光子として宇宙を通過した後，地球上の植物に吸収され，光合成を通じて，中程度のエネルギー密度を持つ化学エネルギーとして蓄えられる。これらの化学エネルギーは動物に消費され，よりエネルギー密度が低い機械的または電気的エネルギーの蓄えに変換されるか，あるいは完全に熱に分解される。

医療用ナノデバイスは，自前のエネルギーの蓄え（6.2 項）を消費することによって，あるいは環境から新しくエネルギー資源を吸収し，その資源を他の形態に変化させて有用な仕事を達成し，おそらく可逆性または再生性のプロセスを経てこのエネルギーの一部を再使用のために回収し，最後に非可逆的プロセスの最終的な結果として熱を放出することによって，そのエネルギー循環に加わる。明らかに，医療用ナノロボットへの動力供給の鍵となるのは，エネルギーをある形態から別の形態に効率的に変換することである。

表 6.2 のエネルギー変換マトリクスは，我々の議

論をまとめ，導くための便利な概念的枠組みを示している。マトリクッスの各セルについて代表的な技術を示した。各マトリクス要素について徹底的に考察することは本書の範囲を超えている。その代わり，最も重要なカテゴリーを選択し，1-2 個の例とともに例示した。ときには，連鎖する複数の変換プロセスが，競合する経路より高い効率をもたらし，容積あるいは質量を保持し，より速い変換をもたらし（例：より高い動力密度が得られる），部分的なエネルギー再生を可能とし，あるいは他のデザイン上の目的に役立つ場合がある。

専門用語に関する注意：本書では，エネルギー変換プロセスは，最初に発生源のエネルギーを用いて，次に得られるエネルギー形態を用いて名づけられている。そのため，化学エネルギーを音響エネルギーに変換する装置には，「化学音響」プロセスという用語を採用しており，他も同様である。

6.3.1 熱エネルギーの変換プロセス

熱力学の 2 番目の法則は，Feynman の等温ラチェットおよび爪機械を使用したブラウンモータの古典的な例から実証されているように，熱の貯蔵庫および装置の両方が同じ温度である場合，熱を有用な作業に変換することはできないと述べているが，非平衡変動は，たとえマクロスケールの電界によって生じたものであれ，平衡にはほど遠い化学的反応によって生じたものであれ，ブラウンモータを駆動することができる[696]。また，可逆的なエネルギーの変動の変換器が，約 300K で 10^{15} - 10^{16}W/m^3 の動力密度まで，熱ナイキスト雑音から有用な電気的仕事を得られることも示唆されている[1606,1607]。

もちろん，可逆的なカルノーサイクルの熱機関は，$e\% = \Delta T/T$ のカルノー効率で，わずかな温度差からでさえ有用な仕事を引き出すことができる。例えば，中心組織と末梢組織の間を血液と共に循環するナノロボットは，持続時間 t_{circ} が約 60 秒である各血管循環中に，最大で数ケルビンの温度変化を経験することがある。理想的な生物熱性熱機械的エンジンは，この小さい温度差から以下のように最大動力を引き出すことができる。

$$P_n = \frac{V_n C_V \Delta T e\%}{t_{circ}} = \frac{V_n C_V (T_2 - T_1)^2}{T_2 t_{circ}} \qquad [式 6.10]$$

この式で，ナノロボットの熱蓄積容積は $V_n = 1\mu m^3$ であり，人体の中心温度 T_2=310K，末梢温度 T_1=307K のとき，ナノロボットを水で満たした熱容量は $Cv = 4.19 \times 10^6$J/m^3-K である。熱損失を防止するために真空絶縁した熱の蓄え（以下を参照）は，温度が高い中心環境では T_2 と平衡になり，その熱は，その後，装置が温度の低い環境に到達するまで蓄えられる。式 6.10 によれば，この温度差では，せいぜい約 0.002pW の P_n しか発生せず，そのときの効率は $e\% = (T_2 - T_1)/T_2$ 約 0.01（1%），ピーク（アクセス可能な）エネルギー密度は $P_n t_{circ}/V_n$ 約 10^5 J/m^3 である。温度を変化させて，3 次元コイルピストン中の気体をゆっくりと膨張あるいは収縮させ，ロッドを前後に動かすことによって循環的な線形機械的出力を得ることができる。これは，スターリングエンジンの形態である。厚さ h が約 0.5μm で，310K の水に対する熱伝導性 K_t = 0.623W/m-K である伝導層について，熱平衡時間 t_{EQ} は約 $V_n Cv/h K_t = 10^{-5}$ s であるため，$t_{EQ} << t_{circ}$ であることから，その気体の膨張は等圧および可逆的である（通常，朝早くの 309.3K から夕方の 310.4K に変化する平均体温の日周期性変動を利用すると，せいぜい約 2×10^{-7}pW の動力しか発生しない）。表皮面に存在するナノロボットは，最大で 8-13K の皮膚と空気の温度差を利用し（8.4.1.1 項），最大カルノー効率 $e\%$ は約 0.04（4%）となる可能性がある。古典的な放射伝達に関しては（以下を参照），ナノロボットは，$L^2 = 10\mu m^2$ の表皮接触面 P_n，を通じて定格出力約 $\sigma (T_2^4 - T_1^4) L^2 e\% = 0.04$ pW を発生する。

Nakajima[541] は，273K から 373K の間で，10Hz で働く 50mm^3 のスターリングエンジンを作成し，作動させ，10^{-2}W を発生させ（出力密度：2×10^5W/m^3）同時に，マイクロスケールのスターリングエンジンがエンジニアリング面で理論的には実行可能であることを実証した。1993 年には，Sandia National Laboratories の Jeff Sniedowski は，同じ大きさの静電モータの約 100 倍の力を発生する 50μm の蒸気機関をシリコンチップ上に作成した[3486]（蒸気は電気的に発生させた）。Oak Ridge National Laboratory の Donald W. Noid[3488] は，分子スケールの蒸気機関のコンピュータシミュレーションを行った。ナノロボットのカルノー効率の，控えめで現実的な上限は，おそらく約 50%であろう（T_2=620K）。

熱機関は，シンクとして働くおおむね等温の人体と，高温高容量源の蓄積熱源間の温度差を利用することができる。伝導性熱損失の割合は規模に依存しているため，真空熱絶縁保持装置を使用しないかぎり，ナノデバイスでは蓄積された熱源に依存する温度差の利用は実現できない。単純な例として，内半径が r，全放射比 er の物質に被覆され，初期温度 T_2 の熱容量 Cv の熱い作動液が入っている真空熱絶縁球状魔法びんを考えてみる。伝導および対流は除去されている。In vacuo の熱損失は放射によってのみ発生する。古典的な巨視的公式化では，放射電力 $P_r=4\pi r^2 e_r \sigma (T_2^4 - T_1^4)$（W）であり，$\sigma=5.67\times10^{-8}$ W/m^2-K^4 である（Stefan-Boltzmann の定数）。熱い物質に含まれる熱エネルギーは，$H_r=(4/3)\pi r^3 Cv (T_2-T_1)$（J）である。したがって，エネルギーの半分を放射するために必要な時間は，以下の式で求められる。

$$\tau_{1/2} \sim \left(\frac{H_r}{P_r}\right)\ln(2) = \frac{\ln(2)\, r\, C_V (T_2 - T_1)}{3\, e_r\, \sigma \left(T_2^4 - T_1^4\right)} \qquad [式 6.11]$$

r=1μm については，水の $Cv=4.2\times10^6$J/m^3-K であり，研磨した銀では e_r=0.02 であり，人体の内側の T_1=310K，T_2 = 350K から最大 647K（218atm 圧力の水のほぼ臨界温度）から，$\tau_{1/2}$ は，約 10^8J/m^3 の初期（アクセス可能）エネルギー密度として 6 秒以下（$T_2 \geqq$350K）である。647K の 1μm のコアについては，H_r=1.5nJ である。ほぼすべての熱エネルギーの蓄え（約 99%）は，わずか 40 秒で漏出する（T_2=350K のとき）。魔法びんが小さくなると，$\tau_{1/2}$ がほぼ r に依存しているため，漏出はさらに速くなる。

温度が低い方の物質の面から 1μm 未満にある放射体は，近接場異常放射伝達を示し（6.3.4.4 項（E）），そのために式 6.11 からの予想とは異なる冷却特性を示す。<200nm 離れている球状面について式 6.21 から $P_r=P_{anomalous}$ とすると，$\tau_{1/2}$ は約 0.01（h^2c^2/k^3）（$r\ Cv/\sigma_{cond}\ T_2^2$）（s）であり，$T_2$=647K および r=1μm については，ゲルマニウムのシェルを用いた場合は $\tau_{1/2}$ は約 10s となるが，ホウ素を用いた場合は約 10^5 s である。

他の熱機械的変換器には，線膨張率が高い複合材料（例えば加熱した金属バイモル [547]）からなる，サンドイッチカンチレバー（4.6.3 項），ニチノールまたはその他の感温性形状記憶合金 [548]，熱駆動位相変化マイクロアクチュエータ [545]，熱動力収縮タービン [597]，ならびに熱駆動性収縮タンパク質 [1261] などがある。冷却剤の位相変化として蓄えられる熱エネルギーを利用する熱化学変換器は，約 10^8J/m^3 のエネルギー密度を示すことがあり [1197]，可動部品のない熱音響性スターリングエンジンが実演されている [3267]。

熱電気変換器は，圧電性を持つ結晶から作ることができる。そのような結晶を加熱，または冷却すると，その表面に電荷が生じ（パイロ電気 [553]，または熱電気と呼ばれる），圧電素子に外力を適用したと同じ電気的効果をもたらす，機械的歪を結晶内に発生させる [551]。骨および腱の両方がパイロ電気効果を示す [3088]。すべてのパイロ電気材料は圧電性であるが，その逆は真ではない [3089]。直接的な熱電気エネルギー変換のもう 1 つの例が熱電対であり，熱光起電変換がよく知られている [1983]。

放射率が高い黒体放射体は，650K を超える温度で熱光学的変換をもたらし，その効率は約 6000K まで上昇する。

6.3.2 機械的エネルギーの変換プロセス

機械的調整を採用している自動巻きの時計のように，「単純な物理的振動」によりナノロボットに十分な動力が供給される可能性がある [540]。人間のリンパ管は，この方法で物質を運ぶ（8.2.1.3 項）。リンパ系には，それ自身の直接的な筋組織（あるいは繊毛）はなく，血管の収縮および骨格運動などの外部の生理学的運動に依存して，リンパ管への周期的な圧力を誘発し，一方向弁を経て物質を移動させる。呼吸チェンバーを使用した実験では，自発的な物理的運動，すなわち「細かく動く」ことにより，平均で 348Kcal/日（範囲：100 - 700Kcal/日），すなわち約 17W の電力が消費され [2935]，それが 24 時間エネルギー消費の個体差の主要な原因と考えられることが明らかになっている [2936, 2937]。ナノロボットでは，メカノメカニカル変換器が環境の運動を内部蓄積，あるいは直接利用するための機械的エネルギーに変換すると考えられる。

ある人が腕を前後に完全な正弦波の動きで振っており，腕の振りの周期（t_{move}^{-1} Hz）当たりの横方向の振幅を X_{move}，時間を t_{move} 秒とした場合，その手に埋め込まれている医療用ナノデバイスについて検討してみよう。メカノメカニカル変換器が密度 ρ_{trans}，体積 V_{trans}，質量 m_{trans} のばね荷重式重りからなり，その動きがラチェットおよび爪機構を用いて調整される場合，その最大速度は，腕の振りの中心点で $4X_{move}/t_{move}^2$ であり，加速プロフィールは振幅 $A_{move}=16\ X_{move}/t_{move}^2$ の方形波と大体類似しており，ナノロボットが引き出せる最大の動力である P_n は以下の式から求められる。

$$P_n \sim \frac{8\,\rho_{trans}\,V_{trans}\,X^2_{move}}{t^3_{move}} - \frac{kT}{t_{move}} \sim \frac{m_{trans}\,A_{move}\,X_{move} - 2\,kT}{2\,t_{move}} \quad \text{(watts)}$$

［式 6.12］

ρ_{trans} = 21,450kg/m^3（白金の重り），V_{trans}=1μm^3，人体内の T = 310K，ならびに κ = 0.01381zJ/K（Blotzman 定数）とすると，約 0.1mm の振幅および約 10Hz のもつヒトの筋肉の定常的微小攣縮により約 kT の機械的エネルギーが生じ，それゆえこの源からの P_n はほぼゼロとなる。鼓動している心臓の通過による 10***g*** の 1 秒加速衝撃を無視すると，約 1m/s の大動脈速度から約 1mm/s の毛細血管速度への約 60 秒の経過を伴う約 1m ごとの血液循環から得られる P_n は，わずか約 10^{-6}pW である。鼓動している心臓を通じた循環当たり 2 回の通過により，全循環の合計の P_n は約 10^{-3}pW に上昇する。すなわち，各循環の機械的エネルギーのほとんどは心臓に位置する。1μm^3 の変換器を持つナノロボットが横隔膜に存在する場合，正常な呼吸中に X_{move} を約 2cm，t_{move} を約 3 秒とすると，約 3×10^{-6}pW の P_n が得られる。X_{move} が約 0.6m，t_{move} が約 1 秒である正常な歩行時には，P_n は約 0.06pW である。極めて激しく手を振る運動を行い，X_{move} = 0.3m および t_{move} = 0.2s（5Hz）である場合，P_n = 2pW である。これらの数値はすべて，楽観的に 100%の機械的効率を想定している。

ナノロボットが胸壁に存在する場合，10 回/分の通常の浅い呼吸時には X_{move} が約 2.5cm，t_{move} が約 3.3s（0.3Hz）である周期的な変位が，労作時の深い呼吸時には最大で X_{move} が約 5cm，t_{move} が 1 秒（1Hz）である周期的な変位が生じ（8.2.2 項），胸部速度範囲 v_{move} は 2-10cm/s であるため，振り子変換器について P_n = 3-400×10^{-6}pW が得られる（式 6.12）。胸部における，もう 1 つの選択肢は，単純なばね荷重式延伸変換器である。横隔膜および胸壁の筋肉が，労作度に応じて動くために P_{chest} = 1-25W を要する場合，負荷される力 F_{chest}=P_{chest}/v_{move} = 50-250N となる。周囲 90cm の胸腔について，X = 5cm の変位によりδ約 5%の拡張が生じる。このように，2 相の L=100nm の延伸変換器は，低い結合性および高い非等方性組織応力テンソルを考慮して機械的効率を e%=0.001（0.1%）と控えめに考えると，P_n=2 δ L e% F_{chest}/t_{move}=150-2500pW を発生する。収縮性心臓組織，正常な腕または脚の動作中に曲げる近接している関節，ならびに歩行中の足の真皮において，同様の動力レベルが得られる。

もう 1 つのメカノメカニカルな変換の例は，ある位置から別の位置に機械的な回転力を伝える単純な歯車列である。Drexler[10] が示した 1 例では，17nm^3 の立体歯車の対が 1nW の機械的力を伝え，その出力密度は 6×10^{16}W/m^3，機械的効率は 99.997%であった。複雑なヘクトミクロンスケールの歯車列が作られている[558]。Sandia の Microelectronics Development Laboratory は，100μm のモータおよび歯車を大量生産している[1259]。適切にデザインした分子ベアリングの寿命は，摩耗によっては制限されず，ベアリングの静的寿命（例えば放射線損傷）によってのみ制限される。

1998 年には，直接的な機械音響エネルギー変換について少なくとも 1 つの未確認の実験報告が存在した[2924]。その報告では，粉末亜酸化銅の触媒床上で水をかきまぜる機械的エネルギーが，H_2 および O_2 ガスの流出を引き起こしたと主張された。

機械音響変換は，ピストンを駆動する往復ロッドなど，往復する機械的エネルギー入力を使用して，6.3.3 項に述べた圧力駆動性アクチュエータを逆に作動させることによって実現することができる。振動ピストン型音響放射体については，7.2.2.1 項で扱う。

機械電気変換は，変化する機械負荷に応じて異なる電位を発生させるピエゾ抵抗性カンチレバーを使用した原子間力顕微鏡（AFM）センサでしばしば生じる。典型的な結合定数（例えば機械電気効率）は，ポリフッ化ビニリデン（PVDF）で 11%，ジルコン酸チタン酸鉛（PZT）で 35-59%である[993]。機械的信号の電気的信号への変換は，変化する物理的荷重に走査型トンネル顕微鏡（STM）の先端部が反応するのと同じように，機械的に制御した電気スイッチとしてトンネル接触接合を機械的に変調することによっても可能である。フラーレン分子も，機械的に負荷された荷重に応じてその電気抵抗を変化させ，機械電気間スイッチとして働く（10.2.2 項）。あるいは，6.3.5 項に記載されているナノスケールの静電 DC モータ[10] を逆に作動させると，そのモータは機械電気的発電機に変わり，回転機械エネルギーを高い効率で電流に変換する。蝸牛外側有毛細胞は，機械電気変換および電気機械変換の両方が可能である[3597]。

心臓の機械電気変換器も提案または試験されている[593, 722, 723, 3513-3517]。1966 年に Ko[633] は，心臓の動きを圧電性ロッドの振動に変換することによって，AC 電力を発生する機械的変換器を製作し，その電力を整流し，ペースメーカの動力として使用した。このような装置をイヌの心臓に設置したところ，30μWを数ヶ月間発生した。電気的にペーシングした骨格筋（広背筋）を使用して，植え込んだプラスチックバルーンカウンターパルセーション装置を圧縮し，肺動脈の拡張期血圧を上昇させることが行われている[3519-3521]。圧電性バイモルフを使用して呼吸中の横隔膜の動き，ならびに各脈拍周期中の大動脈および他の弾性動脈の周縁の動きから生じる機械的エネルギーを電気エネルギーに変換することが提案されているが，変換器の疲労および生態適合性が課題となった[590, 3517, 3518]。動いている骨[3090-3095]およびコラーゲン組織[1939-1942]に生じた圧電界は，おそらく利用できるであろう。実際，腱，エラスチン，絹，象牙質，象牙，木材，大動脈，気管，腸，さらには核酸など，多くの生物材料が圧電性であることが明らかになっている[3089]。歩行から動力を得る充電システムは，かかとが地面にあたり，つま先が地面から離れる相と関連した地面反力を利用し，靴の中底に埋め込んだ圧電アレーを用いて歩行の自己機械エネルギーを電気エネルギーに変換した[3523]。靴メーカは，すでにLEDをスニーカに取り付けている（LEDの点滅は，歩行から動力を得ている）。また，1999年にはFreeplay Power Groupにより手で回すクランクによりラップトップコンピュータに電力を供給する方法が開発されている[3185]。キーボードを打つ動作により，0.1-30mW/指が発生する（7.4.2.1項）。

ピエゾ発光結晶は機械光学的な動力の変換を行い，マイクロマシンとして製作した光シャッタ[546]が，光学的信号の機械的スイッチングを行っている。

6.3.3 音響エネルギー変換プロセス

医療用ナノロボットにとって最も明らかに有用なのは，原動力を内部のナノメカニカルマニピュレータおよび計算システムに直接適用できる音響機械的変換器である（4.5.1項）。Drexler[10]は，圧力駆動性のアクチュエータとして機能できる単純な変換器を報告しており，それは2つの停止装置間を動くピストンの動きに抵抗する定力ばねとして抽象的にモデル化したものである（**図 6.1**）。このような，周波数 V_p で振幅ΔPの，周囲圧力を超えたパルスに応じて周期的に容積が変化する装置は，等温膨張で可逆的である場合（例えば，熱平衡時間 $t_{EQ} << V_p^{-1}$ であり，これは常に V_p を1GHz以下に維持するはずである），ほぼ100%の熱力

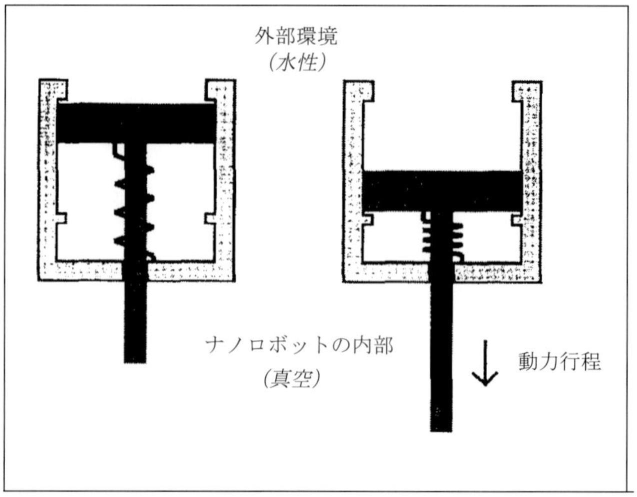

図 6.1　音響機械的動力変換のための圧力駆動性アクチュエータ

学的効率で音響パルスエネルギーを，ピストンの動きという機械的エネルギーに変換する。

ピストン型の変換器から生じる正味の機械的動力（P_n）に対する4つの追加の制約を認識すると，以下のように，非常に控えめな動力の推定値が得られる。

$$P_n \sim \nu_p (\Delta P \, \Delta V - E_{friction} - E_{inertia} - E_{drag} - E_{heat}) \quad [式 6.13]$$

往復運動中の圧力の変化であるΔPとピストン体積の変化であるΔVの積は，サイクル当たりのGibbs自由エネルギーの変化である[10]。摩擦から消失したピストンエネルギーは，約 L^3 の寸法を持つピストンについて界面速度 v が約 $2\ V_p\ L$ であったという観察結果を使用すると，式6.4から $E_{friction}$ 約 $10^{-25}\ V_p\ L^{0.6}$ と推定することができる。$E_{friction}<kT$ の場合，$V_p = 1GHz$ のとき $L<0.05\mu m$ となり，$V_p=1MHz$ のとき $L<5000\mu m$ となる。ピストン慣性に打ち勝つときに失われるエネルギーは約 $1/2mv^2$ であり，このとき $m = \rho_p\ L^3$ である。そのため密度ρ_pのピストンについて $E_{inertia}$ は約 $2\ \rho_p\ v^2\ L^5$ である。$E_{inertia}<kT$ の場合，$\nu_p=1GHz$ のとき $L<4nm$ となり，$\nu_p=1MHz$ のとき $L<60nm$ となる。ピストンが，圧力パルスが伝わる粘性外部水性媒体内を進まなければならないとき，液体の粘性抵抗が発生する。しかし，$L<<\lambda=v_{sound}/V_p$ であれば，ピストンの動きの範囲は1波長よりはるかに小さく，サブミクロンの変換器の E_{drag} は約0である。$V_p=1GHz$ のとき，310Kの水中では$\lambda = 1.5\mu m$である。最後に，等温媒体からは有用な仕事が引き出されないため，E_{heat} は約 kT である。L_{min} は，$p_n \leqq 0$ であるレシーバピストンの大きさである。

表 6.3　人体内の生理的供給源から利用できる推定音響エネルギー

人体内の生理的音響エネルギー源	最大圧力変化	典型的な周波数	最小変換器サイズ	連続的に利用できる電力（pW）（1 完全サイクルで平均）		
				L = 1000 nm	L = 200 nm	L = 100 nm
	(ΔP)	(ν_p)	(L_{min})	(P_n)	(P_n)	(P_n)
発声／叫び	0.05 atm	1000 Hz	10 nm	5	0.04	0.005
歩行時の衝撃／ランニング	2.0 atm	4 Hz	4 nm	0.8	0.006	0.0008
発声／話す	0.005 atm	1000 Hz	20 nm	0.5	0.004	0.0005
発声／ささやく	0.0005 atm	1000 Hz	45 nm	0.05	0.0004	0.00005
歩行時の衝撃／ウォーキング	0.4 atm	1 Hz	10 nm	0.04	0.0003	0.00004
手をたたく（激しく）	0.2 atm	2 Hz	10 nm	0.04	0.0003	0.00004
バリバリ音がする食べ物を噛む	0.0001 atm	1000 Hz	76 nm	0.01	0.00008	0.000006
手をたたく（やさしく）	0.02 atm	2 Hz	22 nm	0.004	0.00003	0.000004
呼吸の風に乱流	0.00004 atm	1000 Hz	103 nm	0.004	0.00003	0
動脈の脈拍	0.02 atm	1 Hz	27 nm	0.002	0.00002	0.000002
皮下間質性サイクル	0.003 atm	1 Hz	50 nm	0.0003	0.000002	0.0000003
動静脈通過サイクル	0.14 atm	0.02 Hz	49 nm	0.0002	0.000002	0.0000002
毛細血管の脈拍	0.002 atm	1 Hz	57 nm	0.0002	0.000002	0.0000002

もちろん，この推定は，多くの因子が音響源の予想可能度に依存しているため，非常に控えめな方法である。J. Soreff は，周波数および振幅が一定の圧力波を外部から供給される場合，ピストンからのエネルギーを入ってくる圧力波に位相同期して捕捉でき，ピストンの運動エネルギーをその運動の末端でポテンシャルエネルギーの蓄えに入れるようにピストンのばね定数を調節できるため，$E_{inertia}$ および E_{heat} の両方を無視することができると述べている。位相同期は検出のために kT のエネルギー支出を必要とするが，長い可干渉時間を持つ動力源が得られれば，この検出は多くのサイクルにまたがって広げられる。

表 6.3 には，式 6.13 を用いて計算した値，ならびに 4.9.1 項から得た音響圧力推定値が含まれており，平面進行波を発生すると考えられている人体の正常な生理プロセスからわずかな量の音響エネルギーが得られることを示している。ここでは，この程度に低い周波数での減衰が弱いため，経路長は重要ではない（4.9.1.3 項）。単一（約 1μm)^3 の変換器に対し，P_n 約 0.004pW までの有効受領音響出力が，連続的な動力源から定期的に得られる。P_n 約 5pW までの間欠的あるいは散発的な有効動力源も存在する。多くの場合，これらの動力源は，6.3.1 項に述べた生体熱変換器と同調していると思われる。

表皮に配置した大きなナノロボットが，風力抵抗を有効エネルギーに変換する可能性がある。理論的には，ナノロボットは，v_{run}=1.8m/s（約 4mph）で歩いている，あるいは走っている人間において，効率 $e\%$ = 0.30（30%），STP 空気密度 ρ_{air}=1.29kg/m^3，変換器面積 A=1μm^2 のとき，P_n=（1/2）$e\%\ \rho_{air}\ A\ v_{run}^3$，すなわち約 1pW を受けることができる。しかし，実際にマイクロメートルサイズのナノロボットが利用できる動力は，皮膚の近くに比較的静止している空気の境界層があるため，それよりはるかに少ない。

外部の音響エネルギーの源を使用することもできる（6.4.1 項）。動力パルスサイクルはセンサのデザインによって異なる。例えば，動力の提供を目的とした大きな音響パルスを持つ上述の音響センサ装置の損傷を避けるには，すべてのセンサーピストンをその遠位の停止装置に静かに「留める」ことができるゆっくりとした立ち上がり，それに続くピーク振幅までの鋭い昇り傾斜，その後でセンサーピストンを近位の停止位置に静かに戻すわずかな低下，それに続くパルス振幅の鋭い低下が生じるように動力パルスを調節し，安全に動力サイクルを完了させる必要がある。大きさが約 1mm で共鳴アクチュエータを持つ音響動力歩行マイクロロボットが製作され，試験されている[352,559]。

1990 年代初めに NASA の Steven L. Garrett により開発された Space Thermoacoustic Refrigerator（STAR）は，密閉空間で 160dB の音波を使用して，

第6章

表 6.4　人体内の推定化学エネルギー資源

	70kg の人体の利用できるエネルギー（ジュール）	5.4L の全血中の利用できるエネルギー（ジュール）	典型的な 20μm の細胞内の利用できるエネルギー（ジュール）
ATP	2.2-4.1×10^4	1.7-3.1×10^2	0.6-1.0×10^{-9}
グリシン（アミノ酸）	3.5-4.8×10^4	2.8-6.0×10^2	0.9-1.2×10^{-9}
ロイシン（アミノ酸）	1.2-1.7×10^5	2.0-2.9×10^3	3.0-4.3×10^{-9}
乳酸塩	0.6-2.6×10^5	0.4-1.6×10^4	0.5-2.4×10^{-8}
グルコサミン	0.5-1.1×10^6	3.6-7.7×10^4	0.5-1.1×10^{-7}
尿素	0.7-1.4×10^6	1.2-2.4×10^4	1.8-3.5×10^{-8}
ブドウ糖、遊離	3.3-4.9×10^6	5.6-8.2×10^4	0.8-1.2×10^{-7}
グリコーゲン（デンプン）、顆粒	4.2-6.3×10^6	0.1-1.6×10^4	1.3-80×10^{-7}
コレステロール（脂質）	1.4-2.8×10^7	2.4-4.7×10^5	3.6-7.0×10^{-7}
総炭水化物	3.3-5.4×10^7	0.6-1.1×10^5	0.8-9.0×10^{-6}
総タンパク質	1.3-2.5×10^8	1.9-2.0×10^7	1.4-2.9×10^{-5}
総脂肪（脂質）	1.6-9.8×10^8	0.9-1.3×10^6	6.2-9.4×10^{-6}

作動液中に空間温度勾配を作り出しており，音響熱エネルギー変換の 1 例である [3446]。水中の集束高周波音波により生じる音ルミネセンスは，音響光動力変換の 1 例である [543,716]。超音波解重合などの音響化学プロセスは，音化学の分野でよく知られている [625, 1084, 1085, 1523]。直径約 250μm の音響機械的液体駆動性マイクロタービンを製作し，ほぼ kHz の周波数で作動させたところ，寿命は約 10^8 回転であった [1218]。

6.3.4　化学エネルギー変換プロセス

以下の項では，化学動力採集ナノロボット用の，可能性のあるエネルギー源について述べる。化学動力接続または蓄積エネルギーナノロボットは，制約が異なる場合がある（6.4.3.5，6.5.3，6.5.4 項を参照）。

6.3.4.1　人体の化学エネルギー資源

医療用ナノロボットのための化学的動力変換の選択肢を評価する第 1 段階は，人体内で容易に利用できる化学エネルギーを評価することである。それらの化学エネルギーをすべてリストすることは本書の範囲を超えているが，いくつかの一般的な結論を引き出すことができる。

表 6.4 は，典型的な個々の人間の組織細胞内，人間の血液内，ならびに体重 70kg の成人の身体内で利用できる主要な代表的化学エネルギー資源を要約したものである。酸素中でタンパク質または炭水化物を燃焼させると，約 4.1Kcal/g（17×10^6J/kg）が放出される。酸素中で脂質を燃焼させると約 9.3Kcal/g（39×10^6J/kg）が放出される。理論的には，タンパク質は血液および細胞中で最も豊富なエネルギー資源であるが，このエネルギー源を広範に利用するには，本質的な細胞構造の分解，かなりの前処理（例えば変性および溶解），ならびに窒素含有老廃物の廃棄が必要となる可能性がある*。遊離しているアミノ酸および短いペプチドはまばらすぎて，それほど価値がない。ATP は，通常，代謝回転率が高い細胞内でのみ利用できるが，やはり有用性が非常に限られている（ただし，ATP はかなり安定しているため，瓶に入った粉末 ATP を購入し，冷凍庫で数年間保管することができる）。

脂肪は，おそらく人体において最も豊富な自然エネルギー源であり，炭水化物がない場合，体内の熱の 80%以上を作り出す。残念ながら，コレステロールなどのエネルギー密度が高い血清脂質は大量には得られず，確実に溶解する次の 3 種類の結合形態でのみ存在する。

*人体は，窒素をさらに処理するために必要な酵素を欠いているために尿素を分泌する。ナノロボットは，例えばアンモニア酸化反応（$4NH_3$（g）$+3O_2$（g）$\rightarrow 2N_2$（g）$+6H_2O$（g）$+2105zJ$）のように，細菌酵素または他の化学的プロセスを利用して窒素性廃棄物からエネルギーを得ることができるであろう。

1. カイロミクロンおよび他の血漿リポタンパク質の担体（直径 0.5μm 未満のタンパク質被覆脂質液体粒子）。食事による脂肪の吸収後に腸から全身に，あるいは脂質合成後に肝臓から脂肪組織で蓄積されるまで，あるいは身体の他の部分によって使用されるために，脂質を体内で輸送する [3525]。
2. 血清アルブミンと結合し，脂肪を脂肪組織から体内の他の部位に運ぶ脂肪酸
3. 肝臓により処理された，あるいは肝臓で合成された脂質を運ぶケトン体（アセトアセテートおよびβヒドロキシブチレート）

細胞質には直径 0.2-5μm の無水脂質液体粒子がしばしば認められる。脂肪細胞内の働きを除外すれば，医療用ナノマシンが脂肪を利用するためには，おそらく多少の物理的ナノピペッティング，あるいは他の前処理を行い，脂質をその担体から移動させることが必要であろう。また，そのように遊離した脂肪分子が飽和しているかどうかなどに応じて，異なるエネルギー抽出経路が必要になる可能性がある。

炭水化物は水に溶けるため，体内で自由な形で存在する。個々の大きなグリコーゲン分子（直径 10-40nm）は，通常は約 5nm 厚の消化酵素の単層に被覆されているサイトゾル内の顆粒として自由に浮遊する（8.5.3.7 項）。ブドウ糖は優先的に使用される人体の燃料である。恒常性により，血流中のブドウ糖量は，主に肝臓および筋肉中に蓄積されている約 350g のグリコーゲンの緩衝供給源からの供給を受けて，約 5g のレベルではぼ一定に保たれている。ブドウ糖の輸送物質は，細胞質内の濃度を血液と同等のレベルに維持する [3649-3654]。神経細胞はブドウ糖およびケトンのみを代謝することができる。精子細胞は，果糖浴に囲まれており，そこから化学的エネルギーを吸収して，その短命の運動中の鞭毛エンジンに動力を供給する（6.3.4.2 項）。

ブドウ糖は，豊富に存在し，エネルギー密度が高く，相対的に使用しやすいため（例えば溶解性が高い），おそらくほとんどの *in vivo* のナノメディカル用途に理想的な燃料であろう。ブドウ糖燃料が $1\mu m^3$，自前で蓄えられていると，その後の燃料の追加なしに 10pW のナノロボットを 2400 秒動かすことができる。典型的な人体の組織細胞における平衡遊離ブドウ糖塊は，10pW のナノデバイスが約 10^4 秒間動かす動力を供給する。激しい運動中は，典型的な組織細胞は，通常，そのすべてのブドウ糖の蓄えを，膜ブドウ糖輸送物質を通じて 10^3 秒以内に交換することができ，少なくとも約 100pW のナノロボットの必要量に対して連続的に燃料を供給する*。これでも意図した用途に不十分な場合，人工的な親油性 oxyglucose 輸送物質構造を細胞膜から挿入し，拡散限界までの補助的な動力レベルを供給することができる（6.5.3 項）（一部の細胞では，グリコーゲン顆粒として存在する，別の 100-8000nJ の重合ブドウ糖を利用できる場合がある）。組織細胞（20μm）[3] については，式 3.4 から，拡散を制限する最大のブドウ糖の流れは，$J_{glu} = 6\text{-}30 \times 10^{10}$ ブドウ糖分子/s である。細胞表面の吸収効率が約 50%であり（4.2.5 項），エネルギー変換効率が約 50%であり（以下を参照），局所細胞外空間にはピーク速度で隣接細胞に供給できる十分な液量があると仮定すると，酸素に無制限にアクセスできる（例えばオンボードに蓄えがある）採集ブドウ糖消費ナノデバイスが，細胞内で得られる最大理論的総連続動力は 70,000～300,000pW である。酸素供給が，細胞壁を通過して受動的に拡散しうるレベルに制限されていれば，同等の細胞内拡散制限総酸素流は $J_{O_2}=2 \times 10^{10}$ O_2 分子/s となり，極限電力は約 4000pW となるであろう（比較のために例示すれば，典型的な 20μm の人間細胞の基本消費量は約 30pW である。**表 6.8**）。

以下の項では，いくつかの可能性のある chemoergic 動力変換法の簡単な技術的概要を述べる。概要を示した方法は，かなり未熟なものである。理想的なデザインには，まだデザインされていない複雑なナノマシンが関わる可能性があり，それはおそらく効率および機能においてより細部まで，自然界に認められる酵素および「プロトンポンプ」生物ナノマシン，あるいは生物発光に使用されている自然な化学光子変換器に類似しているであろう [3564]。

6.3.4.2 生物学的化学機械動力変換

自然界には直接的な化学機械的動力変換の多くの例がある。おそらく最もよく知られているのは，相互に

*分子量約 10 万ダルトンの精製ブドウ糖タンパク質分子 1mg 当たり 624μmol/分のブドウ糖を輸送する場合 [3656]，平均ブドウ糖輸送速度は約 1000 ブドウ糖分子/秒－輸送物質であり，これは約 50%の代謝利用効率を仮定すると約 0.0025pW/輸送物質に等しく，約 10^5 経膜ブドウ糖輸送物質（膜表面密度：約 40 輸送物質/μm^2）を埋め込んだ 20μm の組織細胞について約 250pW/細胞が得られる。

組み合わさっているミオシンおよびアクチンフィラメントの滑動，すなわちアクトミオシン分子モータ[1246]により媒介される筋肉収縮メカニズムである。ミオシンは，ヒンジにより接合した領域からなり，ATP から動力の供給を受ける。ミオシンモータの球状頭部領域は，ミオシンサブフラグメント 1，あるいは「S1」と呼ばれ，頭部の幅が約 5nm，長さが約 20nm であり，約 5 万個の原子（約 500nm^3）を含む鯨形の分子装置である。ATP 分子が S1 上の開いている ATPase ポケットと結合すると，この動作により S1 タンパク質内に配座変化が生じ，アクチンフィラメントを放す。ポケットはその後で閉じ，ATP からの末端リン酸塩をつかみ（ADP を作り），さらに別の配座変化に動力を提供し，アクチンとの親和性が高まる。S1 が再びアクチンと結合するとリン酸塩が放出され，ポケットをより広く開いた状態にし，消費された ADP 分子が放出されるに従い，約 2ms のストロークを誘発する[578]。各 0.05 秒のサイクル中に，ミオシンモータは，アクチンフィラメントに沿って 10nm 進み（約 5μm/s の速度），約 5pN の力で，約 50zJ，すなわち約 10^{-6} pW（電力密度：約 2×10^6 W/m^3）の機械的エネルギー出力を引き出す。1 つの ATP 分子を ADP に変換する際に放出されるエネルギーは約 83zJ であるため，モータは約 60%の効率である。典型的なマクロスケールの筋肉には，約 10^{11} 個の個々のアクトミオシンモータが含まれると考えられる。筋肉の正味エネルギー効率はせいぜい 25%であり，筋肉がその長さの約 10%だけ短くなるときに仕事量が最大になる[2022]。1998 年には，タンパク質モータのミオシンスーパーファミリーには 15 の分類があり，約 30 の異なるミオシンが知られていた[2279]。

他の分子モータは，同様に化学エネルギーを機械的な動きに変換し，繊毛の運動に動力を供給し（ダイニン：9.3.1.1 項），また，細胞内の軌道に沿った小胞および細胞器官の輸送に動力を供給する（キネシン：9.4.6 項）。どちらの場合も，ATP（あるいは GTP）の結合が，約 12nm のモータタンパク質における配座の変位を誘発し，それは結合した ATP の加水分解，ならびに ADP およびリン酸塩の放出により反転し，モータプロテインをチューブリン軌道に沿って進ませ，約 2pN の動力を発生する[1247]。もう 1 つの例は，ミトコンドリア酵素の ATP シンターゼの成分である。F_1-ATP アーゼは，約 12nm の円筒内で回転する約 1nm のロータであり，知られている最小の回転モータである。それは 100pN を超える力を発生し，高荷重下の回転トルクは約 40-80pN-nm である[1234, 3198]。また，無荷重回転周波数は約 17Hz と推定され，エネルギー変換効率は約 100%である[2278, 3198]。もう 1 つの強力な分子モータは RNA ポリメラーゼであり，12-40%の効率で約 25pN の静止力を持つ。人間のそれぞれの組織細胞には，おそらく約 50 種類の異なる生物学的モータが含まれている。異なる種類の化学機械的モータタンパク質，すなわちバクテリオファージウイルス中に見られるラムダエキソヌクレアーゼと呼ばれる酵素は，DNA の二重螺旋鎖の 1 つを噛み砕き，1 本の鎖を残す。このモータは，その鎖に沿って動きながら 5pN を超える動力を発生し，また破壊された DNA 結合から遊離したエネルギーを直接動力とする[3194]。

人間のミトコンドリアでは，組み合わさった TCA（トリカルボン酸）サイクル（別名 Krebs サイクル[892]）およびチトクローム鎖酸化性リン酸化により，1 ブドウ糖分子の正味の代謝中に 39 の ADP 分子がよりエネルギーの高い ATP に変換され，この化学－化学エネルギー変換効率は約 65%である[526]。この代謝プロセスを前述のミオシンモータと組み合わせると，ブドウ糖から動力の供給を受ける，約 39%の効率を示す化学機械的変換器が生じるであろう。

すべての既知の真核生物モータは ATP または GTP から動力を供給されるが，細菌の鞭毛回転は，そのどちらも必要としない。むしろ，鞭毛イオンモータは，その細胞質側と細胞外側の pH の差から動力の供給を受ける回転装置である[1381]。この約 5×10^6 原子からなる 50,000nm^3 のモータでは，ペプチドグリカン層に取り付けられた直径約 30nm の固定子の内側で，最大 300Hz（高荷重時に 15Hz）で回転するロータにシャフトが取り付けられており，1 回転当たり約 1000 個のプロトン（H^+イオン）の流れから動力の供給を受ける。固定子およびロータの表面は，約 0.5nm 離れている。

図 6.2 は，このプロトン勾配駆動性装置がどのように働くのかを示している。ロータは，その周囲に約 100 個のプロトン受容サイトを持ち，それらのサイトは固定子に埋め込まれている 8 経路の複合体と相互作用する。各経路複合体には 2 つの半経路があり，一方は（比較的アルカリ性の）サイトゾルから，もう一方は（比較的酸性の）細胞外空間から接近することができる。プロトンは半経路からロータ上の受容体サイトに移されるが，ロータが回転しない限り，もう一方の

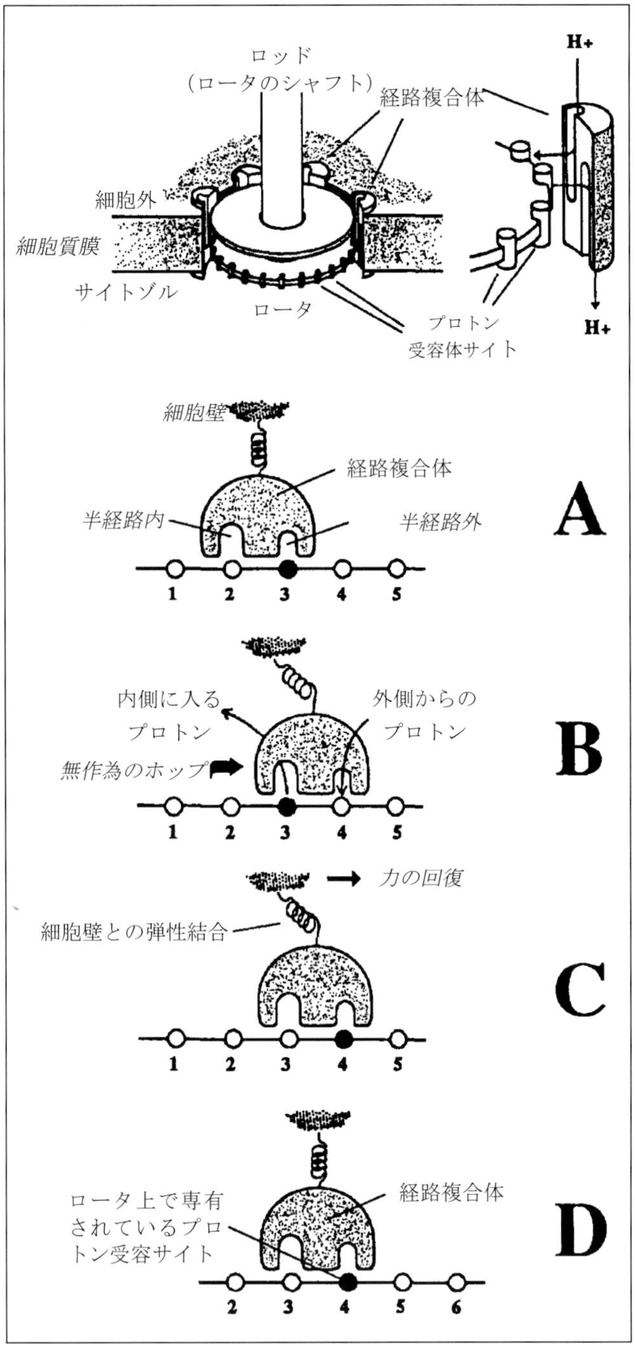

図 6.2　細菌鞭毛プロトン勾配化学機械的モータ

半経路に送ることはできない [396]。図を参照し，（A）に示した配置内で 1 つのサイクルを追うと，サイト 2 は空でサイト 3 は満たされているため，複合体は右には動けるが，左には動けない。ランダムな動きにより複合体が 1 段階右に動くと（B），サイト 3 のプロトンはサイトゾル内に動くことができ，新しいプロトンが隣接する空のサイト 4 に入ることができる（C）。次にロータは，受容体間の空間と等しい距離だけ時計と反対方向に回転し，ばねの張力を緩める（D）[579]。

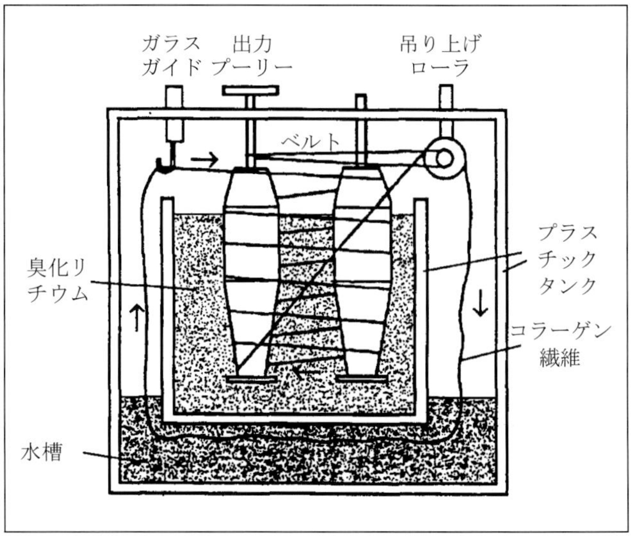

図 6.3　Sussmann-Katchalsky 化学機械的タービン

この配置を反転させると（約 1ms かかり，タンパク質スイッチにより制御される），モータは逆方向に動くことができる。これは，環境刺激がない状態では，数秒ごとに自然発生する [531]。モータは，約 2×10^6W/m^3 の電力密度で約 10^{-4}pW を発生する。モータの効率は，低荷重時には 5%未満，高荷重時には 50%から 99%超である [581]。

いくつかの細菌では，プロトンではなく，むしろナトリウムイオン上で動く鞭毛イオンモータが見つかっている [580]。疑いなく，化学機械的に動力を供給される医療用ナノロボットでは他の選択肢を利用できるであろう。Drexler[10] は，最初の原理に基づき，化学的に駆動されるエンジンは，約 10^9W/m^3 の電力密度で 99%を超える効率で作動すると推定している。

他の自然の化学機械的エンジンには，蒸発による植物樹液の上昇 [2031]，水の吸収による親水性および吸湿性膨張，ならびに細胞，葉，植物の根における浸透圧ポンプなどの，液体の動きが含まれる。

6.3.4.3　人工的な化学機械的動力変換

Tatara[587] は化学機械的ゲルアクチュエーターを検討し，センチメートルスケールの「機械化学的ピストン」の作成に使用する様々な高分子電解質ゲルおよびイオン交換樹脂，ならびに化学機械的「指」アクチュエータの作成に使用する 100μm の高分子電解質繊維を報告している。残念ながら，これらの電気的に刺激される変換器は，わずか約 500 サイクル後に疲労する可能性がある。より興味深いのは，Sussmann-Katchalsky の化学機械的タービンである（**図 6.3**）。

これは，10M の LiBr 液に入ると連続したコラーゲン繊維が収縮し，出力プーリーのシャフトを回転させるトルクに変換される収縮力を発生する [597]。この装置は特許が取得されており，組み立てられ，約 40%のエネルギー変換効率で作動する。このタービンをサブミクロンの寸法にスケールダウンするのは難しいであろうが，しかし，直接的化学機械的動力変換には驚くべきほど単純なメカニズムしか必要としないという原理の，新たな有用な証拠である。

Astumian[696] は，マイクロメートルおよびサブミクロンのブラウンモータに対する非平衡化学駆動体の使用を検討している。例えば，ATP（溶液中で陰電荷されている）はタンパク質と結合すると，タンパク質の正味の電荷を変える。そのため，異なる速度で ATP と反応する 2 種類のタンパク質は，異なる静電力を感じる。この力の差でモータを駆動する。Astumian は，おおまかにデザインした化学駆動ブラウンモータでさえ，約 3μm/s で 10nm の歩幅で動くことができ，約 0.5pN の力，約 3×10^{-6}pW の電力，ならびに約 10^6W/m^3 の出力密度を発生すると推定している。糸状仮足，膜状仮足，先体延長部などの多くの種類の細胞突起は分子モータを持たないが，アクチンまたはチューブリンの重合における化学エネルギーを消費してランダム熱運動を整流しブラウンラチェットを用いて化学結合エネルギーを機械エネルギーに変換する [1203]。

6.3.4.4 ブドウ糖エンジン

人体には多くのブドウ糖酸化経路があり，その一部は分子酸素が直接的に関与する。例えば，glucose-6-phosphate dehydrogenase および 6-phosphogluconic dehydrogenase の両酵素は，共に分子酸素を直接使用してブドウ糖誘導体を酸化させる。進化により，酸素との直接結合を伴う経路はほとんど取って代わられているが，現在でもこれらの原始的な経路を保有している多くの有機体（カビ，一部の細菌）が存在し，そのいくつかは哺乳類の組織でさえ認めることができる。例えば，肝臓の酵素は以下の反応を使用する。

$$\text{ブドウ糖} + O_2 \xrightarrow{\text{glucose oxidase}} \text{グルコン酸} + H_2O_2 + 131\,\text{zJ} \qquad \text{［式 6.14］}$$

$$H_2O_2 \xrightarrow{\text{catalase}} H_2O + \frac{1}{2}O_2 + 166\,\text{zJ} \qquad \text{［式 6.15］}$$

医療用ナノロボットに対する未完成のアプローチの1つは，機械化学的技術を使用して発熱性化学反応を引き起こし，容積を変えるか，熱を発生してその後に機械的運動の発生に利用するというものである。ブドウ糖がナノメディカルシステムに望ましい化学的燃料であると仮定し（6.3.4.1 項），ここでは高エネルギー発熱 oxyglucos 燃焼反応を中心に論じる。

$$C_6H_{12}O_6 + 6O_2(g) \rightarrow 6CO_2(g) + 6H_2O(g) + E_{glu}\ (= 4{,}765\,\text{zJ}) \qquad \text{［式 6.16］}$$

ブドウ糖酸化反応の動的モデルは，30atm を超える圧力では実験的に広く研究されていないため，310K（37℃）の人間の体温に近い温度で，高圧で oxyglucose 混合物を燃焼できることは証明されていない。そのようなモデルは，約 2500atm でわずか 380K（107℃）の最小燃焼温度を示す，十分に研究されている化学量論的 H_2/O_2 混合物のように，複雑な構造を持つと思われる [582]。

空気中の純粋な糖は，裸火では燃焼しないが（例えばブンセン式バーナ，マッチ棒），灰などの触媒が加えられるとすぐに燃焼する [3120]。323K（50℃）未満の湿った空気に曝されると，無水ブドウ糖の各分子は，その吸湿性により共有結合していない水の単一の分子を吸収し，一水和物となる。323K を超えて加熱された場合，無水ブドウ糖は約 433K（160℃）に達すると「カラメル状になる」。カラメル化は酸化ではなく，共有結合およびその解離を含む，継続的な脱水，凝縮，重合反応を伴う吸熱分解プロセスであり，茶色のメラニン [3109-3111]，ならびにおそらく多少の炭化が生じる [3087]。433K では，7 個の oxyglucose 反応物分子の総変換エネルギーは，7（3/2）（kT），約 63zJ となる。

ブトウ糖の最小燃焼圧力（$P_{ignition}$）は，どれだけであろうか？5000〜15,000atm の圧力により抗体，酵素，タンパク質が不活性化し **（表 10.3）**，通常，燃焼温度は燃焼反応における圧力の上昇とともに低下する [583, 584]。食物科学では，タンパク質からのアミノ酸（主にリシン）と還元糖（ブドウ糖およびラクトース）との間の，よく知られたマイラード反応（褐変）[3109-3111] は，雑多な Amadori 再配列，Schiff の塩基形成，ならびに Strecker の分解を伴い，加熱（調理）および加圧（例えばブドウ糖－リシン系では 6000atm）[3108] 中に発生し，体温でもゆっくりと発生し，加齢中に不溶性メラノイドおよびグリコシル化タンパク質を産生する（第 29 章）。マイラード反応を開始するには，明らかに 108-174zJ/分子（15.5-25 Kcal/mol）を必要とし[3110]，その速度は温度が 10K 上昇するごとに 2-3 倍増加する[3111]。脂質の圧力誘発性過酸化が明らかになっており[3113]，加圧した酸素により褐色化が大幅に加速する[3218]。また，油およびグリス中に認められる炭化水素，ならびにその他多くの有機化合物が，約 150atm の圧縮タンク内に蓄えられた酸素中で「ほぼ自然に発火する」こともよく知られている[3114]。液体酸素（LOX）と接触する場合，紙，布，アスファルト，タール，灯油，材木，ステンレス，テフロン，シリコンは燃焼危険物であり，おがくず，ポリスチレンおよび炭[3119]，粉末マグネシウム等の微粉砕有機物質は，自然発火するか爆発する[3115-3118]。「これらの物質は，LOX で飽和すると，足音程度のわずかな衝撃により爆発した[3116]。」1000atm で機械化学的結合サイトに捕集される酸素分子の密度は，12.6 分子/nm^3 であり，LOX 中の密度である約 21.5 分子/nm^3 と比べてそれほど低くない（**表 10.2**）。

確実な実験データがないため，仮に $P_{ignition}$ を最小約 63zJ 活性化エネルギー（カラメル化中に共有結合の変化を誘発するために必要なエネルギー）とし，1 個のブドウ糖の体積（1.91×10^{-28} m^3/molecule）と 6 個の分子酸素の体積（ファンデルワールス式を用い 860atm で 8.85×10^{-29}/m^3/molecule：10.3.2 項）を合計して計算した 310K での総反応体体積で割って概算する。必要なエネルギー密度は 8.7×10^7 J/m^3 となり，それは，$P_{ignition}$ 約 860atm の機械的圧力を負荷することにより反応体に供給できる。おそらく反応を加速させるために耐久性のある触媒を含めて，ブドウ糖エンジンを $P_{ignition}$ 約 1000atm で作動させると，完全で確かな燃焼が生じるであろう（生物学はすでに 310Kで完全な段階的ブドウ糖酸化を達成しており，原理の一般的証拠となっていることに注意すること）。

J. Soreff は，いくつかの興味深いデザイン上の選択肢を提案している。

1. 多少効率は低下するが，おそらく生化学的な手段によりブドウ糖をメタンなどのより安定した燃料（カラメル化しない）に変換する。
2. 1 つのタンクで燃料/酸化物質の混合物を燃焼が生じない圧力に事前に圧縮し，純粋に熱により，あるいは過酸化ベンゾイルなどのフリーラジカル開始剤をタンクに加えて反応を誘発する。
3. ブドウ糖の水酸基をニトロ化して燃焼を引き起こし，N_2 を発生させる。この N_2 は，燃料の次のバッチをニトロ化するために窒素固定を通じて HNO_3 にしリサイクルされる。（第 19 章）。

Oxyglucose の燃焼が生じると，放出されたエネルギーは様々な手段で機械的エネルギーに変換できるであろう。一定の（P=1000atm）圧力での等温膨張という理想的な場合では，$P\ \Delta V = E_{glu}$ は ΔV 約 47nm^3 の容積変化を伴い，面積約 10nm^2，負荷力約 1nN のピストンに約 5nm のストロークを発生する。燃焼室アッセンブリーの真空絶縁（以下を参照）が，外部媒体への熱伝導による急速なエネルギー散逸を防止する。約 500,000nm^3（支持構造に対する十分な容量許容値が含まれる）の燃焼/エンジン装置で $10^6 s^{-1}$ のブドウ糖分子を燃焼させると約 5pW が発生し，理論的な出力密度は約 $10^{10} W/m^3$ である。Oxyglucose 反応産物は，反応体より占める容積が 0.047nm^3 だけ大きいが，この容積の変化に頼ると，1000atm の作動圧力でブドウ糖分子当たり約 5zJ という極めて不効率な抽出（約 0.1%）しか可能にならないことに注意する。

有効なナノスケールのブドウ糖エンジンのための完全なデザインは，本書の範囲を超えている。しかし，効率の最大化とは無関係のコンセプトの説明として，真空分離した「魔法瓶」の中心の燃焼室を使用して，1 つの平易な実行例を示すことができる。一連の燃焼事象は，絶縁された熱源を高い作動温度に保つため，外部媒体とかなりの温度差が生じる。その後，この差を利用すれば，マイクロスケールのスターリングエンジンを駆動し，機械的出力を発生させたり[541]，あるいは異なる物質の膨張の差により機械的運動を誘発したり（4.6.3 項），あるいは電気的マイクロ熱電対またはパイロ電気ナノ結晶にエネルギーを与えることさえできる（6.3.1 項）。

ブドウ糖エンジンの重要な構成要素は安定した熱源であり，それは少なくとも 5 つの重要なデザイン要素を必要とする。

A. *燃焼メカニズム*－**図 6.4A** は，2 つの向かい合う仕分けロータを採用した発熱機構を示している。これらのロータには，極めて強く，損傷しにくい結合サイトが含まれる。各ロータは，高さ 40nm の円柱であり，向かい合う結合サイトに 10 個のリングが互い違いに配置されている（**図 6.4B**）。左のロータは，水

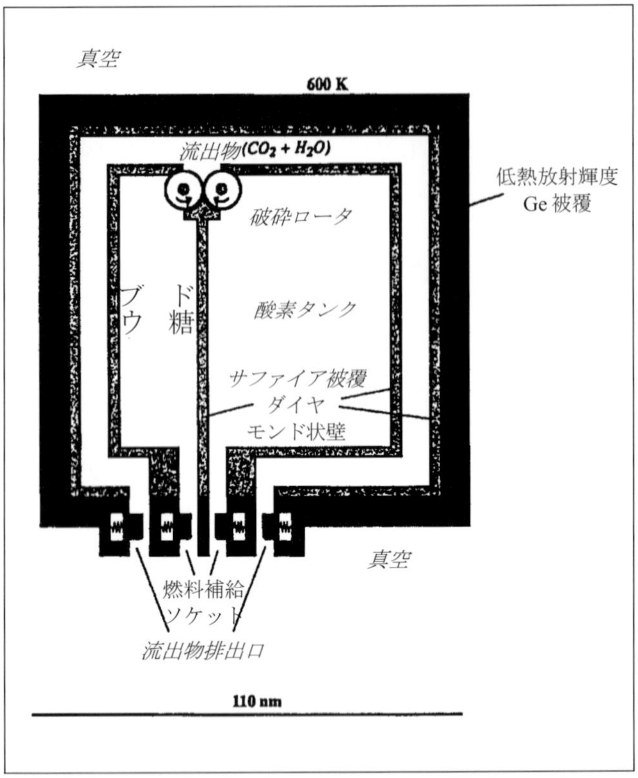

図 6.4A　ブドウ糖エンジン燃焼室（上面破断図）

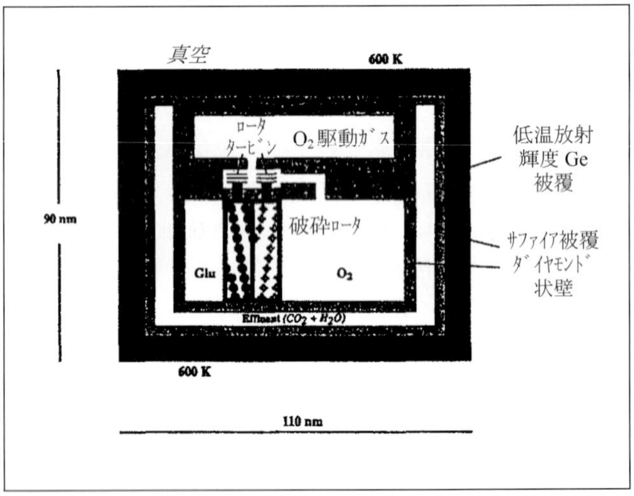

図 6.4B　ブドウ糖エンジン燃焼室（側面破断図）

性燃料液から1度に1つのブドウ糖分子を受け入れる結合サイトを持ち，同時に十分な力をかけて関連する水和の水を除去する。右のロータには，それぞれ酸素分子を1度に6個受け入れる結合サイトがある。作動中，これらの「破砕ロータ」は，対になった反応体パケットを，oxyglucose 燃焼反応の発生に必要な活性化体積に圧縮する。この反応体は，おそらく中間反応産物を受け入れ多段階反応に対応するための結合ポケットを持ったロッドを慎重に挿抜することで，圧縮サイクル中に形を変えることもある。最終的には，3×10^6 ブドウ糖分子/s（約 7pW）の速度で完全な燃焼を発生させる。排出分子は外側のジャケットに放出され，その熱を 10^{-9} 秒未満で熱伝導性構造物に移す（4.6.1 項）。図には，ブドウ糖溶媒和水排出経路を示していない。

B.　*燃料タンク*－燃焼機構は，化学量論的必要条件に合わせた大きさの燃料タンクを持ち，そこから各 100ms の排出サイクル中に燃焼反応体が引き出される。タンクには，各排出サイクル中に 1 回だけ，1000atm を超える圧力で飽和 70%ブドウ糖（水性）溶液および O_2 が再充填される。燃料補給中，サーモス構造は補給機構を通じた熱伝導により約 10^{-9}s で 310K に達し，補給機構は物理的に補給ソケットに接続する。燃料補給には<10^{-7}s 必要である。次に補給機構は接続を断ち，少なくとも 100nm 戻り，その後で燃焼機構はサーモスの温度を約 30ms で再び 600K の作動温度にまで上げる。その後，サーモスの温度は 100ms の排出サイクルの残りを通じて 600K に留まる。おそらく，このサイクルは，タンク内で 433K でのブドウ糖燃料カラメル化を避けられるほど速いであろう。もしそうでなければ，全体のデザインの効率を多少引き下げることになるが，より速いサイクル，またはより低い作動温度を使用することができる（水溶媒の沸点は>6.4atm で 433K を超える（10.3.2 項）。600K では，水の臨界温度 T_{crit}=647.3K を十分に下回っており（10.3.2 項），≧140atm の圧力では水は液体のままである）。

C.　*ロータ駆動源*－高さ 40nm の燃料/ロータ複合体の上に重なっているのは，圧力が 2000atm を超える 2 番目の O_2 貯蔵タンク（高さ約 15nm）である（**図 6.4B**）。このガスは，2 つのロータと同軸の単純なダクトタービン機構を通過し，ロータを回転させる。消費された駆動ガスは主 O_2 貯蔵タンクに入り，その後で燃焼反応体として使用される。100ms 秒の排出サイクルごとに 1 回，駆動ガスは再充填され，流出ガスは排出される。各プロセスには約 10^{-7}s かかる。

D.　*電気力学的保持装置*－循環するスターリングエンジン（あるいは他の意図的なエネルギー伝達機構）が熱を必要とするまで熱伝導性の物理的経路を避けることが極めて重要である。木材，プラスチック，ガラ

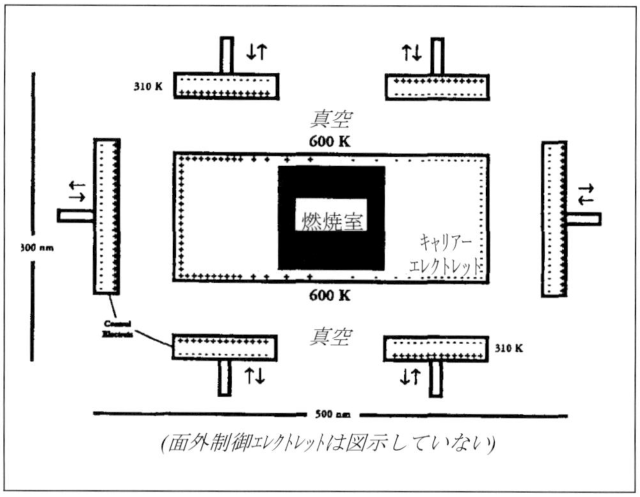

図 6.4C　ブドウ糖エンジンの 3D 電気動力緩衝装置（2D の概略図）

スなどの最良の断熱材でさえ，K_t=0.01-1W/m-K の伝導率を持つため（**表 8.12**，付録 A），ΔT＝290K の温度差を越える物質の 10nm の立方体は，約 0.1-10μs でエネルギーのすべての蓄えである E_{store} 約 1pJ を伝導する。ダイヤモンドの場合 N_{rod}=6 カルビンロッド状支持物，各断面積 A_{rod} 約（0.2nm）^{2}，長さ L_{rod}=100nm，ならびに K_t=2000 W/m-K を使用すると，熱漏出時間は，以下の式から計算される。

$$t_{leak} = \frac{E_{store}\, L_{rod}}{N_{rod}\, A_{rod}\, K_t\, \Delta T} = 0.7 \text{ microsec} \qquad \text{［式 6.17］}$$

この時間は依然としてはるかに速すぎる（J. Soreff は，カルビン構造を全体に C^{12} および C^{13} 原子をランダムに配置することで，分子鎖においてガラス状の不規則が得られ，ほとんどの高空間および時間周波数モードを局部的にとどめ，おそらく熱伝導性を有意に引き下げるられる，と述べている。やや弱い鎖については，N/CH または O/NH/CH_2 単位を混ぜることで同様の効果を得られる可能性がある）。幸運なことに，電気的空中浮揚を通じて全燃焼アッセンブリーの真空非接触絶縁も可能である。

Earnshaw の定理 [2172] によれば，重力に抗する静的空中浮揚は，固定磁石または電荷の組み合わせを使用した古典的物理学では可能ではない。しかし，量子効果（9.2 項），反磁性緩衝装置材料 [2173, 2174]，levitron に見られるような浮動物質の回転 [2175]，振動磁界 [2176]，あるいは動的フィードバック制御機構を使用すれば静的空中浮揚が達成される可能性がある。荷電したミクロン大のアルミニウム粒子の 3 次元電気力学的閉じ込めは，1950 年代後半に実験的に実証された [654]。与えられた公式により，重力を中和するために約 10mV の DC 電界を加えた約 10MHz の共鳴周波数での約 1 ボルトの双曲線四極 AC電界を使用して，10 表面電荷（電荷/質量約 1）を持つ 100nm 粒子を，円形リサージュパターンで安定的に 100nm の容積に閉じ込めることができる。2 つの結合した半球として作成した球状空洞電気力学的 levitator 内では，ミクロンスケールの粒子上に，より硬い閉じ込め領域が作られており [655]，より複雑な配置が設計されている [658, 659]。高周波 AC 電圧で駆動される共振回路を用いたマイクロモータ用の電気的サスペンションのベアリングは，フィードバック信号あるいはセンサを必要とすることなく電荷物体の安定した空中浮揚を可能にし [656, 657]，円柱方向に対称の誘電泳動空中浮揚電極構造を使用すれば安定した受動的捕集も可能になるであろう [660]。適切な DC または振動電界を負荷することにより，浮遊物体に並進および回転運動を加えることができる。

空中浮揚は，極めて小さいスケールで特に有効である。厚さ t，密度ρ，重力加速度 g に抗する絶縁耐力 $\kappa\varepsilon_0$ である物体を電気的に浮揚させるには，ある電界が必要である [656]。

$$E_{lev} = \left(\frac{8\,\rho\, g\, t}{\kappa\, \varepsilon_0}\right)^{1/2} \qquad \text{［式 6.18］}$$

r=1000kg/m^3，g=9.81m/s^2，t=100nm，κ=2.1（例：テフロン），ε_0=8.85 × 10^{-12}F/m であるとき，E_{lev}=20,000V/m，すなわち 1μm のギャップ（生物細胞のほぼ典型）を越えて 20mV である。真空下で 100nm 隔てられている 2 つの単位電荷は約 0.1pN の相互斥力を感じ，それは，密度 ρ=1000kg/m^3 の（100nm）^{3} ブロック上で約 $10^4 g$ の外部加速に抗する上で十分である。$10^4 g$ は，人間の体内で，この大きさの物体に加わる最大の自然加速度であり（4.3.3.2 項），人間の細胞に対する最大安全加速度に近い（第 11 章）。

図 6.4C に，可能な安定開ループ空中浮揚配置の概要を示した。この図では，燃焼アッセンブリーが，両側に配置する同符号制御エレクトレットにより電気力学的に浮揚している単純な永久分極双極エレクトレットキャリアに取り付けられている。熱エレクトレット（加熱した物質を通じて負荷される電界 [727, 2177]）は，蝋，テフロン，あるいはマイラーで作成することができる。いくつかの高分子エレクトレットは，室温で数

千年の寿命を持つと推定されている[727]。Homocharge エレクトレット（電子ビーム荷電電荷[2177]）は，より温度が高い場合，さらに寿命が長くなる可能性があり，また，意図したナノスケールの荷電パターンを持つ他の熱安定性エレクトレット材料が見つかる可能性がある[3099]。

E. *断熱*－**図 6.4A** および **6.4B** に示した燃焼アッセンブリーは，$(110\text{nm})^2 \times 90\text{nm}$ の大きさである。低温面と隣接している断熱した高温面，すなわち真空で隔てられている A 領域の両面については，熱伝達率は以下の式から求められる。

$$P_{classical} = A\,e_r\,\sigma\left(T_2^4 - T_1^4\right) \quad \text{［式 6.19］}$$

ここでは，式 6.11 において P_r に関して定義されている変数を用いている。ピーク真空放出波長は，ウイーンの関連性により以下のように求められる。

$$\lambda_{max} = \frac{0.2\,h\,c}{k\,T_2} \quad \text{［式 6.20］}$$

$h=6.63\times10^{-34}$Js，$c=3\times10^8$m/s，$k=0.01381$zJ/K，ならびに $T_2=310$K の場合，$\lambda_{max}=9.3\mu$m となる。$T_2=540$K のとき，$\lambda_{max}=5.3\mu$m である。

$d\geq\lambda_{max}$ である平面分離では，放射パワーは分離距離と無関係である。しかし，$d<\lambda_{max}$ のような小さい分離では，放射性熱伝導は，表面の非放射性電磁モードの near-field 結合により大きく増強する可能性がある[652, 653]。特に温度が 300～600K の面は，d が $0.2\mu\text{m} \leq d \leq 2\mu\text{m}$ の場合，σ_{cond} を導電率とすると熱を約 $(\sigma_{cond}\,d^4)^{-1}$ として移動させる。$10\text{nm} \leq d \leq 200\text{nm}$ の面は，再び d にはよらず以下の式に従ってエネルギーを交換する。

$$P_{anomalous} \sim 0.574\,A\left(\frac{4\pi^2 k^3}{h^2 c^2}\right)\sigma_{cond}\,T_2^2\left(T_2 - T_1\right) \quad \text{(watts)} \quad \text{［式 6.21］}$$

$d<200$nm の場合の基本的なエネルギー交換の関連性は，単に $P_{glu} = P_{anomalous} + P_{ext}$ である。この式で燃焼力は $P_{glu}=n_{glu}\,E_{glu}\,/\,t_{glu}$ となり，n_{glu} はサイクル当たりの酸化するブドウ糖分子数（例えば 3×10^5），t_{glu} は燃焼サイクル時間（例えば 100ms），P_{ext} はスターリングエンジンから引き出される有効出力である。$d=100$nm とすると，σ_{cond} が約 $4\text{-}7\times10^{18}\ \text{s}^{-1}$ である，極めて伝導性が高い銀またはアルミニウム面で生じる温度差（T_2-T_1）は，約 0.0001K で，無視できる程度である。しかし，σ_{cond} が約 $10^{11}\ \text{s}^{-1}$ であるゲルマニウム面（融点：1211K）は，600K を超える有用な作動温度 T_2 が可能になり，最大のカルノー効率が得られるであろう（$(T_2\text{-}T_1)/T_2 = 0.48$（48%））（これに対してガソリン内燃機関では約 25%）。装置の体積が約 $0.02\mu\text{m}^3$ である場合，出力密度は約 10^9W/m^3 となる。σ_{cond} が約 10^7s^{-1} であるホウ素面（m.p. 2573K）は，さらに良好な真空断熱特性を持つ可能性がある。この方法の実行可能性を十分に評価するためには，異常熱放射伝達についてさらに研究が必要である。

6.3.4.5 化学電気セル

人体は，様々な手段で利用できる化学電気エネルギーを再生可能な形で提供する。Pinneo および Kesselman[595] は，1959 年の時点ですでに，ネコの脳に 2 本の鉄電極を挿入するだけで，40mV，0.5μA を発電することにより FM 送信器に動力を供給したことを報告した。1963 年の Reynolds[596] による別の実験では，麻酔ラットの皮下および腹部に挿入した電極が 400mV で約 10μW を発生し，電力の低下の徴候を示すことなく発振回路を 8 時間動かした*。それ以来，イオン濃度電池，生体ガルバニ電池，生体燃料電池という 3 種類の生体電気エネルギーが特定されている。

イオン濃度電池は，化学的組成が異なる身体の異なる区画に 2 つの同じ電極を配置することにより化学濃度差を利用し，濃度比の対数に比例する電圧を発生させる。この方法により，動脈血と静脈血の酸素および水素イオン濃度の差から[590]，あるいは胃液と周囲組織の酸－アルカリ差から電力を得ることが提案されている。同様に，経細胞膜電極はサイトゾルと細胞間液の間に 1～100mV の電位を発生しうる。そのため，$10^5\,\Omega$ 負荷抵抗に 1mV で 10nA の電流を流すことで 10pW のナノロボットを動かすことができると考えられるが，約 100pW を超える電力を引き出すと，動電学的に細胞を破壊するであろう。また，この電池は，死にかけている，あるいは障害のある人間組織では信頼性が劣る可能性がある。

生体ガルバニエネルギー源[590, 3527-3530] は，電解液中の金属製電極（燃料）間の電気化学的電位差を利用する。電気エネルギーを発生するガルバニ対には大きく

---

*興味深いことに，最後にラットを即死させるためにネンブタールを心臓内に注射したとき，電圧がゼロに低下するまで死後 75 分必要であった。

分けて2種類があり，それらの医療用途について研究が進んでいる。陽極および陰極の両方が消費され，電解液に入るものと，陰極が不活性のものがある。最初のグループでは，亜鉛（陽極）および塩化銀（陰極）の電極が最長2年間にわたり被験者に植え込まれている。ZnはZn^{++}として電解質に入る。AgCl陰極はAgに変換され，Cl^-イオンが電解液に入る。この化学電気的電力源は，電極の厚さを20nmとすると，70-90%の効率で，約1ボルトで約0.2 $pA/\mu m^2$，すなわち電極面積50 μm^2当たり約10pWの定常電流を発生し，エネルギー密度は$10^7 W/m^3$である。第2グループのガルバニ対からも同様の出力が得られ，その中で最も詳細に研究されているのはパラジウムまたは白金黒陰極と接続した亜鉛陽極である。すなわち，分子酸素が陰極の水と結合し，OH^-およびH^+イオンを発生する。残念ながら，ガルバニ電力源は，壊死性破片，遊離好中球，顆粒組織，ならびに線維性結合組織層の形成による長期インプラントの完全な封入など，重大な宿主反応を引き起こす[590, 3512]。

生体燃料電池[590, 3526, 3527]は，陽極も陰極も消費されず，単に触媒として働く酸化還元反応に基づいており，これはナノメディカルの用途において非常に有益となる可能性がある。ナノメディシンに関して最も注目を集めている生体燃料電池はoxyglucose電池である。これは，以下の式に従って陽極でブドウ糖が酸化され，陰極で分子酸素が還元される電気化学的プロセスに基づいていると考えられる。

$$C_6H_{12}O_6 + 6H_2O \rightarrow 6CO_2 + 24H^+ + 24e^- \quad \text{(anode)}$$ ［式6.22］

$$6O_2 + 12H_2O + 24e^- \rightarrow 24OH^- \quad \text{(cathode)}$$ ［式6.23］

白金黒電極を用いた数十年前の実験[594]では，約0.3ボルトで電極面積$1\mu m^2$当たり約0.6pAが発生し，*in vitro*の出力レベルは$0.2pW/\mu m^2$であったが（陽極でのグルコン酸の形成および吸収により経時的に低下した），*in vivo*では（ラットまたはウサギの実験動物に植え込んだ場合），1つにはタンパク質による触媒作用の無力化により，わずか$0.004pW/\mu m^2$に過ぎなかった。ブドウ糖の完全な電気化学的酸化は，実験的に実証されたことはない[1015]。ナノメディシンの用途では，透過性を制御した膜により，これらの問題が解消する可能性があるが，上述の電極を使用した場合でも，厚さ20nm，$50\mu m^2$の電極を使用した10pWのoxyglucose生体燃料電池で$10^7 W/m^3$の連続的な出力密度が可能になるであろう。ブドウ糖を酸化させる電位でグルコン酸も酸化させることができるため，グルコナートが唯一の副産物ではない可能性があり，実際のデザインには，望ましくないかもしれない副産物を処理する適切な手段を含めなければならない。特定の触媒（例：ルテニウム）を電極に追加することが有用と考えられる。

エタノール燃料電池は，非効率的ではあるが，すでに商業ベースで広く利用されている。例えば，Lionのalcolmeter燃料電池のアルコールセンサ[2428]は，触媒性白金電極（酸性電解液をしみ込ませた約$1cm^3$のPVCマトリクスディスクアッセンブリー上で支えられている）を使用し，陽極におけるエタノールから酢酸への酸化（アルコール分子当たり2つの遊離電子を発生），ならびに陰極での大気中の酸素の還元により電子の流れを発生させる。通常のアルコールの有効濃度は，100万分の5から900の濃度であり，390Ω負荷を通じて約5mVで最大約10ミクロアンペア，すなわち約50nW（高くても約$0.1W/m^3$の電力密度）を発生させる。Lionの燃料電池は，すべての第一および第二脂肪族アルコールからエネルギーを発生させることができるが，アルデヒド，ケトン，エーテル，エステル，炭化水素，あるいはカルボン酸からはできない。アルコール検出を目的とした電気化学的燃料電池の他のメーカには，PAS Systems，Guth Laboratories，Intoximeterなどがある[2429]。1998年には，直接メタノール燃料電池も開発中であった。

R. Merkleが，ナノスケールの膜を用いたoxyglucose生体燃料電池により，過去の実験から明らかになっている値より有意に高い電力密度が発生する可能性があることを示唆したため（**図6.5**），以下の分析が行われた。それぞれ酸素，フッ素，あるいは窒素の原子で覆われている多くの非常に小さな孔を含む，厚さ1nmのダイヤモンド状シートからなり，高いプロトン親和性を持つ陰電荷経路を作り出すプロトン（H^+）交換ナノメンブレンを考えてみよう。プロトンのみを通し，他には何も通さないほど狭く（約0.1nm，ヘリウム原子さえ通さない），約3原子分の厚さの支持壁に囲まれている経路は，幅約1nmの約$1nm^3$の孔構造を作る。

$q=1.6\times10^{-19}$ J/proton-V，Nはprotons/s単位のプロトンの流速，V_pは電荷が通過する電位とすると，プロトンの流れにより各孔で発生する電力は$P_{pore}=q$

第6章

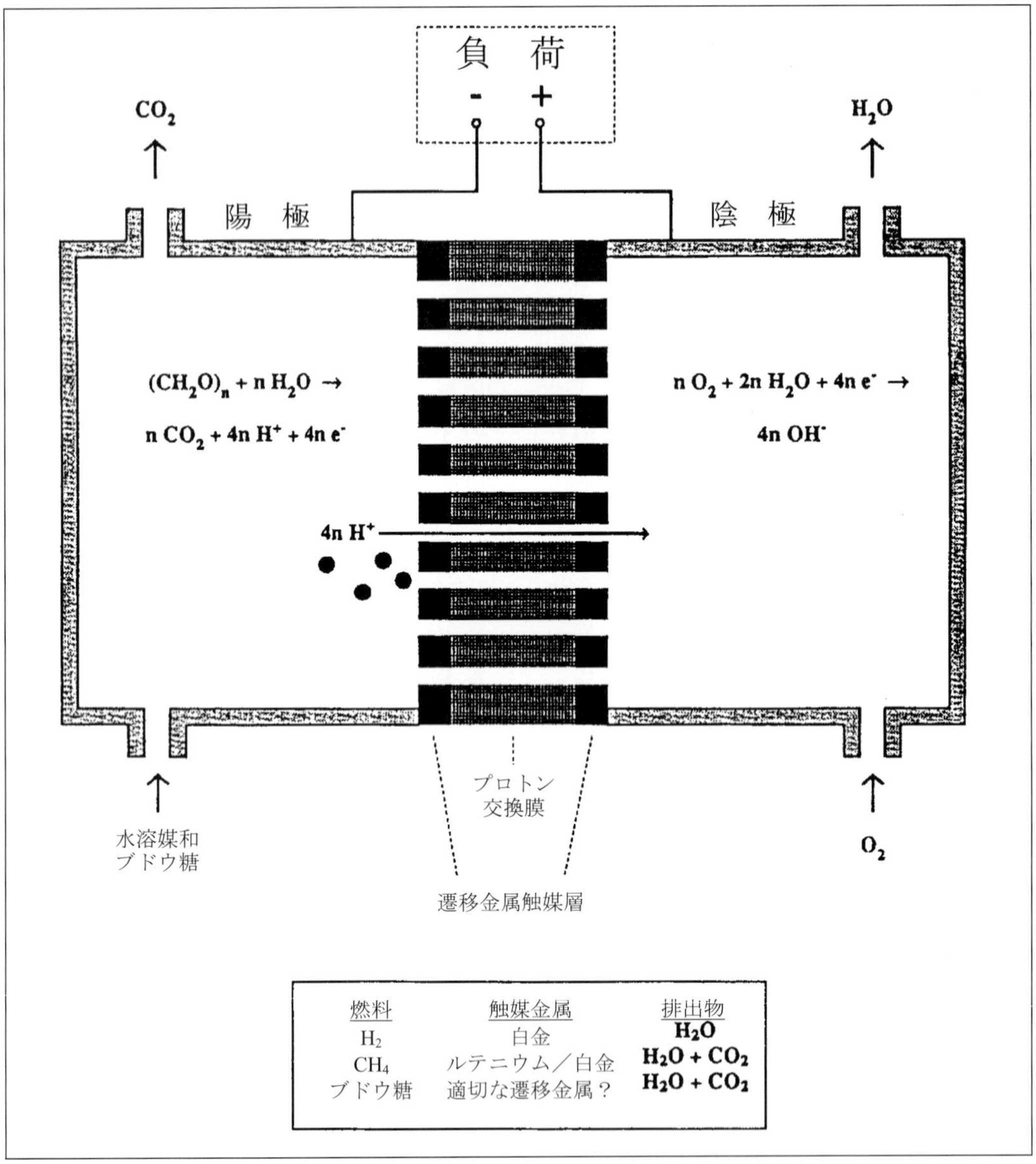

図 6.5　プロトン交換ナノ膜を持つ Oxyglucose 生体燃料電池の概要

$N\ V_p$ と表される。実験結果から，V_p がゼロ負荷では 0.75V に達するが，中程度の負荷では平均 0.3-0.6V である [594]。この分析に関しては，V_p を約 0.5V とする [1017]。N に関しては，ニコチン様アセチルコリン受容体経路（3.3.3 項）は，0.65～2.2nm の内径を持ち，開いているときは 2.5×10^7 Na^+ ions/s を通過させる。これは人工的な経膜ペプチトナノチューブイオン経路の輸送速度に匹敵する [1177]。この流量を N にとって代表的な値と考えると，P_{pore} は約 2pW/pore となる。

遷移金属触媒を使用する酸化還元燃料電池は，通常，約 10 触媒事象/s/触媒原子の n_{cat} を達成する [1017]。各ブドウ糖分子の酸化により 24 個のプロトンが発生するため，必要な触媒速度は N/24 約 10^6 ブドウ糖分子/秒/孔となり，それは N/24（$24n_{cat}$）約 10^5 金属触媒原子/孔を必要とする。Pt 原子を代表的なものと考えると，10^5 Pt 触媒原子は約 1500nm^3 の体積を持つ。1nm^3 の孔構造を含め，触媒の分散を考慮してこの体積を 2 倍すると，流体へのアクセスおよび構造的オーバーヘッドから，2pW，すなわち約 7×10^{11} W/m^3 の電気密度を発生する 3000nm^3 の単孔触媒単位が得られる（想定される触媒原子の使用は約 10^{17} 原子/W である。1999 年には最良の Pt 触媒プロトン交換膜が約 10^{18} 原子/W を必要とした [3264]）。各 $(0.1nm)^2$ の孔を通過する 4pA の電流の流れは 4×10^8 A/m^2 の電流密度を発生するが，それはアルミニウム塊の最大電流密度である約 10^{10} A/m^2 をはるかに下回っている（6.4.3.1

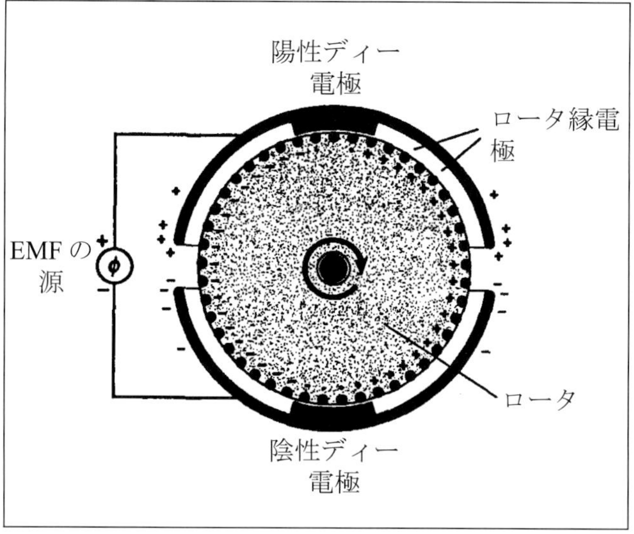

図 6.6　サブミクロンの直流静電モータ（概要図のみ，縮尺は正確ではない。Drexler[10]の図を修正）

項）。各孔では約 10^6 個/秒のブドウ糖分子が消費され，各ブドウ糖分子は 4765 zJ の自由エネルギーを表すため，利用できる総エネルギーは約 4.8pW/孔である。このように，装置は 2pW/4.8pW，約 40%の効率と思われるが，この値は電圧に大きく依存している。

J. Soreff は，oxyglucose の生体燃料電池が理論的には熱力学的限界の近くで作動できるが，それは微生物の代謝のような複雑な一連の触媒反応のデザインを必要とするであろうと述べている[2427]。ブドウ糖/グルコン酸電力源は，酸化が不完全であるために効率が悪いかもしれないが，1 つの反応についてのみ触媒部位の最適化を必要とするため，初期のシステムでは有用であろう。逆に，ブドウ糖の完全な酸化による陽子および電子の産生は，おそらくミトコンドリアの呼吸の形で固定化酵素群を使用して実行される長い生化学鎖をもたらす可能性がある（ミトコンドリアの電力密度は 10^5～10^6 W/m^3）[781, 786]。

呼吸連鎖の様々な段階における酸化還元電位のミスマッチのために，効率には限界がある。通常の電位および pH を持つ陽極チェンバーを仮定すると，様々な段階での酸化還元電位のミスマッチを補正するために，中間体の濃度は等しくてはならない。これらの濃度があまりに違いすぎると，鎖の最低濃度が全プロセスの律速中間体となる。中間体の慎重な選択，反応間の結合，ならびに触媒のデザインにより処理量を最適化することができる。生物学では，ブドウ糖を酸化するために解糖は約 18 種の酵素を，TCA サイクルは約 9 種の酵素を，ペントース－リン酸経路は約 9 種の酵素を必要とする[526]。Soreff は，わずかに異なる方法として，触媒パイプラインの各段階について異なる酸化/陽子チェンバーを持ち，半透性膜を通じて中間体を拡散させること，あるいは分子仕分けロータにより輸送させることが可能であることを示唆している。このことにより，酸化還元電位をマッチさせるという問題が，より容易に解決できる電気領域に移る。

酸素水素燃料電池も可能性があるが，最初にブドウ糖燃料から水素を作らなければならないため，おそらく出力密度ははるかに低くなるであろう。ブドウ糖を水素ガスおよび水に変換することは，トリコモナドのエネルギー産生 hydrogenosome（ピルベード：フェレドキシン酸化還元酵素およびヒドロゲナーゼを使用する），ならびに関連する酵素（高温の海中噴火口の近くで生きる細菌から得られる酵素）を使用している研究室では自然に行われている。現代的な 350K の酸素水素燃料電池では，O_2 および H_2 を，陽子交換膜で隔てられている隣接するチェンバーに送る。この膜は H^+イオンのみを O_2 側に流れることを可能にし，単一の廃棄産物として水のみを発生し，H_2 陽極上の正味陰電荷，ならびに O_2 陰極上の正味正電荷を確立し，負荷時の電位は約 0.6 ボルトである。この化学電気的プロセスは，少なくとも約 50%の効率を持つが，1 つには水素の容積電気密度が低く，また現在市販されている膜が不完全であるために，通常は 10^4～10^6 W/m^3 しか発生しない。細菌を用いた生物燃料電池も研究されている[2427, 3531]。

6.3.5　電気エネルギー変換プロセス

1980 年代後半からミクロスケールの静電モータが製作されており，現在，多くの研究者が関心を示すテーマである[556, 557]。厚さ約 1μm，半径約 100μm の，市販のマイクロマシン製ロータは，>10^8V/m の電界強度に反応し，電気エネルギーを機械的エネルギーに変換することにより約 10pN-m の動力トルクを発生し，10^4～10^5W/m^3 の範囲の出力密度を発生する。装置の寿命はほぼ 10^7 回の回転である[556]。

Drexler[10] は，約 4×10^{14}W/m^3 の出力密度および 99%超の推定効率で機械的動力と電気的動力の間を変換できる，サブミクロンの直流（DC）静電モータのクラスを報告している（典型的なマクロスケールのブラシ DC モータは 55%～75%の効率であるが，ブラシの付いていない DC モータは 95%と高い効率が可能である）。

1つの実現例では（**図 6.6**），電荷がロータの縁に配置され，その縁がディー電極内を通過するようになっている。この電荷は，次に約 3nm のギャップを超えて反対側のディー電極に移され，そこで除去され，反対の符号の電荷に取って代わられる。ディー間に適切な符号の電圧を負荷すると，輸送中の電荷がロータにトルクが働き（逆に作動する Van de Graff 発電機のように），電気的な力を機械的な力に変換する[10]。具体例として，約 0.2×10^9V/m の電界強度で駆動される，直径 390nm，厚さ 25nm のモータは，ほぼ最大の周速約 1000m/s で回転する。電位が約 10V，約 110nA の電流で約 1.1μW の出力を発生する。実験的にナノメートル電極で単電子－輸送事象を発生させ，測定されており[878]，学生の試験室ではマクロスケールの“Dirod”静電発電機が静電モータとして作動している[3098]。

電気的エネルギーは，逆圧電効果を通じても機械的エネルギーに変換される[553]。ジルコン酸チタン酸鉛セラミクス（PZT）などの圧電材料，ならびに水晶などの自然機械的共振器は，電界に曝されると，圧電分極に対する電界の向きに応じて拡張または収縮する。例えば，厚さ 750μm の圧電結晶に 100V を負荷すると，それは約 37nm，すなわち約 0.4nm/V 変形する[628]。また，回転がほぼ角度秒単位で測定される圧電回転アクチュエータも存在する。また，数十年前にはエッチングにより厚さ約 1μm の水晶共振器を製作する能力が実証された[554, 555]。PZT 結晶は，STM および AFM などの走査型プローブ顕微鏡において検査しているサンプルに動きをもたらすために一般に使用されている[1093]。電気機械変換器として使用されるバイモルフ構造圧電駆動装置は大きな機械的変位を発生させることができるが，発生する力は比較的小さい[545]。水中で作動する厚さ 2μm，直径 100μm の誘電誘導モータは，110V の電位で 250 回転/s で駆動し，電気を機械的な動きに変換し，0.3pN-m のトルクを発生することができる[552]。「人工筋肉」で利用するために，電気活性ポリマー（EAP）[3013, 3124]，ならびに i-PMMA などの電気歪ポリマーが研究されており[1301]，電子照射 P（VDF-TrFE）コポリマーでは，非常に高い電歪反応（約 4%）が観察されている[1594]。単壁炭素ナノチューブのシートに基づいた電気機械的アクチュエータが報告されている[3238]。骨さえもエレクトレットにすることができる[1941]。

静電アクチュエータは，大きな機械的力を発生することができる。Drexler[10] から報告されている電気機械的変換器は，一方のプレートが固定され，信号源に接続されており，もう一方のプレートはトンネル接続を通じて接地されており，わずかな範囲の変位内で自由に動くことができるコンデンサである。1nm のストローク長さおよび $(12\text{nm})^2$ のプレート面積を持つデザインは，0～5V の電圧を 0～1nN の機械的信号に変換する。

電気機械的変換の同様の実現例は，面積が A_{slab}，静電定数が K_{slab} である誘電スラブを，V_{cap} の電圧のコンデンサのプレート間のギャップ d_{gap} に引き入れ，電界依存性の力を発生する単純な機械的誘電駆動装置を作成するというものである。周波数 ν_d（Hz）の，時間で変動する入力電圧を負荷すると，以下の機械的出力が発生する。

$$P_n = \left(\frac{\varepsilon_0 A_{slab}}{2\, d_{gap}}\right)\left(1-\frac{1}{K_{slab}}\right)\nu_d V_{cap}^2 \qquad \text{[式 6.24]}$$

300K のダイヤモンドについて，$\varepsilon_0=8.85\times10^{-12}$ C/N-m^2（真空誘電率定数），A_{slab}=100nm^2，d_{gap}=2nm，V_{cap}=1V，k_{slab}=5.7 とし，ν_d=5000Hz とすると，P_n=0.001 pW（電力密度 5×10^9W/m^3）となり，Δx=1nm 変位中にスラブに負荷される力は，$P_n/(\Delta x\ V_p)$ 約 1nN である。

電気熱エネルギー変換は単純なジュール加熱中，あるいは電流がバイメタル接合部を通過して一方を熱くし，他方を冷たくするゼーベック効果またはペルチエ効果の冷却としておこる[1034, 1035]。

電気化学的変換は，電界感受性配座状態の酵素[814]，電圧ゲートイオンチャネルおよびナノメンブレン（3.3.3 項），ならびに逆に作動する化学電気セルである電解セルにおいて起こる。

量子井戸型ナノ構造は，発光ダイオード，エレクトロルミネセンスディスプレー，ならびにサブミクロンスケールの固体レーザなど，電気光変換器の製作に有用であり，電圧依存性透過率を持つエレクトロクロミックガラスで，光学的ゲートが可能になる。カーボンナノチューブを通じて送られる電流は，電界の放出および発光を引き起こし，10^6 個の電子当たり約 1 個の光子を発生する。1 本のナノチューブでさえ，かすかな，しかし目に見える輝きを発する[1995]。これは，電気光学的エネルギー変換のもう 1 つの例である。

磁気機械的変換も，80Hz，1-T 磁界で磁気歪合金を磁界駆動形アクチュエータとして使用する，センチメートル大の単純な足つきロボットへの遠隔動力供給に使用されているが [564]，この方法は，電磁界の特性がスケール縮小により影響を受けるため，分子スケールではナノメディカルシステムにおける有用性は限られているかもしれない [10]。おそらく分子磁石を使用する磁気センサ（4.7.2 項）は [2598-2600]，動力変換器として使用できるであろう。

6.3.6 光子エネルギー変換プロセス

可視光は，黒い面にあたると急速に吸収され，熱に変化する。これは光熱変換の最も単純な例である。このような変換は固体光学冷却器において反対に動作する。この冷却器は，サンプルを，分子振動を吸収する特定周波数の赤外光子で照らし，その物体が，より高エネルギーの蛍光を発することにより，2%のエネルギー効率で冷却を行う [549]。

光学機械的変換は，低出力レーザ光を光学流体変換器に当て，プッシュ・プルモードで十分な大きさの圧力パルスを発生させ，空気アクチュエータを作動させて実証されており [544]，光熱「ブラウンラチェット」は，回転するレーザ光を使用してミクロンスケールのプラスチックビーズのブラウン運動を調整している [1043]。レーザ加熱ガスマイクロアクチュエータの研究が行われている [560, 640]。また，光学ピンセットからの拡散力が小粒子の回転に使用されており，非機械的な手段によりナノマシンに動力を供給する手段を提供する可能性がある [775]。光音響変換は，圧電性インジウム砒化ガリウム光学信号遅延装置 [714] および PLZT などの「光歪」物質 [1065] では直接的に，パルスレーザで照射した 30nm 炭素原子の水性懸濁液 [1056] 中では間接的に誘発される。砒素およびセレン（カルコゲニド）製ガラス質物質の 250nm 厚の被覆を持つ，長さ 200μm，厚さ 600nm の窒化シリコンビームは，ビームの長さ方向に沿って分極した光子に照らされると約 1nm 収縮し，ビームを横断して分極した光子に照らされると約 1nm 膨張する [877]。DARPA MOEMS プログラムのために開発された，回折格子を持つ約 300μm の光機械的モータは 20V で作動し，最大約 80Hz で回転する [1663]。

光駆動形プロトンポンプは，光感受性ミニセル上で光る光学光子がプロトンポンプを作動させて水素イオンに膜を通過させることにより，膜の両側に大きなイオン電荷差を作り，入射光のエネルギーを化学的に蓄積することで光化学的変換を行う。太陽光および水から 12.5%のエネルギー効率で水素および酸素を産生する実験的光電解セルが作られている [1519]。緑色植物は光化学変換器であるが，入射放射線のほとんどが非葉緑体色素による反射，透過，あるいは吸収により失われるため，緑色植物に当たる光子エネルギーのうち化学エネルギーに変換されるのは 1-3%のみである。有効な光合成色素に直接当たる光子のうち，最大で 35%が化学エネルギーに変換される。ある種の細菌も光化学変化を利用している。周囲の黒体放射による単分子化学反応の活性化が実証されており [1122]，また，レーザによる交流電界を使用した，双極電荷を持つナノチューブ歯車の 10-100GHz の回転が，計算によりシミュレートされている [1235, 1236]。

光電池は，光学エネルギーを電気エネルギーに変換する，よく知られた技術である。市販のソーラーパネルアレイ [3047] は，現在，約 $10^5 W/m^3$ を発生するが，高分子薄膜（100-200nm）太陽電池は，わずか 5.5%の効率で約 $10^6 W/m^3$ に達する可能性がある [1059]。多層多バンドギャップ太陽電池は，30%を超える効率で太陽エネルギーを電気エネルギーに変換することができ [562]，光電池，ならびに *Rhodopseudomonas acidophila* 菌の LH2（集光物質）分子複合体などの様々な自然の光受容体は，選択した単色波長で 60-90%の効率を達成することができる [3532, 3533]。光電気デンドリマー形集光分子アンテナが考案され，合成されている [2586-2591]。

400-700nm の光学バンドのみにおいて，直射（雲のない昼間）太陽光エネルギー束は 100〜400W/m^2 である。100W/m^2 の値を使用し，30%の変換効率を適用すると，半径 R の円形断面を持つナノデバイスへの電力供給量 P_n は直射日光下で約 100（30%）πR^2 W であり，10pW のナノロボットに動力を供給するためには直径約 0.7μm の円形の集光スポットを必要とする。フラーレンシートは，興味深い光電子効果を示す。シートの片面に高強度の光が照射されると，反対側の面に電位が誘発される。光学的に注入される（光学光子的）分子レーザの開発も進んでいる [990]。

ラジオ周波信号などの低周波数光子は，ミリメートルスケールのループアンテナ（6.4.2 項）を使用して容易に電流に変換される。例えば，皮下注射針を用いて皮下に植え込んだ 2mm×10mm の装置は，制御および動力供給に高周波を用いて筋肉を電気的に刺激し，人間の運動機能を回復させる [563]。

6.3.7 核エネルギー変換プロセス

核エネルギーをナノロボットの動力源として使用する概念は，1つには社会文化的な理由のために広く論じられても，利用されてもいない[3294]。この項では，周囲組織には実質的に放射線を照射しない実行可能な放射性核種動力システムについて述べる。その後で，医療用ナノデバイスにおける核分裂および核融合を利用する試み，ならびにその他いくつかのやや不確かな可能性について簡単に検討する。

6.3.7.1 放射性核種

最も一般的な核分裂エネルギー放出モードは，不安定な放射性原子核が電子（β^-崩壊），陽電子（β^+崩壊），ヘリウム核（α崩壊），あるいは高エネルギー光子（γ崩壊）などの小さな粒子を放射するときに発生し，核を別の元素に変換させることが多い。最適な放射性燃料の選択は，主に安全基準により決まる。

A. *透過範囲*－α粒子の質量は電子の質量より約7000倍大きいため，α粒子の速度，ならびに物質中の範囲は，等しいエネルギーを持つβ粒子よりはるかに小さい。そのため，医療用ナノロボットにとっての最適な放射性核種は主にα放射体である。1～10MeVのα粒子の飛程にわたる単純な「停止力」の概算[567]は，以下の式から得られる。

$$R_\alpha\ (\text{microns}) \sim 430\ E_{MeV}^{1.3}\ \rho_{absorb}^{-0.6} \qquad [式 6.25]$$

この式で E_{MeV}＝エネルギー/α崩壊（MeV）であり，ρ_{absorb}＝吸収体の密度（Ptについて21,450 kg/m^3）である。このように，3MeVのα粒子（最初は約0.04cで移動）は，空気中で約2cm，水中で約30μm，ゲルマニウム中で約10μm，ならびに白金中で約5μmの飛程を持ち，カットオフはかなり鋭く，ストラグリング（平均範囲周囲の粒子範囲の変動）は約1%に過ぎない。対照的に，おおまかな概算として，等しいエネルギーを持つβ粒子（最初は約0.99cで移動）の飛程は約10^2R_αであり，等しいエネルギーを持つγ光子および高速中性子の飛程は約10^4R_αであるが，ビーム強度は決して正確にゼロに低下するのではなく，むしろ遮蔽の増強とともに指数関数的に減衰するため，これらの粒子の「飛程」の定義は不正確である。1つには重い遮蔽が必要とされているために，1970年代に開発された，$_{61}Pm^{147}$から電力を供給されるbetavoltaic電池は約30W/m^3しか発生しないが[603]，$_{94}Pu^{238}$の熱電池は最高で約58W/m^3を発生した[631]。1970年から1976年の間に2300個を超える核動力心臓ペースメーカの植え込みが無事に行われたが[633]，新たな植え込みは1983年に中止された[3492]。

物質中のα粒子の吸収は，ほぼすべてが電子との衝突，すなわちイオン化反応により，この反応は約MeVのα粒子当たり10^5～10^6イオン対を作り出し（吸収体の材質による），粒子をほぼ止まるほど遅くする。一部の軽い核種の吸収体については，極めてわずかではあるが核との直接的な相互作用が関与している可能性もある。エネルギーが4.8MeVと低い（例えば$_{88}Ra^{226}$からの）α粒子が，$_5B$から$_{19}K$までのすべての元素（$_6C$および$_8O$を除く）の原子を変化させ，陽子を放出することが観察された[1007]。低エネルギーα粒子も，ときには軽い原子核を変化させ中性子を発生させる。このような反応の中で最も強いものの1つは，$_{86}Rn^{222}$から発生し，$_4Be^9$吸収体に衝突する4.6MeVのα粒子である。その際，5000個当たり1個のα粒子がベリリウムの核に入り，中性子を放つため（等しいエネルギーのα粒子よりはるかに長い飛程を持つ），反応の確率は0.02%である[1008]。このように，最悪の場合（例えば遮蔽材料の選択が不十分であった場合），発生する10^9～10^{10}のイオン対当たり1つの低エネルギー陽子または中性子が放出されるが（例えば1pAのα粒子電流で2000秒ごとに約1つ），そのような二次的な反応のほとんどは，発生する確率がはるかに低い。

しかし，一般に自然に放出されるα粒子は，より重い元素の核を透過しないため，一般に重核吸収体に有意な二次放射体を作り出すことはできず，そのため，遮蔽はより重い元素から作るべきである。第一に，クーロン反発力を抑え，核に入るためには，α粒子エネルギー$E_{repulse} > 2\ Ze^2/4\ \pi\ \varepsilon_0\ r_{nucl}$（J）であることが必要である[1005]。この式でZは原子数（核電荷数），$e=1.60\times10^{-19}$C（電気素量），$\varepsilon_0=8.85\times10^{-12}$ F/m（誘電率），核半径のラザフォード古典式 r_{nucl} は約$\rho_{nucl}\ Z^{1/3}$である[1006]。また，ρ_{nucl}は約1.6×10^{-15}mである*。このように，例えば$_{78}Pt$吸収体を使用すると，r_{nucl}は約7×10^{-15}m，$E_{repulse}>33$ MeVとなり，$_{32}Ge$吸収体を使用するとr_{nucl}は約5×10^{-15}，$E_{repulse}>18$MeVとなる。どちらの場合でも，ナノメディカルの核電気システム（**表6.5**）に使用される可能性がある2-4 MeV

---

* *Li^{11}のような一部のエキゾチックな人工核は，古典的な$Z^{1/3}$の規則に従わない[1128]。*

表 6.5 様々な放射性核種の容積放射性出力密度[763]

放射性核種	半減期（秒）	α放射（MeV）	β放射（MeV）	γ放射（MeV）	その他の放射	容積出力密度（W/m³）
$_{58}Ce^{142}$	1.6×10^{23}	1.50	---	---	---	3.0×10^{-8}
$_{92}U^{235}$	2.2×10^{16}	4.35	---	0.074-0.385	SF	1.1
$_{83}Bi^{210m}$	8.2×10^{13}	4.90	---	---	---	1.9×10^{2}
$_{64}Gd^{150}$	9.4×10^{12}	2.70	---	---	---	1.0×10^{3}
$_{6}C^{14}$	1.8×10^{11}	---	0.156	---	---	1.5×10^{4}
$_{88}Ra^{226}$	5.1×10^{10}	4.77	---	0.187-0.64	---	1.4×10^{5}
$_{64}Gd^{148}$	2.4×10^{9}	3.18	---	---	---	4.8×10^{6}
$_{61}Pm^{147}$	8.3×10^{7}	---	0.225	---	---	8.7×10^{6}
$_{94}Pu^{238}$	2.8×10^{9}	5.48	---	0.0436-0.875	SF	1.1×10^{7}
$_{96}Cm^{244}$	5.5×10^{8}	5.79	---	0.043-0.15	SF	2.0×10^{7}
$_{98}Cf^{250}$	3.1×10^{8}	6.02	---	0.043	SF	3.6×10^{7}
$_{16}S^{35}$	7.5×10^{6}	---	0.167	---	---	8.8×10^{7}
$_{98}Cf^{252}$	8.0×10^{7}	6.11	---	0.043-0.10	SF	1.4×10^{8}
$_{98}Cf^{248}$	3.0×10^{7}	6.23	---	0.045	SF	3.9×10^{8}
$_{96}Cm^{242}$	1.4×10^{7}	6.10	---	0.04409	SF	8.4×10^{8}
$_{84}Po^{210}$	1.2×10^{7}	5.30	---	0.79	---	1.3×10^{9}
$_{96}Cm^{240}$	2.3×10^{6}	6.26	---	---	SF	5.3×10^{9}
$_{15}P^{32}$	1.2×10^{6}	---	1.71	---	---	6.5×10^{9}
$_{98}Cf^{244}$	1.5×10^{3}	7.17	---	---	SF	9.2×10^{12}
$_{84}Po^{212}$	3.0×10^{-7}	8.78	---	---	---	8.6×10^{22}

SF=自発核分裂

の低エネルギー自然発生α粒子は，$E_{repulse}$ より小さいオーダーのエネルギーを持つ。

B. *γ線*－γ線はほとんどの生体材料に毒性を示し，最大の透過力を持ち，有用な核分裂エネルギーを放散し，電子－陽電子対を作り出すことにより遮蔽の侵食を助長する可能性がある。そのため，理想的な分子ナノロボットの放射性核種燃料は，壊変中にγ線を放射しない。

C. *崩壊系列*－放射性元素は，通常，崩壊して段階的に軽い原素になり，それらも放射性を示す可能性がある。理想的な放射性核種の娘核種のそれぞれが，安定した核に至るまでの全崩壊系列で上述の基準に合致することが望ましい。

各崩壊事象は一定量のエネルギーを発生するため，密度ρの放射性核種の出力密度 P_{rad} は，以下のように秒当たりの崩壊数と比例するつまり半減期と反比例する。

$$P_{rad} = \frac{k_{rad}\,\rho\,E_{MeV}}{AW\,t_{1/2}} \quad (\text{watts/m}^3) \qquad [式 6.26]$$

この式で AW＝原子量（g/mol），$t_{1/2}$＝半減期（s），$k_{rad}=10^9\ln(2)\,N_A E_{eV}$ であり，また $N_A=6.023\times10^{23}$ 原子/mol（Avogadro 数）および $E_{eV}=160$zJ/eV である。医療用ナノロボットにおいて有用となるためには，$t_{1/2}$ は蓄積および使用に便利なように少なくとも 10 日（約 10^6 秒）以上であるべきであり，理想的には，潜在的に有害な *in vivo* における燃料補給操作の必要性をなくすため，予想任務期間と同じであることが望ましい。**表 6.5** は，いくつかの候補物質の出力密度 P_{rad} および他のいくつかの基準放射性核種のデータを示している[763,764]。

γ線を放射せず，αのみを放射し，$t_{1/2}>10^6$ s の全放射体の中で，α崩壊して直接的に安定した希土類同位元素である Sm^{144}（サマリウム）になる Gd^{148}（ガドリニウム）を用いると，最大の容積出力密度が得られる。真空中に浮遊している，半径 r=95μm で 5μm 厚の白金遮蔽（総装置半径 R=100μm）および放射率 e_r=0.02 の薄い研磨銀被覆に囲まれた純粋な Gd^{148}（約 7900kg/m^3）の固体球体は，当初は，以下の一定温度 T_2 を維持する（T_1=310K で維持されている面とは大きく異なる）。

$$T_2 = \left(T_1^4 + \frac{P_{rad}\, r^3}{3\, e_r\, \sigma\, R^2} \right)^{1/4} \sim 600K \qquad \text{[式 6.27]}$$

75 年の半減期を持ち，当初は 17μW の熱出力を発生し，それは約 50%の効率で作動するスターリングエンジンにより 8μW の機械的出力に変換できる（より小さい Gd^{148} 球体はより低温で作動する）。このような球体は，ほとんどの個々のナノロボットのデザインにはおそらく大きすぎるが，飲み込む，あるいは植え込むことが可能な「動力錠剤」（第 26 章），あるいは専用のエネルギー機関（6.4.4 項）にとっては理想的な長期エネルギー源となるであろう。純粋な Gd^{148} の約 0.2kg のブロック（約 1 立方インチ）は，当初は約 120W を発生し，理論的には約 1 世紀にわたり全人体の完全な基礎動力ニーズを十分満足させる（適切な核化学エネルギー変換および負荷緩衝機構，ならびに十分に良好に分割された構造を仮定した場合）。核力エネルギー臓器については，6.4.4 項でさらに論じる。

1μm^3 の放射性ガドリウムのブロックは，有用な約 3pW の熱出力を発生する。しかし，最小 5μm の Pt 遮蔽が依然として必要であるため，放射量がゼロである Gd^{148} 動力ナノロボットの最小可能直径は約 11μm であり*，出力密度を約 10^4W/m^3 にまで低下させる**。この低いエネルギー密度により表面温度は 320K となり，約 3%の熱変換効率しか得られない**。電子－正孔対の線形イオン化跡を約 10^{-9}s で直接的に電流に変換する半導体接合部α粒子核電気変換器を用いれば **（図 6.7）**，より高い効率が得られる可能性がある。そのようなシリコンおよびゲルマニウム内のイオン化は，詳細に研究されている。通過するα粒子により発生するイオン対当たりの平均エネルギー損失は，Si について 3.6eV（580zJ），Ge について 3.0eV（480zJ）

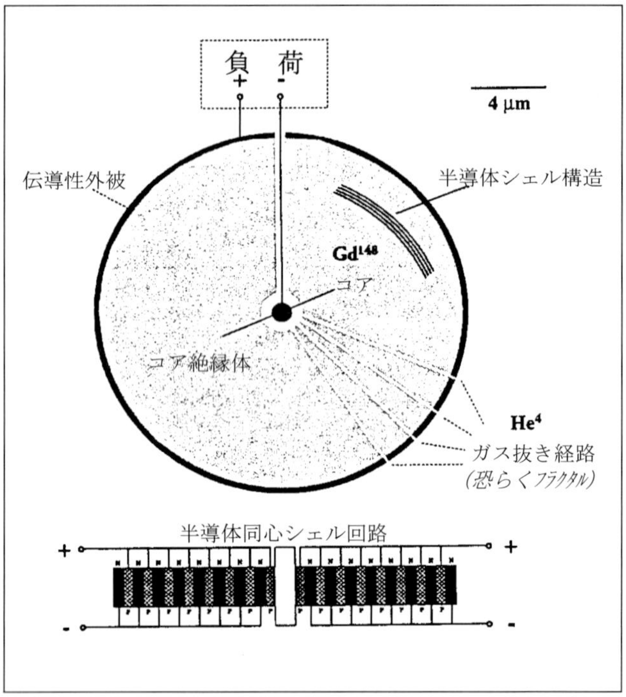

図 6.7　半導体接合部核電気変換器の概要図

である [567]。3.18MeV のα粒子を止めるには 11μm 厚の Ge 壁が必要である。（1μm)^3 の Gd^{148} の立方体は約 5α粒子/s を発生し，約 3V で約 1pA の出力電流を出す（例えば約 3pW）。通常は単一部位の故障が装置全体の機能にとって致命的となるような，ほとんどのナノマシンとは異なり [10]（第 13 章），ここで提示するデザインはそのような故障に極めて強いはずである。CC 結合エネルギーも約 3.4eV であるため，α粒子エネルギーを化学形に直接核化学変換することは理論的に可能である。核分裂片の照射による炭質材料のダイヤモンド結晶への変換が報告されている [1029]。

Gd^{148} を動力源とするナノロボットは安全であろうか？その遮蔽が完全である限り安全である。βまたはγの放射は存在せず，十分な遮蔽があるとすると，α粒子の漏出は起こりえない。重大な遮蔽の腐食は，以下の理由で起こる可能性が低い。

1. α粒子と遮蔽原子との相互作用がほとんど遮蔽原子の核との間には発生せずその軌道電子との間に発生する。

---

*質量 $m=6.68\times10^{-27}$kg，電荷 $q=2\times(1.6\times10^{-19})$ C，エネルギー E_{MeV}=3.18 MeV のα粒子が，真空の均一な磁場 B=1T 内で循環するときの軌道半径 r_{orbit} は，$r_{orbit}=(k_a E_{MeV}\, m/q^2b^2)^{1/2} = 0.3m$ $(k_a=3.2\times10^{-13})$ であり，ほぼ人体と同じ厚さであるため，制御下でエネルギーを放出することを可能にするα粒子放射のより小型の *in vivo* ナノシクロトロニック蓄積は実行不可能である。

**1980 年代に NASA および DOE により開発されたプルトニウム二酸化物放射性熱発生器（RTG）システムは，約 10^5 W/m^3 の熱出力および約 10^4 W/m^3 の電気出力を発生し，変換効率は約 10%である。米国の連邦エネルギー情報局の統計によれば，従来の大型原子力発電所の平均変換効率は約 32%である。

2. α粒子の放出率が低い（例えば約 5/秒）
3. 放射性不純物質は，ナノマニュファクチャ構造では存在しない。
4. 背景放射線は，約 10nm を超える同質成分にとって大きな信頼性の問題ではない（第 13 章）[10]。

まず起こることはないが，万一遮蔽が完全に除去されると，水または軟組織中のα粒子の最大飛程距離は約 30μm，すなわちほぼ 1 つの細胞の幅である。Gd^{148} から動力を供給される約 10 億個のナノロボットの放射性コアからの放射線は，すべての遮蔽が破壊されている場合，約 1 日で約 500rad の生涯致死放射線量をもたらす。遮蔽されていない約 0.2kg の Gd^{148} ブロック（約 100W の出力）は，約 10 秒で LD50（以下を参照）線量をもたらす。Gd^{148} は，非核分裂物質であるため，核分裂連鎖反応あるいは爆発は起こらない。実際，ガドリニウムは，既知の元素の中で最大の中性子吸収断面積を持ち，制御棒として，あるいは核遮蔽としてより有用である。裂け目が生じた場合の化学毒性については，イオン性 Gd は血液中でコロイド状水酸化物およびリン酸塩に急速に変換され，ほとんどが肝臓および脾臓に存在する網状内皮系に取り込まれる [598]。肺における半減期は約 2 時間である [600]。マクロファージでは，希土類が不溶性リン酸塩としてリソソーム中に集中する [599]。Gd あるいは Sm などの希土類は特に毒性が高いわけではない。通常，LD50 は 0.5～5g/kg[601]，すなわち体重 70kg の成人で 35～350g である。化学的な発癌性あるいは突然変異誘発性は検出されていない [601]。1998 年には，Gd^{148} は，Los Alamos National Laboratory から$0.50/μm^3 で購入できた [2315]。$Gd^{148}$ を動力源とするナノロボットを経済的に実現可能にするには，このコストを大幅に引き下げなければならない。

より大きな作動出力密度が必要な場合，より高温の，あるいは約 1μm^3 より小さい出力コアの（ただし遮蔽直径は依然として 11μm を超えている），放射性核種から動力を供給されるナノロボットは，5 ヶ月の半減期で崩壊して安定した Pb^{206} になる Po^{210} など，安全性は低くなるがよりエネルギー密度が高い材料に切り替える必要がある。例えば，半径 100nm の Po^{210} の球状出力コアは，表面温度が約 600K であり，上述の熱機関を通じて利用できる約 6pW を発生する。しかし，そのような熱源は，約 10^4 秒ごとに 0.79MeV のγ光子 1 個を発生する。遮蔽されていない場合，そのような光子が約 300 個で哺乳類細胞 1 つにとっての致死線量（約 500rad，あるいは約 5J/kg 軟組織）となり，線量率は，早期の植え込み型 Pu^{238} 核熱電池の約 5 millirad/hour に対して約 10millirad/hour である [724]。このように，Po^{210} 駆動ナノロボットが入った細胞の生涯曝露*は，安全性に関してせいぜい約 1 ナノロボット－月に制限されるが，それは多くの短期用途においては許容できるレベルであろう。前述した Gd^{148} の装置にはそのような制約はあてはまらないと思われる。

重い原子核が核分裂して，ほぼ質量が等しい 2 種類のより軽い元素の核となり，不安定な核分裂片が約 50 種の異なる崩壊系列のいずれかにより，安定した核となることにより，より大きいエネルギー量（静止質量の最大約 0.1%）が放出されることがある。例えば，

$$U^{235} \rightarrow \text{mixed fission products} + 200\ \text{MeV}\ (3.2 \times 10^{10}\ \text{zJ}) \qquad [式 6.28]$$

これにより，約 0.091%の質量がエネルギーに変換される。核分裂中には，通常 1 つの中性子が 1 つの核に吸収されるが，1～3 個の中性子が放出されると，連鎖反応が可能になる。事実上，中性子が核分裂の触媒として働く。正味エネルギー産生核分裂連鎖反応を支えると考えられる核種には，U^{232}，U^{233}，U^{235}（臨界質量約 3.6kg），Pu^{239}，Am^{241} および Am^{242}（熱また

*Rad は，1rad=0.01J/kg と定義される吸収線量の標準単位である。LD50 は，全曝露物の 50%で死亡が生じる吸収線量であり，人間の組織では通常 400-500rads である。そのため，70kg の人体にとっての伝統的な LD50（約 500rads）は，約 350 J の吸収を必要とする。約 10 ナノグラムの人間の肝細胞 1 つについて伝統的な LD50（約 500rads）を仮定すると，約 50pJ のイオン化放射線エネルギーの吸収が必要であろう。ナノロボットから放射される放射線の安全性を厳格に評価するには，特定の放射線が特定の細胞または臓器に及ぼす影響を評価しなければならない [3075-3078]。臓器の感受性，イオン質量感受性，ならびに鉄，ビタミン C，またはメラトニン濃度の変動などの環境感受性には大きな差がある。細胞の死亡率は，細胞を殺さずに細胞の機能を乱すことによってその細胞が働いている身体を害する低線量影響（例：癌の悪性転換率）も含む連続体の一方の端にある。細胞修復装置が利用できれば，LD50，ならびに人体が耐えうる伝統的な「生涯曝露」放射線限度の両方が大きく上昇する（第 24 章）。細胞の放射線耐性を高める実際的なゲノム，バイオテクノロジー，ならびにナノテクノロジーエンジニアリングも，癌のリスクおよび先天性異常を最小限に抑え，人間が宇宙でより容易に生活し，働くことを可能にする上で役立つであろう。それにもかかわらず，根本的なナノメディカルのデザイン原則は，通常の動作が身体に追加の損傷を引き起こすような装置の使用を避けることである（第 11 章）。

は高速中性子），ならびに Th^{232}，Pa^{231}，U^{238}（高速中性子のみ）などがある。ナノメディシンの観点から考えると，中性子を媒介とする核分裂発電装置の最小サイズは，主に反応当たり約 5MeV に達するγ線の遮蔽条件に制限されるため，マイクロスケールの *in vivo* の医療用核分裂反応器は明らかに不可能である。例えば，約 8cm の固体 Pt 遮蔽（例：カンタループメロン大のボール，重さ約 46kg）は，γ線の強度をその入射値の 1%に低下させるだけである。高いγ束は，ナノマシンにとっても非常に有害である。

6.3.7.2　核融合

軽い核が融合して重い核を形成する核反応から，さらに大きいエネルギー（静止質量の最大約 1%）が得られるが，従来の核融合が *in vivo* のナノメディシンの用途で実際に役立つ可能性は低い。重水素－三重水素（D-T）融合反応は，最低点火温度として 141,000,000K を必要とし，それは 12.1KeV，すなわち 1.94×10^{-15}J/nuclei であり，0.38%の質量－エネルギー変換を達成する。

$$D^2 + T^3 \xrightarrow[12.1\ \mathrm{KeV}]{} He^4(3.5\ \mathrm{MeV}) + n\,(14.1\ \mathrm{MeV})$$

［式 6.29］

D-T 原子対は約 10^{-3}nm³ の体積を持つ。10^5atm での最大ダイヤモンド型ピストン（制御）圧縮は，この体積に 10^{-20} J をもたらすが，約 10^6 倍少なすぎる。しかし，標的衝撃によりマイクロメートルスケールの融合点火が可能になる可能性がある。B=1T での 12.1KeV の磁気サイクロトロン閉じ込めは，半径 r_{orbit} 約 3cm の蓄積リングを必要とするが（6.3.7.1 項），線形粒子加速器の長さは約 $K.E./qE$ となるため（4.7.4 項），10^9voltsV/m の電界では，イオン化トリトンまたは重陽子を点火温度まで加速させるために約 12μm しか必要としない。

ナノメディシンの見地から考えると，D-T 反応の第 1 の大きな問題は，危険なほど高い 14.1MeV の高速中性子の束である。それは人間の組織中で水素と相互作用して重水素プラス 2.2MeV のγ線を発生し，また窒素と相互作用して放射性 C^{14} プラス 0.6MeV 陽子を発生する。γ線のように中性子は極めて透過性の高い放射線であるため，D-T 反応を使用するには，はるかに厚い遮蔽が必要となるであろう（以下を参照）。1 つの代替案は，0.23%の質量エネルギー変換を達成するリチウムの陽子衝撃を伴う古典的なコッククロフト－ウォルトン反応など，より清浄な燃焼（非中性子融合）を生じるが，わずかに高温のプロセスに切り替えることである。

$$Li^7 + p \xrightarrow[125\text{–}1600\ \mathrm{KeV}]{} 2He^4 + 16.73\ \mathrm{MeV}$$

［式 6.30］

（競合する中性子放出反応（$Li^7+p\rightarrow Be^7+n$）は，1.6MeV より大きい入射陽子エネルギーでのみ発生し，放射γ線を発生する陽子の吸収は，440keV の陽子衝撃エネルギーで鋭い共振吸収として発生する[2463]。）長さ約 125μm の約 10^9V/m 線形加速器は 125keV の陽子を発生し，また式 6.25 によれば，厚さ約 18μm の白金遮蔽は，発生した 8.36MeV のα粒子の約 100%を吸収し，エネルギーを熱化する。

ミクロンスケールの融合の 2 番目の主要な問題は，その低い反応断面積である。断面積は，ある核反応が発生する確率の尺度である。I_o 入射陽子/s が，厚さ x，核断面積σ_nバーン（1 バーン=10^{-24} cm²）および標的密度 N_{target} (atoms/ cm³) =$\rho N_A/AW$ のサンプルにおいて I_r 反応/s を引き起こすとすると，以下の関係が得られる。

$$\frac{I_r}{I_0} = 1 - e^{-N_{target}\,\sigma_n\,x}$$

［式 6.31］

プロトンに与えられる以上のエネルギーを融合反応から得るには（例えばエネルギー損益分岐点），反応確率（I_r/I_o）>（125 keV/16.73 MeV）約 0.7%となる。Li^7，AW=7，ρ=0.534 g/cm³ の場合，N_{target} = 4.6×10^{22} atoms/cm³ となる。このエネルギー範囲の反応についてσ_nを約 0.01－0.001 バーンとすると[662]，エネルギー損益分岐点に達するには，リチウム標的の厚さ x が少なくとも 16-160cm を超えていなければならない。しかし，リチウム中の 125keV プロトンの範囲は約 0.0003 cm に過ぎないため[567]，エネルギー損益分岐点に到達することができない。D-T 反応に関しては，D-T 燃料ペレットのレーザ圧縮に関する 1 つの計算から，（爆発性）点火に到達するための最小ペレット直径が約 4.2mm であり，約ナノ秒パルスにおいて 11.2 メガジュール[602]の総入射エネルギーを必要とすることが明らかになった。それより小さいペレットではエネルギーの損益分岐点に達することができなかった*。高温融合反応器の最小寸法は，ほぼ数センチメートルであると推定されている[1023]。しかし，(5 cm)³ と小さい反応器コアを可能にするダイヤモンド形物質を用いて，約 10^{11}J/m³ のエネルギー密度を得られるとしても，14.1MeV の中性子に対して厚さ 2.3 cm の Pt 遮蔽は，入射強度を半分にしか低下させない。そのため，医学的に安全な最小 D-T 融合反応器は，（例えば，出る時に入射高速中性子強度を約 10^{-6} だけ低下させるために）おそらく直径が少なくとも約 1 メートルとなるであろう。

D-D 融合は，反応当たり 3-4MeV に過ぎない中性子または放射性リチウム流出物を発生させ，約 0.1%の質量エネルギー変換を達成する。D-He^3 反応では 0.39%の質量変換が生じ，H および He^4 流出物（両方の粒子は荷電されているため電荷による操作可能）を発生するが，点火がより難しい（約 60KeV）。不可避の中性子産生反応は，一次燃料における D-D 反応により，ならびに一次重水素と二次トリチウムの間の D-T 反応により常に存在するが，Petrie[2462] によれば，中性子反応は D-He^3 反応の約 5%未満の場合がありうる。He^3 も地球上で非常にまれである。H-B^{11} 反応は C^{12} を生成する可能性があり，おそらく発熱性であろうが，γ線が放射される [1006,3534]。

6.3.7.3 発熱性核触媒反応

低い核反応の確率および不十分なエネルギーバランスを解決する方法の 1 つは，核触媒を使用することである。以下に述べるように，多くの可能性が検討されている。

原則的に，1 つの重水素分子にある 2 つの重陽子は自然に融合してトリチウム＋陽子，または He^3+中性子を形成し，4Mev のエネルギーを遊離する。D_2 分子中の 2 つの電子が触媒として働き，重陽子を結びつけるため，それらは反応することができる。量子力学によれば，重陽子は，古典的な禁制領域を通じてお互いに向かってトンネルを作成することができお互いに非常に近づくことにより（約 2×10^{-15}m），強い力が支配して融合が生じる [605]。

実際，この反応の速度は約 10^{-74} 分子$^{-1}$ 秒$^{-1}$ と非常に低い [609]。しかし質量 M_e の電子が，ミューオン（M_{muon} 約 $207M_e$）など，より重い陰電荷の粒子に取って代わられ，ミューオン分子を形成すると，必要なトンネル距離はそれらの質量の比だけ短くなる。この場合，5×10^{-11}m から 2×10^{-13}m になり，障壁透過の可能性がはるかに高くなり，反応速度が約 10^6 分子$^{-1}$ 秒$^{-1}$ に大きく上昇する [607]。

Frank が 1947 年に初めて理論的に提唱した [606]，陽電子－重陽子反応ミューオン触媒反応は，1957 年に Alvarez[604] により初めて実験的に観察された。それ以来，それは水素同位体の低温（<1200K）混合物において融合反応を迅速に誘発する有効な手段であることが明らかになっており，D-T 反応速度は約 10^9 秒$^{-1}$ である [608,610,611]。この分野には，専門誌である *Muon Catalyzed Fusion* が 1987 年以来刊行されており，近年は優れたレビュー論文が掲載されている [663,664]。しかし，ミューオンが比較的短命であり（2μs），融合反応中に形成されるヘリウム核により容易に捕捉されるため，ミューオンの触媒反応は，長期間にわたり，大規模の融合反応器には現実的ではないと考えられてきた**[605]。ミューオンがその寿命中に液体 D_2/T_2 中で触媒する融合の数は，通常は約 150 であるが，人工的なミューオンの生産のエネルギー費用を考慮すると，エネルギーの損益分岐点に到達するには約 1000 の融合が必要である [664]。地球表面の宇宙線流束の 70%超は，正および負のミューオンからなるが，宇宙線に誘発される融合率は依然として非現実的なほどに低く，液体重水素標的において約 10^{-26}W/μm^3 である [665]。

化学組成，圧力，電界の様々な変化も核触媒として働き，核変換速度を高めることが実験的に実証されている。

A.　*化学的組成*－Be^7 の電子捕捉率は，BeF_2 において金属 Be より 0.08%大きい [390]。

B.　*機械的圧力*－Tc^{99} および Ba^{131} の電子捕獲（EC）崩壊速度は，100,000atm の圧力で明確に変化する [612]。230,000atm では，遊離 Be 原子の核における電子密度が 0.35%上昇する。圧力に応じて認められる Be^7 酸化物の EC 崩壊定数の上昇が非常に線形であるため，光学的にアクセスできないダイヤモンドアンビル実験において圧力測定法としてその定数を使用できる可能性がある [612]。非常に高い圧力が核融合を誘発することが示唆されている [609,933]。D_2O に浸した Pd および Ti に強い超音波で衝撃を与えた実験では，D-D

*10μm の D_2O 蒸気添加 D_2 気泡を，1atm の 27.6kHz 振動駆動圧に重ねた 5atm の三角形スパイクを用いて 0.5μs で 0.38μm に圧縮し，その流体力学的シミュレーションを行った最近の研究では，気泡が最小半径に達する約 11ps 前に，2.2keV のピーク中央温度が発生している。その温度は，少なくとも少数の熱核 D-D 融合反応を十分に発生させるほど熱いはずである [933]。

**1975 年には，さらに重い負電荷レプトン，すなわち tauon が発見された。仮想タウオン重水素分子（M_{tauon} 約 $3500M_e$）の核間トンネル距離はわずか約 10^{-14}m であり，それはほぼ即座に核融合を触媒するはずである。残念ながら，tauon はミューオン（約 10^{-11} 秒）より短命であり，その寿命は，典型的な核反応時間範囲である 10^{-13}～10^{-21} 秒にはるかに近い。

融合プロセスから予想される最終産物である He^4 の，背景レベルを超える発生が明らかに認められた[1289]。

C. *破壊変形*－破壊－融合[621] 実験では，重水素リチウムまたは重水の氷の結晶を機械的に破壊したときに中性子の放出が検出され，それは結晶中で広がる亀裂により生じる，>10keV の電界による重陽子加速の結果であり，D-D 融合と一致していると考えられた[614,620,1009]。高圧 D_2（例えば重水素化チタン）に曝露した金属標本を加熱，冷却，あるいは破壊すると，統計的に有意な中性子のバースト，ならびに荷電した粒子，高周波信号，光子の放出がしばしば発生する。亀裂の伸長により新たに形成された亀裂面で電荷の分離が生じ，電界中の D^+ イオンが亀裂の先端部を超えて加速し，D-D 融合の確率を有意に上昇させ>10keV のエネルギーが生じるという考え方が提案されている[618]。チタンの断片を重水浴中で鉄のボールで粉砕すると中性子が発生することが報告されている[619]。また，音ルミネセンス中に発生する球面衝撃波の中心は，10nm の半径まで安定している場合，$\geq 10^6$K の融合に近い温度に達すると推定されている[716,933]。

D. *電界*－Los Alamos National Laboratory の Claytor らは，発生しうる汚染源を極めて慎重に除去しながら，2000V，2.5A の電流を約 100 時間にわたり 0.3atm の D_2 ガスのグロー放電管内にある直径 200μm のパラジウムワイヤに通し，明らかに約 10 ナノキュリーのトリチウムを発生させた[613]。75kV/cm の AC 電界中の重水素飽和 $LiTaO_3$ 結晶は，D-D 融合によると考えられる中性子放出の増加を示す[2344]。高電流パルスにより爆発する LiD ワイヤも，融合中性子を発する[622]。

E. *金属重水素化物*－最も議論が分かれるのは，1926-27 年に初めて報告された（その後，部分的に撤回された）[666]，温度 300K～1100K の金属重水素化物触媒核融合の推論的可能性である[615-617,624,740,3438]。1989-94 年に Electric Power Research Institute（EPRI）に代わって SRI International で実施された一連の包括的な実験に関して[676,677]，また 1989-96 年に China Lake の U.S. Naval Air Warfare Center で行われた別の一連の包括的な実験について[1275]，有望な結果が報告されており，そのような装置については米国で特許が与えられている（例：Patterson and Cravens, 1997 年 3 月 4 日付の U.S.#5,607,563）。別の種類の実験では（Edmund Stroms，個人的情報，1996），パラジウムなどの水素親和性金属を約 10～100atm の有効圧力で重水素に負荷し，D/Pd＝85%～95%の分子負荷を発生させた。重水素化パラジウムは，通常 Pd_2D または PdD として存在するが，負荷を最高にすると[1610-1612]，「核有効相」と主張されている PdD_x（x=1-2）が有意な濃度で発生する可能性がある。X 線回折研究では[667]，約 50,000atm の超化学量論的水素化パラジウム（x=1.33）が実験的に観察されているが，重水素混入金属格子の予備的な分子シミュレーション試験では，悲観的な結果が得られている[668]。

約 1-10V で約 $1nA/\mu m^2$ の電流を超化学量論的金属重水素化物に負荷すると，重水素が消費されるにつれ，約 10^6-$10^9 W/m^3$ の，電気入力を超える有意な熱エネルギーが発生すると言われている。He^4 は，約 10^{11} He^4 atoms/Ws の予想速度で発生し[1275]，中性子，トリトン（トリチウム核），γ線，X 線は見つからないか，あるいは超過エネルギーの説明となるには小さすぎる量で検出され，そのことが，触媒化 D-D 非中性子プロセスが働いていることの証拠であると主張されている。これらの実験の結果が確認されれば，ダイヤモンド形ピストンを使用して有効な触媒性結晶において継続的に高い重水素負荷を維持し，正確にナノマニュファクチャされた多孔性 $1\mu m^3$ 金属－重水素反応器においてその主要な（良性の）排出物を He^4（23.85 MeV）とする 1～1000pW の非中性子熱エネルギーを発生させることができる。蓄積密度は 10^{16} J/m^3 超に達することが可能になり，約 $1\mu m^3$ 以内の燃料タンクを 10pW のナノロボットに搭載し 10 年を超える完全自給式燃料供給を可能にするであろう。

6.4 動力の伝達

動力は，多くの異なる形で蓄積し，それらの間で変換することができるが，医療用ナノデバイスは，最終的なエネルギー資源を何らかの外部の源から受け取らなければならない（例：摂取した食物から化学エネルギーを得る）。以下の項では，音（6.4.1 項），電磁気（6.4.2 項），ならびに接続（6.4.3 項）による動力伝達について集中的に考察し，最後に専用のエネルギー臓器について簡単に触れる（6.4.4 項）。

6.4.1 音による動力伝達

音を動力源とする医療用ナノロボットは，そのエネルギーを人体に固有の源（6.3.3 項および**表 6.3**），あるいは人体の表面，または内部に配置した人工的源から得ることができる。マイクロスケールの音響放射体の大きな配列は，集束したコヒーレントな音波ビームを作り出すことができる。そのような人工的な源は，ユーザにとっての聴覚的不快感を最小限にするように超音波周波数を使用すると思われる。American Institute of Ultrasound in Medicine（AIUM）が 1978 年に発表した公式声明によれば [626]，*in vivo* で 1000 W/m^2 未満の強度の非集中 MHz 超音波に曝露した哺乳類組織に重大な生物学的影響が認められた確かな報告はないが，マイクロサイズの気泡も存在する場合は 1.6MHz で 60 W/m^2 という低い強度で人間の赤血球の連続波超音波誘発性溶解が実験的に観察されている [3043]。また，総エネルギー伝達量が 500kJ/m^2 以下の 1 秒以上の連続曝露後にも，有意な生物学的影響は認められていない（UV エキシマレーザ光にとっての同等の危険閾値は約 0.5kJ/m^2 である [645]）。持続期間に関わらず 500kW/m^2 を超える曝露により生物組織にキャビテーション形成および他の有害な影響が生じる可能性がある（以下を参照）。追加の実験結果に基づき，AIUM は 1988 年にその声明をわずかに修正し [627]，極めて集中した音波ビームへの曝露に関して，志願者が耐えられるほぼ最高の水準である 10,000W/m^2 の強度を許容した [505]（FDA は，1985 年に，画像診断のための超音波強度に関して，心臓用途には最大 7300W/m^2，末梢血管には 15,000 W/m^2，胎児，腹部，術中，小児，頭部，ならびに小器官（乳房，甲状腺，睾丸）には 1800W/m^2 を許容した [628]）。**図 6.8** は，現在の規準を単純化したグラフにまとめたものである。

有害な生物学的影響は，少なくとも 5 つの形で起こる可能性がある。

1. *一過性の空洞形成*－内破する一過性の気泡は，半径数 μm の領域に限局して約 10^{3}K の温度上昇および約 10^{3}atm の圧力の急上昇を引き起こす。通常の，あるいは一過性のキャビテーションが水中で形成されるには，30kHz で約 10^{5}W/m^2（約 5.4atm）を，また 1MHz では約 10^{6}W/m^2（約 17atm）を必要とする [628]。約 10^{4}W/m^2 未満の強度では，どのような組織でも一過性のキャビテーション形成は起こらない [629]。

2. *安定したキャビテーション*－水に囲まれている小さな既存の気泡は，音場と同期して共振し，液体は振動質量として働き，気体はコンプライアンス成分となる。水中の半径 r_{bubble}（m）の hard-shell-less の気泡に関しては，約 1MHz まで [647] の共振周波数 ν_{res} 約 $3/r_{bubble}$（Hz）となり，6μm の気泡は約 600kHz で共振する。750kHz で 6800 W/m^2 と低い出力強度の治療ビームにおいて，気泡の共振が報告されている [628]。

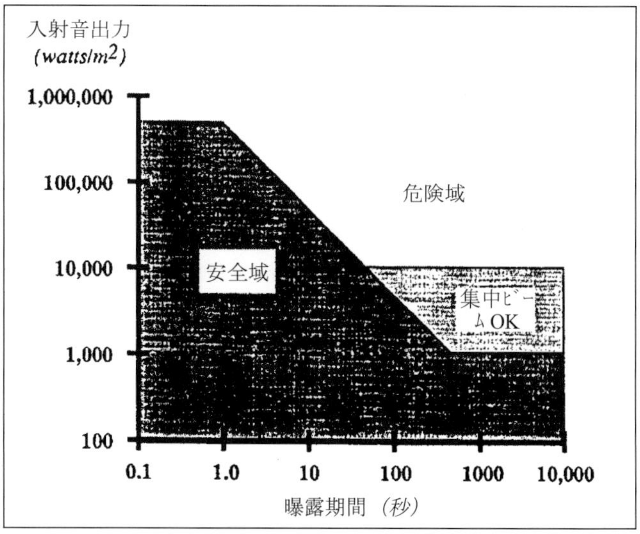

図 6.8　超音波に人間が曝露する場合の安全域

3. *加熱*－振動エネルギーの放散は，最初は約 1K/分で組織を加熱することができる。例えば**図 6.8** の危険域において，3MHz で 50,000W/m^2 で負荷された場合など。0.1～10MHz で 2000～6000W/m^2 を連続照射すると，人間の組織温度は 1K 上昇して平衡するが，それは安全と考えられる [629]。術後に肝臓組織を焼灼するために，作用点で約 2×10^7W/m^2 の超音波強度が使用されている [158]。

4. *音トルクおよび液体の流動*－約 0.001N/W，すなわち 1000W/m^2 で約 1pN/μm^2 のような超音波放射圧力で物理的な液体の動きが誘発される。この大きさより大きい力により，分子または細胞に破壊的な剪断応力が生じることがありえ，また圧電効果を通じて骨にわずかな電圧が生じることがある [628]。

5. *衝撃波の形成*－衝撃破は，膀胱内の尿あるいは羊水のような，減衰が低い液体中で最も容易に形成される。3MHz，10atm のパルスは，水を 5cm にわたり通過すると衝撃波形を示す [628]。

人体に深く配置され，人工的な外部の源から音力を受ける必要があるマイクロメートルスケールのナノロボットを考えてみよう。皮膚に押し当てられている「安全な」I_{power}=1000W/m^2 の音源からの音はナノロボットに届く前に，主に 3 つの形で強度が低下する。第 1 に，全身に伝えられる出力は，胴の最大平面断面積，約 1500cm^2 に対する，皮膚に接触している送信器の面積の比として概算できる幾何出力減衰係数（PRF）により低下する。第 2 に，式 4.53 により入圧力振幅に変換された射出力強度が，反射損失により振幅が低下する（式 4.54）。この損失率は，結合度が低い源の場合の 90%から，よく結合した伝達装置の 10%の間で変化する。第 3 に，出力信号の圧力振幅は，式 4.52 から分かるように，人間の組織を通過するときに吸収，反射，拡散により減衰する。

このように減衰した出力信号は，最終的にナノロボットに到達し，式 6.13 に示されるようにピストン型の変換器により機械的動力に変換される。上述の係数をすべて組み合わせると，ナノロボットが受けとる動力 P_n が得られ，それは音周波数 ν_p の立方および指数関数であり，音の経路長 X_{path} の指数関数である。これらの因子が相互作用して，**図 6.9** に示すような様々な経路長にとって最適の音動力伝達周波数を生み出す。P_n は式 6.13 から得られ，$\Delta V=L^3$，$\Delta P=(1-R_{loss})(2\rho\, v_{sound}\, I_{power}\, \mathrm{PRF})^{1/2}\, e^{(-\alpha_{tiss}\, \nu_p\, X_{path})}$ である。この式で ρ=993.4kg/m^3，310K の水中で v_{sound}=1500m/s，ならびに式 4.54 により $R_{loss}=1-A_{transmit}/A_{incident}$ である。

手術台からは音の伝達が非常に短い経路長（約 10-30cm）で全身の全部分に到達し，1000W/m^2 送信機が患者の体表面の約 40%と十分に結合して PRF が 1.00（100%）超であるような手術台のシナリオでは，0.3μm^3 のナノロボットのレシーバが利用できる動力は，1000W/m^2 の入射レベルの MHz 以下の周波数でさえ，約 10^{4}pW と極めて大きくなる可能性がある。誘導 emf，バックパックバッテリー，あるいは家庭用電源に接続するなど外部の源から動力を供給される，慎重に設計された永久植え込み型音放射器官を使用しても同様の動力レベルが得られるであろう。

エンジニアリングの観点からは，全身音響出力が，腕時計，財布，ベルトのバックル，足首のブレスレット，ヘッドバンド*，あるいはネックレス型お守りの大きさの，小さな皮膚外の源により供給される場合に最大の難問が生じる。**図 6.9** の出力曲線は，PRF が 2%の腕時計大の放射体（約 30cm^2），ならびにナノロボット上の 0.3μm^3 のレシーバ 1 つを想定している。控えめなデザインとするために，人体の最長音経路長（約 200cm）を計算の基礎とすると，最適音出力伝送周波数は約 60kHz となり，このような軟組織を完全に通過する経路の配置では>40pW が得られることになる（α_{tiss} 約 8.3×10^{-6}s/m；**表 4.2**）。そのため，10pW のナノロボットは，わずか約 25%の duty cycle で動力を供給され，音の伝達，検知，ナビゲーション活動のために十分な「静かな時間」が得られる。接触面積が 30cm^2 である 1000W/m^2 の伝達装置は，3W の音響出力を発生し，約 10^{11} 個の 10pW のナノロボット動力供給が十分できる。手術台のシナリオでは，約 10^{13} 個の 10pW のナノロボットに動力を提供することができるであろう。参考までに，医療用超音波スキャナの典型的な平均出力は，0.5～20MHz で 1～70mW である [506,628]。

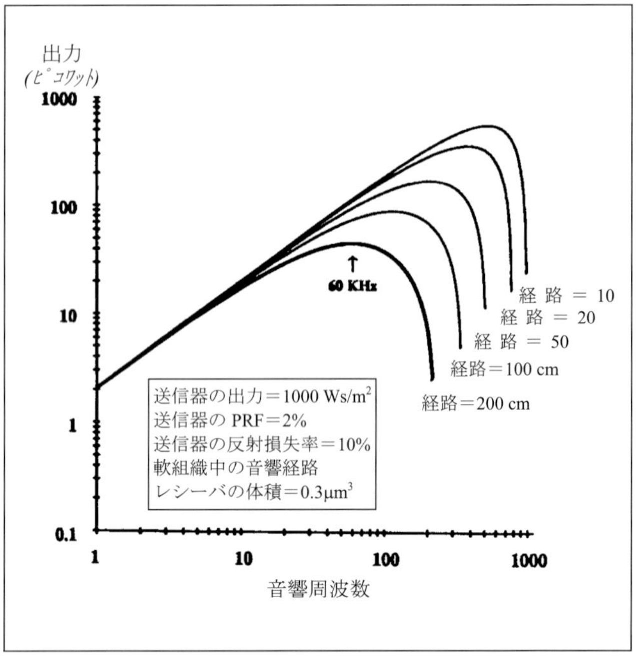

図 6.9　人体内の経路長が異なる場合の受け取る音出力と音響周波数の関連性

実際には，一部の患者に聞こえる頭部に集中する不快な高い音調の雑音を聞こえないようにするために，

*経験のある，慣れた聴取者にとって，空気中で耳に対する最大音響痛覚閾値は，約 100 W/m^2，すなわち約 140dB であり，可聴範囲内の周波数とはほぼ無関係である [628, 1016]。動物も気づく可能性がある。空気伝導を通じた最大可聴周波数は 20kHz（人間），33kHz（猿），40kHz（犬，豚，ラット），45kHz（ネコ，キリギリス），95kHz（鹿，マウス），98kHz（蝙蝠）であるが，鳥および魚は全般的に<12 kHz に限られている [585]。

音響出力の伝達にはわずかに高い周波数（例えば >110kHz）が必要になるであろう。人間が，おそらく通常は加速および重力に反応する耳石器官である球形嚢に媒介される骨あるいは体液の伝導により，少なくとも 108kHz までの超音波を聞くことが報告されている [1372]。人間が超音波に曝露したことにより，物理的不快感 [3536]，関節痛 [3537]，ならびに電気痛覚閾値の低下 [3538] が生じたことが報告されている。

図 6.10 は，経皮的出力反射およびレシーバの大きさの影響を定量化したものである。どれも最適な音周波数の選択に有意な影響を与えていないが，レシーバが大きくなると周波数とともにピストン慣性の低下が急速に進むため周波数のカットオフの勾配が急になる（6.3.3 項）。

医療用ナノロボットが受け取る正味の動力は，吸収係数 α_{tiss} に指数的に依存しているため，音経路に存在する組織の種類にも強く影響される（**図 6.11**）。同様に，**表 6.6** は，骨，胃および腸のような気泡を含む臓器，ならびに特に空気が詰まっている肺などの非常に吸収性の高い組織が，音エネルギーの大部分を効率的に散乱および反射させることを示している。音源との間にこれらの極めて減衰性の高い組織が存在するように配置されたナノロボットは，体内から皮膚と空気の境界面に届く音の振幅の 99.95%が反射されて体内に戻るため，内部音反射により十分な動力を受け取るはずである（式 4.54）。

骨，腸，あるいは肺組織内に配置されたナノデバイスにとっては利用できる動力が急速に減少し，「エネルギーの陰」を作り出す。幸運なことに，身体のそれらの領域内では経路長が十分に短いため，そのような減少は大きな問題にはならない。例えば，PRF=2%，皮膚の反射損失=10%である 60kHz の 1000W/m^2 送信装置から 200cm 離れて位置する 1μm^3 のレシーバは，音の経路が軟組織のみを通過する場合は 153pW を，また 200cm の音の経路に 1cm の骨が含まれている場合は 46pW を（組織と骨の境界面で 66%の反射損失が生じる），経路長に 5cm の肺組織が含まれる場合は 7pW を受けとる（組織と肺の境界面で 80%の反射損失が生じる）。2 つ以上の音源を同時に使用すると，空間的に周期的な領域内で約 1 波長程度の最小，すなわち 310K の水中における 150kHz の音波について ≥v_{sound}/v_p 約 1cm（>>r_{nano}）程度で，有害な干渉が発生する可能性があり，局所的に利用できる出力が減少する。

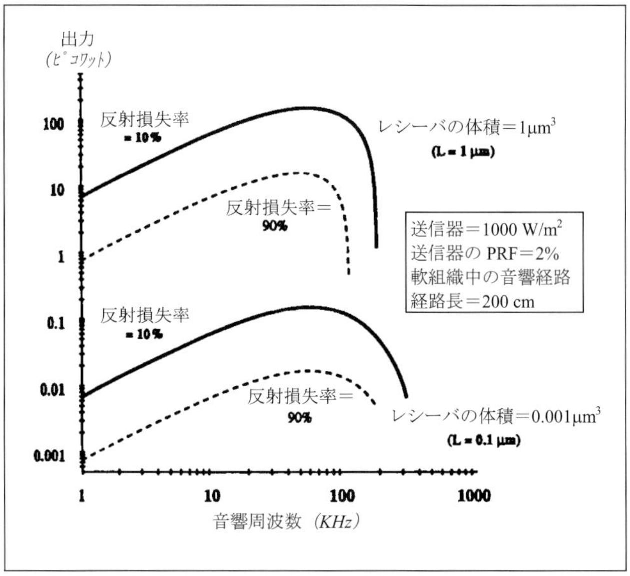

図 6.10　レシーバーの体積および反射損失が異なる場合の受け取る音出力と音響周波数の関連性

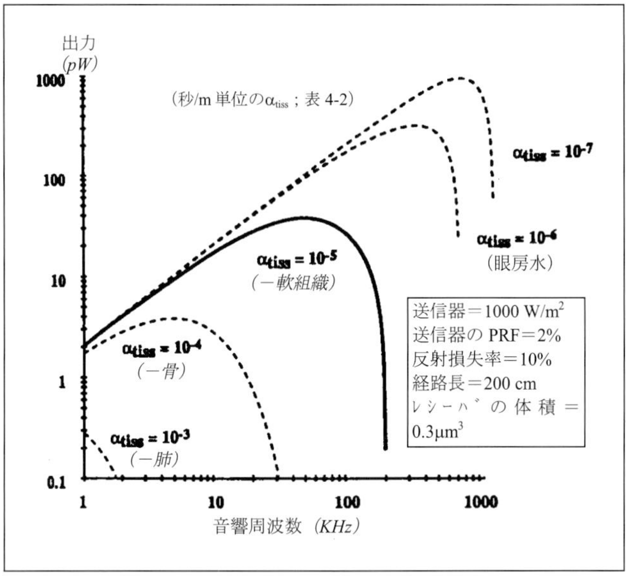

図 6.11　人間の組織の吸収係数が異なる場合の受け取る音出力と音響周波数の関連性

エネルギーの陰とは反対のエネルギーの集中も起こりうる。すべてのナノロボットの活動を特定の臓器，あるいは他の小さな塊の中に閉じ込めると，凹型集中変換器は，体内の特定の焦点に高い強度で到着するようなパルス波を作り出すことができる。音の速度が周囲の媒体より遅い球状領域は（例えば臓器内の脂肪小球のように体積弾性率が低いか，あるいは密度または弾性が高い；式 4.30，**表 6.7**），屈折集束により音エネルギーを中心に向けて集中させる傾向がある [928]。音波も，温度勾配の低温側，圧力勾配の低圧側，なら

表 6.6 様々な組織境界面で反射および伝達される音エネルギー[506,628]

組織境界面	反射されるエネルギー	伝達されるエネルギー
腎臓／肝臓	0.0036%	99.9964%
肝臓／筋肉	0.032%	99.968%
筋肉／血液	0.07%	99.93%
軟組織／水	0.23%	99.77%
脂肪／腎臓	0.64%	99.36%
水晶体／硝子体液	0.91%	99.09%
脂肪／肝臓	1.00%	99.00%
水晶体／眼房水	1.04%	98.96%
脂肪／筋肉	1.08%	98.92%
骨／筋肉	41.23%	58.77%
軟組織／骨	43.50%	56.50%
骨／脂肪	48.91%	51.09%
軟組織／肺	63.64%	36.36%
ダイヤモンド／水	90.80%	9.20%
筋肉／空気	98.01%	1.99%
水／空気	99.89%	0.11%
軟組織／空気	99.90%	0.10%
ダイヤモンド／空気	99.997%	0.0025%

びに塩分勾配の低濃度側に曲がる。面方向の断面積が ＞（約λ）^{2} である大きな管状組織系は，音の導波管として働くことができる。例えば，水中の 60kHz の音波ではλは約 2.5cm であり，人間の大動脈の直径とほぼ同じである。

一般に，体内の液体による吸収は極めてわずかであり，極めて高い伝達度が得られる。一般的な無響液体には尿，眼房水，硝子体液，羊水および嚢内の液体などがある。医療用超音波では，水中浸漬走査が一般に行われており（水－組織境界面での伝達率は 99.77%；**表 6.6**），膀胱充満法は子宮内に超音波ウインドウを得るための標準技術である。筋組織の音の吸収は異方性であり，線維の横方向と縦方向の減衰に 2.5 倍の差があったことが報告されている[628]。

6.4.2 誘導性および高周波動力伝達

電動性のナノロボットは，体内に存在する自然の電界を利用するか（4.7.1 項），あるいは外部の動力源から電磁力を得ることができる。少なくとも 1920 年代以来，無線追跡および生物医学的遠隔測定法に経皮的な磁気誘導および高周波エネルギー伝達が使用されており[634,635,637,638,3510]，市販の超小型植え込み型送信器が研究用途に日常的に使用されている[639]。しかし，この方法をミリメートル以下の装置への動力供給に使用することは，比較的近年の概念である[630]。

電波，マイクロ波，ならびに赤外線の生物学的影響は，通常，加熱の影響と同等であるが，カエルにおいて，非熱的な高周波誘発性の血管拡張がおそらく Ca^{++} の流れの影響によると思われるが，観察されている[3328]。電波は主に分子の熱運動，ならびに分子回転の励起を誘発し，赤外線は大きな分子の振動モードを励起し，熱だけではなく蛍光を発光する可能性がある。両方の種類の放射線は，不飽和脂肪により優先的に吸収される。米国では，マイクロ波放射に対する最大許容連続職業曝露レベルは，睾丸について $50W/m^2$，全身について $100W/m^2$ である。これは例えば皮膚への直射日光の強度，約 $2m^2$ の人体で 100W（約 2000Kcal/日），つまり約 $50W/m^2$ の熱放射輝度のほぼ 2 倍である（4.9.4 項）。**図 6.12** は，これまでに採用されている，いくつかの一般に認められている国際的な職業および集団曝露限度を比較したものである[824]。Michaelson[823] は，広範な調査を行った結果，$100W/m^2$ で危険の証拠がないことを明らかにしたが，$1000W/m^2$ を超えるレベルでは潜在的に危険な影響が

表 6.7 310K での様々な臓器および生体物質における音の速度[363,506,628,730]

生体物質	音の速度（m/s）
気泡*	20
肺（虚脱）**	320
乾燥した空気	353
肺（正常）	630
シラスチック	950
エタノール	1160
脂肪	1470
水	1500
眼房水	1510
ヒマシ油	1520
硝子体液	1540
軟組織（平均）	1540
脳	1550
肝臓	1565
全血	1570
腎臓	1575
筋肉	1600
視神経	1615
水晶体	1630
グリセロール	1880
コラーゲン（軸と交差する方向）	2940
骨（典型的な値）	3550
コラーゲン（軸に沿う方向）	3640
頭蓋骨	4090
エナメル（歯）	5800
ダイヤモンド	~17,300

* 水中において体積で 45%

** 肺実質炎

あることを示す決定的な証拠がある。

例えば約 10^5W/m^2 の可視輝度への約 20 秒の曝露を必要とする光硬化性歯科充填剤など，1000W/m^2 の約 100 倍までのレベルへの単回曝露は，短期的には傷害を起すことなく耐えられるかもしれない。光学ピンセットも，光学的に透明な水性媒体に浸した生物学的高分子が，ミクロンスケールの速い熱平衡のために約 10^{11}W/m^2 の単色曝露に耐えることを実証している[1630,1631]。逆に，人間の皮膚をインクで黒くし，放射性熱刺激に曝した場合の疼痛の閾値は，3 秒間の曝露で約 10,000W/m^2 である[585]。

人体を通過する電磁波は，組織を加熱するに従い強度が低下し，ほぼ以下の式に従って減衰する。

$$I = I_0\, e^{(-2\,\alpha_E\, d_x)} \quad (\text{watts/m}^2) \qquad [式 6.32]$$

この式で，I は組織を通過する単位面積当たりの電力であり，$I_0 \leq$ 100W/m^2（最大安全入射強度），d_x は組織浸透深度であり（m），α_E（m^{-1}）は散乱および吸収を含む総減衰係数，すなわち平均自由行程の逆数である。高周波およびマイクロ波の放射線については $\alpha_E = \alpha_e\ \nu_E^{1/2}$ である。この式で ν_E は入射周波数（Hz）であり，α_e は筋肉の 2×10^{-3}s$^{1/2}$ m^{-1} から硝子体液の 10×10^{-3}s$^{1/2}$ m^{-1} の間で変化するが，軟組織の平均値は約 5×10^{-3}s$^{1/2}$ m^{-1} である[635]。100MHz では，軟組織の

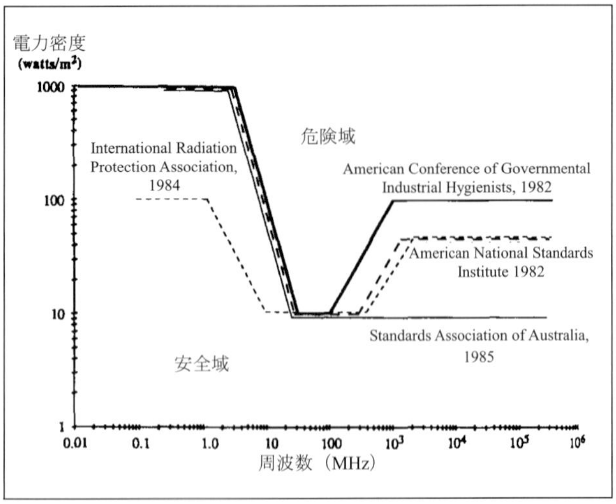

図 6.12　同等の平面波出力密度としての電磁放射線への職業曝露限界[824]

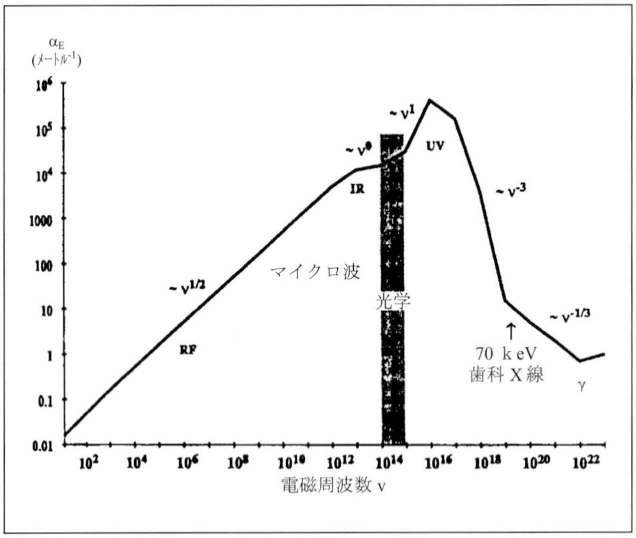

図 6.13　人間の組織を通過する電磁放射線の推定総減衰係数α_E（散乱＋吸収）

5cm の経路長で入射電力の 99%が除去される。1000 MHz（マイクロ波）では，約 15mm で 99%の減衰が起こる。10^6MHz（遠赤外線）では約 0.5mm の組織がエネルギーの 99%を除去する。逆に，0.1MHz の入射エネルギーの 53%は，散乱および吸収されることなく厚さ 20cm の人体を通過するため，電力を求めているナノデバイスによって利用しうる。V_E に対するα_E の依存度は，電磁スペクトルにわたり有意に変化する[509,567,727]。また，異なる組織のα_Eは，特に IR-UV 領域において，**図 6.13** に示した平均値から最大で 10 倍外れることがある。

Heetderks[630] は，ミリメートル以下のレシーバコイル，すなわち大きな動力伝達率が必要な場合に好まれる経皮的磁気リンクを使用して，電力を体内に伝える可能性を分析した[630]。Heetderks は，あるデザインにおいて，コイルに 4Wrms をもたらす 2MHz で 10V のピーク駆動電圧を持ち，直径 14cm で 11 巻き（約 40μH のインダクタンス）の送信器コイル（ほぼ首の直径に等しい）に取り組んだ。このコイルは，皮膚に約 260W/m² という，高いが，おそらく許容できる入射強度をもたらすものであった。Heetderks は，体内では，直径 400μm のフェライト磁心を持つ，50μm 間隔の 60 巻きレシーバコイルを使用して総レシーバソレノイド長を 300μm とし，送信器およびレシーバの両方について約 0.89 の μH のインダクタンスおよび Q=40 を設定し，サイクル当たりの部分エネルギー損失率 $2\pi/Q$ を約 16%とした。レシーバは，それが送信器コイルの円周内の同一平面上にあるという理想的な場合，1.1V，320μW を発生する。同一平面外に大きく変位すると，性能が極端に低下する。

Heetderk のレシーバは，それぞれ電力密度約 10^6 W/m³ を発生する。各送信器の作動範囲内に最大で 600 個のレシーバが存在でき， Q=約 40 を維持しながらそれらが集まって非負荷送信器コイル電力の最大 10%を誘導する。ナノメディシンの用途では，各レシーバは，顕微鏡的な発電所として働き，外部から供給された電磁エネルギーを吸収し，*in vivo* の医療用ナノロボットが直接的に利用しうる他のエネルギー形態に変換する。理論的には，約 2m² の人間の全体表面に負荷される 100W/m² の電磁束は約 20W の経皮的移入を可能にするはずであり，それは広く分散した「発電所」のエネルギー変換効率を 50%とすると，約 10^{12} 個の 10pW ナノロボットの集団に十分な動力を供給する。

Heetderk のレシーバをどの程度小さくすることができるであろうか？詳細な設計分析は本書の範囲を超えているが，以下のように単純なスケーリング推定を行うことができる。磁気インダクタンスが L_m（H），抵抗が R_c（Ω），ならびに高周波の角周波数が ω_E（rad/s）であるレシーバコイルの場合，送信器とレシーバコイル間の結合係数（$k_{coupling}$）は，おおまかに考えて，送信器からレシーバコイルに送られる総電力に対する LR 発振器内の磁場に蓄積される電力の比として概算できるであろう。すなわち，（電流の項を割ると）$k_{coupling}$ は約 $\omega_E L_m/(R_c+\omega_E L_m)$ となるであろう。$V_E=\omega_E/2\pi$，$\mu_0=1.26\times10^{-6}$ H/m，μ_fが約 5（N_{coil} ループのレシーバコイルにフェライト磁心が含まれる場合の自己インダクタンス係数[630]，ρ_{wire}=ワイヤの固有抵抗（約 $3\times10^{-8}\Omega$-m），L（m）がレシーバに特徴的な大きさの場合，L_m は約 $\mu_0\ \mu_f\ N_{coil}^2\ L^3$，$R$ は約 $\rho_{wire}\ N_{coil}^2/L$ となり，以下の式が得られる。

$$k_{coupling}^{-1} \sim 1 + \frac{k_m}{\nu_E\ L^4} \qquad [式 6.33]$$

この式で，$k_m = \rho_{wire}/2\pi\ \mu_0\ \mu_f$=約 10^{-3} である。放送信号を受ける個別コンポーネントからなる（肉眼的）ラジオの場合，L は約 1cm，ν_E は 1～100MHz であるため $k_{coupling}$ は 0.9～0.999 と非常に良好である。Heetderk によるミリメートル未満のレシーバデザインの場合，$k_{coupling}$ は 10^{-3}～10^{-5} である。例えば，上述のレシーバは L=約 700μm，ν_E=2MHz であり，$k_{coupling}$ は約 5×10^{-4} と非常に悪い。このように結合が非常に悪い場合，非常に小さいレシーバの出力レベルを得るために非常に大きい送信出力が必要である。Troyk および Schwan[636] は，特殊な送信器コイルの位相により駆動されるセンサ回路を直接組み込んだプリント薄膜コイルが，Heetderk のデザインより結合定数が最大 2 桁低い植え込みコイルに十分な量の電力を供給できることを示唆している。しかし，2MHz で約 10^{-7} の $k_{coupling}$ でさえレシーバの大きさを L=約 500μm にしか減少させず，それほど大きな改善ではない。ナノスケールの容積に蓄積できる磁場エネルギー量が無視できるほど少なく（6.2.4 項），小さな AC 回路が顕著に弱まる可能性があると仮定すると，$K_{coupling}$ の L^4 のスケーリングは，約 500μm より小さい経皮的磁気電力レシーバは現実的ではないことを示唆している[10]（7.2.3 項も参照）。

しかし，以下の単純化した分析から示唆されるように，効率的なミクロンスケールの MHz 周波数の高周波アンテナは，依然として個々のナノロボットに利用できる可能性がある。質量 m_{bob}，密度ρ（ほぼダイヤモンドと同じ），厚さ h_{bob}，ならびに前面の面積 L^2 の重りを持ち，n_q の電荷および総電荷 $Q_{bob}=n_q q_e=L^2 C_q$（クーロン）が重りの表面に永久的に埋め込まれているような，単純なバネ振り子を考えてみよう。C_q は，重りの表面電荷密度である。強度 E_e（V/m）および周波数 ν_E の振動高周波電場は，加速度 a_{bob}（m/s^2），力 $F=E_e Q_{bob} = m_{bob}\ a_{bob}$ で電荷を駆動する。重りは，持続時間 t=2（ν_E）$^{-1}$ の半周期で加速し，周期的に距離 x_{bob} =（1/2）$a\ t^2 = Q_{bob}\ E_e/8\ m_{bob}\ \nu_E^2$ を押しのけ，平均速度 v_{bob}=約 $2x_{bob}\ \nu_E$ で移動する。送信器の場により生じる局所的なエネルギー密度は，D_E =（1/2）$\kappa_e\ \varepsilon_0\ E_e^2$（$J/m^3$）であり（4.7.1 項で水について定義した変数），送信器の電力強度は $I_t = c\ D_E\ /\ n$（W/m^2）である。この式で $c = 3\times10^8$m/s（光の速度）であり，$n = \kappa_e^{1/2}$ は低周波数での非磁気物質の屈折率である。したがって，E_e =（$2\ I_t/\kappa_e^{1/2}\ \varepsilon_0 c$）$^{1/2}$（V/m）である。各半サイクルの最後に，重りはエネルギー$E^{1/2}$ =（1/2）$m_{bob}\ v_{bob}^2$ を受ける。機械的な修正を仮定すると，レシーバの荷電した重りに接続されたレバーアームは，ナノロボットに対し，受け取った電力である P_n=約 $2\ E_{1/2}\ \nu_E$（W）を送る。適切な代入を行うと，以下の式が得られる。

$$P_n = \frac{I_t\ L^2\ C_q^2}{8\ \rho\ h_{bob}\ \nu_E\ \kappa_e^{1/2}\ \varepsilon_0\ c} \quad \text{(watts)} \qquad [式 6.34]$$

追加の制約は，重りの移動 x_{bob} が，深さ L_{trav} であるレシーバの外被内で利用できる空間を超えてはならないことである。重りは，高周波周波数が低くなると，よりゆっくりと，しかしより遠くに移動し，最低作動可能周波数により組織中の減衰が最も小さくなる。$X_{bob} \le n_{\#}\ h_{bob} = L_{trav}$ を限界とすると，以下の式により，重りをその停止位置に固定しない最低作動周波数が決まる。

$$\nu_E \geqslant \left(\frac{I_t\ C_q^2}{32\ \rho^2\ h_{bob}^4\ n_{\#}^2\ \kappa_e^{1/2}\ \varepsilon_0\ c}\right)^{1/4} \quad \text{(Hz)} \qquad [式 6.35]$$

高い電荷密度が必要であるため，C_q=0.1 C/m^2（約 0.6 charge/nm^2）を仮定する。この値は，荷電したアミノ酸分子の約 0.16 C/m^2 および「十分にイオン化した面」の約 0.3 C/m^2 より多少低いが[1149]，雲母上の SiO_2 で実験的に記録された 0.005－0.02 C/m^2[1154]，Drexler[10] によりデザインされた静電モータ（6.3.5 項）の電極の $2\times10^{-3}C/m^2$，ならびに Lowell および Rose-Innes[1151] から「高く荷電された面」の典型値として引用されている値である $2\times10^{-4}C/m^2$ を十分に上回っている。水に浸した重りに関しては，この 0.1C/m^2 電荷密度からの DC 表面の場は，持続的な $E_{DC} = C_q/2\ \kappa_e\ \varepsilon_0$ = 76 MV/m である。

信号の減衰は，約 1MHz 以下では，最小限である（式 6.32）。I_t = 100 W/m^2，L=1μ，ρ=2000 kg/m^3，h_{bob} = 20nm，$L_{trav} = L$ について $n_{\#} = L_{trav}\ /\ h_{bob}$ = 50，310 K の水についてκ_e = 74.31，ならびに$\varepsilon_0 = 8.85\times10^{-12}$F/m とすると，最小$\nu_E$ = 0.17MHz となり，P_n=約 0.8 pW

がナノロボットに送られ，外被内に $D_n = P_n / L_{trav}\ L^2 =$ 約 10^6W/m^3 の電力密度を発生する。実際のシステムでは，これらのレシーバは，エネルギー結合を最大化するために入射場と正確に一直線上に並んでいなければならず，おそらく各オンボードレシーバの動的向き制御が必要になるであろう。高周波フィルタリングおよび発振器の要素として働くことができる，8〜30μの大きさの共振ビーム構造は，約 15MHz で実験的に実証されている [879]。単位帯域幅感度当たりの電荷が約 0.1 電子/Hz$^{1/2}$ である高周波サブミクロン電位計が実演されており [2926]，サブミクロンの高周波機械的共振器が Cleland および Roukes により検討されている [2927]。

1999 年には，Pharma Seq[3432] が，DNA 分析においてオリゴヌクレオチドプローブと共に使用するレーザ光子駆動の約 250μm 立方体高周波マイクロトランスポンダを開発していた。スラリーに懸濁した各装置は，それに付着するオリゴの配列を蓄積する集積回路を有しており，蛍光体標識標的 DNA 分子が相補性のプローブに結合したとき，隣接するレシーバにコード化信号（プローブの連続番号）を送った。しかし，人間の組織では光子の検出効率が低く（低い光子カウント速度 s^{-1}m^{-2}），光子が急速に減衰するため（4.9.4 項），*in vivo* の医療用ナノロボットに可視スペクトル光子で直接動力を供給することは，露出した表皮から数 mm 以内で，直射日光が存在する場合，あるいは最大安全曝露限度近くの強い人工的光源（>10-100W/m^2）がある場合を除いて実現の見込みは低い。

6.4.3　接続コードによる動力の伝達

in vivo の医療用ナノロボットを物理的に接続してエネルギーを移すことが可能である。電気的，電磁的，音響的，機械的，ならびに化学的なエネルギーを含め，実質的にすべての形態の力は，接続コードにより伝達することができる。他のエネルギー伝達法と比較した場合の，接続コードの使用にとって有利な，あるいは不利な様々な因子およびシナリオに関する全般的な考察は，6.4.3.6 項に記載した。

6.4.3.1　電気的な接続コード

ナノデバイスにエネルギーを供給する最も明確な方法の 1 つは，単に各マシンに電気コードをつけることである。ワイヤの曲げモーメントは，半径の 4 乗に比例するため [642]，分子ナノワイヤ [1740,2866] は，肉眼的なワイヤよりはるかに柔軟性が高い。これらの電力ケーブルは，伝統的な金属導体から作ることができ（Si 基質上に 15nm 厚の金のワイヤが形成されている），またドープ処理したポリアセチレン鎖から作ることも（10.2.3.3 項），LED およびポリマー電池の製造に使用されている他の有機導体 [382] から作ることもできるであろう [382]。

長さ L，正方形の断面積 A_w，表面積 A（$L >> A_w^{1/2}$ について約 $4L\ A_w^{1/2}$），固有抵抗 ρ_e，ならびに表面放射率 e_r であり，電位 V（ボルト）および抵抗 R（Ω）で定常電流 I（アンペア）を流す非絶縁単導体が，電力 P（W）を発生し，電力密度 P_{Aw}（W/m^2）および容積電力密度 D（W/m^2）を伝達し，周囲温度 T_0 から望ましい最大動作温度 T_{max} までワイヤを加熱する場合，標準的な電気公式および式 6.19 から以下の式が得られる。

$$R = \frac{\rho_e L}{A_W} \qquad \text{[式 6.36]}$$

$$I = \frac{V}{R} = \left(\frac{P}{R}\right)^{1/2} \sim \left(\frac{4\, e_r\, \sigma\, A_W^{3/2}\left(T_{max}^4 - T_0^4\right)}{\rho_e}\right)^{1/2} \qquad \text{[式 6.37]}$$

$$V = IR = (PR)^{1/2} \sim \left(\frac{4\, e_r\, \sigma\, \rho_e\, L^2\left(T_{max}^4 - T_0^4\right)}{A_W^{1/2}}\right)^{1/2} \qquad \text{[式 6.38]}$$

$$P = I^2 R \sim 4\, e_r\, \sigma\, L\, A_W^{1/2}\left(T_{max}^4 - T_0^4\right) \qquad \text{[式 6.39]}$$

$$P_{A_W} = \frac{P}{A_W} \sim \frac{4\, e_r\, \sigma\, L\left(T_{max}^4 - T_0^4\right)}{A_W^{1/2}} \qquad \text{[式 6.40]}$$

$$D = \frac{\rho_e I^2}{A_W^2} \sim \frac{4\, e_r\, \sigma\left(T_{max}^4 - T_0^4\right)}{A_W^{1/2}} \qquad \text{[式 6.41]}$$

ここで，σ=5.67 × 10^{-8}W/m^2-K^4 である（Stefan-Boltzmann 定数）。このように，直径 1μm，長さ 1m の銀のワイヤに関し，ρ_e=1.6 × 10^{-8} Ω-m，研磨した銀について e_r=0.02，T_{max} = 373K（水の沸点），ならびに T_0=310K（体温）とすると，R=16,000 Ω s，I=50μA（電流密度 I_d 約 5 × 10^{7}A/m^2），A_w=1μm^2，A=約 4 mm^2，V=0.9V，P=50μW（6.3.5 項で述べたように直径約 390nm の約 45 個の電磁モータを作動させる上で十分な動力を供給する），D=5 × 10^7 W/m^3 となる。固有横断寸法が電子波長に近い狭い経路における量子化

コンダクタンスのために（例えばクーロンの遮断）[1740]，原子または分子スケールのワイヤにおける抵抗の最小量子単位は約 $h/2e^2$ 約 13,000Ωであり，この式で $h=6.63\times10^{-34}$Js（Planck 定数）および $e=1.6\times10^{-19}$ J/eV であることに注意すること。1998 年までに幅約 20nm までの金属ワイヤが作成されていた[1517]。

絶縁および断熱ワイヤは，*in vivo* でより高い電流を安全に流すことができる（6.5.5 項）。前述の例のワイヤを厚さ d_{insul} および熱伝導性 K_t の断熱材でくるむと，最大電流は，以下のように増加する。

$$I=\left(\frac{K_t\left(T_{max}-T_0\right)A_W\ d_{insul}}{L\,\rho_e}\right)^{1/2} \qquad \text{［式 6.42］}$$

水を断熱材として使用すると（310K で K_t=0.623 W/m-K），d_{insul}=1μm の層は，断熱ジャケットの外側の温度がほぼ 310K に維持されているときに，ワイヤ温度の 373K までの上昇を可能にする。厚さ 100μm の水ジャケットを使用すれば，電流および電圧を安全に 10 倍上昇させることができ，そのため電力を 100 倍上昇させることができる。

もう 1 つの可能性は，フラーレン（純炭素）導体である（10.2.2.1 項）。例えば，約 310K で長さ 200-500nm の 7-12nm のナノチューブロープは，約 1mV で約 50nA を伝え，合計で約 50pW の電力を送る[641]。窒化ホウ素被覆炭素ナノチューブワイヤは，極めて酸化抵抗性が高いはずである[1308]。室温の炭素原子ワイヤからの電界放出は，80V で 0.1～1μA，すなわち約 10μW と測定されている[643]。幅が数 nm，長さが数百 μm のナノワイヤがすでに作られており，メートル規模の長さ（ならびに，それ以上の長さ）の連続的糸が提案されている。炭素原子の単鎖から，10^{14} A/m^2 を超える電流密度が導かれている[643]。

フラーレンのナノワイヤを金属原子でドープ処理し，電荷担体密度が高くなるように電子または孔を加えると，導電率を，半導体レベルから graphene シート面における銅と同等か，それ以上まで正確に設計できる可能性がある。マルチチューブケーブルは，抵抗を急激に低下させる量子閉じ込め効果を示しておそらく室温の銅の 10-100 倍の導電性をもたらす可能性があり，また同軸ケーブルに匹敵する遮蔽を可能にする可能性がある。ドープ処理した，電子を豊富に含む導体は，ナノメートルスケールで容易に酸化するが，そのような導体を 2 番目の同心非ドープ処理外側ナノチューブでくるむと，通常の状態では効果的に化学的に不透過性である絶縁ジャケットが得られる。1998 年までに，長さ 50μm までの直径約 30nm の同軸ナノケーブルが製作された[2016]。フラーレンナノチューブに匹敵する窒化ホウ素（BN）のナノチューブは物理的に強力であり，良好な絶縁体である。低温超伝導性が，ドープ処理したフラーレン[644]，ならびにドープ処理していないフラーレン[3240]で実証されている。

興味深い選択肢は，Van De Graff 発電機の充電システムとほぼ同じ，直接機械的電荷輸送用コンベヤーベルトシステムである。ナノスケールのコンベヤーベルト（3.4.3 項）は，マクロスケールのワイヤを流れる電子の約 1cm/s の流動速度に匹敵する（6.5.5 項），4mm/s のベルト速度で 1 秒当たり約 10^6 個の電子を運ぶことができるであろう。これにより，断面積が約 $(10nm)^2$ で，電流密度が約 10^3 A/m^2 と低く，約 4nm 間隔で隣接する電荷間の電磁ベルトストレスが約 1atm である装置に，0.2pA の電流が流れる。Drexler[10] が報告した 150μm の長さのコンピュータデータ保存テープ（7.2.6 項）に匹敵するスケールで，それよりはるかに小さいベルトをデザインできるのであれば，約 10m/s のベルト速度，ならびに 1nm^2 のベルト上の約 1 電子/nm^2 の電荷密度（ほぼアミノ酸の密度）により，約 2nA の電流，ならびに約 10^9A/m^2 の電流密度が得られ電磁ベルトストレスは約 3600atm である。これはバルクアルミニウムにおいてマイグレーションによる電流制限値約 10^{10} A/m^2 の最大電流密度に匹敵する*。正味のベルト機械エネルギーの消費は，各ナノメートルスケールの電荷保持装置について，1nm の移動当たり約 10^{-6}zJ と低い可能性がある（3.4.3 項）

6.4.3.2 電磁的接続コード

光エネルギーは，光を透明プラスチックまたは溶融石英の細い固体ファイバに進ませることにより，ある地点から別の地点に運ぶことができる。光は，ガラスと空気の境界で全反射され，光パイプの形状に従って進む。その際，各光子は通過中に 1m 当たり最大で約 10^5 回反射するため，パイプ内の散乱および吸収により失われる。市販の超純粋石英ガラスファイバケーブルにおける散乱極小は，近赤外線の約 1500nm，すなわち約 2×10^{14}Hz で発生する。これらの損失は，大体

*この「最大」は，かなり控え目な値と考えられる。「強く結合した格子整合シースの中を通る単一の結晶金属ワイヤは，従来の同じ材料のワイヤよりはるかに高い電流密度でも安定しているはずである。」[10]

第6章

清浄な空気中における伝導と等しく，ナノメディシンで意味のある距離では無視できる。約 100km の長さの単線維を通じてかなりの量のエネルギーを伝達することができる。

最低の周波数では，誘電率κ_eの物質を充填した，直径 d_{guide} の電磁波導波管のカットオフ周波数，すなわちそれを下回ると導波管が光子を伝達できない周波数（真空で速度 $c=3\times10^8$ m/s であり，様々な周波数の様々な誘電体においてわずかに低い）は，d_{guide}=2μm および k_e 約 1 の場合，近赤外線において v_{cutoff} = c/2 κ_e, dguide=約 7.5×10^{13} Hz（λ=1000nm）であり，散乱極小での 1500nm に近い。このカットオフは，導波管にあてはまる。同軸（シールドされた単一のワイヤ），または三軸（シールドされた，ねじれあった対）ラインは，DC から近赤外線まで様々な周波数を伝えることができる（7.2.5.1 項）。

具体的には，非磁性の弱い誘電体（ほぼ空気に等しい）が 2 つの同軸円柱形導体の間の空間を占めており，内側のワイヤの半径を r_{in}，外側のジャケットの半径を r_{out}，ならびに線電流を I_{line} とすると，平均伝達電力 [727] は，以下のように得られる。

$$P_E = 30\, I_{line}^2 \ln\left(\frac{r_{out}}{r_{in}}\right) \quad \text{(watts)} \qquad \text{［式 6.43］}$$

同共軸理論 [727] では，r_{out}/r_{in}=1.65 は誘電体を通過する所与の破壊電圧勾配において最大電力を運ぶことができ（送電に最適である），一方，r_{out}/r_{in}=3.6 は，所与の外径について導体の損失による減衰が最も小さくなる（通信の用途に最適である）。このように，1μm の電力同軸ケーブルについては，　r_{out}=0.5μm は，r_{in}=0.3μm を意味する。I_{line} 内側のワイヤで約 10^8 A/m^2，約 1mV で P_E 約 10^4pW と仮定すると，ラインは 30Ω の特性インピーダンスを持つ。

最高周波数では，光ファイバは直径が約 0.5〜1μm，すなわち光子の波長とほぼ同じくらい細くなり，誘導体棒は，高周波で使用される中空の金属パイプとほぼ同じ導波管として働く。青い光子（約 400nm）は，C-C 結合の破壊（約 550zJ）に十分な約 500zJ のエネルギーを運ぶ。約 300nm より短い紫外線（UV）波長は，1m を超えるファイバ長で大きな吸収により非常に減衰し，シリカの強い長時間の UV 照射により物質内の欠陥（色中心）が生じ，ファイバにおけるレーザ光の吸収をさらに促進する。

生体医学用途においては，石英ファイバは，知られている中で最も輝度が高い UV 放射線であるエキシマーレーザから光子を伝達するために使用される [3539,3540]。典型的な最大連続出力強度は，角膜彫刻で約 30,000W/m^2，胆管癌の腫瘍手術で約 10^5W/m^2，動脈内容除去，レーザ歯科加工，ならびに腎臓結石の砕石術で約 10^6W/m^2 であるため [645,646]，UV 光子を伝達する単一の約 1μm^2 の光学接続コードを使用して約 0.01〜1μW を運ぶことができるだろう。伝達可能な最大の出力密度は，式 6.40 によりおおよその値が求まる。シリカについて e_r=0.80，$A_w^{1/2}$=直径 1mm のファイバ，L=1m，ならびにハンドヘルド型手術器具について室温で $T_{max}-T_0$ = 20K とすると，P_{Aw} は約 4×10^5 W/m^2 であり，約 40％の duty cycle を仮定するとエキシマレーザの上述の数値と一致している。$A_w^{1/2}$=直径 1μm のファイバ，L=1m，T_0=310K および $T_{max}\leq$373K とすると，P_{Aw} 約 10^9W/m^2 および P の最大値約 1mW を，ファイバを通じて伝えることができる。しかし，この高い流量では，*in vivo* でファイバが外れ光子の流れを即座に止めない場合，局所的な組織焼却の危険性が非常に大きく，光学出力接続コード強度を 10^5 W/m^2 以下に制限する十分な論拠となる。隣接する帰還ルートの細いファイバはヒューズとして役に立ち，主ファイバと同時に破裂し，フィードバック制御信号を断つ。

6.4.3.3　水圧および音響接続コード

パワーは，単純な水圧手段により接続コードを通じて医療用ナノデバイスに容易に伝えられる。例えば，実質的に漏れのない厚い壁を持つ，直系 $2r_{tube}$=1μm，長さ l_{tube}=1m のフラーレンナノチューブは，ポアズイユの流れを仮定すると，絶対粘度$\eta=6.9\times10^{-4}$kg/m-s（310K の水）の加圧液体を p_{tube} = 5atm の流体圧力で安全に運んで機械的タービンまたはバルブ式往復ピストンシステムを駆動し，0.5 pJ/μm^3 のエネルギー密度を確定し，$v_{fluid} = r_{tube}^2 P_{tube}/8\eta\, l_{tube}$ 約 20μm/s の流速で V_n=1μm^3 のナノロボット発電所に $P_n=\pi\, r_{tube}^4 P_{tube}^2 / 8\eta\, l_{tube}$ 約 10pW を送り，約 10^7 W/m^3 の出力密度を発生することができるであろう。

接続コードにより音波を伝えることもできるであろうが，やや太いチューブが必要である。前パラグラフで定義した寸法を持つ，水が充填されているパイプがあり，その一方を周波数$v_p \ll v_{sound}/r_{tube}$（$2r_{tube}$=1μm について約 1GHz）で作動する振動ピストンにより刺激する場合を考えてみよう。そのような細いチューブでは，ほぼ完全な熱伝導のために流体の圧縮および膨張が実質的に一定温度で発生するため，摩擦力を重視して，流体の慣性および動的反作用を無視できると考えられ，出力の伝達は次の式から求まる。

$$P_n = P_0\, e^{(-2\,\alpha_{tube}\, l_{tube})} \quad \text{(watts)} \qquad [式 6.44]$$

レイリーの古典的な公式により与えられる減衰係数を使用すると，以下の式が得られる[649,650]。

$$\alpha_{tube} = \left(\frac{8\,\pi\,\gamma\,\eta\,\nu_p}{\rho\, v_{sound}^2\, r_{tube}^2} \right)^{1/2} \qquad [式 6.45]$$

この式で，γは比熱比（水について 1.004，海水について 1.009），v_{sound}=1500 m/s，310K の水について ρ=993.4 kg/m^3 である。最大のエネルギー転移（硬質の棒で生じる転移）は，入射音波の半波長の整数倍で発生する。言い換えれば，ν_p=n v_{sound}/2 l_{tube} で発生し，この式で n=1 は基本周波数，すなわち基本振動であり，n=2 は一次高調波，すなわち第二高調波であり，以下同様である。最小減衰は基本振動である n=1 で発生する。

面積$\pi\, r_{tube}^2$ のチューブに入力パワーP_0として加えられた，純水中のキャビテーションを起こさない低い強度（約 10^4 W/m^2；6.4.1 項）の周期的ソースパルスは，ν_p=2.5MHz，l_{tube}≤300μm として，P_0=8000 pW，α_{tube} 約 11,000m^{-1}，r_{tube}=0.5μm として 10pW の出力を発生する。l_{tube} を長さ 1m にして出力に 10pW を得るためには，r_{tube}=15μm およびν_p=750Hz とすることが必要である（1920 年に M. Constantinesco は，3 つの水充填したパイプを通過する，100Hz を使用した 3 相「交流」音波伝達システムの特許を取得した）[650]。

ダイヤモンドのロッドも，ほぼ損失のない音波伝達ラインを作ることができる（7.2.5.3 項）。

6.4.3.4 歯車列および機械的接続コード

長いナノスケールの歯車列は，立体ナノ歯車対の機械的効率が約 99.997%であるため（6.3.2 項），非常に長い距離にわたって動力を伝達することができる。そのため，機械的入力は，2000 個の連続歯車列，すなわち各歯車の直径を約 5nm とすると 10μm の長さを通過した跡でも最初の 94%にしか低下しない。

トルクパワーも，自動車のスピードメーターケーブル，あるいは歯科医のドリル（約 10－100Hz）とやや類似した，固定管状シース内の長い回転ケーブルを通じて伝達することができる（往復運動するケーブルについては，7.2.5.4 項で簡単に触れる）。2 つの動力伝達様式を容易に区別することができる。一方は，振る－放す，すなわち「AC」法であり，局所的には剪断波形のように見えるねじり波の伝播が生じる。もう一方は定常ねじり，すなわち「DC」法であり，駆動体の末端がケーブルを一定の速度で回し（破裂速度まで），ケーブルは一定のトルクで維持される（剪断力限度まで）。以下の分析では，半径 r_{cable}，長さ L_{cable}，密度ρであり，剪断弾性率が G および有効応力がσ_wであるような円柱形伝達ケーブルを検討する。有用な説明をしていただいた J. Soreff に感謝申し上げる。

AC の場合は，ケーブル媒体中の横波速度である v_{shear} 約 $(G/\rho)^{1/2}$ で伝わる，最大剪断σ_w および最大応力 $s_{max}=\sigma_w/G$ の剪断音波の伝播とみなすことができる。ケーブルを通過する最大動力は，$P_{AC} = \pi\, r_{cable}^2\, D_E\, v_{shear}$ であり，エネルギー密度の D_E は約 $G s_{max}^2 = \sigma_w^2/G$ であるため，以下の式が得られる。

$$P_{AC} \sim \frac{\pi\, r_{cable}^2\, \sigma_w^2}{\rho^{1/2}\, G^{1/2}} \quad \text{(watts)} \qquad [式 6.46]$$

最大ケーブル作動周波数を約 v_{shear}/L_{cable} に制限すると，以下の式が得られる。

$$\nu_{AC_m} \le \frac{G^{1/2}}{\rho^{1/2}\, L_{cable}} \quad \text{(Hz)} \qquad [式 6.47]$$

DC の場合，回転するケーブルの最大表面速度は，はずみ車の破裂速度 v_{burst} 約 $(\sigma_w/\rho)^{1/2}$ であり，最大剪断応力は約σ_w である。実際のケーブルが最大静的剪断および最大接線速度に同時に耐えられないという小さな問題を無視すると，ケーブルを通過する最大動力は，P_{DC} 約$\pi\, r_{cable}^2\, \sigma_w\, v_{burst}$により概算され，以下の式が得られる。

$$P_{DC} \sim \frac{\pi\, r_{cable}^2\, \sigma_w^{3/2}}{\rho^{1/2}} \quad \text{(watts)} \qquad [式 6.48]$$

最大ケーブル作動周波数を約 $v_{burst}/2\pi r_{cable}$ に制限すると，以下の式が得られる。

$$\nu_{DC_m} \le \left(\frac{\sigma_w}{2\, p^2\, \rho\, r_{cable}^2} \right)^{1/2} \quad \text{(Hz)} \qquad [式 6.49]$$

したがって，P_{DC}/P_{AC}約 $(G/\sigma_w)^{1/2}$ 約 7 となり，ダイヤモンド形のケーブルについて $G=5\times10^{11}$N/m^2 およびσ_w 約 10^{10}N/m^2 とすると，最初の結論は，ケーブル

の大きさおよび材料に関わらず，DC 法により AC 法より 1 桁高い機械的動力を伝達することができるということである。一方の端部を固定し，もう一方の端部を最大各θ_{max}でねじる場合，最大応力時にエネルギー E_{cable} ＝（1/2）$k_{torsion}\theta_{max}^2$ が得られ，$k_{torsion}$ ＝ π G $r_{cable}^4/2$ L_{cable}である。$E_{cable} = \pi r_{cable}^2 L_{cable} D_E$ と設定すると，L_{cable}=1μm および r_{cable} = 10nm のダイヤモンド形ケーブルについて，$\theta_{max} = 2L_{cable}\ \sigma_w/r_{cable}\ G$　約 4 ラジアンが得られる。

AC ケーブルでは，振動トルクからの剪断波の放射による伝導損失が生じる可能性がある [10]。しかし，この放射は，ケーブルと同軸シースの間にトルクをかけることにより，あるいは共に同じ伝達装置から同じレシーバに進む 1 対のケーブルに反対のトルクをかけることにより抑えることができる。どちらの場合も，周囲の媒体に正味のトルクを負荷する必要はない。後者の場合，始動時の過渡応答さえ帳消しにすることができる。熱により誘発した過渡不整は，動いているケーブルと相互作用し，多少のパワーを放射する可能性があるが，この影響はわずかである。回転ケーブルは，それを覆っているジャケットとの相互作用によりわずかに追加の伝達損失を生じるが，ほとんどのナノスケールの用途において牽引力の損失は，剪断波の放射損失よりはるかに小さいため [10]，伝達効率は 100%に極めて近い。ときには，スーパーコイルにより追加の歪限界が加わる場合もある。興味深いことに，*in vivo* の二本鎖遊離 DNA は，ねじれ応力下のケーブルと非常に似た挙動を示し，100～200 の塩基対（34～68nm の「ケーブル」）当たり 1 回の負のスーパーヘリカル回転を示す。ねじれ応力は，二重螺旋を解くことにより解消する [997]。

しかし，*in vivo* の機械動力接続コードの熱安全性も，極めて重要である。ケーブルの激しい制動，圧迫，あるいは絡まり時に，かなりの熱が放出される可能性がある。*In vivo* のケーブルの場合，（例えば体液と接触している）外側のジャケット面で温度が 63K 上昇すると，水が沸騰する。ΔT>10K でさえ，例えば熱ショックタンパク質（HSP）による生物学的反応を容易に引き起こすため，保守的なナノメディシンのデザインにおいて許容できないリスクとなる可能性がある（HSP の活性化は，ときには人間の健康にとって有益となる場合もあるが，控え目なナノメディシンのデザインでは，そうしたあらゆる予想外の副作用を最小限にすることが必要である）。

最も楽観的なシナリオでは，障害が検出された瞬間に動力が遮断され，DC ケーブルを緩和状態にある半サイクル AC ケーブルに変換する。熱パルスの場合に蓄積されたエネルギーによる損傷が起こらないようにするためには，DC ケーブルを，物理的に同等な最も速い AC ケーブルより速い速度で，つまり $\nu_{DC} \leq \nu_{ACm}$ で作動させるべきではない。

最も悲観的なシナリオでは，ケーブルが 1 つの点状の障害で動かなくなり，その後，半径約 r_{cable} の球体から全出力を放射する。実際の影響は，総ケーブルパワーが，温度がΔT だけ上昇していた半径約 r_{cable} の水滴からの熱束を超えることができないため，動力ケーブルがすべて排除されることである。

中間の，それでも控えめなシナリオは，パワー束全体（ケーブルにすでに蓄積されているエネルギーのみではない）は必ず放散するが，例えば，パワーが障害後も継続して流れているが，ケーブルのジャケットが物理的完全性を維持している場合のように，放散中にケーブルの全長が放射体となる可能性がある。このシナリオでは，熱容量 C_V および熱伝導率 K_t の媒体を通じてパワー束 I_{power}（W/m^2）を伝えるケーブルは，時間 $t_{overheat} \sim L_{cable}\ C_V \Delta T/I_{power}$ で周囲の環境を過熱するが，熱平衡時間 t_{EQ} は$\sim X_{bio}^2\ C_V/K_t$ であり，X_{bio} は，固有の熱伝導経路長である（例えば，大きさが X_{bio} である最小サイズの生物学的要素では約 1μm）。安全性のために $t_{overheat}>t_{EQ}$ を要求すると，$I_{power} < (K_t\ L_{cable}\ \Delta T/X_{bio}^2)$ となり，それはケーブルにとってはるかに厳しい作動周波数限度を規定している。

中間の熱シナリオの AC ケーブルに関し，サイクル当たりのエネルギー密度は約（1/2）D_E であり，最大周波数 ν_{ACt} では電力束 $I_{AC} = \nu_{ACt}\ L_{cable}\sigma_w^2/2G$ となり，したがって以下の式が得られる。

$$\nu_{AC_t} \leq \frac{2\,G\,K_t\,\Delta T}{\sigma_w^2\,X_{bio}^2} \quad \text{(Hz)} \qquad [式 6.50]$$

中間の熱シナリオの DC ケーブルに関し，電力束は $I_{DC} = \sigma_w\ \nu_{burst} = 2\pi\ \nu_{DCt}\ r_{cable}\ \sigma_w$ となり，以下の式が得られる。

$$\nu_{DC_t} \leq \frac{L_{cable}\,K_t\,\Delta T}{2\pi\,r_{cable}\,\sigma_w\,X_{bio}^2} \quad \text{(Hz)} \qquad [式 6.51]$$

中間のシナリオを採用すると，非常に小さいケーブルは熱による制限を受ける傾向があるが，非常に大きいケーブルは熱および機械的な制限を受けるという一般的な結論が得られる。以下の構成では，ΔT=10K，ダイヤモンドについてρ=3510 kg/m³，310K の水について K_t = 0.623 W/m-K，ならびに X_{bio} = 1μm のダイヤモンド形ケーブルを想定する。

パワー処理量$\pi\ r_{cable}^2\ I_{AC}$ = 1000 pW（ほぼピークのナノロボットの必要条件）を持ち，r_{cable}=5nm，L_{cable}=2μm の AC ケーブルは，$\nu_{ACt} \leq$ 60kHz（<<ν_{ACm} 約 6GHz）の作動周波数に熱的に制限され，電力密度は I_{AC}/L_{cable} = 6×10¹² W/m³ となる。DC モードの同じケーブルは，同じ電力密度で$\nu_{DCt} \leq$ 40kHz（<<ν_{DCm} 約 70GHz）に熱的に制限される。熱的制限を無視すると，ケーブルは AC モードで 0.2mW を，DC モードで 1mW を伝えることができるであろう。

同様に，電力処理量$\pi\ r_{cable}^2\ I_{AC}$ = 100W（人間の基礎的な必要条件）を伝え，r_{cable}=4μm，L_{cable}=0.4m の AC ケーブルは，ν_{ACm}≦30kHz（<ν_{ACt} 約 60kHz）の作動周波数に機械的に制限され，やはり電力密度は I_{AC}/L_{cable}=6×10¹² W/m³ となる。DC モードの同じケーブルは，同じ電力密度で作動周波数$\nu_{DCt} \leq$ 10MHz（<ν_{DCm} 約 100MHz）に熱的に制限される。熱的制限を無視すると，ケーブルは，AC モードではわずか 100W を伝えるが，DC モードでは最大で 700W を伝えるであろう。

十分に広い（6.4.3.2 項）回転ダイヤモンドケーブルが，同時に光学的力または通信信号を伝える光子経路としても働くように，その屈折率プロフィールを設計できるであろうし，またおそらくそれは十分な透過性を持つであろう。

6.4.3.5 化学的接続コード

化学エネルギーも，>10¹⁰W/m³ のパワー密度で接続コードにより伝えることができる。単独の接続コードが，*in vivo* で ATP，ブドウ糖，あるいは合成エネルギー蓄積分子（6.2.3 項）をナノデバイスに直接送ることができる。二重接続コードケーブルは，加圧された一対のケーブル中で 2 種類の自燃性燃料，すなわち別々の燃料および酸化剤を運び，それらは運ばれた地点で混ざり合い，蓄積エネルギーを放出する。1000～10,000atm の圧力では，ほとんどの有機物質は，同等の圧力で送られる酸素と自燃性（自然）反応を起こす。この方法では，安全性が最も重要になるであろう。化学的接続コードを使用して，肉眼的なエネルギー臓器にエネルギーを再供給し（6.4.4 項），あるいは人工的なナノ肝臓または化学的調節，処理，あるいは合成を行う他の植え込まれたナノ臓器と化学物質を交換することもできる。

6.4.3.6 *In vivo* の電力接続コード構成

ある用途において，非常に少数のナノデバイスのみが非常に限られた組織体積内において短時間作動することが必要な場合，直接接続パワーが選択されるであろう。接続された装置は，単純なオンボードエネルギー変換システムを使用できるため，ナノメディシン技術開発の早期に存在するような，より原始的なデザインの装置にとって適切であろう。接続されたパワーシステムは，切断した四肢，広範囲に虚血状態にある臓器，あるいは極低温で保存された組織または身体など，固有で有用な化学エネルギー源を排出してしまい，血流または有効なホメオスタシス過程のない組織内で働く場合に特に有用であろう。また，接続パワーは，表皮のように血管形成が不完全か，存在しないか，またはその密度が低い組織，あるいは胚または胎児のような，免疫系が不完全か，または損なわれている組織においても利用できるであろう。細胞内のスレーブナノデバイスは，細胞外のマスターナノロボットから経細胞膜接続コードを通じてパワーやデータを受領する場合もあれば，逆にマスターナノロボットにそれらを送る場合もある（9.4.5.6 項）。

接続供給法の 2 つの主要な欠点は，それが物理的に傷つきやすく，組織に刺激を与えることである（7.3.3 項も参照）。接続コードは，ねじれたり，切れたり，あるいはもつれたりすることがある。回転ケーブル接続コードの不良には，「ドリリング」および「weed-whacker」形態などがあり，化学的接続コードは外れたり，あるいは漏れたりすることなどがある。数十億あるいは数兆の医療用ナノデバイスを配置すると，それらの傷つきやすさが高まる。また，接続コードの体積は，ナノロボットの体積と等しくなるか，あるいはそれを上回る可能性があり，その結果として侵襲度が高まり，ナノロボットの移動度が低下する。例えば，約 1μm³ のデバイスに動力を提供するために使用される，長さ 10cm，直径 20nm の接続コードは，約 30μm³ の体積を持ち，明らかな主客転倒のケースである。接続コードが通過する組織の硬度に合わせて接続コードが様々なコンプライアンスを持つようにならない限り，つまりそれは，デザインを複雑にするかもしれないが，四肢/臓器の肉眼的な動きや組織の顕微鏡的動きにより接続コードが線維組織に対してマイクロスケールの切断作用を及ぼし，刺激，炎症（マクロファージおよび線維芽細胞の動員を伴う leukokine の放出を含む），さらにはおそらく肉芽腫性反応を引き起こす可能性がある。細胞内に配置された可動性接続コードは，細胞構造の要素を機械的に刺激し，最終的には核内に望ましくない遺伝子展開連鎖を誘発しうる。血管壁または細胞膜を通じて配置された接続コードは，それらの外側あるいは外装面の化学的生体適合性にかかわらず，同様の問題に直面する可能性がある。

多数のナノロボットに動力を供給するための最も単純な接続構造は，接続コード 1 つを接続を用いて外部の動力をエネルギー器官に送ることである。より複雑な接続形ナノロボットの電力供給のネットワークおよび構成の完全な分析は，本書の範囲を超えている。しかし，いくつかの単純な構成には，デカルト系，フラクタル系，あるいはハブ系などがある。デカルト系は，生体の形態に適切な長方形，円柱形，球状，螺旋形，あるいは他の座標系を使用した規則正しい格子に従って展開している。フラクタル系は，体内で枝分かれしている血管様の“power tree”のようなもので，巻きひげが血管またはリンパ管および自然な組織の粒状化に従っている。ハブ系（“mother ship”として知られている）は，独立した分岐点の配列を使用しており，多くの個々のナノロボットが 1 つ，あるいは別の交点に直接接続している。

接続コードは，組織のみを通過するようにしなければならない。血流に入ると，微小乱流による剪断力，あるいは形成成分を伴う網状化作用により急速な血栓症が生じる可能性がある。細胞の剪断力センサが，機械的応力に応じてサイトカイン信号伝達機構を活性化するため，コードが組織に入ってから数時間以内に，創傷修復に特徴的なマクロファージ反応（第 24 章）が刺激されるであろう。大規模な肉芽腫形成反応を避けるためには，接続コードは，使用後に放棄することはできず，おそらく展開中に巻き出し，回収時に再度巻き戻さなければならず，そのために追加の潜在的な故障形態が加わり，配置または回収に必要な時間が増加するため，緊急時には大きな欠点となる。

生体適合性の電気的または光ファイバの動力ネットワークを，修復不可能な損傷を引き起こさない永久的な添加物として患者の身体全体に注意深く配置することは可能であろう。極めて多数の絶縁した電流ワイヤが存在すると，多くの標遊電界が生じ，細胞プロセスに影響を及ぼし，おそらくマクロファージ反応を刺激する。しかし，電界は，十分に遮蔽された直径 1μm の同軸ケーブル，あるいはツイストペア 3 軸ケーブルの外側では極めて小さい。約 1μm の標遊電界がないケーブル，あるいは光ファイバを使用する場合，ファイバの約 10cm^3 の総ネットワーク体積（人体の体積の約 0.01%）は，長さが約 13,000km になる。約 1m の紐，ならびに単純なデカルト分布を仮定すると，隣り合うファイバの平均横方向間隔は約 80μm である（約 4 個の細胞の幅）。

6.4.4 専用のエネルギー臓器

接続コードにより *in vivo* のナノロボットへのエネルギーの伝達は，最大範囲（例えば，できるだけ水平の階層。すべての単位装置が直接外部のエネルギー源に接続している）から最小範囲（例えばできるだけ垂直の階層。すべての単位装置が連なって接続している）まで，ある種の階層的な分布ネットワークを必ず必要とする。多くの中間のネットワーク形態は，容易に想像することができる。ネットワークは，通常，範囲とレベルが最適に組み合わさったときに最も効率的である。この最適な組み合わせをサポートするため，ネットワークの交点に位置する専用のエネルギー蓄積器官は，システムの安定性および寿命を高めることや負荷を緩衝することができる。エネルギー器官は，単にラインに沿って動力を送る，分布または経路決定装置として作用する場合もあれば，あるいは *in vivo* のナノロボットが空になったオンボードのエネルギータンクを再充填または補給するために定期的に出会う，あるいは再訪問する出力節点として働く場合もある。

例えば，経皮的なコネクターポートを持つ永久的な肉眼的植え込み装置が考えられる。このポートを通じて，ユーザは，圧縮ガスのエネルギー源にプラグを差し込むことにより，あるいはポートを通じてバッテリー，あるいは家庭のコンセントに接続することにより，あるいはアンテナシステムを取り付けて，音響，機械，誘導，高周波，赤外線，あるいは光のパワー信号を受けやすくすることにより，体内のエネルギー器官を再充電する。また，化学的接続コードも，これらのエネルギー器官にエネルギーを補給できるであろう。ポアズイユの流れを仮定すると（式 9.25），1000atm の差圧で，長さ約 1m，直径約 60μm の二重接続コードを通じて（別々に）流れる約 40 mm^3/s の化学量論的 oxyglucose 燃料供給は，受領側の末端部で 50%の化学エネルギーの変換効率を仮定すると，人間の基礎動力必要量全 100W を供給する。ブドウ糖は，310K の飽和 70%水溶液で供給される。化学的接続コードのパワー密度は約 4×10^{10} W/m^3 である。

体内では，インプラントのコンポーネントが組織あるいは血流に突出し，体内のナノロボットに動力を供給する。これらの突出部は放送モードで働き，体内で音響，あるいは電気的な動力を放出する。大動脈を取り巻く電流ループは，血液で運ばれるナノロボットが血管ソレノイドを通過する際に動力を供給するが，エネルギー転移効率は低い可能性があり（6.4.2 項），これらの電界が細胞系に及ぼす生物学的影響をさらに研究すべきである。エネルギー器官の突起は，エネルギーを多く人工的製造分子（6.2.3 項），あるいはエネルギーに満ちた化合物を満載したミクロスケールの燃料タンカーを，血流に直接放出することができるであろう。突起は，ナノロボットが接続して燃料の補給あるいは再充電を受ける「エネルギーの乳首」として働く可能性があるが，これには，ナビゲーションビーコン，ドッキングメカニズム，転移導管などが必要となり，システムの複雑性が増す。エネルギー器官の突起部は，ある形態のエネルギーを別の形態に変換する触媒または変換点として，あるいは外部から供給されたエネルギーの適用を通じてエネルギーの弱い化学物質をエネルギーの強い化学物質に変換する製造点として働くことも考えられる。これらすべての場合，生体適合性が，十分に検討されなければならない重要な課題である[3234]（第 15 章）。

専用エネルギー器官の大きさは，分布階層における位置，ならびに実施する任務に応じて数百 μm から数 cm まで様々であり，それら自体，より上の階層の別のより大きいエネルギー器官から，あるいは体外のエネルギー源から直接，再充填される場合がある。最大通常エネルギー蓄積密度が約 10^{11}J/m^3 とすると（6.2 項），1 日の人体の基礎エネルギー必要量である約 2000Kcal は，$(>4.4\text{cm})^3$ の立方体に蓄積することができるであろう。特殊なケースとして，同じ体積の Gd^{148} 核種を含む核エネルギー器官があり，数世紀にわたり同じ基礎必要量を供給できる（6.3.7.1 項）。核エネルギー器官がこのような形で導入される可能性は低いが，式 6.27 によれば，直径 3.41cm で 5μm の Pt 遮蔽を持ち，75 年の半減期で約 100W を放出する Gd^{148} の球体は，1326K で白熱する（1326K の Pt の e_r は，0.126 であり，Gd の融点は約 1585K であり，Pt の融点は約 2042K である）。これは，ほぼダイヤモンドの（グラファイトへの）分解温度であり，空気中のダイヤモンドの燃焼点を十分に上回っているため（6.5.3 項），Pt 被覆サファイア（サファイアの融点は約 2310K[1602]）は，放射性核種のエネルギー器官にとって，より安定した一次壁となる可能性がある。このエネルギー源を用いた熱機関のカルノーの熱効率は，最高で約 76%になる。

6.5　デザインエネルギー論の評価

6.5.1　生物細胞における動力

表 6.8 は，人体の様々な細胞の総パワー出力およびパワー密度を，表示した想定細胞体積を使用した組織代謝に関する多くの実験的研究から改変しまとめたものである。比較的不活性な赤血球はわずか 0.01pW しか発生しないが，熱を発生する脂肪細胞は震える際に 8 百万倍多くのエネルギーを放出する。筋肉細胞および血小板は基礎的なパワー発生率が極めて低いが，高いパワー密度の，短時間の突発を起こすことができる。典型的な人間組織細胞は約 30pW で働き，約 50%のエネルギー変換効率を仮定すると，そのパワーレベルでは，外部からの補給を必要とすることなく，体内の蓄えのみから約 2000 秒間自由ブドウ糖エネルギーを利用することができる。生物学的なパワー密度は $10^2 \sim 10^6$W/m^3 であり，典型的な組織細胞は約 3800 W/m^3 で働く。ミツバチの活動中の飛行筋の電力密度は，知られている限り生物界で最も高い（3.4MW/m^3）。

6.5.2　In vivo の熱発生限度

大きな恒温ヒートシンク内の，大きさ L_{cell}，体積 $V_{cell} = L_{cell}^3$，熱伝導性 K_t=0.623 W/m-K（水）の 1 つの生物細胞内で働いているナノロボットについて考えてみよう。ナノロボットの活動による P_{cell}（W）の細胞内放出により生じる中心部と周縁の最大温度差 ΔT_n は，以下の式で表される。

$$\Delta T_{cell} = \frac{P_{cell}}{6\,L_{cell}\,K_t} = \frac{D_{cell}\,L_{cell}^2}{6\,K_t} \quad \text{(kelvins)} \qquad [\text{式 } 6.52]$$

この式で D_{cell} は総細胞エネルギー密度（W/m^3）である。典型的な直径約 20μm の人間の組織細胞は 30〜480pW を発生し，ΔT_{cell}=0.3〜6.0μK となる。**表 6.8** のデータによれば，個々の細胞が最大で D_{cell} 約 10^6 W/m^3 の内部エネルギー放出に安全に耐えられるように思われるため，細胞内の作動に関して以下の熱発生限度が提案されている。

$$P_{cell} \lesssim 10^6 V_{cell} \quad (watts) \qquad [式 6.53]$$

このように，例えば提案された限度を使用すると，分離した 20μm の組織細胞は，その内部に全体で P_{cell} 約 8000pW を発生し，細胞温度を ΔT_{cell} 約 100μK 上昇させる作動中のナノロボット機械群を安全に収容することができるが，これは極めて控えめな見積もりであるように思われる。

実際にしばしば起こりうるであろう例として，ある組織塊中の多くの細胞に作動中のナノ機械が含まれる場合を考えてみると，ナノロボットが集団でそれらの作動環境を温めるため，恒温ヒートシンクの仮説はもはや有効ではない。人体全体の限度内において，全身に 1000 W/m^3 のパワー密度の増加をもたらす 100W の総ナノロボットパワー消費は（**表 6.8**），医療用ジアテルミーでは 50,000～100,000W/m^3 が安全な治療範囲と考えられているため，極めて安全と考えられる[819]。組織内の温度上昇が血流の増加を誘発し，それが冷却効果をもたらす。室温条件下で成人が体温の上昇を引き起こすことなく放散できる最大熱負荷は，100 W/m^2 の全身曝露[822]，すなわち約 2000W/m^3 である。このように，通常は，予定 100W の全身ナノロボットパワーは，体温の明らかな上昇を引き起こさない。

ピーク出力の 1600W[780,865] で運動すると，人体の中心部の温度は約 3.5K 上昇する[821]。単純な線形の関連性を仮定する場合でさえ，100W のナノロボットの全身パワー収支は，多くても約 0.2K に相当するので，それは平均正常日内変化である約 1K（6.3.1 項）よりはるかに小さく，また人間の熱調節制御システムの負荷誤差である約 0.2～0.5K より小さい[865]。ブドウ糖を動力源とするナノロボットは燃料を求めて組織と競合するため，100W の総利用量は約 2000Kcal/日とも考えられるが，それは長期的にみて食事から容易に補うことができる量の限度に近い。

エネルギーフローの適切な包括的分析[818]は，身体形状，入射放射量，皮膚の放射率，対流，伝導による熱交換，蒸発冷却，呼吸による熱損失，生理および挙動面の熱調節反応，患者により行われる仕事，ならびに *in vivo* のナノロボットの正確な分布，凝集パターン，ならびに活動に関する詳細なモデルが必要であるが，それらはすべて極めて複雑であり，本書の範囲をはるかに超えている。しかし，正確なエンドポイント（L_{tiss} = 20μm で $D_{tiss}=10^6$ W/m^3，ならびに L_{tiss} = 0.5m で $D_{tiss} = 10^3$ W/m^3）との単純な対数線形補間関係から，人間の軟組織におけるナノロボットの作動に関し，次のように提案されている，おおまかな最大熱発生限度が示唆される。

$$P_{tiss} \lesssim V_{tiss} D_{tiss} \quad (watts) \qquad [式 6.54]$$

$$D_{tiss} \sim 10^{[2.77 - 0.687 \log_{10}(L_{tiss})]} \quad (watts/m^3) \qquad [式 6.55]$$

$$\Delta T_{tiss} \sim \frac{P_{tiss}}{1800\, L_{tiss}^{\pi/2}} \quad (kelvins) \qquad [式 6.56]$$

ここでは，配置したすべてのナノロボットが作動している軟組織の全体積に関して $V_{tiss} = L_{tiss}^3$ である（式 6.52 から 6.56 までを**図 6.14** および **6.15** に要約した）。したがって，例えば甲状腺のみに配置した医療用ナノロボットについては（L_{tiss} 約 2.6 cm；**表 8.9**），その最大総パワー予定 P_{tiss} を，甲状腺の温度を ΔT_{tiss} 約 0.02K だけ上昇させる約 0.1W に制限すべきである。病院あるいは緊急医療の現場（第 24 章），ならびにその他いくつかの特殊な状況（例えば，第 21 章）では，より高い *in vivo* パワー密度が正当化される場合がある。

6.5.3 ナノロボットのパワースケーリング

最初に，ナノロボットパワー消費量のおおよそのオーダーを 3/4 冪法則に従う[698,3242]全有機体の生物学における代謝の推定スケーリングを用いて，推定値する。m=70kg の人体質量に関して P=100W に正規化し，ナノロボットをほぼ水の密度と仮定すると，1μm^3 のナノロボットについて P=（4.13）$m^{3/4}$ = 23pW となり，電力密度 D_n は約 2×10^7 W/m^3 となる。

表面パワー強度の考慮事項により，ナノロボットの最大オンボードパワー密度が決まる。例えば，超音波の最大安全強度は 100～1000W/m^2（人間の聴覚の痛覚閾値は約 100W/m^2）（6.4.1 項）であり，控えめに見積もった最大安全電磁強度も約 100W/m^2 である（6.4.2 項）。さらに，373K（沸騰している水）の表面は，310K の環境に比較して，放射率 e_r=0.1～1（式 6.19）で 100～1000W/m^2 を放射する。控えめに考えて 100W/m^2 を半径 r_n の球状ナノロボット表面の最大安全エネルギー束と考えると，ナノロボットパワー密度の最大値は以下の式から得られる。

表 6.8　生物細胞および人間の組織の推定電力出力および測定電力密度

小器官、細胞、あるいは物質	推定電力出力 (pW)	想定体積 (μm³)	測定電力密度 (W/m³)	編集、計算、あるいは推定の根拠（参考文献）
ミオシン筋肉モータ	0.000001	5×10^{-7}	2.0×10^{6}	578
細菌鞭毛モータ	0.0001	5×10^{-5}	2.0×10^{6}	581
S. faecolis 筋（基礎量）	0.00035	0.2	1.8×10^{3}	798
血小板（静止）	0.003-0.09	3	$0.1\text{-}3.0\times10^{4}$	791,792,796
赤血球	0.008	94	8.5×10^{1}	789
大腸菌（基礎量）	0.05	2	2.5×10^{2}	797
ミトコンドリア小器官	0.1-1.1	1	$0.1\text{-}1.1\times10^{6}$	781,786
S. faecolis 筋（最大増殖）	0.23	0.2	1.2×10^{6}	798
軟骨細胞	0.3	670	4.0×10^{2}	744
血小板（活性化）	0.7-7.0	3	$0.2\text{-}2.3\times10^{6}$	790
皮膚細胞	1-3	1000	$1.0\text{-}3.1\times10^{3}$	744,783,794,818
骨格筋細胞（静止）	1-10	2000	$0.5\text{-}4.9\times10^{3}$	526.744.818
好中性白血球	2-9	450	$0.4\text{-}2.0\times10^{4}$	753,792,796
骨細胞（骨）	2-38	30,000	$0.08\text{-}1.3\times10^{3}$	744,818
膵臓細胞	9	1000	8.9×10^{3}	745
弛緩静止心筋細胞	16	8000	2.0×10^{3}	788
横隔膜筋細胞	20	2000	1.0×10^{4}	744
肝細胞	45-115	6400	$0.7\text{-}1.8\times10^{4}$	744,745,782,783,818
典型的な組織細胞（基礎量）	*30*	*8000*	*3.8×10^{3}*	*744,745,782*
T 細胞リンパ球（基礎量）	40	200	2.0×10^{5}	470,777
骨髄細胞	45	8000	5.6×10^{3}	745
腸／胃細胞	46-52	8000	$5.7\text{-}6.5\times10^{3}$	745
睾丸細胞	46-149	8000	$0.6\text{-}1.9\times10^{4}$	745
肺細胞	56-78	8000	$7.1\text{-}9.7\times10^{3}$	744,745,782
褐色脂肪細胞（静止）	60	200,000	3.0×10^{2}	745,818
脾臓細胞	60-80	8000	$7.5\text{-}9.9\times10^{3}$	745
ニューロン細胞（基礎量）	70-110	14,000	$5.0\text{-}7.9\times10^{3}$	744,745,747,779,782
胸腺細胞	74	8000	9.3×10^{3}	745
心筋細胞（典型）	87-290	8000	$1.1\text{-}3.6\times10^{4}$	744,782,783,795,818
骨格筋細胞（最大、随意）	113	2000	5.7×10^{4}	818
甲状腺細胞	130	8000	1.6×10^{4}	745
T 細胞リンパ球（抗原反応）	130	200	6.5×10^{5}	470,777
副腎細胞	150	8000	1.9×10^{4}	745
腎細胞	155-346	8000	$1.9\text{-}4.3\times10^{4}$	744,745,782,818
ニューロン細胞（最大）	255-330	14,000	$1.8\text{-}2.4\times10^{4}$	746,779
典型的な組織細胞（最大）	*480*	*8000*	*6.0×10^{4}*	*745,780,782*
骨格筋細胞（最大、強直性）	2300	2000	1.2×10^{6}	526
ミツバチの飛行筋	3400	1000	3.4×10^{6}	---
心筋細胞（最大）	3500-5000	8000	$4.4\text{-}6.3\times10^{5}$	783,787
膵島（複数の細胞）	50,000-90,000	8,000,000	$0.6\text{-}1.1\times10^{4}$	793
褐色脂肪細胞（熱発生）	64,000	200,000	3.2×10^{5}	786
人間の脳	15-25W	1.4×10^{-3} m³	$1.1\text{-}1.8\times10^{4}$	746,747,784,785
人体（基礎量）	100W	0.1 m³	1.0×10^{3}	780
人体（最大）	1600W	0.1 m³	1.6×10^{4}	780
ガソリンで動く自動車	200,000W	10 m³	2.0×10^{4}	著者の 1969 年のｵｰﾙｽﾞﾓｰﾋﾞﾙ
太陽	3.92×10^{26}W	1.41×10^{27} m³	0.28	1662

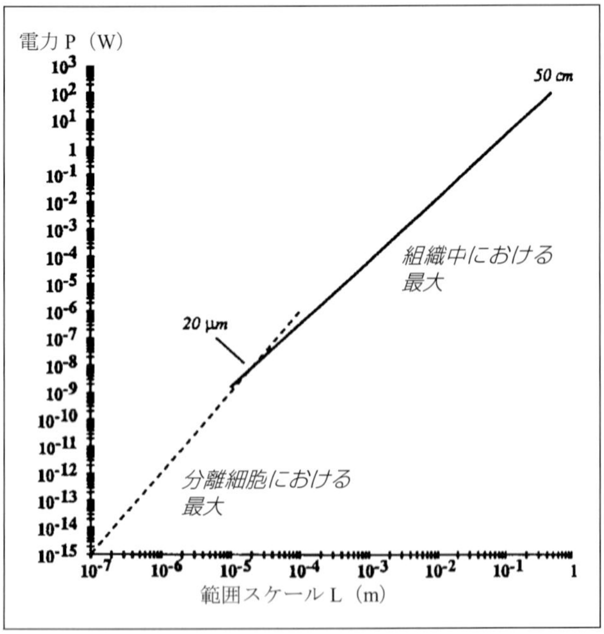

図 6.14　分離した細胞および人間の組織中の水晶最大総ナノマシン電力消費量

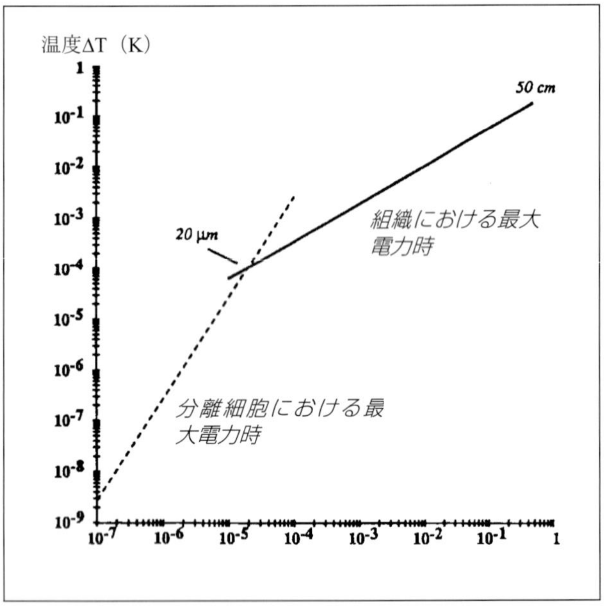

図 6.15　分離した細胞および人間の組織に放出されるナノロボットの電力により生じる最大温度変化

$$D_n = \frac{300}{r_n} \sim 10^9 \quad (\mathrm{watts/m^3}) \qquad [式 6.57]$$

これは，直径約 1μm の装置に関する値であり，*in vivo* で発生すべき全装置安全最大電力密度である。$10^9 W/m^3$ の極大は，$1μm^3$ のナノロボットについて約 1000pW の限度を意味している。興味深いことに，強制乱流毛管流において運ばれる全動物細胞の約 95%の血漿膜を破裂させるために必要なエネルギー放散率は，約 10^8～$10^9 W/m^3$ である[1185]。

化学的に動力を供給される採集ナノロボットでは，燃料分子上の拡散限度が，パワー密度に対する新たな根本的な制約となる。式 3.4 によれば，酸素中で e% 約 0.50（50%）の効率で燃焼した，エネルギー含量 $E_{fuel} = E_{glu}$（4765 zJ; 式 6.16）のブドウ糖分子の，半径 r_n の球状ナノロボットへの最大拡散流は，以下の式で表される最大オンボードパワー密度を可能にするであろう。

$$D_{diff} = 3\ e\%E_{fuel}\ DC/r_n^2 \quad (\mathrm{W/m^3}) \qquad [式 6.58]$$

310K の水中のブドウ糖について $D=7.1\times10^{10} m^2/s$（**表 3.3**），（新生児および）成人の血漿中において $C=$（0.67）3.5×10^{24} 分子/m^3（付録 B），r_n が約 0.5μm であれば，$D_{driff} = 1～7\times10^{10} W/m^3$ である。しかし，酸素は極めてわずかにしか血漿および間質液中に溶解しないため，oxyglucose エンジンは，そのブドウ糖必要量より酸素必要量によって，より厳しく拡散により制限される*。式 6.58 を適用し，（酸素について）$D=2.0\times10^{-9}\ m^2/s$（**表 3.3**），動脈血の血漿において $C=7.3\times10^{22}$ 分子/m^3（付録 B），E_{fuel} は約 $E_{glu}/6$，r_n は約 0.5μm を使用すると，$D_{driff} = 7\times10^8\ W/m^3$ となる。ここでも約 $10^9\ W/m^3$ が，ナノロボット全体にとっての正しい上限のように思われる**。

燃焼の副産物，特に CO_2 の処理は，化学システムのもう 1 つの弱い制約であろう。例えば，10pW のブドウ糖燃焼ナノロボットは，約 10^7 分子/s の CO_2 を発生する。排気がないと仮定すると，1000atm に加圧した場合，その発生速度により約 $0.001μm^3/s$ の速度で

*oxyglucose 採集ナノロボットは，ブドウ糖についてそれほど厳しく制限されていないため，エネルギー臓器または協力ナノロボット群がインスリン/グルカゴンホルモン（膵臓の模倣）およびコルチゾルホルモンなどを分泌できるようにして血清ブドウ糖濃度を人工的に操作しても，得られるものは少ない。利用できる酸素も，ナノロボット圧縮ガス分配器[1400]，あるいは他の手段により人工的に操作できる（第 22 章）。

**ナノデバイスが小さくなるに従い，それらの表面/体積比が上昇することに注意すること。そのため，二乗/三乗の法則によれば，ナノデバイスが小さくなるに従い，働いているナノマシンの単位密閉体積当たりの表面を通じてより多くのエネルギー（例えば，化学，音響，電磁エネルギー）を受け入れることができるため，式 6.58 から分かるように，電力密度を高めることができると予測される。

CO_2 がオンボードの蓄積スペースを占める。約 $0.1m^3$ の人体の体積を通じて均一に分布した 10^{12} 個の 10pW のナノロボット群から CO_2 が排出されると，生理的な除去がないと仮定した場合，局所的な CO_2 濃度は約 2×10^{-7}M/s 上昇し，1 時間の連続作動後に 0.0003M に達するが，これは依然として正常な血漿 CO_2 濃度である約 0.001M を十分に下回っている。

これらの制限により，人体の組織に配置できるナノデバイスの最大数密度も決まるであろう。例えば，$10^9 W/m^3$ では，最も高温の 1μm のナノロボットは 1000pW を発生する。甲状腺に限定した場合に約 0.1W のパワーを仮定すると（6.5.2 項），甲状腺に 1 億個のナノデバイスを配置でき，最大数密度は $1m^3$ 当たり約 10^{13} 個のナノロボットになる。ナノロボットのパワー消費量は，単純な呼吸細胞の約 0.1pW[1400]（第 22 章）から，最大で最も複雑な *in vivo* の修復および防御装置の約 10,000pW 以上（第 21 章）までの範囲で変化するが，典型的な単純なマイクロメートルスケールのナノロボットは約 10pW を発生し（D_n 約 $10^7 W/m^3$ を示す，生物学的に得られる推定スケーリング法則とおおむね一致している），約 10^{15} nanorobots/m^3 の数密度（約 10μm の平均デバイス間分離）を安全に達成することができるであろう。酸素の制限のないブドウ糖エネルギーを利用した採集ナノロボットの集団について，拡散制限による最大総パワー取り込みが約 70,000～300,000pW であることを思い出すこと（6.3.4.1 項）。

動力装置の最小サイズは，必要量に応じて変化する。化学的（6.3.4 項）あるいは電気的（6.4.1 項）動力変換器のエネルギー変換を$\geq10^{12} W/m^3$ と仮定すると，作動中のナノロボット内における 100pW のパワー供給サブシステムの大きさは，（約 $50nm)^3$ と小さいであろう。

作動中のナノデバイスのマクロスケールの塊は極めて熱くなることがあり，人工的ナノ臓器および他の大規模ナノマシン凝集体のスケーリングを大きく制限する（第 14 章）。やや非現実的な例ではあるが，N 個の緊密に凝集したナノデバイスからなる，半径 R の肉眼的なボールがあり，各ナノデバイスの密度がρ，全体のパワー密度 D_p が約 $10^9 W/m^3$ であり，それらのナノデバイスの一部 f_n が作動しており，すべてが空中に浮遊している例を考えてみよう。このボールは，R（約 $N^{1/3}$）が増大するに従って熱くなり何らかの「臨界可燃質量」M_{crit} =（4/3）π ρ $R_{crit}{}^3$ で，表面温度が空中のダイヤモンドの最大燃焼点（T_{burn} = 1070K）[691] を超え，ナノロボットの中実ボールが突然発火する（サファイア製デバイスは燃えることはできないが，T_{melt} は約 2310K である [1602]。実際には，ナノマシンは T_{burn} よりはるかに低い温度で働かなくなる可能性がある）。

単純な形状を用い，約 2%の空気伝導損失を無視すると，最大非燃焼凝集体半径 R_{crit} は以下の式で表される。

$$R_{crit} \sim \frac{3\,\sigma\,e_r\left(T_{burn}^4 - T_{environ}^4\right)}{f_n\,D_p} \qquad \text{［式 6.59］}$$

最低可能温度で熱放射を最大限にするために e_r = 0.97（例えばカーボンブラック）とし，$T_{environ}$ = 300K とすると，f_n = 100%の場合，R_{crit} = 0.22mm となる。完全なコールドスタートを仮定すると，ナノロボットの熱容量 $C_V = 1.8\times10^6$ J/m^3-K（ほぼダイヤモンド形）の場合，f_n = 100%の焼却までの臨界時間は $t_{crit} = C_V\ (T_{burn} - T_{environ})\ /\ f_n\ D_p$ = 1.4s である。D_p をより合理的な $10^7 W/m^3$ に引き下げると，あるいは単にナノロボットの 99%をオフにすると（f_n=1%），R_{crit} が約 22 cm に増加する。

6.5.4 主要な動力源の選択

ある用途に対する最終的なパワー源を選択する際，最初に適切なエネルギー獲得法を決めなければならない。全般的に，（1）補給不可能な方法および（2）補給可能な方法の 2 つがすぐに区別できる。

補給不可能な方法は，ナノロボットの全動力が内部のエネルギーの蓄積から引き出されることを意味する。このようなナノロボットは，内部のエネルギーの蓄積が枯渇すると停止する。この方法にとって意味のあるパラメーターは，最大化すべきオンボードのエネルギー蓄積密度である。6.2 項によれば，化学的なエネルギーの蓄積により，最大約 $10^{11} J/m^3$ の最高エネルギー密度が発生する（核エネルギーの蓄積は，理論的なエネルギー密度がはるかに高いが，医学的に「安全な」核分裂システムでは，蓄えからのエネルギー利用率を既知の技術で正確に調節することができないため，この潜在的なエネルギー源の有効なエネルギー密度には限界がある）。控えめに見積もった $10^{10} J/m^3$ での $1μm^3$ の化学エネルギーの蓄えは，10pW のナノロボットに対し，約 10^3 秒の動力を供給し，それはいくつかの用途において十分であろう。

第6章

補給可能な方法は，オンボードのエネルギーの蓄えが主に緩衝器として働き，それが外部の化学，音波，電気，あるいは接続エネルギー源により定期的に，あるいは連続的に補充されることを意味する。この方法にとって意味のあるパラメーターは，エネルギー輸送率，あるいは環境パワー密度であり，それは安全性と調和しながら最大化すべきである。補給可能な方法についても，少なくとも2種類の方法を特定することができる。すなわち，（2A）*in vivo* の動力源と（2B）ex vivo の動力源である。*In vivo* の恵動力源には，自由に流れる化学燃料（例えば，60秒ごとに1回循環する血流中のブドウ糖は，約 2×10^5 W/m^3 に相当する），カプセルに入った化学燃料，あるいは植え込んだ専用エネルギー器官などがある。Ex vivo の動力源には，音響（$\leq 2 \times 10^4$W/m^3），電磁（$\leq 2 \times 10^3$ W/m^3），あるいは接続コードを通じた動力源などがある。接続コードで接続した動力源については，安全で適切に配置した長さ1m，直径1μmのコードが伝えるエネルギー量は，（1000atmで）約 10^5W/m^3 の水圧エネルギー，約 10^6W/m^3 の光ファイバ光子エネルギー，約 10^7W/m^3 の電気エネルギー（銀のワイヤ，約1V で約 10^7A/m^2），約 10^8W/m^3 の化学エネルギー（1000atm），あるいは最大で約 10^{10}W/m^3 の機械エネルギーである。

しかし，最初のエネルギーは，いったん受領すると，オンボードシステムの駆動に使用できる他の有用な形に変換しなければならないため，上述の内容は分析の第一段階にすぎない。ほとんどのナノロボットのデザインには，様々な長さのエネルギー変換連鎖が含まれるため，連鎖全体の効率も，最初の電力源の選択を決める際に意味のあるパラメーターである。例えば，何らかの内部機能に電力を必要とするナノロボットを考えてみよう。その環境における最大利用可能電力密度は比較的低いかもしれないが，はるかに高い利用可能な化学パワー密度という利点が比較的低い直接化学電気変換効率を相殺する可能性がある（6.4.3.5項）。逆に，ブドウ糖機関を使用して機械的動きを発生させることにより化学電気経路の相対的効率が改善され，その動きが，極めて効率のよい機械電気的変換を通じて電気エネルギーに変換される可能性もある（6.3.2項）。

6.5.5 電気システムと機械システムの比較

生物系では電気化学プロセスが遍在しているため，ナノメディカルシステムの駆動に選択すべきエネルギーとして電力を想定するのは自然である。しかし，機械的エネルギーはナノスケールの距離にわたり非常に高い効率で伝えられるため，機械的に動力を供給されるナノロボットに競争力があることは明らかである。完全に機械的なモータ，ポンプ，アクチュエータ，マニピュレータ，さらにはコンピュータさえも設計されている[10]。

電動性のナノロボットの主な欠点は以下の通りである。

A. *生体と電気の相互作用*－電気システムは，生物における生物電気的分子認識システムを活性化する標遊電界を作り出すことがありえる。電気システムは体内において電気化学的システムと容易に結合するが，標遊電界は意図しない電気運動的相互作用も引き起こす可能性がある。例えば，すべてのガルバニ電源は，壊死破片層の形成，遊離好中球，顆粒組織，ならびに線維結合組織による長期インプラントの完全な被包など，有意な宿主反応を引き起こすことが明らかになっている[590,3512]。細胞の自然な高周波振動が生じる可能性があり，それとの微小電気泳動相互作用[683]により追加の合併症が生じることがありうる。純粋に機械的なシステムからの標遊高周波振動は，それほどには刺激性が高くないであろう。

B. *電気的干渉*－電動ナノロボットは，高周波あるいは電界，EMPパルス，ならびに他の *in vivo* の電気装置からの標遊電界などの外部の電力源からの電気的干渉の影響を受けやすい（デジタル携帯電話は，植え込まれた心臓ペースメーカと干渉し，ペースメーカの速度を上下させ，ペースメーカをオフにすることさえあると報告されている[3495-3498]）。宇宙線は，高電位で作動しているシステムにおいてアーク放電を誘発することがありうる。

C. *厚い絶縁体*－電子の漏れを防止するために非常に厚い絶縁が必要であり，この点は有意な量子機械的トンネルが起こりうる極めて小さいサイズで特に重要である。注意深く設計を行わないと，*in vivo* 媒体*の電気伝導率が高いため，例えば「ショート」による突然の電力損失が生じうる。

D. 大きいワイヤ－ワイヤ過熱を起こさずに有意な

電力レベルを伝えるために比較的大きいワイヤが必要であるが，将来，室温の超伝導体が開発されればこの欠点の重要性が低下すると思われる。

電動ナノロボットの主な利点は以下の通りである。

E. *作動速度*－電界構成では，光速（c 約 3×10^8 m/s）に近い速度が生じ，それは，動きが 1m/s と遅い機械的論理棒よりはるかに速い。高い電力密度 I_d での金属導体における古典的な電子ドリフト速度 v_d でさえ，機械棒の動きより速いことがある。すなわち，$v_d = I_d/n_e e$ であり，銅では $n_e=8.4\times10^{28}$ electrons/m^3 であり，$e=1.6\times10^{-19}$ C/electron であるため，I_d が最大電流密度に近い約 10^{10} sA/m^2 のとき，v_d は約 100m/s になる（より典型的な場合として I_d が約 10^6A/m^2 のとき，v_d は約 1cm/s となる）。また，1 次元のワイヤ，またはパターン化したダイヤモンド形経路に閉じ込めた電子の移動度は，約 10^6m/s，すなわち c の約 0.3%と，金属塊における移動度よりはるかに高くなる場合がある [1097,1098]。そのため，最高の速度が必要な用途では，電気的システムが必要になる可能性がある。

F. *電磁結合*－光子および電界/磁界は，機械的装置より電気的伝達装置を介した方が容易に検出できる。例えば，光電池あるいはロドプシンアンテナは光子を吸収して移動する電荷を直接作り出す。これは，検出器として圧電変換器を逆に使用するよりおそらく効率的であるが，本質的に危険性が高いエネルギーの高エネルギーパケットを取り扱うことが必要になる。

G. *伝達減衰*－MHz より低い周波数の電気信号は，人体組織の通過中にほんのわずかに減衰する。

6.5.6 設計における電力分析

ナノデバイスの設計では，動力必要量および熱放散の詳細な評価が重要である。このような評価には，通常，以下の要素が含まれるであろう。

A. *分子輸送*－仕分けロータ，内部輸送機構，篩い分けまたはナノ遠心分離，ならびに受容体に基づく輸送には，特定の動力必要量がある（第 3 章）。全速力（約 10^5 rev/s）で作動する仕分けロータは，約 10^{10} W/m^3 を消費する。しかし，一部の連続的な分子交換システムでは，差動伝導装置を通じて一方の化学種の解放（あるいは解体）から得られるエネルギーを使用してもう一方の化学種を圧縮（あるいは集中）して仕分けエネルギーのほとんどを回収することにより，効率性を高めることができるはずである。

B. *化学的変換*－Drexler[10] は，低エネルギー消費が設計上の目的ではないシステム内で，容易に想定される可逆的方法を使用する場合，炭素を多く含む物質の化学的変換により生じるエネルギー消費は約 1000 zJ/atom すなわち最終産物 1kg 当たり約 10^8J であるが，「信頼できる，ほぼ可逆的な方法のみを使用して原料分子を複雑な生成物構造に変換できる一連の機械化学的プロセスの開発を想定するのであれば」，理論的には約 1zJ/atom，すなわち約 10^5J/kg と低い可能性があると推定している。しかし，R. Merkle は，ほぼすべての現在の提案は極めて消費が多いと述べている。1 つの高分子の一般的な切断－修復動作には少数の共有結合しか含まれないため，生物分子との相互作用のほとんどはエネルギー密度が比較的低い可能性がある。例えば，約 1 万個の原子を含む 1 つの 500 残基のタンパク質分子上に 1 つだけ新しい 1000zJ の共有結合を作り出す場合，正味の分子変換コストはわずか約 0.1zJ/atom に過ぎない。非共有結合を含む変換では，原子当たりのエネルギーコストがさらに低くなりうる。

C. *機械的動作*－おおまかな法則として，回転ローラーベアリングなどの物理的に動いているナノコンポーネントは，約 10^5 W/m^3 の廃熱を発生する。動いていない部分は廃熱を発生しない。ナノマニピュレータの腕など，より大きい機械的集合体は，正常の連続作動時において約 10^9W/m^3 を放散する [10]。すなわち動いているダイヤモンド形ナノマシン 1kg 当たり約 1MW を放散する。移動，動作，操作に必要なエネルギーに

*最も純粋な水（例えば蒸留水および脱イオン水）は，固有抵抗が 2.5×10^5 Ω-m である [360]。CO_2 および他の空気ガスが吸収され，ガラス器具からアルカリおよび他の電解質が滲出するために，約 10^4 Ω-m を超える固有抵抗を持つ水を得て，保存することは通常困難である。空気と平衡に達している通常の蒸留水の固有抵抗は約 1000 Ω-m である [390]。これらの値に対し，293K の銀では 1.59×10^{-8} Ω-m[763]，293K の非晶質炭素では 3.5×10^{-5} Ω-m，298K の水中における 1M の KCl では 0.0893 Ω-m，ならびに 0.001M の KCl 液では 68.1 Ω-m[390]（人間の血液は約 0.15M の NaCl），合成ダイヤモンドでは 10^7-10^8 Ω-m（使用した増殖プロセスにより異なる）であり，自然なダイヤモンドの暗固有抵抗は>10^{18} Ω-m[537] である。

ついては第9章で述べている。形状変化あるいは他の変形活動のエネルギー必要量も評価しなければならない（第5章）。

D.　*通信およびナビゲーション*－体内のナビゲーション（第8章），ならびに装置内および装置間の信号の送信，メッセージの送信および受信などのすべての通信作業（第7章）に必要なエネルギーについて，さらには通信およびナビゲーションネットワークのためのシステムオーバーヘッドの割り当てについて設計評価が必要である。

E.　*計算*－Drexler[10]が報告した設計のロッド論理を使用している機械的ナノコンピュータは，ほぼ GHz のクロックレートで約 10^{12}W/m^3 を放散し，約 10^{10} MIPS/W，あるいは約 10^4 命令/s/pW（約 10^{28} instructions/s-m^3）を消費する。R. Merkle は，ほぼ可逆的な計算動作の使用[713]により，クロックサイクルが遅くなる代わりに，命令当たりのエネルギー必要量が少なくとも2桁減少することを示唆している。標準的な論理を使用すると，放散性の非可逆的動作が310K で動作当たり ln（2）kT 約 3zJ の最小エネルギー放散に近づけられるが，原則的に，可逆的な論理を使用すると，コンピュータは論理動作当たりに放散するエネルギーを任意に減少させることができる（10.2.4.1 項）。それにもかかわらず，ナノロボットの総電力需要は，しばしば計算エネルギー必要量に左右されるであろう（10.2 項）。

F.　*コンポーネントの組み立て*－水素を多く含む有機原料分子および酸素を使用してナノスケールのダイヤモンド形の部品を作る場合，そのプロセスが制御されてはいるが発熱性の高い燃焼反応を伴うため，エネルギーが発生する。Drexler[10]が提示した，よく知られた例では，炭化水素を「燃やして」ダイヤモンド状にすると，17MJ/kg の総エネルギーが放出され，反応体における局所的エントロピーの減少である 1.7MJ/kg を差し引くと自由エネルギーは約 15MJ/kg となる。製造プロセスを進めるためにミル，ロータ，コンピュータで 3MJ/kg を消費することが必要であると仮定すると，余剰エネルギーとして 12MJ/kg の正味の出力が発生する。しかし，このダイヤモンド状物質を使用した，その後のより高次の組み立て工程は吸熱性である。最悪の場合，1nm の立方体からより大きいダイヤモンド状構造を組み立てることにより約 9MJ/kg が必要となる可能性があるが，適切な技術を使用すれば，このエネルギーのほとんどは機械仕事として回収し，大きい構造のブロック組み立てのコストをわずか約 0.5～1.0MJ/kg に減少させることができる[10]。最初の発熱性エネルギーの産生を無視すれば，計算，資材管理，ならびに特定の実施例における他の必要条件に応じて，おそらく，事前に製作したダイヤモンド部品あるいはモジュールのようなコンポーネントを大きな構造物に組み立てるために約 1～3MJ/kg のエネルギーを必要とするであろう[10]（第19章）。

6.5.7　地球の高温限度

最後に，地球のエネルギー収支を検討することにより地球の総作動ナノロボット量に対する限度を求めることができる。地球の表面で受ける総日射量は約 1.75×10^{17}W である（直入射で I_{Earth} 約 1370 W/m^2 ± 0.4%[887,1945]）。全世界の人類によるエネルギー消費量は，1998年に推定 1.2×10^{13} W（約 0.02 W/m^2）に達した。この数値は，全人類の生物量の代謝出力である約 10^{12}W の代謝出力とは異なり，全世界の人類の全技術文明による総熱消費量とみなすこともできる。地球温暖化の証拠については依然として様々な意見があるが[887]，人間が製造した機械からの廃熱が増加し続ければ，気象が変化し始めることは明らかである。アスファルトで覆われた大都市から生じる熱流は，すでに局所的な気候および熱パターンに明らかな影響を及ぼしている。

様々な大気成分（CO_2，H_2O，O_3 など）の濃度変化に関するすべての考慮事項を無視すれば，人為的なエネルギーの放出は，どのポイントで地球のエネルギー収支に深刻な影響を与え始めるのかが問題になるであろう（気候学者は，これを「高温限度（hypsithermal limit）」と呼ぶことがある）。地球温暖化のデータは決定的なものではないが，確かに現在の約 10^{13}W が重要な閾値のオーダー内にあることを示唆している。地球上の全植物のパワー消費は約 10^{14}W であり*，そのような植物が地球のエネルギーの均一化において主要な役割を示すことがよく知られている。気象学者は，約 2×10^{15}W の人為的放出（日射量の約 1%）により

*全世界の植物による CO_2 の光合成固定は約 3.85×10^{14} kg CO_2/年であり，約 46%が海洋植物相による[1720]。CO_2 の固定には，約 794 zJ/molecule（式6.16），すなわち CO_2 1kg 当たり約 1.1×10^7 J を必要とし，地球の植物全体では約 1.4×10^{14}W である。

極地の氷冠が溶けると推測している。金星から高い上限が得られている。すなわち，金星は地質および大きさが地球と類似しているにもかかわらず，雲頂で約 3.3×10^{17}W を受けるため，表面温度は約 700K となり，大気は地獄のような約 100atm の亜硫酸ガスとなる。かなり大まかな推定値として [3100,3101]，地球の最大高温限度は約 10^{15}W と考えられている。

そのような環境の高温限度のために，将来，地球全体で作動するナノマシンの量，すなわち「作動中のナノ量」に対して最大出力の限度が課される。作動中のナノロボットの典型的な出力密度を約 10^7W/m^3 と仮定すると，高温限度のために，有効で機能するナノロボットの，全世界の自然な集団限度が約 10^8m^3，すなわち通常の密度では約 10^{11}kg ということになる。21 世紀には全世界の人口が約 10^{10} 人に近い水準で安定すると仮定し，またナノテクノロジーが世界に均等に分布すると仮定すると，上述の集団限度では，連続的に機能する作動ナノロボットの 1 人当たりの割り当て量が約 10kg となり，すなわち 1 人当たりの作動ナノロボット数は約 10^{16} 個となるであろう（$1\mu m^3$ のナノロボットがそれぞれ約 10pW を発生すると仮定し，在庫に維持されている作動していない装置を無視した場合）*。1 人当たり約 10 リットルの割り当て（約 100kW/person）がすべての医療，製造，輸送，ならびに他の予想される目的に十分であるかどうかは，意見が分かれる問題である。

高温作動ナノロボット集団限度は，巨大な地球の軌道を回るサンスクリーンや，地球規模の熱ポンプなど，地球エンジニアリングの大胆な術策では解決できない。それらは，地球の光合成活動あるいは気候を破壊するが，地球表面の熱エネルギー密度を有意に引き下げないであろう。同様に，現在の環境が本質的に損なわれずに維持されるのであれば，全世界的に最も重要な自然の温室ガス，特に CO_2 および H_2O の大気濃度を有意に減少させることはできないが，そのような気体を完全になくしても高温限度を多くて 10-20 倍上昇させるだけであろう。具体的には，もし地球に全く大気がなかったら，地球の平均表面温度を現在の値である T_{earth} 約 288K[3097] に維持するには，地球の表面で追加のナノロボット由来パワーである P_{noatm}，約 πR_{Earth}^2（$4\sigma T_{Earth}^4 - I_{Earth}$），約 2×10^{16}W を放出できるであろう。この場合，$R_{Earth} = 6.37\times10^6$m（地球の半径）および $\sigma=5.67\times10^{-8}$W / m^2-K^4 である（Stefan-Boltzmann 定数）。さらに非現実的なことではあるが，地球の表面が，完全な鏡で囲まれた大気のない黒体であるとすると（例えば，アルベド=1.00，自然な地球では約 0.31），ナノロボット由来パワー（鏡のバリアの下で）$P_{mirror} \leq 4\pi R_{Earth}^2$（$\sigma T_{Earth}^4 - I_{geol}$），約 2×10^{17}W を追加的に放出しても，現在の平均地球表面温度である T_{Earth} を維持できるであろう。I_{geol} = 0.05W/m^2 であり [2,3123]，これは地殻の放射性崩壊（例えば U^{238}，K^{40}）による地球表面の平均地質学的熱流である。低放散性分子マニュファクチャリングおよび可逆性計算により可能になるナノロボットの廃熱の減少は，地球の生息環境をより良く保全するために，より控えめに見積もった地球の限度，おそらく約 10^{13}W（今日の水準）を維持するという人気のある主張に相殺されてしまう可能性がある。長期的な環境の維持と矛盾しないためには，人類の技術的進歩を宇宙で続けることによってのみ究極的に高温限度を避けることができ，それは，いずれにせよ非常に優れたアイディアと思われる。

第6章

*地球人口限度である約 10^{26} 個の 10pW のナノロボットは，約 100mol の作動中の装置を代表しているに過ぎないことに注意すること。1000pW の装置（約 10^9 W/m^3 の電力密度）については，人口限度の上限は，わずか 1mol の，全世界における $1\mu^3$ の作動中のナノロボットに過ぎない。そのため，限局した「モル量」のナノデバイスを制御するという安易な空論は，大きな誤解を招く。

第7章

通　信

7.1　ナノロボットの通信の要件

データ通信は医用ナノロボットの重要な基礎能力である。最も基本的なレベルでは，ナノデバイスは安定かつ正確なデバイス操作を確保するために，内蔵サブシステム間で計測データおよび制御データを受け渡す必要がある。生体細胞とメッセージを交換し，分子レベルで人体との通信を図ることも必要である。ナノデバイスに必要な相互通信の目的は次の通りである。

1. 複雑で大規模な協同作業を調整する。
2. 感覚，メッセージ，ナビゲーションなどの重要な操作データを伝える。
3. 作業の総合的な進行を監視する。

さらに，ナノロボットには患者とアンテナや電気通信リンクなどの外部体，実験室またはベッドサイドのコンピュータ，操作する医療従事者との間でメッセージをやり取りする能力が必要である。

まず，典型的なナノ医療の状況で要求される全体的な情報の流れを評価することが有用である。ナノロボット内蔵コンピュータは最も単純なシステムで $\dot{I}$ 約 10^4 ビット/s，最も複雑なシステムや作業で約 10^9 ビット/s を生成するとみられ（第 12 章），これが体内通信要件を大きく制限する。内部データ記憶容量が 10^5～10^9 ビットと仮定すると，ナノロボットメモリー全体を 1 秒で書き換えるのに 10^5～10^9 ビット/s の情報の流れが必要である。ヒト細胞との通信は個々の神経インパルスの 10～1000 ビット/s（4.8.6 項）から，酵素作用または分子ゲーティングの関与する細胞内プロセスでの約 10^6 ビット/s（MHz 単位の周波数）の瞬時バーストまで，様々なレベルで発生する。ナノロボット間通信に 10^3～10^6 ビット/s を超えるデータ転送速度が必要となる可能性は低い。ナノデバイスと使用者との明確な情報交換は，1～1000 ビット/s の範囲で様々に推定される意識の最大データ処理速度によって制限されるが（第 25 章），皮膚および網膜ディスプレイは視覚情報を最大約 10^7 ビット/s で患者に転送する（7.4.6 項）。外部体との通信には監視またはデータ転送操作が含まれる。例えば，1 ビット/ピクセル，30 フレーム/s で転送される標準ハーフトーン白黒放送テレビの約 525 × 390 = 204,750 ピクセル/フレームは，約 6.1 × 10^6 ビット/s（6.1MHz）のデジタル転送速度（約 6.1MHz の転送帯域幅）* を必要とし，細胞遺伝子修復術（第 20 章）中に非圧縮ヒトゲノム全体を約 1000s でダウンロードするのに，約 10^7 ビット/s の転送速度を必要とする。

付加的平衡熱ノイズを伴う消散的伝送線のチャンネル容量に関する古典的情報理論に従い[699]，1 転送ビット当たりの必要最小消去エネルギーは，

$$E_{bit} \geq kT\ln(2) = 3\ \mathrm{zJ/bit} \qquad [式\ 7.1]$$

式中の k = 0.01381zJ/K（Boltzmann 定数），T = 310K および 1zJ（ゼプトジュール）= 10^{-21}J である。したがって，上記の最大 $\dot{I}_{max}$ 約 10^9 ビット/s 帯域幅の要件は≧3 ピコワット（pW）の電力を必要とするが，これは典型的な体内医用ナノデバイスのパワーバジェット 1～1000pW の範囲にある（6.5.3 項）。ビット速度が遅いほど，必要電力は少なくてよい。設計面での課題は，この最小理論限界値に近づけることである**。

本章では，最も一般的なナノロボット通信様式の分析（7.2 項），通信ネットワーク構造（7.3 項）に続いて，実行される様々な特定の通信作業について簡単に考察する（7.4 項）。

---

*本書では便宜上，等しいものとみなすが，厳密にはデジタル転送速度は転送帯域幅とは異なる。特定の転送速度の処理に要する帯域幅は実際に選択するコーディングおよび変調技術に関連している。最も単純な変調技術でも帯域幅 1Hz 当たり約 1 ビット/s まで近づけられるが，これよりはるかに効率的な技術も存在する。例えば，典型的な 1998 年製造 PC モデムは，わずか 4kHz 幅の音声用伝送線で 33KB/s を転送する複雑なコーディングおよび変調機構を利用しており，これによって帯域幅 1Hz 当たり約 8 ビット/s の転送速度が得られる。音声の転送には現在，およそ 100：1 のデータ圧縮アルゴリズムが利用できる。

**Landauer[700] は理論的には 1 ビットの転送に必要な最小エネルギーは存在しないことを指摘しているが，Levitin[2318] および 10.2.4.1 項の可逆的計算の考察も参照のこと。

7.2 通信様式

一般原則として，物質またはパワーを人体と相互に受け渡し，あるいは人体周囲に伝達する方法であれば，流れに経時的変調をかけることによって，通信の一様式として採用することができる。体内通信の最も有力な候補は，有利組織の化学的，音響的ならびに電磁的ブロードキャスト，ナノメカニカルケーブルシステムおよび専用コミュニサイトである。TCP/IP または階層化通信プロトコールなど，医用ナノロボットシステムに応用される広範囲なデータ処理プロトコールシステム[1652]も興味深いが，本書では言及しない。

7.2.1 化学的ブロードキャスト型通信

化学的ブロードキャスト型通信はサイトカインやホルモン，神経ペプチド，免疫系成分，フェロモンなどの機序（7.4.5 項）を用いた細胞通信で，人体に広く利用されている。専ら化学的手段によって相互通信を図る体内ナノロボットの簡単な例を考察する。このモデルでは，送り手がある種のコード化メッセンジャー分子をサイトゾル，間質液または血流内に放出すると，この分子は拡散的対流的輸送によって目的の受け手に輸送され，そこで認識，吸収されて，解読される。

7.2.1.1 理想的なメッセンジャー分子

理想的な化学メッセンジャー分子にはいくつかの重要な特徴がある。第一に，分子ポンプまたはソーティング回転子などのナノロボット分子レセプターシステムによって容易に認識･結合されやすい明確な「ヘッド」または「フラグ」を構造内に備えており（3.4 項），そのためにメッセージ全体を読まなくとも，目的の受け手を特定することができる。第二に，生物学的活性が低く，したがってメッセージが受け取られる前に自然過程によって容易に分解されない。第三に，体外に排泄されやすく，毒性蓄積の危険性を回避できることである。ただし，メッセンジャー分子ならびに発生が予想されるあらゆる分解産物は，最大予想濃度で本質的に無毒性でなければならない*。最後に，輸送過程の統計的性質より，メッセンジャー分子を確実に検出できる間隔は比較的長いことが示唆されるため，大量のメッセージをすべて分子表面に書き込めるように，分子は容易に拡大できることが重要である。

メッセンジャー候補の 1 つとして，Drexler[10] が元来，ナノコンピュータテープ大容量メモリーシステム用に提唱した部分フッ素化ポリエチレンがあるが，他にも研究が行われている[1200]。こうした分子は，読み取りやすくするため炭素主鎖の片側は H 原子で“0”を，F 原子で“1”を表し，対側はすべて H 原子で占めることによって，炭素原子 1 個当たり 1 ビットを保存することができる。メッセージは単一の直線鎖の場合もあれば，メッセージに組み込まれた条件や優先順位を表す分岐構造を備えていることもある。分子（読み取り側の H/F 原子比が平均 50%/50%）が CH_3（CHX）$_n CH_3$（X = H 原子または F 原子）の形で，単位（n 単位/分子）当たり 1 ビットを保存できると仮定すると，メッセージ分子密度 $r_{message}$ は約 1000kg/m^3，メッセージ分子容積 $V_{message}$ は約（3.82×10^{-29}）n（m^3）であり，情報密度 $D_{message}$ は約 26 ビット/nm^3（直線メッセージ分子長約 3 ビット/nm）となる（ちなみに直線 DNA は 1 ビット/nm^3）。メッセージ分子の分子量 $MW_{message}$ は n>>1 では nMW_{unit}（kg/mol）であり，末端部を無視して，H/F 原子比を 50%/50%と仮定すると，（CHX）の MW_{unit} = 0.023kg/mol となる。

n>20 のフッ化炭化水素メッセージ分子は転送に備えて戦略的に，H 主鎖全体にわたって標準化パターンに架橋し，最大圧縮長球形に折り畳むことができる。代わりに，重合体をボビンまたはリールに巻き上げることもでき，読みとりやすさと高い記録密度が得られる[10]。読み書きのメカニズムには約 10^{4}nm^3 のナノ機構が必要であり，約 30cm/s の読み取り速度でメッセージ分子をスキャンすることにより，約 10^9 ビット/s の読出し速度 I_{read} が得られるが[10]，完璧なテープ処理メカニズムには 10^{5}nm^3 のナノ機構が必要である。2 次元の情報記録フッ化炭化水素分子も検討されている[2182]。

フッ化炭化水素分子は生体適合性なのか？ Fluosol-DA や市販溶剤ポリフルオロ-オクトブロミド（Perflubron）などの n<20 のフッ化炭化水素潅流液は FDA 承認を受けており，血液製剤の可逆酸素担体

*M. Krummenacker は，設計上の経済性により共通の標準フォーマットを確立すると，環境内に未変化のまま放出される浮遊メッセンジャー分子を本来の患者以外の人間が吸収または摂取した場合，不適当な時期に人体に有害な作用を引き起こすおそれがあることを指摘している。こうした「情報の毒性」を軽減するには，最終排泄の前にすべてのメッセンジャー分子を適切に分解およびデフラグし，リサイクルを行い，受け取られたメッセンジャー分子がいかなる作用にも刺激または影響を与えないうちに，妥当性検査保全プロトコール（第 12 章）を利用する必要がある。

として数年前から利用されている[704,705]。こうしたフッ化炭化水素は高い化学的ならびに生化学的不活性，代謝の欠如および迅速な排泄を特徴とする[704]。分子構造に Br または水素化フラグメントなどの親油性基質を含むフッ化炭化水素（Br を含む例として Perflubron など）を除き，排泄速度は分子量の増加に伴い指数的に低下することが示されている[704]。こうした非水溶性化合物は通常，8～10 個の炭素原子から構成され，分子量約 450～500 ダルトンである。臨床投与による最大血中濃度は典型的に 70～400g/l であり[705]（急性単回投与毒性試験から推定される LD50 = 700g/l[707]），これはナノデバイス化学的通信用途に予想される濃度よりも何桁も高い。興味深い所見として，マウスをフッ化炭化水素に浸漬しても酸素のバブリングによって生存しており[2183]，95%酸素を呼吸するラットは全血をフッ化炭化水素液に置換しても生存することが報告されている[2184]。ペルフルオロペンタン（C_5F_{12}）の沸点は 29.2℃であるが，n>5 では 37℃を超え，ペルフルオロヘキサン（C_6F_{14}）では 56.6℃である。

フッ化炭化水素およびフッ化炭化水素成分は分子内結合が極めて強く，分子間相互作用は非常に弱いことから[2940]，粒子凝集度は低い。フッ素化界面活性剤は炭化水素界面活性剤よりも溶血性および洗浄性が低く[2940]，フッ化界面活性剤は膜タンパク質を抽出できないとみられる[2940]。フッ素化リポソームの安定性および透過性は広く評価されている[2941-2944]。例えば，2 本の炭化水素鎖または 2 本のペルフルオロカーボン鎖のいずれかを有する陰イオン二本鎖グリコホスホリピッドあるいは混合二本鎖（1 本はフッ素化，1 本は水素化）は，マウスでの静注最大耐用量 0.5g/体重 kg（約 5g/血液量 l）を水中に分散させると，直径 30～70nm の気泡を容易に生成する。フッ素化の増大に伴って溶血活性は急激に低下する[2943]。テフロンなどの多数のフッ素処理表面は疎水性でもあり，同時に疎油性でもある[2940]。

非経口栄養にルーチンに使用される脂肪乳剤と同じく，炭化水素は通常，生食水に 0.1～0.2μm の小滴を分散させた乳剤の形で投与される。球面半径 $r_{message}$ の圧縮メッセンジャー分子が保存するおよその情報量は

$$I_{message} = \frac{4}{3}\pi r_{message}^3 D_{message} \quad \text{(bits)} \qquad \text{［式 7.2］}$$

であり，圧縮球形パケット表面には $I_{surface} \sim (3\pi^{1/2} I_{message}/4)^{2/3} \sim 1.2 I_{message}^{2/3}$（ビット）を表示する。$r_{message}$ = 0.2μm では $I_{surface}$ は約 10^6 ビットであり，$I_{message}$ は約 10^9 ビット/分子（「ゲノムパケット」など）である。このうち最大約 1000 ビットは受け手の識別，時間の刻印，期限による「抹消」または他のメッセージパケットフラッグまたはヘッダー情報に必要である。$(CHX)_n$ のコアフラグメントでは $I_{message}$ = n（ビット）である。

フッ化炭化水素メッセンジャー分子は容易に代謝されない。小さい分子は循環から速やかに消失し，主に肝，脾および骨髄の単核食細胞系に短時間滞留する[706]。続いて，フッ化炭化水素の脂肪への溶解度に依存するとみられる速度で，血中の脂質担体によって循環に再導入され，脂肪組織にもある程度の濃度で残留する。最終的には呼気により肺から蒸気（低分子量の短いメッセージセグメントの場合）として排出され[709]，現在の酸素運搬乳剤では血管内滞留時間は 4～12 時間である[704]。（直線混合フッ化炭化水素-炭化水素両親媒性より，最大 4 ヶ月にわたる多少の体内血中残留が示された[712]）。大量単回投与または反復投与をすると，飽和ならびに網膜内皮系（RES）の一時的遮断が引き起こされ，宿主防御系の上記構成要素が時間とともに低下する[710]。メッセージを運ぶフッ化炭化水素は極度に不活性でなければならないが，ペルフルオロ化合物を消化したマクロファージは食細胞機能が低下し，サイトカインなどの免疫メディエータを放出することを示す証拠もある[708]。Fluosol は約 1g/l 程度の血中濃度で少数の患者にアナフィラキシー様反応を惹起することが認められている[711]。尿道周囲注射に臨床的に使用される 4～100μm（n = 10^6～10^{10} に相当）の不規則テフロン $(CF_2)_n$ 顆粒[944]は，肉芽腫反応，塞栓および肺への移動を引き起こした[945-946]。これは大きな裸メッセンジャー分子のサイズの上限を明示するとともに，放出前に生体適合シェルに封入することの必要性を示している。R. Bradbury はこの種のシェルに，ウイルス付着タンパクに似た「ドッキングタグ」のある脂質膜を含めることを提案している。こうしたタグを設計する際は，抗体による結合ができず，一般的な細胞受容体との親和性が軽微であり，通常の細胞タンパクの分解とリサイクルの機構により消化されない（したがって長期免疫を生成できない）ようにする必要がある。

一部の単鎖直線パラフィン炭化水素（C_nH_{2n+2}）は「有毒」とみなされ，正式な NFPA Health Hazard

第7章

Rating も“1”，すなわち「軽微な毒性」[2945]（尺度 0〜4）とされていることから [2947]，露出水素原子が長く伸びるフッ化炭化水素メッセンジャー分子は毒性が強いとみられる。純粋プロパン（C_3H_8）の動物毒性は濃度 10%以上の吸入によって発生し，軽度の呼吸器刺激および不規則呼吸，カテコールアミン誘導不整脈に対する心臓感作，痛覚喪失ならびに低血圧などの症状があるが [2947,2948]，主たるリスクは大量曝露による単純な窒息および低温熱傷である。プロパンおよびブタンの典型的な OSHA 作業場空気曝露濃度限界値は 0.06〜0.1%である [2946,2947]。ラットにおけるペンタフルオロエタン（C_2F_5H）の吸入毒性は 70.9%（4 時間 ALC）であり，5%未満の濃度では毒性作用は認められない [2948]。毒性の機序は短鎖炭化水素分子と長鎖炭化水素分子とで異なる。

この領域についてはさらに詳細な毒性試験を行う必要がある。長期毒性が許容範囲を超えることが認められれば，「消化可能」かつ免疫原性のないパッケージを設計し，ビット密度を下げながら，体内でのメッセンジャー分子の構築に利用できる原料分子プール量を増加することもできる。R. Bradbury はフッ化炭化水素の代替品として，ナノロボットには容易に読み取られるが，「食物」として細胞に消化されやすい異常タンパク鎖または多糖鎖（いずれも大量のデータを圧縮してコード化できるもの；8.5.2.2 項を参照）[3122] を提案している。患者の免疫型が明らかであれば，MHC 分子に対する免疫発現を回避するために，MHC 分子が結合できないようにタンパク質の配列を設計するほか（8.5.2.1 項），自己形状のように見えるか，抗体非結合性になるように設計することができる。

7.2.1.2　拡散限界的同報通信速度

式 7.2 より $r_{message}$ = 0.2μm で $I_{message}$ が約 10^9 ビットとすると，通信システム構造がメッセンジャー分子のリサイクルを採用しないかぎり，最大同報通信ビット速度ではメッセンジャー分子の内蔵記憶量がすぐに尽きてしまうことは明らかである。リサイクルを使用しない場合は，炭素原子および水素原子は糖および水の分子から容易に利用できるため，フッ化炭化水素メッセージ分子の放出はフッ素によって制限される。フッ化物の血中濃度は約 4.5×10^{-7} g/cm^3 であり（付録 B），F 原子数では約 1.4×10^{22} 個/m^3 である。式 3.4 より，半径 R = 1μm，拡散定数 D ≠ 2×10^9 m^2/s（**表 3.3** より）の球形ナノデバイスの全表面への拡散流は，J = 3.6×10^8F 原子/s，すなわち 1.1×10^{-17} kg/s であり，これは $(CHX)_n$1 ビット/ユニットフッ化炭化水素メッセンジャー分子の連続長時間最大同報通信速度 $\dot{I}$ が約 7.2×10^8 ビット/s となる 2.7×10^{-17} kg/s を製造するのに十分な量のフッ素である。

ヒトの体内に存在するすべてのフッ素原子 8.3×10^{22} 個（**表 3.1**）がフッ化炭化水素メッセンジャー分子に転換され，同時に血流に放出されるというありそうもない状況下でも，血中濃度は約 1.2g/l であり，LD50 値の約 700g/l をはるかに下回るが，時にアナフィラキシー様反応を惹起する限界値約 0.1g/l は超える。

1963 年に Bossert と Wilson[703] は，空気中での動物の嗅覚通信によって化学的通信の系統的分析を初めて実施し，後に Bossert[725] が最大可能ビット速度の分析でこれを拡大した。以下の考察では，両研究者の結果を応用して，医用ナノデバイス間の体内化学的通信の問題に言及する。

7.2.1.3　静止媒体における瞬間的固定源

時間 t = 0 に点源として 1 回の puff でメッセンジャー分子（それぞれ $I_{message}$ ビット/分子を輸送）$Q_{message}$ を放出する化学的情報通信ナノロボットについて考える。これはアラーム型メッセージまたは迅速なフェードアウトを必要とするメッセージに理想的な設計である。簡潔にするため，人体を持続的な等方性非制限的静止水性媒体とみなす。詳細な処理については本書では割愛する。時間 t および点源からの距離 r の関数で表したメッセージ分子の空間密度は，

$$U_{message} = \frac{Q_{message}}{(4\pi D t)^{3/2}} e^{-\frac{r^2}{4Dt}} \quad \text{(molecules/m}^3) \qquad [式 7.3]$$

式中の D は，ほぼ球形にパッキングされていると仮定したメッセージ分子の並進拡散定数であり，式 3.5 および式 7.2 より以下のように求められる。

$$D = \left(\frac{kT}{\eta}\right)\left(\frac{D_{message}}{162\pi^2 I_{message}}\right) \qquad [式 7.4]$$

$I_{message}$ = 100 ビットでは D = 2.2×10^{-11} m^2/s となり，$I_{message}$ = 10^9 ビットでは D≠1.0×10^{-13} m^2/s となる。受容体ベースの化学センサーによる分子の検出には，式 4.3 より推定される濃度依存性の最小センサーサイクル時間 t_{EQ} が必要であるため，化学センサーによって最小待ち時間 t_{sensor} = t_{EQ} で検出されるメッセー

ジ分子の最小閾値濃度（c_{min}）が存在する。これは以下のように求められる。

$$c_{min} = \left(\frac{N_{encounters}}{r_{message}^2\, t_{sensor}}\right)\left(\frac{I_{message}\, MW_{unit}}{4\pi kT N_A}\right)^{1/2} \qquad ［式 7.5］$$

$N_{encounters}$ 約 100^{10}，N_A = 分子 6.023×10^{23} 個/mol（アボガドロ数），式 7.2 の $r_{message}$ 値，t_{sensor} = 1s とすると，c_{min} は $I_{message}$ = 100 ビットで分子約 1×10^{-9} 個/nm^3 であり，$I_{message} = 10^9$ ビットで約 9×10^{-11} 個/nm^3 となる。メッセージ分子の濃度は膨張拡散範囲内の c_{min} を超える。t_{rec} = (0.0293/D)（$Q_{message}/c_{min})^{2/3}$ である場合は，この膨張範囲は最大サイズ R_{max} = (0.419)（$Q_{message}/c_{min})^{1/3}$ に達し，その後，放出の消散にともなって収縮し始める[703]。最終的に濃度は $t_{fadeout} = e\, t_{rec}$（e = 2.718）の時点で c_{min} よりも低下する。

人体 0.1m^3 に 10^{12} 個のナノロボットが均一に分布する場合，平均デバイス間距離は約 50μm である。単純なメッセージ（$I_{message}$ = 100 ビット）で，R_{max} = 50μm とすると，放出されるメッセージ分子数 $Q_{message}$ は 2×10^6 個，t_{rec} は約 20s（I = 5 ビット/s），$t_{fadeout}$ は約 50s である。R_{max} = 1mm では，$Q_{message} = 2\times10^{10}$ 個，信号を受けるための t_{rec} = 8000s となる（$\dot{I}$ 約 0.01 ビット/s）。複雑なメッセージ（$I_{message} = 10^9$ ビット）の場合，$Q_{message}$ は約 1×10^5 個であるが，R_{max} = 50μm を輸送するのに要する t_{rec} は 4000s（約 1 時間）である（$\dot{I}$ 約 3×10^5 ビット/s）。

puff1 回につき（40nm）^{3} の体積に保存される $Q_{message}$ 約 17,000 個（R_{max} ≠ 10μm で計算）の 1 回アラーム puff を使用した場合，個々の組織細胞内に放出される単純なアラーム信号（$I_{message}$ = 100 ビット）は，細胞容積を約（20μm）^{3} と仮定すると t_{rec} 約 0.8s（$\dot{I}$ 約 100 ビット/s），$t_{fadeout}$ 約 2s で細胞質ゾル全体に送達される。実際的な問題として，細胞質ゾルは高分子および細胞骨格成分が密集しており（8.5.3 項），排他作用によって拡散時間が延長するが，現時点では延長時間の長さは不明であり，実験的に求める必要がある。

7.2.1.4 水充填チューブにおける瞬間的固定源

水を充填した非吸収壁の長いチューブの端に放出源が存在し，チューブの断面積 A_{tube}，長さ X_{max} =（0.484）$Q_{message}/A_{tube}\, c_{min}$ とすると，式 7.5 の c_{min} を用いて，t_{rec} =（0.117/D）（$Q_{message}/A_{tube}\, c_{min})^2$，$t_{fadeout} = et_{rec}$[703] となる。したがって，$A_{tube}$ = 1μm^2，長さ X_{max} = 50μm のチューブを通過する単純メッセージ（$I_{message}$ = 100 ビット）は $Q_{message}$ = 130 個が必要であり，t_{rec} 約 60s で受け手に到達する（$\dot{I}$ 約 2 ビット/s）。

7.2.1.5 静止媒体における連続的固定源

7.2.1.3 項に記載した理想的静止媒体に定速 $\dot{Q}_{message}$（メッセージ分子数/s）で連続的にメッセージ分子を放出する点源を考える。こうした放出源は状態遠隔測定，ナビゲーショナルビーコンまたは定期的サンプリングモニターに有用である。放出源から長時間放出される場合，点源を取り巻くメッセージ分子の検出可能閾値濃度の範囲[703]は，漸近的に最大半径 $R_{max} = \dot{Q}_{message}/(4\pi D\, c_{min})$ に近づく。拡大する検出可能濃度範囲が半径 $R = f_R R_{max}$（$0\leqq f_R\leqq 1$ がメッセージ範囲の部分半径拡張である場合）に達する時間は，正確な値には補足的誤差関数が必要であるが，式 7.4 の D および式 7.5 の c_{min} を使用すると，$0.1<f_R\leqq 1$ で t_{rec} =（$1.1f_R\, \dot{Q}_{message}/8\pi\, c_{min}$（1-$f_R$）$D^{3/2})^2$ により合理的に推定される。したがって，R_{max} = 100μm および R = 50μm の単純メッセージ（$I_{message}$ = 100 ビット）では，1s に放出されるメッセージ分子数 $\dot{Q}_{message}$ は 4×10^4 個であり，t_{rec} は約 140s（$\dot{I}$ 約 1 ビット/s）である。複雑メッセージ（$I_{message} = 10^9$ ビット）では，1s に放出されるメッセージ分子数 $\dot{Q}_{message}$ は 10 個であり，t_{rec} は約 8.4 時間（$\dot{I}$ 約 3×10^4 ビット/s）である。

7.2.1.6 静止媒体における連続的移動源

速度 v_n（m/s）で静止している水性媒体を移動し，速度 $\dot{Q}_{message}$（分子数/s）で連続的にメッセージ分子を放出する可動ナノロボットについて考える。葉巻型の分子トレイルエンベロープは最大長 $X_{fadeout} = \dot{Q}_{message}/4\pi D\, c_{min}$ を有し，可動放出源の後方距離 $X_{max} = X_{fadeout}/e$ で，メッセージ分子は運動軸より求められる最大検出可能半径 R_{max} =（0.342）（$\dot{Q}_{message}/v_n\, c_{min})^{1/2}$ の外部に拡散する。距離が>X_{max} の場合，検出可能メッセージ分子エンベロープの半径は $X_{fadeout}$ で 0 に減少し，$t_{fadeout} = X_{fadeout}/v_n$ となる。したがって，単純メッセージ分子（$I_{message}$ = 100 ビット）では，ナノロボット速度 v_n = 10μm/s かつ $X_{fadeout}$ = 1000μm には，$\dot{Q}_{message} = 4\times10^5$ 個/s が必要であり，X_{max} = 370μm，$t_{fadeout}$ = 100s で R_{max} 約 60μm となる。

これらの式[703]は非静止媒体での連続的固定源にも適用できる。この非静止媒体は近接境界面の欠如下で乱流のない完全層流により低い定速で放出源を超えて移動する。この理想的な例を以下の 7.2.1.7 項に説明する。

7.2.1.7 非静止媒体における連続的固定源

非静止移動媒体は流れの方向にメッセージ分子を動かすだけではなく，媒体内に乱流を起こす。単純なブラウン拡散を圧倒する乱流拡散率の成分を加え，媒体の実質ではなく媒体の流れの構造や境界面の特性であり，複雑な分析的問題である全体拡散率を生み出す。半径 R_{vasc} の血管の内腔表面付近の固定位置から一定の $\dot{Q}_{message}$（分子数/s）を放出する連続点源を考える。所定の関連性 [703] より，近似値としてプルーム幅が境界壁間距離よりも小さいと仮定し，流速 V_{vasc} で x 軸方向に流れる媒体内での最大検出可能長 $X_{fadeout}$ の楕円形メッセージ分子プルームを生成するには，$\dot{Q}_{message}$ は約（0.0396）$v_{vasc}\ c_{min}\ X_{fadeout}^{7/4}$ である。プルームの最大幅の部分は X_{max} 約（3.57）$F^{4/7}$，Y_{max} 約（0.686）$F^{1/2}$，Z_{max} 約（0.341）$F^{1/2}$ で発生し，式中の $F = \dot{Q}_{message}/v_{vasc}\ c_{min}$ である。メッセージ受け取り時間 t_{rec} は $X_{fadeout}/v_{vasc}$ である。

したがって，総頸動脈内腔面（V_{vasc} 約 0.2m/s，R_{vasc} 約 3mm；**表 8.2**）からの単純メッセージ（$I_{message}$ = 100 ビット，t_{sensor} = 1s で c_{min} 約 10^{-9}/nm^3）の同報通信には，希望プルーム長 $X_{fadeout}$ = 100μm の場合，$\dot{Q}_{message}$ は 10^9/s 以上必要であり，Y_{max} 約 40μm，Z_{max} 約 20μm で（放射線方向），t_{rec} 約 0.5ms で最も狭いプルームが得られる（$\dot{I}$ 約 100 ビット/s；t_{sensor} = 1s によって制限される）。複雑なメッセージ（$I_{message}$ = 10^9 ビット，t_{sensor} = 1s で c_{min} 約 9×10^{-11}/nm^3）では，t_{rec}0.5ms で $\dot{Q}_{message}$ は 7×10^7/s である $\dot{I}$ 約 10^9 ビット/s；t_{sensor} = 1s によって制限される）。

7.2.1.8 化学的同報通信の評価

理論的に化学的同報通信は情報を最大 10^9 ビット/s で転送することができるが，極めてエネルギー効率が悪いとみられる。$(CHX)_n$ メッセンジャー分子ユニットの構築には 1～1000zJ/ビットを要する（6.5.6（B）項を参照）。例えば，C-H（642zJ）を C-F（876zJ）に替えると 234zJ が消費されるが，CH_3F 分子を C-CH_2F 鎖にリサイクルすると，97zJ のエネルギーが得られる。最初にテープを組み立てる際，CH_3F および CH_4 の供給原料はエネルギーを放出するが，基本的なサブユニットに分解するのにエネルギーを要する。R. Bradbury によれば，テープサブユニットのロットを保管できる十分なスペースがあれば，テープ製作およびリサイクルの正味コストは 10～50zJ/ビットに削減することができる。「組み立て工程が生成されるエネルギーを効率的に取り入れ，分子が細胞リサイクル機構によって失われなければ，極めて高い全体効率でシステムを製造できるが，取り入れたエネルギーおよび供給原料の配分については問題が残る」。

しかし，50μm 離れた目的の受け手が少なくとも 1 個のメッセージ分子を確実に受け取るためには，約 10^6 個の分子を放出しなければならないことから（7.2.1.3 項），受け取られる 1 ビット当たりのエネルギーコストは約 10^6～10^9zJ/ビットに急減に増大し，これは理論的最小値の 3zJ/ビットよりもはるかに大きい（式 7.1）。このため，1-pW の通信パワーバジェットは約 50μm の転送域にわたって定常状態帯域幅を約 1 ビット/s に制限する。化学的通信のもう 1 つの欠点は，転送速度が低く（非静止媒体または短距離転送を除く），半透過または不透過障壁あるいは環境内で作動する吸収性ナノロボット物質によって遅滞または遮断される性質を有することである。化学チャンネルのノイズは人工メッセンジャー分子を使用し，自然背景をほぼ 0 に減少することによってほとんど排除されるが，古い信号，干渉あるいは他の人工デバイスまたは意図的な医学的または軍事的妨害によるクロストークが存在すると，ノイズは残存する。メッセンジャー分子 1 個が転送する情報量は極めて大きいことから，「ゲノムパケット」のエンコード機構の働きは E メールよりも FTP に近い [1652]。最後に，使用されたメッセンジャー分子は「廃棄期限」を過ぎると，ナノデバイス（または他の手段）によって分解される必要がある。メッセージングナノロボット集団によって捕捉され，分解され，リサイクルされる多数のメッセンジャー分子は，放出されるメッセンジャー分子の数とほぼ同じでなければならない。

細菌数の検出のように，低い放出速度で間に合うような狭い領域でナノロボットを使用する場合，ナノロボット間の化学的ブロードキャストは有用である [3236]。例えば，$(20\mu m)^3$ のヒト組織細胞内で 100 ビットメッセージ分子の最小検出可能濃度 c_{min} が約 10^{-9} 個/nm^3 に達するには，放出する分子はわずか 10^4 個でよく（7.2.1.3 項），製造に必要なエネルギーは 1pJ であり，組織細胞量の 10^{-7}%に過ぎない。化学的通信は「サイレントアラーム」などの種々の特殊用途にも有用である。こうした用途では，搭載貯蔵タンクから供給される製造済みメッセージ分子を使用するため，製造エネルギーを体外に移行できる。ナノロボット 1 個当たりの貯蔵量を $0.1\mu m^3$ と仮定すると，デバイス 1 個につき容易に放出できる 100 ビットメッセージ分子を約 10^8 個貯蔵でき，細胞アラームに必要な約 10^4 個の信号に十分足りる。これらのアラーム信号は約 1s で細胞質ゾル全体に行き渡る。

化学的同報通信は，高いメッセージ分子作製のエネルギーコストを外部や大規模に製造するところで負担する場合，そのため個々のナノロボットは化学信号を受けるだけで送らないような場合に最も有用である。例えば，実験室，診療所または移植された通信器官（7.3.4 項）で作製されたメッセンジャー分子が，確実に受け取られるように十分な濃度で血流に注射されるような場合である。c_{min} を約 1×10^{-9} 個/nm^3（$I_{message}$ = 100 ビット/分子）または約 9×10^{-11} 個/nm^3（$I_{message}$ = 10^9 ビット/分子）とすると，全体血中濃度を c_{min} に速やかに上昇させるのに必要な最小メッセンジャー分子数（身体による吸収がないと仮定）は，100 ビットメッセンジャー分子で$>7\times10^{15}$ 個（約 $0.006mm^3$ の注射），10^9 ビット分子で$>5\times10^{14}$ 個（$4cm^3$ の注射により濃度約 0.9g/l。時にアナフィラキシー様反応を誘発する約 0.1g/l の閾値を多少超える）である。これに対して，パワーバジェット 1pW のナノロボット 1 個は 100 ビットメッセージ分子を 1 秒に約 10^4～10^7 個しか製造できない。

化学的情報通信のロボット工学への応用は 1998 年に始まったばかりである。例えばある実験では，単純な肉眼サイズのフェロモン誘導移動ロボットの電子神経網にカイコガの触覚を接続することによって，臭気のプルームをたどることができた[2163]。

7.2.2 音響的ブロードキャスト型通信

音波による通信はナノメディシンの情報伝達に有用なチャンネルである。前出の章では検出（4.5 項，4.8.2 項および 4.91 項）ならびにパワーの伝導（6.3.3 項，6.4.1 項および 6.4.3.3 項）における音響エネルギーの受け取りについて説明した。本章で取り上げる問題は，ナノロボットによる超音波放射の生成（7.2.2.1 項）および人体に利用できる free-tissue 音響チャネル帯域幅（7.2.2.2 項）である。音響ケーブルおよび伝送線については 7.2.5.3 項で言及する。

7.2.2.1 音響放射体

振動源によって生成される音響パワーは $P_{out} = U^2 R_A$（Wrms）であり，式中の U は $RMSm^3/s$ で測定される振動による液体の体積変位速度であり，R_A は MKS の音響オームで測定される放射源による音響放射抵抗である[889]。2 つの基本生成器は振動ピストンおよび脈動球であり，いずれも半径 r である。Stokes の法則（式 9.73）より，水によって速度 v で円形ピストンを回転するのに必要な力 P_{in} は約 $6\pi r\eta v^2$ であり，放射状に振動する球では約 $24\pi r\eta v^2$ である。したがって，機械的入力パワーP_{in} ワットが送達される振動ピストンでは $U = \pi r^2 v = (\pi r^3 P_{in}/6\eta)^{1/2}$ であり，脈動球では $U = (2\pi r^3 P_{in}/3\eta)^{1/2}$ である。

放射抵抗 $R_A = \pi\rho\nu^2/k_r v_{sound}$ である。式中の $k_r = 2$（ピストン）または 4（球），ν は音響周波数（Hz）である。この式は $r/\lambda<<1$ の場合（放射体のサイズが音響波長 $\lambda = v_{sound}/\nu$ に比して極めて小さい場合）にのみ有効である。r = 1μm，ν = 1MHz であれば，r/λ は水中で約 0.001 である。媒体中の振動の波長に比べて小さいサイズの放射源から生成される音エネルギーは，すべての角方向で強度が均一であり，こうした生成器は点音源とみなされる。$r/\lambda>>1$ の放射体に用いる式も Massa[889] によって提示されている。

こうした結果を式 4.53 と組み合わせると，放射体表面での伝達される音響圧（A_p），出力パワー（P_{out}）および音響パワー強度（I_p）は以下の式より求められる。

$$A_p = \left(\frac{\pi\rho^2\nu^2 r P_{in}}{3k_r\eta}\right)^{1/2} (N/m^2) \qquad [式 7.6]$$

$$P_{out} = \frac{k_r\pi^2\rho\nu^2 r^3 P_{in}}{24\eta v_{sound}} \quad (watts) \qquad [式 7.7]$$

$$I_p = \frac{4P_{out}}{k_r^2\pi r^2} \quad (watts/m^2) \qquad [式 7.8]$$

例えば，半径 r = 1μm，入力量 P_{in} = 10pW で，体内で ν = 1MHz で作動する振動ピストン放射体では，310K のヒト間質液で $\rho = 993.4kg/m^3$，$\eta = 1.1\times10^{-3}$ kg/ms，$v_{sound} \neq 1500m/s$ と仮定すると，放射体表面の A_p = 放射圧 0.0007atm，P_{out} = 0.005pW（$e\% = P_{out}/P_{in}$ = 0.0005（0.05%）），音響強度 $I_p = 0.002W/m^2$ が得られる。各種パラメータごとに式 7.6 を**図 7.1** にまとめる。

7.2.2.2　free-tissue 音響チャンネル容量

図 7.1（血圧変動との比較に基づく；4.9.1.2 項）および式 7.7 は，伝動振幅が一定であれば，マイクロピストンおよびマイクロスフェアは周波数が高いほど強力な音放射体であるという音響の既知の結果を示している。（放射体を駆動する）入力パワーは周波数が高く，放射体サイズが大きいほど，出力パワー（媒体内の波長）に効率よく変換される。したがって，入力パワー単位当たりの音響チャンネル容量を最大にするには，ナノロボット間音響通信に最も高い実質周波数を使用し，できる限り大きな放射体を選択する必要がある。もちろん，周波数が高いほど減衰が大きくなり，最終的に高い周波数は制限される。

サイズの等しいトランスミッターから X_{path} 離れた半径 r の音響センサーは，SNR = 2 の場合，周波数ν（ビット/s）で情報を受け取るために，ν^{-1}（s）積分時間以内に kT e^{SNR} 約 30zJ 以上を受ける必要がある（4.5.1 項）。音響エネルギー変換効率 e% = P_{out}/P_{in}（式 7.7），レシーバーの稼動サイクルを f_{duty} として，媒体内の音響減衰を式 4.52 および式 4.53 より求め，軟部組織のα_{tiss} = 8.3×10^{-6}s/m **（表 4.2）**であれば，上記の基準を満足するために以下の式が成り立つ。

$$P_{in}=\left(\frac{\nu f_{duty}}{e\%}\right)\left(kT\,e^{SNR}\right)\left(\frac{X_{path}^2}{r^2}\right)e^{2\alpha_{tiss}\nu X_{path}}\quad\text{(watts)}$$

［式 7.9］

f_{duty} = 10%，r = 1μm，X_{path} = 100μm では，ν = 10MHz とすると，e%約 0.05（5%），P_{in} 連続約 6000pW，$\dot{I}$ 約 10^6 ビット/s となる。νを 100MHz に上げると，P_{in} を増大させなくても，e % は少なくとも 50%程度まで改善し，$\dot{I}$ = $f_{duty}\nu$は約 10^7 ビット/s となり，トランスミッター表面での最大安全音響パワー強度 $e\%P_{in}/\pi r^2$ は約 1000W/m^2（6.4.1 項）である。さらにνを増大しても，e%は 100%以上は改善しないことから，$\dot{I}$ は低下する。

以上の結果より，一般にナノロボット間音響通信は体内の 10～100μm の距離で周波数約 10～100MHz で発生することが分かる。これより長い距離の音響メッセージングにはコミュニサイトなどの可動信号増幅器（7.2.6 項），中継器プロトコールを備えた専用固定 communication organ またはインターネットに相当するパケット経路指定ネットワークが必要である（7.3 項）。

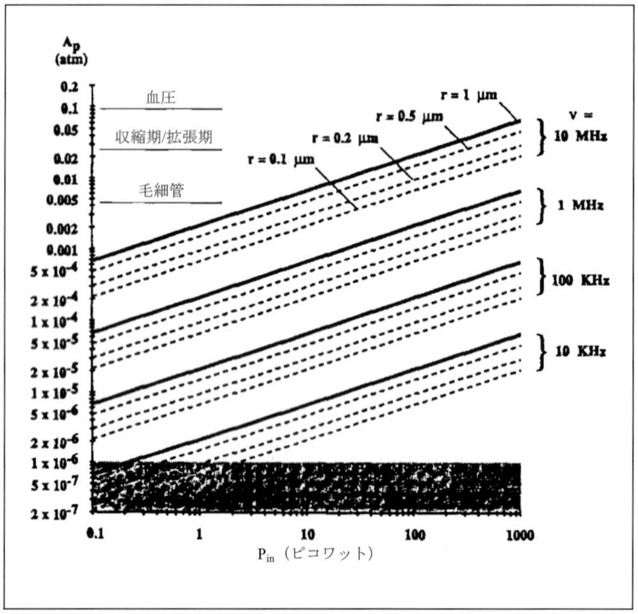

図 7.1.　310K の水中でのΔP_{min}約 10^{-6}atm における半径 r，入力パワーP_{in}の円柱形振動ピストン音響放射体表面での音響圧（A_p）（式 7.6 より）

7.2.3　電磁的ブロードキャスト型通信

外部で生成した MHz 単位の無線周波（rf）信号をナノロボットアンテナで受信する方法については，前述の 6.4.2 項で考察した。こうした信号は通信に応用しやすく，人体に MHz 単位の信号を送り，およそ 0.1W/m^2 以上の体外信号強度から最大 10^6 ビット/s で体内ナノロボットに情報を転送する。式 6.32 より，rf 信号は軟部組織を通過する際にほとんど吸収されず，ナノロボットレシーバーによる検出に利用できる信号エネルギーの大部分が温存されることが分かる（4.7.1 項も参照）。

体外生成 rf 信号はナノロボットによって検出されるが，サブミクロン規模の搭載ブロードキャストアンテナでは有意義なデバイス間通信に必要なパワーの rf 信号を生成できないと推測される。例えば，波長λ_{rf}，周波数ν_{rf}の低周波電磁波は従来の方法により，長さ $d_E<<\lambda_{rf}/2\pi$の単純電気双極子または直径 $d_M<<\lambda_{rf}/2\pi$ の磁気双極子ループアンテナを使用して生成される。いずれかのアンテナによって運ばれる電流を I_{dipole} とすると，各放射体の平均伝導力は以下のように求められる[727]。

$$P_E=\frac{1}{3}\pi\mu_0 c\left(\frac{d_E}{\lambda_{rf}}\right)^2 I_{dipole}^2\quad\text{(watts)}$$

［式 7.10］

$$P_M = \frac{1}{12}\pi^5 \mu_0 c\left(\frac{d_M}{\lambda_{rf}}\right)^4 I^2_{dipole} \quad \text{(watts)} \qquad ［式 7.11］$$

$$\frac{P_E}{P_M} = \frac{4\lambda^2_{rf}\, d^2_E}{\pi^4 d^4_M} \qquad ［式 7.12］$$

式中の$\mu_0 = 1.26 \times 10^{-6}$ヘンリー/m（透過定数），$c = 3 \times 10^8$m/s（光速）である。$\nu_{rf} = 1$kHz，$d_E = d_M = 1\mu$m であれば，$P_E/P_M$ は約 10^9 となり，放射体として電気双極子は磁気双極子よりもはるかに優れており，広域周波数でも電気双極子の相対パワー放出量は磁気双極子に比べてはるかに大きい。

約 10^8amp/m^2 というかなり強い電流密度を運ぶ長さ 1μm，断面積 1μm^2 の電気双極子アンテナは，わずか P_E 約 10^{-11}pW の rf 出力パワーを生成するのに約 200pW を消費する。エネルギー効率が極度に悪いだけでなく，信号が弱すぎて近接ナノロボットでも検出できない。式 6.34 によって示される 430nm エレクトレット振子アンテナは，0.7MHz で約 0.01pW の理論的最小入射パワー検出限界を示す。10^{-11}pW 信号の kT e^{SNR} の限界値 = 30zJ/サイクルは，最大作動周波数が約 0.0003Hz であることを意味するが，低すぎるために有用な情報を伝達することができない。（ここでは，信号ノイズ比 SNR = 2（20dB）；誤差修正デジタル信号は 10dB 以下でも実質的に完璧な通信が可能である）。さらに，ナノ電気アンテナは G（A/λに近似）を獲得することから，単純なスケーリングより，このアンテナは無指向性の放射パターンを示すと予測される。アンテナ表面 A = 1μm^2 とすると，G≧1 に達するにはλ≧1μm（3×10^{14}Hz）である。

電磁場理論の相反定理より，アンテナの放射パターンはレシーバーとして使用した場合のアンテナのレスポンスと同じ形状を示すことが予測される。W. Ware は所定の共振周波数に調整したアンテナ群に外部放射源から同じ周波数で照射すると，本質的に信号の反射である，同一周波数で再放射することを指摘した。したがって 1 ワット程度の外部放射源によって，10^9μm サイズのアンテナ（ナノロボット 1 個につきアンテナ 1 本，10 億個のナノロボットを報告）は同一の周波数で計 0.01pW を再放出する。これは理論的には 1 個のナノロボット rf レシーバーによって検出でき，体外に設置したマクロサイズのデバイスであれば確実に検出できる（ちなみに，家庭の TV アンテナに入るテレビ信号は典型的にレシーバーに約 10～10,000pW を供給する）。体外の rf 呼び出し信号（interrogation signal）は 30cm の組織を約 10^{-9}s で通過することから，体内のいずれに位置する MHz のアンテナも完全コヒーレンスから多くとも 0.1%のずれしかないため，実質的にコヒーレンスに近いエコーが保証される。様々な rf 周波数での呼び出し信号は，温度，圧力，生化学的濃度，血流速度，特定の細胞種類の検出または代謝過程など，評価の対象である種々の体内現象の空間分布を確立するため，これらの現象を監視するよう（さらに，呼び出し前にアンテナの共振を適宜調整するよう）プログラミングされた反射形ナノロボットに同時にポーリングする。1999 年に PharmaSeq[3432] が開発した 250μm のマイクロトランスポンダーは，1000/s 以上のスループット速度で呼び出されると予想された。

電気的ノイズの発生源は，4.7.1 項に記載した環境的発生源以外に 2 つ考えられる。1 つ目として，先進国でのラジオ，テレビ，レーダーなどの放送源が，0.01～1000MHz の範囲で 10^{-11}W/m^2-Hz 以下の周波数依存性の広帯域バックグラウンド（各発生源のキャリア-周波数スパイクなど）を作り出す。これは MHz 以下の周波数で人体を通過し，ほとんど減衰しない（6.4.2 項）。しかし，1MHz チャネルを使用するおよそ 1μm^2 のアンテナが受信するのは，この rf 広帯域エネルギーの多くとも 10^{-5}pW であり，わずか 0.002kT/サイクル程度であるため，ほぼ確実に検出は不可能である。言い換えれば，マクロサイズの communication organ（7.3.4 項）またはアセンブリを媒介しない限り，ミクロサイズのナノロボットが商業用のテレビ，ラジオまたは衛星放送あるいは GPS 信号を直接受信することはできない。したがって，この種の放送はこれらの周波数で検出可能ノイズを発生しないと考えられる。

2 つ目には，全身の筋肉および神経の作用による放電が電位を皮膚に発現させ [3508]，こうした電位は典型的に心電図（ECG または EKG，約 10^{-3}V），脳波（EEG，約 10^{-4}V）および周波数 1～40Hz のバイオフィードバックモニタリングにより医療現場で検出される。さらに，こうした表面波長は 10^{-11}W/m^2-Hz に達し，100Hz チャネルを用いた 1μm^2 のアンテナで検出不可能な 10^{-9}pW の信号を生成するが，10^{-2}V/m を超える電界強度は原則的に生存細胞によって検出される（4.7.1 項）。したがって，ミクロサイズのナノロボットは付近の個々の神経放電は検出するが，全体的な脳波，心電図，胃または腸の電波パターンを直接モニタリングすることはできないとみられる（マクロサイズの electrosensory organ またはセルラー傍受器が必要）。

（マイクロ波，赤外線または光搬送波に行う必要のある）電磁変調ν_{rf}>>10～100MHz は，サブミクロンのナノロボット部品が機械的な GHz 程度の運動に制限される場合，こうした部品を用いて生成，調節および検出することは困難である（10.1.1.2 項）。これに比べて電子部品の循環回転は速い。こうした搬送波は，100MHz の 10cm から赤外線の 1mm または光子の 40μm の行程の長さが範囲で軟部組織により 99%吸収される。エネルギーの大きい搬送波も，高域周波数では無指向性伝送キャリアの粒子様の性質が増強するために，レシーバーの計数率が急激に低下する。例えば，ミクロ規模の固体レーザーは利用可能であるが，単純な幾何学から，1pW のパワーで光子 10^7 個/s を生成する 11μm^2 の光子（約 10^{14}Hz）エミッターは，100μm（組織内の最大平均自由行程，4.9.4 項）の距離にある 1μm^2 のレシーバーにわずか 10^3 個/s しか転送しない。これによって，エネルギーコスト 10^6zJ/ビットで情報の転送速度が約 10^3 ビット/s に制限される。これよりビット速度がはるかに高い短いバーストも所定のパワーバジェットを満足させる。この方法を使用すれば，光子の強度は放出源で約 100W/m^2 以下に保持され（6.4.2 項），1μm^2 のトランスミッターでは，1 秒につき 1 回のみ繰り返される 0.01s のバーストで最大転送速度は約 10^5 ビット/s である。

高周波電磁波に加えられる比較的遅い変調は，もう 1 つの有用な通信チャンネルである。例えば，ナノロボットは相互の熱サインを検出し，これらのサインの変調を利用して，メッセージを転送する。熱伝導率 K_t および熱容量 C_v の媒体に浸漬され，熱感度ΔT_{min} の熱センサーを装備した別のナノロボットから R_{detect} の距離で，火力 P_n ワットを生成するナノロボットについて考える。最大検出域は，

$$R_{detect} = \frac{P_n}{4\pi K_t \Delta T_{min}} \qquad \text{［式 7.13］}$$

310K の水で K_t = 0.623W/m-K，ΔT_{min} = 10^{-6}K（4.6 項）および P_n = 10-1000pW の場合，R_{detect} は約 1～100μm である。P_n がメッセージの送信のためにオン・オフに切り替えられれば，310K の水中で C_v = 4.19×10^6W/m^3-K の場合，熱時間定数$\tau_{thermal}$ = 4 π R_{detect} C_v/K_t = 0.0001-1s である。単一チャネル帯域幅をおよそ 1/$\tau_{thermal}$ と仮定すると，検出可能信号域は 10pW 変調熱サインより R_{detect} = 1μm の距離での 10kHz（10^4 ビット/s）から，1000pW 変調熱サインより R_{detect} = 100μm の距離での 1Hz（1 ビット/s）の範囲となる。

7.2.4 ナノメカニカル通信

内部通信（すなわち連結デバイス間のハード接続によるデバイス間通信；5.4.2 項）は機械的なロッドおよび連結器の滑りまたは回転によって容易に実現できる。1nm の変位を生み，約 1m/s で縦に振動する薄型ダイヤモンド様ロッドは GHz 単位の周波数で情報を転送する。同じく，ダイヤモンド様伝送線は音響圧縮パルスを約 17,300m/s で送り，センサーやナノメカニカルコンピュータに典型的な GHz 単位のクロックスピードを十分に支援できる>10GHz の帯域幅チャネルを提供する（10.1 項）。

狭い領域で作動する非連結ナノロボット間の基本的な通信モードは単純な物理的傍受である。1 microsecond の接触により，シングルスレッド伝送を特徴とする 1GHz ライン周波数で 1000 ビットの転送が可能であり，配列した独立伝送線であればはるかに大量の情報が転送できる。ダイヤモンドの劈開エネルギーE_{cleave} は，{111}結晶面の 10.6J/m^2 から{100}結晶面の 18.4J/m^2 の範囲にある [536]。最小ハンマー/アンビル劈開速度 v_{cleave} を推定するために控えめな数字を近似値として選択すると，速度 v_{hammer} で移動する長さ 100nm，先端面積 A_{tip} = 100nm^2，質量 m_{hammer} 約 3.5×10^{-20}kg のロッド形ダイヤモンド様シグナルハンマーは，次の速度でダイヤモンド様アンビルを叩打し，

$$V_{hammer} < V_{cleave} = \left(\frac{2\,E_{cleave}\,A_{tip}}{m_{hammer}}\right)^{1/2} = 246\ \text{m/sec} \qquad \text{［式 7.14］}$$

破砕しないアンビル構造に劈開を引き起こすことはできない。T = 310K で SNR = 2（4.3.1 項）の場合，最小検出可能 v_{hammer} 約 1.3m/s とすると，このハンマーの最小検出可能衝撃力は kT e^{SNR} = （1/2） m_{hammer} $v_{hammer}{}^2$ のエネルギーをもつ。この速度でアンビルの質量を無視すると，バネ押しアンビルに対してv_{hammer} = 1GHz（約 10^9 ビット/s）で回転するハンマーは，次の変位ストロークを示す。

$$\Delta x = \left(\frac{kT\,e^{SNR}}{2\,m_{hammer}\,v_{hammer}^2}\right)^{1/2} = 670\ \text{pm} \qquad \text{［式 7.15］}$$

これは最大検出可能変位 10pm（4.3.1 項）を十分に上回っており，最大パワーコスト $kT\ e^{SNR}\ \nu_{hammer}$ は約 32pW（32zJ/ビット）となる。

機械的通信はもっと受動的な手段によっても実現することができる。例えば，ナノロボット表面に点字様触知読み取り可能情報を機械的に表示し，隣接ナノロボットが可撓性マニピュレーターアームの遠位端のコンプライアント読み取りチップを用いて，これをスキャンする方法である（5.3.2.5 項）。

7.2.5 ケーブル通信

接続した送電線に信号をインポーズする方法で（6.4.3 項），エネルギーとともに情報を伝達する。本稿では，情報伝送用の様々なケーブルキャリアの能力を評価する。6.4.3.6 項に列挙した接続送電システムの欠点は，体内通信ケーブルにも適用される。

7.2.5.1 電気ケーブル

絶縁されていないワイヤは漏電や不要な熱伝導のリスクがあり，非シールドワイヤは漂遊電界を作り出して，電気感受性のある白血球走性など免疫系の移動要素を刺激する危険性がある（4.9.3.1 項）。したがって，同軸ケーブルすなわち "coax" は体内電気ケーブル通信に適した伝送線である。導波管と異なり，同軸ケーブルは共振デバイスではないため，搬送する進行波周波数は連続的に DC までとなる。同軸ケーブル内の電界は軸対称である。しかし，転送波長（λ）がコンダクター間の環状誘電空間の円周よりも短い場合，直径対称である 2 つ目の（非軸性）rf 伝搬モードが同時に励起されるため，設計面で厄介な問題が生じる。この問題を回避するため，長さが>>λのケーブルでは，直径 1μm の coax の周波数を実用上限値 $c/\pi d_{coax} < 1 \times 10^{14}$ とする必要がある。

coax 内の分散および吸収は無視できる程度であるため，1 チャンネル帯域幅では rf またはマイクロ波光子を使用するナノロボット搭載通信パワーバジェット P_{comm}（$h\ \nu_{coax}/kT\ \ln(2) << 1$）に一致する最大 coax ビット速度 $\dot{I}_{max}$ は，高出力伝送周波数で発生する。

$$\nu_{coax}(\sim \dot{I}_{max}) = \frac{P_{comm}}{kT\ \ln(2)} \quad \text{(Hz)} \qquad [式 7.16]$$

したがって，最大同軸伝送周波数は P_{comm} = 0.3pW で 0.1GHz（10^8 ビット/s），P_{comm} = 300pW（>3zJ/ビット）で 100GHz（10^{11} ビット/s）である。

7.2.5.2 赤外ケーブルおよび光ケーブル

光子エネルギーは，遠赤外線では特に T = 310K で $\nu_{equal} = 6 \times 10^{12}$Hz の場合に，熱ノイズに等しい（$h\ \nu_{equal}/kT\ \ln(2) = 1$）。これより高い周波数では，ビット当たりのコストは光子当たりのエネルギー，すなわち $h\ \nu_{optical}$ になり，したがって最大伝送周波数は以下のように求められる。

$$\nu_{optical} = \left(\frac{P_{comm}}{h}\right)^{1/2} \quad \text{(Hz)} \qquad [式 7.17]$$

シリカ光ファイバーは，光情報転送速度を上限にすると，約 10^{15}Hz（λ約 300nm）を超える周波数で近紫外光によって損傷を受ける。1s につき 10^{15} 個の紫外光子を転送するには，P_{comm} = 1mW の電力が必要であり，安全性のために強度を<10^5W/m^2 に保持するには（6.4.3.2 項），直径 100μm 以上のファイバーが必要である。この大きさのケーブルは主として比較的短いノード間幹線に適している（7.3.1 項）。1μm^2 のファイバーは約 10^5W/m^2 により，10THz で光子 10^{13} 個/s（10^{13} ビット/s）または 10zJ/ビットを生成するのに十分な 10^5pW を安全に連続して転送することができる。ν_{equal} 以下であれば，ビット当たりのエネルギーコストは一定であり，ν_{equal} 以上であれば，ビット当たりのエネルギーコストは周波数にともなって線形に上昇する。再生型システムは理論的にはこのエネルギーの一部を回収し，再使用することができる。

7.2.5.3 音響ケーブルと伝送線

長さ l_{cable}，半径 r_{cable} の液体充填伝送ケーブルを進む周波数ν_{acoust} の音響圧縮信号について考える。信号/ノイズ比 SNR = 2 で検出されるために，個々のパルスサイクルはケーブル末端にある体積 L^3 のレシーバーに最小エネルギー$kT\ e^{SNR}$ を転送する必要があり，したがって式 4.29 より，最大検出可能パルス周波数 $\nu_{acoust} = I_{rec}\ L^2/kT\ e^{SNR}$（Hz）であり，式中の I_{rec} はレシーバーでの音響パワー強度である。このレシーバーでの強度を得るためには，ケーブルの他端の入力信号パワーは $P_0 \geqq \pi\ r_{cable}^2\ I_{trans}$（ワット）が必要である（式中の I_{trans} は信号トランスミッターのパワー強度）。これらの相関をケーブル内での音響減衰の式 6.44 と組み合わせると，

第7章

$$\nu_{acoust} \le \left(\frac{L^2}{kT\, e^{SNR}} \right) I_{trans}\, e^{-2\,\alpha_{tube}\, l_{cable}} \quad (\mathrm{Hz})$$ ［式 7.18］

式中のα_{rube}は，ほぼ$\nu_{acoust}^{1/2}$に依存して式 6.45 より得られる。純水中のキャビテーション（6.4.3.3 項）を回避し，体内でのケーブルの脱離という可能性の低い現象に対しても安全を確保するために，最大 I_{trans} = 音響エネルギー$10^4 W/m^2$とする（**図 6.8**）。10^{-6} atm の変位に反応する体積（680nm）^{3}のレシーバーを末端に備えた直径 1μm のケーブルでは，ケーブル長 l_{cable} = 14μm の場合（約 8000zJ/ビット），ν_{acoust}は約 1GHz（10^9 ビット/s）である。長さ 1000μm のケーブルは最大 1MHz を転送でき，l_{cable} = 5cm でν_{acoust} = 1kHz，l_{cable} = 2m でν_{acoust} = 1Hz である。デバイス間通信では，L = 300nm，l_{cable} = 1μm で，r_{tube}=50nm でν_{acoust} = 1GHz であるが，この場合には純粋なダイヤモンドファイバーを使用すれば，さらに効率的である。

純粋ダイヤモンド音響伝送線は GHz 単位の周波数でほとんどパワーを損失することなく，長距離にわたって信号を転送する。これにはダイヤモンドの極度に高い剛性が，ある程度寄与している。体積膨張率βおよび熱容量 C_v の素材から製造された温度 T_{rod} で体積 V_{rod} のロッドについて考える。これに速度 v_{sound}（ダイヤモンドで約 17,300m/s）で他端に移動する圧力パルスΔP を一端に加える。熱力学サイクルが最悪の場合，Drexler[10] は，パルス当たりの総エネルギー損失量 W_{max} を以下のように求めた。

$$W_{max} = \frac{T_{rod}\, V_{rod}\, \beta^2\, \Delta P^2}{C_V} \quad (\mathrm{joule/cycle})$$ ［式 7.19］

T_{rod} = 310K のダイヤモンドでは，$\beta = 3.5 \times 10^{-6}$/K，$C_v = 1.8 \times 10^6 J/m^3$-K である [460,567]。このため，長さ 1μm，断面積（10nm）^{2} のダイヤモンドロッド（$V_{rod} = 10^{-22} m^3$）から成る伝送線に 1atm のパルスを加えるには，約 10,000zJ のパルス入力エネルギーが必要であるが，伝送中に最大 $W_{max} = 2 \times 10^{-6}$zJ のエネルギー損失が生じる。平滑な機械的循環のもとでは，ナノメカニカルシステムは等温限界に近づき，エネルギー損失 W_{max} も 1GHz で 1%，1MHz で 0.001%程度にまで大きく減少する [10]。このため，1GHz のν_{rod}でも，1atm パルスを用いた損失量はわずか 20zJ であり，エネルギー伝送の効率は依然 99.8%を維持する。

7.2.5.4 機械的ケーブル

回転するケーブルの転換周波数を変調することによって，機械的に情報を転送することができる。この場合，ケーブル末端のレシーバーは受信信号の周波数の変化（FM 変調など）を測定するため，レシーバーによって機械的負荷が加えられる。ケーブル操作法，周波数，寸法および必要電力量については 6.4.3.4 項で考察した。例えば，AC モードで操作する直径 2nm，長さ 50nm の（内部データ転送に適した）回転ケーブルは，パワーコスト 1pW（約 16,000zJ/ビット）で 6×10^4 ビット/s を運搬する。

パワーおよび制御信号は，自転車のブレーキまたは変速装置ケーブルの方式で往復運動する堅い部材を操作することによっても転送することができる。簡単な例として，単層カーボンナノチューブ（2.3.2 項）シースに納められたポリインロッドによる分子制御ケーブルがある [2281]。ポリインは単結合（0.1377nm）と三重結合（0.1192nm）を交換した炭素原子の鎖であることから，ポリインケーブルは長さ 1nm 当たり 7.8 個の炭素原子を持ち，質量は約 1.5×10^{-25}kg である。長さ L のケーブルのコンプライアンス（7.2×10^6）L（m/N）または剛性 ks =（1.4×10^{-7}）/L（N/m）の場合，単結合の引張剛性は約 824N/m，三重結合の引張剛性は約 1560N/m であり，結合原子間の長さは 0.2569nm である。このため，張力 140pN を加えると，L = 1μm のポリインケーブルは 1nm 伸長する。熱ノイズによってポリインケーブルの末端の位置に不確実性が生じ，過去の例では 310K で$\Delta x = (kT/k_s)^{1/2}$ = 約 0.18nm の変動が生じた。

7.2.5.5 化学メッセンジャーケーブル

7.2.1 項に記載した拡散効果を特徴とする化学的メッセージングと異なり，密閉パイプ内に閉じこめた化学メッセンジャー分子を使用する情報転送は，速い速度で移動する液体キャリアの層流速度で制御される。

ケーブル両端間の圧力差 p_{cable} によって維持される容積流量 V で粘度ηの液体を運搬する長さ l_{cable}，半径 r_{cable} の化学メッセンジャーケーブルついて考える。この液体が情報密度 $D_{message}$ 約 26 ビット/nm^3 のメッセンジャー分子の 10%懸濁液であり（7.2.1.1 項），粘度がヒト血清にほぼ等しいと仮定すると，正味の液体情報密度 D_{fluid} は約 2.6×10^{27} ビット/m^3 となり，ハーゲン・ポアズイユの法則（9.2.5 項）より，最大情報転送速度は次のようになる。

$$\dot{I}_{chemo} = \frac{\pi r_{cable}^4 p_{cable} D_{cable}}{8 \eta l_{cable}} \quad \text{(bits/sec)} \qquad [式 7.20]$$

安全のため控えめに p_{cable} = 1atm と仮定し，r_{cable} = 0.5μm，η = 1.1×10^{-3}kg/m-s とすると，長さ l_{cable} = 50μm のケーブルにより $\dot{I}_{chemo}$ = 10^{14} ビット/s となり，電力消費量 $P_{chemo} = \pi r_{tube}^4 p_{cable}^2/8 \eta l_{cable}$ = 4500pW（約 0.04zJ/ビット）である。長さ 0.5m のケーブルでは，$\dot{I}_{chemo}$ = 10^{10} ビット/s，P_{chemo} = 0.4pW（約 0.0.4zJ/ビット）である。P_{cable} を 1000atm に大きく増大すれば，長さ 0.5m のケーブルは $\dot{I}_{chemo}$ = 10^{13} ビット/s を転送し，P_{chemo} = 450nW（約 40zJ/ビット）を要する。これは他の方法に比べて驚異的な情報転送速度であるが，2 つの重要な注意点がある。

1 つ目は，メッセージ分子は捕捉，方向調整，アンスプーリングを行い，比較的低い速度で読み取りヘッドを超えて供給した後，保存し，リサイクルし，適正に廃棄する必要があるため，こうした高い転送速度とするには，レシーバーの著しい複雑性とメッセージ処理時間とが必要となる。データキャリア液は 2 つ目のケーブルを用いてトランスミッターに返還する必要があり，2 本一組のケーブルによって初めて完全な液循環が確立される。トランスミッターの複雑性とともに，メッセージキャリアの化学修飾に余分な電力が必要となるため，体外設備に限定され，あえて生体応用には必ずしも適さない。

2 つ目は，ケーブルの一端から他端へのメッセージ進行速度はキャリア液の流速 $v_{fluid} = r_{tube}^2 p_{cable}/8 \eta l_{cable}$ に制限される。このため，所定のメッセージが長さ 50μm，直径 1μm のケーブルを通過するのに，進行時間 $t_{message} = l_{cable}/v_{fluid} = 8 \eta l_{cable}^2/r_{cable}^2 p_{cable}$ 約 0.001s を要する。直径 4μの 10^9 ビットメッセージ分子（式 7.2）は約 5cm/s で進むため，理論的最小値に近い 10^{12} ビット/s すなわち 5zJ/ビットでしかメッセージ情報を転送しない。同じく，1atm の駆動圧で長さ 1m，幅 1μm のケーブルの場合，$t_{message}$ は約 4 日間である（駆動圧を 1000atm に上昇すると 6 分）。

R.Merkle によれば，上記の 2 つの制約は，2 つ以上の独特な物理構造の 1 つに適応する単量体ユニットを伝送するケーブル使用することによって改善する。特に，単量体ユニットが平坦であり（グラファイトの小片など），ポリインの短い部分（カーバインロッド）によってともに保持され，さらにケーブルが平坦なハウジングとなっている場合，180° 離れた 2 つの位置の 1 つに各単量体ユニットを回転させて入れることによって，1 ビットの情報を転送することができる。ケーブル入力に入る単量体ユニットを回転させ，続いてケーブル出力から出る輸送単量体の回転状態を読み取るのに必要なエネルギーは最低限になるであろう。単量体輸送速度 v = 1m/s，到着に成功したビット運搬単量体ユニット間の距離 1nm で，データ転送速度 ν_{cable} はほぼ GHz になる。式 3.19 より，P_{drag} が単量体ユニット当たり約 10^{-16}W であれば，l_{cable} = 1m，ν_{cable} = 1GHz，v = 1m/s の場合，全体ケーブルエネルギー損失量 $P_{cable} = P_{drag} l_{cable} \nu_{cable}/v$ は約 10^5pW（10^5zJ/ビット）となる。

7.2.6 コミュニサイト

全身に情報を伝送する有用な補助的手段として，コミュニサイトと呼ばれる可動大量保存メモリー装置がある。コミュニサイトは郵便配達人に似た機能を持つ。メッセージがコミュニサイトに送達されると，コミュニサイト間で受け渡しが行われ，最終的に目的の受取手に配達される。特定の受取手のグループに大量郵送することも可能である。コミュニサイト大容量メモリーの種類には高速でスプーリングしたフッ化炭化水素メモリーテープ（7.2.1.1 項）やランダムアクセスメモリー（RAM）を形成するダイヤモンド様レジスタロッドの高密度バンク（**図 10.2**）などがある（10.2 項）。

上記の 1 つ目の方法では，1μm³ の記憶ブロックに 10^{10} ビット，0.41μm³，長さ 3m のメモリーテープが含まれ，残る 0.61μm³ の空間は読み取り/書き込みヘッド，スプーリングドライバ，ハウジングなどが占める。約 30cm/s（約 10^9 ビット/s）の読み取り速度[10] により，約 10s で全データキャッシュをオフロードする。テープの書き換えに必要なエネルギーコストは 1〜1000zJ/ビットであり（6.5.6（B）項および 7.2.1.8 項），したがってテープ処理パワーバジェットを 10pW と仮定し，書き込み速度を 10^7〜10^{10} ビット/s とすると，1〜1000s でテープ全体の消去と書き直しができる。

2 つ目の例では，断面積約 1nm² のレジスタロッド（Drexler[10] に記載）は，入力/出力ロッド一組を収容するのに長さ約 4nm を必要とし，1 ビット/40nm³ 以上の情報を記憶することができる。したがって，きっちりとパッキングしたレジスタロッド RAM の 0.4μm³ ブロックには 10^7 ビットが保存され，1μm³ 記憶ブロッ

クの残る $0.6\mu m^3$ はバネ，ラッチのほか，保存データにアクセスするための必要機器（アドレス解読ロジックを含む）ならびにハウジングが占める。読み取り速度および書き込み速度は約 10^{10} ビット/s である。1 ビット/レジスタ ^{10} であり，搭載データキャッシュ全体の読み取りまたは書き込みに必要な 1ms に約 50pW が供給されると仮定すると，サイクル全体のエネルギー損失量は 5zJ/ビット程度である。

コミュニサイトにはコミュニサイト間あるいはコミュニサイトと生物または人工物間のデータ転送を可能にするメカニズムを組み込むこともできる（7.4 項）。コミュニサイトは通常は 7.3.2 項に記載するようなデバイスの通信ネットワークの一部として配備されるが，可動式データ貯蔵庫またはソフトウエアライブラリとしても機能する。

7.3 通信ネットワーク

センサーデータの共有，命令の監視および広域制御に必要な連続的な情報の流れを維持するには，point-to-point ならびに同報通信のメッセージングを促進する体内通信ネットワークを構築することが有用である。2 種の異なる物理的ネットワーク構造のファイバーネットワーク（7.3.1 項）と移動ネットワーク（7.3.2 項）には明確な相違点がある。

7.3.1 ファイバーネットワーク

ファイバーネットワークには，電気，光，音響，機械または化学などあらゆる種類の固定配置式データ転送ケーブルが使用される（7.2.5 項）。これら各種ネットワークの完全な設計分析については本書では言及しない。以下の考察では，ファイバーネットワークの顕著な特徴を最も明確に表す高周波の電気ケーブルおよび光ケーブルを取り上げる。

半径 r_{fiber} の電気通信ファイバーの単純 3 次元階層化デカルトグリッドが体積 V_{tiss}（m^3）の組織塊内に埋め込まれ，方形グリッドの隣接平行ファイバー間の平均距離が x_{fiber1} であるとする。これによって $V_{tiss}/x_{fiber1}{}^3=N_{node1}$ のノード総数と，容積 $x_{fiber1}{}^3$（m^3）で，長さ x_{fiber1} のファイバーセグメント $N_{seg1}=3\ N_{node1}$ によって境界が定められる等しい数の立方ボクセルが決まる*。総ファイバー容積は $V_{fiber1}=3\pi\ r_{fiber}{}^2V_{tiss}/x_{fiber}{}^2$ であり，総ファイバー長は $L_{fiber1}=3V_{tiss}/x_{fiber1}{}^2$ である。ネットワークの最大パワーバジェットを P_{net1}（ワット）とすると，ノード間ファイバーセグメント 1 個につき $P_{seg1}=P_{net1}\ x_{fiber1}{}^3/3\ V_{tiss}$ を消費する。E_{bit1}（ジュール/ビット）のケーブルエネルギー消費により，ノード間の各セグメントでの最大データトラフィック量は $\dot{I}=P_{seg1}/E_{bit1}$ となる。

ヒトの全身インストールを考えると，V_{tiss} は約 $0.1m^3$ である。最初のサブネットワークで，$x_{fiber1}=100\mu m$，$r_{fiber}=0.5\mu m$，$P_{net1}=1W$ とすると，総ファイバー長 $L_{fiber1}=3\times10^7m$，ファイバー容積 $V_{fiber1}=24cm^3$，通信ボクセル数 $N_{node1}=10^{11}$ を決定するノード間ファイバーセグメント数 $N_{seg1}=3\times10^{11}$ となる。このネットワークの設置には，組織を 1~100μm/s で移動するサイズ $1000\mu m^3$ の取り付けナノロボット（インストーラ）（第 19 章）約 10^{11} 個が必要である（9.4.4 項）。各インストーラーは内部に保存されたファイバー（約 $240\mu m^3$）約 300μm を 3~300s でアンスプーリングし，この間に消費される動力は 1pW よりも低い（9.4.4.2 項）。インストーラーは他のインストーラーと一時的に接合し（9.4.4.4 項），ノード接続部を形成する。E_{bit1} 約 3zJ/ビットで GHz のナノ同軸ケーブル（直径 1μm）を使用すると，ノード間トラフィック容量は $\dot{I}_1$ 約 10^9 ビット/s（1GHz）である。ケーブルパワー密度は約 $40{,}000W/m^3$，パワー強度は約 $4W/m^2$ である。

3 つの補助サブネットワークは最初のサブネットワークによってインターリーブされ，適切なノード接続部を介して相互にメッセージを運ぶ。

サブネットワーク#2 では，$x_{fiber2}=1mm$ で総ファイバー長 $L_{fiber2}=3\times10^5m$，通信ボクセル数 10^8 個である。$P_{net2}=1W$ として，1 本の IR ラインまたは 10 本の 100GHz ライン一束（直径 3.6μm）を使用し，E_{bit2} 約 3zJ/ビットとすると，$\dot{I}_2$ は 10^{12} ビット/s である。

サブネットワーク#3 では，$x_{fiber3}=1cm$ で総ファイバー長 $L_{fiber3}=3\times10^3m$，通信ボクセル数 10^5 個である。$P_{net3}=1W$ として，10 本の 10THz 光ケーブル一束（7.2.5.2 項；束の直径 3.6μm）を使用し，E_{bit3} 約 10zJ/ビットとすると，$\dot{I}_3$ は 10^{15} ビット/s である。

サブネットワーク#4 では，$x_{fiber4}=10cm$ で総ファイバー長 $L_{fiber4}=30m$，通信ボクセル数 100 個である。$P_{net4}=1W$ として，10 万本の 10THz 光ケーブル一束（束の直径 360μm）を使用し，E_{bit4} 約 10zJ/ビットと

*各ノードに接続ファイバーが 6 本ずつあるこのネットワーク設計はあまりに冗長であり，ファイバーを過剰に利用することになる。1 個のノードに 4 本の接続ファイバーがあれば，四面体グリッドを形成できる。

すると，$\dot{I}_4$ は 10^{18} ビット/s であり，パワー強度 $10^5 W/m^2$ である。これは体内使用に安全と考えられる上限である（6.4.3.2 項）。

各ノードでのスイッチング損失を 5zJ/ビットと仮定すると，各サブネットワーク内の全ノードの総エネルギー損失量は約 0.5W であり，したがって 4 段階のサブネットワーク全体では約 2W となる。これら 4 つのネットワークを 1 つのネットワークに正しく連結すると，インストール容量全体で 1s 間に 10^9 億ビット（ゲノムパケットなど）のメッセージを転送することができ，6W のパワー供給量で光主ケーブルにより約 10^{18} ビット/s を送ることができる。これに対して，1997 年にインターネット主ケーブル（物理的規模でははるかに大きい）では約 10^{10} ビット/s しか転送できず，平均国際トラフィック量は 10^{12} ビット/s，世界全体の総 Ethernet 容量は 10^{13} ビット/s であった。また，Michael Dertouzos[983]，Philip Morrison[1649] および Michael Lesk[3130] は，世界中の映像，記録，企業および政府のデータベースならびに個人ファイルに保存されているすべてのデータ量をおよそ 10^{19} ビットであると非公式に推計している。

$(100\mu m)^3$ の通信ボクセル内に存在する体内ナノロボットから最も近いローカルネットワークノードまでは，音波によりメッセージを伝送する。こうした光以外のリンクはシステムの大きなネックである。最悪の場合，ナノロボットは最も近いローカルノードから最大 $L_n/2=(3^{1/2}/2)\ x_{fiber1}$ の距離に存在する（5.2.1（F）項）。式 7.9 より，ν=100MHz，f_{duty}=1%，r=1μm，X_{path}=87μm とすると，P_{in}=550pW/ボクセルである。各通信ボクセルには $(20\mu m)^3$ の組織細胞が最大 100 個含まれ，10^4 ビット/s チャネルで細胞 1 個につきナノロボット 1 個で連続的に通信を行えば，メッセージトラフィックは 10^6 ビット/s となり，これは各ローカルノードの推定容量のわずか 0.1%である。この最大ビット速度で，ローカル音響パワー損失量は計 55W であり，ネットワーク全体では 60W となる。ナノロボットをノードで物理的にドッキングすることができれば，音響的リンクの必要性は軽減する。チャネル当たりのビット速度は約 10^7 ビット/s に上昇し，ネットワークパワー供給量は 6W に低下する。

組織細胞 1 個につきナノロボット 1 個（総ナノロボット数 10^{13} 個）を割り当てると，固有のアドレスは，$\log_2(10^{13})$ =44 ビットトランスミッター識別子+44 ビットレシーバー識別子を含むための各メッセージパケットが必要であり，細胞アドレス指定が可能な包括的ネットワークの絶対最小メッセージパケットサイズである 12 チェックビットが可能な約 100 ビットのヘッダーが必要である。1MHz の音響ノードアクセス速度で，単純 200 ビットメッセージはアップロードまたはダウンロードに 0.2ms を要し，加えて 0.67c でネットワークを通過するために 2m/~c=~10^{-8}s が必要である（式中の c=3×10^8m/s；光速）。ノードの読み取り/書き込み機能は 10~10,000MHz で作動し（7.2.6 項），光学的スイッチングはこれよりはるかに速いため，少なくともローカルノードの信号の通過によって大きな遅れが生じるとは考えられない。したがって，単純メッセージは 2 個の特定のナノロボット間を 0.4ms で通過し，複雑な 10^9 ビットメッセージには 1000s が必要である。これに対して，単純な隣接ノード間インターネット "pinging" は約 10ms を要する（音響媒介のないノードドッキングナノロボットはメッセージの交換速度が数倍速い）。

毛細管の幅が狭い（4~15μm）ために，移動時間全体を通してナノロボットがローカルノードの作動範囲内にある場合，毛細管の通過中の血液媒介ナノロボットとの通信は最も簡便である（60 秒に 1 回）。毛細管は典型的に長さ 1mm，流速 0.2~1.5mm/s であり，通過するナノロボットはメッセージのアップロードまたはダウンロードに 0.7~5s を要する。エコー時間を 0.2ms とすると，毛細管に入るナノロボットは，最も狭い血管を 0.2μm 通過する前に自身の位置を知らせて，E メールの受け取りを開始する。1 回の毛細管通過で最大 5×10^6 ビットの情報を受け渡しすることができる。

細動脈（平均直径 100μm）からの通信には，150μm 離れた最も近いローカルノードに連絡し，必要なナノロボット音響トランスミッターのパワーを 100MHz で 1600pW に上げる必要がある。動脈および大静脈ならびに心室心房，嚢包および膀胱などの特殊部位ではエネルギーコストが極度に高くなる。単純 200 ビットメッセージは，直径 25,000μm の大動脈壁に隣接するナノロボットによって処理される可能性がある。1m/s の最大流速によって，固定されていないナノロボットはわずか 10^{-4}s で中間ローカルノードの半径 100μm 作動域を超えて移動する。徐脈または心臓うっ血の状態下では，血液媒介ナノロボットは近接する埋め込みノードの付近に長く留まることから，通信は血管領域内で大きく改善する。

皮下ネットワークは一部の特殊用途に有用であるが，血管ネットワークなどの種々の内表面積（$300m^2$）と比較すると，皮膚面積（約 $2m^2$）は小さい。

ファイバーノードは有用なデータを相当量記憶する。例えば，上記の例では 10^{11} 個のローカルネットワークノードが存在する。各ノードがフッ化炭化水素メモリーテープに 26 ビット/nm^3 で 2600 ビットを記憶し（7.2.1.1 項），$<10^{-5}$s でアクセスできる（7.2.6 項）とすると，このキャッシュはノード 1 個当たり約 $100nm^3$ の容積を占め，全体ローカルノードネットワーク保存量は 3×10^{14} ビットとなり，これは米国議会図書館に相当する。

7.3.2 移動ネットワーク

ファイバーレスネットワークでは，可動コミュニサイトが組織や血液中に展開され，通信ノードとして機能する。デバイスは組織に侵入し，最適なデータ転送のために自ら配置につく。すべてのノードトラフィックおよびノード間トラフィックは音響である。ノード間距離が 100μm の場合，r=1μm の放射体を用いた f_{duty}=1%による 100MHz での連続ノード間メッセージ伝送には約 600pW が必要である（式 7.9）。7.3.1 項に示した相関より，V_{tiss} 約 $0.1m^3$ の全身インストールには，組織全体に均一に分布するコミュニサイト 10^{11} 個，最大ネットワークエネルギー損失量 60W，さらにノードスイッチング損失量 0.5W が必要である。同報通信は 100MHz で v_{sound}/ν=15μm よりも小さいトランスミッターでは必ず全方向性であるため，ネットワークは幹線がなくて完全に均一であり，長距離メッセージの総容量は同報通信様式で約 10^6 ビット/s である。同報通信パワーの限界によって，帯域幅の重なりおよび非隣接ノード間のクロストークは最小限に抑えられる。100MHz，f_{duty}=10%で，10^7 ビット/s の全身ネットワーク容量は不快な約 600W の廃熱を生じる。コミュニサイトを全身容積の 17%未満しかインストールしなければ，10^7 ビット/s のローカルネットワークは 100W 未満で利用できる。周波数の再使用，ハンドオフアルゴリズムのほか，システムを酷使することなく種々の様式により 10^6 ビット/s の point-to-point 通信セッションを繰り返し実行できることなど，携帯電話ネットワークとの概念的類似点が数多くある[1650,1651]。こうした設計上の詳細は興味深いものであるが，本書では言及しない。

コミュニサイトではない移動ナノロボットは，ファイバーネットワークと同じく音響チャンネルによってネットワークにアクセスする。$\nu\ f_{duty}$=1MHz/ノードの限界値は，長距離通信が組織内で急激に削減されることを意味している。しかし，ローカルエリア通信はかなり満足度の高いビット速度を有する。例えば，$(100\mu m)^3$ の通信ボクセル 1 個に存在する 100 個のナノロボットはそれぞれ，（利用可能帯域幅 100Hz のみを使用して）隣接ボクセルに位置するナノロボットに 100 ビット/s のメッセージを同時に送る。したがって，ノード 10^{11} 個全体の単一ノードトラフィックの合計は，インストール容積全体で光ファイバーバックボーン 10^{18} ビット/s にほぼ比肩する。0.01MHz/チャンネルでの近接ナノロボット 100 個のそれぞれのノードアクセス速度は，単純な 200 ビットメッセージのアップロードまたはダウンロードに 20ms を要し，さらに音速で隣接通信ボクセル間を通過するのに 200μm/v_{sound} 約 10^{-7}s を要する（軟部組織および全血での v_{sound} 約 1500m/s；**表 6.7**）。したがって，単純メッセージは近接細胞内の特定の 2 個のナノロボット間を 40ms で通過するが，複雑な 10^9 ビットのメッセージは 10^5s も要し，非実用的である。

血液媒介コミュニサイトによって長距離メッセージ能力が追加される。血液 5.41 中に $5\mu m^3$ のコミュニサイト 10^{10} 個（体積濃度 0.001%未満）を配置すると，平均デバイス間距離は約 80μm となる。（全長に沿ってノード平均 10 個を埋め込んだ）1mm の毛細管を 1 秒で通過するコミュニサイトは，各ノードで 10^5 ビットをアップロードまたはダウンロードすることができる。血液媒介コミュニサイト 1 個のパトロール容積は $(80\mu m)^3=500{,}000\mu m^3$ であり，平均毛細管の容積の約 10 倍であることから，新鮮なコミュニサイトが 10 秒に 1 回程度の頻度で毛細管に入り，1 回の通過で計 10^6 ビットのメッセージを受信することができる。血液媒介コミュニサイト 1 個当たりのパトロール容積が固定していることから，こうしたデバイスは直径が 80μm よりもはるかに小さい血管（末梢細動脈，細動脈，毛細管，後毛細管細静脈および集合細静脈など；8.2.1 項）を通過する際に，近接する血液媒介コミュニサイトと連続的な接触を維持しないことが分かる。例えば，直径 40μm の末梢細動脈では，平均デバイス間距離は 80μm から 400μm に延長し，これにより微小血管の通過時に血液媒介近接コミュニサイト間の一時的な通信の中断が引き起こされる。中断は通常

5~10秒間継続する（8.2.1.1項）。

血液媒介コミュニサイトが受信すると，単純な長距離メッセージは（中断後）血中コミュニサイト全体に速やかに再同報通信され（連続6ワットを消費），信号は音速に近い速度で伝播し，最終的に目的の受け手のノードに最も近い1個のコミュニサイトに $2m/v_{sound}$ 約 10^{-3}s以下で到達する。1MHzでの10ビット経路指定ヘッダーの読み取りにより再同報通信間に10μsの遅れが生じると仮定すると，約2万個のコミュニサイト鎖による行程2mでの再同報通信の遅れは多くとも0.2秒と考えられる。目的の毛細管に入り，全長を移動するのに最大10秒かかるとすると，長距離のpoint-to-pointメッセージングは最大11秒を要し，システム全体で 10^5 ビット/s以上の転送速度が可能になる。総長距離容量は，音響帯域幅ならびに f_{duty}=1%での各コミュニサイトの最大転送速度，すなわち 10^6 ビット/s（7.2.6項；1997年のInternetバックボーン全体の約0.01%に相当する）に制限される。血液媒介コミュニサイトは血液中のコミュニサイト以外のナノロボットにも有用なメッセージング機能を提供する。

移動メッセージ中継局としての機能のほかに，血液媒介コミュニサイトは物理的メッセージキャリアとして作用することによって総システム容量をさらに増大させる。例えば，計 10^{10} ビットのメッセージを担う1個のコミュニサイト（7.2.6項）は，60秒ごとに血管回路を一周する。したがってこの方法により，理論的にpoint-to-pointメッセージは有効速度 10^8 ビット/sで作動容積全体に運搬され，心臓や肺（全血液量が循環ごとに必ず1回通過する臓器）に位置するデバイス（すなわち郵便集配所）にメッセージを送る末梢組織のナノロボットには最も有効である（目的地での音響ダウンローディングは f_{duty}=1%で 10^6 ビット/sに制限されるが，適度の移動技術と巧みな操作によってノードとの物理的ドッキングが可能になり，最大 10^{10} ビット/sの機械的ダウンロード速度が得られる。こうした低血中濃度では純粋に統計的な衝突媒介データ転送は効率的でない）。全体で 10^{20}（メッセージキャリア）ビットが一度に血液中を通過する。このメッセージキャリア機能および微小血管での「中断」作用を除いて，コミュニサイトネットワークの性能は徐脈または心臓のうっ血による大きな影響を受けない。

ファイバーネットワークと同じく，コミュニサイトノードは相当量のデータを記憶することができる。10^{11} 個のノードデバイスのそれぞれに最大約 10^{10} ビットが記憶されると仮定すると，ネットワークの最大総記憶容量は 10^{21} ビットとなる。体内のどこかに埋め込んだ $(4mm)^3$ の1個の専用ライブラリノード（7.3.4項）にも約 10^{21} ビットを保存することができる。

7.3.3 ネットワークの評価

ファイバーネットワークは高容量の長距離通信が可能な点で他を凌いでおり，ファイバーの数の密度またはバンドルの密度を倍増することによって，設計面から容易に容量を付加することができる。音響移動中継ネットワークの帯域幅は比較的低く，基本的に限定されている。もう1つのファイバーネットワークの長所はスピードであり，point-to-pointファイバーメッセージングには 10^{-4}s しかかからないのに対して，移動ネットワークは10秒もかかる。こうした長所はいずれも経皮的通信および全身診断的モニタリングの用途に重要であると思われる。

しかし，いずれにも音響ノードアクセスを利用した場合，ローカル転送速度および容量はファイバーネットワークと移動ネットワークでほぼ等しい。これは音響ノードアクセスによって，任意に配置されたネットワークユーザーである移動ナノロボットに単位電力消費量当たり最大の体内転送ビット速度が提供されるからである。したがって，主にローカル情報通信を必要とする用途では，システムの総容量や速度以外の因子によって，いずれの基本ネットワーク構造を選択すべきかが決定する。

ファイバーネットワークには多くの重要な欠点も存在する。ファイバーも移動ナノデバイスも免疫学的に生体適合性でなければならないが，ファイバーは物理的に脆弱であり，身体組織および細胞に対して強度の刺激を引き起こす可能性がある（6.4.3.6項）。皮下に留置されるが一部しか吸収されない「溶解性」の縫合材料は皮膚表面に戻ることが皮膚科的によく知られている。同様にファイバーネットワークのエレメントも体外に排出される危険性がある。こうした機械的問題の一部は，らせんコイルまたは可撓性の内部ばねを用いた生体適合性シースにファイバーを組み合わせて使用すれば解決することができる。直径の大きいファイバーも，屈曲と免疫系への曝露がほとんどない骨には挿置することができるが，屈曲性または血管分布の高い関節や組織を渡る転送にはやはり音響メッセージングが必要とされる。

移動コンポーネントを用いるネットワークでは，体内での挿置，配列の変更またはアップグレードあるいは機能障害または医学的用途の変更のために取り出す場合，固定コンポーネントを使用するファイバーネットワークよりも短時間で容易に行える。しかし，通信プロトコールについては，移動コンポーネントを用いるネットワークは移動ノードに必要な信頼性を与えるために複雑になると考えられる。

ファイバーネットワークノードは体内での位置が固定していることも大きな欠点である。組織の移動は人体内部のいたるところでみられるため，徐々にファイバーのアライメントの不整が生じるおそれがある。こうした組織の移動の例には，未治療の転移腫瘍，または良性の増殖腫瘍，損傷組織または過度の運動組織での血管新生，創傷または浮腫による組織の溝の拡大または縮小，脂肪細胞の沈着ならびに筋組織の分解または形成；脳，硬化した肝，放射線損傷骨髄，下疳および水疱，血腫ならびに妊娠中の子宮および関連組織の細胞喪失ならびに組織の変化；二頭筋，心組織，動脈壁および横隔膜などの筋を含む組織の正常な定期的移動；生殖器および関連組織，膀胱のほか，程度は低いが肺など，液体によって急速に膨張する組織などの非病理的であるが不定期な動きがある。こうした移動によって，ノードの位置はすぐに現状に合わないものになり，ノードが音響域からはずれしまう。ファイバーの空間分布に望ましくない凝集と希薄が発生する。（表皮，内膜，胎盤，消化管などの）正常な変化の過程でファイバーを埋め込んだ組織が脱落すると，子宮または消化管の内部にファイバーが押し出され，表皮の場合には空気に曝露するおそれがある。

逆説的な結論として，全体的なファイバーネットワークの信頼性はノードに可動性を加えることで改善すると考えられる。生物学的に類似するものとして，約0.1μm/s の速度で胚組織を通して線維性神経輸送体を引っ張ることができる胚軸索の糸状仮足がある [3296]。理論的には成人組織は胚組織に比べて細胞外マトリックスが（ECM）硬化しているために引っ張ることは難しく，ECM による白血球および線維芽細胞の移動は典型的に 0.05~0.70μm/s である（9.4.4.2 項）。

7.3.4　専用通信器官

埋め込みエネルギー器官（6.4.4 項）をまねて，体内通信を促進するために人体に専用の巨視的器官を挿置することができる。こうした器官は体内ネットワークの高容量データの記憶，計算および再転送のノードとして，コミュニサイトの記憶ベイまたはリプログラミング設備として，迅速なインメッセージングおよびアウトメッセージング，体外コンピュータ資源または専用の計算器官（10.2.5 項）への主要データ処理タスクのオフローディングあるいは体外の感覚，通信およびナビゲーション設備との統合を可能にする外部世界との経皮的リンクとして，全地球測位システム（Global Positioning System；GPS）信号や個人的 E メールを受信するための rf，TV または衛星放送の受信器として，マルチシステムまたは自己による制御，調整あるいはデータ分散の有用な目標として，さらにはライブラリノードまたは個人の病歴情報保存デバイスとして機能する。

7.4　通信作業

ナノメディシンメッセージング作業は次の 3 つに大きく分類される。

1. 医師，検査機器，体外コンピュータまたは患者自身の意識までも含む外部体と通信するナノロボット
2. 他のナノロボットと通信するナノロボット
3. ヒト臓器，組織または細胞系と通信するナノロボット

ロボット外の信号源からナノロボットに流入する通信データはインメッセージングと呼ばれ，外部方向へのデータ転送はアウトメッセージングと呼ばれる。これらの実現性をすべて広範囲に検証することは本書の目的ではない。本項では，外部ソースからのインメッセージング（7.4.1 項），患者またはユーザーからのインメッセージング（7.4.2 項），デバイス内メッセージング（7.4.3 項），デバイス間メッセージング（7.4.4 項），生体細胞メッセージング（7.4.5 項），ユーザーへのアウトメッセージング（7.4.6 項），外部レシーバーへのアウトメッセージング（7.4.7 項）およびトランスベニュー･アウトメッセージング（7.4.8 項）について簡単に要約する。提示する例の一部は 20 世紀の見地からは奇抜にみえるかもしれないが，これらはテクノロジーに固有の驚くべき多様性とパワーを示すものである。ユーザーインターフェースについては第 12 章で後述する。

7.4.1 外部ソースからのインメッセージング

人体または作動ナノデバイスの外部の信号源から人体の内部に位置するナノロボットレシーバーに情報が伝達される場合にインメッセージングが発生する。ここではセキュリティプロトコール（第 12 章）が絶対不可欠である。レシーバーは個々に，または集合的に医用ナノロボットに付属しているか，特殊な通信器官に付随している。

データ転送に必要なパワー供給源の調整方法はすでに 7.2 項で詳細に考察した。実現性のある数多くの方法の一部を要約すると，以下の方法で命令，データ，ソフトウエア，大量演算の結果および医療スタッフからのメッセージが体内に送り込まれる。

A. *化学的インメッセージング* －ピルに封入するか経口液，注射液，静注点滴液，マウスウォッシュ液，洗眼液，点眼液，吸入剤，鼻噴霧液，皮膚パッチ剤，坐薬または浣腸薬に懸濁したコミュニサイトまたはメッセンジャー分子；あるいは体外調節機構に経皮的に接続した人工血管付きデータ分泌腺。

B. *音響的インメッセージング* －ハンドヘルド型ユニット，カフまたはブレスレットなどの皮膚装着式超音波トランスデューサあるいは水浴による伝送；振動する診察台，ベッドまたは椅子；経口音響ゾンデ；無線周波（rf）または直接ケーブル体外リンクによる骨埋め込み音響放射体または歯埋め込みバイブレータ；あるいは血管周囲埋め込み音響放射体。

C. *電磁気的インメッセージング* －表皮に留置する電極（4.7.1 項）などの体外 rf およびマイクロ波信号源からの同報通信；皮膚に押しつける光レーザーアレイ；経口ラジオゾンデ [638] およびラジオテレメトリーピル [3333]；経骨細胞間伝送を含む全身電流；経皮的マルチテスラ交流磁場；体外制御下での埋め込み rf またはマイクロ波放出器官からの電磁放射；あるいは永久経皮的アクセスポートによる体内ネットワークとの直接的接続。

D. *ケーブルインメッセージングおよびメッセージ中継所*－埋め込み通信器官，メッセージ中継所，データ分配センターまたは掲示板に供給する化学的，音響的，電気的，光学的または機械的ケーブルまたはテサーによって情報を体内に直接輸送する。こうした中継所は移動ナノロボットとのメッセージ交換を促進するために，生体適合性のある末端を血流，脳または細胞間領域に置く。

E. *傍受* －変調された視覚的，聴覚的または触覚的合図，定期的な皮膚疼痛または温感あるいは振動性の味覚および嗅覚信号など，自然のデータストリームに挿入された既定の制御パターンまたは入力パターンに対して特異的感度を有するナノロボットによる正常な生理的感覚トラフィック（ヒト感覚器によって読み込まれる）の連続的モニタリング。

F. *マクロセンシング* －薬物によって調節される心拍数または呼吸数，精神的覚醒または睡眠の段階，湿度または気圧，空気の化学組成，重力または遠心加速度，粒子の輻射幅あるいは地理的位置および姿勢など，体内ナノロボットによって直接検知されるが，体外因子によって制御される生理的または環境的パラメータの体外調節（4.9 項）。

7.4.2 患者またはユーザーからのインメッセージング

自己指令および自己制御（第 12 章）によって，患者またはユーザーは体内に存在するナノデバイスに直接指示する能力が得られる。患者またはユーザーのインメッセージングは自己制御を可能にする重要なテクノロジーであり，これによってヒトは意識的に調節される変数を操作し，さらにこの操作は体内ナノロボットによって検出される。1 基でもナノロボットがメッセージを受信すれば，情報は急速に増幅され，体内通信ネットワークを用いて他のナノロボットへと送られる。

7.4.2.1 機械的インメッセージング

ユーザーインメッセージングの最も単純な例として，テーブル上面などの堅い表面での指の打ち鳴らし（ドラミング）が挙げられる。この方法については目下，詳細を評価している。重さ約 15g の指は最大速度約 0.2m/s で 2cm の距離を最大約 5Hz でドラミングする [920,921]。打つ指が面積約 $1cm^2$ の指先の 1mm 以内に停止し，運動エネルギーの約 50%が音響エネルギーに転換されるとすると，指節骨の衝撃は最大圧縮波約 0.3atm（$300W/m^2$）を生成する。最も軽い可聴タッピングが生成する圧縮波は約 0.01atm（$0.3W/m^2$）であ

第7章

る。いずれのパルスも，患者の手または腕に留置した約 10^{-6}atm 感度のナノロボット音響センサー（4.5.1 項）によって容易に検出することができる。

5 本指の指節骨のやや遠位にある軟部組織の表皮下約 2mm に留置され，それぞれが手に広がるローカル通信ネットワーク（7.3 項）にアクセスする 5 基のセンサー搭載ナノロボットについて考える。所定の指に加えられた衝撃パルスは，軟部組織を約 1540m/s で伝導することによって約 1μs 以内に指にあるセンサーに達する。次に音響パルスが指節骨から中手骨に沿って移動し，手根骨の遠位部を横断して，今度は別の指の中手骨から指節骨へと進む。ほとんどは約 3550m/s での骨伝導によって伝播し（**表 6.7**），最初の衝撃から 90~110μs で隣接センサーに達する。パルスは 8~11 個の滑膜性関節を通過するため，専ら骨内のみを伝わるわけではない（**図 7.2** および**図 8.25** を参照）。それぞれに骨/軟部組織界面が存在し，反射損失率 R=66% とすると（6.4.1 項），0.01~0.3atm の圧力パルスは最大 10^{-4} 程度低下するが，最も軽いタッピング圧でも検出可能である。

ナノロボットが 1~10μs 以上の精度の同期した内部クロックを所持すると仮定すると（10.1 項），ネットワークを介して 5 基のナノロボット間でパルス到達時間のデータが共有されることによって，特定の指の衝撃について 5 つの固有の時間指標を再現することができる（**表 7.1**）。伝導は軟部組織経路によっても発生し，これは**表 7.1** に使用した典型的骨行程の長さ（X_{path}）よりも約 15cm 短く，信号の減衰もはるかに小さい。こうした軟部組織のパルスは伝導速度が低いことから，衝撃後約 120~160μs で到達し，したがって骨信号と混同されることはない。伝導速度に大きなばらつきのある他の経路はノイズレベルを上昇させるが，特にパルス消失時間の最大値（約 200μs）が約 5Hz のパルス繰り返し時間（約 0.2s）よりも短いことから，簡単な訓練によって，事象認識の信号対ノイズ比を許容範囲に抑えられると思われる。

指節骨間の振幅減衰によって，本当にタッピングした指かどうかの再確認ができる。約 5×10^{-3}s で衝撃が減速すると，約 5ms のパルス（約 200Hz）1 個は軟部組織では約 20cm の行程で $10{,}000 \times 10^{-6}$atm から最大 9997×10^{-6}atm に，骨では約 35cm の行程で最大約 9900×10^{-6}atm に減衰し（式 4.52 より），いずれも約 1×10^{-6}atm の変化に感受性のあるナノロボット音響センサーであれば検出することができる。

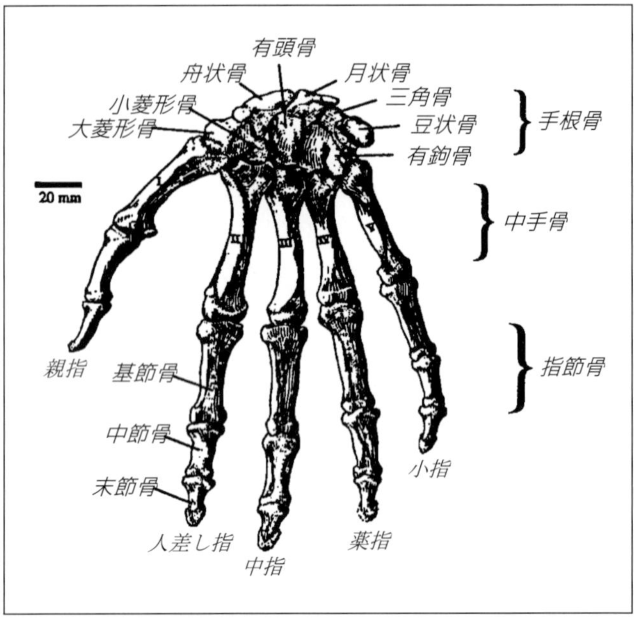

図 7.2. 手掌面からみた右手の骨（Millard, King, および Showers[750] の図を改変）

1 本指コード化（single-finger coding）では 1 回のタッピングは $\log_2$（5）=2.32 ビット/タッピングであり，5 本指のそれぞれの最大タッピング速度（約 5Hz）を同時に駆使する（例えばリムスキー=コルサコフの「クマンバチが飛ぶ」をピアノで演奏する）場合には，約 58 ビット/s の最大容量が得られる。多指コード化では 1 回のタッピングは $\log_2$（31）=4.95 ビット/タッピングを表す 5 桁の二値ワードになることから，速度が遅く，約 5Hz の最大多指タッピング速度によって最大容量約 25 ビット/s となり，Quastler の結果とほぼ等しい[1265]。この様式の実用的限界値は 1~50 ビット/s と推測され，英語 2~100 語/min，十進数 10~500 個/min にほぼ相当する。片手用コード付きキーボード（HandyKey 製の The Twiddler など[1595]）を用いた MIT Wearable Computers Group による実験から，アルファベットを覚えるのに約 5 分間，タイプの操作を覚えるのに約 1 時間，約 10 語/min のタイプを習得するのに約 3 日間の訓練を要することが示された。

体内ナノロボットを適切にプログラミングし，体内に留置すれば，手拍子/足拍子（約 3 ビット/s），下顎骨のかみ合わせ（約 2 ビット/s），口蓋での舌打ち（約 2 ビット/s），まばたきまたは眉の上下（約 2 ビット/s），硬い物を用いた歯/皮膚のドラミング（約 1 ビット/s），喉頭蓋の拍動（約 1 ビット/s），横隔膜の収縮（約 1 ビット/s）またはつま先のタッピング（約

表 7.1. ほとんどが骨を伝導する検出可能機械的パルスの時間指標。手の 1 本指にパルスを与え、5 本指の遠位部に位置するナノロボットセンサーで受信。

	機械的パルスを 1 本指に加える（指のタッピング）									
	指 No.1（親指）		指 No.2（人差し指）		指 No.3（中指）		指 No.4（薬指）		指 No.5（小指）	
パルスを検出するセンサーの指 No.	X_{path} (cm)	到達時間 (μs)	X_{path} (cm)	到達時間 (μs)	X_{path} (cm)	到達時間 (μs)	X_{path} (cm)	到達時間 (μs)	X_{path} (cm)	到達時間 (μsc)
1	0.2	1	34.3	97	37.5	106	39.5	111	38.7	109
2	34.3	97	0.2	1	34.8	98	36.5	103	36.8	104
3	37.5	106	34.8	98	0.2	1	34.3	97	35.3	99
4	39.5	111	36.5	103	34.3	97	0.2	1	32.3	91
5	38.7	109	36.8	104	35.3	99	32.3	91	0.2	1

0.5 ビット/s）など，概念的に類似した多くの機械的インメッセージングの方法を利用することができる。

圧迫，接触，振動およびくすぐりなど，皮膚への他の機械的刺激（Schmidt[1633] を参照）も，医用ナノロボットによって傍受される。興味深いことに，こうした受容器の周波数レスポンスはパチニ小体（骨格の関節，腱および筋内に存在する感覚器 [1634]；**表 7.3**）で 800Hz の高さである。このため，通信を傍受する皮下ナノロボットはこのチャンネルによって，覚醒患者が「鈍い刺激」としか認識しない 100Hz 以下の変調信号も傍受することができる。

7.4.2.2 運動感覚的インメッセージング

体内通信およびナビゲーショナルネットワークの支援を受けて，特定のヒト組織に留置した固有受容ナノセンサーは t_{meas} 約 10^{-3}s 以内に四肢の全体的な位置，四肢の速度および身体の空間的位置を直接検出することができる（4.9.2 項および 8.3.3 項）。このため，例えば不明瞭さを最小限に抑え，精度を最大限にしながら，記憶すべき離散的信号の数を最小限に抑えるために設計された逐語的な身振り言語 [3297] を使用すれば，データを迅速にインメッセージングすることができる（ネイティブアメリカンの手話にはおよそ 400 の基本サインがあり，他に 2000 ものサインを持つ身振り言語も存在するが [731]，手話法のアルファベットも使用される）。指と四肢は 0.1~1m/s で快適に運動することができる。患者が 1cm の位置の変化を適切に制御でき，これを利用して 1 ビットの情報を伝えるとすると，身振りの最大チャンネル容量は 1 指につき 10~100 ビット/s，10 指全体では 100~1000 ビット/s となる。この値は，聴覚障害者が会話速度約 150 語/min で話を翻訳する時の 100 ビット/s よりも高く，IBM Selectric タイプライターによって得られる手動タイピング速度 216 語/min（約 173 ビット/s）と比べても優れている [739]。ナノロボットはパニチ小体が検出する固有受容情報を傍受することもできる。

ブレークダンスや空手のように適正にモニタリングされた大きな身体随意運動あるいは頭の回旋や肩をすくめる動き，脚のゆすりまたは柔軟体操，急速な定期的肺膨張，肛門括約筋の収縮，瞬目または眼球の回旋などの変位は，同じように 1 ビット/s で体内に有用な情報を転送する。眼球運動ナノセンサーを実時間網膜ディスプレイ（7.4.6.5 項）と組み合わせることによって，患者は視野に重ねられたアイコンまたは英数字の列を指示するための「マウス」として眼を利用することができる。これによって，プログラムされた機能を実行し，言葉や数字を書くことが可能となる。1997 年にカリフォルニア州ガーデングローブの Applied Modern Technologies Corp. が製造した Ocular Vergence and Acommodation Sensor（OVAS）と呼ばれる類似のシステムは，眼球運動および他の生体計測データに関する情報を提供するのに，各眼の網膜から反射される 12.5W/m^2 IR レーザー光を使用した。OVAS の設計は 12 コンポーネント光学システムならびに眼の調節状態，運動およびよせ運動のほか，10 種の眼機能のデータを処理するためのアルゴリズムを持つ Pentium プロセッサーから構成された [1295]。1998 年に Canon EOS カメラは，デフォルトでフレームの中心に焦点を合わせる代わりに，撮影者がフレーム内のどこを見ているかを検出する眼調節フォーカスと，その位置でのオートフォーカスとを組み合わせて導入した。正常な視覚に網膜ディスプレイを重ねても，必ずしも患者の混乱を招くとは限らない。ヘッドマウントディスプレイの実験から，適度に気を散らす物体や動いている車両などがみえる，透明背景スクリーンの場合でも，暗い背景スクリーンに制御文字を投影した場合でも，指示作業の人間工学的効率および正確度は変化しないことが分かっている[1307]。

7.4.2.3 音響的インメッセージング

咳，うめき声，ハミングまたは他の機械的な身体のノイズ（4.9.1.4 項）ならびにユーザーが口に出して言う直接的な音声命令（4.9.1.5 項）など，様々な音が患者によって随意に生成され，体内ナノロボットによって検出される。こうした方法によって 1~100 ビット/s のインメッセージング速度が実現できる。蝸牛内に留置したナノデバイスも高容量インメッセージングに利用することができる（7.4.6.3 項）。

声帯で鑑別可能な隣接音を生成する喉頭筋や舌位の約 0.5mm の動きを測定する運動測定技術（7.4.2.2 項）を使用すれば，発声を伴わないつぶやきも検出することができる。喉頭によって放出された三角波形の高調波は声門下腔および声門上腔を通過中に変調され，この形状はミリメートル以下の筋肉の動きによって変化する。これはナノロボットが十分に検出できる範囲である（4.9.2.1 項）。通信ネットワークを利用する複数のナノロボットによるデータの共有によって，信頼性の高い所期の発声の再構成および推定が可能となり，有用な非クリティカルデータまたは命令がネットワークに転送される。1998 年には，約 2GHz で作動するレーダーマイクロチップが無声会話の認識に使用され，人間の声門，口唇，舌，顎および口蓋帆の動きを実時間で認識した[1648]。

音声認識の分野は現在も活発に変化しており，現時点で系統的なレビューは試みられていない[1654-1658,1710]。Kurzweil の VoiceCommands and VoicePro[3131] および Dragon Systems の NaturallySpeaking[3132] と同じく，1998 年に Voice Type Dictation システムおよび Personal Dictation システム（IPDS）などの IBM の音声認識技術が発表され，商品として市場に登場した[1659,1660]。

7.4.2.4 化学的インメッセージング

患者が体内への情報および命令の流れを管理できるもう 1 つの方法として，化学メッセンジャー分子の経口摂取または吸入がある。患者がデスクトップ型製造機器に希望のデータまたは命令を与えると，製造機器はフッ化炭化水素メッセンジャー分子の数十億個のコピーに情報をエンコードして液体キャリアまたは固形ピルに懸濁し，患者はこれを吸入するか経口摂取する。1 回の循環時間（約 60s）で最大約 10^9 ビットのメッセージを全身に分配することができ，データ転送速度は最大約 10^7 ビット/s である。個人専用の製造機器を利用できない患者には，既定のナノロボット挙動を誘発するよう内容物を設計した液体アンプル，標準化ピルセットまたは吸入器を支給することもできる。他の患者による不正な使用を避けるために，こうしたセットには個人のセキュリティコードを採用する必要がある（第 12 章を参照）。

化学的インメッセージングの関連技術では，吸入または摂取した分子（味覚または嗅覚など）が自然に特定のナノロボット作用を誘発する。例えば，連続的に循環する解毒ナノロボットが，ニンニク化合物の存在が検出されれば必ず血中アルコールの除去を開始するようプログラムされている場合，患者はニンニクの匂いを嗅ぐか，噛むことによって解毒反応を随意に引き起こすことができる。（凝集保存容積約 6cm^3 の血中ナノデバイス 10^{12} 個の集団は，約 200W の全身カロリーバジェットの範囲で，アルコールの迅速なオンボード分離とそれに続く代謝により 1 秒間に血清中アルコールを 0.2%から 0.005%に低下させ約 10 分間に残留物全量を代謝できるが，エタノール漬けの体組織から血流への流出などの因子によって，この過程は複雑になる；第 19 章および第 25 章を参照）。同じく，鋤鼻器[1971]，有郭乳頭および嗅上皮に位置し，特定の化学センサーを備えたナノロボットは，特定の臭気，香りおよびフェロモン[1972]または他の化学物質のほか，人工合成物または改良物を初めとして通常人間が味わったり，匂いを感じたりできない分子であっても，これを直接検出し，これに反応することができる。

5 つの基本味覚刺激を用いるバイナリメッセージシーケンス（7.4.6.4 項）は，混乱を避けるために刺激の 1 つを位置のスペーサーとして使用する必要がある。例えば，8 味覚シーケンス“甘い（1），塩辛い（/），甘い（1），塩辛い（/），酸っぱい（0），塩辛い（/），甘い（1），塩辛い（/）”を味わう患者は，バイナリシーケンス“1101”を体内に転送している。（塩分の感度は舌の表面に最も広く分布していることから，「塩辛い」がスペーサーとして使用される。塩辛さは苦みの知覚を部分的に抑制するうえ，甘みと苦みのメッセージはα-gustducin と呼ばれる同一のトランスデューサータンパクによって伝達されるため，「酸っぱい」が使用される）。このインメッセージング様式のビット速度は 0.1 ビット/s 程度に制限されると思われるが，舌に埋め込まれたナノロボットのみが検出できる（メッセンジャー分子に似た）複雑な人工味覚刺激を利用すれば，速度は大幅に上昇するとみられる。

ヒトの嗅覚受容器は約 1000 種の匂いを検出することができる（7.4.6.4 項）。1~10 秒ごとに新しい嗅覚刺激に曝露し，それぞれの匂いの情報量が $\log_2$（1000）=10 ビット/信号とすると，1~10 ビット/s の情報を転送することができる。10^7 種の分子を検出できる個々の化学分析ナノロボット（4.2.4 項）は，信号キャリアの多様性および特異性を高くするが，$\log_2$（10^7）=23 ビット/信号であるため，ビット速度はせいぜい 2 倍にしかならない。しかし，長鎖デジタルコード化人工メッセンジャー分子を用いると，ビット速度は大きく上昇し，熱産生（製造とアクセスの熱；7.2.1.8 項および 7.2.6 項）ならびに生体適合性（第 15 章）の点でしか制限を受けないと考えられる。

7.4.2.5 電磁的インメッセージングと熱インメッセージング

心電図および脳波に利用され，個々の体内ナノロボットではおそらく直接検出できない低い皮膚電位を除き，人体は自発的に電気または電磁波を放射しない（7.2.3 項）。皮下に埋め込んだナノロボットへの電磁的インメッセージングを可能にする簡単な随意行動には，熱したストーブのそばに手を置いて引っ込める；上皮下 1~2cm 以内に埋め込んだナノロボットの場合，閃光装置を皮膚に押し当て，閃光を点滅させる（4.9.4 項）；あるいは皮膚パッチの上に棒磁石を動かす（4.7.2 項）などがあり，いずれも 0.1~1 ビット/s の転送速度が得られる。サーモグラフィックシステムも顔や大腿部に手を当てることで生じるわずかな皮膚温度の上昇を検出することができ，これは単純なデマーケーション戦略とよく似ている（8.4.1 項）。

7.4.2.6 神経インメッセージング

最も広範囲のインメッセージング能力は，選択された神経感覚トラフィックの傍受によって得られる（4.9.5 項）。求心性神経付近に位置するナノロボットによる電気インパルスの非侵襲的モニタリングは，患者が意識下で認知できるあらゆる感覚刺激を検出し，解釈することができる。指のドラミング，手振り，発音または嗅覚信号，皮膚熱感，頭皮/眉毛筋電位など，7.4.2 項の他所に記載するすべてのインメッセージング刺激は，適切に位置づけ配列された神経モニターによって間接的に検出される。例えば，指タッピングは 1 次運動皮質ニューロンの特定の $1cm^2$ 領域に電気活性を生成する[1090]が，腕神経叢に適切に留置するか，正中神経（人差し指，親指および手掌の皮膚神経枝より上）および尺骨神経（筋，背側皮膚，手掌上皮およびの手掌深部の神経枝より上）の臨界接合部付近の樹状構造下部に留置したナノロボットによって，迅速で信頼性の高い運動インパルスのモニタリングが可能となる。ニューロンは>100Hz で機能するため，著しい電気的スパイクの冗長性を無視すると，この方法によってモニタリングニューロン 1 個当たり最大約 100 ビット/s のインメッセージング速度が得られる。

脳に留置したナノロボットモニターには非感覚的意志的神経インメッセージングチャンネルも利用できる。例えば，連続する所定の数字，文字，名称，単語，概念，像または事象を意識的に思い出すことによって，特定の周波数をもつ神経インパルスの明確に定義された配列が，思い出す項目ごとに脳組織の $(200\mu m)^3$ の同一領域を繰り返し通過するようになる。脳組織には，機能的に関連する線維束を表すとみられる規模で，多数の「優位性カラム」が存在する[1036,1037]。例えば，マカークザルの線条体および下側頭皮質には幅 300~500μm のカラムが存在することが記載されており[742,1037]，齧歯類ではカルシウム画像法によって活動電位波の整然としたパターンが観察されており，網膜で幅 100~300μm，皮質で幅 50μm と報告されている[771]。サルでの皮質-想起記憶作業を用いた実験より，わずか 16 個の運動皮質細胞群によって，連続する 5 つの刺激の全項目を完全に（100%の正確度で）分類できることが示された[3184]。これら 16 個の細胞に留置したナノロボットモニターは，理論的には 5 つの刺激の配列をすべて鑑別することができる。

したがって，こうした信号の高位の意味を理解することができず（「人間の考えを読みとる」ことができない)，再現性をもって神経画像的に局在化されたインパルス列を検出するナノロボットは，読み出しデータをプールし，これら局在インパルス列の固有の組み合わせをデータまたは命令のストリングとして解釈した後（0.1~1 ビット/s のチャンネル)，適切な措置をとる。バイオフィードバックモニター[1661]，随意頭皮 EEG マルチバンドユーザーインターフェース，PET スキャナおよび機能的磁気共鳴画像法（fMRI）はこれと大まかに似た原理で作動するが，分子ナノテクノロジーに期待される精密なインパルスの局在化という恩恵は得られない。1998 年に，（神経の内部生成を促進する）神経栄養因子を充填したガラス製円錐電極が患者の運動皮質に埋め込まれ，患者はバイナリスイッチとして出力信号を精神的に操作することを覚えた[3074]。皮質電位を用いた別のシステムでは，約 2 文字/min の転送速度が得られた[3121]。

7.4.2.7 巨視的インメッセージングトランスデューサ

患者からナノロボットへのインメッセージング信号は，巨視的サイズの通信インターフェースを用いて媒介することもできる。こうしたインターフェースは固定式でも可動式でもよく，安定型のものもあれば，再構成可能なものもある。固定式安定型インメッセージングトランスデューサの簡単な例は，約 1cm の皮膚または頭部に設置された同軸ケーブルのコネクタであり，埋め込まれた専用通信器官にデータを流入した後，体内通信ネットワークを介して体内ナノデバイスにデータを分配することができる。データは患者のソケットに直接プラグ接続した簡単な rf またはマイクロ波同軸ケーブルによって体内に入り，患者または医師が操作するコンピュータからの指示により，容易に約 10^{10} ビット/s の転送速度に達する（7.2.5.1 項)。光ファイバー（7.2.5.2 項）または化学ケーブル（7.2.5.5 項）のポートを使用すれば，最大 10^{13} ビット/s の転送速度が得られる。他の固定トランスデューサには，光電または嗅覚センサー，マイクロフォン，神経タップあるいはボタンまたはスイッチなどの手応えのある操作可能部品が組み入れられている。

インメッセージングの最大限の用途のもう一端では，必要に応じて皮膚トランスデューサを構成し，患者の身体の一部に装着できる。例えば，入れ墨様の約 $30cm^2$ の皮膚調節パネルは，5μm ずつ離れた約 30 億個の通信リンク運動感受性色素形ナノロボットから構成され，手の甲などの透明で平坦な上皮の下で構成することができる。このパネルはラップトップ型コンピュータのキーボードあるいは押しボタン式電話または自宅警備用キーパッドに似たタッチセンス式の英数字キーパッドの形状をとり，視覚的に読み取れる刻印文字のタッチセンスグリッドが完備されている（詳細は 7.4.6.7 項を参照)。同じく，腕時計型デバイスも音声命令を受け入れて解釈し，時計背面の光ダイオードまたはマイクロレーザーの 2D アレイに表示される変調電磁信号にこれを翻訳する。続いて信号はナノロボット皮膚トランスデューサパネルに受信され（7.4.6.7 項)，体内ネットワークの残る部分を移動する。

7.4.3 デバイス内メッセージング

デバイス内メッセージングについては形態変化制御（5.3.3 項)，長い歯車列（6.3.2 項)，滑動および回転調節ロッド（7.2.4 項)，音響伝送線（7.2.5.3 項）ならびに機械的ケーブル（7.2.5.4 項）の項で簡単に説明した。基本的または概念的に特に難しい点はないとみられる。

要約すると，個々のナノロボット内の内部通信は，エネルギー供給システムの作動液に低圧の変調音響スパイクを印加するか，ロッドおよび連結器の単純なネットワークを機械的に作動させることによって実現し，容易に 10^9 ビット/s 以上の転送速度が得られる[10]。直径 10nm の単一チャンネル機械，液圧または音響ケーブルは，可撓性のマニピュレータの管理または変形中の調節の維持に適した直径 100nm の可撓性 100 チャンネルデータバスに束ねることができる。ドープ処理した繰り込みバッキーチューブファイバーも同様の種々の電導チャンネルを提供する。内部液体チャンバーは，Drexler が提示した縄輪の歯止め/つめならびにバーニヤ歯止め域値作用性の圧力作動機構により圧力作動信号を分配する[10]。

7.4.4 デバイス間メッセージング

物理的にリンクされたナノデバイスは接続コードまたはネットワーク接続によって相互に通信することができる。物理的に分離している体内ナノデバイス間のメッセージングは通常，音響的または化学的方法によって実行され，時に機械的または光学的方法が利用されることもある。

デバイス間通信については，化学的メッセージング（7.2.1 項および 7.2.5.5 項)，音響的メッセージング

（7.2.2 項および 7.2.5.3 項），電磁的メッセージング（7.2.3 項および 7.2.5.1.2 項），機械的タッピングおよびケーブルメッセージング（7.2.4 項および 7.2.5.4 項），変形性表面再形成（5.3.2.5 項）ならびにネットワーク構成（7.3 項）の free-tissue（同報通信）およびケーブルに関連して考察してきた。これらの総括的結論として，テサーで接続されない遊離ナノロボットの最大デバイス間通信の範囲は典型的に 100~200μm であり，この距離をはるかに超えるデバイス間メッセージングはローカルエリアまたは広域エリア通信ネットワークによって処理する必要がある。

7.4.5 細胞メッセージング

ナノデバイスは天然化学メッセンジャー分子の流れを遮断，変更または開始することによって，細胞と直接通信することもできる。細胞は生体の基本単位であることから，まず細胞による化学的通信の種々の様式を大枠で検証することが有用である（7.4.5.1 項）。適正に設計され，設置されたナノデバイスは細胞から化学メッセージを受け（7.4.5.2 項），細胞に化学メッセージを送り（7.4.5.3 項），自然の細胞メッセージトラフィックを調節し（7.4.5.4 項），あるいはニューロンと直接通信する（7.4.5.5 項および 7.4.5.6 項）。細胞外マトリックス（ECM）と細胞骨格とのリンクを介して細胞に情報を機械的に転送することもできるが，このメカニズムについては未だ完全には解明されていない [942]。

7.4.5.1 自然細胞通信

細胞は接触信号伝達および分泌信号伝達の 2 つの方式によって化学的に相互通信する。前者のカテゴリーでは，直接接触している細胞間のギャップ結合により，相互に作用する細胞の細胞質間に化学メッセージを移動させる（5.4.2 項）。外来抗原または自己抗原発現の場合（5.3.6 項および 8.5.2.1 項）と同じく，細胞は物理的に接触する他の細胞に「読み取られる」血漿膜結合分子を表面に表示する。信号は ECM から直接細胞に転送されることもある [942,984-986]。

本項の主題である後者のカテゴリーでは，人体の分泌信号分子は基本的に 4 種類存在する。これを以下に簡単に説明し，一部を**表 7.2** にまとめる。こうした分子の正常なヒト血中濃度を添付資料 B に示す。人体では数百種以上の化学メッセンジャー分子が利用されていることが知られており，実際には数千種が存在すると思われる。ケンブリッジ大学の生物学者 Dennis Bray は，ヒトゲノムの約 50%は細胞シグナリングに関与するタンパク質を符号化するとしているが [776]，「10~20%」は古典的通信経路によっているのが妥当と推測される。例えば，現在配列が解読されている線虫 *Caenorhabditis elegans* の 97 メガベースゲノムは約 19,099 個のタンパク質コード遺伝子を有し [3138]，このうち約 11%は情報伝達に関与し，別の約 11%は輸送および分泌に関与している [3139]。

分泌信号伝達分子の 1 種類めは内分泌ホルモンである。通常はエキソサイトーシスによって分泌され，血流に乗って離れた目標細胞に移動し（“volume transmission” など），ここで細胞活性への直接エフェクターとして機能する。例えば，ステロイドホルモンは目標細胞に入ると，相補的受容体タンパクと結合する。結合によって受容体の構造転換が生じて活性化され，受容体の DNA 親和性が増大する。これによって，核内の特定の遺伝子に結合できるようになり，この遺伝子の転写を直接制御する [3140]。活性化された多くの受容体は，存在しても作用を発揮しない部位で DNA に結合するため，この過程は極めて浪費的である [531]。Lewin[997] によれば，活性化受容体は非特異的 DNA の親和性を 10 倍増強する。

2 つ目の分類には局所化学伝達物質すなわちパラクリンが含まれる。これは隣接する標的細胞までの短い距離（最大 1mm）しか移動しない。このグループには，すべての組織の細胞によって合成されるプロスタグランジンなど，細胞自身の受容体に作用するオートクリンも含まれる。この分類で最も大きい単一グループはサイトカインである。サイトカインは白血球および他の細胞によって産生される可溶性のタンパク質または糖タンパク質であり，細胞間の化学的通信物質として機能するが，エフェクタ分子として独自では作用しない [767]。サイトカインにはリンホカイン，モノカイン，インターフェロン，コロニー刺激因子，走化性因子および成長因子があり，1998 年までに 150 種以上のサイトカインがクローニングされた。

化学信号伝達分子の 3 つ目の分類は神経伝達物質である。これには 60 種以上の既知の神経ペプチド（典型的に 30~40 個の残基）が含まれ，神経細胞と他の細胞との通信を媒介する。興味深いことに，同じ神経伝達物質シグナリング分子も標的細胞によって異なる作用を発揮する。例えば，アセチルコリンは骨格筋細胞の収縮を刺激するが，一方で心筋細胞の収縮速度およ

表 7.2. ヒト細胞分泌シグナリング分子の４つの主要分類 [531,755,767,769]

I. 内分泌ﾎﾙﾓﾝ

ｽﾃﾛｲﾄﾞ

ｱﾙﾄﾞｽﾃﾛﾝ
ｶﾃｺｰﾙｴｽﾄﾛｹﾞﾝ
ｺﾚｶﾙｼﾌｪﾛｰﾙ(ﾋﾞﾀﾐﾝ D_3)
ｺﾙﾁｿﾞｰﾙ(ﾋﾄﾞﾛｺﾙﾁｿﾞﾝ)
ﾃﾞﾋﾄﾞﾛｴﾋﾟｱﾝﾄﾞﾛｽﾃﾛﾝ(DHEA)
１１-ﾃﾞｵｷｼｺﾙﾁｺｽﾃﾛﾝ
ｼﾞﾋﾄﾞﾛﾃｽﾄｽﾃﾛﾝ
ｴｽﾄﾗｼﾞｵｰﾙ&ｴｽﾄﾘｵｰﾙ
ｴｽﾄﾛﾝ
ﾌﾟﾛｹﾞｽﾃﾛﾝ
ﾃｽﾄｽﾃﾛﾝ

ｱﾐﾉ酸誘導体

ｴﾋﾟﾈﾌﾘﾝ(ｱﾄﾞﾚﾅﾘﾝ)
甲状腺ﾎﾙﾓﾝ(ﾁﾛｷｼﾝ)

ﾍﾟﾌﾟﾁﾄﾞおよびﾀﾝﾊﾟｸ質

副腎皮質刺激ﾎﾙﾓﾝ(ACTH)
抗ﾐｭﾗｰ管ﾎﾙﾓﾝ
Arg-ﾊﾞｿﾌﾟﾚｯｼﾝ(AVP)
Arg-ﾊﾞｿﾄｼﾝ
心房性ﾅﾄﾘｳﾑ利尿因子(ANF)
自己免疫抗ｲﾝｽﾘﾝ
ｶﾙｼﾄﾆﾝ(CT)
ｴﾝﾃﾛｸﾞﾙｶｺﾞﾝ(GLI)
卵胞刺激ﾎﾙﾓﾝ(FSH)
胃抑制ﾌﾟﾘﾍﾟﾌﾟﾁﾄﾞ(GIP)
ｶﾞｽﾄﾘﾝ
GH 放出因子(GRF)
成長ﾎﾙﾓﾝ(GH、ｿﾏﾄﾄﾛﾋﾟﾝ)
ｸﾞﾘｾﾝﾁﾝ
ﾋﾄ絨毛性ｺﾞﾅﾄﾞﾄﾛﾋﾟﾝ(hCG)
ﾋﾄ胎盤性ﾗｸﾄｹﾞﾝ(hPL)
ｲﾝﾋﾋﾞﾝ
ｲﾝｽﾘﾝ
ﾚﾌﾟﾁﾝ
ﾘﾎﾟﾄﾛﾋﾟﾝ(LPH)
長時間作用性甲状腺刺激物質(LATS)
黄体形成ﾎﾙﾓﾝ(LH)
ﾒﾗﾆﾝ細胞刺激ﾎﾙﾓﾝ(MSH)
ﾓﾁﾘﾝ
破骨細胞活性化因子(OAF)
卵巣成長因子
膵ｸﾞﾙｶｺﾞﾝ
膵ﾎﾟﾘﾍﾟﾌﾟﾁﾄﾞ(PP)
副甲状腺ﾎﾙﾓﾝ(PTH)
血小板増殖因子
ﾌﾟﾛｲﾝｽﾘﾝ
ﾌﾟﾛﾗｸﾁﾝ放出因子(PRH)
ﾚﾗｷｼﾝ
ｾｸﾚﾁﾝ
ｿﾏﾄﾒｼﾞﾝ類
胸腺液性因子(THF)
甲状腺刺激ﾎﾙﾓﾝ(TSH)
甲状腺刺激ﾎﾙﾓﾝ放出ﾎﾙﾓﾝ(TRH)

II. 局所化学伝達物質

脂肪酸誘導体

ﾛｲｺﾄﾘｴﾝ A_4(LTA_4)
ﾛｲｺﾄﾘｴﾝ A_5(LTA_5)
ﾛｲｺﾄﾘｴﾝ B(LTB)
ﾛｲｺﾄﾘｴﾝ C(LTC)
ﾛｲｺﾄﾘｴﾝ C_5(LTC_5)
ﾌﾟﾛｽﾀｻｲｸﾘﾝ(PGI_2)
ﾌﾟﾛｽﾀｸﾞﾗﾝｼﾞﾝ A_2(PGA_2)
ﾌﾟﾛｽﾀｸﾞﾗﾝｼﾞﾝ E_1(PGE_1)
ﾌﾟﾛｽﾀｸﾞﾗﾝｼﾞﾝ E_2(PGE_2)
ﾌﾟﾛｽﾀｸﾞﾗﾝｼﾞﾝ $F_{1\alpha}$($PGF_{1\alpha}$)
ﾌﾟﾛｽﾀｸﾞﾗﾝｼﾞﾝ $F_{2\alpha}$($PGF_{2\alpha}$)
ﾄﾛﾝﾎﾞｷｻﾝ A_2(TXA_2)
ﾄﾛﾝﾎﾞｷｻﾝ B_2(TXB_2)

ｱﾐﾉ酸誘導体

ﾋｽﾀﾐﾝ

ｻｲﾄｶｲﾝﾌｧﾐﾘｰ(ﾍﾟﾌﾟﾁﾄﾞ&ﾀﾝﾊﾟｸ質)

<u>ﾍﾏﾄﾎﾟｴﾁﾝﾌｧﾐﾘｰ</u>：ｴﾘｽﾛﾎﾟｴﾁﾝ,IL-2(ｲﾝﾀｰﾛｲｷﾝ),IL-3,IL-4,IL-5,IL-6,IL-7,IL-9,IL-10,IL-13,G-CSF,GM-CSF(顆粒球-ﾏｸﾛﾌｧｰｼﾞｺﾛﾆｰ刺激因子),M-CSF,CNTF,OSM,LIF(白血病抑制因子),IFNα(ｲﾝﾀｰﾌｪﾛﾝ),IFNβ,IFNγ

<u>EGF ﾌｧﾐﾘｰ</u>：上皮増殖因子(EGF またはｳﾛｶﾞｽﾄﾛﾝ),TGFα(形質転換成長因子)

<u>β-ﾄﾚﾎｲﾙﾌｧﾐﾘｰ</u>：FGFα(線維芽細胞成長因子),FGFβ,IL-1α,IL-1β,IL-1Rα

<u>TNF ﾌｧﾐﾘｰ</u>：TNFα(腫瘍壊死因子),TNFβ,LTβ

<u>ｼｽﾃｲﾝﾉｯﾄﾌｧﾐﾘｰ</u>：NGF(神経成長因子),TGFβ1,TGFβ2,TGFβ3,PDGF(血小板由来成長因子),VEGF(血管内皮増殖因子)

<u>ｹﾓｶｲﾝﾌｧﾐﾘｰ</u>：IL-8,MIP-1α(ﾏｸﾛﾌｧｰｼﾞ炎症性ﾀﾝﾊﾟｸ質),MIP-1β,MIP-2,PF-4,PBP,I-309/TCA-3,MCP-1,MCP-2,MCP-3,γIP-10

<u>他のｻｲﾄｶｲﾝ</u>：ｱﾝｼﾞｵﾎﾟｴﾁﾝ,好酸球走化性因子,好酸球刺激因子ﾌﾟﾛﾓｰﾀｰ,ﾌｨﾌﾞﾘﾉﾍﾟﾌﾟﾁﾄﾞ B,ｲﾝｽﾘﾝ様成長因子(IGF),ｶﾘｸﾚｲﾝ,白血球抑制因子,白血球刺激因子,
ﾏｸﾛﾌｧｰｼﾞ活性化因子(MAF),ﾏｸﾛﾌｧｰｼﾞ成長因子(MGF),ﾏｸﾛﾌｧｰｼﾞ刺激ﾀﾝﾊﾟｸ質(MSP),好中球走化性因子,血小板活性化因子,増殖阻止因子,ﾄﾛﾝﾎﾞﾎﾟｴﾁﾝ(TPO),
ﾁﾓﾎﾟｴﾁﾝ

III. 神経伝達物質

神経伝達物質

ｱｾﾁﾙｺﾘﾝ
ｱｾﾁﾙｾﾛﾄﾆﾝ
γ-ｱﾐﾉﾌﾞﾁﾙ酸(GABA)
ﾄﾞｰﾊﾟﾐﾝ
ｸﾞﾙﾀﾐﾝ酸
ｸﾞﾘｼﾝ
ﾋｽﾀﾐﾝ
ﾒﾗﾄﾆﾝ
一酸化窒素
ﾉﾙｴﾋﾟﾈﾌﾘﾝ(ﾉﾙｱﾄﾞﾚﾅﾘﾝ)(NEP)
ｵｸﾄﾊﾟﾐﾝ
ｾﾛﾄﾆﾝ

神経ﾍﾟﾌﾟﾁﾄﾞ

ACTH
ｱﾝｼﾞｵﾃﾝｼﾝ II
ﾎﾞﾝﾍﾞｼﾝ
ﾌﾞﾗｼﾞｷﾆﾝ
ｶﾙｼﾄﾆﾝ
ｶﾙﾉｼﾝ
ｺﾚｼｽﾄｷﾆﾝ(CCK,ﾊﾟﾝｸﾚｵｼﾞﾐﾝ)
ｺﾙﾁｺﾄﾛﾋﾟﾝ放出因子(CRF)
ｼﾞﾉﾙﾌｨﾝ
β-ｴﾝﾄﾞﾙﾌｨﾝ
ｴﾝｹﾌｧﾘﾝ
ｶﾞﾗﾆﾝ
ｶﾞｽﾄﾘﾝおよびｶﾞｽﾄﾘﾝ放出ﾍﾟﾌﾟﾁﾄﾞ
GH 放出ﾎﾙﾓﾝ(GHRH)
ｸﾞﾙｶｺﾞﾝおよびｲﾝｽﾘﾝ
ｷｮｰﾄﾙﾌｨﾝ
LH 放出ﾎﾙﾓﾝ(LHRH)
ﾘﾎﾟﾄﾛﾋﾟﾝ
ﾓﾁﾘﾝ
ﾆｭｰﾛｷﾆﾝ A および B
ﾆｭｰﾛﾍﾟﾌﾟﾁﾄﾞ Y および P
ﾆｭｰﾛﾃﾝｼﾝ
ｵｷｼﾄｼﾝ
ﾌﾟﾛｸﾄﾘﾝ
ﾌﾟﾛﾗｸﾁﾝ(PRL)
ｾｸﾚﾁﾝ
ｿﾏﾄｽﾀﾁﾝ
ｻﾌﾞｽﾀﾝｽ P
ﾀｷｷﾆﾝ
血管作動性腸管ﾍﾟﾌﾟﾁﾄﾞ(VIP)
ﾊﾞｿﾌﾟﾚｯｼﾝ

V.細胞内伝達物質

ｱﾗｷﾄﾞﾝ酸
Ca^{2+}(w/または w/o ｶﾙﾓｼﾞｭﾘﾝ)
ｻｲｸﾘｯｸ AMP
ｻｲｸﾘｯｸ GMP
ｼﾞｱｼﾙｸﾞﾘｾﾛｰﾙ
ｼﾞｱﾃﾞﾉｼﾈﾃﾄﾗﾎｽﾌｪｰﾄ
GTP ｱｰｾﾞ活性化ﾀﾝﾊﾟｸ質(GAP)
ｸﾞｱﾆﾝﾇｸﾚｵﾁﾄﾞ交換因子(GEF)
ｲﾉｼﾄｰﾙ三ﾘﾝ酸

び収縮力を低下させる[531]。免疫系および神経内分泌系は同様の信号分子（神経ペプチド，サイトカインなど）を産生し，これに反応する。神経ペプチドはサイトカインの産生および作用に影響を与えることによって免疫反応を引き起こすことが示されており，サイトカインはペプチド作動性伝達物質の産生を誘導するか，これに作用することが知られている[768]。

4 つ目の分類は細胞内メディエータまたはセカンドメッセンジャーとしても知られる細胞内伝達物質である。ステロイドおよび甲状腺ホルモンのような小さい疎水性シグナリング分子が細胞膜を通過し，細胞内の受容体タンパクを活性化する一方，神経伝達物質，ほとんどのホルモンおよび局所化学伝達物質などの親水性シグナリング分子は標的細胞表面の受容体タンパクを活性化する（こうしたシグナリング分子の細胞表面受容体は膜全体に広く分布するか，特定領域に局在し，その数は特異的リガンド 1 種につき 500 個から 10 万個/細胞に及ぶ）。細胞表面受容体は遺伝子発現を直接調節できないことから，希望の調節作用を誘発するセカンドメッセンジャーを細胞質ゾルに放出する必要がある。最も有名な例はサイクリック AMP（cAMP）であり，細胞表面でのエピネフリンの受容に反応して，貯蔵グリコーゲンを分解するよう特定の細胞に命じる細胞内伝達物質である（7.4.5.4 項）。別の例として電位依存性 Ca^{2+}イオンチャネルがあり（3.3.3 項および 7.4.5.3 項），神経パルス事象に寄与するが，ホルモン信号の 25 種を超える細胞表面受容体のイノシトールリン脂質経路を介して信号伝達にも関与する[531]。例えば，筋骨格細胞の興奮収縮連関には，SR（筋小胞体；8.5.3.5 項）でのリアノジン受容体チャネルによる Ca^{2+}イオンの放出が必要である。それぞれのチャネルが開放し，SR 膜を通して 1~2ms のバーストで 4~8picoamp の Ca^{2+}イオン電流を放出する[1965]。

7.4.5.2 細胞からのインメッセージング

ナノデバイスは，単に自然分子メッセージトラフィックを傍受することによって，細胞から転送されるか細胞間を転送される自然化学メッセージを受信することができる（もちろん，機械的（細胞骨格など）ならびに電気的（イオンなど）細胞エマネ-ション（放散）もナノデバイスによって検出できる）。

例えば，ヒト腎の上部に位置する副腎髄質の細胞から血流に放出されるエピネフリン（別称アドレナリン，$C_9H_{13}NO_3$，MW=183 ダルトン）約 0.1μmol を考える。エピネフリンはストレス状態に反応して分泌される緊急ホルモンであり，心拍数の上昇，胃への血流量の低下，骨格筋への血流量の増大，他の器官への酸素および栄養の循環促進，脂肪酸およびブドウ糖といった代謝燃料の産生の誘導（肝および筋細胞のグリコーゲン分解を促すことによる）を引き起こし，原始的な哺乳類の「戦闘-逃避」反応を確立する。

血中濃度は 1~10s で c_{ligand} 約 10^{-8} 分子数/nm^3 のピークに達することから（添付資料 B），式 4.3 より，有効表面積約 $0.4nm^2$ のエピネフリン化学センサー1 個を有する血液媒介ナノロボットは，t_{EQ} 約 0.3s でピーク濃度を検出することができる。こうしたレセプター 260 個から成る物理的総表面積 $500nm^2$ のパッチでは，ピーク濃度の発生から 1ms 以内にこれを検出でき，上昇から 10ms 以内にピーク濃度の約 10%を検出できる。エピネフリンを初めとするほとんどのシグナリング分子は（ステロイドと異なり）親水性であり，細胞膜を透過できないことから，細胞質ゾル内に位置するナノロボットによって直接測定することはできない。ホルモン濃度の変化に最も迅速に反応するためには，特定の標的信号を産生する細胞および器官の表面または内部に化学センサを備えたナノロボットを留置し，検出された正の活性亢進が体内通信ネットワークを通して迅速に伝達される必要がある（7.3 項）。

血中または細胞質ゾルに c_{ligand} 約 10^{-12}（分子数）/nm^3（$(20μm)^3$ の組織細胞 1 個に分子 8 個または白血球 1 個に分子 1 個の割合）で存在する最も珍しいサイトカインまたはステロイドホルモンでは，レセプター約 100 個（各レセプターの有効面積約 $6nm^2$）を含む $5000nm^2$ のセンサーパッチによって，細胞質ゾル留置ナノロボット 1 個につき 10s 以内に検出を登録することができる。しかし，細胞シグナリング分子の多くは細胞質ゾルに約 $10^{-8}/nm^3$ の濃度で存在しており[531]，このセンサー構成であれば 1ms で検出できる。これに対して，典型的な標的組織細胞は細胞質ゾルにステロイド受容体約 1 万個（それぞれがステロイド分子 1 個に結合）が浮遊している。

ナノデバイスは形態形成の信号を傍受することもできる。例えば，細胞外プロテアーゼ/アンチプロテアーゼ濃度比の単純な変化（これによって血管形成の過程で親血管から内皮細胞が剥離し，下部構造のストローマへの侵入が発生する）は化学的ナノセンサによって容易に検出される。関連する天然サイトカイントラフィックの連続モニタリングによって，ナノロボットは現在の細胞の活性および状態を完全に維持することができる。実際，主たる設計上の課題は，センサの速度や特異性よりも感覚トラフィックデータの管理である。生存細胞はホルモン，サイトカイン，成長因子や他のメッセージ運搬分子の宿主からのメッセージであふれており，中間物と複合的信号経路の複雑な化学的ネットワークによって，これらをすべて細胞内部に転送する必要がある。

7.4.5.3 細胞へのアウトメッセージング

マイクロメートル規模の個々のナノロボットは，血流全体にエンドクリン様化学信号を送信できるほど化学物質の放出量および製造能は大きくないが（7.2.1.8項），特定の目的のもとで多数の体内ナノロボットから同時調整された化学物質の放出が行われる。したがって細胞へのナノロボットのアウトメッセージングは通常，局在するパラクリン様神経伝達物質，すなわち細胞内メッセージングおよび直接調節機能を持つ核分子に限定される。実際，細胞への最も有効なアウトメッセージングは，（局所的に利用できる RNA 塩基およびアミノ酸などの原料を使用して）カスタマイズされた RNA 分子またはそのアンチセンス変異体の組み立てに寄与し，特定の遺伝子活性をアップレギュレーションおよびダウンレギュレーションして（第 12 章），リボソームによる細胞生来の増幅を利用する。

簡単な例として，Ca^{2+}はカルシウム-カルモジュリン依存性プロテインキナーゼおよびアデニル酸シクラーゼによって制御される，分泌，細胞増殖，神経伝達，細胞代謝（カルモジュリンに結合した場合）および信号カスケード事象など，様々な細胞反応の細胞内メディエータとして機能する。細胞外液または細胞内カルシウム封鎖コンパートメント（カルセクエストリンと呼ばれる結合タンパクが充填されている）での遊離 Ca^{2+}濃度は約 10^{-3} 個（イオン）/nm^3 である。しかし，細胞質ゾルの遊離 Ca^{2+}濃度は休止細胞では 6×10^{-8} 個（イオン）/nm^3 であるが，細胞外信号によって活性化している細胞では 3×10^{-6} 個（イオン）/nm^3 とばらつきがある。10^{-5} 個（イオン）/nm^3 を超える細胞質ゾル内濃度はアポトーシスなどを引き起こし，有毒である[531]（10.4.1.1 項および 10.4.2.1 項）。

人工 Ca^{2+}活性化信号を典型的組織細胞に約 1ms で転送するために，細胞質に存在するナノロボット 1 個は細胞質ゾルの Ca^{2+}イオン数を 48 万個から 2400 万個に速やかに増加させる必要があり，転送速度は約 2.4×10^{10} 個（イオン）/s である。これは約 24,000 個の分子ソーティング回転子（3.4.2 項）を逆に操作し，ナノロボットの総放出表面積を 2.4μm^2 にすれば実現する。さらに小型化するには，加圧注入またはイオンノズルを利用する（9.2.7 項）。約 0.1μm^3 の内蔵貯蔵容量は約 20 億個のカルシウム原子を保存でき，リサイクルがないと仮定しても，イオン化（二重イオン化エネルギー2877zJ/イオン）[763] 後に約 100 個の人工 Ca^{2+}信号を細胞内に転送することができる。

上記の Ca^{2+}信号の振幅変調（AM）に加えて，De Koninck と Schulman[1121] は，0.1~10Hz の周波数変調（FM）Ca^{2+}細胞内信号を伝達するメカニズム（CaM キナーゼ II）を発見した。この分子が種々の細胞活性の調節に寄与すると，AM 信号および FM 信号（いずれも細胞ナノロボットによって容易に検出または産生される）によるキナーゼ活性の微調整ができる。

ナノロボットは機械的にも細胞にアウトメッセージングを行う。生きている細胞の細胞骨格と核は直接接続されていて（hard-wired）細胞表面受容体の機械的タグが核および細胞質内の分子構造の構成を直ちに変化させて[942]，細胞の電気伝導率を劇的に変えられるようになっている[1100]。中間ファイバーネットワーク（8.5.3.11 項）は単独で核に機械的応力を伝達することができる[942]。信号伝達の開始に必要な最低限の力はわずか 10pN 程度であり（9.4.3.2.1 項），9.3.1.4 項に記載するナノマニピュレータアームの最大能力約 100nN までは十分余裕がある。

7.4.5.4 細胞メッセージの修正

正しく配置された細胞内ナノロボットは，あらかじめプログラムされた規則または操作する医師による外部からの命令に従い，天然細胞内メッセージトラフィックを修正することができる。ステロイドおよび甲状腺ホルモンの場合，（細胞膜を通過した後の）シグナリング分子自身または結合受容体複合物を直接マニピュレートすることによって修正を行う。ほとんどのシグナリング分子は細胞表面で吸収され，信号カスケードを開始するが，このカスケードはセカンドメッセンジャー分子または信号カスケードの他の要素のマニピュレーションによって修正しなければならない。ナノロボットが正常な細胞内メッセージトラフィックに行う修正の詳細な分析については，本書では取り上げない。ただし，よく知られるサイクリック AMP （cAMP；$C_{10}H_{11}N_5O_6P$, MW=328 ドルトン）メッセージングシステムを用いて，修正作業の基本的な例をいくつか説明する。

A. *増幅* －細胞表面でβアドレナリン受容体によって受け取られた1個のエピネフリン分子は，数十個のG-タンパクαサブユニットを活性化する。個々のG-タンパクαサブユニットは，数百個のATP分子をcAMP分子に戻すアデニル酸シクラーゼ酵素1個を活性化する。cAMPの細胞（筋または肝標的細胞）内密度は正常状態では（20μm）^{3}の典型的組織細胞1個につき10^{-6} Mまたは分子数500万個である。エピネフリンによって刺激されると，cAMP密度は数秒で分子数約2500万個に上昇する。このcAMPの上昇を数ミリ秒で検出すると，細胞内ナノロボット1個は内蔵貯蔵庫より2000万個のcAMP分子を直ちに放出することによって，この既存の化学信号を増幅することができ，細胞反応時間は数倍短縮する*。

B. *抑制* －同じく，留置されたナノロボットは標的細胞内のcAMP濃度の上昇を検出すると，最大副腎刺激下でも分子ローターを使用して，合成速度と同じ速度で細胞質ゾルからcAMPを速やかに除去することができる。式3.4より，cAMPを吸収する半径1μmの球形ナノデバイスによる基底濃度（約6×10^{-7}個（分子数）/nm^3）での拡散支配的取り込み速度は400万個（分子数）/sであり，したがってこうしたデバイスは1個でも天然cAMPの産生速度に遅れることはなく，平坦な基底濃度を維持することによって反応を完全に消失することができる（実用的な問題として，1種の組織のみとの調整が必要とされない限り，分泌源の腺でエピネフリン合成を調節するほうが効率的である）。同時に，cAMP吸収ナノロボットはcAMPホスホジエステラーゼによって貯蔵cAMPを加水分解し（加水分解エネルギーは約11.1Kcal/molまたは約77.1zJ/分子）[3298]（ナノファクトリー，第19章），次にこれらの不活化AMPメッセンジャー分子を細胞質ゾルに再び排出する。リガンド依存性イオンチャンネル脱感作または疾患の症状抑制（第24章）にも同様の方法が有用である。例えば，腸に水を大量流入することによって重度の下痢を誘発するコレラ毒素は，腸管上皮細胞のcAMP濃度を長期的に上昇させるが，こうした反応の抑制にも利用できる。

C. *交換* －ナノロボットメディエータを用いて，抑制と増幅との組み合わせによって既存の化学信号を排除し，異なる（場合によっては反対の）メッセージ経路に替えることもできる。代替経路は天然の場合もあれば，完全に人工的なものもある。機能性を強化し，安定性または調節可能性を改善するために，既存の信号に対する新しい反応を細胞内に確立する。例えば，ナノロボットが1種のサイトカインを検出すると，このサイトカインの迅速な特異的吸収が開始され，同時に同じ部位で別の（異なる）種類のサイトカインが速やかに放出される。こうした操作では冗長なシグナリング経路およびバックアップシステム（成長の信号，免疫系，血液凝固など）を考慮に入れる必要がある。医用ナノロボットは多くの冗長な経路の交換が可能であり，さらに精密かつ特異的な反応が得られる。

D. *連結* －細胞内ナノロボットを用いて，リンクされていない信号カスケードを人工的にリンクすることができる。奇抜な例ではあるが，脳の毛細管にナノロボットを留置してエピネフリンを受容すると，アドレナリン反応が抑制されると同時に，エンケファリンまたはエピオイドの産生を刺激するメッセージカスケードを引き起こす化学伝達物質が放出され，特定のストレスに対して「闘争-逃避」反応よりも精神的リラックス状態が誘導される。

7.4.5.5 ニューロンからのインメッセージング

ニューロンからナノデバイスへのインメッセージングはすでに4.8.6項，4.9.5項および7.4.2.6項で考察した。こうした考察で，ナノロボットセンサーが神経インパルスの通過を非侵襲的に検出，測定，計測できる方法は6種以上あるとの結論が得られた。神経造影，神経情報科学[1298]，連結度マッピングおよび個々の神経標的については第25章に記載する。

7.4.5.6 ニューロンへのアウトメッセージング

体内ナノロボットはニューロンにアウトメッセージ

---

*R.Bradburyは実用的な観点から，設計者は信号に対する反応の最も重要な生化学的経路を理解しておくべきであり，これによってナノロボットは生物学的系に必要な中間段階を飛び越せることを指摘している。本例では，典型的にカスケードは筋が利用できるブドウ糖を増加するように意図されており，そのためにcAMP段階を飛ばして，単に（肝および筋での）グリコーゲンの分解を実行し，（肝から）血中へのブドウ糖の送り込みを促進することが妥当である。

ングを行うこともできる。最も直接的な方法はシナプス刺激である。最も一般的とみられる刺激コリン作動性シナプスでは，シナプス前神経インパルスの到達によって，シナプス小胞からシナプス間隙に最大 10^5 個のアセチルコリン（$C_7H_{16}NO_2$，MW=146 ダルトン）分子が約 1ms で放出され，局所濃度は約 3×10^{-4} 個/nm^3（0.0005M）に達する[531]。アセチルコリン分子は間隙からシナプス後膜に拡散し（4.8.6.4 項），そこで特異的受容体タンパクに結合する（3.3.3 項）。0.1ms 以内にイオンチャネルを開放し[313]，細胞を部分的に脱分極して，局所 Na^+透過性を増大させる。脱分極が全電圧域の約 15%に達すれば（例えば－60mV から－40mV に低下），電圧活性化ナトリウムチャネルが開放し，Na^+イオンの膜透過性が高くなる。これらのイオンは急速に細胞に流入し，約 100nanoamp[799] の活動電位スパイクを開始する。こうしたチャネルは短時間で自動的に閉鎖し，透過性も低下して，膜電位は正常な静止電位に回復する（3.3.3 項）。

先端にソーティング回転子を装備したマニピュレーター（3.4.2 項）または加圧ナノインジェクター（9.2.7.1 項）をシナプス間隙付近に留置した場合，1 回の操作で約 10^{-5} 個のアセチルコリン分子（約 20,000nm^3）を放出することができ，これによって部分的脱分極が誘導され，随意に神経インパルスが開始する（これはベラトリジンなどの合成脱分極剤を使用するよりも好ましい）。1μm^3 の貯蔵容量に約 50 億個の分子が含まれ，15Hz で 50,000 回の放出または連続 1 時間の発火（firing）が可能である。起動のメカニズムは 1ms で放出を誘発する必要があり，スループット速度 10^8 個（分子数）/s にするには，先端面積の合計が 10^4nm^2 となるソーティング回転子約 100 個が必要である。15Hz での連続発火で約 10^6 個/s が消費される。さらに，シナプス間隙付近に留置したソーティング回転子はアセチルコリンエステラーゼ活性（約 150μs 回転時間[3143]）の 2 種の分解産物（酢酸およびコリン）を吸収し，新しいアセチルコリン分子にリサイクルする。アセチルコリンエステラーゼ媒介加水分解反応における生理条件下での加水分解のエンタルピー*を約 70zJ/分子（10Kcal/mol）とすると[3142]，10^6 個/s の連続リサイクルに必要なエネルギーは約 0.07pW である。同様のローター輸送機構を用いて，シナプス間隙からアセチルコリン分子を迅速に抽出し，伝達する神経インパルスを消去することもできる。神経インパルスを制御するには，神経伝達物質インジェクターをシナプス後表面に極めて近い位置に留置する必要がある。局所アセチルコリンエステラーゼの有効性が高く，アセチルコリンの有効拡散範囲が半径わずか数 μm しかないためである[803]。

アセチルコリン以外にも多くの化合物が神経伝達物質として機能する（**表 7.2**）。これには一酸化窒素が含まれるほか，一酸化炭素にもその可能性がある[1125,1129]。副腎などで合成されるドーパミン，ノルエピネフリンおよびエピネフリンなどのカテコールアミンは，消化管などの内臓の神経と平滑筋との接合部および脳の神経-神経接合部にみられるアドレナリン作動性シナプスで神経伝達物質として作用する。海馬にのみみられるヒスタミン作動性ニューロンもある[1123]。人体のほとんどの組織は数種の神経細胞によって支配され，それぞれの神経細胞が異なる神経伝達物質を使用するために，多種多様な信号と反応が得られる。しかし，シナプスに留置されたナノロボットは，シナプス群によって混乱を招くような幾何的形状が課せられる場合にも，こうした信号をすべて監視し，刺激または消去できる必要がある。

シナプスの中には電気信号を惹起する興奮性神経伝達物質を利用するものもあれば，電気反応を抑える抑制信号を伝達する GABA，グリシンまたはエンケファリンなどの神経伝達物質を利用するものもある。また両方の働きをする分子もある。例えば，アセチルコリンは神経筋接合部では興奮性であるが，中枢神経系および末梢神経系では興奮性にも抑制性にも作用する。神経細胞は数千にものぼる興奮性と抑制性の化学入力信号を受け取り，両者の数の比較によって軸索の発火の可能性が決定する。適正に配置されたナノロボットによる保存，合成，吸収または放出には，完全に既知のあらゆる種類の神経伝達物質のライブラリから選択したものを利用することができる。

神経系の複雑な活性パターン（記憶，学習，知覚，気分および行動を含む）の特異的な引き金として作用し，シナプス感度の長期化学修飾を可能にする神経ペプチドは，ナノロボットによる神経アウトメッセージングに別の厄介な問題を引き起こす。神経ペプチドは神経細胞体内の粗面小胞体でリボソームにより合成され，1 日または長い軸索ではそれ以上の時間を要する

---

*緩衝系の陽子付加の有効熱を無視できる調節機械化学条件下（第 19 章）では，298K および pH7 での加水分解のエンタルピーはわずか 1.95zJ/分子または 0.28Kcal/mol 程度である[3142]。

「高速軸索輸送」によって，放出のために軸索終末に輸送される。細胞内小胞に貯蔵され，そこからペプチド作動性ニューロンの細胞外空間に放出される。シナプス間隙に放出された神経ペプチドはニューロモジュレータ（興奮性神経伝達物質の作用を抑制する）またはニューロメディエータ（神経伝達物質の作用を延長する）として作用し，両機能ともナノロボットでは容易に複製することができる。しかし，血中に放出される神経ペプチドが長距離神経ホルモンとして作用する一方，細胞外空間に放出される神経ペプチドはパラクリンとして作用し，薬力学カスケードと薬物動態カスケードの両方をたどる[770]。こうした拡散性の高い組織内神経ペプチド濃度をナノロボットによって管理すること（基質特異性の広い天然ペプチダーゼの作用を模倣するなどの方法を利用する）は困難であるが，不可能な作業ではない。

体内ナノロボットがニューロンにアウトメッセージングする方法は他にも数多くある。

1. 電界（4.8.6.1 項）および磁界（4.8.6.2 項）の定期的マニピュレーションによって神経インパルスを誘発する[3328]。
2. 有髄神経線維外の過剰な Na^+イオン集団は軸索内静止電位を-60mV にする。1 つの神経インパルスに伴う Na^+イオンの正味の運動量は約 0.5ms で 0.3（イオン）/μm^2であるため[526]，数個の電荷の直接注入によって局所脱分極を引き起こし，神経インパルスを開始してしまう。電位平衡は Na^+だけでなく濃度の異なる数種のイオンによって維持されるが，放電スパイク時の膜電位変化の主因は Na^+の流入である。
3. 細胞膜のイオンの流れは，細胞質ゾル内に永久留置したナノロボットによって薬理学的に操作することができる。例えば，ナトリウムポンプは，ウアバインやストロファンチジンなどの心活性ステロイド 10~100nM を注射することによって完全に抑制される[805]。テトロドトキシン約 300nM の注射によって，カリウムの流れを変化させることなくナトリウムの流れを抑制することができる。反対にテトラエチルアンモニウムブロックを挿入すると，ナトリウムの流れは変わらずにカリウムの流れのみが変化する[804]。
4. 局在的な約 100mV の軸索周囲（外部）の陽電荷過剰を確立することは，脱分極波を消滅し，これによって通過する神経インパルスを消去できる急勾配の電気的障壁を示す。経皮的電気神経刺激（TENS）および細胞復調電気麻酔（CEDETA）などの電気麻酔法は，これと同様の原則をそのまま応用したものである[3299,3300]。
5. 0.1Hz のパルスを約 10^5s 発する電極を用いたニューロンの長期電気刺激は，神経細胞接着分子 L1（NCAM）の発現を約 13 分の 1 に減少させた[1063]。
6. ニューロンの直接超音波刺激[3535]

7.4.6 患者またはユーザーへのアウトメッセージング

多くの用途で，体内医用ナノデバイスはユーザーまたは患者に直接情報を伝達する必要がある。この能力は，安定的で信頼性のある自己命令制御システムを確立するためのフィードバックを提供するのに不可欠である（第 12 章）。ナノロボットから患者またはユーザーへのアウトメッセージングを実現するには，ナノデバイスは意識的にヒトの知覚が利用できる感覚チャンネルをマニピュレートし，このマニピュレーションが患者によってメッセージとして正しく理解される必要がある。

こうした通信に利用できる感覚チャンネルには視覚，聴覚，味覚および嗅覚，運動感覚のほか，圧力，疼痛および温度などの身体感覚がある。ナノデバイスが生成したデータは，以下の方法によって自然感覚トラフィックに重ねることができる。

1. 人工的な感覚刺激を生成する。
2. 実際の感覚刺激の欠如下で受容体を直接刺激する。
3. センサーから CNS に情報を運ぶ求心性神経の人工的な活動電位を誘発する。

7.4.6.1 身体感覚的アウトメッセージング

ヒトの皮膚には約 7 万個の圧受容器または触覚受容器が含まれ，ほとんどは指（すべての指の先端に約 17,000 個）ならびに顔，特に口唇および舌の先端に集中している。触覚受容器は触覚刺激の存在に関する情報に加えて，刺激の強度および空間的方向も鑑別することができる（**表 7.3**）。表皮直下の真皮の乳頭に存在するマイスナー小体は軽い接触の受容器である。パチニ小体は皮膚の深部，筋，腱および関節周囲の結合組織ならびに内臓を支持する間膜に存在する深部の触または圧受容器である。

アウトメッセージングナノロボットのネットワーク集団は，人工神経インパルスを誘発（7.4.5.6 項）できる各ナノロボットをマイスナー小体またはパチニ小体の近くに留置することによって，患者が特異的メッセージとして解釈できる調整された空間的ならびに時間的圧感覚のパターンを作り出すことができる。例えば，一連の親指-親指-薬指-親指の圧感覚を神経的に模倣するナノロボットは，転送速度 1~10 ビット/s でユーザーに“11421”のメッセージを送っている。同じく，立毛筋の刺激は表皮の毛嚢（毛髪の動きを登録する）周囲の神経叢を人工的に刺激し，皮膚に「鳥肌」という明確に定義された通信パターンを作り出す。

無髄遊離感覚神経終末から成る痛覚受容器をペプチドノシセプチンが媒介する痛覚で軽度に刺激しても，解釈可能なメッセージが生成される。例えば，一部の C 線維は十分に刺激されると灼熱痛を発生し，小さい D 線維は刺痛を知らせる。（痛覚受容器は頸部に約 228 個/cm^2，手の甲に 188 個/cm^2，中指の橈骨神経表面に 95 個/cm^2，鼻の先端に 44 個/cm^2 存在する）[869]。熱受容器（ルフィニ刷毛）および冷受容器（クラウゼ終末棍）もアウトメッセージングに利用できる。冷点の数は温点より 4~10 倍多く，温度受容器は顔面および手のほか，センサーの種類によって数に大きな差がある特定の領域（前頭部には熱受容器 0.6 個/cm^2 に対して，冷受容器 8.0 個/cm^2 が存在する）に集中している。ナノロボットはこうした神経チャンネルを利用し，時間的ならびに空間的に順序づけられた灼熱痛，刺痛または熱および低温の感覚を伝達することができる。こうした各アウトメッセージングチャンネルがヒトの意識に順次転送される最大速度はわずか 1 ビット/s とみられるが，full-immersion バーチャルリアリティ刺激の生成およびこれに関連する用途には，データの流れが著明に速い複合的平行チャンネルに基づく複雑な空間的ならびに時間的パターンが利用できる（第 25 章）。

NASA が最初に開発した Optacon（Optical-to-Tactile Converter）は，標準的なインク印刷をスキャンし，24×6 振動ピン列の触覚フォーマットに文字を変換し，これによって盲人はブライユ点字を使用せずに自由に読むことができた。平均的ユーザーは約 30 語/min であったが，最大 100 語/min に達する例もあった。Optacon は Telesensory Inc.により 1970 年に初めて販売されたが，現在は生産されていない。1998 年に Optacon のすべての権利を取得した Blazie Engineering, Inc.は，デスクトップコンピュータ用の 81 文字 8 ドットリフレッシャブルブライユ点字ディスプレイ Power Brille も販売している。

7.4.6.2 運動感覚的アウトメッセージング

例えば前庭神経節（人工的めまいを誘発），筋伸展受容器（「幻肢」を誘発）または反射作用（くしゃみ，膝反射，授乳，散瞳またはオルガスムなど）の定期的なマニピュレーションなど，アウトメッセージングのために運動感覚神経チャンネルを直接刺激すると，ユーザーに失見当識，障害，混乱を与えるほか，悪心の原因となることもある。ナノロボットが真の感覚の読み取りとして検出できる真性感覚刺激を生成すれば，患者の不快感はわずかでも改善する。例として，顔面または四肢の小さい筋痙攣（ひきつり）の誘導によるパターン化された神経性チックの生成，横隔膜筋の軽微な痙攣を引き起こす横隔神経の刺激と抑制によって一時的に生成される無声のしゃっくり，あるいは眼輪筋（輪状筋）の刺激による定期的な眼瞼痙攣（瞬目）がある。

人体のおよそ 400 の骨格筋を調節する運動神経の選択的活性化は，巨視的な四肢の不随意運動を引き起こす。分かりやすい例として，正しく留置された神経刺激ナノロボットは示指伸筋と示指屈筋を連続的に刺激することによって，人差し指の第 2 および第 3 指節骨の伸展と屈曲を行うことができる。あるいは小指伸筋と短小指屈筋を刺激すれば，小指の第 2 および第 3 指節骨を伸展し，第一指節骨を屈曲することができる。短母指伸筋および短母指屈筋を刺激すれば，親指の第一指節骨基底部の伸展と屈曲が得られる。このように人工的に誘導された指の運動は，訓練を積んだユーザーでは 1~10 ビット/s の転送速度でメッセージとして直接解釈することができる。ほかにも，調節された一連の強制的な握り運動を正しい英数字または音声メッセージに変換する手持ち式装置を患者に握らせる方法もある。

7.4.6.3 聴覚的アウトメッセージング

ヒトの耳は空気の充満する外耳道があり，その末端に約 1cm^2 の鼓膜（厚さ 100μm）が存在する。鼓膜の

表 7.3. ヒト皮膚の触受容器[854,869,1633-1637]

皮膚受容器の種類	受容器の分類	皮膚の種類	感覚との関連性	受容野の範囲（および中央値）	周波数域（および最大感度周波数）	指先の受容器の密度（および手掌）
パチニ小体	PC	G, H	振動，くすぐり感	10-1000 mm^2 (100 mm^2)	40-800 Hz (200-300 Hz)	21/cm^2 (9/cm^2)
マイスナー小体	RA	G	接触，くすぐり感，運動，振動	1-100 mm^2 (13 mm^2)	10-200 Hz (20-40 Hz)	140/cm^2 (25/cm^2)
毛嚢神経	RA	H	接触，振動	˜0.01 mm^2	10-100 Hz (?)	10/cm^2 200/cm^2 (scalp)
ルフィ二終末	SA II	G, H	伸展，剪断応力，張力 (?)	10-500 mm^2 (60 mm^2)	7 Hz	49/cm^2 (16/cm^2)
メルケル細胞	SA I	G	圧力、端部 (?)	2-100 mm^2 (11 mm^2)	0.4-100 Hz (7 Hz)	70/cm^2 (8/cm^2)
触覚円板	SA I	H	圧力、端部 (?)	3-50 mm^2	1-100 Hz (?) (10 Hz) (?)	70/cm^2 (?) (8/cm^2) (?)

PC=パチ二求心性；RA=速順応求心性；SAII=遅順応性大受容野求心性；SAI=遅順応性小機械受容求心性；G=無毛皮膚；H=有毛皮膚

振動は中耳にある約 2cm^3 の耳小骨を介して内耳の前庭窓の膜に伝えられる（**図 7.3**）。そこから音エネルギーは外リンパ内で圧縮波として蝸牛に入る。外リンパは非圧縮性の水様の液体で，約 100mm^3 の蝸牛ラセン管のほとんどを満たしている。この長さ 35mm の管はカタツムリの殻に似ており，蝸牛神経および血管が通る蝸牛の中心である蝸牛軸の周囲を 2 回半取り巻いている。蝸牛内の蓋膜下の基底板に存在する約 24,000 個の毛細胞（多線維性不動毛）（**図 7.4**）は，種々の音響周波数に共鳴する。こうした細胞がラセン神経節のニューロンとの複雑なシナプス接触を形成する。この聴覚情報は聴覚神経（第 VIII 脳神経）に送られ，さらにデコードのために脳へと送られる。

蝸牛の外リンパ中に留置された大型のナノロボット（約 20~50μm）は，十分に聞こえる音でヒトの耳に直接「話しかける」ことができる。標準的な聴取で鼓膜に送えられる全体音響エネルギー量は最小可聴値（0dB）で約 10^{-4}pW，ささやき声（30dB）で 0.1pW，標準的会話（60dB）で 100pW である。人間の会話に多い低周波域（30~10,000Hz）では，ミクロサイズの音響放射体は実質的に減衰による損失はないが（式 4.52），極めて効率が悪い（7.2.2.1 項）。それでも式 7.7 より，直径 20μm の全方向性音響ピストンに 2000pW の入力パワーを加えられる蝸牛ナノデバイスは，ささやき声の強度に相当する約 0.1pW の出力パワーで 10kHz の音波を生成することができる。これより快適な 3kHz（ヒトの聴力の最大感度）では，P_{in} を約 22,000pW に上昇するか，ピストン径を 45μm に拡大して，P_{out} を約 0.1pW に維持するか，実質的にデューティサイクルを 100%未満にする必要がある。通信ネットワークにリンクすれば，蝸牛ナノデバイスは聞き取り可能な情報をネットワークから受けることができる。さらに，このデバイスは基底板に到達する以前に音波を遮断し，この情報を直接ネットワークに送る（したがって脳よりも早く信号を受ける）ことによって，音響インメッセージングに利用することもできる。外リンパにはエネルギー源のブドウ糖が血清中に匹敵する濃度で含まれており，代わりに蝸牛デバイスは耳道に存在する天然周囲音響エネルギーを吸収し貯蔵することができる（7.4.8 項）。

同じく，蝸牛の平行する 3 室のうち最も内側の内リンパ充填中階に留置したナノロボットは，コルチ器の網状板に付着し，不動毛を物理的に操作して，希望の音響刺激を生成することができる。不動毛はコルチ器上部に間隔をあけて位置し，蝸牛ラセン管に沿って長さ 30mm にわたり約細胞 1 個/μm の線形密度で存在す

第7章

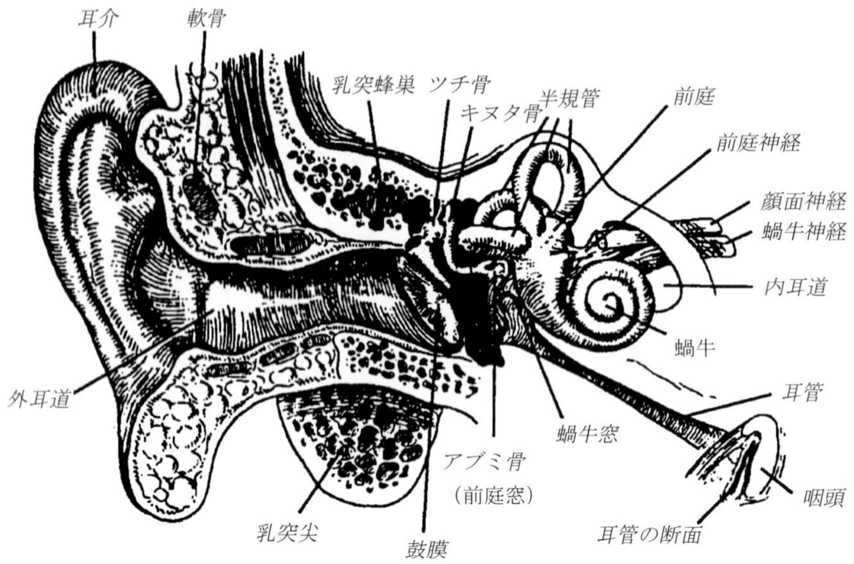

図 7.3. ヒトの耳の断面図（Davis および Silverman[868] より転載）

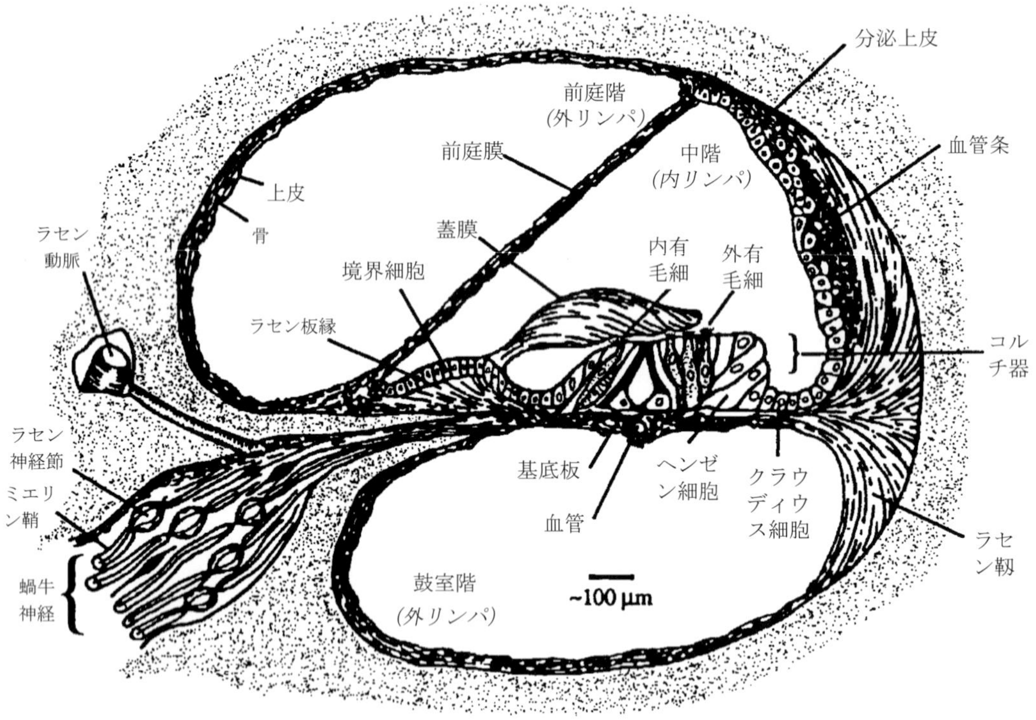

図 7.4. 蝸牛管の断面図（Wilson[526] より転載）

る [585]。直径 20μm の範囲にある約 100 個の細胞をすべて連続的に刺激すると，長さ 40μm の双方向性伸長式マニピュレータを備えたナノロボットは，標準的会話のレベルに近い最大圧振幅の 0.4%の周波数帯域の狭い音を生成する。有毛細胞の膜時定数は約 0.5ms であり [772]，単独チャンネルとしてすべての不動毛を可干渉的にマニピュレートすると，理論的に最大 2000 ビット/s の転送速度が得られる。慎重な設計によって，耳鳴という有害な刺激を回避する必要がある。

およそ 31,000 個のラセン神経節細胞の一部を直接神経刺激することによって，ヒト聴覚系に情報を伝えることができる。個々の神経節細胞は耳が受けた狭帯域音響周波数に関する時間および振幅の情報，特に元の音声信号の生のフーリエ変換を伝える。正しく留置されたナノロボットは，言葉や数字を話す限定音域の周波数再構築音声として患者が認識できる人工信号をこの自然トラフィックに重ねることができる。内耳の前庭の耳石器である球形嚢にナノロボットを留置した場合，最大 108kHz のヒトの直接超音波聴力を刺激することができる[1372]。1998 年に蝸牛埋め込みデバイスが普及したが，これは FM 無線波によって可聴音を内耳の電極列に伝送することによって，聴覚神経を直接電気刺激するものである[1891-1893]。

人工音声合成に関する最新技術[1653,1654]のレビューについては本書では扱わない。

7.4.6.4 味覚的ならびに嗅覚的アウトメッセージング

舌の表面に人工香味料を付けたり，鼻の上皮に人工的な香りを放出することは理論的には可能である。しかし，ヒトの味蕾の寿命は 10 日程度であり，留置した化学物質放出デバイスの位置を常に修正する必要がある。ヒトの嗅覚受容器は鼻の後面に位置しており**（図 8.11）**，粘膜で被覆され，これによって高周波域嗅覚メッセージに信号時間の遅れおよび分散（有限かつ特異な分子拡散速度による）が生じる。さらに，個々のナノロボットから大量の化学物質を頻回に放出することは，大きさの関係から実現不可能である（7.2.1.8 項）。

この場合，味覚神経および嗅覚神経の直接刺激が有効であるとみられる。この方法によってエネルギー消費量が最小限に抑えられ，必要な化学物質放出量を何分の 1 にも削減するとともに，多数の特有の人工感覚信号を迅速に多重送信することができる。

A. *味覚的アウトメッセージング* －神経線維によって神経支配される味蕾は約 12,000 個存在し，神経線維は味蕾の基底膜を通過すると，ミエリン鞘を失う。太い線維の末端には 2 個以上の味蕾があり，細い線維は受容器細胞膜に陥入する。舌枝の前方 2/3 からの太い味覚線維は舌神経から細い鼓索神経に至り，中枢に向かう途中で顔面神経（第 VII 脳神経）の一部として鼓膜を横断する。舌の後方 1/3 からの求心性線維は舌咽神経（第 IX 脳神経）の舌枝に集束し，椎体神経節を経て中枢に至る。味蕾は 5 種の明確な感覚（甘み，酸味，苦味，塩辛さおよびうまみ）にしか反応しないため，これらの感覚を人工的に惹起しようとするナノロボットは，5 種の基本刺激と少ない混合感度との組み合わせに対応する少数の特異的神経節の位置で高レベルの合流信号を誘導するために，鼓索神経節または椎体神経節に進行すればよい。5 種の各基本刺激に関する情報を運ぶ神経線維束を正しく特定するには，簡単な訓練または事前の接続マッピングが必要である（第 25 章）。天然味覚反応時間は拡散による制限により約 1s（1Hz，1 ビット/s）となり，多重送信高周波（最大 10~100Hz または 10~100 ビット/s）人工刺激味覚信号を処理するようヒトの覚醒脳を教育できるかどうかは未だ不明である。

B. *嗅覚的アウトメッセージング* －ヒトでは上鼻甲介表面の鼻腔上部および中隔上部に位置する嗅上皮（約 2.5cm^2/鼻腔）に平均 3μm 間隔で 5 千万個の嗅覚センサーが存在する（**図 8.11** を参照）。各センサからは長く極度に細い嗅覚神経線維が突き出している。こうした線維は各鼻腔ごとに約 20 のフィラメントに分類され，フィラメントは骨の篩板を通って頭蓋腔の前脳にある嗅球（嗅覚神経（第 I 脳神経）の終末）に入る。鼻上皮には三叉神経（第 V 脳神経）の線維から裸の神経終末も少数含まれている。嗅覚受容器ニューロンの反応が 1 つの臭気のみに特異的であることはまれであり，細胞の多くは広範囲の物質に反応する[3433]。

嗅覚神経線維は，一連の複雑なかご様軸索終末または嗅糸球と呼ばれるアンテナ型樹状クラスターにおいて終わりまで嗅球に入る。個々の嗅糸球は約 26,000 個の受容器からインパルスを受け取り，24 個の僧帽細胞および 68 個の房飾細胞によってこれを送り，高度の神経的集束を示す。

こうした嗅糸球の数（約 1000 個）は，ヒトが利用できる個別の非多重嗅覚の数に近似している。ヒトは 10,000 種を超える構造的に別個の発臭リガンドを認識することができるが[807]（鑑別可能な臭気は 40 万種を超えるとの報告もある[3134,3135]），構造的に関連のある臭気は同一の受容器分子に結合することから，同じ数の臭気受容器が存在することを意味するものではない[1120]。実際，個々のニューロンは密接に関連のある臭気群に強く反応し，他の臭気には全く反応しないか，反応が弱い[807]。類似のリガンド特異性を持つ感覚ニューロンは共通の嗅糸球に突出する。嗅線毛に位置し，神経伝達物質およびニューロペプチド 7TD 受容体のスーパーファミリーと相同性のある 7TD 膜タンパク質ファミリー[808]は，細胞膜貫通 G タンパクと相互作用し，このタンパクが細胞内のセカンドメッセンジャー系を活性化することによって，細胞間信号を伝える臭気受容体をエンコードするとみられる極めて長い多遺伝子ファミリーを構成する。この推定的臭気受容体のファミリーはおそらく遺伝子が 500~1000 個のゲノムの最大遺伝子ファミリーの 1 つを構成し[809]，嗅糸球 1 個につきおよそ 1 種の受容体が存在する。

各嗅糸球を 1 つの固有の嗅覚の 1 部位として処理すれば，神経刺激ナノデバイスのために本質的に明確な出力チャンネルが得られる。こうしたデバイスは 1 個の嗅糸球の活動電位を誘導し，パルス速度の高い（およそ 10~100Hz または 10~100 ビット/s）珍しい臭気も知覚することができる。この種の信号は天然嗅覚の場合と同じく，拡散速度に支配されることはない（1Hz，1 ビット/s 以下）。こうした信号は嗅糸球で挿入され，感覚受容器を全く通過しないことから，受容体の飽和による迅速な順応も排除される。嗅糸球 1 個につき 1 箇所に 1000 個のナノロボットを調整して留置した場合，完全な嗅覚調節が得られ，大量の多重送信の可能性もある。味覚メッセージングと同じく，こうした多重送信高周波臭気信号を処理するよう天然の覚醒脳を教育できるかどうかは未だ不明である。1998 年にヒト嗅覚（組み合わせ）コードの試験が進行中である[3207]。

7.4.6.5 視覚的アウトメッセージング

ナノロボットは眼の内部に直接光子を放射し，人工的視覚刺激を生成することによって，患者にメッセージを送ることができる（**図 7.5**）。以下の部位に光放出ナノデバイスを留置して，網膜ディスプレイを同報通信することができる。

1. 眼瞼の瞼結膜（内粘膜面）。線維性瞼板下の筋組織でも毛細管血流からの栄養を利用することができる。
2. 角膜前面。ナノロボットは c_{ligand} 約 2.9×10^{-4}（分子数）/nm^3（血漿中濃度の約 10%）で，角膜透過拡散ブドウ糖および涙液中の他の糖類からエネルギーを得ることができる[585]。
3. 角膜後面または水晶体前面（房水中ブドウ糖濃度 c_{ligand}=1.6-3.7×10^{-3}（分子数）/nm^3，血漿中濃度に近似）[585,3284]，あるいは水晶体前方の前房内（人工レンズの前房内移植は 1998 年には実験的視力矯正法とみなされていた）
4. 含水率 68%の水晶体内部（ブドウ糖濃度 c_{ligand}=0.8-2.0×10^{-3}（分子数）/nm^3 [585]，血漿中濃度の約 50%）
5. 水晶体後面または網膜表面。硝子体中のブドウ糖（房水中濃度と同じ）を利用できる。あるいは，
6. 個々の杆体細胞（暗所視，単色性）および錐体細胞（明所視，色感受性）の内部。網膜のブドウ糖はミューラー細胞に貯蔵され，必要に応じて供給される[3260]。

酸素は涙液中の溶解と房水への拡散によって正常血漿中濃度の約 5%が利用できる。二酸化炭素および乳酸も同一の経路で排出される。信号を遮断するおそれのある瘢痕組織の形成は，反応性の生体適合性外面を備えた可動ナノロボットを使用すれば回避することができる[3234]（第 15 章）。

視覚的アウトメッセージングについては次の 4 種の方法が検討されている。

A. *網膜外投射* －光電子放出ナノデバイスは周囲背景照度と等しいか，これを超える十分な光束強度を生成する必要がある。眼瞼を軽く閉じた状態では，この薄い筋線維を透過する通常の室内照明によって，少なくとも I_{min} 約 $10^{-2}W/m^2$ の背景網膜光束が得られる。同じ標準的な室内照明で開眼状態の場合には，背景光束は $1W/m^2$ 以上である（4.9.4 項）。

正常な成人の水晶体は X_{min} 約 10cm（水晶体後面からの距離）を超える視距離を調節することができる。眼瞼（X_{object} 約 8.6mm），角膜前面（X_{object} 約 7.3mm），角膜後面（X_{object} 約 6.2mm）または水晶体前面（X_{object} 約 3.8mm）に留置したナノデバイスから放出される光は厳しく照準されない限り，眼内に集束することはできない。長さ h_e=25μm，半径 r_e=0.5μm の円柱型エミッターによって，軸広がり角 $\varphi_e=0.5\tan^{-1}(2\ r_e/h_e)$ が約 1°（全幅発散 2°）の平行線が生成され，これは X_{min} より大きい距離 $X_{object}=d_{pupil}/2\ \tan(\varphi_e)$ =12~15cm に位置する物体から放射された集束可能な，d_{pupil}=5~6mm の瞳孔を通過する光線に幾何学的に等しい。眼瞼投射の大きな問題点は，皺眉筋の強い屈

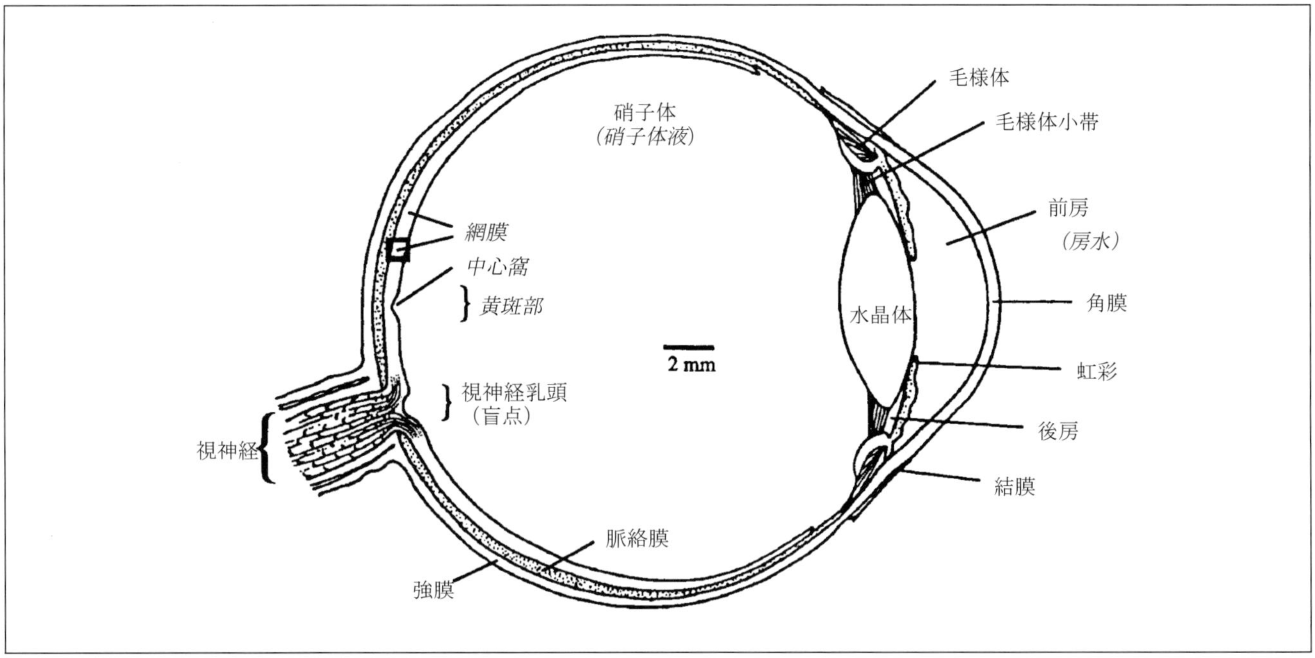

図 7.5.　ヒトの眼球（Leukel[869]より転載）

曲によって眼瞼組織の小じわや折れが生じ，著明な光学的ひずみが引き起こされることである。前房に大型のプロジェクターを吊り下げると，空間的安定性は大きくなる。こうしたデバイスは眼瞼浮腫または眼瞼炎を誘発するほど大型ではないと推測される。

現在のミクロ規模の LED は最大 $1W/m^2$ 程度の光の放出となるため（5.3.7 項），こうしたエミッターからの網膜外表示は患者には快適に読み取ることができる。エミッターが視野の 10%を上書きすると，水晶体を通過する総光エネルギー量 P_{out} は約 0.03~3.0μW である。LED のエネルギー変換率を極めて低く，e%約 0.01（1%）と仮定すると（5.3.7 項），エミッターが消費する総入力パワー（および放射廃熱）は $P_{in}=P_{out}/e\%=3\sim300\mu W$ であり，眼瞼組織 $0.1cm^3$ の最大値 2000μW を十分に下回る（式 6.54）。エミッターのエネルギー密度は光強度 $10^{-2}W/m^2$ での約 $0.4MW/m^3$ から，強度 $1W/m^2$ での約 $40MW/m^3$ の範囲である。

B.　*中心窩投射* －中心窩は視軸の反対側にある黄斑部の小さい穴で，最も鮮明な視力が得られる点である（**図 7.5**）。中心窩に杆体細胞はなく，中心窩周辺領域にも少ない。中心窩の錐体は直径 1~5μm であり[585]（平均 d_{fov} 約 3μm），網膜の中心窩上の最小中心間距離は約 2.6μm（平均 x_{sep} 約 5.2μm）である。網膜は光が最も深い位置にある受容体に達するのに，9 層の結合神経細胞と他の組織を通過しなければならないように，「裏返し」に配置されている（**図 7.6**，**図 7.5** の枠内に拡大図）。この被覆組織の厚み x_{tiss} は中心窩（中心窩上に神経節および双極細胞層が直接押し出されている）で約 130μm，他の網膜部位で約 300μm である。中心窩および中心窩周辺領域は視軸を中心に約 2° の範囲にあり（約 $0.55mm^2$），20,000 個の錐体から成る。解像可能な視角は 0.5~2.3 分の弧であり（印刷された文字を読み取るのに十分である），140×140 ピクセルの書き込み可能な掲示板を生成する。

中心窩上の網膜表面に固定した直径 1μm の円柱型エミッターについて考える。軸広がり角φe 約 1° の平行線を生成し，中心窩へ距離 $x_{tiss}=130\mu m$ を移動した後，幅 $w_{beam}=x_{tiss}\tan(2\varphi_e)$ 約 5.2μm に広がる。個々の円柱型エミッターはそれぞれ 1 個の錐体を標的とし，重複することはない。このため，すべての錐体受容器を完全に制御するには，20,000 個の光放出ナノロボットが必要である。中心窩上の網膜内面に装着した直径約 1μm の光放出ナノロボット 20,000 個の集団は水晶体を通過して中心窩に入る光子を 3%しか遮断せず，患者が明視できる自然輝度の著しい減弱はない*。

第7章

*J.Logajan は，円柱型エミッターの水晶体に面する端部に光検出器が装備されていれば，3%の損失でも増幅によってほとんど取り戻すことができることを指摘した。また，このエミッターは暗所での増幅器としても機能し，夜間視または赤外光から可視光への変換を改善することも示した（第 30 章）。

$d_{fov} < w_{beab}$ かつ $\pi r_e^2 < 1\mu m^2$ とすると，自然背景照度を上回るために，受容体細胞で 0.01~1W/m^2 の輝度に達するには，エミッターの放射光度は 0.04~4W/m^2 が必要であり，1998 年にはすでに最先端技術の範疇にあった。光作業効率 e%をごく低く 0.01（1%）とすると，P_{in} はナノデバイス 1 個当たり 3~300pW，集団全体で 0.06~6μW であり，式 6.54 に基づく眼球の推奨熱産生限界値約 0.1W を十分に下回っている。ナノロボットが酸素糖エネルギー供給法を利用する場合，連続的な中心窩調節によって 1 秒間に 10^{10}~10^{12} 個のブドウ糖分子が消費され，0.3~30 年で房水中に存在するブドウ糖分子約 10^{19} 個が枯渇するが，酸素供給量の消耗はこれより早く（6.5.3 項），周辺組織から拡散的再供給がなければ 0.5~50 日で枯渇する。ただし，幸いにも再供給が得られる可能性が高い。

光放出中心窩ナノロボット集団が拡大して，他の網膜表面部位をカバーする場合（ほとんどのデバイスがほとんどの時間光子を放出しない），通信ネットワークを介して運動感覚マクロセンサー（4.9.2.1 項）が提供する眼および頭部の位置に関する実時間情報を利用して，表示される像を眼および頭部の動きと同期して移動させることによって，外的物体を通常の状態で見る時のように，視野の中にディスプレイが固定して見えるようにすることができる（動眼神経，滑車神経，三叉神経，外転神経および脊髄副神経から収集された情報は，この調節過程に役立つ）。調節センサー（7.4.2.2 項）は正しい焦点の維持を助ける。中心窩ナノロボットはぶどう膜炎および網膜炎などの刺激を回避するように設計することが重要である。

C. *神経節刺激* －網膜の裏返し構造により，網膜内面に装着した神経刺激ナノロボットは，杆体および錐体から視神経（第 II 脳神経）に情報を運ぶ球心性神経節の軸索突起で人工的な活動電位を直接惹起することができる。ここで，ヒト網膜の基底構造を簡単に見直すことにする（**図 7.6**）。

最も外側の層から眼球の内腔を満たす内側の硝子体方向へ順に見ていくと，脈絡膜層（**図 7.5**）は感度の極めて高い光吸収性の色素上皮によって被覆され，10mmHg 程度の過度の圧力により物理的負荷がかかると，出血して網膜から容易に剥離する。網膜色素上皮層の上には 2 億 5000 万個の杆体細胞および 600 万個の錐体細胞の層が存在する。杆体細胞および錐体細胞は活動電位ではなく電気伝導によって通信する。杆体

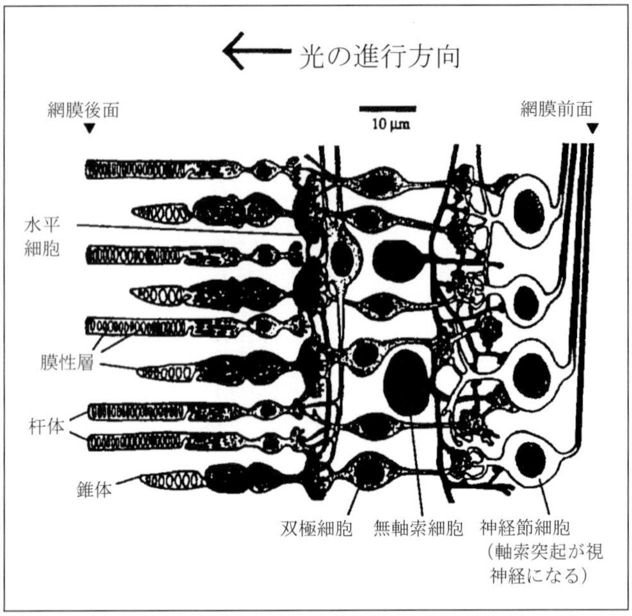

図 7.6. 上図：ヒトの網膜（Vander ら[866] および Feynman[538] より転載）

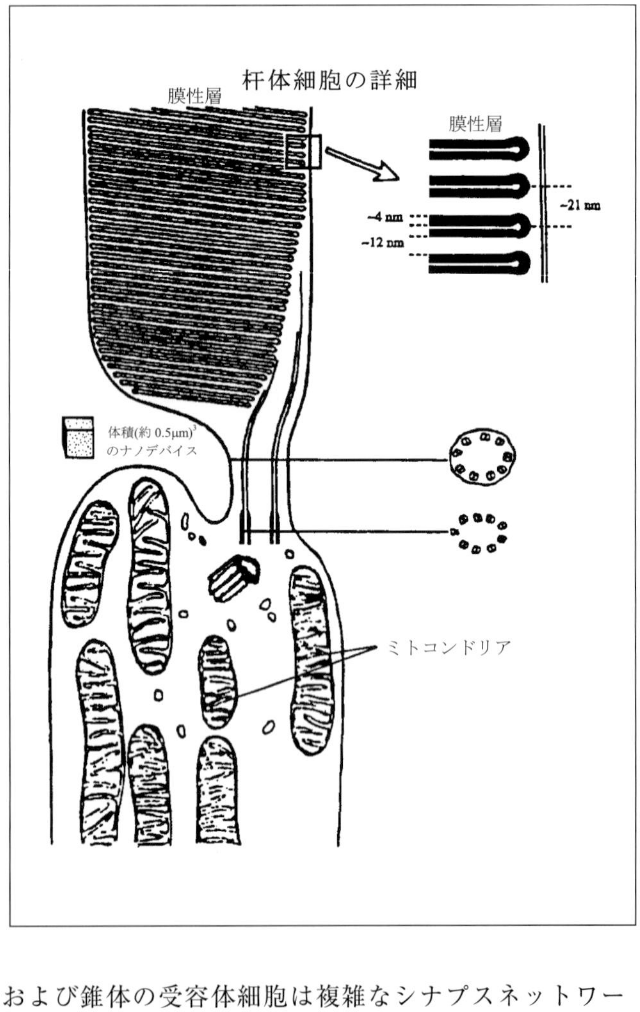

および錐体の受容体細胞は複雑なシナプスネットワークで双極細胞および水平細胞に集まる。双極細胞は脱

分極（杆/錐体神経伝達物質によって抑制される）または過分極（杆/錐体神経伝達物質によって刺激される）であり，無軸索細胞および神経節細胞に正および負の信号を伝達することができる。水平細胞は横方向に杆体および錐体と双極細胞とを接続し，網膜の側方抑制を司る。無軸索細胞は双極細胞と神経節細胞とを接続する。コントラストの境界，輝度の変化および色対比に多種の神経節細胞が反応する。あらかじめ処理された視覚情報は約 100 万個の神経節細胞に流入し，神経節細胞の線維は巨大な神経線維束に一本化し，直径 1.5mm の視神経乳頭すなわち「盲点」から視神経となり，眼球外部に出て行く。集束度は網膜周辺部で最も高い。周辺部は杆体細胞の数が錐体細胞よりも 10 倍以上多く，最大 10^3~10^4 個の杆体細胞が 1 個の神経節細胞に情報を送る。集束度が最も低いのは中心窩であり，1 個の錐体細胞が 1 個の双極細胞を介して 1 個の神経節細胞とシナプスを形成する。

低レベル信号の処理には双極細胞層で無軸索細胞および水平細胞が寄与し，視覚データトラフィック量は網膜内面に装着したナノロボットに最も近い神経節細胞の軸索突起で，2 億 5600 万のチャンネルからわずか 100 万に減少する。神経節の間隔は中心窩境界部での 3μm から網膜周辺部での 100μm まであり，平均 30μm である。簡潔にするため，1000×1000 ピクセルの視野で神経節 1 個が 1 データピクセルに相当する情報を運ぶとすると，眼球 1 個に約 10^6 個の神経刺激デバイスを留置した包括的な網膜神経節管理システムによって，ヒトの視野全体を完全に制御でき，リフレッシュ速度は杆体のフリッカー頻度に近い約 15Hz[585]，視覚データ転送速度は体内移動通信ネットワークの実用上限値（7.3.2 項）に近い約 10^7 ビット/s となる。各神経刺激ナノロボットの P_{in} が最大 30pW と仮定すると（7.4.5.6 項），連続的に作動する網膜神経節管理システムは最大 30μW を消費し，これは（A）および（B）に記載した眼の投射システムに比肩することから，エネルギー供給および熱産生は設計上の大きな制限因子にはならない。

1998 年までに網膜埋め込み装置の試作品がウサギに移植され，評価されてきた。こうした試験デバイスは電極 1 個につき約 100μA を神経節細胞に直接送り，ウサギの脳の視皮質に測定可能な活性を誘導した[1044]。当時，ボン大学の Rolf Eckmiller はハーバード大学医学部/MIT および名古屋大学と協同で，別の網膜埋め込みデバイスを開発中であった[1887-1890]。Eckmiller は 2001 年までに志願者に 1 例目の移植を施行する予定である。ヒトの視皮質の直接電気刺激は 1968 年に初めて試みられ，盲人の脳に埋め込んだ 81 個の電極によって，100Hz のパルスを 200μs のバーストで送るものであったが，芳しい結果は得られなかった[1713]。

D. *光受容器の直接刺激* －ヒト眼に存在する 2 億 5600 万個の杆体および錐体細胞にそれぞれ 1 個の光放出ナノロボットを留置することもできる。ナノロボットを色素の豊富な細胞の尖部に留置する場合*（杆体細胞の外側部を構成する厚さ 9nm の二重膜層，すなわち平面構造など；**図 7.6**），放出される光子は視準なしでも検出される可能性が高い。エネルギー変換効率を控えめに 1%と仮定し，細胞内での光子の吸収効率を 10%，画像リフレッシュ速度を 25Hz とすると，エネルギー消費量は連続転送でナノロボット 1 個当たりわずか 0.01pW であり，ヒト視覚装置の完全な制御では約 2.5μW となる。アウトメッセージング速度は外部通信リンクの最大容量によって制限され，ν 約 100MHz，f_{duty}=10%を利用する移動ネットワーク（7.3.2 項）で約 10^7 ビット/s である。

光子の代わりに化学的または機械化学的刺激を利用することもできる。例えば，こうした方法を使用して，光受容器刺激の第一段階としてロドプシン内の網膜発色団の 11-*cis* から 11-*trans* への回転異性化を引き起こすことができる。これは自然には約 0.2ps で発生する[1692]。この立体構造の変化は杆体細胞膜のカルシウムチャネルを開放し，カルシウムイオンの急速な流入によって神経インパルスが惹起され，脳が光を認識する[996]（杆体 1 個につき 180~1800 のロドプシン光異性化を引き起こす 1 回の発光によって急激な熱産生が起こり，このために個々の杆体の温度は 1~2 マイクロケルビン上昇する[3470]）。ただし，網膜細胞の光信号を変換する G タンパク，α-トランスデューシンの細胞内濃度をナノロボットによって直接変化させるか，人工的な膜透過カルシウムイオンチャネルを直接開放して，カルシウムイオンの流入を促進する（膜全体に広がるナノロボットによって媒介）方法は，上記の方法よりもはるかに効率的である。

---

*概日時計によって制御され，杆体細胞の先端は夜の終わりに，錐体細胞の先端は昼の終わりに毎日再生される（10.1.1 項）[1664]。留置するナノロボットはこの過程で脱落しないように注意する必要がある。

7.4.6.6 人工症状

人体に人工症状を誘発する方法は，原始的でノイズが大きく，誤解を招く危険性のあるビット速度の低いアウトメッセージングチャンネルである。アウトメッセージングプロトコールは，体内ナノロボット集団が認識可能な生理的信号（発熱，悪心，悪寒，刺痛，息切れ，耳鳴，視床下部「報酬」中枢刺激など）を誘導することによって，系全体の状態（「低血清中酸素濃度」，「低血清中ブドウ糖濃度」，「攻撃を受けている免疫系」など）または特異的な状態（「乳房に検出された癌」，「検出された腸壁の裂傷」など）を患者に直接伝えられるようにする。しかしこうした信号は，通常は全く関連のない病態の存在を伝える自然の症状と混同されやすいことから，メッセージのノイズレベルが高い。信号対ノイズ比を改善する 1 つの方法として，無害であるが排泄の際に尿に色をつけたり，診断の証拠として髪や爪を異常な色に変化させる色素シグナリング化合物の産生酵素を符号化する人工遺伝子を挿入する方法がある [2991]。ナノデバイスはこうした遺伝子を「マニュアル」に誘導したり，着色剤自体を産生することもできる。代わりに，コーディネートされたナノロボットによる神経発火によって，外部から測定できる頭蓋放射電界の変化を引き起こすこともできる [3472]。しかし，この種の情報転送はいずれもエネルギー効率が極めて悪く，情報伝達能も「インディアンののろし」とさほど変わらない [731]。したがって，人工症状にナノデバイスアウトメッセージングの基本的チャンネルとしての利用性はほとんどない。

7.4.6.7 マクロサイズのアウトメッセージングトランスデューサ

インメッセージングトランスデューサ（7.4.2.7 項）は体内ナノロボットと患者とのアウトメッセージングインターフェースとしても利用することができる。例えば，血中に挿入した単純な変換器官（マクロサイズの経皮針など）は通過するナノデバイスに化学的または音響的な応答指令信号を送り，移動に伴ってデバイスから情報を収集することができる。ナノデバイスを除去したり，移動させる必要はない。続いて皮膚を通して，患者がアクセスできる小さい体外の受信装置にこの情報を転送する。

体内ナノデバイスは 1 つに集合して，マクロサイズの通信デバイスに匹敵するようなコーディネートされた大型の集合体を形成することもできる。しかし，この方法はエネルギー効率が悪く，辛うじて可能性のある成果しか得られない場合もある。例えば，皮下埋め込みナノスピーカー，すなわち「話す入れ墨」の概念について考察してみる。ささやき声として聞こえる最小音響パワー出力は約 0.1μW である（4.9.1.5 項）。式 7.7 より，3000Hz で入力パワー1000pW によって稼動する 1μm の音響放射体は，約 4×10^{-18} ワット/放射体を生成する。音波は皮膚-空気界面を通過する際，パワーの 99.9%を失うため（4.9.1.6 項），聞き取るのに必要な約 0.1μW を生成するのに，約 22 兆個のデバイスが必要になる（干渉性の放出による）。しかし，この膨大な数の 1000pW デバイスを同時に操作すると 22,000W が産生され，推奨される全身熱産生上限値の 100W を大きく超える。しかし，放射体を頭蓋付近に置いて中耳への骨伝導を利用すると，皮膚-空気界面の損失のほとんどが回避され，必要な放射体数は 220 億個に削減でき，総パワー量も 22W に低下して，許容範囲におさまる。局所組織体積の 10%を占めるこうした放射体ナノロボットは，深さ約 350μm のパッチで切手の面積（約 1 平方インチ）を被覆する（皮膚-空気界面の損失は，音響ナノ放射体を専ら表皮上に留置することによっても回避できる）。他にも候補として「話す腕時計」（7.4.2.7 項）が考えられる。

さらに効率的なナノロボット凝集ユーザーインターフェースはプログラム可能な皮膚ディスプレイである。pigment tattoo（色素入れ墨）[96]，ポートワイン母斑，苺状血管腫（一般的な血管腫）などの母斑は，小さい生体適合粒子は永久的に皮膚に移植でき，数十年以上拡散しないことを示す実在的証拠である。これに基づき，皮膚ディスプレイは極めて長期にわたり位置的に安定していることが分かる。

ここでは，手の甲または平滑な前腕内側面の平坦部を 6cm×5cm 四方に覆う上皮表面下 200~300μm に埋め込まれた約 30 億個のディスプレイナノロボット集団について考えてみる。ナノロボット 1 個の体積は約 $1\mu m^3$ で，局所組織体積 $300 nm^3$ のわずか 1%に過ぎない。エルゴオプティカル変換効率が向上して 10%になると仮定し，快適な可視光度 $1 pW/\mu m^3$ すなわち $1 W/m^2$ で希望色の可視光を生成する場合，デバイス 1 個につき約 10pW を消費する（5.3.7 項）。可視光は完全に 10~100μm で散乱するが，ほとんど吸収されず，最終的に散乱する光子の約 50%が拡散光として皮膚の表面より放出される。据え付けおよび位置の安定のために，ディスプレイナノロボットは少なくとも可動性が制限される必要があり，演算，データ保存および外部通信ならびに他の雑事を支援するには若干の補助ナノロボットが必要な場合もある。

連続的に利用できる化学燃料によってエネルギー供給されると仮定すると，限定された組織体積に存在するオキシグルコース供給量全体を消耗するまでに，ディスプレイが動作できる時間は 0.1~10 秒しかない。このため，所定の時刻に全ピクセルの 20%しか放射しない場合，約 1000 秒の作動が可能となるにはデバイス体積の 40%を占める大型のエネルギー貯蔵バッファが必要である（貯蔵されるエネルギー密度を 10^{10}J/m^3 と仮定；6.2.3 項）。このエネルギーは 1 日程度で局所オキシグルコース供給源から再吸収でき，ディスプレイの長期デューティーサイクルは約 1%（約 14min/日）となるが，バッファはエネルギー消耗までに最大 21 分間ディスプレイを稼動することができる。このパワー面での制約は腕時計サイズの表皮外音響放射体（6.4.1 項），専用経血管エネルギー器官（6.4.4 項），光電コレクター（曇りのない正午の太陽光で約 30pW/μm^2；十分に照明を施した室内で約 1pW/μm^2；4.9.4 項および 6.3.6 項）からの補助エネルギーを使用するか，目的に応じた受動（反射式）ディスプレイを採用すれば，完全に解決することができる。

何千種ものディスプレイのいずれにも適応できるように，30 億個のナノロボット列をプログラムすることもできる。各ディスプレイ構成は以下の能力を備えている。

1. 全身に分散する大規模な体内ナノロボット集団から（通信ネットワークによって）受け取った出力データを提示し，
2. （通信ネットワークによって）適切な体内ナノロボット亜集団に送られる入力データを患者から受け取る。

移動通信ネットワークの最大限界速度 10^7 ビット/s 以下で完全連続動画のアニメーションまたはビデオも投射でき，ファイバーネットワークなら最大約 10^9 ビット/s の転送速度が可能である（7.3.1 項）。考えられる数千種のディスプレイから簡単な例を**図 7.7A** に示す。表示される情報の獲得には，全身に配置され，通信ネットワークにリンクされた感覚ナノロボット集団が必要である。例えば，「バイタルサイン」パネルでは，数百本に上るヒト動脈のそれぞれ（または静脈系全体の各静脈弁尖の後方（**図 8.3**））にテレメトリーナノロボットを少なくとも 1 個は留置し，各ナノロボットが局所血圧状態を定期的に報告する必要がある。

ディスプレイ自体をみると，最初の例（「メッセンジャー/計算器」）では，0.5cm 四方の入力キーが 60 個あり，2cm×6cm の出力パネルには 1 辺 2mm の文字 30 字を行間スペース 1mm で 7 行表示できる。文字の書き込みに用いる線分は幅 500μm であり，距離 30cm でのヒト近方視力の限界値の 10 倍以上である。入力キー60 個の画像の描出に約 500μm の動作ナノロボットが参与する。ディスプレイナノロボットの組織内での平均間隔は約 5μm であり，ナノロボットは相互の位置関係を 1 秒間に 10 回以上調整する。入力キーを指で触れると（**図 7.7B**），皮膚が約 500μm 沈下し，下部のナノロボットが容易に検出できるほど大きく変位することによって，選択されたキーが推定される。メッセージに関連のない皮膚の伸展および近接肢の屈曲は，入力操作と容易に鑑別される。ディスプレイの起動と停止には表皮の指でのタッピング，時間的にコード化された手拍子または類似する方法を使用する。点灯していない場合や使用中以外は，表皮下にあって外部からは見えない。

濃い体毛や特に黒い皮膚色素によって，ディスプレイの一部が隠れてしまうこともある。挿置による挫傷，痂皮，切開創，瘢痕のほか手の甲のしわも，読み取り能を一時的に，あるいは軽微に低下させるおそれがある。しかし，相当な組織損失，深部熱傷あるいは明白な表皮の擦過または脱離を伴う大きい剥離または切除創以外の外傷では，ナノロボットの位置を維持することによって，完璧に近い形状特性を維持することができる。

1998 年現在，これに最も近い技術は，Texas Instruments が製造する約 1cm^2 の全デジタル式チップ形投影式ディスプレイであった。16μm 四方の小さい鏡 30 万 7200 個を±10° で個々に回旋し，スクリーン上に有色のパルス光を反射することによって機能する[1062,1974]。定期的な生体モニタリングのための腕時計型個人状態モニターは米国の Defense Advanced Reserach Projects Agency（DARPA）[3301]およびスポーツ医学の民間セクター[3323]が開発中である。

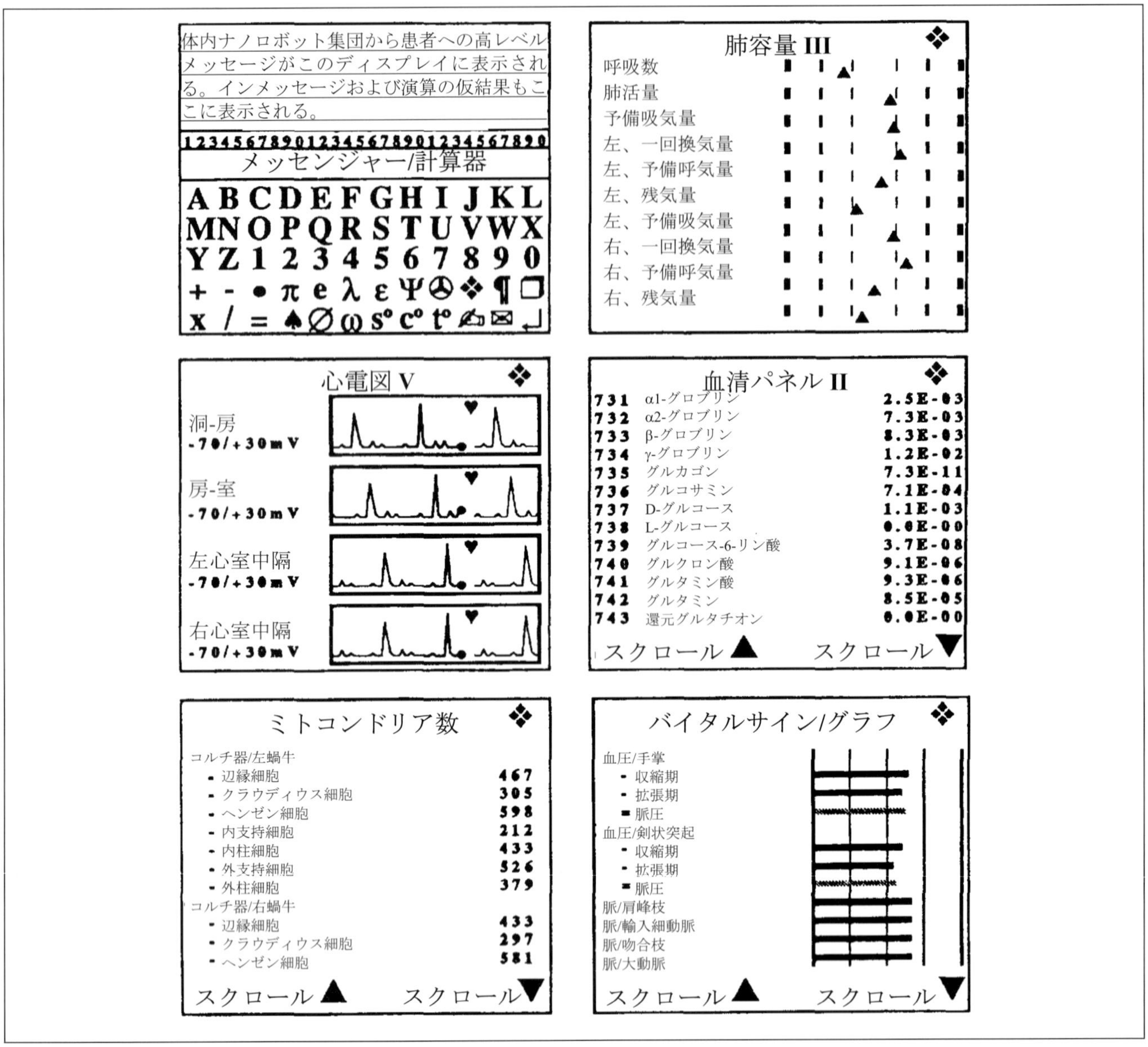

図 7.7A.　皮膚ディスプレイスクリーンの具体例

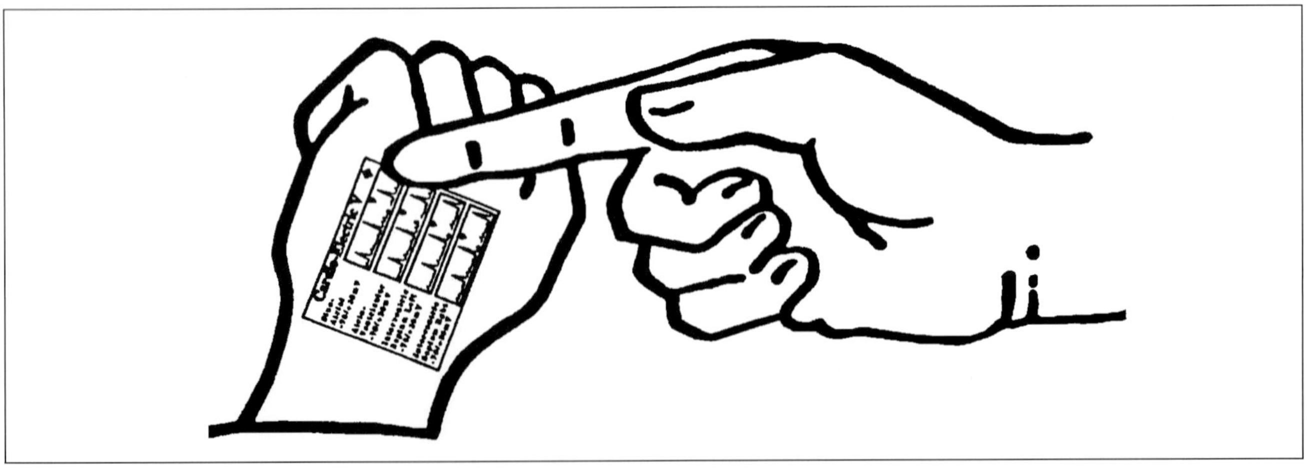

図 7.7.B.　使用時の皮膚ディスプレイスクリーン

7.4.7 外部レシーバーへのアウトメッセージング

理論的に皮膚ディスプレイ（**図 7.7**）によって患者が入手できる広範囲の自己診断データは，ほとんどが一般的なユーザーの理解の範囲を超えるとみられ，専門家の解釈が必要である。こうした情報はすべて，経皮的出力ポートによるケーブル接続（7.4.2.7 項），体内通信器官との磁気誘導，赤外線または音響リンク（7.3.4 項）あるいは最適な高容量光外部データ転送のために構成した皮膚ディスプレイなど，多様なアウトメッセージングトランスデューサによって医師の管理下の機器に迅速にダウンロードすることができる。医師は，検出に高感度臨床診断装置を必要とする微妙な生理的パターン（心臓または呼吸の正常な「搬送波」上に重ねた動脈の電気信号または磁気信号など）を生成する体内ナノロボットからも情報を受け取ることができるが，このように重ね合わされたパターンが病因でないことを確認するには，当然ながら十分な注意が必要である。

人工データ分泌腺または配置された他のデータ分泌源は，非代謝性メッセンジャー分子に大量のデータを書き込む。このメッセンジャー分子が患者によって排泄され，臨床検査ナノデバイスによって尿から回収された後，読み取りデバイスを通過することによって，情報が医師に利用できる状態になる。無害濃度が体積ベースで 100ppm として，$D_{message}$ 約 26 ビット/nm^3 のメッセンジャー分子（7.2.1.1 項）を含む最小尿量を約 $120cm^3$/日とすると，患者から医師に流れるデータストリームは約 4×10^{15} ビット/s となるが，排泄，尿の処理およびメッセージの抽出により不可避の遅滞が生じる。体内でこの情報を最初にエンコードするのに必要な総エネルギー量は，データストリーム全体で 1~1000zJ/ビット（7.2.6 項）すなわち 4~4000μW であり，これは安全な全身熱産生上限値の範囲にある。この技術は特に長期全身モニタリング，神経データの記録および保存（第 25 章）のほか，分散する数百万個または数十億個の体内データ収集源からデータストリームの獲得を必要とする関連データ集約的用途に有用である。

7.4.1 項に要約したインメッセージング技術の多くは，逆に操作することによって体内ナノロボットから医師へのアウトメッセージングにも利用できる。

7.4.8 トランスベニュー・アウトメッセージング

ある患者の体内に埋め込まれたナノロボットから別の患者の体内にあるナノロボットに情報を送ることができるのか？前述の標準的なインメッセージング様式とアウトメッセージング様式とを単純に連結する以外に，物理的に完全に独立した 2 セットの体内ナノロボット間の遠隔通信はまず不可能であると思われる。しかし体内ならびに表皮ナノロボットは，理論的には可動コミュニサイトを用いて予測外の機会を利用できるようにプログラムすることができる。こうした体外接触の機会には，直接身体接触（握手または性行為など），無差別的伝播（くしゃみ，出血，表皮の落屑あるいは道具や器具の共用など），予期しない不特定接触（ドアノブ，公衆トイレの便座，図書館の本など）あるいは意図的な浮遊ナノロボット移動（9.5.3 項）による患者間のコミュニサイト交換がある。こうした用途では保安プロトコール（第 12 章）が特に重要である。

例えばマッチする皮膚通信パッチを各患者の手掌に埋め込み，これを介して患者間で意図的にデータを転送することもできる。握手をするだけで，両者のパッチが簡単に圧迫される。1998 年に IBM の Personal Area Network（PAN）は低搬送周波数（約 330kHz）とともに近接電場振動ガルバーニ電位を使用して，1.5mW の電源から約 50pA の電流を誘導し，握手によってユーザー間で数百バイトの個人的データを授受することに成功した[2700]。

多数の空気中浮遊外皮ナノロボット間での通信（9.5.3 項）は特に興味深く，有用な用途である（第 21 章など）。こうした通信には化学的手段が必要であるが（8.6.2 項），本項では光学的方法および音響的方法についてのみ考察する。

数密度 n_{bot}（ナノロボット数/m^3），平均間隔 $X_{path}=n_{bot}^{-1/3}$（m）で使用者の周囲に留まる浮遊ナノロボット雲について考える（9.5.3 項）。個々のナノロボットの通信パワーバジェット量は P_{comm}（ワット）であり，半径 $r_{antenna}$ の円形トランスミッターから平均 X_{path} 離れたサイズの等しいレシーバーに周波数 ν の同報通信光（または音波）が放射されるとする。

光通信の場合，情報転送速度 $\dot{I}$ は隣接デバイスから 1 秒間に受け取る光子数とみなされ，次のように求められる。

$$\dot{I} \sim \frac{e\% \, P_{comm} \, r_{antenna}^2}{4 h \nu X_{path}^2} \quad \text{(bits/sec)} \qquad [式 7.21]$$

第7章

式中の e%は光子生成のエルゴフォトニック効率であり，$h=6.63\times10^{-34}$J-s（プランク定数）である。控えめに e%=0.01（1%），P_{comm}=10pW，$r_{antenna}$=1μm として，$\nu=4.3\times10^{14}$Hz（λ=700nm，-280zJ/光子）の赤色光と仮定すると，X_{path}=100μm または $n_{bot}=10^{12}$ 個（ナノロボット数）/m^3でナノロボット間 $\dot{I}$ は約 10 ビット/s となる。個々の断面積π $r_{antenna}^2$ が約 3μm^2 のナノロボット 10^{12}個の総面積は 1m^2 を超え，前面が 1m^2 の 1m^3 立方体の雲を通して見ることになるため，この数密度のナノロボット雲は視覚的に濃く，ほとんど不透明に見える。この数密度で均一に分布する約 1m のカラムの最大同報通信光度は約 0.1W/m^2 であり，ヒトの眼に安全である。通信作業によるこの数密度のナノロボット雲の廃熱量は約 10W/m^3 である。

音響通信の場合，式 7.7 によって定義される通り，エルゴアコースティック伝播効率 e%=P_{out}/P_{in} であり，通信の入力パワーバジェット量は式 7.9 より $P_{comm}=P_{in}$ であるが，純粋液に関して 4.9.1.3 項に記載の通り，空気中では指数減衰を $e^{2\alpha_{air}\nu^2 X_{path}}$ に置き換える必要がある。すでに定義した変数を使用すると，$\dot{I}$ はν f_{duty} にほぼ等しく，

$$P_{comm} = f_{duty}\left(\frac{24\,\eta\, v_{sound}\, X_{path}^2\, kT\, e^{SNR}}{\pi^2\, k_r\, \rho\, \nu\, r_{antenna}^5}\right)e^{2\alpha_{air}\nu^2 X_{path}} \quad \text{(watts)}$$

［式 7.22］

$r_{antenna}$/λが 1 以下であれば，純粋液中で妥当である。20℃の空気中でη=0.018×10^{-3}kg/m-s，かつ v_{sound} 約 343m/s と仮定すると[763]，kT 約 4.3zJ，SNR=2，ピストンラジエータの k_r=2，ρ=1.3kg/m^3，$r_{antenna}$=1μm，$\alpha_{air}=1.4\times10^{-10}s^2/m$ である**（表 4.2）**。それぞれの X_{path} に対して P_{comm} を最小にする至適伝送周波数νが存在する*。X_{path}=100μm（$n_{bot}=10^{12}$ 個/m^3）とすると，至適周波数 4.2MHz でナノロボット間 $\dot{I}$ は約 40 ビット/s であり，デューティサイクル f_{duty}=0.001%である（P_{comm} 約 7pW）。式 7.22 はアンテナのサイズに対する感度が極めて高い。$r_{antenna}$=2μm で，4.2MHz での X_{path}=100μm の $\dot{I}$ は約 2000 ビット/s である。

耳での最大音響強度はどの程度か？ナノロボット雲の最も外側の境界線から内側に向かって測定すると，超音波エネルギーは急速に消失し，ν=4.2MHz で距離 $\lambda_x=(2\alpha_{air}\nu^2)^{-1}$ が約 200μm で強度は e^{-1} に低下する。雲の最も内側の境界線が維持されている場合，ヒト耳の鼓膜からの距離を X_{ear} とすると，鼓膜表面に達する音響強度はおよそ次の通りである。

$$I_{cloud} \sim P_{comm}\,\eta_{bot}\,\lambda_x\, e^{-X_{ear}/\lambda_x} \quad \text{(watts/m}^2\text{)}$$

［式 7.23］

ナノロボット雲が耳道を満たしている場合，X_{ear}=0 で I_{cloud} は約 10^{-3}W/m^2（約 93dB「叫び声」）であり，ヒトの耳には十分安全であると思われ，4.2MHz では聞き取れない。X_{ear}=3mm では，I_{cloud} は約 10^{-9}W/m^2（約 30dB，「ささやき声」）となる。雲が完全に耳道の外部にあれば，X_{ear} は約 2cm で，I_{cloud} は約 10^{-46} W/m^2 である。

光学的ならびに音響的様式は体外移動通信ネットワークの基礎としても機能する（7.3.2 項）。ビット速度は近接（X_{path} を小さくするなど）によって著明に上昇するため，周辺空気中の浮遊ナノロボットを密集する幾何学パターンまたはトラフィックパターンに構成し，必要に応じてこれらのパターン間で便宜的な協議をできるようにすることが有用である。こうしたパターンはユーザーから見ると，不規則形または星形の凝集，透明な巻き毛，デカルト形グリッド頂点の規則正しい行または列，蒸気のように消えるドーナツ型の小雲のほか，迅速かつ効率的なデータの共有に有用な浮遊する幾何学的形状として見える。上記の例では，X_{path} を 10μm に短縮すると，$r_{antenna}$=1μm の場合に光転送速度は 900 ビット/s に上昇し，音響速度は 13.4MHz で 50,000 ビット/s に上昇する。

こうした様式は，身体周辺ナノロボット雲がユーザーに視覚ならびに聴覚メッセージを直接伝えるのに利用することもできる。

---

*相対速度 a Δv 約 1m/s で移動する空気中浮遊ナノロボットは，受け取った周波数のドプラー偏位ν（1+（Δv/v_{sound}））=約（1.003）νを招き，目的の周波数が属する MHz 帯域につき a ±3kHz を限定する。

第8章

ナビゲーション

8.1　人体のナビゲーション

どれほど粗雑であっても，ナビゲーションが関与しない医療用ナノデバイスの有意義なアプリケーションを思い浮かべることは困難である。身体の状態のモニタリングを意図したデバイス，その他人工的な内部構造の組立，腫瘍や異物の除去，感染との戦い，あるいは修理の実施を意図したデバイスは，通常は極めて組織または細胞特異的でなければならない。多くのコントロールプロトコルの実行（第 12 章），専用のエネルギー，コミュニケーションまたはナビゲーション上の補助器官の位置確認，他のナノデバイスとの適正位置の維持と協調のためにもナビゲーションが必要である。全身レベルにおいて単独で働くことを目的とした血液運搬型ナノロボット－ナノバイオティクスまたはイムノサイト（第 19 章），レスピロサイト（人工赤血球[1400]，第 22 章）など－でさえも，血管系からの排出が早すぎたかどうかを検知して機能を停止するか，少なくとも活動が変更されなければならない。

おそらく，体内ナビゲーションにおいて最も重要な課題は，人体の中で治療を必要としている特定の標的部位へナノロボットを誘導するのに最適の方法は何かということである。最高の臨床結果が得られる見込みが高い戦略は 2 つあると思われる（いずれについても本章で考察する）。

第 1 の戦略は位置ナビゲーションであり，何らかのクリニック中心または身体中心の座標グリッドシステムの中でナノロボットがおよそマイクロメートルの精度で常に自身の位置を認識する。ナノデバイスが継続的な位置確定のためによりどころとするのは推測航法，カートタキシス（地図配列），マイクロトランスポンダーネットワークアラインメント，または外部ビーコン信号に対する三角測量である。この方法には何らかのオンボードコンピュータ計算法，少なくとも基本的なセンサセット（例：音響），そしておそらく良質のクロック機構が要求される（10.1 項）。しかし誤りが生じないとはとてもいえない－標的座標位置の指定が不良であったり，ビーコン信号に調整誤りや校正不良があったりした場合，ナノロボットは誤った場所に行く可能性がある。

もう 1 つの戦略は機能的ナビゲーションである。ナノデバイスは周辺環境の微細な変動を検出しようとし，種々のセンサの測定値を標的組織または細胞のプロファイルと比較しながら，非常に正確に定義されたプレコンディションセットが存在するあらゆる場所に集合することとなる。このプレコンディションとしては熱的，音響的，静圧力的条件の他，細胞化学または免疫化学的，機械的またはトポロジー的条件，さらには遺伝学的なものも考えられる。最も粗雑な形の機能的ナビゲーションはデマーケーション（境界決定）と呼ばれることがあり，医師が標的部位またはその近くに検出可能な人工的条件，例えば皮膚の温スポット，化学物質の注入による噴流，適切な振幅と周波数の超音波ビームの集束などの条件を手動で作り出す。デマーケーションの戦略は極めて単純なオンボードセンサとコントロール装置を用い，おそらくナノロボットのコンピュータも必要とせずに実行することができ，このためナノメディシンテクノロジー開発の早期には有用とされるかもしれない。

より高性能の形式の機能的ナビゲーションでは，体内における標的の正確な物理的位置を医師が認識していなくてもその位置を指定することができるため，はるかに大きな柔軟性が得られる－例えば発生期の癌の隆起，特定の抗原に対して反応する T 細胞，感染した深胸部リンパ節，特定の種の細菌，破壊された毛細血管，指定されたタンパク質外殻の化学的性質を有するウイルス粒子に利用できる。医師は標的の正確な数を知る必要はなく，標的が存在するかどうかすらも知る必要はない。この形式の機能的ナビゲーションにはオンボードの計算法，関連パラメーターと計画の詳細についての内蔵データベース，比較的広範囲のセンサ類一式，コントロールプロトコルが要求される。しかし，患者のリスクを低くしながら最大のベネフィットが得られるので，テクノロジーが確立して利用可能となれば最優先されるアプローチとみなされる。

本章はヒトのソマトグラフィー（身体撮影法）のサーベイから開始し（8.2 項），次いで位置（8.3 項）および機能的（8.4 項）ナビゲーションならびに細胞ナビゲーション（8.5 項）の一般的考察を示し，最後に体外ナビゲーションについて述べる（8.6 項）。

8.2 ヒトのソマトグラフィー

ソマトグラフィーとは，非常に簡単に述べると，解剖学的空間の「地理学」または地図であり，その領域を顕微鏡的旅行者の視点から眺めたものである。ヒトの身体は複雑で魅力的な訪問先である。成人患者のナノメディシン的戦域は極めて小さな約 $0.005m^3$ というもの（Lucia Zarate，1883 年 1 月，20 歳時）から極めて大きな約 $0.5m^3$ というもの（Robert Earl Hughes，485kg，1958 年 2 月，32 歳時）[739] までであるが，平均では，体脂肪率 15%，体格中などで良好な健康状態にある標準的な体重 70kg の成人男性の航行可能容積は約 $0.06m^3$ である [817]。（典型的な身長だが体重過剰の 20 世紀後期米国人男性（身長 6 フィート，体重 220 ポンド，体脂肪率 25%）では約 $0.1m^3$ のサイズとなる。）このため通常，1 人の患者でナノロボットのナビゲーション対象となる容積は約 $10^{17}\mu m^3$ である。

人体の最初の完全デジタル化包括的 3 次元マップは 1990 年代初め，米国国立医学図書館の可視化人体画像データプロジェクト（Visible Human Project）の一部として編集された [1304]。この作業では男性と女性の死体がゲルのブロック中に凍結され，数千の薄いスライスに分割され，スライスごとに MRI（磁気共鳴映像法）・CT（コンピュータ X 線断層撮影）・解剖学的モード（光学写真）としてデジタル的にスキャンされた。

1994 年にリリースされた男性のデータセットの内容は頭頸部の 4mm 間隔の軸方向 MRI 画像と，やはり 4mm 間隔の他の身体部分の縦断面である。各 MRI 画像は 256×256 ピクセルで，1 ピクセル当たりグレースケールは 12 ビットである。CT データは 512×512 ピクセルの 1mm 間隔で撮影された全身の軸方向 CT スキャンであり，MRI と同様ピクセル当たりグレースケール 12 ビットである。軸方向解剖学的画像は 2048×1216 ピクセルでピクセル当たりカラースケール 24 ビット，したがって 1 画像当たり約 60 メガビットである。解剖学的横断面図も 1mm 間隔であり，CT 軸方向画像と符合する。各モード（CT および解剖学）で 1871 の横断面図が男性死体から得られており，解剖学的画像については約 0.112 テラビットのデータセットである（1 ボクセル当たり約 1 億 1100 万 μm^3）。

女性のデータセットは 1995 年にリリースされており，特性は男性データセットと同じであるが，軸方向解剖学的画像が 1.0mm ではなく 0.33mm 間隔で得られており，結果的に解剖学的画像は 5000 を超え，データセットは約 0.336 テラビットとなった。このマップの解像度は 1 ボクセル当たり 3700 万 μm^3 でしかないが，それでも体内のすべての終末静脈と終末動脈分枝，すべての主な肉眼解剖学的特徴の区別には十分であり，このためヒトのソマトグラフィーアトラスに向けて良好な出だしとなった。

細胞レベルの解像度を有する完全なヒトのソマトグラフィーの静的マップには，不動のスキャニング形状を仮定し，インデックステーブルを無視しても，理論的には約 20μm の増分，8 ビット・$8000\mu m^3$ のボクセルを用いて約 100 テラビットのデータセットが必要である。毛細血管末端床の主な構造的詳細をすべて記録するには約 4μm の解像度が要求され，8 ビットのボクセルを仮定して約 10,000 テラビットのデータセットが必要である。10,000 テラビットのデータは *in vivo* の約 $(100\mu m)^3$ のライブラリノジュールに入れた三次元的体積約 $(72\mu m)^3$ の約 26 ビット/nm^3 のハイドロフルオロカーボンメモリーテープ（7.2.1.1 項）上に保存することができる。約 10^6 の独立スプールに分割すると，総テープ長 3300km 上のどこに位置するデータにも，読み取り速度約 30cm/s を仮定して約 10s 以内にアクセスすることができる（7.2.6 項）。小さな 100 テラビットのライブラリノジュールでは約 $(16\mu m)^3$ のテープしか必要とせず，スプール数は約 1000，先の例と同程度のアクセス時間となる。局所解剖学的または機能的マッピングでは，アクセス時間を延長したりマップの実用性を深刻に低下させたりすることなく 10～100 のファクターでデータを圧縮することができる（例：8.2.1.2 および 8.3.2 項）。

個々の医療用ナノロボットに差し支えなく搭載して運ばれる 1μm のストレージブロックには約 0.01 テラビットを保存することができ（7.2.6 項），8 ビットのボクセルを用いて解像度約 430μm のヒトの全身の 3 次元マップ，または解像度約 100μm の 1kg の器官のマップを入れるのに十分なメモリーである。あるアプリケーションに必要な解像度はミッションに大きく左右される。さらに，2 種類のマップが役立つと考えられる。1 つのマップは上に述べたような一般的な基準死体の正確な静的マップであり，一般的なナビゲーションのガイダンスとなる。もう 1 つは個々の患者の詳細なマップであり，治療用ナノロボットを配備する前に探索用または「サーベイヤー」ナノロボット（第 19 章）が集めたものである。治療用ナノロボットは詳細なマップの情報を与えられ，非常に特異的なナビゲーションガイダンスが可能となる。マップの安定性は重要な問題点である（8.2.1.2 項，第 19 章）。

本項の残りの部分は人体内部の比較的大きな航行可能容積の短いガイド付きツアーであり，一部有用な量的詳細も述べる。身体の様々な領域には十分な構造的・化学的相違があり，この航行可能容積の中を移動するナノロボットは，8.3 項に述べる精密な位置確認システムに頼らなくとも，単純な標識構造の認識，化学的ナビゲーション上の手掛かり，分岐部・局所解剖学的情報だけに基づいて自身の位置を少なくとも約ミリメートルの正確さで確認することができると思われる。

8.2.1　ナビゲーション的脈管造影

医療ナノロボットの人体内部への主なアクセス経路は血液を運搬する血管系となると思われる。この構造は約 5.4 リットル，または総身体容積の約 9%を占める。血管には 3 種類があり，それぞれが機能的・構造的に異なる特徴を有する。第 1 には高圧の配給システムがあり，動脈と小さな分枝である細動脈から構成されている。このシステムによって酸素化された血液が心臓から身体の全領域に運搬される（8.2.1.1 項）。第 2 には毛細血管と呼ばれる微細な血管のネットワークがあり，これを介して生物学的に重要な物質が血液と組織の間で交換される（8.2.1.2 項）。第 3 には静脈と小さな分枝である細静脈で構成される低圧の収集システムがあり，これで血液が心臓へと戻される（8.2.1.1 項）。リンパ系は血管系とは別の 3.3 リットルを占める非常に低圧の脈管系であり（8.2.1.3 項），細胞でろ過された血漿をメインの循環系に戻すものである。

8.2.1.1　動静脈の巨視的循環

局所解剖学的には，動静脈循環システムは 4 つの房室を有する心臓が中心の合流点に位置する「8 の字型」に類似する。「8 の字型」の上半分では，酸素を費消した血液が心臓から肺へと肺動脈を介して駆出される。酸素の豊富な血液は左右の肺静脈を介して肺から心臓に戻る。「8 の字型」の下半分では，肺から受け取った酸素の豊富な血液が大動脈へと駆出され，**図 8.1** に示すように組織へと分布する。酸素を費消した血液は静脈ネットワーク（**図 8.2**）によって集められ，大静脈を介して心臓に戻る。（いずれの図でも，

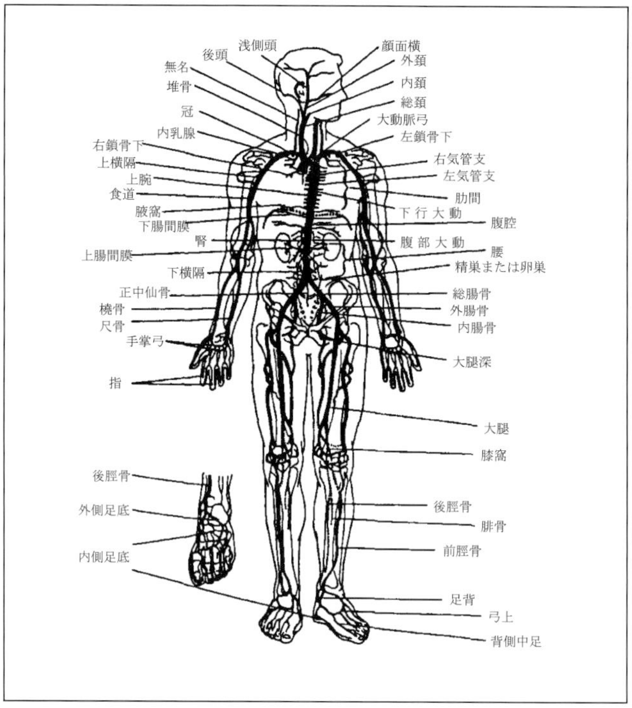

図 8.1.　ヒトの動脈系

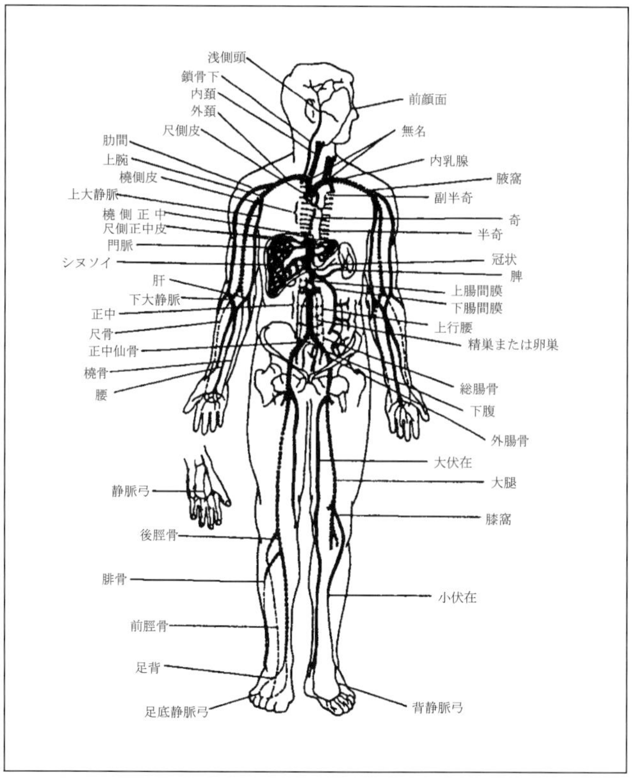

図 8.2.　ヒトの静脈系

第8章

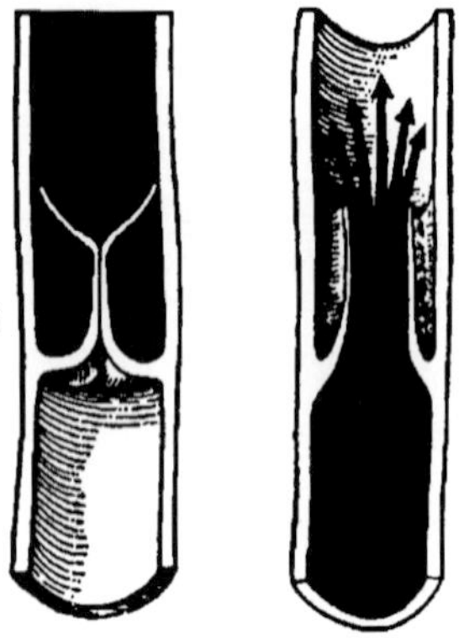

図 8.3. 静脈弁の構造

表在性の血管は実線で，深在性の血管は破線で描かれている。）直径 1mm 以上の静脈の大部分には，逆流を防止する一方向弁が連続して備わっている（**図 8.3**）。このような弁は下側の末端，すなわち大静脈，腸間膜静脈，肺静脈，門脈に非常に多い。動脈に弁はない。小さな動脈は身体の正中線を横切る以外濃密に吻合している。

表 8.1 は約 19,000km のヒトの動静脈血管系の要約を示す（大部分は毛細血管）。少数の主要血管については追加データを**表 8.2** に示す。Singhal *et al.*[828] は主要動脈から最終の毛細血管にまで及ぶ肺の動脈ネットワークの完全な分岐構造をサーベイした（**表 8.3**）。このようなデータは，肺毛細血管が一般的に身体の他の部分にある毛細血管より大きく，短いということ，また毛細血管床の幾何学的配列は各器官に独特であるということ（8.2.1.2 項）を念頭におきながらも，他の組織における毛細血管分岐システムの推定に有用なモデルとなると思われる。体動脈および大静脈内皮のグリコカリックス厚さの測定値もナビゲーション目的に利用できる。例えば，ウサギグリコカリックスの厚さは冠動脈で 45 ± 1nm，頚動脈で 81 ± 2nm であった。肋間動脈口の下流側のグリコカリックスは上流側より 20 ± 1.5nm 厚かった [3164]。

血液とともに流れるナノロボットが個々の器官と血管回路全体を通過するのにどの程度の時間を要するだろうか？一般に「8 の字型」全体を一周する循環時間は安静状態で約 60 秒と認められており [398]，ほぼすべての哺乳動物で一定と思われる時間である [362]。激しい運動中には，主として血管拡張のため，大部分の経路に沿って 11〜15 秒に短縮する。

組織通過時間は広く研究されている [839]。例えば，肺の中の血流中の浮遊粒子は，肺胞面を通過するのに通常 1〜2 秒しか要しないが，肺血管系全体を通過するには 5〜10 秒を要する [361,780]。単に心拍数が増加した場合，肺通過時間が著しく短縮することはない [829]。しかし激しい運動中には，血管拡張のため肺胞通過時間は 0.3 秒に短縮し，最大肺通過時間は 10 秒から 2 秒へと短縮する。器官通過時間を左右するのは毛細血管血流の速度であり，その範囲は 0.20〜1.50mm/秒である（**表 8.2**）。毛細血管の平均長約 1mm とすると，最小器官通過時間は 0.7〜5.0 秒である。

8.2.1.2 動静脈の微小循環

大部分の場合，真正毛細血管は細動脈を細静脈に直接連結してはいない。むしろ，酸素化した血液は細動脈の末端分枝（末端細動脈の直径は約 10〜50μm）を通り抜けてメタ細動脈（10〜20μm），すなわち近位から遠位に向かって壁内の平滑筋線維数が減少し，やがて非収縮性の後毛細血管静脈（8〜30μm）および集合細静脈（10〜50μm）に合流する「優先路」へと入る（**図 8.4**）。毛細血管はメタ細動脈から，単一の筋線維からなる前毛細血管括約筋を介して直接分岐する。前毛細血管括約筋の収縮状況は毛細血管を通る液流の速度によりコントロールされる。骨格筋では酸素要求量が大きく変動するため，メタ細動脈 1 本当たり 8〜10 本の毛細血管がある。腸間膜循環では代謝が安定しており，必要な毛細血管数はメタ細動脈 1 本当たり 2〜3 本のみである。爪床でのこの比は 1：1 である [832]。毛細血管に供給する細動脈と，毛細血管から排液する細動脈の局所解剖学は，通常は各組織独特である。樹木のような構造の毛細血管床もあれば，アーケード，洞，門状のシステムに組織されているものもある。このため各器官の血管系は特有である－医療ナノロボットには有用なナビゲーション情報である。

毛細血管の壁は丸めた内皮細胞の単層のチューブである。内皮細胞は厚さ 1μm 未満，平坦な面の面積は 300〜1200μm^2 であり，このため約 313m^2 の血管表面全体が 2500 億〜1 兆個の内皮細胞から作り上げられている。内皮細胞は互いに側面を合わせて並んでおり，隣接する細胞膜との間には 10〜20 nm の間隙がある。このような細胞間結合もいくらか器官独特のものである。主要なものとして次の 3 種類がある。

1. 第 1 に，細胞がタイトに結合した連続的なタイプがある。横紋筋には平坦な薄い細胞があるの

表 8.1. ヒト動静脈系の概算数量値 [830-833,835,836,838,1616]

ヒト血管	直径(mm)	長さ(mm)	壁厚	内圧	管の数	総延長 (mm)	総表面 (mm^2)	総血液体積 (mm^3)
大動脈	25.0	400	1500 μm	100 mmHg	1	400	31,400	200,000
大きな動脈	6.5	200	1000 μm	100 mmHg	40	8000	163,000	260,000
主要動脈分枝	2.4	100	800 μm	95 mmHg	500	50,000	377,000	220,000
終末動脈分枝	1.2	10	125 μm	90 mmHg	11,000	110,000	415,000	120,000
細動脈	0.1	2	20 μm	60 mmHg	4,500,000	9,000,000	2,800,000	70,000
毛細血管	0.008	1	1 μm	30 mmHg	19,000,000,000	19,000,000,000	298,000,000	375,000
細静脈	0.15	2	2 μm	20 mmHg	10,000,000	20,000,000	9,400,000	355,000
終末静脈	1.5	10	40 μm	15 mmHg	11,000	110,000	518,000	190,000
主要静脈分枝	5.0	100	500 μm	15 mmHg	500	50,000	785,000	1,590,000
大きな静脈	14.0	200	800 μm	10 mmHg	40	8000	352,000	1,290,000
大静脈	30.0	400	1200 μm	5 mmHg	1	400	37,700	280,000
心臓の房室	--	--	--	120 mmHg	--	--	--	450,000
合計						~19,000 km	312,900,000	5,400,000

理論的男性，年齢 30 歳，体重 70 kg，血液量 5.4 リットル

表 8.2. 一部血管についての追加データ [386,834]

血管または要素	直径 (mm)	平均流量 (mm^3/s)	平均流速 (mm/s)	速度範囲 (mm/s)	平均管レイノルズ数
上行大動脈	23.0-43.5	364,000	630	245-876	3210-6075
大静脈	20.0	34,000-50,000	135	107-160	323-482
下行大動脈	16.0-20.0	54,000-85,000	270	--	1200-1500
総頸動脈	5.9	5100	187	99-388	332
頸動脈洞	5.2	3300	156	85-325	244
大腿動脈	5.0	3700	188	-350~1175	283
外頸動脈	3.8	1800	157	83-327	180
大きな静脈	5-10	4000-12,000	150-200	--	210-570
大きな動脈	2-6	1600-5700	200-500	--	110-850
小動脈	0.3	3.5	50	--	2.3
細動脈	0.025-0.10	0.025	5	--	0.038
毛細血管	0.004-0.015	0.000075~0.00057	0.2-1.5		0.00036~0.0027

表 8.3. 肺に入る肺動脈ネットワークの分岐構造 [828]

肺内の分岐順位	各順位における分枝の数	各順位における最終分枝の数	肺血管の長さ(mm)	肺血管の直径(mm)
1	1	300,000,000	90.5	30.0
2	3	100,000,000	32.0	14.83
3	8	30,210,000	10.9	8.06
4	20	13,760,000	20.7	5.82
5	66	3,983,000	17.9	3.65
6	203	1,159,000	10.5	2.09
7	675	347,000	6.6	1.33
8	2290	89,160	4.69	0.85
9	5861	48,050	3.16	0.525
10	17,560	16,040	2.10	0.351
11	52,550	5358	1.38	0.224
12	157,400	1787	0.91	0.138
13	471,300	598	0.65	0.086
14	1,411,000	200	0.44	0.054
15	4,226,000	67	0.29	0.034
16	12,660,000	24	0.20	0.021
17	300,000,000 (肺胞)	1	0.13	0.013

に対し，後毛細血管細静脈では細胞が立方体様で厚い層が形成されている。

2. 第 2 には有窓のタイプがあり，細胞が非常に薄いため内部の小胞が厚さ 25nm・直径 100nm の細孔を形成する（典型的な細孔数は約 1000/μm^2，これに対して細動脈内皮の細孔数は約 190/μm^2，後毛細血管細静脈内皮では約 645/μm^2）[838]。このタイプが存在するのは腎髄質，内分泌腺の他，腎糸球体・脳の脈絡叢・腸絨毛など液の産生または吸収に従事する構造である。

3. 第 3 には明白な細胞間隙を有し基底膜が断続的

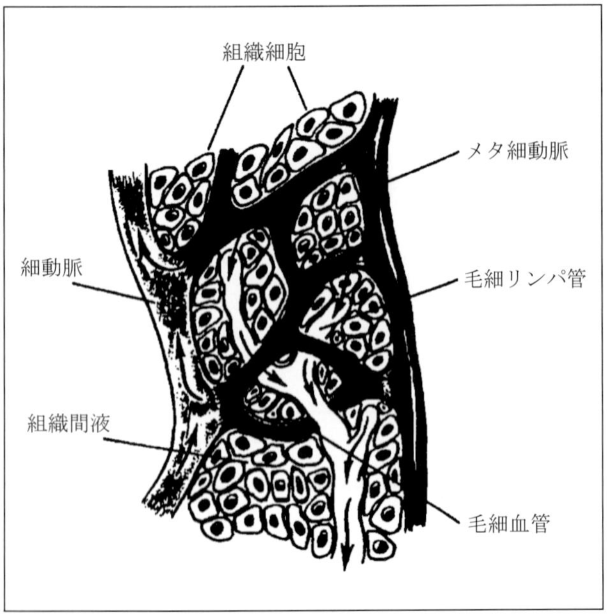

図 8.4. メタ細動脈，細静脈，毛細リンパ管（Tortora[853]より再描画）

な不連続型があり，シヌソイドによく認められる。また肝臓・脾臓・骨髄などの器官，すなわちその機能にまるごとの細胞，大きな分子，外来粒子の血液への注入または抽出をを含む器官にも多い。

毛細血管の平均直径は 8μm であるが，ヒト毛細血管直径の最小値はいくつであろう？最小の毛細血管直径によって血液運搬型ナノロボットのサイズの上限が設定されるため，この疑問は重要である。例えばある実験では，眼に到達した 15μm の放射能標識マイクロスフェア全量のうち 97%が初回通過中にトラップされた[842]。標準的な解剖学と生理学の教科書に報告されている最小毛細血管内腔は様々であり，直径 5〜7μm[834,839]，4〜9μm[836]，4〜8μm[517]，4〜6μm[841,843] などがある。実験用げっ歯類や他の哺乳動物の毛細血管について 3μm という細さと言及したものもある[834,840]。

理論的計算[841,844]からは，通常の平均直径 7.82μm であるヒトの赤血球が最大限変形して通過することが可能であるためには，円筒形の血管は直径 2.7μm 以上でなければならないと示唆されている。この理論的最小値では，ヒト赤血球について平均細胞（表）面積（MCA）約 135μm^2，平均細胞容積（MCV）約 94μm^3 が仮定されており，最大表面伸び 10μm として MCA 合計約 145μm^2 が見込まれている[2*]。チューブ通過中に頭部が半球状の円筒形へと圧縮される赤血球についての簡単な幾何学から，最小チューブ直径 D_{tube} は以下の式から与えられる。

$$MCV = \left(\frac{MCA}{4}\right)D_{tube} - \left(\frac{\pi}{12}\right)D_{tube}^3 \quad (m^3) \qquad [式 8.1]$$

ポリカーボネート製の篩とマイクロピペットを用いた実験により，詰まりを避けるには少なくとも 2.3μm のチューブ直径が必要であることが確認された[374]。

しかし，上記の理論的計算では平均的な赤血球の形状が仮定されており，個々の生理的な赤血球の体積と表面積が平均値の周囲でかなりばらつくという点が無視されている。具体的には，ヒトの赤血球の最も大きなもの 1%では直径 d_{RBC} 約 9.65μm，MCA 約 182μm^2，MCV 約 132μm^3 であり[362]，このような赤血球の理論的な最小通過可能チューブ直径 D_{tube} は約 3.1μm となる。10^8 個の細胞集団の中で最大の細胞（このような最大の細胞はいかなるときでも循環血中に合計約 300,000 個存在する。些細な数ではない）では d_{RBC} 約 16μm，MCA 約 500μm^2，MCV 約 450μm^3 であり[362]，D_{tube} は 3.7μm となる。このためヒトの毛細血管が 2.3〜3.7μm という細さであるならば，赤血球のうちかなりの数が航路導管を通り抜けることができず，速やかにチューブをふさぎ，血管壊死をきたすこととなる。実験でも，チューブ口径が約 5μm を大きく下回るとヒト白血球による詰まりが起こると分かっている[845,846]。このため生存可能なヒト毛細血管の直径の最小値は約 4μm と思われる。

ヒト組織内の毛細血管の平均密度は約 600/mm^3 であり[832]，平均長さ約 1mm の隣接した毛細血管の間で平均距離約 40μm であることを意味する。生きている組織細胞の大部分は毛細血管から細胞約 1〜3 個分までの位置に存在する。通常，血液運搬型ナノロボットが特定の細胞に到達するには，移動距離の大部分は血管ネットワーク内部を通り，その後毛細血管から出て多くとも 1，2 個の細胞を横断して適切な標的細胞に到達する。毛細血管密度は種々の器官の毛細血管床でかなり異なる。例えば脳，腎臓，肝臓，心筋での微小血管密度は 2500〜3000/mm^3 であり，骨格筋の相同性単

---

*種が異なれば，赤血球の直径，厚さ，表面積，容積もわずかに異なる[840]。例えばイヌの赤血球は 7.2μm で MCA 約 123μm^2，MCV 約 69μm^3 であり，理論的に通過可能なチューブ直径最小値は 2.4μm となる（ヒト赤血球と同様の表面弾性特性を仮定）。ネコの赤血球は 5.6μm で MCA 約 83μm^2，MCV 約 43μm^3，D_{tube} は約 2.2μm であり，ヒト赤血球より完全に 0.5μm 小さい。

表 8.4. 様々な組織および器官の典型的な血液潅流量 [818,837]

組織の種類	解剖学的位置または器官	比血流量（$mm^3/s \cdot g$）
脂肪組織	腹部，厚さ 10〜29 mm	0.507
	腹部，厚さ 30〜49 mm	0.358
	腹部，厚さ>40 mm	0.307
	大腿，厚さ 11 mm	0.93
	大腿，厚さ 20 mm	0.33
	大腿，厚さ 43 mm	0.15
骨	上腕骨，骨髄血流のみ	0.055
結合組織	典型値，基礎（最大）	0.50 (2.5)
関節	膝，平均，皮膚温 303 K において	0.222
	膝，平均，皮膚温 308 K において	0.487
筋	ふくらはぎ，前部，安静時血流（最大）	0.46 (9.15)
	前腕，安静時血流（最大）	0.53 (8.38)
	大腿，前部，安静時血流（最大）	0.43 (6.00)
	典型値，基礎（最大）	0.50 (10.0)
器官	脳，基礎（最大）	9.0-9.2 (18.3)
	消化管，基礎（最大）	6.7 (26.7)
	心臓，基礎（最大）	13.3-14.0 (64.0)
	腎臓，基礎（最大）	67-70 (100)
	肝臓，基礎（最大）	9.6-14.2 (54.5)
	肺，基礎（最大）	90 (490)
皮膚	腹部，安静時血流	1.44
	腕，安静時血流	1.40
	ふくらはぎ，安静時血流	1.77
	顔面，安静時血流	11.7
	足，背面，安静時血流	2.38
	前腕，日焼け時（最大）	9.22 (46.7)
	手，安静時血流	3.35
	頭部，安静時血流	7.15
	大腿，安静時血流	1.6
	胸部，安静時血流	6.45
	典型値，安静時血流（最大）	1.7 (25.0)

位では 300〜400/m^3，骨・脂肪・結合組織と骨格筋の持続性単位では 100/mm^3 未満である [832]。非常に大まかにいうと，組織 1 グラム当たりの血流量（**表 8.4**）は各器官または組織における相対的な微小血管密度に比例する。毎分，血液中の水分の 70%以上が血管外の水と交換されている－比較的小さな毛細血管の壁は水に対しては紛れもないざるである [2229]。

約 19,000km というヒトの血管系全体の確実なナビゲーションに必要な最小限の局所解剖学マップのサイズ（ビット単位）はどの程度であろうか？マップのサイズは分岐（デシジョンジャンクション，8.3.4 項参照）と毛細血管の数に左右される。代表例として肺動脈樹（**表 8.3**）を取り上げると，心臓から最終毛細血管までの移動には約 17 の分岐点の通過が必要であり，1 分岐点当たりの分枝数は平均 3.2 である。1 分岐点当たり分枝数最大 4 の分岐点が 17 ある単純な分岐マップでは，各桁に $\log_2(4)=2$ ビットを有する 17 桁，すなわち 34 ビットのアドレスベクトルを用いると，固有の局所解剖学的アドレスを割り当てることができる。体内の 190 億本の毛細血管のそれぞれに名前をつけるのに必要な最小ビット数も $\log_2$（血管 190 億本）で約 34 ビットであるため，この仕様は非常にコンパクトである。ランレングス符号化を用いると，長さ 34 ビットのアドレス 4^{17} 個，32 ビットのアドレス 4^{16} 個などが得られ，1 つの総合的分岐マップには全身の最低数 34 ビット（4^{17}）+32 ビット（4^{16}）+…+2 ビット（4^1）=763,549,741,512 ビットとなる。

ある程度のデータの冗長性（例：パリティチェックビット）を仮定し，特殊な例（例：動脈吻合，シャント，小動脈と小静脈の間を直接連結する動静脈フィステル）を見込むと，190 億の毛細血管のアドレスをすべて保存して各アドレスにはそれぞれの血管に到達するのに必要な固有のナビゲーション的インストラクションが対応するとしたとき，ヒト血管系の完全なマップには約 1 テラビットを必要とする。これで体積約 50,000μm^3 または約 $(40\mu m)^3$，すなわち各毛細血管のおよその体積の内部での位置確認が可能となる。しかしマップの編集とマップの使用の間の時間間隔が 10^5

$\sim 10^6$s（1〜12 日間）を超えたときには，血管新生や他の継続的な自然の組織リモデリング活動のため，分枝構造の最低水準におけるマップの安定性が重大な懸念事項となり，また組織損傷の場合にも懸念される。

すべての組織細胞は毛細血管から直径 2，3 個分の範囲内にあり，それぞれの毛細血管から供給を受ける組織細胞の数は約 500 個以下でしかないため，動静脈脈管造影マップは体内のサイトグラフィー（細胞撮影法）的な位置確認にも優れた枠組みとなると思われる。完全なサイトグラフィーマップを作るため，人体内の約 10^{13} 個の組織細胞（8.5.1 項）それぞれに固有の名前をつけるのに必要なビット数は $\log_2$（10^{13} 細胞），約 43 ビットである。先と同様のゆとりを想定すると，体内の固定細胞すべてのナビゲーション的アドレスを保存するには 1000 テラビット以下が要求される。高密度のハイドロフルオロカーボンメモリーテープを用いても，個々の血液運搬型ナノロボットに全身の脈管造影またはサイトグラフィーマップを搭載するというのは実行可能とは思われない（サイトグラフィーマップにはデータ保存体積として約 40,000μm^3 が必要となる）。しかし，ささやかな 0.1μm^3 の 10^9 ビットのマップでも，血液運搬型ナノロボットは最大 3000 万本の毛細血管（典型的な組織の約 50cm^3）または 2000 万個の細胞（細胞の密な組織の約 0.2cm^3）のアドレス（完全なナビゲーション的インストラクションつき）をミッション中保持することができる。平均長さ 1mm の名前付きの毛細血管約 1000 万本を遊泳速度約 1cm/s（9.4.2.6 項）で逐次的に通過するには約 12 日間を要し，非合理的なミッション時間ではないという点に留意されたい。

8.2.1.3 リンパ系

リンパ系は内皮層を有する管が連続して分岐する閉じた系である。リンパ管を介して細胞外液腔からリンパ液（組成は後に論じる）がゆっくりと流出して動静脈循環へと戻るが，リンパ運搬型医療用ナノデバイスが容易に航行できる緩慢な流れである。リンパ管の合計容積はリンパ液の約 2 リットルであり [852]，これに対して静脈全体の液体容積は約 3.7 リットルである。文献中容易に得られるリンパ系の詳細な量的総括はなく，このため**表 8.5** は様々な情報源 [363,838,848,850,853-860,874] から拾い集めたデータに合致する推定値ではあるが，おそらくそれでもかなりの誤差を含むとみなされたい。

リンパ管の構造は静脈に類似するが，数は静脈より多い。静脈に比較すると，同じサイズのリンパ管は壁が薄く，弁が多く，口径に変動が大きいが，組織内での経路は静脈ほど曲がりくねってはいない。またリンパ管には，その長さに沿って様々な間隔でリンパ節がある。短い吻合枝によって互いに連結されていることが頻繁である [857]。皮膚のリンパ管は疎な皮下組織を走行し，一般的には静脈と細静脈に随伴する。内蔵のリンパ管は一般に細動脈に随伴し，その周囲に叢（広がりのある 2 次元的な網）を形成する。

しかし，リンパ排液系は実際には前リンパから始まっている。前リンパとは身体の細胞集団を貫通する直径 0.1〜0.2μm の内皮化されていない組織チャネルが無作為に相互連結したネットワークであるが，ただし毛細リンパ管が存在しない一部領域（例：脳，眼，骨）では前リンパが毛細リンパ管の役割を肩代わりしており，やがては当該の領域の外で毛細リンパ管へと排液する [861]。内臓においては，動静脈毛細血管と毛細リンパ管が頻繁に存在するため，通常前リンパの間質腔チャネルは非常に短い－例えば，膝関節嚢では約 30μm である（約 0.02〜0.05 チャネル/μm^3）。筋では，毛細リンパ管が結合組織の比較的大きな領域にしか伸びていないため，前リンパは長い。脳の前リンパのチャネルは皮質の深さから頭蓋の外側まで到達しなければならないため（脳の場合），長さは 10〜30cm である [861]。外傷後には，単純な切創に反応した場合にも組織チャネルの体積は 1 週間で約 400 倍も肥大することがある [1339]。

前リンパの排液を行うのは毛細リンパ管，すなわち壁の薄い不整な輪郭で無弁，15〜75μm と様々な直径の内皮の管である。毛細リンパ管は出口のない嚢であり（**図 8.4**），互いの距離は推定約 86μm，または組織細胞 4 個分の幅である。壁は毛細血管壁より多孔性であり，したがって毛細血管より大きな分子と粒子が通過する（**図 8.5**）。隣接するリンパ内皮細胞の開いた結合部の静止時の間隙は通常約 0.1μm から数 μm である [361]。しかし Allen[851] によると，直径 22.5μm までの様々なサイズの種々の粒子を腹腔内に注射したところ，すべてのサイズが後に横隔膜リンパ内に出現した。このことから基底膜の開窓部の両側にある腹膜中皮とリンパ内皮は少なくともこの広さまで開くことができることを示唆している。このためマイクロメートルサイズのナノロボットはこの細孔を通ってリンパ系へ通過する通路を容易に見いだせるはずである。

表 8.5. ヒトリンパ系の概算数量値

ヒトのリンパ管またはリンパ構成要素	直径(mm)	長さ(mm)	壁厚	リンパ流量 (mm³/秒)	管，組織または物体の数	総延長(mm)	総リンパ体積(mm³)	流速(μm/秒)
頸部入口：								
胸管	4.0	450	500 μm	21.4	1	450	5700	1700
右リンパ総管	3.0	14	500 μm	1.7	1	14	100	250
主要リンパ本幹：								
鎖骨下（左&右）	2.5	50	～300 μm	0.7	2	100	500	100
頚（左&右）	2.3	40	～300 μm	0.7	2	80	330	200
腸	2.3	85	～300 μm	14.0	1	85	350	3400
気管支縦隔（左&右）	2.2	125	～300 μm	2.0	2	250	950	500
腰（左&右）	1.9	100	～300 μm	0.3	2	100	570	100
乳糜槽（胸部）	8-13	50-75	～500 μm	14.0	1	60	1700	500
その他のリンパ本幹	1.0	10	～100 μm	0.2	100	1000	800	300
リンパ節後集合管	0.5	～3	15-50 μm	0.01	1700	5100	1000	70
リンパ節前集合管	0.5	～3	15-50 μm	4×10^{-5}	617,000	1,850,000	363,000	0.2
前集合管	0.15	～1	～5 μm	3×10^{-7}	68,000,000	68,000,000	1,200,000	0.02
毛細リンパ管	0.02	0.5	1 μm	3×10^{-7}	6,800,000,000	3,400,000,000	425,000*	0.03
リンパ管，小計				23.1		～3500 km	2,000,000	～10 (avg)
前リンパチャネル	0.1-0.2 μm	30 μm-30 cm	--	3×10^{-14}	8×10^{14}	24×10^{12}	(370,000)	0.002
リンパ球	～10 μm	--	--	--	7×10^{11}	--	(350,000)	--
リンパ節	4.0	--	--	0.05	450	--	(15,000)	10
脾臓	66	--	--	--	1	--	(75,000)	--
胸腺	22	--	--	--	1	--	(10,000)	--
リンパ管壁	--	--	--	--	--	--	(460,000)	--
総リンパ系							～3,300,000	

体重 70 kg の仮説的な成人男性について推定，本文中に引用する参考文献に合致；*液体再吸収 90%を仮定した後の最終体積

毛細リンパ管の起点は身体全体にあるが，無血管組織，中枢神経系，脾臓髄質，骨髄にはない。単独で生じたり，叢として発したりし，特に結合組織が分葉状となっている領域（例：腺）や円筒状に配列している領域（例：筋）では後者が多い。個々の毛細リンパ管叢の典型は広さ 320～640μm であり，2～6 個の毛細血管係蹄を取り囲む。組織が異なれば，終末リンパネットワークの幾何学的パターンは異なる。腸間膜においては毛細血管ネットワークのモジュール構成に従う。骨格筋では，リンパ管が細動脈の直近にある。一方真皮では細動脈の付近にある。肺においては，終末リンパ管は肺胞間中隔の結合部に位置する [363]。局所の毛細リンパ管局所解剖学の単純な観察（8.3.4 項）により，ナノロボットはどの組織を通過しているかを識別することが可能と思われる。前集合管は 0.4～1.5mm 間隔で弁のある（以後の全リンパ管と同様）短い脈管部分であり，毛細リンパ管叢をより大きな集合管に連結する。集合リンパ管は節前または節後と表示されるが，この 2 つの間に形態的・構造的相違はない。集合管は弁の圧のため経路に沿って多くの膨大部と狭窄部を示し，このため輪郭が変化する。（弁の計数が有用なナビゲーション情報となる可能性がある。）内部と外部に筋肉層がある。集合管はリンパ本幹へと注ぐ。リンパ本幹はさらに大きく，壁の厚い管で身体の全領域から排液されたリンパを受け取る。

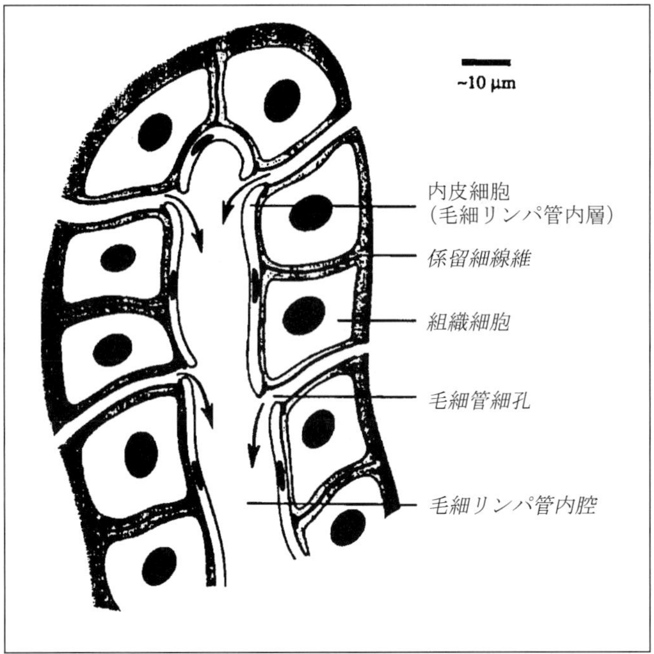

図 8.5. 毛細リンパ管の詳細（Tortora[853] より再描画）

リンパ管は合流して次第に大きな管を形成し，最終

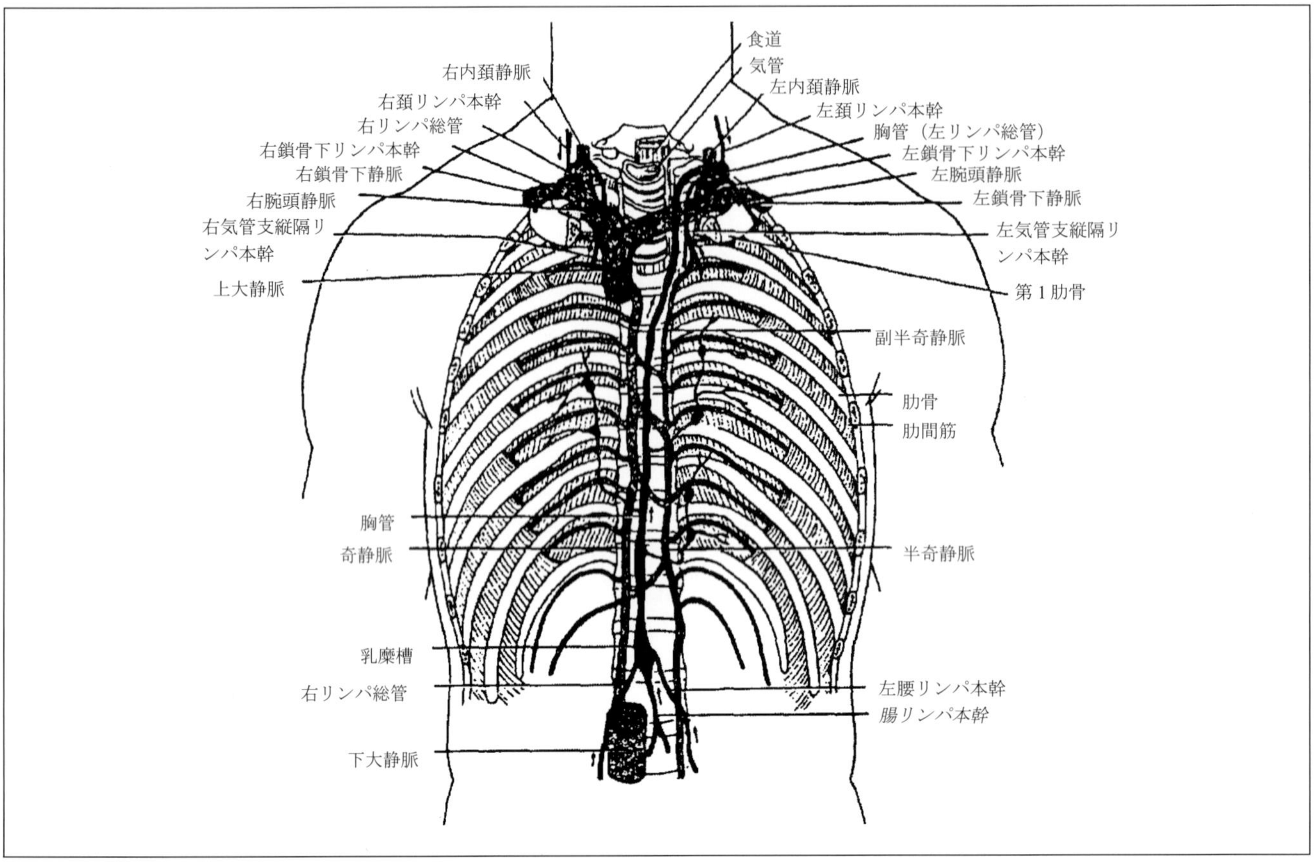

図 8.6. ヒトリンパ系の主な本幹（Tortora[853]より再描画）

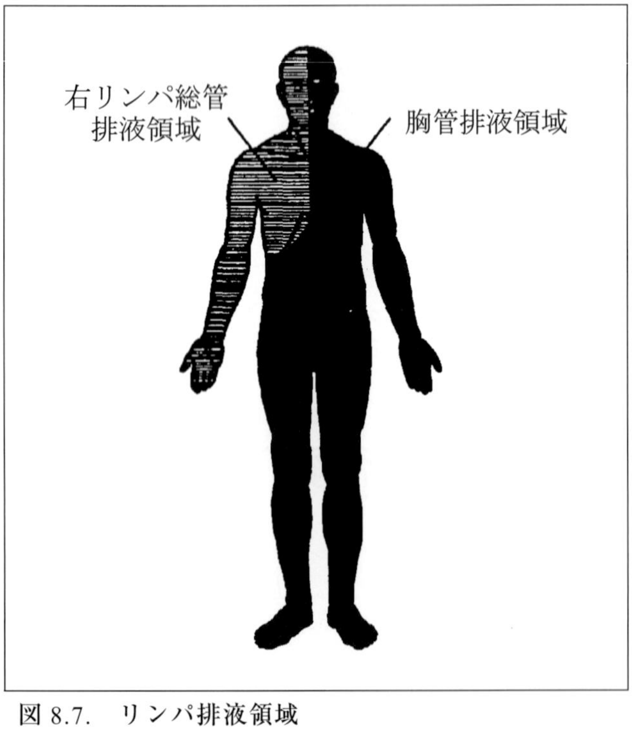

図 8.7. リンパ排液領域

的には頚部にある 2 つの入り口に集まる（図 8.6）。1 つは右リンパ総管であり，比較的短く，典型的には右内頚静脈と右鎖骨下静脈の合流部で腕頭静脈に入る。右上半身からのリンパ排液を集める（図 8.7）。もう 1 つは胸管であり，腹部に始まり脊柱の前面に沿って胸郭内を頚の基部へと上行し（約 3cm おきに弁が存在）[857]，典型的には左頚静脈と鎖骨下静脈の合流部で静脈系に入る。終端には血液の逆流を防止または軽減するため二尖の弁が静脈に向かっている。ただし死後は血液が胸管に自由に逆流し，このため静脈のような外観となる。

胸管の直径は腹部の起始部では約 5mm であるが，胸郭中央レベルではこれより細くなり，その後患者の約 50%では末端近くで再びわずかに太くなる[854]。構造は患者ごとにはなはだしく異なる。経路の中間で分かれて不均一な 2 本の管となった後すぐに再結合したり，小さな分枝数本に分かれて叢を形成した後に一体化して 1 本の短く広い本幹を形成したりする。身体の上部ではときに 2 本に分岐し，左の分枝は通常のように終わり，右の分枝は分かれて右側のリンパ本幹の 1 本につながったり，さらには右リンパ総管につながって一体化した管が右鎖骨下静脈に入ったりすることもある。Kinnaert[856] は 529 件のヒトの解剖を実施した

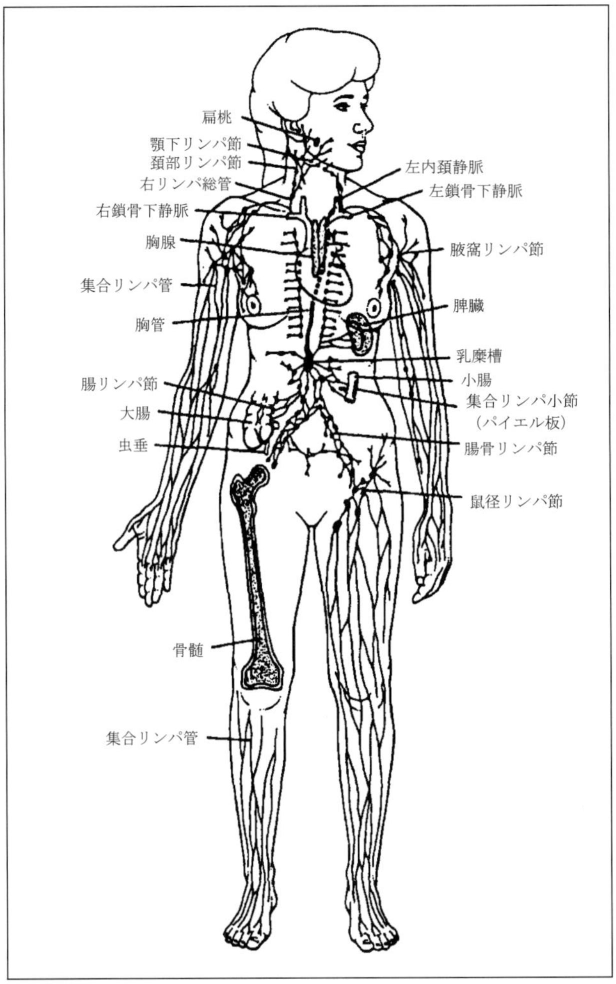

図 8.8.　ヒトリンパ系の主要器官（Tortora[853] より再描画）

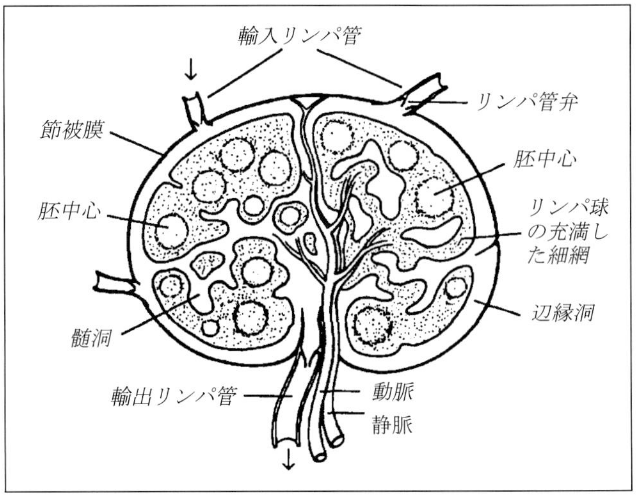

図 8.9.　リンパ節の詳細（Haagensen[857] より再描画）

後，胸管が内頚静脈に終わるのは解剖例の 36%，鎖骨下静脈に終わるのは 17%，頚静脈・鎖骨下静脈合流部に終わるのは 34%，この 2 静脈の両者というのが 8% であり，胸管が左側で終わる場合の 2%は頚横静脈に合流するとの知見を得た。解剖例の 21%では末端の口が複数であった。残りの例では，単独の胸管終末の直径は 2〜5mm であった [856]。

リンパ系に沿って様々なリンパ器官が位置している **（図 8.8）**。リンパ器官の主な機能は管内を通過するリンパ液に添加されるリンパ球の産生である。リンパ組織は海綿状の支質と支質の網目構造内にある遊離細胞からなる疎な構造の物質であり，細網内皮系（RES）の一部である。リンパ洞内の食細胞はフィルターとして働き，リンパから粒子を捕捉して破壊する。捕捉される粒子として赤血球，病原菌，気道から持ち込まれて気管支リンパ節のマクロファージ細胞によって集められた比較的大きなダストの粒子が挙げられる。リンパ運搬型ナノロボットはこのようなトラップを回避することができる（第 15 章）。典型的なリンパ流 [3303] のレイノルズ数は約 0.0025 でしかない。

リンパ器官の中で最も数が多いのはリンパ節である。細菌/粒子のフィルターとして設計されており，導管・洞・弁を有し，6〜10 本の輸入リンパ管を介して液が流入する **（図 8.9）**。リンパ節のサイズと構造は極めて多様であり，平均直径はおそらく約 4mm であるが，ときに 30〜40mm に達する [857]。正常な若齢成人の身体には約 450 のリンパ節があり，その分布状況は腕および臍までの胸腹部壁浅部に約 30，脚および臀部・臍下腹壁・会陰の浅部に約 20，頭頚部に 60〜70，壁深部および内容物を含む胸部に約 100，壁深部および内容物を含む腹部・骨盤に約 230 である。

二葉の胸腺にも $10cm^3$ のリンパ組織があり，さらに 80〜$300cm^3$ の脾臓にもリンパ組織がある [854]。（脾臓は食物の消化中には徐々に肥大し，血液の内容と栄養状態によってサイズが変動する。栄養の十分な患者では大きく，飢餓状態の患者では小さくなる。）人口の約 10%には副脾がある。この約 $1cm^3$ の小脾が多数あり，腹部内に広く散在していることがある [854]。他のリンパ組織として腸内のリンパ小節またはリンパ濾胞（8.2.3 項），口蓋・舌・鼻咽頭（例：アデノイド，扁桃）を含む上皮下リンパ性集合体，虫垂粘膜下組織と骨髄にあるリンパ組織が挙げられる。

リンパとは正確には何であろうか？リンパとは本質的に血漿のアルカリ性の限外ろ過液であり，血液の液性成分が毛細血管壁を通って周囲の間質腔へと連続的に滲出することにより形成される。リンパ液の組成は

表 8.6.　ヒト胸管リンパ液の化学組成
[585,847,848]

リンパ液の成分	濃度（g/cm^3）
アルブミン	$1.6\text{-}4.2\times10^{-2}$
ビリルビン	$5.0\text{-}8.0\times10^{-6}$
カルシウム	7.7×10^{-5}
塩化物	3.4×10^{-3}
コレステロール	7.5×10^{-4}
クレアチニン	$0.8\text{-}3.0\times10^{-5}$
フィブリノーゲン	$0.16\text{-}1.1\times10^{-3}$
グロブリン	$1.2\text{-}2.6\times10^{-2}$
グルコース	$0.95\text{-}1.4\times10^{-3}$
鉄	9.4×10^{-7}
窒素，非タンパク	2.3×10^{-4}
リン，無機	3.9×10^{-5}
カリウム	1.8×10^{-4}
総タンパク	$2.8\text{-}5.1\times10^{-2}$
プロトロンビン	5.1×10^{-4}
ナトリウム	2.9×10^{-3}
尿酸	$3.3\text{-}5.0\times10^{-5}$
水	8.6×10^{-1}
リンパ液の成分	**濃度（細胞/cm^3）**
赤血球	
-正常，平均値	$1\text{-}5\times10^{6}$
-正常，最大値	7×10^{7}
-白血病	1.5×10^{9}
リンパ球	$0.19\text{-}2.0\times10^{7}$
好中性顆粒球	$0.2\text{-}4.0\times10^{5}$
血小板	～0

組織間液とほぼ同じである。血液と同様に，リンパは血漿部分と血球部分からなる（**表 8.6**）。血小板はほとんど含まれないが血清の約 3 分の 1 のフィブリノーゲンと 5 倍のプロトロンビンを含有しており，このため自然に凝塊して帯黄色の塊を作る。動脈血の 0.02～0.10%の赤血球が含まれるが大部分は細胞の付近を通過してきたもので完全に脱酸素しており，特に細胞のリンパ系通過時間約 1 日を考慮すれば脱酸素は当然と思われる。しかしリンパ水分中にはいくらかの溶存酸素があり，血漿中の溶存酸素濃度とほぼ同じである（付録 B 参照）。グルコースは血清中よりわずかに高濃度で存在すると思われ，このためリンパ管内を進むナノロボットは豊富な化学燃料エネルギー（6.3.4 項）を利用することができる。リンパの粘性は血漿よりわずかに低く [3304]，比重は 0.016～1.023 である [2223]。

空腹時の患者では，腸からのリンパは濁りのない透明な液である。脂肪を含有する食事が摂取された後には腸管のリンパは白色または乳状となる。これは乳糜と呼ばれる－乳糜とは直径 0.5～0.75μm のカイロミクロンの形で輸送される乳化脂肪の一時的な高まりを含有する（体積比で 5～15%）リンパに他ならない [749]。全患者の約 65%において腸リンパ本幹（胃，腸，膵臓，脾臓，肝臓臓側面からのリンパを排液）が 2 本の腰リンパ本幹の合流部の直上で胸管に単独で入り，このため胸管は直径 8～13mm に広がり乳糜槽を形成する [857,874]。残りの約 35%では腸リンパ本幹が左腰リンパ本幹に合流して乳糜槽はなく（**図 8.10**），ナビゲーション上区別の目安となる特徴である。

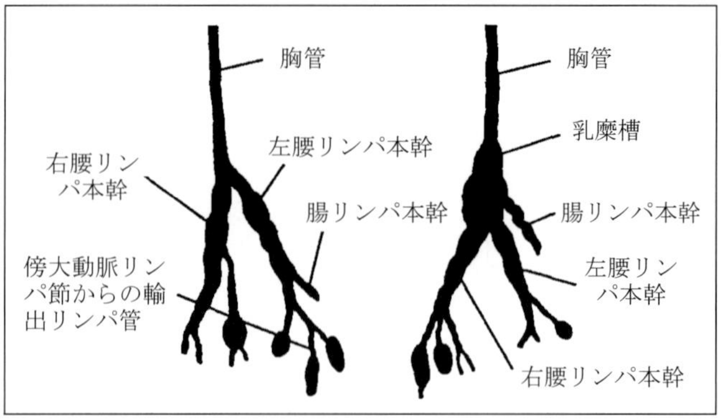

図 8.10.　腰リンパ本幹合流の 2 パターン（Haagensen[857] より再描画）

リンパ漿の化学的組成はリンパ系内での位置によって著しく異なり，排液源の変化と毛細血管透過性の変動が反映される。化学組成の違いは，リンパ運搬型医療ナノロボットにとってもう 1 つの有用なナビゲーション情報の手近な供給源となる（8.4.3 項）。例えば胸部リンパは腎臓と腸管に由来するヒスタミナーゼが豊富であるのに対し，頚部リンパは血漿と同様に非常に低濃度のヒスタミナーゼしか含有しない [848]。ヒトにおいては，フィブリノーゲン濃度は血漿中で 4.1mg/cm^3，胸管リンパ液では 1.1mg/cm^3 である。イヌでのプロトロンビン濃度を血清中濃度に対するパーセントとして表した場合，実験的測定値は肝リンパで 93.2%，胸部リンパで 51.2%，脚リンパで 7.6%となった [848]。酵素のトリブチリナーゼは腸リンパ中に高濃度であり，他の部位では著しく低い濃度である [847]。インスリンは膵臓リンパに多い [847]。

頚部，脚，腎，右総管リンパのタンパク質濃度は血漿中濃度に対して 33%～50%であるのに対し，腸および胸管リンパには血漿中濃度の約 67%という高さで含有される [860]。一般にタンパク質は毛細リンパ管で最も低く，本幹へと上流に移動するにつれて数段階を経て上昇する。肝シヌソイド毛細血管の高い透過性から予期されるように，肝リンパのタンパク質含量は最も高い（血漿にほぼ等しい）[847,860]。中心（本幹）リンパは一般的に血漿とは異なり，ナトリウム・コレステロール・トリブチリナーゼ濃度が高く，総タンパク質・アルブミンα2 分画・カリウム・窒素・アルドラーゼ・ピルビン酸トランスアミナーゼ・コリンエステラーゼ・アミラーゼ・ジアスターゼ濃度は著しく低い[847]。

リンパの細胞組成もリンパ管の位置によって劇的に変化する。節前リンパ管リンパの大部分は約 1×10^6 細胞/cm^3 を含有するが，例外的に肝リンパは $4 \sim 6 \times 10^6$ 細胞/cm^3 を含有する。リンパ液中の細胞の大部分は赤血球であるが，一部は，おそらくは 10～20%は有核細胞である。有核細胞の内訳はリンパ球約 85%，単球およびマクロファージ約 13%，好中性顆粒球約 2%である。節後リンパ管リンパは末梢リンパの約 12 倍の有核細胞を含有しており，おそらく約 3×10^6 細胞/cm^3 を含む。中心リンパには $8 \sim 11 \times 10^6$ 個/cm^3 の有核細胞が含まれる[847]。

リンパ液の移動速度はどの程度であろうか？限外ろ過によって血液循環を離れた血漿水分 20 リットル/日のうち，18 リットル/日が毛細リンパ管から出て静脈毛細血管係蹄内へと再吸収される[862]。残る 2 リットル/日がリンパ液として，リンパ系全体を通過して循環に戻る。言い換えると，毛細リンパ管に入る総量に比較すると，集合管に到達するリンパは相対的に少量であり[850]，主要リンパ管に到達するよりもはるかに多くのリンパ液が末梢で産生されている[849]。基礎的リンパ流量は約 2 リットル/日であり[847,848]，激しい運動中には 6～12 リットル/日の速度まで上昇する[848]。管を渡る時間（**表 8.5** からのおよその長さ/速度）を合計すると，節で反応しない粒子が毛細リンパ管に入り，胸管の最終末端まで移動して静脈流に再合流するには約 24 時間を要する。

リンパを動かすものは何か？心臓に相当するポンプを欠くリンパ管系の機能には弁が不可欠である。集合リンパ管においては，一方向弁がおよそ 2～3mm 間隔で存在し[857]，最大 20mmHg の逆行圧に対抗することができる[855]。四肢のリンパ流は筋収縮から生じる周辺組織の動きのマッサージ作用に依存するところが大きい。このような動きは隣接する細動脈の動きによって，または骨格筋の収縮によって，あるいは器官の動きによって（例：腕または脚の運動，腸の蠕動，肺の呼吸）間接的に作り出される。動脈の脈動がリンパ管に対する収縮期・拡張期間の 1.5～2.2mmHg の圧変動に寄与している[848]。比較的大きな集合リンパ管には神経支配があり，このためリンパ管壁の平滑筋の収縮によっても動きが誘発される[848]。収縮活動は産生されるリンパ液の量に左右されると思われる。リンパ液産生量が少ない場合，リンパ管壁は静止状態にあるが，わずかな膨張によって約 0.1～0.2Hz の律動性収縮が開始され[838,848,863]，リンパ系圧を最大約 5mmHg 上昇させることができる[855]。比較すると，間質腔静水圧の平均は約 1.4mmHg であり，リンパ内圧の平均は約 0.9mmHg である[526,847,860]。

ヒトリンパ管系約 3500km 全体の確実なナビゲーションに必要な最低限の局所解剖学マップは総合的な毛細血管マップに必要なものとほぼ同じであり，すなわち約 1 テラビットである（8.2.1.2 項）。

8.2.2　ナビゲーション的気管支撮影

医療ナノロボットは呼吸器系を介して人体にアクセスすることができる。気道は口と鼻に始まり，咽頭，喉頭，気管，気管支分枝へと伸び，肺胞で終わる。気管頂部から呼吸細気管支開始部までの誘導気道には肺胞がなく，このためこの部分では血液とのガス交換は起こらない。ガス交換が起こるのは呼吸領域のみであり，呼吸細気管支から下の肺胞嚢まで広がっている。

Weibel[864] はヒト気道の連続的な区域の長さ，直径，面積の量的測定を初めて提供した。それぞれの分枝からはそれより細い次段階分枝 2 本が生じ，その長さはかなり変動する。しかし**表 8.7** の要約には長さと直径の平均値が仮定されている。世代 0～16 は誘導気道であるのに対し，世代 17～23 は壁に肺胞を有する呼吸気道である。世代 23 は肺胞に終わる。

呼吸気流は口と鼻に始まる。鼻の中には 2 つの鼻腔があり（合計面積約 160cm^2）[863]，その一方を**図 8.11** に示す。鼻腔は鼻中隔と呼ばれる隔壁によって分けられており，そこから鼻甲介と呼ばれる翼状の突出が 3 つ分かれる。嗅神経の終末は上鼻甲介上方の約 1cm^2 の嗅球に近い無繊毛領域内の粘膜に存在する。鼻道の側面には 4 つの副鼻腔があり，感染または炎症のときには腫脹するため気道がふさがれ，口からの呼吸が必要となる。涙管からは涙液と他の眼からの分泌物が鼻涙管を介して排液され，泣いた後には鼻をかまなければならない。1mm 以下のヒトの鋤鼻器官は成人では鼻中隔基部付近にあり[1971]，フェロモン信号を変換するが[1972]，明らかに一部の人ではこの器官が存在していなかったり，不活性であったり，非常に鈍感であったりする。

鼻腔を通る空気は多数の毛細血管系によって体温の 1K 以内に温められ，鼻の粘液腺（例：粘液状の液を

表 8.7.　ヒト気管支系の概算数量値[864]

肺分枝	世代	数	分枝直径 (mm)	分枝長さ (mm)	累積長さ (mm)	横断面積 (cm^2)	容積 (cm^3)	累積容積 (cm^3)	気流速度 (cm/s)	レイノルズ数
気管	0	1	18	120.0	120	2.6	31	31	393	4350
主気管支	1	2	12.2	47.6	167	2.3	11	42	427	3210
肺葉気管支	2	4	8.3	19.0	186	2.2	4	46	462	2390
	3	8	5.6	7.6	194	2.0	2	47	507	1720
区域気管支	4	16	4.5	12.7	206	2.6	3	51	392	1110
	5	32	3.5	10.7	217	3.1	3	54	325	690
壁に軟骨を有する	6	64	2.8	9.0	226	4.0	4	57	254	434
気管支	7	128	2.3	7.6	234	5.1	4	61	188	277
	8	256	1.86	6.4	240	7.0	4	66	144	164
	9	512	1.54	5.4	246	9.6	5	71	105	99
	10	1020	1.30	4.6	250	13	6	77	73.6	60
終末気管支	11	2050	1.09	3.9	254	19	7	85	52.3	34
	12	4100	0.95	3.3	257	29	10	95	34.4	20
壁に筋層を有する	13	8190	0.82	2.7	260	44	12	106	23.1	11
細気管支	14	16,400	0.74	2.3	262	70	16	123	14.1	6.5
	15	32,800	0.66	2.0	264	113	22	145	8.92	3.6
終末細気管支	16	65,500	0.60	1.65	266	180	30	175	5.40	2.0
呼吸細気管支	17	131×10^3	0.54	1.41	267	300	42	217	3.33	1.1
呼吸細気管支	18	262×10^3	0.50	1.17	269	534	61	278	1.94	0.57
呼吸細気管支	19	524×10^3	0.47	0.99	270	944	93	370	1.10	0.31
肺胞管	20	1.05×10^6	0.45	0.83	271	1600	139	510	0.60	0.17
肺胞管	21	2.10×10^6	0.43	0.70	271	3200	224	734	0.32	0.08
肺胞管	22	4.19×10^6	0.41	0.59	272	5900	350	1085	0.18	0.04
肺胞嚢	23	8.39×10^6	0.41	0.50	273	12,000	591	1675	0.09	--
肺胞，肺胞管当たり 21	--	300×10^6	0.28	0.23	273	--	3200	4800	--	--

正常人肺 5 個の平均値，両肺を含む。気流速度およびレイノルズ数は流量 1 リットル/秒での値。

分泌する杯細胞）によって完全飽和の約 1%以内に加湿された後，咽頭に入る。入ってきた空気中の粗い粒子は鼻毛によって除去される。小さな粒子は乱流沈降によって除去される。乱流沈降においては鼻道内の障害物のため気流が鋭い方向転換を複数回繰り返し，粒子は重いためこの気流の方向転換から取り残される。鼻粘膜に粒子が当たり，粘液中に埋め込まれる。鼻の乱流メカニズムは非常に有効であり，鼻から吸入された 2～5μm を超える粒子のうち下気道に到達するものはほとんどない。

鼻気道表面の大部分は繊毛のある多列円柱上皮細胞の層に覆われている。それぞれの上皮表面細胞には 25～100 本の繊毛があり，繊毛は咽頭に向かって約 10 Hz で激しく連続的に打ち付けている [3556,3557]。呼吸繊毛の直径は約 0.2μm，長さ約 2～5μm であり（約 31 nm の先端部グリコカリックスあり）[3587]，繊毛間の平均距離は約 2～5μm である。粒子を運ぶ鼻粘膜の厚さ 200μm 以上の薄膜 [3167] は繊毛により速度約 1～3cm/分で咽頭に向けて移動し [863,3167]，そこで食道へと飲み込まれる。粘液の速度は管腔の深度とともに上昇する。鼻の前方では温度が繊毛の許容水準以下まで低下するが，このような無繊毛領域では隣接する繊毛領域からの牽引のみによって粘液層が表面を這っていく。嚥下される粘液の量は合計約 0.1cm^3/分である。正常な粘液の絶対粘度の典型値は約 1kg/m-s であるが，嚢胞性線維症患者の濃厚な痰では約 500 kg/m-s にまで上昇する [1081]。気道の粘液のレオロジーと粘液繊毛クリアランスの機序は，繊毛周囲液中の繊毛 1 本当たりエネルギー散逸 [3170] とともに広く研究されている [3618]。気管支分泌過多の患者を例外とし [3167]，正常な呼吸中の粘膜輸送に気流が寄与する部分はほとんどないが [3168]，高頻度の換気と咳嗽は大きな寄与となることがある [3167-3169]。

吸息中，空気は鼻または口から咽頭（のど）へと進む。咽頭の後壁は頚椎に面してある。側壁には中耳と連絡する開口部がある（耳管またはオイスタキオ管）。咽頭は 2 つの管－食道（食物が通過して胃へ進む，8.2.3 項）および喉頭（気道の一部）－に分岐する。喉頭内に声帯がある。声帯は弾性組織の強力な 2 本の帯であり（重層のうろこ様の上皮に覆われている），喉頭内腔で水平に伸びている。声帯は通過する気流によって振動し，音を作り出す。喉頭の室ヒダ，すなわち仮声帯（声門中央）が下方に向いている。このヒダは括約筋の作用によって閉鎖されたとき，排便時のいきみや胎児の娩出のような腹圧の増強を可能とする出口弁を形成する。咳嗽では空気がヒダを通って

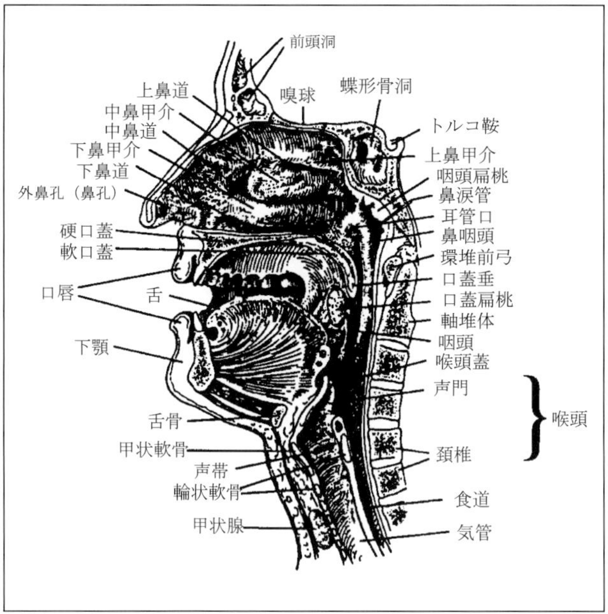

図 8.11. 口，鼻腔，咽頭，喉頭を通る矢状断（Millard, King, および Showers[750] より再描画）

爆発的に放出される。

空気は喉頭を通過した後に気管，すなわち馬蹄形の軟骨質の輪16～20個により囲まれ外面の線維弾性膜に埋め込まれた円柱状の管に入る（**図8.12**）。気管は2本の主気管支に分岐し，その1本がそれぞれの肺に入る。右気管支は左気管支より短く，太く，方向は垂直に近い。いずれの気管支（および以後の分枝）も高水準の吸引運動の下での崩壊を防ぐため，完全な軟骨の輪により支持されている。肺内には20を超える世代の分岐があり，それぞれの分岐で生じる管は前の世代より細く，短くなり，数は多くなる（**表8.7**）。気管支の直径が約1mm 未満となると軟骨を失い，細気管支となる。

肺自体は胸郭の胸膜腔内にある円錐型の器官である。各肺の底は横隔膜の上面と接し，前方では第 7 肋骨，後方では第 11 肋骨の水準まで伸びている。左右の胸膜腔を形成するのは 2 つの漿液性の袋であり，その中に肺が収められている。胸膜の 2 層は厚さ約 20～80μm の薄い液層で隔てられている。胸膜液は壁側胸膜面において速度約 7～11cm^3/時で産生され，正常時には最大 20～25cm^3 が胸膜腔内に存在する[2180,3305]。グルコースが血清中と同じ水準で存在し（付録 B），胸膜腔内圧には局所的な差異がある[3402]。右肺は左肺より大きく 3 つの肺葉に区分されるのに対し，左肺は 2 葉のみであり（**図 8.12**），おそらく心臓のための場所を作るためである。葉間面は臓側胸膜

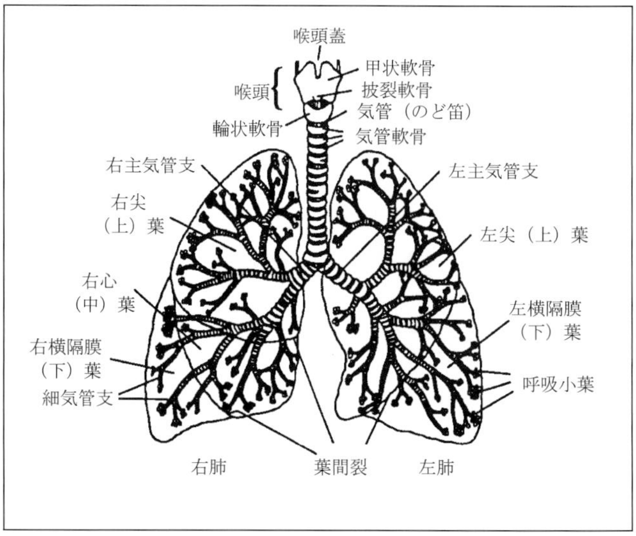

図 8.12. 肺葉と気管支樹（概略図，Guyton[863] より再描画）

で覆われており，この部分で肺葉が互いに接触し，肺の外表面を潤滑するものと同じ希薄な粘液性の胸膜液により潤滑されている。肺全体が胸腔内部で滑り動くのと同様に，肺葉は互いの接触面で滑り動く。横隔膜は重要な呼吸筋である。横隔膜が収縮すると肺は引き伸ばされ，膨張する。他の筋によって前胸壁が挙上されたり，または腹部が圧迫されたりして肋骨が下方に傾斜した位置から水平位置へと持ち上げられ，胸部の前後径が増大する。

気流に戻ると，細気管支壁は平滑筋と結合組織からなる。常態では，この平滑筋は細気管支を開いておくため弛緩状態を保っているが，刺激性物質が連続してこの通路に入ってきた場合は細気管支攣縮を起こすことがある（喘息患者のように）。細気管支は数回分岐する。完全な筋層を維持している最終の細気管支分枝が終末細気管支である。終末細気管支も分岐し，平滑筋が散在する呼吸細気管支数本となる。呼吸細気管支は肺の最終空間である呼吸小葉へと入る通路である（**図 8.13**）。呼吸小葉のすべての部分の壁は呼吸膜を形成し，両肺を合わせた総表面積は約 70m^2 になる[361,863]。膜は非常に薄いため（1μm 以下），酸素と二酸化酸素は小葉内部の空気と小葉を取り巻く毛細血管内の血液との間で自由に拡散することができる。

鼻道と同様に，下咽頭から下方の呼吸細気管支末端までの気管支樹には繊毛円柱上皮の内層がある。この繊毛も咽頭に向かって連続的に波打って分泌された粘液を約 1.4cm/分で移動させ，粘液状の被覆全体が約 20 分に 1 回置換される。第 2 の防御メカニズムが気

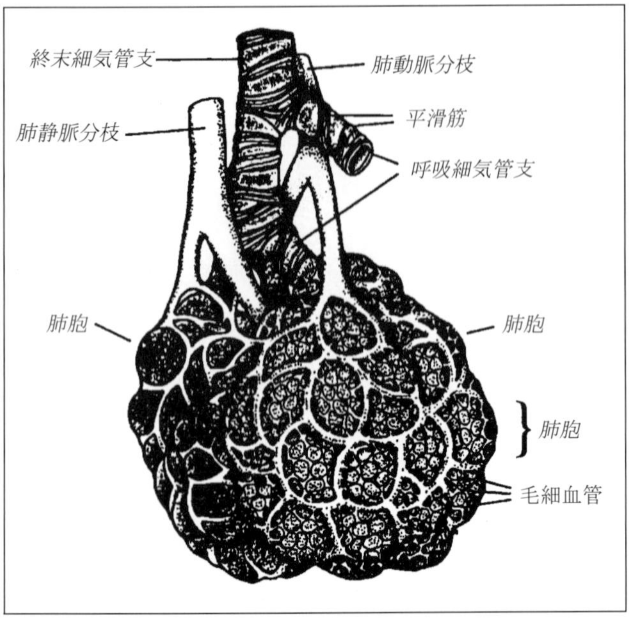

図 8.13. 呼吸小葉の拡大図（Vander, Sherman, および Luciano[866] より再描画）

道と肺胞に存在する移動性の食細胞により得られる。食細胞は吸入された粒子と細菌（健常人で 100/cm^2 以下 [360]）を飲み込み，したがってこのような異物をリンパ系に運搬することによって他の肺の細胞に接近したり，血液中に侵入したりする事態を防止する。繊毛の活動はタバコを 1 本吸うだけで数時間阻害される。食細胞も喫煙，大気汚染，他の有害物質によって損なわれる。呼吸細気管支より下では，繊毛円柱上皮は終わり無繊毛の立方上皮となる。

肺胞は初め呼吸細気管支内で壁に付着して出現し始め，肺胞管内で頻度を上昇させながら最終的にはブドウ状の肺胞の集団となる（**図 8.13**）。小さな中空の嚢であり，直径 100～300μm，気道の管腔に面して開いている（**図 8.14**）。典型的には，2 つの肺胞内の空気は単独の壁で隔てられる。肺胞の空気に面した湿性面は厚さ細胞 1 個分の扁平な I 型上皮細胞の切れ目のない層に覆われている（**図 8.15**，**図 8.14** 中の囲みの拡大図）。肺胞の表面には I 型細胞より厚い特殊な II 型上皮細胞が少数含まれている。この細胞からは洗剤のような物質，すなわち界面活性剤（タンパク質とジパルミトイルレシチンの複合体）が分泌されて厚さ約 70nm の液層となっており，この層があるため膨張・収縮中に様々なサイズの肺胞の物理的安定性が保たれる（9.2.3 項も参照）。

肺胞壁には毛細血管も含まれており，その内皮層と肺胞上皮層を分離するのは基底膜と，組織間液と結合

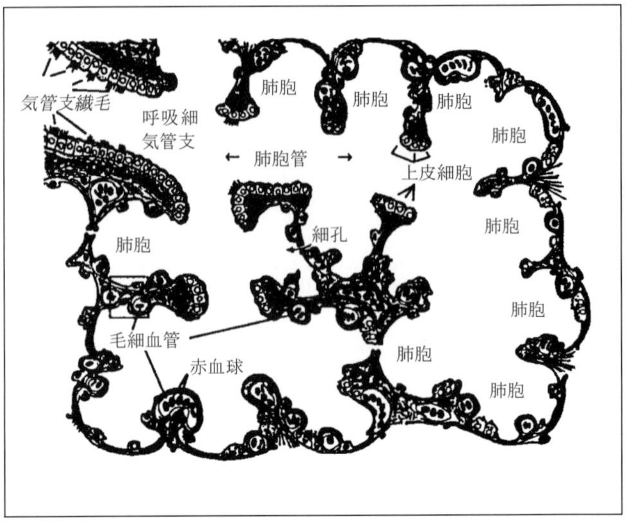

図 8.14. 肺胞の拡大図（Greep および Weiss[867] より再描画）

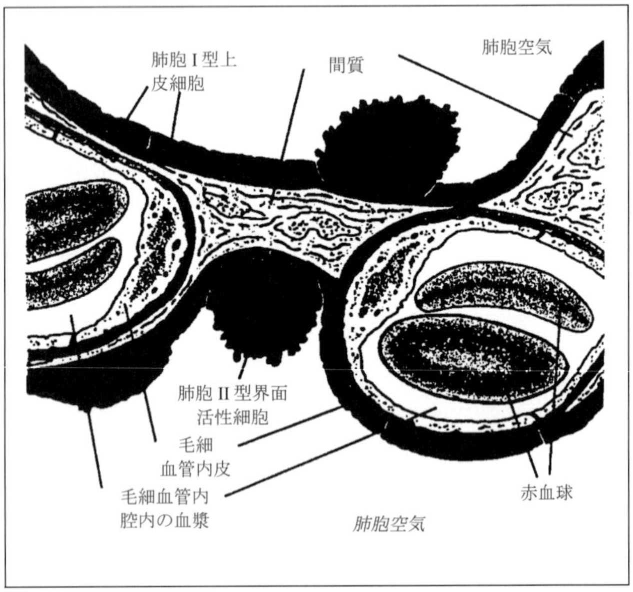

図 8.15. 肺胞へ機の拡大図（Vander, Sherman, および Luciano[866] より再描画）

組織の疎な網を含む非常に薄い間質腔のみである（**図 8.15**）。ところどころでは間質を欠き，肺胞上皮が毛細血管内皮と融合して合計厚さ 1μm 以下となっている。肺胞壁の一部には細孔があって肺胞間での気流の通過が可能となっており，肺胞に至る気道が疾患で閉塞したときには重要な経路である。

安静時，約 4 リットル/分の空気が肺胞に出入りするが，この間に心拍出量の全量である 5.4 リットル/分の血液が全長約 2400km・容積約 150cm^3 の肺毛細血管の中を流れる。激しい運動中には肺胞への気流は 120～160 リットル/分に，血流は 25～30 リットル/分

に上昇する[866]。各回の呼吸で取り込まれる空気の体積（安静時一回換気量）は呼吸数 18 回/分（睡眠中は 12〜15 回/分）で約 0.4 リットル/呼吸である。最も激しい運動中には呼吸数最大 62 回/分で換気量は約 3.2 リットル/呼吸となりうる[780]。2 つのヒトの肺は合計約 6 リットルの気体を入れ，そのうち約 3.7 リットルが最大吸息容量で約 2.3 リットルが残気量または死腔として残る。

肺動脈内の血圧は，大動脈での収縮期 100〜150 mmHg・拡張期 60〜100mmHg に対し，収縮期 15〜30 mmHg・拡張期 4〜12mmHg でしかない[361]。この低圧のシステムのため，肺毛細血管は極めて柔軟で肺動脈に高い圧がかかった場合には膨張して壁を薄くすることができる。肺の血管には神経線維が豊富に供給されているが神経的・化学的コントロールに束縛されない部分が大きい。ただし低酸素とカテコールアミン・ヒスタミン・セロトニンの薬理的用量には確かに反応する[361]。

気道のナビゲーションマップは驚くほどコンパクトになる。それぞれの肺胞に固有の名前をつけるのに必要なのは $\log_2$（300×10^6），約 28 ビットのみであり，3 億のアドレスすべての保存には 8.4×10^9 ビットを必要とする。呼吸細気管支の最終世代までを含む気道の完全な分岐マップ（例：両肺の小葉マップ）は約 10^7 ビットに保存できる。それぞれの肺胞内部で多くの位置を指定しなければならない場合，例えば前癌状態の上皮細胞を探索するスキャン中などには，必要なマップははるかに大きくなる。しかし C. Phoenix によると，ナノロボットに対し特定の細胞セットの癌についてスキャンするよう個別のインストラクションが与えられる場合，少数の部分アドレスによって指定される近隣の（無作為でない）組織容積が探索されるとのことである。例えば，10^7 のナノロボットに対して隣接した組織容積内でそれぞれ 30 個の（名前のない）肺胞をスキャンするようタスクを割り当てるならば，各ナノロボットが保存しなければならないのは約 23 ビットのハードコードされたカーネルアドレス 1 つと約 5 ビットの肺胞拡張アドレス 1 つ（合計 28 ビット/肺胞），さらに発見された癌性細胞それぞれについて 30 ビットの細胞アドレス 1 つであり，メモリー要求としては大きくはない。一方，個別のインストラクションを持たない全身サーベイヤーナノロボットは肺に入ったとき通過した分岐点とたどった分枝の航跡を保持し，進むに従い最終アドレス（最終的に発見したあらゆる癌細胞の）を組み立てることができる。気管支系の末端に到達し，別のナノロボットが既に作業中であるのに遭遇したときには，新来のナノロボットはその現在アドレスの記録を維持しながら（約 28 ビット）別の位置に移動する。癌が検出されたならば治療用ナノロボットがサーベイヤーのアドレスを追跡し，肺の他の部分の総合的マップを必要とすることなく特定のがん細胞に戻ることができる。このため治療プロトコルは肺全体のマップなしで実行することができる。ただし個別の探索区域を割り当てると効率が向上すると判明する可能性があり，また分岐系内の多重接続のため追加ビットの保存が要求されたりサーベイ後のデータ圧縮が必要となったりするかもしれない。

8.2.3 ナビゲーション的消化管撮影法

医療ナノロボットは消化管－口に始まり肛門に終わる長さ約 6 メートルの筋結織膜性の消化のための管－を介しても人体にアクセスすることができる。消化器系は付属腺と副器官とともに食物の摂取，咀嚼，消化，吸収，排泄をコントロールする。

消化管系の概算数量値を**表 8.8** に示す。（通過時間は正常な消化についてのものであり，便秘・下痢など病的状態は除外されている。）**図 8.16** に示す一般的な略図は，局所解剖学的には非常に単純である。消化管を構成するのは口，咽頭，食道，胃，小腸，大腸，直腸である。消化管に随伴して唾液腺，肝臓，胆嚢，膵臓の副組織構造および腺がある。管自体は放射方向に 4 層構造である。管腔面から粘膜層（表面の上皮と粘液・消化液を分泌する細胞），粘膜下層（血管・リンパ管を含む結合組織），筋層（輪層と縦層の平滑筋），漿膜層（壁側および臓側腹膜）となる。管，腺，筋全体が不随意神経または自律神経に支配されており，さらに消化管自体からのホルモンや体内の別の場所の腺により分泌されるホルモンにも影響される。

医療ナノロボットが消化器系の全長を航行するに従っての「眺め」を想像することは有益である。旅は口（口括約筋）から始まり，そこでは食物（典型的な粘度は 0.01〜100 kg/m-s[3309〜3313]）が咀嚼され，大唾液腺（**図 8.17**）3 組のうちの 1 つから分泌される唾液と混和される。（口唇腺，頬腺，臼歯腺，舌腺，口蓋腺からなる小唾液腺もある。）[935] ナノロボットはマップを参考とした後，最初に前下方の歯列弓の中の管（幅約 1mm，長さ約 25mm）を探査する。この管は

表 8.8. ヒト消化管の概算数量値 [750,853,863,870,874,2122]

消化器系要素	長さ(cm)	外径または幅(cm)	内部容積(cm^3)	管腔円柱(cm^2)	内容物通過時間	内容物の速度(cm/s)
口腔&咽頭	8	2-5	～50	～80	1-10秒	1-8
食道	25	1.3-2.5	～100	～200	5-20秒	3-5
胃	12	8	230-1000	～600	2-6時間	～0.001
幽門括約筋	0.3	1.3-2.0				
小腸	400	3-6	1100	～3500	3-5時間	0.03
十二指腸	25	3.8-6.0				
空腸	160	3.2-3.8				
回腸	215	2.5-3.2				
大腸	～150	5.0-7.5	300	～2000	10-20時間	0.004-0.008
盲腸	6	7.5				
虫垂	8-9	～0.8	0.07-0.60			
上行結腸	13-20	～7				
横行結腸	50	～6.5				
下行結腸	23-30	～6				
S状結腸	41	～5				
直腸	16-20	2.5-3.8	40	～100	～1時間	0.006
直腸管	13-16	3.8				
肛門管	3-4	2.5				
合計，平均または範囲：70 kgの成人男性について推定	～600	～3.5	1800-2600	～6500	16-32時間	～0.01

大部分が下顎骨の下に位置するクルミ大の顎下線につながる。顎下線は腺房と呼ばれる独立した小さな分泌単位が数千集まり構成されている。それぞれの腺房と微小管がサリボン（salivon）と呼ばれる単一の実質単位1個を形成する [935]。サリボンの内腔は流れ集まり，次第に大きな管を形成し（すべて収縮性の筋上皮細胞と基底板に囲まれている），最終的には口腔内に注ぐ主唾液腺に至る。我々の移動性のナノデバイスは舌の下を通過し，口腔底に位置する最も小さな線である舌下腺から伸びる複数の管（幅約0.5mm，長さ約5mm）を横切る。口腔内上面にある軟口蓋を登った後，ナノロボットは耳下腺－3組の大唾液腺のうち最大で，両耳の前下方にある腺－から伸びる1対の管（幅約1 mm，長さ約15～20mm）に到達する。

口腔粘膜に適用された機械的，熱的，化学的刺激に反応して，または心理的あるいは嗅覚的刺激の結果として，6個の大唾液腺により典型的には合計500～1500cm^3/日の唾液が産生される [749,751,1975]。無刺激の唾液流は覚醒中に10～50cm^3/時，睡眠中に1～2cm^3/時であるが [749,873]，摂食中には290cm^3/時にまで上昇することがある [585]。唾液の比重は1.01～1.02，平均粘度約4×10^{-3}kg/m-sであるが過食症患者では7.4×10^{-3}kg/m-sに上り [3306]，pHの平均値は6.8である（範囲5.6～7.6）[585,751]。これらの管を探索するナノロボットの動力とするのに大量の化学的エネルギー（6.3.4項）が利用できる－刺激後分泌ではグルコース1.96（1.13～2.81）$\times10^{-4}$g/cm^3，コレステロール7.5（2.5～9.0）$\times10^{-5}$g/cm^3，タンパク質2～4$\times10^{-3}$g/cm^3 [585,749]，無刺激分泌ではグルコース1×10^{-3}g/cm^3およびコレステロール8×10^{-3} g/cm^3がある [943]。

唾液は99.4%（99.1%～99.6%）が水であるが [585]，管からの分泌の組成はそれぞれの管内での位置によって，また各腺によってかなり異なるため，大雑把な化学的ナビゲーションに役立つ（8.4.3項）。例えば顎下線は内部の粘液細胞に由来するムコ多糖（ムチン）2.7（0.8～6.0）$\times10^{-3}$g/cm^3を分泌し，加えて重要な消化酵素であるプチアリン（唾液アミラーゼ）を漿液細胞から少量分泌する。これに対して耳下腺は純粋な漿液腺でムチンは分泌せず，一方舌下腺からの分泌は大部分が粘液である [585,863]。唾液微生物の数は約10^6/cm^3である [360]。

食物は咀嚼され，水分が加えられ，半流動状態に変えられた後，舌によって1～10cm^3の塊に丸められ [3312]，後方の咽頭へと押し込まれる（**図 8.11**）。嚥下（飲み込み）の動きの間，口蓋垂は後方の咽頭後壁へと押し付けられ，鼻道を閉鎖する。喉頭は挙上し，喉頭蓋は後方にたたまれて気管を覆う保護突起となる。食道が開いて食物を受け取り，収縮する筋の波が食物

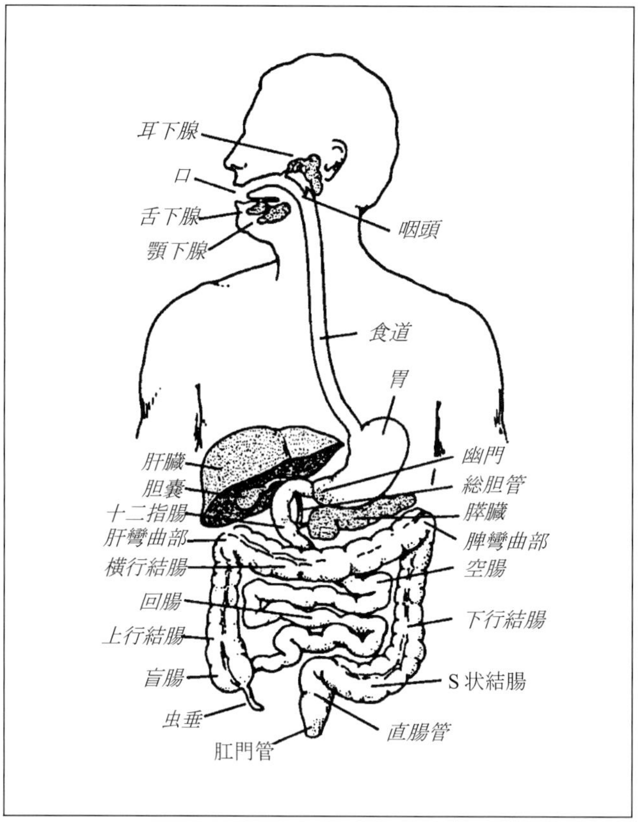

図 8.16. 口腔から直腸までの消化器系の概観（Janowitz[871]より再描画）

の塊を胃へと運ぶ。この波は非常に強く，少なくとも数グラムの負の垂直方向加速度に対抗することができる。食道内圧曲線により，正常な収縮は遠位食道で約190mmHg に上る[2122]。各回の嚥下とともに 2〜5cm^{3}の空気が取り込まれる[2180]。

口腔・咽頭と同様に，食道内面には粘液に覆われた重層扁平上皮層があり，粘膜の一部となっている。**図 8.18** は食道の横断面であり，放射状の伸展を可能とする多数の縦方向のヒダが示されている。食物が存在しない場合，食道の管はほぼ完全に押しつぶされて閉じているという点に留意されたい。飲食物の塊を通過させるためには容易に 1〜2cm の幅に拡張する。食道底部から胃への食物の移動は下部食道括約筋または噴門括約筋と呼ばれる筋肉の輪の開閉によってコントロールされる。食物の塊が接近すると噴門括約筋は弛緩し，開口部が広くなり，食物が胃の中へと勢いよく送り込まれる。正常な括約筋の圧は 10〜50mmHg である[2122,2180]。

胃は不整な洋ナシ形の袋であり，最下肋骨の水準に位置して上端は心臓の直下にある。中央部分（胃体），左側に風船状の部分（胃底），下右方向にくびれた部分（幽門，または器官の下四半部）がある。通常，胃の上部は胃が空のときにもガスによってやや膨らんでおり，このため噴門括約筋より上にわずかに突き出ている。しかしヒトが直立した状態で胃に食物が充満したときには，管状の形となってほぼ垂直の位置をとる。

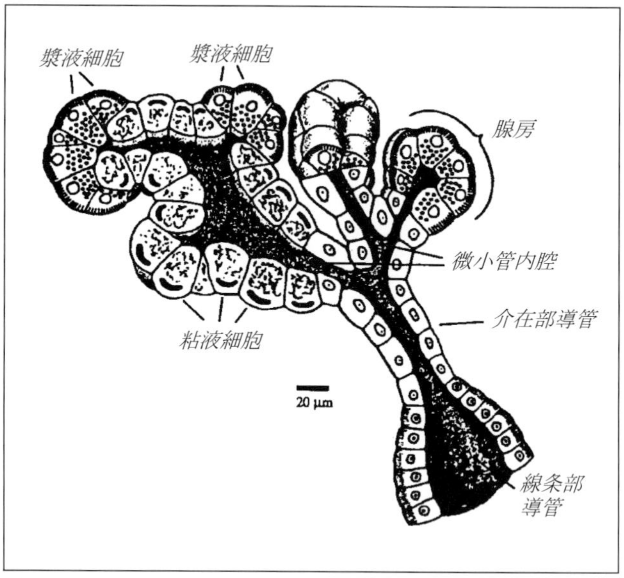

図 8.17. 顎下唾液腺末端部の中央断面（筋上皮は省略，Guyton[863]より再描画）

正常な男性の胃は伸展したとき 1000cm^3 もの飲食物を入れることができ，非常に大きな人では 1500cm^3 に上るが，新生児ではわずか約 60cm^3 である[863,870]。通常は 500cm^3 で満腹感が感じられる[863]。空の胃の内壁には粘膜皺と呼ばれる縦方向の伸縮ヒダがある。胃に食物が充満するに従い粘膜皺は平坦になって消失し，完全に充満したときには約 600cm^2 の平坦な胃粘膜表面となる。

胃内層の最も上の上皮層は厚さ数ミリメートルの粘膜である（**図 8.19**）。表面に並ぶ上皮細胞のほぼすべてが粘液を分泌する単層円柱粘膜細胞である。胃粘液は特に粘性が高く，厚さ約 50〜100µm[3165]，胃自体から分泌される消化液と酸のいずれに対しても抵抗性が高い。ほぼ不透過性の胃壁からの吸収はわずかであるが，少量の水，電解質，アスピリン・アルコールなどの一部薬物は吸収される。

粘膜には胃の分泌細胞が含まれており，小さな管状の単位に配置されて胃腺を形成する。この腺の中で主細胞または酵素原細胞が単層円柱細胞として小管の連続的な内層を形成しており，ペプシン・レンニン（キモシン）などの重要なタンパク質消化酵素，リパーゼ

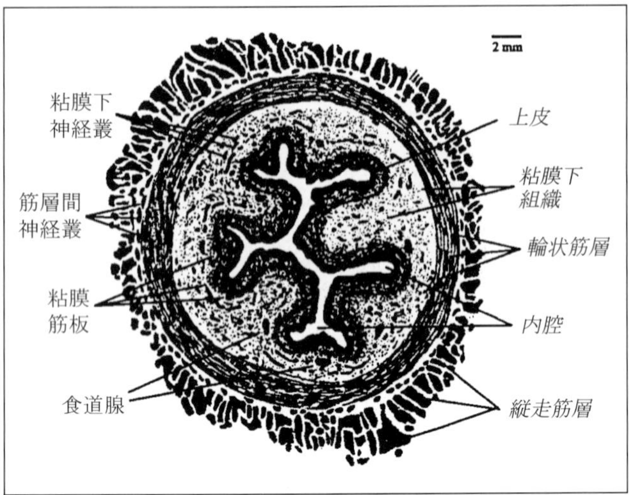

図 8.18. 食道の横断面（Guyton[863]より再描画）

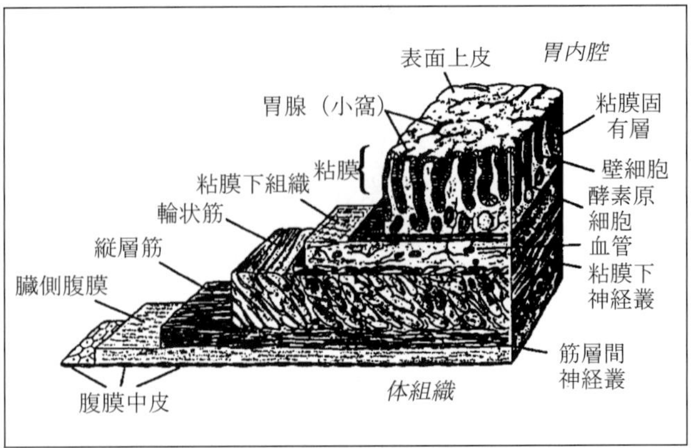

図 8.19. 胃内層の層（Guyton[863]より再描画）

などの脂肪消化酵素を分泌する。壁細胞は小管に沿って散在し，約 0.5%の塩酸溶液を分泌する[749]。胃の動きと胃液の分泌はともに神経叢によって，またガストリン・ヒスタミンなどのホルモンによって刺激される[751]。

毎日約3500万の胃腺から1000～3000cm^{3}の胃液が分泌される[1975]。長時間の絶食の後にも，50cm^{3}の残留物が胃の中に常に存在する[749]。若齢成人の分泌速度は空腹時に平均77cm^3/時（男性）および70cm^3/時（女性），睡眠中に54cm^3/時（男性）・38cm^3/時（女性），摂食後に114cm^3/時（男性）・99cm^3/時（女性）である[585]。（性差の原因の少なくとも一部は平均的な身体サイズの差である。）胃液の99%は水であり，比重約1.006（1.004～1.010），pH約2.0である[585,751]。胃液のグルコース含量は0.33～1.19×10^{-3} g/cm^{3}である[585]。

胃は一定時間空であると収縮し，不快な感覚を生じる（空腹時疼痛）。食物が摂取された直後にこの疼痛はなくなり，胃の中央部付近の収縮輪として胃蠕動が開始される。収縮輪は幽門に向かって進み，移動するに従いはっきりと深くなる。この混合する波は約 3 回/分で繰り返され，それぞれが発生部から幽門まで移動するのに約 1 分間を要し，このためヒトの胃には通常 3～4 個の移動する収縮波が同時に存在する。通常胃の中にはガスが閉じ込められているため，この食物の練合によって腹鳴が起こる。

十分にかき回された食物の混合物は糜粥と呼ばれるようになり，幽門弁から小腸の十二指腸部へと射出される。神経とホルモンのシグナル（例：エンテロガストロン）が主として十二指腸から，しかし一部は胃からも発せられ，幽門括約筋の収縮の程度をコントロールし，したがって糜粥が胃から小腸の十二指腸部へと移される速度をコントロールする。

幽門括約筋から約 8～10cm 下流で，巡航中のナノロボットは十二指腸乳頭と呼ばれる小さな隆起を調べるため停止する。乳頭の頂上にある開口部はオッディ括約筋を形成する筋線維に囲まれており，その先には幅 6mm のファーター膨大部と，様々な腺分泌物を十二指腸内に直接運ぶ幅約 3mm・長さ約 60mm の管である総胆管がある。ファーター膨大部から約 10mm 上方では膵管（ウィルズング管）が身体の左側へと方向を変えて膵臓に向かい約 15mm 走行し，膵臓内では臓器の長さの分だけ，さらに約 90mm 伸びる。一部の患者では，膵管より細い副膵管（サントリーニ管，膵頭から流出）が膵臓から約 15mm 走行し，十二指腸乳頭の約 25mm 上流で十二指腸へと注ぐ。幅約 2mm の膵管を約 1000～1500cm^3/日の膵液が通過する[853,1975]。膵液にはパンクレアチン，すなわちトリプシン（タンパク質を消化），リパーゼ（脂肪を消化），アミラーゼ（デンプンを消化）の 3 種類の消化酵素の混合物が含まれる。比重は約 1.008 であり，平均粘度は 1.61×10^{-3}kg/m-s（慢性膵炎患者では最大 5.8×10^{-3}kg/m-s[3315]），pH 7～8，グルコース含量は 0.85～1.8×10^{-4}g/cm^{3}である[585]。膵液はホルモンであるセクレチンからのシグナルを受けて流れる。セクレチンは十二指腸粘膜によって産生され，胃から部分的に消化された食物が入ってきたら直ちにメッセージが送られる。

ナノロボットはファーター膨大部から総胆管を約 55mm 上方に移動し，ボイデン括約筋を通過して胆管に遭遇する。胆管は幅約 2mm，長さ約 35mm の管で，分岐した右側はらせん弁を通じて胆嚢に直接つながっている。（身体の）左側への分枝は長さ約 25 mm の総肝管として続き，分岐して左および右肝管（幅約 2mm）となって肝臓へと直接つながる（8.2.5

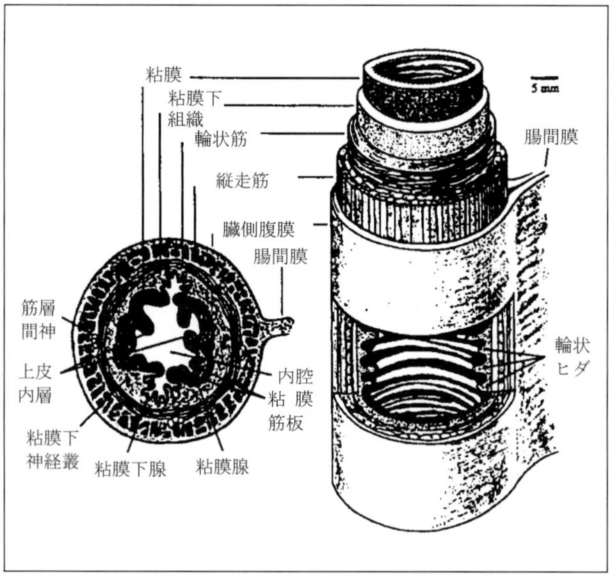

図 8.20. 小腸の層（Guyton[863]より再描画）

項）。左右肝管の長さは最大約 50mm である。一部の患者では肝臓と胆嚢管の間に直接の連絡も数ヶ所あり，ルシュカ管と呼ばれる[935]。

胆嚢は筋肉と膜で作られた長さ 7～10cm の洋ナシ形の袋で，下部肋骨の後ろ，肝右葉下側のくぼみに入っており，肝臓から連続的に分泌される胆汁の貯蔵器として働く。胆汁は胆嚢管内を胆嚢に向かう方向にも胆嚢から出る方向にも流れ，オッディ括約筋が開いているか閉じているかによって方向が変わる。肝臓からは 1 日に 800～1000cm^3 の胆汁が分泌されるが[853]，胆管を通して十二指腸へと送られる胆汁は約 500 cm^3/日しかない[870]。過剰量は胆嚢へと流れ，胆嚢内には胆汁の 10 倍濃縮液約 50cm^3 が保管される（過剰の胆汁から水と塩類の 90%以上が再吸収される）。胆嚢は胆汁が必要であるとのシグナルとして機能するホルモン・コレシストキニンによって刺激されたとき，壁内の平滑筋の収縮によって内容物を放出する。コレシストキニンのシグナルは小腸内の十二指腸乳頭を糜粥が通過したときに誘発される。恒久的に糞中に失われる胆汁は約 10%のみであり，90%は再吸収されて肝臓に戻る。

胆汁は苦い帯黄色の液であり，脂肪の乳化と消化を助けて小腸からの脂肪吸収を促進し，膵酵素リパーゼを活性化し，腸の動きを刺激し，腸管内容物の発酵を阻害する。胆汁の比重は 0.998～1.062 であり，絶対粘度は 0.843～2.343 $\times 10^{-3}$ kg/m-s，pH は肝胆汁で平均 7.5（6.2～8.5），胆嚢胆汁で 6.0（5.6～8.0）である[585]。肝胆汁には 1.7～5.2 $\times 10^{-4}$g/cm^3 の糖類と 1.2（0.8～1.7）$\times 10^{-3}$g/cm^3 のコレステロールが含まれるのに対し，胆嚢胆汁には糖類 8 $\times 10^{-4}$g/cm^3・コレステロール 6.3（3.5～9.3）$\times 10^{-3}$g/cm^3 [585] に加えて脂肪 0.3～3%が含まれる[749]。このため種々の胆汁は化学的ナビゲーション上識別可能である。

ナノロボットは小腸を下る旅を再開する。小腸は胃の幽門から大腸までずっと続き，腹腔の大きな部分を占めている。消化吸収全体の約 90%は小腸内でなされ，嚥下された唾液，摂取された水分，胃から分泌された酸性の液，胆汁と膵液の他，小腸自体の上部で分泌される液からなる流入水分 8～10 リットル/日のうち最大 6 リットル/日の吸収も含まれる。食物は波状の筋収縮によって進められ，この筋収縮は集合的に蠕動として知られている。収縮の波は非律動的に長さ 10～100cm の距離を進み，ときには小腸の全長を移動する。食物は不整な蠕動運動の内部で律動的な分節性収縮によっても分解される。この収縮は輪状筋の環状の収縮で頻度は 10～30 回/分，腸の上流側で高頻度である。

小腸は3つの明瞭な区間－十二指腸，空腸，回腸－を有する連続した管である（**表8.8**）。全長は約7メートルと報告されていることが多いが，この測定値はすべての筋緊張が失われた死体から採取された組織のものである。生体内の小腸の長さはわずか3～5メートルである[863]。十二指腸と空腸では粘膜下組織が隆起して恒久的な横走するヒダが連続しており，輪状皺壁，輪状ヒダまたはケルクリングヒダと呼ばれている（**図8.20**）。この隆起は食物が通過して壁が伸展しても消失せず，粘膜内で高さ約10mmに達することがある。腸管の全周にわたるヒダもあれば，部分的にしか伸びないものもある。輪状ヒダは幽門を過ぎてわずかに離れた部位から始まり，十二指腸の遠位側，空腸の近位側で数が多く，高くなっているが，以後は徐々に数が少なく，小さくなる。回腸中央までには完全に消失する。このため幽門からの距離についてヒダの数と深さを大雑把なナビゲーション上の表面マーカーとして利用することができる。輪状ヒダによって局所的な吸収面積が約3倍に増加し，また糜粥が下流へと進むにつれてらせん状に動かされるためさらに吸収が増強される[853]。これは旋条付きの内腔を通る弾丸が回転するのにやや似ている。ヒダのある小腸表面に沿って移動するナノロボットは，管の内腔（糜粥）内容物を通って直線に近い軸方向の経路をたどるナノロボットの3倍以上の距離を移動しなければならない。

十二指腸は小腸の最初の短い部分であり，膵頭を囲む馬蹄型をしている。酸性の糜粥はアルカリ性の膵液と胆汁に曝露した後中和される。このため糜粥の pH は十二指腸の長さに沿って上昇し，化学的ナビゲーション上有用と思われる事実である（8.4.3 項）。十二指腸腺（ブルンネル腺）は十二指腸にのみある。蛇行し，分岐した腺であり，粘液を含有する分泌物の pH は 5.8～7.6，比重 1.01 であり，3.61（0～31.5）$\times 10^{-4}$ g/cm^3 と非常に多様な濃度のコレステロールが含まれる[585]。非刺激時の合計分泌量は約 $30cm^3$/時であり，セクレチン刺激により $181cm^3$/時（男性）および 126 cm^3/時（女性）まで上昇する[585]。

空腸では脂肪，デンプン，タンパク質がそれぞれ最も小さな構成要素（または小ペプチド）にまで分解され，腸管の内層細胞によって吸収される。特に興味深いのは，糖類が吸収されるのは主として小腸の上流部，具体的には十二指腸と上部空腸という点である。このため糜粥中のグルコース濃度は空腸内で最高となり，以後急速に低下する。この理由は，あらゆる分子量のデンプンが空腸での吸収前に最も単純な糖類に酵素的に分解されるためであるが，ただし二糖類の吸収は単糖ほど容易ではない。コレステロールも主として空腸で吸収される。

回腸内では水が吸収され（約 0.07～$0.40cm^3/s$），またカルシウムや他のミネラル，ビタミン類（特にビタミン B_{12}）も吸収される。胆汁が再吸収され，肝門脈とリンパの胸管系を介して肝臓に戻される。脂肪の吸収も十二指腸・空腸より回腸のほうが早い。このような小腸の空間的な吸収特性の相違によって多くの管腔内化学勾配ができており，糜粥の流れとともに移動するナノロボットによる軸方向・放射方向両者の化学的ナビゲーションに役立つと思われる。

小腸表面をゆっくりと進むナノロボットは他に 4 つのソマトグラフィー的特徴に遭遇する。1 つは管腔壁全体に小節または濾胞の形で存在するリンパ組織である。腸管全体に孤立性の小節として認められ，粘膜組織まで伸びるものもあり，平均直径 0.4～2mm，数は 3～5 個/粘膜 cm^2，患者 1 人当たり約 2400～4500 個である[848]。ナノロボットが下流に移動するにつれて小節は大きく，数多くなる。集合小節は主として下部回腸に認められ，粘膜を貫通し，常に腸間膜の付着する線の反対側の腸管壁に位置する。この卵円形の集合物はパイエル板と呼ばれ，わずかに隆起した領域で長さ 12～38mm，幅 8～25mm，長軸に沿い下流に向かって配向している[874]。それぞれの板は 8～60 個の小節が様々な程度で癒合して形成されている[874]。患者 1 人当たり 20～30 個のパイエル板がある[874]。

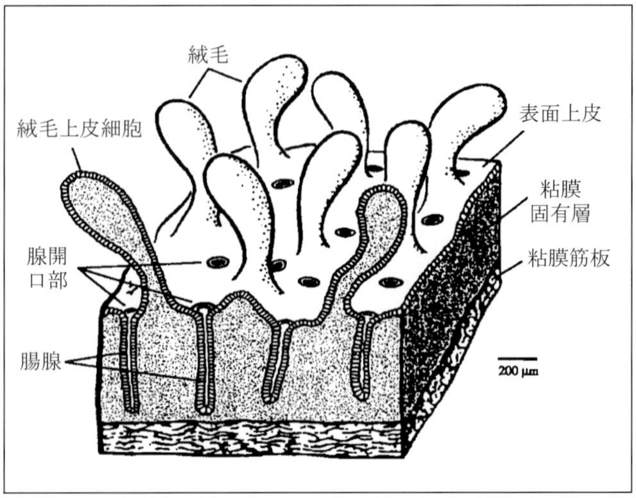

図 8.21. 小腸表面の拡大図（Mitchell および Arey[872] より再描画）

第 2 に，粘膜表面には約 1 億個の直径約 50μm の穴のような構造のくぼみがあり，腸腺またはリーベルキューン窩と呼ばれる **（図 8.21）**。深さは小腸源流付近の粘膜での 100μm から，下流に離れた大腸での 700μm までである[872]。腸腺からは合わせて 2～3 リットル/日の液が分泌される[853]。分泌液はアルカリ性（pH 約 7.6）の液であり，膵液にやや似ているが，腸管の粘液層から脱落して生じた細胞の破片をかなり含む。粘液と消化酵素も含まれており，膵液中のトリプシノーゲンを活性化するエンテロキナーゼ（トリプシノーゲンをトリプシンに変換する），ペプシンとトリプシンにより残されたタンパク質断片を分解するペプチダーゼ，マルトースをグルコースに分解するマルターゼ，スクロース（砂糖）を半分に分けてグルコースとフルクトースにするスクラーゼ，ラクトース（乳糖）をグルコースとガラクトースに分解するラクターゼ，2 種類の核酸分解酵素（リボヌクレアーゼおよびデオキシリボヌクレアーゼ）が挙げられる。腸の分泌活性は神経，ホルモン（例：エンテロクリニン），機械的刺激に影響され，ここでも多くのナビゲーション上有用な化学的勾配が得られる。

第 3 には，小腸粘膜全体に散在する約 500 万の腸絨毛がある **（図 8.21）**。それぞれの絨毛は粘膜から指のように伸び出たものであり，平均で幅約 200μm，長さ約 1000（範囲 500～1500）μm である。（比較のため挙げると，μm スケールのナノロボットは**図**

8.21 の点描の点のサイズに近い。）絨毛は回腸（約15～30 個/mm^2）より十二指腸・空腸（約 20～40 個/mm^2）で長く，数多く[848]，全体として小腸の有効吸収表面を約 $10m^2$ まで増加させている。近位十二指腸では木の葉型であり，上部空腸では舌型に変わり，最終的に回腸では細く指のような形となる[936]－高解像度のナビゲーションネットワークを用いるとおそらくすべてナビゲーション目的での形態的識別が可能である（8.3.3 項）。絨毛には栄養素吸収に適応した単層円柱上皮の皮があり，内部には毛細血管係蹄，中心リンパ（乳糜管）および結合組織がある。それぞれの絨毛には小さい縦型の平滑筋片も供給されている。空腹時，絨毛は粘膜表面に平坦に横たわっており，活動していない。消化中に腸管内容物に曝露すると直立し，律動的な短縮と延長によって鞭打つような動きをする。この動きによって血液とリンパの流れが促進され，直近にある腸管の液の攪拌により吸収の機械的な補助となる。

第 4 には，管腔内へと垂直に突出した微細な突起すなわち微小絨毛（**図 8.21** には示していない）からなる線条縁または刷子縁により，絨毛の吸収粘膜細胞に覆われた表面積も数倍に増加し，14～39 倍になると推定される。この部位の微小絨毛はサイズが極めて規則的であり，間隔は均等である。長さ約 1μm，直径約 0.1μm[848]，数は約 1000 本/細胞である[938]。

我々の旅するナノロボットは回腸を離れ，回盲弁（バウヒン結腸弁）を通って大腸（結腸）の源流に入り，盲腸へと移動する。回盲括約筋は通常わずかに収縮しており，糜粥の盲腸への通過を遅らせている。食事の直後には胃回腸反射によって回腸内に残っていた糜粥すべてが盲腸へと押し出され，回腸の蠕動が増強される。胃のホルモンであるガストリンでも回盲弁は弛緩する[853]。このため通常，回盲部にあるナノロボットは食物の摂取を推測することができ，盲腸が膨張した場合に回盲括約筋がさらに強く収縮しても可能である。多くの動物において球状の盲腸は発酵を行うことのできる貯蔵所である。ヒト盲腸にはもはや特定の用途はない。盲腸の底部（回盲弁から約 20～30 mm）には小さな虫垂，虫のような付属物が付着している。虫垂はねじれたコイル状の痕跡的な管であり，やはり有効な機能は果たしていないが，しばしば詰まって感染し，急性虫垂炎を起こす（1.2.2 項も参照）。

大腸内ではほとんど消化は行われない。結腸の任務は糜粥から残った液と電解質の大部分を吸収することである。毎日約 $2000cm^3$ のゆるく水分の多い物質が上行結腸内で脱水・凝縮され，横行結腸に一時的に保存される。1 日に結腸に入る 500～$1500cm^3$ の水分のうち約 $100cm^3$ を残してすべて吸収され，大部分が盲腸と上行結腸で吸収される[853,2180]。

構造的には，結腸管は平行したヒダが寄せられ，結腸膨起として知られる小嚢となっており，管の軸に沿って走行する長さ約 16mm の区分ができている。それぞれの結腸膨起は向かい合う半月状のヒダ（外表面の折り目に相当する）により内部で境界されており，このヒダは側方の加速度に対して糞を安定に保つ機械的整流装置の役目を果たしている。結腸陥凹の膨起収縮からなる混合運動があり，小腸の分節性収縮にやや類似する。1 日に 3～4 回大規模な蠕動運動が起こり，横行結腸の中央から開始する波長の長い収縮で横行結腸のかなり凝集した内容物を下行結腸と S 状結腸へと送り込む。胃の中の食物によってこの反射運動が誘発される。一般的に，1 分間に 3～12 回収縮する穏やかな蠕動運動を除き，大腸は食事と食事の間には動かない[855]。

結腸の粘液性上皮には柱状細胞の単層があり，その一部は特殊化して単細胞の粘液線（杯細胞）となっている。結腸によって糞が粘液の薄い層で覆われ，滑らかな移動が確保される。（結腸粘液層の実験的に測定された平均厚さは上行結腸の 107μm から直腸の 155μm へと次第に増加するが[3317]，アメーバは結腸粘液層を容易に通過する[3316]。）大腸に絨毛はなく，輪状ヒダもないが[750]，結腸表面の吸収性細胞には薄い線条縁（微小絨毛）がある[935]。腸腺が存在するが，分泌されるのは主として粘液である。散在する孤立性小節としてリンパ組織が存在するが，集合小節はない。

細菌集団[2198]もナビゲーション上重要である。食道から回盲弁まで，上部消化管に生菌はほとんどなく比較的無菌である。これは，食物の分解を早めることが主目的である胃酸が微生物の増殖を阻止する消毒剤としても作用するためである。しかしヒトの結腸には少なくとも 400 種の細菌が入っており[360,3050]，そのうち約 15 種類が腸管微生物叢の大半を占めている。この細菌類が残った炭化水素を発酵分解し，過剰のビタミン類（例：ビタミン K および B_{12}）と有用なアミノ酸を産生して結腸から吸収される。このため関係は極めて共生的である。結腸内物質の約 3 分の 1 は微生物の集団であり，便の最大半分は細菌からなる。

移動中のナノロボットはS状結腸を通過し，最後に直腸に入る。直腸の筋肉壁は結腸より強く，肛門管の筋肉壁はさらに厚い。直腸には 3〜4 個の三日月形のヒダ（ヒューストン弁）があり，これによって糞便の重量が支えられ，肛門に向かう移動が阻止されている。肛門では糞便が存在すると排泄を要求する感覚が刺激される。肛門は内外2つの括約筋により保護されている。内括約筋（不随意）は筋層の輪状線維の肥厚によって形成される平滑筋組織である。外括約筋（随意）は直腸の下端を取り囲む独立した筋によって形成される横紋筋線維である。排便行動の前に，外肛門括約筋の弛緩と通常はいきみの運動による腹部内容物の圧迫を伴う随意の努力がある。続いて蠕動運動の波が結腸に現れる。結腸脾曲から肛門までの遠位結腸全体が1回で空になると思われる。便通の正常な頻度は一般集団内で1週間に 3〜12 回である[2180]。

1日に排泄される 100〜200g の糞は 65〜75%が水であり，脂肪性物質 5〜10%，菌体 20〜50%，正常な pH は 7.0〜7.5 である[585,749,2180]。絶食中であっても1日に 7〜8g の糞が排泄される。（更なる詳細については第 26 章）正常な便の暗褐色は，胆汁色素のビリルビンに対して細菌が作用した結果の還元産物であるステルコビリンとウロビリンが主な要因である。糞の粘性の第1の要因である高分子量画分は細菌のペプチドグリカンである[3308]。

排便には腸内ガスの脱出，すなわち放屁が随伴したり，先行したりする。正常なガス量は 500〜1500 cm^3/日であり，正常な頻度は1日 6〜20 回である[2180]。放屁の約 500cm^3 までが嚥下された空気に由来する窒素といくらかの酸素である。嚥下された空気が結腸まで下行するのに約 10 分間を要する[873]。放屁には二酸化炭素，可燃性の水素とメタンなどの他のガスも含まれる。不快な糞の臭いは，細菌の作用によりアミノ酸分解時に産生されるスカトールとインドールが主な原因であるが，硫化水素とメチルメルカプタン（高タンパク食で強くなる）も一因である。このような化学物質はすべて消化管を移動する医療ナノロボットによりリアルタイムで定量することができる（4.2 項）。

約 $(200\mu m)^2$ の絨毛までの解像度を有する円柱状の消化管内腔表面約 0.65m^2 の単純なマップ（**表 8.8**）に必要なのは約 1600 万ピクセルのみ，8 ビットのピクセルを仮定して約1億 3000 万ビットである。このデータの保存はハイドロフルオロカーボンのメモリーテープ約 0.005μm^3 上にコンパクトにエンコードすることができ（7.2.1.1 項），体積約 0.01μm^3 または約 $(0.2\mu m)^3$ のストレージ装置として µm スケールのナノロボットに搭載できると思われる。吸収表面約 10m^2 の約 $(20\mu m)^2$ の細胞レベルまで解像される完全なマップ（刷子縁を除く）には約 250 億ピクセル，または8ビットのピクセルを仮定して約 0.2 テラビットを必要とする。

8.2.4 ナビゲーション的骨造影

骨格は単独で最大の器官系であり，人体の全質量の約 14%，航行可能容積の約 11%を占めている。骨格は必須器官を支え，保護する－頭蓋は脳を保護し，脊柱は脊髄を守って直立姿勢を維持し，肋骨は心臓・肺・肝臓を覆い，骨盤骨は腎臓と内生殖器を保護している。

骨の総数は年齢によって変動する。出生時，人体には約 270 の骨が含まれる。乳児期に少数の分離した部分が接合して単独の骨となるため，骨の数はわずかに減少する。若齢の小児期から思春期の間，手首と足首の骨が発達するにつれて骨の数は増加する。青年期後，独立した骨が徐々に癒合するに従い骨の数は再び着実に減少する。

成人の骨格（**図 8.22**）は 206 の骨からなる。すなわち 28 の頭蓋骨（頭骨 8，顔面骨 14，耳小骨 6），頚部の馬蹄型の舌骨（首吊りや絞殺の被害者で折れる，**図 8.11** 参照），26 の椎骨（頚椎 7，胸椎 12，腰椎 5，5 個の椎骨が癒合した仙骨 1，4 個の椎骨が癒合した痕跡の尾である尾骨 1），24 の肋骨と1個の胸骨，肩甲帯（体内で最も頻繁に折れる骨である鎖骨 2，肩甲骨 2），骨盤帯（癒合した骨 2），四肢のそれぞれに 30（合計 120）である。対となった骨は両側に肋骨 12 組，手根骨 8 組，手骨 5 組，指節骨 14 組，距骨 7 組，足骨 5 組，趾節骨 14 組，耳小骨 3 組と，頭頂骨・側頭骨・口蓋骨・涙骨・鼻骨・上顎骨・頬骨・下鼻甲介・鎖骨・肩甲骨・寛骨・上腕骨・内および外前腕骨・大腿骨・膝蓋骨・腓骨・脛骨がある。様々な数の種子骨もあり，数は 8〜18，ある種の腱の中に埋没した小さな円形の塊で通常は関節に関連する。

骨格の合計質量は約 10,000g である。骨格密度の平均は約 1.45g/cm^3 であり，したがって総体積は約 6875cm^3 である（**表 8.9**）。骨の総外表面積は約 1m^2 であり，25 億ピクセルを用いて約 $(20\mu m)^2$ の細胞水準の解像度でマッピングされることとなり，8 ビットのピクセルを仮定するとオンボードのナノロボットメモ

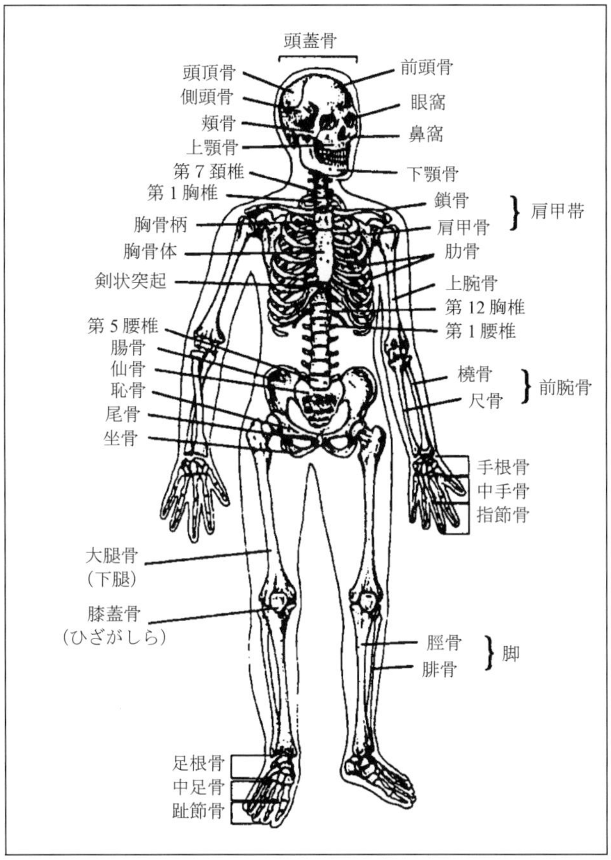

図 8.22. ヒト骨格の前面像（Guyton[863] より再描画）

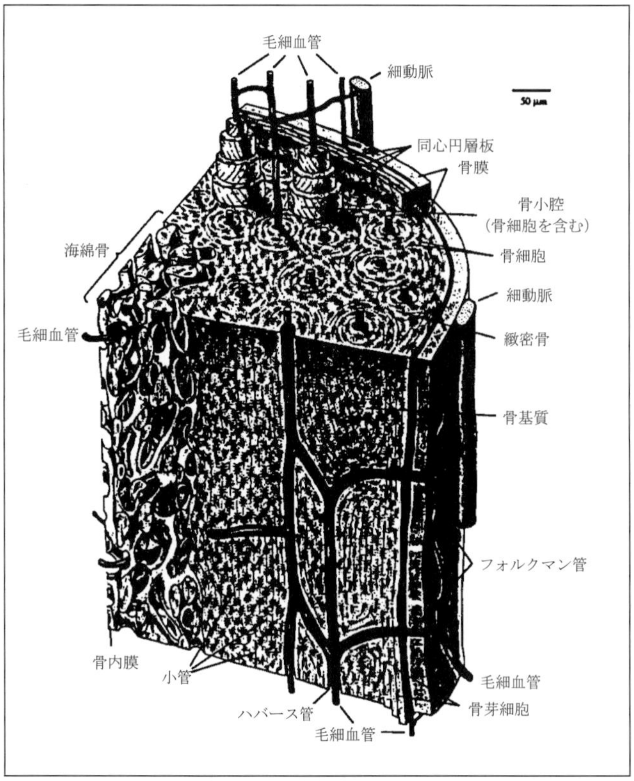

図 8.23. 骨の内部細胞構造（Guyton[863] より再描画）

リー約 0.02 テラビットが必要である。

興味深いのは医療用ナノデバイスが進むこととなる骨の内側空間である。骨は主として長さ約 50nm の大理石に等しい硬さの非常に密なカルシウム塩の結晶（大部分がヒドロキシアパタイト，骨の質量の約 45%）から構成されており，この結晶は極めて強い幅約 200nm の膠原線維を多数含有する骨基質によってまとめられ，骨基質内の膠原線維はときに「基質」と呼ばれるムコ多糖のセメントで密なマット状に配列されている。生きている骨では重量の約 25%が水であり，さらに約 30%は有機物である[870]。

この無機質構造の中に 3 種類の骨の細胞が埋め込まれている[863]。骨芽細胞は骨基質を組み立てる物質を分泌するもので，骨の外表を覆い，また骨の内腔表面の多くの部分も覆っている。骨細胞は骨の細胞型として最も数の多いものであり，骨芽細胞が骨小腔と呼ばれる小さく不整な基質腔内部に閉じ込められたときこの細胞から派生する。とらえられた細胞が骨細胞に変化した後，新たな骨は形成されなくなるが，正常な骨代謝は引き続き支持される。最後が破骨細胞であり（内部の骨小腔表面の約 3%を覆う大きな多核細胞），修復が必要なときに古い骨を除去する。破骨細胞は細胞外液に余分のカルシウムイオンが必要なとき，副甲状腺（内分泌）ホルモンに刺激されて骨吸収を起こす。骨は継続的に再吸収され，再建されてその構造的完全性を維持している。

緻密骨の大部分は，骨の外表面も栄養素を供給する内部の血管周囲も同心性の層，すなわち骨層板として構築されている[863]。**図 8.23** は骨の層状構造を図示したものであり，骨細胞を含む骨小腔（不整な空間）が連続した層の間にあり，1 つの層から別の層へ，また小腔間で幅平均=約 0.3μm（範囲 0.1～1.0μm）の小さな液の充満した小管によって相互に連絡されているのが示されている[935-936]。最も大きな（ハバース）管はそれぞれの同心円状層板システムの中心にある。ハバース管は幅約 20μm であり，血管，リンパ管，神経を通し，また小管を介して骨小腔を連絡する。すべての骨細胞は毛細血管から約 200μm の範囲内に存在する[936]。ハバース系全体によって栄養素とカルシウムが骨の内部容積内を流れることができ，医療ナノロボットが骨の細胞と基質材料に直接アクセスするのに利用できる便利な航行可能チャネルとなる。

緻密骨（身体の主要な構造支持強度を提供する）はすべての骨の外側に形成されている。深い内部においては緻密骨より空間が大きく粗い格子状となり，海綿骨または海綿質骨と呼ばれる。しかし海綿骨の固体部分は緻密骨と同様の内部構造を有している。四肢の長骨においては，骨端（末端の節）は緻密骨の薄い層で覆われた海綿骨からなる。骨幹（中央の軸）はほぼ完全に，髄を入れた腔を囲む緻密骨からなる。腱と靭帯の付着点を除き（軟骨が置換している），骨膜，すなわち栄養素を運び骨の表面を被覆する膜によって骨全体が覆われている。骨膜には血管のある密な線維組織からなる外側の線維層と，多くの線維芽細胞を含む内側の造骨層がある[750]。骨膜を走行する血管はフォルクマン管と呼ばれるチャネルを通って骨に入り，ハバース管に出入りする。ヒトにおいては，骨に真の空隙はほとんどない。

骨髄は海綿骨の空間と長骨の髄腔（骨髄腔）に充満する。血管が存在する細網組織の支持枠と様々な発達段階にある血球からなる。骨内膜と呼ばれる薄い膜は骨膜より脆弱であるが構造的には類似しており，髄腔を覆っている。成人には赤色骨髄と黄色骨髄がある[750]。赤血球と一部の白血球は赤色骨髄で形成される。新生児ではすべて赤色骨髄であるが，成人で赤色骨髄が存在するのは長骨の近位骨端などの海綿骨，また胸骨，肋骨，椎骨，頭骨の板間層である。黄色骨髄には多くの脂肪細胞が含まれ，長骨の髄腔に存在し，マクロファージと顆粒白血球を産生する。成人の身体には約 3 kg の骨髄があり[817]，約 2400cm^3 の体積を占める。

骨の毛細血管密度は 100/mm^2 未満と比較的低いが[832]，合計では約 3×10^8 の骨格毛細血管，血管系全体では合計内腔面積=約 8m^2 が含まれ，細胞水準の解像度で約 0.16 テラビットの血管マップが必要となる。骨格系全体の個々の骨細胞を識別する完全な細胞マップには約 1 テラビットが要求される。

骨格系の中で興味深い航行可能容積はヒトの脊柱であり，平均長さは男性 71cm，女性 60cm で変動は極めて小さい[870]。それぞれの椎骨の椎体には環状の神経弓があり，その中を脊髄が通っている。脊髄は長さ=約 46cm，直径=約 1cm であり，脳と延髄から大後頭孔を通って下行し，脊柱の陥凹を通り，第 1 腰椎と第 2 腰椎の間のレベルに到達するまでに 31 対の脊髄神経を分岐する。このレベルで脊髄の下端は次第に細くなり，脊髄円錐と呼ばれるようになる。脊髄自体（**図 8.24**）の構造は中心に H 型の灰白質があり，前神経根（運動コントロール）として前方に伸び，後神経根（感覚）として後方に伸びている。この中を充実性の白い神経線維の道が脳から下行し，また脳へ上行している。

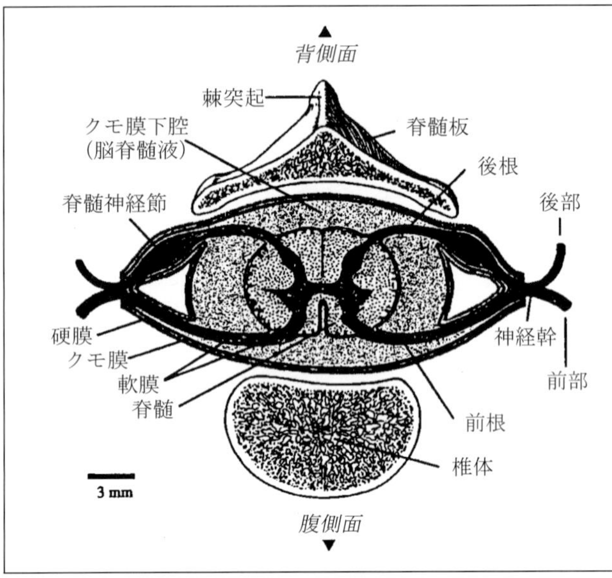

図 8.24. 脊髄の横断面（Millard, King, および Showers[750] より再描画）

脳脊髄液（CSF）は脳室と脊髄周囲のクモ膜下腔を満たす。主として第 4 脳室脈絡叢（大きな帯赤色の房状の器官）で作られる。脈絡叢は血管が豊富であり，脳室の腔との境界は分泌細胞の単層のみであるため，医療ナノロボットにとっては CSF への容易なアクセス経路となる（第 16 章）。CSF は脳で作られると，後に脳内のクモ膜絨毛によって大部分が再吸収されるが，少量が脊髄に沿って下流へとゆっくりと流れ，脊髄領域全体でクモ膜絨毛によって吸収される。とりわけ，CSF は「脳の排液システム」とみなされており，大雑把には尿と似ており，液量の全体が約 30,000 秒に 1 回置換される。

人体には 90～150cm^3 の脳脊髄液が含まれ，正常時には平均圧 11mmHg に維持されている（範囲 5～13 mmHg[1712]）。液は透明で水様であり，正常時に白血球 1～10/mm^3 を含み（すべて単核球），化学組成は血漿に類似するがタンパク質含量は血漿の 0.4%しかない。最初の推量の目的には，ほぼ血液の無タンパクろ液とみなすことができる。脳脊髄液の比重は 1.007（1.0062～1.0082），310K における粘度は典型的には 0.7～1×10^{-3}kg/m-s[3325]，pH の平均は 7.4（7.35～7.70）であり，全固形分=約 1%（0.85～1.7%），グルコース 6×10^{-4}g/cm^3，コレステロール 2.4～5.0×10^{-6}

g/cm³ であるがアセチルコリン・フィブリノーゲンは含有されない[585]。タンパク質含量は脳室内での 1.0×10^{-4}g/cm³ から上部脊柱の槽での 1.5×10^{-4}g/cm³，腰椎での 2.5（2.0〜4.0）$\times10^{-4}$ g/cm³ の高さへと上昇する[585]－有用な化学的ナビゲーション勾配となりうる。

人体の約 150 の骨関節は自由に動かすことのできる可動関節である（**図 8.25**）。球窩関節，鞍関節，約 40 の蝶番関節[870]，車軸関節がある。可動関節においては，2 個以上の骨が関節包または線維嚢と呼ばれる線維組織の帯に取り囲まれて一体化している。関節包の内層は滑膜であり，並置された骨の末端は関節軟骨と呼ばれる硝子軟骨の層で覆われている。関節包には帯状の靭帯が織り込まれて補強され，強度が増している。関節腔はときに伸展して嚢または陥凹，あるいは交通性滑液嚢となり，袋の形は膝関節に見られるように，動きによって変化する。

滑液は関節を潤滑し，栄養物を供給する液であり，滑膜から滲出し，関節包の内腔に充満する。人体の関節のすべての中に合計約 30cm³ の滑液があると思われる。滑液は無色で粘着性の，卵白に似たムチンを含有する物質である。ヒトの膝には平均浸透圧 11mmHg（9〜13mmHg）で約 1.1cm³（範囲 0.13〜3.5 cm³）の滑液が入っている。比重は約 1.008〜1.015，絶対粘度は大きく変動するが平均=約 160（4〜800）$\times10^{-3}$ kg/m-s であり，pH 7.39（7.29〜7.45），全固形分 3.4%（1.2%〜4.8%），グルコース $0.7\sim1.0\times10^{-3}$ g/cm³，ムチン 8.5×10^{-3}g/cm³ でフィブリノーゲンは含有しない[585]。

体内には約 140 の嚢（滑液包）もあり，摩擦が起こるあらゆる線維性組織に存在するが，おそらく少なくとも約 20cm³ の滑液が別に含まれる。最もよく知られているものとして肩の筋肉の下にある三角筋下包，膝蓋骨の前に位置する膝蓋前皮下包，踝の背面の踝骨とアキレス腱の間にあるアキレス腱の滑液包が挙げられる。

8.2.5　臓器撮影およびヒストナビゲーション（組織航法）

体積で測定すると，典型的な約 0.06m³ の成人男性の身体には約 38%の水和タンパク質，約 15%の脂肪，約 14%の拡大可能容積，約 13%の体液が含まれる。さらに重要なことに，決まりきったことではあるが，皮膚と血液を含めた場合，人体の体積の約 60%が明確に定義され高度に特殊化した器官で構成されている（**表 8.9**）。

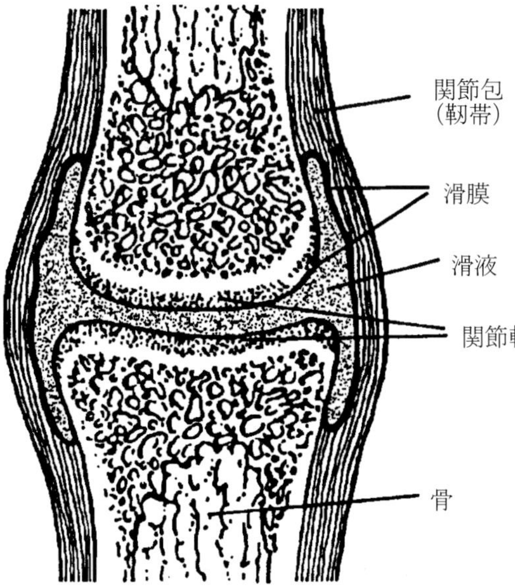

図 8.25.　可動関節の図解（Millard, King, および Showers[750] より再描画）

ここまでの項では，巡回する医療ナノロボットによってすべての器官にアクセスすることのできる多くの物理的経路について説明した。このような経路のそれぞれを記載した単純なマップは，適度なオンボード型データストレージバジェットに入れてナノデバイスで利用可能とすることができる。

マップの解読と，約 3μm 精度までの正確な位置ナビゲーション（8.3.3 項）に加え，ナビゲーションネットワークの助けを借り，人体全体に存在する様々な非対称性を検出することによってナノロボットは目的とする器官に到着したことを検証することができる。平凡な例として，心臓は大部分が胸部の左側にあり，一方肝臓は大部分が右側にある*。大きな右肺には 3 つの肺葉と 10 の二次気管支区域があるのに対し，左肺には 2 つの肺葉と 9 の二次気管支区域しかない。左心室の筋肉壁の厚さは右心室の 2 倍である。肝の右葉は左葉よりはるかに大きく，全く違う形である。右耳の感度は統計的に左耳よりわずかに高く[827]，疑いなく小スケールの解剖学的非対称性が関与する。顔面の左半分と右半分では相貌がはっきり区別される。

*通常，主要な肝葉は腹部の右側にあり，脾臓は左側にあるが，約 10,000 人に 1 人が先天的に内臓逆位症－これらの器官の左右位置が逆転－である[1127]。

第8章

表 8.9. 人体器官の重量，体積，スケールサイズ [585,749,817,854,881,1973]

体液，組織，器官，または器官系	総重量（g）	総体積（L^3～cm^3）	器官当たりサイズスケール（L～cm）
平均的な成人男性の身体	70,000	60,000	約 40
筋	30,000	23,000	--
脂肪	10,500	12,000	--
外皮（合計：）	6,100	5,500	--
皮膚	2,000	1,800	--
皮下組織	4,100	3,700	--
骨格（合計：）	10,000	6,875	--
皮質骨	4,000	2,235	--
赤色骨髄	1,500	1,200	--
黄色骨髄	1,500	1,200	--
軟骨	1,100	845	--
骨梁骨	1,000	670	--
関節周囲骨	900	725	--
リンパ	約 2,000	約 2,000	--
リンパ系組織	1,400	1,350	--
消化管	2,000	1,800	--
内容物（糜粥/糞）	約 2,000	約 2,000	--
血管	1,800	1,700	--
内容物（血液）	5,600	5,400	--
肝臓	1,650	1,470	11.7
脳	1,400	1,350	11.1
神経幹	340	330	--
脳脊髄液	90-150	90-150	--
脊髄	38	36	--
肺（2）	825	775	9.8
内容物（空気）	約 7.7	約 6,000	--
心臓	330	300	6.7
房室容積	--	450	--
腎臓（2）	300	270	5.2
脾臓	155	145	6.6
膀胱	150	140	約 12
内容物（尿）	約 500	約 500	--
消化液	約 150	約 150	--
膵臓	110	100	4×15
唾液腺（6）	50	48	2.0
滑液	約 50	約 50	--
歯（32）	42	14	0.8
甲状腺	40	36	3.3
睾丸（2）男性	40	37	2.6
子宮（処女/妊娠後）	35/110	30/100	約 5
眼球（2）	約 12	10.8	2.4
毛髪（平均的なカット）	21	16	--
前立腺	20	18	2.6
副腎（2）	20	18	2.1
胸腺	16	14	2.4
卵巣（2）（女性）	8	7.2	1.5
胆嚢	7	7	3×8
内容物（胆汁）	約 50	約 50	--
手足の爪（20）	1.1	0.9	0.3
脳下垂体	0.61	0.57	0.8
松果体	0.2	0.18	0.5
副甲状腺（4）	0.15	0.14	0.3

70 kg の成人男性について推定

表 8.10. 様々なヒトの器官におけるビタミン濃度[585]

ヒトの組織	チアミン (g/cm^3)	リボフラビン (g/cm^3)	ナイアシン (g/cm^3)	ビオチン (g/cm^3)	イノシトール (g/cm^3)	パントテン酸 (g/cm^3)
血清	0.01-0.09×10^{-6}	0.03-0.04×10^{-6}	0.02-0.15×10^{-5}	0.09-0.16×10^{-7}	0.03-0.07×10^{-4}	0.06-0.35×10^{-6}
全血	0.03-0.10×10^{-6}	0.15-0.60×10^{-6}	0.5-0.8×10^{-5}	0.07-0.17×10^{-7}	--	0.15-0.45×10^{-6}
乳腺	0.43×10^{-6}	2.4×10^{-6}	1.0×10^{-5}	0.4×10^{-7}	2.7×10^{-4}	3.9×10^{-6}
皮膚	0.52×10^{-6}	1.2×10^{-6}	0.86×10^{-5}	0.22×10^{-7}	2.0×10^{-4}	3.1×10^{-6}
回腸	0.55×10^{-6}	4.2×10^{-6}	1.9×10^{-5}	0.6×10^{-7}	7.5×10^{-4}	5.3×10^{-6}
胃	0.56×10^{-6}	5.2×10^{-6}	1.9×10^{-5}	1.9×10^{-7}	7.6×10^{-4}	6.1×10^{-6}
卵巣	0.61×10^{-6}	4.3×10^{-6}	1.8×10^{-5}	0.25×10^{-7}	5.8×10^{-4}	3.9×10^{-6}
精管	0.69×10^{-6}	1.0×10^{-6}	0.92×10^{-5}	0.15×10^{-7}	<1.0×10^{-4}	2.0×10^{-6}
睾丸	0.80×10^{-6}	2.0×10^{-6}	1.6×10^{-5}	0.9×10^{-7}	16.0×10^{-4}	5.0×10^{-6}
結腸	1.0×10^{-6}	2.1×10^{-6}	1.3×10^{-5}	0.9×10^{-7}	7.8×10^{-4}	5.0×10^{-6}
脾臓	1.1×10^{-6}	3.6×10^{-6}	2.3×10^{-5}	0.6×10^{-7}	10.3×10^{-4}	5.4×10^{-6}
骨格筋	1.2×10^{-6}	2.0×10^{-6}	4.7×10^{-5}	0.35×10^{-7}	4.5×10^{-4}	12.0×10^{-6}
平滑筋	1.2×10^{-6}	2.3×10^{-6}	3.1×10^{-5}	0.6×10^{-7}	5.8×10^{-4}	6.2×10^{-6}
肺	1.5×10^{-6}	1.9×10^{-6}	1.8×10^{-5}	1.9×10^{-7}	4.0×10^{-4}	5.0×10^{-6}
副腎	1.6×10^{-6}	8.2×10^{-6}	2.4×10^{-5}	3.5×10^{-7}	6.9×10^{-4}	8.0×10^{-6}
脳	1.6×10^{-6}	2.5×10^{-6}	2.0×10^{-5}	5.8×10^{-7}	15.1×10^{-4}	15.0×10^{-6}
肝臓	2.2×10^{-6}	16.0×10^{-6}	5.8×10^{-5}	7.4×10^{-7}	6.6×10^{-4}	43.0×10^{-6}
腎臓	2.8×10^{-6}	20.0×10^{-6}	3.7×10^{-5}	6.7×10^{-7}	12.4×10^{-4}	19.0×10^{-6}
心臓	3.6×10^{-6}	8.3×10^{-6}	4.1×10^{-5}	1.7×10^{-7}	5.0×10^{-4}	16.0×10^{-6}

そのような肉眼解剖学的測定以外に，ナノロボットが体内での組織学的位置を決定するには多くの他の（そしてより便利な）方法がある。例えば腎臓内部の組織圧（ナノロボットには容易に測定可能）は隙間のない腎皮膜より低く，また脳の内部の組織圧は周辺の脳脊髄液より低い[363]（8.4.2 項も参照）。音の速度は組織ごとに著しく異なる（**表 6.7**）。例えば音響放射体とほとんどナノセカンドの精度をもつクロック（10.1 項）を装備したナノロボットのグリッドは約 100μm のグリッド距離にわたり脳内での音速（1550m/s），また腎臓（1575m/s），筋肉（1600m/s）内での音速を測定し，識別することができる（8.3.3 項）。ヒトの眼の中では 20MHz で最高の音響的音速が強膜で測定される（1597±20.3m/s）。水晶体は眼の中で最大の減衰を示す[483]。

それぞれの組織には光学波長についても独特のスペクトル透過特性がある。例えば肝臓は光の吸収においても組織による光散乱特性においても腸とは異なり（4.9.4 項），組織間の自動弁別を実行可能としている[738]。散乱測定でも吸収測定でも確実な組織弁別には少なくとも約 100μm の光路長（細胞=約 5 個分の幅）が必要であり，複数のナノロボット間で時間調整された試験パルスを用いる共同行動が必要である。約 1μm^2 のエミッターを用いて最大約 10^7 個の光学的フォトン/秒を全方向に発生させる約 1pW の放射体動力供給により，約 100μm 離れた位置にある約 1μm^2 の受信装置にはフォトン約 10^3/s が伝達され（7.2.3 項），組織タイプの弁別には十分である。組織は細胞膜の電気伝導度に基づき区別することもできると思われる（4.8.7 項）。

それぞれの器官には独自の巨視的な化学的特性がある。例えば脳下垂体前葉（腺性下垂体）はソマトトロピン（成長ホルモン），甲状腺刺激ホルモン（TSH），副腎皮質刺激ホルモン（ACTH），卵胞刺激ホルモン（FHS），黄体形成ホルモン（LH）を含む内分泌ホルモンが特に豊富である。これに対して脳下垂体の後葉（神経性下垂体）はオキシトシン・バソプレシンなどの神経ペプチドが豊富である[750]。ヒトの脳組織内の灰白質，白質，ミエリンの脂肪組成は特徴的である[1014]。

場合によっては，ビタミン濃度の局所分布だけで証拠となることがある。**表 8.10** には様々な組織についてビタミン濃度を示しており[585]，細胞内液中に存在する化学的変動を反映していたり，構成細胞の差であったり，あるいはこの両者であったりする。チアミン（B_1）は遊離体として，またリン酸化して[749]心臓，肝臓，腎臓内に高濃度で存在し，少量が胃と皮膚に存在する。リボフラビン（B_2）は腎臓と肝臓に他の部位

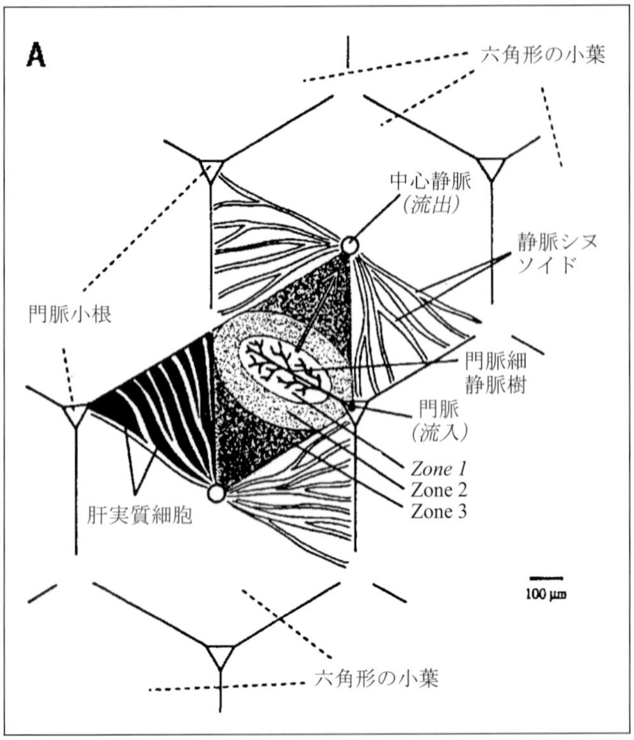

図 8.26A. 肝臓内の六角形小葉の幾何学的配置（Cormack[936] より再描画）

より大量が貯蔵されている。ナイアシン（B_3）は肝臓と骨格筋に多い。イノシトールは脳，腎臓，脾臓内に最も高濃度で存在する。コバラミン（B_{12}）は主として肝臓，腎臓，肺，脾臓に貯蔵されている[752]。ビタミン A（レチノール）は脂溶性であり，主にエステル型として肝臓に貯蔵されているが，肺と腎臓内にもある[749]。水溶性のビタミン C（アスコルビン酸）は代謝活性が高い組織に最も高濃度で存在し，顕著なのは副腎と下垂体，腸管壁である[749]。ビタミン D（コレカルシフェロール）は皮膚に最も高濃度であるのに対し[752]，ビタミン E は主として心臓，肺，筋肉，脂肪組織に貯蔵されており[749]，ビタミン K は結腸から吸収されて肝臓に貯蔵される[752]。この 3 種類はすべて脂溶性である。選択候補となる十分な化学マーカーがあることから，適切な化学センサを装備したナノロボットは高い確率で位置を推理することができる。

組織には独自の細胞外基質（ECM）もあり，巡回するナノロボットがサンプリングして識別することができる（9.4.4.2 項）。例えば様々な組織で 19 種類のコラーゲンが同定されており，細線維型 5 種，網目形成型 1 種，細線維結合型 4 種，短鎖型 2 種，長鎖係留型 1 種が含まれる[971,1497,1498]。III 型と VIII 型は心血管組織にのみ存在し，VII 型が存在するのは皮膚のみ，などとなる[521]。グリコサミノグリカン（グリコカリックスと ECM の成分，通常はタンパク質と複合してムコタンパク質を形成）も組織特異的である。例えばコンドロイチン硫酸は軟骨，骨，角膜に存在する。ケラチン硫酸 I 型は角膜に存在し，ケラチン硫酸 II 型は疎な結合組織に，ヘパリンは肥満細胞，ヘパラン硫酸は皮膚線維芽細胞と大動脈壁，ヒアルロン酸は滑液，硝子体液，疎な結合組織に存在する[996]。ECM には各組織独自の，細胞が全く存在しなくともナノロボットには認識可能な埋没構造と糖タンパク質が含まれると思われる（例：オステオネクチン，テナシン）。細胞内の細胞骨格を構成する中間径フィラメントも組織特異的である（8.5.3.11 項）。

最後に，器官は構成細胞の表面抗原の検査によって識別することができる。これは最も強力なテクニックである。例えば T 細胞受容体は器官特異的と思われる。γ2 副分子鎖からなる受容体は脾臓に存在し，γ3 は皮膚，γ4 は女性生殖器と舌，γ5 は腸管の内層にある[882]。ラミニン，フィブロネクチンなどの基質のタンパク質成分は細胞表面の特異的なインテグリン分子に結合する。この 20 を超えるインテグリンを通じ，ECM は細胞内の組織特異的な遺伝子活性を調節するシグナルを伝達する[971]。SR-BI として知られる細胞膜のクラス B スカベンジャー受容体は主として肝臓，卵巣，副腎細胞で発現されている[1038]。細胞型の識別は 8.5.2.2 項で詳細に採り上げる主要テーマである。

血液運搬型ナノロボットは標的器官への接近を確認するため血流から出て，組織に入らなければならないのか？ある器官や組織系に供給している血管を覆う内皮細胞の大部分は，器官特異的な抗原をその内腔に提示する傾向がある（8.5.2.2 項）。このような場合，器官ホーミングは血管から出ることなく，血管内腔壁の抗原特性をサンプリングするだけで達成される。しかしナノロボットが内皮層を通り抜けて血管下の組織細胞の表面または血管下 ECM を直接検査し，標的器官への接近を確認しなければならないという場合もある。

ナノロボットが予定された器官に到着したと検証したら，次の大きな課題は器官内ナビゲーションである。器官内ナビゲーションは標準化されたマップを参考とする。マップは事前のソマトグラフィーサーベイによって個別の患者についてカスタマイズしたり（例：8.4.1.4 項），直接的な位置および化学的ナビゲーションテクニックによって補足したりする。体内のすべての器官の完全なソマトグラフィー的記載は本書の範囲外であり，特に米国生理学会（American Physiological Society）発行の周知の *Handbook of Physiology* シリーズや，解剖学[853,854,863,866]・組織学[867,935,936]・細胞学[531,938,939]のテキストの中に関連資料が容易に見つかるためである。しかしここで，人体の中で最大の腺，すなわち肝臓の内部構造について簡単に概説し，位置とスケールの観念を伝えるのは有益である（位置については**図 8.16** 参照）。

肝臓は柔らかく，可塑性の器官であり，表面は周辺の器官により圧迫されている。このため小さな左葉には食道と胃によりへこんだ圧痕があり，大きな右葉には十二指腸，横行結腸，腎臓によりへこんだ圧痕がある。

組織学的には，肝臓は平均サイズ約 18µm の肝細胞約 2500 億個からなる。ヒトの肝臓には約 6 種類の細胞があるが，肝実質細胞が肝の細胞集団の約 80%を占める[935]。肝実質細胞には 1〜3 の球状核があり（細胞の容積と構造内の位置によって異なる），それぞれが核小体を持つ。肝実質細胞は流れる血液に浸されて，肝小葉と呼ばれる幅約 1mm のほぼ六角形の機能単位約 100 万個として配置されている（**図 8.26A**）。ヒトの肝臓に小葉間隔膜（小葉を分離する膜）はない[936]。

それぞれの肝小葉の周囲で，肝細胞は細胞 1 個分の厚さの小柱板または肝板を形成する（**図 8.26B**）。消化管からの門脈血は肝板を通って門脈に入り，吸収された栄養素を門脈細静脈部に運ぶ。各門脈細静脈部は肝細胞が形成する多数の静脈シヌソイド（隙間のある空洞）に直接開く。肝シヌソイドは大規模ながら不整に合流した豊富な血管ネットワークを作り，3 次元的な海綿状物質となっている。血液はシヌソイドのフィルターを通り，中心静脈から出て行き（**図 8.26C**），そこから肝静脈系，続いて下大静脈へと流れていく。肝動脈から分岐した肝細動脈からさらに約 25%の血流が小葉に供給され，静脈血に不足する新たに酸素化された赤血球が補給される。

幅 1〜2µm[936]の毛細胆管は隣接する肝細胞の間に存在し，多角形の網目のネットワークを作り，それぞれが個別の肝実質細胞を取り囲む。細管は小葉辺縁の胆小管に注ぐ。次いで胆小管は他の胆小管と合流し，徐々に大きな直径の管を形成し，やがては太い肝管となり，その後総胆管となる肝臓のリンパ系は，肝板表面と静脈シヌソイドの内皮細胞の間にあるディッセ腔

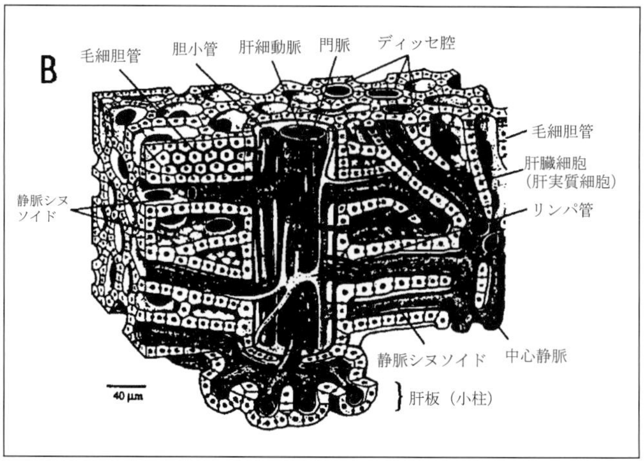

図 8.26B. 肝小葉の板構造（Guyton[863]より再描画）

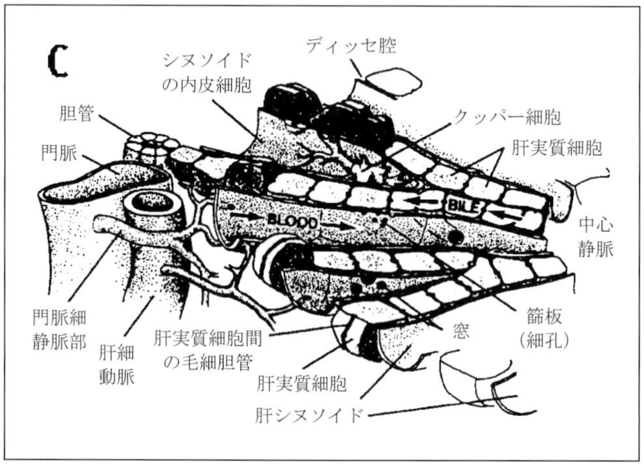

図 8.26C. 肝小葉を横断する流れの幾何学的配列の図解（Cormack[936]より改変）

に始まる（**図 8.27**）。この類洞周囲腔には血漿が入っているが赤血球や血小板はなく，腔を縁取る肝実質細胞のシヌソイド面から突出する莫大な数の微小絨毛で覆われている[936]。ディッセ腔は門脈細静脈部に沿って走行する小さなリンパ管に注ぐ。

シヌソイド内皮細胞は平坦で薄く，その核がシヌソイド内腔にわずかに突出しているのみである。壁には大きな窓（約 1µm の開口部）があいており，数は約 0.1/µm^2 である。開窓部はホルモンおよび細胞骨格線維阻害剤に反応してサイズと数を変える動的構造である[884,885]。直径=約 0.1µm の開窓部より小さな細孔も多数あり，大部分は篩板と呼ばれる 10〜15 個のグループとしてまとまっている（**図 8.27**）。篩板の幅は約 0.7µm，数は約 0.3 個/µm^2 である[936]。このような開口部によって微粒子状物質がディッセ腔に入り，ク

ッパー細胞による処理が可能となる。

クッパー細胞は約 15～20μm の星状のマクロファージ細胞であり，シヌソイド内皮細胞に機械的に付着している。シヌソイド内腔を部分的に閉塞しているが，内皮細胞や肝実質細胞への機能的付着はない。クッパー細胞は運動性であり，汚物の微粒子を貪食する能力があり（飲み込み，消化する），また不活性のナノデバイス（飲み込み，運ぶ，第 16 章），使い古された血球，細菌を貪食することができる。通例の存在位置，すなわち主としてシヌソイドの門脈周囲端にあるという点から，入ってくる血液をモニタリングし，血流から除去する粒子を探すことが確立される。肝臓内には約 250 億のクッパー細胞があり[884,886]，その寿命は数ヶ月間である。

それぞれ約 250,000 の肝細胞を含有する約 10^6 の肝小葉があることから，すべての肝実質細胞をリストした連結マップには 20 ビットの小葉アドレスに 18 ビットの細胞アドレス（小葉内での）を必要とする。このため単純な肝小葉マップ（解像度=約 1mm）に必要なのは 20 メガビットのみであるが，完全な肝実質細胞マップ（解像度=約 18μm）には 2500 億の 38 ビットアドレスが必要であり，合計マップサイズ約 9.5 テラビットとなる。当然ながら，大部分の医療ナノロボットの任務は比較的少数の細胞や偶然発見したものに対して実施する処置が関与するものであったり，化学的ナビゲーションによるガイドが可能なものであったりするため（8.4.3.項），このような完全なマップが必要なことはまれと思われる。

8.3　位置ナビゲーション

位置ナビゲーションでは，医療ナノロボットによる自身の 3 次元的座標位置の約ミクロン精度での常時認識が可能でなければならない。ナノデバイスがよりどころとするものとして，以下に述べるように推測航法，カートタキシス，マイクロトランスポンダーネットワークアラインメント，外部ビーコン信号に対する三角測量が挙げられる。

8.3.1　推測航法

おそらく位置ナビゲーションの最も簡単で，しかし最も不正確な方法は推測航法－開始点以外に外部の情報源を参照することなく，移動した距離と方向の記録により位置を決定する方法－である。例えば明確に定められた初期位置から開始し，脚付きのナノロボットがすべての方向への正確な歩数を数える。各踏み出しの測定長さから移動した距離が得られる。しかし生体膜表面の投錨点は位置的に不安定であり（9.4.3.1 項），このため歩幅 100nm，サイズ 1μm の二足歩行体については，各回の脚接地サイクルにおいて足部の位置的安定性 1%（約 1nm）という非常に楽観的な水準に達していたとしても，わずか 1000 歩，すなわち約 100μm の移動（体長の約 100 倍）の後には計算位置の蓄積誤差が体長 1 個分（約 1μm）となってしまう。この精度水準は，約 2mm の移動（約 20,000 歩）につき細胞ほぼ 1 個分の幅に等しい。

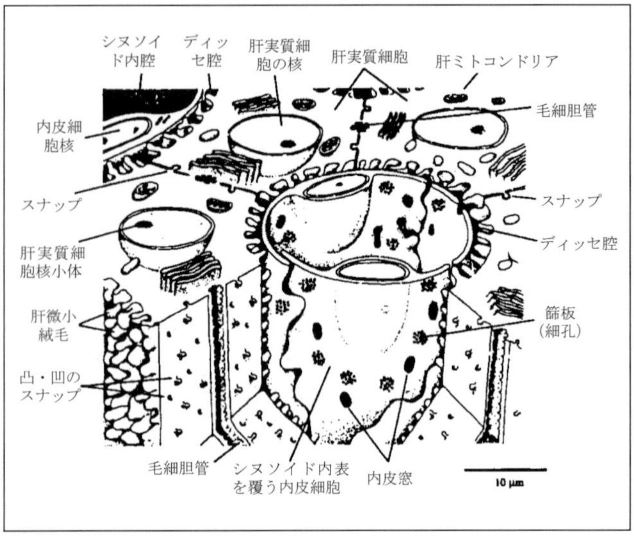

図 8.27.　肝実質細胞付近の拡大図（クッパー細胞は省略，Elias[883] より改変）

歯のエナメル質や骨など硬い，または非常に安定した表面を通り抜けるときには，精度は最大 2 桁程度向上すると思われる。水平方向道程 100nm が可能な入れ子式ナノマニピュレーターの典型的な位置的変動は最良でも 0.01nm である（9.3.1.4 項）。デバイスの剛性が約 10nN/nm ならば，nN 程度の力が適用されたとき肢部の曲がりは約 0.1nm となり，各歩に 0.01%～0.1%の測定誤差が生じる。一定しない正常範囲の骨の負荷によって生じるひずみの変動により，同程度の測定誤差が追加される。例えば直径=約 2.5cm のヒトの大腿骨について，合計横断面積 A=約 $10cm^2$ の大腿骨 2 本でヒトの質量 m=約 10^2kg が支えられ，湿性の緻密骨についてヤング率 E=約 $10^{10}N/m^2$ **（表 9.3）**，重力加速度 g = 9.81 m/s^2 とすると，mg/EA のひずみは約 0.01%である。咀嚼中に発生する圧は 10～100 気圧に達することがあり（第 28 章），エナメル質について $E = 7.5 \times 10^{10} N/m^2$ とすると **（表 9.3）**，歯のエナメル質に対する自然のひずみの最大値は（$10^7 N/m^2$）/E で約 0.01%となる。

推測航法によるナビゲーション精度は他の場合より最大 1〜2 桁劣ると思われ，特にナノロボットが泳ぐとき，すなわち表面に対する液の動きについて追加の補正が必要となるときには不良である（9.4.2 項）。

加速度と回転運動の連続的なモニタリングのみでは，結果の精度はさらに低くなる。1μm のナノロボットが経験する約 0.4g の典型的な環境中加速度を仮定すると，約 10kHz でのデータサンプリングで 1 回測定当たりの精度=約 $4 \times 10^{-5} g$（4.3.3.2 項）ならば，約 10^4 回の測定，すなわちわずか 1 秒間の移動のあとには累積誤差=約 0.4g となる。約 2mrad の精度の振り子式配向センサ（4.3.4.2 項）では，再校正なしの連続 500 回の測定後には約 1rad の累積誤差が生じる。

推測航法は以下の 2 つの特殊な状況において最も有用である。

1. 静止した固定性の良好な表面を呈した硬く固結した組織。
2. 非常に短い移動距離しか必要としない局所的なナビゲーション。例えば細胞内の小器官間の移動，豊富な機能的または位置的手掛かりによって現在位置推定の頻繁な再校正が可能な場合など。

8.3.2　カートタキシス

もう 1 つの位置ナビゲーションテクニックは単純な目印を中心としたマップ追跡，すなわちカートタキシスである。小腸の絨毛下粘膜面にある特定の $1μm^2$ の区間へ進むことを望むナノロボットについて考える。絨毛と微小絨毛は無視するが輪状ヒダは含めるとすると，小腸粘膜表面積は約 $1m^2$ であり（8.2.3 項），8 ビットのピクセルを用いて解像度 $1μm^2$ に到達するのに必要なのは最悪でも約 8 テラビットのマップである。

さらにコンパクトなマップには，約 100μm 以上の間隔をおいて小腸表面に点在する幅 50μm の腸腺約 1 億個それぞれの位置，サイズ，形状のみを含める。この腸腺のドットは各人に独特で，時間とともにゆっくりと変化するパターンを形成する。2 次元の腸管中心座標系を定義した後，それぞれ $\log_2(10^6)$ ＝約 20 ビットの 2 つの座標によって $1m^2$ 表面上に 1μm の精度で位置を指定することができる。2 つの表面座標のそれぞれに 20 ビット，腸腺開口部を組み立てる楕円の長軸と短軸のそれぞれに 20 ビットを用い，さらに各穴独自の局所解剖的特性に 920 ビットを用いると，完全な小腸腺のマップには腺 1 個当たり最大約 1000 ビット，すなわち約 0.1 テラビットが必要となる。

このデータ保存要件は，効率的な約 $10μm^3$ の表面歩行型のナノロボットはその目的地までの途中，最大長さである 4m の小腸全体を移動してそれぞれの記載に約 1000 ビットが要求される各個の腸腺を最大で合計 4m/100μm＝40,000 個通過する場合を仮定しても，前のパラグラフに説明したマップに記録された小腸表面 $1m^2$ のうち通過する必要があるのは約 0.002%であることを認識すると非常に大きく軽減することができる。したがって，この最長の横断路に必要な腸腺マップは，完全に編集され，絶対的に安定なマップを用いてナノロボットを完全にナビゲートするのに，理論的にはわずか約 40 メガビットのデータを含むこととなる。実務的な問題として，信頼性を確保するため，腸管内を下行する間に軸方向で逐次的に遭遇する中間の環状輪について，管の軸に沿った長さ約 500μm，約 2cm 間隔の完全な中間環状輪区分再校正マップレットをオンボードマップに保存的に含めるべきである。ナノロボットは目的地に最も近い環状輪に到達するまで，このガイドとなる輪の間のナビゲートには推測航法を使用することとなり，巡航ミサイルで採用されている中間軌道修正地域と同様である。最も近い環状輪に到着したら，ナノロボットは目的区域の最も近くに位置する 3 つの腸腺に直接至る幅約 500μm の最終的な帯状のマップに従う。最終の $1μm^2$ の標的区域に到達するには，この最後の 3 つの腸腺の間で補間と推測航法を用いる。相互に通信するナノロボットを多数同時に使用すると，信頼性と効率が向上する（7.3.2 および 8.3.3 項）。この約 1 ギガビットの「実用マップ」には約 100 万の個々の腸腺が完全に記載され，ハイドロフルオロカーボンメモリーテープを使用した約 $0.1μm^3$ のオンボードデータスプール内に保存することができる（7.2.1.1 項）。

上記のシナリオは理想的な例である。実際の生きている系においては，生物学的表面は常に動いており，粘液で覆われており，頻繁にリモデリングされている。粘膜表面の中には，約 10^5s（約 1 日）*ごとに内腔

*胃体の全細胞交代サイクルは約 1 日を要するのに対し，胃底でのサイクルは約 5 日間である。腸上皮の完全な更新に必要な時間は十二指腸で約 2.3 日，回腸では約 2.8 日である[359]。正反対なのは眼の水晶体であり，交代なしで温存される細胞を含む非常に少数の構造のうちの 1 つである[531]。

細胞集団全体が置換されるものもある。このため個々の腸腺の正確な形状と特徴は常に変化している。ただし，その比較的大きな構造と細孔パターンはかなりの長期間変わらず残ると思われる。腸腺の位置は，酵素が含まれた腸液の濃度が上昇する方向に移動することにより比較的容易に確認でき，これは基本的な化学的ナビゲーションテクニックである（8.4.3 項）。また絨毛軸が更なるカートグラフィー的ガイダンスとして利用できる。しかしカートタキシス型ナノロボットで最良の結果を達成するには，最も新しく作成されたマップを使用するしかない。

8.3.3 マイクロトランスポンダーネットワーク

高解像度（約 3μm）の内部ナビゲーションネットワークの原型は，約 $0.1m^3$ の人体容積全体に平均間隔 100μm で均一に配備される約 10^{11} の移動式アコースティックトランスポンダーナノデバイス，またはナビサイトのセットと表現することができる。（より大きな間隔ではパワー消費が鋭く上昇する。）ナビサイト部隊の合計体積は比較的控えめで約 $1cm^3$ である。r = 1μm の放射体を用いて約 100MHz の全方向性音響信号パケットを発するナビサイトのエネルギー効率は約 50%である（7.2.2 項）。ナビゲーションの信号パケットは持続時間=約 1μs（約 100 ビット/パケットを運ぶ），繰り返し間隔=約 1ms であり（約 1kHz），デューティサイクル f_{duty}=約 0.1%となり，十分な送信停止時間があるため非ナビゲーションナノロボットからの情報の問い合わせ，コミュニケーションおよびセンサトラフィック，局所の音響顕微鏡検査などに使うことができ，またノイズとクロストークの回避に十分な時差的な時間割り当てが可能となる。

100MHz のパケット信号が 1ns の信号処理時間中にどのように検出されるのか？SNR = 2（4.5.1 項）において，ナビサイトの音響センサは 1ns の積分内に少なくとも kT e^{SNR} = 約 30zJ を受け取らなければならず，受信側のエネルギー流入速度=約 30pW となる。100μm 離れた場所にある 1μm のレシーバにおいて 30pW を作り出すには，同じ面積のトランスミッタは音響アウトプット=約 300,000pW（4.9.1.5 項），または約 $10^5W/m^2$ を約 ns 間放射しなければならない。このためそれぞれのナビゲーション信号パケットの前には持続時間=約 1ns の三角パルスが置かれる。この三角パルスは距離測定に使用される。トランスミッタの効率は約 50%であるため，トランスミッタ表面で音響的アウトプットエネルギー300,000zJ/パルスを生じるには，各三角パルスについてトランスミッタへのインプットエネルギー約 600,000zJ が必要である。約 1000 パルス/s の放送では，トランスミッタへのインプットパワー要求=約 6 億 zJ/s，または連続=約 0.6pW となる。全パケットの非パルス部分の送信には約 60pW を要する（7.2.2.2 項）。1ns の三角距離測定パルスは大きな吸収なしで使用できる最高の周波数であるという点に留意されたい。レシーバに kT の小さな固定倍数を送り込むパルスがあるとすると，最高周波数を用いると距離の不確実性は最低となる。非常に大雑把にいうと，かろうじて検出可能なパルスは約 1 パルスの幅に限定されるタイミングを有する。

三角パルスによって水中に約 9 気圧の音響スパイクができるが，おそらくこの周波数での過渡的キャビテーションを回避するには十分に低いものであり，衝撃波や安定キャビテーションの形成には短すぎる（6.4.1 項）。ただし，予想外の共振の可能性を排除するためパケット間で時間間隔を変化させることは妥当な予防措置と思われる。音響トルクと関連効果（6.4.1 項）はそれでもこのアプリケーションから除外することはできず，さらに研究しなければならない。それぞれの三角パルスは，約 $(0.8μm)^3$ の動力装置内部での瞬間出力密度=約 $10^{12}W/m^3$ を要求するエネルギー放出事象を表し，機械的（6.3.2 項），化学的（6.3.4.5 項），電気的（6.3.5 項）システムで利用できる出力密度に匹敵する。約 100pW/ナビサイトにおいては，合計のナビサイトネットワークシステムの出力消費は約 10W であり，提唱されている体内発熱限界を十分に下回る（6.5.2 項）。

ナビゲーションネットワークはどのように確立するか？便宜的に，ナビゲーション上の第 1 中心を第 10 胸椎（T-10）の腹側面上，椎体の正中矢状面に確定し（**図 8.22** および **8.24** 参照），身体中心座標系の恒久的原点を定める。この原点は中央に位置し，剣状突起（**図 8.22**）と肝臓の直後方，心臓の直下，2 つの肺の間にある。血液運搬型ナノロボットで容易にアクセスできる部位であり，パワーのための酸素とグルコースが十分に供給されており，緻密骨のため安定な固定が可能であり，損傷から適度によく保護されている。また肋骨と肋軟骨が変形に抵抗するため，胸椎の動きは最も制限されたものである。

第 1 中心は「モニュメント」型の血液運搬型ナビサイト 4 個で構成する。このナビサイトの送達には注入，サイトアイデンティフィケーションを用いた確率論的移動（8.5.2 項），デマーケーションによる部位指向その他の手段を利用する。選択したナビゲーション上の原点周囲，ほぼ正方形の頂点の位置に 4 個のナノロボットが集まる。それぞれのモニュメントナビサイトは引き込み式のフラーレンケーブル定規の一端を他の 3 つのナビサイトに取り付け，ほぼ放射状のコースをゆっくりと後方に移動し，すべりやすいケーブルを繰り出しながら 2 つの対角線が中心間で正確に 141.42μm，4 つの垂線が中心間で正確に 100.00μm となるまで相互の位置を調節し，角が正確に 90.00° である完全な 100μm の正方形を確実に作る。次いで生態適合性の恒久的固定装置を用いて骨膜の下の骨に自身を固定し，完全な固着状態となり，ケーブル定規を引き込む。椎骨の曲率半径 R＝約 2cm，対角のナビサイト間距離 S＝141.12μm の場合，矢状面から離れた位置設定による前後方向の幾何学的偏差の最大値は R（1－sin（（π/2）－S/R）））＝0.5μm となる。この正方形は，従来の解剖学的座標軸と正確に一直線上に並ばなくともよい。慣習的な冗長性要求事項を充足するため（第 13 章），4 個 1 組としたナビサイトモニュメントの独立したセット少なくとも 10 組を T-10 上に代替またはバックアップサイトとして確立しなければならない。加えて，身体の主要な骨格表面上の安定した位置に約 10^4 の局所モニュメントをおよそセンチメートル間隔で確立する。局所モニュメントの相対的位置は巨視的な関節の回転に左右される明瞭な範囲内でしか変動せず，長骨の骨幹など曲がらない表面ではほとんど変動しない。

残る身体容積全体に配備された可動性ナビサイトが隣接するデバイスから発せられたメッセージパケットを受信し，この隣接デバイスもそれに隣接するデバイスからのパケットを受け取っており，最終的には局所モニュメントまたは第 1 中心まで伸びる間断のない鎖として伸びる。単純な立方体状のアレイを仮定する。各静止ナビサイトには 1 方向軸当たり 2 つのナビサイトが隣接することとなる－音響コミュニケーション距離（100μm）内に合計 6 個が隣接する。ナビサイトの位置安定性は漂流（ブラウン運動のため 1μm のナノロボットで約 1μm/s，3.2.1 項）を回避する適性位置維持活動と，常にどこにでも存在する細胞外基質のシグナル伝達に関わらない要素への固定によって増強する。

各ナビサイトには再校正間，または 10^3s 以上のミッション時間の間に連続的 $\Delta\tau$＝約 1ns の時間的精度が可能なオンボードクロックがある（10.1 項）。それぞれの隣接ナビサイトから定期的に受け取るメッセージパケットには，パケット伝達の正確な世界時を表すデータが含まれる。それぞれの受信側が同調したクロックを持っているため（10.1.3 項），ナビサイト間の三角パルスの移動時間（τ＝約 65ns）は 1ns の精度で判明する。音速 v_{sound} は軟部組織中で約 1540 であり（**表 6.7**），このため約 1ns の時間的不確実性によって距離推定値には（v_{sound} $\Delta\tau$）＝約 1.5μm の不確実性が加わる。

音の速度は非骨性組織の大部分で 1400～1600m/s である。この速度は特定の組織では経時的に適度に均一であり（**表 6.7**），ナノメディシンに関連する範囲では本質的に周波数に依存しない。ナビサイトが自身の正確な組織学的位置を認識していると（化学的サンプリングによるなど），オンボードのデータテーブルまたは先に編集された低解像度のマップ（第 19 章）を参考として局所の音速を約 25m/s の範囲で推定することができる。また，2 つのナビサイト（少なくとも一方は可動性）では，短時間結合して（9.4.4 項）既知の長さのケーブル定規を間に伸ばし，媒体中を移動する試験パルスを送り，時間を測定することによって局所的な音速を直接測定することができる。定規の長さが 100μm あれば，1ns のクロックを用いて平均 Δv_{sound}=約 25 m/s まで局所の音速を測定することができる。局所音速の測定不確実性=約 25 m/s により，位置的不確実性（$\Delta v_{sound}\times\tau$）=約 1.6μm が加わり，それぞれの距離推定値の不確実性を合計すると ΔX_{min}=約 3μm となる。2 つのナビサイト間の視線を毛細血管や他の微小な管が横切っているときには，音速と音響反射にさらに小さな不確実性が加わり，屈折パワー損失が加わることがある。

位置の三角測量のため絶対的に必要なのは隣接するナビサイト 6 個のうち 4 個のみである。あるナビサイトが最初の隣接ナビサイトから受け取るデータパケット（隣接ナビサイトの正確な 3 次元座標が含まれる）によって，計算された距離に等しい半径で最初の隣接ナビサイトを中心とする球体表面におけるナビサイトのとりうる位置が狭められる。2 番目の隣接ナビサイトから受け取るデータパケットによって 2 番目の幾何学的球体が定められ，ナビサイトのとりうる位置は 1 番目と 2 番目の球体の共通部分によってできる円の中にさらに狭められる。3 番目の隣接ナビサイトからのデータパケットによって3番目の球体が加わり，候補は共通部分の円上の2点に減少し，4番目の隣接ナビサイトからの信号パケットによってこの2点のうちの1つがナビサイトの真の位置であると選択される。既知の熱，圧，塩分勾配内を通る音波の曲がりについてさらにわずかな修正が加えられると思われる（6.4.1項）。

このシステムによってどのような位置的正確さが実現されるか？N個のナビサイトが約 X_{rowi} 離れて多くの平行した同一平面上の列となっている最も簡単な場合を考える。各列は合計長さ L_{row} = 約 ΣX_{rowi} であり，共通の正接面から広がり，組織の深部に伸びている。各列の末端ナビサイトはその累積長さを L_{row} と推定し，これには範囲未知の誤差 ε_{row} が含まれる。列内の各ナビサイトにおいて無作為に分布する位置の誤差はそれぞれ $\pm\Delta X_{min}$ の程度であるが，ゼロとなることはなく，代わりに平均 ε_{row} = 約 $2N^{1/2}\Delta X_{min}$ からの最大誤差行程のランダムウォークを構成する。列が最長となるのは内臓の中，すなわち骨の表面から最も遠い場所である。$L_{row} = 15cm$，$\Delta X_{min} = 3\mu m$，$X_{row} = 100\mu m$ とすると，$N = L_{row}/X_{row} = 1$ 列当たりナビサイト1500個，ε_{row} は約 $230\mu m$ となる。このため，この単純な例においては，各列の末端における最小の正確さは $15 cm \pm 230\mu m$，すなわち約0.2%である。短い列では末端に蓄積される誤差は小さくなる－共通表面から約2mmでの累積誤差は最悪でも約 $27\mu m$ である（およそ細胞1個分の幅）。15cmの列におけるナビサイト1個当たりの平均誤差はわずか ε_{row}/N = 約 $0.2\mu m$ である。$L_{row} = 2m$（およそ人体でとりうる最大の横断路の長さ）であっても，$N = 20{,}000 \cdot \varepsilon_{row} = 800\mu m$ である。局所の音速が再校正の間に系統的に変化した場合，また骨に結合していない遊離表面が対象の内臓にある場合，小さな系統誤差がさらに蓄積するという点に留意されたい。例えば，外来の液が蓄積した打撲組織では，やや常軌を逸した座標系が作られる。血液と腸液を比較してみると，音速の差は70m/sに達することがある（**表6.7**）。

各列の内部での正確さは能動的なエラーチェックと連続的な再校正の導入によって著しく改善されると思われる。2つの平行な列の末端ナビサイトAとBを考える。前と同様，列は共通平面上に約 X_{row} の距離で並んでいる。それぞれの末端ナビサイトは列の全長について正確に L_{row} と計算するが，ナビサイトBは実際には列に沿って ε_B の距離だけ誤っている。最小距離誤差 ΔX_{min} とすると，ナビサイトBが誤差を検出できるのは隣接する末端ナビサイトAとの距離測定が X_{row} から $X_{row} + \Delta X_{min}$ へと増加したときのみであり，このとき簡単な幾何学から次のようになる。

$$\varepsilon_B = \left[(X_{row} + \Delta X_{min})^2 - X_{row}^2\right]^{1/2} \qquad \text{［式 8.2］}$$

$X_{row} = 100\mu m$，$\Delta X_{min} = 3\mu m$ の場合，ε_B は約 $25\mu m$ または細胞1個分の幅となる。この距離誤差は X_{row} の影響を比較的受けにくく，例えば X_{row} が $110\mu m$ に増加した場合 ε_B はわずか約 $26\mu m$ にしかならない。

しかし列末端誤差（ε_B の積分単位として測定）は，先の最も単純な場合の例での $\pm\varepsilon_{row}$ = 約 $230\mu m$ の正規分布となると考えられる。誤差修正手順においては，最も近い隣接デバイス集団が最も近い n_{row} = 約6000列（$X_{row} = 100\mu m$ のとき約 $0.6cm^2$ をカバーする末端の一団）に対して ε_B の測定値を問い合わせ，分布の平均を計算する。その不確実性は $\varepsilon_{row}/n_{row}^{1/2}$ で約 $3\mu m = \Delta X_{min}$ となり，単独の距離測定の不確実性，すなわち起こりうる最小誤差と一致する。推定平均を用いて補正係数を作り，誤った L_{row} の推定値に適用すると，約 ΔX_{min} または約 $3\mu m$ の正確さまで補正された L_{row} が得られる。次の場合においてこの補正プロセスを繰り返す。

a. 各列について
b. 末端面だけではなく，列全体の長さに沿い約2mmのインクリメントで平面横断面について（誤差圧縮または希薄化波を除外するため）
c. 定期的間隔で（約3秒間）。各列のすべての点において約 $3\mu m$ まで継続的に再校正されていることを確保するため。

人体は正常な活動中最大約30%程度変形することがあり，このため X_{row} は一定ではなく，活動している状態ではわずか0.1～1秒間に85～115μm変動することがあるという点に留意されたい。

完全な再校正プロトコルの詳細な仕様[1624]は本書の範囲外である。列長さ測定の正確さをさらに改善する方法の1つとして，ナビサイトグリッドをフォノンゲイン媒体として使用することが挙げられる。これには校正サイクル中に各ナビサイトを中継局として配列し，列長さパルスの伝達を可能として独立した列長さ測定ができるようにする。複数の測定によって個々の列長さ測定誤差を任意に低い水準に軽減することができる。または，J. Soreff により，距離を延ばすため低い音響周波数を用い，校正バンドル全体をコヒーレント増幅器として扱うことが示唆された。この方法では，位相固定方式の検出を使用し，数 kT のエネルギーが時間分解ウィンドウ内に存在している場合，ナビサイトは伝達する平面波のバンドル全体での平均を聞くことができ，約 1ns 以内の位相検出が可能となる。ラティス内での固有局所モードに類似するソリトン様の系統的効果の解析 [3306] は本書の範囲外である。

上述の補正能力によってナビサイトは $-\varepsilon_B$ と $+\varepsilon_B$ を弁別することができ，ε_B=約 25μm・X = 100μm についての角速度±14° を弁別することができる。音はマイクロメートルサイズのナノロボットの幅を約 1ns で横断するため，離れた音響源の相対的な角位置はナノデバイスの両側に 2 つのセンサを正確に校正された間隔で置けば直接測定することができる。ナノロボットの両側で幅 x_{sensor} だけ離れた 2 つのセンサをつなぐ軸から測定された音波入射角 θ 以下について，音波の到着時間には $\Delta\tau$ = 約 1ns 以上の差があることとなり，このため 1 つではなく 2 つの別々のパルスを受け取ることとなる。入射角が θ を超えると，両側での音波到達時間を弁別することができない。このため θ により，下記のサイズの許容角検出円錐が定められる。

$$\theta = \frac{\pi}{2} - \sin^{-1}\left(\frac{\Delta\tau\, v_{sound}}{x_{sensor}}\right) \qquad \text{[式 8.3]}$$

$\Delta\tau$ = 1ns，v_{sound} = 1540m/s，センサ間距離 x_{sensor} = 1.59μm であれば最大 θ = 0.25rad = 14° を弁別することができる。v_{sound} の不確実性=約 25m/s により，Δθ の最小測定不確実性=約 3° が課される。x_{sensor} = 1.54μm では許容検出円錐 θ = 0° に縮小する。

相対的なナビサイトの角は，隣接するナビサイトの座標から簡単な幾何学によっても計算することができる。距離 $X_{range} = X_{row}$=約 100μm の最も近い隣接ナビサイトの座標と横方向の不確実性 $X_{error} = \Delta X_{min}$=約 3μm を用いると，相対的なナビサイトの角はΔθ=約 $\sin^{-1}$（X_{error}/X_{range}）= 約 1.7°（約 30mrad）の正確さでしか計算できない。しかし，離れたナビサイトの座標を利用できる場合，相対的な角の不確実性は軽減される。例えば 15 列離れたナビサイト（X_{range} = 15 X_{row}）と最小 X_{error} を再び用いると，Δθは約 0.1°（約 2mrad）となる。$X_{range} = L_{row}$ =約 15cm で未補正の横方向位置不確実性 $X_{error} = \varepsilon_{row}$ = 約 230μm である離れたナビサイトの座標ではΔθ= 約 0.09°（約 2mrad）となる。理想的な場合の $X_{error} = \Delta X_{min}$ = 3μm を用いると，Δθは円弧上約 0.001°（約 0.02mrad）である。これに対し，マイクロメートルスケールのナノロボットのブラウン運動による揺れ動きは約 1ns に約 10^{-6}°（約 0.02mrad），または約 1ms の信号パケット繰り返し間隔の間に約 1°（約 20mrad）である。

それぞれのナビサイトは鉛直に対して約 2mrad 以内の精度のオンボード重力センサを用い，約 0.1ms ごとに得られる新たな測定により（4.9.2.2 項），またはコミュニケーションネットワークキャパシティの限界に達するまで（例：再校正プロトコル），重力に対して独自の配向をとる。局所モニュメントは重力場に対する局所グリッドの角配向を約 1ms の間隔でモニタリングして発信し，これで各ナビサイトの局所グリッドに対する配向はほぼ連続的に調整される。ナノジャイロスコープ（4.3.4.1 項）などの固定式のオンボード基準に対する絶対的空間配置は，10^3～10^7s の非再校正配備寿命の間に 1～100μrad の精度で測定される。一部のアプリケーションでは直接的なジャイロ安定化が可能と思われる（9.4.2.2 項）。

8.3.4 血管分岐の検出

5400cm^3 の血液容積中を循環する約 50 億のナビサイトを用い，直径 X_{row}=約 100μm を越える各血管の分岐近くで位置的静止状態を保つ動的な経管腔幾何学的「バーチャルラティス」（構成デバイスは常に変化する）を形成することができる。このような列の空間的進行により，合流点から最大約 100μm 通過した地点，または大きな径の血管を離れてから最大約 20ms 経過した時点で，細動脈内を血流とともに流れるナノロボットは分岐の分かれる点を登録することが可能となる。高速の大動脈においては（**表 8.2**），最小分岐検出距離は検出時間=約 1ms 後の約 630μm に延長する。局所ナビサイト座標の伝達により，移動するナノロボットは分岐のどの分枝に入ろうとしているか，すでに入っているかを決定することができる。（同様の方法で主要器官，リンパ局所解剖や他の重要な目印の位置を正確に確認することができる。）

X_{row} より小さな直径の毛細血管や他の脈管に関する分岐は，脈管壁からの直接的な音響反射によるエコーロケーションを用いて容易に検出できる（4.8.2 項）。赤血球の特性インピーダンスは血球が浮遊している血漿のものに非常に類似しているため [570]，赤血球からのエコーは体内の実質性組織に比較すると（測定可能ではあるが）比較的弱い[3044]。

8.3.5 マクロトランスポンダーネットワーク

ハンドヘルドの無線受信機が衛星送信を地表での位置確認に使用する（例：24 時間全地球位置把握システム，すなわち GPS）[1310]のと同様に，個別の医療ナノロボットが巨視的な音響信号源を体内での位置確認に使用することができると提案されている[888]。このようなシステムでは皮膚の外側の固定位置に置かれたビーコンからの外部発生信号を用いたり，内部に据付けられた専用のエミッター装置を利用したりする。マイクロトランスポンダーの例で説明したように（8.3.3 項），3 次元空間内で位置を決定するには少なくとも 4 個のビーコン信号が同時に検出できなければならない。マクロトランスポンダーネットワークは一部のアプリケーションでは有用と思われるが，以下に述べるように重要な欠点がいくつかある。

マクロトランスポンダーネットワークでは，ナノロボットが隣接デバイスに問い合わせるのではなくビーコンの距離信号を直接検出して位置を決定するため，正確さは合計距離測定不確実性ΔX_{min}のみに左右される。前と同様（8.3.3 項），典型的な信号経路長 X_{path}=約 15cm，平均 v_{sound}=約 1540m/s とすると，ビーコンのクロックとナノロボットのクロックが安定で同調しているとすれば，信号移動時間（τ = 約 97,400ns）は Δτ=約 1ns の正確さで判明し，（$v_{sound} \times \Delta\tau$）= 約 1.5μm の距離不確実性が追加される。

しかし明らかに，マクロトランスポンダーシステムにおいて不確実性の最大の発生源は人体内で無作為に選択された，直線状のビーコン信号の経路に沿った音速の変動である。特定の組織や局所領域内での音速は適度に均一であるが，身体を通る任意の 15cm の経路では，音速は肺のみを通る場合の 630m/s から最も緻密な頭蓋骨のみを通る約 4090m/s までの値をとりうる（**表 6.7**）。このため速度の不確実性の範囲Δv_{sound}は約 3460m/s，したがって距離不確実性の最大値は$\Delta v_{sound} \times \tau$の約 33.7cm－人体のおよその前後方向厚－ということとなる。温度（10.5.5 項）や他の要因に左右される v_{sound}の変動もいくらかある。

局所的な（約 100μm 範囲）の音速は 1 個または少数のナノロボットによって現場で測定することができるが（8.3.3 項），任意の約 15cm の経路に沿った正味の音速は包括的なサーベイ作業なしでは同じように評価することはできない。音速の経路方向の不確実性は，位置ごとの v_{sound} に関する全身サーベイを実施し，ナビゲーションシステムを使用するそれぞれのナノロボットにこのマップをロードすることでいくらか軽減される*。ささやかなカスタマイズを施した標準化マップで十分という場合もある。Δv_{sound}=約 25m/s が得られる解像度約（100μm)^3 の全身 v_{sound} マップにはオンボードストレージ約 1 テラビットが必要であり，（約 4μm)^3 のメモリー機構内に最低 38μm^3 のメモリーテープが必要である。より合理的な約 1μm^3 のテープ体積を仮定すると，約 0.026 テラビットの音速マップをオンボードに保存することが可能となり，解像度=約（340μm)^3，Δv_{sound}=約 84m/s となる。残念ながら，局所音速測定の不確実性=約 84m/s であっても，約 15cm の距離測定ごとに（$\Delta v_{sound} \times \tau$）= 約 8mm の位置的不確実性，すなわち約 5%の誤差が追加される。平均ビーコン・ナノロボット間距離 X_{path} を約 1cm まで短縮すると（例：約 60,000 の内部エミッター装置を据付ける。これは過剰に侵襲的と思われる），位置的不確実性は約 500μm にまで軽減し，一部のアプリケーションにはおそらく十分なものである。

皮膚表面，または身体の内部であっても，大きな巨視的トランスミッタのための十分に安定した表面は見つけにくく，発信源にかなりの動きが生じ，システムモニュメントとしてのビーコンの位置的正確さが低下する。この問題を部分的に克服するには加速度補正器（例：トランスミッタを「浮かせる」ためのジンバル，ジャイロ）を使用し，わずかな身体の動きの影響を中和する。しかし上で確認された最低約 8mm の距離不確実性のため，ビーコンが自身の位置を高い正確さまで互いに再校正することは困難となり，したがって不可避のモニタリング不能のモニュメントの動きがあることとなり，特に急速な関節の回転や四肢の屈曲の間に存在する。また，巨視的なトランスミッタは物理的に，身体が通常経験する小さな無作為の遠心力や引力に対してマイクロトランスミッタより反応しやすく，瞬間ごとの位置的不確実性が追加される。

ここまでに鋭い読者は，外部に位置する少なくとも 3 つの巨視的音響ビーコンについて，距離測定の関与しない角位置のみの測定が，正確なナビゲーションに十分かどうかいぶかっているであろう。答えとして

*このことから更なるコンピューターサイエンス研究を必要とする興味深い未解決の問題が示唆される。例えば，個々のナノロボットは自身の位置を決定する前に，マップのどの区域が自身に関係するのかをどのように決めるのであろうか？

は，角度のみのシステムはかなりあり得るものであるが，残念ながら改善はほとんど得られない。（GPSでは廉価なハンドヘルド受信機が正確なクロックを必要とせず，したがって距離測定誤差を避けることができるように4個の衛星が使用されている。軌道上の衛星には原子時計と走行時間コードがあるが，地上の受信機は受信した信号間の時間差を比較するだけでよい。）

$x_{sensor} = 1.54\mu m$ で，最小角測定誤差$\Delta\theta =$ 約 3° となる音響センサの対を考えてみる（8.3.3 項）。ナノロボットの位置的不確実性Δx は次のようになる。

$$\Delta x \sim \frac{X_{path}\sin(\Delta\theta)}{\sin\left(\frac{\pi}{2} - \Delta\theta\right)\left(\frac{1}{3}N_{beacon}\right)^{1/2}} \qquad \text{［式 8.4］}$$

式中 X_{path} はビーコン・ナノロボット間の平均距離，N_{beacon} は各測定サイクル中にサンプリングされる非同一直線上のビーコンの数である。$X_{path} = 15cm$ の表皮ビーコンネットワークを仮定すると，ビーコン $N = 3$ の場合のΔx は約 8mm，$N = 1000$ の場合は$\Delta x =$約 400μm となる。

ビーコン信号は非常にわずかな音速差しかない隣接する多数の経路を進むこともあり，受信されたパルスの多重性とにじみ効果が生じ，信号の質がさらに低下する。信号はこのような長い経路にわたり屈折しており，ビームはオリジナルの経路からかなり曲がっておりその量は不明である。これに対し，約 100μm の経路を横切ったパルスから受け取る音響エネルギーはセンサの検出限界に近く，このような信号はこの限界を超えた媒体によって急速に減衰し，したがってトランスミッタから約 200μm の場所に位置する次のナビサイトステーションでは混乱を招く信号は検出されない。マクロビーコンに伴うもう1つの問題とは，信号が増幅なしで進まなければならない経路が長いため比較的低い周波数（約 100kHz，6.4.1 項）が使用されるという点であり，このため最大データフロー速度はマイクロトランスポンダーシステムの約 1000 分の 1 まで遅くなると思われる。最後に，マクロビーコンで可能なのはナビゲーション的情報の一方向のみの流れであり，大きな限界である。

8.3.6　専用ナビゲーション装置

コミュニケーション装置との直接的な類似により（7.3.4 項），専用の巨視的装置を人体に埋め込んでナビゲーションを促進することができる。このような装置の重要な機能の1つは，通常ならば局所的または個別のナビサイトにしか利用できない組織的情報の中央情報センターとして機能することとなる。この情報としてはすべての局所モニュメントの最新位置，様々なグリッドセクターの重力に対する配向，遠心力・引力の識別を可能とする巨視的回転速度に対する情報（例：コンパス，ジャイロ）があると考えられる。高度に正確なクロノメーターもこれら装置内に維持され（10.1.4 項），定期的なシステム全体の再同期が可能となる。

専用のナビゲーション装置は体内の「マップルーム」としても利用できる。新たな情報が届いたらそれを照合・組織化し，正確なナビサイトグリッドマップ，器官マップ，血管マップ，機能マップ（8.4 項）などを，おそらく専用の計算装置と協調しながら維持管理する（10.2.5 項）。$1mm^3$ のナビゲーションライブラリノードには最大約 1000 万テラビットのマップデータを入れることができ，このデータはドッキングポートについたナノロボットから，転送中に1ドッキングポート当たり約 50pW が引き出されながら最大速度 0.01 テラビット/秒でダウンロードされる（7.2.6 項）。

専用のナビゲーション装置は内部ナビゲーションシステムと関連する巨視的外部モダリティとの間の直接のインターフェースとして利用することもでき，外部モダリティとしては手術室，臨床機器，様々な環境中存在物，衛星アップリンク，無線アンテナ，輸送手段などが挙げられる。また，GPS様の音響ナビゲーション的システムにおいてエミッター装置として機能することも可能である（8.3.5 項）。

8.4　機能的ナビゲーション

機能的ナビゲーションでは，医療ナノロボットが多くは正確な位置的知識なしで，組織特性のわずかな変動を検出し，反応することが可能となる。このような組織特性としては熱的，音響的，バロスタット的，細胞化学または免疫化学的，電気的（4.9.3.3 項）または磁気的[1256]，機械的または局所解剖学的条件が考えられる。多くの可能性のうちの少数を以下に述べる。

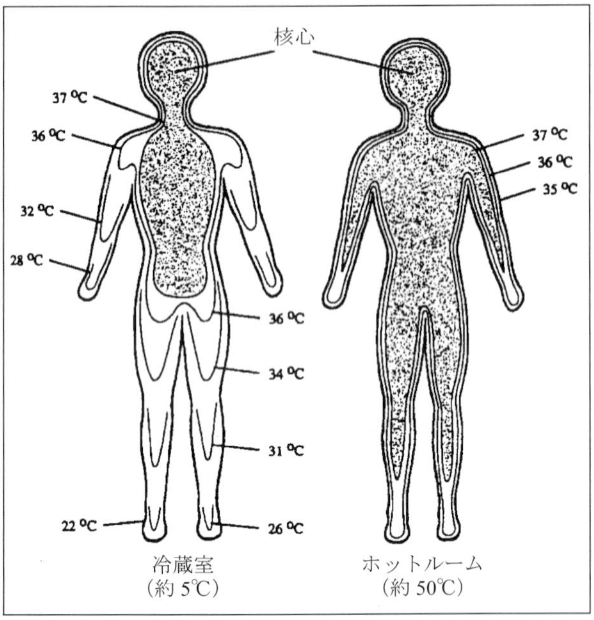

図 8.28. 寒いまたは暑い環境におかれた人体の等温線分布（Wenger と Hardy[865] および Aschoff と Wever[891] より一部修正）

8.4.1 サーモグラフィー的ナビゲーション

8.4.1.1 人体のサーモグラフィー

人体は複雑で時間的に変動する立体的な温度フィールドである。身体の外部パーツは内部パーツより平均温度が低く，四肢の長軸に沿って温度は低下し，軸方向にも放射方向にも温度勾配ができている。個々の器官の熱産生の差，幾何学的不整，断熱と蒸発の変化，血液を介した伝達性の熱輸送，日周期性または他の定期的変動[3327]により，熱マップはさらに複雑となる[890]。

恒温性の身体のコアは環境変動に最も容易に反応する外殻と区別される。コアは一般的に胸部と腹部の内部，脳，骨格筋の一部からなる。環境温度が穏やかに変化した場合，通常は人体の最外部から 20%～35%が外殻となる[894,895]。しかし極端な寒冷時には，総身体容積の約 50%まで外殻が拡大し平均層圧 2.5cm に等しくなる[890]。**図 8.28** は組織温度の全般的分布を一連の等温線として示す。

皮膚温度は外部要因に反応して最大のサーモグラフィー変動を示す。例えば，冷蔵室（5℃，相対湿度 50%，風速 0.1～0.2 m/s）に 3 時間立っている裸のヒトでは，皮膚温度差が最大 15℃となり（＝13℃から 28℃），最低温度は手足の指，最高温度は躯幹と前頭部に認められ，平均コア/表面勾配=約 15℃となる[896]。女性では皮下脂肪が厚いため熱損失は約 10%低くなり，このため冷蔵室での女性の皮膚温は男性よりわずかに低い[898]。ホットルーム（50℃）で 3 時間経過した後には，皮膚温度差はわずか 2.5℃となり（＝35℃から 37.5℃），平均コア/表面勾配=約 1℃となる[896]。15～20℃の部屋で通常の衣服をつけているとき，皮膚温は 32～35℃である。

ヒトの頭部の皮膚サーモグラフィーは，Edwards と Burton[897] により最初に報告された。様々な環境温度における皮膚温と直腸温の比較はよく研究されている[893,898]。新生児における皮膚温パターンは均一に近い皮膚の熱伝導を反映する[917]。小児期には特定のパターンが安定した恒久的な成人のパターンへと発達する[916]。皮膚温度測定パターンは痩せた患者と肥満の患者で異なり，小さな律動的変化の継続状態を示す。この変化は－おそらくヒトの皮膚領域の大部分に対する交感神経支配による能動的血管拡張の結果[919]－は腕，手，躯幹，頭部に観察されるが，互いの同調は全くなく，また変動幅が同じということもない[918, 919,3334-3338]。赤外線サーモグラフィーを含む皮膚の熱学は現在医療用画像診断法の重要な一分野である[899,912]。皮下（外殻）温度は一般的に深さとともに上昇する。

ヒトのコア（直腸）温度は平均 37.0℃であるが[894]，この単純な数字にはかなりの自然変動が隠されている（**表 8.11**）。内部器官の温度は通常の室内条件で 0.2～1.2℃異なり，個々の器官内部で最大 0.9℃変動する[890]。脳内部の温度勾配は 1.4℃に達する。皮質は脳底部より低温であり，流入血液は中心脳組織より低温である[900]。また，脳の温度は睡眠中に低下し，情動的覚醒中には上昇する[901]。頭部の皮膚を冷却または加温すると，戻ってくる静脈血によって鼓膜（**図 7.3**）の温度が最大 0.4℃変化する[909]。口腔温には大きな変動があり，例えば最近に摂取した飲食物の熱的特性によって左右され，このため直腸温のふれとの直接的な相関性はほとんどない[910]。肝臓の温度は直腸温より 0.2～0.6℃低く[902]，横隔膜を通した気道からの熱損失のためと考えられる。陰嚢内の睾丸の温度は腹腔温より約 3℃低い[890]。ヒトの体温調節の中心地である視床下部が基準値として最も論理的な選択となると思われる[890]。

ヒトの血液温もかなりの変動を示す。代謝速度の早い器官では流出血液の温度が流入血液より高く，このためこのような器官において血液は冷却効果を発揮しており，皮膚の逆である。四肢の静脈血の温度は動脈供給血より約 3℃低くなりうるが，動脈血でも室温が低ければヒトの四肢で 22℃まで低下することがある[903]。総頚動脈内の血液は口腔温の 0.2℃以内を保つが，顔面を冷却するに従い，また内頚静脈による冷却もあり，0.2～0.5℃低下する[905]。しかし，冷たい空気を吸入しても肺血液温に対する影響はほとんどない。約 18℃にまで冷却された部屋の中の患者でも，肺の静脈と動脈の血液温の差は最大でも 0.03℃である[906]。

体温には周期的変動もある。日内変動が最もよく知られている。このサイクルは新生児にはないが，生後 1 週間のうちに発達する[913]。小児の日中温は成人より高く，1 日の較差は 1.7℃であり[890]，較差が最大となるのは年齢 1 歳付近である[894]。若齢成人において精密に標準化された検査により，直腸のコア温度が男性では 36.83～38.32℃（較差 1.49℃），女性では 37.16～38.36℃（較差 1.20℃）の変動を示し[908]，通常は現地時間午前 6 時付近に最低，午後 6 時付近に最高の温度に達することが判明した[915]。（時間は個人的活動ではなく，明暗周期など環境的影響に調和する。）月経周期も複雑な長期的変動に関与する。この月 1 回のサイクル中，朝のコア温度は月経前と月経中に 37.0℃から 36.7℃へと低下した後，期間中期の排卵近くに約 36℃へと突然低下し，残る約 2 週間は正常水準へと戻る。月経に関連する皮膚温パターンの変動も観察される[3329]。

最後に，体温には様々な不整な変動がある。直腸温は最も激しい運動中には最大 3.5℃上昇することがあり[821]，また 23℃の水に約 1 時間入った後には 2℃低下する。食物を摂取すると 1～2 時間皮膚温が上昇し，それよりわずかな程度ではあるが直腸温も上昇する。アルコールを摂取すると皮膚温度は上昇するがコア温度は低下し，ニコチン摂取（例：喫煙）の場合は四肢の皮膚温が 2～7℃低下する。発熱しているヒトでは体温が 37.0℃から最大 41.5℃まで上昇し[916]，1 日の変動は 2.8～5.0℃であり，通常は午後遅い時間に最高となる。44～45℃までの一過性の上昇が記録されているが，非常にまれである。

この測定可能な空間的・時間的変動性を考慮し，高解像度の全身熱的マップをリアルタイムで維持することとは体内ナノデバイスを用いては非現実的である。約マイクロ秒の測定周期でほぼマイクロケルビン分解能のセンサが利用できるため（4.6.1 項），センサ技術は制限要因ではない。マップの安定性が主要な懸念である。解像度わずか約 1mm^3 の容積測定マップは最良のサーモグラフィー画像に匹敵するが，それでも 10^8 ボクセルと，0.001℃の正確さには 17 ビット/ボクセルを必要とする。ストーブの上に置かれた手では外殻内に 10℃/秒を超える熱勾配が生じるが，身体的運動程度の変化（10～100 秒間に約 3℃），暑い環境から寒い環境への移動（10～100 秒間に約 10℃），発熱中（約 1000 秒間に約 5℃）の周期的な一時的な変動はコアで 0.1～40 マイクロケルビン/s，外殻で 0.005～1℃/秒である。このため 1 ミリケルビン以上のすべての変化を報告するマップを維持するには，0.001℃/（1℃/秒）= 1ms ごとに全領域の再サンプリングが要

表 8.11.　人体の器官および血管のコア温度 890,894,904,907

血管，器官，組織	正常温
皮膚	32-35℃
陰嚢	34.0℃
胸骨	34.5℃
鎖骨下静脈	36.4℃
肝臓	36.4-36.8℃
口腔	36.5-36.6℃
顔面横動脈	36.5-36.8℃
上大動脈	36.65℃
尿	36.75℃
食道	36.75℃
大動脈	36.75℃
下大静脈	36.75℃
肺動脈	36.75℃
肺	36.75℃
肺静脈	36.75℃
心臓，右心室	36.75℃
大腿動脈	36.75℃
総頚動脈	36.8℃
腎臓	36.85℃
脊髄	36.95℃
外頚静脈	37.0℃
肝静脈	37.0℃
胃	37.0℃
直腸，平均	**37.0℃**
直腸，範囲	36.2-37.8℃
視床下部	37.3℃
脳	37.3℃
子宮	37.3℃

求され，約2テラビット/sとなる。このデータフローはおそらく専用の大容量ファイバーネットワークに収容することができるであろうが（7.3.1項），移動性の音響ネットワークと個々の血液運搬型ナノロボットのデータ保存容量を急速に圧倒すると思われる。毛細血管容積の解像度を用いた血液サーモグラフィーマップをマイクロケルビンの正確さで維持するには，10^{15}ビット/sとさらに処理不可能なものとなる。

8.4.1.2 熱的デマーケーション

標的部位へのサーモグラフィーナビゲーションはマップを使用しなくとも可能である。このよい例は，単純な熱的デマーケーションである。室温管理された臨床設定において，36～38℃という比較的狭く恒常性により維持された温度域により，正常域からわずかに外れた熱的刺激を適用すれば選択された標的領域の容易なデマーケーションが可能となる。例としては皮膚に適用される温パック（T＞38℃）または冷パック（T＜36℃），様々な組織深度を選択的に加熱するよう種々の周波数を用いたジアテルミーによる組織加熱（6.4.2項），体内の深部にある小さな標的容積の適応性フェーズドアレイ（APA）加熱[1518]，特定の内部標的に向けて経皮的その他の方法で挿入した熱活性カテーテルプローブチップ，最大加熱効果のため特定の収束容積に向けられた多重交差焦点赤外線，可視光量子，超音波ビームが挙げられる。採用するテクニックと標的組織に応じ，約$1mm^3$という小さな容積に対して熱的デマーケーションが可能である。比較的単純な設計のナノロボットを標的付近に注入したり，血流中を循環させたりしておくと，正常範囲外の温度データを検出し，統計的に決定される蓄積速度と数密度で標的付近に集まる。

管理された環境の外，または長期の治療期間においては，単純なデマーケーションの信頼性は次のような理由のため低下する。

1. デマーケーション器具の物理的配置の誤差によってナノロボットの局所配置に誤差が生じ，このため治療過誤の公算が高まる。このような医原性の誤りは時間が極めて重大なまたは突発的な発症のとき，あるいは診断が不明瞭な状況，自己投与する医療ケアの場合に特に起こりやすい。
2. 初めは正しく配置されていても，人工的な高温または低温領域はオリジナルのスポットから外側へ拡散し，正確に把握できない方向へと半径が拡大する（組織の伝導性が非等方性であるため）。やはり医原性影響のリスクが高まる。
3. ヒトの体温調節システムの容量誤差は約0.2～0.5℃である[865]。局所温度からこの規模以上の温度偏差が生じると，局所温度を回復するために毛細血管括約筋活動（血管拡張および血管収縮活動），汗腺分泌の増強，対向流交換の促進，心拍数の増加，局所熱産生を含む自然の中和反応が誘発される。
4. 患者が熱いシャワーを浴びるまたは入浴する[3331]，積もった雪または冷たいコンクリート面の上に横たわる，熱い湯で手と顔を洗う，熱いまたは冷たい飲み物を飲む，日光を浴びるなどの誘導システム妨害に対する感受性の増強。このような誘導システム妨害を確実に予防するに足る高温または低温では，非常に長い時間持続した場合組織を損傷する可能性がある。この問題は時間的に一定の温度源の代わりに振動する人工温度勾配を採用すると回避することができるが（特に断熱性の高い皮下脂肪層を通して），振動するデマーケーションを検出するために全般的なナノロボットの洗練という代償を要求する。熱容量Cv・熱伝導率K_tの媒体中で発生源から標的L=約1mmへ送達されるエネルギーについては，37℃の水性組織において消滅する最大周波数$\nu_{thermal}$は約$K_t/Cv\ L^2$＝約0.15 Hzと思われる。

熱センサを装備したナノロボットにはマップなしで全般的な位置情報も得られる。例えば，外部環境の温度が測定されコミュニケーションネットワークを介して伝達されていると仮定すると（7.3項），血液の微小容量内を移動するナノロボットは局所血液温度に基づいて表皮からの距離を大雑把に推定することができ，特にコアを取り囲む身体の熱的外殻を通過しているときに可能である。速度測定やヒストナビゲーション的データなどの他の手掛かりにより，さらに正確に位置を推定することができる。

8.4.1.3 低解像度サーモグラフィクス

単純なサーモグラフィーマップでも実益は大きいと思われる。平均温度から有効数字3桁の逸脱（約

0.01℃の精度に約 10 ビット/測定が必要）が約 10Hz で再サンプリングされる場合，約 10^5 の常駐サーモグラフィサイトを用いて約 10^5 ボクセル（容積＝約 1 cm^3/ボクセル）のそれぞれにおいて 0.1℃/s の勾配を検出することができ，10^7 ビット/s のデータフローができる。1cm^2 の正方形に分割された皮膚のサーモグラフィーネットワークには約 20,000 の常駐ナノロボットを必要とし，ネットワーク全体のデータフローは 0.01℃の精度（従来型サーモグラムの精度は 0.5〜1.0℃）で約 2×10^6 ビット/s となる[899]。いずれの場合にも，ネットワーク内の各サーモグラフィサイト（7.3 項）はその約 10^{10} ビットのメモリー（7.2.6 項）に継続的に更新されるネットワークマップ全体を維持し，全身サーモグラフィーマップについては約 1 時間の累代データ（約 7×10^9 ビット），またサーモグラフィサイト自身の位置での測定値については 1 年分の累代データ（約 3×10^9 ビット）を保存することができる。

測定された皮膚温はマクロセンシングに使用することができる（4.9 項）。簡単な例として，平均皮膚温が分かれば，衣服の存在が複雑化要因ではあるが，Lampietro[890] の与える理論式を用い，または Mitchel *et al.*[893] が 10〜50℃・風速 1〜5 m/s の範囲にわたり集めた実験データを用い，環境中の風速冷却（空気温と速度）と相対的な風向の推定が可能である。

センチメートルレベルの解像度の容積または表面マップ上に表れる熱パターンはマクロセンシングにも様々な医学的に有意義な状態の確認にも有用となる。測定可能なパターンの例として以下が挙げられる。

1. 患者が冷たいコンクリートの床または熱いアスファルト舗装上に立っている間の足底における二峰性の熱変動
2. 初め室温であった椅子に座った後の背もたれと座部の冷却（椅子の材質は後の温度回復プロファイルから推定することができる）[3330]
3. 患者がスポーツイベントで国歌を聞いているときに胸に置かれた手の温熱パターン
4. 頬を流れる涙でできた冷たい垂直の線
5. ベッドまたはベンチで身体の一方を下にして横になっていたため生じた非対称の温度プロファイル
6. 熱いまたは冷たい料理の皿を運んでいるとき，もしくは冷たい缶ビールをつかんでいるときの手のひらと親指の温かさまたは冷たさ
7. 冷たい床にひざまずいているときの冷たい膝のスポット
8. 顔面温と頭皮温の比較により髪の長さと髪型の推測が可能
9. 特定の腱，四肢，付属器の関与した身体的活動を意味する筋の温熱パターン
10. 衣服のおよその配置と密度[3332]
11. 興奮または勃起中の生殖器，あるいは食後の皮膚，胃，肝臓の温熱増強
12. 通常のヒトの反応時間=約 0.2 秒より早い，0.1 秒間に検出される危険な温度勾配（例：ストーブの上に置いた手）
13. 四肢虚血，レイノー症候群，脳卒中，反射交感神経ジストロフィー，筋損傷，異常関節，強直性脊椎炎（ポット病），脊髄根症候群，変形性関節症，テニス肘，類骨腫，頭痛，乳癌，黒色腫など多様な病態の存在の徴候となる特異的なサーモグラフィー上の皮膚パターン[899]

固定されたサーモグラフィサイトに外部からの位置情報が利用できると仮定すると，デバイス集団は下記について警告を発し検出することのできる恒久的なモニタリングネットワークを構成することができる。

1. 体内のあらゆる部位に位置する内部または外部病変の温度プロファイル
2. 内部血腫，脂肪腫，筋腫，浮腫，ヒドローマ，新たな線維沈着または空気ポケット，齲蝕の存在を反映する熱的異常
3. ゆっくりと増殖する腫瘍（例：累代データ内に約マイクロケルビン/秒範囲の局所的で浅い，しかし単調な温度勾配）
4. 抹消循環の神経コントロールの欠陥による異常な皮膚パターン
5. 腸内を通過する物質の識別可能な熱特性，または食物毒素あるいは炎症反応によって生じた細胞代謝の変化を反映する腸の表面パターン
6. 様々な作業負荷の下での，または長い時間枠にわたる 1 日の特定の時間における個別器官の熱的挙動の変化。おそらく機能性または全般的健康状態の変化を意味する（身体組織の様々な熱的特性を利用することで測定可能，**表 8.12**）

表 8.12. 様々な身体の組織，器官，その他材料の熱物理的特性[460,567,817-819,1865,2153]

材料，器官，組織	熱伝導率 K_t (W/m-K)	熱容量 Cv (MJ/m³- K)	およその密度 (kg/m³)
皮膚			
非常に温かい	2.80	3.77	1000
正常な手	0.960	3.77	1000
冷たい	0.545	3.77	1000
上層 2mm	0.376	3.77	1000
冷たい手	0.335	3.77	1000
皮下脂肪			
高値	0.450	--	901
純粋脂肪	0.190	1.96	850
筋			
生体筋	0.642	3.94	1050
摘出，新鮮	0.545	3.64	1050
骨格筋，生体	0.372	--	1070
骨			
無機質	--	--	2982
皮質	2.28	2.70	1790
平均	1.16	2.39	1500
海綿	0.582	2.07	1250
血液			
310K における水	0.623	4.19	993.4
310K における血漿（Hct＝0%）	0.599	4.05	1025
全血（Hct＝40%）	0.549	3.82	1050
器官			
心臓（摘出，新鮮に近い）	0.586	3.94	1060
肝臓（摘出，新鮮に近い）	0.565	3.78	1050
腎臓（摘出，新鮮に近い）	0.544	4.08	1050
腹部コア	0.544	3.89	1050
脳（摘出，新鮮に近い）	0.528	3.86	1050
脳（生体）	0.805	--	--
肺（摘出，ウシ）	0.282	2.24	603
全身（平均）	--	4.12	1156
空気	0.009246	0.00119	1.18
310K における木綿織物	0.0796	0.0267	160
C_{60}/C_{70} バルクコンパクト/結晶	0.1-0.4	2.3-2.5	1540-1676
ゴム	0.156	2.41	1200
310K におけるエタノール	0.163	1.96	789
テフロン	0.399	2.20	2180
コンクリート	0.934	1.93	2310
ガラス，板	1.09	1.94	2520
249K における氷（-42℃）	2.21	1.76	913
310K におけるサファイア（c 軸に対して垂直）	2-20	2.89	3970
ステンレス鋼	13.8	3.68	7910
アルミニウム	204	2.45	2710
銀	405	2.59	10,500
ダイヤモンド，天然	2000	1.82	3510

サーモグラフィサイト近くを通過する移動性のナノロボットはサーモグラフィーデータライブラリに問い合わせ，このため最新の全身の大雑把な熱的マップの全部または一部を調べることができる。同様に，ネットワークに問い合わせた医療従事者に対し，累代データと最新データが送信される。

8.4.1.4 高解像度サーモグラフィクス

物理的位置が正確に判明している固定サーモグラフィサイトのネットワークを用い，指定の組織モニタリング容積内で高解像度マップを組み立てることができる（8.3.3 項）。L_{therm} = 100μm がデバイス間の平均間隔である場合，スケールサイズ d_{organ} = 約 10cm の器官（**表 8.9**）における最大経器官温度差ΔT=約 1℃について，隣接するサーモグラフィサイト間で内因性に発生する最大温度差は $\Delta T \times L_{therm}/d_{organ}$ = 約 10,000 マイクロケルビンである。最小検出可能熱変動＝約 1 マイクロケルビン（4.6.1 項）は 0.001mm³ のモニタリング容積内部における約 60W/m³ の出力密度変動に相当する（約 100 のミトコンドリアによるパワーアウトプットに等しい）。マイクロケルビン精度の単独の温度測定を記録するのに必要なのは多くとも約 24 ビットである。

このようなネットワークの有用な構成は容易に多数想像できる。簡単な例として，中心に位置する 1 つのデータ処理ノジュールに約 1kHz で報告するサーモグラフィサイト 100 個からなるモニタリングユニットを考える。サーモグラフィサイトは $0.1mm^3$ の監視容積内から合計 2.4 メガビット/s をノジュールに送信する。約 $8\mu m^3$ のストレージテープを装備したノジュールは，モニタリングユニット内で発生した累代データの約 1 日分までを保持することができる。ノジュールのナノコンピューターは指定された異常と閾値について広範囲にデータをスキャンすることができ，異常を発見したときには適切な警告メッセージ（関連する詳細のすべてを含む）を発する。原則として，拡大している（温かい）腫瘍は大きくとも $L_{therm}{}^3$ の体積，最大の病的細胞数=約 100 個まで増殖した後には検出できる*。それぞれのモニタリングユニットで消費されるのは多くとも約 20,000pW であり，サーモグラフィサイト 1 個当たり 100pW と，約 $100W/m^3$・Hz を引き出し（6.5.6 項（E））約 10MHz のクロックスピードで内部動作する約 $1\mu m^3$ の計算設備のためのノジュール内での 10,000pW が含まれる。器官全体をマイクロケルビン精度まで連続的にサーベイするには最大約 1600 万のモニタリングユニットが必要であり，最大で約 0.3W が使用され，これも考慮に入れなければならない。（例えば肝臓では代謝により約 10W が産生される。）

移動性の機器構成に据え付けられたサーモグラフィサイトを患者に投与し，ナノデバイスが組織を常時移動しながら異常を探し，異常が検出されたときにのみメッセージを送り，別のマイクロトランスポンダー位置ナビゲーションネットワークへの問い合わせ（8.3.3 項）によって常に約 3μm 以内まで位置を確定するというようにすることもできる。正確さの極端な限界においては，ナノロボットの廃熱が熱測定の重大な誤差の一因となるかもしれない。ナノロボットから発生する廃熱 $P_{heat} = 100pW$ により，$\Delta T = 10$ マイクロケルビンの温度差が $X = P_{heat}/K_t\Delta T = 16\mu m$ の水性経路にわたってできる。このナノロボットの熱は約 $CvX^2/K_t =$ 約 2ms 秒後，約 1kKHz のサンプリング時間のうちには熱伝導によって測定可能水準未満に減衰する。

8.4.2　圧分布的ナビゲーション

人体の内部圧のフィールド（4.9.1，6.3.3，8.2 項ですでに簡単に要約）は温度フィールドと同様に複雑である。（9.4.1 項では循環のレオロジーが考察されている。）[361] 一般に，流体圧力は心臓，動脈，細動脈で 60～150mmHg，毛細血管で約 30mmHg，静脈で 5～20mmHg，肺動脈で 4～30mmHg，脳脊髄液および滑液で 9～13mmHg，細胞の間の組織間液で約 1.4mmHg であり，リンパ管内は平均約 0.9mmHg で動脈拍動が 1.5～2.2mmHg の変動に寄与して最大変動約 5mmHg となっている。（収縮期圧は最も激しい運動中に最大約 230mmHg に達する。）

サーモグラフィクスと同様，簡単な圧分布的デマーケーションは医療ナノロボットを身体内の適切な治療部位に向ける容易な手段となる。皮膚表面を単に押し下げるだけで，組織圧の上昇した異常な領域ができる。身体表面を軽くたたく，平手で打つ，震えさせるということも体内のナノロボットには検出可能である（例：7.4.2.1 項）。経皮的に挿入した音響的に活性なカテーテルにより，ほぼすべての標的位置付近に音響ビーコン信号をおくことができる。高度に集中させた，しかし比較的低出力（反射エコーの検出を軽減するため）の柱状または平面状超音波ビームを，例えば 3 種類の周波数を用い，様々な軌道にのせて様々な発生源から身体内に向けることができる。3 つの周波数すべてが正確に等しい強度で聴かれる小さなスポットによって標的が示され，周波数≧1.5MHz で位置確認の正確さ≦$1mm^3$ が得られる。集束超音波外科手術（FUS）と高強度集束超音波（HIFU）では 1.7MHz で深さ 150mm に集束された $5\times10^7W/m^2$ のビームを約 2 秒間のバーストとして使用し，強い熱のスポットを作り出して血流を閉塞させたり腫瘍を破壊したりする。このスポットは非常に小さいため，破壊された組織と完全に無傷の組織との間隔がわずか細胞 6 個分という境界ができ，約 100μm の空間的解像度となる [1647]。

温度フィールドの場合と同様，低解像度と高解像度のバログラフィーマップをバログラフィサイトによっ

*代謝活性の比較的低い腫瘍はこの方法による検出が困難である。また，代謝活性の高い器官（例：肝臓，腎臓）中に存在する腫瘍からの熱を測定することはさらに困難であり，特に飲食物を摂取した後や正常なホルモン反応中に大きな熱量変動がある，また一部器官（例：肝臓，腸管）では正常な細胞分裂速度が比較的高く，それを異常な腫瘍増殖と区別しなければならないといった状況では非常に困難である。

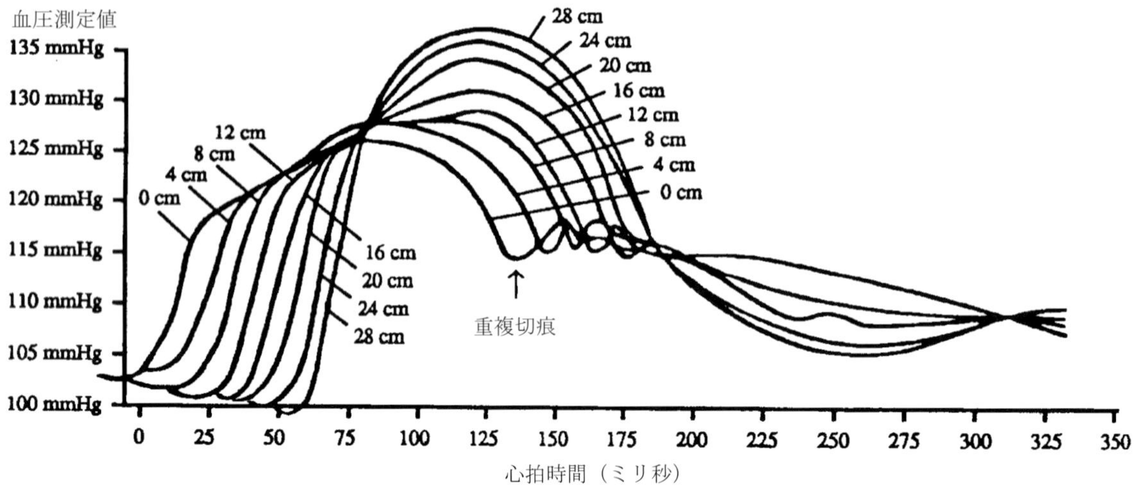

図 8.29. 大動脈に沿う様々な距離で記録された血圧プロファイル（イヌ大動脈からのデータ，距離は下行大動脈の起始から測定，Olson[923]より一部修正）

て編集・保存し，腫瘍，浮腫，頭蓋内圧過剰，全身高血圧または低血圧，リンパ節腫脹，筋痙攣などを含む器官内と身体全体における多様な医学的に重要な状態の診断に使用することができる。このようなマップはマクロセンシングにも有用であり，例えば患者が座っている[3330]，立っている，うつ伏せである，逆さまである，転倒している，浮遊しているかどうか（4.9.2項）の確認に役立つ。運動中，食事中，感情的（例：怒り）である患者では血圧が上昇し，くつろいでいる患者や睡眠中の患者では低下する。高血圧の 35 歳男性における典型的な 1 日の測定値は収縮期 150～220mmHg，拡張期 90～140mmHg である。

しかし血管内の圧力波の振幅とタイミングにより，サーモグラフィクスよりもいくらか明瞭な位置推定が可能である。心臓が非常に強く，信頼性のある，位置の安定した音響パルス発生器であるということがその理由の一部を占める*。このため機能的血圧マッピングにより，血管距離推定に関して有用な位置情報が得られると思われる。

例えば，**図 8.29** は大動脈弁（左心室から下行大動脈へと最初に放出する場所）から下流への距離の延長に伴う圧力波の形状と振幅の変化を示す。興味深い特徴が 3 点ある。第 1 に，連続するプロファイルのそれぞれが右に向かってシフトしており，波の伝播が示唆される。第 2 に，圧力記録中の鋭い重複切痕（大動脈弁の閉鎖を表す）が連続するプロファイルの中で徐々に失われており，大動脈距離の明瞭なナビゲーション上のマーカーである。

第 3 に，連続するプロファイルが次第に急勾配になり，振幅が増大しており，心臓から離れるに従った最高収縮期圧の上昇が示されている。この直感に反した増大は先細の管でできた弾性の分岐システムの動的現象である－同様の直径と逓減率を有する硬性管内の定常流では，減速力がない限り圧は流れの方向に向かって常に低下する[361]。心拍動全体にわたっての圧の平均値は大動脈弁からの距離の延長に従いやはり低下している－大動脈の全長で約 4mmHg 低下－のに対し，収縮期/拡張期血圧変動の幅は 2 倍近くになっているという点に注意されたい[361]。イヌでの測定により，このピーク圧パルス増幅のプロセスは動脈分岐の第 3 世代程度まで続き，それ以降は振動と平均圧のいずれもが動脈樹に沿って下流に向かい徐々に低減すると判明している[361]。このようなパルスプロファイルはおそらく十分な正確さで解明され，適切な圧センサを装備した医療ナノロボットは動脈樹の主幹全体に沿った自身の位置を少なくとも約 1cm の精度，おそらくはより高い精度で確定することができる。

圧および速度波形は動脈樹の分枝に沿って異なる形

*1998 年，心臓の 4 つの房室，弁，大血管内の複数の部位に由来する心音の解析は未だ困難であった。弁の閉鎖と第 1 心音内高周波数成分の発生が時間的に非常に近いにもかかわらず（心エコー検査による確証），音が発生する正確なメカニズムの解明は乏しいものであった[1302]。心音図（PCG）は胸壁を通って伝わる間に変形する。多様な正常および病的な心臓の状態の検出に伝統的に使用される心聴診法は依然として科学というよりも技芸であった[3339-3342]。

で変化し[924]，部分的には分岐での反射が原因であり，これで血液運搬型ナノロボットは現在いる器官を識別することができると思われる。例えば腎動脈と腸骨動脈の波形は全く異なる[924]。

静脈樹の中でのおよその位置も用意に推定される。例えば，細静脈内の平均圧は約 18mmHg で，振幅約 3mmHg の変動がある。血液運搬型ナノロボットが大静脈上部，右心房の近くに到達するまでに平均圧は約 2.2mmHg に低下し，圧変動の振幅は約 5mmHg となる[361]。

微小血管的位置も様々な局所圧測定から推定することができる[929]。例えば**図 8.30** はネコ腸間膜内の直径 8〜60μm の動静脈微小血管における典型的な圧-速度分布を示す。平均局所圧と血流速度が分かれば血管の直径が ± 5μm で識別される。

さらに，このような圧分布プロファイルは組織ごとに著しく異なる（**図 8.31**）。測定されたプロファイルを同類のプロファイルのライブラリと比較すると，一意的な組織の識別はできなくとも，少なくとも候補は絞られる。

局所ヘマトクリット（全血中の赤血球の体積分画，Hct）は微小血管直径の関数として変化する（**図 8.32**）。簡単な全方位型エコーロケーション（4.8.2 項）により，多数のサンプルにおける最も近い赤血球までの距離の平均値が測定される－例えば Hct 10%においては赤血球の平均中心間距離は約 9.8μm，Hct 30%では約 6.8μm である。音響試験パルスは 1ns 中に約 1.5μm 進み，このため Hct 10%と Hct 12.7%が 1 回の往復測定を用いて区別でき，医療ナノロボットは約 ± 10μm 以内の精度で局所微小血管直径を推定することが可能となる。データのばらつきを考慮し，複数の測定により推定の正確さは向上する。

組織内のひずみフィールドなどの機械的性質のマップからも有用なナビゲーション情報が得られるが，個々のナノロボットが直接的に採用することは困難となる。磁気共鳴エラストグラフィー（MRE）が実験的に使用され，200〜400Hz におけるせん断波励起を用いたブタ腎臓のせん断弾性率フィールドがマッピングされている[928]。変位 100nm 未満のせん断波は容易に観察されており，減衰・分散などの他の粘弾性パラメーターのマッピングに役立ち，さらに詳細な組織特性解析を可能にするテクニックと考えられている。エラストグラフィックパラメーターは空間だけでなく時間によっても非常に変動する。例えば子宮頚管粘液分泌の粘弾性は月経周期の経過中に幅広い変化を示し，主要な特性は期間中期の排卵時付近に認められ[922]，体温変化を反映している（8.4.1.1 項）。

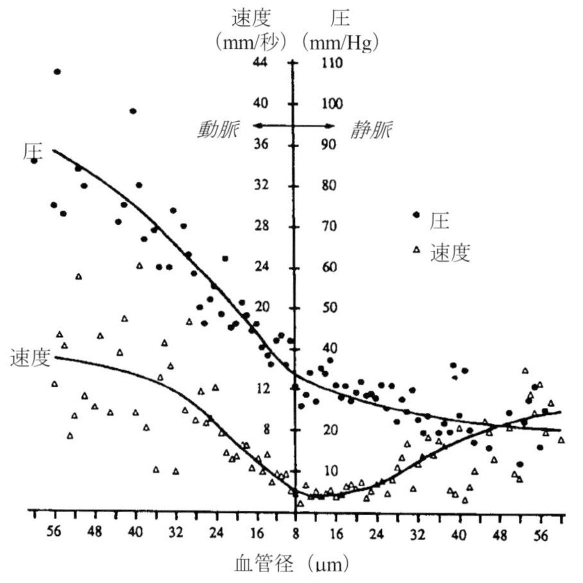

図 8.30. 微小血管系における圧-速度分布（ネコ腸間膜から得られたデータ，各点は 3〜5 回測定の平均値を表す。Zweifach および Lipowsky[925] より一部修正）

8.4.3 化学画像ナビゲーション

人体は化学的複雑さの大釜である。我々にとってここで特に興味深いのは，特定の位置，機能，プロセスに確実に関連し，ナビゲーションに有用となりうる細胞外に存在する化学種である。平凡な例として，内分泌腺や神経組織内には高濃度のホルモンや神経ペプチドが確認される。嫌気的に動かされた筋では乳酸が産生される。尿酸は膀胱内の尿に高度に濃縮されている（ただし，血中の濃度が高ければ痛風を示唆することがある）。毛細管リンパは胸管リンパより水分が多く，胸管リンパは頚管リンパよりヒスタミン濃度がはるかに高い（8.2.1.3 項）。

熱的および圧的マーカーと同様，大雑把な化学的デマーケーションマーカーを用いて医療ナノロボットを特定の位置に向けることができる。このようなマーカーとして注入された化学物質による噴流，徐放性インプラント，遠隔誘発放出剤（例：圧放出性多種化学物質含有入れ墨），組織コードマーカー（甲状腺に濃縮される放射能標識ヨウ素，骨を探し出すアルカリ金属

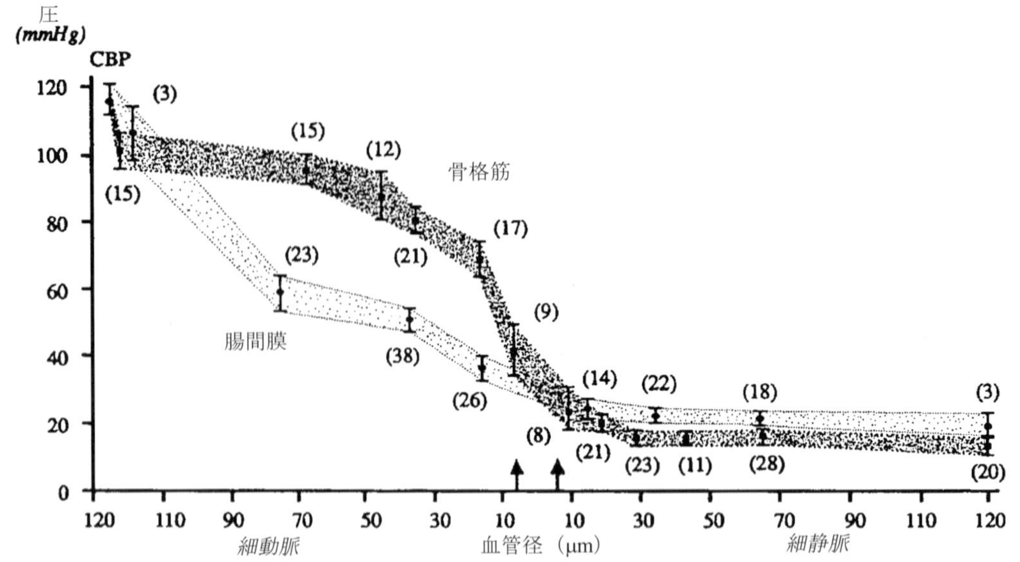

図 8.31. 2 種類の組織を通過する間の微小圧分布プロファイル（ネコ腸間膜および骨格筋から得られたデータ，カッコ内に測定回数，中心血圧（CBP）は全実験で得られた中心動脈圧の平均値 Fronek および Zweifach[926] より一部修正）

イオン，光力学的療法における癌細胞ターゲティング光感受性薬物分子に類似）が挙げられる－すべて有用な局所化学勾配を確立することができる。天然信号分子についての本質的な困難は信号の持続性であり，連続的な散布と人工的な（非吸収性）信号分子を採用しなければ比較的短時間しか持続しない。連続的な散布により，散布放出点の周囲に最大半径 R_{max} の検出球ができる（7.2.1.5 項）。人工的な非生分解性分子を使用するとシグナル/ノイズ比が最大となる。拡散によって小さな分子は約 1 秒間に細胞約 1 個分の幅，または約 1000s 間に約 1mm を移動する（3.2 項および表 3.4）。総体流の微小対流と自然の攪拌による有効拡散係数の上昇（3.2.2 項）のため位置的精度はさらに制限される。

化学的ナビゲーションによる三角測量に化学的ビーコンを使用することは，信号化学物質の必要量が距離の三乗として上昇するため，大きな距離にわたっては有効ではない。しかし化学的位置確認は近接する区域においては適度に有用と思われる。例えば 2 つの対蹠的に位置する化学センサを装備した 1μm サイズのナノロボットは，ブラウン運動に制限される測定時間内に異なる信号分子の周期的な発生源 2 ヶ所の方向角をナノデバイスの回転限界の範囲内で弁別することができる（3.2.1 項）。約 1ms ごとに測定する 10 個のプローブを持ったセンサ 1 対により（ナノメディシン的距

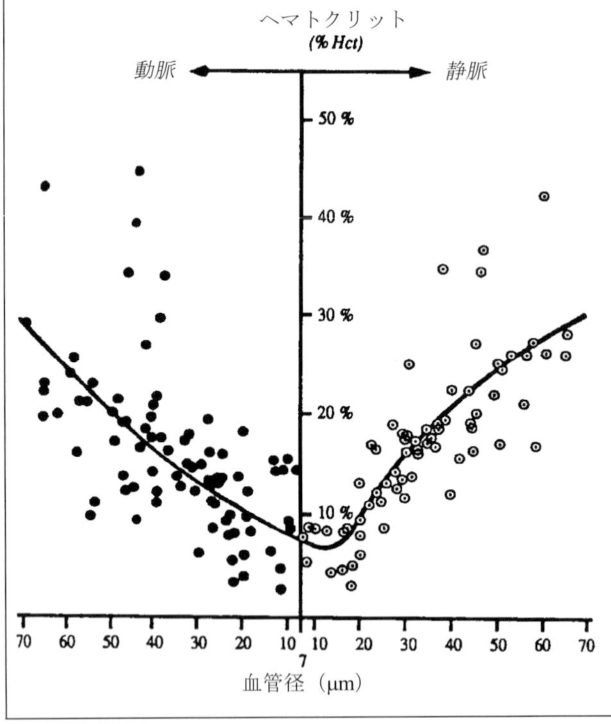

図 8.32. 血管径の関数としての微小血管系中ヘマトクリット分布プロファイル（ネコ腸間膜から得られたデータ，Lipowsky, Usami, および Chien[927] より一部修正）

離 $K_d = 10^{-4} \sim 10^{-13}$ 分子/nm^3 全体において濃度差$\Delta c/c$=約 20%，4.2.1 項），円弧角として$\Delta\alpha$=約 3° の区別

（式 3.2），すなわちナノロボットからの距離 X_{path}=約 20μm（ほぼ細胞 1 個分の幅）において $X_{pathsin}$（$\Delta\alpha$）＝約 1μm 離れた化学物質の点発生源 2 点の区別ができる。

化学的ナビゲーションでは有用な位置的情報も得られる。例えば空腸内でのグルコース吸収により，管腔内の放射方向にも軸方向にも化学的勾配が確立され，また小腸表面全体にも確立される（8.2.3 項）。十二指腸を離れる糜粥がグルコース濃度 1%で出発し，約 50cm 下流の上部空腸を濃度 0.01%で出た場合，上と同じ 10 プローブの化学センサによって識別可能なグルコース濃度 25 個が幽門からの距離の関数として測定される。このためグルコース濃度のみを用いて空腸内での位置を約 2cm の範囲内で推定することができる。

腸管内の化学的ナビゲーションには摂取された食品の化学的多様性，ガスの発生と移動，食物とともに取り込まれた液体の量と特徴，患者の精神的状態（および腸の蠕動），生化学的変化を起こす障害の存在や他の要因のため，著しい位置的不確かさが背負い込まれる。一方，胃と十二指腸内での栄養素濃度の測定結果が下流の空腸のナノロボットに伝えられ，リアルタイムでの消化プロセスの効率評価が可能となり，したがって位置的不確かさを軽減することもできる。同様の勾配により，唾液管や膵管など分泌腺の管内での位置的化学的ナビゲーションが可能である。

硫酸基はウサギ大動脈弓および頚動脈で他の全身血管表面より多く，染色後蛍光強度（内皮グリコカリックス中シアリル基の存在量を測定）は頚動脈で大動脈の 1.65 倍である [3164]。細胞内化学的ナビゲーションも可能である。例えばある状態で出現する O_2 と ATP の細胞内拡散勾配 [3068] はミトコンドリアの分布と集積を検出するのに有用と思われる。

個々の患者の詳細な化学的マッピングにより，例えば問題領域の識別などのため，標準化されたヒトの化学画像プロファイルのカスタマイズが可能と思われる。ケモグラフィサイトが最大 kHz 程度のサンプリング頻度でマッピングプロセスの助けとなる（8.5.2.1 項，第 19 章も参照）。例えば，急速に分裂する細胞に対して供給する血管系が不十分である，またはその発達が不良であるという低酸素領域がすべての充実性腫瘍で発現する。継続的に更新される組織酸素化マップにより増大する低酸素領域の認識が可能となり，発生期の腫瘍，心筋・脳虚血，心肺不全，慢性関節リウマチ（例：関節酸素化を提供する体液の喪失）の迅速な検出ができる。同様に，細胞内でサンプリングされたテロメラーゼ濃度（または TRF1/TRF2 [3051,3052]，Ku，タンキラーゼ [3053] などの関連タンパク質，あるいはテロメラーゼ mRNA 濃度でも）は，原発腫瘍全体の 85%～90%が発現する生化学マーカーであるため [3058]，全身後期癌マップに向けて良好な最初のカットとなると思われる*。癌細胞はβ_1 インテグリン，サバイビン，シアリダーゼ感受性癌ムチン，ガレクチン-3 などのレプチン受容体も正常以上の濃度で発現し，β_4 インテグリン濃度は正常以下である。他の例として GM2 ガングリオシド，すなわち黒色腫細胞の約 95%の表面に存在する糖脂質が挙げられ，都合のよいことに分子の炭化水素部分が黒色腫細胞の外側に突出している [1403]。GM2 ともう 1 種類のガングリオシド GD2 は小細胞肺癌，結腸癌，胃癌，肉腫，リンパ腫，神経芽細胞腫を含む数種類の癌細胞で発現される [1403]。多くの特異的疾患マーカー（分子疫学として知られる新興の分野）[1112] がナノロボットでの検出とマッピングに利用できる。

もう 1 つの例は器官の化学画像マッピングである。肝臓内では肝実質細胞が門脈近くに位置し（肝細葉 Zone 1，**図 8.26A**），比較的酸素と栄養素の豊富な血液に浸されており，代謝老廃産物への曝露はごくわずかでしかない。Zone 2 の血液はやや新鮮でなくなり老廃物量が増えている。Zone 3 は中心静脈へと伸びるが，ここでの血液に酸素と栄養素はほとんどなく，代謝物濃度は最高となっている [936]。代謝および外分泌活性によって明瞭な化学的・熱的勾配ができ，それぞれの肝小葉が明らかに定められる。このため医療ナノロボットは単に横切った小葉の数を数えるだけで肝小葉間をナビゲートすることができ，また選択した小葉内では勾配の平均によりナビゲートすることができる。測定される勾配の変化は最近のアルコールや

*テロメラーゼは主として細胞核に存在するリボ核タンパク質である。繊毛虫では 1 テロメア当たり約 0.004～1 の酵素分子という濃度で存在し [3054,3055]，テロメラーゼ活性ヒト細胞核には 92 の染色体末端テロメアとともに 1～100 コピーしか存在しないと思われる。ヒト癌細胞の約 10%はテロメラーゼなしでテロメアを維持している [3056]。加えて，テロメラーゼはヒト体組織の大部分においては発現されていないのに対し [3057,3058]，ある種の正常ヒト幹細胞と生殖系列集団はテロメラーゼ陽性であり [3058-3062]，また正常ヒト白血球と非癌性肝疾患において報告されている [3063-3065]。幹細胞は低くとも検出可能なテロメラーゼ活性を示すが，生存中テロメアの短縮を示す [3060]。このためテロメラーゼ発現自体は腫瘍原性ではない [3066]。

他の毒素の摂取の証拠であったり，常に Zone 3 から開始する低酸素または硬変の進行の記録であったりする[936]。

特定の器官または組織の化学的位置確認は実用的と思われ（8.2.5 項および 8.5.2.2 項），全身状態の化学的マクロセンシングも同様である。例えば下肢の乳酸産生または酸素消費の急増を伴う血清アドレナリンの上昇からは，患者が恐慌状態にあり，おそらく追いかけてくる何かから逃げているとの合理的な推測が得られる。唾液分泌中のチオシアン酸濃度の測定により喫煙者（約 9×10^{-3}g/cm^3）と非喫煙者（約 2×10^{-3} g/cm^3）が区別される[943]。血液中のレプチン（脂肪細胞から分泌されるホルモン）濃度を測定すればナノロボットは現在体内に貯蔵されている脂肪の総量をある人の正常ベースラインと比較して推定することができる[3265]。

化学的追跡も実行可能である。例えば細菌は膜貫通細孔を通して分泌された代謝副産物のため，「自身の老廃物の脂ぎった濁りの中で水中（または体内の液体）を移動している。」[2973] このような微生物の廃棄噴流は細菌からの放出，局所の流体流量や他の要因に応じ，最大約 100～1000μm 下流から妥当に検出可能と思われ（7.2.1 項），医療ナノロボットによる追跡と迎撃がおそらく可能である。興味深いことに細菌間での選択的センシングにより，一部微生物は他の種の化学的コミュニケーションを傍受することができる[3236]。

発生中の胎芽は洗練された「生物学的位置確認システム」を示す。このシステムによってそれぞれの細胞が他の細胞に対するな位置を決め，やがて適切な組織，器官，神経を作る。例えばシグナル伝達タンパク質の“Wnt”および“Hedgehog”ファミリーは細胞（発達中の四肢および器官の）が上下を識別するのを助ける。別の例として，発生中胎芽内部でのニューロンの移動はタンパク質のリーリン（移動するタンパク質の目的地付近から放出される）・mDab1（リーリンに活性化されるドッキングタンパク質）[949]，ホメオドメインタンパク質 DLX-1 および DLX-2[950] などの化学的道標によってガイドされると考えられる。成獣マウスの側脳室の脳室下領域で分裂した神経芽細胞は約 3～5mm の距離を嗅球に向かい移動する。この移動する神経芽細胞は嗅球の核に到着するまで鎖状の配列を維持し，到着後には分離して個別の細胞として周縁の層に向かい放射状に移動し，その後停止してニューロンへと分化する[947]。このプロセスの間，神経前駆体である神経芽細胞は放射状に分布するグリア線維や軸索線維にガイドされてはおらず，ここにも化学的ナビゲーションのガイダンスの存在が示唆される。同様に，発達中のニューロンはガイダンス分子のアレイにより先端が目的地へと向けられた軸索を発射する。このガイダンス分子は細胞表面に固定されていたり，細胞外基質内に存在していたり，軸索の標的によって分泌されたりする－ネトリン類（化学走性誘因性タンパク質群），またコラプシン（化学忌避性タンパク質）などのセミフォリン類である[951,1055]。白血球の血管外遊出中に細胞の位置確認に使用される化学的「市外局番」[1495] もある（9.4.4.1 項）。運動性細胞が通常利用するこのような位置の化学的道標のいずれに対しても，医療ナノロボットがそれに従ったりそれを解釈したりするようプログラムすることができる。

化学的ナビゲーションにはアイソザイム－同じ触媒活性を示す物理的に別個の型で，ヒトの同じ生物体の中の異なる組織内に存在していたり，異なる細胞型，異なるサブセル区画に存在していたりする－の検出も役立つ。アイソザイムはすべての脊椎動物，昆虫，植物，単細胞生物の血清と組織に多く存在する。臨床診断によく使用されており，例えば正常血清と心筋梗塞や肝疾患の患者の血清の区別に乳酸デヒドロゲナーゼ（LDH）電気泳動図を用いる[996,3343-3348]。ただし最近では，一部臨床応用でのアイソザイムの利用について疑問が呈されている[3349,3350]。

8.4.4 マイクロバイオタグラフィクス

病原体に対する高速のナノメディシン的予防手段は容易に利用可能になるが（例：10.4 項および第 19 章），医師が治療を開始する前に感染マップを得たいと望む場合もある。科学的目的であろうと診断目的であろうと，人体内の特定の共生，片利共生，寄生細菌種または生来の移動性細胞要素のマップを作成することも有用と思われる。

例えば，白血球とマクロファージは容易に認識され（8.5.2.2 項），統計学的サンプリングを実施して大雑把な全身白血球グラフィックマップを作ることができる。2 兆のマッピングナノロボットが 0.1m^3 の身体容積全体に均一に分布したとき，各ナノロボットの巡回容積は 50,000μm^3（およそ毛細血管 1 本分の容積）となる。310K においては，通常の密度である 1μm のナノロボットの平均熱速度は約 500μm/s である（式

3.3)。横断面積=約 $1\mu m^2$ を仮定し，この速度で移動する運動性デバイスは1秒間に，放射方向距離わずか ΔX=約 $1\mu m$ の拡散が別にあるとしても（式 3.1），繰り返しのないジグザグの経路を長さ約 $500\mu m$，または巡回容積の約 1%をたどる。このジグザグのコース中，デバイスは巡回容積内に存在する運動性体細胞または微生物叢の約 1%と少なくとも 1 回衝突する。細胞被膜の明確な識別を確保するために約 10 回の衝突が必要である場合，約 1 秒の間に患者の体内に存在する標的細胞集団全体の約 0.1%を物理的にサンプリングし，明確に識別し，断定的に計数し，特定のマップボクセルと直接的に関連付けられる－かなりのダブルカウントの見込みがあるとしても，大部分の目的には十分な統計的サンプルである。解像度=約 $1cm^3$ ボクセルの全身白血球計数マップの記載には約 10^6 ビットが必要であり，体内移動性音響コミュニケーションネットワークを用いて医師は約 1 秒以内に回収することができる。最小の肉眼的感染部位を発見できる程度まで緻密な解像度=約 $1mm^3$ のマップ（約 10^9 ビット）では，この方式でメッセージを送るには約 100～1000 秒必要である。一定間隔での連続したリードアウトにより，進展する感染の明瞭な戦略的概観が得られる－一部の細菌感染では好中球が選択的に増加するのに対し，一部原虫や他の寄生虫の感染では好酸球が選択的に増加する[531]。

赤血球，白血球，血小板，または病原体についての全身血管内（例：血流のみ）サーベイは検索容積が小さいため，基準フレームの移動を代償するためわずかに複雑な計算を必要とはするが，同様の数密度のナノロボット艦隊を用いて約 10 倍速く進行する。

細菌や他の病原体がナノメディシンテクノロジーの豊富な治療環境で防衛手段として発達させうるタンパク質被膜マーカーについての考察は第 17 章に譲る。

8.5 サイトナビゲーション（細胞航法）

サイトナビゲーションとは個々の細胞の内部および周囲のナビゲーションの研究である。このテーマは大きく，現在の研究はそのコアに全く触れられないでいる。簡単なサイトメトリクス（細胞計測）の全体像（8.5.1 項）の後，本項での考察には 4 つの重要な論点－遭遇した細胞が自己であるか非自己であるかの区別（8.5.2.1 項），遭遇した細胞の正確な細胞型の決定（8.5.2.2 項），サイトグラフィー（細胞撮影法）と呼ばれる生きている細胞の内部の重大な特徴と目印（8.5.3 項），核造影と呼ばれる細胞核のナビゲーションに関わる特殊な考慮事項（8.5.4 項）－を採り上げる。医療ナノロボットによる膜貫通と細胞侵入に関連する問題は大部分を 9.4.5 項に譲る。

8.5.1 サイトメトリクス（細胞計測）

人体にはいくつの細胞があるのだろうか？本格的な推定は様々であり，低くは 10 兆個[312,931,2185]から高くは 50 兆個[870]，75 兆個[71,863]，さらには 100 兆個というものもある[836,932,938,2022]。数字にはかなりの広がりがあり，組織細胞についてのみ述べている著者もあれば，生来も外来も含めて物理的に存在するすべての細胞について述べている著者もあるためである。

人体内において単独で最も数の多い生来細胞は赤血球（RBC）である。平均的な成人男性は約 $5400cm^3$ の血液容積中に赤血球約 5.2×10^9 個/cm^3（付録 B）を持っており（**表 8.1**），赤血球数は約 28 兆 1000 億個となる。脾臓には別に約 $70cm^3$ 非循環赤血球貯蔵容積があり，さらに 4000 億個の赤血球が加わって体内の赤血球数は合わせて約 28.5 兆 5000 億個となる。やはり血流中に閉じ込められているものとして中央値で血小板約 2.5×10^8 個/cm^3，好中球・好酸球・好塩基球・リンパ球・単球を含む白血球約 $7.0\times10^6/cm^3$（付録 B）があり，この他に約 7000 億の血小板が脾臓の循環血アクセス可能プール中に補足されており[2122]，人体内の血小板数は約 2 兆 1000 億個，血中白血球数 4000 億個となる。リンパ系にも約 7000 億個のリンパ球があり（**表 8.5**），またヒト組織全体にわたって約 2000 億のマクロファージと他の細網内皮細胞（単核食細胞）がある[743]。このため，人体には約 31 兆 5000 億の生来非組織細胞が存在する。約 $340cm^3$ の結腸直腸内容物の約 35%がそれぞれの直径約 $1.8\mu m$ の細菌と仮定すると，ヒトの結腸中に生息する約 40 億の外来単細胞細菌もあることとなる。

組織細胞についてみると，70kg の成人男性基準体には約 28.8kg の体細胞質量（BCM）が含まれ，カリウム含有濃度 120mEq（mmol）/kg と計算された[817]体組織の量として定義される。BCM では酸素を含有し，カリウムが豊富でグルコースを酸化し，仕事を遂行する組織が定義され，呼吸，物理的および化学的仕事，有糸分裂活性に関連するすべての細胞要素が含有されるため，LBM（除脂肪体重）より好ましい。

大部分のヒトの細胞のサイズは 2～120μm の範囲に入る[866]。血小板は約 $2\mu m$ であり，赤血球は約 $3\mu m\times$

約 8μm，好中球は約 8～10μm，リンパ球約 6～12μm，外分泌細胞約 10μm，線維芽細胞約 10～15μm，骨細胞は突起を含んで約 10～20μm，軟骨細胞と肝細胞は約 20μm，杯細胞と繊毛細胞は長さ約 50μm・幅 5～10μm，マクロファージは約 20～80μm，造血幹細胞約 30～40μm，貯蔵脂肪が充満した脂肪細胞の典型的な直径は 70～120μm である（ただし非常な肥満者ではこの 5 倍に達することがある）[935-936]。ニューロンのサイズと形状は著しく多様であり，細胞体の直径は 4～120μm で軸索突起の直径は約 0.1～20μm，長さは数 μm から最大約 1m の幅がある[799]。筋細胞（全組織細胞の約 30%）も直径 10～100μm，長さは最大約 50cm と様々である。しかし「平均的な」組織細胞が存在するとすれば，おそらく直径約 20μm[313]，重量約 10ng である。

基準人体は骨の材料を除いて平均密度 1064/kg/m^3 であるため[817]，BCM 28.8 kg では約 0.027 m^3 の細胞となる。細胞 1 個当たり 8000μm^3 とすれば，組織細胞の総数約 3 兆 4000 億となる。このため人体には約 35 兆の生来細胞が含まれるが，そのうち組織細胞は約 10%のみであり，これに約 40 兆の結腸内外来（大部分は細菌）細胞を加えて総計は 75 兆個である。**表 8.9** に掲げる各組織を構成する組織細胞の数は，組織容積に平均組織細胞数密度，すなわち約 1 億 2500 万細胞/cm^3 をかけておよその推定値を得ることができる。

8.5.2 サイトアイデンティフィケーション（細胞同定）

医療ナノロボットは細胞に進入してナビゲートする前に，最初に細胞が患者に属するものか外来細胞であるかを決定しなければならない（8.5.2.1 項）。また，適切な標的器官または組織内での位置を検証するため，あるいは標的細胞型の発見を確認するため，どの型の細胞に遭遇したのかも決定しなければならない（8.5.2.2 項）。幸い，細胞膜（細胞の最も外側の被膜，8.5.3.2 項）は読み取り能力を備えたナノデバイスにとっては容易に理解できるものである。

8.5.2.1 自己の同定

自己と非自己の細胞化学的弁別は組織適合性分子に媒介される[939,953-955,997]。組織適合抗原は第 6 染色体上に位置する約 28 の遺伝子の集団でヒトゲノム全体の約 0.1%を占める主要組織適合性遺伝子複合体（MHC）にコードされている。自己抗原をコードする MHC 遺伝子には大きく 3 つのクラスがある（I, II, III）。MHC-I および MHC-II 分子[439]の主要機能は内部（MHC-I）または外部（MHC-II）異種タンパクに由来する抗原性ペプチドフラグメントを免疫系に提示することである。免疫系により抗原性とみなされるのは MHC 分子と異種ペプチドの組み合わせである（第 15 章参照）。

最も重要なのは MHC クラス I 分子－HLA（組織適合性抗原，以前の「ヒト白血球抗原」）複合体を形成する複数の別々の遺伝子座によってコードされる糖タンパク質－である。HLA 複合体内部の 3 つの古典的遺伝子座は HLA-A，HLA-B，HLA-C と呼ばれる。本質的に，人体内のすべての成熟有核細胞（白血球を含む，しかし神経系と一部腫瘍の細胞は除く）は A，B，C 領域の古典的 MHC 分子を表面に様々な量で発現している*。クラス I 糖タンパク質は細胞膜の総タンパク質の最大 1%を占める[939]。**図 8.33** はクラス I MHC 糖タンパク質の構造と配向を示す。それぞれの MHC クラス I 分子には 2 つの部分がある。1 つの部分は分子量約 45,000 ダルトン（約 340 残基）の長く折りたたまれたグリコシル化ポリペプチド鎖である。細胞の内側に短い（約 30 残基）の浸水性の尾と，約 40 残基の疎水性膜貫通領域がある。細胞外部分にはα_1，α_2，α_3 と称する約 90 残基の領域が 3 つあり，領域間はジスルフィド架橋されている。同種抗原部位（各個人に特異的な決定基がある）は主としてα_1 ドメインに位置し，少数ではα_2 ドメインにも存在し，α_2 ドメインには炭化水素単位が付着している。α_3 ドメインは比較的不変である。MHC クラス I 分子のもう 1 つの部分はβ_2 ミクログロブリンと呼ばれる分子量約 12,000 ダルトン，グリコシル化されていない 96 残基のペプチドである。長いグリコシル化鎖で細胞膜の外表面に最も近いα_3 ドメインに非共有結合している。β_2 ミクログロブリンは HLA 分子の能動的抗原部位の一部ではないが，特異性の発現に不可欠である。

MHC クラス II 分子もグリコシル化された膜内在性タンパク質である **（図 8.34）**。MHC 集団の D 領域内に位置する少なくとも 6 個の発現遺伝子によってコードされ，そのそれぞれが約 34,000 ダルトンのα鎖ま

*古典的な *HLA* 組織タイピングは生きたリンパ球を用いたヒト同種免疫血清の細胞傷害性反応の観察のみに依存していた。1998 年までに，このアプローチでは *HLA* 対立遺伝子のすべてを区別することができないと判明し，血清学的方法に代わってヌクレオチド配列に基づくタイピングが使用され始めた[1028]。

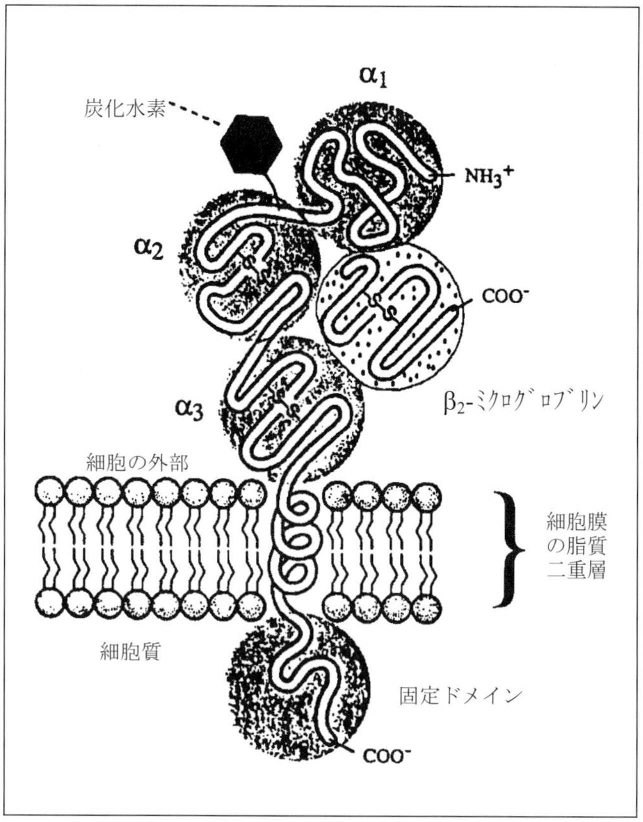

図 8.33. MHC クラス I 糖タンパク質分子の構造と配向（Becker および Deamer[939] より一部修

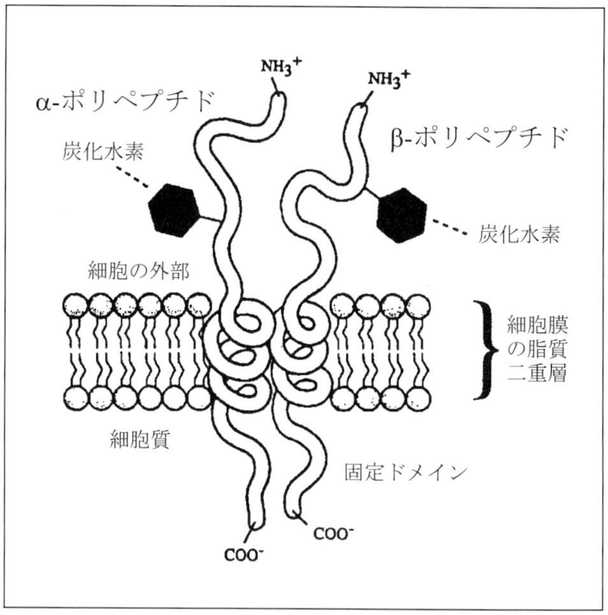

図 8.34. MHC クラス II 糖タンパク質分子の構造と配向（Becker および Deamer[939] より一部修正）

たは約 28,000 ダルトンのβ鎖のいずれかをコードする。それぞれの MHC クラス II ポリペプチドは細胞外の 90 残基ドメイン 2 つ，30 残基の膜貫通ドメイン，アミノ酸 10〜15 個の細胞質ドメインからなる。血清学的に確認される 4 つのクラス II サブタイプがあり，すなわち HLA-DR および HLA-D（α鎖 1 およびβ鎖複数），HLA-DQ（α鎖 1 およびβ鎖 1），HLA-DP（少なくともα鎖 1 およびβ鎖 1）である。各クラス II 糖タンパク質分子は前記の膜貫通ポリペプチド鎖 2 個以上が非共有結合したものである。短いβ鎖にのみ同種抗原部位が含まれており，α・βともに炭化水素単位がある [955]。MHC クラス II 分子の分布はクラス I 分子より狭く，主として樹枝状細胞と脳の神経膠細胞，上皮細胞と内皮細胞の一部（例：表皮のランゲルハンス細胞），単球，マクロファージ（肝臓のクッパー細胞などの組織マクロファージを含む），黒色腫細胞，活性化 T 細胞（ただし静止期 T 細胞にはなし），大部分の B リンパ球に存在する [953,955]。他の細胞はγインターフェロンに曝露したとき MHC クラス II タンパク質を発現するよう誘導されることがある [956]。大部分の実質細胞には MHC クラス II 分子は発現されない [953]。

MHC クラス III 遺伝子は Bf，C2，C4A，C4B を含む補体系を構成する約 20 のタンパク質をコードする。前掲のタンパク質はそれぞれ C3 補体の活性化に関与しているため，機能的に関連している（第 15 章）。ヒトの細胞膜とヒト以外（例：細菌）の膜との区別を可能としており，粗雑な形式の自己同定であるが非特異的であり，このためある患者と別の患者の細胞の弁別において果たす役割はない。

3.8 百万塩基を超える MHC の遺伝子座はヒトゲノムの中で最も多型性（代替の型がある）である。観察された MHC（HLA）型は抗原-リンパ球相互作用のセルラーオートマトンを用いた進化シミュレーション実験に基づき最大限度の数に近いと思われる [958]。**表 8.13** は，1998 年現在に認識されている古典的血清学的 HLA 特異性と最新のヌクレオチドに基づく HLA 特異性を要約する。（MHC クラス III タンパク質のように本質的に非特異的な HLA-DRw52 および DRw53 などの「共通抗原」は示されていない。）個々の患者の HLA 独自性は特異性が等しい確率で存在しないため推定されるのみである。例えばヒトの集団の 16%には HLA-A1 があるが，HLA-B8 は 10%のみである [955]。さらに複雑な点として，特異性は厳密に独立というわけではない－先の確率であるならば，A1B8 の組み合わせが 1.6%の頻度で存在するはずであるが，実

第8章

表 8.13.　認識されている HLA 特異性

古典的な血清学的同種免疫血清タイピングに基づく特異性 [956]

クラス I タンパク質							クラス II タンパク質					
HLA-A		HLA-B				HLA-C	HLA-D		HLA-DR		HLA-DQ	HLA-DP
A1	A28	B5	B38	B5102	B65	Cw1	Dw1	Dw14	DR1	DR12	DQ1	DPw1
A2	A29	B7	B39	B5103	B67	Cw2	Dw2	Dw15	DR103	DR13	DQ2	DPw2
A203	A30	B703	B3901	B52	B70	Cw3	Dw3	Dw16	DR2	DR14	DQ3	DPw3
A210	A31	B8	B3902	B53	B71	Cw4	Dw4	Dw17	DR3	DR1403	DQ4	DPw4
A3	A32	B12	B40	B54	B72	Cw5	Dw5	Dw18	DR4	DR1404	DQ5	DPw5
A9	A33	B13	B41	B55	B73	Cw6	Dw6	Dw19	DR5	DR15	DQ6	DPw6
A10	A34	B14	B42	B56	B75	Cw7	Dw7	Dw20	DR6	DR16	DQ7	
A11	A36	B15	B44	B57	B76	Cw8	Dw8	Dw21	DR7	DR17	DQ8	
A19	A43	B16	B45	B58	B77	Cw9	Dw9	Dw22	DR8	DR18	DQ9	
A23	A66	B17	B46	B59	B7801	Cw10	Dw10	Dw23	DR9	DR51		
A24	A68	B18	B47	B60			Dw11	Dw24	DR10	DR52		
A25	A69	B22	B48	B61	Bw4		Dw12	Dw25	DR11	DR53		
A26	A74	B27	B49	B62	Bw6		Dw13	Dw26				
		B35	B50	B63								
		B37	B51	B64								

タンパク質型の総数＝26＋57＋10＋26＋24＋9＋6＝158 種類
組み合わせの総数＝26×57×10×26×24×9×6＝499,374,720 組

最新のヌクレオチド配列方分類に基づく特異性 [1028]

古典的な血清学的同種免疫血清タイピングに基づく特異性 [956]

HLA クラス I 対立遺伝子				HLA クラス II 対立遺伝子			
遺伝子座	対立遺伝子数	遺伝子座	対立遺伝子数	遺伝子座	対立遺伝子数	遺伝子座	対立遺伝子数
HLA-A	67	HLA-F	1	HLA-DRA	2	HLA-DPA	8
HLA-B	149	HLA-G	6	HLA-DRB	179	HLA-DPB	69
HLA-C	39			HLA-DQA	18	HLA-DMA	4
HLA-E	5			HLA-DQB	29	HLA-DMB	5
		合計：	266			合計：	314

クラス I セットの数＝11,680,110　6 対立遺伝子セット
クラス II セットの数＝2,063,111,040　8 対立遺伝子セット
組み合わせの総数＝2.41×10^{16}　14 対立遺伝子組み合わせ

際に観察される頻度は 8.8%である [955]。同じ親族系譜的家族に属するヒトは，無作為に選択した血縁のない個人よりも同一の MHC クラス II タンパク質を有する可能性がはるかに高い。このような条件を仮定し，約 5 億種類の古典的 HLA の組み合わせについて，50 億人の世界人口のうち全く同じ自己分子を共有するのは約 10 人しかいない－それぞれのヒトは文字通り「10 億人に 1 人」－という意味と元来考えられていた。しかしヌクレオチド配列決定に基づき，1998 年現在で既知の組み合わせが 10^{16} を超えると推定されており，それぞれのヒトは組織適合性的に唯一無二となっている。

MHC クラス I およびクラス II の自己分子は粗面小胞体で作られ（8.5.3.5 項），その後細胞膜（8.5.3.2 項）へと送られて細胞外環境に提示される。典型的な細胞では，表面に 15,000～30,000 のクラス I 分子（約 10～20μm^2）がある。クラス II タンパク質を発現する細胞は 50,000～500,000 のクラス II 分子（約 40～400/μm^2）を表面に提示する [439,3453]。ナノロボットの直径 50～300nm を測定する化学走性センサパッド（適切な可逆的結合部位のあるもの，4.2.8 項）が細胞表面に対して押し付けられると，自己分子の各クラスのうち少なくとも 1 つの上に載ることとなる。小胞輸送タンパク質（MHC タンパク質など）では細胞膜内の推定側方拡散係数=約 $2 \times 10^{-14} m^2/s$ であり [531]，このため MHC 分子（直径=約 10nm を仮定）には有効絶対粘度$\eta_{antigen}$=約 2.3 kg/m-s 秒が加わり（式 3.5），したがってセンサパッド下で細胞膜表面をセンサパッドの中心から周辺部へと 20～600ms の間に移動し（膜内のリン脂質分子では 0.01～0.05ms，式 3.1），単独の結合事象が可能となるため，1 秒よりはるかに短い時間での検出が可能となる。

面積 A_{pad} の化学走性センサパッドが $N_{antigen}$ 個の抗原分子の上に載り，A_{sensor} の面積のそれぞれに N_{sensor}

の化学センサのアレイが構成されているとする。ΔX を細胞膜内での平均抗原移動距離として，単独の検出事象に$\tau = 3\pi\eta_{antigen} R_{antigen} \Delta X^2/kT$ 秒を要する場合（式 3.1），結合事象の保証に最低 $N_{encounter}$ 回の接触事象を仮定して N_{spec} の特異性の測定に必要な時間は $t_{meas} = \tau (N_{spec} N_{encounter}/N_{sensor})$ である。$N_{sensor} = A_{pad}/A_{sensor}$，$\Delta X^2 = A_{sensor} N_{spec}/N_{antigen}$ であるため，次式のようになる。

$$t_{meas} = \frac{3\pi\eta_{antigen} R_{antigen} N_{encounter} N_{spec}^2 A_{sensor}^2}{A_{pad} N_{antigen} kT}$$

（秒）［式 8.5］

$R_{antigen} = 5$ nm，$N_{encounter} = 10$，$A_{sensor} = 100$ nm^2，$A_{pad} = 90{,}000$ nm^2，$N_{antigen} = 1$，$T = 310$ K とすると，t_{meas} は約 $(3 \times 10^{-5})\ N_{spec}{}^2$ となる。このため特定の HLA タンパク質 7 個のセットを探索する（$N_{spec} = 7$）ナノロボットは遭遇した特定の細胞膜について自己/非自己の決定を下すのに t_{meas}=約 0.001s が必要である。膜の HLA 型の決定を目指すナノロボット（例：マッピングモードにおいて）は，ワーストケースにおいて（266＋314＝）580 の HLA タンパク質型すべてを探索しなければならず（$N_{spec} = 580$），必要な t_{meas} は最大約 10s である。

MHC システムの第 1 の例外は赤血球，すなわち人体内で最も数の多い生来細胞である（8.5.1 項）。赤血球は HLA タンパク質を発現しない。代わりに，赤血球表面には**表 8.14** に示すように少なくとも 22 種類の血液型システムと 7 種類の抗原コレクションが発現されており，またこの他に既知のシステムまたはコレクションに随伴しない高出現率（共有）および低出現率（私有）抗原が 47 あり，やはり番号の付けられた系列にグループ化されている（表には示されていない）[957]。この抗原システムの一部はよく知られた，第 9 染色体上に位置する遺伝子によりコードされている ABO 式血液型のように炭化水素である。非グリコシル化タンパク質，糖タンパク質，スフィンゴ糖脂質というものもある。それぞれのシステムまたはコレクションはすべての赤血球表面に発現されており，このため 30 を超える抗原システムすべてを徹底的に分析すると約 10^{19} 種類以上の組み合わせが識別される。大部分の組み合わせは極めてまれであり，このため血液型セット全体の実用的な正味の特異性はヒトの集団においてかなり少なくなる。それでも，HLA システムよりはるかに高い。

ABO は最もよく知られた血液型システムである。赤血球は A，B，AB，O と分類され，O は A・B いずれの発現もないことを意味する。H 抗原は A と B の前駆体であり（**図 8.35**），まれな O_h ボンベイまたは Hnull 表現型の患者の赤血球を除きすべての赤血球表面に存在する（最大抗原数=約 1.7×10^6/RBC，または約 18,000/µm^2）。H は A と B の前駆体であるため，O 型赤血球表面の H 抗原は A または B 型赤血球より多く，A・B 型赤血球では AB 型赤血球（A・B 両者の抗原を発現）より H 抗原が多い。赤血球表面の A および B 抗原数は $1 \sim 2 \times 10^6$（約 10,000～20,000/µm^2）である。A 型のヒトの 75%では「二倍長」A 抗原も存在する（約 500/µm^2）。MNS 因子抗原は約 2700～5400/µm^2，Rh 因子抗原は約 100～300/µm^2，ルイス因子抗原は約 30/µm^2 である。再び約（300 nm）^{2} の化学走性センサパッドを仮定し，式 8.5 から約 30 の血液型抗原の特定セットを探索するナノロボット（$N_{spec} = 30$）では，遭遇した特定の赤血球膜について自己/非自己の決定を下すのに t_{meas}=約 0.03s を必要とする。膜の完全な血液型の決定を目指すナノロボット（例：マッピングモードにおいて）は，ワーストケースにおいて，254 の既知血液抗原の種類すべてを探索しなければならなくなり（$N_{spec} = 254$），必要な t_{meas} は最大で約 2s である。

体液中の血液型抗原の直接検出，または血液型抗原に対する抗体の直接検出により，血液運搬型ナノロボットは直接的な細胞との接触なしでも少なくとも部分的に自己を認識することが可能となり，戦域プロトコルの確立に役立つと思われる（第 12 章）。ABH，ルイス，I，P 血液型抗原が血漿中に認められ，ABO，ルイス，P 血液型システムの炭化水素抗原に関連する血清 IgM クラス抗体はほぼ普遍的である。抗 M と抗 N が一般的であり，抗 Sd^a は正常人の 1～2%，抗 V^w または抗 Wr^a は患者の約 1%に確認される[960]。妊娠または輸血経験のある人では，0.16～0.56%は血清中に抗 D（Rh 群）があり，0.14～0.60%は抗 E および抗 C（Rh システム），抗 K および抗 Fy^a，他の数種類の抗体がある[960]。身体の分泌物には ABH，I，ルイス抗原が含まれるが，P システム抗原は含まれない。Sd^a 抗原は大部分の分泌物に認められ，尿中濃度が最も高い[960]。

MHC システムの他の部分的例外としてケラチノサイト，平滑筋細胞，線維芽細胞が挙げられ，HLA ク

表 8.14.　1997年に認識されている血液型システムおよび抗原コレクション[957]

慣用名	抗原の総数	共通抗原	共通表現型	頻度%	抗原部位数/RBC
血液型システム：					
ABO	4	A	A	40%	ABO: 1-2×10^6
		B	B	11%	H: 1.7×10^6
			AB	4%	
Rh	47	H	O	45%	
		D	R_1 DCe	42%	D: 1×10^3
		C,c,C^W	r dce	37%	R_2R_2: 15-33×10^3
		E,e	R_2 DcE	14%	R_1R_1: 14-19×10^3
		f(ce)	R_0 Dce	4%	R_0r: 12-20×10^3
		V(ce^s)	r'dCe	2%	R_1r: 9-14×10^3
			r" dcE	1%	cc: 70-85×10^3
			R_z DCE	希少	Cc: 37-53×10^3
			r^ydCE	希少	ee: 18-24×10^3
					Ee: 13-14×10^3
MNSs	37	M	M+N-	28%	MN: 5×10^5
		N	M+N+	50%	Ss: 2.5×10^5
		S	M-N+	22%	
		s	S+s-	11%	
		U	S+s+	44%	
			S-s+	45%	
			S-s-U-	<1%	
P	1	P_1	P^k+P+P_1+(P_1)	79%	
		P	P^k+P+P_1+(P_2)	21%	
		P^k	P^k-P-P_1-(P)	希少	
			P^k+P-P_1+(P_1^k)	さらに希少	
			P^k+P-P_1-(P_2^k)	さらに希少	
ルイス	3	Le^a	Le(a+b-)	22%	Le^a: 3×10^3
		Le^b	Le(a-b+)	72%	
			Le(a-b-)	6%	
			Le(a+b+)	希少	
ケル	21	K	K-k+	91%	2-6×10^3
		k	K+k+	8.8%	
		Kp^a	K+k-	0.2%	
		Kp^b	Kp(a-b+)	97.7%	
		Js^a	Kp(a+b+)	2.3%	
		Js^b	Kp(a+b-)	希少	
			Js(a-b+)	100%	
			Js(a+b+)	希少	
			Js(a+b-)	非常に希少	
ダッフィ	6	Fy^a	Fy(a+b-)Fy3+	17%	Fy^a: 7-13×10^3
		Fy^b	Fy(a+b+)Fy3+	49%	
		Fy^3	Fy(a-b+)Fy3+	34%	
		Fy^4	Fy(a-b-)Fy3-4+	希少	
			Fy(a-b-)Fy3-4-	非常に希少	
キッド	3	Jk^a	Jk(a+b-)Jk3+	28%	Jk^aJk^a: 14×10^3
		Jk^b	Jk(a+b+)Jk3+	49%	
		Jk^3	Jk(a-b+)Jk3+	23%	
			Jk(a-b-)Jk3-	非常に希少	
ルセラン	18	Lu^a	Lu(a-b-)Lu3+	0.15%	Lu^b: 0.8-4×10^3
		Lu^b	Lu(a+b+)Lu3+	7.5%	
		Lu^3	Lu(a+b-)Lu3+	92.3%	
			Lu(a-b-)Lu3-	非常に希少	
Diego	2				
Cartwright	2				
Xg	1				
Scianna	3				
Dombrock	5				
Coulton	3				
LW	3				
Chido/Rogers	9				
H	1				
Kx	1				
Gerbich	7				
Cromer	10				
Knops	5				

表 8.14.　1997 年に認識されている血液型システムおよび抗原コレクション[957]（続き）

慣用名	抗原の総数	共通抗原	共通表現型	頻度%	抗原部位数/RBC
抗原コレクション：					
Indian	2				
Cost	2				
Ii	2	I	I 成人（+I-i）	共通	I 成人：1～5×10^3
		i	I_{int}（+I-i）	希少	
			i 臍帯（-I+i）	共通	
			i 成人（-I+i）	<0.01%	
Er	2				
(P, P_k, LKE)	3				
(ルイス様：Le^c, Le^d)	2				
Wright	2				
低頻度（私有）	36				
高頻度（共有）	11				
抗原の総数＝254					
組み合わせの総数＞1.84×10^{19}					

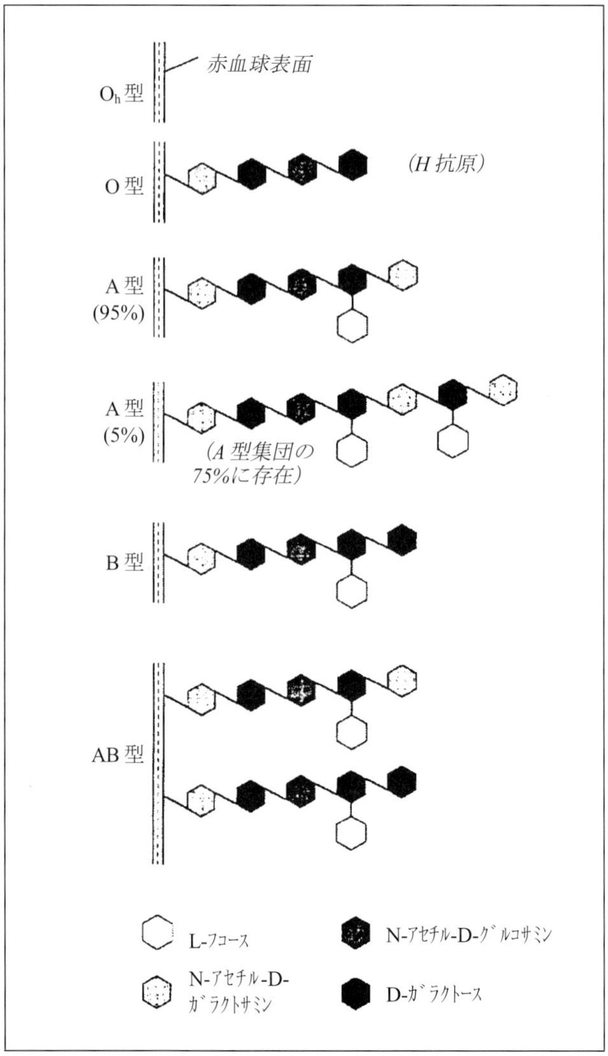

図 8.35.　ABO 式血液型分類赤血球表面炭化水素抗原の構造（Cunningham[959] より一部修正）

ラス II 分子を構成的に発現しない[967]。結果的に，外来線維芽細胞では必要なヘルパーT 細胞の産生を誘発することができず，したがって宿主間で移植されたとき拒絶反応が刺激されない。

8.5.2.2　細胞型の識別

成人の身体には何種類の細胞があるのだろうか？組織学的研究に基づく通常の推定では，異なる構造と機能を示す細胞約 200 種類があるとされている[312,531,866]。これは著しく特徴の異なる別個の細胞型カテゴリーを表しており，形態的に連続した細胞の任意の下位分類は含まれない。伝統的分類は顕微鏡的形状と構造，さらに大雑把な化学的性質（例：様々な染色に対する親和性）に基づくが，新しい免疫学的テクニックによって，例えばリンパ球には 10 種類を超える型の存在が判明している。薬理学的および生理学的試験によって平滑筋細胞に多くの変種が明らかとなった－例えば，子宮壁平滑筋細胞はエストロゲンと（妊娠晩期には）オキシトシンに対する感受性が高いのに対し，腸管壁平滑筋はそのようなことはない。付録 C は Alberts *et al.*[531] によるオリジナル編集からわずかに修正した人体細胞のカタログを示す。このカタログは細胞の機能別に編成されており，平滑筋細胞の下位分類，CNS 内でのニューロンのクラス，様々な関連結合組織および線維芽細胞型，ケラチノサイトなどの成熟する細胞の中間段階は省略されている（幹細胞と分化した細胞型のみを示す）。または，成人表現型に認められる約 219 の細胞の変種の徹底的な一覧を表すともいえる。（計算量理論と系統発生的比較により，細

表 8.15.　認識されているヒト血小板同種抗原（HPA）システムの完全な一覧[956]

同種抗原システム	対立型	以前の名称	表現型頻度
HPA-1	HPA-1a	$P1^{A1}$ または Zw^a	a/a = 72%
			a/b = 26%
	HPA-1b	$P1^{A2}$ または Zw^b	b/b = 2%
HPA-2	HPA-2a	Ko^b	a/a = 85%
			a/b = 14%
	HPA-2b	Ko^a	b/b = 1%
HPA-3	HPA-3a	Bak^a または Lek^a	a/a = 37%
			a/b = 48%
	HPA-3b	Bak^b または Lek^b	b/b = 15%
HPA-4	HPA-4a	Pen^a または Yuk^b	a/a = 99%
			a/b < 0.1%
	HPA-4b	Pen^b または Yuk^a	b/b < 0.1%
HPA-5	HPA-5a	Br^b または Zav^b	a/a = 80%
			a/b = 19%
	HPA-5b	Br^a, Zav^a, Hc^a	b/b = 1%

胞型の最大数 N_{cell} は約 $N_{gene}^{1/2}$，N_{gene}=約 10^5 遺伝子であるヒトでは 370 細胞型と示唆される。）[1266,766]

医療ナノロボットは化学センサパッドを用いた表面化学分析により，おそらくこの細胞型のすべてを区別することができる（4.2.8 項）。抗原特異性は種（異種型），器官，組織，ほぼすべての細胞の細胞型について存在し，関与する抗原数はおそらく約 10^4 種類に達すると思われる。全細胞型のサイトイムノグラフィーの包括的解析は本書の範囲外であるが，細胞型特異的抗原マーカーの例を少数示してこのアプローチの莫大な力の例証としたい。

赤血球の場合，Rh，ケル，ダッフィ，キッド式血液型システムは赤血球の細胞膜にのみ存在し，血小板・リンパ球・顆粒球表面，血漿中，唾液・乳汁・羊水など他の分泌液中には検出されたことがない[960]。このためこの 4 つの抗原セットのいずれかの検出により，赤血球同定のための一意的なマーカーが確立される。MNSs およびルセラン抗原も，GPA 糖タンパク質（MN 活性）が腎毛細血管内皮にも存在し[961]，Lu^b 様糖タンパク質が腎の内皮細胞と肝の肝実質細胞に出現するという 2 点の例外はあるが[962]，やはり赤血球に限定されている。これに対して ABH 抗原は腎臓，唾液腺など多くの RBC 外の組織細胞に認められる[955]。若齢の胎芽では ABH が中枢神経系の細胞を除くすべての内皮および上皮細胞に確認される[963]。ABH，ルイス，I，P 血液型抗原は血小板とリンパ球表面に存在し，この理由の少なくとも一部は，血漿から細胞膜への吸着である。顆粒球には I 抗原はあるが，ABH はない[960]。

血小板は身体の組織細胞と既に共有している HLA 抗原に加え，血小板特異的同種抗原を細胞膜表面に発

表 8.16.　ヒト肝形成細胞および造血細胞のユニークおよび共有抗原表面マーカー[966]

	肝形成細胞（例：肝芽細胞）	造血細胞（例：赤血球系前駆細胞）
独自の抗原マーカー：	α-フェトプロテイン，アルブミン，幹細胞因子，肝ヘパラン硫酸-PG（シンデカン/パールカン），IGF I，IGF II，TGF-α，TGF-α受容体，α_1 インテグリン，α_5 インテグリン，コネクシン 26，コネクシン 32	OX43（MCA 276），OX44（MCA 371，CD 37），OX42（MCA 275，CD118），c-キット，幹細胞因子受容体，造血ヘパラン硫酸-PG（セルグリシン），GM-CSF，CSF，α_4 インテグリン，赤血球抗原
共有抗原マーカー：	すべての既知卵細胞抗原，トランスフェリン，γ-グルタミルトランスペプチダーゼ（GGT），グルクロニルトランスフェラーゼ（一部アイソフォーム），グルタチオン-S-トランスフェラーゼ，リガンジン，cEBP アイソフォーム，IL-1 受容体，IL-6 受容体，インターフェロン受容体，HGF 受容体，インスリン受容体，MDR1 および MDR2（多剤耐性遺伝子），コネクシン 43	

現する。現在，分子レベルで定められたヒト血小板同種抗原（HPA）システムは 5 種類が認識されている（**表 8.15**）。表に示す表現型の頻度は白人集団についてである。黒人およびアジア系集団の頻度はかなり異なると思われる。例えば，HPA-1b は白人の 28%の血小板表面に発現されるが，日本人集団での率はわずか 4%のみである[964]。医療ナノロボットが遭遇した表面上にこの 5 種類の HPA 抗原群のいずれかから代表的な抗原を検出すれば，血小板を発見したと確定することができる。特定の機能的活性を有するリンパ球は，細胞表面に提示される様々な分化マーカーによって区別することができる。例えば，すべての成熟 T 細胞は CD3 複合体と呼ばれるポリペプチド鎖のセットを発現している。ヘルパーT 細胞は CD4 糖タンパク質も発現しているのに対し，細胞傷害性およびサプレッサーT 細胞は CD8 と呼ばれるマーカーを発現する[939]。このため $CD3^{+}CD4^{+}CD8^{-}$ の表現型を検出したナノロボットはヘルパーT 細胞を明確に識別するのに対し，$CD3^{+}CD4^{-}CD8^{+}$ が検出されれば細胞障害性またはサプレッサーT 細胞と確実に識別される。すべての B リンパ球は表面に免疫グロブリン（その抗原受容体，または Ig）を発現し，これに基づいて例えば $Ig^{+}MHC$ クラス II^{+} のように T 細胞と区別することができる[939]。

リンパ球表面には，細胞分化の特徴的な段階にのみ発現される特異的遺伝子産物を表す明瞭なマーカーも提示される。例えば第 I 段階前駆 B 細胞には $CD34^{+}PhiL^{-}CD19^{-}$ が提示され，第 II 段階では $CD34^{+}PhiL^{+}CD19^{-}$，第 III 段階には $CD34^{+}PhiL^{+}CD19^{+}$，最後に前駆 B 細胞段階では $CD34^{-}$

PhiL^{+}CD19^{+}となる[965]。

白血球については好中球特異的抗原と様々な受容体特異的免疫グロブリン結合特異性がある。例えば，単球 FcRI 受容体は測定結合特異性 IgG1^{+++}IgG2^{-}IgG3^{+++}IgG4^{+}を示し，単球 FcRIII 受容体は IgG^{++}IgG2^{-}IgG3^{++}IgG4^{-}であり，好中球および好酸球表面の FcRII 受容体は IgG^{+++}IgG2^{+}IgG3^{+++}IgG4^{+}を示す[955]。好中球の表面にはβグルカン受容体もある[1403]。

組織細胞も同様に，特徴的なマーカーの特異的セットを表面に提示する。甲状腺ミクロソーム-微小絨毛抗原は甲状腺に独特である[955]。グリア線維酸性タンパク質（GFAP）は星状膠細胞の免疫細胞化学的マーカーであり[947]，シンタキシン 1A および 1B はニューロン細胞の細胞膜にのみ認められるリンタンパク質である[1079]。α-ホドリンは唾液腺の器官特異的自己抗原性マーカーである[968]。ADAM ファミリーに属するファーティリンは哺乳類の精子細胞膜上に存在する[2143]。肝実質細胞はコネクシン 32，トランスフェリン，主要尿タンパク質（MUP）とともに，表現型マーカー ALB^{+++}GGT^{-}CK19^{-}を示し，胆管細胞は AFP^{-}GGT^{+++}CK19^{+++}と BD.1 抗原，アルカリホスファターゼ，DPP4 のマーカーを発現する[966]。クラスリン被覆小胞（8.5.3.7 項）輸送に関わる 100 キロダルトンの細胞膜グアノシントリホスファターゼのファミリーにはダイナミン I（ニューロンのみで発現），ダイナミン II（すべての組織に存在），ダイナミン III（睾丸，脳，肺に限局）が含まれ，それぞれに少なくとも 4 種類のアイソフォームが存在する。ダイナミン II はトランスゴルジネットワークへの細胞内局在も示す[1193]。**表 8.16** は肝形成細胞（例：肝芽細胞）および造血細胞（例：赤血球系前駆細胞）の数多くの固有（1 種類または他の細胞型に）および共有抗原マーカーを示す。腫瘍特異的抗原は多数あり，従来型のペプチドガイド化学療法に利用される事実である[1143]。

細菌の膜も極めて特徴的であり，*E. coli* のようなグラム陰性菌におけるポーリンと呼ばれる外膜三量体チャネルタンパク質のファミリーといった非常に明白なマーカー[1045,1053]の他，*ブドウ球菌*のプロテイン A[1046]などの表面タンパク質，グラム陰性菌外膜の主要抗原である様々なサイズの炭化水素鎖のエンドトキシン（リポ多糖類，LPS）が含まれる。マイコバクテリアは細胞壁にミコール酸を含有する[2134]。加えて，細菌のみが細胞外皮に右旋性アミノ酸を利用しており，このことが胃の中の消化酵素や他の生物からの攻撃に対する抵抗性に役立っている。ペプチドグリカンは細菌細胞壁の主要構造要素であり，数種類の珍しい非タンパク質アミノ酸と Ala，Glu，Asp の D-エナンチオマーを含むペプチドブリッジにより架橋されている[1718]。D-アラニンは大部分のペプチドグリカンに認められる最も量の多い D-アミノ酸であり，普遍的に取り込まれている唯一のものである[1719]。

1998 年までに，少なくとも 4 種類の細胞特異的細胞接着分子の主要ファミリーが同定されている－免疫グロブリン（Ig）スーパーファミリー（NCAM および ICAM-1 を含む），インテグリンスーパーファミリー，カドヘリンファミリー，セレクチンファミリーである（下記参照）。

インテグリンは多様な細胞の表面に発現される約 200 キロダルトンの細胞表面接着受容体であり，大部分の細胞は複数種のインテグリンを発現する。大部分は細胞の細胞外基質との結合を媒介するものであり，細胞骨格基層との付着に関与する。細胞型特異的な例として血小板特異的インテグリン（$\alpha_{IIb}\beta_3$），白血球特異的β_2インテグリン，後期活性化（$\alpha_L\beta_2$）リンパ球抗原，網膜神経節軸索インテグリン（$\alpha_6\beta_1$），ケラチノサイトインテグリン（$\alpha_5\beta_1$）が挙げられる[975]。1998 年には少なくとも 20 種類のヘテロダイマーインテグリン受容体が判明している。

723～748 残基の膜貫通型タンパク質のカドヘリン分子ファミリーにより，細胞特異的な細胞間接着のまた別な手段が得られる[977]。カドヘリンは細胞骨格に結びついている。古典的カドヘリンには E-（上皮），N-（神経または A-CAM），P-（胎盤）カドヘリンが含まれるが，1998 年時点で少なくとも 12 種類のカドヘリンが判明している[980]。細胞表面の細胞間結合部に集中しており（ただし結合部にのみ存在するわけではない），多細胞構造の維持に極めて重要と思われる。細胞は同一のカドヘリンタイプを発現する細胞と優先的に接着する。肝臓の肝実質細胞は E 型のみを発現する。間葉性の肺細胞，視神経軸索，神経上皮細胞は N のみを発現する。上皮性肺細胞は E・P 両者のカドヘリンを発現する。カドヘリンファミリーに属する分子は胎芽において異なる時間空間的パターンでも分布し，細胞が分化するに従いカドヘリンタイプの発現は劇的に変化する[977]。

炭化水素は細胞の認識において極めて重要である。すべての細胞には糖タンパク質と糖脂質からなる薄い糖の被膜があり（グリコカリックス，8.5.3.2 項），

1998年までにこの被膜内に約3000種類のモチーフが同定されている。炭化水素細胞表面構造のレパートリーは細胞の発達，分化，病的変化に従い特徴的に変化する。例えば下記が挙げられる[415]。

1. 癌細胞の炭化水素アレイは正常細胞表面のものと顕著に異なる。
2. 発生中胎芽の細胞表面には，胎芽が緩い細胞の群から滑らかな球状に固まる8～16細胞期に正確に一致した時期に独特の三糖類（SSEA-1またはLe^x）が出現する。
3. 細菌性病原体は優先される標的へと自身をガイドするのに細胞特異的糖類[981]を使用することが多い－*E. coli*は腎臓から膀胱へと伸びる尿管周囲の組織に多いが，上気道に認められることはまれである。*A群連鎖球菌*は上気道と皮膚にのみ定着し，尿路感染を起こすことはまれである。淋菌の*Nisseria gonorrhoeas*は性器および口腔上皮の細胞にのみ付着し，他の器官の細胞には付着しない[415]。このような細菌炭化水素特異性（例：炭化水素特異的細菌付着因子，レクチン，複合糖質）の少なくとも一部についてはカタログが作られており[981,3356-3370]，分子動力学研究が開始されている[3353-3355]。

理論的には，炭化水素モチーフはヌクレオチドやタンパク質をベースとする構造よりも組み合わせ論的に多様である。ヌクレオチドとアミノ酸では相互連結の方式が1種類しかないのに対し，オリゴ糖類と多糖類の中の単糖は複数のポイントで連結することができる。このため2つのアミノ酸からは2種類のジペプチドしかできないが，同一の単糖2個の場合はそれぞれに6個の炭素があり，各単位について6種類の連結点が得られて合計$6+5=11$の組み合わせが可能となるため，結合により11種類の二糖ができる。4種類のヌクレオチドから作られるテトラヌクレオチドは24種類のみであるが，4種類の単糖からは多数の分岐構造のあるものを含め，作られる四糖類は35,560種類ある[415]。1つの六糖では約10^{12}種類の構造を作ることができるのに対し，ヘキサペプチドでは6.4×10^7種類の構造しかできない。9量体の炭化水素ではアボガドロ数程度の異性体がある[3122]。

赤血球にコードされた糖の被膜についてはすでに述べた（**図8.35**）。別の例として，膜貫通型糖タンパク質のCD44ファミリーは80～95キロダルトンの細胞接着受容体であり，ECM結合，細胞移動，リンパ球ホーミングに介在する。CD44抗原は多様な細胞特異的および組織特異的なグリコシル化パターンを示し，それぞれの細胞型がコアタンパク質に独自の炭化水素構造のアレイを飾り付けている[972,973]。CD44細胞表面分子はリンパ球，マクロファージ，線維芽細胞，上皮細胞，ケラチノサイトに確認されている。神経系におけるCD44発現は健常な若齢者においては白質に限られているが（星状膠細胞およびグリア細胞を含む），年齢または疾患に随伴して灰白質に発現する[972]。少数の組織がCD44陰性であり，肝臓の肝実質細胞，腎尿細管上皮，心筋，睾丸，皮膚の一部が挙げられる[972]。

約50キロダルトンの細胞接着受容体糖タンパク質分子のセレクチンファミリー[976,978]は様々な細胞表面抗原炭化水素を認識することができ，白血球の炎症領域局在化を助ける（白血球移動経路）。セレクチンは細胞骨格に付着していない[980]。白血球はL-セレクチン，血小板はP-セレクチン，上皮細胞はE-セレクチン（LおよびPとともに）受容体を提示する。セレクチンにより認識される細胞特異的分子として腫瘍ムチンオリゴ糖（L，P，Eにより認識），脳糖脂質（PおよびL），好中球糖タンパク質（EおよびP），白血球シアロ糖タンパク質（EおよびP），内皮プロテオグリカン（PおよびL）が挙げられる[976]。関連するMEL-14糖タンパク質ホーミング受容体ファミリーにより，「脈管アドレシン」－腸のパイエル板，腸間膜リンパ節，肺関連リンパ節，滑膜細胞，乳汁分泌中の乳腺内皮の細胞表面に存在する細胞特異的表面抗原－によりコードされた特定のリンパ組織へのリンパ球ホーミングが可能となる。ホーミング受容体によって一部のリンパ球は結腸と空腸の識別も可能となる[937,974]。セレクチン関連相互作用は化学的誘引物質受容体・インテグリン-Igとともに白血球の血管外遊出を順次に調節しており（9.4.4.1項），身体内における細胞局在のための3桁の「市外局番」が定められる[1495]。

ウイルスのカプシドタンパク質は容易に認識され，多くのウイルス種の同定が可能となっている[3371-3375]。エンベロープウイルスには宿主細胞から放出時に借用した脂肪膜の被膜が獲得されており[1969,3375]，単なる表面マーカーセンシングによる検出は比較的困難である。脂質貫通性センサまたは宿主細胞「デコイ」センサ（ウイルスによる膜融合タンパク質放出（9.4.5.4 項）を活性化し，したがってウイルスの正体が明らかとなる）が役立つと思われる。

最後に，細胞は固有の膜貫通細胞骨格関連タンパク質に従ってタイピングすることができる。例えば赤血球膜にはグリコフォリン C（約 25 キロダルトン，約 3000 分子/μm^2）とバンド 3 イオン交換体（90～100 キロダルトン，約 10,000 分子/μm^2）が含まれる[980,3655]。血小板膜には GP Ib-IX 糖タンパク質複合体（186 キロダルトン）が組み込まれている。好中球の細胞膜拡大部には膜貫通型タンパク質のポンティクリン（17 キロダルトン）が必要である。横紋筋細胞の膜には，膜貫通ジストロフィン-糖タンパク質複合体の最外側部分に特異的なラミニン結合糖タンパク質（156 キロダルトン）が含まれる[980]。また細胞表面に頻繁に出現する様々な炭化水素結合タンパク質（レクチン）もあり，単糖とオリゴ糖の種類を区別することができる[415]。細胞特異的レクチンとしては肝実質細胞のガラクトース（アシアロ糖タンパク質）結合およびフコース結合レクチン，線維芽細胞のマンノシル-6-リン酸（M6P）レクチン，肺胞マクロファージのマンノシル-N-アセチルグルコサミン結合レクチン，尿路上皮細胞のガラビオース結合レクチン，心臓・脳・肺の種々のガラクトース結合レクチンがある[415,970,981,3361]。

それぞれの細胞はゲノムから異なる遺伝子セットを発現し，それぞれの遺伝子は通常異なるタンパク質 1 種を表している（ただし，代替スプライシングによって同じ遺伝子から複数のタンパク質が作られる場合がある，第 20 章）。このためそれぞれの種類の細胞型ではその建設に独自のタンパク質の集合体が使用されており，ナノロボットの化学センサによりそれをセットとして検出し，したがって細胞型を疑いなく同定することができると結論するのは妥当と思われる。（当然ながら，異なる細胞のタンパク質の約 50～70%がおそらく同じであり，共通の「ハウスキーピング」機能に従事している。）約 400 の細胞型がある場合（平滑筋細胞・ニューロン細胞の全変種，その他付録 C で完全に列挙されていない細胞化学的に異なる細胞を含む），カタログ内のすべての細胞型は約 $\log_2$（400），わずか約 9 対の二元抗原マーカーを用いて独自に識別することができる。自然界が自己と非自己の区別のために HLA 特異性に約 580 のマーカー，血液型システムに約 254 のマーカーを採用したことを考慮すると，生物学的システムにおいてはかなりの多機能性と冗長性が採用される可能性は明瞭である。1998 年までにすべての細胞特異的抗原の完全なカタログは編集されてなかった。しかし 2000 年春までにヒトゲノムの約 90%の配列決定が完了し[3186]（完全版は 2002～2003 年までに完成[3186,3187]），DNA チップテクノロジー（遺伝子発現パターンのサンプリングに使用される）の進歩が予見できることから，細胞特異的抗原の独自のセットは速やかに決定され，およそ 2002～2005 年までに可能となるはずである。

ワーストケースにおいては最大約 400 の細胞型のそれぞれについて 9 個の独自の抗原マーカーが要求され，すべての細胞型の明確な同定には最大 3600 の抗原マーカーが必要となる。式 8.5 に基づき，N_{spec} = 3600 の約（300 nm）^{2} 化学走性パッドについてはマッピングモードで最大細胞タイピング測定時間 t_{meas}=約 400s が示唆される。より妥当な，約 300 の重要抗原マーカーの作業用セットで十分となれば，t_{meas} はマッピングモードで約 3s となる。一方，N_{spec} = 9 の二元抗原マーカーの特定のセットを捜し求めるナノロボットでは（例：肝細胞のみを探す，肝臓外細胞はすべて無視），細胞型の決定に必要な t_{meas} はわずか約 0.002s である。

8.5.3 サイトグラフィー（細胞撮影法）

サイトグラフィーは細胞の「地理学」と細胞内空間を通るナビゲーションの指示に関係する。最も大きく最も重要な細胞器官である核についての考察は 8.5.4 項に譲る。細胞侵入の方法は 9.4.5 項に記載する。

8.5.3.1 全体的な細胞構造

1970 年代後期という最近まで，細胞は分離した小器官がばらばらに配列された集団を入れ，水の充満した膜の袋として不正確に記載されることが多かった。現実には，細胞の内部は著しく緻密であり，隙間は水和タンパク質結晶の数倍しかない[941]。細胞の内部は様々なゲージの細胞骨格フィラメントが何万と交差し，小器官を核，細胞膜，ECM へと，また小器官同士を結び付けている[942]。

細胞はまた様々な形である。大部分の細胞は隣接細胞に取り囲まれ，しっかり固定されている。このような固定化細胞は通常多面体の形状をとる。特殊化した細胞はその果たす特定の機能に関連する形状となる。劇的な例は神経細胞であり，木の枝のように細胞から

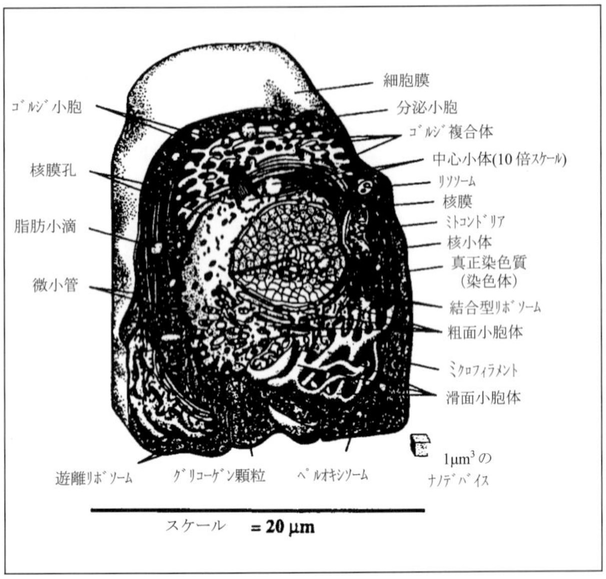

図 8.36.　典型的なヒト細胞の概略断面図（Guyton[863]より再描画）

伸びる円柱状の突起が 1 個または複数個あり，この突起によって細胞は電気信号の受取と伝達が可能である。

ナノメディシン的な視点からは，細胞（**図 8.36**）は多数の小さな機械で組み立てられた大きな機械とみなされる[182]。細胞内部の小さな機械が小器官である。小器官は典型的な直径 0.5～3μm，最大の血液運搬型医療ナノロボットとほぼ同じサイズである。**表 8.17** は既知の細胞小器官のクラスと他の主要細胞構成要素の非常に大まかな数量化である。細胞骨格の数密度は大雑把であるが，筋道の通った推定値である。実際のデータは下記の事項に応じて表に示す値から大きく異なることがある。

1. 細胞のサイズ，年齢，型
2. 全身および局所的呼吸，栄養素，エネルギー需要
3. 組織および器官の位置
4. 温度，圧，塩分，ECM 活性，細胞質ゾル外の毒性などの環境的要因
5. 細胞の分泌および有糸分裂状況

小器官は細胞の主要代謝および構造機構を表す。それぞれの小器官の種類または細胞構成要素は，後に簡単に説明するように，特定の構造を維持しながら特定の機能を遂行するよう設計されている。

大部分の小器官はサイズが小さいため，ナノロボット全体による小器官内移動はおそらく核を例外として（8.5.4 項および 9.4.6 項）困難または不可能となっている。それでも，特殊な感覚ツールまたは小さな操作デバイスを小器官内部に挿入することが不可能というわけではない。

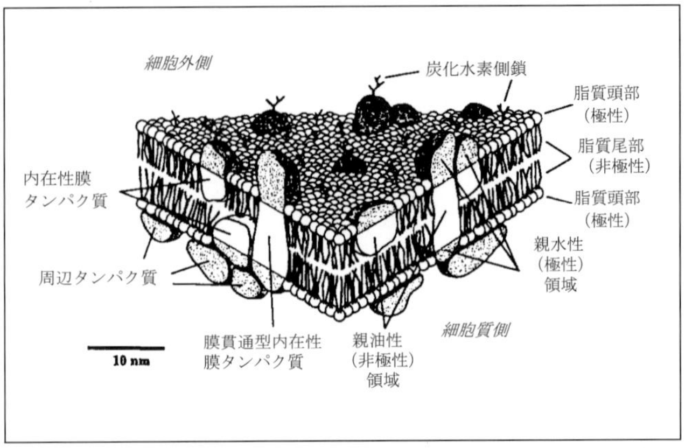

図 8.37.　脂質二重層膜の流動モザイクモデル，埋め込まれたタンパク質を含む（Murray ら[996]より再描画）

8.5.3.2　細胞膜

細胞と大部分の小器官は自身の薄い外皮によって個別に囲まれている。細胞全体を囲む外皮は細胞膜と呼ばれる[1968]。流動モザイクモデルによると[1189]，すべての膜は脂質二重層と呼ばれる脂質分子の二重の層からなり，それにタンパク質が埋め込まれている（**図 8.37**）。脂質二重層は極性溶質の拡散に対するバリアとして機能し，一方埋め込まれたタンパク質は下記に対する通路となっている。

1. 特定の分子状物質の脂質二重層を通る選択的移動
2. ECM から細胞内部への情報の機械的移動

細胞膜は実際には，細胞内の合計膜表面のわずかな部分でしかない。例えば典型的なヒトの細胞において，小胞体（8.5.3.5 項）の膜表面積を合わせると細胞膜表面積の 44 倍である（**表 8.17**）。

脂質二重層の細胞膜の厚さは 6～10nm である。主要な膜脂質はリン脂質であり，炭素数 16～18 の長さの脂肪酸鎖である。炭素数 12 未満の鎖は安定した二重層を形成することができない[939]。リン脂質鎖は両親媒性分子である－一方の端は頭部で，負に荷電した（極性）領域であるのに対し，分子の残りの部分は尾

表 8.17.　典型的な 20μm のヒト組織細胞構成成分の概算数量値 [531,997]

細胞成分または小器官	典型的直径	典型的長さまたは厚さ	典型的表面積	典型的容積	典型的な1細胞中の数	細胞内での合計容積	合計積，%	細胞内での合計表面積	合計表面積，%
ｸﾞﾘｺｶﾘｯｸｽ									
(細胞の外側)	約 20μm	10-50nm	2400μm^2	12-120μm^3	1	12-120μm^3		2400μm^2	0.5%
細胞膜									
(約 900 kg/m^3)	20μm	6-10nm	2400μm^2	14-24μm^3	1	約 20μm^3	0.3%	2400μm^2	0.5%
ﾘﾎﾞｿｰﾑ	25nm	15-30nm	0.002μm^2	8000nm^3	約 10^7	80μm^3	1.0%	20,000μm^2	4.3%
粗面小胞体	約μm	--	--	1120μm^3	1	1120μm^3	14.0%	--	
槽	--	--	--	720μm^3	--	720μm^3		--	
膜	--	5-6nm	70,000μm^2	400μm^3	--	400μm^3		70,000μm^2	14.9%
滑面小胞体	約μm	--	--	420μm^3	1	420μm^3	5.3%	--	
槽	--	--	--	240μm^3	--	240μm^3		--	
膜	--	5-6nm	32,000μm^2	180μm^3	--	180μm^3		32,000μm^2	6.8%
ｺﾞﾙｼﾞ複合体									
(約 1090 kg/m^3)	約μm	--	--	410-510μm^3	1-300 stks	450μm^3	5.6%	--	
槽	--	--	--	300-400μm^3	--	350μm^3		--	
膜	--	平均 8nm	14,000μm^2	110μm^3	--	110μm^3		14,000μm^2	3.0%
ｺﾞﾙｼﾞ小胞									
(約 1120 kg/m^3)	30-80nm	--	0.008μm^2	65,000nm^3	約 200,000	13μm^3	0.2%	1400μm^2	0.3%
分泌小胞									
(約 1120 kg/m^3)	0.1-1μm	--	0.13μm^2	0.004μm^3	約 50,000	210μm^3	2.6%	6000μm^2	1.3%
ｸﾞﾘｺｰｹﾞﾝ顆粒									
(1560 kg/m^3)	10-40nm	--	0.002μm^2	10,000nm^3	約 100,000	1μm^3	0.01%	200μm^2	0.04%
脂質小滴									
(850kg/m^3)	0.2-5μm	--	約 1μm^2	0.1μm^3	約 100?	10μm^3	0.1%	100μm^2	0.02%
ｳﾞｫｰﾙﾄ	55nm	30nm	0.003μm^2	50,000nm^3	約 3000	0.16μm^3	0.002%	10μm^2	0.002%
ﾘｿｿｰﾑ									
(1120 kg/m^3)	0.5-1μm	--	--	0.31μm^3	約 300	約 90μm^3	1.1%	--	
本体	--	--	--	0.30μm^3	--	約 90μm^3		--	
膜	--	5-6nm	2.2μm^2	0.01μm^3	--	0.017μm^3		600μm^2	0.1%
ﾌﾟﾛﾃｱｿｰﾑ	約 11nm	約 36nm	0.002μm^3	3400nm^3	約 10^7	約 20μm^3	0.2%	8000μm^2	1.7%
ﾍﾟﾙｵｷｼｿｰﾑ									
(1250 kg/m^3)	0.5-1μm	--	--	0.31μm^3	約 300	約 90μm^3	1.1%	--	
本体	--	--		0.30μm^3	--	約 90μm^3		--	
膜	--	5-6nm	2.2μm^2	0.01μm^3	--	0.017μm^3		600μm^2	0.1%
ﾐﾄｺﾝﾄﾞﾘｱ									
(1190 kg/m^3)	0.5-1μm	2-3μm	6.3μm^2	約 1μm^3	300-3000	1000μm^3	12.5%	--	
外膜		5-6nm	6.3μm^2	0.035μm^3	--	--		6000μm^2	1.3%
内膜		5-6nm	30μm^2	0.17μm^3	--	--		(30,000μm^2)	
細胞骨格，合計	--	--	--	--	1	875μm^3	10.9%	280,000μm^2	59.2%
超微細ﾌｨﾗﾒﾝﾄ	2-4nm	10-100nm	400nm^2	450nm^3	約 10^8	45μm^3		40,000μm^2	
ﾐｸﾛﾌｨﾗﾒﾝﾄ	5-7nm	約μm	0.02μm^2	36,000nm^3	約 10^7	360μm^3		200,000μm^2	
中間径ﾌｨﾗﾒﾝﾄ	8-12nm	約μm	0.03μm^2	100,000μm^3	約 10^6	100μm^3		30,000μm^2	
太い筋細糸	15nm	1-10μm	0.2μm^2	900,000nm^3	$<10^4$	--		--	
微小管	25nm	0.2-25μm	0.016-2μm^2	0.0001-0.02μm^3	約 50,000	370μm^3		10,000μm^2	
中心小体	150nm	300-500nm	0.22μm^2	0.007μm^3	2	0.014μm^3	0.0002%	0.44μm^2	
核，合計	8μm	--	--	268μm^3	1	268μm^3	3.4%	27,500μm^2	5.9%
核膜	8μm	--	--	--	1	--		400μm^2	
(外層)	約 8μm	7-8nm	200μm^2	1.5μm^3	--	1.5μm^3		200μm^2	
(内層)	約 8μm	7-8nm	200μm^2	1.5μm^3	--	1.5μm^3		200μm^2	
周辺核腔	--	20-40nm	--	6μm^3	1	6μm^3		--	
核膜孔	70-90nm	約 100nm	約 40,000nm^2	0.0005μm^3	2000-4000	1.5μm^3		120μm^2	
核皮質	約 7.9μm	30-40nm	196μm^2	6.9μm^3	1	6.9μm^3		196μm^2	
核小体	<5μm	--	<78μm^2	25-65μm^3	1	45μm^3		--	
ﾇｸﾚｵｿｰﾑ	10nm	6nm	350nm^2	400nm^3	2.5×10^6	10μm^3		8750μm^2	
ｸﾛﾏﾁﾝ	1.9nm	65mn	390μm^2	0.18μm^3	46	8.3μm^3		18,000μm^2	
核質	--	--	--	約 206μm^3	1	約 206μm^3		--	
細胞質ｿﾞﾙ									
(約 $10^2$0 kg/m^3)	--	--	--	約 3348μm^3	1	約 3348μm^3	41.9%	--	
細胞質	--	--	--	約 7712μm^3	1	約 7712μm^3	96.4%	--	
細胞，合計									
(約 1064 kg/m^3)	約 20μm	約 20μm	2400μm^2	8000μm^3	1	8000μm^3	100%	469,000μm^2	100%

表 8.18. 細胞および小器官膜の生化学組成の質量%[531,939,996,997]

膜分子の種類	肝細胞の細胞膜	赤血球の細胞膜	ミエリン鞘	ミトコンドリア内/外膜	小胞体膜	*E.coli*（細菌膜）
脂質	--	40%	約81%	約24%/約48%	--	--
タンパク質	約50%	52%	約19%	約76%/約52%	約50%	約50%
炭化水素	--	8%	--	--	--	--
脂質クラス：						
コレステロール	17%	23%	22%	3%	6%	0%
リン脂質						
ホスファチジルエタノールアミン	7%	18%	15%	35%	17%	70%
ホスファチジルセリン	4%	7%	9%	2%	5%	痕跡量
ホスファチジルコリン	24%	17%	10%	39%	40%	0%
スフィンゴミエリン	19%	18%	8%	0%	5%	0%
糖脂質	7%	3%	28%	痕跡量	痕跡量	0%
他の脂質	22%	13%	8%	21%	27%	30%

部で，2 本の長い脂肪酸鎖（非極性）からなる。細胞膜のリン脂質は非極性の脂肪酸鎖を中央にして二分子性の層へとひとりでに組織される。極性領域は細胞外液と細胞質ゾル液中の極性の水分子にひきつけられるため，膜の表面に向かって配向する**（図 8.37）**。

細胞膜には他の脂質も含まれる**（表 8.18）**。例えばステロイド脂質であるコレステロールはリン脂質構造の小さな間隙を埋める「モルタル」として作用し，このためグルコースのような小さな水溶性分子に対する膜の不透過性が 10 倍に向上する。コレステロールは膜の不凍剤としても機能し，また高温での二重層の流動性を低下させたり（例：脂質二重層の「融点」を上昇させる），リン脂質の炭化水素鎖の低温における凝集を防止したりする（例：膜の「凝固点」を低下させる）。細胞膜にはリン脂質分子のそれぞれについて最大約 1 個のコレステロール分子を含有していることがある。細胞膜の正確な脂質構成は細胞型によって異なり，またそれぞれの細胞型内部で小器官の膜ごとにも異なる**（表 8.18）**。適切な化学センサを装備した医療ナノロボットは，細胞外ナビゲーション中の細胞型同定の目的にも細胞内ナビゲーション中の小器官型同定の目的にも，この情報にアクセスすることができる。

脂質二重層面積 1μm^2 内には約 5×10^6 の脂質分子があり [531]，すなわち細胞膜表面 1nm^2 [531] 当たり 2.5 対の二重層脂質がある。このため典型的な 20μm のヒトの組織細胞の細胞膜には約 100 億の脂質分子が含まれる。リン脂質は互いに共有結合しているわけではなく，このためそれぞれの脂質分子は独立して自由に動くことができ，二重層表面に平行して無作為な横方向の動きがかなりある。長い脂肪酸鎖のそれぞれには不飽和結合が 1 ヶ所あり，真っ直ぐなはずの鎖にねじれができて密なパッキング（および凝固）が防止されている。また脂肪酸鎖はあちこちに揺れ動き，このため脂質二重層は水面上の油のように流動性の特性を示す。浸水性の頭部の基が疎水性の膜内部へと動くことは，熱力学的に不利である。このようなフリップフロップ，すなわち横断拡散は膜脂質で実際に起こっているが，比較的遅い。例えば典型的なリン脂質分子は数時間に 1 回脂質二重層内に横断拡散をする（単層間でフリップフロップ 1 回）。これに対し，リン脂質の側方拡散（それぞれの単層内部での動き）は非常に早く，脂質分子は数秒間に 10μm 移動することができる（細胞外周の約 12%に等しい）[939]。（ただし膜骨格フェンスモデルに関して 9.4.3.3 項参照）

膜タンパク質は脂質二重層の細胞膜の中に埋め込まれている。実際，脂質二重層は膜タンパク質の「溶媒」として働いているといわれている [531]。細胞膜にはほぼ同じ量の脂質とタンパク質が含まれる**（表 8.18）**。しかし個々のタンパク質分子の質量はあらゆる脂質分子よりも非常に大きく，このため脂質分子数はタンパク質分子数の 10～100 倍である [997]。典型的な 20μm のヒトの組織細胞の細胞膜には約 1 億のタンパク質分子が含まれる。

膜タンパク質には内在性（内性）膜タンパク質と周辺（外性）膜タンパク質の 2 種類がある。

内在性膜タンパク質は膜脂質と緊密に結合しており，脂質二重層を破壊しなければ膜から抽出することはできない。リン脂質と同様に内在性タンパク質は両親媒性である。極性アミノ酸の側鎖は分子の 1 つの領域に存在し，非極性側鎖は別の領域にある。このため内在性タンパク質は細胞膜内で垂直に両親媒性脂質と整列している－タンパク質の極性領域は極性の水分子と会合して表面に位置し，一方タンパク質の非極性領域は脂質二重層膜の中心部で非極性の脂肪酸と会合して内部にひきつけられている（**図 8.37**，**図 8.33・8.34** も参照）。多くの内在性タンパク質は膜内部で横方向に動くことができる。膜の細胞質面付近に位置する周辺タンパク質のネットワークとの結合によって不動化しているものもある。埋め込まれたタンパク質の側方拡散速度はどの程度であろうか？放射化学的に標識された膜タンパク質分子を有する 2 つの細胞の融合によって 1 つのハイブリッド細胞を作り出す場合，膜貫通型タンパク質分子の 2 つの集団が完全に無作為な混合を示すまでに約 1 時間を要する [939]。

大部分の内在性タンパク質は膜貫通型タンパク質であり，極性領域を両端に，非極性領域を中央部において膜全体にまたがっている。この極性領域は脂質二重層の表面から最大 10～20nm 伸びることがあり，水，イオン，化学的シグナルを細胞内へと通すチャネルを形成する（3.3.3 項）。少数は膜全体を横断してはおらず，外層または内層にのみ存在し，一方の膜表面だけに限局した機能を果たしている。このようなタンパク質も両親媒性であり，脂質分子に対して平行に配向する。一部はリン脂質との共有結合によって膜にしっかりと固定されている。例えば赤血球の膜においては，グリコフォリンは膜全体にまたがっており，すべての糖脂質とホスファチジルコリンの大部分は外側の単層，ホスファチジルエタノールアミンおよびホスファチジルセリン分子の大半はタンパク質の大部分が存在する内側の単層内にある。（コレステロールは 2 つの層にほぼ等しく分布する。）内在性タンパク質の種類の数は筋小胞体の 6～8 から細胞膜の 100 以上（酵素，輸送および構造タンパク質，抗原，受容体を含む）までであり，その多くは 1 細胞当たり数コピーしか存在しないが，135μm^2 の赤血球表面にはグリコフォリン A 分子=約 1×10^6 コピー，グリコフォリン B=約 1×10^5 コピーがある [1091]。

周辺膜タンパク質は内在性膜タンパク質の親水性領域または膜脂質の親水性頭部に弱い静電的力により結合している [939]。大部分の周辺タンパク質は細胞膜の細胞外表面ではなく細胞質表面付近に位置し，細胞の形状・運動性などの性質に介在する。周辺タンパク質は両親媒性ではなく，膜内部の脂質の疎水性領域と会合しない。

細胞膜を構成する脂質もタンパク質も継続的に除去され，置換されている。代謝回転によって細胞は傷ついた成分を絶えず取り替えることができる。代謝回転速度はタンパク質と脂質の種類によって異なるため，非常に選択的なプロセスである。例えば膜内の一部リン脂質の半減期は約 10,000s である [939]。コレステロールの脂質二重層（例：赤血球表面）から細胞質への「脱落率」（半減期）は 310K において約 7200s である [1113]。タンパク質代謝回転半減期は数分から数年間に及ぶが，「典型的な」タンパク質の代謝回転半減期は約 200,000s[531,939] つまり約 2 日間である。タンパク質交換は細胞質に存在するプロテアーゼ酵素によって，リソソーム内で行われる。交換速度は細胞型によっても異なる。例えばマクロファージの細胞膜表面の平均代謝回転時間は異常に早く約 1800s であるのに対し，線維芽細胞では約 5400s である [996]。

細胞膜には少量の炭化水素も含まれる。この炭化水素は一部の膜脂質とタンパク質に共有結合している。膜糖タンパク質の炭化水素部分（例：8.5.2 項）は常に細胞外表面にあり，グリコカリックスを形成する（コラーゲンタンパク質およびグリコサミノグリカン類，別名「ムコ多糖」とともに）。例えば赤血球膜には重量で 52%のタンパク質，40%の脂質，8%の炭化水素が含まれる [939]。膜炭化水素の少量は糖脂質であるが，大部分は糖タンパク質の形である。糖の単位は通常短いオリゴ糖鎖であり，セリン・トレオニン・アスパラギンなどの側鎖に結合している。

グリコカリックス，すなわち外套は細胞膜の外側にある。大部分の細胞型のグリコカリックスは厚さ 10～100nm であり，それぞれ厚さ 5～8nm・長さ約 100～200nm までの糖タンパク質最大約 10,000 原子がからみ合ったひもからなる [531,998]。様々な細胞で実験的に測定されたグリコカリックスの厚さはヒト A 型赤血球の約 6nm から [3163]，アイメリア小配偶子の 13 nm[3588]，ニワトリ雛線維芽細胞の 20～30nm[3589]，ヒト膀胱細胞の 30～60nm[3590]，ヒトリンパ球の約 40～70 nm[3591]，ヒト心筋細胞の約 50nm[3592]，カエル腸間膜微小血管の 56nm[3593]，ラット血管系の＞70nm[3594]，ウサギ全身動脈（例：頸動脈）内皮細胞の約 81 nm[3164]，ヒト蝸牛有毛細胞の 90nm などがある [3595]。最も顕著なグリコカリックスは腸上皮細胞にあり，外套が厚さ 150nm に達し，主な構成成分は直径 1.2～2.5nm のオリゴ糖鎖である [939]。（最大厚さ 870nm のグリコカリックスを有するラット細静脈内皮細胞の報告が 1 件あり [3594]，住血吸虫属のマンソン住血吸虫（*Schistosoma mansoni*）の岐尾セルカリアなど少数の肉眼的寄生虫のグリコカリックスは厚さ 500～2000nm である [3596]。）

グリコカリックスの糖タンパク質は，適切な装備を備えた医療ナノロボットが容易に認識することができる高度に特異的な生物学的マーカーとなる。このようなマーカーは血液型認識，細菌および毒素結合部位，精子による卵子認識，免疫反応，胎芽発生のガイダンス，細胞寿命決定（例：赤血球の外皮は細胞の加齢とともに薄くなり，このことが食細胞および肝臓でのRBC 除去シグナルとして機能すると思われる）を可能とすることにより，正常な細胞相互作用を補助している [940]。

細胞の表面には多数の穴とくぼみも散在している。このような穴やくぼみの 1 クラスとして例えば「被覆小窩」があり，その内部表面はタンパク質のクラスリンの厚い層によって覆われており，タンパク質や他の大きな分子が細胞質内部に引き込まれる受容体を介したエンドサイトーシスにおいて重要である（8.5.3.7 項）。膜のくぼみのもう 1 つのクラスは約 50nm のカベオラ（caveola，「小さな洞」）であり，ビタミンやシグナル伝達分子などの物質を細胞の内部に引き寄せるのに従事する [1137,3376-3379]。カベオラはカベオリンと呼ばれる独特の膜マーカータンパク質に覆われており，ナノロボットによる識別は容易となっている。

8.5.3.3　サイトゾル

伝統的な細胞生物学においては，「細胞質」とは細胞膜に封じられ，細胞核を取り囲んでいる大きな空間の充填物質である。すべての核以外の細胞小器官とこれら小器官を囲むすべての液体が含まれる。細胞内のすべてのポイントは核を除いて細胞質の一部とみなされる。「細胞質ゾル」とは細胞小器官の内部を満たす液以外の，細胞質領域全体に充満する液体である。最後に，「細胞内液」とは細胞内のすべての液体を指す－細胞質ゾルと核を含むそれぞれの小器官内部の液である。細胞質ゾルの内部静水圧はヒト赤血球細胞の約 $23 N/m^2$ [1452] から *Amoeba proteus* の約 $1.6 \times 10^5 N/m^2$ までである [1453]。

Fulton[941] は平均的タンパク質結晶において結晶の約 40%は溶媒の水であると指摘した－半分はタンパク質によって水和殻内に強力に吸収されており，半分は性質が自由水に類似する。タンパク質結晶は重量で 20～90%が溶媒，すなわち 10～80%がタンパク質である。筋細胞は重量として約 23%がタンパク質であり，赤血球では約 35%，活発に成長している細胞は 17～26%がタンパク質である [938]。このため細胞質ゾル環境は希薄溶液（例：タンパク質＜0.1%）よりもタンパク性結晶に類似する。

水和した水は氷のような不動水ではないが，自由水に比較すると運動性は低く，溶媒特性は異なり，熱容量は大きく，一般的に整った配列をしている [1963]。水和水は炭化水素，核酸，膜のタンパク質など巨大分子の細胞構成成分を覆い，酵素活性に必要なものである。哺乳類細胞は 60%脱水まで解糖と正常な呼吸を維持することができ，このことから典型的な細胞において細胞質ゾルは自由水約 60%と水和水約 40%からなると示唆される。細胞内の規則配列水の分布は不均一で動的なプロセスであり，おそらくサイトナビゲーション上有用である。例えばカエル卵細胞の植物極の水のうち約 55%は結合水であり，動物極付近での結合水はわずか約 25%，核での結合水は約 10%である [1937]。

Minton[1010] は，タンパク質の占める体積が溶液中の他のタンパク質の活性に影響することを示した。これはタンパク質が運動の自由度の低い小さな体積に「密集し」，希薄溶液中でははるかに実現しにくい緻密な立体配置に押しやられるためである。このような作用により，タンパク質活性は希薄溶液から予測される値の 50～100 倍となりうる。密集によって拡散移動性も低下する－タンパク質の重量含量 2%であるイカ軸索原形質においては糖分解酵素の 60～70%が自由に拡散するが（30%～40%は基質上に固定），タンパク質の重量含量 30%～40%である卵細胞細胞質では細胞質タンパク質のうち自由に拡散するのはわずか 20%である [941]。密集効果は非特異的で単にタンパク質の数密度によるものかもしれないし，特異的であり選択によって維持されているかもしれない。McConkey[1011] は細胞内ポリペプチドの約半数は特異的な会合構造に参加していると推定した。例えば多くの酵素は 10 個以上のタンパク質が関与する複合体として存在しており，必要なナノロボットの行動が複雑になる可能性がある。基質チャネリング仮説によると，このような複合体は反応速度の向上に役立っていると思われる。

このような密集効果なしでも，細胞はサイトナビゲーション的に重要な限局した生化学的勾配を示す。特定の分子，小器官，生理的プロセスは細胞内の明確な領域に局在することがある。この地域的な細胞質分化の調節は，細胞質内 Ca^{++} イオンと H^+ イオン（pH）の

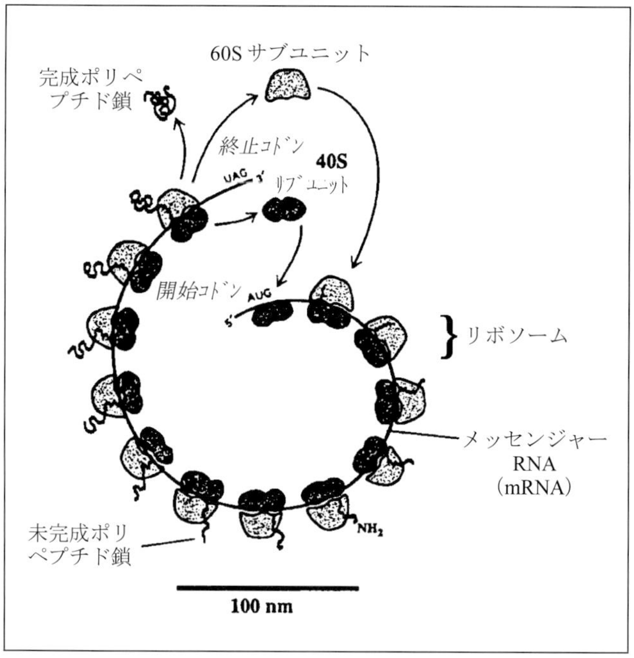

図 8.38. ポリリボソームの概略図（Alberts ら[531]より再描画）

空間的勾配が一端を担っている[1076,1077]。別の例として，ゴルジ装置の直近を取り囲む細胞質ゾルは細胞核を密接に取り囲む細胞質ゾルと組成が異なる[531]。大部分の細胞小器官で起こっている活発な化学的プロセスのため，細胞内でナノロボットが特定の小器官へ接近するのに利用できる，持続的な濃度勾配ができる。μs サイクルの化学的ナノセンサ（4.2.1 項）では分子が約 1μm の距離，すなわちヒト細胞内で隣接する主要小器官の間の平均距離を拡散するのに必要な典型的な時間よりはるかに早く局所環境をサンプリングすることができる。細胞質の絶対粘度η = 約 6×10^{-3}kg/m-s[362]とすると，式 3.1 から 1μm の拡散時間$\tau_{diffuse}$は，アミノ酸やグルコースのような小分子（$\tau_{diffuse}$= 約 500μs），または直径約 10nm の 100,000 ダルトンの巨大分子（$\tau_{diffuse}$= 約 130,000s）については t_{meas}（約 1μs）より非常に大きくなる。

遺伝子発現を調節する転写因子のような制御タンパク質は，典型的には 1 細胞当たり各タイプ約 300～3000 コピーしか存在しない。より多い細胞質ゾルタンパク質は 1 細胞当たり各タイプ最大 10^6～10^7 コピーが存在すると思われる。

8.5.3.4 リボソーム

リボソームはヒトの細胞の中で最も小さく，最も数の多い「小器官」（巨大分子の集まり）である。典型的な肝細胞には 10^7 個のリボソームが含まれ，細胞の総乾燥質量の約 5%を占める。タンパク質合成への関与が肝細胞ほど活発でない細胞では，それに応じてリボソーム数は少なくなる。一部のリボソームは細胞質ゾル中を自由に浮遊し，細胞内で使用するタンパク質を作る。また膜や細胞骨格に付着し，膜や細胞外向けのタンパク質を合成するものもある。

リボソームは直径約 25nm である。数種類のリボソーム（rRNA を含む）のそれぞれは，ぴったりとはめ込まれた 2 つのサブユニットで組み立てられている。典型的なリボソームは 4200 万ダルトンの大きさであり，2800 万ダルトンは大きなリボ核タンパク質 60S サブユニット（直径約 23nm），1400 万ダルトンは小さなリボ核タンパク質 40S サブユニット（直径約 9 nm）からなる[938,996]。遊離の細胞質ゾルリボソーム（総量の 50%以上）と膜結合リボソームとの間に本質的な相違はない－遊離リボソームを結合リボソームになるよう仕向けるのは合成されるタンパク質の末端にある「シグナル」配列である。

リボソームは ATP を動力とするタンパク質組み立てマシンである（**図 2.2**）。細胞質ゾルから引き抜かれたアミノ酸がリボソームに提示され，そこで約 20 Hz でアミノ酸が 1 つ 1 つポリペプチドへと組み込まれる[531]。平均サイズのタンパク質の完全な合成には 20～60s を要する。この短い期間中にも，複数の読み始めが起こり，先行するリボソームが翻訳停止まで十分な量のアミノ酸配列の翻訳を終えたらほぼその直後，新たなリボソームが mRNA（メッセンジャー）分子の 5'開始末端に飛び乗り，同じタンパク質の多くのコピーの組み立てをほぼ並行して進行させることが可能である[531]。このため生理的条件下では，活発に翻訳される mRNA はポリリボソーム，またはポリソームとして認められ，1 つのメッセンジャー分子に沿ってわずか 80 ヌクレオチドの間隔をおいた複数のリボソームの一群によって形成されている（**図 8.38**）。リボソームについての更なる考察は II 巻にある。

8.5.3.5 小胞体

細胞の主なタンパク質製造施設である（遊離リボソームは別として）小胞体（ER）は空間的に最も広い細胞質小器官である（**図 8.39**）。ER は液体の充満した小胞，分岐した細管，槽と呼ばれる扁平な袋または空洞が相互に連結した膜のネットワークであり，ほとんどすべての真核細胞にある。典型的には，小胞体の厚さ 5～6nm の膜は細胞内に存在する膜表面積全体の半分以上を占める。膜にはネットワーク全体で連続する空間が封入されており，核膜の 2 つの膜の間にある周辺核腔と連結しており（8.5.4.1 項），製造された物質の細胞全体への輸送が可能となっている。典型的な幅は 20～40nm であるが 10～70nm の範囲をとる ER の管腔または槽内腔を占める液体はレティキュロプラズムと呼ばれる。レティキュロプラズムにのみ存在するレティキュロプラスミンと呼ばれる ER 特異的管腔タンパク質がある [999]－この種のタンパク質が検出された場合，ナノロボットは自身の位置をこの空間に一意的に限定する。例えば，タンパク質折り畳みを補助し，ER 内腔にのみ存在する分子シャペロンとして免疫グロブリン重鎖結合タンパク質（BiP）とカルネキシンがある [1080]。BiP の C 末端には“KDEL”アミノ酸配列（Lys-Asp-Glu-Leu）があり，タンパク質が ER 槽の内腔表面に付着することとなっていると指定する標識配列である [996]。ER 内部の特定のコンパートメントまたはサブドメインは特殊な機能を果たし，独自の化学的マーカーを有しているとする証拠があり [1138]，このためナノロボットは ER の異なる領域の区別が可能である。

小胞体には 2 種類がある－粗面または「顆粒」ER と滑面または「無顆粒」ER であり，いずれも同じ細胞内に存在する。細胞が果たす特定の機能に応じてある細胞型で一方の種類または他方が優勢となり，また細胞の活動の時期が変化するにつれて 1 つの細胞内で混合比が変化することがある。いずれも細胞骨格運動タンパク質にしっかりと固定されており，それによって移動する。

粗面 ER は扁平な袋状の外観を有する扁平なシートと，周辺核腔と直接交通する連続した槽内空間からなる広範な膜ネットワークである。リボソームは ER 膜の細胞質ゾル側表面にのみ結合しており，ER 膜をまたぐ Sec61 三量体タンパク質複合体 [1024] からなる短い円柱状導管によってゆるく付着している。このタンパク質複合体は顆粒 ER でのみ産生される。リボソームの産生するタンパク質はトランスロコンと呼ばれる [1018] この導管を通って ER 膜内の槽内腔に入る [1018]。粗面小胞体は精子を除くすべての有核細胞内に存在し，タンパク質を合成し，細胞から分泌される予定のタンパク質を包装する。またドリコールによる糖タンパク質への糖付加の最初のステップの場所でもある。ドリ

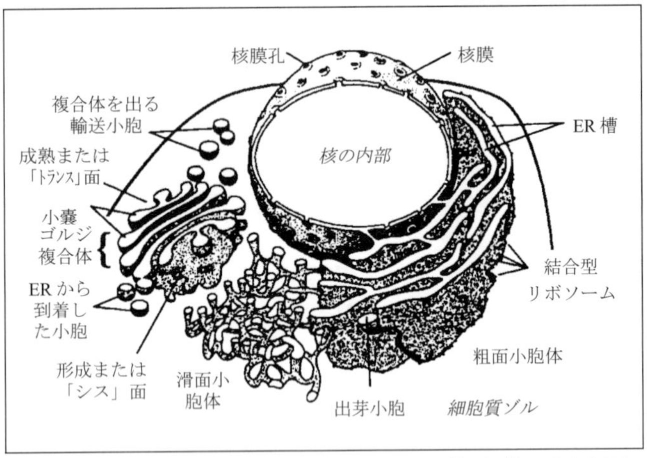

図 8.39.　粗面・滑面小胞体とゴルジ複合体の概略図（Becker および Deamer[939] より再描画）

コールは疎水性脂質であり，ER 膜内部に活性基を ER 内腔に向けて存在している [997]。粗面 ER は膵腺房細胞，抗体分泌性形質細胞などタンパク質分泌に特殊化した細胞や未熟卵細胞，網膜桿状体細胞など大量の膜合成に特化した細胞に特に豊富である。その場合，細胞内に存在する全リボソームのうち半数近くが顆粒 ER に結合していることがある。粗面 ER により産生される糖タンパク質は少量の ER 膜に封入され，出芽して細胞骨格要素に沿って移動し，更なるプロセシングのためゴルジ複合体へと向かう。

滑面 ER は表面にリボソームのない分岐した管状構造であるが，その内部は顆粒 ER と連続している。無顆粒 ER には膜の槽側に酵素があり，この酵素によって炭化水素，脂質（中性脂肪，リン脂質，ステロイドを含む），リポタンパク質（肝細胞内で）の合成が可能であり，また肝臓と腎臓での薬物の解毒の補助が可能である [940]。筋細胞には特別の精巧な滑面小胞体があって筋小胞体と呼ばれ，細胞質ゾルから Ca^{++}（筋収縮を制御する）を取り込む。コレステロールからステロイドホルモンを合成する睾丸の細胞には，コレステロールの合成とそれに続くステロイドホルモン産生のための修飾に必要な酵素を収容できるよう広範な滑面 ER コンパートメントがある。

8.5.3.6　ゴルジ複合体

ゴルジ複合体（GC）は多槽性の膜構造物で大雑把には粗面 ER（リボソームなし）に類似する。通常，ER により合成された物質は微小管の通路に乗って細胞質を横切る小胞を介してゴルジ複合体へと進み，そこでさらに処理され，濃縮され，区分けされ，適切な

自己識別型の新しい小胞にコンテナ詰めされ，様々な目的地へと発送される。一部のオリゴ糖は ER で合成されるのに対し，同じ構造の大部分がゴルジ体で分解される－新たに合成された巨大分子が送られる細胞内コンパートメントの「アドレス」確定に極めて重要な競合反応セットである。このため GC は製作監修者として働き，全般的な細胞製造過誤率を低下させながら複数の逐次的な区分けステップが可能としている。ゴルジ体は ER 内で保持されるタンパク質から細胞膜向けのタンパク質を分離する「向流」分別システムとして機能する [1116]。

形態学的には，ゴルジ複合体は一連の平坦な膜小嚢であり，円盤型の槽を形成し，積み重ねられて杯状の構造となっている。槽の境界は形態的に明瞭であり，連結していることは仮にあるとしてもまれにしかない [3439,3440]。5～8 の小嚢が 1 つのゴルジ層板すなわちディクチオソームを形成し，典型的には直径=約 1μm，厚さ=約 250nm である。ER と同様，ゴルジ複合体のサイズと数は細胞型と代謝活性により変動する。すべての真核細胞には GC がある。1 つの層板しかない細胞もあれば，分泌が特別に活性なものでは特に，数百を有する細胞もある [531]。酵素チアミンピロホスファターゼはゴルジ膜にのみ存在し [939]，またガラクトシルトランスフェラーゼは GC 内にしか認められない [996]。これらをゴルジ複合体独自の細胞化学的マーカーとしてナノロボットが利用できると思われる。

ゴルジ複合体は動的な構造である。GC の小嚢は ER から出芽した小胞の融合によって形成される。ER からの小胞が GC に到達して融合すると，GC の形成（「シス」）面から新しい小嚢ができる。既存の小嚢は層板内で前方（外側）に移動する。一方，GC の成熟（「トランス」）面においては，小嚢の先端から小胞が常に出芽して複合体を出て行き，運動タンパク質との相互作用によって細胞骨格要素上を輸送される。これは「層板成熟モデル」として知られている [2347,3443-3445]。ゴルジ体内部においては，正味の膜流動はかなり急速となりうる。腸管粘膜のある種の粘液分泌細胞においては，膜成分がゴルジ層板の形成面から成熟面に移動するのに約 2000s しか要しない [939]。COPI（被覆タンパク質 I）を示す小胞は明らかに，ゴルジ層板内部でもゴルジから ER の方向でも，何らかのタンパク質を後方に輸送している [2347]。ある研究では 7 個の槽からなる 2 個の層板を含む約 $4μm^3$ の領域の約 0.2μm 以内に，移動中の小胞約 400 が計数された [3440]。

ゴルジ層板の 2 つの面は生化学的に性質が異なる。特異的酵素と受容体タンパク質は層板の「シス」面（「受入」側）の槽に集中しているのに対し，他のタンパク質は「トランス」面（「発送」側）の槽に主に限局している。例えば炭化水素マンノース-6-リン酸（M6P）に対する受容体タンパク質はゴルジ層板の形成側槽にのみ存在しており，このため層板はこのタンパク質を認識し，リソソームへと標的化することができる [939]。GS28 と呼ばれる 28,000 ダルトンのタンパク質は，シス-ゴルジ膜との融合を予定された ER 由来小胞の認識に関与する標的化受容体の 1 つとして機能する [1033]。1998 年までに，20 種類以上の小型の G タンパク質スーパーファミリー（Rab および Arf タンパク質ファミリーを含む）について細胞内小胞移動経路および膜認識との関連が確認されている。ゴルジ複合体にもかなりの量のコレステロールとスフィンゴリピドが含まれており，シスからトランスに向かい上昇する勾配を作っている [1117]。特定の酵素（例：グリコシダーゼ，グリコシルトランスフェラーゼ，その他タンパク質修飾またはスフィンゴリピド合成に関与する酵素）の存在によって様々なゴルジコンパートメントが定められる。酵素はあるコンパートメントに限局しており，段階的に存在していることが多い [1118,1119]。すべての槽は開窓しており，被覆された出芽を提示するが，最もトランス側の槽はクラスリン被覆出芽のみを産生するのに対し，他では非クラスリン被覆出芽のみが提示される [3440]。このような相違により，適切な膜貫通化学センサツールを装備した医療ナノロボットは細胞内でゴルジ層板の配置，極性，物理的範囲を容易に確定することができる。

ゴルジ層板には他の容易に検出できる非対称性もある。GC は分泌タンパク質の ER から細胞外への流れを媒介するため，ゴルジ装置極性軸に沿って空間的に異なるタンパク質・脂質組成の勾配を示す。具体的には，形成面での小嚢膜の形態と組成は ER のものに類似する－厚さ=約 5～6nm の膜が比較的狭い約 30～80 nm の槽内腔を境界し，膜内に約 20%のホスファチジルコリンがある。成熟極においては，小嚢膜は細胞膜によく似ており，厚さ約 10nm で槽内腔ははるかに広く（＞100nm），膜内ホスファチジルコリンは約 10%である。（膜厚が様々であるのは，空間的に異方性である出芽の制御メカニズムの一部である。）[1113] もう 1 つの非対称性として，直径約 50nm の膜結合小胞の集落は常にゴルジ層板の ER に隣接する側，各槽の広がった縁に近い層板の周囲に沿って密集する。

8.5.3.7 小胞，顆粒，ヴォールト

ゴルジ複合体やリソソームのものなど大部分の膜において，製造された脂質とタンパク質の粗面 ER からの輸送は粗面 ER から摘み取られ，標的膜と融合する 30〜80nm の輸送小胞によってなされる。小胞の一部は剛毛状のクラスリンサブユニットの多面体格子に被覆されている [3450,3451]。クラスリンは 180,000 ダルトンのタンパク質であり，様々な細胞内輸送プロセスに関与する小胞の特徴的な主成分である。クラスリン被覆小胞は分泌タンパク質を ER から GC へと輸送するのに加え，膜タンパク質を GC からリソソーム（8.5.3.8 項），細胞膜（8.5.3.2 項），他の細胞内目的地へと輸送する。いずれの場合にもクラスリン被膜が小胞を包むバスケットまたはケージとなり，運搬には細胞骨格要素が関与する。クラスリンは細胞特異的である。例えば，ニューロンのクラスリンは五角形 12 個，六角形 20 個があり，肝のクラスリンには六角形 30 個，線維芽細胞クラスリンには六角形 60 個があり，このため医療ナノロボットにより識別されると思われる。培養細胞においては遊離クラスリン被覆小胞の組み立てには約 1 分を要し，＞300〜1000 個/分が形成される [3448,3449]。

細胞の産物はエキソサイトーシスとして知られるプロセスにより細胞外へ放出される前に濃縮・包装される。濃縮されるのはゴルジ複合体の周縁部に位置する凝縮空胞に濃縮タンパク質が充満したときであり，次いで互いに融合して大きな分泌顆粒および小胞を形成する。細胞外行きの小胞は標的であるアクセプターコンパートメントの適切な表面に位置する受容体分子のみに結合する高度に特異的な標的化分子を含め，独自の膜組成を与えられる。周知の例はシナプス小胞標的化タンパク質シナプトブレビン（VAMP1 および 2）であり，ニューロン特異的細胞膜タンパク質シンタキシン 1A および 1B にのみ結合するタンパク質で，このためニューロン細胞膜での適切な小胞の結合と融合が確保される [1079]。一般的に，2 つの別個の脂質二重層の融合は，このような特殊な標的化タンパク質がなければエネルギー的に不利である。

一部の細胞ではエンドサイトーシスの補足的プロセスも重要である [3452]。エンドサイトーシスにおいては細胞が細胞外材料を摂取するのに細胞膜の一部を陥入させた後，小胞，空胞（食作用，飲作用など）または「エンドソーム」を陥入部位から細胞の内側に出芽させる。エンドサイトーシスとエキソサイトーシスでは逆向きの膜の流れが生じ，エンドサイトーシスでは細胞膜の質量が減少し，エキソサイトーシスでは融合によって細胞膜質量が増加する。正味の膜の流れは両者のプロセスを活発に実施している細胞においてやや大きくなる。例えば培養マクロファージにおいては，細胞の総表面積に等しい量の膜が約 1800s で置換され，1 時間にマクロファージ体積の約 25%が摂取される [996]。

貯蔵顆粒は細胞にとって重要である。例えば，グルカゴンは動物体の多糖類の貯蔵であり，動物デンプンとしても知られている。グルコースのポリマーである。多くの細胞において，重合グルコースの直径 10〜40nm の大きな分子が顆粒として認められる。グリコーゲンの合成と分解の実施に必要な酵素（合成酵素グリコーゲンシンターゼと分解酵素グリコーゲンホスホリラーゼを含む）は厚さ約 5nm の殻に入ったこのグリコーゲン顆粒の表面に結合している。顆粒は肝細胞重量の最大 4〜6%（約 500 万個の顆粒），筋細胞の最大 0.7〜1%を占め，他の細胞での量はやや低く（典型的には顆粒 10^5 個未満），脳には非常に少量しかなく，一部細胞には存在しない。

細胞質内に浮遊が確認される他の貯蔵小胞はトリグリセリドを入れた脂肪小滴であり，細胞の主要な脂肪酸貯蔵形式である。多くの細胞ではこの不溶性トリグリセリドが細胞質ゾル内で合体し，直径 0.2〜5μm の大きな無水小滴を形成している。脂肪貯蔵に特殊化した細胞である脂肪細胞においては，脂肪小滴は 80μm という大きさになることがあり，細胞質ゾルのほぼ全体を占め，細胞内有機物の約 99%に達することがある [938]。

他の細胞内貯蔵容器として皮膚および毛髪の一部細胞に確認されるメラニン顆粒，膵細胞で合成され小腸へ輸送されるチモーゲン（酵素含有）顆粒，好酸球内の細胞内顆粒として貯蔵される炎症毒素，細胞の鉄貯蔵を入れたフェリチン分子（18,500 ダルトンのサブユニット 24 個からなる約 610〜690 キロダルトンの分子であり，サブユニットが直径 8nm の空洞のあるミセル型としておよそ 3000〜4500 の鉄原子を取り囲む）[996,3380]，水胞，粘液小胞，様々な種類の結晶が挙げられる。超音波処理したリン脂質小胞について観察された最小有効流体力学的半径は，合成偶数炭素数 12〜

18 のホスファチジルコリンにおいては炭化水素鎖の長さに関係なく約 10.25nm であり，卵黄ホスファチジルコリン小胞においては約 10.7 である [2949]。

最後に，関連する細胞構成要素はヴォールトであり，ヒトの細胞内での数は数千に上る [3381]。ヴォールトは約 55nm×30nm の樽型の粒子であり，MVP（主要ヴォールトタンパク質）96 コピーに膜内在 RNA を加えて組み立てられる。1 対のつぼみを開きつつある花のような外観であり，花の 1 つずつで 8 枚の花弁が小さなフック付きの中心のリングに付着している。ヴォールトは 1980 年代半ばに最初に発見され，1998 年にも正確な機能は不明である。しかし構造から，細胞内における生来の機能の一部として開いたり閉じたりする能力が示唆され [1410]，またサイズと形状は核膜孔複合体への結合にほぼ完全に適すると思われ [3382]（8.5.4.2 項），一部研究者からはヴォールトが mRNA を細胞内に運ぶ役割を果たしている可能性が提唱されている [1001,3381]。

1998 年，個別の小胞の化学的内容が光トラッピング，キャピラリー電気泳動分離，レーザー誘起蛍光検出の組み合わせを用いて系統的に分析された [1263]。

8.5.3.8 リソソームおよびプロテアソーム

リソソームはゴルジ体から出芽する小器官であり，約 40 の消化酵素 [531] を含有して生体高分子の主要クラスのすべてを分解する能力がある－少なくとも 5 種類のホスファターゼ，4 種類のプロテアーゼ，2 種類のヌクレアーゼ，6 種類のリパーゼ，12 種類のグリコシダーゼ，1 種類のアリルスルファターゼを含む [939]。ここに挙げた酵素は外から細胞内に持ち込まれた物質の分解にも，損傷されたり必要がなくなったりした内部の細胞構造の分解にも必要とされる。リソソーム酵素は直径 5～8nm の小さな顆粒としてリソソーム内に貯蔵された酸ヒドロラーゼ－至適 pH 5 付近の加水分解酵素のタンパク質集合体であり小器官質量の 60%以上を占める－である [531]。リソソームがこの酵素を放出するのは異物を入れたエンドソームと融合した後，または細胞の死んだ部分もしくは機能不良の小器官を分解するため，あるいは細胞に侵入した細菌など異常な物質を破壊するためである。マンノース-6-リン酸（M6P）を含有する珍しいオリゴ糖がこのような酵素タンパク質をリソソームに標的化する認識マーカーまたはアドレスとして機能しており，選別ネキシンはチロシンまたはジロイシンを主体とするモチーフを用いたリソソーム標的化コードを含むタンパク質である [1032]。この膜マーカーは膜貫通センサツールを適切に備えたナノロボットによって容易に検出することができるが，探査中には膜の完全性を破壊したり漏洩させたりして液の pH を変化させないことが重要である（9.4.5.5 項）。リソソーム内の pH は細胞の他の部分と異なるため，リソソーム内部の探査を意図する化学センサは細胞質ゾル化学センサとは違うデザイン（または異なる検出パラメーター）が必要となるかもしれない。一般的にナノロボットは，細胞内の特定の場所に小器官を輸送するため細胞が通常使用する生化学マーカーを利用することができる。小器官表面の化学センシングがナビゲーションと同定に最も重要であり，一方小器官内部の化学センシングも診断と治療に重要である（第 21 章）。

リソソームは球形または球形に近い小器官であり，典型的な直径は 0.5～1μm（範囲 50nm～3μm）である。外観と内容物は細胞型によって非常に多様であり，また特定の細胞の生理的状態に関連しても変化する。リソソームには独特の 5～6nm の 3 層膜があり [938]，小器官内腔に H+を組み入れて内部 pH を 5 に維持するため ATP を使用する特殊な膜貫通輸送タンパク質がある。リソソーム膜には特殊なドッキングマーカーアクセプタータンパク質もあり，細胞内の特定の輸送小胞と融合する標的としてリソソームがマークされる。可溶性の分解産物は膜を通ることができ，小器官から出て行き，細胞代謝でのリサイクルのため細胞質ゾルに入る。不消化物は細胞質内にリポフスシン色素顆粒および他の残余小体として徐々に蓄積する。リソソームは赤血球を除く大部分の細胞に存在する。

リソソーム膜は通常は非常に安定であるが，細胞が傷ついたとき，酸素が枯渇したとき，過剰量のビタミン A が存在するときには脆弱になる。リソソームが破裂すると，自己融解として知られるプロセスである細胞の自己消化に至ることがあるため，かつてリソソームは「自殺嚢」と呼ばれていた。しかし現在では，エンドサイトーシスのプロセスを細胞内合成，貯蔵，輸送のプロセスに結び付ける [938] 正常な細胞消化装置の一部であり，虚血または死後細胞においてリソソームの構造の劣化は急速には起こらないことが判明している [2019,2020]。消化酵素の大部分は活性化にリソソームの低い pH またはペルオキシソーム小胞を必要とする（一部のプロテアーゼが胃内の低い pH を必要とするのと同様）。

リソソーム消化システムに加え，多数の小さな細胞質ゾルプロテアソームもある（それぞれが 700,000 ダルトンの 20S コア複合体を持つ，直径=約 11nm）。リソソーム外の ATP 駆動システムとして働き，ほぼすべてのヒト細胞において内因性ユビキチン化タンパク質を選択的に分解する[1087,1088,3383]（第 13 章）。実際，約 2 メガダルトンの 26S プロテアソーム複合体（30～40 種類のタンパク質を含む）は真核細胞の核および細胞質コンパートメントの主要プロテアーゼと思われる－プロテアソームの分解により多くの調節タンパク質を含む大部分の細胞タンパク質の寿命が制御され，$CD8^+$細胞傷害性 T 細胞に対して MHC クラス I 分子によって提示されるペプチド抗原が生成される[2915]。プロテアソームはあらゆるところに存在し，非常に豊富であり，総細胞タンパク質の最大 1%を占める[1087,2916,2917]。26S 複合体全体は長さ 30～44nm である。

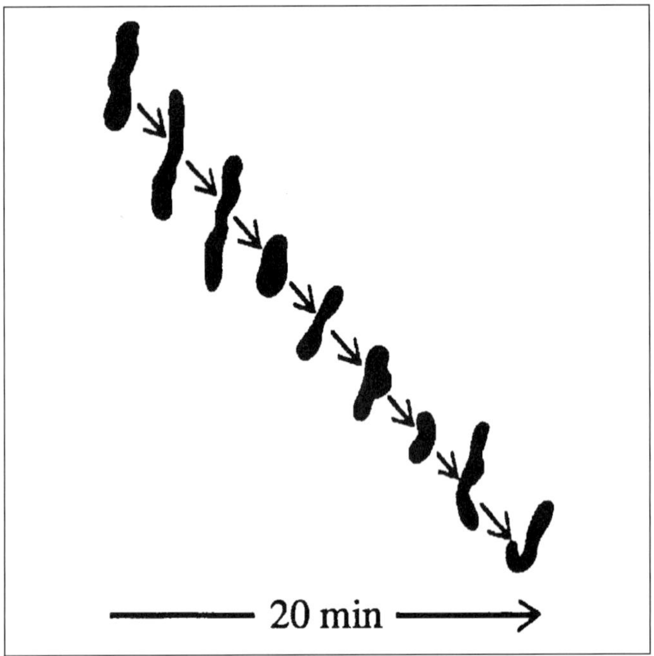

図 8.40.　生きている細胞におけるミトコンドリアの形状変化（Alberts ら[531]より再描画）

8.5.3.9　ペルオキシソーム

ペルオキシソーム（ミクロボディとも呼ばれる）[1000]は粗面 ER から出芽する小器官であり，典型的な直径は 0.1～1μm である[531]。大部分の細胞に存在するが，最も顕著なのは解毒が活発な肝臓と腎臓の細胞である。過酸化水素，メタノール，エタノール，ギ酸，ホルムアルデヒド，亜硝酸，フェノールなどの細胞毒性化学物質，またタンパク質内に存在せず一般的な L-アミノ酸の分解に携わる酵素では認識されない D-アミノ酸を破壊する。ペルオキシソームは細胞での全脂肪酸分解の 25～50%も触媒する（残りはミトコンドリアで起こる）。肝細胞に存在する酸化酵素 3 種類－D-アミノ酸オキシダーゼ，尿酸オキシダーゼ（通常は特徴的な結晶質のコアの中に存在），カタラーゼ（総ペルオキシソームタンパク質の最大 40%を占め，細胞内に存在するカタラーゼの大部分）－の濃縮された供給源である。

ペルオキシソームの O_2 消費はミトコンドリア呼吸とは異なり，細胞酸素濃度に正比例するため[939]，有毒な酸素濃度水準からの細胞の保護もペルオキシソームの役割と思われる[3069～3072]。O_2 濃度過剰の場合，ペルオキシソーム呼吸は大きく刺激され，細胞内酸素分圧が低下する。

8.5.3.10　ミトコンドリア

ミトコンドリアは好気性条件下における真核細胞の主要化学エネルギー変換器である[3384]。解糖系の 10 段階の反応を除き，真核生物の ATP 産生能力のすべてはミトコンドリアの内部にある。ほぼすべての好気性細胞の細胞質ゾル内に散在しおり，その数はリンパ球など比較的不活性な細胞での約 300/細胞から肝臓，腎尿細管，心筋細胞など非常に活性な細胞での 2000～3000/細胞（この場合ミトコンドリアが総細胞容積の最大 20%を占めることがある）の範囲をとる[531]。細胞内部でミトコンドリアは代謝要求（したがって ATP 要求）の高い領域に密集することが多い。例えば筋細胞では，活動の動力を供給する ATP 分子の必要拡散距離を最小限とするため，隣接する収縮性筋原線維の間に列状に配列している。同様の局在は精子尾部の鞭毛，繊毛，血液との交換が最も急速である腎尿細管細胞底部に認められる。植物葉緑体を除き，ミトコンドリアは細胞質内に存在するものとは全く異なる独自の DNA ゲノム，リボソーム，tRNA を有するという点で細胞小器官の中で独特である。

大部分の動物細胞においてミトコンドリアは核に続き 2 番目に大きな小器官である。典型的な時間平均寸法はほぼ円柱状であり，直径 0.5～1.0μm・長さ約 3μm（まれに 10μm に上る）[939]－細菌または中等度サイズの医療用ナノデバイスに近いサイズ－である。通常，小さなインゲンマメまたはソーセージ型の小器官と描写されるが，生きている細胞ではほぼ連続的にも

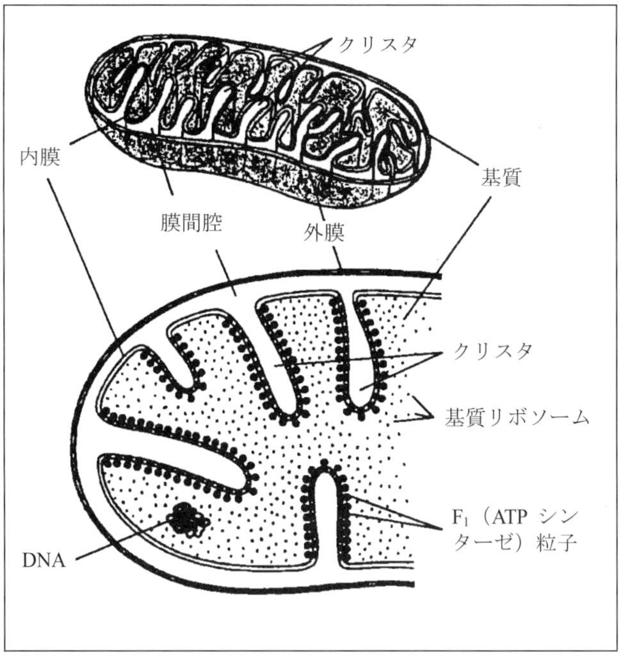

図 8.41.　ミトコンドリアの構造（Vander, Sherman, および Luciano[866] ならびに Becker と Deamer[939] より再描画）

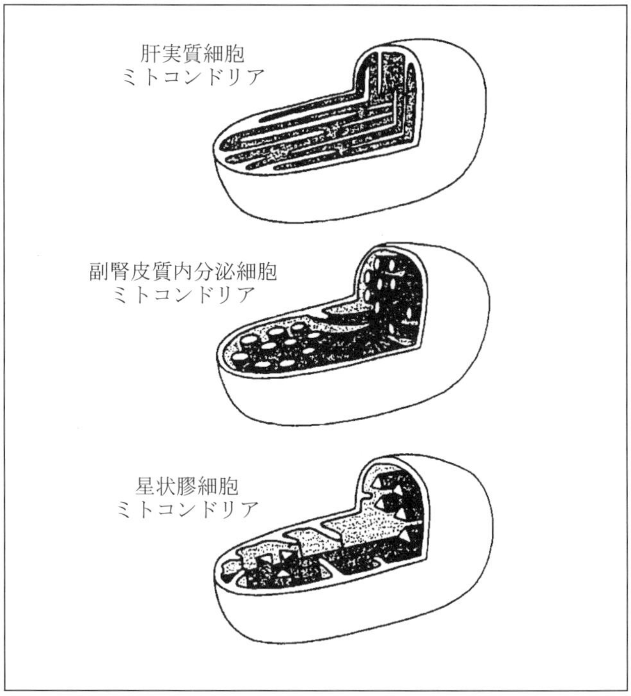

図 8.42.　ミトコンドリアクリスタの形態的相違（ラット組織由来，Alberts ら[531]より再描画）

がき，曲がり，延長し，形を変化させている（**図 8.40**）。この形状変化の理由の一部は細胞骨格との相互作用である。ミトコンドリアは微小管に乗りダイニンモーターを介して最大約 10μm/s で細胞内部を行ったり来たりすることがあり（8.5.3.11 項），移動するにつれて細胞膜を膨隆させる[1249]。

ミトコンドリアには外膜，膜間腔，内膜，基質の 4 つの機能的コンパートメントがある。外表面は平滑で特徴のない厚さ 5〜6nm の膜であり[938]，脂質二重層を通る大きな水性チャネルを形成する輸送タンパク質のコピーが多数埋め込まれており，このため 10,000 ダルトン未満の大きさのすべての分子（ミトコンドリア機能に関係するすべての代謝物が含まれる）について透過性である。ミトコンドリアは細胞内の別の場所で合成された小胞の融合によって成長することがないため，小胞体からミトコンドリアへのリン脂質の輸送には，リン脂質の特定の種類を認識し，小胞膜からそれを取り出し，ミトコンドリア膜に付け加えることのできる外膜の特殊なリン脂質輸送タンパク質（例：グリセロールリン酸アシルトランスフェラーゼ，モノアシルグリセロールリン酸アシルトランスフェラーゼ）が必要である。モノアミンオキシダーゼ，アシル-CoA シンテターゼ，ホスホリパーゼ A2 などの特殊な酵素も存在する[996]。シトクロム c1 の N 末端側から 32 個のアミノ酸は安定した「リーダー配列」を構成し，基質標的化シグナルとして認識され，標識された分子は外膜を通って入ることができる[997]。このため他の小器官と同様，ミトコンドリアの外皮は適した化学センサを装備したナノロボットによって細胞内で直ちに，一意的に認識される（4.2 項）。

膜間腔にも多くの独特のタンパク質が含まれており，例として必須マルチスパンキャリア（シャペロン）タンパク質 Tim10p および Tim12p が挙げられる[1142]。

厚さ 5〜6nm の内膜は高度に入り組んでおり，約 30 のクリスタとして知られる陥入部（それぞれの層の幅=約 100nm）を形成している。内部コンパートメント，すなわち基質内に伸び，外膜の有効表面積のおよそ 5 倍である（**図 8.41**）。内膜はカルジオリピンが豊富であり，これは膜脂質含量の 10%を占めるリン脂質でこのために内膜は大部分の溶質の透過性が非常に低い。様々な特殊輸送タンパク質も含まれ，内在性膜タンパク質 Tim17，Tim23，Tim22p など基質腔に集中して存在するミトコンドリア酵素により[531]代謝される特定の小分子に対し[531]，選択的な透過性を示すようになっている[1142]。このような膜特異的タンパク質はすべて，適切な配置の化学センサをマニピュレーターの先端に付け，これをナノロボットが膜間腔を通して伸ばせば容易に検出することができる（9.4.5項）。

内膜は電子伝達と ATP 合成の現場である。1つのミトコンドリアでは約 10,000 の大型のタンパク質 F_1（ATP 合成酵素）複合体が内膜に埋め込まれ，無作為に分布してその典型的な直径は約 10～20nm である[939]。この膜内在型タンパク質は内膜の中で横方向に自由に拡散する。運動性は高い－外部から加えられた電気泳動力によって膜の一方に集められたタンパク質複合体は数秒のうちにランダム分布に戻る[939]。

クリスタの突出は細胞または組織の相対的代謝活性に相関する。心臓，腎臓，筋細胞は呼吸活性水準が高く，それに応じて細胞のミトコンドリアは突出したクリスタが多数ある[531]。心筋細胞ミトコンドリアのクリスタの数は肝臓ミトコンドリアの 3 倍であり，心臓組織では肝臓より ATP 要求が高いことが反映されている。種々の細胞型でのミトコンドリアクリスタは数と深さが異なるだけではなく，基本的形態も異なる（**図 8.42**）[531,3385-3388]。

ミトコンドリアの内部には半流動性のゲル様の基質が充満しており，基質には好気的細胞呼吸と酸化に関連する数百種類の酵素の濃縮混合物，さらに複数のミトコンドリア DNA ゲノムの同一複製，特殊なミトコンドリアリボソーム，tRNA，ミトコンドリア遺伝子の発現に必要な様々な酵素が含まれる。ミトコンドリアゲノム[3073]は約 1100 万ダルトンの環状 DNA 分子であり，約 10 数種類のポリペプチドをコードする。16,569 塩基対があり，輪郭長は約 5μm である。ミトコンドリアは自己複製小器官である（細胞から供給させるタンパク質と脂質の助けを得る）。細胞の ATP 要求が増加したとき，ミトコンドリアはくびれて半分に分かれ（分裂と呼ばれるプロセス）数を増し，分かれた 2 つともが以前の完全なサイズに再び成長する[940]。

ミトコンドリアはときに引き伸ばされた細網状のネットワークとして存在し[3177-3179]，増殖中の細胞（哺乳動物線維芽細胞など）では極めて動的であり，小管部分が半分に分かれたり，分岐したり，融合したりして流動性の小管の網が作られる[3179,3180]。

8.5.3.11 細胞骨格

上述の膜に封入された小器官に加え，大部分の細胞の細胞質には様々なサイズのフィラメントが詰まっており，総合して細胞骨格と呼ばれる。身体の骨格が人体容積の約 11%を占める（8.2.4 項）のと同様，細胞骨格もやはり細胞容積の約 11%を占める（**表 8.17**）。フィラメントの 3 次元的網目が精巧に作られ，小管によって細胞質全体に伸びる高度に組織化されているが動的な基質が形成され，核膜から細胞膜まで伸びる。細胞骨格は形状の確立と維持を助け，細胞の運動，細胞分裂，代謝，成長において[1426-1429]，さらには細胞外基質に由来する機械的シグナル（例：インテグリンなどの膜タンパク質を通る）の受容とその核内部への伝達による遺伝子発現において重要な役割を演じている[942]。細胞の形状は引張完全性，すなわち「テンセグリティー」として知られる構造－圧縮力と引張力が細胞内で分配され，平衡が保たれるため機械的安定が実現されるシステム－によって維持されていると思われる[1020,1021]。細胞を強制的に異なる形状にすると，異なる遺伝プログラム活性状態の間を交替するようになる[718,1425]。

細胞骨格は細胞質内部での小器官と小胞の位置決定・固定・能動的移動，筋収縮と繊毛（9.3.1.1 項）・鞭毛（6.3.4.2 項）の波打ち運動，染色体の運動の枠組みとしても機能している。非結合細胞質タンパク質の最大 80%は自由に拡散できず何らかの方式で細胞骨格と会合していると推定されており，細胞質水分の 20～40%までは細胞骨格のフィラメントと小管に結合していると思われる[939]。細胞骨格ダイナミクスの最も根本的な例は複製中の細胞微小管配列の完全なリモデリング－分裂間期の細胞全体で四方に広がるネットワークから有糸分裂中の緻密な両極の紡錘体まで－と思われる。

フィラメントには 5 つのクラスが認識されており，直径と含有するタンパク質の種類に従い分類される。最も細いものからサイズの順に挙げると以下のとおりとなる。

1. 超微細フィラメント
2. ミクロフィラメント
3. 中間径フィラメント
4. 太い筋細糸
5. 微小管

ミクロフィラメントと微小管は急速に組立・分解され，細胞は要求の変化に従って細胞骨格の枠組みを修正することが可能となる。他のフィラメントの種類は一旦組み立てられると，さほど容易に分解されること

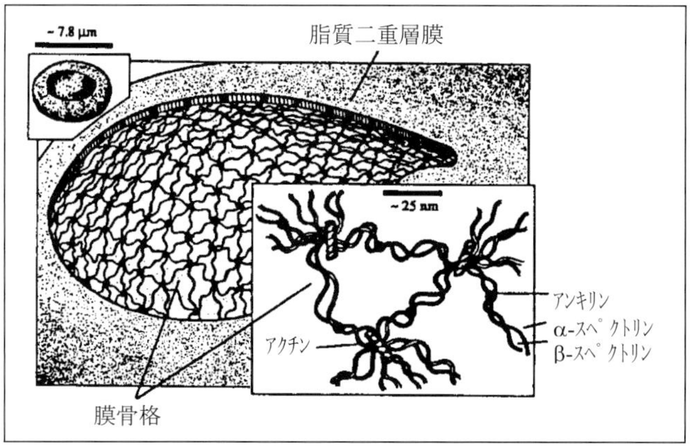

図 8.43. 上：赤血球皮質におけるミクロフィラメントの概略図，下：赤血球皮質におけるミクロフィラメントの概略図（Schmidt ら[1126]および Becker と Deamer[939]より再描画）

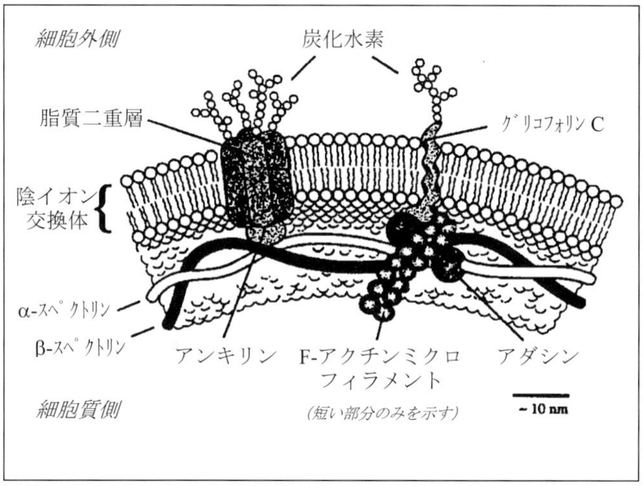

はない。

A. *超微細フィラメント*－超微細フィラメントは直径 2～4nm，長さ最大 100nm の短いものである。プレクチンなどの超微細フィラメント[1194,3389]は他のフィラメント・微小管の相互連結，核の安定化[3391]，アクチンダイナミクスの調節[3392]において機能を果たし，また小器官の膜が細胞骨格の安定または移動要素に付着する手段を提供する[938,3389,3390]。

B. *ミクロフィラメント*－ミクロフィラメントは主要細胞骨格成分の中で最も小さいものであり，直径 5～7nm，長さ最大数 μm である。収縮性単量体タンパク質 G アクチンの F-アクチンポリマーであり，G-アクチンは 375 アミノ酸残基からなる分子量=約 42,000 の単独のポリペプチドである。アクチンは大部分の細胞で最も多いタンパク質であり，通常は総細胞タンパク質の 5%以上を占める[939]。「プラス」端からの重合と「マイナス」端での解重合が局所 G-アクチン濃度を誘因として同時に起こる。このためトレッドミル作用が起こり，すなわちあるアクチン単量体が「プラス」端で取り込まれ，ミクロフィラメントに沿って一方の端からもう 1 つの端へとゆっくりと移動し，最終的に「マイナス」端での解重合によって失われる[939]。アクチン細胞骨格のミクロフィラメントの組立速度は 0.1～1μm/s である[942]。1 本の線維の引張破壊強度は約 108pN であり[362]，単独のアクチン線維によって重合中に適用される圧縮負荷力，すなわち圧縮負荷力または「失速力」は典型的には約 10pN である[1203]。

ミクロフィラメントはすべての細胞において細胞骨格の主要部分を形成しており，筋細胞の収縮性筋原線維における役割で最もよく知られている。細胞膜と結合することができ，その結果移動運動，アメーバ状運動，細胞質ストリーミングに影響する。有糸分裂中，紡錘糸によって染色体が分離された後に細胞質を分割する分裂溝を作り出す。また，細胞のテンセグリティー構造において引張要素として作用し，細胞膜と細胞の全内部構成要素を中心の核に向けて引き寄せることで細胞形状の発達と維持の一助となっている[1021]。ミクロフィラメントは細胞全体での機械的シグナルの伝達も行っており，伝播速度 100～1200m/s で 0.01～2 Hz のシグナルが 2～20ns 間に細胞を横断するのを可能としている[1202]。

大部分の細胞には細胞皮質と呼ばれる表面下ミクロフィラメントの密なネットワークがあり，例えばスペクトリン（赤血球），フィラミンおよびビンキュリン（線維芽細胞）などの細胞膜直下のアクチン結合周辺タンパク質が挙げられる。赤血球の場合，膜骨格（**図 8.43**）は高度に組織化された 2 次元の三角形からなるネットワークで約 70,000 の接続点を相互に連結するスペクトリン四量体線維にアクチンオリゴマーがつなぎとめられている[1136]，または等しい数の約 50nm 幅の三角形メッシュからなるミクロフィラメント接着装置複合体である[1126]（平均メッシュサイズ 3000～4800nm^2）[3612]。

細胞皮質によって細胞表面に構造的剛性が与えられ，形状変化と総体運動が促進される。一部の細胞ではミクロフィラメントがストレスファイバーと呼ばれる長い平行な束として配列しており，細胞の長さ全体

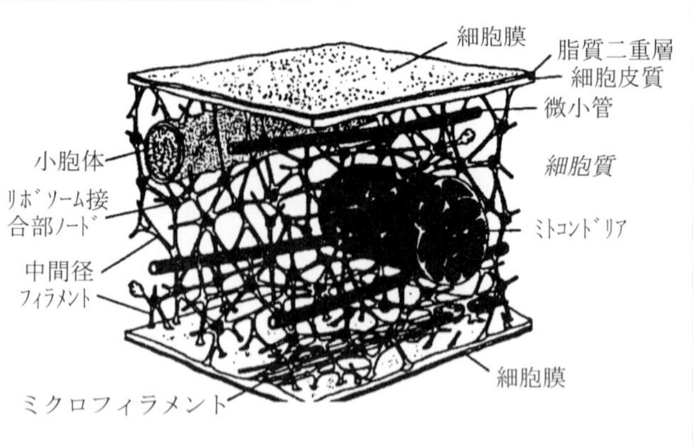

図 8.44. 細胞内の細胞骨格ネットワーク（Loewyら[938]およびMarieb[940]より再描画）

にまたがることがある。ストレスファイバーは微小絨毛の芯ともなっている。それぞれの細胞には独自のミクロフィラメント配列があり，このため正確に等しい配列の細胞は2つとない[940]。実際，ミクロフィラメントネットワーク自体が大きな細胞骨格ネットワーク内部の完全なテンセグリティー下部構造を形成していると思われる[1021]。

C. *中間径フィラメント*－強靭で不溶性の中間径フィラメント（IF）は直径 8～12nm であり，小管間の平均間隔はおそらく約 50～100nm である。細胞骨格要素の中で最も安定であり，定常的な解重合・再重合はなされず，引張破壊強度は 1 線維で 20nN である **(表 9.3)**。引張強度が高く比較的位置的に安定しているため，IF は細胞にかかる機械的ストレスに対するガイワイヤとして機能し[940]，このため細胞骨格枠組み全体を支える足場とみなされている。IF の接合コントロールノードにはポリソーム化したリボソームがある **(図 8.44)**。一部細胞の機械的ストレスが最も負荷される領域で最大規模の発達を示すため，そのような細胞において引張力を支える役割もある。IF の別の特異的機能として，細胞内での核の位置の維持が挙げられる。核周囲に輪を形成し，細胞質内を通して外側に分枝を伸ばし，これはおそらく核膜孔（8.5.4.2 項）内にも伸びて核皮質（8.5.4.3 項）と連結している。中間径フィラメントは総タンパク質の約 1%を占めるが，一部細胞（表皮ケラチノサイト，ニューロン）においては完全分化細胞中総タンパク質の最大 85%を占めることがある[1543]。

微小管・ミクロフィラメントとは異なり，中間径フィラメントの組成は組織ごとに異なる。判明しているIF タンパク質のクラス（生化学的および免疫学的基準に基づく）としてケラチンがあり，その酸性および塩基性/中性サブクラスにはそれぞれ 15 種類以上の変種がある（上皮細胞の張原線維中）。その他線維芽細胞，結合組織や他の間葉由来細胞に存在するビメンチン，筋細胞内のデスミン，神経膠細胞のグリア線維酸性（GFA）タンパク質，神経細胞の神経細線維にある神経細線維（NF）タンパク質，すべての細胞の核皮質に認められる核ラミン A，B，C が挙げられる[939]。大部分の細胞には 2 種類以上の IF タンパク質が含まれる。すなわち核の中に 3 つのラミンと，特定の細胞型に適した細胞質 IF タンパク質がある。この組織特異性のため，異なる組織に由来する細胞は存在する IF タンパク質をほぼ唯一の根拠として区別することができる[3393]－免疫蛍光顕微鏡検査による中間径フィラメントタイピングは癌と出生前先天異常の検出に有用な診断ツールである[3394-3397]。細胞内のナノロボットはこの同じ情報を用い，現在存在している細胞型を継続的に検証することができる。

D. *太い筋細糸*－太い筋細糸は直径 15nm で非常に大きな収縮性タンパク質ミオシンからなり，主として横紋筋細胞に存在し，ときに非筋肉細胞の表層にも認められる[3398-3400]。フィラメント形状でないミオシン分子も大部分ではなくとも多くの他の細胞に存在し，局所的な力と動きを生じるためミクロフィラメントと相互作用する。

E. *微小管*－微小管は直線状の中空の円筒であり，外径 25nm，内径 15nm である。長さは非常に多様である。200nm 未満のものもあれば，25μm に達するものもあり，特に神経細胞にみられる（神経細胞の円柱形を維持する枠組みを提供する）。小管間の平均間隔は少なくとも 200～300nm であり，最小曲率半径約 0.2μm である[1437]。それぞれの微小管はαβチューブリンヘテロダイマータンパク質のらせん状配列からなり，隙間のないらせん構造の 1 回転当たり 13 個のチューブリンサブユニットがある[1092]。チューブリン分子の均一な配向のため微小管には固有極性ができる。チューブリンの豊富な環境に入れられると，チューブリン高分子の「プラス」端（β-チューブリン）は「マイナス」端（α-チューブリン）よりはるかに急速に伸張する[1124]。生きている細胞では，細胞の中心から最も離れた微小管の端は常に「プラス」端である。微小管はレースのような糸として，核近くの微小管形成中心（MTOC）から細胞の周辺部に向かって四方に広がる[939]。最もよく知られたMTOCは中心体であり，2つの中心小体を囲む顆粒状物質からなる（**図8.36**）。他のMTOCとして動原体と有糸分裂紡錘体の極が挙げられる。

微小管は細胞骨格フィラメントの中で最も硬く，このためしばしば主要な細胞骨格構成体およびバックボーン要素として働いて（**図8.44**）細胞テンセグリティー構造の圧縮要素となっている（ECMとともに）。引張破壊強度は1線維当たり約1000 pNである（**表9.3**）。個々の微小管の曲げこわさは$\kappa_{rigid} = 3.4 \times 10^{-23}$ $N\text{-}m^2$と直接的に測定されており[1468]，アクチンフィラメントの強さより高い。これは何を意味するのか？長さLの弾性の棒が回り継ぎ手によって壁に取り付けられ，軸周囲を自由に回転できるとき，棒の臨界曲げ力の程度は次の式となる[642,1468]。

$$F_{buckle} \sim \frac{\pi^2 \kappa_{rigid}}{L^2} \qquad [式8.6]$$

このため長さ1μmの微小管は軸方向負荷$F_{buckle} \geqq$ 340 pNが適用されるまで曲がり始めない。

微小管は細胞の全体的形状と構築を定めて維持し，細胞に極性を与え，ミクロフィラメントと中間径フィラメントの分布を決定する。小胞と他の小器官の運動をガイドする線維の放射状配列システムを提供することにより，微小管は細胞下構造の空間的配分と指向的な動きにも寄与している。例えば成長中の細胞における小胞体の外向きの動きに対して微小管は「軌道」の役目を果たしており，また神経細胞の細胞体とシナプス小頭部とを連結する軸索に沿って膜結合小胞を典型的速度=約2μm/sで双方向に輸送する[939]。粒子は輸送中に1つの微小管から交差する別の微小管へと容易に乗り換える[1448]。

染色体の分離を直接担当する構造の紡錘糸は微小管で構成されており，細胞分裂時に紡錘糸を産生する小器官（中心小体）も同様である。（それぞれの細胞には，微小管からなる中実構造物である中心小体2個がある。細胞分裂前に中心小体は複製され，分裂中に細胞のガイドとなる分裂装置と呼ばれる細胞内の建築用骨格を作る。）振動する微小管による自然の空間的パターン形成が観察されており[1071,1073]，また細胞骨格再配列は生化学的に調節されていると思われる[1083]。

培養線維芽細胞における微小管伸長速度は約0.06μm/sと測定されている[1423]。微小管装置全体の代謝回転時間は約900秒（0.25時間）と推定されており[1423]，特異的パワー出力はアレイ全体の平均で約$0.6 W/m^3$である[1424]。分裂間期にすべての細胞質微小管が直ちにこの急速な代謝回転に参加するわけではない－集団の約10%が少なくとも2時間安定を保つと思われる[1423]。動的不安定性によってヒト単球内で微小管の短縮が起こり，約260ダイマー（二量体）/秒[1446]または約0.15μm/sで短縮する[1447]。解重合する微小管によって動原体がマイナス端へと約0.5μm/sで駆動され，最大約100pNの力が発揮される[1593]。

超微細フィラメントは微小管と微小管，中間径フィラメント，隣接する小器官とを連結する[1439,1440]。超微細フィラメントは微小管表面から伸び，他の細胞構造との直接接触を防止する[1441]。これで他の構造の存在しない細い排除帯が微小管周囲にでき，しばしば透明な暈のように見え[1442]，半径は昆虫細胞の約10 nm[1443]からニューロンの約50nmまである[1444]。高分子量の微小管付属タンパク質（MAP）が微小管周囲の排除帯を決定し，微小管と細胞小器官の間に観察される間隔の維持に役立っている[1445]。

8.5.3.12 サイトナビゲーション上の問題点

サイトナビゲーション上の要求事項はミッションに強く影響される。ミッション分類のごく一部のリストとして次が挙げられる。

1. 細胞膜または細胞表層の検査あるいは修正。細胞受容体と輸送チャネル中の毒素または毒物の化学的検査を含む。
2. 細胞質ゾルの化学的または病原体分析，化学物質注入または抽出，その他選択的な細胞質ゾル修飾
3. 化学的，機械的その他の手段を用いた生体細胞メッセージ送信または傍受
4. 小器官の計数，寸法測定，一般的な細胞地図製作
5. 小器官周囲化学分析
6. 小器官特異的表面膜分析または細胞質内化学分析
7. 細胞構成要素の動的機能または構造検査
8. 指定された細胞物理的アドレスに位置する個別小器官または細胞構成成分に対して実施するサンプリング，診断，化学注入，置換もしくは修

復処置
9. 細胞組立または構造編集
10. 代謝，分泌，有糸分裂周期回転を含む.正常な細胞機能の一部または全部に対する直接的機能制御の確立
11. 包括的細胞再構築
12. 長期的細胞質材料または設備貯蔵
13. 歩哨または細胞防衛機能
14. 核に関与する活動（8.5.4 項）。以上のミッションクラスのそれぞれには非常に特異的でしばしば全く異なるナビゲーション的要求がある。

医療ナノロボットは確かに，細胞に物理的に侵入することなく，細胞の外側にしっかりと固定されたままで拡散，細胞ポンプを介した輸送，エンドサイトーシスおよび飲細胞作用のみに依存し，さらには細胞膜から挿入したナノインジェクターまたはマニピュレーター付属物（9.4.5 項）を利用して多くの有用な任務を実行することができる。しかし運動性の物体が悪影響を及ぼすことなく，生きている細胞の内部に侵入し，航行することができるということは周知の事実である。例えば初期の顕微鏡観察に基づくある記述 [848] には，「…リンパ球が細胞に侵入し，1 回に数時間にわたり細胞内を巡回した。このリンパ球と他の細胞との奇妙な関係は，ときに細胞周囲を移動し，ときに細胞に侵入し，エンペリポレシスと名づけられた」との観察が含まれている。（エンペリポレシス [3286-3293] が観察されるのはまれであり，病的状態でのみ起こる未だ解明が不十分な現象である。）μm スケールの細菌性病原体が食細胞以外の細胞に侵入し一旦は細胞質内で自由に行動し，連続的な細胞骨格結合アクチン重合を介して「害を及ぼすことなく」細胞質ゾル内を進められる [1012]（9.4.6 項）。細胞外液腔に治療「パッケージ」を送達することが医療ナノロボットの初期の用途となるであろうが，以後の進歩によってナノロボットは細胞内に進入し，機能することができるようになる。究極のアプリケーションでは，DNA または小器官の繊細なセンシングと修復が可能となるであろう（第 21 章）。

細胞の内部は独特の，直感的になじみのない環境である。**図 8.36** は主として概念を明快にするため描かれたものであるが，細胞が広々として比較的空疎という誤った思いを抱かせる。現実には，細胞の構成要素がかなり密に詰められている。細胞の成分の最大 70% が水であるとしても，このうち自由水であるのは一部でしかなく，細胞質ゾルはタンパク質結晶に似ている部分が大きい（8.5.3.3 項）。隣接する小器官（全種類の）の平均間隔は 1μm 未満であり，ナノロボット自身のサイズに近い。前方への進行は密な細胞骨格ネットワークの存在によってさらに妨げられる。このネットワークにはミクロフィラメントが絡み合い，細胞表層を構成する周辺タンパク質と結合したシートのような約 30nm のメッシュ，加えて細胞本体全域にわたる中間径フィラメント（約 100nm メッシュ）と微小管（約 300nm メッシュ）の 3 次元ネットワークが含まれる（**図 8.44**）。ナノロボットが細胞内部で「自由に遊泳できる」数 μm スケールの空間は数ヶ所しかないと思われる。

医療ナノロボットと細胞のサイズ上の関係は，人体とプールとの関係と同じである。この空想的な類比に関し，おおよそヒトのサイズの「ナノロボット」を思い浮かべてありふれた巨視的規模での経験として考えてみる。表面下のロボットは，自分が水中の障害物に時々遭遇する水の入った大きな水泳用プールを横断している，とは感じられない。むしろ，大部分が皮の厚い水入りの風船で満たされ，自身の幅またはわずかに狭い幅の液体部分があいている水泳用プールをゆっくり進むように感じる。風船のサイズと形状は様々であるが，平均的にはナノロボット自身の体積に等しく，糸や細いひも，太いひも，1cm 径のロープが次第に半無作為的な 1～10cm のメッシュとなってできた密な 3 次元的重層状の網にほとんどすべてが埋め込まれ，ゆるくつなぎとめられている。わずかに異なる，はるかに不正確な比喩を用いると，細胞の内部を航行することは広々した庭園を散歩するよりも，密集したジャングルを切り開いて進むのに近いと思われる。

重層状の細胞骨格の網の間隔が窮屈であるとすると，μm スケールの医療ナノロボットが細胞内に侵入し，進路を横切る細胞骨格の枠組みを破壊することなく自由に細胞内を航行することはほぼ不可能である。有用なナノデバイスやその伸展性の付属器を変形させ，約 100nm の細さに圧縮できたとしても，ある程度の混乱は避けられない（5.3.1.2 項）。しかし通過中に能動的で継続的な裂け目をシールする重合のプロトコルを採用すれば，細胞骨格破壊は最低限とすることができる（9.4.6 項）。ナノロボットは細胞骨格に対して過剰な力を加えることも避けなければならない。このような力によって機械的に媒介されるシグナルカス

ケードが核に伝達され，調節される遺伝的回路を介して不必要なストレス反応が活性化される可能性があるためである[1956]。サイトペネトレーション（9.4.5項），細胞内移動運動（9.4.6項），生体適合性ナノロボット表面[3234]（第15章）については別に述べる。

ナノロボットは細胞内での位置をどのようにして確認できるだろうか？高解像度マイクロトランスポンダーネットワーク（8.3.3項）が周辺組織に据え付けられているならば，体内ナノロボットはサイトグラフィー的位置を約3μmの精度で音響的に確定することができる。ただしギガヘルツの音響チャープシステムにより，約100nmの局所的精度が可能となる場合もある（8.5.4.7項）。3μmのグリッドサイズによって20μmの細胞容積が約300個のボクセルに分割され，各ボクセルには平均約10個の主要小器官が含まれる。

細胞小器官の間隔が狭いため，μmスケールのナノロボットでは常に少なくとも1つの小器官と直接の物理的接触があるのが典型と思われる。ナノロボットは膜組成，細胞質内生化学，物理的構造に基づいてあらゆる小器官を一意的に同定することができ，また他にどの小器官が近くにあるかを小器官周囲化学勾配によって推定することもできる。核またはERは1つの細胞にその種の小器官は1個しか存在しないものであり，小器官検出によって放射方向での相対的な位置を限定することができる（ERは多層構造であるが）。角度寸法において，また複数の小器官の場合，細胞骨格ネットワークの局所解剖から更なる位置的・配向的手掛かりが得られる。中間径フィラメントの核周囲環と微小管形成中心（MTOC）についてはすでに述べた。中心-周縁部配向は局所微小管アレイの正味の極性を予め組み立てた細胞微小管局所解剖の総体マップと比較することで容易に確定される。

推測航法（8.3.1項）も一時的位置の推定に使用されたり，また中間径線維（細胞骨格ネットワークの最も永続的な要素）接合部の典型的なノード間距離である約100nmの精度まで内部マップを作成するのに使用されたりする。細胞質内遊離リボソームの平均間隔も約100nmである。しかし解像度約1μm程度の位置限局であっても，細胞質内部の個々の主要小器官すべての位置が一意的に決定される。細胞内の熱変動によって誘発される無作為な流体力学的流動は特徴的な長さ約1μmにおいて時間範囲約10msに速度約10μm/sであるため，この程度の解像度で大部分の目的には十分と思われる[1069]。

$(100\ \mathrm{nm})^3$ボクセルを用いた容積測定サイトグラフィーマップには800万の8ビットボクセル，すなわち約64メガビットのメモリーを必要とする。約1μm/sで移動する$1\mu\mathrm{m}^3$のナノロボットは，効率的なオーバーラップのないスキャンパターンで20μmの細胞の内部全体を容積測定的にサーベイするのに約8000秒を必要とし，または核と同じ容積の領域のスキャンに約300秒を必要とする。容積測定マップによって細胞から迅速に，また最小限の混乱で出るための細胞膜までの最短経路の計算が可能となる。このようなマップは，ナノロボットがニューロンの軸索樹状突起間極性，核または膜の特定の部分－たとえば隣接細胞との細胞間結合に連結している部分，骨または消化液に隣接する部分－を識別するのに役立つはずである。容積測定マップは，長期的なマップの安定性が疑問ではあるが，ナノロボットが不必要な天然沈着物（例：リポフスチン）の正確な部位に戻ったり，異物が留まっている部位に戻ったりということも可能とすると思われる。

20μmの組織細胞の内部に存在する細胞膜の総表面積は約$180{,}000\mu\mathrm{m}^2$であり，他に約$280{,}000\mu\mathrm{m}^2$の細胞骨格線維表面が加わる（**表8.17**）。8ビットのピクセルを仮定し，内部細胞表面の総計は1平方ミクロンのピクセルを用いて4メガビットのマップで，または$(100\ \mathrm{nm})^2$ピクセルで400メガビットのマップを用いて即座に記載することができる（ハイドロフルオロカーボンメモリーテープ約$0.02\mu\mathrm{m}^3$が必要）。しかし高解像度のサイトグラフィー表面マップは半減期が短いためあまり有用ではない。膜脂質と膜貫通型タンパク質分子はそれぞれ平均の側方拡散速度（8.5.3.2項）約3μm/s・約0.02μm/sであり，解像度1μmの表面マップの半減期は0.3～50sとなる。表面のヒダや他の核膜，小胞体，ゴルジ複合体の全般的な形態的特徴の半減期は約10^3～10^5sと思われ，このためこのような細胞内器官のマップにはある程度のオペレーション的な有用性はあるかもしれないが，記録保管的な有用性はごくわずかである。いずれの場合にも，この3つの小器官の機能不全には機械的介入よりも生化学的介入が必要となると思われる（第21章）。

複数コピーのある小器官については，センサスデータを取得するための統計的サンプリングから最も有用な情報が得られると思われる。ミトコンドリアのような半永久的な構造は1つずつ調査してサイズと数密度を測定し，生化学的組成を検証し，機能を検査する。細胞内の目標物 N 個の集団が N_{nano} の細胞内ナノロボットの集団によって個別かつ無作為的に 1 つずつサンプリングされ，各検査に t_{exam} 時間を要した場合，n 回の選抜後にある 1 つの目標物が検査されていない確率は $p_x = (1-N^{-1})^{(n N_{nano})}$，合計検査時間 $T = n \times t_{exam}/N_{nano}$，同じ目標物が検査された回数の平均値は $n_{po} = n \times N_{nano}/N$ となる。N = 1000 のミトコンドリアを入れた細胞では，20μm の細胞内でミトコンドリア間の平均移動距離は X_{travel}=約 2μm，または約 1μm/s の移動速度で移動時間 t_{travel}=約 2s となる。t_{exam} を控えめに見積もって約 10s とし，ミトコンドリア 1 個が検査されない確率を $p_x = N^{-1} = 0.1\%$ に軽減するには n=約 7000 回の検査，またはミトコンドリア 1 個当たり $n_{po} = 7$ 回が必要であり，単一の細胞内ナノロボットを使用したとき（$N_{nano} = 1$）すべての検査を完了するには T = 70,000s，約 19 時間を必要とする。$p_x = 50\%$ の完了率に達するだけのセンサスサンプリングに必要な検査回数は約 700 のみであり，1 ミトコンドリア当たり $n_{po} = 0.7$ 回，1 個のナノロボットを用いて T = 7000s，約 2 時間である。10^6 個の細胞質内遊離リボソームの集団の n_{po} = 約 1% サンプリングには n = 10,000 の検査が必要であり，単独の細胞内ナノロボットについて t_{exam}= 約 1s（t_{travel}= 約 0.2s）を仮定して T= 約 10,000s，約 3 時間を要する。このような時間は，増殖する組織細胞の急速な増殖速度（例：ヒト胚芽細胞，約 24 時間）と比較して十分である。物理的隔離なしでの検査後の個々の標的物への標識付け（例：固定されたメッセンジャー分子を使用）では t_{exam} がわずかに短縮するが t_{travel} は短縮されず，このため T に対して大きな影響力はない。連続的なミトコンドリアのサンプリングは，X_{travel}（約 2μm）>> $\Delta X_{diffuse}$ の場合は一般的に独立であるという点に留意されたい。式 3.1 より，ミトコンドリア拡散の変位は $\tau = t_{exam}$=約 10s，R=約 1μm，η=約 10 kg/m-s（細胞内，310 K，**表 9.4**）としたとき $\Delta X_{diffuse}$=約 20nm のオーダーであり，このため独立条件は通常充足される。

8.5.4 核造影

核造影とは細胞核の「地理学」である。核は 20μm の組織細胞で直径 5〜8μm，線維芽細胞では 10μm に達し，最大の細胞小器官であり，理論的には，μm スケールの医療ナノロボットを内部に受け入れられる容積の唯一の小器官である。通常は大きな球形または卵円形の構造であり，自身と同じ形状の細胞に囲まれている。例えば細胞が細長い場合，核も細長い[940]。

ほぼすべての細胞が単一の核を入れており，核の第 1 の機能は遺伝情報の貯蔵と発現である。しかし少数の細胞型には同じサイズの複数の核があり，例えば骨格筋細胞，破骨細胞，巨核球，一部肝実質細胞にみられる[935]。赤血球，血小板，核化扁平表皮細胞，水晶体線維など核のない細胞型も少数ある。

1998 年には核構造の微細な詳細の解明が開始されたところであった[1529]。このため核造影についての以下の考察は，進行中の，非常に暫定的な研究とみなされたい。

8.5.4.1 核膜

核を封入する核膜は，有糸分裂中の解体とその後の小胞からの再組み立てにおいて局所解剖的に便利な二重の膜であるという点を除き，細胞膜に類似した構造の脂質二重層である。2 つの脂質二重層のそれぞれが厚さ 7〜8nm である。外側の核膜はときに粗面小胞体と連続しており，ほぼ完全にそれに取り囲まれている（**図 8.45**）。粗面小胞体と同様，核の外膜の外面にはタンパク質合成に携わるリボソームが散在していることが多い[939]。中間径フィラメントが外膜から細胞質へと外向きに伸び，一方の端で細胞膜または他の小器官に固定されており，これで核の細胞内部での位置がしっかりと固定され，機械的剛性がほぼ 10 倍に増強されている[942]。

2 つの膜の間の核周囲腔（または核周囲槽）の幅は 10〜70nm であるが，通常は 20〜40nm の間隙である。この液の充満したコンパートメントは粗面 ER の槽と連続しており（**図 8.46**），このため核と細胞質コンパートメントの別の部分との物質輸送において 1 つの道となる。

核膜は有糸分裂開始時に分解され，有糸分裂終了時に再び組み立てられる[1140]。

8.5.4.2 核膜孔複合体

核膜の最も独特の特徴は多くの核膜孔の存在である（**図 8.46**）。核膜孔は小さな円柱状のチャネルで 8 倍対称であり，2 つの膜を通って伸び，核膜孔を通して細胞質と核質との直接接触が得られる[1003,3403-3405]。それぞれの孔の複合体は内膜と外膜の融合部分を表す。細胞骨格の要素が多くの核膜孔に付着していると思われ，おそらく孔の活動に対して直接的な機械的調

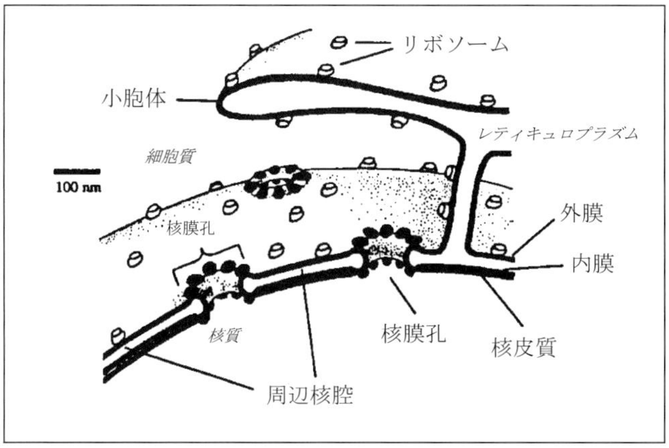

図 8.45. 核を取り囲む小胞体（Alberts ら [531] より再描画）

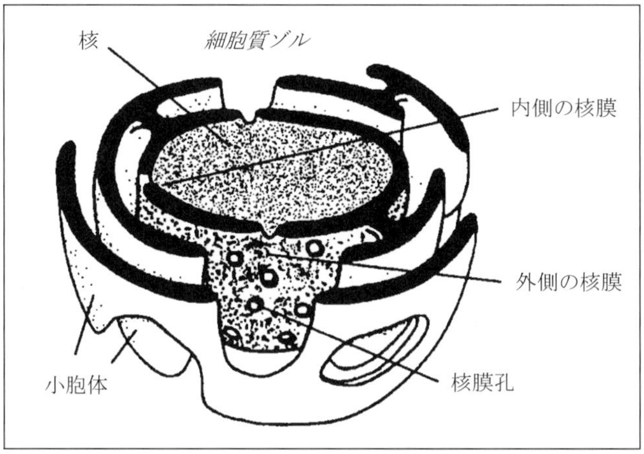

図 8.46. 核膜孔と周辺核腔（Becker および Deamer[939] より再描画）

節が可能である [3406,3407]。

それぞれの核膜孔複合体は巨大な複数分子の集合であり，直径 70〜90nm，質量 1 億 2500 万ダルトンでリボソームのサイズの約 34 倍である。100 種類ものヌクレオポリンタンパク質分子が核膜孔の構造を作り上げている [1004]。金粒子を受動的に用いた初期の実験により，直径 5〜6nm の細胞質内粒子は約 200s で核内部へと通過し，直径 9〜10nm のものは約 10^4s を要したが，15nm を超える粒子は全く入らないと示された [939]。より詳しい研究から，核膜孔は実際には 23〜26nm の大きさの物質が通過できるほどの大きさであるが [1003,1004]，ナノロボットやそのフレキシブルな突起が機構を損ねることなく通過するにはそれでも非常に狭いことが判明した。核局在配列（NLS）はアミノ酸の短い配列 1〜2 個からなる分子標識であり，能動輸送に向けて細胞質タンパク質を指定する印となる。核膜孔の口を取り巻く小さな（約 40nm）の腕のようなインポート受容体（細胞質フィラメント）が NLS 標識されたタンパク質の貨物に結合し，孔に向けて曲がって貨物を口の中へと押し込む [1264,3408,3409]。

核膜表面全体での核膜孔の密度は非常に多様であり，主として細胞型と細胞質に運び出される RNA の量によって異なる。値は一部白血球の 3〜4/μm^2 から卵細胞の 50/μm^2，理論的最大密度 60/μm^2 までである [939]。典型的な約 20μm のヒト細胞には 2000〜4000 の核膜孔が核表面に埋め込まれており [1004]，平均密度 10〜20/μm^2 である。核膜孔構造は核質腔内に最大約 100nm 突出することがある。

8.5.4.3 核皮質

核皮質は内側核膜の核質側表面にある中間径フィラメントの電子の密な層である（大部分の細胞型に共通する核ラミンからなる）[1004]。核皮質は核ラミナ，核骨格とも呼ばれ，一部細胞では厚さ 30〜40nm に達するが，他では検出が困難である [939]。タンパク質性線維が渦巻状に配列されており，細胞質への輸出のため核膜孔に向けて物質を集中させる役目を果たしていると思われる。この線維は核膜孔形成にも関与する。核皮質は核の形状の決定にも役立っており，またクロマチンの特定部位に結合してクロマチンと核膜との相互作用をガイドする（図 8.47）[531]。物質の核膜孔通過が妨げられることのないようにするため，核皮質のクロマチン結合部位は核膜孔の直近にはない [531]。

8.5.4.4 核質およびクロマチン

核質は核内部にある半流動体の基質である。一部凝縮クロマチンを含むが，大部分が伸展クロマチンであり（それぞれヘテロクロマチン，真正染色質と呼ばれる），また非クロマチン（大部分はタンパク質）の構造核基質も含む（8.5.4.6 項）。クロマチンは細胞分裂の間に存在するときの染色体を表す。細胞分裂の準備が整うと染色体は高度に凝縮された（緻密な）状態となるが，有糸分裂後に染色体の大部分は高度に伸展された状態へと弛緩する。ヒト細胞の核には様々な長さの染色体 46 個が 23 対として含まれる。このそれぞれが，主として単独のデオキシリボ核酸（DNA）分子から構成される。DNA には細胞の遺伝子が含まれており，約 100,000 の遺伝子すべてが発現されてはいなくともそれぞれの有核細胞に入っている。核質ゾル，すなわち核質の液体成分には塩類，栄養素，その他必要な生化学物質が含まれる。多数の様々な顆粒も存在する[938]。

分裂間期（例：細胞分裂の間）には，個々の染色体は核の内部で緻密な離散領域を占めており，直径は 4μm に達することがある（図 8.47）[2464-2467,3410-3417]。この領域の構造および位置は細胞型と有糸分裂段階に特異的であり[3412,3413]，細胞分裂前中期に染色体ロゼットとして知られる車輪型の輪状集合体として認められるものと同じ空間的順序に配列されることがある[1060]。活性遺伝子は選択的に染色体領域の周縁部に位置すると提案されている。RNA テンプレートは染色体領域の表面で優先的に産生され，更なるプロセシングと輸送のため染色体間ドメインのチャネルへと播種される[1529]。これに反対する意見もある[3414]。しかしこのような空間的順序について何らかの知識があれば，1998 年には悲惨なほど不完全な知識ではあるが，核内ナノロボットは 3 個以上の特定染色体の位置を明瞭に確立することで核の内部での位置を見積もることができるはずである。1 つの染色体領域の直径 $D_{territory}$ はおよそ $D_{nucleus}$ $(c_{chromosome}/c_{genome})^{1/3}$ で約 3μm である。式中 $c_{chromosome}$ は染色体のサイズ，c_{genome} はゲノムのサイズ，いずれも塩基対単位での測定値であり，$D_{nucleus}$ は核の直径である[2464]。

しかしこのような領域は硬直したものではないという点に留意されたい。染色体領域の相対的位置の変化はしばしば約 0.3～0.4nm/s で発生し，直径 400～800nm のサブ染色体巣点の領域内における運動と屈曲も観察されている[1529,3415]。細胞質にも核質にも，現時点ではまだ発見されていない，多数の新たなナビゲーション上の補助手段となりうる複雑な下部構造が含まれる可能性がある。初期のナノメディシン志向研究の重要な課題はこの微細な構造を完全に探求・解明し，何らかの形で細胞内ナビゲーションでの指標とできる程度まで安定であるかを確認することとなる。

最も弛緩した状態では，クロマチンは核質の中を縫うように進むでこぼこした糸のネットワークに類似する。負に荷電した DNA（染色体を構成）と球状のヒストンタンパク質（細胞内での通常の pH では正電荷を帯びる塩基性タンパク質）のほぼ等量がクロマチンを構成する[938]。ヌクレオソームはクロマチンの基礎単位であり，ヒストンタンパク質 8 個の球状集団のそれぞれに DNA 分子が巻きいたもので，ひもにつけたビーズのように連結されている。平均的な細胞核にはヒストン八量体とも呼ばれるヌクレオソーム 2500 万個が含まれる。それぞれのヌクレオソームは 146 塩基対の DNA により取り囲まれている。ヌクレオソームの質量は 206,000 ダルトンである。質量の約半分はタンパク質，半分は DNA である。それぞれのヒトの染色体には平均周囲長約 75mm の DNA が含まれる。（更なる詳細については第 20 章を参照。）

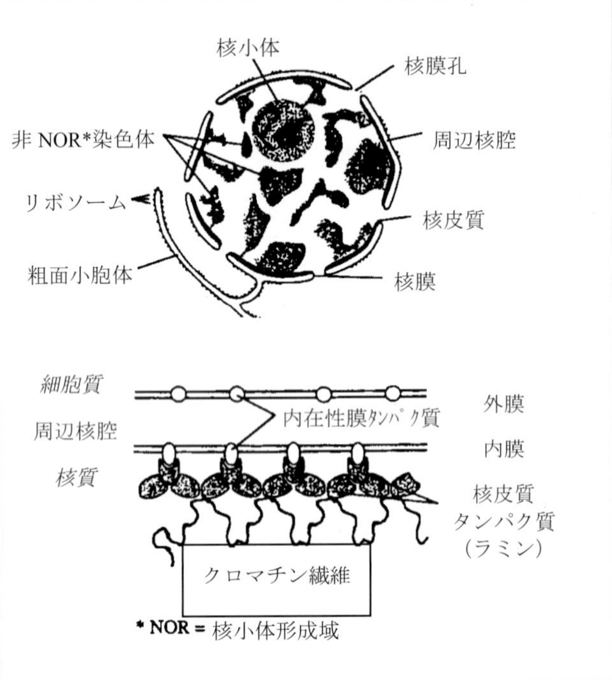

図 8.47. 核内でのクロマチン分布の概略図（Alberts ら[531]より再描画）

8.5.4.5 核小体

最も大きく最も目立つ「核小器官」は核小体であり，高度に渦巻状にまかれた構造で多数の粒子と会合しているが膜に囲まれてはいない[1141]。核小体はリボソーム製造機である。核小体内部での前駆体リボソームサブユニットの組立には約 1800s が必要であるが，大きなリボソームサブユニットの完全な組立（完成リボソームを作るタンパク質のみが必要）には約 3600s を要する[531]。

核小体は DNA，RNA，タンパク質で構成される。顆粒成分（各顆粒は厚さ約 150nm），微細線維成分もあり，また様々な内部構造もある[1141]。顆粒成分は成熟過程にあるリボソームサブユニットの約 15nm の粒子からなる。微細線維成分は rRNA 分子であり，すでにタンパク質と会合して太さ約 5nm の微細線維を形成したものである。核小体のサイズは活性水準に相関する。タンパク質合成速度が高いこと，したがって多くのリボソームを必要とすることを特徴とする細胞で

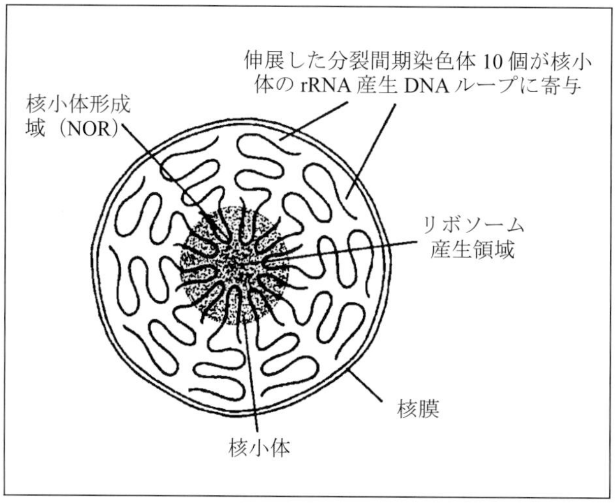

図 8.48.　ヒトの核小体構造の概略図（Alberts ら[531]より再描画）

は，核小体は核容積の 20～25%を占め（20μm の細胞で直径 3～5μm），大部分が顆粒成分で構成される。比較的活性の低い細胞の核小体ははるかに小さい－成熟リンパ球では 0.5μm というサイズである[1141]。核小体は頻繁に核膜部位またはその付近に位置しており，核ラミナに直接接着していたり，柄で付着していたりする。核小体が中央に位置する核においては，核膜が折りたたまれて核小体と直接連絡する核小体管を形成する[1141]。

大部分のヒトの核に含まれる核小体は 1 個のみであるが，例外として肝細胞核には複数の核小体が含まれることがあり[935]，また培養 HeLa（癌）細胞には最大 6 個の核小体が入っていることがある[1141]。通常，真核細胞核内の核小体の数は二次くびれ，すなわち核小体形成域（NOR）のある染色体の数により決定される。ヒトゲノムには半数染色体セット当たり 5 つの NOR，または倍数染色体当たり 10 の NOR があり，それぞれ染色体の先端付近に位置する。しかし典型的なヒトの核には，10 個の別々の核小体ではなく，NOR のある 10 個の染色体に由来するクロマチンループの融合を示す単独の大きな核小体が入っている（図 8.48）。残る倍数染色体からの DNA は核質全体の特定領域に分布する（図 8.47）。有糸分裂中，染色体はより緻密な形に凝縮されて核小体は収縮し，続いて完全に消失する。このため有糸分裂中の細胞には核小体はなく，rRNA も合成されない。有糸分裂が完了したら核小体は再び出現する。rRNA 合成が再開されると 10 個の小さな核小体が出現し，10 本の異なる染色体のそれぞれで末端付近に現れる。小さな核小体は拡大し，やがて融合して分裂間期のヒト細胞核に特徴的な単独の大きな核小体となる。

8.5.4.6　核基質および翻訳ドメイン

細胞の細胞骨格と同様，核には核基質と呼ばれる不溶性タンパク質線維のネットワークからなる核骨格があると考えられている[1134,3418-3423]。この細かく分岐した超微細フィラメントの網目構造は核ラミナまたは皮質（8.5.4.3 項）に付着し，核小体へと伸びている。10^6 のフィラメントのそれぞれが平均長さ約 50nm と仮定すると，総線維長 L_{fiber} は約 50,000μm となり，直径 D=約 8μm の核において平均グリッド間隔は次のようになる。

$$L_{grid} \sim \left(\frac{D^3}{L_{fiber}}\right)^{1/2} \sim 50\ \text{nm} \qquad [式 8.7]$$

顕微鏡写真で観察される典型的な網目間隔は確かに約 50～100nm である[1132]。フィラメントは様々な核基質タンパク質（NMP）で構成される。10 を超える NMP が同定されており，その多くは細胞特異的である[3421,3422]。また，癌細胞により放出される NMP は同じ型の正常細胞から放出されるものとは異なる[3422,3423]。

核基質は有糸分裂中に数千を超える DNA 複製部位をまとめ上げ，分裂間期においては RNA 代謝のため構造的秩序を提供する（mRNA 分子が合成され，スプライシングされ，細胞質内のタンパク質合成機械への輸出向けに準備される時期）[1135]。RNA 代謝がなされる領域は翻訳ドメインと呼ばれる[1133,1135,2021]。典型的なヒトの核には 20～40 の翻訳ドメインがあり，それぞれの直径は約 0.5～3μm であり，核の「下側」部分に平面状の水平のアレイとして配列している（図 8.49）。「下側」とは，顕微鏡観察研究に使用されるガラス板に付着した細胞の腹側面に向けてである[1135]。1 つの核小体は核の「上側」または「下側」部分を等しい頻度で占める。位置は配列特異的 DNA 結合タンパク質によって確立される[1139]。翻訳ドメインの最も外側の縁は核皮質または核膜の内表面から平均約 0.8μm（0.5～1.2μm の範囲）の位置にある。各ドメインの中心に位置するのは mRNA からイントロンをスプライシングして除く分子機械の組立に必要な SC-35 と呼ばれるタンパク質であり[3424]，それぞれのドメインの中心に位置するのは mRNA からイントロンをスプライシングして除く分子機械の組立に必要な SC-35

第8章

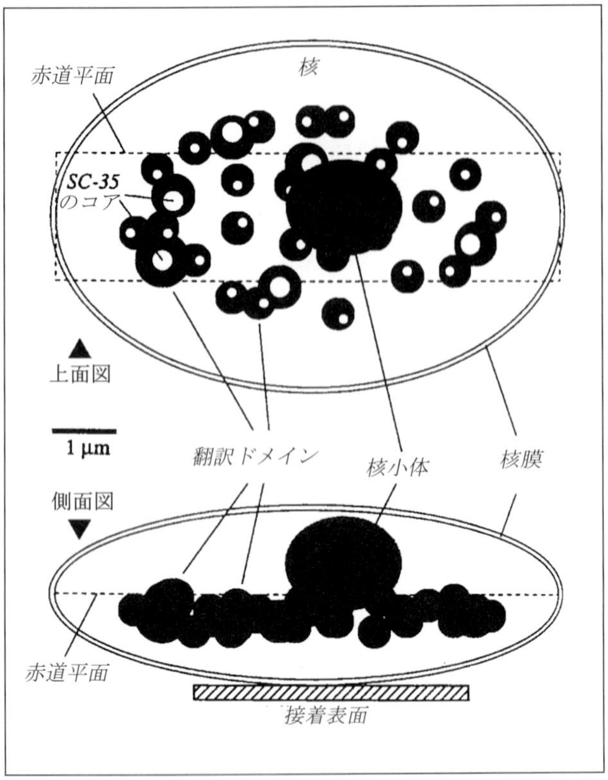

図 8.49.　核翻訳ドメインの模式局所解剖（Carter ら[1135]による）

と呼ばれるタンパク質であり[3424]，それぞれのドメインが高密度クロマチンの孤立した境界に取り囲まれている－ある1つの染色体についてみると，それぞれの有糸分裂期に核内で常に同じ概略的位置を占めている。20～40 の翻訳ドメインのすべてが集合して総核容積の約 5%を占めるのに対し，特定の RNA 蓄積の占める部分が 1%を超えることはない。

しかし核基質要素は，それぞれの染色体領域内部の物理的サポートに必要とは限らない。種々の染色体構造の理論的表現が実験データと比較されているが，そのうちの 1 表現であるランダムウォーク/ジャイアントループ（RWGL）モデル[2466,3416]では領域を通り抜ける核基質に巨大な 300～500 万塩基対（Mbp）のループが結合していると提案されている。最近には，染色体領域の高分子ダイナミクスシミュレーションが Munkel, Langowski および Knoch によって実施されており[1013,2464,2465,3417]，マルチループサブコンパートメント（MLS）モデルが実験とよく一致すると示唆されている。MLS モデルにおいてはクロマチン線維が約 120Kbp サイズのループに折りたたまれ，1～2Mbp のロゼットにまとめられる。このロゼット（複製などのための構造単位と思われる）が同程度の塩基対含量のクロマチンによって相互連結されており，このため構造を支えるのにタンパク質基質は必要とされない。MLS モデルは Pienta と Coffey[2467]により提案された分裂中期構成に一致する。**図 8.50** には MLS ロゼットが明瞭に視認できる。この図はヒト第 15 染色体が高度に凝縮した分裂中期の状態，有糸分裂中と同じと思われる形態を示している。**図 8.51** は細胞分裂の間の弛緩した状態にあるヒト第 15 染色体の 3～5μm^3 の領域について 2 つの高分子ダイナミクスシミュレーションを示したものであり，RWGL モデル（左）および MLS モデル（右）を用いている。MLS シミュレーションには，最大直径=約 0.5μm の見かけ上基質のない空隙が多数認められるが，おそらく空隙の大部分には

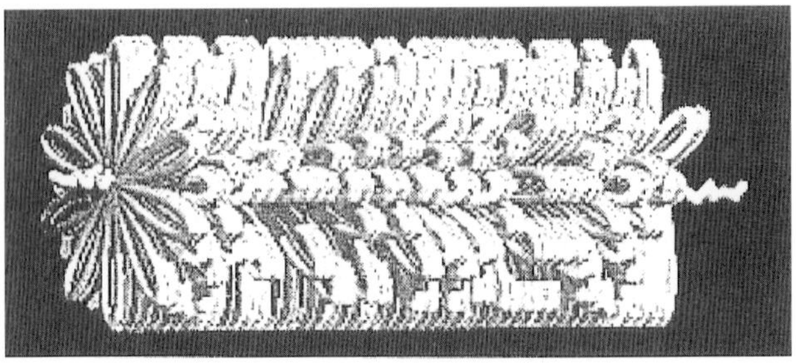

図 8.50.　有糸分裂中に凝縮状態にあるヒト第 15 染色体の MLS モデル（ドイツ癌研究センター巨大分子生物物理学部 [Division of Biophysics of Macromolecules, German Cancer Research Centre, ドイツ・ハイデルベルク] Tobias A. Knoch の厚意による©1999）[2465]

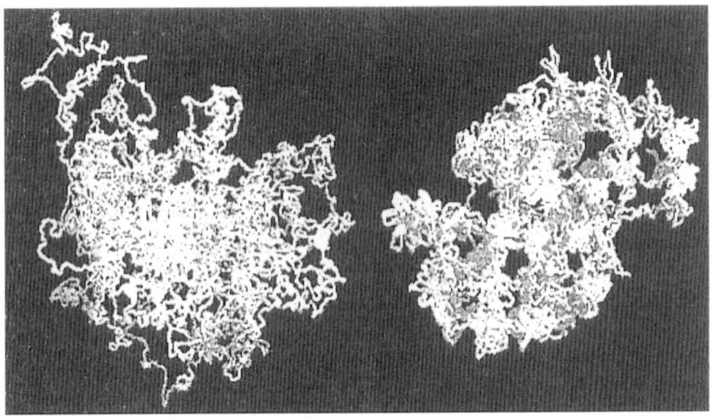

図 8.51.　細胞分裂間期に弛緩状態にあるヒト第 15 染色体。左側は第 15 染色体領域の RWGL モデル，右側は第 15 染色体領域の MLS モデル（ドイツ癌研究センター巨大分子生物物理学部 [Division of Biophysics of Macromolecules, German Cancer Research Centre, ドイツ・ハイデルベルク] Tobias A. Knoch の厚意による©1999）[2465]

別の染色体が充満していると思われる（示していない）。（ときに2つの第15染色体のコピーが隣接することがあるが，ほとんどの場合は離れている。）しかし約 0.1μm 程度の空隙が実際に多数存在しており（100nm のキーホール通路と比較されたい，5.3.1.2 項），動的プロセスにおいてははるかに大きな空間が開き，医療ナノロボットが遅く，比較的安全で障害のない通路を探すのに十分な大きさのものと思われるが，球体の理論的通路，領域を通る拡散・浸透については今後研究が必要である[T. Knoch，個人的情報，1999]。

8.5.4.7 核ナビゲーション上の問題点

細胞質内の医療ナノロボットは核に侵入することなく多くの有用な任務を遂行することができる。任務としては下記が挙げられる。

1. 核膜の物理的マッピングおよび組成分析
2. 核膜孔トラフィックのモニタリング
3. 複数のマニピュレーターその他のデバイスを用いた核膜孔トラフィックの完全に近い調節
4. 核内部への細胞骨格介在機械的シグナル伝達のモニタリング，開始，変更
5. 中空のナノインジェクターを用い，核膜孔からの酵素，RNA または DNA フラグメント，その他生理活性物質の注入
6. 核膜孔部位に位置する複数の注入・抽出ナノロボットから投与される人工的クロマチン解離酵素を用いた部分的または完全な核質交換。ナノロボットは同時に操作され，核上で対蹠的な位置につけて貫通する流れを確立する。

核に侵入することは，細胞膜を通って細胞質空間に侵入するよりいくらか困難である（9.4.5.7 項）。1 つの理由は，核がほぼ完全に小胞体の膜に囲まれており **（図 8.45）**，この膜の最も近いものは核膜の最も外側の表面からわずか数百ナノメートルに位置するという点である **（図 8.46）**。核膜は二重の膜でもある。核侵入が困難であることのもう 1 つの理由としては，核の直近にある細胞骨格要素にかかる物理的力によって不必要な転写的，構造的，代謝的反応が核内部から誘発される可能性が挙げられる。加えて，核基質フィラメントの 10～100nm のグリッドサイズと DNA ロゼットのループのため，ナノロボットが自由に作戦行動

表 8.19. 安定 RNA 種の一部とヒト細胞内での位置局在[996]

RNA 名称	長さ（ヌクレオチド数）	1 細胞当たり分子数	細胞または核内での局在
U3	216	3×10^5	核小体
U6	106	3×10^5	クロマチン周囲顆粒
U1	165	1×10^6	核質（ヘテロ核 RNA）
U2	188	5×10^5	核質
U4	139	1×10^5	核質
U5	118	2×10^5	核質
7-3	300	2×10^5	核
4.5S	91-95	3×10^5	核および細胞質
7S	280	5×10^5	核および細胞質
7-2	290	1×10^5	核および細胞質

する余地はほとんどないと思われ，通過中に核骨格を引き裂かないようにすることは困難である。

20μm のヒト細胞の核が直径わずか約 8μm であり，したがって封入されている体積は多くとも約 $268\mu m^3$ であるとすると **（表 8.17）**，サイズ 1～$30\mu m^3$ の医療ナノロボットが行動する余地は全くないに等しい。核の中に入ったならば，第 1 の安全上の懸念は核質空間に広がる弛緩した真正染色質ストランドに対する損傷を避けることである。有糸分裂中に約 0.1μm/s で染色体を核全体で動かすのに必要な力はわずか約 0.1pN である[1463]。DNA 塩基対の水素結合は結合当たり 70～75pN の力で引き離されるが[1066]，DNA の背骨部分は約 10nN の引張力まで抵抗することができる。最も控えめにみて，ナノロボットは核質内の移動中にクロマチンストランドに対して約 50pN を超える引張またはせん断力を適用してはならない。ナノロボットの外表面の設計において鋭い縁をなくし，DNA と核質成分を引き寄せない傾向の電気化学的特性を持たせるようにも注意を払わなければならない。DNA は負に荷電し，ヒストンは正に荷電しているため（DNA に結合するため），また脂質の膜の内部は疎水性であるが表面は極性であるため，理想的なナノロボット外面は荷電が交替する表面であり，疎水性であって DNA，ヒストン，脂質表面に対して中性であることが必要と思われる。

ナノロボットは核内での位置をどのように決定するのであろうか？化学的ナビゲーションは大雑把なアプローチの 1 つである。例えば比較的多数の安定 RNA 種－大部分がプレメッセンジャーRNA スプライシングに必須の核内低分子リボ核タンパク質（snRNP）－は核質，細胞質，あるいはこの両者に認められる。サイズは 90～300 ヌクレオチドであり，1 細胞当たり

10^5～10^6 コピーが存在する（**表 8.19**）。HeLa 細胞（癌細胞系）由来の snRNP には約 40 のタンパク質が含まれ，そのうち 8 種類はすべての snRNP に共通するが残る約 32 のタンパク質は snRNP 型特異的である[1074]。核小体特異的タンパク質として UBF（94~97 kD），Ki-67（345~390 kD），フィブリラリン（34 kD），ヌマトリンまたは B23（38 kD），ヌクレオリン（100~110 kD）が挙げられる[1141]。有糸分裂中に種々の核マーカーが出現する。化学センサによってこのような種を検出するとナノロボットは細胞質，核質，核小体腔の区別ができ，おそらくはるかに細かい位置確認もできる。様々な核およびタンパク質産物が様々な染色体から転写されており，核内での染色体独自の領域は分裂間期には比較的固定されている（8.5.4.4 および 8.5.4.6 項）。このため特定のタンパク質と中間の RNA 転写産物が核質内で検出されれば，実際に染色体区域の配列決定をすることなくその位置確認ができると思われる（例：初期世代の医療ナノロボットシステムにおいて）。

核内の 100nm の 3 次元デカルトナビゲーショングリッドを必要とするナノロボットは，最低限 4 つの小型音響ビーコンを 3 本の核貫通直行座標軸の対蹠的位置で核皮質の内面付近に四面体状に配置して繋ぎ止め，核小体外核質の比較的均質な音響的特徴を活用することができる。各ビーコンから独自の弁別可能なフォーマットで，過剰なエネルギー消費を避けるため非常に低い衝撃周波数で短い約 1GHz のチャープが発せられる。式 4.52 より，それぞれのチャープは核質流動体内の移動 100nm ごとに振幅が約 10^{-3} 減衰する。このため 10^{-6} 気圧の圧変化を感知する音響検出器により，この短いチャープにおけるビーコンの出力振幅が 10^{-3} 気圧である場合，ナノロボットの各ビーコンに対する相対的位置を約 100nm の正確さで確立することができる。ビーコンの出力振幅はクロマチンや核基質に対するキャビテーション障害の可能性を完全に回避できるよう低いものでなければならない。実際的問題として，核質の不均一性と配置後のビーコン位置移動によって生じる測定の不確実性を軽減するため追加のビーコンが必要と思われる。

8.6 体外ナビゲーション

この第 8 章の最終項では，体外ナビゲーション－人体の外面をナビゲートする課題－について論じる。包括的な治療はこの入門的なテキストの範囲外であるため，以後の論説は必然的に簡潔である。ナノメディシン的なものの見方からは，体外ナビゲーションが必要または有用となり得る状況は 2 種類ある。すなわち表皮状況と皮膚外状況である。

8.6.1 表皮ナビゲーション

表皮を横切るナノロボット（9.5.2 項）は皮膚表面または毛髪内での位置を確かめなければならない。表皮は平均厚さ約 100μm であるが，掌，蹠や他の摩擦または圧力が常にかかる領域では最大 1000～1500μm の厚さとなる。表皮内には血管はなく，このためナノロボットは内部マイクロトランスポンダーネットワークや関連のナビゲーション便宜を当てにすることができない。

表皮ナビゲーションにおいて最も簡単な解決策は基本的なマップ追随である。例えば成人の身体には 200～400 万の汗腺がある（100～200/cm^2，平均間隔=約 800μm）。この大部分が直径約 20μm の塩類と尿素を放出するエクリン腺であり，背部，胸，前頭，掌，蹠に優勢である。数の少ない直径約 200μm の体臭を分泌するアポクリン腺は脇の下，乳頭，性器，肛門に集中している。アポクリン分泌物は皮膚細菌によって直ちに分解され，発香性のアンドロステノン（「古い尿」），アンドロステノール（「麝香」），イソ吉草酸（「汗まみれのヤギ」）となる[873]。汗腺は特徴的な化学分泌に加え（0.028～0.4mg/cm^3 のグルコースを含む），容易にマッピングできる持続的な皮膚の目印である[585]。解像度=約 800μm までの約 2m^2 のヒト皮膚表面の位置的または化学的ナビゲーション的汗腺マップは約 300 万ピクセルを必要とし，または 8 ビットのピクセルを仮定して 24 メガビットのデータストレージが必要である。

代替または補充システムは皮膚表面に不整に分布する直径 50～100μm の毛幹の毛包または毛髪マップである。毛包マップ要素は真皮下固定のため適度に安定である。毛包の数が最も多いのは両性とも通常頭皮（毛髪約 125,000 本，または約 200 本/cm^2，毛幹間の平均距離=約 700μm，平均寿命 0.4～4 年間），腋窩（脇の下），会陰・恥骨領域，眉・眼瞼（それぞれの眉には平均 600 本の毛があり，平均寿命 112 日間）であり，非常に多様な数密度で顔面，胸，腕，脚に存在し，特に男性に著しい。$(700μm)^2$ の 8 ビットピクセルを用いて約 200,000 の個々の毛幹の位置を記録する表皮毛幹マップには，400 万ピクセルと 32 メガビットのデータストレージが必要である。毛髪ナビゲーションにおいてナノロボットは個別にアドレスの付けられた毛幹を横切る間は推測航法を用いて位置をたどるため，適応させるのは容易である。

表皮マップの信頼性は，ナノロボットの活動の時間スケールにおいて「永続的」な特徴とみなされる多くの目印を記録することで増強される。このような特徴として瘢痕，あざ，入れ墨，疣贅，鶏眼，嚢胞，母斑，小さな皮膚弁，皮膚線維腫が挙げられる。伸展裂創が妊娠中に腹部と乳房にみられ，また肥満または体液貯留の場合は腹部，甲状腺腫患者では頚部，仙腸骨部に影響する疾患の患者においては腰部に，他に膨満した器官の表面に確認される。指，掌，手首，趾，蹠，頚部の皮膚表面の隆起と線のパターンの研究である皮膚紋理学を用いると表皮マップはさらに向上する[3425]。このようなパターンの多くは特定の個人で独特であり（このため患者の身元検証に使用することができる，例：指紋），経時的に安定しているため安定な表皮マップの基礎として活用できる。皮膚紋理学は既に伝統的診断において役割を果たしている－ダウン症候群では特徴的な掌中央のしわができ，乳児の掌紋からは先天性心奇形の警告症状が判明することがある[3426-3428]。皮膚隆起は性的に二形性の形質でもある－男性は女性より隆起が多く，両性とも左手より右手に隆線が多い[1052]。1998年，ほくろ（母斑）写真サーベイは黒色腫の発症を検出する予防的皮膚マッピング手法とされていた。

永続性は劣るがそれでも有用な表皮の目印として創傷，水疱，日焼け，湿疹または乾癬領域，化学染色が挙げられる。表皮のマイクロバイオタグラフィクスマップ（8.4.4項）も可能であるが，微生物集団は通常アポクリン腺付近に密集しているため，重要な追加のナビゲーション的情報が得られるとは考えにくい。

皮膚温は表皮全体で大きく変動する（8.4.1項）。皮膚での汗腺の数密度が不均一であるため，非常に限局した腺周囲の温度，湿度，化学組成変動が生じる。しかしこのような変動から追加される新たな情報はほとんどなく，衣服・化粧品，全般的な身体活動水準，局所的な身体活動（例：手を叩く），不均一な日光による加熱，気流および風，身体部分の水への浸漬など多くの合併要因に測定値が大きく影響されるため，解釈はさらに困難である。この種の情報の利用を試みるナノロボットには，全般的身体状況について非常に精巧な知識が必要となる。

約1mmより正確な表皮マップは特に有用とは思われない。弾性の高い表皮組織の自然の運動により，近接する腺，毛包や他の表皮目標物の位置確認に使用される相対的な位置データに対して1mm程度の測定誤差が導入されうるためである。

8.6.2　表皮外ナビゲーション

表皮外ナビゲーションには極めて広い範囲の運用環境が包含される。ナノメディシン的に最も関連するのは身体から放出された汗，唾液，粘液，表皮剥離片，毛髪，射精液，尿，糞の液滴や塊の表面あるいは中に存在するナノロボットである。表皮外ナビゲーションには下記のような医学的に関連する環境すべても含まれる。

1. 衣服または寝具
2. 家具（表面に指紋が典型的には約5μmの高さで立っている），住居，乗り物，食品，化粧品，ごみの表面および内部
3. 地面（例：歩道，道路，公共建造物），水（例：飲み物を入れたコップ，バスタブ，水泳用プール，川），空気（例：呼気中に吐き出されたナノロボットまたはナノロボット個人防衛システムの空中浮遊要素），さらには真空中（例：宇宙空間で操作されるナノロボット）を含むありうるすべての場所。それぞれの環境に独特のナビゲーション上の課題があり，それに対する完全な対処は本書の範囲を完全に超える。

空中浮遊ナノロボット（9.5.3項）はこのような独特の課題の中で興味深い例である。このナノロボットはホスト患者を化学的シグネチャーにより同定することができ，獲物の臭いを追跡するブラッドハウンドや蚊によく似ている[3352]。対象となる化学的シグネチャーまたは「臭気型」として下記が挙げられる。

1. 自然に産生される「ベースライン」化学的臭気
2. 激しい運動，恐怖反応（例：感情的興奮のみでも発汗速度が約50%上昇），排便または鼓腸，性的活動，中毒など特定の事象において出現または強化する行動に関連する臭気
3. 香水，コロン，化粧品，脱臭剤などの人工的臭気

4. 認識の任務を簡単にするため特に設計された人工的な分子標識。例えば患者が制御する外部施設から放出される無臭，揮発性のデジタルコードされたメッセンジャー分子

空中浮遊ナノロボットは患者が身につけた暗号化超音波ビーコンに対する音響ホーミングにより，ホスト患者に近接して位置を保つことができる。超音波ビーコンから放射されるものはすべてヒトの耳には聞こえない。式 4.52 より，標準状態の空気中で距離 $x=1m$ を通過する $\nu=100kHz$ の音波の振幅について，オリジナル振幅からの減衰はわずか約 25%である。作戦上の散布情報は他の同様の音響チャンネルを用い（7.4.8 項），患者から身体周囲の空中ナノロボットへと容易に伝達される。体外ナノロボットは＞2.4μm^3 の圧センサを用い，約 2m の範囲で通常の会話言語を検出することもできる（4.9.1.6 項）。

空中浮遊ナノロボットは様々な方法で飛行禁止空域（9.5.3.6 項）をナビゲートし，回避することができる。例えば 308K（35℃）のヒト肉体の無限の平面状シートにアプローチしている飛行中のナノロボットでは，光センサ範囲 $A_e=1\mu m^2$，SNR＝2（1 検出当たり光量子=約 7 個），皮膚の放射強度 [919] I_d=約 30W/m^2 を仮定すると，空間的に異方性の熱放散（最高波長 $\lambda_{max}=9.35\mu m$，$\nu_{max}=32THz$，式 6.20）が応答時間 t_{meas}=約 5ns で検出される（式 4.59 参照）。（蚊は飛行中，ヒト皮膚から 1cm の距離で約 0.0006%の温度差を即時に記録する。4.6.1 項）。

別の例として，すべての空中ナノロボットは相対的な皮膚近接データを隣接ナノロボットに対して連続的に伝達することができ，事実上の「警告ラティス」内にあるそれぞれのデバイスが直近の禁止表面にアプローチする速度を推定できるようになる。裸の人体の皮膚表面=約 2m^2 に 2 億個のナノロボット音響ブイのグリッドが置かれているとする。ブイの間隔は 100μm 離れており，それぞれのデバイスには 4.2MHz で 16.7%のデューティサイクルにより作動する直径=約 10μm の音響放射体があり，7 波のシグナルパケットを用いて約 10μs の信号リピート時間が得られている（SNR＝2）。同じサイズの音響受信機を備えた空中ナノロボットは，298K（25℃）の空気中の連続ブイ放送出力約 35pW/ブイを仮定すると，合計のグリッド放射出力 7mW となり，皮膚に存在するグリッドから 100μm の距離で警告ブイ信号を検出することができる。10m/s で飛行中のナノロボットは 10ms の間に 100μm 移動することに留意されたい。受信周波数のドップラー偏移をモニタリングすると，実用的な短時間の間に複数のパケットサイクルにわたり相対的速度の最大変化のみの測定が可能となる。4.2MHz においては，約 50 のパケットを合計すると（受信時間=約 500μs）相対的速度変化=約 1m/s が検出できる（4.3.2 項）。

個々の飛行中ナノロボットによる直接的な音響大気中距離測定（すなわちエコーロケーション）も実行可能であるが，隣接ナノロボットと禁止表面を効率的に識別するため「警告ラティス」システムと併用しなければならない。

パワー要求量は式 7.22 を用い，指数関数の中の X_{path} を 2 倍とし，P_{comm} に $(X_{path}/r_{antenna})^2$ をかけて 2 倍となった経路長を計算に入れ，空気/皮膚界面における反射係数（0.9995，4.9.1.6 項）で P_{comm} を割ると推定できると思われる。3MHz における 23.1%の衝撃周波数により（ここでも SNR＝2 でリピート時間=約 10μs とする），空中のナノロボットは 100μm の距離から接近する皮膚表面を検出することができ，この間に 298K の空気中で直径 10μm の受信機のため約 29,000pW の連続的なパワードロー，もしくは 20μm の受信機のため約 230 pW を消費する。

第9章

マニピュレーションと移動

9.1　ナノロボットの機敏性と可動性

マニピュレーションおよび可動性は，ほとんどの種類の医用ナノデバイスに不可欠な基礎能力である。マニピュレーションには液体，組織マトリックス線維または細胞要素などの生物学的物質のほか，ナノマシンまたはその構成部品などの取り扱いが含まれる。医師は，治療の必要な特定部位に組織修復または細胞修復ナノロボットを誘導し，デバイスが到達すれば，次は所与の成果が得られるように局所環境をマニピュレートできることが必要である。ナノデバイスの体内可動性によって，ナノメディカル通信，ナビゲーションおよびパワー供給システムの迅速な再構築が可能となる一方，体外可動性は堅牢な診断的ならびに個人的防御システムを設計するのに必要である。さらに体内移動により，診断および治療を目的として様々な大きさおよび時間の尺度で体内部位の精密なマッピングを行うことができる。

本章では，分子レベルでの接着力ならびにナノサイズの流体ポンプおよび流体回路の性能について考察する（9.2 項）。次に数種の有用なナノマニピュレータを紹介するとともに，種々のツールチップおよび大量並行マニピュレータ配列などのマニピュレータ構造についても併せて説明する（9.3 項）。続いて体液およびナノデバイスの流体力学を背景に，血流遊泳，細胞歩行および停泊，組織内移動，細胞貫通，細胞内移動ならびにサイトキャリッジなどの体内移動技術について記載する（9.4 項）。本章末尾で体外移動についても簡単に言及する（9.5 項）。

医用ナノデバイスの様々なマニピュレーション･推進システムの生体適合性に関する評価 [3234] については，第 15 章を参照のこと。

最後に，読者諸氏には 1999 年現在，生体分子系の細胞メカニクスと力学に関して発表されている実験データは不完全かつ不明確であることに注意されたい。報告論文には不明な点が未だ多く，その大半は広範囲または大量の測定から必然的に収集されたか，評価しやすい 1 種の細胞，細胞膜，膜透過タンパクまたは受容体のみの測定に基づいているため，一見類似する他の細胞系に応用した場合，不正確さが明白になることがある。このため，本章に示す計算，推定および結論はあくまでも暫定的であり，応用には十分な注意が必要である。

9.2　接着と液体輸送

表面力については，マニピュレーションまたは移動のメカニズムの評価に不可欠な予備知識として理解しておく必要がある。こうした接着力は，ナノロボット部品が相互にかみ合い滑動するサブ μm 規模では重要になる。表面接着力はツール，部品または材料を相互に固着させる。表面力は空気中浮遊ナノデバイスまたは溶媒浸漬ナノデバイスを容器壁あるいは他の乾燥面または湿潤面に接着させたり，相互に接着させて凝集を誘導することもある。1μm の物体では，接着力は重力および慣性力よりも 10^6 倍以上高い。毛細管力もナノデバイス内部の流体移動，ナノデバイス間およびナノデバイスと作動環境間の流体移動のほか，水性環境での移動またはリム/物体のマニピュレーションを要するナノデバイス作業の際に重要である。表面張力は，肺に発生するような空気/水界面の通過を必要とする移動には特に重要である。

Bowling[1146] は物体間の接着力を 3 つに分類している。1 つ目のカテゴリーは粒子を表面に引きつけ，接着領域を確立する長距離引力的相互作用であり，ファンデルワールス力（9.2.1 項），静電力（9.2.2 項）および磁力（4.7.2 項および 5.4.1 項）などがある。2 つ目のカテゴリーは接着領域を決定するのに役立つ界面反応であり，なかでも粒子と表面間での液体または固体ブリッジの形成によって生じる毛細管力は重要である（9.2.3 項）。他にも焼結（拡散と凝縮），拡散混和，相互溶解および表面合金などの作用があるが，本書では取り上げない。3 つ目のカテゴリーは，すでに接着領域が形成された後に接着を強化する極めて短距離の相互作用であり，3.5.1 項に前述した水素結合などの種々の非共有結合を含むあらゆる種類の化学結合がこれに含まれる。

本項の最後に，流体の輸送およびマニピュレーションについて言及する。毛細管理論およびナノチューブ内の流体の流れに伴う固有の問題を簡単に説明（9.2.4項）した後，連続体の流体の流れの基本的側面を提示し（9.2.5項），積み出し（offloading）過程での沸騰と結晶化の問題（9.2.6項）に関する説明に続いて，サブμmスケールの流体ポンピング，配管，混和およびコンテナ化（containerization）の様々な設計的問題点を評価することによって，結論を提示する（9.2.7項）。

9.2.1　ファンデルワールス接着力

乾燥または真空環境で，直径100μm未満の粒子と，この粒子からの距離が100nm以下の（ナノロボットまたは他の）表面との接着力は，通常ファンデルワールス力によって支配される[1149]。半径rの球形粒子が表面積$A>>\pi r^2$の平板から$z_{sep}\leqq 100$nmの短い距離に位置している場合を考える。概算として，$z_{sep}>5$nmの場合に重要となる遅延作用[10]を無視すると，ファンデルワールス力は以下のように計算される[1146]。

$$F_{vdW}=\frac{H\,r}{6\,z_{sep}^2} \qquad \text{［式 9.1］}$$

$z_{sep}<<r$であり，式中のHは相互作用のHamaker定数である（式9.1は半径が等しい2つの交差するシリンダーにも適用できる[1152]）。球，平板および周囲媒体を構成する素材のHamaker定数をそれぞれH_s，H_pおよびH_mとすると（**表9.1**），以下の式が得られる[1149]。

$$H\sim(H_s^{1/2}-H_m^{1/2})\,(H_p^{1/2}-H_m^{1/2}) \qquad \text{［式 9.2］}$$

接着分離距離z_{sep}は表面と密着（であるが化学結合ではない）する粒子では約0.4nmとみなされることが多い[1146,1148]。したがって，（z_{sep}=0.4nm，H=340zJの場合に）真空下でダイヤモンド板に付着するr=0.5μmの完全剛性粒子のファンデルワールス接着力を克服するのに必要な力F_{vdW}は約180nNである。

現実の粒子は完全剛性ではなく，この接着力の影響下で変形する。接着表面積が点から半径$r_{adhesion}$の円に拡大すると，ファンデルワールス接着力も次のように増大する[1146]。

$$F_{vdW}=\left(\frac{H\,r}{6\,z_{sep}^2}\right)+\left(\frac{H\,r_{adhesion}}{6\,z_{sep}^3}\right) \qquad \text{［式 9.3］}$$

接着仕事量$W_{adhesion}$（接合表面エネルギー）および弾

表9.1.　種々の物質のHamaker定数[10, 1146, 1149, 1152, 1162]

物質	Hamaker定数（zJ）
真空または空気	～0
カドヘリンIIコーティング面[3547]	0.029
赤血球形質膜[1162]	0.05-5
α血漿水晶体タンパク[3548]	0.26
液体ヘリウム	0.57
メタノール	36
水	37
ポリテトラフルオロエチレン	38
アセトン	41
エタノール	42
炭化水素	～50
過酸化水素	54
グリコール	56
溶融シリカ（SiO_2、石英）	65
ポリスチレン	66
グリセロール	67
KBr血漿	76
ポリエチレン	76
塩化ポリビニル	78
血小板表面[3545]	～100
マイカ	135
アルミナ（Al_2O_3、サファイアなど）	140
ゲルマニウム	252-290
シリコン	260-275
グラファイト	275
銅	325
ダイヤモンド	340
銀	344
種々の金属	300-500
炭化ケイ素	440

性モジュールK_e[1149]による球体と同一素材の平面との接着メカニズムのJKR理論[1155]に従い，

$$r_{adhesion}\sim\left(\frac{6\,\pi\,r^2\,W_{adhesion}}{K_e}\right)^{1/3} \qquad \text{［式 9.4］}$$

平滑な無傷ダイヤモンドの$W_{adhesion}$を約10J/m²，Keを約10^{12}N/m²と仮定して，r=0.5μmとすると，$r_{adhesion}$は約36nmである。真空下でダイヤモンド平板との接着分離距離z_{sep}=0.4nm，接着領域を約4100nm²の円とすると，F_{vdW}は1300nNとなり，平均表面圧$p_{mean}=F_{vdW}/\pi\, r_{adhesion}^2$は接触円上でおよそ3200atmとなり，ピーク圧は中心部で$p_{peak}=1.5\,p_{mean}$=4800atmである。球体を引き離すと，接触半径は$r_{adhesion}/4^{1/3}$=（63%）$r_{adhesion}$=23nmに低下し，突然分離が発生する。

ファンデルワールス力は表面粗さにも依存している。平滑な球体が均一なしわまたは粗さb_{rug}の表面に近づく場合，粗さのサイズ<<rとすると，ファンデルワールス力は以下のように推定することができる[1148]。

$$F_{rug}=\left(\frac{z_{sep}}{z_{sep}+\frac{1}{2}b_{rug}}\right)F_{vdW} \qquad \text{［式 9.5］}$$

z_{sep}=0.4nm，b_{rug}=10nm とすると，上記の例の剛性球体（真空下）では F_{rug}=2%，F_{vdW}=約 4nN である。例えばポリシリコン層と基質との接着力の低減を目的として，表面のくぼみ形成工程が MEMS 製造に広く利用されている[1382]。

他の形状の剛性体の接着も有用である。例えば，界面面積 A が等しく，分離距離 z_{sep} が均一な 2 枚の平板間のファンデルワールス力は[1152]，

$$F_{vdW} = \frac{H\,A}{24\,\pi\,z_{sep}^3} \qquad \text{［式 9.6］}$$

真空下で z_{sep}=0.4nm の 2 枚のダイヤモンド板（1nm 四方）は，ファンデルワールス接着力にうち勝つために約 0.07nN（7atm）の F_{vdW} が必要である。こうした平板は，Drexler のメカニカルコンピュータデザインに使用されている論理ロッドの接触端表面と同じ面積であり（10.2.1 項），このデザインは見本の計算でロッドの再アラインメント力を 1nN と仮定している[10]。この結果より，構造内の部品の近接によって生じる静的ファンデルワールス接着を克服するために，機械的ナノデバイス内部のナノスケールの移動部品には約 10～100pN の力を加える必要があることが分かる。

別の例では，半径がそれぞれ r_1 と r_2 の 2 個の剛性球体で，両者の分離距離 z_{sep} が<<r_1, r_2 の場合，ファンデルワールス力は[1152]，

$$F_{vdW} = \frac{H\,r_{red}}{6\,z_{sep}^2} \qquad \text{［式 9.7］}$$

式中の減少半径 r_{red}=（r_1 r_2）/（r_1+r_2）である。真空下で z_{sep}=0.4nm の直径 1μm の剛性ダイヤモンド球体 2 個では，ファンデルワールス力 F_{vdW} は約 90nN である。

最後の例として，長さ L，半径 r_1 および r_2 ならびに分離距離 z_{sep} の 2 個の並列シリンダー間のファンデルワールス力（Drexler の V_{vdW} と異なる[10]）は，

$$F_{vdW} = \frac{H\,L\,r_{sep}^{1/2}}{128^{1/2}\;z_{sep}^{5/2}} \qquad \text{［式 9.8］}$$

真空下で直径 1nm，長さ 10nm の剛性ダイヤモンド様シリンダー2 個が全長に沿って正確に z_{sep}=0.4nm の距離に存在する場合，ファンデルワールス力 F_{vdW} は約 1.5nN となる。上記の 3 例のファンデルワールス力はいずれも，物体が変形するとわずかに上昇し，表面粗さが増大すると著明に低下する（9.4.2.3 項のエントロピーパッキングも参照のこと）。

9.2.2　静電接着力

粒子を表面に保持するのに，2 種の静電力が作用する。1 つ目は粒子または表面に存在する大量の過剰電荷によるものであり，静電潜像を形成する力（静電潜像力；electrostatic image force）として知られる古典的クーロン引力を生成する。z_{sep} の距離にある半径 r_1 と r_2 の 2 個の球体を考える。z_{sep}<<r_1, r_2 である。式 4.40 に従い，静電潜像力は次のように求められる[1148]。

$$F_{image} = \frac{q_1\,q_2}{4\,\pi\,\varepsilon_0\,\kappa_e\,d_{sep}^2} = \frac{4\,\pi\,\sigma_1\sigma_2\,r_{red}^2}{\varepsilon_0\,\kappa_e} \qquad \text{［式 9.9］}$$

式中の q_1 および q_2 は 2 個の球体面の電荷（クーロン）であり，σ_1 および σ_2 は表面電荷密度（クーロン/m^2），ε_0=8.85×10^{-12}F/m（誘電率定数），κ_e は媒体の誘電率，d_{sep} は r_1+r_2 にほぼ等しく，電荷中心間距離である。σ_1 と σ_2 をほぼ等しく 10^{-5} クーロン/m^2 とし（電荷量約 63/μm^2；ちなみに「高電荷表面」では約 1000/μm^2[21151]），r_1 と r_2 もほぼ等しく 0.5μm，真空下で κ_e=1 とすると，F_{image} は約 0.009nN となる。

界面面積 A および電荷密度 σ が等しく，両者の間隔 z_{sep} が均一で，z_{sep}<<$A^{1/2}$ である 2 平面間の静電潜像力は[727]，

$$F_{image} = \frac{\sigma^2 A}{2\,\varepsilon_0\,\kappa_e} \qquad \text{［式 9.10］}$$

真空下（κ_e=1）で σ が約 10^{-5} クーロン/m^2，A=1μm^2 とすると，F_{image} は約 0.006nN（0.00006atm）である。z_{sep} が大きく，キャパシタンス C_{plate} の平板間の電位差を V_{plate} とすると，

$$F_{image} = \frac{C_{plate}\,V_{plate}^2}{2\,z_{sep}} = \frac{\varepsilon_0\,\kappa_e\,A\,V_{plate}^2}{2\,z_{sep}^2} \qquad \text{［式 9.11］}$$

したがって，A=1μm^2，V_{plate}=1 ボルト，z_{sep}=0.2μm とすると，F_{image} は約 0.1nN となる。

2 つ目は極めて小さい粒子の静電力である静電接触電位であり，誘導電気二重層とも呼ばれ，1 つ目よりも重要である[1146]。局所エネルギー状態および仕事関数が異なり，最初は帯電していない 2 種の物質を接触させると，平衡に達するまで両者間に電荷の流れが発生する。これによって生じた電位差が接触電位 $V_{contact}$ であり，典型的に 0～1V である。2 種の金属の場合，$x_{contact}$（トンネル現象によるギャップ）が厚さ約 1nm の表面層のみが接触電位を有する。半導体および絶縁体では，これらの領域は $x_{contact}$ 約 1μm 以上の深部にま

で拡大する[1146]。半径 r，表面からの距離 z_{sep} の球形粒子の場合，誘導電荷密度[1147]は$\sigma=\varepsilon_0 V_{contact}/z_{sep}$であり，接触力は[1146]，

$$F_{contact} = \frac{\pi \varepsilon_0 r V_{contact}^2}{z_{sep}} \quad [式 9.12]$$

r=0.5μm，$V_{contact}$=0.5V，z_{sep}=5nm とすると，$F_{contact}$は約 1nN（0.01atm）である。誘導電荷密度は実験的に大きなばらつきがあり，ポリスチレンとポリスチレンでの 2×10^{-7} クーロン/m^2（接触圧約 2×10^{-11}atm）[1153]から，SiO_2 とマイカでの 2×10^{-2} クーロン/m^2（200atm）[1154]の範囲に及ぶ。後者の試験によると，コンタクト接着シリカ/シリカシートを引き離すのに要する力は約 0.08nN/nm であり，マイカ/マイカシートは約 0.11nN/nm であったが，シリカ/マイカシートのペアは接触帯電により分離に 6.6～8.8nN/nm を要した[1154]。適正なナノメカニカルデザインを採用すれば，こうした作用を必要に応じて増減することができる[10]。

小粒子の場合，二重層静電接触力は通常，静電潜像力を凌ぐ。静電潜像力は導電率の低い重合体や他の超絶縁体など表面電荷の高い物質にのみ重要である。接触電気力は r/z_{sep} に依存するため，粒子が大きく，間隔が 100nm よりも広い場合にはファンデルワールス力よりも重要であるが，粒子の表面凹凸が大きく，接触点と粒子の大部分が離れているためにファンデルワールス相互作用が大きく減じる場合には，小さい粒子でも電気力が優勢である[1146]。いずれの場合も，全体接着力は重力よりもはるかに強い。

$$F_{gravity} = \frac{4}{3}\pi r^3 \rho g \quad [式 9.13]$$

ダイヤモンドの密度ρ=3510kg/m^3，重力加速度 g=9.81m/s^2，粒子半径 r=0.5μm すると，$F_{gravity}$は約 10^{-5}nN であり，r=1nm では $F_{gravity}$は約 10^{-13}nN である。

エントロピー効果と静電効果は時に相互作用し，正電荷二分子層表面と負電荷コロイド粒子のように，反対電荷間の見かけの反発を引き起こすことがある[3674]。

9.2.3 浸漬接着力

親水性粒子を高湿度に曝露するか，液体に浸して引き上げた場合，毛細管凝縮または粒子と表面との毛細管作用により粒子表面に液体フィルムが形成される。半径 r の球形粒子が液体架橋によって同一素材の平坦な表面に接着し，接触面積 A，間隔 z_{sep}，液体表面張力γとすると，球体と平面間の毛細管力 $F_{capillary}$ は，液体と表面との接触角が小さい場合はにおよそ $2\gamma A/z_{sep}$ である[1147]。9.2.4 項に定義する湿潤係数が cos（θ）の親水性（濡れやすい）表面で，z_{sep}<<r と仮定すると，毛細管力は以下のように推定することができる[1146,1147,1149]。

$$F_{capillary} = 4\pi r \gamma \cos(\theta) \quad [式 9.14]$$

これは直接測定によって実験的に確認されている[1149]。水－空気界面では，cos（θ）はおよそ 1 であり，表面張力γは凝固点（273K）で 75.6×10^{-3}N/m，室温（293K）で 72.75×10^{-3}N/m，ヒトの体温（310K）で 70.05×10^{-3}N/m，1 気圧の沸点（373K）で 58.90×10^{-3}N/m，273K の氷で 110×10^{-3}N/m である[763,1149]。したがって室温では，半径 r=0.5μm の粒子への毛細管力 $F_{capillary}$は約 460nN である。r=10nm の粒子であれば，$F_{capillary}$は約 9nN であり，かなり大きな力である。溶解した物質を含む液体架橋は蒸発し，結晶状の固体架橋を形成する。疎水性表面は一般に毛細管力の影響を受けない[1146]。

式 9.14 は水たまりの表面，肺の肺胞液または表皮に浮いた汗などの気相液相界面に位置するナノロボットにも応用できる。しかし，溶媒に毛細管活性溶質を加えると，表面張力が著明に低下する。温度 T，表面張力γ_0の溶媒に分子面積 A_{mol} の溶質を加えた希釈表面濃度では，溶液の表面張力は以下のように低下する[390]。

$$\gamma = \gamma_0 - \frac{kT}{A_{mol}} \ (N/m) \quad [式 9.15]$$

パルミチン酸またはステアリン酸（石けんなど）では，A_{mol}約 0.21nm^2[2178]であり，310K の水（γ_0=70.05×10^{-3}N/m）に添加すると，表面張力はγ=49.70×10^{-3}N/m に低下する。溶液の濃度が高ければ表面張力はさらに低下し，濃度と非線形的に変化する。例えば，ヘキサン酸（$CH_3(CH_2)_4COOH$；MW=116 ダルトン）の 0.1M 水性脂肪酸溶液，すなわち溶液 1μm^3 中のヘキサン酸が 6×10^7 分子，0.01μm^3 または 0.01pg の場合，γは約 25×10^{-3}N/m である[390]。水性液－空気界面では，無機電解質（NaCl など），有機酸塩，低分子量塩基ならびにブドウ糖およびグリセリンなどの一部の不揮発性非電解質は毛細管活性を示さない[390]。

生物学的界面活性物質によって表面張力はさらに劇的に低下する。活性がリン脂質パルミトイルホスファチジルコリンに由来する肺界面活性物質[996]は，面積に

伴って非線形的に表面張力を変化させる。肺に空気が充満すると，膨張の大きい肺胞は小さい肺胞よりもγが高くなり，これによって大きさの異なる肺胞が安定化する[526]。哺乳類の肺抽出物から採取した界面活性物質の水性液は，最大フィルム膨張率の20%でγが約 0.7×10^{-3}N/m にまで低下する[2179]。未熟児の呼吸窮迫症候群（硝子膜症とも呼ばれる）の治療に利用されることの多い気管内肺界面活性物質 survanta は，最小水性表面張力を 8×10^{-3}N/m 以下にまで低下する[2119]。

粒子と表面が完全に液浸している場合，接着力は大きく低下する。表面張力作用はほとんど消失する[1146,1147]。すでに小さくなっている静電潜像力（式 9.9 および式 9.10）も，κ_e^{-1} によってさらに 1～2%低下する（310K の純水で κ_e=74.3，疎水性環境では通常は約 40 に低下する）。静電接触力は電荷を遮蔽する傾向のある吸着現象によって大きく減少することもある（3.5.1 項および 4.7.1 項）。同一素材から作られた粒子と平板では，一般に二重層の相互作用が反発するように電荷が両表面に同一の二重層を形成するため，正味の接着力は以下のように低下する[1146]。

$$F_{shield} \sim 64\pi kT\,r\,c_{ion}\,x_{contact} \qquad \text{［式 9.16］}$$

式中の k=0.01381zJ/K（ボルツマン定数），T は温度，r は粒子半径，c_{ion} は液中のイオンの体積電荷密度，$x_{contact}$ は二重層の厚みである。T=310K，γ=0.5μm，c_{ion} 約 $10^{26}/m^3$（約 1%または 0.15M NaCl 水性液，ヒト血液に近い），$x_{contact}$ 約 0.8nm（K_{dh}^{-1} に近似；3.5.1 項）とすると，F_{shield} は約 34nN である（有効二重層厚は一価電解質の 0.1M 溶液で約 1nm，0.001M 溶液で約 10nm[1162]）。誘引的（接着力に寄与）または反発的遮蔽力が可能になるよう，種々のイオンは種々の表面に様々な配置で集まるが，ヒトの体液に完全に浸漬するナノデバイス表面が関わるケースでは，ほとんどの場合静電接触力は極めて小さいと考えられる。

ファンデルワールス力も液中ではかなり低下する。例えば，2 個のダイヤモンド製ナノデバイス表面間のファンデルワールス接着を完全に水に浸漬すると，Hamaker 定数（式 9.2）が 340zJ から 153zJ に低下するため，真空値のわずか 1/2 に低下する。血球も同様の力を受ける。凝集する赤血球の表面間に頻回に観察される約 15nm の間隙は，静電反発力（負電荷赤血球間）とファンデルワールス引力が等しい最小ポテンシャルエネルギーの位置を表している[1162]。式 9.7 で H=5zJ，r_{red}=3μm，z_{sep}=15nm とすると，赤血球間の正味の引力 F_{vdW} は約 0.01nN となる。

表面力の実験より，微細レベルでの接着の分子的調節が示されている[1152]。一般に使用される JKR 理論[1155]に従い，分子接触によってすでに接着している半径 r の弾性球体 2 個を分離するのに必要な機械力は，次の式によって求められる。

$$F_{adhesion} = \left(\frac{3\pi}{4}\right) W_{adhesion}\,r \qquad \text{［式 9.17］}$$

式中の $W_{adhesion}$ はデュプレの接着の可逆仕事（単位面積当たりのエネルギー）である。例えば，炭化水素ゴム製球体の $W_{adhesion}$ は空気中で $71\times10^{-3}J/m^2$ であるが，水中では $6.8\times10^{-3}J/m^2$ である。表面が濡れるようにドデシル硫酸ナトリウム[1155]またはドデシルアンモニウムクロリド[3546]を水に加えると，$W_{adhesion}$ は実質的にマイナスになり，介在する液体によって両面が押し広げられてしまう。非湿潤液は接着力を増大させる。例えば，ポリジメチルシロキサンゴムは自身の接着の $W_{adhesion}$ は空気中で $43.6\times10^{-3}J/m^2$ である。非湿潤液である水に浸すと，接着力はほぼ 2 倍のに $74\times10^{-3}J/m^2$ に増大し，湿潤液であるメタノールに浸すと，接着力はほとんど消失して $6\times10^{-3}J/m^2$ になる[1160]。接着力の最小化が設計の重要な目的であるナノ医療技術の分野では，生物学的表面や毛細管電気泳動法の際の電気浸透抗力を減じるために設計された毛細管コーティングに多くみられるように，$W_{adhesion}$ を低下させる表面処理によって特定の物質の接着はほとんど回避することができる[1229]。

9.2.4　毛管現象とナノスケールの流体の流れ

体内ナノデバイスは注入を行ったり，細胞小器官，細胞，組織または環境から少量の流体を採取する必要が生じることが多い。内部での気体や液体の移動も，流体テサー，水力通信および水力ダクト，ナノ液圧ピストン，マニピュレータおよび変形緩衝器ドライバのほか，ナノファクトリー内部のセンサキャビティまたは化学反応室への大量輸送に多くみられる（第 19 章）。ナノパイプは人工臓器やチューブリン代替物などの人工細胞成分を初めとするバイオミメティックナノシステムにも利用される（第 21 章）。したがって，ナノ毛細管内での流体の流れおよび「吸い上がり」の性質を評価し，ナノマシン内部の流体の挙動を推定することは不可欠である。

マクロスケールの毛管現象の理論は広く研究されて

おり[1163]，「濡れ」の概念が基本となっている。管内の流体を考える。固相－液相－気相界面（管壁）には，容器の壁にメニスカスの接する角度である特徴的な接触角θが存在する。この角度は（1）液体と固体の壁との接着力と（2）液体表面内の凝集力との平衡を示している。接触角が90°未満であれば，接着力が強く，液体が管を「濡らし」ていることを意味する。90°よりも大きい場合は，接着力が弱くて，液体が管を「濡らしていない」状態を表す。空気中でのガラスとの界面を考えると，液体アルコール，グリセロールおよび純水はθがほぼ0°であり，テレビン油は約17°，不純水は約25°であり，いずれも「濡らし」ている。これに対して，ガラスに対する水銀のθは140°，パラフィンに対する水のθは109°であり[1164]，いずれも濡らさない。

毛管現象の古典的な例として，小口径の開口管の一端を液中に垂直に浸ける。液体は管を濡らし，ある高さ h_{cap} で液体を引き上げる表面張力（F_{cap}）と液柱を押し下げる重力（F_{grav}）とが等しくなる。この高さは以下のように求められる[1163]。

$$h_{cap} = \frac{2\gamma_{lg}\cos(\theta)}{g\, r_{cap}(\rho_l - \rho_g)} \qquad \text{［式 9.18］}$$

湿潤係数 cos（θ）＝（γ_{sg} - γ_{sl}）/γ_{lg}（ヤングの式[1163]）であり，式中のγは固相－気相界面（sg），固相－液相界面（sl）または液相－気相界面（lg）での表面張力であり，ρ_l および ρ_g はそれぞれ液体および気体の密度である。g=9.81m/s（重力加速度），r_{cap} は管の内径である。したがって，r_{cap}=1μm のガラス毛細管内で STP の空気と接する純水は，重力に対して h_{cap} を 15m に上昇し，これは平均圧力 $p_{cap}=h_{cap}\, g\,(\rho_l-\rho_g)$ =1.5atm を示す。非湿潤液は管内を上昇せず，代わりに下降する。

さらに一般的な例として，流れのベクトルが周囲重力区域と角度 φ_{grav} を形成する（例えば $\varphi_{grav}=\pi$ は管が真っ直ぐ上を向いている）線形の毛細管の場合，液柱にかかる力は，

$$F_{column} = F_{cap} + F_{grav} \qquad \text{［式 9.19］}$$

$$F_{cap} = 2\pi\gamma_{lg}\cos(\theta)\, r_{cap} \qquad \text{［式 9.20］}$$

$$F_{grav} = \pi\, h_{cap}\,(\rho_l - \rho_g)\, g\cos(\varphi_{grav})\, r_{cap}^2 \qquad \text{［式 9.21］}$$

体内ナノロボットの内側に適合する最大級の適当な管を考える。純水で h_{cap}=1μm，r_{cap}=0.1μm，ρ_l - ρ_g が約 1000kg/m^3，γ_{lg} が約 72×10^{-3}N/m とし，cos（θ）は cos（φ_{grav}）に近似して約 1 とすると，F_{cap}/F_{grav} は約 10^8 であり，ナノスケールシステムでは通常重力を無視できるというお馴染みの結果が得られる。この例では，F_{column} は F_{cap} にほぼ等しく 44nN であり，液柱圧 p_{column} は約 $2\gamma_{lg}\cos(\theta)/r$=14atm である。代わって，$h_{cap}$=20nm，r=2nm の適当な最小ナノ毛細管の場合，F_{cap}/F_{grav} は約 10^{11}，F_{column} 約 0.9nN，p_{column} 約 700atm であり，かなりの吸い上げ力が生じる。界面領域の摩擦作用により，流体の運動が開始する前に約 2 α/r_{cap} の有限圧力 P_0 を加える必要がある[1188]。式中の α=0.01～0.1N/m（実験データ）であり，α を 0.01N/m とすると，r=0.1μm で P_0 は約 2atm，r=2nm で P_0 は約 100atm である。

毛細管力は単純な静水吸引力と比較することもできる。

$$F_{suck} = \pi\, r_{cap}^2\, \Delta p \qquad \text{［式 9.22］}$$

内半径 r_{cap}=0.1μm のナノピペットを細胞膜表面に押しつけ，Δp=0.3atm の表面圧差が得られるように付着点の後部を十分に排気すると，純粋な静水吸引力 F_{suck}=1nN が得られる。

特にこうした古典的な連続体モデルでは，流体の分子の粒状性を無視できるものと仮定している。しかし，管の寸法（r_{cap} など）が流体の特有の分子の長さ（λ）と差がない場合には，この仮定は誤っている[10]。気体では λ_{gas} は衝突間の平均自由行程である。T_{gas}=310K，$p_{gas}=n_{gas}\,kT_{gas}$=1atm で n_{gas}=分子数 2.4×10^{25}/m^3 の空気の場合，自由行程は以下の式より求められる。

$$\lambda_{gas} = (2^{1/2}\pi\, n_{gas}\, d_{gas}^2)^{-1} = (2^{1/2}\pi\, p_{gas}\, d_{gas}^2 / kT_{gas})^{-1} \sim 200\ \text{nm} \qquad \text{［式 9.23］}$$

これは理想気体条件下であり，有効分子直径 d_{gas} を約 0.2nm とみなした場合である。高圧ではファンデルワールスの式を使用する必要があるが（10.3.2 項），p_{gas}=1000atm かつ n_{gas}=1.3×10^{28}/m^3 の場合には，λ_{gas} は約 0.4nm となる。液体では，λ_{liq} は分子の直径 d_{liq} とほぼ等しく，水分子では λ_{liq} は約 0.3nm である。

r_{cap}/λ の比がおよそ 1 であれば，分子の相互衝突と壁との衝突がほぼ同じ頻度であることを意味するため，重要な遷移を示している。$r_{cap} \ll \lambda$ の場合，分子間相互作用は少なく，壁との衝突のほうが頻回であり，分子運動は壁衝突間で主に弾道性を示す。しかし，$r_{cap} \gg \lambda$ であれば，分子/壁相互作用は少なく，分子間衝突のほうが頻回である。後者の状態では，例えば 1atm の気体

で r_{cap}>>200nm の場合，1000atm の気体で r_{cap}>>0.4nm の場合，または液体で r_{cap}>>0.3nm の場合には連続体の流れの関係は多様である。

非連続体である皮膚層の作用は多くの場合，範囲が極めて狭いとみられる。例えば，2 枚の平滑なマイカ表面をゆっくり合わせて，種々の非水性液に浸漬すると，ギャップの幅が分子直径の 6～10 倍未満であれば，分離距離の関数として振動する引力および反発力が認められる。定期的なジャンプの距離は流体の分子直径にほぼ等しい [1165]。粗面間や大きさの異なる分子が混合した液中では振動は小さくなる [1149]。電解質を含む水で実験した場合にも同様の挙動がみられるが，イオン二重層の反発が重なるために，溶媒の振動力は z_{sep}<2nm の場合に限り重要になる [1166]。弾性流体シミュレーションによると，凹凸が 0.9nm で分離距離が 2.3nm の平坦な金表面（「オーバーラップに近い」状態）は，液体潤滑分子の薄層の上をなめらかに滑り，ナノメートルスケールの空洞形成領域が下流方向に約 3nm 伸長し，滑動速度 10m/s で約 0.1nanos 持続した。分離距離が分子直径の数倍よりも狭い場合には，溶媒和力もみられる [1149]。

こうした結果から，内径が>2～4nm の水運搬ナノ毛細管は，ほとんど連続体モデルに従って機能すると考えられる。初期の理論的計算より，直径 0.8nm の細いカーボン開口ナノチューブは「ナノストロー」として作用し，蒸気または流体相から分子を吸い上げることが予測された [1167]。その後の実験 [1168-1170] から，液体硫黄，液体セレンおよび硝酸などの γ_{lg}≦190×10^{-3}N/m の流体は，毛管現象によって内径 4～8nm のカーボンナノチューブの内腔に容易に吸い上げられることが確認された [1169]。この限界値は十分に高く，水（γ_{lg} 約 72×10^{-3}N/m），ほとんどの有機溶媒（γ_{lg}<72×10^{-3}N/m）および液体酸（HNO_3 の γ_{lg} 約 43×10^{-3}N/m など）によってナノチューブは濡れ，これらは低表面張力キャリアとして溶解した溶質をナノチューブに導入するのに利用できる [1170]。かさの高いナノチューブは水に濡れやすい [1168]。管素材の分極性が液体よりも高い場合は，良好な濡れに都合がよい [1171]。溶融鉛や水銀のような γ_{lg}≧190×10^{-3}N/m の純金属はカーボンナノチューブを濡らさず，毛管現象によって吸い上げられない。こうした高 γ_{lg} の液体をナノチューブに押し入れるには，ラプラスの式に基づく静水圧 p_{force} を加える [1168]。

$$p_{force} \sim \frac{2\gamma_{lg}\cos(\theta)}{r_{cap}} \qquad [式 9.24]$$

したがって，γ_{lg}=490×10^{-3}N/m の液体水銀は，約 20atm の p_{force} を加えることによって r_{cap}=0.5μm の管に押し入れることができる。r_{cap}=5nm では p_{force} は約 2000atm である。

1998 年までに，直径 1.3～1.6nm のカーボンナノチューブ内部の流体の流れに関する詳細な分子力学的シミュレーション研究が積極的に進められてきた [1173,1174]。マクロスケールとナノスケールの流体工学系の大きな相違点は，ナノマシンの管壁は明らかに剛性が低く*，屈曲や共鳴をすることである。こうした振動はナノチューブに付属するナノスケールの構造要素を介して伝わることから，ナノマシンの設計者はこの振動の作用を考慮に入れる必要がある。さらに管壁の運動はサイズに大きく依存することがある。古典的流体力学理論（9.2.5 項）より推測された通り，流体の流れは柔軟な管よりも硬い管で速いことがシミュレーションによって確認された。ヒト血管におけるコンプライアンス管の流れの流体メカニズムより推測して，高流速ではナノチューブは座屈モード，種々の開存，進行的な波動，放流，流れによって制限されるフラッターおよび失速を示すと思われる [361]。引張応力を加えることによってカーボンナノチューブの剛性を高めるか，硬いダイヤモンド様チューブと交換することも考えられる [1173]。流体に 2 種以上の原子が存在する場合は，大きさ－質量作用が生じるとともに，相互作用の範囲または強度が異なるために，1 個または複数の核種が壁で分離するか，異なる速度で流れることもある [1174]。

ナノチューブによる物質の流れは生物学にうまく利用されており，具体的には細菌の性決定線毛 [3549]（5.4.2 項），細菌肛門孔および細胞肛門 [3550]，細胞排泄管（膵臓の腺細胞など），10～100nm の核内仁形成管（8.5.4.5 項），細胞内滑面小胞体を形成する幅 20～40nm の中空管状流体輸送ネットワーク（8.5.3.5 項），ヒトマラリア寄生虫の直径 75nm 栄養輸送管小胞膜ネットワーク [1183]，幅が 100nm を超える流体運搬ヒト骨細管（8.2.4 項）ならびに前リンパ組織溝（8.2.1.3 項）がある。

シリンジ様 T4 バクテリオファージ尾部構造体は，生物学的ナノチューブの流れの最も研究が進んだ例と考えられる [1179,1880]。長さ 100nm，幅 20nm の円柱形 T4

*ダイヤモンド表面に垂直に押しつけられたカーボンナノチューブの最初の座屈 [2659] を起こすには約 100nN の力が必要である。ナノチューブの圧縮強さは約 1.5×10^{11}N/m^2（約 150 万 atm）であり，生体表面を容易に貫通する。

尾部は15種のタンパク質が内径8nmの輪状セグメント24個で連結されており，先端付近に存在する小さい線維群によって宿主細胞の細胞膜に付着する。リゾチーム様酵素が宿主細胞壁に裂け目を形成すると，尾部の鞘が肥厚化して収縮し[1181]，宿主細胞外皮に約2.8メガダルトンの中空コアタンパク質ナノチューブ（長さ80nm，幅7nm，内径2.5nm）を挿入する。次に化学信号に反応してタンパク質ナノチューブの栓を抜き，大分子（主にプトレシンおよびスペルミジン）が約30atmの圧力で，2.5nmのナノチューブ開口部より長さ70μm，幅2nmのDNA鎖1本（頭部体積の約50%）を放出する。典型的に3秒以内に細胞内に注入され，平均流速は約23μm/sである[1178]（一部のファージのキャプシドへのDNAパッキングは純粋に機械的である[1723]）。二重鎖DNAは出現とともに軸の周囲を約4000回回転する[1182]。至適条件下では初期の注入速度が360μm/sの高速から開始することもあり，最小注入時間は0.23sである[1178]。

毛管現象を完全に欠く場合でも，液体の引張強さはナノロボット内部の流体の流れに重要である。例えば，完全に液体が充満してガスポケットのない濡れた管は，内的引張強さK_{liquid}（4 γ_{lg}/x_{molec}にほぼ等しい）の大きい連続液柱を形成する[1163]。式中のx_{molec}は分子間力が及ぶおおよその最大値で，約10nmである。γ_{lg}を水で約72×10^{-3}N/mとすると，K_{liquid}は約300atmである。空気で飽和しているが高圧によって核を除去された水は，約300atmの引張強さを示すことが実験的証拠より裏付けられている[1175]。真空ポンプを使用して地表から水を垂直に引き上げられる最大距離は10.33mであるが，高い樹木がこれをはるかに凌ぐ115mの高さまで樹液を吸い上げられる事実からも，毛管現象ではなく，この引張強さの作用の存在が明白に示される。M. Zimmerman[2031]は樹液の輸送システムを再評価しており，樹木内部で実験的に記録された最大引張強さは120atmである[2032]。

9.2.5　パイプフロー

直径200nmの微小ガラスピペットの先端を用いる細胞および核のマイクロインジェクションは，実験的生物科学には馴染みの方法である[1191]。$r_{cap}>>\lambda$の小管またはナノインジェクター（9.2.4項）内でのナノスケール流体挙動は，古典的な連続体の式によって合理的に推測することができる。連続体の流れ[1390]は，ナビエ·ストークスの式より求められる有名なハーゲン·ポアズイユの法則（一般的にはポアズイユの法則）に支配される。この状態では，半径r_{tube}，長さl_{tube}の管の両端間の圧力差Δpによって，以下の容積流量の層流で絶対粘度ηの非圧縮性流体が移動する。

$$\dot{V}_{HP}=\frac{\pi r_{tube}^4\Delta p}{8\eta l_{tube}}=\pi r_{tube}^2 v_{flow}\quad (m^3/sec)\qquad［式9.25］$$

亜音速平均流速（v_{flow}），流れのエネルギー損失量（P_{flow}）および管全長を流れる流体の一部の流れ時間（t_{flow}）は式9.25から直接求められる。

$$v_{flow}=\frac{r_{tube}^2\Delta p}{8\eta l_{tube}}\quad (m/sec)\qquad［式9.26］$$

$$P_{flow}=\frac{\pi r_{tube}^4\Delta p^2}{8\eta l_{tube}}\quad (watts)\qquad［式9.27］$$

$$t_{flow}=\frac{8\eta l_{tube}^2}{r_{tube}^2\Delta p}\quad (sec)\qquad［式9.28］$$

T=310Kの純水で$\eta=0.6915\times10^{-3}$kg/m-sとすると，r_{tube}=10nm，l_{tube}=1μm，Δp=1atmのナノチューブは$\dot{V}_{HP}=0.6\mu m^3/s$，$v_{flow}$=2mm/s，$t_{flow}$=0.5msで流体を通過させる。非圧縮性の仮説は，一般に$\Delta p<<p_{tube}$の液体および気体の流れについて成り立つ。p_{tube}は管入口部の頭部圧力である。

上記の式はパイプ内のポアズイユの流れ（層流）に対する抵抗を示しており，これはパイプ内のあらゆる流れの最小抵抗力である[361]。乱流の場合，抵抗は増大する。決定パラメータはレイノルズ数[1187]と呼ばれる無次元量N_Rであり，密度ρの流体の流れで粘性圧力（$\eta v_{flow}/r_{tube}$に近似）に対する慣性圧力の比である。

$$N_R=\frac{\rho v_{flow} r_{tube}}{\eta}\qquad［式9.29］$$

上述の10nmナノチューブの場合，N_Rは約10^{-5}である。大きいレイノルズ数（9.4.2.1項）は慣性作用の優位と乱流発生を意味し，小さいレイノルズ数は剪断作用（粘性など）の優位と層流の維持を意味する。Reynolds[1187]は，層流から乱流への変遷は入口部の平滑性に左右され，典型的にN_R約2000～13,000で発生する。粗い入口部で実験的に得られたN_Rの最小値は約2000であったが，（分子製造技術を用いて精密に構築されたナノロボットに多くみられるように）細心の注意を払って平滑な入口部を確保した場合，レイノルズ数が 40,000 に達するまで変遷は生じなかった。

N_R を控えめに 2000 と仮定しても，ナノスケールパイプ内の亜音速の流れがほぼ常に層流であることは明白である。310K の水を運ぶ r_{tube}=1μm のパイプ（ρ=993.4kg/m^3）内部では，v_{turb}（=式 9.29 の v_{flow}）が水中の音速にほぼ等しい 1400m/s を超えて初めて，乱流発生（N_R を約 2000 とする）が生じる。低密度の気体や液体，または内径の狭いパイプの場合，あるいは優れた設計によって変遷のレイノルズ数を高めることができれば，v_{turb} はさらに大きくなる。したがって，乱流は主として高速で大きい管にみられる現象である。

$N_R \geqq 1000$ のこうした乱流状態における容積流量の有名な実験式は以下の通りである[363]。

$$\dot{V}_{turb} \sim V_{HP} / Z \quad (m^3/sec) \qquad ［式 9.30］$$

式中の乱流係数 $Z=0.005N_R^{3/4}$ である。したがって，N_R=3000 であれば，$\dot{V}_{turb}$ は約 $0.5\dot{V}_{HP}$ である。しかし，一般的な流れの乱流状態でも，管壁に最も近い流体運動は厚さ x_{lam} の薄層に層流を維持する。x_{lam} は通常以下のように推定される[1186]。

$$x_{lam} \sim \eta \left(\frac{50\, l_{tube}}{\rho\, r_{tube}\, \Delta p} \right)^{1/2} \qquad ［式 9.31］$$

310K の流水で r_{tube}=10μm，l_{tube}=100μm，Δp=10atm の場合，v_{flow} は約 200m/s，N_R は約 3000 であり，x_{lam} は約 0.5μm となる。

ポアズイユの法則は剛性の高いパイプを前提としており，この仮定は一部のナノロボット設計では成り立たず，ヒト血管，特に静脈では確実に成り立たない。弾性管内の流体の流れに関する詳細は本書では取り上げない。しかし，壁厚 h_{wall}，半径 r_{tube}，長さ l_{tube} の弾性管内の定常層流で，管の入口部および出口部の圧力 p_0 および p_1，Hookean（線形の力－距離相関など）壁素材のヤング率 E_{wall} の場合，管を流れる容積流量は以下の式によって求められる[361]。

$$\dot{V}_{elastic} = \left(\frac{\pi\, c_h\, r_{tube}^4}{24\, \eta\, l_{tube}} \right) \left[\left(1 - \frac{p_1}{c_h}\right)^{-3} - \left(1 - \frac{p_0}{c_h}\right)^{-3} \right] \quad (m^3/sec) \qquad ［式 9.32］$$

式中の c_h=E h_{wall}/r_{tube} である。310K の水の η=0.6915×10^{-3}kg/m-s, h_{wall}=2nm, r_{tube}=10nm, l_{tube}=1μm, p_1=（0.5p_0）=1atm，E=10^7N/m^2（ヒトの皮膚に典型的；**表 9.3**）とすると，$\dot{V}_{elastic}$=0.3μm^3/s となる。血管壁などの多数の生体管物質は non-Hookean であり，代わりに線形の圧力－半径相関を示すことから，この公式を応用する場合は注意が必要である。弾性変形が小さい場合，こうした non-Hookean の管の容積流量は次のように求められる[361]。

$$\dot{V}_{bv} = \frac{\pi\, r_{tube}^4}{20\, \alpha\, \eta\, l_{tube}} \qquad ［式 9.33］$$

式中のαはコンプライアンス定数であり，ネコ肺静脈の実験から，r_{tube}=50～100μm で 1.98～2.79m^2/N，r_{tube}=400～600μm で 0.57～0.79m^2/N と測定されている[1190]。他にも管の規則的または不規則的なテーパー，共鳴室の埋め込み，管の分岐または多数の合流点など，形態的な不均一性は流量に重要な影響を及ぼすが，この点については本書では言及しない。重量ベースで 10^{-4}～10^{-5} の低濃度で重合体と播種された流体でも，ポアズイユの法則は厳密には成り立たず，こうした状態では抵抗力が 2～3 分の 1 に低下する[2952,2953]。

前述の繰り返しになるが，パイプを極端に細くすると，ファンデルワールス力によりパイプが詰まりやすくなるため[1152]，パイプ内を輸送される可能性が高いすべての物質に関して，接着力を最小にするよう管の内面を加工することが重要になる（9.2.3 項）。流体充填圧力管の破裂強さについては 10.3.1 項で取り上げる。

9.2.6　エファーベセンスとクリスタレセンス（発泡と結晶化）

ナノデバイスへの拡散制限分子流入速度については，分子輸送（3.2.2 項），化学センサ（4.2 項），化学的パワー供給源（6.3.4.1 項および 6.5.3 項）ならびに化学的同報通信（7.2.1 項）との関連ですでに考察してきた。nozzled flow（ノズルによる流れ），可逆的ソーティング回転子または単純な大量ベンティングのいずれを使用するかに関係なく，内因的に産生または貯蔵された分子をナノデバイスが局所環境に積み出そうと（offload）する際に，関連する制約が加えられる。排出速度が周囲溶媒の溶媒和能力を超える場合，積み出された気体は気泡を形成して泡立ち，積み出された固体は結晶化する。

気泡または結晶の形成の発端は複雑な物理過程であり，詳細は本書では取り上げない。しかし，定速 $\dot{Q}$（分子数/s）で水性環境に連続的に可溶性気体分子を放出する点源を考えると，拡散制限最大積み出し速度は控えめに推定される。1回の放出で，拡散係数Dの分子は距離ΔX約 $(2D\dot{Q}^{-1})^{1/2}$（式3.1および式3.5）を拡散し，最小定常状態濃度 $c_{diffuse} \geqq (3/4\pi)(\dot{Q}/2D)^{3/2}$（分子数/$m^3$）となる。化学的に溶媒と結合しない気体の圧力を≦100atmとすると，ヘンリーの法則より溶解した気体の濃度は $c_{solvated}=K_{henry}\ P_{gas}$（分子数/$m^3$）となり，式中の p_{gas} は溶媒和気体の部分圧であり，K_{henry} は当該気体のヘンリーの法則の定数である（**表 9.2**）。溶媒中の気体の周囲濃度を $c_{ambient}$ とすると，$c_{diffuse} \geqq (c_{solvated}-c_{ambient})$ の場合に気泡の形成に必要な最小積み出し速度 $\dot{Q}_{limit}$ が発生する。すなわち，

$$\dot{Q}_{limit} \geq 2\,D\left[\left(\frac{4\pi}{3}\right)(c_{solvated}-c_{ambient})\right]^{2/3} \quad \text{(molecules/sec)}$$

［式 9.34］

したがって，0.15M生食水（ヒト血漿にほぼ等しい）に溶解している酸素では，$D=2.0\times10^{-9}m^2/s$（**表 3.3**），$K_{henry}=7.4\times10^{23}/m^3$-atm（**表 9.2**）および $c_{ambient}=3\times10^{22}/m^3$（静脈血漿；付録B）であり，$p_{gas}$=1atm で $\dot{Q}_{limit} \geqq 8\times10^7/s$，$p_{gas}$=100atm で $\dot{Q}_{limit} \geqq 2\times10^9/s$ となる。積み出し速度が $\dot{Q}_{limit}$ よりも高ければ，気泡が発生する。生食水中の二酸化炭素（周囲動脈血漿中濃度）の場合，p_{gas}=1atm で $\dot{Q}_{limit} \geqq 7\times10^8/s$，$p_{gas}$=100atm で $\dot{Q}_{limit} \geqq 1.5\times10^{10}/s$ である。一度気泡が形成されて，狭いパイプが完全に閉塞されると，除去に要する圧力は，式9.24より求められる p_{force} に近似し，310Kの水を運ぶ幅1μmの管に形成された気泡1個を除去するのに約3atmが必要である。

急速すぎると固体の結晶化を引き起こす溶質の放出についても，同じように考慮する必要がある。この場合，$c_{solvated}$ を適切な温度および圧力での飽和濃度とすると，式9.34を利用できる。例えば，飽和状態にある70%ブドウ糖液の $c_{solvated}=7.8\times10^{27}$（分子数）/$m^3$ であり，$D=7.1\times10^{-10}m^2/s$，$c_{ambient}=2.3\times10^{24}/m^3$（血漿に近似；付録B）とすると，$\dot{Q}_{limit} \geqq 1.4\times10^{10}/s$ となる。

気体－液体溶媒和は発熱を伴うために，気体の溶解度は温度の上昇とともにほぼ確実に低下するが，（ブドウ糖および重要な電解質を含む）ほとんどの固体の溶解度は通常は温度の上昇に伴って増大する（10.5.3項も参照）。

表 9.2. ヘンリーの法則の定数（298Kの水の気体溶解度） 390,526,2050

溶媒和気体	ヘンリーの法則の定数（分子数/m^3-atm）
He	$\sim8\times10^{22}$
N_2（0.15M生食水）	3.5×10^{23}
N_2（純水）	3.8×10^{23}
H_2	4.7×10^{23}
CO	5.8×10^{23}
O_2（0.15M生食水）	7.4×10^{23}
O_2（純水）	7.6×10^{23}
CH_4	8.0×10^{23}
C_2H_6	1.1×10^{24}
C_2H_4	2.9×10^{24}
CO_2（0.15M生食水）	1.9×10^{25}
CO_2（純水）	2.0×10^{25}
C_2H_2	2.5×10^{25}
NH_3	1.5×10^{28}

9.2.7 流体のポンピングと管の設計

壁およびシール内に流体を閉じこめるのに必要なナノメカニカルシステムの固有の要件を再考した結果，Drexler[10] は結合していないナノスケール界面は，流体の流れを隠蔽しながら表面の相対運動を可能にするシールとして機能するとの結論に達した。このように流体を漏らさないシールは弁，ピストンおよびシリンダー，ひいては流体ポンプにも利用できる。以下では有用な数種の多目的ナノポンプ設計について簡潔に考察する。分子特異的ナノポンプは3.4項に記載している。生体適合性の問題[3234]は第15章を参照のこと。

9.2.7.1 圧力解放ポンプ

流体が管内を流れるようにするには，何らかの形の動力を与える必要がある。考えられる最も単純な動力は加圧である。容積 $V_{reservoir}$ のリザーバーに接続した半径 r_{tube}，長さ l_{tube} の弁付き円柱ノズルについて考える。リザーバーは空の場合でも定圧 $p_{reservoir}$ に維持されることとする。弁が開放している場合，流体は最大速度 v_{max} でノズルから静圧 $p_{external}<p_{reservoir}$ の外部流体環境に排出され，時間 t_{empty} でリザーバーは空になる。

$$t_{empty} = \frac{8\,\eta\, l_{tube} V_{reservoir}}{\pi\, r_{tube}^4 (p_{reservoir} - p_{external})}$$ ［式 9.35］

$$p_{reservoir} \lesssim p_{external} + \frac{8\,\eta\, l_{tube}\, v_{max}}{r_{tube}^2}$$ ［式 9.36］

$p_{external}$ が約1atm，310Kの水の $\eta=0.6915\times10^{-3}$kg/m-s，r_{tube}=10nm，l_{tube}=100nm とすると，細胞内放出の $v_{max} \leqq 10\mu m/s$（ランダム熱細胞内流体力学フロー；8.5.3.12項）を維持するには，駆動圧 $p_{reservoir}$ は約 0.5×10^{-3}atm

が必要であり，リザーバーは t_{empty} 約 0.3 秒で空になり，エネルギーコスト（式 9.27）$P_{flow}\ t_{empty}$ は約 55zJ（13kT）である。実際的問題として，約 1Hz の心拍動による生理的圧力の正常範囲は組織および静脈内で 0.5～10×10^{-3}atm，大動脈内で 50～70×10^{-3}atm であり（4.9.1.2 項），したがって，こうした低い放出速度で安定した出口速度が必要な場合は，弁の開口部すなわち $p_{reservoir}$ を力学的に調節する必要がある。さらに，毛細管力を克服して流れを開始するには，p_{force} に近い最小加圧（式 9.24）を利用する必要がある。急速な気体の放出によるデバイスの冷却については 5.3.3 項に記載した。

9.2.7.2　容積形ポンプ

シングルアクション往復式容積形ポンプとして横付け式ピストンを使用すれば，機械エネルギーを流体の流れに変換することができる。両端に弁を備えた半径 r_{tube}，長さ l_{tube} のパイプならびにパイプ長の中間にパイプの軸と垂直に装着された半径 r_{stub} の短いシリンダーに内蔵されたピストンを考える（**図 9.1**）。弁は単に受動的な場合もあれば，ピストン運動と同期して能動的に調節される場合もある。

1 回のポンピングサイクルで，パイプの一端の弁が開放し，シリンダーのピストンが引き上げられて，外部環境からパイプ内へ開放端を通して体積 V_{cycle} の流体が吸引される。続いて最初の弁が閉鎖して 2 つ目の弁が開放し，シリンダー内にピストンが押し戻される。開放しているパイプの端より等しい体積 V_{cycle} の流体が押し出される。周波数 ν_{pump} でこのポンピングが繰り返される場合，半連続的な流れ $V_{pump}=\nu_{pump}\ V_{cycle}$ となり，ポンピングされた流体速度を v_{flow}，ポンピング力を P_{flow} とすると，

$$v_{flow} = \frac{\nu_{pump}\ V_{cycle}}{\pi\, r_{tube}^2} \quad \text{(m/sec)} \qquad \text{[式 9.37]}$$

$$P_{flow} = P_{diss} + 8\pi\eta\, l_{tube}\, v_{flow}^2 \quad \text{(watts)} \qquad \text{[式 9.38]}$$

式中の P_{diss} はピストン壁の摩擦，慣性および流体抵抗によるパワー損失である（式 6.13）。サブ μm のピストンで，$\nu_{pump}\leqq$ 1MHz の場合，優れた設計では P_{diss}/ν_{pump}<<kT となる。式 9.25 に基づき，ポンプ圧は $\Delta p=8\eta\, l_{tube}\, v_{flow}/r_{tube}^2$ より求められる。

動作周波数は少なくとも次の 4 因子によって決定される。

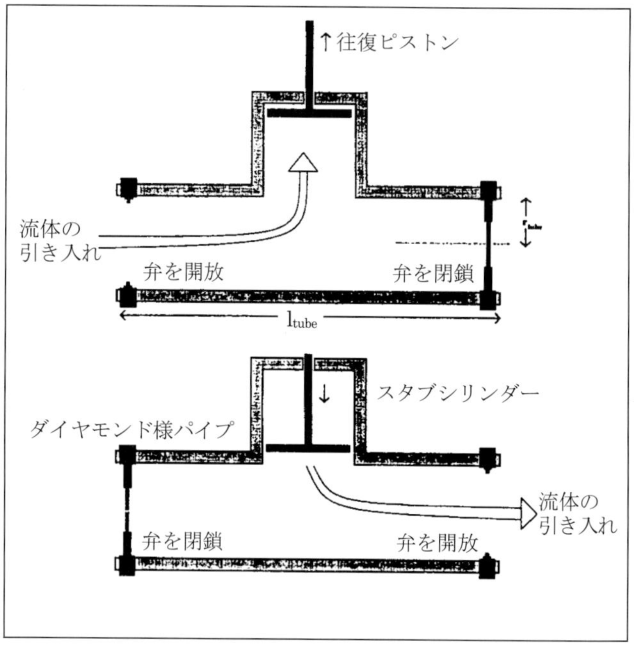

図 9.1　往復式容積形ポンプの略図

1.　流体の機械的反応時間によって，最大動作周波数 $\nu_{max}\leqq v_{sound}/(l_{tube}/2)$ が決定し，l_{tube}=100～1000nm，310K の水中で v_{sound} 約 1500m/s とすると，ν_{max}=30-3GHz となる（注：音響放射損失を避けるために ν_{max}<<v_{sound} であり，キャビテーションを回避するために圧力および周波数を十分に制限する必要がある（6.4.1 項））。

2.　ナノスケールピストンの最大機械的動作速度は控えめにみて，v_{max} である（およそ GHz）[10]。

3.　V_{cycle} を約 $(2\, r_{tube})^3$ とすると，最大許容流速 v_{max} によって最大動作周波数 $\nu_{max}=\pi r_{tube}^2\ v_{max}/V_{cycle}=v_{max}/4\, r_{tube}$ が決定する（1 回の完全ピストン噴射によって立方形ピストン 1 個の直径に等しい容積が開放する）；v_{max}=4m/s とすると，r_{tube} が r_{stub} とほぼ等しく，1000-10nm の場合に ν_{max}=1～100MHz となる。

4.　半径 r_{tube} の弁に適用した場合，最大弁作動速度 v_{valve}=0.01～1m/s によって，最大弁作動周波数 $\nu_{max}=v_{valve}/r_{tube}$ が決定し，r_{tube}=1000-10nm の場合，ν_{max}=0.01～100MHz となる。

上記の点を考慮すると，水性または原形質の外部生体環境との相互作用を目的として設計されるナノ医用ピストンポンプには，控えめな限界値として ν_{max} 約 1MHz が適切であると思われる。永続的な流体を体内

で移送するナノロボットピストンポンプは周波数1GHz以下，圧力>1000atmで安全に作動する。

式9.37および式9.38より，r_{tube}=10nm，l_{tube}=100nm，ν_{pump}=1MHz，310Kの水で$\eta=0.6915\times10^{-3}$kg/m-s，V_{cycle}約$(2\,r_{tube})^3$=8000nm^{3}とすると，v_{flow}約3cm/s，Δp=1.6atmとなり，通常のケースである$P_{diss} << P_{flow}$と仮定してP_{flow}約1pWとなる。各ピストンサイクル毎に発現する平均圧力振幅Δp_{piston}は$8\,\eta\,l_{tube}\,v_{flow}/r_{tube}^2$にほぼ等しく，約1atmである。レイノルズ数$N_R$は約0.0004（式9.29）であり，ピストンサイクル全体を通して層流であることが分かる。ピストンが上下する屈曲部で流体がカーブするために流線の圧縮差が生じ，このためにパワーの損失が発生するが，これは無視できる程度である。流量を厳密に調節する必要がない場合は，上述の能動弁の代わりに受動一方弁またはヒト静脈の弁に似たフラップ弁を使用することもできる（**図8.3**）。

ダイヤフラムポンプ，回転ポンプ（弁なし），滑り羽根形油圧回転ポンプ（弁なし），ローブポンプ（弁なし），スクリューポンプ（弁なし），往復フラップ弁またはプランジャーポンプ，ベローズポンプ，マルチピストンポンプ，連続繊毛[2696]または蠕動ポンプ（弁なし）[1215,1216]ならびに外輪または水車「ギア」ポンプなど，他の多くの機械的容積形ポンプも，同様のスケーリングおよび性能のパラメータを有することは容易に騒動できる。微細規模での流体の流れでは慣性力よりも粘性力が高いことから，遠心ポンプなどの回転動力（羽根付き）または運動形ポンプならびにベンチュリまたはジェットポンプ（起動流体，ノズルおよびディフューザーを使用するものなど）よりも，こうした容積形ポンプまたは静止形ポンプを使用するのが有利である。

9.2.7.3　ターボ分子ガスポンプ

Drexler[10]はナノスケールターボ分子ガスポンプの一般的な設計パラメータを簡単に再考している。ポンプ効率は，ポンピングする最も軽い気体分子の固有の熱速度に対するブレード速度の比に依存している。ブレードの素材としてダイヤモンド様材料が使用される場合，ブレードは約1nmの薄さになり，圧縮比がブレード1列当たり10以上とすると[1204]，ブレード速度は最速の気体分子の速度（例えば，310Kの水素で1960m/s；式3.3）を超える。ターボ分子ポンプは，圧力20atmで長さλ_{gas}約10nm，または1atmでλ_{gas}約200nmの本質的に弾道的な気体分子軌道を示すフリーフロー状態下で操作するように設計されている（式9.23）。最大約20atmの作動圧でブレード1列当たりのポンプ長を約10nmとすると，5枚のブレードディスクの排気筒から構成されるポンプアセンブリは，ポンプ長約50nmで圧縮比が約10^5に達する。

9.2.7.4　非機械的ポンプ

非機械的ポンプは，流体と直接接触する可動部を使用することなく流体の流れを作り出す。電子流体力学的（EHD）ポンプはこうしたデバイスの中でも重要な位置を占めており，EHDマイクロポンプは数種が製造されている。

例えば，直流荷電注入ポンプ[1205-1207]またはイオン抗力ポンプ[1207-1209]では，高電界状態下で放出電極により液中にイオンを注入し，クーロン力によってイオンを吸収する2つ目の集電極の方向にイオンを送る。イオンと流体分子との衝突によってイオンから流体に運動量が伝えられ，イオンの流れの方向に流体の運動が生じる。原型のマイクロポンプは，10μmの間隔に置かれた2つの$(2500\mu m)^2$のグリッド間でのエタノールの流れによって，300Vで最大ポンプ圧が0.01atm（静圧）に達し，流速約4μm/sで容積流量$\dot{V}=2.7\times10^{-11}$m^3/sが得られる[1206]。静止ポンプ圧$p_{static}$は次のように推定される[1208,1209]。

$$p_{static} \sim c_{geom}\,\varepsilon_0\,\kappa_e\left(\frac{V}{d}\right)^2 \qquad [式9.39]$$

式中のc_{geom}は順位1の電極形状の補正率であり，$\varepsilon_0=8.85\times10^{-12}$F/m（誘電率定数），$\kappa_e$=誘電率，Vは電位，dは電極間距離である。V/dを約10^7V/m，310Kの脱イオン水のκ_eを約74.31とすると，p_{static}は約0.7atmである。プロパノール，アセトン，脱イオン水ならびに数種の油を含む多数の有機溶媒など，導電率が10^{-6}～10^{-12} $(\Omega\text{-m})^{-1}$の様々な極性流体のポンピングが示されているが，水性の電解質溶液はイオン伝導率が高いためポンピングすることができない。

進行波電導電圧ポンプ[1210-1212]では，一連の平行電極全体に位相矩形電圧を加える。温度による導電率の勾配は，流体の体積で電荷緩和過程により進行電界と相互作用する自由電荷を励起し，電極に対して横方向の流体の流れを形成する。進行波自身が生成する小さい単調温度勾配[1212]も必要である。初期の原型デバイスは非導電性流体しかポンピングできなかったが[1211]，Fuhrら[1212]は高周波数および定電圧波形を用いて，導電率0.0001～0.1 $(\Omega\text{-m})^{-1}$の導電性流体（0.01M以下の

NaCl 水性液など）の EHD ポンピングを報告した。典型的に，50×70μm の方形導管に幅 30μm の電極を 30μm 間隔で長さ 4000μm にわたって配列し，約 40 ボルトで周波数 0.1～30MHz の進行波を使用した場合，容積流量 10^{-10}～$10^{-12}m^3/s$，流速 50～1000μm/s が得られる [1212]。流速は印加電圧の二乗の線形関数であり，周波数の複合関数である。サブ μm サイズのデバイスで，好ましくない熱のスケーリングが問題になるかどうかは，今後の研究を待たねばならない。

他の非機械的ポンピング法も評価されている。直径 50μm 以下の毛細管で電解質溶液の電気浸透ポンピングが観察されており，10,000V までの電圧を印加する電気力学現象を使用すれば，部品の分離も可能である [1213,1217]。界面の表面張力を電気的の制御する electrowetting ポンピングは半径 10μm の導管で流れ圧力約 0.1atm を生み出す [1221]。横電界に留置したカーボンナノチューブにパルス軸磁界を加えることによって，分子の流れを誘導することができる。超音波ポンプは音響振幅の二乗に比例する速度で音波の伝搬方向に液体を移動させる [1214,1215]。3.5MHz では水中で速度 130μm/s が観察されている [1214]。懸濁液に約 10nm の粒子を含む磁気流体 [1241] および向流電気的流体 [1242] は，ウインスロー効果による流体の流れの静電調節が可能であるが [1243]，血流を静電的に制御できるという過去の報告は，未だ実験的に確認されていない [1244]。ミクロサイズのリン酸脂質小胞では糖勾配全域にわたる浸透ポンプの運動性が誘導されている [3269]。

光流体的ポンピングはエネルギー効率が極めて低く，危険な高ビーム強度の使用によって初めて実現する。半径 r_{beam}，強度 I_{beam} で $F_{beam}=\pi r_{beam}^2 k_a I_{beam}/c$ の光子－圧力を放出する光線を考える。式中の $c=3\times10^8 m/s$（光速）であり，k_a は完全伝播で 0，完全吸収で 1，完全反射で 2 である。絶対粘性 η の流体中で半径 r_{beam} の標的球体にかかるストークスの法則の力（式 9.73）に当てはめると，以下のように流体の流速の程度が推測できる。

$$v_{flow} \sim \frac{k_a r_{beam} I_{beam}}{6\eta c} \qquad \text{[式 9.40]}$$

この場合，無次元の k_a を $r_{beam}\sigma_a$ にほぼ等しいと控えめに仮定しており，σ_a は約 $300m^{-1}$（吸光係数；4.9.4 項）である。I_{beam} を $10^{11}W/m^2$（光ピンセット強度；6.4.3.2 項の体内最大「安全」強度 ≦ $10^5W/m^2$ と比較），r_{beam}=200nm とすると，ka は 6×10^{-5}（ほぼ完全な伝播）であり，v_{flow} は約 1μm/s となるが，$\pi r_{beam}^2 I_{beam}$ 約 10mW という膨大なパワー損失が生じ，ポンプ圧 p_{beam} は $k_a I_{beam}/c=2\times10^{-7}$atm しか得られない。

9.2.7.5　流体の混和

大きさ L が 100nm 以下のナノ流体システム（パイプ，チャンバおよび接合部など）では，厳密に層流であっても，小分子拡散時間 τ が 10μs 以下であるため，分離している流体の流れは速やかに混和する（式 3.1 および**表 3.4**）。一方，大きさ L が 1000μm 以上で，v_{flow} が 1.4m/s 以上のシステムでは乱流が形成されやすく，310K の水で N_R が 2000 以上になり（式 9.29），やはり複数の流れが急速に混和する。

しかし，1000μm>L>100nm のシステムでは，拡散時間は小分子で 10^{-5}～10^3s であり，大分子ではこれよりはるかに長い。非層流には過度に高い流速が必要であり，拡散的撹拌（3.2.3.1 項）では混和は大して改善しない。この中間サイズのシステムで迅速な混和を得るには，まず 1 つの液体をマイクロミキサーチャンバーに充填し，同時に多数の微小ノズルから別の液体をチャンバーに注入する。最も単純なマイクロミキサー設計では，混合ノズルは同一平面上に規則的に一列に配置されている [1219]。複雑な設計になると，混合ノズルは先端の間隔が約 1μm の樹状分岐またはフラクタル幾何によって 3 次元に配列され，約 1000μs で完全な混和を完了することができる。先端の間隔が 100nm であれば，約 10μs で混和が完了する。

9.2.7.6　ナノポンピングと流体回路

無拍動層流の総エネルギー損失を最小限にする流体分布システムでは，分岐管の空間充填フラクタルネットワークが最も効率的である [3242]。Murray [1220] は，半径 R の 1 本の太い管が半径 r_1，r_2・・・，r_N の N 本の枝に分かれるネットワークの各分岐点では，以下の場合に剪断応力が等化され，流れのインピーダンスが最小値になることを認めた。

$$R^3 = r_1^3 + r_2^3 + \ldots + r_N^3 \qquad \text{[式 9.41]}$$

生物学的系には極めて多いが，$r=r_1=r_2=\cdots=r_N$ という特殊な場合には，Murray の法則は $R^3=Nr^3$ に減少する。例えば，ヒトの気管支系は典型的に N=2 であるため，理想的なフラクタルネットワークでは R/r は $N^{1/3}$=1.26 にほぼ等しい。**表 8.7** によると，気管（0 世代）から

16 世代の終末細気管支（この後，肺胞が不規則に現れ始める）までの実測値 R/r=1.24 であり，Murray の法則にぴったり一致する。乱流の状態では，Murray の法則の指数は 3 ではなく 2.33 になる [1615]。ヒト循環系の大動脈および太い動脈を支配する弾性管の拍動流の場合，エネルギー最小化の原則には面積保存分岐，すなわち理想的ネットワークでの $R^2=Nr^2$ が必要である [698]。

複雑なナノスケール流体論理的デバイスも想像に難くない。フラクタル形状の可能性が高いが，ここでは簡単にするため，容積 $V_{circuit}$ の 3 次元流体回路を考える。容積分率 f_{tube} は N_{tube} 個の長さ l_{tube}，半径 r_{tube} の独立流体経路から成り，2 つ目の容積分率 f_{valve} は N_{valve} 個の容積 $L_{valve}{}^3$ の流体ゲートから成る。個々の独立流体経路が平均 1 個の弁でゲート制御されれば，$N_{tube}=N_{valve}=N=f_{valve}\ V_{circuit}/L_{valve}{}^3$ であり，$l_{tube}=(f_{tube}/\pi f_{valve})(L_{valve}{}^3/r_{tube}{}^2)$ である。リザーバー，インレットおよびアウトレットマニホールドならびに補助メカニズムを無視し，$V_{circuit}=1\mu m^3$，$f_{tube}=0.9$，$f_{valve}=0.1$，$L_{valve}=20nm$，$r_{tube}=10nm$，310K の水の $\eta=0.6915\times10^{-3}kg/m\text{-}s$ とすると，流体回路には流体ゲート $N_{valve}=12{,}500$ 個と長さ $l_{tube}=230nm$ の独立流体経路 $N_{tube}=12{,}500$ 本が含まれる。典型的流速 $v_{flow}=1mm/s$[1228] の場合，9.2.5 項より，回路の総容積流量 $N\,\dot{V}_{HP}$ は圧差 $\Delta p=0.1atm$ で約 $4000\mu m^3/s$ である。完全に平行動作するものとし（例えば行程長が l_{tube}），回路動作周波数 $t_{flow}{}^{-1}$ を約 5000Hz と仮定すると，回路パワー損失量（弁の損失を無視した場合）$N\,P_{flow}$ は約 50pW，t_{flow} は約 0.2ms である。

毛細管ネットワークは適切な電圧を印加することによって容易にゲート制御され，弁を使用せずに種々の流体経路間で液体の流れを切り替えることができる。流体の流れの純粋な電気的バルブ調節は，ここ数十年の神経生物学的研究に多く利用されている。例えば，（組織内に挿入された）ミクロサイズのピペットの開放端からのアセチルコリンの流れは，先端に負のバイアス，すなわち 3nA の制動電流を加えることによって阻止され，制動電流を停止すると，流れが再開する [803]。それぞれ 40 の単量体から成る 25 本の鎖による対向ポリマーブラシを用いた安定放出流量調節弁 [2902] およびミクロスケールの電気レオロジーダイオード [498] が研究されている。（物質の流れを調節するための）任意のブール論理回路*の構成に利用できるマクロスケールの流体 NOR 論理因子は広く市販されているが [1227]，これらはコアンダ効果，渦または乱流効果を利用している場合が多く，一般にミクロおよびサブ μm のスケールにうまく縮小できない。1997 年に SmithKline Beecham と Orchid Biocomputer は，高処理量の薬物開発作業を集積化するためのマイクロ流体チップベースシステムを発表した [1222]。このマイクロ流体チップには，3 次元流体ネットワーク内の界面動電輸送を用いた有機溶媒のバルブ調節およびポンピングのためのマイクロ部品が搭載されている。ポンピングおよびバルブ調節のメカニズムには「大規模な集積化を実現し，本質的に信頼性の高いものにする」可動部はない。1998 年には，数百に上るミクロ幅の流路を用いたマイクロ流体ネットワークの評価 [1228,2697,2698] が積極的に推進され，集積化化学システムが広く考察された [121]。

9.2.7.7 封じ込め流体

一まとまりの流体がナノデバイス内部に入ると，封じ込められるか拡散的に細分された後，拡散的な流れ（式 3.1）またはポアズイユの流れ（式 9.25）よりもはるかに高い速度で輸送される。封じ込められた流れに利用できる速度は，（拡散的な流れと異なり）流体の粘度および総輸送時間にはほとんど依存せず，（ポアズイユの流れと異なり）流体圧および流路の長さにもほとんど左右されない。

簡単な比較では，半径 r_{block}，厚さ h_{block}，有効分別保存容積 f_{block}（容器壁の厚さおよびメカニズムのオーバーヘッドを計算に入れるため）のディスク形容器を考える。流体を入れた後，半径 r_{tube}（r_{block} にほぼ等しい），長さ l_{tube} の導管により速度 v_{block} で容器を輸送すると，容積流量は $\dot{V}_{block}=\pi\ r_{tube}{}^2\ f_{block}\ v_{block}$（$m^3/s$）となり，大きさの等しい加圧管でのポアズイユの流れの速度よりも高くなる。

$$v_{block} > \frac{r_{tube}^2 \Delta p}{8\,\eta\, l_{tube}\, f_{block}} \qquad [式\ 9.42]$$

このため，狭くて長い輸送管を使用する場合，流体圧が比較的低いか流体粘度が比較的高い場合，あるいは強度の高いダイヤモンド様容器の使用時のように容器の壁が極めて薄い場合（f_{block} が高い場合など）には，ポアズイユの流れよりも封じ込め輸送が優れている。例えば，$r_{tube}=10nm$，$l_{tube}=1\mu m$，$\Delta p=1atm$，$f_{block}=0.9$ で

*1950 年代に Marvin Minsky と Rollo Silver[289] は，多層プラスチックシートに mm 幅の溝と穴を形成し，溝の一部に小さいロッドとボールを挿入した水圧論理素子を用いた "hydroflip computer" を開発した。アセンブリを一緒に圧縮して，給水器に接続すると，約 30Hz の操作で高さ 3 インチの水柱によってエネルギー供給される水圧コンピュータが形成された。

310K の水を運ぶ封じ込め輸送管は，容器の輸送速度 v_{block} が 0.002m/s よりも高い場合，容積流量はポアズイユの流れを上回る。1m/s 以下で移動する容器/導管滑動界面は摩擦損失が少なく[10]，（完全にナノデバイス内部の）流速は特殊な用途ではパワー損失の最小化よりも重要な設計基準である。他に考慮すべき点として，流体の体積を多くの小さいブロックに分割すると，内径がはるかに小さく空間的に独立する多数の導管によって，小ブロックを個別に輸送できるために，流れの設計の選択肢が大きく増加し，同じサイズの導管によるポアズイユの流れを凌ぐ利点が大幅に増える。

9.3　ナノマニピュレータ

マイクロ電気機械システムすなわち MEMS に用いる簡単なアクチュエータが数多く開発されている[1232,1253-1255,1267-1269]。こうした設計のいくつかは，初期のナノ医用システムに有用であると考えられる。複数の自由度を持ち，作業空間が $1mm^3$ 程度，位置分解能約 10nm 以下，作動頻度 10kHz 以下，スルーレート 4nm/s 以下の関節マイクロマニピュレータの主要部品はすべて実験的に説明されており，完全なシステムが提案されている[346,1253,1254]。

作動およびマニピュレーションの定義は極めて広い。例えば，約 300μm の自己組み立て－分解式の金箔立方体が製造され，約 1Hz でサイクルが繰り返されているほか[1251]，「シリコン製の折り紙」も報告されている[1382]。非機械的作動についても研究が進められてきた。Magnetic Stereotaxis System[1256] では，6 個の超伝導コイルを立方形に配列したヘルメットを使用し，脳組織に埋め込んだ幅 3.2mm，長さ 4.7mm の永久磁化円柱形ペレットに 0.2N の力を加えることによって，物理的な直接接触を持つことなく，約 1mm の位置精度で脳組織内のペレットを所定の位置に段階的に移動することができる。

しかし，マニピュレータの通常の定義によれば，エルゴメカニカルトランスデューサ（モーターなど；第 6 章）は化学，電気，機械，音響または他の形のエネルギーを操作デバイスの機械エネルギーに変換し，操作デバイスは環境内の物体または物質に有用な力を発揮する。ほとんどの場合，力を伝達する物理構造が必要であり，これにはガーダ，支柱，気送管または回転継手などの重耐荷部品と応力ケーブル，弁，スイッチなどの精密部品の両方が含まれる（9.3.1 項）。エンドエフェクタ（グリッパ，カッターまたは分子ジグなど）は，操作デバイスの遠位端に荷重を集中し，切り替えるのに利用されるほか（9.3.2 項），特殊な作業の遂行を目的とする。センサはマニピュレータの動きをフィードバック制御するとともに，割り付けられた作業が正しく実行されたかどうかを確認する（9.3.3 項）。多数のマニピュレータを繊毛状に配列することもでき，物質を簡便に大量輸送することが可能である（9.3.4 項）。他にも物質の大量分解に利用できるマニピュレータもある（9.3.5 項）。

本項に略述する種々の概念より，ナノマニピュレータ設計の可能性は極めて広範囲に及ぶことが分かる。こうした概念の目的は特殊な技術を提示することではなく，希望の能力を発揮する設計の選択肢を代表する有用なマニピュレータの種類を説明することである。エネルギー損失を最小化し，速度を最大化し，部品数を最小限に抑え，製造を簡素化する至適システムの製造は現時点では試みられていない。生体適合性については第 15 章で取り上げる[3234]。

9.3.1　ナノスケールマニピュレータ

9.3.1.1　生物学的繊毛

生物学的繊毛は運動性の毛髪様円柱形突起であり，典型的に直径 200～300nm，長さ 2～20μm，質量 10^{-16}～10^{-15}kg である[338,396,936,939,1394,1449]。一部の細胞表面に多数認められる。単細胞生物は移動および食物収集の両方に繊毛を利用し，多細胞生物は主として細胞外への環境の物質輸送に利用する。

個々の繊毛は，細胞骨格に固定された中心体様基部体から伸びる細胞膜の伸長部によって境界され（**図 9.2A**），直径約 150nm，長さ 300～500nm の壁共通微小管が 3 本 1 組で 9 組配列している。基部体からの芽が繊毛の主要構造であり，軸糸と呼ばれる。軸糸は微小管から構成される円柱であり（8.5.3.11 項），中心に中心対と呼ばれる 2 本の完全な微小管が存在し，周囲を 9 本の周辺微小管が取り巻いている（**図 9.2B**）。9 本の周辺微小管対は，9 個の三重基部体のそれぞれを構成する 3 本の微小管の 2 本が伸長したものである。各周辺微小管対は A 小管（チューブリン二量体を主成分とする通常の 13 本のプロトフィラメントを有する外径 25nm の完全な微小管），B 小管（10～11 本のプロトフィラメントしか持たない不完全微小管）およびタンパク質テクチン（引張強さの高い中間フィラメント様タンパク質）を含む共通壁から成る（**図 9.2C**）。

1～2 メガダルトンのダイニン腕が各 A 小管から外方向に突き出し，さらに隣接する周辺微小管対の B 小管の方向に時計回りに突出している（**図 9.2D**）。ダイニン腕は内腕と外腕の 2 本一組であり，微小管に沿って約 30nm の一定間隔で並んでいる。タンパク質のネキシンリンクが周辺微小管をつないで環を形成し，9 個の微小管のそれぞれから内側に放射状スポークが突き出している。繊毛の運動時に微小管の長さは変化しない。むしろ，ATP 駆動循環過程では各ダイニン腕の茎部が隣接 B 小管に脱着し [3551,3554]，速度約 14μm/s で小管に沿って茎部を二量体 1 個分の長さだけ引っ張る [1450]。ダイニン腕が産生する最大力は約 1pN と測定されている [452]。隣接する周辺微小管対の様々な応力によって，軸糸が屈曲する。選択的な側枝結合と非結合によって，繊毛は長手方向のいずれの部分でも屈曲することができる。

初期の実験で，ウシガエルの食道繊毛表面に約 0.01W/m^2 の機械的起動力が発生することが認められ [2,526]，食道表面を 1～10μm^2/繊毛と仮定すると，機械的パワー出力 P_{cilium} は約 0.01～0.1pW/繊毛と推定される。同じく，ヒト内耳の有毛細胞の繊毛 [446] は最小圧 2×10^{-5} N/m^2（2×10^{-10}atm）に反応し，約 10^{-3}pN の力を負荷した場合，最小撓み 0.1nm となり，したがって機械的剛性は約 10^{-5}N/m である（軸糸の曲げモーメントは約 7×10^{-17}N-m である [1449]）。非筋性動作組織の最大パワー密度 D_p を約 10^{5}W/m^3（**表 6.8**），繊毛体積を 0.1～1μm^3 とすると，機械的パワー出力 P_{cilium} はやはり 0.01～0.1pW/繊毛と推定される。

長さ 12μm の単純繊毛は頻度 ν_{cilium} 約 30Hz で打ち，有効打の角速度 12°/ms，先端速度 2500μm/s であり，回復打の曲げは約 350μm/s で伝搬する（長さ 600μm の複合繊毛は約 20Hz で打ち，角速度 10°/ms，回復打の速度 17mm/s である [1394]）。P_{cilium} を約 0.05pW，v_{cilium} を約 500μm/s とすると，Fcilium は P_{cilium}/v_{cilium} にほぼ等しく，約 0.1nN である。

9.3.1.2 ナノ繊毛マニピュレータ

同じように複雑なナノメカニカル繊毛システムも設計できると考えられる。しかし，ここでは簡単にするため，ゾウの筋性体幹またはイカの触腕を真似てパターン化され [1231]，厳密には生物学的繊毛に基づいていないナノ繊毛マニピュレータについて考える。このモデルは半径 r_{shaft}，長さ l_{shaft} の円柱形中心シャフトを有し，シャフトの先端は 1 本または複数のコンジットシャフト付属制御ケーブル（半径 r_{cable}）に接続されている。この制御ケーブルは長さと引張応力を予測通りに変化させることができ，これによってシャフトを屈曲させる。F_{cable} の力で引っ張られたケーブルは，ナノ繊毛シャフトに横方向の屈撓力を加える。小さい撓みでは $F_{deflect}$ は（r_{cable}/l_{shaft}）F_{cable} に近似する。単純なカンチレバーロッドの末端を曲げるのに必要な力は，$F_{deflect}=3\ E_{shaft}\ I_{shaft}\ d/l_{shaft}^3$ であり，式中の E_{shaft} はヤング率，$I_{shaft}=\pi\ r_{shaft}^4/4$ は円形断面シャフトの断面二次モーメントである [364]。撓みは次のように求められる。

$$d=\left(\frac{4}{3\pi}\right)\left(\frac{r_{cable}\ l_{shaft}^2\ F_{cable}}{E_{shaft}\ r_{shaft}^4}\right) \qquad \text{［式 9.43］}$$

偏角 $\theta_{shaft}=\tan^{-1}$（d/l_{shaft}）である。F_{cable} がオイラーの力を上回ると，シャフトは曲がり始める [364]。

$$F_{buckle}=\frac{\pi^2\ E_{shaft}\ I_{shaft}}{l_{cable}^2}=\frac{\pi^3\ E_{shaft}\ r_{shaft}^4}{4\ l_{shaft}^2} \qquad \text{［式 9.44］}$$

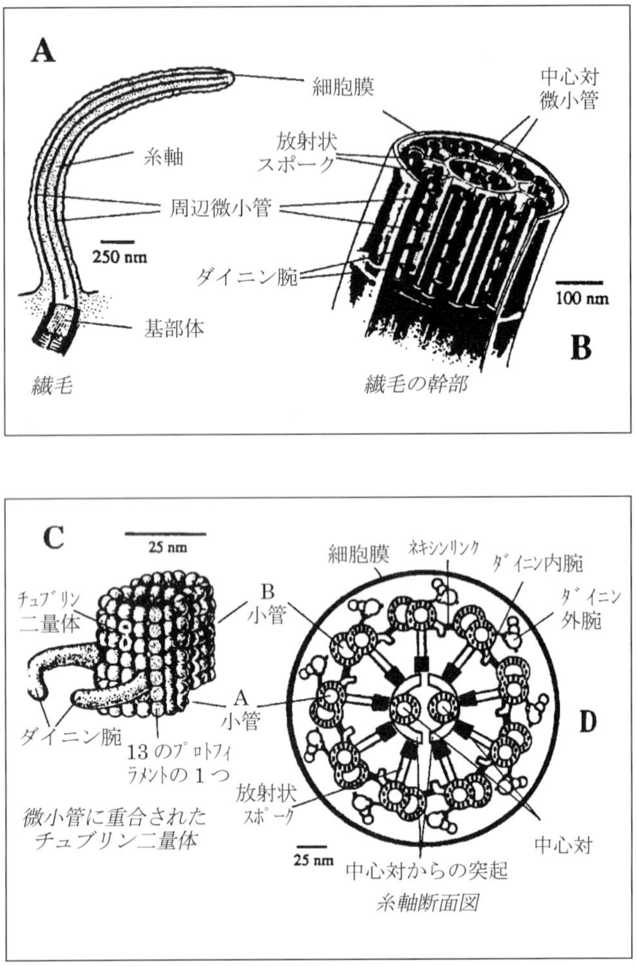

図 9.2 生物学的繊毛の構造の略図（Cormack[936] および Becker と Deamer[939] から改変）

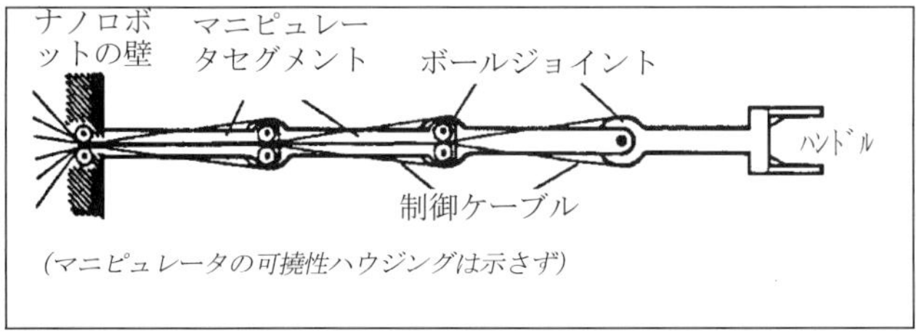

図 9.3　ボールジョイントを利用するセグメント化 3D マニピュレータの平面図（Ma ら[1233]から改変）

円形断面のダイヤモンド様ケーブルを通って伝達される最大力と引張強さ[536] $T_{str}=1.9\times10^{11}\mathrm{N/m^2}$（$r_{cable}$=1nm の場合）は，$F_{max}=\pi\ r_{cable}^2\ T_{str}$=600nN である（内径 r，外径 R の中空シリンダーでは，式 9.44 の r_{shaft}^4 を (R^4-r^4) に置き換えなければならない）。

大型のナノ繊毛では，r_{shaft}=50nm，l_{shaft}=1000nm，E_{shaft} 約 $10^8\mathrm{N/m^2}$（腱の強度にほぼ等しい[521]）とする。$F_{cable}=F_{max}$約600nNの最大撓みで，dは約400nm，θ_{shaft}約22°，曲げ剛性$k_{shaft}=F_{deflect}/d=(3\pi/4)(E_{shaft}/r_{shaft}^4/l_{shaft}^3)$で約0.001nN/nmである。ナノ繊毛の先端によって加えられる最大側方力$F_{deflect}$は約0.6nNである。この力をストークスの法則の力（式9.73）と等しくすると，水による最大ナノ繊毛速度は約10cm/sとなる。ケーブルの引張応力が半径r_{shaft}のシャフト終板に均一に分布する場合，最大機械圧は$p_{shaft}=F_{max}/\pi\ r_{shaft}^2=8\times10^7\mathrm{N/m^2}<E_{shaft}$である。$F_{buckle}$約5nNでシャフトの曲げが開始し，d=3nm，$\theta_{shaft}$=0.2° である。熱ノイズによる先端の古典的位置変動[10]は$\Delta x=(kT/k_{shaft})^{1/2}$で，約2nmであり，曲げの際の最小撓みに極めて近い。制御ケーブルをv_{cable}約1m/sで動かすと，最大ナノ繊毛作動頻度ν_{max}はほぼv_{cilium}/r_{shaft}=20MHzとなる。ただし，作動頻度ν_{cilium}=1kHzの場合，パワー損失量P_{cilium}は少なくとも$F_{max}\ r_{shaft}\ \nu_{cilium}$=30pWとなり，さらに最大先端速度約10cm/sでストークスの摩擦損失約60pW（式9.74）がこれに加算される。

極小ナノ繊毛の場合，r_{shaft}=10nm，l_{shaft}=100nm，$E_{shaft}=10^{10}\mathrm{N/m^2}$ で，$F_{cable}=F_{max}$ 約 600nN とすると，d=25nm，θ_{cable}=14°，k_{shaft}=0.2nN/nm，$F_{deflect}$=6nN，$p_{shaft}=2\times10^9\mathrm{N/m^2}<E_{shaft}$，$F_{buckle}$=78nN，$\Delta x$=0.1nm，$\nu_{cilium}$=1kHz で最大$\nu_{max}$ 約 100MHz，P_{cilium}=6pW となる。水中の最大ストークス速度は 10m/s であるが，1cm/s でもストークスのパワー損失量約 6pW が加算される。

可撓性シャフトの周囲にケーブルを巻き付けると，マニピュレータに捩りの運動を付与することができる。3 本以上の制御ケーブルを（120° の円周間隔で）装着すると，先端位置の完全球形角コーディネート操縦が可能となる。シャフトの長手方向に位置する連続接続環に 3 本組の制御ケーブルを追加することによって，シャフト中間部を独立して操作することができ，放射状伸長全体の追加制御によって種々の形状にシャフトを屈曲することができる。2 組の直交する伸長ケーブルの端を各セグメントを分割するボールジョイントに接続するデザインは複雑ではあるが，余力があり調節能力の高い関節式マニピュレータを実現する（**図 9.3**）。

9.3.1.3　空気圧マニピュレータ

気体（空気圧アクチュエータなど）または液体（液圧アクチュエータなど）を利用しても，ナノマニピュレータ構造に様々な引張応力を加えることができる。ナノスケールの空気圧アクチュエータの部品は連続体の流れを確保するために，大きさ $L>>\lambda_{gas}$（式 9.23）でなければならない。したがって L が約 1μm の場合，最小作動気圧 $p_{gas}>>0.2\mathrm{atm}$ であり，L=10nm では最小 $p_{gas}>>24\mathrm{atm}$ である。

イソギンチャク，線虫，棘皮動物の管足，クモの脚，蝶のサナギの翅の拡張，魚類の浮き袋，ヒトの性器など，マクロスケールの生物界には水圧による組織膨張の例が数多くある。T4 バクテリオファージのナノチューブによる DNA の加圧ポンピングについては前述の通りである（9.2.4 項）。ナノバイオロジーのもう 1 つの例としてナマコ *Thyone* の精子では，水が急速に流入すると，先体小胞を貯蔵する 0.5μm^3 の先体帽の体積が 50〜70ms で 2 倍になり，10s 以内に幅 700nm の球形の先体小胞が幅 50nm，長さ 90μm の管状先体突起に変化する（**図 9.4**）。この事実より，アクチン重合の速度のみではこれほど速いとは考えられず，この伸長には約 0.5atm のプロフィラクチン浸透圧が少なくともある部分は寄与していることが示されている[1230]。

可撓性リブのほか，加圧により一方向にのみマニピュレータを屈曲させる弾性ながら非伸展性の棘を備えた単純な直交異方性管から，ナノスケールマニピュレータを構成することもできる（**図 9.5**）。3〜6atm に加圧されるセンチメートルサイズの空気圧直交異方性セグメントを用いて構成した複合マニピュレータの実験より，位置精度 2〜5mm（0.4〜0.9%），先端の耐荷強度約 20N 以下で，0.3〜1s 以内に 90° の屈曲が得られた[1231]。

Suzumori ら[1232]は，顕微鏡的サイズに容易に適応できる直径約 4mm の単純であるが精密な空気圧マニピュレータを作製し，評価と分析を行った。**図 9.6** に示すように，このマニピュレータでは，可撓性シリンダーが 120° 扇形の 3 つの縦型チャンバーに分かれており，これらは永久に連結されている。各チャンバーは圧力調節弁に接続されたフレキシブルチューブによって個別に加圧や減圧が行われる。最初の形状では，純粋に環状の補強ファイバー（巻き角度α=0°）によって，3 室マニピュレータは軸方向に変形しやすく，半径方向の変形に耐性がある。3 室に等しく圧力を加えると，軸方向の伸展が引き起こされる。1 室のみに加圧すると，マニピュレータはこのチャンバーの反対方向に屈曲するため，3 室の圧力を調節することによって，デバイスをあらゆる方向に屈曲することができる。2 つ目の形状では，チャンバーに圧力をかけると，らせん状の補強ファイバー（α=5°～20°）によってシリンダーの軸回転が発生し，有用なねじり運動が先端部に生まれる。これにより，マニピュレータはピッチ，揺首，伸展および回転が可能であるが，独立調節パラメータは 3 つしかないため，これら 4 つの運動は完全には独立していない。

図 9.6 の 3 室空気圧マニピュレータを考える。マニピュレータは一端が固定され，α=0°，管の半径 r_{tube}，管壁の厚さ t_{wall} であり，中心軸方向の弛緩時の長さ L_0 が等しいチャンバーにそれぞれ p_1，p_2 および p_3 の圧力を加える。ファイバー補強管壁の素材は横方向のヤング率が E_{tube} である。垂直軸を中心とするマニピュレータ回転の x-y 投影（θ）は以下のように求められる。

$$\theta = \tan^{-1}\left(\frac{2p_1 - p_2 - p_3}{3^{1/2}(p_2 - p_3)}\right) \quad \text{[式 9.45]}$$

3 室のそれぞれについて，$\theta_1=\theta$，$\theta_2=\theta+(2\pi/3)$ かつ $\theta_3=\theta-(2\pi/3)$ である。垂直軸（φ）から下方のマニピュレータの角偏向は 3 室ともに等しく，

$$\varphi = \frac{L_{manip}}{R_{curve}} \quad \text{[式 9.46]}$$

L_{manip} は中心軸で新たに伸展したマニピュレータの長さであり，R_{curve} はマニピュレータの曲率半径である。垂直軸からの線偏向は，

$$d = (1-\cos(\varphi))\,R_{curve} \quad \text{[式 9.47]}$$

$$L_{manip}^2 - (L_0)L_{manip} - \left(\frac{\pi\, r_{tube}\, L_0}{36\, E_{tube}}\right)\sum_i(p_i) = 0 \quad \text{[式 9.48]}$$

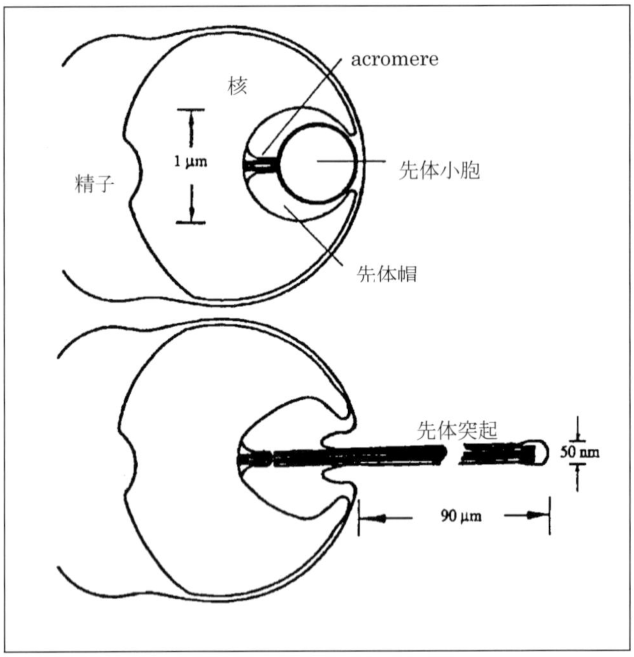

図 9.4　*Thyone* の先体突起の図（Oster と Perelson[1230] より改変）

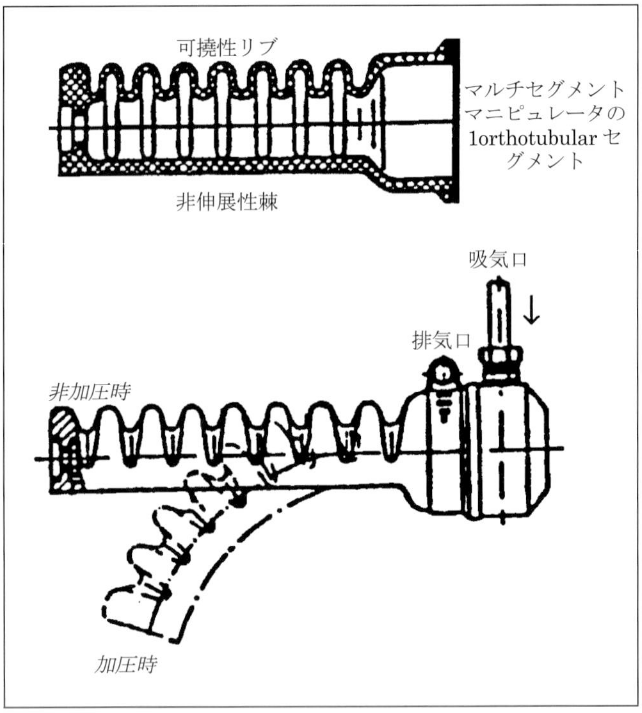

図 9.5　可撓性リブ直交異方性管マニピュレータ（Wilson ら[1231] より改変）

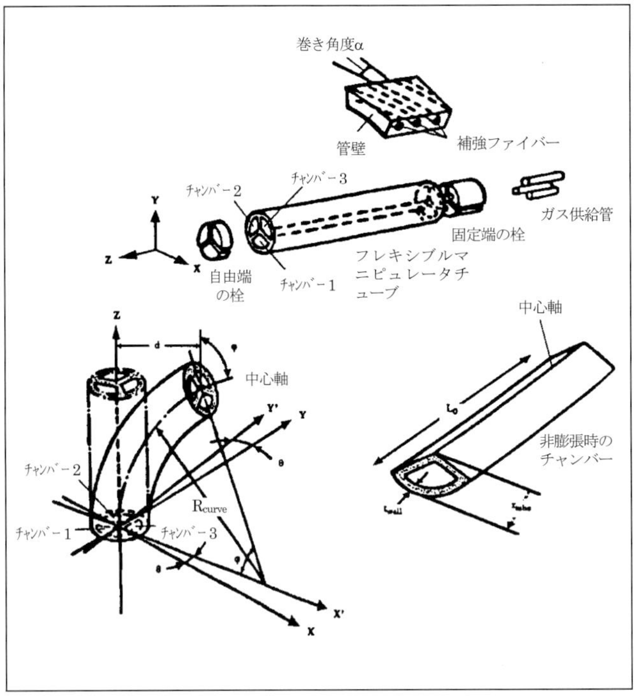

図 9.6　3 室空気圧マニピュレータの構造（Suzumori, Iikura および Tanaka[1232] より改変）

$$R_{curve} \approx \left(\frac{9\,E_{tube}}{2\pi}\right)\left(\frac{\pi\, r_{tube} + 2\,L_{manip}}{\sum_i (p_i \sin(\theta_i))}\right) \qquad \text{［式 9.49］}$$

式 9.48 は二次式を用いて容易に評価できる。いくつかの単純化する仮説を立てると，マニピュレータの曲げ剛性は以下のように求められる。

$$k_{tube} \approx \frac{3^{1/2}\pi\, E_{tube}\, t_{wall}\, r_{tube}^3}{L_{manip}^3} \qquad \text{［式 9.50］}$$

したがって先端部で発揮される最大力は，

$$F_{tip} = k_{tube}\, d \qquad \text{［式 9.51］}$$

最後に平均密度ρ_{manip}，質量 M_{manip} がおよそ$\pi\, r_{tube}^2\, L_o\, \rho_{manip}$で，先端部荷重が M_{load} の 3 室空気圧マニピュレータの最小共鳴周波数ν_{res}は以下の通りである[1232]。

$$\nu_{res} \approx \left(\frac{3\,E_{tube}\,I_{tube}}{4\pi^2 L_{manip}^3 (M_{load} + 0.236\,M_{manip})}\right)^{1/2} \ (\mathrm{Hz}) \qquad \text{［式 9.52］}$$

式中の二次面積モーメント I_{tube} は $(1/4)\,\pi\, r_{tube}^4 + (1/2)\, L_{manip}\, r_{tube}^3$ に近似する。粘性作動媒体の欠如下でのマニピュレータパワー所要量は，

$$P_{manip} \approx F_{tip}\, \nu_{manip}\, (L_{manip} - L_0) \ (\mathrm{watts}) \qquad \text{［式 9.53］}$$

式中のν_{manip}はマニピュレータ作動頻度である。

ナノ医療に有用な空気圧マニピュレータの例として，L_0=1200nm，r_{tube}=200nm，t_{wall}=50nm，$E_{tube}=10^8$N/m^2，かつ最大作動圧約 1000atm の 3 室設計を考える（理想気体の法則を用いて計算した空気の圧力/体積相関は 100atm で約 5%の誤差，1000atm で約 50%の誤差である；**表 10.2**）。マニピュレータの 1 室に p_1=6atm の圧脈波を加えると，約 0.1nN の側方力 F_{tip} とともに荷重 0 で約 1nm の先端部変位 d が生まれ，T=310K で約 3kT/サイクルのコストがかかる。60atm の脈波を加えると，約 1nN の力と 10nm の変位が生じ（約 300kT/サイクル），600atm の圧力では約 10nN と 100nm の非荷重先端部変位が生成され，エネルギーコスト約 30000kT/サイクルで，ν_{manip}=1MHz での連続パワー消費量 P_{manip} は約 100pW である。最小駆動圧を約 6atm（3kT/サイクル）上昇すると，マニピュレータ先端部を再現性のある約 1nm 単位のサイズで確実に位置づけることができ，この設計での k_{tube} の曲げ剛性を約 0.1N/m とすると，熱ノイズによる先端部の古典的な位置変動[10]$\Delta x = (kT/k_{shaft})^{1/2}$ の約 0.2nm よりも十分に高い。

マニピュレータの体積は約 0.15μm^3 であり，質量は約 0.1pg である。真空下で荷重 0 の場合，約 1000atm 以下でν_{res}約 30MHz である。荷重 1pg（1μm^3 のナノロボットの質量に近い）でν_{res}は約 5MHz に低下し，荷重約 30pg では 1MHz に低下するため，適度の荷重で～MHz 程度の作動頻度が妥当とみられる（比較として，1nN の浮揚力は重力に対して 100,000pg の質量を支持する）。最大循環先端部変位 d=100nm かつν_{manip}=1MHz の場合，平均先端部速度 v_{tip} は d ν_{manip}=10cm/s に近似する。先端部速度 10cm/s とし，マニピュレータの r を $(2\, r_{tube} L_0)^{1/2}$，310K の組織血漿の$\eta = 1.1\times10^{-3}$ kg/m-s とすると，ストークスの摩擦損失の式（式 9.74）を用いて，体内の最大粘性抵抗力 P_{drag} は約 140pW となる。

上述の空気圧設計は極めて用途が広い。マニピュレータ先端部変位の尺度 d は $L_o\, p/E_{tube}$ に近似し，マニピュレータ先端部力の尺度 F_{tip} は r_{tube}^3/L_o^2 に近似する。先端部力は E_{tube} が 10^8N/m^2 以上であれば，ほとんど E_{tube} に依存せず，これより低い場合は F_{tip} が急速に低下する。ダイヤモンド様壁材料（例えば E_{tube} が約 10^{11}N/m^2）を用いた空気圧マニピュレータは，k_{manip} が 10～

第９章

100nN/nm 程度の剛性を有するが（9.3.1.4 項に記載する伸縮式マニピュレータに匹敵する），この場合，最大作動圧による最大空気圧先端部変位でも 1nm 以下に制限される。補強ファイバーのらせんのピッチ（αなど）を能動的に調節するために，縦ケーブルを加えることもできる[529]。円形の補強ファイバーと縦形の補強ファイバーを補充することによって，コンプライアンスの高い管構造物を多様ならせん形に変形することもできる[1225]。張力をかける調節ケーブルを加えたり，空気圧チャンバーの層を増やすと，メカニズムは多少複雑になるが，全 6 自由度（DOF）のマニピュレータが得られる。個々の軸セグメントを調節すれば（選択的ロッキング/アンロッキングまたは隣接セグメントのヤング率を変えるなど），3 次元的作業容積により任意のヘビ様の曲げが可能となる（**図 9.7**）。中心軸に沿ってエンドエファクタ制御ラインを通すこともできる。

高度冗長または過剰冗長マニピュレータとも呼ばれる「触手」形または「ヘビ」形マニピュレータの興味深いデザインは，文献に数多く記載されている[1231,1233,1270-1273,1625,2387]。これらは同軸接続された複数の空気圧セグメントの集積体として製造することもできる。生物界のヘビは約 200 個の分節から構成され，これら分節を連結する関節のピッチは ±10° しかないが，開発されているヘビ形ロボットは人工関節のピッチが最大 135° にもなる[1625]。高度冗長マニピュレータは極めて高度のフェールセーフ機構が可能であり，1 個の関節が故障しても（強いロッキング，falling limp しない，設計の欠陥など），利用できる作業容積は大きく減少しないことから，こうしたデザインはナノ医用ロボットシステムに有用である。

9.3.1.4 伸縮式マニピュレータ

マニピュレータのもう 1 つの有用な種類として伸縮設計（**図 5.14**）がある。このメカニズムは，空気圧または連結部品のシャフト駆動回転による滑動を利用し，すっぽり収まった部品やねじやまの切られた部品を伸縮させる。

最も有名な伸縮式ナノマニピュレータ設計は，精密な分子の配置および組み立て作業に利用できる高剛性メカニズムに関連して，Drexler[10] が提案している。**図 9.8** に示す通り，このメカニズムは直径 1.5nm の駆動軸によって伸縮が調節される中心部の伸縮継手を特徴とする。この駆動軸の高速回転（接線速度 1m/s 以下）

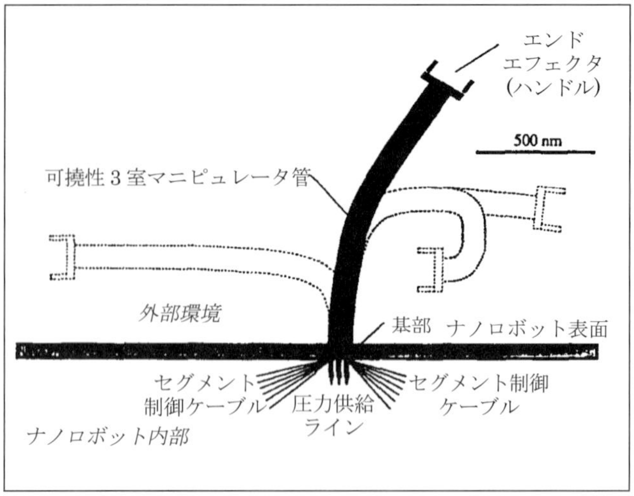

図 9.7　直接セグメント制御による「空気圧ヘビ形」マニピュレータの可動域

によって，伝導装置が既知数の回転を迅速に実行し，これによって伸縮継手が軸方向にゆっくりとねじ込まれるか逆に回転して，マニピュレータの伸縮が起こる。さらに，2 対の傾斜回転継手がドーナツ形のウォームドライバによって調節され，このうち 1 対は伸縮部と基部との間に，残る 1 対は伸縮部と作業先端部との間に位置する。こうした継手により広範囲にわたる複雑な角運動が可能となり，作業エンベロープ（**図 9.9**；独立する遊星歯車装置（2.4.1 項），比較のために左下に示す）への全 6DOF のアクセスが可能となる。クラッチを用いて種々の駆動軸のかみ合わせを調節することにより，駆動軸はロッキング状態の合間に既知数の回転を行うことができ，マニピュレータ継手回転を距離計のように調節する。動力供給システムおよび駆動軸制御システムはマニピュレータ外部にあるため，厳しい形状的制約を受けない。

Drexler の収縮式マニピュレータはほぼ円筒形であり，外径約 35nm，基部上部から作業先端部までの伸長時の長さ 90～100nm である。マニピュレータには直径 7nm の中空環状溝があり，ツールチップおよび物質をマニピュレータの下から基部，さらに作業先端部まで運ぶことができる。先端部には，ツールチップの設置とロッキング機構のために，わずかに広がった領域が確保されている。デバイスの質量は約 10^{-19}kg であり，基部および外部の動力供給ならびに制御構造を除き，このマニピュレータは約 4×10^6 個の原子から構成されている。デバイスの剛性（おおよそアーム長で測定される[10]）ks は約 25nN/nm であるため，0.04nm のアームであれば 1nN の力を加えることで弾性たわみが生じる。T=310K でのマニピュレータの古典的位置変動Δxは，$(kT/k_s)^{1/2}$にほぼ等しく，約 0.01nm であるが，マニピュレータチューブセグメントのネジ山ピッチが 0.5nm で，チューブセグメントを 1 回転させるのに駆動軸が約 700 回転する場合，セグメントの伸長を 0.001nm 刻みに変更することもできる。作業空間には直径約 100nm, 深さ約 10nm の 180° 半球形ドームが装備されている。全長 100nm にわたる先端部の移動には，アーム速度を控えめに約 1cm/s と仮定して約 10μs を要する。能率的な作業計画によって，運動のアークをはるかに縮小でき，作動頻度を MHz 程度にすることができる。非荷重状態の運動時に生じるマニピュレータのパワー損失量は 0.1pW（パワー密度約 10^9W/m^3）である。運搬する有効搭載量の単位質量当たりのエネルギー損失量は拡大縮小によって変化せず，伸縮式マニピュレータのデザインは一般にサイズを拡大しやすい[10]。パワー損失量はアーム長の二乗または先端部速度の二乗にほぼ等しく[10]，パワー密度はアーム長に反比例する。

繊毛形ならびに空気圧式マニピュレータ設計と同じく，伸縮式マニピュレータも密閉封止されるため，調節されている内環境を維持するとともに，体内での漏れに耐える操作が可能である。

9.3.1.5　スチュワートプラットホーム形マニピュレータ

単純マニピュレータデザインの1つとして 6-DOF スチュワートプラットホーム構造がある[1237,1238]。スチュワートプラットホームは正 8 面体構造を呈し，三角形の 1 面が可動プラットホームとして機能し，これに対する面が固定基部として働く。正 8 面体の 6 本の支柱が基部とプラットホームを連結しており，これらは長さを変えられることから，基部に対するプラットホームの位置や向きを調節することができる。6 本の支柱は圧縮力または引張力にのみ耐え，曲げには耐えられない。可動域の一部を明示するため，3 本の支柱および 3DOF の平面図を**図 9.10** に示す。この 5×10^{-20}kg のデバイスは圧力駆動式バーニヤラチェットを搭載しており，これによって 100nm の作業範囲全体にわたって支柱の長さを 0.1nm 単位で変えることができ，優れた位置調節が得られる[10]。Merkle[1239] は，6-DOF 位置調節デバイスの最新デザイン，ダブル三脚形状を考案しており，これを使用すれば，所定の構造物の剛性はロボットアームよりも高くなるが，可動域はスチュワートプラットホームよりも有意に大きくなる。単純な設計パラメータを変更することによって，ダブル三脚の剛性と可動域とのバランスを絶えず調整することができる。

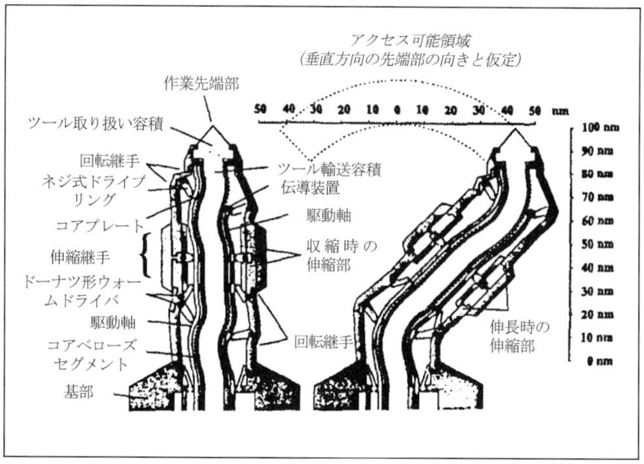

図 9.8　伸縮式ナノマニピュレータの断面図（Drexler[10] より転載）

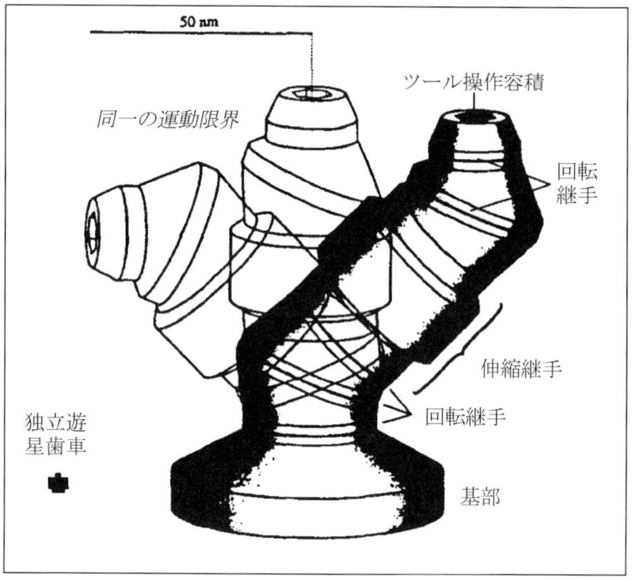

図 9.9.　伸縮式マニピュレータの外観と可動域（Drexler[10] より転載）

液浸状態で部品を組み立てると，静電作用および表面張力作用は回避される[1150]。初期に開発され，水性懸濁液中で作動する最も原始的なスチュワートプラットホーム式ナノマニピュレータで，R. Merkle は脚部の製造過程で，2 本の対面する支柱の表面に一連の結合部位を形成することによって，脚部の伸縮を調節する方法を提案している。対となる特定の結合部位（各支柱の 1 部位）間でのみ 1 本の支柱を対の支柱に選択的に連結できる化学結合分子が考案されている。カップリング剤を様々に変えることによって，支柱のどの部分を隣接支柱に接続するかを調節することができ，液中で結合分子の種類を循環すれば，支柱を動かすような形で結合と分離が得られる[1303]。

9.3.1.6　変形マニピュレータ

変形マニピュレータ（5.3.1.3 項）は，圧縮保存体積から展開することのできる完全に再構成可能な操作用または移動用の付属機器である。突起の表面積，輪郭，体積，長さおよび剛性は kHz 程度の頻度で様々に異なる（5.3.1.4 項）。ナノチューブ表面から現れる変形マニピュレータはアーム/脚，手/指，障壁および境界，把持器，気泡など，すべて計画的または確率的制御のもとで，一時的に様々な形状を呈する（9.3.3 項）。

高塑性突起の例は様々な大きさで微生物学的に数多く知られており，線維芽細胞およびアメーバの仮足（アメーバの仮足は伸長し，約 10s で 100μm のゾウリムシを包み込み[1252]，最大約 2900N/m^2 の応力を加える[1462]），細胞突出および仮足様突起[938]，核膜孔複合体の口を取り囲む約 40nm の取り入れ受容体（細胞質フィラメント）[1264]，速度 100μm/s での巨大緑藻細胞の細胞質還流[938]，アメーバ様運動の際に発生する可撓性の細胞膜伸展（9.4.3.7 項）などがある。ヒトの軸索突起は約 10nm/s の速度で伸長する[1240]。他に植物細胞の葉緑体の緑色色素体細管もある。この管状突起は最初，葉緑体表面から突出物として生まれ，伸長し拡大する。生存細胞では動的であり，連続的に形状を変え，周囲を移動し，再び収縮し，時に他の葉緑体と結合する。幅 350～850nm，長さ最大 15μm である。色素体突起は速度 10～100nm/s で伸展し，球体の周囲に指を巻き付けるように別の物体を包囲する[735]。変形マニピュレータは，克服しがたいが重要な設計上の課題を提示すると予想される。

9.3.2　ナノスケールのエンドエフェクタとツールチップ

エンドエフェクタは通常，力の負荷の集中化と転嫁を目的としてマニピュレータの先端部に装着される。力の転嫁の単純な例には，ねじ回しの頭部またはボルト締めのソケット，刃，目打ち器のほか，レバー，てこ，くさびなどがある。

エンドエフェクタは先端部の超微細な運動の制御にも利用できる。エンドエフェクタが実行できる最も単純な作業は，環境内の目標物の把持または握り込みであると考えられる。把持エンドエフェクタの考えうる様々な概念の一部を**図 9.11** に模式化する。（A）に示す機械的グリッパは長さ約 10μm の顎部，厚さ約 2μm の歯，約 5kHz の共鳴周波数を備え，2.7μm の各ポリスチレン球，乾燥赤血球のほか，直径 7μm，長さ 40μm のミドリムシを初めとする種々の原生動物の把持にも利用されている[1267]。空気圧グリッパ（B）は大きなスケールで組み立てられ操作される[1232]。**図 9.11（C）**は，狭い空間で小さい目標物を可逆的に保持するのに，高周波点音源または超音波共鳴フィールド[1627]をいかに利用できるかを示している。電気力学フィールド，電気泳動力[1628,1629]および光ピンセット[1247,1630,1631]も同様の原理を利用している。吸引グリッパ（D）は気体または液体環境に浸漬しているあらゆる目標物に使用できるが（式 9.22）[1619,1620]，磁気グリッパ（E）は磁性材料にしか作用しない。静電グリッパ（F）はクーロン引力，潜像力または双極子電荷作用を誘導し，パッシェンの法則によるごく小さい間隙の絶縁破壊強度の増加によって強化される。**図 9.11（G）**に示すファンデルワールスグリッパは，ファンデルワールス力を調節するために可変性のナノスケール表面粗さを利用する。流体の表面張力または関連力を調整して，目標物を可逆的に把持する。最後の構想は，細い連結スパイクで環境内の軟質の物体を突き刺し，グリッパを引き戻す用意ができるまで，物体の内部にアンカーを留めておく（**図 9.11（H）**）。

図 9.11 に示すエンドエフェクタのほとんどは目標物と物理的に直接接触する。グリッパおよびマニピュレータの不要または不慮の表面接着（9.2 項）は重大な設計的問題であり，作業の際にマニピュレーション機構が遭遇するあらゆる環境および目標物について対策を立てる必要がある。真空下での相補的ダイヤモン

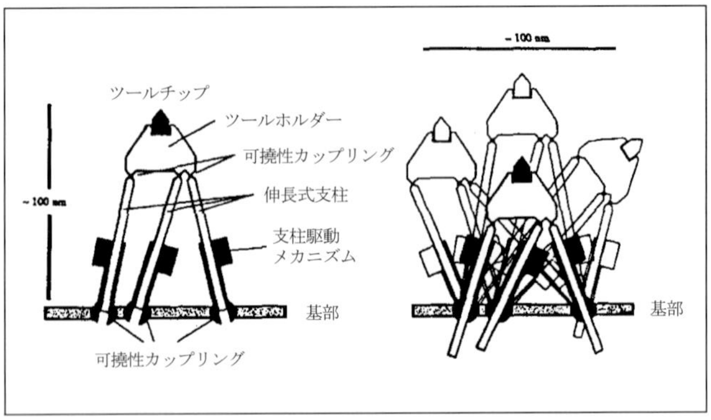

図 9.10　スチュワートプラットホームマニピュレータの可動域の平面図（Drexler[10] より転載）

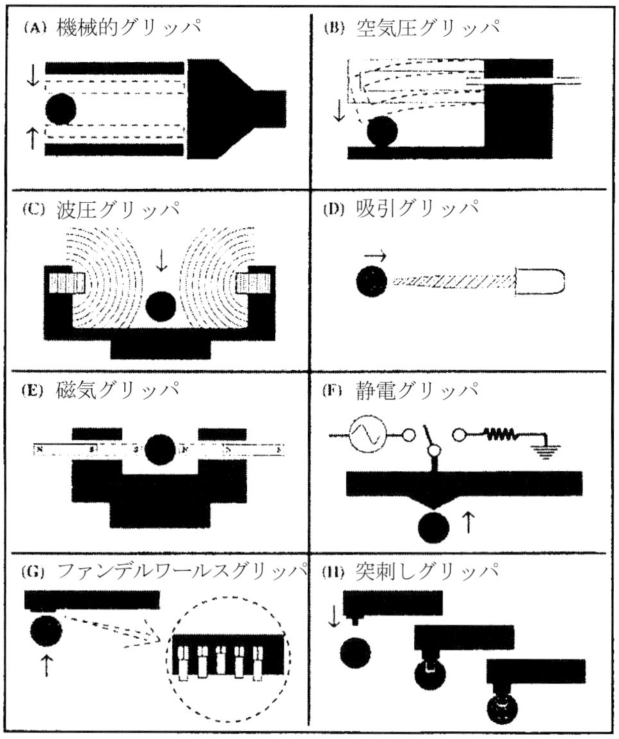

図 9.11　把持エフェクタ（略図）

ド様表面は最大 10^4atm の接触引張強さで接着し，表面が接合した場合の接触面積 1nm^2 当たりの接触力約 1nN，エネルギー放出量約 5400zJ/nm^2 となる [10]。しかし，流体環境での非相補的表面は理論的には，負吸着または反発など，希望するほぼすべての界面接着性を示すように設計することができる（9.2.3 項）。グリッパと物質との接着性は，設計によって調節できる多数の因子に依存している。例えば，不動態化ダイヤモンドはガラスまたはプラスチックよりもファンデルワールス支配での「粘性」が 5〜10 倍高い（**表 9.1**）。マニピュレータ機構の表面は一般に容器表面，生体表面，ナノロボット表面および隣接マニピュレータ表面との非相補性が高くなければならない。グリッパと目標物との接触電位差を小さくする素材を使用すれば，接触帯電を最小限に抑えられる [1147]。

専門化されたナノ医用複合ツールチップは様々な種類が容易に想像しうるが，これらを網羅し，個々に説明することは本書の目的ではない。(特定の作業に限定されず利用できる)特に興味深い機能を以下に挙げる。

1. *インジェクター*－ピペット，接着剤アプリケータ，エアレータ/泡立器および化合物把持器/液体注入器
2. *接着アンテナ*－環境を掃除する部分選択的結合先端部。希望の成分または分子が付着し，環境から除去されるかナノデバイスに引き込まれる（選択的生化学的「床ふき用モップ」）；膜透過細胞内感覚付属器
3. *コアサンプラー*－高速回転する中空円筒形のカッティングツールであり，隣接組織に挿入されると，吸引しながら，遠位端の絞り装置を閉鎖し，主要組織塊から試料を採取する。ツールを抜去すると，分析または輸送用に適切に切除された組織の完全円筒形コア試料が採取できる。氷の堀進にも類似のツールが必要である（10.5.2 項）。
4. *非共有結合生化学溶接機*－切り離された生体構造物を非共有結合によって再び結合する（9.4.4.3 項）；ナノメカニカル付属器またはナノロボットデバイス全体の通過によって形成された脂質二重層の裂け目を閉鎖する（9.4.5.6 項）；小胞および小器官を微小管の軌道に再度結びつける；細胞間ギャップ結合を再び封止する。
5. *接合･糸巻ツール*－ボビン，紡糸および糸巻ツール；縫合，ステープルおよび糸通しのデバイスなどの線維マニピュレータ；リベットピン挿入具
6. *圧迫･圧縮ツール*－押出機，圧縮機，圧縮ローラー，ビームベンダー，クリンパー，シュリンクフィッターおよびプレスフィッターなどの圧縮フィッター
7. *粗剪断ツール*－マイクロスケールのスリッチング，はさみでの切断，孔抜き，パンチング，トリミング，シェービング，ノッチングおよび穿孔；生物学的半流動体の高速パルピングおよび液化のための「泡立て器」ツール（10.4.2.5.3 項）
8. *機械粗加工ツール*－マイクロスケールのドリリング，旋盤切削，のこ引き，やすりかけ，平削り，研磨仕上げ，艶出し仕上げ
9. *型押し･コーティングツール*－トランスファー成形，パントグラフトレーシング；表面貼合せ機，アブストラクタ，デコレータおよび他の表面加工ツール
10. *膜マニピュレーションツール*－細胞および小器官の脂質膜の曲げ，伸展，引裂き，接合；電

界誘導脂質二重層デミキシング装置[1613]；膜透過チャネル挿入機

11. 分子ツールおよびジグ－各分子または分子構造のマニピュレーション用に設計されたツールチップであり，把持（結合部位など），切断（ペプシン，トリプシン，コラゲナーゼ，プロテアーゼ，リパーゼ，ヌクレアーゼなど），接合（リボザイム，リガーゼなど），スプライシング（スプライセオソームなど），折りたたみ（分子シャペロン[466]など），コピー（DNAポリメラーゼ，逆転写酵素など），付加（トランスフェラーゼ）ならびにパッキングまたはポンピング（六方pRNAはウイルスカプサイドにらせんDNAをパッキングする[1723]）などの酵素様機能を利用すると思われる。剛性マニピュレータに装着する際，チップの位置精度を高める装着法（多重結合）も酵素機能を阻害することから，正確かつ確実に機能するよう「湿潤」酵素を改良することが今後の課題である。一般に酵素は触媒にナノスケールの運動が必要であり，チップを強固に装着するほど，酵素の機能性は維持されにくい。

簡便で水濡れせずにツールチップ交換ができるように，ツール交換口およびツールチップ格納庫をナノマニピュレータシステムの利用可能作業空間内に設置するか，マニピュレータ内部でツールチップを輸送できるようにする必要がある（9.3.1.4項など）。

9.3.3　センサとマニピュレータ制御

エンドエフェクタに加えて，マニピュレータの長手方向または先端部に種々のセンサを配置すると便利な場合が多い。外力がないと仮定し，正確に分かっている「ホーム」ポジションにアームを定期的に戻すことによって定期的に再キャリブレーションが行われるとすると，制御ケーブルの長さ，空気圧チャンバーの圧力，駆動軸の回転または支柱の長さを監視することによって，制御装置はマニピュレータ先端部の位置を1調節単位（one control increment）の精度で知ることができる。低応力伸展非弾性計測ケーブルをマニピュレータ構造に埋め込むと，加えられた力に対するケーブルの物理的変位を非負荷力/距離のプロファイルと比較し，外力ベクトルを明らかにすることができる。このように，実際の先端部変位は計測ベクトルによって直接記録され，力のフィードバックが連続的に利用できる。エンドエフェクタには他にも把持力および接着のセンサ，走化的センサ，振動および音響センサ，電気または磁気センサ，熱または光センサなど，広範囲にわたる有用なセンサがある。（第4章）

精密なナノマニピュレータ制御技術は1998年現在まで，公式には十分な注目を集めていない。一部の分子マニュファクチュアリング作業には，純粋なオープンループ制御（例えば感覚フィードバックを使用しない推測航法）で充分である。この点で，インクジェットプリンタはロボットアームよりも適切な概念モデルである。プリンタはラスタパターンでの単純な直鎖状の命令にしたがい，材料を繰り返し通過することによって，明らかな3次元的複雑性を構築するからである。材料付近の基準構造を検知する能力を付加することで，位置合わせを定期的にチェックし，位置の誤差を減らすことかできる。Drexler[10]は目標物まで正確にエンドエフェクタを誘導するのに，立体相補的プローブまたはアライメントペッグを使用することを提案している。

しかし，力の反射および他の感覚フィードバックがナノ医用マニピュレータ制御に重要な役割を果たす可能性が高い。Drexlerの論文[10]に引用されているように，J.S. Hallは典型的なナノマニピュレータ運動の消費時間およびエネルギーに対する典型的なナノメカニカル演算の消費時間およびエネルギーの比は，マクロメカニカルロボットアームの運動に対するマイクロプロセッサの演算の比よりもはるかに大きいことを指摘した。言い換えれば，マクロスケールのロボットマニピュレータにとって演算は比較的安価であるが，ナノスケールのロボットマニピュレータではアーム運動のほうが安価である。このため，アーム軌道のmoment-by-moment演算制御はマクロスケールロボットには適したシステムであるが，ナノスケールロボットには適していない。ナノスケールロボットに適したマニピュレータ制御法は，多くがセンサベースの運動調整[1623,1638]または「手探り」法とも呼ばれる軌道の試行錯誤である。

ナノマニピュレータは一般に，軌道の試行錯誤を利用しながら希望のエンドポイント方向に移動した後に停止し，先端部からの感覚フィードバックに基づいて目的地の特性と一致しているかを確認する。部分的にしか一致していない場合，アームはいずれかの方向に再び移動し，新しい感覚フィードバックをサンプリングする。特性の一致度が改善すれば，さらに同一方向に移動する。一致度が悪化した場合は，別の方向を試みる。盲人が食卓の上を触りながら，ナイフやフォークを手探りで捜すように，ナノマニピュレータは目標物の位置を明確に把握するまで，試行錯誤を繰り返しながら段階的にゴールに向かう。

local maxima を検出･回避し，鞍点を特定し，外れ値を棄却し，探索時間を最小限に短縮するための効率的な探索アルゴリズムは数学者には周知である。場合によって，特定の細胞突起または小器官への近接性を明らかにするため，マニピュレータ先端部のセンサーパッドを用いて，化学ナビゲーション感覚データを測定することができる（4.2.5 項）。触知的探索[1622]などの方法によって，未知の物質を評価することもできる。細胞外では，細胞外マトリックス（ECM）成分を走化的に繰り返しサンプリングすることによって，ナノマニピュレータは特定の構造または結節への道を検知することができる。1 個のデバイスから複数のナノマニピュレータを展開すれば，環境内の複数の物質を協調的に同時操作することも可能である。ナノロボットアームに分子目標物を近づけるには，ブラウン輸送で十分である。

典型的作業容積 V_{work} にわたり平均速度 v_{arm} でナノマニピュレータを移動でき，最小増分を ΔL とすると，効率的な探索アルゴリズムは，V_{work} 内に存在する体積 ΔL^3 の目標物を最大 N_{trial} 約 $\log_2$（$V_{work}/\Delta L^3$）回の試行で位置決定することができる。必要な探索時間 t_{search} は $N_{trial}\Delta t$ に近似し，立方体に近い作業容積で妥当に平滑な勾配と仮定すると，このナノマニピュレータの運動 1 回当たりの平均時間 $\Delta t \leqq V_{work}^{1/3}/v_{arm}$ である。細胞修復型マニピュレータの ΔL=1nm，v_{arm}=1cm/s，V_{work}=0.1μm^3 とすると，N_{trail} は約 27 回であり，$\Delta t \leqq$46μs となり，試行錯誤パラダイムを用いて細胞内目標物を探索し見つけるのに，ナノマニピュレータアームの $t_{search} \leqq$1ms となる。これは特異的マーカーが細胞表面の探索に要する推定時間（式 8.5）と一致する。Drexler[10] が記載した分子マニュファクチュアリングに使用される伸縮式ナノマニピュレータでは，ΔL 約 0.25nm，v_{arm}=1cm/s，V_{work}=3nm^3 とすると，N_{trail} は約 8 回，$\Delta t \leqq$0.1μs であり，$t_{search} \leqq$1μs となる。

高い位置精度を必要とする分子マニュファクチュアリング用途に有用な制御パラダイムは他にもあり，特殊な例では完全閉ループ制御法も可能性がある。

9.3.4　マニピュレータの配列

μm またはサブ μm スケールのマニピュレータ素子の配列を用いて，1 次元，2 次元または 3 次元のプログラム可能運動領域を形成することができる。単純な 1 次元の例では，1 列のマニピュレータが荷重の把持，移送および解放を交替に行い，バケツリレー式に列に沿って荷重を渡してゆく。2 次元の例では，きっちりとパッキングしたマニピュレータで表面をコーティングすることによって複数の表面ベクトルに沿って複数の荷重を迅速かつ連続的に同時に送り出すことが可能となる。生物学的には，種々の動物群の呼吸器，排泄器，消化器，循環器，生殖器および神経系に，流体の流れを導くための繊毛上皮がみられる[1617, 1618]。ヒトの生理学の例には，気管支の繊毛呼吸上皮（8.2.2 項）および小腸の絨毛面（8.2.3 項）がある。こうした自然系では，荷重の輸送速度は典型的に 10～100μm/s である。例えば，繊毛のあるウシガエルの食道組織は，速度 27μm/s で約 5g/cm^2 の荷重を移動する際に最大輸送効率が認められている[526]。移動のためにゾウリムシが利用する繊毛列も時間同調波紋を示し[3558]（9.4.2.5.1 項），これはサブ μm の運動野の操作に類似している。

ナノメディシンでのマニピュレータ配列の用途は数多くある。中空のナノファクトリー作業空間内の繊毛列は製造原料のスループットを制御する（第 19 章）。アレイはセンサを横切る血漿などの環境流体の特定の流れを確立できるほか，デバイスの移動（匍匐と遊泳；9.4 項）または自己清掃作業にも利用できる。医用ナノシステムは複雑な 3 次元マニピュレータ配列を取り入れて，細胞および組織の工場での生体材料の輸送を管理し（第 21 章），人工胃内壁の糜汁の移動を助け（第 26 章），人工腎臓または肝臓のように化学処理または濾過を目的として設計された人工臓器に流体を通過させる（第 26 章）ことができる。繊毛輸送システムは，第 30 章に記載する血管様デバイスなどのユニークで精巧な人工全身栄養輸送システムも支援する。こうしたナノメカニカル配列は個々のナノスケールマニピュレータに特徴的な輸送速度（1～100cm/s），曲げ頻度（1MHz 以下），パワー強度（0.1～100pW/配列素子）で操作することができる（9.3.1 項）。

1998 年には MEMS 作業における繊毛列の試作および評価が積極的に進められた。Ataka ら[1274]は，カンチレバー型二相性マニピュレータ（長さ 500μm，幅 100μm，厚さ 6μm）512 個の 1cm^2 列を作製して操作した。同調式に 10Hz で操作し，アクチュエータ 1 個につき約 100μm のストロークと入力パワー4mW を用いて，2.4mg 片のシリコンウェーハを輸送した。Bohringer ら[1639]は，「繊毛チップ」と呼ばれる繊毛 1024 個の列を試作した。これは最大速度 200μm/s でシリコンチップを移動し，位置精度約 3μm，持ち上げ力 $250N/m^2$ である。個別的な繊毛ピクセル制御によって，複数の成分を異なる軌道で移動することができ，種々の組み立て作業を実行することができる。約 10,000 個のマイクロアクチュエータ「共鳴器」（高さ 5μm の繊毛）から成る大型のマニピュレータチップ（M チップ）も数 cm^2 のシリコン基質上に製作され，約 5kHz で試験された[1645]。列の上に落下した一部を定速約 800μm/s で前方に推進する[1646]。Bohringer ら[1643, 1644]も，繊毛列の作用を模倣するために設定可能な力場の理論をうち立てた。シミュレーションにより数多くの重要な操作設計の問題が明らかになっている[1646]。実験的生物学でも同様に，固定面に留め付けたキネシンモータ列は，ATP を添加すると微小管を手渡しに輸送した[2425, 2426]。

Peter Will ら[1640]は，研究者が Intelligent Motion Surfaces をプログラムできるようにソフトウエアツールキットを開発した[1641, 1642]。これは部品のセンタリング，集束的フィールドアレイにおける部品の中心方向へのらせん運動，拡散的フィールドアレイにおける部品の中心と反対側へのらせん運動，4 つの三角フィールドを用いた中心付近での部品の回転，プログラム可能フィールドアレイでの部品の方向付け，トラップとして孔を使用し，孔を超えて輸送する 2 部品を選別する作業など，種々の単純な機能を実行する。適正に配列することによって，こうした表面は一端から部品を取り入れ，連続的に選別し，（部品が定速で流れるように）間隔を調整し，センタリングを行い，列を整え，最終的に他の部品に組み入れる組み立てパイプラインを形成することができる。

9.3.5 処分のための物質の分解

時間の経過とともに，医用ナノロボットは大きさや種類の異なる材料を受け入れ，分析，輸送または人体からの排泄のために，材料を小さく単純な形に細分する必要が生じる。例えば，ナノロボットは望ましくない組織または石灰沈着物を動脈壁から機械的に切除する必要がある。組織内に浮遊している動作不能のナノデバイスまたはその部品も廃棄する必要がある。これら 2 つの要件を以下で考察する。体内廃棄物の生体適合性の詳細ならびに最終廃棄経路については，それぞれ第 15 章および第 16 章に説明する。

9.3.5.1 細切とミンチ

細切とは，生体材料を身体から切除する際に細分化することであり，ミンチは機械的手段によって組織片を段階的に細かくすることである。ある程度まとまった生体材料は，9.3.2 項に記載したコアサンプラーなどのツールを使用すれば，身体から切除することができる。多くの結合組織は 10～100atm の強度を有するが，人体にかかる圧力は 1atm しかないため，真空吸引のみでは密着した組織を引きはがすことができず，切断が必要である。

最も単純なデザインとして，刃のエッジの間隔が徐々に狭くなるように角度を変えて取り付けた固定ダイヤモンド様カッティングブレードや回転式ダイヤモンド様切断ディスクの列に，細切した材料を通過させる方法がある。目標物は nm の大きさに細断される。比較的低い速度で最大限の負荷がかかるように個々の刃を連動させる。刃はぴったり収まるスリーブ内で回転し，自動セルフクリーニング機能を発揮する。さらに複雑なデザインとして水車の水受けまたは直交刃を配列したものがあり，切断チャンバー内に押し込められた材料が大きいピストンによってミンチされた後，別のピストンによって室内から排出される。**表 9.3** に示す通り，ダイヤモンドなどの刃の素材は，人体で最も硬い天然物質である歯のエナメル質を含め，あらゆる形の生体材料よりもはるかに強い。

ミンチ作用を定量するために，長さ L_{blade}，刃先の幅 W_{edge}，圧縮強さ T_{blade} (N/m^2) の刃を用いて，長さ L_{sample}，厚さ x_{sample}，引裂き強さ T_{sample} の生体試料に F_{blade} の力を加える例を考える。$L_{blade}=L_{sample}$ と仮定すると，試料の切断に要する最小力は $F_{min}=T_{sample}\ L_{blade}\ W_{edge} \leqq F_{blade}$，刃の完全ストローク 1 回当たりの細断エネルギーは $E_{stroke}=F_{blade}\ x_{sample}$ である。刃の連続パワー所要量（帰りのストロークの抵抗を無視した場合）は $P_{blade}=E_{stroke}\ \nu_{blade}$ であり，式中の ν_{blade} は Hz 単位の細断頻度である。$L_{blade}=1\mu m$，$W_{edge}=1nm$，$x_{sample}=1\mu m$，$T_{sample}=10^8 N/m^2$，$\nu_{blade}=1kHz$ とすると，$F_{min}=100nN$，$E_{stroke}=0.1pJ$，$P_{blade}=100pW$ である。

次に，体積 $V_{sample}=L_{sample}{}^3$ の立方体の生体試料を処理でき，段階的に二等分しながら，最小切断回数 $N_{cut}=\log_2(V_{sample}/V_{minced})$ で体積 $V_{minced}=L_{minced}{}^3$ の最終切片に細断する理想的な細切システムを考える（コンピュータ科学の「八分木」[3155]に類似）。i 回目の切断に必要な

表 9.3.　ナノメカニカル材料の機械的強度

材料	参考文献	ヤング率 E (N/m²)	破壊強さ* (N/m²)
人体材料：			
伏在静脈	362	1.6-4.8×10^{5}	約 2×10^{5}
頸動脈	362	<5.9×10^{5}	約 2×10^{5}
エラスチン	362,364	6×10^{5}	約 2×10^{5}
筋組織	362	--	1-6×10^{5}
弾性組織	521	--	3×10^{5}
胸部大動脈	521	0.1-1.7×10^{6}	0.1-1.7×10^{6}
赤血球膜	362,1325,1415	約 0.001-1×10^{6}	1-20×10^{6}
軸索微小管	1449	約 5×10^{6}	約 1×10^{6}
アクチンマイクロフィラメント	362,3210	約 10^{10}	約 6×10^{6}
軟部組織	(est.)	--	約 0.01-10×10^{7}
軟骨	364,521	0.1-1.6×10^{7}	0.12-2.5×10^{7}
腹部の皮膚	521	0.6-2.2×10^{7}	0.4-1.4×10^{7}
海綿骨	364,585	3-3.3×10^{8}	0.4-5.0×10^{7}
動脈プラーク	1276	--	0.1-1×10^{8}
腱	362,364,521	1-9×10^{8}	0.1-2.1×10^{8}
コラーゲン	362,364	1-2×10^{9}	0.2-1.4×10^{8}
角膜	362	--	1×10^{8}
中間径フィラメント	364	4×10^{9}	2.5×10^{8}
ケラチン(&羊毛)	364,3209	4×10^{9}	2.5×10^{8}
湿性緻密骨	362,364,585	0.5-2.7×10^{10}	0.4-3.0×10^{8}
歯のエナメル質	364	7.5×10^{10}	8×10^{8}
アパタイト	364	1.1×10^{11}	--
骨ヒドロキシアパタイト	364	1.4×10^{11}	--
骨フルオロアパタイト	362	1.7×10^{11}	--
他の有機材料：			
レシリン	362	1.8×10^{6}	3×10^{4}
ゴム	362,1280,1283	1.4-2.5×10^{6}	1×10^{6}
アブダクチン	362,364	1-4×10^{6}	--
湿性ペプチドグリカン***	3149	1×10^{7}	3×10^{6}
成熟ラットの皮膚	521	4.4×10^{7}	1.34×10^{7}
セルロイド	1280	2.5×10^{9}	--
キューティクル(イナゴ)	364	9×10^{9}	9.5×10^{7}
木材	362,364,585,1280	0.6-1.6×10^{10}	0.02-2.2×10^{8}
キチン質	364	7×10^{10}	0.2-7×10^{8}
方解石の殻	364	--	0.5-1.0×10^{8}
オウムガイの殻	364	4.4×10^{10}	0.6-1.4×10^{8}
乾性ペプチドグリカン***	3149	2×10^{10}	3×10^{8}
セロファン	364	--	0.6-3.8×10^{8}
セルロース繊維	364,3209	0.08-1.1×10^{11}	2.0-9.2×10^{8}
蚕糸	364,3209	0.5-1.6×10^{10}	3.5-7.5×10^{8}
クモの糸	362,364,1283	0.06-1.0×10^{10}	3-15×10^{8}
ナイロン	364	4.5×10^{9}	7.5×10^{8}

材料	参考文献	ヤング率 E (N/m²)	破壊強さ* (N/m²)
他の無機材料：			
氷(268～271K)	1608-1609	3.6-4.5×10^{9}	0.05-1×10^{7}
鉛	460,1287	1.4-1.5×10^{10}	1.4×10^{7}
すず	460	4.1-4.5×10^{10}	--
コンクリート(鉄筋でない)	364	2.4×10^{10}	0.3-3.6×10^{7}
PMMA 添加コンクリート(+補強繊維)	364	4.3×10^{10}	1-16×10^{7}
金	460	7.4-8.0×10^{10}	約 2.0×10^{7}
銀	460	7.1-7.8×10^{10}	約 2.1×10^{7}
ガラス	1164,1280,1286	4.5-7.4×10^{10}	3-120×10^{7}
花崗岩	364	--	4×10^{7}
銅	460,1164,1280,1288	1.1-1.3×10^{11}	1.1-3.9×10^{8}
フリント	364	--	1.2-1.9×10^{8}
鋳鉄(&錬鉄)	460,585,1280,1288	0.8-3.0×10^{11}	1-4×10^{8}
軟鋼(標準構造鋼)	362,460,536,585,1164,1288	1.7-2.1×10^{11}	3.1-8.6×10^{8}
アルミニウム	362,364,460,1164,1288	6.9-9.0×10^{10}	1.7-13×10^{8}
白金	460	1.5×10^{11}	約 1×10^{9}
高炭素鋼	460	1.9×10^{11}	3.9×10^{9}
肌焼き鋼	460	約 2.0×10^{11}	2-7.8×10^{9}
ケブラー	1283	--	4×10^{9}
タングステン	460,1281	3.4-3.5×10^{11}	4×10^{9}
シリコン	10,460,763,1281	1.1-1.8×10^{11}	0.7-1.6×10^{10}
ホウ素	1281	4.4×10^{11}	1.3×10^{10}
溶融石英	460,1282	0.8-1.1×10^{11}	1.4×10^{10}
窒化シリコン	763,1281	3.9×10^{11}	1.4×10^{10}
酸化アルミニウム	460,763,1281	5.3×10^{11}	1.5-2.0×10^{10}
サファイア	536,1602,1605	4.0×10^{11}	1.0-2.0×10^{10}
グラファイトホイスカー	10,763,1281	6.9×10^{11}	2.0×10^{10}
炭化タングステン	460,536	6.5×10^{11}	2.15×10^{10}
炭化ホウ素	460	--	2.2×10^{10}
炭化シリコン	460,763,1281	7.0×10^{11}	1.8-3.9×10^{10}
立方晶窒化ホウ素	460	--	4.4×10^{10}
立方晶窒化炭素	1284,1285	約 1×10^{12}	4.5-5.5×10^{10}
グラファイトシート(平板)	1281,2280	6.9×10^{11}	2.0×10^{10}
ダイヤモンド	460,536,537,1281,1284	1.05×10^{12}	0.5-1.0×10^{11}
フラーレン**	10,1278,1279,1308	1.3-1.8×10^{12}	1.3-1.5×10^{11}

*　破壊強さは引張強さ，圧縮強さ，曲げ強さまたは捩り強さと明らかに異なる。表中の値は代表値である。
**　機械的特性はナノチューブのキラリティの関数である[2277]。
***　*枯草菌*の細菌細胞壁[3149]

エネルギーは $T_{sample}\ W_{edge}\ [V_{sample}/2^{(i-1)}]^{2/3}$ であり，i 回目の切断後に得られる中間切片数は 2^i であるため，最終切片までの切断全体に必要な総エネルギー量 E_{minced} は，次のようになる。

$$E_{minced} = \frac{T_{sample}\ W_{edge}\ V_{sample}^{2/3}(2^{N_{cut}/3}-1)}{(2^{1/3}-1)} \quad [式\ 9.54]$$

最終切片の最小サイズは試料の材料の特徴，刃先の鋭利さおよび刃の速度など，多数の因子によって決定するが，通常は 1～10nm 以下にすることはできず，へモグロビン，インスリンまたはアルブミンなどの天然生体分子は直径 5～10nm である（**図 3.15**）。大まかな制限として $E_{stroke} \geqq E_{bond}$ であり，式中の E_{bond} は個々の共有結合につき 180～1800zJ であり（3.5.1 項），$L_{blade}=x_{sample}=L_{min}$ と仮定すると，最小最終切片サイズ L_{min} は $(E_{bond}/T_{sample} W_{edge})^{1/2}$ となる。

式 9.54 は特殊な細切形状にも適用できる。$V_{sample}=1\mu m^3$，$V_{minced}=1000nm^3$（$L_{minced}=10nm$），$W_{edge}=1nm$，$T_{sample}=10^8 N/m^2$，$\nu_{blade}=1kHz$ とすると，$N_{cut}=20$ 回，刃の速度 $v_{blade}=\nu_{blade} V_{sample}^{1/3}=1mm/s$，総ミンチ時間 $t_{minced}=N_{cut}/\nu_{blade}=20ms$，体積ミンチ速度 $\dot{V}_{minced} = V_{sample}/t_{minced} = 50\mu m^3/s$，体積 V_{sample} の試料 1 個のミンチに要する総エネルギー量 $E_{minced}=40pJ$，細切システム作動中の連続パワー損失量 $P_{minced}=E_{minced}/t_{minced}=2000pW$ である。刃の表面への試料の付着を最小限に抑えるために注意が必要である（9.2.3 項）。*

複数の nm サイズの切片に細断されれば，この生体廃棄物を直接に処分することもでき（第 16 章），無機酸，リソソーム酵素（8.5.3.8 項および 10.4.2 項），コラゲナーゼ [359] または機械合成の逆である直接分子機械分解（9.3.5.3.5 項）を用いて，さらに消化することもできる。細断組織の生体適合性および最終処分方法については第 15 章および第 16 章を参照のこと。

9.3.5.2 処分の技術

医用ナノデバイスには明確な設計基準として適切な処分経路を組み入れる必要がある。例えば，まとまった材料の処理による細切装置の摩耗は，v_{blade}，T_{sample}/T_{blade} を初めとする数多くの因子の複合関数として，刃が機能しなくなるまで蓄積する。適正な細切装置の設計には刃の交換，リサイクルまたは排出を簡便に行う方法も含まれ，これがなければサブユニット全体を処分または廃棄しなければならない。また，デバイス内部の廃棄物貯蔵容積に制限がある場合や搭載の製造材料が足りない場合は，ダイヤモンド様物質結合部位，センサ取り付け具，破損したツールチップまたは再構成が可能な変形駆動部品などの内部ナノロボット構造物もリサイクルが必要である。

さらに，故障や機能異常をきたしたナノデバイスは処分しなければならない。Drexler［個人的情報，1995］は，ナノデバイスおよびそのサブアセンブリは処分の際に容易に分解できるよう，構造内に脆弱な機械的連結を組み込むことを提案している。機能的ナノデバイス内部の真空環境でピンまたはほぞによって適所に固定されたサブアセンブリが，強くきっちりと適合している複雑なナノロボットを想像してみよう。ピンが水溶性であるか，酵素物質によって容易に外れるか，あるいは他の方法で容易に除去できる場合は，大型の強固なデバイスもわずかな努力で，あるいは外部環境の浸入によって自動的にサブアセンブリに迅速に解体される。もちろん，完全な生分解に達するには，サブアセンブリの最終的な分解または処分の必要性が残っている。泡状ダイヤモンド（パターン化された真空の孔を含む）などの特殊な非等方性材料または解けやすい生分解性繊維を用いた組み立て法も，こうした分解を容易にすることができる（第 11 章）。

しかし，生体適合性の問題を除いても，処分技術に対する上記の「中国のパズルボックス」のような取り組み法には大きな問題点がある。つまり，処分の設計がいかに優れていても，「パズルボックス」が一杯に詰め込まれたり，密閉される場合や，機械的に劣化していたり，正常な分解操作に能動的に抵抗する事態がいつでも発生する。このため，処分に関する設計の一環として，機能しないか連携しないデバイスを部分的または完全に解体する能力を準備する必要がある。

最後に，生体材料以外の廃棄物の問題も存在する。この種の廃棄物には，（ナノロボット外の）体内環境に偶発的に放出される未加工供給原料，特殊燃料，加圧ナノ容器あるいはツールチップ，センサ，外皮プレートまたは完了までの諸段階で発生する硬質素材の作業産物などのナノデバイス部品がある。小さなダイヤモンド様化合物の部品に始まり，脱離したマニピュレータアームそのもの，大きなデバイスの損傷によって生じた大型のサブアセンブリ，または自動自己破壊プロトコール（第 12 章）の実行によって生まれた破片まで，ナノロボットに関連するあらゆる種類の敗残が組織内または血流中に浮遊することも十分に予想される。信頼性のある清潔な操作はナノ医用システムに不可欠な設計目標であるが，明らかな生体材料以外の廃棄物を除去し，処分する能力の必要性も無視することはできない（第 16 章）。

---

*M.Krummenacker は，機械的な結合切断ではラジカルなどの反応性フラグメントが残存し，これらはラジカル引き抜きによってダイヤモンド刃表面を脱水素し，刃の化学機械的摩耗を引き起こすおそれがあることを指摘している。フッ素不動態ダイヤモンド刃はこうした摩耗に対する耐性が高く，フッ素との水素結合がタンパク質－ダイヤモンドの摩擦を増強し，切れ味も良くなることが期待される。

9.3.5.3　ダイヤモンド様化合物の分解

最も硬い物質も生体材料とほぼ同じ方法で粉砕することができるが（9.3.5.1 項），ダイヤモンド様化合物のデバイス内分解が最大の難問であることは明らかである。本項に提示する一般的な 6 通りの方法は，解体される構造内に含まれる原子レベルでの位置または構成の情報を破壊する無作為化プロセスである。制御情報保存分解処理については第 19 章に記載する。

9.3.5.3.1　粉砕

硬さがほぼ等しい 2 つの物質は相互に引っ掻きあうことができるため，波形犠牲ダイヤモンド粉砕部材一式を使用して，目標物をナノメートルサイズの粒子廃棄物に機械的に粉砕するか，切削することができる。この処理は目標物の体積に近い容量の粉砕機構を消費するため，粉砕によるパワー損失に加えて，犠牲粉砕器を再構成する必要があり，組み立てに同程度のエネルギー消費を必要とすることから，比較的エネルギー効率が悪い。この処理によって，粒子の体積は最初の目標物の 2 倍以上に増大する。代わって，マクロスケールのボールミルに次ぐ効率的な方法として，2 個以上のダイヤモンド目標物を破壊するまで相互にこすり合わせることもできる。ダイヤモンドは粉砕できるが，ダイヤモンドよりも硬度または強度の低い素材を用いた犠牲粉砕器を使用した場合，効率は低下する。例えば 1957 年に初めて合成された立方晶窒化ホウ素ボラゾンであれば，ダイヤモンドに容易に掻き傷を作ることができる。

9.3.5.3.2　劈開

宝石商やダイヤモンド加工業者の間では数百年前から，ダイヤモンドは八面体結晶面に平行して 4 方向に「完全劈開」または「グレイン」を有することが知られている。グレインに沿って切り込みすなわち「切り溝」を付けた後，かなり鈍磨した鉄または鋼の刃をこの溝に沿って置き，20μs 以下の速度ですばやく強打すると，溝壁が押し広げられ，ダイヤモンド試料は構造的に脆弱な劈開面に沿って割れる。大きいダイヤモンド結晶は，この技術によって μm スケールに近いサイズまで段階的に破砕することができる。刃の速度が 500m/s であれば，完全な亀裂が結晶を貫通する [536]。強打のエネルギーが高いほど破砕速度も高く，表面は粗いが均一な複数の破片が得られる。最大亀裂延長速度はガラスで 1580m/s，サファイアで 4500m/s，ダイヤモンドで 7200m/s である [536]。グリッパ装置とダイヤモンド結晶目標物のインピーダンスに大きな差があると，保持表面でのパルス反射が最適化され，細分化が最大になる。ナイロン（破壊強さ約 10^9N/m^2；**表 9.3**）素材のグリッパは音響インピーダンスが 2.9×10^6kg/m^2-s[763] であるのに対して，ダイヤモンドは 6.3×10^7kg/m^2-s であり [536]，ダイヤモンドとグリッパのインピーダンスには 22：1 という大きな差がある。水浴（水で約 1.5×10^6kg/m^2-s）もダイヤモンドとインピーダンスに大差があるため，音響反射が確実に得られる。

面積結合密度が最低の最も脆弱なダイヤモンド劈開面は，劈開エネルギーが 10.6J/m^2 の{111}結晶平面である [536]。このため，1μm^3 のダイヤモンド立方体の 1 回の劈開には 10.6pJ が必要である。長さ 1μm，幅 10nm の叩打器の刃は接触縁に沿って約 10^9N/m^2（約 10,000atm）の圧力をかける必要があり，これは最も硬い鋼の破壊強さよりもかなり低い（**表 9.3**）。総劈開分解エネルギーの概算より，1μm^3 のダイヤモンド立方体を 100 万個の(10nm)^3 立方体に段階的に破砕すると，表面積は 1000 倍になり，ダイヤモンド平面 5.94×10^8nm^2 の劈開となり，分解の実行による最小エネルギー消費量は約 6300pJ である。劈開技術は脆性固体に最も応用しやすく，複合ダイヤモンド様材料の破砕にはそれほど有効ではない（第 11 章）。

9.3.5.3.3　超音波処理

結晶表面に多数の音響パルスを同時に放射すると，内部の機械的応力が材料の破壊強度を超えて上昇し，破壊が生じる。面面積 L^2，破壊約 1×10^{11}N/m^2 のダイヤモンドハンマー6 個を用いて，一辺 L の立方体ダイヤモンド目標物の 6 面を同時に叩打し，各面に非自己破壊ピーク圧 0.3×10^{11}N/m^2 を加える場合を考える。平面波が集中する立方体の中心ではピーク圧が 1.8×10^{11}N/m^2 に上昇し，ダイヤモンドの破壊強さを大きく上回り，目標立方体は内部から粉砕する。音波粉砕法はこれと似たマクロスケールの処理方法である。

単壁フラーレンナノチューブは 55kHz での水浴超音波処理によって切断されるが [1525]，これはキャビテーションバブルの崩壊によって，高温の顕微鏡的ドメインが形成され [1523]，チューブ側面の孔を開放する局在化音響化学効果が引き起こされるためと推測される。多壁フラーレンナノチューブも CH_2Cl_2 浴での強力な音波処理によって同様の損傷が得られる [1590]。

9.3.5.3.4 熱分解

炭素は酸素中で容易に燃焼することから，高圧高酸素大気がダイヤモンド分解の1つの手段であることは明白である。サファイアによる内壁コーティングによって破壊強さ約200,000atmの防炎燃焼室が得られ（**表9.3**），外部断熱電気力学的真空サスペンション（6.3.4.4項）を使用すれば，迅速な熱伝導が可能となり，高い処理温度が維持される。1atmの空気中でのダイヤモンドの燃焼温度は通常，870～1070Kとされ[691]，酸素圧が高いほど，この温度域は明らかに低くなる。Evans[1277]は，純粋酸素大気中でのダイヤモンドの非燃焼的酸化を温度および圧力の関数として評価した。Evansの酸化速度/圧力プロットおよびArrheniusの酸化/温度プロットのデータを使用すると，（最も酸化しやすい）{111}ダイヤモンド結晶面の腐蝕速度（m/s）はおよそ以下のように求められる。

$$v_{etch} \sim k_1\, p_{oxy}\, e^{-k_2/T} \quad \text{for}: T \lesssim 1050\,\text{K} \qquad ［式9.55］$$

$$v_{etch} \sim k_3 p_{oxy} \quad \text{for}: 1050\,\text{K} \lesssim T \lesssim 1600\,\text{K} \qquad ［式9.56］$$

式中のp_{oxy}は酸素圧（atm），Tはダイヤモンド温度（K），$k_1=3.6\times10^6$m/s-atm，$k_2=2.68\times10^4$K，$k_3=3\times10^{-5}$m/s-atmであり，一辺Lのダイヤモンド立方体を完全に酸化するのに要する時間は，$t_{decomp}=L/v_{etch}$である。p_{oxy}=100atmとすると，T約750Kで1秒間に100nmのダイヤモンド立方体が焼失し，T約660Kに熱した1nm立方体は1秒で，530Kでは約1時間で酸化物に分解される。高圧データを用いたモデルは作製されていないが，式9.55より，p_{oxy}約1000atmの純粋酸素大気は，約700Kの低い発火温度で強力な燃焼を助けることが推測される。100～1000eVの酸素イオンは速度約0.01（nm/s）/（ion/s-nm^2）でダイヤモンドの{100}面を機械切削し，ガス圧>10^{-7}atmで飽和に達する[2708]。

純粋な黒鉛化を開始し維持するには，極めて高い温度が必要である。黒鉛化とは単純な加熱により硬いダイヤモンドをそれより軟質の（かつ処分しやすい）黒鉛に転換することである。真空でストレスのかかっていない，研磨水素化ダイヤモンド表面は約1275K未満では化学的および機械的に安定しているが，この温度に達すると不動態水素が除去され，結晶表面の再構成が開始する[1291]。Drexler[10]はダイヤモンドの非負荷556-zJ C-C結合の特徴的熱分解時間を300Kで約10^{85}秒，700Kで約10^{12}s，1000Kで約10^4sと推定している。1300Kでは剪断応力≧0.18nN/結合によって塑性流動が開始するが[1292]，ダイヤモンドは不活性雰囲気中で化学的に最大1800Kまで安定している。1800K以上に加熱すると，核中心から外方に広がる自己触媒過程である大規模な黒鉛化が発生する[1290]。{111}圧力0でのダイヤモンド結晶面の実験的黒鉛化速度は，Evans[1277]によって以下のように推定される。

$$v_{graphite} = k_4\, e^{-E_a/kT} \quad (\text{m/sec}) \qquad ［式9.57］$$

式中の活性化エネルギーE_a=1760zJ/原子，k=0.01381zJ/K（ボルツマン定数），T=温度（K）および$k_4=5.4\times10^{16}$m/sである。1800Kでは黒鉛化速度は極めて低く，約1nm/日である。$v_{graphite}$を約1nm/sにするにはT=2150K，約1μm/sにはT=2440Kが必要であり，サファイアの軟化点2070Kおよび融点2310K[1602]を上回る。NiおよびFeによる触媒黒鉛化は1070K以上で観察される[1596]。しかし，いずれにしても高温が必要になるため，黒鉛化によるダイヤモンドの分解は体内では実行できない。

9.3.5.3.5 分子的機械分解

分子的機械合成は，精密な部位－部位配置または個々のナノスケール部品の機械的部分－部分設置のいずれかを用いて，ナノスケール物質の構築に利用できる（第2章および第19章）。同じ過程を逆にたどると，ダイヤモンド物質を原子単位の構成要素に分解することができる。エンコードされた構造パターン情報の保存または記録を試みない場合は，同時に作動する多くのツールを使用することによって，この分子的機械分解を迅速に処理することができる。

Drexler[10]が記載したダイヤモンドのラジカルベースの反応機序の多くは，高温ではダイヤモンド表面の成長時の配置後に表面グループおよびラジカルの空位が移動するため，機械エネルギーの負荷によって可逆性を示す[1293]。M.Krummenacker［個人的情報，1997］は，分解部位の立体的密集を最小限にするため，最初にいくつかの表面水素原子をダイヤモンド表面の辺または角から抽出する機械化学分解法を提案している。次に，先端に活性酸素を有するラジカルベースツールが露出する炭素原子に結合し，ニトレン（カルベンの類似体）などの別の反応性分子をギャップに挿入すべくこれを十分に引き上げる。別のC-C格子結合に代わって，最初の炭素原子がマトリックスの外に引き出されるようにする。この過程を隣接炭素原子に繰り返すと，マニピュレータツールと４つの結合部位をもつ２炭素ユニットが形成され，ツールチップの引張強さを超えずに，ダイヤモンド格子と残る２つのC-C結合を機械的に分断することによって，残りの行程を抜け出させることができる（多量のセンシングおよび化学的推測は本項に記載される）。Krummenackerの方法は必要に応じて構造的情報の記録にも利用できる（第19章）。

Evans[1277]は，３つのC-C結合を分解し，{111}ダイヤモンド結晶表面から気相に１個の炭素原子をはずすのに，1760zJ/原子のエネルギーが必要であると推定している。ダイヤモンドの炭素原子密度は176個/nm^3であり，まとまった量のダイヤモンドの機械分解には約300nJ/μm^3を要する。各炭素原子を除去するマニピュレータアームの運動を５つのみと仮定し，マニピュレータ作動頻度を約1MHzとすると，１基のマニピュレータは約1000nm^3/s-manipulatorの容積速度でダイヤモンドを機械的に分解する。9.3.1.4項に示した機械合成マニピュレータの容積は約$10^5 nm^3$であるため，マニピュレータ1000基が平行して分解すると，1μm^3の作業空間の約10%を占め，約0.001μm^3/sでダイヤモンド結晶を一括して機械的に分解することができ，計300pWの連続動力を消費する。妥当な分解過程では遊離された炭素原子は新しい結合を形成するため，実際のパワー使用量ははるかに少ない。何らかの化学反応として遷移状態でのみ高エネルギーが必要である。

9.3.5.3.6　化学的ならびに微生物学的分解

本項では４つの疑問点について簡単に考察する。１つ目は，ダイヤモンドまたはサファイアは化学的に溶解できるか？２つ目は，ダイヤモンドまたはサファイアの表面を攻撃する能力を持つ微生物が存在するか？３つ目は，こうした微生物は自然に進化するか？４つ目は，こうした微生物は人工的に合成できるか？である（著者は有意義な議論ならびに本項への重要な貢献に対してR.Bradbury，M.Krummenacker，R.MerkleならびにJ.Soreffに深謝する）。

I.　*ダイヤモンドまたはサファイアは化学的に溶解できるか？*炭素は溶融Fe（例えば1atmで>1808K）[763]，Co，Mn，NiおよびCrに可溶性であるが，純粋結晶ダイヤモンドを溶解する既知の室温溶媒は存在しない。無傷のダイヤモンド表面およびフラーレン表面は極度に不活性である。例えば，宝石のダイヤモンドはファセットカッティング後に洗浄および宝石表面の防護のために，濃硫酸中で煮沸される。天然の疎水性ダイヤモンドの外面は一部は水素，一部架橋酸素によって末端をなし，相当量のカルボニル基と小数の-OH基およびカルボキシル（-COOH）基を有する[1596]。

ダイヤモンドは室温の基底状態分子酸素による腐蝕にはほぼ完全に耐性を示すが（式9.55を参照），速度約0.04nm/min[1599]での原子酸素による酸化侵蝕が示されており，オゾンまたは種々のラジカルも効果的である。分子フッ素のみは表面をフッ化し[1598]，「テフロン」コーティング（約1120K以下で安定）[1596]を形成するが，Fは１個の結合しか作らないため，基本のC-C結合を乱さない。塩素もダイヤモンド表面に吸収される[1600]。溶融硝酸ナトリウムは700K以上でダイヤモンドを溶解する[1597]。高温または高圧では，ダイヤモンドから遊離した炭素は移動でき，W，Ta，TiおよびZrなどの炭化物形成金属に金属炭化物相を形成することができる[1597]。Cu，Fe，CoおよびNiの金属酸化物は真空で加熱すると金属に還元される（炭素が酸化物として逃げる酸化還元反応）[1596]。

加工処理されているダイヤモンド構造の表面は化学的に腐蝕されやすい。例えば，開口単壁フラーレンナノチューブは，超音波の不在下でも343Kの硫酸（98%）と硝酸（70%）の3:1混合液によって速度約130nm/hourで腐蝕される[1525]。同混合物は黒鉛に入り込み，表層を剥離する[1524]。343Kの硫酸（98%）と過酸化水素（30%）の4：1混合液も「ヒューズの燃焼によく似た形」で開口ナノチューブの曝露端を約200nm/hourで浸食する[1525]。浸食速度はナノチューブのキラル指数（n,m）によってばらつきがある[1525]。COCl誘導単壁炭素ナノチューブは有機溶媒中で溶媒和し[2164]，屈曲ナノチューブの外側の折れなど，歪みの大きい部分は硝酸によって腐蝕されやすい[2954]。

サファイアは主にコランダムすなわちα-Al_2O_3であり，酸化物イオンは六方最密配列を形成し，Alイオンは八面体網目構造に対称的に配置される[691]。室温のほぼ中性の水に対するα-Al_2O_3の溶解度は，平衡で10^{-7}～10^{-5}M（約60～6000原子/μm^3）の範囲にあるが[1602, 1603]，溶解度はpH4以下およびpH9以上では急激に上昇し，ほぼU字曲線を示す[1603]。（ヒト血液のpHは通常7.35～7.45の範囲である）[1604]。酸化アルミニウムは両性であり，酸性液（pH<4）中では水和Al^{+++}イオンを形成し，アルカリ液（pH>9）中では$Al(OH)_4^-$イオンを形成する[1603]。コランダムは570K以下では沸騰硝酸および正リン酸に緩除に溶解し，670～870Kでは重硫酸カリウムに，1070～1270K ではホウ砂または氷晶石（アルミニウムとナトリウムのフッ化物）に良く溶解する[1602]。

曝気 Al 金属は薄い[1601]（約 5nm）接着酸化物層[691]によって保護されるが，この欠陥岩塩型構造（defect rock-salt suructure）はアマルガメーションまたはハロゲンあるいはアルカリ水酸化物（NaOH など）によって容易に損傷し，室温で数秒以内に水素が発生する。Cu^{++} と Cl^{-} との錯体形成試薬も 1 分以内に酸化物被覆アルミニウム金属と反応する。

II. *既存の微生物はダイヤモンドまたはサファイアの表面を侵蝕する自然能力を有するか？*広範囲の試験は実施されておらず，明確に否定することもできないが，可能性は低い。ほとんどの微生物は環境内の物質を攻撃する手段を獲得しているが，それはこうした物質が豊富に存在し，エネルギー産生や重要な生化学機能に必要な基本分子または成分を微生物に提供するからである。

ダイヤモンド食（ダイヤモンドファージ）が自然に進化するには，微生物は競合する炭素源よりもダイヤモンドが多量に存在する適所に生息する必要があると考えられる。これは地殻の原油/石炭堆積層以下数百キロメートルを除いて可能性は低いが，現在，地球生物学と呼ばれる研究分野で，地下 2.7km を超える深さの岩石から地殻深部生息微生物および他の太古的生物相が発見されているため[1592, 3096]，その可能性を完全に否定することはできない。しかし，通常ははるかに多量の非重合炭素源が利用できる。長鎖炭化水素，セルロースおよびデンプンなどの高重合分子は酵素分解に対する耐性が高く，自然界はセルロース（木など）およびキチン（カニまたは昆虫の殻など）の侵蝕方法を考案することの難しさを認めてきた。ダイヤモンドおよびサファイアはその結晶配列より，このカテゴリーに入るとみられる。

サファイアを侵蝕するように自然進化した微生物があれば，酸素は他所にも豊富にあるため，アルミニウムを抽出しようとするだろう（サファイアファージ）。しかし，Al は一般に有毒とみなされており[752, 3278-33281]，高 Al 含有鉱物を食べる微生物の報告は極めて少なく，存在する情報も不確実であるが，微生物のアルミニウム耐性はよく知られている[3282, 3283]。微生物は特殊な難しい反応を触媒する酵素中で+1/+2/+3 の金属イオン（主に Cu，Fe，Mn のほか，これより少ないが Mo および Co）を利用する。海水中の Al 含有量は Cu の 10～1000 倍，Fe の 100～1000 倍，Mn の 100～1000 倍，Mo の 500～3000 倍，Co の 10,000 倍以上に上ることから[763]，自然界は古くから生物系でのアルミニウムの利用を避けてきたことが分かる。天然サファイアは鉄原子（Fe^{++} および Fe^{+++}）を約 0.1%含み，天然ルビーは微量のクロミウム（Cr^{+++}）を含有しており，これらは代替源から容易に利用できる生物学的に有用な原子である。

III. *ダイヤモンドまたはサファイアの侵蝕能を有する微生物は自然進化するか？*地球上の人類の体内に生息する微生物の数は 10^{23} を超える。こうした微生物のほとんど（99%）は無害または有益であるが，約 10^{21} 個は医用ナノロボットによって攻撃される可能性のある望ましくない病原体である。この微生物の大きな「天然実験室」集団は，人工ナノマシンからの防御手段としてダイヤモンドファージまたはサファイアファージを獲得することができるだろうか？

サファイアの場合，ほとんどの生物学的金属吸収は，金属含有物質を溶解できる強い酸の分泌によって開始する。多くの細菌は動力源として H^+ イオン勾配を利用することから，酸生成能を取得することは難しくない。一般的な細菌は通常，弱酸性環境を形成する。典型的エネルギー源（ブドウ糖など）の酸化によって体外の H^+ イオン濃度を上昇させる。ATP アーゼ酵素によって H^+ イオンが細胞内に逆流すると，（ミトコンドリアのように）ATP が合成される。ATP 産生を阻害するか最小限に抑え，体外 H^+ 拡散を制限することによって，かなり高い局所 H^+ 濃度が得られる。良質のエネルギー源を欠く環境に認められる *Thiobacillus ferrodoxians* などの細菌は，金属硫化物を酸化してエネルギーを生成する[3559, 3560]。これによって硫酸が産生し，環境 pH は 2～3 になる。一部の好酸性菌の細胞壁および細胞膜から pH1.0 以下で作用する extremozyme が分離されている[1591]。酸化物（SiO_2）などを溶解する一部の酸（HF など）は，純粋に有機の容器（ロウまたはプラスチックなど）に安全に保存することができる。前述のように，サファイアは強アルカリによっても腐蝕する（ただし，以下を参照）。

ダイヤモンドファージ能力の自然進化ははるかに困難である。HF，HCl および H_2SO_4 などの酸は，H 末端ダイヤモンド様化合物表面または一般に水素化表面も有する細胞脂質膜のいずれにも無害である。高 H^+ 濃度

は SiO_2 から酸素を除去し，これより難しいものの Al_2O_3 からも酸素を除去する。一方，これより効率的なH末端ダイヤモンド様化合物の侵蝕法は極度のアルカリ性環境であるが，好塩基性細菌（通常，炭酸湖および高炭化物土壌に認められる Natranobacterium gergoryi など）[3561]でも，ほとんどは pH10〜11 に達する程度である。高 OH^- 環境は脂質二重層，RNA ならびに標準プロテアーゼおよびリパーゼを破壊する [1591]。また，好酸性および好塩基性という生化学的特質は自然環境に合わせて調整され [3562]，ヒトの体内に多くみられる中性の pH はこうした微生物には有毒である。

医用ナノデバイスの攻撃を受ける可能性の高いヒト病原菌の多くは好極限性細菌ではない。したがって，R. Bradbury が観察した通り，自然界の設計の課題は，非好極限性が極めて高い局所 H^+ 濃度を作るとともに [3563]，この経路を駆使し，H^+ イオンを使用する ATP 産生の最小化に利用できるエネルギー源のある系を進化させることである。こうした進化は一見可能性が低い。医用ナノデバイスを鉄のような供給量の少ない基本物質から構成する場合，あるいは周辺の血漿または細胞質ゾルよりも良質のエネルギー源を提供できる場合に限り，ナノマシンを攻撃する可能性のある細菌を選択することができる。現在，天然病原菌種が占有している微小生態系のすき間に将来，好局限性細菌が入り込むかどうかは，今後の研究で評価すべき問題である。

IV.　*ダイヤモンドまたはサファイアの腐蝕能を有する微生物を人工的に開発できるか？*ほぼ間違いなく答えはイエスである。伝統的なバイオテクノロジーを利用した最も単純な例は，適切な酸または塩基を産生，分泌するよう細菌を設計することである。表面に結合して，隔離接着ポケットに酸（またはイオン）を分泌することによって，標的物質に腐食性の高い局所環境を作り出すようにする。

J. Soreff は通常の化学では（高速運動を用いるだけでは）得難い「平衡からはるかに遠い状態」を局所的に利用する方法を提案している。1 つの方策は，一端で標的物質の表面に結合しながら，他端では励起状態で分子の局所産生を触媒する人工酵素様構造を開発することである（生物発光のルシフェラーゼを真似るなどして）[3564]。カタラーゼおよびスーパーオキシドジスムターゼのような酵素は，すでに強力なオキシダントを局所的に操作し，光および酸素の存在下で C_{60} は隣接する酸素分子に過剰な励起エネルギーを転嫁して，一重項酸素を生成する。酵素は $HOCl+H_2O_2 \rightarrow HCl+H_2O+O_2^*$（一重項酸素）[3565, 3566]，他の一重項 [3567, 3568]，三重項 [3569-3572]，四重項 [3573] または他の電子的励起酸化剤 [3574] を触媒するように設計することもできる。しかし，こうした酵素の寿命が何サイクルも持続するかどうかは疑わしい。もう 1 つの戦略は，細菌内に最新の機械化学ツールを組み込むことである。タンパク質は ATP の加水分解を機械運動に変換することができる。こうした運動は，おそらく「スナップ作用」の弾性エネルギー保存機構と組み合わせることによって，振動時間に比肩するツール放出速度が可能となり，これを利用して，ダイヤモンド表面にオキシダントを機械的に打ち込み，作用点で放出しなければならない化学エネルギーを減少することができる。

9.4　体内移動

医用ナノロボットの最も重要な基本能力の 1 つは人体内部の移動能である。最も単純なケースでは，この運動は純粋に統計学的であり，体液の自然の引き潮および流れとともにナノデバイスは運搬される。反対に最も複雑なケースでは，ナノロボットの移動は極めて決定論的であり，動力駆動機構，マッピングおよび能動的ナビゲーションのほか，機械的ならびに化学的特徴が著しく異なる多様な組織学的テリトリーの横断などがある。このテーマは極めて広範囲にわたり，1 つの章で完全に網羅することは不可能である。このため，本項では体内移動の最も重要な問題や課題点を予備的に概説するにとどめ，期待される将来の新規研究分野を提示する。

9.4.1 項では流体粘性の概要ならびに受動的ナノロボット移動に関連するナノロボット高濃度体液のレオロジー（流体特性）について説明する。血流による能動的遊泳，すなわちサンギナテーションの特徴および技術を 9.4.2 項に説明する。続いてサイトアンビュレーション（細胞表面の歩行と固着）を 9.4.3 項に，ヒストナテーション（血管外遊出，ECM 移動，細胞間通過などの組織内移動）を 9.4.4 項に，サイトペネトレーション（個々の細胞への進入）を 9.4.5 項に，細胞内部の移動を 9.4.6 項に，サイトキャリッジ（ナノロボットによる天然運動細胞の乗っ取り）を 9.4.7 項にまとめる。運動機構の生体適合性は第 15 章にて考察する。

9.4.1 ナノロボット高濃度体液のレオロジー

ナノロボットが能動的に遊泳しているか，単に流れに浮いているか，あるいはナノロボットが水のような普通のニュートン流体中を移動するか，粘液または唾液のように複雑な粘弾性体液中を移動するかに関係なく，体液の流れすなわちバイオレオロジーの評価は，ナノロボットがナビゲートしなければならない流体の流れの特徴を理解するのに必要であることから，ナノメディシンの分野に有用である。さらに多数のナノロボットの存在によって，血流の粘性は劇的に変化し（ナノロボットの数密度および形状に依存），重大な医学的所見を引き起こす。以下の考察では，体液および全血の粘性（9.4.1.1 項および 9.4.1.2 項），血管内の血液成分の動径分布（9.4.1.3 項），ナノロボット高濃度血液の粘性および血流速度（9.4.1.4 項および 9.4.1.5 項）ならびに狭い血管のヘマトクリット減少（9.4.1.6 項）について検討する。

9.4.1.1 体液の粘性

粘性は運動中の流体の剪断に対する抵抗を示す指標である。定速 v で固定平面に平衡に移動し，一定の力 F で側方に押される表面積 A の平面を考える。粘性η の流体が距離 d の 2 表面間の容積を満たしている。移動平面に最も近い流体層も速度 v で移動し，固定面に最も近い層は静止している。2 表面間の速度は距離に伴って線形に上昇し，一定の勾配を確立する。この勾配は通常，剪断速度（本質的に大きさ正規化速度）と呼ばれ，$\dot{\gamma}=v/d$（m/s-m または s^{-1}）である。絶対粘性は以下のように定義される。

$$F/A = \eta\dot{\gamma} \quad (N/m^2) \qquad \text{［式 9.58］}$$

式中のηは N-s/m^2，Pascal-s または単純に kg/m-s の MKS 単位で表される。ニュートン流体では，剪断応力 F/A（N/m^2）は剪断速度 $\dot{\gamma}$ とともに線形に上昇するため，広範囲の剪断速度にわたって粘性ηは一定である。空気，水，生食水および血清などの一般的な多くの流体は理想ニュートン流体に非常に類似している。分子の溶液の粘性は拡散係数に関連がある。式 3.5 を参照のこと。

一般的な物質の粘性を**表 9.4** に示す。理想気体の粘性は密度および 0.01～10atm の圧力には依存しない。これより高圧では，分子間相互作用によって粘性が高くなる[390]。理論的には，気体の粘性は $T^{1/2}$ に近似する（温度 T の平方根に伴って上昇する）と推測されるが，現実の気体で実験的に得られる温度の指数はこれより多少大きい。これに対して，液体の粘性は圧力の増大とともに上昇し（典型的に液体有機物で 1atm から 1000atm に上昇すると，2～3 倍に増大する），温度の上昇とともに低下する。通常の液体では Andrade の式より温度依存性が求められる。

$$\eta \sim k_v\, e^{E_v/kT} \qquad \text{［式 9.59］}$$

例えば，1atm の純水の粘性 E_v の活性化エネルギーは約 25zJ，定数 k_v は約 2.1×10^{-6}kg/m-s である。

一般に水に溶解している非電解質は粘性を上昇させるが，電解質の溶解は粘性を上昇させる場合もあれば，低下させる場合もある（作用は 1M 溶液で 10%以下）。大きな非対称溶質分子は質量の等しい小さい球体よりも粘性を上昇させる。固相と液相の限界値は一般にη約 10^{14}kg/m-s とみなされている[364]。

多くの体液は粘弾性かつ非ニュートン流体であり，見かけの粘性η_aは剪断応力とともに変化し，ヒステリシス，緩和およびクリープなどの他の非線形特性を呈する[362]。唾液の挙動は水よりも弾性体に似ている。DNA 液は高い分子量により低濃度でも粘弾性を呈する。生殖腺は精液，子宮頸管粘液[1392]（η_a は月経周期中に約 20%変化する）などの粘弾性液を産生する[3575-3577]。ヒトの滑液は高圧で非圧縮性が増大し，$\dot{\gamma}$ 約 $0.1s^{-1}$（低速歩行時の膝屈曲など）でη_a は約 10kg/m-s であるが，$\dot{\gamma}$ 約 $10s^{-1}$（高速走行）でη_a は約 0.1kg/m-s に，$\dot{\gamma}$ 約 $10{,}000s^{-1}$（実験）でη_a は約 0.001kg/m-s に低下する[362]。粘弾性は呼吸器粘液においても重要な特性であり，典型的に $\dot{\gamma}$ 約 0.1～$1s^{-1}$ 程度の低剪断速度でη_a 約 1kg/m-s を示し，$\dot{\gamma}$ 約 100～$1000s^{-1}$ 程度の高剪断速度でη_a 約 0.01kg/m-s に低下する[362]。氷も粘弾性物質であり，262K で $\dot{\gamma}$ 約 10^{-3}～$10^{-7}s^{-1}$ の場合，η_a は約 10^{10}～10^{13}kg/m-s を示す（Sinha ら[1609]のデータから最大剪断応力を剪断速度で除すことによって推定）。Andrade の式より分かる通り，氷の粘性は温度によって変化し（**表 9.4**），実験的に求めた純氷の Ev は約 110zJ であり[1609]，高剪断応力で k_v 約 6.3×10^{-4}kg/m-s である。

細胞質は複雑な粘弾性物質であり，連続液相（細胞質ゾル）と種々の浮遊粒子，顆粒および膜構造物から成る。厳密には，細胞マトリックスは溶液が浸透する線維性ネットワークから構成される混合相の物質である[1408]。このため，粘性は相によって異なる。流れの挙動より，大腸菌の原形質の粘性は約 1000kg/m-s と推

表 9.4　一般的物質の絶対粘性 [362,386,389,585,763,1081,1325,1328,1407,1458,1505,1609,3166,3306-3314,3611]

物質（気体，液体，固体）	粘性（kg/m-s）	物質（気体，液体，固体）	粘性（kg/m-s）
水　@0℃（273 K）	1.787×10^{-3}	地球のマントル（地学）	約 10^{21}
@20℃（293 K）	1.002×10^{-3}	ピッチ（室温）	約 10^{14}
@37℃（310 K）	0.6915×10^{-3}	ガラス@720～920K（アニール）	2.5×10^{12}
@50℃（323 K）	0.5468×10^{-3}	ガラス@約 1300K（吹き込み）	約 1×10^{6}
@100℃（373 K）	0.2818×10^{-3}	ガラス@150～1700K（ファーネス）	約 1×10^{2}
氷　@-11℃（262 K）	約 10^{10}-10^{13}		
@-82℃（191 K）	約 10^{15} 推定値	ブドウ糖（295K）	9.1×10^{12}
@-109℃（164 K）	約 10^{18} 推定値	ブドウ糖（310K）	1.4×10^{9}
@-129℃（144 K）	約 10^{21} 推定値	ブドウ糖（373K）	2.5×10^{1}
イカ軸索形質	1-10×10^{6}	ゴールデンシロップ（285K）	$140{,}000\times10^{-3}$
肺マクロファージ細胞	0.12-0.27×10^{6}	グリセリン（273K）	$12{,}110\times10^{-3}$
ヒヨコ線維芽細胞	約 0.01×10^{6}	コーンシロップ（294K）	約 $5{,}000\times10^{-3}$
ヒト糞便，範囲（推定値）	約 10^{-2}-10^{5}	グリセリン（303K）	629×10^{-3}
*大腸菌*細胞質	$>1{,}000{,}000\times10^{-3}$	ひまし油（310K）	297×10^{-3}
粘液および痰（310K）	10-$750{,}000\times10^{-3}$	重質機械油（310K）	130×10^{-3}
赤血球膜（310K）	約 $100{,}000\times10^{-3}$	軽質機械油（310K）	35×10^{-3}
細胞膜（約 310K）	$10{,}000$-$100{,}000\times10^{-3}$	オレイン酸（303K）	25.6×10^{-3}
T 細胞細胞質（298K）	$27{,}300\times10^{-3}$	100%硫酸（293K）	25.4×10^{-3}
白血球，付着細胞（310K）	$66{,}800\times10^{-3}$	エチレングリコール（310K）	10.7×10^{-3}
ヒト線維芽細胞細胞質	5000-8000×10^{-3}	鉛，液体（623K）	2.58×10^{-3}
白血球，遊離細胞（310K）	4500×10^{-3}	鉄+2.5%銅，液体（1673K）	2.25×10^{-3}
アメーバ細胞質	1000-$30{,}000\times10^{-3}$	プロパノール（310K）	1.5×10^{-3}
正常ヒト糜汁（推定値）	100-$30{,}000\times10^{-3}$	水銀，液体（310K）	1.465×10^{-3}
ヒト精液	9.4×10^{-3}	酢酸（310K）	1.01×10^{-3}
唾液（310K）	4-$10{,}000\times10^{-3}$	エタノール（310K）	0.885×10^{-3}
滑液（膝）（298K）	1-$10{,}000\times10^{-3}$	メタノール（310K）	0.472×10^{-3}
全血，低剪断速度：		アセトン（310K）	0.285×10^{-3}
Hct=45%	約 100×10^{-3}	ジエチルエーテル（310K）	0.202×10^{-3}
Hct=90%	約 1000×10^{-3}	空気，液体（81K）	0.172×10^{-3}
全血，高剪断速度：		二酸化炭素，液体（303K）	0.053×10^{-3}
Hct=45%	約 10×10^{-3}	ネオン，気体（310K）	0.032×10^{-3}
Hct=90%	約 100×10^{-3}	酸素，気体（310K）	0.021×10^{-3}
赤血球含量（Hb 液）	6-13×10^{-3}	空気，気体（310K）	0.01894×10^{-3}
ヒト血漿（310K）	1.1-1.2×10^{-3}	窒素，気体（310K）	0.018×10^{-3}
血清/間質液（310K）	1.0-1.1×10^{-3}	二酸化炭素，気体（310K）	0.0157×10^{-3}
胆汁（おそらく肝）	0.84-2.3×10^{-3}	水素，液体（約 20K）	0.011×10^{-3}
ヒト涙液（310K）	0.73-0.97×10^{-3}	水素，気体（310K）	0.0091×10^{-3}

定されたが，ショ糖，デキストランおよびβガラクトシダーゼの拡散速度の測定値より，見かけの粘性は $3\sim4\times10^{-3}$ kg/m-s であった[1407]。細胞質はほとんどのレベルの生物体で不均一かつ異方性である。

9.4.1.2　全血の粘性

ヒト血液は血漿（電解質および非電解質の水性溶液；付録 B）中に細胞の浮遊する液体である。血漿は質量ベースで約 90%が水，7%が血漿タンパク，1%が無機物質，残る 1%が有機物質である。細胞成分（付録 B）はほぼすべてが赤血球（RBC；**図 8.43**）であり，種々のカテゴリーに分類される白血球は総細胞体積の 600 分の 1，血小板は 800 分の 1 に満たない。

純粋な血漿はニュートン流体であり，310K で $\eta_{plasma}=1.1\times10^{-3}$ kg/m-s である。血漿は通常，ミクロサイズの血流移動ナノロボットが細胞間移動時に遭遇する環境である。

一方,「全」血は血漿と血球の完全天然混合物である。直径が血球の大きさよりもはかるに大きい血管や，寸法が血球よりもはかるに大きい機械システムの場合，全血は均一ニュートン流体として扱う必要がある。全血の体積粘性率は剪断速度の上昇に伴って低下し，赤血球が血液体積に占める割合%であるヘマトクリット（Hct）の上昇に伴って増大する（男性のヘマトクリットの正常域は 40～52%，平均値は 46%[743] であり，この Hct 値で酸素輸送は至適化する[1325]）。例えば，低剪断

速度 $\dot{\gamma}$ 約 $0.1s^{-1}$ の全血の場合，Hct=0%で η_a は約 0.001kg/m-s，Hct=45%で約 0.1kg/m-s，Hct=90%で約 1kg/m-s である。$\dot{\gamma}$ 約 $100s^{-1}$ の高剪断速度では，Hct=0%で η_a は約 0.001kg/m-s，Hct=45%で約 0.01kg/m-s，Hct=90%で約 0.1kg/m-s である[362]。さらに $\dot{\gamma}>100s^{-1}$ の高い剪断速度では，全血の挙動はニュートン流体に類似し，η_a はほぼ一定である（**図 9.12**）。（疾患が存在する場合には）粘性は病態によっても変化し，温度の影響もわずかながら受ける。正常 Hct かつ $\dot{\gamma}=0.1s^{-1}$ の全血では，η_a は 310K で約 0.10kg/m-s，283K で約 0.15kg/m-s であり，$\dot{\gamma}=100s^{-1}$ の場合には，310K で約 0.010kg/m-s，283K で約 0.015kg/m-s である[362]。

大血管における Hct≦45%での粘性に対するヘマトクリットの作用は，Cokelet ら[1318]によって実験的にモデル化されている。

$$\eta_a/\eta_{plasma} = (1 - Hct)^{-2.5} \qquad \text{［式 9.60］}$$

Hct は関数として表されている。この式は体積分率範囲の等しい赤血球サイズの油-水エマルションでも良質の結果が得られるが[1316]，粘性の挙動が赤血球浮遊液と著しく異なる剛性粒子浮遊液については，体積分率約 10%の場合にのみ有用である（以下を参照）。

ヒト赤血球が連銭と呼ばれる凝集体を形成することは古くから知られており，剪断速度<$100s^{-1}$ で円板上の赤血球が「硬貨を積み重ねた」ような形状に緩く接着している[1314]。線形の枝分かれ鎖である凝集体（連銭）の形成は，血漿中の細胞表面架橋タンパクのフィブリノーゲンおよびグロブリンの存在に依存している。剪断速度が低いほど（血流速度が低いほど），凝集体は優勢になる（サイズも大きく，数密度も高くなる）。剪断速度が 0 になると，ヒト血液は 1 個の大きな凝集体となり，粘弾性または粘塑性の固体として挙動すると予測される[362]。

剪断速度の上昇に伴い，連銭は分解する傾向を示す。個々の赤血球はわずかに変形し，伸長して流線型に並ぶ。Hct=45%のヒト血液の相対粘性 η_a/η_{plasma} を剪断速度の関数で表した**図 9.12** より分かる通り，こうした 2 つの作用が組み合わさって，剪断速度の上昇に伴う血液粘性の低下が引き起こされる。注意すべき点として，剛性粒子（硬化赤血球，正常白血球および非変形性ナノロボットを含む）の場合，体積粘性率は基本的に剪断速度に依存しない。

生理的血流による正常な血管壁（末梢域）の剪断速度は大きい動脈で $50〜700s^{-1}$，最小動脈および毛細管

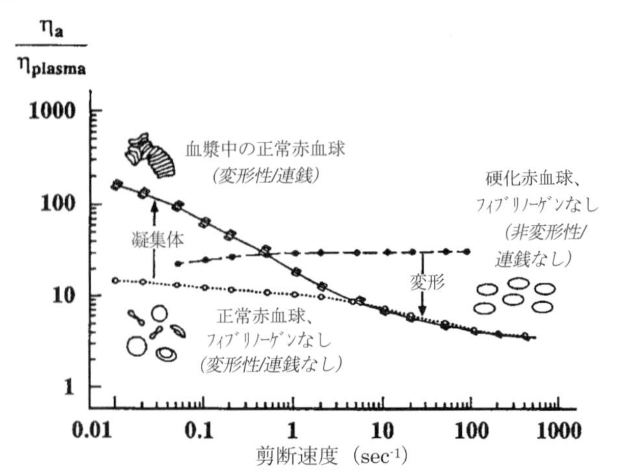

図 9.12　剪断速度の関数としてのヒト血液（Hct=45%）の粘性（310K の見かけの相対粘性，Chien[1314] より転載）

で $250〜2000s^{-1}$，大小の静脈で $20〜200s^{-1}$ である[386]。赤血球凝集が重要でなくなる剪断速度>$100s^{-1}$ では，純粋全血は赤血球濃度が体積ベースで 98%（Hct=体積分率 98%）でも流体のままである[1319]。

9.4.1.3　血液成分の動径分布

低剪断速度では，赤血球は連銭に凝集して内側に移動し，血管中心部に凝集体のネットワークを形成する。個々の連銭は 10〜20 個またはそれ以上の赤血球から成り，正常時に血中に存在する最大の血球成分を形成する。最大剪断速度では，連銭は個々の赤血球に完全に分解し，赤血球は半径方向に均一に分布する。

白血球の動径分布も流れの状態の関数である[1325,1333-1336]。低剪断速度で赤血球凝集が起こりうる条件下では，白血球ははるかに大きい赤血球連銭のために流れの周辺部に押しやられる。最大剪断速度の場合，ほとんどの白血球は個々の赤血球よりも大きいために，白血球濃度が血管の軸に沿って最大となり，赤血球は周辺部に押しやられる。

血管内の血流による局所血小板濃度の動径分布も評価されている[1337,1338]。血小板のみを含む血漿中では，血小板の分布は半径方向に均一である。しかし，白血球の流れでは，剪断速度に関係なく血小板は血管壁付近で最大濃度を示す。細動脈では，血小板の数密度は血管壁付近で血管中心のおよそ 2 倍になる[1342]。血小板は赤血球または白血球よりもはるかに小さいため，赤血球または白血球が存在する時は必ず，中心から外

れた位置に集まる傾向がある。

こうした実験的観察所見は，血管内の血流では，最大粒子すなわち「流れの単位」は軸領域に移動し，最小粒子は周辺部に密集するという原則と一致する[1332]。ほとんどの場合，血液媒介医用ナノロボットは直径2μm以下である。このため，正常時には血中で最小粒子となる。浮遊ナノロボットは他の血液成分よりも血管壁に近い場所に移動する傾向があるが，高剪断速度では，赤血球の回転によって局所流体運動が生まれるために，放射方向の拡散性が有意に増大する（3.2.2項）。小分子およびリポタンパクなどの錯体は赤血球による拡散性増大の影響を受けにくいため，壁方向に移動すると思われる。

9.4.1.4　ナノロボット高濃度血液の粘性

比較的剛性の高いナノロボットが多量に存在すると，血流の粘性が劇的に変化する。**図 9.13** では，粒子体積分率の関数として剪断速度>100s^{-1}, 298K のヒト血液の相対粘性η_a/η_{plasma}と実験的に求めたラテックス製剛性球体，剛性ディスク，乳剤の小滴および鎌状赤血球（実質的に非変形性）の相対粘性とを比較した[1312]。この図より，ミクロサイズの剛性ナノロボットの50%浮遊液は血液粘性を約350倍に増大し，特に細い血管で流れの妨害が顕著であることが分かる。しかし，粒子体積分率10%のマイクロスフェア浮遊血漿の相対粘性はHct=10%の全血と差がなかった。この所見より，医用ナノロボットの最大血中濃度を控えめに体積分率10%（最大「ナノクリット」すなわちNct=10%）とすることが示唆され，これは血流の自由流を確保する限界値でもある（9.4.1.5項および9.4.2.6項も参照）。

相対粘性は粒子の大きさにも左右されるが，医用ナノロボットの存在による影響は通常は小さい。最小血管の控えめな上限値は次のように求められる[1315]。

$$\eta_a/\eta_{plasma} = \left[1-\left(\frac{D_{nano}}{d_{tube}}\right)^4\right]^{-1} \qquad [式 9.61]$$

式中のD_{nano}（=2 R_{nano}）は最大ナノロボットの直径（半径）であり，d_{tube}（=2 r_{tube}）は血管の直径（半径）である。d_{tube}=8μm（毛細管）とすると，η_a/η_{plasma}はD_{nano}=1μmで1.0002，D_{nano}=4μm（最大の血液媒介ナノロボット；5.2.1項および8.2.1.2項を参照）で1.07である。ミクロサイズの医用ナノロボットでは，血管が大きいほど，この作用は小さくなる。

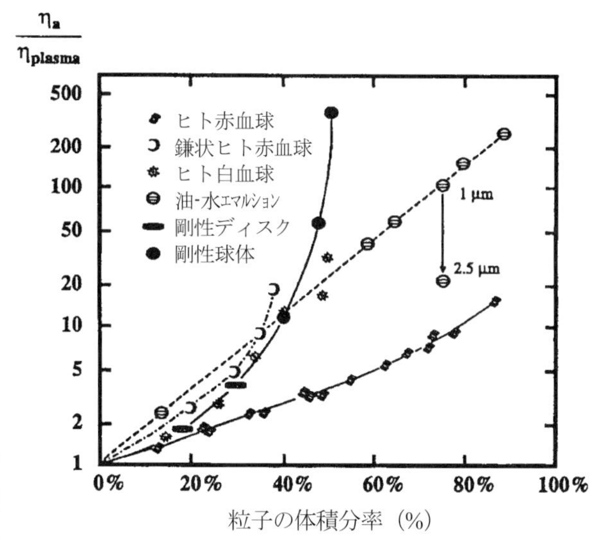

図 9.13　高剪断速度でのナノロボット高濃度ヒト血液の粘性（298K での見かけの相対粘性，剪断速度>100s^{-1}；Goldsmith と Mason[1312]，Cokelet と Lichtman[1402]より転載）

相対血液粘性はナノロボットの形状にも依存する。希釈懸濁液中の粒子形状の関数として測定した有効粘性の Chien のデータより[1314]，硬質球体または1：1硬質円柱の場合に最小粘性が認められた。これに比べて薄いディスクまたは長い円柱は粘性が高かった。例えば，10：1ロッド（長さが幅の10倍）は懸濁液の粘性が体積の等しい球体の10倍以上を示し，100：1ロッドでは約2500倍に達した。ナノデバイス設計の意味は，大規模集団の血液媒介ナノロボットでも個々のナノロボットが球形に近ければ，血液粘性には最小限の影響しか与えないことである。長いロッドや平坦なディスクは球体に比して血液粘性を大きく増大させるが，ナノデバイス数密度が最小限であれば，血液粘性に対する全体的影響は無視できる程度に小さい。

さらに Chien の結果[1314]から，（赤血球のように）流れの状態に反応して表面を連続的に変形できる変形性ナノロボットは，剪断速度に依存して血液粘性への影響を少なくとも2分の1から6分の1に軽減できることが分かる（**図 9.12**）。Goldsmith と Turitto[386]は，生理的血流に典型的な 200s^{-1}を超える剪断速度では，赤血球の至適形状は楕円形であり，流れに対してある角度をもち，タンク-トレッド様運動では流れの方向に表面が回転することを示した。乳剤の流れの実験では，液体1滴は変形によって管壁から流線型に離れて移動する。このため，ヘマトクリットおよび典型的流速が正常範囲にある生理的血流では，直径が 100μm 以上の血管の壁にδ_{plasma}深さ 2～4μm の血漿の多い（血球の少ない）「血漿性」領域が存在する[362,1319]。

こうした側方移動は，形状に関係なく小さい剛性粒子が高濃度で存在し，レイノルズ数（9.4.2.1 項）N_R が 10^{-3} 以下の低い場合（細動脈および小さい血管など；**表 8.2**）には観察されない[1319]。しかし，N_R が 1 以上の血管（動脈および静脈など；**表 8.2**）では，慣性作用が働き，剛性の浮遊ナノロボットは壁から遠くに押しやられて，無粒子領域が生まれる。この「血漿性」領域の厚みδ_{nano}はナノロボット濃度（Nct）の増加に伴って急激に低下する。例えば，Nct=2%ではδ_{nano}約 0.3 r_{tube}であり，Nct=10%でδ_{nano}約 0.1 r_{tube}，Nct=30%でδ_{nano}約 0.01 r_{tube}に減少する[1320]。

個々のナノロボット運動に関しては，最初に管壁付近に存在する剛性球体は内方に移動し，軸付近に存在する剛性球体は外方に移動する。「tubular pinch 効果」[1321]と呼ばれているが，いずれの位置に存在する剛性球体も，R_{nano}/r_{tube}<<1 ではおよそ（0.6～0.7）r_{tube}，R_{nano}/r_{tube}約 0.25 ではおよそ 0.5 r_{tube}（壁より遠い）の中間平衡半径位置 r_{eq}（管の軸より測定）に収束する[1320,1321]。ブラウンの並進拡散および式 3.1 を応用し，半径分散係数 D_r は$\Delta r=(2\tau D_r)^{1/2}$（m）と定義され，式中の$\Delta r$は観察時間$\tau$での血中物質の RMS 半径方向変位量である。こうした半径方向運動はランダムではなく，局所速度勾配，粒子濃度および物質の表面変形によって決まるマルチボディ衝突によって起こるため，上記の原理を応用しても完全には一致しない。濃度に関係なく，変位は半径方向距離 0.5～0.8r_{tube}で最大である。局所剪断速度 5～20s^{-1}かつ容積濃度 20～70%では，赤血球および直径 2μm の合成マイクロスフェア[386]で D_r=1～20×$10^{-12}m^2/s$，血中血小板で 3～86×$10^{-11}m^2/s$[1398]であることが実験的に認められている[1358]。したがって，ナノロボット 1 個（R_{nano}=1μm）が半径距離Δr約 1μm を移動するのに要する平均時間τは約 25～500ms であり，この速度は単純なブラウン拡散よりもおよそ 1 桁高い（3.2.1 項）。

9.4.1.5　血流速度プロフィール

長さ l_{tube}，半径 r_{tube}の円筒管を流れ，両端間の圧差Δpの粘性ηのニュートン流体を考える。層流すなわちポアズイユの流れ*の平均流体速度（v_{flow}）は式 9.26 より求められるが，管壁で no-slip 状態を負荷すると，半径依存性の放物線速度プロフィールを示す[362]。

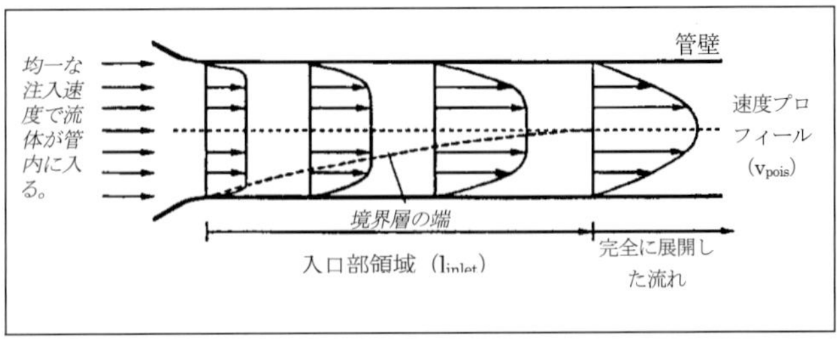

図 9.14　管のポアズイユの流れにおける放物線速度プロフィールの確立（Goldsmith と Turitto[386]より転載）

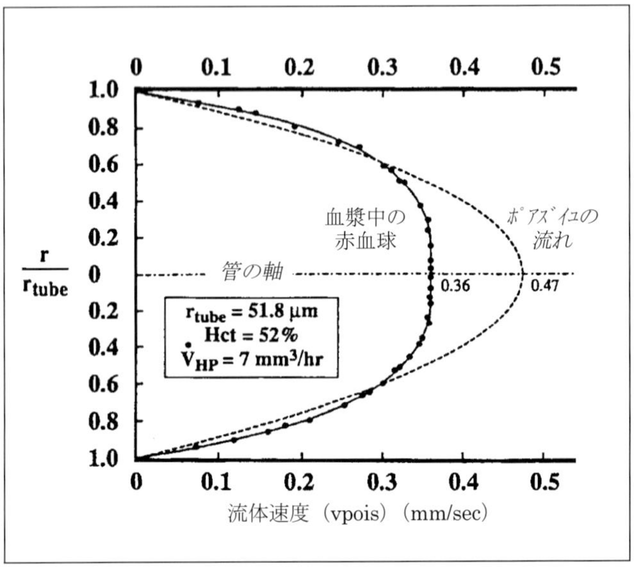

図 9.15　全血流の速度プロフィールの鈍化（Goldsmith と Turitto[386]より改変）

$$v_{Pois}(r) = k_p(r_{tube}^2 - r^2) \quad (m/sec) \qquad [式 9.62]$$

式中の r は管軸からの半径方向距離であり，$k_p=\Delta p/4\eta l_{tube}=2 v_{flow}/r_{tube}^2$である。最大流速 $v_{max}=2 v_{flow}$であり，中心線（r=0）に発生する。

流体は大型の貯留槽からチューブ内に入るため，入口から下流のある 1 点まで注入口長さ（l_{inlet}）と呼ばれる入口部領域が存在し，ここでの放物線プロフィールは漸近的に確立される過程にある（**図 9.14**）。$N_R\leqq1$ での l_{inlet}は約 1.3 r_{tube}であるが，$N_R\geqq30$ では l_{inlet}は約 0.16 N_R r_{tube}であり，注入口の後に理想ポアズイユ（放物線）プロフィールからの 1%未満のずれが生じる[361,1331]。注入口の状態は大動脈ならびにほとんどの大きい動脈の全長に及ぶが，小さい血管では入口部の作用はほとんどない。

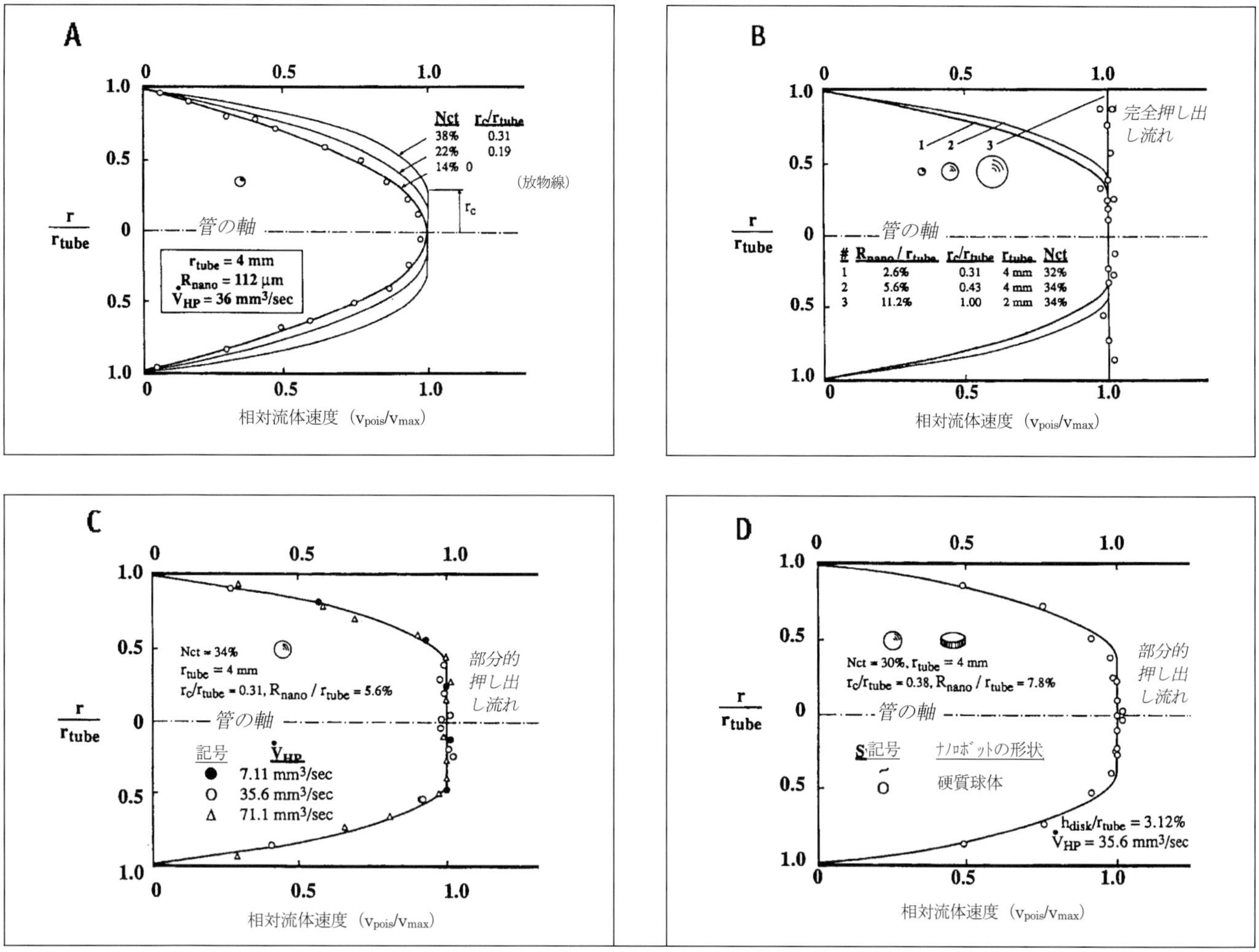

図 9.16 水性ナノロボット浮遊液の流れにおける無次元速度プロフィール（剛性管内の剛性球体およびディスク；Karnis, Goldsmith および Mason[1322] より改変）[1322]。A）濃度（Nct=ナノクリット%）の作用，B）粒子サイズ（R_{nano}/r_{tube}）の作用，C）流体の流量（$\dot{V}_{HP}$），D）ナノロボットの形状の作用

血漿に赤血球を添加すると仮定する。赤血球および他の因子の内方移動により，特に直径 500μm 未満の血管では全血の速度プロフィールは流量およびヘマトクリットの影響を受けて鈍くなる（**図 9.15**）。この鈍化の程度は流量の上昇に伴って減少し，ヘマトクリットの上昇とともに増大する。しかし，密集する血球およびずり流動の流体応力の影響下で赤血球は変形能を有することから，ヘマトクリット最大 98%まで全血は流れを維持することができる [1319]。理論的には変形性ナノロボットはこの性能レベルに近づくことは可能であるが，この問題は未だ詳細には評価されていない。

赤血球の代わりに剛性球体ナノロボットを血漿に添加するとどうなるだろうか？R_{nano} が小さく Nct が低い場合，流れのプロフィールは放物線を示す。一般に速度プロフィールの鈍化は，Nct≧20%または R_{nano}≧0.05 r_{tube} のいずれかの場合に発生する [1322]。こうした流れの鈍化は時に部分的押し出し流れと呼ばれる。（Nct R_{nano}/r_{tube}）≦0.6%の場合，部分的押し出し流れは実験的に観察されなかった。したがって，直径 2μm の血液媒介ナノロボットでは，最小 d_{tube}=4μm のヒト毛細管を通過する場合でも，Nct≦1.2%を維持することによって，押し出し流れでない純粋なポアズイユの流れが維持されると考えられる。

剛性球体およびディスクの浮遊液の速度プロフィールに対する Nct，R_{nano}/r_{tube} ならびに流体流れ速度の作用を実験的に測定した結果を**図 9.16** に示す [1317,1322]。Nct および R_{nano}/r_{tube} が上昇を続けると，最終的に完全押し出し流れが発生し（**図 9.16〔B〕**），チューブから絞り出した練り歯磨きのように，流体全体が定速で固まって移動する。押し出し流れは層流よりもはるかに高いポンピング力（およびポンピング圧）を要する。Nct=38%かつ R_{nano}=0.112 r_{tube}，または（Nct R_{nano}/r_{tube}）≧3.8%の場合に完全押し出し流れが観察された。最大Nctを約10%と仮定し，R_{nano}/r_{tube}<0.38を維持することによって完全押し出し流れを回避できるとすると，最小 d_{tube}=4μm のヒト毛細管では R_{nano}<0.76μm であり，最大ナノクリットで血液媒介ナノデバイスの直径 D_{nano} は最大1.5μmまで可能である。

血管の形状(分岐部，ノズリングおよび弯曲路など)，血管壁の弾性(押し出しチューブなど)，拍動流のほか，様々なサイズや形状の混じったナノロボットを血漿ではなく全血に添加することの作用（血液媒介ナノロボットの速度プロフィールに対する）を評価する分析は有用であるが，本書では取り上げない。

9.4.1.6　狭い血管内のヘマトクリットの低下

Fahraeus[313]は，ヘマトクリット Hct が一定量の血液を大きい供給貯留槽から細いチューブに流し入れる場合，チューブの直径の減少に伴いチューブ内のヘマトクリット（Hct_{tube}）も減少することを認めた。Fahraeus と Lindqvist[1323]は，チューブの直径が300μm以下に減少すると，見かけの粘性も低下することを認めた（**図9.17**）。Barbee と Cokelet[1324]は，以下の（若干改変した）実験式を用いて実験データを推定した。

$$Hct_{tube} \sim (a \ln(d_{tube}) + b)\ Hct \quad (\%) \qquad ［式 9.63］$$

式中の a=0.196，b=-0.117，d_{tube} の単位は μm である。男性の正常ヘマトクリット Hct=46%とすると，細い血管では d_{tube}=100μm で Hct_{tube}=36%に，30μm で25%に，8μm で13%に低下する。文献を検索すると，Gaehtgens[1329]は，最小ヘマトクリット Hct_{tube} は一般に d_{tube} 約15～20μm で発生し，Cokelet[1327]はこれを赤血球間での multi-file フローから single-file フローへの移行を示す指標としている。さらに Gaehtgens[1330]は，ヒト赤血球浮遊液の相対粘性は約5～7μm で最小値に達することを示した。

小血管でヘマトクリットが低下する理由はいくつかある。1つは，赤血球の半径にほぼ等しい無細胞層が壁付近に存在するため，血管が小さいほど，この層が占める体積分率が大きくなり，ヘマトクリットが低下する[362]。2つ目に，主に無細胞層から派生する血管の側枝はヘマトクリットが低くなる（血漿分離と呼ばれる[1326]）。3つ目に，赤血球が伸長し，剪断流れの方向に向くために，流れの方向に垂直に整列する側枝に

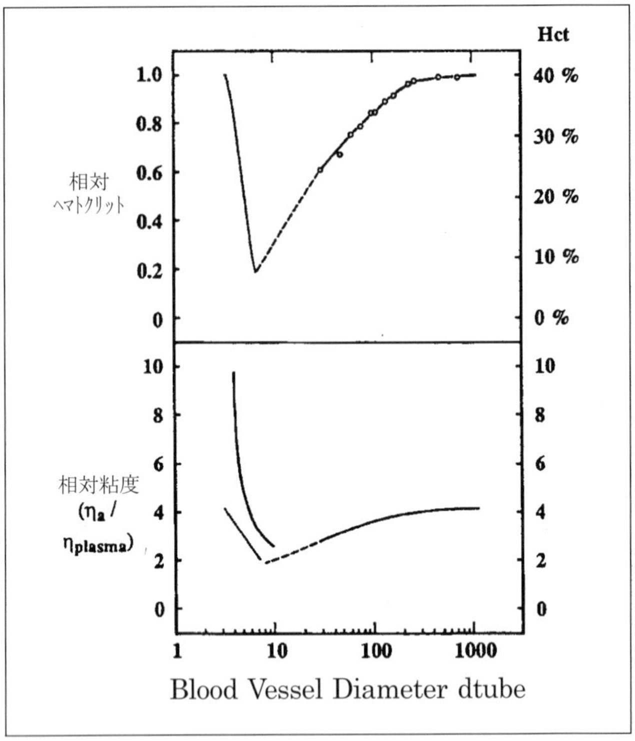

図 9.17　小血管でのヘマトクリット（Hct）の低下と血液粘性[1313,1324,1325]（Chien より転載[1325]）

赤血球が入る可能性は低い（d_{tube}≦29μm での作用[1327]，時にスクリーニングまたは立体障害と呼ばれる[1328]）。これら3つの因子は，赤血球よりも小さく球体に近い剛性ナノロボットには重要ではなく，したがって狭い血管を通過する際のナノクリットの低下は大きくないと考えられる。

小血管の軸に位置する血球またはナノロボットの速度は浮遊液の平均速度よりも高いが[1328]，軸の隣接領域の流体よりは常に若干低くなる（9.4.1.5 項）。最も単純なモデルは Whitmore が考察した積み重ね硬貨モデルであり[1315]，このモデルでは以下のようにナノロボット速度が求められる。

$$\frac{v_{nano}}{v_{flow}} = 2\left[1+\left(\frac{D_{nano}}{d_{tube}}\right)^2\right]^{-1} \qquad ［式 9.64］$$

d_{tube}=8μm，典型的毛細管の v_{flow}=1mm/s とすると（**表8.2**），直径 D_{nano}=2μm のナノロボットは v_{nano}=1.88 mm/s であり，v_{flow} よりも速いが v_{max}=2 mm/s よりも遅い。

9.4.2　サンギナテーション

医用ナノロボットは，血流に乗って能動的に泳ぐことによって体内の場所を移動する必要が生じることも

多い。このプロセスはサンギナテーションと呼ばれる。本項には，レイノルズ数に関連する本プロセスの一般特性（9.4.2.1 項），浮遊または動力ナノロボットが経験する可能性の高い回転ならびに血管壁および血球成分との衝突（9.4.2.2 項），ナノロボットの流体力学（9.4.2.3 項），液中遊泳に必要な力および動力量（9.4.2.4 項），種々の特殊な遊泳メカニズム（9.4.2.5 項）ならびにサンギナテーションに関する追加的な検討事項（9.4.2.6 項）を取り上げる。

9.4.2.1　レイノルズ数

密度ρ，粘性ηの流体中を速度 v で移動する固有寸法 L の物体を考える。物体の運動は慣性力および粘性抵抗という 2 つの力の抵抗を受ける。物体への慣性力 $F_{inertial}$ は $\rho v^2 L^2$ に近似し，粘性抵抗 $F_{viscous}$ は $\eta v L$ に近似する。このため，L 約 1m の人間がρ約 1000kg/m^3，η約 10^{-3}kg/m-s の水中を v 約 0.1m/s の低速で泳ぐ場合，前進するためには $F_{inertial}$ 約 10N とわずかな追加 $F_{viscous}$ 約 10^{-4}N の動力が必要である。人間が慣性力の支配する世界に生きていることは明白である。

遊泳する細菌は全く異なる課題に直面する[389,1386,1387]。サイズ L 約 1μm，速度 v 約 10μm/s の細菌が前進するには，$F_{inertial}$ 約 10^{-4}fN（フェムトニュートン；1 fN=10^{-15}N）とともに，これよりはるかに大きい $F_{viscous}$ 約 10fN の動力が必要である。2 つの力の比は同じく 10^5：1 であるが，役割は逆転する。細菌（またはミクロサイズの医用ナノロボット）は粘性が優勢な世界に生息しており，そこでは「惰力走行」という現象は存在しない。例えば，半径 R_{nano}=1μm，速度 v_{nano}=1cm/s の遊泳ナノロボットへの動力が突然停止すると，ナノロボットは $t_{coast}=\rho R_{nano}^2/15\ \eta$=0.1μs の時間で v_{nano} t_{coast}=1nm に近い距離 x_{coast} を停止するまで惰力走行する[1395]。ナノロボットが頻度ν_{nano}=100Hz で回転しており，回転力の供給源が突然停止すると仮定すると，ν_{nano} は時間 t_{coast} 約 1 μs で指数的に 0 に減少し，$\theta_{coast}=2\pi\nu_{nano}\rho R_{nano}^2/15\ \eta$=約 40μrad 転向した後に運動が停止する。

粘性力に対する慣性力の比はレイノルズ数と呼ばれる。すなわち，

$$N_R = \frac{F_{inertial}}{F_{viscous}} \sim \frac{\rho v L}{\eta} \qquad \text{［式 9.65］}$$

これは大きさのない数である。上記の例では，泳者は N_R=10^5 であり，細菌は N_R=10^{-5} である。Purcell[389] は，男性が自身の精子と同じレイノルズ数で泳ぐためには，糖蜜を満たしたスイミングプールに入り，大きな掛け時計の短針の速度に近い 1cm/min 以上の速度で身体のどの部分も動かしてはならないと指摘した。

レイノルズ数についてはすでに円管内層流との関連で説明しており（9.2.5 項），動脈で N_R=100～6100，静脈で 200～900，毛細管で 0.0004～0.003（**表 8.2**），リンパ管で約 10^{-6}～1（**表 8.5**）であることも記載した。しかし，こうした数字は，ヒト血液中の血球の粒状性を無視できるほど大きなスケールで流れの現象を考える場合にのみ問題となる。顕微鏡的可動細胞や医用ナノロボットの場合，この仮定は妥当でない。

反対に，サンギナテーションナノロボットは粘性のニュートン流体である血漿性環境を切り抜け，近接する多数の浮遊細胞障害物によって遊泳が中断される。このため，動力サンギナテーションは都合の良い赤血球間の透明な血漿体積を移動し，次に利用できるオープンスペースを活用できるようにコースを変更し，一般に希望の方向にジグザグ経路をたどる。こうした透明な体積の大きさおよび形状は時間および位置に大きく依存するが，固有のサイズ x_{clear} は（MCV〔100%-Hct〕/Hct）$^{1/3}$ に近い。赤血球の平均細胞体積 MCV=94μm^3 とすると（8.2.1.2 項），x_{clear} は Hct 約 46%の動脈で約 5μm，Hct=Hct_{tube} 約 10%の毛細管で約 10μm である（9.4.1.6 項）。平均速度 v_{nano} で透明体積を通る行程が希望の移動方向に対して平均θ_{path} の角度をもつとすると，希望方向への正味の前進速度は $v_{net}=v_{nano}\cos(\theta_{path})$ である。v_{nano} 約 1cm/s として，N_R=10^{-2} であり，θ_{path} 約 60°と仮定すると血管内の激しい交通の v_{net} は約 0.5cm/s である。比較すると赤血球のブラウン変位は無視できる程度であり，ΔX 約 1μm で $v_{brownian}$ はΔX/τに近似し，約 0.1μm/s であるが（式 3.1），小動脈の剪断速度は典型的に 1mm/s である（9.4.2.2 項）。血管壁付近の無血球「血漿性」領域に専ら制限される動力軌道（高速移動ナノロボットの交通のための血管内「特急用」線路；9.4.2.6 項）では，x_{clear} は Hct，θ_{path} 約 0°および v_{net}（v_{nano} に近似）にほとんど依存しない。

9.4.2.2　血中の回転と衝突

軸流体速度 v_{pois} を円管内層流の半径方向距離の関数で表した式 9.62 より，速度勾配すなわち剪断速度 $\dot{\gamma}$ は r とともに線形に上昇するとみられる。

$$\dot{\gamma} = \left(\frac{\Delta p}{2\eta l_{tube}}\right) r = \left(\frac{4 v_{flow}}{r_{tube}^2}\right) r \quad (sec^{-1}) \qquad \text{［式 9.66］}$$

浮遊液が層流を起こす場合，浮遊剛性物質の表面にかかる流体応力によって，これらの物質は移動しながら円管内を移動する[1319]。剛性浮遊球形ナノロボットは均一な角速度，さらに厳密には以下の回転頻度で回転する。

$$\nu_{nano} = \frac{\dot{\gamma}}{4\pi} = \left(\frac{\Delta p}{8\pi\eta l_{tube}}\right) r = \left(\frac{v_{flow}}{\pi r_{tube}^2}\right) r \quad (Hz)$$

［式 9.67］

例えば，r_{tube}=500μm の動脈を v_{flow}=100mm/s で移動する剛性浮遊球形ナノロボット（**表 8.2**）は，r=495μm（血管壁に極めて接近）でν_{nano} 約 63Hz で回転し，ミクロスケールのナノロボットに典型的な約 0.1Hz のランダムブラウン回転よりもはるかに高速である（3.2.1 項）。非球形剛性粒子[1343]および赤血球[1344]は種々の角速度を示すが，流れの方向に整列した各軌道でより長い時間を過ごす。血小板は細動脈内，特に血管壁付近でタンブリングが認められるが[1340]，流れに沿って整列する傾向があり，この傾向は壁に近接する領域で最も強い[1341]。

あらゆる回転体にジャイロスコープ効果が存在し，ピッチ，ロール，横揺れおよびトルクを生む転向は歳差運動を引き起こし，支持圧および応力が周期的に増大する。幸い，こうした応力はほとんどのナノメカニカル設計ではそれほど大きくない。例えば，前出の項に記載したように，タンブリング球形ナノロボットの内部で高速回転する部品を考える。この内部部品は，半径 r_{disk}，厚さ h_{disk}，密度ρ_{disk}のダイヤモンド様化合物のディスクであり，角速度ω_{disk}で軸の周囲を回転する。軸の方向はナノロボットタンブルの平面に合わせられ（タンブリング頻度ν_{nano}），$x_{bearing}$の距離にある 2 つの同軸ベアリングによって支持される。ベアリングに対するジャイロスコープ反応力は以下のように求められる。

$$F_{bearing} = \frac{\pi^2 r_{disk}^4 h_{disk} \rho_{disk} \omega_{disk} \nu_{nano}}{x_{bearing}}$$

［式 9.68］

r_{disk}=100nm，h_{disk}=20nm，ρ_{disk}=3510kg/m^3，ω_{disk}（ω_{max}に近似）約 10^{10}rad/s（式 4.17），ν_{nano}=63Hz であり，$x_{bearing}$は h_{disk} に近似すると仮定すると，$F_{bearing}$ は約 2pN である。

一般に 2 個のミクロスケールの物質が同じ平均速度で並進している場合，大きい渦度を生成する物質ほどエネルギーを多く消費するため，遊泳時に回転する線対称物は回転しない遊泳物よりも非効率的である[1389]。半径 R_{nano}，タンブリング頻度ν_{nano}の剛性球体に作用する流体力学的トルクを中和するのに必要な接線力は，トルクを半径で除すことによって求められる。

$$F_{tumble} = 16\pi^2 \eta R_{nano}^2 \nu_{nano}$$

［式 9.69］

R_{nano}=1μm，ν_{nano}=63Hz，310K の血漿の η=1.1 × 10^{-3}kg/m-s の場合，F_{tumble}=11pN である。こうした小さな力の負荷は，内蔵ナノジャイロスコープによる絶対配向の測定値を用いて調節することができる（4.3.4.1 項）。$F_{bearing}$ と F_{tumble} の大きさに差がなければ，一部のナノロボット用途では直接タンブリング防止回転安定性およびジャイロスコープ回転移動（ジャイロ回転）が可能である。

速度勾配は，浮遊粒子を極めて近接した状態にすることが多い。剛性球体と変形性球体[1345]または剛性円柱[1343]との 2 物質衝突のモデル系を用いた実験から，流動する浮遊液の運動理論が展開されている。Goldsmith と Mason[1312]は，半径 r_{tube} の円管の中心から半径方向距離 r を速度 v で流れる容積濃度 c の等サイズの剛性球体の物質 1 個当たり衝突頻度 K を以下のように推定している。

$$K = \frac{32\, v\, r\, c}{\pi r_{tube}^2} \quad (collisions/sec)$$

［式 9.70］

しかし，異なるクラスの剛性体および血管内の変形性血球のすべての相互作用を記述するのに，完璧な理論は未だ存在しない。

概算として，半径 R_i，密度ρ_i（kg/m^3），数密度 n_i（m^{-3}）および分率として表される容積濃度 c_i=（4 π/3）n_i R_i^3 の 2 種の球体（i=1,2）が浮遊する流体の層流を考える。物質 1 個は一辺の長さ L_i が $n_i^{-1/3}$=（4 π R_i/3c_i）$^{1/3}$ に近似する立方形の流体容積を占め，層流では 2 個の半径方向隣接ボックスが，R_i, R_j<<r_{tube} の場合に $\dot{\gamma}$ （R_i+R_j）に近い平均相対速度 v_{ij} で相互に通り越して移動し（「衝突」），相互作用時間 tij は L_i/v_{ij}（j=1,2）にほぼ等しい。物質 i の観点から，$N_{coll\ ij}$ の衝突後に少なくとも物質 j1 個と遭遇する確率は p_j=1-（1-c_j）N_{coll} i_j である。p_j を 0.9 とし（最終結果は選択する厳密な閾値の影響をあまり受けない），物質 i の両面に同心層が存在するため，これに 2 を乗じると，物質 i が同じく浮遊液中に存在する物質 j と衝突する平均衝突速度 K_{ij} は 2(N_{coll} i_j

$t_{ij})^{-1}$にほぼ等しく，円管内の半径方向距離をｒとすると，これは以下のように表される。

$$K_{ij} \approx 2\left(\frac{48}{\pi}\right)^{1/3}\left(\frac{v_{flow}\ c_i^{1/3}}{r_{tube}^2}\right)\left(\frac{R_i+R_j}{R_i}\right) r \log_{10}\ (1-c_j)^{-1}\ \text{(collisions/sec)}$$

［式 9.71］

浮遊液中の物質ｉと物質ｊ間の平均自由行程（$\bar{l}_{ij}$）（すべての速度プロフィールおよび辺縁作用を無視した場合）はおよそ以下のように求められる。

$$\bar{l}_{ij} \approx \left(\frac{\pi}{6}\right)^{1/3}\left(R_i\ c_i^{-1/3}+R_j\ c_j^{-1/3}\right)$$

［式 9.72］

例えば，R_i=1μm，容積濃度 c_i=0.10（Nct=10%）のナノロボットと R_j 約 1.5μm，c_j=0.0035（生理的平均血小板濃度）の血小板を含み，r_{tube}=500μm の小血管を平均速度 v_{flow}=100mm/s で半径方向距離 r=495μm（管壁付近）を流れる浮遊液では，ナノロボット/血小板の相互作用に関して，衝突頻度 K_{ij} 約 2 回/s（式 9.70 を用いて K=200 回/s），v_{ij} 約 1.6mm/s，$\bar{l}_{ij}$=3.5μm である。しかし，凝集と辺縁趨向，衝突の非弾性および n 個の物質の衝突（n>2），非球形物の形状，特定のマクロ分子の有無，受容体の相互作用，拍動流，媒体のイオン強度ならびに細胞表面の静電など，多数の交絡因子を無視していることから，こうした数字は良くておよその推定値でしかない[1325,3545]。

血管壁に衝突する浮遊ナノロボットは，壁で no-slip 状態だと仮定すると，無視できる程度の剪断力しか生まない。速度 v_{nano} で血管壁に衝突する半径 R_{nano} の動力ナノロボットは，$\rho_{nano}\ v_{nano}^2$ に近似する最大剪断応力 p_{shear} を負荷する。ρ_{nano} 約 1000kg/m^3，v_{nano} 約 1cm/s とすると，p_{shear} は約 0.1N/m^2 である。ちなみに，正常血管の血液循環の時間平均剪断応力[362,1346,1347,1352]は，1～2N/m^2（範囲 0.5～5.6N/m^2）であり[386]，小さい動脈および細動脈がアテローム性動脈硬化症または血管攣縮などによって部分的に閉塞している場合は，10～40N/m^2 にまで達する[1348,1349]。これは剪断応力による血小板凝集の限界値 6～9N/m^2 [1346,1349-1351]，白血球が静脈の内皮に付着するか表面を回転する際に，白血球と内皮との界面に作用する剪断応力 5～100N/m^2 [366]，ならびに動脈内皮細胞の大きな変化を誘導することが知られる臨界剪断応力 42N/m^2 [365]に匹敵する。

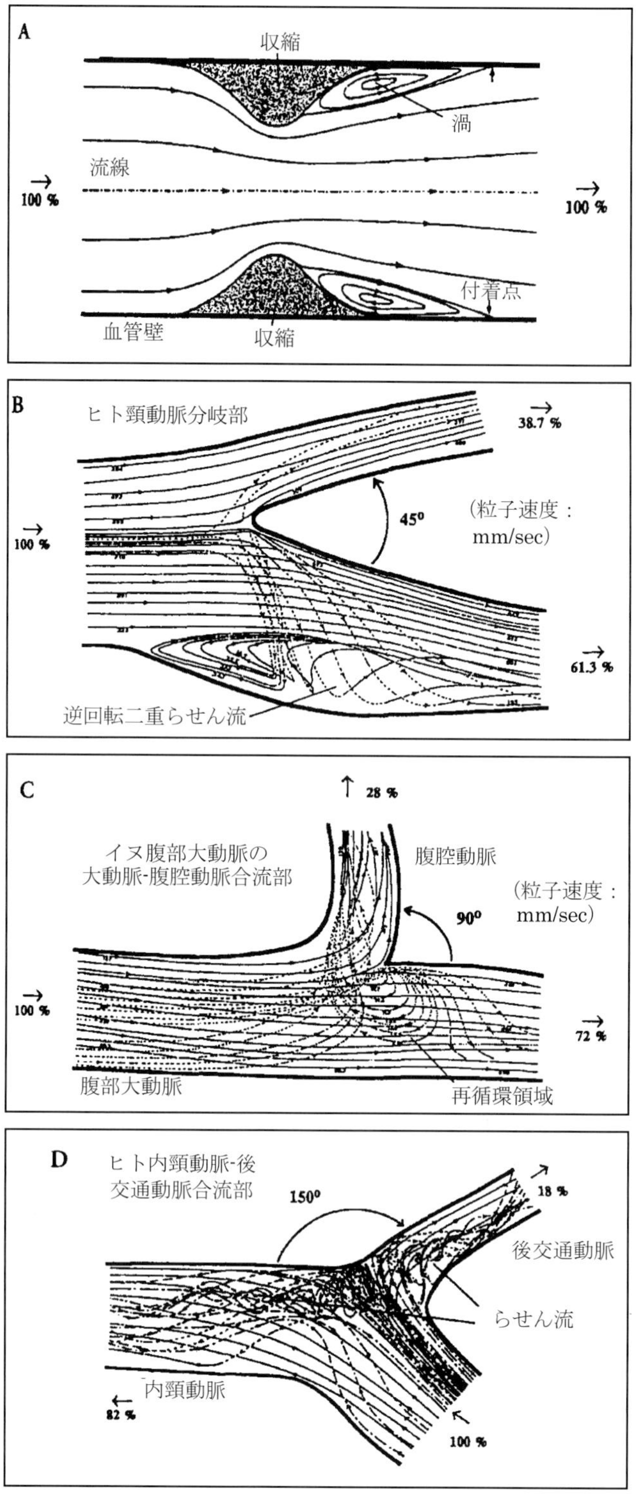

図 9.18　段階的に角度が増大する血管分岐部の disturbed flow 流線。A）分岐部のない線対称収縮血管（Karino ら[1359]より転載），B）45° 分岐部（Motomiya と Karino[1364]より転載），C）90° 分岐部（Karino，Motomiya および Goldmith[1404]より転載），D）150° 分岐部（Karino ら[1359]より転載）

9.4.2.3 disturbed flow，流体力学的相互作用およびエントロピーパッキング

層流すなわちポアズイユの流れと乱流の2種の流体の流れについて説明した。しかし，分岐や直径が変化しうる血管では，ナノロボットは直径が一定の真っ直ぐな円管内には観察されない別の形の流れも通り抜ける必要がある。“disturbed flow”と呼ばれるこの3つ目の様式は，主流と別の方向に2番目の流れが存在するパターンであり，血管壁から主流が分離して，前進する主流と壁との間に渦や再循環の領域が形成される[1358]。disturbed flowは大きな血管に最も多くみられる。

形状が単純なものから複雑なものまで様々な血管の流れのパターンを観察するために，流れの明視化およびシネマイクログラフの技術[1358-1366]を用いた試験が実施されている。一連の総括的な試験[1359]では，ガラス管モデルまたは化学的に透明化した天然血管内を移動させたトレーサーのポリスチレンマイクロスフェアを種々の速度で撮影した。次に，現像した映画フィルムを製図用テーブルに投射し，1コマずつ分析した。段階的に角度が大きくなる血管分岐部の結果を**図9.18**に示す。交差する放物線と渦流のパターンは準安定的であるが，拍動流では渦の大きさや強度が定期的に変化し，渦中心の軸の位置および再付着点は，最大点と最小点との上流流体速度がほぼ平均値になる相で振動する[1361]。赤血球を用いたモデル試験[1361]では，軌道周期と比較したある時間にわたって，単一の細胞および直径20μm未満の小さい凝集体は閉鎖した流線の外側に移動し，主流に合流するまで直径を拡大し続ける一連のらせん軌道を描いた後，渦を抜けた。大きさが30μmを超える赤血球の連銭は渦内に捕捉されたままで，平衡軌道を呈するか中心に位置する。さらに渦は，軌道内を循環する粒子の剪断による衝突によって，正常なヒト血小板の自然凝集に好ましい状態をもたらす[1362]。すべてのヒト血管内のdisturbed flowパターンを深く理解することは，サンギナテーションナノロボットを必要とするナノ医用設計に不可欠であるが，これ以上の詳細は本書では割愛する。

過去の様々な試験で，ミクロスケールの遊泳物の流体力学をモデル化する試みが行われた。個々の遊泳細胞の流体力学的解明[1367,1368,3583]，2個の走磁性微生物の流体力学的相互作用[1369]，2個の並行遊泳細胞の相互作用[1370]などである。壁効果もよく知られている[1393,3584,3585]。例えば，鞭毛遊泳物の速度は固体境界に近づくと低下する。この境界効果は低 N_R で強く，壁からの距離が物質の半径の10倍の位置でも速度は5%低下する[1391]。鞭毛は固体境界付近で湾曲した行程を遊泳する[338]。直径1μmの鞭毛駆動型細菌2個の流体力学的相互作用をモデル化した別の試験では，細胞は並列しながら遊泳する時は相互に引き合い，前後に並んで遊泳する時は反発することが認められた[336]。平行であるが同軸でない行程を反対側から近づくように移動する2個のマイクロ遊泳物をモデル化した研究者もある[336]。2個の細胞は，通過すると接近するように移動し，相互細胞回転が発生して遊泳方向が大きく変化する。最終的に，細胞は直線の同軸行程に沿って相互に離れるように移動し，本来の行程に対する方向角は両細胞の最初の軸ずれの分離度によって決定する（**図9.19**）。「遊星のパチンコ」効果を連想させるこの運動は，NASAの宇宙船が方向転換によく利用している。この珍しい細胞間流体力学的相互作用は，現在ではガラス製微小毛細管内の流体を移動する大腸菌で実験的に観察されている[1371]。細菌の鞭毛遊泳物間の流体力学的相互作用は，細胞間の分離距離が鞭毛の長さを含む細胞の全長よりも短いか，10μm以下の場合に最大となる[336]。

1998年現在，多数のナノロボットおよび天然血球が密集した状態でのナノロボットの流体力学的挙動についてはほとんど分かっていない。大きさ，形および表面の性状が異なるために，微妙で予期せぬ流体力学的相互作用が引き起こされる。例えば[846,3579]，白血球の毛細管内の軸速度は赤血球よりもわずかに低いが，これは白血球の剛性が高く体積も大きく，流動時に表面が赤血球ほど変形しないからである。直径6.8μmの毛細管内の相対速度比は0.88であり，これより大きい血管では1に近づくものの依然1未満であり，白血球の種類によっても異なる[1353]。このわずかな速度差によって，白血球の存在下で赤血球列は軸方向に再分布する。白血球の上流では赤血球が集団になり，高ヘマトクリット領域が形成される一方，白血球の下流では血漿の間隙が形成され，時間ならびに白血球と隣接赤血球との速度差に伴って線形に増大する[1354,1356]。毛細管から静脈に入ると，白血球のすぐ上流の赤血球が白血球を通過して，白血球血を管壁へと側方に押しやり，このために白血球は静脈の内皮面に付着することが多い（赤血球の不在下では，白血球が静脈内皮に常時付着することはない[1356,1357]）。残る赤血球は流れの間隙を塞ぐ[1356]。医用ナノロボットも同じように異常な流れ挙動を示すとみられる。

形状や大きさの異なるナノロボットサイズの粒子の混合液にも，エントロピーを最小化する反応として自己組織的空間パターンが発生する[2168]。エントロピーの力は数十nmから数μmのスケールで問題となる[2168]。例えば，水中で長さ1μm，太さ10nmのロッドと混合している直径1μmの球体は，水を除去すると固体化して2種の構造を示す。1つは垂直のロッドの層が球の薄い砂糖衣と交互に重なる「ケーク」(細胞膜に類似する積み重ね層状構造）であり，もう1つは平行ロッドの水平な海に埋め込まれた球体群による垂直柱の格子である（円柱構造は接着剤に多くみられる）[2169]。他に，層の積み重なったロープやロッドパケットの鎖の間に球体が散在する安定性の低いパターンも観察される。別の一連の試験によると，直径100nm以下の小さい球体を直径500nmの大きい球体と1000：1の比で混合したところ，小さい球体は硬質の平坦な容器壁に大きい球体を押しつけた。大きい球体も洋なし形剛性容器の最も湾曲している内壁部分に力を加えた[2170]。こうしたエントロピー力は，小球体濃度が低い場合には誘引力となるが，高い場合には反発と誘引を交互に繰り返す[2170]。

9.4.2.4　力（Force）と動力（Power）の所要量

粘性ηの非圧縮（ニュートン）流体の中を均一な速度 v_{nano} で落下する半径 R_{nano} の球形ナノロボットを考える。レイノルズ数 $N_R \ll 1$（式9.65）の場合，Stokes[1373]は流体によって球体に加わる総抵抗力が以下のように求められることを見出した。

$$F_{nano} = 6\pi\eta R_{nano} v_{nano} \quad \text{(newtons)} \qquad [式 9.73]$$

これはストークスの法則と呼ばれる。この結果は，粘性が均一な流体の無限の広がりに1個の球体が存在する場合にしか適用できず，慣性の条件をすべて無視している。流体の容器の大きさが有限であるか，他に隣接する球体が存在する場合，あるいは $N_R \geqq 1$（例えば R_{nano}=1μm，水中の v_{nano}>1m/s）であり，慣性力を完全に無視できない場合には式を修正する必要がある[1374]。

球体の振動，静止状態からの急激な解放または可変速度による動的効果も修正が必要であり，隣接球体にも他の修正が存在する[1375]。こうした修正の多くは，ミクロスケールの物質ではほとんど共通している。

式9.73より，血漿中で球形ナノロボットを操作するのに必要な動力の概算値が得られる。原動機構が完全に効率的であると仮定すると，最低パワー所要量は，

$$P_{nano} = F_{nano} v_{nano} = 6\pi\eta R_{nano} v_{nano}^2 \quad \text{(watts)} \qquad [式 9.74]$$

例えば，粘性η=1.1×10^{-3}kg/m-s，310Kの血漿中で半径 R_{nano}=1μmの球形ナノロボットを速度 v_{nano}=1cm/sで運転するには，F_{nano}=200pNの力と P_{nano}=2pW以上のパワーが必要である。こうした式は，F_{nano} または P_{nano} としてナノデバイス速度の推定にも利用できる。

もちろん，原動機構は完全に効率的ではない。低レイノルズ数で遊泳する物質では推進効率は低いことが多い（鞭毛は典型的に N_R 約 10^{-13}）[3578]。任意の長さのらせんプロペラは，推進効率e%が約0.01（1%）と低い[389]。らせん鞭毛打を利用し，鞭毛の半径よりも球形の頭部が10～40倍大きい微生物（至適形状）の推進効率は，e%=0.10～0.28（10～28%）の範囲であり[1377]，前例では P_{nano}/e%に近似する所要推進入力パワーは約7～20pWであった。他にも，さらに効率的な原動機構がある。

非球体ナノロボットの力の所要量は程度に差がない。例えば，軸に垂直方向に均一に移動する半径 R_{nano}，長さ L_{nano} の円柱を考える。Lighthill[1367,1376]によると，この物質を速度 v_{nano} で移動するのに必要な力（中間点にかかる）は次のように求められる。

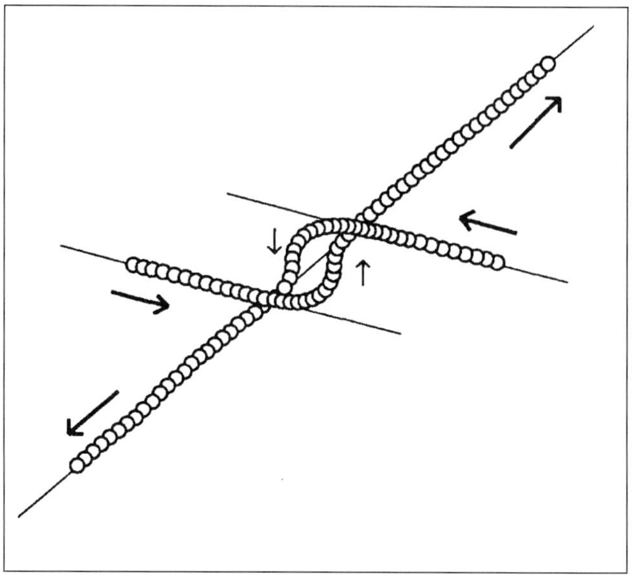

図 9.19　接近する鞭毛の流体力学的相互作用（Dillom，FauciおよびGaver[336]より転載）

第9章

$$F_{nano\,N}=\frac{8\pi\eta L_{nano}v_{nano}}{1+\ln\left(\frac{L^2_{nano}}{R^2_{nano}}\right)}\quad\text{(newtons)}\qquad\text{［式 9.75］}$$

この場合，$L_{nano} >> R_{nano}$ である[363]（円柱の一端から c の距離に垂直力がかかる場合，$c >> R_{nano}$ であれば，式 9.75 の L_{nano}^2 の項は 4c（L_{nano}-c）に代わる）。式 9.75 は，円柱の端付近にかかる垂直力には適用できない。また，一定の F_{nano} は実際には円柱の長手方向に緩除に変化する速度領域を生む。中間点にかかる力では，v_{nano} は中間点で最大値を示すが，円柱のほとんどの部分で変動率は大きくない[363]。実験より，針型の物体は粘性媒体中を落下する際，垂直よりも横向きでは速度が半減することが示されている[1378]。したがって，軸に平行に移動する長い円柱にかかる力 F_{nanop} はおよそ（1/2）F_{nanoN} となり，パワー所要量は式 9.74 より求められる。

興味深いことに，自由遊泳採餌微生物の大きさの最小限界は約 0.6μm であるとみられ，これより小さいサイズの移動は明らかなベネフィットがない[3581]。この理論的結論は，最小運動細菌 97 属の平均長は 0.8μm であるが，非運動細菌 94 属中 18 属はこれより小さいという観察所見によって裏付けられる[3581]。

9.4.2.5　遊泳のナノメカニズム

純粋に交互変形（形状 A が形状 B に変化し，再び形状 B が形状 A に戻る）から構成される遊泳運動は，粘性の高い環境では前進することができない[389,1386]。例えば，マクロの世界では，ホタテガイは貝殻をゆっくり開き，次にすばやく閉じて水を噴出し，慣性および「惰行」によってサイクルごとにわずかずつ前進する。ほとんどの医用ナノロボットに共通する低レイノルズ数では，こうした単一ヒンジ式変形では前後運動しか得られない。実際，Fukuda ら[1385]は，6mm より短い振動フィン駆動式水中遊泳ロボットは粘性抵抗を克服できないと考えている*。Purcell[389]は，考えられる最も単純な機械的遊泳物には，2 個以上のヒンジと 2 次元的コンフィギュレーション空間に描出される周期的な変形の反復が必要であることを指摘した。

遊泳のメカニズムは，容易に少なくとも 4 種に類別できる。これを以下に説明する。

9.4.2.5.1　表面変形

可撓性表面または変形表面の利用（5.3 項）によって，遊泳構造物は非対称に変形することができる。例えば，粘性流体に完全に没している「ボートをこぐ」ことは不可能である。剛性のオールは単に往復運動しかしないからである。しかし，構造物が可撓性であれば，オールは 1 回のこぎ運動の前半に一方向に曲がり，後半に反対方向に曲がるため，非対称が生まれて物質の前進が可能となる（**図 9.20**）。オールが変形し，サイクルの過程で総面積も変化させられる場合，この非対称は増強される。

別の例として，変形性ドーナッツ型ロボットがある（**図 9.21A**）。陥入円環体（「煙の輪」運動）は，外面が（ドーナッツの「穴」の）内面より大きく速く移動するため，内面の移動と同じ方向，すなわち慣性支配環境で予想される方向と逆方向に粘性力の差が生じ，円環体は円環体平面に垂直なベクトルに沿って遊泳することができる。外軸表面部の回転差によって舵取りが可能となる。

Purcell が提案するもう 1 つの例は，2 個の逆向き接着連続回転長球体として構成される単一デバイスである（**図 9.21B**）。長球体は相互にくっついているが，かみ合う表面成分を選択的に結合，分離する球体対の最外部は常に粘性流体に完全に浸漬しているが，内部の接着面は流体から部分的に遮蔽されている。速度および回転軸を変えることによって，球体対は 3 次元空間のいずれの方向にも速度のベクトルを確立することができる。類似する移動法は Solem の「粘性-揚力ヘリコプターデザイン」によっても得られる（**図 9.22**）。半径 R_{wheel} の回転輪が粘性 η の媒体中を頻度 ν_{wheel}（Hz）で回転する場合，4 つの回転輪のそれぞれにかかる粘性抵抗 F_{wheel} はおよそ $(16\pi/3)\,\eta\,\nu_{wheel}\,R_{wheel}^2$ であり，密度 ρ_{nano} のデバイスの質量 m_{nano} は $2\pi\,\rho_{nano}\,R_{wheel}^3$ である[1982]。ν_{wheel}=10kHz，R_{wheel}=1μm，ρ_{nano}=2000kg/m^3，水の η 約 10^{-3} とすると，F_{wheel} は回転輪 1 個につき約 170pN，デバイス全体では約 0.7nN である。Purcell[389]によると可能性は膨大であり，「何でもよいから回してみなさい。完全に対称でなければ，泳げるはずである」と述べている。

非圧縮性接表面の変形のみでは推進できないが，単一球体の遊泳物でも特定の周期的な非相互的圧縮性表面歪み（進行波）を利用すれば移動または回転することができる。こうした波は，付属系のない球状藍色細菌が利用する移動様式として提示されており[1388]，哺乳類の線維芽細胞には細胞の前端から後方に表面の波

*現在，知られている最小の遊泳魚はコビトゴマハゼ（*Pandaka pygmaea*）で，成魚の体長 7.1～9.7mm である[739]。

動が走るのが観察されている[1467]。半径 R_{nano} の物質の遊泳速度は，ε 約 0.05（5%）の半径方向変形を用いた場合，約 10 R_{nano}/s であり，表面のリップル数が n=10 であれば，ε<<1 の場合にエネルギー効率 e%は 3（π^2 n/128）ε^2=0.006（0.6%）となる[1388]（波が浅くなく，かつ（n ε）>1 であれば，山から山の距離は山から谷の深さよりも小さく，波の壁の垂直運動による摩擦がエネルギー消費量を決定する）。

変形性遊泳構造物のさらに卑近な例は単純な繊毛である（9.3.1.1 項）。繊毛原生類では，繊毛は典型的に体長よりも短く，体表面に多数が列を成して配置されている。個々の繊毛は定期的な打パターンを持ち，通常は完全な伸展とともに急速な前方への強打が発生し，次にこれより低速の回復打が続き，繊毛は体表面に近づくように曲がる。さらに繊毛列（9.3.4 項）は継時性，すなわち時間同調波パターンを示し，これは精密な操縦と速度調節に利用できる。例えば，60μm×220μm（約 600,000μm³）の *Paramecium caudatum*（ゾウリムシ）は行程を前進する際（**図 9.23**），外面にある約 2500 本の繊毛を用いて回転する[526]。強打と同じ方向に移動する継時波は symplectic（順打）である。強打と反対に移動する波は antiplectic（逆打）であり，強打が波の伝播線の片側に起こる場合は dexioplectic（右打）または laeoplactic（左打）（あるいは一般的には diaplectic〔横打〕）である[1405,3555]。泳ぐゾウリムシは波パターンを調節しながら，粘性の変化する液体媒体をうまく通り抜ける[1406,3558]。こうした所見やこれに類似する結果を法則化し，ナノロボットの繊毛運動の例に応用する必要がある。

波の速度 v_{cilium} の推進繊毛でコーティングした医用ナノロボットは，v_{nano}/v_{cilium}=0.125～0.25 であり，e%=0.125～0.30（12.5%～30%）である[1379,1380]。v_{nano}=1cm/s とすると，v_{cilium} は約 4～8cm/s であり，p_{shear} は約 2～6N/m²（9.4.2.2 項）となる。これは十分にヒト血液の正常範囲にあり，血小板による血栓形成は生じないと推測される。

大きいゾウリムシでさえ，繊毛推進のエネルギー消費量は比較的小さい。例えば，水中を約 1mm/s で泳ぐ長さ 220μm のゾウリムシは，抵抗力約 1nN を受けて，移動のために P_{drag} 約（1pW/e%）のパワーを消費するが，ゾウリムシは約 10,000pW を利用でき，パワー密度約 10^4W/m³ であることから（**表 6.8** より推定）。極めて効率が悪い。観察されているゾウリムシの推進速度は 0.2～2.5mm/s である[1460,3586]。

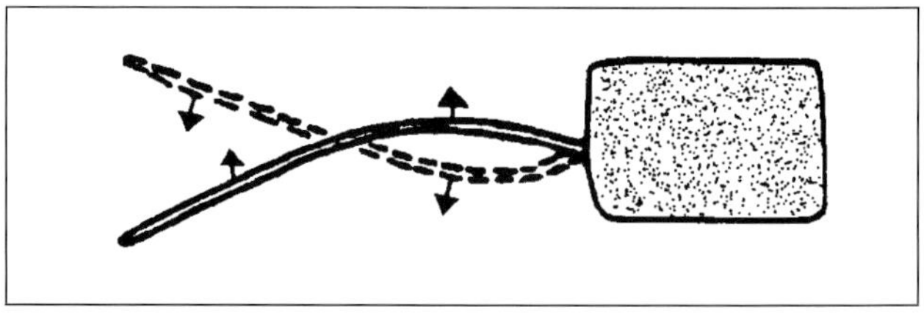

図 9.20　可撓性オール（Purcell[389] より転載）

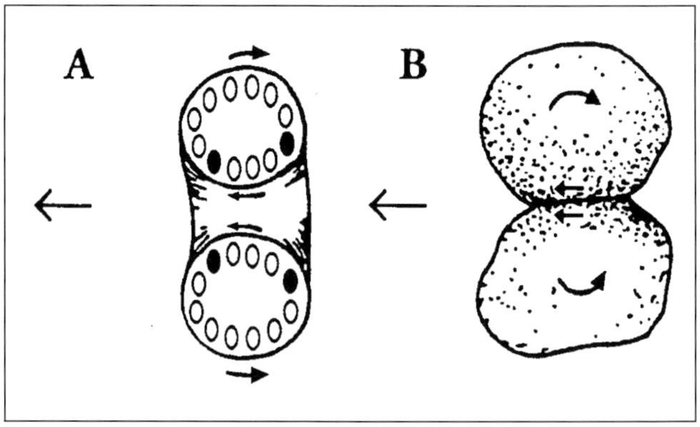

図 9.21　（A）陥入円環体；（B）固着長球体；Purcell[389] より転載）

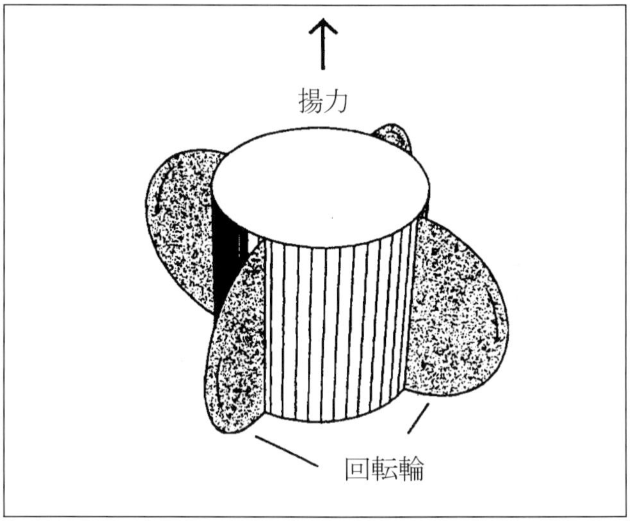

図 9.22　粘性-揚力ヘリコプターデザイン（Solem[1982] より改変）

9.4.2.5.2　斜面

もう 1 つの遊泳メカニズムは，粘性力を前進運動に変換する基本的な機械的デバイスの斜面を利用する。最も単純な例はねじ釘である。高レイノルズ数での標準プロペラ理論では，前進推力はひとまとまりの流体を後部から排出する速度に比例する（慣性力など）。しかし，低レイノルズ数では，回転する斜面によって後方に押される流体は主に慣性運動による推力を発揮せ

第9章

ず，デバイスが自らを前方に押し出すための抵抗性媒体として機能する。ナノロボットの世界では，環境は極めて濃厚で粘性が高い。原動作用が，ねじ回しで木片にねじ釘を差し込む時に得られるような前進運動である可能性は低い[3580]。

ピッチ角 φ，平均半径 R_{screw} のミクロスケールのねじ込み（**図 9.24**）の動力およびパワー消費量は以下のように推定することができる。幅 w_{thread}，全長 l_{thread} のらせん状のリボンを軸方向に移動する円柱体の周囲に巻き付け，ネジの移動方向に対する垂線から測定したピッチ角を φ とする。ストークスの法則（式 9.73）より，面積 w_{thread}^2 のリボンの四角片はおよそ $6\pi\eta w_{thread} v_{thread}$ の最大抵抗力を受ける。リボン全体には $n_{element}=l_{thread}/w_{thread}$ の四角片が存在する。この概算で四角片と固体中心の流れフィールドの相互作用を無視すると，リボン全体への最大層流抵抗力 F_{max} はおよそ $6\pi\eta l_{thread} v_{thread}$ である。粘性抵抗は $\varphi=0°$（端から）で最小であり，$\varphi=90°$（横向き）で最大である。$(3-\cos(2\varphi))/4$ の係数は，π の周期性に伴い，粘性媒体中の横向きの落下速度は端からまっすぐ落下する場合のほぼ半分であるという針形物質の実験的挙動（9.4.2.4 項）を表している。ネジ周囲のネジ山の数は $N_{thread}=l_{thread}\cos(\varphi)/(2\pi R_{screw})$ であり，ネジは頻度 $\nu_{screw}=v_{thread}/(2\pi R_{screw})$ で回転するため，ネジの回転に要する総力は次のように求められ，

$$F_{screw} = \frac{6\pi^3 \eta \nu_{screw} N_{thread} R_{screw}^2 (3-\cos(2\varphi))}{\cos(\varphi)} \quad [式 9.76]$$

総抵抗力 P_{screw} は $F_{screw} v_{thread}=12\pi^4 \eta \nu_{screw}^2 N_{thread} R_{screw}^3 (3-\cos(2\varphi))/\cos(\varphi)$ となる。計算を簡単にするため，ネジ 1 回転でナノロボットが距離 $2\pi R_{screw}\tan(\varphi)$ を前進する“no slip（滑りのない）”状態と仮定しているが，ネジ山が粗くなる（φ が高く，N_{thread} が低い）と，滑りは大きくなる。ネジ山を通過する流体の乱流を回避するため，式 9.29 および式 9.65 より，$v_{thread} << 2000\eta/\rho L$ が必要であり，L 約 1μm のデバイスならば，この条件に容易に適合する。no slip 条件下で前進速度 v_{nano} はおよそ $2\pi R_{screw} \nu_{screw} \tan(\varphi)$ となり，ストークスの法則から正味の前方牽引力 F_{nano} はおよそ $6\pi\eta R_{screw} v_{nano}$，正味の機械効率 e%は約 $2\cos(\varphi)\tan^2(\varphi)/[\pi N_{thread}(3-\cos(2\varphi))]$ となる。

$R_{screw}=1\mu m$，$w_{thread}=0.1\mu m$，$N_{thread}=1$ 回，$\varphi=60°$，310K の血漿の $\eta=1.1\times10^{-3}$kg/m-s，$\nu_{screw}=920$Hz とすると，$v_{nano}=1$cm/s，F_{nano} 約 200pN，$v_{thread}=0.6$cm/s，総パワー所要量 P_{screw} 約 7.6pW，効率 e%約 0.27（27%）であり，ネジ山表面の圧力は $p_{thread}=F_{screw}/(l_{thread} w_{thread})$ で，およそ $10^3 N/m^2$ となり，$<<5\times10^5 N/m^2$（この頻度で水中での過渡的キャビテーションを起こすのに必要な圧力；6.4.1 項）である。衝突した血液成分へのエネルギー転換を最小にするため，ネジ山の外縁は鈍化させる。同軸に取り付けた 2 個目の逆回転逆ねじ込み釘は動力を倍増するが，遊泳物への正味の粘性トルクは 0 に低下する。対ネジをそれぞれジンバルに装着すると，ナノロボットは調節された状態で 3 次元空間のいずれの方向にも移動し回転することができる。ネジの回転を時計方向（CW）から半時計方向（CCW）に変えると，ナノデバイスは逆方向に進むか，さらに複雑な運動を行うことができる。

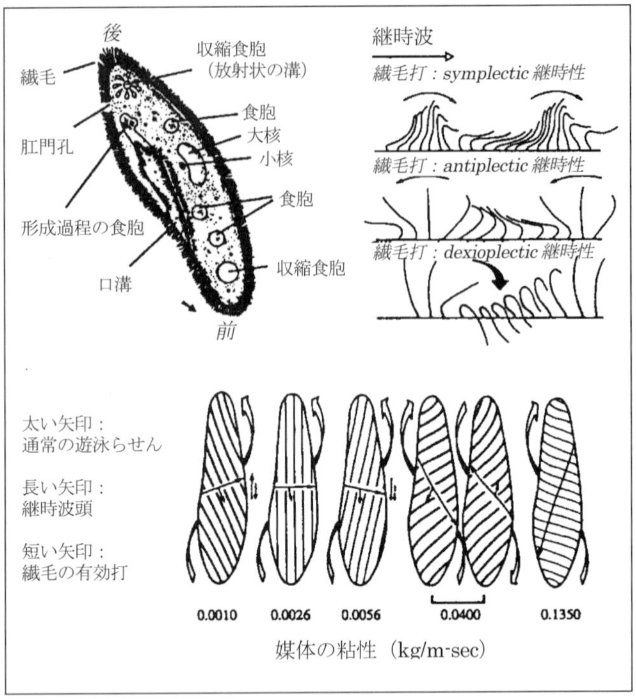

図 9.23　ゾウリムシの継時繊毛列[1225,1380,1406]

移動時の斜面として良く知られるもう 1 つの例はコルクスクリュー式駆動であり（**図 9.25**），なかでも細菌の鞭毛は生物界の最も卑近な例である。鞭毛は，種々の迎え角で流体を通過する際，薄い円柱で感じた粘性力の差によって作動する（F_{nanoN} は F_{nanop} と等しくないため；9.4.2.4 項）。典型的な細菌鞭毛は，直径約 20nm の密集した硬いらせん構造（中心に約 3nm の鞭毛タンパクを有する）であり，通常，長さは太さの 100 倍を超え[338]，最大 10μm にも及ぶ。細菌鞭毛は 310K にて最大 300Hz（荷重下で約 15Hz）で回転する約 0.0001pW のモーターによって回転し，およそ 1ms で回転方向を

逆転することができる（6.3.4.2 項）。細菌は普通，利用可能な代謝エネルギーの約 0.1%を鞭毛の作動に使用する（増殖状態下で）[581]。前進運動には平面波または（より効率的な）らせん波を利用する。鞭毛藻類（真核生物は体長 50μm 以下で鞭毛の長さは 100μm を超える）の最大遊泳速度は，鞭毛の前方から後方に走る波の速度の約 50%であるが [1380]，一般的には約 20%である [1401]。種々の精子の遊泳速度は 100～200μm/s と測定されている [1449]。ウシ精子の鞭毛尾部の曲げ剛性は硬直状態で 30×10^{-21}N-m^2 であり，ATP 存在下での柔軟状態では 2×10^{-21}N-m^2 である [1451]。式 8.6 を参照のこと。エネルギー効率には大きな変動がある（9.4.2.4 項）。

9.4.2.5.3　容積の変位（volume displacement）

前方の行程から流体を物理的に除去し，閉鎖する前にこの空隙を占拠して，除去した流体で後方の容積を埋めていくというモグラのトンネル掘りに似た方法を利用しても，高粘性媒体中を移動することができる。前進速度は，内部経路または外部経路に関係なく，流体の塊をナノロボットの一端から他端に移動できる速度によって決定する。

流体のポンピング（9.2.7 項）によって，最も単純な容積変位の方法が実現する。幅 1μm の球形ナノロボット（R_{nano}=0.5μm）の直径に渡した半径 r_{tube}=100nm，長さ l_{tube}=1μm のチューブならびに 1 サイクルの変位容積 V_{cycle}=0.008μm^3 の容積形ピストンポンプを考える（**図 9.1**）。9.2.7.2 項に記載した関連性から，ν_{pump}=1MHz のポンプを操作すると，時間平均流体速度 v_{flow}=26cm/s となり，容積流量 $\dot{V}_{pump}$=8000μm^3/s，ナノロボット速度 $v_{nano}=\dot{V}_{pump}/\pi\ R_{nano}{}^2$=1cm/s，パワー消費量 P_{flow} は約 1800pW となる。式 9.25 より，ナノロボットの直径での Δp は約 2atm であるが，これは入口と出口を外に向けて広げれば約 0.02atm に低減することができる。パワー消費量，作動圧ならびに目詰まりおよび汚損のリスクは比較的高いが，このシステムは単純という利点があり，デバイスの内部容積全体の 8%未満しか占有しないうえ，直交する入口を追加すれば 3 次元的運動まで機能を拡張することができる。ジェット推進は小さいサイズで高速の場合，エネルギー効率が悪い [2022]。

9.4.2.5.4　粘性固着

表面積を拡大できる構造物を前方に延長することによって，ナノロボットは行程の前方に投錨し，このアンカーの方向に自らをウインチで巻き上げることができる。典型的なサイクルでは，縮小したアンカーが前方に押し出された後，10 倍の面積に拡張する（このため，後方移動に対する粘性抵抗は約 10 倍に増大する）。ナノロボットはリールを巻き上げることによって前進し，続いてアンカーが縮小してサイクルが繰り返される。アンカー機構は，ちょうど開閉する雨傘や膨れたりしぼんだりする風船が伸縮ロッドの端に装着されているものと考えられる。1 つ目と逆のサイクルをたどる 2 つ目のアンカーを後部に搭載することで，押しと引きを交互に繰り返して連続的な運動が可能となる。非同軸性のアンカーの投錨によって，3 次元空間のあらゆる方向に任意に回転し，移動することができる。

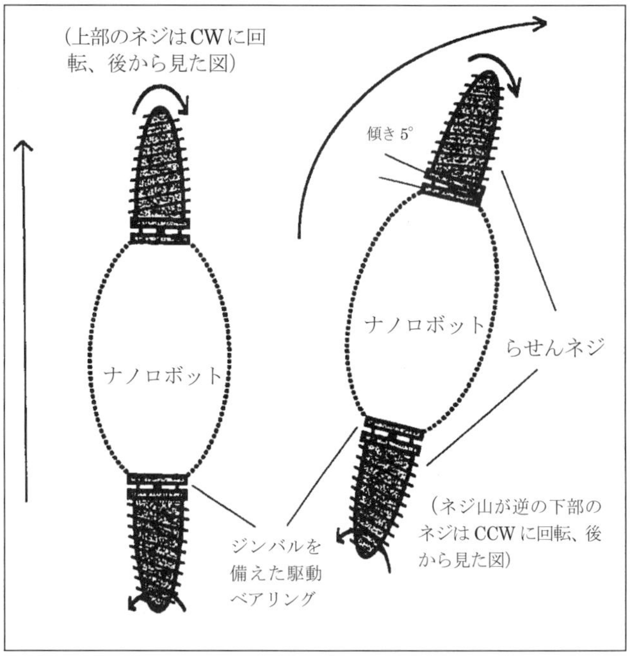

図 9.24　ねじ込みの図

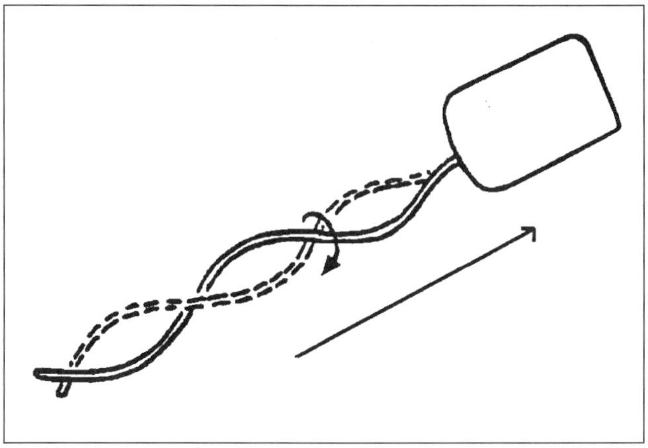

図 9.25　鞭毛のコルクスクリュー運動（Purcell[389] より転載）

第9章

ナノロボットの運動によって剪断される流体が少ないことからエネルギー効率は高いが，1998年現在，この方法は詳細には評価されていない。前方のアンカーが拡張以前にかなりの距離を押し出されれば，アンカーがナノロボットよりもはるかに大きく拡張する場合でも，後方に流れて層流に一致する皮膚のデバイス（5.1項）以外の方法よりもエネルギーコストは低い。

9.4.2.6 追加的検討事項

安全な剪断応力の必要性（9.4.2.2項）ならびに遊泳のためのナノロボットのパワー所要量（9.4.2.4項）より，正常環境下でヒトの体内に挿入するナノロボットが利用できる最大遊泳速度は 1cm/s 以下と考えられる。さらに，式 9.65 より，水中の 1μm のナノロボットはレイノルズ数 N_R が v に近似するため，純粋に粘性媒体中に存在するためには，v<<1m/s である。以下の分析によって，この速度限界値の妥当性がさらに裏付けられる。

速度 v_{nano} で血流中を泳ぎ，通過する血球に衝突する半径 R_{nano} の球形ナノロボットを考える。実際にこの過程で遭遇する血球はすべて赤血球である。粘弾性赤血球細胞膜の弾性率 E_{cell} は，等面積変形（純粋な剪断）で約 $10^3 N/m^2$，低面積ひずみで約 $10^{-5} N/m^2$（弾性領域圧縮弾性率）であり，破断強さは約 $10^{-6} N/m^2$ である[1325]。球体を操作している力 F_{nano}（式 9.73）は最小衝突面積 πR_{nano}^2 全体に分布し，血球表面の重大な損傷や変形を回避するには，生じた応力は破断強さまたは弾性率よりも低くなければならない。したがって，

$$v_{nano} < \frac{R_{nano} E_{cell}}{6\eta} \quad (m/sec) \qquad [式 9.77]$$

赤血球成分（約 $0.33 g/cm^3$ のヘモグロビン溶液）のηを約 7×10^{-3} kg/m-s（**表 9.4**），R_{nano}=1μm とすると，$v_{nano} \leq 2$cm/s であれば，衝突された赤血球はわずかに変形するものの表面積に変化はないが，v_{nano} がおよそ 2m/s になると，表面積の多少の変化を伴う著明な変形が発生し，20m/s 以上になれば最終的に血球は破損する。したがって，ヒト血流中を移動する医用ナノロボットの最大速度は控えめに 2cm/s 以下であることが示され，これは著者らが提案する速度限界値 1cm/s と一致する。

ナノロボットの生体適合性[3234]は，ナノメディシンにおいて極めて重大な問題である（第15章）。典型的長さ L_{RBC} の赤血球を含む血液体積 V_{blood} に均一に展開された $N_{nano}=3 V_{blood} Nct/4\pi R_{nano}^3$ 基のナノロボット群を考える。個々のナノロボットは 1 秒間におよそ v_{nano}/L_{RBC} 個の赤血球を通り越し，このうちわずかな割合 κ_x が衝突によって損傷する。この医原性損傷率が人体内の赤血球の自然減少率と等しいと控えめに仮定し，K_0 約 $3\times10^6 s^{-1}$ とすると，

$$\kappa_x \lesssim \frac{4\pi R_{nano}^3 K_0 L_{RBC}}{3 V_{blood} Nct\, v_{nano}} \qquad [式 9.78]$$

v_{nano}=1cm/s，L_{RBC} 約 7μm，$V_{blood}=5400 cm^3$，R_{nano}=1μm の医用ナノロボットの治療用量 $1 cm^3$（ナノロボットの数 N_{nano} 約 2×10^{11} 個かつ Nct 約 0.02%）とすると，κ_x は $\leq 10^{-8}$ である。したがって，正味の赤血球損傷率 $L_{RBC}/(v_{nano}\ \kappa_x)$ は，ナノロボット 1 基につきわずか 1 個/日となり，これは難題ではあるが到達可能な目標である（血小板で K_0 約 $2\times10^6 s^{-1}$，白血球で $0.3\sim2\times10^6 s^{-1}$）。理論的には，赤血球損傷率が高ければ赤血球産生を刺激する代償性のエリスロポエチンを投与することによって調整することができるが（第22章），この方法は，医原性の損傷をできる限り回避するというナノ医用設計の原則に反する（第11章）。

速度に関連してもう1つ考慮すべき点は，毛細管以外の血管壁から 2〜4μm の範囲にあるほとんど血球のない血漿領域（「ナノロボットフリーウェイ」）（9.4.1.4項）であり，剪断速度が高いほどこの幅は大きくなる[362]。極めて細い毛細管でも，移動する赤血球は血管内皮と固体-固体接触をしない。両者の間には常に薄い流体層が存在し，潤滑層として働く[362]。直径 7.6〜8.5μm のガラス毛細管の実験では，血漿層の見かけの厚さ δ_{plasma} は赤血球速度 v_{RBC} 約 0mm/s で約 0.6μm，v_{RBC} 約 0.5mm/s で約 1.0μm，v_{RBC} 約 1.5mm/s で約 1.4μm であった[1339]。この層は通常は幅が広く，直径 2μm 以下と予想されるほとんどの血液媒介ナノロボットに適応する。

$1 μm^3$ のナノロボットの治療投与量 $1 cm^3$ には約 10^{12} 基のデバイスが含まれ，それぞれの断面積はおよそ $1 μm^2$ である。こうしたデバイス群が表面に1枚の層としてきっちりと均一に分布すると，約 $1 m^2$ の面積を占める。ヒト血管系全体の総表面積は約 $313 m^2$ であるが，大きい静脈および主要動脈枝の面積の和は約 $1 m^2$ である（**表 8.1**）。したがって，低投与量の医用ナノロボットは前項で推定した速度よりも多少高い速度で，安全に無細胞血漿の「フリーウェイ」を移動することができるが，パワー消費量が大きいうえに（9.4.2.4項），

高数密度の場合，特に毛細管では通常なら血漿層によって得られる潤滑作用が阻害される可能性がある。

多量のナノロボットを含有する血液の粘性を適度に維持し（9.4.1.4 項），最も細いヒト毛細管の完全押し出し流れを回避する（9.4.1.5 項）必要があるため，正常環境下におけるヒト血流中のナノロボットの最大ナノクリットは Nct≦10%でなければならない。以下の簡単な分析より，この推定値に一致する別の制約が明らかになり，これは剛性ならびに変形性ナノロボットにも適用される。

ナノロボット同士の接近および衝突の頻度は，物理的妨害，任務の干渉ならびに密集の他の病理的作用の可能性を数量的に表したものとみなされる。半径 R_{nano}，体積 $V_{nano}=(4/3)\pi R_{nano}^3$ の1つ目の球形ナノロボットと，「衝突」の現象の特徴である接触が生じるまでこれに接近する大きさの等しい2つ目の球形ナノロボットを考える。こうしたナノロボットが均一に分布する集団の数密度 $n_{nano}=3\ Nct/[4\pi R_{nano}^3(1\text{-}Hct)]$ が，半径 2 R_{nano} の球体積につきデバイス 2 基以上とすると，すべてのデバイスが衝突する。これにより，ナノクリットの上限最大値 $Nct_{maxHi} \geqq (1\text{-}Hct)/4$ となり，これは高衝突状態の発現を表している。Hct=46%の動脈で Nct_{maxHi}=13.5%，Hct=10% の毛細管で Nct_{maxHi}=22.5%である。同じく，ナノロボットの数密度が半径 2 R_{nano} の球体積につき 1 基以下であるとすると，平均的に個々のナノロボットの周囲に，幅がロボット1基分の半径のナノロボット不在領域が存在し，均一分布集団の衝突は頻度が比較的低くなり*，Nct_{maxLo} は約 $(1\text{-}Hct)/8$ となる。$Nct \geqq Nct_{maxLo}$ の場合，ナノロボット集団は高衝突状態に徐々に移行し始め，Hct=46%の動脈で Nct_{maxLo}=6.8%，Hct=約 10%の毛細管で Nct_{maxLo}=11.3%である。このため動脈では，Nct<6.8%は比較的衝突頻度が低く*，Nct>13.5%は衝突頻度が高く，6.8%<Nct<13.5%（中間点 Nct 約 10%）は移行状態である。

9.4.3 サイトアンビュレーション

医用ナノロボットの多くの用途には，生体材料に埋まっている細胞組織，赤血球層または血管表面を「歩行」する能力が必要である。これはサイトアンビュレーションと呼ばれる。サイトアンビュレーションには，内皮細胞で裏打ちされた血管またはリンパ管の壁表面に対処し，膀胱または胆嚢の壁などの可撓性表面を乗り越え，関節内の軟骨などの内部滑膜表面および包性表面を移動し，様々な排泄路，球，管および腺の壁を歩行することが含まれる。サイトアンビュレーションを行うナノロボットは，種々の組織および細胞膜を横断する必要がある。組織膜は一般に上皮と結合組織から構成される。具体的には以下の通りである。

a. 体腔内面を裏打ちし，種々の臓器を包囲する漿膜（心膜，胸膜，腹膜および髄膜など）
b. 消化器，呼吸器および生殖泌尿器の内面を覆う粘膜
c. 結合組織の唯一の構成要素である線維性膜（軟骨膜，骨膜および滑膜など）

こうした組織膜の移動では，組織に埋まっている様々な細胞の細胞膜を個々に横断することが多い。さらに，ナノロボットは赤血球および赤血球連銭，白血球，線維芽細胞，血小板，大型原生動物ならびに一部の細菌など，移動細胞または浮遊細胞の表面を歩行することもある。

あらゆるサイトアンビュレーション様式の総括的な評価ならびに要件は，本書では扱わない。本項では 1 本のフットパッドの接触事象を含む基本的な細胞表面歩行（9.4.3.1 項），細胞膜の弾性（9.4.3.2 項），固着と除去の力（9.4.3.3 項），接触事象周期の物理的限界（9.4.3.4 項）ならびにサイトアンビュレーションの特殊な物理的ナノメカニズムの例（9.4.3.5-9.4.2.8 項）を考察する。読者は先に進む前に細胞構造に関する 8.5.3 項を復習しておくことが推奨される。

9.4.3.1 歩行の接触事象

基本構造をみると，歩行行動では可動面（フットパッドなど）が移動しようとする固定面に接着する必要がある。接触事象の発生後に接着点は支点となり，機械的てこの力が固定面に働くために，てこに接している部分が前方に移動する。続いて可動面が固定面から離れ，サイクルが繰り返される。

細胞外表面を移動するフットパッドを考える。フットパッドは，最初に細胞周囲グリコカリックスの厚さ 5～8nm のストランドに遭遇する。ストランドの数密度は約 $10^5/\mu m^2$ であり，グリコカリックスは通常，細

*ただし，あくまでも「比較的」である。例えば，ヘマトクリットが 5%の低値でも赤血球間のマルチボディ衝突頻度は容易に検出できるほど高い[1358]。

胞膜表面から10～100nmの距離にある（8.5.3.2項）。フットパッド接触領域に埋まっている可逆性結合部位（4.2.8項）は，特定の細胞の種類または組織に固有のグリコカリックス鎖，さらに一般的にはあらゆる糖タンパク鎖を認識でき，機械的に切断されるまでこうした鎖にしっかりと結合する。細胞の種類の特異性が重要な設計の要件でない場合は，単純な可逆的機械的把持システムを採用することもできる。個々の炭水化物鎖は長さが100-200nm以下であるため，この様式で細胞表面に付着するフットパッドは，固着時に長さ約100nmの水平または垂直方向の遊動を経験する。これは，長さ1μm以下の可動てこ（ナノロボットの脚など）の効率を大きく低下させ，長さ100nm以下の可動てこでは歩行移動はほぼ不可能となる（フットパッドが多くの鎖に接着する場合，遊動はかなり減少する）。

代わって，フットパッドにスパイク様構造およびglycophobicコーティングを採用し，フットパッドを損傷することなくグリコカリックスを貫通させる方法もある。細胞膜表面の上部10～20nmで，こうしたフットパッド構造物は細胞膜に埋まっている内在性タンパク質の細胞外極性領域に遭遇する。一般に約10万ダルトンの内在性タンパク質は数密度約$10^5/\mu m^2$で赤血球中に存在するが，内在性タンパク質はおよそ100種あり，数の多いもの（赤血球グリコホリンなど）でも1種ごとの数密度は$10^3 \sim 10^4/\mu m^2$である。浮遊内在性タンパク質（全体の20～70%を占める[1435]）は著明な側方拡散を示すが，停止時間が短ければ十分な固着が得られる。膜貫通タンパク質は細胞膜の細胞質側に位置するタンパク網状組織と結合することによって不動化されることが多く，遊動距離は約20～30nmであると考えられるが，多くの膜貫通タンパク質は細胞内骨格から分離している必要があり，これによってこの種のタンパク質は循環し，マルチレセプターシグナル情報伝達を媒介することができる。

細胞膜表面を貫通すると，可逆的親水性フットパッドは脂質二重層を構成する分子量約650ダルトンの極性リン脂質の頭部に結合する。二層のそれぞれの数密度は約$2.5 \times 10^6/\mu m^2$である（赤血球細胞膜には100種以上の脂質が含まれるが[1430]，濃度ははるかに低い）。隣接するリン脂質分子は一般に共有結合しないため，個々の分子はわずかな垂直力により脂質二重層より抽出される（脂質間疎水結合エネルギーを約$10 zJ/nm^2$とし（3.5.1項），単層抽出距離約4nmによって分割される脂質接触面積を約$4 nm^2$/脂質とすると，単一脂質単層抽出力F_{lipid}は約10pNとなり，Evans[1415]の推定値と一致する）。このため，垂直方向の固着は比較的弱い。大抵の用途であれば，この程度の固着で十分であるが，人工両親媒性膜貫通固着構造（9.4.3.3項）を採用すれば，移動や停止のためにははるかに確実な結合が得られる。

接触事象が発生すれば，細胞膜表面に機械的てこ力が働くように，てこの支点として接着構造を使用し，接点の引張力または剪断応力を上昇させる。では，こうした力はどの程度の大きさなのか*。最小値を推定するとして，各膜貫通タンパク質が1本のアクチンマイクロフィラメントのみで内部細胞骨格に固着すると仮定する。アクチンマイクロフィラメントの破壊強さ約$2.2 \times 10^6 N/m^2$ **（表9.3）**，断面積約$30 nm^2$（8.5.3.11項）であることから，分離には約108pNの引裂き力が必要である[362]。主にC-C共有結合から成る糖タンパク質分子は破断強さが約10,000pNである（3.5.1項）。

細胞表面に機械的てこ力が働くと，細胞膜成分は歩行ナノロボットの移動方向と反対方向の力を受ける。細胞膜は流体であるため，膜を構成する成分は自由に後方に滑り，牽引力が減弱する。分析を簡単にするため，N_{leg}本の脚の各端部で半径R_{foot}の球形フットパッドを脂質二重層膜に挿入する半径R_{nano}の球形ナノロボットを考える。（脚からの影響を無視できるよう），脚の幅はR_{foot}よりも小さいものとする。フットパッドの後方移動に抵抗する細胞膜の粘性$\eta_{membrane}$はおよそ10kg/m-sであり，細胞外液の粘性η_{extra}は約10^{-3}kg/m-sである **（表9.4）**。ナノロボットは$v_{headwind}$（細胞膜に対する流体速度）の「逆風」を受けながら，速度v_{nano}で細胞外液によって細胞表面を歩行する。この間に，フットパッドは速度v_{foot}で後方に滑る。式9.73よりナノロボットとフットパッドにかかる力を等式化すると，次のようになる。

$$v_{nano} \sim (\kappa_{traction} N_{leg} v_{foot}) - v_{headwind} \quad (m/sec) \quad [式 9.79]$$

---

*J.Hohは，ピコニュートン範囲の力に大きな熱の寄与が存在し，力が小さいほど，時間依存性の寄与が大きくなることを強調している。100pN以上での抗体-抗原相互作用などの正常な生体分子相互作用は寿命が有限であり，力の不在下では数時間ないしは数日間の単位で分離する。ごく小さい荷重力でも分離の時間尺度を有意に下方に移行する。このため，ナノロボットのフットパッドの結合力は，ナノロボットの移動速度に厳密に関連づけられる。Hohは，こうした力の変動の程度は様々であり，ナノロボットフットパッドのメカニクスの研究をさらに進める必要があると考えている。

式中の牽引係数$\kappa_{traction}=\eta_{membrane}\ R_{foot}/\eta_{extra}\ R_{nano}$である。$N_{leg}=2$，$R_{nano}=1\mu m$および$R_{foot}=10nm$とすると，$\kappa_{traction}=200$となる。したがって，$v_{headwind}=0$であれば，$v_{nano}=1cm/s$で前進する二足ナノロボットのフットパッドは，わずか$v_{foot}=50\mu m/s$で脂質二重層膜内に後方に滑る。この過程はキネシンの微小管輸送（9.4.6 項）によってモデル化される軌道システムに機能的に類似している。このシステムでは生産的段階がタンパク質間相互作用親和性によって支配される。

細胞表面に物理的力を繰り返し負荷すると，インテグリンやカドヘリンなどの特定の膜貫通タンパク質によって媒介される機械的シグナル情報伝達経路が活性化される（8.5.2.2 項および 8.5.3.11 項）。こうしたシグナルは細胞挙動および細胞タンパク発現の大きな変化を誘導する。マイクロフィラメントは細胞全体で 0.01〜2Hz の機械的シグナルを容易に変換する [1202]。1998 年現在，蝸牛不動毛などの特殊化機械受容器を除けば，サイトアンビュレーションに利用されるような高い周波数が重要な細胞反応を誘発するかどうかは不明である [3597,3598]。フットパッドの標的タンパク質，運動および作動頻度は，機械シグナル変換作用を最小限にするという目的にしたがって選択されるべきである。

9.4.3.2　細胞膜の弾性

細胞表面を歩行するナノロボットの一時的な接着と通過は，表面に重大な機械的作用を与えるだろうか？細胞および細胞膜の変形は極めて複雑である。しかし，細胞膜を 2 次元の非圧縮弾性固体と捉えると，変形は必ず曲げまたは剪断を伴わない拡張（面積拡張弾性率〔K 単位 N/m〕を特徴とする），拡張または曲げを伴わない伸び（剪断）（剪断弾性率μ_{shear}〔N/m〕）ならびに剪断または拡張を伴わない曲げ（曲げ弾性率 B〔N-m〕）の 3 つの基本独立変形の 1 つまたは 2 つ以上から構成される。それぞれの様式を以下に簡単に説明する。

9.4.3.2.1　細胞膜の面積拡張弾性

細胞表面の全長L_{foot}に対して（垂直に）$P_{nano}=10pN/L_{foot}^2$の圧力を加える幅$L_{foot}=10nm$のフットパッドを装備したナノロボットは，細胞膜内に等方性張力 T（$P_{nano}\ L_{foot}=1\times10^{-3}N/m$に近似）を作り出し，ナノロボット下の細胞膜を剪断または曲げを伴わずに均一に拡張する。ちなみに，直径 10〜20μm（典型的な細胞の大きさ）の人工リン脂質小胞の外膜の熱波動すなわち「ブラウン運動」を平滑にするのに必要な張力は$0.01\sim0.1\times10^{-3}N/m$であることが実験的に求められている [368]。極端に高い例では，浸透圧により膨張した赤血球は，細胞膜張力$T_{lyse}=10\sim20\times10^{-3}N/m$ [1415,1421]，または面積拡張に対する弾性率T_{lyse}/h_{cell}（h_{cell}は赤血球壁の厚さ = 8nm）約$3\times10^6 N/m^2$ [1422] で即座に溶解する*。

ナノロボットフットパッド下の細胞膜の相対面積拡張は$\Delta A/A=T/K$ [1415] であり，式中の K は実験的に求めた面積圧縮弾性率であり，298K の赤血球細胞膜では$K=0.45N/m$である [1412,1413,3171,3172]（温度に伴う面積圧縮弾性率の変化は約$6\times10^{-3}N/m\text{-}K$である）[3172]。一部のコレステロール脂質混合物では$K=1.7N/m$である [1414]。これより，上述のサイズL_{foot}のナノロボットフットパッドでは$\Delta A/A$は約 0.2%または 0.06%であり（2〜4%の面積拡張によって溶解する [1415]），平均線歪み$\varepsilon=(\Delta A/A)^{1/2}$は約 0.04（4%）または 0.02（2%）である。$\varepsilon<<1$の場合，フットパッドは$L_{foot}\ (\varepsilon/2)^{1/2}$に近似する$\Delta x$約 1.5nm によって表面を赤血球内部に押し下げる。この撓みは脂質二重層膜の厚みのわずか約 15%にすぎず，ほとんどの環境下で軽微であると考えられる。白血球の細胞膜では測定された$K=0.636N/m$である [846]。

サイトアンビュレーションメカニズムの設計では，ナトリウムイオンを初めとする多くの伸展活性化チャンネル，すなわち細胞膜の単純な伸展あるいは細胞膜に関連する細胞骨格成分内での張力または応力によって活性化するゲート膜透過チャンネルの活性化を最小にする努力が必要である [362,1506]。こうしたチャンネルは細胞容積の維持に関連していることがすでに示されている [491,1416]。正常な荷重による骨細胞の機械的歪みの生化学的変換についても研究されている。$\varepsilon<0.05\%$の線歪みは非刺激性であり，0.05〜0.15%は正常な骨量を維持し，$\varepsilon>0.15\%$は骨芽細胞を刺激して骨量を増加させる [1417-1419]。線歪みが 1%を超えると，骨芽細胞の形態が変化して線維芽細胞様を呈し [1420]，$\varepsilon\geq20\%$では赤血球が溶解する [362]。赤血球表面に対する 10nm フットパッドの$\Delta A/A$限界値約 0.05%より，活性化域で約 2pN と推定される。ただし，断面積$1nm^2$のタンパク質伸展センサに 1pN の力がかかると，エネルギー密度はセンサ体積約$10nm^3$で$10^6 J/m^3$，すなわち 10zJ（約 2kT）であり，ナノセンサ検出限界の過去の推定値と一致する生物学的な力の検出限界に近いと思われる（4.4.1

---

*T 約$6\times10^{-3}N/m$により，赤血球細胞膜は 10 秒以内に溶解する。溶解時間は確率関数であり，T 約$3\sim4\times10^{-3}N/m$ではおよそ 120 日（最大赤血球寿命）に延長する [1415]。

第9章

項）。

これらの比較より，サイトアンビュレーションに典型的な力（約 20pN；9.4.3.5 項）を利用したナノロボットフットパッドの細胞表面の通過によって細胞膜の面積拡張が生じ，これによって生物学的反応が刺激される可能性を否定することはできないとみられる。しかし，1998 年現在，ほとんどの機械的細胞刺激実験は 0.05～5Hz の頻度で実施されているため，10～100kHz のサイクルの機械的圧力が細胞膜伸展センサによってどの程度の効率で変換されるかは不明である*。機械的インピーダンスのミスマッチが大きいことから，エネルギー共役は不良である。グリコカリックス固着の緩みも伸展活性化作用を最小にする。

9.4.3.2.2 細胞膜の剪断弾性

細胞膜表面は，一方向が伸長して別の方向が短縮する「剪断」によって，曲げまたは表面積の拡大を伴うことなく変形する。細胞膜表面に対して垂直な変形力が急激に除去されると，膜表面は固有の時間 $t_{snapback} = \eta_{surface}/\mu_{shear}$ 約 0.1s[3171] で応力のない正常な形に回復する。上記の式で，298K の赤血球細胞膜では剪断弾性率 $\mu_{shear} = 6.6 \times 10^{-6}$N/m が実験的に求められており[3172]，表面粘性係数$\eta_{surface}$ 約 10^{-6}N-s/m[3171] は，細胞膜粘性（赤血球で約 100kg/m-s；**表 9.4**）と細胞膜の厚さ（赤血球で約 8nm）の積であり，赤血球細胞膜の実測$\eta_{surface} = 0.6 \sim 1.2 \times 10^{-6}$N-s/m である[371]（温度に伴う剪断弾性率の変化は約 6×10^{-8}N/m-K である[3172]）。形状の回復は一部の系，特に赤血球では細胞質の粘性ではなく細胞膜の粘性によって支配される[362]。しかし，J. Hoh［個人的情報，1999］によると，これはすべての細胞に適用されるわけではなく，圧子またはピエゾ調節マイクロプレートなどによる実験から，ほとんどの種類の細胞ではレオロジー特性を決定するのが細胞質であることが示されている[3611]。白血球が毛細管に入るのに必要な時間は赤血球の 1000～2000 倍に上ることから[846]，白血球の $t_{snapback}$ は約 100s である。

ナノロボットの脚振り頻度$\nu_{leg} >> t_{snapback}^{-1}$ であれば，ナノロボットのフットパッド 1 個の通過によって変形した細胞膜部分は，1 回目と同じ部分に次のフットパッドが到達するまでに完全な弛緩状態に回復できない。特殊な用途で，細胞の密集した組織の狭い通路を多数の歩行ナノロボットに横切らせるシステムを考える場合には，反復的な変形による溝，わだちなどの持続性の押込特性が細胞膜表面に残るのを避けるため，フットパッドを下ろす位置はできる限り無作為に設定する必要がある。

9.4.3.2.3 細胞膜の曲げ弾性

室温での赤血球細胞膜の曲げ剛性（曲げ弾性率）B は約 1.8×10^{-19}N-m である[371,1203,1411,3171]。細胞膜を半球形に曲げるのに要するエネルギーはおよそ 4πB であり，約 2300zJ である[1203]。細胞膜に対して後向きの力 F 約 10pN を発揮する大きさ L_{foot} のナノロボットフットパッドは，フットパッド後方の細胞膜を曲率半径 r_{curve} B/F 約 20nm の波しわに折り畳む。赤血球細胞膜の折り畳みに対する動的抵抗は，細胞質および外部流体相の粘性低下によって制限されるとみられる[3171]。細胞膜は曲げに対する抵抗力が極めて弱い。

9.4.3.3 固着力と除去力

細胞膜内に存在する 1 個の脂質分子[1481]または非固着タンパク質分子[1482,1483]とのみ非共有結合するフットパッドは，付着する細胞膜分子が有名なアインシュタイン-スモルコフスキーの式に従って並進拡散を経験するに伴い，低速で移動する。

$$\Delta X = (2 D \tau)^{1/2} \quad \text{(meters)} \qquad [式 9.80]$$

これは，式 3.1 と式 3.5 の組み合わせによって容易に得られる。脂質プローブの場合，人工流体二重層システムの並進拡散係数は一般に $D = 1 \sim 10 \times 10^{-12}$m²/s の範囲にあり[1430]，ヒト線維芽細胞の細胞膜脂質では 310K で $D = 1.6 \times 10^{-12}$m²/s である[1431]。リン脂質二重層で再構成されたタンパク質は，拡散係数 $D = 0.7 \sim 8 \times 10^{-12}$m²/s を示す。ヒト線維芽細胞の LDL 受容体は，310K で $D = 0.2 \times 10^{-12}$m²/s であり，ヒト好中球，リンパ球および線維芽細胞の MHC クラス I（HLA）抗原は $D = 0.05 \sim 0.07 \times 10^{-12}$m²/s であり，ヒト内皮細胞は $D = 0.15 \sim 0.30 \times 10^{-12}$m²/ s である[1482]。タンパク質分子の大きさへの依存性は低く[1430]，Monte Carlo シミュレーションによると，不透過性（タンパク）ドメインで最大 82%覆われた細胞膜の格子は濃度限界値 0 に比して，D を 20 分の 1 に低下させる[1436]。赤血球細胞膜では，陰イオン輸送タンパク質のバンド 3 などのスペクトリン固着タンパクは D が約 0.0045×10^{-12}m²/s であるが，同じタンパク質を固着しないスペクトリン欠如細胞で

---

*具体的には 0.05Hz[3599]，0.1Hz[3600]，0.25Hz[3601]，0.33Hz[3600,3602]，0.5Hz[3603,3604]，1Hz[3604-3609]，1.67Hz[3609]，2Hz[3604] および 5Hz[3610]

は $D = 0.25 \times 10^{-12} m^2/s$ であり [1432,1434]，いずれの場合も赤血球細胞膜脂質では $D = 0.8 \sim 1.5 \times 10^{-12} m^2/s$ である [1432,1433]。少数の糖脂質共有結合タンパク質は例外的に安定した固着を示し [1485]，精子抗原 PH-20 は $D = 0.00001 \times 10^{-12} m^2/s$ である [1482]。

脚歩行中の固着事象の持続時間として τ（ν_{leg}^{-1} に近似）を 10～100μs とすると，脂質または非固着タンパク（D 約 $10^{-12} m^2/s$）への接着によって，フットパッドの遊走距離 ΔX は約 4～14nm となり，これはほとんどの用途で許容されるとみられる。膜下細胞マトリックスに機械的に結合する膜貫通タンパク質への足場は，取り除くのに 100pN/分子以上の力が必要であり，D が低い場合には遊動の程度が大きく低下する。さらに，厚さ h 約 10nm の細胞膜を移動する半径 R 約 3nm の円柱形タンパク質では，回転拡散係数 D_{rot} は以下のようになる [1483]。

$$D_{rot} = \frac{kT}{4\pi\eta_{membrane} R^2 h} = 380 \text{ sec}^{-1} \qquad \text{［式 9.81］}$$

$\eta_{membrane}$ が 310K で約 10kg/m-s とすると，τ 約 10～100μs で拡散回転 $\Delta\alpha = (2 D_{rot}\tau)^{1/2} = 0.1 \sim 0.3$rad となる。

細胞膜の古典的な流体モザイクモデル（8.5.3.2 項）で停止時間がはるかに長い場合（τ 約 1s など），脂質または非固着タンパクに付着するフットパッドの ΔX は 1μm である。しかし，Kusumi と Sako の最近の研究 [1476] より，非固着タンパクの相当部分がこれより多少小さいドメインに一時的に制限されることが示されている。同研究者らの膜-骨格フェンスモデルによれば，細胞膜の細胞質側に近いスペクトリン様網構造（**図 8.43**）は，細胞骨格網と同程度の大きさの領域に膜貫通タンパク質を立体的に閉じこめる。例えば，トランスフェリン受容体は障壁に衝突するとリバウンドするうえ，こうした受容体の一部分はバネ様テサーによって基礎の細胞骨格に固定されていることから，このフェンスは弾性であるとみられる [1477]。カドヘリン，トランスフェリン受容体および上皮増殖因子受容体では，ドメイン（バリアフリー行程すなわち BFP など）は直径 300～600nm であり，閉じこめの持続時間は 3～30s である [1476-1478]。MHC（8.5.2.1 項）抗原の脂質結合アイソフォームおよび膜間アイソフォームの BFP は，温度 296K でそれぞれ約 1700nm と約 600nm である [1479]。閉じこめは（細胞骨格ネットワークによって直接トラップできない）筋細胞の神経細胞接着分子（NCAM）にも認められ，BFP ドメインは直径約 280nm，平均トラップ時間は約 8s であった [1480]。停止時間が最大限に長い場合は，確実に固着されたタンパク質への足場が望ましい。

細胞膜-表面脂質分子の輪を取り巻いて確実に接着する半径 $R_{foot} = 10$nm の環状フットパッドは，各分子面積 A_{lipid} 約 $0.4 nm^2$/分子，1 脂質分子抽出力 F_{lipid} 約 1pN（9.4.3.1 項）と仮定すると，固着力 $F_{anchor} = 2\pi R_{foot} F_{lipid}/A_{lipid}^{1/2}$ は約 100pN（約 3atm）に達する。多少小型のアンカー形態が可能である。強度の等しい足場を確保するには，末端に直径約 20nm の拡張式膜下コンパートメントを備えた人工両親媒性膜貫通アンカー（類似する細胞質「アンカードメイン」は細胞化学分野では一般的である；**図 8.33** および**図 8.34** を参照）を使用するか，細胞マトリックスに直接かつ可逆的に固定した両親媒性膜貫通アンカーを使用する。膜溶解限界を $3 \times 10^6 N/m^2$ とすると [1422]，$100 nm^2$ フットパッドは細胞膜を引き裂くことなく，最大 300pN の固着力を加えられる。

100pN のアンカー10 基から成るアンカー群は医用ナノロボットにかかる 1000pN 以上の除去（dislodgement）力に耐えうる。ほとんどの体内除去力はこれよりもかなり小さい。例えば，正常な血流による血管の平均剪断応力は約 $2N/m^2$（9.4.2.2 項）であり，$1 \mu m^2$ のナノロボットに対する典型的除去力 F_{dis} は約 2pN となる（連銭の赤血球間の正味の誘引力約 70pN は $2N/m^2$ である；9.2.3 項）。部分的に閉塞した動脈の剪断応力は最大 F_{dis} 約 40pN を生み，静脈内皮と回転する白血球との剪断応力は $100N/m^2$ に達することから（9.4.2.2 項），白血球が固着ナノロボットに衝突するか，この上を転がると，約 100pN の F_{dis} が生じる。1cm/s で移動する高速遊泳ナノロボット（9.4.2.4 項）による衝撃は，最大約 200pN の除去力を生む。

これに対して，原生動物の *Amoeba proteus* の接着強さは 100～1000nN と測定されており [1456]，約 $1000 \mu m^2$ の局所接触領域にかかる接着力は 100～1000pN となる [1454]。移動中に 1 個の線維芽細胞による引張力は約 165nN [1461]，すなわち $1000 pN/\mu m^2$（$1000N/m^2$）と測定されている。T 細胞と標的細胞との細胞間接着力は約 $1500 pN/\mu m^2$ である [1458]。

人体内の他所のサイトアンビュレーションの除去力も等しく小さい。例えば，式 9.58 に従い，**表 9.4** および 8.2 項のデータを用いて概算すると，小腸壁に沿った剪断応力は約 $0.001 \sim 0.1 N/m^2$，大腸内は約 $0.01 \sim 1 N/m^2$ であり，直腸壁では正常な排便時に約 1～

$100N/m^2$，力のかかった排便時に約 $10\sim100N/m^2$ である。男性尿道壁の剪断応力は排尿時には約 $1N/m^2$ 程度であるが，射精時には約 $10\sim100N/m^2$ に達する。食道壁では水の嚥下時に約 $0.001N/m^2$，食物の嚥下時に $1N/m^2$，嘔吐時に約 $10\sim100N/m^2$ であり，眼の角膜表面では瞬目により約 $0.1N/m^2$ の剪断応力が生じ，気管および鼻腔表面はくしゃみにより約 $0.001N/m^2$ の剪断応力が生じる。

9.4.3.4 接触事象の周期

歩行による接触事象のサイクルはどの程度か？ 大きさが約 $10nm^2$ 程度の分子受容体は，大きく（5～10nm）「一般的な」（約 $10^{-2}/nm^3$）分子と t_{EQ} 約 0.2μs で結合することができる（4.2.1 項）。約 10^5 個/μm^2 のグリコカリックスストランドおよびこれとほぼ同数の細胞表面付近の内在性タンパク（9.4.3.1 項）では，$100nm^2$ のフットパッド1個の下にストランド約10個とタンパク質約 10 個が存在する。グリコカリックスストランドまたは内在性タンパク質のいずれも，平均分離距離が約 3nm であれば，濃度約 $4\times10^{-2}/nm^3 > 10^{-2}/nm^3$ であるため，フットパッド環境では「一般的な」分子とみなされる（$100nm^2$ フットパッドの直下には約 250 個の二重層脂質ヘッドも存在し，このうち約 100 個はリン脂質，約 50 個はコレステロール，10～75 個は糖脂質，残る 25～90 個は他の脂質である）。幅 5nm の標的分子上で顎速度 1cm/s で開閉する機械的グリッパは，把持 1 サイクルにつき 1μs を要する。

最後に，控えめに約 1cm/s の速度で移動する機械的マニピュレータ付属物（9.3.1 項）は，必要に応じて 10～100nm のグリコカリックスを超え，1～10μs で細胞膜表面に到達することができる。細胞表面から脚を引き抜くのにも，同程度の時間を見込む必要がある。こうした数字はすべて，最大脚振り頻度 ν_{leg} 約 100kHz に一致する。

9.4.3.5 脚歩行

先端に適切なフットパッドを備えた脚でサイトアンビュレーションを行う $1\mu m^3$ のナノロボットが血管壁を横断する場合を考える。個々の脚の大きさおよび機能は，9.3.1.4 項に記載した長さ 100nm，幅 30nm の円柱型伸縮式ナノマニピュレータとほぼ同じと仮定する。ナノロボット 1 基の脚の総数は 100 本であり，ナノロボットの底面積 10^6nm^2 の 7%を占める。10 倍の冗長度を可能にするため，1 回には $N_{leg}=10$ 本のみを展開して使用する。残りは予備として収納しておく。

1%以下の牽引損失（9.4.3.1 項）を無視すると，N_{leg} 本のすべての作動脚によって供給される総力は以下のように求められる。

$$F_{total} = F_{dis} + N_{leg} F_{leg} + F_{nano} \qquad \text{［式 9.82］}$$

通常，血管壁に沿って生じる最大除去力，すなわち「逆風」の力 F_{dis} は約 40pN である（9.4.3.3 項）。$L_{leg}=100nm$，$R_{leg}=15nm$，$v_{leg}=1cm/s$ とすると，式 9.75 より各脚の粘性力 F_{leg} は F_{nanoN} にほぼ等しく，約 6pN となる。式 9.73 より，310K の血漿の $\eta=1.1\times10^{-3}kg/m\text{-}s$，$R_{nano}$ 約 0.5μm，$v_{nano}=1cm/s$ とすると，F_{nano} は約 100pN である。$F_{total}=200pN$ であり，十分に脚 1 本の能力の範囲内にあり（9.3.1.4 項），脚 1 本につき $F_{total}/N_{leg}=20pN$ が割り当てられる。フットパッド面積を $100nm^2$，細胞膜の溶解限界を $3\times10^6N/m^2$ と仮定すると，最大安全牽引力は 300pN/脚以上となる[1422]。

種々の N-足歩行が可能である[3499-3507]。最も控えめな歩行では，1 回に脚 1 本のみを動かし，残り（N_{leg}-1）の脚は足場にアンカーとして留める。完全中心間作業弧の長さ X_{arc} を約 80nm とすると，脚 1 本のデューティーサイクル $f_{duty}=N_{leg}^{-1}=10\%$，作動頻度 $\nu_{leg}=f_{duty}/t_{swing}$ = 約 100kHz として，個々の脚は速度 $v_{leg}=1cm/s$ で時間 $t_{swing}=X_{swing}/v_{leg}=0.8\mu s$ 以内に $X_{swing}=X_{arc}/N_{leg}=8nm$ を移動する必要がある。式 9.74 より，ナノロボットの動力は $P_{nano}=F_{total}\,v_{nano}/e\%$ であり，e%を約 0.20（20%）とすると，およそ 10pW になる。フットパッドの結合事象 1 回につき控えめに 100zJ を消費すると仮定すると（4.2.1 項），必要なフットパッド結合力は $P_{bind}=N_{leg}\nu_{leg}E_{bind}$ で約 0.1pW となり，無視できる程度の影響である。

最も積極的な歩行では，1 本の脚のみをアンカーとして固定し，残る（N_{leg}-1）本の脚を動かす。この場合，$X_{swing}=X_{arc}=80nm$ で，$t_{swing}=8\mu s$，ν_{leg} 約 10kHz となるが，動力，ナノロボット速度および脚のデューティーサイクルは変化しない。脚の長さを 2 倍にし（$L_{leg}=200nm$），R_{leg}，v_{leg} および v_{nano} を変化しなければ，作動頻度 ν_{leg} は約 5kHz に低下し，F_{total} は 230pN に，P_{nano} は 12pW に増大する。速度を 2 倍にすると，力および作動頻度も 2 倍になり，パワー所要量は 4 倍になる。おそらく一般的なマクロスケール実験[1486]からの予測には反するが，粘性が優勢な媒体を移動する小型歩行デバイス（レイノルズ数の低い歩行デバイス）では，脚が短いほど最小のパワー所要量および負荷力で高い起動速度が得られる。

生物界の類似構造として，穴掘りまたはステップ式移動用に特殊化され，多くは末端に吸盤を備えている小さな伸長式水圧管足が棘皮動物に存在しており，これについては多数の記述がある[1472-1475]。

9.4.3.6　タンク－トレッド回転

損傷細胞が白血球の「助けを必要とする」場合，細胞は IL-1 や TNF などのサイトカインを分泌し，周囲の血管内皮細胞はこれを受けて内腔面に P-セレクチンおよび E-セレクチンを発現する[415]。こうした突出分子は，糖質コーティングに相補的構造を含むため，通過する白血球はこれらの分子に接着する。白血球が静脈壁に接触すると，細胞と壁との間に粘着性が生じるために移動速度は低下するが，循環血の力はいわゆる回転相互作用のタンク-トレッド運動によって細胞の移動を維持する **(図 9.28)**。白血球の平均転がり速度は静脈の平均血流速度のわずか 4%未満であり[361]，通常 10～40μm/s である[1027,1484,1507]。

この形の移動は剛性医用ナノロボットには実行しやすい。基本的な例として，Δy の間隔で多数の可撓性ノブが表面から放射状に突き出している球形デバイスを考える。個々のノブの先端には機械的グリッパまたはビンディングパッドがあり，ナノロボットの進む方向にしたがってスイッチのオン･オフが切り替えられる。1 個のノブで固着されると，別の作動ノブの 1 つが表面に接触するまでブラウン力または流体力学的力によってデバイスははね回る。接触したノブはそこで結合し，先のアンカーノブの固着が解除される。これによってデバイスはΔy の距離を進むことになる。ミクロサイズのナノロボットの v_{nano} は静的環境で約 1μm/s，血管内で 1mm/s 以下であり，この場合フットパッドのみを操作するため，パワー消費量は無視できる程度（<<1pW）である。可撓性ノブ密集表面の限界では，約 $1μm^2$ の連続接触面を備えたナノロボットは，膜溶解限界の約 $3 \times 10^6 N/m^2$ に達するまで，理論的には最大 300 万 pN の荷重を牽引することができる[1422]。

9.4.3.7　アメーバ様移動

人体の中でアメーバ様移動[3613]を示す最も一般的な細胞は白血球であり，組織ミクロファージまたはマクロファージの形で血中から組織に移動する。線維芽細胞のほか，正常時には固着している原始皮膚細胞も創

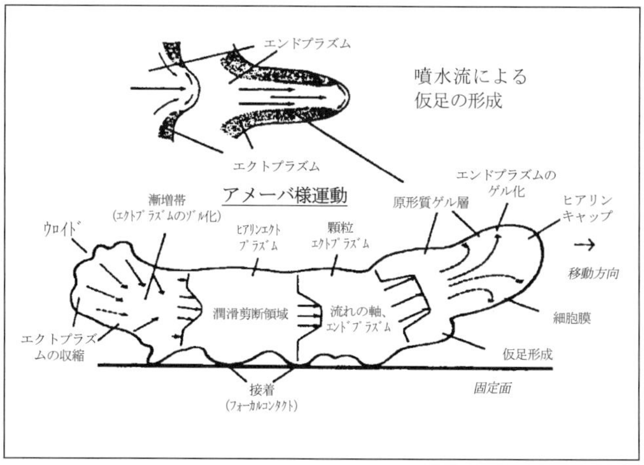

図 9.26　単足アメーバの細胞質流動と 3 領域の速度プロフィール（Holberton[1380] より改変）

傷治癒を助けるために損傷部位に移動することができる。ニューロンをはじめとする，胎児の胚細胞は，アメーバ様運動によって最終目的地まで長距離を移動することが多く，移動先では固着細胞として組織内に固定する。200～600μm の肉食性 *Amoeba proteus* もこの形の移動を示し，最初の研究対象であったことから，この種の移動様式にこの生物の名が付けられた。

アメーバ様運動は細胞質流動および仮足の伸縮の 2 つを特徴とし，この起動反応は変形性外面を採用した医用ナノロボットによって刺激することができる（5.3 項）。**図 9.26** に示す通り，単足アメーバ様細胞は，移動する表面に一連の接着点，すなわちフォーカルコンタクトを確立することによって前進する。側面から見ると，アメーバは新しい仮足を表面に接着させ，尾部では仮足を引っ込めて表面から離すことによって前進する[1464]。粘液でコーティングされた細胞膜は比較的耐久性の高い構造であり，移動中に受動ローラーの働きをしており[1465]，ウォーターバルーンが傾いた机の上を転がるように，移動の際に前方に回転する。

細胞膜の内部には粘性の異なる 2 つの領域の細胞質が存在する。エクトプラズムまたは細胞表層と呼ばれるアクチンマイクロフィラメントの豊富な外側部とエンドプラズムと呼ばれる内側部である。前進するために前端のエクトプラズムは薄くなり，これによって仮足が前方に突き出る。尾部のエクトプラズムは収縮し，エンドプラズムを仮足内に押し出して，仮足をさらに伸長させる[1466]。仮足内のアクチンモノマーは仮足内でアクチンポリマーにゲル化され，尾部に戻ると再びモノマーにゾル化される（Ca^{++}がゲルゾリンタンパクを活性化すると，ゲルが解重合し，アクチンが切断さ

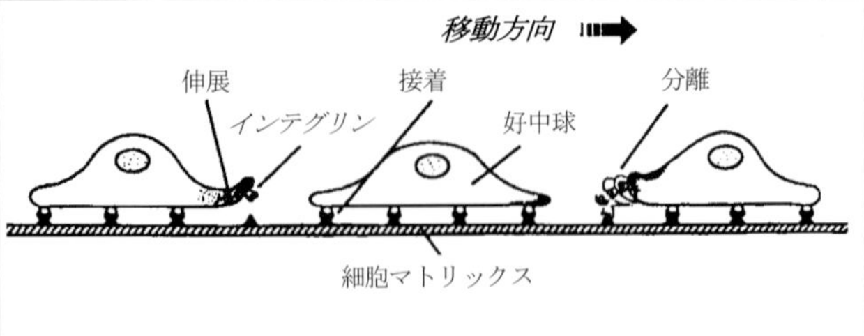

図 9.27　好中球サイトアンビュレーションの図（Horwitz[1551] より転載）

れる。Ca^{++}濃度が低下するとアクチンはゲルに再重合する）。収縮仮足および尾部の屈曲した表面のくぼみから，新しい仮足形成のための表面が展開する。個々の仮足では，ヒアリンキャップから分散する細胞透明質の潤滑層上で固定エクトプラズム管の上を表面が回転する [1380]。分離したアメーバ細胞質に ATP を注入すると，細胞質は最大 160μm/s の速度で自然に流れる [1394]。

線維芽細胞と表面との接触点の形成過程は二相性であり，最初の高速相（約 1 秒）相では分離距離の大きい小さな（約 0.25μm^2 の）未完成接点が形成され，続く低速相（約 15 秒）では接点が拡大し，分離距離が縮まる [1457]。白血球の仮足は長さ約 1μm であり，典型的伸長速度は約 0.08μm/s であるため [846]，白血球および線維芽細胞は約 0.05～0.1μm/s で容易に歩行することができる [359,1513]。走化性刺激白血球は最大約 0.7μm/s で移動する [1516]。個々の線維芽細胞の牽引強さは約 165nN であり [1461]，したがって必要な低荷重動力はわずか約 0.02pW（力×速度）である。アメーバ全体の動力（牽引力）は 50～290nN と測定されており [1462,1469]，50μm の仮足 1 本につき約 100nN である。内部の静水圧は 10～100N/m^2 [1470,1471]，最大でも 10^{5}N/m^2 [1453] と推定されている。歩行速度は 1～50μm/s であるが，平均速度は約 10μm/s である [1394]。ナノロボットに接着頻度が 10kHz で約 1μm 間隔の変形性仮足を採用すると，所要動力約 10pW 以内で v_{nano} 約 1cm/s に達する（5.3.1.4 項）。

好中球は細胞マトリックスへのインテグリン媒介接着を形成し，分離することによって場所を移動する（**図 9.27**）。好中球のインテグリン受容体表面密度は約 2000/μm^2 であり [1510]，個々のフィブリノーゲン接着の分離強さは約 2pN である [1508]。

9.4.3.8　シャクトリムシ移動

医用ロボット用に研究されているもう 1 つの歩行方法はシャクトリムシ移動である [1632,3086]。この様式では，可撓性管状ナノデバイスの尾の先端がアンカーとして固着される。アンカーに対する押し出しによって，前端が細胞表面上を希望の方向に伸展する。完全に伸展すると前端が固着し，後端が解除されて，細胞表面上を前端のアンカーまで滑り，次のサイクルの準備に入る。シャクトリムシ移動は特に表面が粗く凹凸のある環境に適している [3083]。関連する様式として「腰をくねらせる」形の移動があり [3084,3085]，各端部が一時的に細胞表面との接触をやめ，固着点に対して押すか引くかによって伸縮する点を除けば，シャクトリムシ移動に似ている。

9.4.4　ヒストナテーション

ヒストナテーションすなわち生体組織を通過する遊泳は，診断または修復作業を開始するのに特定の組織または細胞標的に到達しなければならない医用ナノロボットには不可欠である。横断しなければならない組織はそれぞれ固有の生化学，免疫化学，機械，電気運動などの特性を備えており，移動の厳密な様式と方法に影響を与える。あらゆる種類の組織を完全に評価することは本書の目的ではない。本項では，次の一般的な状況での重要な問題点をいくつか取り上げる。内皮細胞で裏打ちされた血管から組織に入る場合（9.4.4.1 項），ほぼ無細胞の組織の通過（9.4.4.2 項），細胞密集組織の通過（9.4.4.3 項）ならびに組織在留ナノロボットの接合と分割（9.4.4.4 項）である。

9.4.4.1　ナノロボットの血管外遊出

有形の血液成分，特に白血球が無傷の血管壁を通過する過程は内皮下への遊出または血管外遊出と呼ばれる（**図 9.28**）。血管外遊出は（通常は）脳-血液関門を除く体内のどこにでも発生する特定の可動性細胞の定型的挙動である。

正常な状況では循環好中球の約 75%はいつでも内皮細胞に付着している [1491]。回転相互作用（9.4.3.6 項）に従い，白血球は静脈壁に突然付着し，隣接する内皮細胞間の圧搾によって血流に放出される。接着前には白血球は血管壁と白血球細胞膜との間で特定の結合事象が発生するまで回転をやめない。血液からの白血球動員部位に血液中のリンパ球および好中球を拘束するには，インテグリン媒介接着を迅速（数秒以内）に誘発する必要がある。この接着はロドプシン関連 7 回膜貫通型またはセルペンチン化学誘引物質ファミリーの百日咳毒素感受性 Gα_1 タンパク結合受容体によっても媒介される [982,1027]。β2 インテグリンによる好中球の拘

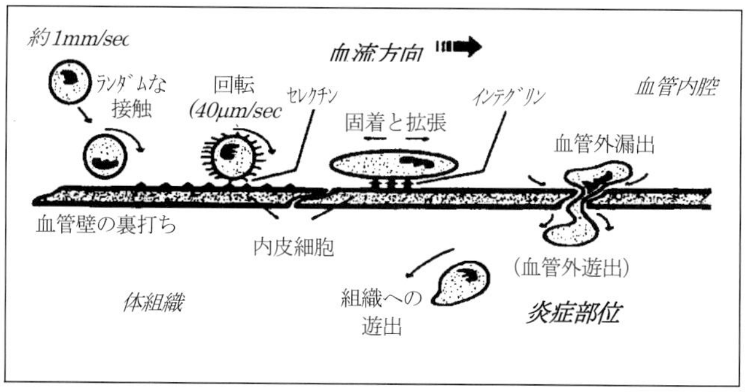

図 9.28　白血球の血管外遊出の図

束は，ホルミルペプチド，ロイコトリエン B4，エオタキシン，血小板活性化因子またはインターロイキン-8（IL-8）化学誘引物質受容体の *in vivo* 刺激によって誘発される[982,1484]。特定のケモカイン（MIP-2β，SDF-1α および 6-C-カインなど）はリンパ球の流れを減速させて，約 500ms 以内にインテグリン標的タンパクに付着させる[1484]。続いて適切な付着走性（付着-勾配）または化学誘引性（0.0001～1nmol[1512,1515] 濃度－勾配）シグナルの存在下で，血管外漏出（血管から出ること）の最終段階として血管外遊出が発生する。

他の接着受容体とともにリンパ球の拘束に寄与する同じβ_2およびα_4インテグリンは，内皮下遊出の最終段階を惹起する[1027]。毛細管および静脈の隣接内皮細胞間の接合部は通常は極めて狭く，平行な細胞膜が約 10～20nm の細胞間隙を形成している[361,1493]。肝臓，脾臓および骨髄にみられる不連続型内皮（血中の全血球の補充または抽出の機能を有する）には約 150nm 幅の静止間隙がある[1492]。血管外遊出の最終段階では，毛細管内皮細胞に作用する生化学メディエータが隣接細胞間の接着を緩める[531]。毛細管壁の間隙が広く開放し，白血球が組織内に遊出する[71]。様々な薬理活性物質（プロスタグランジン，アンジオテンシン，セロトニン，ヒスタミン，エピネフリンおよびニコチンなど）が対称面に沿って内皮接合部を分断し，続いて細胞の分離が起こり，全血球が通過できる程度の大きい間隙が出現することが特に毛細管後静脈で観察されている[1493]。また，血管からの好中球および単球の遊出は通常，セレクチン-糖質，化学誘引物質-受容体およびインテグリン-Ig の相互作用という 3 種以上の分子シグナルが並行ではなく連続して作用することによって制御されるとみられる。これによって，体内の細胞の位置確認のために 3 桁の「地域コード」が確立され，「まるで白血球がそれぞれに携帯電話を所有しているかのようである」[1495]。こうしたシグナルが好中球とリンパ球に作用する順序は異なる（好中球表面には典型的に 5×10^5 個の Mac-I インテグリン受容体と $2\sim4\times10^4$ 個のセレクチン受容体がある）[1509,1510]。正しく構成された医用ナノロボットがこうした「地域コード」を読みとれることは疑いない（8.4.3 項）。

白血球の血管外遊出は一般に約 3～10 分を要する[1488,1490]。白血球の遊出は，内皮細胞間の拡大した間隙に仮足を挿入することによって始まり，続いて血管壁をアメーバ様移動により通過する（**図 9.28**）。電子顕微鏡による研究により，遊出の全段階で内皮細胞と白血球の間に効率的なタンパク質の密封が維持されることが示されている[1489]。内皮細胞の厚みは一般に 0.5μm であるが，毛細管後静脈では立方形を呈し，はるかに厚い。

血管外遊出に携わるナノロボットは少量（0.0005$\mu m^3/\mu m^3$ 程度）[1496] の RGDS テトラペプチド（既知の接着阻害物質）[1494] を放出し，必要な場合はタンパク質密封を維持するために，拡大した内皮細胞間隙を変形性表面によりサイトアンビュレーションで移動した後，サイトカラシン B または内皮増殖阻害タンパク（EGIP）[1494] などの内皮通過阻害物質を放出して，内皮の再接着を促し，間隙を正常な大きさに戻すことができる（有効ケモカイン濃度は一般に分子数約 10/μm^3 である；7.4.5.2 項）。歩行速度を 1mm/s 程度と仮定すると，間隙の実質的な通過に要する時間はわずか数 ms であるが，生化学的に媒介される内皮細胞間隙の幅の調節には秒単位の時間が必要である。物理力を用いて間隙の開閉速度を大幅に上げることもできるが（9.4.4.3 項），内皮細胞のホメオスタシスと整合しない。8.2.1.3 項に記載した通り，リンパ管内皮の間隙は幅が約 22.5μm 以上に拡大するとみられることから[851]，ミクロサイズのナノロボットもリンパ系への出入りは容易である。

9.4.4.2　ECM のブラキエーション

標準的な男性の全身の体積を 60,000cm^3 とし，このうち流体，消化管内容物および膨張性物質の体積約 16,000cm^3（27%）（8.2.5 項）を控除し，さらに全組織細胞の体積約 27,000cm^3（45%）（8.5.1 項）を除くと，細胞間組織体積として約 17,000cm^3（28%）が残る。この部分には，細胞を組織に組み立てるのを助ける線維性の足場の細胞外マトリックスすなわち ECM が完全に貫通している。ECM にはタンパク質および糖の両成分が含まれる（マトリックスの水は希釈水溶液の形ではなく，存在するマクロ分子の影響を強く受ける。マトリックスの水は自由水よりも小分子の拡散速度がはるかに低い)。

2つ以上の付属物を備えたナノロボットは，連続する隣接ECM要素の把持と解放を交互[1621]に繰り返し，「手でたぐりながら」組織を進むことができ，これはダイバーが水中の縄梯子を伝って自分の体を引っ張る動作に似ている。同じように，組織を通って創傷部位に移動する線維芽細胞は，刺激の方向に層状足を伸ばすことによって，走化性のdistress勾配の方向に移動しながら，反対極は解放されるまでしっかりと固定されている(付着走性)。培養線維芽細胞は付着している基質の切れ目およびフィブロネクチンフィブリルに沿って交わることなく整列し，移動する傾向があるため(接触誘導)[1537]，ECMのフィブリルは移動方向に強く影響する[1537]。

ECMは種々のコラーゲン，エラスチン，大きい糖タンパク(フィブロネクチン，ラミニン，エンタクチン，オステオポンチン)のほか，大きなグリコサミノグリカン側鎖を含むプロテオグリカン(硫酸へパラン，硫酸コンドロイチン，硫酸デルマタン，硫酸ケラタン，ヒアルロン酸など)から構成される[938,985,1511]。すべてのECMにこれらの成分が含まれるが，ECMの構成，形および機械特性は組織によって大きく異なる。例えば，間質性コラーゲンは(I型およびIII型)はフィブロネクチンおよびプロテオグリカンに結合する3次元格子に自らを組織化する。この種のECMヒドロゲルは真皮などの疎線維性結合組織のバックボーンを形成する[985]。これに対して，基底組織膜コラーゲン(IV型およびV型)は平坦な列を作る。こうしたコラーゲン層がフィブロネクチン，ラミニンおよび硫酸へパランプロテオグリカンと相互作用すると，平坦なECMの足場が形成される。同じように，腱が張力に対する抵抗力を備え，軟骨や骨が圧縮に対する抵抗力を備えているのも，ECMの組成および組織化が部位によって異なるためである[985]。

組織はすべての分子および細胞成分が連続的に代謝回転する動的構造物である。ECMは組織パターンの完全性を維持するのを助け，これによって損傷や老化によって失われた細胞は，組織化された様式で新しい細胞に交替することができる。例えば，組織細胞が凍結や中毒によって死滅すると，すべての細胞成分は死んで除去されるが，基底膜は無損傷であることが多い。この残存した足場は細胞を正しく位置づけ(細胞極性など)，種々の細胞を適正な位置に正しく戻す(筋基底膜の筋細胞，神経鞘の神経細胞，血管内の内皮など)。逆に創傷治癒の過程でECMの完全性が喪失すると，組織パターンの永久的な崩壊が引き起こされ，皮膚の瘢痕が生じる[985]。さらに，ECMは細胞の機能および形態を調節する働きをする。フィブロネクチンまたはラミニン上で肝細胞を培養したところ，低い線維表面密度(1～50ng/cm^2)では分化はみられなかったが，高線維表面密度(1000ng/cm^2)では増殖を開始した[1501]。内皮細胞による毛細管様管の形成は，単純に機械的手段(天然ECM内で機械的応力をシミュレートする)によって引き起こされる[1502]。接着性の島(ECM接着性の空間的パターンを模倣)を含む基質で培養した細胞は，島の形状に合わせて自らの形状を変化させる[718]。

ECMの線維成分の網の大きさは組織の種類によって大きく異なる。ある程度一般化されるが，特殊な例もある。例えば，コラーゲンおよびエラスチンのマトリックス機能はほとんどがその構造にあるが，フィブロネクチンおよびラミニンの機能は主として接着性である。ただし，コラーゲンも細胞や他のマクロ分子に接着し，フィブロネクチンはクロットや初期の顆粒組織形成(創傷治癒の初期段階)では大きな支持体となる[985]。

コラーゲンはECMの主要タンパクであり，哺乳類タンパク質量全体の約25%を占める[396]。コラーゲンファミリーには現在19種が含まれる[971,1497,1498,3614]。コラーゲン分子は長く(約300nm)，薄い(約1.5nm)線維であり，中心には全長の約95%にわたって特徴的な三重らせんが走っている[938]。組織が崩壊したコラーゲン高濃度層で培養した内皮細胞の顕微鏡写真より，細胞は基質をコラーゲンのパッド，コード，ケーブルおよびブリッジの網状構造に速やかにリモデリングし，グリッドの大きさは100～1000μmであることが分かる[1449]。切除組織試料の光学顕微鏡写真には，皮膚組織および腱の隣接コラーゲンフィブリル間に4～12μmの間隙が認められる[938]。軟骨(多量のコラーゲンを含む)はプロテオグリカンの大きな凝集体であり，1個のヒアルロン酸に100個もの分子が接着し，長さ約10μm，直径は500～600nmになる。椎間板の線維性軟骨の組織顕微鏡写真には，隣接フィブリル間に10～30μmの間隙がみられる[938]。

フィブロネクチンは通常，220～250キロダルトンのペプチドサブユニット2個から成るジスルフィド結合ダイマーとして形成され，個々のサブユニットにはコラーゲン，ヘパリン，凝血タンパクフィブリンおよび他の数種の ECM 分子の結合部位が細胞表面受容体とともに含まれている[938]。ラミニン（50nm×70nm の十字形分子[938]）の主機能は，IV 型コラーゲンへの細胞の結合を媒介することである。フィブロネクチンまたはラミニンは低密度（<1ng/mm^3）または高密度（>5ng/mm^3）で ECM 中に存在することから[985]，式 8.7 より，典型的な分子間距離 L_{grid} は低密度で約 10μm，高密度で約 4μm と推定される。

サンショウウオの胚の表皮と体節間の ECM または動脈壁の高可撓性エラスチン線維間の ECM など，特殊な例ではマトリックスのグリッドは 0.3〜3μm と狭いが[938]，大抵の場合，ECM 間の間隙はマイクロサイズのナノロボットが難なく通り抜けられるほど広い。かなりの大きさの剛性物質でも ECM を通り抜けることは可能である。実験的に血管外に注入した直径 80μm 以下のテフロン粒子は，リンパ節，肺および腎臓など体内の離れた部位に移動した[946]。

式 9.75 より，長さ約 1μm，幅約 0.1μm の単離円柱形 ECM 成分は血漿中で約 5pN の力により速度約 1mm/s で側方に押しやられる。これは適切なマニピュレータと原動用付属部品を備えた医用ナノロボットの強さの範囲に十分に含まれる。化学センサーパッドも，ナノロボットが ECM の森を進む際に線維および組織の種類を特定するのに有用である。例えば，コラーゲンのヒドロキシリジンには 2 種の炭水化物しか付着しておらず，エラスチンはアミノ酸メチオニンを欠く。インテグリンのファミリーはフィブロネクチンに結合し，フィブロネクチンは多数の結合部位を有する。プロテオグリカンは一般に長いコアタンパク質であり，非常に大きいグリコサミノグリカン（GAG）鎖が最大 100 本も結合し，それぞれのコアタンパク質集団には大きさや電荷，組成までが異なる種々の炭水化物が存在する[938]。センサーパッドはわずか 2ms で細胞型または組織型を判定できることから（8.5.2.2 項），すべての段階で化学的な位置のバリデーションが必要な場合，ナノロボット ECM ブラキエーションの上限頻度は ν_{brach} 約 500Hz であると考えられる。

ECM のナノロボットブラキエーションの最大安全速度はどの程度か？理論的には，約 1μm のアーム対の振りが約 100Hz で繰り返されると，マトリックス内の透明液のレーンを通行する ECM 移動速度は最大 100μm/s である。式 9.73 より，310K の間質液（**表 9.4**）中で 1μm の球体を 100μm/s で引っ張るのに必要な力は約 2pN であり，機械的に変換される細胞反応を刺激するとみられる約 10pN よりも多少低い（9.4.3.2.1 項）（ある試験によると，インテグリンとプロテオグリカンとの個々の結合を切断するのに要する力は約 2.1pN であった[1508]。別の試験では，海綿細胞 1 個の表面に約 1000 個の細胞接着プロテオグリカン分子が認められ，隣接表面への接着力は Ca^{++} 濃度によって一対につき 40〜400pN と実験的に測定されている[1248]）。長さ 1μm，厚さ 0.1μm の円柱形ナノロボットアーム対を考えると，式 9.75 より，個々のアームを前方に動かすのにさらに約 0.5pN が必要であり，約 100μm/s でのブラキエーションに必要な総パワー量はわずか約 0.0003pW となる。一方，十分な安全域と考えられる条件を維持しながら，体外磁力を用いてヒト脳実質内で mm サイズの「シード」を移動させる方法が提案され，正味の組織移動速度約 8μm/s にて実験的に評価された[1256,1257]。

生物学的物質が ECM を通過する自然の速度は極めて遅い。ECM は線維芽細胞の移動のために手掛かり部の多い足場を提供する[359]。細胞外組織を通過する白血球および線維芽細胞のアメーバ様運動の速度は一般に約 0.050〜0.7μm/s であるが（9.4.3.7 項），白血球が血管壁を歩行する速度（約 0.005μm/s；9.4.4.1 項）はこれよりはるかに遅い。脳内の決まった経路を横切り，複雑な実質を抜けて数 mm 離れた 2 領域間を進行する神経前駆細胞の鎖状移動は，速度約 0.008μm/s である[947]。冠動脈および末梢動脈壁から採取した培養平滑筋細胞の移動速度も約 0.006〜0.015μm/s と低い[1503]。シート状の創傷面の上皮細胞移動速度は約 0.035μm/s であるが，創傷の収縮速度は 0.007〜0.009μm/s である[359]。破骨細胞が古い骨を掘り進み，リモデリングする速度はわずか約 0.0006μm/s である[531]。しかし，細胞マトリックスの豊富な細胞内部の膜結合小胞の軸索輸送速度は一般に約 2〜4μm/s であり[938,939]，色素胞に含まれる色素顆粒は約 2〜10μm/s で移動し[938]，ミトコンドリア（ほぼミクロサイズの細胞小器官）は細胞内部を最大約 10μm/s で往復することから[453]，最大約 100μm/s の高速 ECM 移動も安全であると推測される。

9.4.4.3　細胞間通行

いくつかの明らかな例外を除いて，実際にはすべての組織細胞は幅が細胞約 2〜3 個分，すなわち約 50μm 程度の毛細管の内部にある[71,531]。このため，血液媒介ナノロボットはいずれの組織細胞を目指す場合も，毛細管によって行程のほとんどを速やかに移動し，毛細管を出て，多くとも1〜2個の細胞を横断すれば，所定の目標細胞に達することができる。細胞密度の高い組織では，接着細胞間を移動する必要がある。

組織細胞は隣接細胞表面が相互に接触するほどしっかりとは密集していない。通常は隣接細胞の向かい合う細胞膜間の距離は 20nm 以上あり，細いナノロボットマニピュレータアームが進入するには十分な幅である（9.3.1 項）。この空間は細胞外液で満たされており，近接毛細管内の血液との行き来に際して物質が細胞間を通行するための経路となる。ほとんどの組織はデスモソームすなわちギャップ結合[2922]を利用しており，ここでは向かい合う細胞膜は膜表面の約 5nm の空間で相互に 2〜4nm の距離にあり，これらの結合部によって，向かい合う細胞膜間に約 20nm の空隙が生じ，液体の充満した 25〜35nm の間隙が維持される。（内皮血液-脳関門ならびに腸細胞，膀胱細胞および一部の外分泌細胞からなる特定の上皮表面のように）狭く「閉塞している」結合部は，膜間空隙の幅が 2.5nm 未満である[361]。こうした空隙はいずれも，（変形性であっても）医用ナノロボット全体が通過できるほど広くない。細胞密度の高い組織の細胞間を通行するには，前進するナノロボットは進路上にある細胞接着箇所を最小限の数だけ分断する必要がある。さらに，生物学的侵入をできる限り回避するため，ナノロボットは穴を掘って進むモグラのように，通過した接着箇所を再び閉鎖する必要がある。

あらゆる種類の細胞接触および固着のメカニズムを網羅することは本書の目的ではないが，特殊な例をいくつか紹介する。例えば，スポットデスモソーム（5.4 項）は隣接細胞に結合する長さ約 30nm の「点接着」分子であり，付着する細胞表面と約 8nm の距離がある。コネキシン-32 肝細胞ギャップ結合部 1 個を分離するのに 6〜10pN の力が必要である（5.4.2 項）。インテグリンは平均分離距離が約 20nm であり，ECM のフィブロネクチン分子から分離するのに約 2.1pN を要するが[1508]，直接細胞-ECM 結合は細胞間結合内ではまれである。

概算として，長さ約 30nm の細胞間接着分子 h_{adhes} が細胞表面に X_{adhes} 約 10nm の間隔で存在し，分離するのに F_{adhes} 約 10pN が必要であると仮定し[1223]，幅 L_{nano} 約 1μm のナノロボットが幅 L_{nano}，長さ L_{nano} の行程を力学的に切り開いて通行する場合を考える。前端に沿って，L_{nano}/X_{adhes} 接着部が 1 つずつ分離され，距離 X_{adhes} を進行するのに必要な分離エネルギー E_{detach} は L_{nano} F_{adhes} h_{adhes}/X_{adhes} であり，約 30,000zJ となる。細胞間結合部を通過する速度 v_{travel} を約 1μm/s とすると，接着する 2 個の 20μm 細胞間を約 20s で通過することができ，パワー所要量 P_{travel} は E_{detach} v_{travel}/X_{adhes} により約 0.003pW となる。マニピュレータアームのエネルギー損失量を加えると総量は約 0.01pW になる（粘性抵抗力は約 10^{-5}pW である；式 9.74 および式 9.75）。全体分離速度 ν_{detach} は L_{nano} v_{travel}/X_{adhes}^2 より約 10,000 回の分離/s であり，この作業はそれぞれ溶解性エンドエフェクタ（トリプシン様ツールチップ；9.3.2 項）を備えた複数のマニピュレート付属物によって分担することができる。分離した細胞間結合を通過後に再び接着するには少なくとも同程度のエネルギーが必要であり，非共有結合の場合，端部が比較的近接したままであるため，エネルギー効率的には非補助的な再結合が望ましい。再接着を促進するには，変形性ナノロボットの外皮を表面親水性溶媒和ウエーブドライブシステム（9.4.5.3 項）と併用するのが有用であり，これによって分離した細胞膜面を緩徐に接着し，分割したアンカーマクロ分子の分離突出部を近づけられるように，しずく形断面を形成することができる。ECM および細胞マトリックスの望ましくない反応（9.4.3.2.1 項および 9.4.4.2 項）ならびに分離によるアポトーシス（10.4.1.1 項）の機械的刺激を最小限に抑えるために，交通の密度および頻度を局所的に制限する必要がある。これには，少ないチャンネルを通って縦一列で移動するよう，ナノロボットの細胞間通行を制限することが有用と考えられる。

9.4.4.4 ナノロボットの接合と分離

ヒストナテーションの課程で複数の移動ナノロボットがドッキングすなわち接合する必要が生じることもある[3617-3632]（8.3.3 項など）。体内通信ならびにナビゲーションのネットワーク（7.3 項および 8.3 項）が存在すると仮定すると，ドッキングを試みる 2 基のナノロボットは双方が約 3μm の距離に接近するまでに位置情報を交換することができる。このように狭い範囲に接近すると，デバイスは GHz 程度の音を発し，式 4.52 より，310K の血漿中でこれは約 0.001%/nm 減衰する。10^{-6}atm の圧力変化に反応する音響レシーバーおよび 0.01atm 送信パルスを使用するとともに，同時にごく近くで音を発するナノロボットが存在しないと仮定すると，2 基のナノロボットはドッキングメカニズム（変形性バンパーなど；5.4 項）の最小スケールに近い約 10nm の範囲内まで減衰勾配の方に移動することができる。微生物の接合は化学通信を利用して，同様の効果を上げる[3628,3629]。

物理的接触が発生すると，約 1GHz のナノメカニカル通信によって約 1μs の接触事象の間に，相互の情報を確認するのに十分な約 1000 ビットが伝送される（7.2.4 項）。あらゆる向きのあらゆる種類のデバイスを自由にドッキングするには，万能クランプが利用できる。デバイスの形状や表面特性を利用して，ドッキング方向を調節することもできる（5.4.1 項）。接合対の空間的または回転的位置付けが重要な任務の要件である場合は，一方向にのみ接合するようにランダムドッキングクランプを設計することもできる。式 3.1 より，ブラウン運動によって，310K の間質液中で平均 10nm の距離を維持する 1μm のナノロボット 2 基は 1 秒間に約 4000 回のドッキングを試みることができる。ドッキングクランプは純粋に接着機能のみを果たす場合もあれば[3630-3632]，接合デバイス間で流体，パワーまたはデータを電送する通信接続部の機能を付与することもある。同様の方法を利用すれば，3 基以上のナノロボットを体内で接合することもでき，成長段階にある構造では，この増殖するナノロボット凝集体から所定位置の集団に連続的に新しいメンバーを加えることができる。

接合ナノロボットの分割[3617-3619]すなわち分離には，ドッキングクランプを解除して物理的に引き離す前に，ナノロボットのすべての経外皮的開口部を密閉またはバルブ閉鎖する既定の手続きが必要である。一度分離されたナノロボットは，移動様式および解除のタイミングによっては，原動付属器または回転部品の運動の速度および振幅を下げるための密度-交通プロトコールを一時的に遵守する必要がある。この目的は次の通りである。

1. 隣接する付属器機または部品間の機械的摩擦を回避する。
2. 無秩序な流体力学的相互作用を回避する（9.4.2.3 項）。
3. 付近に高数密度のナノロボットが存在する場合には，偽の音響の屈折作用および減衰作用によって生じるナビゲーショングリッドからの位置データ読み取りの重大な誤差を回避するため，十分なデバイス間距離を確保する。

9.4.5　サイトペネトレーション（細胞侵入）

標的組織細胞に到達すると，細胞修復ナノロボットは細胞質内に進入する必要がある。以下に，細胞膜を貫通し，さらに二重壁核膜およびグラム陰性菌の多層外膜（10.4.2.5 項）などの細胞膜構造を貫通するための技術および問題点をいくつか要約する。ミクロサイズのケイ藻およびカルシウム殻を備えた「ナノバクテリア」[2149,3096]は，本書には記載しない補助的な貫通メカニズムを必要とする。本章に記載する内容は，感覚付属器またはマニピュレータデバイスを細胞または小器官脂質膜に挿入するのにも利用できる。

9.4.5.1　膜貫通ブラキエーション

サイトペネトレーションの簡単なアプローチとして，細いマニピュレータアームを細胞膜に挿入する方法があり，これには菌細胞ペプチドグリカン壁に孔を開ける T4 リゾチーム酵素に類似する壁破壊ツールチップ[3150-3152]あるいは脂質二重層貫通用に特別に設計された T4 DNA-注入システム[1179,1180]を利用することができると考えられる。マニピュレータの末端は内部細胞骨格のアクチンまたは微小管固定要素にしっかりと接着し，脂質二重層表面を通してナノロボットを牽引する。ナノロボットの面を変形によって作り直すことにより，移動中に阻害される脂質二重層非共有結合の総数が最小限に抑えられる。細胞表面は破壊するまで最大約 $1nN/100nm^2$ の力に耐えられることから，断面積が $100nm^2$ より小さい約 1nN のアームチップは細胞膜によって細胞内部に自らを押し入れることができる。必要な貫通エネルギーを大まかに概算すると，膜溶解限界を約 10nm とすると，約 10nm（典型的な細胞膜の厚み）の距離に約 3000pN の力を加えることによって長さ 1μm，幅 1nm の裂け目が形成され，移動速度約 100μm/s，移動時間約 10ms でのエネルギー消費量約 30,000zJ，パワー所要量約 0.003pW となる。接線に沿って働く電界を用いて脂質二重層膜デミキシングを誘導することによって，進入力を低減することもできる[1613]。

9.4.5.2　変形性ねじ込み

疎水性（ダイヤモンド様化合物など）の変形性表面を有するナノロボットは，可動性隆起リッジ 2 個を備え，ねじ山の幅が細胞膜と細胞膜骨格または細胞皮質との和（厚さ 30~50nm）より大きいねじの形状に突出部のみを形成し直すことができる（8.5.3.11 項）。ねじが最初に表面を貫通し，1 つ目のねじ山が適所に固定されると（9.4.5.1 項），ねじ山のパターンがナノロボットの後部に移動し，デバイスが細胞内部にねじ込まれる（**図 9.29**）。移動速度を約 100μm/s とすると，断面積 1μm^2 のナノロボットが粘性抵抗を克服するのに 0.001pW 未満が必要であり，約 0.35μm^2 のエネルギー損失量を約 0.03pW/μm^2 とすると，変形性表面の幅 100nm の領域を操作するのに約 0.01pW が必要である（5.3.1.4 項および 5.3.6 項）。細胞内進入は約 10ms で完了する。

9.4.5.3 溶媒和ウエーブドライブ

脂質二重層膜は外面および内面は親水性であり，中間部は親油性である（**図 8.37**）。前項に記載した物理的ねじと同じく，細胞膜成分との一時的非共有結合を確立する移動性らせん溶媒和ウエーブを生成し，脂質二重層にナノロボットが進入できるように，ナノロボット外面の親水性を操作することもできる（**図 9.30**）。細胞膜の厚みは一般に 6～10nm である（8.5.3.2 項）。ミトコンドリアおよび小胞体のコレステロールの少ない脂質膜には 2.5nm の内側疎水性領域があるが，細胞膜やエンドソームのようにコレステロールの多い脂質膜は疎水性領域の幅が 3.1nm もある[1113-1115]。各接触点はセマフォー様メカニズムと考えられ（5.3.6 項），このメカニズムによって，親油性または親水性部分は曝露位置に回転した後（特定の脂質二重層との非共有結合を促進），ナノロボット本体よりも短い距離を移動し（力をナノロボットに伝達），非曝露位置に再び回転する（脂質膜との結合を切断）。

式 9.73 より，約 100μm/s で移動する 1μm のナノロボットは 310K の血漿様流体の粘性抵抗に打ち勝つために，約 2pN の動力を生成する。単一脂質抽出力 F_{lipid} を約 1pN とすると（9.4.3.1 項），計 2pN を生成する 10 個の同時接触によって，接触 1 回にかかる力が安全な約 20%F_{lipid} に軽減される。10 個の同時接触がナノロボット周囲に間隔を置いて存在し，結合セマフォーメカニズム 1 個につき利用可能縦移動距離を 10nm とすると，1μm のナノロボットには波形に配列した約 1000 個の表面セマフォーが必要となる。各セマフォー提示面の面積を約 300nm^2 とすると（5.3.6 項），溶媒和ウエーブドライブシステム全体がナノロボット表面積に占める割合はわずか 5% である。セマフォー-膜の非共有結合約 1000 個を分解する場合，結合 1 個につき約 100zJ とすると（3.5.2 項），10ms の移動に約 0.01pW のパワーが必要になる。約 0.03pW/μm^2 を消費するセマフォー300,000nm^2 でも同程度の数字が得られる（5.3.6 項）。粘性抵抗に打ち勝つのに必要な総パワー量は約 10ms の移動中に約 0.0002pW である（9.4.2.4 項）。

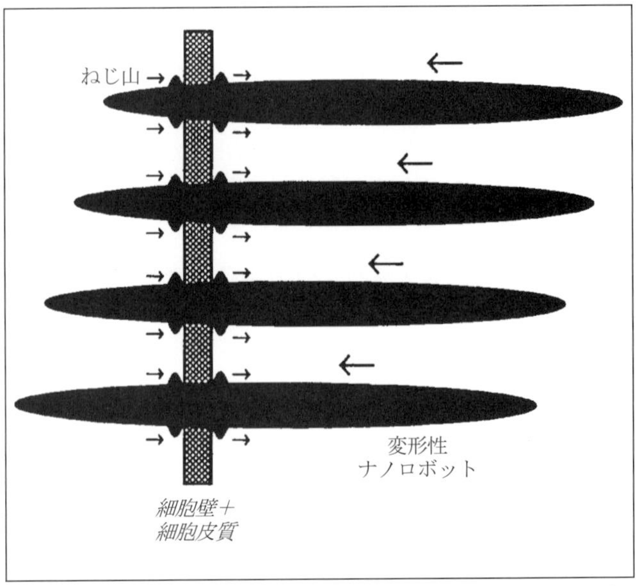

図 9.29 サイトペネトレーション用の変形性ねじ込みの図

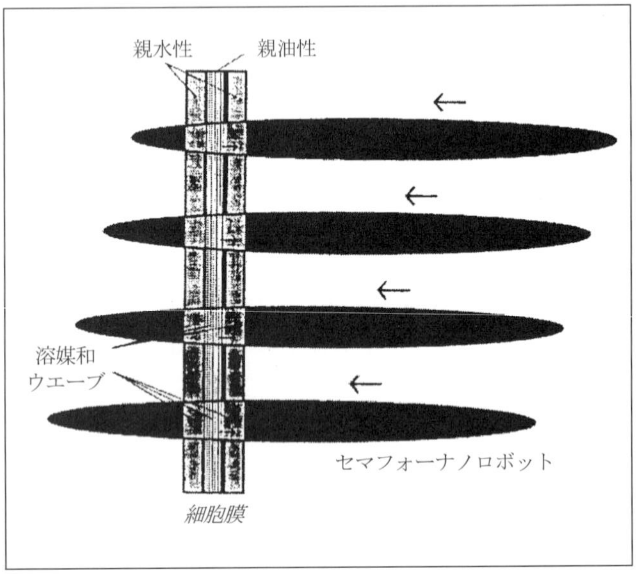

図 9.30 サイトペネトレーションのための溶媒和ウエーブドライブの図

9.4.5.4 小胞の融合とエンドサイトーシス的進入

ナノロボットが表面から両親媒性脂質分子を放出し，これらが薄い脂質二重層コーティングに自己集合してナノロボット全体を覆うことよって，ナノロボットは細胞に進入することもできる。天然ウイルス[1721]

および合成キャリア[1722]はこれに類似する方法を用いて，細胞膜および核膜を通過して細胞外 DNA を運搬する。半径約 1μm の球体を包囲する厚さ 10nm の脂質二重層から成る物質は，約 $0.1μm^3$ の内部タンクに保存することができ，内部デバイス容積の約 3%しか占めない。特殊化タンパク質の不在下では，2 つの脂質二重層の融合はエネルギー効率的には好ましくない[1530]。このため，標的細胞膜に接近した後，被覆ナノロボットは膜融合因子と呼ばれる特殊化細胞膜融合タンパクを放出する必要がある[1587,3658]。この膜融合因子は精子と卵子を合体させる精子タンパク PH-30α-β[1082]，典型的接触面積が約 $8nm^2$ の HIV ウイルスエンベロープタンパク gp120-gp41[1531,1587]，ヘルペスウイルスが利用するエンベロープ糖タンパク H[3657]，インフルエンザウイルス表面に認められるヘマグルチニンタンパク[1352]に似ている。（タンパク質以外の膜融合因子も N-アシルホスファチジルエタノールアミン（NAPE）などの脂質[3659]，アラキドン酸などの脂肪酸[3660]，ポリエチレングリコールなどの炭水化物[3661]，ジメチルスルホキシド（DMSO）[3662]などの単純溶媒がよく知られている）。融合活性を有するナノロボット脂質二重層は細胞膜層と接合して展開し，先に完全に包囲したナノロボットを細胞質と直接密着させる。エネルギー消費量はごくわずかである(**図 9.31**)。このプロセスによって，20μm の組織細胞の既存の細胞膜体積約 14～$24μm^3$（**表 8.17**）に新しい脂質が体積ベースで 0.5～1.0%追加される。細胞の天然脂質に厳密に一致しない脂質が追加されると，正常なタンパク/脂質膜比が崩れて，膜の流動性が変化し，シグナルの時期や他の細胞行動まで変化する可能性がある。これが問題になるケースでは，この進入技術を利用するナノロボットが細胞内部に入れば，外因性脂質を再吸収してリサイクルするよう設計することができる。

「誘導的取り込み」など，他の細胞進入手段もよく知られている。細菌侵入種のように，ナノロボットは細胞化学的「進入メディエータ」シグナル（*Yersinia* 細菌の外壁膜タンパク質インベイシンなど）を放出し，デバイス周辺にエンドサイトーシス小胞を形成し，細胞内部に引き込むように標的細胞を誘導する。続いて膜融合型ツールを使用し，発生するエンドソームを回避する。マクロファージは 1 時間に自身の体積の最大約 25%を消化し[996]，これはミクロサイズのナノロボット数百個分の体積に相当する。多数の細菌[1012,1561]およびウイルス[1530,1533]はこの方法で細胞内に進入するが，

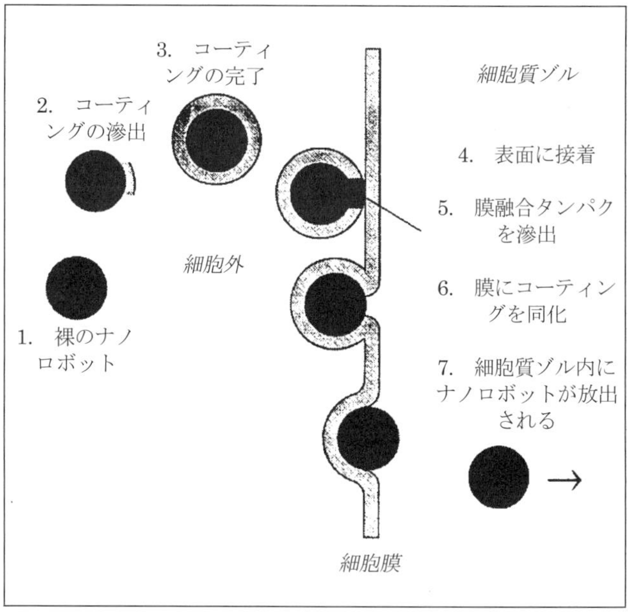

図 9.31　サイトペネトレーションのための小胞融合の図

食作用は機構的にこれと似ている。両者とも宿主のシグナル伝達を活性化するリガンド受容体相互作用によって引き起こされ，アクチン細胞骨格は膜結合小胞に粒子を取り込むのに必要な力を供給する[1012]。侵入細菌は主に 2 種の誘導的取り込みを利用する。

1. 細菌リガンドと細胞受容体が直接接触し，これによって細菌が包囲される「ジッパー」型メカニズム（*Yersinia*，*Listeria* など）。
2. 細胞への細菌のシグナルによって細胞膜の劇的なしわ形成および細胞骨格の配列変化が発生し，これによるマクロ飲作用により，細菌（*Salmonella*，*Shigella* など）が細胞内に受動的に取り込まれる「トリガー」メカニズム[1012,1561,3191]。

9.4.5.5　移動時の細胞質ゾルの漏出

ナノロボット-膜の界面が密でなければ，ナノデバイスの移動中に物質が細胞の内外（相対液圧および浸透圧）に多少漏出することがある。例えば，式 3.1 より，移動時間 $t_{transit}$ 約 10ms のブラウン拡散距離はアミノ酸のような小分子（MW 約 100 ダルトン）で約 3μm，大きいタンパク質分子（MW 約 10 万ダルトン）で約 1μm である。細胞内部の熱変動によって生じるランダムな流体力学的流れ v_{leak} を約 10μm/s とすると，半径 R_{nano} 約 1μm のナノロボットの周囲にできる幅 h_{leak} 約 10nm

の漏れの輪は，1回の移動中にV_{leak}（約$2\pi R_{nano}\,h_{leak}\,v_{leak}\,t_{transit}$）約0.006μm³（細胞容積の約0.00008％）の細胞質ゾル量を超える（8.5.3.12項）。代わって，半径r_{tube}が$h_{leak}/2$にほぼ等しく，長さl_{tube}約10nmのナノパイプ$N_{pipe}=2\pi R_{nano}/r_{tube}=1257$個の輪として漏れをモデル化した場合，間質/細胞圧差Δpを約0.001とすると（4.9.1.2項），式9.25より，ナノパイプの輪からの総漏れ体積V_{leak}は1回の移動で$N_{pipe}\,\dot{V}_{HP}\,t_{transit}$約0.03μm³，すなわち細胞容積の約0.0004％となる。漏れは，細胞膜を通過するデバイスを追跡するナノロボット表面の親油性セマフォーの動的環状パターンを利用し（9.4.5.3項），移動中の密閉性を強化することによって軽減できる。神経細胞などの場合，著明なイオンの漏れは脱分極を引き起こすおそれがあるため，防止する必要がある。

9.4.5.6 裂け目の閉鎖と刺入

一部のサイトペネトレーション技術では脂質二重層に亀裂が生じるため，移動後にこの裂け目を再び閉鎖する必要がある。裂けた脂質膜は水に対して「脂を含んだ」2つの面を呈する。好ましくない水-脂界面を排除するよう，これら2つの切断面を融合するのが熱力学的に望ましい[27,2316]。こうした融合は通過するナノロボットが機械的に行うこともできるが（9.4.4.3項），つぎ合わさなくても裂け目の端は向きを変え，自ら閉鎖する。

しかし，細胞内物質をほとんど失わない細胞膜の迅速な自然閉鎖が観察されることも珍しくない。これは腸，皮膚，内皮および筋肉のように大きな機械的応力を受ける細胞に多く発生する一過性の細胞膜破壊に有用な特性である[1534,3665]。ある実験で，直径2～3μmのマイクロピペットを用いて貫通（創傷形成）時間300msで組織細胞膜を穿刺したところ，裂けた細胞膜は10～30秒で自然閉鎖し，注入色素の可視的損失もほとんどなかった[1534]。線維芽細胞の微小針穿刺のエキソサイトーシスベースの閉鎖[3666-3668]は5～10秒以内に発生するが[3667]，同部位を再び穿刺した場合，最初の創傷よりも短時間で治癒する[3668]。これは，最初の創傷形成では細胞は閉鎖に必要な膜を補充するため，既存のエンドサイトーシスコンパートメントを利用するが，最初の創傷によるCa^{++}流入がゴルジ装置からの小胞形成を刺激し，2回目の膜損傷の閉鎖速度が速くなるためと考えられる[3668]。

ナノロボットが親油性コーティングを施した張力のかからない細いテサーを引きずっている場合，裂け目の防水封止も可能であるが，この種のテサーには他の問題点もある（6.4.3.6項および7.3.3項）。一個の細胞および単一ラット胚の細胞質内のpHを測定するために，0.1μmの光ファイバーチップが細胞膜から穿刺されているが，この種の大きい細胞に対する有害な作用は認められていない[577]。小さい細胞（直径2～15μm）では，細胞質に対する核の割合が大きく，刺入によって核が受傷する可能性が高いため，高圧（0.1～0.2atm）での“stab”（刺入）マイクロインジェクションは問題がある。ある実験では，高圧刺入によって無傷で生存した好中球は5％未満であったが，脂質からの低圧（約0.01atm）注入は生存率約100％であった[2346]。

生存細胞にどの程度の数のナノロボット（または他の外因性物質）を安全に押し入れることができるだろうか？この疑問については15章で詳細に考察するが，極めて控えめな容積注入限界は組織細胞（典型的細胞容積0.5～1％）1個当たり約50～100μm³であり，これでは細胞生存能に著明な作用は観察されない[1192]。これは大きさにもよるが，血液媒介ナノロボット約3～100個分に相当する。個々のリンパ球（約200μm³）[777]が大きな生存細胞内を数時間循環することも観察されているが，有害な作用を示す証拠はない（8.5.3.12項）。

ナノロボットシステムの構成および用途によっては，大きな細胞外司令センターにテサー接続した小さい細胞内プローブを配備する方法が有用な場合もある。例えば，残渣の蓄積またはエネルギー供給量の低下によるとみられる老化に伴う軸索輸送速度の低下を示す証拠があれば，軸索の「掃除」は重要な抗老化作業である。しかし，完全な大きさのナノロボットは神経軸索内に簡単にはめ込めない。膜貫通テサー（比較的小さい展開型メカニズムを先端に搭載）は，固着膜貫通スリーブデバイスに通すことによって細胞内部に刺入することができる。テサーとスリーブ内壁の両面が疎水性であれば，両面間と細胞質ゾルとの流体の漏れは最小限に抑えられる。もちろん，テサーシステムの使用にも一般に重大な欠点は数多くある（6.4.3.6項および7.3.3項）。

9.4.5.7 核膜の穿通

細胞膜の穿通に提案されている方法の多くは核膜にも応用できるが，重要な相違点がいくつかある。1つ目に，クロマチンの損傷を回避するため，進入のプロセスをはるかに低速で行う必要がある（8.5.4.7項）。2

つ目に，クロマチンは核膜孔から離れた核皮質に付着し，特定の染色体領域でもあることから，こうした組織の構造を犯さないように特に注意する必要がある。3つ目に，通過する領域がはるかに深く，2つの脂質二重層膜が周核空隙によって分離され，幅の異なる核皮質によって核質側に裏打ちされていることから（**図8.46**），単一膜二重層の穿通に使用されるシステムとは多少異なる設計が必要である。

9.4.6　細胞内移動

一度細胞内に入ると，可動ナノロボットは雑然として粘性が高く細胞質基質の豊富な環境をナビゲートする(8.5.3項)。(顕微鏡的鉄粒子を細胞質に導入すると，外部の磁界の影響下で（円滑ではなく）不規則に移動する[938])。細胞内でもサイトアンビュレーション(9.4.3項)，ヒストナテーション（9.4.4項）またはサイトペネトレーション（9.4.5項）を改変して利用することができる。式9.65および**表9.4**のデータを使用し，最大速度vを約10μm/sと仮定すると（9.4.4.2項），赤血球(ヘモグロビン液が充満した核のない柔軟なバッグ)内のL約1μmの物質のレイノルズ数N_Rは約10^{-6}個である。遊離白血球内部のナノロボットでは，N_R約10^{-9}であり，大腸菌内部では高い粘性を計算に入れて，N_R約10^{-11}である。

細胞質基質の豊富な細胞内にも，細胞内ナノロボット移動と同じように機能する自然輸送メカニズムが多数存在する。例えば，直径約100nm以上の小胞および顆粒は，60nmのキネシン輸送分子（**図9.32**）に乗って，最大速度約2μm/s以下（非荷重下の平均キネシン運動速度は通常0.5〜0.8μm/sである）で運ばれる。この輸送分子は細胞全体を走る微小管トラックに沿って8nmのATP動力ステップで移動し[1535,1536,3202-3204]，stall forceは5〜7pNである[3201,3202]。通常，キネシンは微小管に沿っておよそ100歩進み，荷物を下ろす。ナノロボットもこのコースに沿って同じようにブラキエーションするよう設計することもできる。巨大アメーバの内部では，長さ1〜3μmのミトコンドリアが，10μm/s以下の速度で微小管に沿って輸送され[453]，線維芽細胞（およびアメーバ)の仮足も約10μm/sで伸長する[1252]。うまく設計されたナノロボットであれば，さらに高い速度での移動も可能であるが，液体の多い細胞内の透明チャンネルの上限速度として，約10μm/sは妥当であるとみられる。

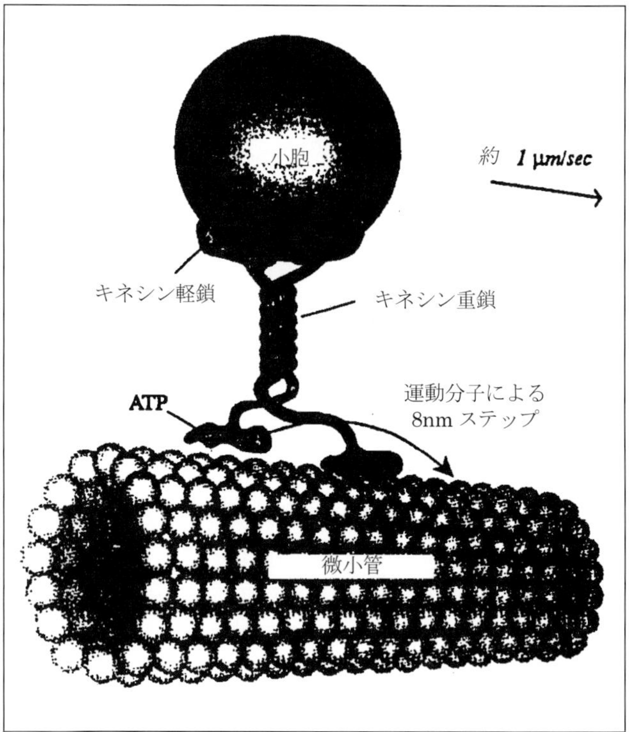

図9.32　キネシン輸送分子により微小管軌道に沿って輸送される小胞（図のみ，Travis[1535]より改変）

数種の病原菌は一度ヒト細胞の細胞質に侵入して自由になると，細菌の一極に発生する連続アクチン重合を利用して，細胞質ゾル内を自身の力で推進することはよく知られている[1012]。アクチンの集まりは，細菌が前進する間に細胞質ゾル内に静止する重合F-アクチンの尾部として明視できる。重合する尾部は細菌のランダムな熱運動を修正し，後方拡散を防止して，前方拡散を可能にする。したがって，尾部が実際に細菌を前方に「押し出す」わけではない[1203]。アクチンベースの運動は細菌の極領域に局在する1つの細菌タンパクによって媒介され，*Listeria*でActA（610個のアミノ酸），*Shigella*でIcsA/VirG（12万ダルトン）である[1012]。アクチンのマイクロフィラメント（およびチューブリン）は一般に約0.1〜1μm/sで自己集合し[942]，アクチン重合によるstall forceは線維1本当たり約10pNであり，自由流動細胞質内で約1pNの荷重に対して，約1.5μm/sで1μmの物質を十分に移動させることができる[1203]。これはアクチンベースの細菌運動の最大速度を決定すると推測される。

密な細胞質基質領域を通過するには，細菌とほぼ同じ大きさの可動ナノロボットは進路を塞ぐ架橋結合の細胞骨格成分を切断または分離し，この裂け目を通過した後は，こうした成分を再び接着または構成する必要がある。これらの成分は弾性を欠くため（グリッドサイズも小さい），進路の外に完全に押し出すことができないからである。こうした細胞骨格成分には中間フィラメントやアクチンベースマイクロフィラメントが含まれることが多い。この反応は創傷治癒の過程でECM を移動する線維芽細胞が利用するプロセスに似ている。架橋結合フィブリン血餅または密な線維性ECM に線維芽細胞が進入するには，進路を切り開く能動的なタンパク質加水分解システムが必要である。この機能を果たす既知の酵素には，プラスミノーゲンアクチベータ，間質性コラゲナーゼ（MMP-1），72 キロダルトンゲラチナーゼ A（MMP-2）およびストロメリシン（MMP-3）がある[1537]。

平均的なフィラメントのグリッドサイズ L_{grid} が皮質アクチン細胞質ゲル[1203]で約 100nm であり，半径 R_{nano} 約 1μm のナノロボットの場合，通行に必要な対角切断（それぞれの長さが 2 R_{nano}）を 2 回以上行う（簡単に 4 つの三角形フラップを作る）には，距離 L_{grid} を進むのに $N_{cut}=4\ R_{nano}/L_{grid}=40$ 個の横断グリッドセグメントが必要であり，v_{nano} 約 1μm/s で $\nu_{cut}=4\ R_{nano}\ v_{nano}/L_{grid}^2=400$ 回/s の切断（または再接着）となる。これは，段階ごとに化学的位置バリデーションを必要とするECM のブラキエーションに用いるマニピュレータアームで推計した ν_{brach} 約 500Hz（9.4.4.2 項）よりも優れており，こうしたバリデーションを必要としない細胞間通過の ν_{detach} 約 10kHz（9.4.4.3 項）を十分に下回っている。他に細胞内ブラキエーションシステムの重要な設計的課題は，望ましくない細胞学的反応を惹起する機械的シグナルが偶発的に核内に導入されるのを最小限に抑えることである。

細胞内移動のパワー所要量は一般に大きくないが，主に速度，細胞の種類および選択された行程によって大きく異なる。流動性の高い透明な経路では，粘性は赤血球内部（η約 10^{-2}kg/m-s）に極めて近く，したがって式 9.74 を使用し，$R_{nano}=1$μm，v_{nano} 約 10μm/s とすると，純粋なサイトナテーションで P_{nano}/e%はおよそ（0.00002pW）/e%となる。フィラメントの多い細胞領域を通過するナノロボットは経験する有効粘性がはるかに高く，η約 10～1000kg/m-s であるが（**表 9.4**），移動速度も遅く（v_{nano} 約 1μm/s），ナノロボット本体の粘性抵抗パワー所要量 P_{nano}/e%は，式 9.74 より約（0.0002～0.02pW）/e%である。1 サイクルにつき約 2.5μm のツールチップ移動により ν_{cut}（ν_{join}）約 400Hz でフィラメントの切断と接続を行う長さ 500nm の伸縮式マニピュレータアームは，約 1mm/s のチップ速度で移動し，非荷重下での機械的損失は約 0.025pW となる（9.3.1.4 項）。2 本以上の操作アームが前に 1 本，後ろに 1 本（または 2 本以上）存在する。密なフィラメント網には複数のアームが必要である。個々の移動アームに対する粘性抵抗に打ち勝つために，さらに約 0.025pW が必要であり（式 9.75 より），したがって移動効率 e%=0.10（10%）と仮定すると，フィラメントを通過する細胞内移動の総パワー消費量は v_{nano} 約 1μm/s で 0.1～0.3pW である。

核内移動の問題点および限界については，8.5.4.7 項および 9.4.5.7 項でいくつか言及した。最も重要な制約は，機械的クロマチン損傷を避けるために最大速度限界を遵守することである。500 キロダルトンのタンパク質は 5～8μm の核の一方から他方に約 5～6 秒で拡散するが（平均約 1μm/s），個々の動原体の動きを観察することによって，分裂間期の正常な染色体運動は一般に 0.002～0.003μm/s と推定されており[1529]，有糸分裂期の最大染色体移動速度は約 0.1μm/s である[1463]。したがって，すべてのナノロボット本体およびほとんどの露出付属器機の核内速度限界を約 0.1μm/s に制限することは賢明であるとみられる。核内移動の力の限界値約 50pN も遵守する必要があり（8.5.4.7 項），正味の粘性約 10kg/m-s のフィラメントが多い媒体を進む 1μm のナノロボットは，移動速度約 0.1μm/s で粘性抵抗を克服するのに約 20pN が必要である。

9.4.7　サイトキャリッジ

医用ナノロボットによる天然運動性細胞の乗っ取りはサイトキャリッジと呼ばれ，体内輸送法の 1 つである。サイトキャリッジでは，1 基または複数の医用ナノロボットが運動性細胞に進入し，体内の目的地まで細胞に便乗するかこれを操縦し，到着すると細胞から離脱する。本項では，サイトキャリッジの目的（9.4.7.1 項），サイトビークルの選択（9.4.7.2 項），サイトキャリッジの開始（9.4.7.3 項），移動時の操縦と制御（9.4.7.4 項），サイトキャリッジのナビゲーションとセンシング（9.4.7.5 項）ならびにサイトビークルの行動制御（9.4.7.6 項）について簡単に説明する。

9.4.7.1　サイトキャリッジの目的

サイトキャリッジの最も重要な有用性の 1 つに「細胞集合」機能がある[9]。ナノロボットは人体の天然免疫系および創傷修復系から調達した重要な資源を整理し，緊急に補充の必要な特定部位にこれを転送する。

医用ナノロボット自身も著明な固有の付加的修復機能を保有するものの，この役割では免疫系または創傷修復の生体恒常性を促進する物質として作用する。また，病原体や寄生虫の運動系の制御を阻止し，これらを体内の天然廃棄場所に移送することもある。

ナノロボットが天然移動装置を制御すると性能はわずかに改善するが，実際的な問題として，組織内を操縦するサイトビークルの最大速度は，非調節細胞が体内を進行する際に観察される自然最大速度（約 1〜10μm/s）に制限されると考えられる。これは常態では，自己推進型医用ナノデバイスが利用できる最大組織通過速度よりも明らかに低い（100〜1000μm/s）。さらに，サイトキャリッジは通常，自己推進型医用ナノロボットよりもエネルギー効率が悪い。しかし環境によっては，サイトキャリッジは一部の任務経路のためにナノロボット設計に特別な推進メカニズムを組み入れる必要がなく，したがってナノロボット設計の複雑性を軽減し，追加の消耗部材または特定の任務用の器機のために内蔵保存容積を開放することができる。器官に特異的な組織に自動追尾するようサイトビークル（白血球など）を設計するには，患者に注入する前にあらかじめパッセンジャーナノロボットを搭載しておくこともできる。注入されたナノロボットは許容範囲の信頼性で目的地に運ばれる。もちろん表面に位置させた抗原セマフォー（5.3.6 項）も血液媒介ナノロボットに類似の自動追尾能力を直接付与することができ，その信頼性は上記の方法と等しいか，これよりも高い。

最も簡単に利用できるサイトビークルはサイズが小さいため，1 基か多くとも数基のナノロボットを使用すれば，好ましくない細胞反応を惹起することなく，乗っ取る運動性細胞の内部に安全に進入し，占拠することができる（第 15 章）。しかし，付加ナノロボットパッセンジャーは，（特定の天然付着走性反応を無能力にした後）サイトビークルの細胞膜外面に接着するか，運動性細胞によって牽引され，運動性細胞は「荷馬」または「生物学的トラクター」として機能する。興味深いことに，シロアリの腸に住む mixotrichs と呼ばれる原生動物は，偏性共生体として数千の細菌スピロヘータに付着することによって推進する[2025-2027]。S.Vogel は，「この原生動物は，人間が馬を数頭立てで利用するように細菌をエンジンとして借用する」ことを観察している[2022]。

荷重の大きいサイトビークルでも極めて低いレイノルズ数で作動するため（9.4.2.1 項），パッセンジャーの総質量（M_{pass}，慣性荷重を決定）はパッセンジャーの総表面積（A_{pass}，粘性荷重を決定）ほど重要ではない。M_{pass} は N_{pass}（細胞 1 個当たりのパッセンジャー数）とほぼ等しいが，効率的にパッキングされたパッセンジャーでは A_{pass} は $N_{pass}^{2/3}$ に近似する。ヒト線維芽細胞の牽引強さを 165nN とすると[1461]，間質液を速度 10μm/s で移動し，牽引できるよう適正に調整された 1 個の線維芽細胞は，理論的に 1μm^3 のナノロボットパッセンジャーN_{pass}約 300,000 個から成る幅 20μm，長さ 1000μm の円柱形凝集体をわずか $F_{nanop}=0.01$nN の牽引力（式 9.75）で引っ張ることができる。（165nN を 10μm/s で引っ張る線維芽細胞は約 2pW のパワーを消費する）。

9.4.7.2　サイトビークルの選択

どのような運動性ヒト細胞がサイトビークルに適しているのだろうか？ほとんどすべての細胞は発達過程の胚の段階で移動性挙動を示すことから，核クロマチンへの接近およびその操作能については，すべての細胞が可動性であると考えられる（第 20 章）。しかし，成人の細胞から，専ら運動性であるか少なくともその能力を有する細胞を選択するほうが安全であり，簡単でもある。明らかな候補には，最も高速で分布範囲の広いサイトビークルとして白血球（好中球，単球，樹状細胞，好酸球，好中球など），リンパ球（約 0.5μm/s 以下[848]），マクロファージおよび線維芽細胞があり，ほかにもクッパー細胞，骨芽細胞および破骨細胞，内皮細胞，平滑筋細胞，精子細胞，悪性腫瘍細胞（無害化処理後），神経細胞ならびに一部の遊走性上皮細胞（ランゲルハンス細胞）および間葉細胞などがある。クロールに似た運動は血小板を平滑な円板から棘状の球体に変形させて，損傷による血管の漏れを塞ぐ[1564]。多くの細菌はデバイス全体が進入するには小さすぎるが，その運動性を外部化学センサをスプーフすることによって調節し，積載または牽引（9.4.7.1 項）により，あるいは廃棄場所への移動に利用できると推測される。別の候補として，*Entamoeba histolytica*（アメーバ赤痢患者の腸，肝赤痢アメーバ症患者の肝臓および血液などに認められる），*Giardia lamblia*（消化管寄生虫），*Plasmodium*（マラリアを誘発する血液寄生虫）などの寄生虫が挙げられる。

赤血球は特殊な例である。運動性ではないが，体内に多量に存在し，ほぼすべての組織細胞の約 50μm 以内の範囲で流動し，外側の細胞膜は強靱で柔軟性がある。多くの実験で，赤血球のヘモグロビン溶液を等張性水性液に置換することによって，呼吸機能は欠如しているが機械的挙動が元の細胞によく似た「ゴースト細胞」が産生されている。理論的にはナノロボットは赤血球ゴースト細胞に進入し，人工的内部細胞骨格を構築することによって，細胞の形状および回転を調節できるほか，アメーバ様運動をシミュレートする可能性もある。しかし，白血球のように自然に運動する細胞には，すでに匍匐，遊出，物質の抱き込みなどのプログラムが組み込まれており，これはわずかな努力で機械的または生化学的に誘導されることから（9.4.7.6項），こうした細胞のほうがはるかに誘引的なサイトビークルである。

受動的なサイトキャリッジは顕微鏡の世界で広く実践されている。Dengue-2ウイルスはマクロファージおよびBリンパ球に侵入し，乗物を引き寄せる[3082]。ヒト細胞にしっかりと付随する細菌（腸粘膜に存在する*大腸菌*など）は有名である。結核菌などの大きな微生物も臨機的サイトキャリッジを利用する[1558]。この種の細菌は肺組織全体に分布する大きなマクロファージを認識して，これに固着し，さらに自らを摂食するようマクロファージに働きかけるように適応している。一度マクロファージの内部に侵入すれば，これらの微生物は血流またはリンパ系への自由な移動手段を確保し，全身どこへでも目的地に到達することができる[384]。

9.4.7.3 サイトキャリッジの開始

成人の血液中には平均分離距離約 50μm でおよそ 7000/mm^3 の白血球が存在するため（付録B），大量かつ容易に利用できるサイトビークルである。約 10μm/s でサイトアンビュレーションを行う白血球は，同定の確認に必要な約 2ms に約 0.02μm/s しか移動せず（8.5.2.2 項），先導ナノロボットが細胞膜を貫通するのに必要な約10msにさらに約0.1μmを進む(9.4.5項)。しかし，ナノロボットの制御が確立されつつある期間には，サイトビークルの進行を一時的に停止することが望ましい。これは生化学的手段を利用すれば容易に実現する。例えば，EDTA を含む等張液に白血球を加えると，能動的な自然運動が停止し，白血球は外部荷重に対して受動的に反応する[362]。過剰な亜鉛はマクロファージを不動化する[359]。インテグリンは細胞内メッセージに反応して，選択性および結合強さの両方を変化させる。つまり$\alpha_2\beta_1$インテグリンは，これを産生する細胞の種類および細胞内部より受けるシグナルによって，不活性なコラーゲンの受容体またはコラーゲンとラミニンの両方の受容体になりうる[1511]。

直径 10μm の白血球内に進入すると，約 1μm/s で移動するナノロボットは細胞中心付近の適切な位置に移動し，制御を確立するのに約5秒を要する。ハーネスを引っ張る白血球は設計的には極めて単純であるが，非破壊的でなければならない。必要な牽引力 0.01nN（9.4.7.1 項）は，グリコカリックスまたは細胞膜との非共有結合がおよそ 5 つあれば足りる（破壊強さ約 2pN/結合；9.4.4.2 項）。100nm^2 フットパッド1個（9.4.3.3 項）によって，最大 0.3nN のハーネス固着力が得られる。

9.4.7.4 操縦と制御

運動性細胞の運動の生物学的制御系は未だ完全には解明されていない。しかし，細胞移動系は細胞内医用ナノロボットによってほぼ完全に指揮できるという結論を裏付けるには，現在の知見[1564]で十分である。こうした制御は生化学的手段または機械的手段のいずれによっても実行することができる。

白血球および線維芽細胞の「アメーバ様」運動（9.4.3.7 項）は細胞質の大きな運動よりも，主として細胞表面の一時的な伸展に依存している。小さな糸状仮足や大きな層状仮足などのこうした一時的な伸展は，細胞表面全体の大部分を構成する並列するアクチンフィラメントまたは微小管*の束を巻き込む表面の膨出である。運動には細胞の必要性に応じて構築または修正される内部補強システムが寄与する。細胞皮質と呼ばれ，アクチンマイクロフィラメントが密集し相互に結合する領域が細胞膜直下に存在する（8.5.3.11 項）。アクチンフィラメントを切断し，正しい方向に再構築することによって，白血球は移動し，新たな方向に細胞を押し出し，後方領域の牽引が可能になる[312]。

グリセリン処理線維芽細胞からマイクロレーザーサージェリーによって分離した線維束は，ATP を添加すると収縮することが示されている[938]。基質と細胞との局所接着は，基質表面の外部走化性勾配と内部の生化学的調節経路（セカンドメッセンジャー分子；7.4.5.1 項）の両方によって調節される。同様のシグナル伝達経路は足の伸展を構成するフィラメントおよび微小管の重合および分解を制御する。アクチンモノマーおよびフィラメントと結合する調節タンパク質は，膜透過

*トレッドミリングおよび動的不安定性によって体内の微小管の長さは調節される[1560]。

シグナル伝達に反応して機能するものもあり，ADF，アドセベリン，カルデスモン，キャップ Z，キャップ 100，コフィリン，ゲルソリン，MCP，ホスホリパーゼ C-γ，プロフィリンおよびセベリンがある[1564]。細胞内医用ナノロボットは適切な細胞内メッセンジャー分子および ATP の内部濃度および空間的分布をマニピュレートすることによって，これらの生化学経路を指揮し，局在化重合反応を制御することができるため[1943]，運動性細胞の移動の速度および方向を調節することが可能である。

直接的なナノロボット制御に寄与する細胞内メディエータシステムのもう1つの例として，低分子量グアノシントリホスファターゼ（GTP アーゼ）の Ras スーパーファミリーを取り上げる。Rho として知られるこのスーパーファミリーの1つは細胞外リガンド（リソホスファチジン酸など）の添加によって活性化され，収縮性アクチン-ミオシンフィラメント（張力線維）とこれに伴うフォーカルアドヒージョン錯体が構築される[1538]。Rho は細胞膜受容体を細胞骨格に連結するシグナル伝達経路を制御する分子スイッチとして機能する[1539]。Rho サブファミリーのもう1つの分子 Rac は血小板由来成長因子（PDGF）*またはインスリンなど，特定の一連のアゴニストによって活性化され，細胞周辺部のアクチンフィラメントの網構造を組み立て，層状仮足および波うち膜を形成する[1540]。同じく Rho サブファミリーの別のメンバーCdc42 の活性化は，アクチンを豊富に含む糸状仮足表面の突出を誘導し，これは特定のインテグリンベース接着錯体によっても引き起こされる[1541,1542]。GTP アーゼと Ras および Rho サブファミリーとの間に著明なクロストークが存在し，Ras は Rac を活性化し（これにより Ras は層状仮足を誘導する），Cdc42 は Rac を活性化し（これにより糸状仮足および層状仮足が形成される），Rac は Rho を活性化する[1540,1541]。Rho GTP アーゼファミリーのメンバーは表面受容体をアクチン細胞骨格の組織に結合する重要な制御分子であるとみられる[1539]。1998 年現在，約 10 種の GTP アーゼ活性化タンパクおよび3種のグアニンヌクレオチド解離抑制因子（両者とも GTP アーゼ活性のダウンレギュレータと推測される）ならびにタンパク-タンパク相互作用ドメインを有する 20 種以上の細胞エフェクタ標的が報告されている[1539]。これら nmol 濃度のセカンドメッセンジャー物質の局所細胞質注入または抽出によって，サイトビークルの方向と速度を完全に制御することができる。

ナノロボットの誘導には，これより単純な細胞骨格マニピュレーションの生化学的方法も利用できる。例えば，薬物のコルキシンおよびタキソールは全く異なる方法で微小管の機能を妨害する。コルキシンはチューブリンに結合し，微小管への集合を強力に阻害し，既存の微小管の分解を助長する[939]。他の2種のアルカロイド，ビンブラスチンおよびビンクリスチンも微小管の集合を可逆的に阻害する[936]。（微小管はつねにチューブリンのダイマーの喪失と再獲得を繰り返すが，上記の3物質は再集合も阻害するため，最終的に微小管は完全に消失する）。コルキシンは炎症部位への好中球の移動も抑制する[936]。これに対して，タキソールは微小管に強く結合し，これを安定させて細胞内の遊離チューブリンの多くが微小管に集合するのを促進する[939]。同じく，ファロイジン（例えば約 5nmol/cm^3）[1557] はアクチンの解重合を遮断し，これによってマイクロフィラメントを安定化するが，サイトカラシン B はアクチンマイクロフィラメントの重合を阻害する[939]。薬物分子の距離約 1μm の拡散時間は約 1ms であり，kHz 程度の周期に一致する。S. Smith は，操縦のために Ras スーパー遺伝子ファミリーのメンバーをファロイジンやビンブラスチンなどの細胞毒や遺伝子毒と結合させた腫瘍産物を使用すれば，白血球を形質転換できることを示した。白血病の誘発リスクを回避する必要があるが，これにはサイトキャリッジの開始に先立ち，サイトビークルに時限的な自己破壊シグナルを埋め込む方法が考えられる。

例えば，ナノロボットマニピュレータで細胞骨格の既定部分に張力を加えるなど，機械的に細胞骨格に触れることによってもサイトビークルを操縦することができる。ECM による機械力は細胞を 90° の角度をもつ正方形または長方形に引き延ばす[718,1555]。細胞が正常に機能しない場所に細胞を移動する場合にも，機械的マニピュレーションが必要である。例えば，実験的に作製され非接着（PEG コーティング）境界に包囲されたマイクロパターン接着島に停止させた細胞は，高濃度の可溶性増殖因子で刺激しても，島から降ろすことができない[1555]。機械感覚性細胞膜チャンネル[1506] などの手段を利用すれば，機械的シグナルを生化学シグナルに変換することができる。

第9章

*ヒト血清中の PDGF 濃度は 50ng/cm^3 であり（付録 B），創傷修復における好中球および単球の走化性反応の至適濃度は 1～20ng/cm^3 [3153]，すなわち約1分子/μm^3 である（第 24 章）。線維芽細胞はこの範囲の高濃度（約 20ng/cm^3）を必要とする。PDGF は完全な分裂応答を刺激する[1554]。

サイトビークルの操縦速度はどの程度であろうか？拡散時間の遅延を最小限にするために，正常濃度以上の生化学制御分子を活性部位に近い場所で使用した場合でも，純粋に生化学的な制御システムはアクチン重合または浸透圧膨張の最大速度，すなわち約 1～10μm/s に制限されると推測される。しかし，機械的サイトビークル制御システムは，少なくとも緊張状態でははるかに高い速度でのサイクルが可能である。個々のアクチンマイクロフィラメントは約 108pN の最大引張応力に耐える（8.5.3.11 項）。接着部位での細胞骨格と細胞皮質との結合力もこれとほぼ同程度である。先導ナノロボットが直径約 1μm の層状仮足を動かすために 1 本の線維のみを操作し，この 1 本の線維は極めて控えめな限界値である理論的破壊強さの 10％を超えて操作されないと仮定する。式 9.73 を用いて，間質液の移動中に突起にかかる粘性抵抗力を推計すると，各層状仮足は最大約 500μm/s の速度で屈曲する。操作する線維数を増やせば，安全域も拡大する。(*Nitella* および *Chara* などの成熟植物細胞の細胞質還流によって，一部の細胞成分は 100μm/s の高速で循環する [938])。はるかに強靱な中間径線維（IF）細胞骨格（8.5.3.11 項）を同様に操作した場合，理論的には約 0.1m/s まで速度を上昇できるが，こうした攻撃的な力は IF を引き裂き，線維の細胞内の固着を緩める危険性がある。もう 1 つの問題点として，高速での周期によって積極的に抑制しない限り，好ましくない末梢アクチン重合反応または解重合反応が刺激されるおそれがある。

電界も白血球の運動を誘導する（4.9.3.1 項）。例えば，弱電流はリンパ球を約 0.3μm/s の速度で電流と同じ方向（「電走性」）に移動させる [848]。小さい電気勾配が白血球の遊出を刺激することが実験的に認められているが（4.9.3.1 項）[690]，必要な電流を生成するには，複数のナノロボットを要すると考えられる。

9.4.7.5 ナビゲーションとセンシング

ナノロボットパイロットは，人体内のサイトビークルの絶対位置および方向を確立する高解像能細胞外音響ナビゲーショングリッド（この種のシステムが患者の体内に埋め込まれている場合；8.3.3 項）に直接アクセスすることができるが，代わりに担当医師が出す位置的または機能的ナビゲーションの合図を利用することもできる（第 8 章）。操縦する細胞の外面に達する化学感覚データ（組織ならびに細胞認識事象など）は，細胞内ナノロボットによって容易に監視され，解釈される天然の内部生化学カスケードを惹起する。細胞外および ECM 関連性の機械感覚データおよび細胞膜伸展センサデータも，同様の認識可能な内部生化学作用および細胞機械的作用を引き起こす。

天然走化性シグナルの盗聴は特に有効である。例えば，血管を離れた好中球は細菌が産生した生化学物質を認識し，高濃度の方向に移動する。好中球走化性の実験には，一部の細菌によって産生されるペプチド鎖 fMLP（n-ホルミルメチオニン-ロイシン-フェニルアラニン）の濃度勾配が約 0.1nmol/cm^3 で利用されることが多い [1554]。走化性はまた，メチオニンエンケファリンまたはβ-エンドルフィンの 0.01～1pmol/cm^3 勾配の存在下でヒト T リンパ球間にも発生する [1512]。白血球，マクロファージおよび線維芽細胞の走化性サイトカインは研究が進んでおり，多くが組織特異性（したがって，ナビゲーションを支援する付加的機能がある）または条件特異性（炎症など）である [767,1516,1565-1570]。

同じように，大腸菌は化学感覚的受容体を有する（3 種の膜貫通メチル基受容走化性タンパク（MCP）[531] が細胞の一極にクラスターで局在する [1544]）。少なくとも CheA および CheW の 2 種の細胞質シグナリングタンパクは生体外で化学センサと相互作用することが知られている [1544,1545]。種々の細胞内メディエータタンパク分子は（細胞 1 個分の長さ約 200ms[1546] の）拡散によって鞭毛モーターに化学受容体シグナルを伝達し，これによって細菌は 20～40μm/s のバーストで前進する [437]。細胞外環境で MCP は誘引力と反発力に反応する。こうしたシグナルは，適切な（膜貫通式）細胞質化学センサを装備した盗聴「積載型」ナノロボットパイロットを利用すれば，すべて細胞内で検出することができる。

さらに，ナノロボットパイロットは緩くテサー接続したナノセンサーリモコンユニットを配備し，貫通中または貫通後にサイトビークルの細胞膜にこれを挿入することもできる。こうしたナノセンサは単純な機械的細胞膜固定（9.4.5.2 項）または静止溶媒和ウエーブパターン（9.4.5.3 項）を利用し，天然膜内在性タンパクを真似て細胞膜をまたぐか **(図 8.37)**，基礎細胞皮質に膜貫通構造物の一端を固着する。こうしたセンサは熱，力学，音響，化学または電磁など，パイロットによる正しいナビゲーションと操縦に必要なあらゆるデータを収集する。ナノセンサは，目的地でナノロボットパイロットがサイトビークルから離脱した時点で回収される。

マクロファージおよび他の白血球細胞は感染すると，T細胞CD28受容体タンパクによって認識されるB7（共刺激分子）を細胞膜表面に発現し，表面に提示された抗原の存在下で免疫反応が惹起される[1556]。感染を伝播するか免疫系の攻撃の対象となる感染細胞を知らずにサイトキャリッジに選択しないように，サイトペネトレーションに先立ち，ナノロボットパイロットはB7ならびに類似する病原フラグが存在しないか，すべてのサイトビークル候補の細胞表面を検査する必要がある。選択後に細胞が感染し，移動中にB7または他の警告物質を発現し始めた場合は，ナノロボットパイロットは任務を中止し，付近の廃棄場所までサイトビークルを操縦するか，速やかに細胞治療的手段を実行しなければならない。これができない場合は，直ちにサイトビークルを放棄する必要がある。

9.4.7.6 サイトビークル行動の制御

単純な操縦および走化性のほかに，多くのステレオタイプの細胞行動も生化学的に誘導される。タンパク質またはタンパク質以外の物質(Ca^{++}またはGTPなど)を含む種々の細胞質シグナル分子の流れおよび分布を調節することによって，遊出，特定のECMリガンドを選択するECMブラキエーション，粒子の抱き込み，線維芽細胞の移動性表現型から前線維性表現型への移行[1537]，細胞の体積および形状の変化，細胞周期および増殖ならびに上皮間充織トランスフォーメーション[1547]が開始され，増幅され，あるいは抑制される。オートクリン刺激因子[1548]および移動刺激因子[1549]などの運動性刺激因子は線維芽細胞によって産生され，オートクリン（7.4.5.1項）方式で作用する。白血球は好中球アクチベータ（セレクチンなど）に遭遇するまで血管内皮上を回転し続け，遭遇すると強く固着し，好中球遊出の特徴である形状変化を示す[978]。ナノロボットパイロットはこの過程を監視し，制御する必要がある。乳房の上皮細胞は，βカセイン遺伝子のプロモータ領域の要素を活性化するβ_1インテグリン受容体によってチロシンキナーゼ（生化学的）シグナル伝達経路を介し，ECMから機械的シグナルを受ける[1550]。細胞溶解性Tリンパ球内部のSr^{++}放出によって，細菌，真菌および寄生虫など広範囲の病原体の増殖を阻害し，結核菌を直接死滅させるグラヌリシンなどの細胞毒性顆粒が放出される脱顆粒反応が生じる[2165]。

ほとんどのインテグリンはトリペプチドRGD（Arg-Gly-Asp）によってECMリガンドに結合するため，ナノロボットパイロットは細胞-ECM相互作用を緩和または防止する拮抗物質としてRGDを放出することができる[1551]。代わりに，ECM-インテグリン結合は，細胞膜を細胞骨格に結合できるミリストイル化タンパクの細胞接着調節因子（CAR）などの特異的細胞質分子によって促進される[1552]。ECM分子は細胞表面で受容体と相互作用して，シグナルを直接的または間接的にセカンドメッセンジャーに伝達すると，セカンドメッセンジャーは細胞の接着と放出，移動，増殖，分化および死滅に関与する種々の遺伝子の共役発現につながる事象のカスケードを解き明かす[1553]。特異的なセカンドメッセンジャー経路を遮断し調節するか，人工的かつ機械的に誘導することによって，パイロットは細胞行動をかなり制御することができる。

ナノロボットパイロットは課された任務からサイトビークルの注意をそらすような自然細胞行動を抑制する必要がある。例えば，Jurkat T細胞の細胞質にRap1-GTPタンパクが放出されると，細胞は無反応になり，抗原での刺激によりインターロイキン-2をエンコードする遺伝子の転写が不可能になる[1562]。細胞内キネシン分子モーター（**図9.32**）は，キネシンモータードメインを標的にする分子adociasulfate-2（AS-2;MW=738ダルトン）によって阻害される[1563]。活性化マクロファージは自ら白血球，線維芽細胞および他のマクロファージの一群を逃走経路の方向に引っ張る化学誘引物質を分泌し，運動を妨害して，天然の肉芽腫性（胞嚢形成）反応を誘導する可能性がある。こうした反応は目的地では刺激されることが望ましいが，移動中には抑制される必要がある。

ナノロボットの侵入による好ましくないサイトビークル反応も抑制しなければならない。*M. tuberculosis*などの病原体は酸化的殺菌，デフェンシンによる攻撃，ファゴソーム-リソソーム融合ならびにリソソーム酵素の拡散を低下させる電子透過領域の形成に耐性を示すか，これを阻害し，これによってマクロファージ内部で長期間生存することができる[1558,1559]。

細胞は機械的歪みがかかると，これを検出できることから，細胞形状を変化することによって細胞行動を機械的に調節することもできる[942,1020]。ある実験では，線維芽細胞を180秒間で1%伸長したところ，細胞形状の大規模な変化が生じ，仮足の収縮や細胞の伸びがみられた[1557]。別の実験の結果によると，細胞骨格が伸展している極めて平坦な細胞は，(創傷修復の過程などで）周囲の基質を被覆するのにさらに多くの細胞が必要であり，細胞分割が必要であることを感知する。円形の形状はマトリックスの間隙を埋める細胞が非常に多く，細胞が過剰増殖していることを示している。腫瘍の形成を防止するために一部の細胞が死滅する必要がある。この両極端な例の間に正常な組織の機能が確立され，維持される[1021]。サイトビークル内のナノロボットパイロットが細胞に与える機械的応力や目的地付近のサイトビークルの交通の混雑も，望ましくない反応を引き起こすおそれがあり，回避する必要がある。

9.5 体外移動

この第9章の最終項では，人体の外面上の移動，外面を貫通する移動および外面周囲の移動に注目する。こうした表面で最も重要なものは歯（9.5.1 項）および皮膚（9.5.2 項）である。ほかに重要な側面として人体周囲の空中移動がある（9.5.3 項）。これらの考察は必ずしも完全ではないが，詳細に取り上げることは本入門書の目的の範囲を超えるものである。

9.5.1 歯の歩行

天然生歯の露出面は，口腔内の各歯の露出歯冠を厚さ約 500μm のエナメル質が被覆している。エナメル質はハイドロキシアパタイトに類似する無機質を約 96%含有する複合構造物であり，骨密度が高く，糖タンパクとケラチン様タンパクの有機マトリックスに包埋されている。無機質は断面が馬蹄形の六角形の円柱に微結晶を形成し，これらは象牙質の周囲を被覆し，平行に積み重なった直径約 5μm のエナメル小柱を形成する[646,854,1571]。こうした小柱は歯冠の先端に垂直に，かつ歯の側面に水平に並んでおり，一般に波形のコースをたどる。エナメル質を透過し，下部の象牙質層に達する栄養管はないが，象牙細管（栄養管）が髄質から象牙質に延び，歯の咬合（エナメル）面のごく近くまで達しており，歯肉の後退によって露出することもある。しかし，エナメル小柱を分離する幅約 0.4μm の溝は有機成分をはるかに多く含む小柱間質で満たされている。エナメル質表面全体に存在する多数の微細孔は，不規則ではあるが一般に直径 0.1～2μm（平均約 0.5μm）の卵形を呈し，約 1～2μm の間隔で並んでいる。したがって，歯を歩行するミクロサイズのナノロボットは，ナノロボットの直径に匹敵する大きさの孔および溝が存在し，高さがデバイス直径約 2 基分，面積が約 5 基分のなだらかな起伏のあるスポンジ様の地形に遭遇することになる。（歯のエナメル質表面を覆う唾液タンパクの薄い層も存在する）[3669,3670]。

ナノロボットのエナメル質の移動にも，脚歩行，回転または固着用のフットパッドを用いたアメーバ様移動など，他項（9.4 項）に記載した歩行技術を利用することができる。歯の食いしばりの力は最大 300～500N であるが[1296,3671-3673]，柔らかい食物の正常な咀嚼では約 50N の程度の力が一般的である。歯の接触面積を約 $1cm^2$ とすると，咀嚼または食いしばりによる表面の剪断応力は $0.5 \sim 5 \times 10^6 N/m^2$ であり，非共有結合による固着の限界値に近い（9.4.3.3 項）。剪断応力を回避したい場合は，ナノロボットはエナメル小柱間の谷に集まるか，不規則な微細孔に収まることができる。E. Reifman によると，米国成人の約 90%は，様々な硬度の樹脂複合材，陶歯冠または金歯冠，アマルガム充填，複合材のほか，比較的新しいが非常に人気の高いグラスポリマー歯冠など，種々の材料による咬合面の修復物を多数有しており，口内ナノデバイスが対処しなければならない露出歯表面全体のかなりの割合を占めると考えられる。こうした材料の降伏強さは，歪みによる変形率が 0.1%で一般に 110～10,000atm である[3271]。

歯のすり合わせの力で医用ナノロボットは破砕するだろうか？著者が行った大きさが等しい宝石商の研削粉の試験より，形状の不規則な約 3μm 以下のダイヤモンド様化合物粒子は，歯の間ですり合わせると邪魔にならないように円滑に回転するが，約 3μm よりも大きい粒子は十分に回転せず，砂のような感覚が持続する。捕捉されたナノロボットサイズのダイヤモンド塊を向かい合うエナメル質表面の間でゆっくりと押しつぶす（静的力）場合，エナメル質のヤング率は $7.5 \times 10^{10} N/m^2$，ダイヤモンドのヤング率は $1.05 \times 10^{12} N/m^2$ であるため（**表 9.3**），エナメル質はダイヤモンドよりも約 14 倍変形しやすい。結晶ダイヤモンドは破壊までに約 5%以上変形するが，ダイヤモンド化合物（第 11 章）の変形率はこれよりはるかに大きい。各エナメル質表面の 50%の歪み（ダイヤモンド粒子の半径全長に等しいへこみ。おそらくエナメル質の破壊を引き起こす）は，粒子の直径に沿って 3.6%の変形を誘発し，これはダイヤモンド化合物の破壊的歪みの控えめな耐性上限値をわずかに下回っている。$1cm^2$ のエナメル質接触面でナノロボット半径約 1μm に等しい深さにエナメル質の変形が生じたために，最大食いしばり速度 0.1m/s で動く 50g の顎が突然停止した場合，顎は約

1000g で減速し，動的力約 500N，接触力 $5\times10^6 N/m^2$（約 50atm）が生じるが，これは固形ダイヤモンドの破壊強さ約 $10^{11} N/m^2$ よりも十分に低い。

しかし，ナノロボットに補強されていない大きな内部空間があるか，直径が大きいために圧縮に弱い場合には，ナノロボットの破砕強さは通常は中実ダイヤモンドを大きく下回る設計パラメータである。こうしたナノロボットは上に仮定したような中実ダイヤモンド構造とはみなされない。例えば，外径 R の中実円柱ロッドのオイラー座屈力は R^4 に比例するが（式 9.44），内径 r の中空円柱では，座屈力は軸圧縮時の（R^4-r^4）に比例する [364]。したがって，捕捉された半径 R，r/R=0.90 の薄壁円柱形ナノロボットは，半径 R の充実ロッドを曲げるのに必要な力のわずか約 34％で曲がるため，歯の静的圧縮によって破砕すると推測される。口腔は人体の中で，機械的粉砕によって薄壁医用ナノロボットが破壊される唯一の場所であるとみられる。こうした破壊を防止するには，最大許容歪み率 10％以下で厚さが R の 10％以上の複合材ダイヤモンド様化合物シェルをナノロボットに施すか，ナノロボットの巡回中に咀嚼接触点を積極的に回避するための接触点マップをナノデバイスに装備する必要がある。

9.5.2　表皮の移動

表皮は変性した細胞表面であるため，サイトアンビュレーション（9.4.3 項）のために記載した技術の多くは表皮の移動にも応用できる。皮膚表面の移動には特殊な状況および障害が数多く存在するため，ここではその一部のみを取り上げる。

A.　*鱗片状の角質*－乾燥した層状の表皮細胞は強い力でこすったり，押したりすると，ひびが入り削れて，完全にはがれ落ちることもある。特に患者が皮膚表面をこすった場合，死細胞を移動するナノロボットは空気中や床の上にはがれ落ちることがある。

B.　*険しい地形*－皮膚の物理特性の多くはミクロサイズのナノロボットに比べて巨大であり，このため周囲のナビゲーションを慎重に行う必要がある。皮膚の指紋のうねは幅約 500μm，深さ 20～50μm である。毛嚢の柄部は直径 50～100μm である。体臭を分泌するアポクリン腺は直径約 200μm であるが，エクリン（汗）腺の幅は 20μm しかない。皮膚（スポーツ選手の足など）に生息する真菌は 5～20μm の不規則な塊に増殖する。舌の表面には幅約 150μm の味蕾と幅 30μm，長さ 80μm の小さい乳頭が存在する。他の表面特性は 8.6.1 項に記載した。ミクロスケールでは表皮の最上層は障害物および突出物が散乱しており，電子顕微鏡写真の表面像は外観がうろこ状のパフペーストによく似ている [1571]。

C.　*不断の運動*－皮膚は曲げと展開，伸展と収縮，捻れと湾曲など，約 1000μm 以下の大きさの運動を常時行っており，患者の正常な運動に伴い，通常は離れている表面が接触と分離を繰り返す。

D.　*塵ダニと細菌*－睫毛や眉毛，鼻ひげ，耳の中などの身体部位には，150μm×300μm の塵ダニが，死滅した皮膚細胞を餌に生息している。表皮歩行ナノロボットはダニの表面を識別するとともに，誤ってダニの上を通過しないようにする必要がある。誰でも時々，数匹のダニを吸入しており，ダニの排泄物（これに対してアレルギー反応を呈する患者もある）は極めて小さく軽い糞塊に凝縮され，空気中に浮遊し，皮膚表面に付着する。他にも表皮に生息する多くの外部寄生虫および微生物は同じように回避する必要がある [3253]。ほとんどの体表面の細菌密度は極めて低く，約 $10^3/cm^2$ 程度である。手の掌側および背側で約 $10^2/cm^2$，腋窩毛，頭皮，会陰部および爪甲の遠位端下で 10^4～$10^5/cm^2$ の範囲である [360]。

E.　*障害物*－皮膚は厚さ数十 μm から数百 μm にもなる汚れ，油脂，料理用油および脂肪あるいは皮脂に覆われている。他に考えられる障害物は汗の流れであり，皮膚は最大 2 l/h の発汗を行う。ナノロボットは体にぴったりフィットする衣服やゴム手袋の下も容易にはい進むことができるが，皮膚に張り付いた瞬間接着剤は上を通過しなければならず，手強い障害物となる。

F.　*掻痒/むずむず感*－皮膚を通過する個々のナノロボットによってくすぐり感が生じる可能性は低い。皮膚を這う約 2mm のアリは容易に検知されるが，約 100μm のダニは検知されない。実験的知覚検査によって測定した絶対表皮圧の刺激閾値は，舌および指の先端の $2000 N/m^2$ から手の甲 $12{,}000 N/m^2$，腹部 $26{,}000 N/m^2$，腰部 $48{,}000 N/m^2$ であり，足底の最も厚い部分では $250{,}000 N/m^2$ にもなる [773]。これに対して，$(100μm)^3$ のナノロボットの重量が $(100μm)^2$ の接触面に分布する場合，わずか $1N/m^2$ であり，皮膚表面では全く検出できない。1cm/s の速度で 100μm のナノロボットを推進するのに要する慣性力は約 1nN である（9.4.2.1 項）。それぞれの面積が $100μm^2$ のフットパッド 10 個に分布する場合，この付加的な力は接触面全体に約 $1N/m^2$ の剪断圧力を与えるが，これも検出不能である。こうしたナノロボットの知覚閾値速度は約 45cm/s である。皮膚感覚器の周波数応答は＜＜kHz であるが（**表 7.3**），大きさが 10μm 以下の皮膚歩行物は ν_{leg}≧kHz の脚運動を利用する。$1μm^3$ のナノロボットの重量による接触圧はわずか $0.01N/m^2$ である。

大型のナノロボットなら上記の障害物もほとんど乗り越えられる。式 9.82 で定義したように，$N_{leg}=10$，$L_{leg}=100μm$，$R_{leg}=15μm$，$v_{leg}=1cm/s$ で $R_{nano}=50μm$ の歩行ナノロボットを考える。ν_{leg} は $v_{leg}/2\ L_{leg}$ に近似し，約 50Hz とする。式 9.75 より，脚 1 本当たりの粘性力 F_{leg} は F_{nanoN} に近似し，20℃の水浴中で約 5nN，20℃の空気中で 0.1nN である。式 9.73 より，F_{nano} は水中で 9nN，空気中で 0.2nN である。したがって，静置媒体と仮定した場合，全体動力 F_{total} は水中で 59nN，空気中で 1.2nN である。

障害物を回避するもう 1 つの方法は，ノミのように跳び越えることである。この昆虫は約 200g の加速をつけて，自身の長さの約 130 倍の距離を跳ぶ[739]。ダイヤモンド様化合物による跳躍物はこれよりはるかに高い加速に耐えうるが，離陸面を損傷しないことが重要である。体外の空中軌道はコントロールが難しい。この方法は興味深いが[1982,2385,2386]，本書では詳細には触れない。

除去力はどうだろうか？v 約 1m/s，d 約 10μm の境界層の逆風と仮定すると，式 9.58 より，幅 100μm のナノロボットの剪断応力（および剪断力）F/A は水中で約 $100N/m^2$（1000nN），空気中で $2N/m^2$（20nN）となる。$10μm^2$ のフットパッド 1 個の接着圧を控えめに $10^5N/m^2$（9.4.3.3 項）とすると，1000nN の固着力が得られ，ナノロボットは最も強い水流（使用固着フットパッド 1 個につき約 1m/s の急流，シャワーまたは温泉）および気流（使用固着フットパッド 1 個につき約 50m/s（約 110mph）以下の風）でも皮膚に付着していることが可能である。付着している表皮のナノロボットを除去するために指で皮膚を強くこすると，約 $1cm^2$ の面積に最大 10N の力が加わり，剪断力約 $10^5N/m^2$（約 1,000,000nN）が生じ，それぞれの最大接着圧が約 $10^6N/m^2$ の $100μm^2$ フットパッド 10 個なら，これに抵抗することができる（9.4.3.3 項）。

表皮貫通はどうか？複雑かつ精妙な低速の方法は想像に難くないが（9.4.4 項），ここでは単純な力に依存する方法を考える。ヒトの皮膚の破壊強さは約 $10^7N/m^2$（**表 9.3**）であるため，$1μm^2$ のロッドは約 10,000nN の力で皮膚を貫通することができる。剛性約 25,000nN/nm，長さ 100μm の伸縮式マニピュレータアームは 1cm/s でロッドに 10,000nN の力を加え，アームに 1nm 以下の弾性たわみが生じ，貫通時に約 100,000pW のパワーを消費する（マニピュレータアームのパワー密度約 $10^6W/m^3$）（9.3.1.4 項）。皮膚貫通に伴う挫傷や他の生体適合性の問題は第 15 章を参照のこと。

足指および手指の爪の表面には 2～20μm の縦線紋が存在する。谷の幅は 10～15μm で，通常は 1～2μm の汚れ，皮膚片および他の表面の砕片が散乱している。爪の表面は角質化が強く，破壊強さは皮膚の約 20 倍である（**表 9.3**）。ナノロボット移動については，皮膚と同様の問題点がある。

ナノロボットが皮膚表面から落下したり除去されると，どうなるのだろうか？Solem[1982] は壁や天井を歩行するナノロボットの例を分析した。エッジ L_{nano} の立方体導電表面のナノロボットで静電像力（式 9.11）を重力 $\rho_{nano} L_{nano}{}^3 g$ に等しいとすると，落下することなく天井に付着するのに必要な電圧は，以下のように求められる。

$$V_{plate} = z_{sep}\left(\frac{2\,\rho_{nano}\,L_{nano}\,g}{\varepsilon_0\,\kappa_e}\right)^{1/2} \quad \text{(volts)} \quad [式 9.83]$$

$z_{sep}=0.5μm$，$\rho_{nano}=2000kg/m^3$，$g=9.81m/s^2$，$\varepsilon_0=8.85\times10^{-12}F/m$，$\kappa_e=1$，$L_{nano}=10μm$ とすると，V_{plate} は約 0.1 ボルトとなる。同じく，強さ S の接着接触面を用いて天井に付着できる最大のナノロボットは固有寸法を有する[1982]。

$$L_{max} - \frac{S}{\rho_{nano}\,g} \quad [式 9.84]$$

$S=10～100N/m^2$（Post-It 付箋などの弱い接着物に典型的）では，L_{max} は約 500～5000μm である。室温での表面張力 γ 約 $73\times10^{-3}N/m$ の水で接触面を濡らすことによって（9.2.3 項），天井に付着する立方体のナノロボットは以下の最大固有寸法を有する[1982]。

$$L_{max} \sim \left(\frac{4\gamma}{\rho_{nano}\, g}\right)^{1/2} \sim 3900 \text{ microns}$$ ［式 9.85］

9.5.3 ナノフライト

驚くべきことに，空中ロボットにはナノメディシンにおける有用な用途が数多くある。例えば，飛行ナノロボットは患者の身体の全長を約 1 秒以内に移動できることから，モニタリングおよび診断システムとして使用できるほか（第 18 章），無菌フィールド（第 19 章），個人的防御システム（第 21 章）および事故回復システム（第 24 章）などがある。あいにく 1998 年現在，ミクロスケールの飛行システムの空気力学はわずかしか研究されておらず [347,348,1573-1576,1982]，空中ロボットは未だ新種のスポーツ [2995] か軍事的好奇心の対象 [3175] とみなされている。

9.5.3.1 ナノフライトとレイノルズ数

30cm の紙飛行機はゆっくりと安定的に滑空するが，薄紙で作った3cmの紙飛行機は空中を飛ぶのにはるかに高い速度/サイズ比が必要であるうえ，安定性を欠き，うまく飛ぶものもあれば，ほとんど飛ばないものもあることが観察されている。もし mm レベルまで小さくすれば，紙飛行機はほとんど飛ばない [1573]。

水泳の場合と同じくこの移動は，空気などの流体を通過する物体に作用する粘性力に対する慣性力の比のレイノルズ数 N_R（9.4.2.1 項）によって説明することができる。一般的に，顕微鏡的生物（例えば N_R 約 10^{-5}）または N_R＜＜1 の飛行ナノロボットは粘性を利用して移動するが，航空機などの N_R>>1 の肉眼的物質（例えば N_R 約 10^8）は慣性を用いて揚力を生成する。飛行する昆虫に代表される N_R 約 0.1〜100 の mm サイズの翼は，過渡的方式（transitional regime）を利用する。昆虫は慣性力と粘性力の両方を利用し，落下しないために珍しい羽ばたきパターン [1577,1578,1585] や弾性エネルギー保存システム [1578,1582] を使用していることが多い。空気力学的揚力（慣性力）を利用できることが知られている最小の飛行昆虫 [1579] は，4 枚羽の寄生性アシブトコバチ *Encarsia formosa* であり，翼幅の全長は約 1.4mm である [1578]。翼幅が約 100μm 以下の空中ロボットは，専ら粘性推進力のみを使用する必要があると考えられる [363]。

20℃の海面乾燥空気中を速度 v で飛行する大きさ L のナノロボット（ρ_{air} = 1.205kg/m^3, 絶対粘性 η_{air} = 0.0183 × 10^{-3}kg/m-s）[763] は，レイノルズ数 N_R = 66,000vL（式 9.65）である。N_R＜1 または次の場合に，粘性力が優勢である。

$$v < \frac{15}{L_{micron}} \quad (\text{m/sec})$$ ［式 9.86］

式中の L_{micron} はミクロ単位で表される固有ナノロボットサイズである。このため，1μm のナノロボットは最大飛行速度約 15m/s（34mph）で粘性力の支配下にあり，これはほとんどの医学的用途に十分な速度である。注意すべき点として，粘性力に関する式は $L \leq \lambda_{gas}$ の空中ロボットの翼には適用できず（式 9.23），これは過渡的または弾道的な流れを示している（9.2.4 項）。

式 9.86 より，剛性の翼や噴射などの従来からの航空学的技術は通常はミクロサイズの飛行物には不適切であることが分かる。飛行ナノロボットは代わりに表面変形（可撓性のオールまたは翼，繊毛，陥入ドーナッツ，回転球体，移動波など），斜面（ねじ込み，らせん回転，鞭毛など），体積の変位および粘性固着など，9.4.2.5 項に記載したナテーション機構を利用したほうが有益である。特殊な空気原動機構は極めて興味深いが，本書では取り上げない。多くの場合，粘性方式のナノロボットは体液から出て大気中に入るか*，またはその逆であり，同じ推進機構が利用されるが，速度またはピッチ角は変更して操作される。

9.5.3.2 ナノフライトと重力

媒体中の前進に加えて，空中飛行には重力の引きに対抗する積極的かつ持続的な支援が必要である。層流にある（低 N_R）半径 R = R_{nano} の小さい球体では，静止媒体中の落下速度はストークスの沈降の法則（式 3.10）によって求められる**。空中を落下している地表付近のナノロボットで，g = 9.81m/s^2，$\rho_{particle}$ 約 1000kg/m^3，$\rho_{fluid} = \rho_{air}$ かつ $\eta = \eta_{air}$ の場合，終末速度 $v_t = 1.2 \times 10^8 R_{nano}^2$（m/s）である。$R_{nano}$ = 1μm のナノロボットは v_t = 1.2 μm/s で落下するのに対し，R_{nano} = 10μm のナノ

---

*式 9.14 より，純水中の液体-空気界面で毛細管力は表面張力により約 440N の力で直径 1μm のナノロボットを拘束するが，この誘引力は局所水性環境に適切な界面活性剤を少量注入することで，少なくとも約 4nN 程度まで減じることができる：9.2.3 項。

**海面圧の乾燥空気中では，直径 100nm の粒子は式 3.10 の計算値の 2 倍の速度で落下する。直径 10nm の粒子の落下速度はストークスの沈降式に基づく推定値の約 12 倍である [1572]。

第9章

ロボットは $v_t = 1.2cm/s$ で落下し，空中にとどまるのに必要なパワー消費量はわずか $P_{nano}/e\% =$ （0.5pW）/e% とかなり少ない（式 9.74）。

自由大気中で重力のみによって沈降するのは最大級の粒子のみである。熱乱流および動的乱流はほとんどの小さい粒子を式 3.10 で求められる期間よりも長く浮遊させる。例えば，20℃の海面空気中にあり，ρ_{nano} 約 1000kg/m^3，半径 $R_{nano} \leqq 2\mu m$ のナノロボットの熱速度 $v_{thermal}$（式 3.3）は，ナノロボットの終末速度 v_t（式 3.10）よりも高い。1g の重力フィールドで 1μm のナノロボットを 1μm 上昇させるのに必要なエネルギーは kT に近い。人間，動物，ドアの運動ならびに暖房や空調システムによって引き起こされる 1〜10cm/s のランダムな室内大気渦流は，R≦10〜30μm の粒子ではストークスの終末速度に等しいか，これより高い。

9.5.3.3 浮遊ナノバルーン

重力は周辺媒体より密度を減じることによっても克服することができる。物質の密度が浮遊する媒体の密度と等しい場合，物質は中立浮力の状態になり，媒体中で「無重力」になる。例えば，内容積の 90%が真空であるナノロボットは，大きさの等しい完全中実物よりも v_t が約 10 倍以上低い。

空気より軽い風船で最も小さい物は何か？J.S.Hall は，厚みが原子 1 個分の graphene shell では，C-C 結合の面外曲げ剛性は面内引張剛性よりもはるかに低いことを指摘している。これによって，直径が μm 以下の中空フラーレンは，内部を真空にしなくても崩壊すること（さらにファンデルワール力による崩壊の持続）が実験的に観察されている。真空構造を安定化できる単純な内部補強力は揚力を超える。例えば，球形の真空ナノバルーン内部にあるダイヤモンド様化合物の直交直径補強用ロッド 3 本にオイラーの座屈力の公式（式 9.44）を適用すると，尺度不変全体梁質量は変位空気の質量の約 6 倍になるため，この最小クロス梁設計を用いたデバイスの半径では正味の持ち上げは不可能であるが，マクロスケールの測地線トラスワーク安定化真空バルーンの可能性は否定できない（10.3.5 項も参照）。

さらに Hall は，ナノバルーンを大気圧にまで加圧すると，ほとんどのシェルの応力は除去されることを観察している。この方法を利用すると，半径が $\sigma_w\ t_{wall}/\Delta p$ 約 100μm 以上のナノバルーンで，壁の厚さ $t_{wall} =$ 0.17nm，ダイヤモンド様化合物の壁の使用応力 $\sigma_w =$ 10^{10}N/m^2（**表 9.3**）として，最大環境圧変動量Δp 約 0.17atm（140dB の音波で約 0.002atm（4.9.1.5 項），正常な大気圧変動約 0.1atm（4.9.1.6 項），空気中の最大音圧約 2atm）を考慮すると，単原子シェルの壁を厚くする必要もなくなる。加圧シェル破裂強さについては，10.3.1 項にて簡単に言及する。

中立浮力に達する最小の大気圧原子壁ナノバルーンは半径 $R_{min} = 3\ \rho_{wall}\ t_{wall}/\ (\rho_{air} - \rho_{gas})$ であり，式中のρ_{wall}は壁密度，ρ_{air} は空気密度（STP の乾燥空気で$\rho_{air} =$ 1.2929kg/m^3），ρ_{gas} は充填ガスの密度である。したがって，$\rho_{gas} = 0.0899$kg/m^3 の水素ガスで R_{min}=1.6μm，STP ヘリウムガス（$\rho_{gas} = 0.1785$kg/m^3）で $R_{min} = 1.7\mu m$ であり，わずかに厚いダイヤモンド様化合物以外（サファイアなど）のシェルと組み合わせると，デバイスの数密度に関係なく引火性の問題は回避される。拡散漏れについても対処する必要がある（10.3.4 項）。

半径 $R > R_{min}$ のナノバルーンは以下のペイロード重量を運搬することができる。

$$M_{payload} = \frac{4}{3}\pi\ \rho_{air}\ R^3 \left(1 - \frac{\rho_{gas}}{\rho_{air}}\right) - 4\ \pi\ \rho_{wall}\ t_{wall}\ R^2$$

［式 9.87］

例えば，R = 2.2μm のヘリウム充填フラーレン球体は約 10^{-17}kg のペイロード重量を持ち上げることから，ペイロード体積は$\rho_{payload}$ 約 1000kg/m^3 で約 0.01μm^3 である。ナノバルーン半径が R = 6.8μm に拡大すると，ペイロード体積も約 1μm^3 に増大する。加圧浮力ベースのリフトシステムは，原始的なエネルギー供給法に依存しなければならない初期世代の空中ナノデバイスまたはデフォルト浮動用途には有用である。しかし，ミクロサイズのデバイスでは重力の克服に必要なエネルギー量（9.5.3.2 項）は高くないことから，通常は浮力を用いない能動推進設計が好ましい。

9.5.3.4 ナノ飛行物の力とパワー所要量

飛行ナノロボットが調節下で持続的に空中を進行するためには，どのような力が加わり，どのようなパワーが消費される必要があるだろうか？正確に計算するには移動様式，翼または本体の形状および寸法，エアフォイルの表面特性など，多数の因子に関する詳細なデータが必要である。しかし，質量 m_{nano} の球形飛行物が空中を速度 v_{nano} で飛行するのに必要な力は，皮膚摩擦（$F_{viscous}$），圧力抵抗（$F_{inertial}$）および揚力による誘導抵抗（$F_{induced}$）の3つの抵抗成分の和に近似する。

$$F_{nano} = F_{viscous} + F_{inertial} + F_{induced} \quad \text{(newtons)} \qquad [式 9.88]$$

$$F_{viscous} \sim 6\pi\eta_{air} R_{nano} v_{nano} \qquad [式 9.89]$$

$$F_{inertial} \sim C_D(\pi R_{nano}^2)(\rho_{air} v_{nano}^2)/2 \qquad [式 9.90]$$

上記の式では些少な抵抗係数C_Dを控えめに約2としている。各翼先端からの一時的な渦の発散による誘導抵抗は，マクロスケールの翼を装備した飛行物では考慮すべき重要な要素であるが，粘性方式または過渡的飛行方式で作動するミクロスケールの飛行物では無視することができる（$F_{induced}$ほぼ0）。

ナノロボットの空中原動エネルギー源（効率e%）は以下の持続的パワーを生成する必要がある。

$$P_{nano} \sim \frac{v_{nano} F_{nano}}{e\%} \quad \text{(watts)} \qquad [式 9.91]$$

全体デバイスパワー密度は以下のようになる。

$$D_{nano} \sim \frac{3 P_{nano}}{4\pi R_{nano}^3} \quad \text{(watts/m}^3\text{)} \qquad [式 9.92]$$

こうした公式は特殊な本体形状，動的な翼運動（遅滞失速，回転循環および後流の捕捉[3268]など），クリーピング流れでの完全な圧力の回復など，最適化設計による飛行効率の改善に利用される要素を考慮に入れていないため，多少控えめな結果となる（要求される力およびパワーの過大推定など）。一方，水分子および他の環境物質が使用表面に付着するか，空気の剪断（ミクロスケールで優勢）または（高レイノルズ数で）正味の動的エネルギーの空気への分与にパワーが消費されると，飛行効率は低下する。

上記の関係を用いて，サイズおよび対気速度の異なる球形飛行ナノロボットの力，パワーおよびパワー密度を計算した結果を**表 9.5** に示す。パワーは粘性方式で v_{nano}^2，過渡的方式で v_{nano}^3 として計算される（過渡的飛行方式の昆虫の最大持続速度は約11m/sである*）。

R_{nano}＝1μmの空中ナノロボットで，20℃，1atmの乾燥空気中でη_{air}＝0.0183×10^{-3}kg/m-s，ρ_{air}＝1.205kg/m^3であり，r_{nano}約1000kg/m，e%＝0.10（10%）とすると，対気速度v_{nano}＝1cm/sにはF_{nano}約4pNおよびP_{nano}約0.4pWのパワー供給（D_{nano}約82,000W/m^3）が必要である。V_{nano}＝1m/sでは，F_{nano}約350pN，P_{nano}約3,500pWのパワー供給（D_{nano}約8×10^8W/m^3）となる。はるかに大きいR_{nano}＝1mmのナノロボットがv_{nano}＝1m/sで飛行するには，F_{nano}約4μN，P_{nano}約41μW（D_{nano}約10,000W/m^3）が必要である。ただし，最適化設計を導入すれば，パワー所要量を1/10以下に減じることができる。

空中ロボットのパワー密度D_{nano}は粘性飛行方式ではおよそv_{nano}^2およびR_{nano}^{-2}として計算される。過渡的方式でのパワー密度は低速でv_{nano}^3とR_{nano}^{-2}，高速でv_{nano}^3とR_{nano}^{-1}として計算される。このため，パワー密度を最小にしてエネルギーを節約するには，物質を包囲する空中ナノロボットの雲を合体させ，集合速度が高対気速度に移行するに伴って，徐々に拡大しながら数の減少する凝集塊を形成すればよい。この場合，空中原動メカニズム設計は段階的凝集の全範囲にわたってほとんど尺度不変であると仮定する。粘性方式では，この方法が最も有効である。

例えば，それぞれの大きさがR_{nano}＝1μmのナノロボット100万基から成る小雲を考える。個々のナノロボットがv_{nano}約30cm/sで移動するとすると，小雲は約0.4mWを消費し，パワー密度約10^8W/m^3で稼働する。小雲は距離を一定に保っている高速移動物質を追跡するため，あるいは強風を補うために10m/sまで速度を上昇する必要があると仮定する。小雲を構成する個々のナノロボットが単純に対気速度を10m/sに上昇すると，各ナノロボットのパワー密度は約10^{11}W/m^3に増大し，小雲のパワー消費量は約400mWに上昇する（1000倍の上昇）。しかし，ナノロボットがR_{nano}＝100μmの単一デバイスに近い1個の集合体に一時的に凝集すれば，集合体のパワー消費量は元の0.4mWに維持され，パワー密度も約10^8W/m^3で一定に保つことができる。一時的な凝集によって，パワーを著明に増大することなく，広範囲の速度で位置を維持することが可能となる。（追跡する高速移動物質の風下のプロペラ後流に優先的に移動するなど，他のパワー節約行動も有用であるが，ここでは取り上げない）。

ナノ飛行物はどの程度の加速を示すのだろうか？こ

*記録による裏付けのある昆虫の最大飛行速度の最初の報告は *Tillyard*[3157] によるものであり，同研究者はストップウォッチを用いて，下り坂に沿ったトンボ *Australophlebia costalis* の飛行時間を測定し，27m/sであることを認めた。続いて *Hocking*[3158] は，*A.costalis* の最大速度は水平面では16m/sにしかならないことを計算により求めた。*Butler*[3159] による未発表の低速運動シネマトグラフィ試験からは，未確認のデータとしてインメルマンターン飛行[3160]中の雄の *Hybomitra hinei wrighti*（ギボシアブ属の1種）は，雌の追跡開始時に40m/sの爆発的速度を記録することが報告されている。

表 9.5. 空中停止飛行球形ナノロボットの大きさおよび速度の関数として控えめに推計した力，パワーおよびパワー密度

(R_{nano}) ナノロボットの半径	($V_{terminal}$) 終末速度	(力) (パワー) (密度)	ナノロボット飛行速度 (0mph) 空中停止	(約 0.02mph) 1cm/s	(約 0.2mph) 10cm/s	(約 2mph) 1m/s	(約 20mph) 10m/s
粘性飛行方式：							
0.1 μm	1.2 μm/s	F_{nano} (N)	4.1×10^{-17}	3.5×10^{-13}	3.5×10^{-12}	3.5×10^{-11}	3.5×10^{-10}
		P_{nano} (W)	5.0×10^{-22}	3.5×10^{-14}	3.5×10^{-12}	3.5×10^{-10}	3.5×10^{-8}
		D_{nano} (W/m^3)	1.2×10^{-1}	8.2×10^{6}	8.2×10^{8}	8.2×10^{10}	8.3×10^{12}
1 μm	120 μm/s	F_{nano} (N)	4.1×10^{-14}	3.5×10^{-12}	3.5×10^{-11}	3.5×10^{-10}	3.8×10^{-9}
		P_{nano} (W)	4.9×10^{-17}	3.5×10^{-13}	3.5×10^{-11}	3.5×10^{-9}	3.8×10^{-7}
		D_{nano} (W/m^3)	1.2×10^{1}	8.2×10^{4}	8.2×10^{6}	8.3×10^{8}	9.1×10^{10}
10 μm	1.2 cm/s	F_{nano} (N)	4.2×10^{-11}	3.5×10^{-11}	3.5×10^{-10}	3.8×10^{-9}	7.2×10^{-8}
		P_{nano} (W)	5.0×10^{-12}	3.5×10^{-12}	3.5×10^{-10}	3.8×10^{-8}	7.2×10^{-6}
		D_{nano} (W/m^3)	1.2×10^{3}	8.2×10^{2}	8.3×10^{4}	9.1×10^{6}	1.7×10^{9}
過渡的飛行方式：							
100 μm	68 cm/s	F_{nano} (N)	4.1×10^{-8}	3.5×10^{-10}	3.8×10^{-9}	7.2×10^{-8}	4.1×10^{-6}
		P_{nano} (W)	2.8×10^{-7}	3.5×10^{-11}	3.8×10^{-9}	7.2×10^{-7}	4.1×10^{-4}
		D_{nano} (W/m^3)	6.6×10^{4}	8.3×10^{0}	9.1×10^{2}	1.7×10^{5}	9.9×10^{7}
1 mm	3.2 m/s	F_{nano} (N)	4.0×10^{-5}*	3.8×10^{-9}	7.2×10^{-8}	4.1×10^{-6}	3.8×10^{-4}
		P_{nano} (W)	1.3×10^{-3}*	3.8×10^{-10}	7.2×10^{-8}	4.1×10^{-5}	3.8×10^{-2}
		D_{nano} (W/m^3)	3.0×10^{5}*	9.1×10^{-2}	1.7×10^{1}	9.9×10^{3}	9.1×10^{6}
1 cm	10 m/s	F_{nano} (N)	---*	7.2×10^{-8}	4.1×10^{-6}	3.8×10^{-4}	3.8×10^{-2}
		P_{nano} (W)	---*	7.2×10^{-9}	4.1×10^{-6}	3.8×10^{-3}	3.8×10^{0}
		D_{nano} (W/m^3)	---*	1.7×10^{-3}	9.9×10^{-1}	9.1×10^{2}	9.0×10^{5}

* このサイズスケールで空中停止に利用できる空気力学的揚力

の答えは設計に大きく左右されるが，概算することは可能である。小さい円周形の翼を利用し，付近の空気の質量の速度を上げることによって，この空気の質量に運動量を分与する半径 R_{nano} の球形ナノロボットを考える。翼は半径 $2R_{nano}$ の円形断面から空気を押しのける。ナノ飛行物はスタンディングスタートから最終速度 v_{nano} まで時間 $t_{accel} = v_{nano}/a_{nano}$ 以内に移動距離 X_{accel} を定加速度 $a_{nano} = v_{nano}{}^2/2\ X_{accel}$ で加速する。押しのけられた空気の質量は $M_{air} = 4\ \pi\ \rho_{air}\ X_{accel}\ R_{nano}{}^2$ であり，ナノロボットの質量は $M_{nano} = (4/3\ \pi)\ \rho_{nano}\ R_{nano}{}^3$ である。運動量を保存するためには，$M_{air}\ \ v_{air} = M_{nano}\ \ n_{vano}$ であり，したがって $v_{air} = \rho_{nano}\ v_{nano}\ R_{nano}/3\ \rho_{air}\ X_{accel}$ であり，亜音速を維持するためには20℃，1atm の乾燥空気中で $v_{air} < v_{sound} = 343$m/s となる（9.5.3.5 項）。押しのけられた空気に分与されたる動的エネルギーは $KE_{air} = (1/2)\ M_{air}\ \ v_{air}{}^2$ であり，ナノロボットに分与されるエネルギーは $KE_{nano} = (1/2)\ M_{nano}\ \ v_{nano}{}^2$ であり，$KE_{total} = KE_{air} + KE_{nano}$ である。抵抗損失（例えば $R_{nano} = 1\mu m$ かつ $v_{nano} = 1$m/s で約 3500pW；**表 9.5**）を無視し，空気加速機構内部の損失ならびに反応質量として用いた空気に対する抵抗を無視できる程度と仮定すると，推進効率 e%はおよそ KE_{nano}/KE_{total} であり，総パワー消費量 P_{nano} はおよそ P_{drag} + （KE_{total}/e%　t_{accel}）である。下記の例では，$R_{nano} = 1\mu m$，$v_{nano} = 1$m/s，P_{drag} 約 3500pW（**表 9.5**），20℃，1atm の乾燥空気の $\rho_{air} = 1.205 kg/m^3$，$\rho_{nano} = 1000 kg/m^3$ と仮定しており，レイノルズ数はほぼ 1 である。

$1\mu m^3$ の高密度（約 $10^{12} W/m^3$；第 6 章）動力装置は P_{nano} 約 100 万 pW を供給する。この高い動力で，ナノロボットは t_{accel} 約 9μs に a_{nano} 約 12,000g で加速し，X_{accel} 約 4.4μm の移動距離の通過後に $v_{nano} = 1$m/s に達して，効率 e%約（0.016）1.6%，v_{air} 約 64m/s である。代替法として，体積 $v_{reservoir}$ 約 $0.1\mu m^3$，圧差 1000atm（約 $10^8 J/m^3$ を保存；6.2.2.3 項）の単純な圧力解放ポンプから 5μs でガスを放出する場合（9.2.7.1 項），平均放出パワー P_{nano} は約 200 万 pW であり，長さ $l_{tube} = 1\mu m$，半径 r_{tube} 約 10nm のノズルを用いて最大ガス排出速度 v_{max} を約 70m/s とした場合，e%約（0.01）1%で約 15,000g の加速度 a_{nano} が得られる（式 9.36）。

控えめに P_{nano} 約 4500pW では，ナノ飛行物は t_{accel} 約 96μs に a_{nano} 約 1,100g で加速し，X_{accel} 約 48μm の移動距離の通過後に $v_{nano} = 1$m/s に達して，効率 e%約 0.15（15%），v_{air} 約 6m/s である。

飛行物の姿勢の調節は，MEMS 空中ロボット作業で指摘されることの多い問題である[1576]。空中ナノロボットは重力を基礎とした動的安定化（8.3.3 項），回転安定化（gyrostabilization）（9.4.2.2 項）などが利用できる。1998 年現在，高操作性昆虫の操縦のエネルギー特性および制御については評価されている[1581,1582]。

9.5.3.5　静止飛行

大きなヘリコプターでは，ローターの間を流れる空気の質量に下方速度を分与することによって，運動量の変化に比例する揚力が生じ，推力が生まれる。1997 年に，ドイツのマインツにある Institute for Microtechnology の技術者が，約 1700Hz で回転する 2 枚翼を備えた長さ 3cm，高さ 1cm，重量 0.3g のミニヘリコプターを製作した。このヘリコプターは高さ 13cm の空中停止位置まで飛行した後，安全に着陸した。スタンフォード大学の I. Kroo は，直径 3mm，長さ 5mm のモーターを備え，約 50,000rpm で異形ローターが回転する重量 0.3g の “mesicopter” を開発し，飛行させている[3246]。

線維領域を超えてヘリコプターを小型化すると，揚力が犠牲になって抵抗が増大し，ローターブレードのマイクロヘリコプターの効率は低下する。しかし，viscous-lift ヘリコプター（**図 9.22**）は，$\rho_{nano} = 2000 kg/m^3$，$g = 9.81 m/s$，$R_{wheel} = 10 \mu m$ とすると，頻度 ν_{wheel}（約 $3 \rho_{nano} g R_{wheel} / 32 \eta_{air}$ に近似）約 1kHz で 4 つの回転盤を回転することによって静止飛行できると推計される[1982]。

一般的な例では，大きさに関係なく流体中を落下する高密度の非空気力学的物体の終末速度 $v_{terminal}$ を求めるには，以下の式を使用し，

$$F_{viscous} + F_{inertial} = \frac{4}{3} \pi R_{nano}^3 g (\rho_{air} - \rho_{nano}) \qquad [式 9.93]$$

式 9.89 および式 9.90 より球体の $F_{viscous}$ および $F_{inertial}$ を用いて，得られた $v_{terminal}$（$= v_{nano}$）の二次式を解く。次にこの速度を式 9.88 から式 9.92 に代入すると，静止飛行の F_{nano}, P_{nano} および D_{nano} の控えめな推定値が得られる。乾燥海面空気中での飛行と仮定し，動力装置効率 e% = 0.10（10%）として，代表値を**表 9.5** に示す。ただしパワー P_{hover} は，$R_{nano} \leqq 10 \mu m$ ではおよそ R_{nano}^5, $R_{nano} = 0.1 \sim 1 mm$ の範囲では $R_{nano}^{3.5}$ で表される。$R_{nano} \geqq 1 mm$ では，空気力学的揚力が利用できるが，この数値の計算は本書では割愛する。空気中で $R_{nano} = 1 \mu m$ では，$v_{terminal} = 120 \mu m/s$（9.5.3.2 項），$P_{hover}$ 約 0.00005pW（e% = 0.10（10%））であり，$R_{nano} = 10 \mu m$ では，$v_{terminal} = 1.2 cm/s$, P_{hover} 約 5pW（e% = 0.10（10%））である。

羽ばたき翼式空中ロボットが過渡的飛行方式（$100 \mu m \leqq R_{nano} \leqq 10 cm$ など）で定常状態静止飛行している特殊な例では，T. Weis-Fogh[1578,1583] は小さい翼の物体が空中にとどまるのに必要な平均空気力学的パワーを以下のように求めている。

$$P_{hover} = \frac{2}{3} \pi^2 \rho_{air} \tau C_D \nu_{wing}^3 \varphi_{wing}^3 w_{wing} L_{wing}^4 \quad \text{(watts)}$$

［式 9.94］

式中の ρ_{air} は 1atm，20℃で $1.205 kg/m^3$ である。τは形状係数であり，方形翼で 0.5，基部に装着された三角形翼で 0.1，尖部に装着された三角形翼で 0.4 に等しい。翼長 $L_{wing} = 0.25 \sim 13 cm$，翼幅（コード）$w_{wing} = 0.7 \sim 55 mm$（飛行質量 $M = 0.001 \sim 20 g$）のコウモリ，鳥および昆虫で $C_D = 0.07 \sim 0.36$ である。羽ばたき頻度 ν_{wing} は $L_{wing} = 13 cm$（大型のハチドリ）での 15Hz から $L_{wing} = 0.25 cm$ での 600Hz の範囲である。羽ばたき角 φ_{wing} は，完全な羽ばたきサイクル中に羽ばたき面にある個々の羽ばたき翼によって決定され，典型的には 2〜3rad（120〜180°）である。

したがって，例えば普通のミツバチ *Apis mellifera*（N_R 約 1900）で $M = 100 mg$，$L_{wing} = 1.0 cm$，$w_{wing} = 0.43 cm$，$\tau = 0.27$（半楕円），$C_D = 0.09$，$\nu_{wing} = 240 Hz$，$\varphi_{wing} = 2.09 rad$ の場合，動的効率 e% = 30% で $P_{hover} = 1 mW$ である*。最大速度約 6m/s での水平飛行中に[739]，実験的に測定されたミツバチの代謝必要量は 20〜60mW である[1580]。さらに，ミツバチは蜂蜜として約 40mg のペイロードを運搬する。過渡的飛行方式の最も低い例として，$M = 25 \mu g$，$L_{wing} = 620 \mu m$，$w_{wing} = 230 \mu m$，$\tau = 0.50$（長方形），$C_D = 3.20$，$\nu_{wing} = 400 Hz$，$\varphi_{wing} = 2.36 rad$ の寄生性アシブトコバチ *Encarsia formosa*（N_R 約 15）では，$P_{hover} = 0.4$ マイクロ W である。下方羽ばたき時に翼速度 $v_{wing} > 1.5 m/s$ である[1578]。生物の翼筋肉は約 200W/kg に（約 30 万 W/m^3）に制限されるとの控えめな仮説に基づき，Weis-Fogh[1577] は質量が約 100g を超える飛行動物は翼の羽ばたきおよび翼の回転のみによって持続的に静止飛行することは不可能であると考えた。

*他の静止飛行物の動的効率はスズメバチ（31%），ハチドリ（51%），蚊（70%），ショウジョウバエ（95%），チョウ（97%）である[1578]。

デザインエンベロープの縁付近にある人工ナノロボット飛行物では，最大羽ばたき頻度$\nu_{max} \leqq v_{wing}/L_{wing}$である。超音波乱流を避けるために，20℃，1atmの空気中で$v_{ning} < v_{sound}$約343m/sとすると，$L_{wing} = 3〜30\mu m$で$\nu_{max} \leqq 10〜100MHz$，$L_{wing} = 3mm$で$\nu_{max} \leqq 100kHz$である。100MHzでの1回の小翼サイクルでは，急発進後の境界層はせいぜい（Prandtl[1584]からの改変）δ_{layer}（$(\eta_{air}/\rho_{air}\,\nu_{max})^{1/2}$に近似）約0.4μmであり，1atmでの分子の平均自由行程λ_{gas}は約0.2μmである（式9.23）。高速のサイクルでは，媒体との機械的結合の十分な時間が得られない。さらに，ダイヤモンド様化合物のG約$5 \times 10^{11} N/m^2$かつρ_{wing}約$3510kg/m^3$とすると，v_{sound}は翼構造に沿った捩り変形推進速度$v_{torsion}$（$(G/\rho_{wing})^{1/2}$に近似）約12,000m/sよりも有意に低い。ちなみに，最も低速の昆虫羽ばたき頻度はキアゲハ（*Papilo mechaon*）の約5Hzであり，最高速度はユスリカ*Forcipomyia*にみられ，自然条件で約1046Hz，切形翼を用いた実験条件では310Kで最大約2200Hzである[739,2033]。

9.5.3.6 非飛行領域（飛行禁止領域）

物質の周囲を飛行するほとんどの空中ナノロボットは，明確に限定された人体付近の特定の領域を避けるように注意する必要がある。最も重要な医学的問題として，直径5μm以下の粒子を吸入すると危険である。5μm以下の浮遊シリカ粒子の密度が$10^8 m^{-3}$を超えると，通常は危険性がある[1572]。空中ナノロボットは約$10^{12} m^{-3}$以上の数密度で展開されることもあり（7.4.8項），この用途には吸入防止，吸入安全性および吸入後排出のプロトコールが不可欠である（鼻から吸入した粒子が2〜5μmより大きい場合，粒子は鼻粘膜に捕捉され，下気道まで到達しない；8.2.2項）。

安静時の気道での吸入速度$v_{inhale\ rest}$は約0.3m/sである。最も激しい運動中には，気道内の空気の乱流は最大吸入対気速度$v_{inhale\ max}$約5m/sで約3.3 l/sのピークに達する（8.2.2項および式9.30）。$v_{nano} \geqq v_{inhale\ max}$で飛行できるナノロボットは，最高速度で空気が吸入される場合でも，単純に逆行することによってこれから逃れることができる。これより低い速度に制限されるナノロボットも，半楕円形の2つの非飛行領域のいずれかに進入後，速やかに側方運動を開始することによって吸入を回避することができる。この非飛行領域の長軸半径はごく控えめに次のように推計される。

$$R_{clear} \sim \frac{R_{oral}\, v_{inhale\ max}}{2\, v_{nano}} \quad \text{(meters)} \qquad [式9.95]$$

これは口腔の前庭および前鼻孔に中心を置く。式中のR_{oral}約2.5cmは口腔の半径である。したがって，最大対気速度$v_{nano} = 1m/s$のナノロボットは顔面周囲の非飛行長軸半径R_{clear}約6cmを遵守する必要がある。

2つ目に重要な非飛行領域は，（特殊な環境での）口腔粘膜（組織），膜，舌，軟口蓋，喉頭，気道および鼻管などの皮膚の表面である。剛性突起のあるダイヤモンド様化合物のナノロボットが高速で偶発的に表皮に衝突して，皮膚を刺激し，あるいは損傷する可能性は十分に考えられる。大きさqLの剛性付属物を備えた密度ρおよび大きさLのナノロボットが，引裂強さσ_{tear}の表皮面に速度vで衝突し，距離$X_{scratch}$を進んで停止した場合を考える。衝突エネルギーが専ら付属物を介して伝達される場合には，以下の条件下で皮膚は裂傷する。

$$X_{scratch} \leq \frac{\rho\, L\, v^2}{2\, q^2\, \sigma_{tear}} \quad \text{(meters)} \qquad [式9.96]$$

$\rho = 2000kg/m^3$，$L = 100\mu m$，$v = 10m/s$，$q/L = 0.1$，$\sigma_{tear} = 10^7 N/m^2$とすると，$X_{scratch} \leqq 100\mu m$であり，皮膚に長さ100μm，深さ10μm以下の裂傷が形成される可能性がある。空中ナノロボットの雲は風でランダムに波打つことの多い長い頭髪も回避（または積極的に管理；第28章）する必要がある。0.1〜1MHz（低騒音操縦を確保するため，低周波を回避）で操縦される翼の長さ10〜100μmのナノロボットは，横向きの翼端の速度が最大1〜10m/sになり，衝突時に軟部組織を損傷するおそれがある。

考えられるもう1つの非飛行領域は耳道，特に鼓膜に隣接する部位である。理論的には（7.4.8項），高帯域幅での音響通信を用いる極めて高密度のナノロボット雲は，頭痛の閾値を超える圧力強度を鼓室で生成することが考えられるが，実際にはこの可能性は低い（さらに興味深いことに，こうした雲は耳道に入ると，100〜1000Hzの共調可聴低周波を放出し，使用者に直接「話しかける」；7.4.6.3項）。

同じく光学的通信の強度がヒトの眼付近で安全性の限界を超える可能性も低い（7.4.8項）。しかし，刺激または重篤な裂傷および裂孔の形成（角膜潰瘍，結膜炎または点状表層角膜炎など），あるいは柔軟な露出粘膜組織への食い込みを防止するために，多目的飛行ナノロボットは（上述の）表皮非飛行領域とは別に，角膜表面，結膜および眼瞼内面の表面接触をすべて回避する必要がある。

第10章

その他の基礎的性能

この最終章では，一部またはすべての医療用ナノデバイスにおける有用性が証明される可能性のある多方面の重要な技術的性能について，様々な場面や使用状況の観点から記述する。これらはどの1つをとっても，それぞれ個別の章を設けるに値する話題である。しかし本書のような入門書では残念ながら紙面に限りがあり，各領域について概説することしかできない。これらのトピックスの中で最も重要なものは計算である（10.2項）。そこではナノ機械的，ナノ電子工学的，生物学的コンピュータ，ならびにナノスケールのデータ収容技術について述べる。しかしながら，有機ナノ電子工学やフラーレンナノ電子工学，バイオコンピュータ，量子コンピュータなどの領域は極めて進歩が速いため，本書に記述した内容はどれもたちまち時代遅れとなるであろう。したがって，この巻では幅広く概説するにとどめる。関心をお持ちの読者諸氏には，新しい文献を調査し，最新の知見を入手されることを強くお勧めする。

本章で取り上げるその他の重要な基礎的性能としては，ns単位の長期安定性を有するタイマーとナノ時計（10.1項），高圧素材の収容（10.3項），病原性異物や修復不可能な腫瘍細胞を効率的に破壊するための殺細胞性および抗ウイルス性防御兵器（10.4項），ならびにナノロボットの素材や運用への超高温または超低温の影響（10.5項）がある。

10.1 ナノクロノメトリー

ナノロボットは様々な応用面において時計を使用する。コンピューターゲーティング*，ナビゲーション，および高速センサへの応用においては1～1000ns範囲の反復計時が，またこれより低速の化学センサや走化性センサとしては1～1000μsの反復計時が必要であろう。ただし，時計の長期安定性が計算にとって特に不可欠というわけではない。神経細胞が媒介するシグナルや筋肉の動きは1～1000msの間に監視と制御が行われる。一方，意識下でのヒトの行動やほとんどのヒトの生体リズムは1～10^5 sの範囲内で起こる。

本項では，ヒトにおける時間生物学について短く紹介し（10.1.1項），次いでナノロボットの時計において有用な可能性のあるナノスケール発振器システムの可能性（10.1.2項），ナノロボットの注射前後に行うクロノメータ同期化に関する基本原理（10.1.3項），およびクロノメータ専用器官（10.1.4項）について述べる。

10.1.1　ヒトにおける時計生物学

ヒトの身体には多様な生物時計が組み込まれている[1665,1666]。最もよく知られ，またよく研究が行われている例として，1日（24時間）周期の内在性概日振動体がある[1665]。この体内時計は通常，室内光よりかなり明るい自然光によってリセットされる。これを受け，時計は睡眠/覚醒周期(例，メラトニン[1676])，尿産生[1677]，体温，血中コルチゾールやACTHの周期[1677]（付録B），および表皮上皮細胞における有糸分裂の日周リズム（例，睡眠中や安静時に最大となり，覚醒中や活動中には最少となる）など，他の多くの24時間体内リズムの周期をセットする[359]。概日時計の安定性（フリーラン周期における変動）はショウジョウバエでは約1%[1683]，ヒトでは約0.2%[3434]である。

哺乳類の概日リズムは，視床下部の視交叉上核（SCN）(両眼からの視神経が中脳で交叉する部位の直上）にあるマスターペースメーカによって調節される[1678]。ヒトのSCNは，約10,000個の特殊な細胞で構成され，これらが24時間周期の一定パターンで電気化学的シグナルを発する。明暗周期に対する時計の同調は網膜にある光受容体に媒介され[1679]，網膜神経節細胞から網膜－視床下部路を経てSCNに直接送られる光

*計算には必ず時計が必要というわけではない。1950年代後半にD.E. Mullerは，基本モード回路[1882]，速度非依存的回路および遅延不応性回路（一般的に，デザインするのが最も困難かつ高価で難解な回路と考えられている[1883]）など，デジタル論理回路におけるすべての時間依存性を排除するための先進的な試みを発表した[1880,1881]。古典的な非同期コントロールデザイン[1884]では，同等の機能を有する時間依存的なブールの論理回路よりかなり多くの回路構成を要する。K.M. FantおよびS.A. Brandt[1885]は，Null Convention Logicと称する，より節約型で理論的に完全な遅延不応性回路へのアプローチを考案している。

情報に由来する[1680]。哺乳類や他の脊椎動物には各網膜にもう1つの独立した概日時計があるが，これらは網膜クリプトクローム CRY1（SCN でも産生される）および CRY2 の作用で作動し，桿体や錘体の再生周期[1664]など，局所生理におけるリズムを産み出しているものと思われる[1676]。CRY1 は皮膚組織にも豊富にある。時計をリセットする光受容体はヒトの膝窩部（膝の裏側）にも見出されており[1675]，同様の光受容体はヒトの身体全体の多様な組織に存在する可能性がある[1673,1675]。

中心的な概日振動体に関する最新のモデルは，一部が転写/翻訳に基づくネガティブフィードバックループで構成されており，時計遺伝子が周期的に発現することにより，時計 RNA とタンパク質(負のエレメント)の周期的レベルを生じさせている。タンパク質はその後，やや遅れて，自らの転写レベルを抑制するようなフィードバックをもたらすが，これは時計遺伝子の転写を亢進させる正のエレメントを阻害することによると思われる[1681]。1998 年現在，このような遺伝子ネットワークはまだ発見段階にある[1667-1672]。適切にも「時計」と命名された約 100,000 塩基対の 1 つの遺伝子が，855 残基のタンパク質（マウスにおける mCLOCK，115.7kD）を産生し，これが他の 10 種ほどの遺伝子（概日リズムに影響すると考えられるが未だ同定されていない）の主要な調整因子となることが知られている[1671,1672]。(mCLOCK の一部は，ショウジョウバエにおいて見出された関連する 1023 残基の時計タンパク dCLOCK の一部と相同である[1672])。概日リズムは多数の相互連結したフィードバックループで構成されていることがほぼ確実であり，これらのループが CLOCK 関連の中心経路と相互作用するのであろう[1681]。この相互連結した集合体は，周期の長さ[1665,1666]や体温代償性[1682,1683]，光や温度によるリセット[1684,1685,1963]など，古典的な概日特性のすべてを最終的に決定するものと思われる。1998 年の時点では，ほとんどの時間生物学者が，これらの外側ループの多くは生物特異的であり，中心部のループのみがより普遍性を有するものと考えている[1681]。

ヒトにおいては，24 時間概日振動体以外にも，多くの生物時計が同定されている。例えば 28 日からなる月経周期は，それぞれ 14 日間に設定された 2 種類の卵巣時計により期間が決められている[1686]。この 2 つの時計のうち 1 つはグラーフ卵胞とそれによるエストラジオール産生であり，もう 1 つの時計は黄体とそれによるプロゲステロン分泌である。どちらの時計も，視床下部弓状部に局在する第三の時計が適切に機能することが絶対的に不可欠である。この第三の時計は GnRH パルス産生部位として知られ[1687,3675-3678]，約 1 時間（安定性±25%）という循環周期で確実かつ規則的にゴナドトロピンホルモンの産生と末梢血への放出を行うが，これは視床下部における 1 時間周期の電気的活動（安定性±12%）と同時に発生する[1686,1687]。脊椎動物胚の脊髄に沿って規則的に形成される組織区画である体節の発生は，90 分周期の時計に調節される。“chairy”と命名された調節遺伝子が 90 分周期の活動を反復させるが，これにはタンパク質合成を必要としないことが知られている。すなわち，タンパク質合成を生化学的に遮断した状態でも，遺伝子発現は反復性のパターンを示すのである[1688]。また，癌患者の有糸分裂活性においては，さらに長い週 2 回のパターンが観察されている[3326]。

そのほかにも，たくさんの生物時計がある。胃は消化活動中に，1 分当たり約 3 回という規則的な収縮を起こす。約 0.2Hz での腸の規則的な区域性収縮（8.2.3 項）は，カハールの間質細胞と命名された特別なペースメーカ細胞の薄い層によりもたらされており，この細胞層は収縮とほぼ同じ速度で電気的振動を呈する[1725]。心臓の洞房結節にあるペースメーカ細胞は周期的なパルスを発し，このパルスが基礎速度約 1Hz の心拍を誘発する。延髄にある呼吸中枢は，横隔膜に約 0.3Hz の自律性収縮周期をもたらす。ヒトの眼は様々な自発性の周期的拡張と収縮を呈し，例えば，すべてのヒトの眼でみられる高頻度の微小振動（平均周波数，約 84～88Hz）[3679]，瞳孔の直径における 300μm 未満の変動[3680]を伴う順応時の微小動揺（約 1～2Hz）[3681-3683]，低周波数の瞳孔振動（例，約 0.2Hz の“hippos”現象）[3683-3685]などがある。脳波計により検出可能な脳の電気的周期変動としては，主として後頭部にみられる 8～13Hz のアルファ波，前頭部および中心領域にみられる 18～30Hz のベータ波，深い睡眠時や異常機能の際にみられる 4Hz 未満のデルタ波，側頭部および頭頂部にみられる 4～7Hz のシータ波がある[1689]。

個々の細胞にも振動体様の生化学的経路が多数あり，カルシウムイオンの変動，サイクリック AMP のシグナル伝達，およびその他の多様な細胞周期を示す[1666]。例えば，主としてホスホフルクトキナーゼが調節する糖分解酵素における変動は，平滑筋における緩徐な収縮波やニューロンにおける電気的活動，膵β細胞からのインスリン放出など，周期性のある多様な生理学的行動を媒介する可能性がある。ある実験では[1690]，この変動が 0.010Hz（安定性±10%）のほぼ完全な正弦波のパターンでモルモット心筋細胞における 55mV の電位変化を媒介した。ただし，2～3の細胞の振動は不規則な位相や振幅，またはその両方を示していた。また別の実験では，蛍光標識した腫瘍細胞細胞質のパフが好中球による細胞溶解攻撃を受ける際，破裂した原形質膜から約 0.05Hz の周期で放出されることが観察され，これは好中球によるニコチンアミド－アデニンジヌクレオチドリン酸やスーパーオキシドの放出周期と一致していた[3663]。1998年までには，ほとんどとは言わないまでも多くの動物細胞が個別の生物時計を持っている，という説が一層有力になりつつある[2015]。例えばショウジョウバエは，その羽や脚，そして腹部の全体に時計があることがすでに判明した。

ヒトの脳も時間間隔のタイマーを有しており[1691,3686-3688]，これによりヒトは平均±15%の精度で秒単位や分単位の経過を測ることができる。この間隔タイマーはストップウォッチのように機能し，筋肉の随意運動を協調させる脳内領域である基底核に存在する。黒質にある一群のニューロンは，大脳基底核の主要部位であり，尾状核－被殻と命名されている蓄積部位へとドパミンのパルスを定期的に放出する。これらのパルスはその後，神経経路を介して脳皮質へと伝わり，線条体－皮質ループとして知られている。そのほかにも，望んだ時間に間違いなく睡眠から覚醒させるような内在性「目覚まし時計」* に関する報告がある[2693]。

生体内ナノロボットは，これらの能動的な時間生物学的経路のほとんどについて測定を行い，ヒトの身体が持つほぼすべての生物時計システムの振動周波数や位相設定に関する全般的知見をとり入れることが可能でなければならない。例えば，血漿中コルチゾールは通常，朝にピークを示し（例，午前8時に $6\sim23\times10^{-8}$ g/cm^3），その後は終日低下する（例，午後4時に $3\sim15\times10^{-8}g/cm^3$，その後，午後10時には午前8時の約50%となる）。メラトニン（唾液中でも検出可能）は逆方向の周期を示し，通常は夜に $6\sim7\times10^{-11}g/cm^3$ のピークを呈した後，終日かけて $1.4\times10^{-11}g/cm^3$ まで低下する（付録B）。これらより長い周期も容易に追跡することができる。例えば，健康な若い女性における血液の粘度は月経周期とともに周期的変動を示すが，これはおそらく，もっと直接的な測定が可能な血清フィブリノーゲンやグロブリン濃度の変化によるものである[1325]。これらのようにナノロボットが利用可能な値は，「体内時間」の測定にも，またそのコントロールにも利用可能であり，さらにその時点で搭載しているナノクロノメータの再較正に利用できる場合もあるであろう。

環境からの時間の手掛かりも，生体内ナノロボットによる検出が可能かもしれない（例，一時的なマクロセンシング）。例えば，表皮を通過する照明のレベルがある（日中または夜間の推測を可能にする場合もある）。あるいは世界中で広く使用されている交流電源から発生し，どこででもみられる 60/50Hz（米国/欧州）の電磁ハムノイズがある。その電圧は時間経過に関連性の変動を示す場合があり，粗い周波数標準となる[3026]。

10.1.2　人工ナノスケール発振器

ナノロボット時計は少なくとも2つの不可欠な機能を遂行しなければならない。それは (1) 時間間隔の計測（2つ以上の連続するイベント間の経過時間の計測）と (2) クロノメトリー（搭載した暦方式の「標準時」を，協定世界時などの外部時間標準を用いて良好に較正し維持すること[3027,3302]）である。クラッチ，フィードバックメカニズムと調整器，制動器とフィルター，トリガーとストライカー，増幅器とミキサー，位相検出器と計数器，再生式周波数分割器と周波数増幅器，および耐振性の外覆など，時計全体のデザインは極めて複雑であり，本書で取り扱う範囲を超えている。しかしながら，計時とクロノメトリーはいずれも，既知で安定した周波数を有する高周波発振器を必要とし，時間を測るためにはその振動を計測すればよい。周波数増倍器の作製が可能であるならば，発振器本体が高周波である必要はない。ただし周波数安定性の必要性は高い。通常，作動中の最大周波数 ν_{osc} が約 1GHz，計測するイベント間隔または時計の再較正間隔が 1μs～最大 10^5s（約1日）の範囲（10.1.3項）において，センサ（第4章），ナビゲーション（8.3.3項），および計算（10.2項）に応用するためには，1～1000ns という

*かつて，アメリカ先住民インディアンであるスー族の人々は，慎重な管理の下で実験を行った結果，膀胱の充満を一種の時計として利用できることを学習した。彼らは一定量の水を就寝時に飲むと，特定の時間に眼が覚めることを見出したのである。つまり，たくさん飲めば飲むほど尿意が切迫して早く眼が覚め，飲む量が少ないほど眼が覚めるのが遅くなるというわけである[2223]。

計時精度が必要である。本項では，いくつかの有用なナノスケール発振器システムについて概説する。

10.1.2.1 機械化学的および光化学的発振器

化学的発振器には，十分に解明されている 2 つの化学的状態，エネルギー状態，または構造状態間の遷移が必要である。例えば，αヘリックスのように，室温での反復性のタンパク質折り畳み構造は約 10^{-6} s（例，ν_{osc} 約 1MHz）[467] の間に起こる可能性がある。既知の酵素類の中で最も迅速に作用するものの 1 つであるカタラーゼの回転数（作用部位当たり，単位時間当たりに反応産物に転換される基質の分子数）は，$k_{cat} = \nu_{osc} = 40$MHz である [759]。可逆的な気相反応は最大 5GHz で起こる可能性がある [390]。しかしながら，化学反応に基づく時計は周波数安定性が不良であると思われる。ほとんどの化学反応は約 $e^{-1/T}$ の速度依存性を示し，温度（T）310K 程度の発振器では，約 1K の変動に対する周波数安定性が$\Delta\nu/\nu \fallingdotseq 1\%$となる。生物における繊毛のように，化学反応に基づき作動する機械的発振器は，同様の温度依存性と周波数安定性を示す [1695]。温度活性型のバルク反応の速度に依存する時間測定値も，反応速度が多数のランダム独立分子の相互作用の統計量となるため，ポアソンノイズを生じる。

ある種の分子の遷移は，もっと迅速である。一酸化炭素－ミオグロビンの分子動態シミュレーションでは，約 100ps という時間尺度で間隙が周期的な開閉を示し [1693]，ν_{osc}は約 10GHz に相当する。ロドプシンが 11-シス型から 11-トランス型構造へと変化する網膜発色団のねじれ異性化反応は，変位ナノセンサ（4.3.1 項）による検出が可能な約 0.5nm の物理的運動であるが，これは 500nm の光子の吸収から約 0.2ps という時間内に起こり（約 420zJ/分子），$\nu_{osc} \fallingdotseq 5$THz でのイベント発現が予想される。古典的な反応速度理論における活性化複合体の分解の周波数については，Eyring が$\nu_{active} \fallingdotseq kT/時 \fallingdotseq 6$THz であることを示しており [1694]，分子振動に特徴的な時間尺度にほぼ等しい。これらの遷移における周波数安定性は未知である。

10.1.2.2 機械的発振器

マクロのスケールで最も正確な機械式時計は，1940 年代後半までグリニッジ天文台と米国海軍天文台の第一標準時時計であったショートの振り子時計である。ショートの時計は一定温度のほぼ真空状態の中で自由に振動する振り子を持ち，この親時計に従属するもう 1 つの全く同じ時計により駆動されていた。周波数安定度は$\Delta\nu/\nu \fallingdotseq 4 \times 10^{-8}$であった [1696]。

ナノスケールの領域では，ナノメカニカルなコンピュータの CPU を駆動させる目的で，$\nu_{osc} \fallingdotseq 1$GHz の機械式時計を Drexler[10] が提唱している（10.2.1 項）。この時計では，直流（DC）静電気モータ（6.3.5 項）がクランクシャフトを回転させ，これが回転運動を正弦波的に振動する駆動ロッドの直線運動へと転換させる。駆動ロッド上のカム表面は従動ロッドを上下の位置に動かし，規則正しい刻時パルスを発生させる。パルスの間隔は，カム表面上の斜板の中間位置に対する従動ロッドの相対位置により決まる。時計の安定度はクランクシャフトの回転速度の安定度により制限される。提唱された DC 静電気モータは，半径 $R_{motor} = 195$nm，回転速度 $v_{rim} = 1000$m/s，出力 $P_{motor} = 1.1\mu$W であり，発生するトルクは$\tau_{motor} \fallingdotseq 2 \times 10^{-16}$N/m となる。式 4.23 より，195nm の力センサが 99%の信頼性で検出可能な最少の力（例，W 調速器のように，フィードバックコントロールを確立するために）は，せいぜい約 0.4pN であり，検出可能な最少トルクは$\tau_{min} = 8 \times 10^{-20}$N/m である。トルクが一定であれば，クランクシャフトの角速度における変動は$\Delta\omega/\omega$（$= \Delta\nu/\nu$）$\fallingdotseq \tau_{min}/\tau_{motor} = 4 \times 10^{-4}$となる。

これらの代替となる機械的発振器は，すでに多数が考案されている：

A. 音叉－長さ $L_{fork} = 100$nm，1/2 厚 $R_{fork} = 10$nm，密度 $\rho_{fork} = 3510$kg/m^3，ヤング係数 $E_{fork} = 1.05 \times 10^{12}$N/m^2 の歯をもつダイヤモンド型音叉は，次のような固有振動周波数を示す [1697,1698]：

$$\nu_{osc} = \frac{R_{fork}\, E_{fork}^{1/2}}{\pi\, \rho_{fork}^{1/2}\, L_{fork}^{2}} \sim 6\ \text{GHz} \qquad [式 10.1]$$

1998 年，Sandia National Laboratories では，約 1MHz の静電気駆動型ポリシリコン製「音叉」ミクロ振動子の製品ラインの販売を開始した。

B. ヘリカルスプリング－ばね定数 $k_s = 10$N/m，重量 $m_{spring} \fallingdotseq 2 \times 10^{-19}$kg（一片 40nm のダイヤモンド立方体にほぼ相当する）のヘリカルスプリングは，次のような固有振動周波数を示す：

$$\nu_{osc} = \frac{1}{2\pi}\left(\frac{k_s}{m_{spring}}\right)^{1/2} \sim 1\ \text{GHz} \qquad [式 10.2]$$

ここでは重力およびスプリングの重量は無視している。

C.　*円形膜*－半径 $R_{membrane}=100nm$，均一な密度 $\rho_{membrane}=3510kg/m^3$，および厚さ $h_{membrane}=10nm$ の薄くて柔軟な円形膜は，その外周をつかみ，一定の張力 $F_{memrane}$（膜のあらゆる部位における単位長さ当たりの力）で引っ張った場合，次のような特徴的な振動周波数を示す[1698]：

$$\nu_{osc}=\frac{\beta F_{membrane}^{1/2}}{2 R_{membrane} h_{membrane}^{1/2} \rho_{membrane}^{1/2}} \sim 8\ GHz \quad [式\ 10.3]$$

これは，厚さ 10nm のダイヤモンド型シートを約 $10^{10}N/m^2$ の保存的応力付近まで引っ張った場合の $F_{membrane}\fallingdotseq 100N/m$ とした値である。また，βは次元単位の定数であり，多様な直径と円形振動節に関するベッセル関数の根から算出される。

D.　*ねじり振り子*－もう 1 つの発振器は，ねじり振り子である。真空内で，半径 $R_{rod}=35nm$，長さ $L_{rod}=1900nm$，密度 $\rho_{rod}=3510kg/m^3$，せん断弾性係数 $G_{rod}=5\times10^{11}N/m^2$ のダイヤモンド型ロッドの一端を固定し，別の端を長軸に対してねじると，特徴的な振動周波数は次のようになる[1164]：

$$\nu_{osc}=\left(\frac{G_{rod}}{4\pi^2 L_{rod}^2 \rho_{rod}}\right)^{1/2} \sim 1\ GHz \quad [式\ 10.4]$$

このロッドの端をある振幅ΔX でねじった場合，せん断力の放散[10]による時間当たりの逸失力は $P_{rad}=\pi R_{rod}^6 \Delta X^2 G_{rod}^{3/2}/256 L_{rod}^6 \rho_{rod}^{1/2}$ となり，$\Delta X\leqq 95nm$，ロッドのひずみ $\Delta X/L_{rod}$ 約 5％以下，発振器の出力密度 $D_{rod}=P_{rad}/\pi R_{rod}^2 L_{rod}\fallingdotseq 4\times10^9W/m^3$ の場合，約 26pW である。蓄積されるねじりエネルギーは $E_{rod}=(1/2)k_{torsion}\theta^2=\pi G_{rod}\Delta X^2 R_{rod}^2/4 L_{rod}$ となるため，システムの典型例における発振器の減衰時間特性値は次のようになる：

$$t_{decay}\sim\frac{E_{rod}}{P_{rad}}=\frac{64 L_{rod}^5 \rho_{rod}^{1/2}}{R_{rod}^4 G_{rod}^{1/2}} \sim 0.1\ sec \quad [式\ 10.5]$$

すなわち，時計の振動子駆動機構がアクセスする時間は十分にある。外からのノイズ発生源は規模の上でかなりのものとなる可能性もあるが，良好なデザインを用いれば除去することが可能であろう。それ以外に ν_{osc} に不確実性をもたらす重大な内在性要因の 1 つは，温度で励起されたロッドの端が弾性による長軸方向変位（ΔL）を呈することである。この変位はロッドの長さをランダムに変化させ，周波数にわずかな変動をもたらす。温度 $T\fallingdotseq 300K$ のダイヤモンド塊の場合，エントロピーの寄与（この例よりさらに長く，細いロッドの場合のみ重要性を帯びる）を無視すると，$\Delta L\fallingdotseq 10^{-16} L_{rod}^{1/2}/2 R_{rod}$ となる（Drexler の報告[10]の**表 5.8** および **5.16**）。$\nu_{osc}\fallingdotseq L_{rod}^{-1}$ であることから，$\Delta\nu/\nu\fallingdotseq\Delta L/L_{rod}$ であり，次のようになる：

$$\frac{\Delta\nu}{\nu}=\left(\frac{k_{elast}}{L_{rod} R_{rod}^2}\right)^{1/2} \sim 1\times10^{-6} \quad [式\ 10.6]$$

ここで，$k_{elast}\fallingdotseq 2.5\times10^{-33}m^3$，$L_{rod}=1900nm$，$R_{rod}=35nm$ である。また，不確実性を発生させるもう 1 つの体系的要因として，時間的にも空間的にも緩徐に変動するヒト生体内環境の温度がある。ダイヤモンドの容積膨張係数 $\beta=3.5\times10^{-6}/K$ とし[567]，血中ナノロボットの循環時間 $t_{circ}\fallingdotseq 60s$ 当たりの典型的な温度変動を $\Delta T\fallingdotseq 3K$，また（温度依存性について補正するための）温度再補正時間 $t_{recalib}\fallingdotseq 1s$ とすると，$\Delta\nu/\nu\fallingdotseq t_{recalib}\Delta T\ \beta/t_{circ}\fallingdotseq 2\times10^{-7}$ となる。J. Soreff によると，発振器の確度に関係するさらに別の限界として 1/Q 共振幅があり，これはデザインの細部によって決まる。

時計の確度は，1 回の観察周期（$N_{obs}=1$）における計時誤差 $\Delta t_{error}=t_{actual}-t_{clock}$ として定義することができる。ここで $t_{actual}=(\nu_{obs})^{-1}$，$t_{clock}=(\nu_{obs}(1+\Delta\nu/\nu))^{-1}$ である。時計の再較正までの間の総観察時間 t_{obs} における複数周期（例，$N_{obs}=\nu_{osc}\,t_{obs}>1$）での計時誤差はゼロ付近にランダムに分布するが，その総和はゼロではなく，以下のような最大値を示すランダムな値をとる：

$$t_{error}\sim N_{obs}^{1/2}\Delta t_{error}=\left(\frac{t_{obs}}{\nu_{osc}}\right)^{1/2}\left(\frac{\Delta\nu/\nu}{1+\Delta\nu/\nu}\right) \quad [式\ 10.7]$$

ここでは，誤差が相互に関連しないものと仮定している。例えば，温度変動による誤差の場合，個々の観察時間の間に少なくとも t_{EQ} の間隔がなければならず，この t_{EQ} とは，環境との間で温度平衡が起こるための所要時間である（式 10.24）。$\nu_{osc}=1GHz$ における $\Delta\nu/\nu\fallingdotseq 10^{-6}$ の発振器の例では，$t_{obs}\fallingdotseq 1000s$ の連続的（未補正）観察時間内の計時誤差の総和は $t_{error}\fallingdotseq 1ns$ となる。

10.1.2.3　音波伝送線路型発振器

Drexler[10] はダイヤモンド型音波伝送線路について記

述している。これは約 2nN の出力パルスを一端から発生させ，v_{sound}≒17,300m/s でもう一方の端まで伝わった後，何らかの機械的な変換プローブに受信させることにより，かなりのエネルギーが回復される仕組みである。このような伝送線路を用いれば，正確な遅延を呈する音波シグナル群を発生させることも可能であり，計時目的での応用に適しているかもしれない。長さ l_n＝（1730×n）nm（ただし n＝1，2，…，n_{line}）の線に均等に分岐させた短いフィーダ線に「始動」パルスを流し，束全体として n_{line} 回の遅延パルスを得るとしよう。ここで n_{line}＝10 本の束であれば，総延長は L_{line}＝（1730）n_{line}（n_{line}＋1）/2＝95,150nm となる。分岐したパルスは 0.1ns（n＝1），0.2ns（n＝2），…，1.0ns（n＝10）の時点で各分岐線の末端に到達する。これらのパルスは，どれでも抜き出し，様々な計時目的に用いることが可能である。あるいはパルスを始動機構側にフィードバックさせ，次の始動パルスの引き金としたり，より強固な誤差補正に用いてもよい。伝送線の断面積が約 $30nm^2$ とすると，10 本の線の総容積は約 $3,000,000nm^3$ となり，容積 $1\mu m^3$ のナノロボットの内部に巻き入れたとしても約 0.3％である。こうしたダイヤモンド型音波伝送線路は，本来，無損失である（7.2.5.3 項）。n_{line} 回の遅延すべてを包含する束全体は必要としないのであれば，最大 n_{line} 本の分岐線の末端と末端を連結したり，ある 1 本の線の両端で最大 n_{line} 時間までのパルスを測定したりする方法で，必要な個々の遅延時間をどれでも利用することができる。

パルスの検出やシグナル再始動，音波干渉機序などには多くの周波数不安定性要因が内在するが，これらのほかに周波数不安定性をもたらす 2 つの基本的要因として：

1. 温度変動による音波速度の変化，および
2. 温度で励起された伝送ロッドの弾性による長軸変位がもたらす音波伝播長の変化がある。

第一の要因については，ポアソン比 $c_{Poisson}$（ダイヤモンドの場合，約 0.1）を有する等張性弾性媒体における横断音波の速度は次の式で得られる[10]：

$$v_{sound} = \left(\frac{E}{\rho}\right)^{1/2} \left[\frac{1 - c_{Poisson}}{(1 + c_{Poisson})(1 - 2\,c_{Poisson})}\right]^{1/2} \sim 17{,}300 \text{ m/sec}$$

［式 10.8］

これはダイヤモンドのヤング係数 E＝1.05×$10^{12}N/m^2$，密度ρ＝$3510kg/m^3$ とした値である。E が温度依存的であるだけでなく，熱膨張の容積係数 $\beta_{thermal}$（ダイヤモンドの場合 3.5×10^{-6}/K，サファイアの場合 1.56×10^{-5}/K）にしたがって容積が変化するため，温度を T とした場合，ρは（1＋$\beta_{thermal}$ T）$^{-1}$ として変化する。ヒトの体内ではΔT≒6K の温度変動が通常みられるものと仮定すると（**表 8.11**），未補正の発振器系においてはΔν/ν≒$\Delta v_{sound}/v_{sound}$≒（1/2）$\beta_{themal}$ ΔT となり，ダイヤモンド型伝送線では 10^{-5} 程度となる。ΔTmin/T≒10^{-6} まで正確な独立温度センサ（4.6 項）を用いて発振器の刻時を補正し，そのほかに周波数不安定性の原因となりうる要素（これらが重要な可能性もあるが）を無視すれば，T≒310K でのΔT 測定値が約 310μK まで減少することから，この周波数不安定性要因に関してはΔν/νの有意な改善が可能かもしれない。

第二の要因については，長さ L_{rod}＝1.73〜17.3μm，断面積 A_{rod}≒$30nm^2$ のロッドで温度 300K の場合，長軸方向変位 $\Delta L/L_{rod}$ は約 10^{-4}〜10^{-5} となる（Drexler の論文[10] の**図 5.8**）。J. Soreff は，容積 $0.01\mu m^3$ ほどのシステムでは $\Delta L/L_{rod}$≒（kT/E L_{rod} A_{rod}）$^{1/2}$≒10^{-6} であると述べている。ゼロ番目の長軸方向振動モード[10]では，このような変位が $\nu_{osc}-1 = 4\,L_{rod}\,(\rho/E)^{1/2}$ の時間尺度で起こるが，上述のようなダイヤモンドのρおよび E，ならびに L_{rod}＝（1,730×n）nm（n＝1，2，……，n_{line}）を適用とすると，この値は 0.4〜4ns となり，シグナル伝送時間と同等である。末端の固定や被覆，あるいは中間部のラチス補強など（これらはすべて結果的に A_{rod} を増大させる）により伝送線路をさらに補強することができなければ，これによりΔν/ν≒10^{-6} に制限される可能性がある。

10.1.2.4　水晶振動子

圧電性の水晶結晶をあらかじめ定めた方法でカットし，向かい合う 2 つの面が電気的接触を有するように配置すると，面に振動性の電場を加えた際に圧縮または膨張が起こる[1701,1702]。加えられた電場の周波数がその結晶の共振周波数から乖離すると，結晶振動の振幅は極めて迅速に低下する。（共振周波数で周期性の機械的圧縮をもたらすことにより，最大振幅の振動性電場を誘導することもできる）。1998 年現在，精密な計時装置のほとんどは水晶結晶振動子を用いており，世界中で年間 20 億個ほどの振動子が製造され，発振器や時計，およびフィルターなどに応用されている[1699]。市

販されている既製のGHzデバイス（例, Micro Networks社のM101振動子）は，通常では約10ppmの安定度，すなわち$\Delta\nu/\nu \fallingdotseq 10^{-5}$を示したが，温度管理された炉内では容易に約$10^{-7}$まで改善した。

厚さd_{quartz}約1μm（約2000分子層の厚さ），密度$\rho_{quartz} \fallingdotseq 2650 kg/m^3$，弾性（ヤング）率$E_{quartz} \fallingdotseq 1.1\times10^{11} N/m^2$（**表9.3**）を有し，厚みモードで振動する水晶結晶プレートの場合，基本モード共振周波数は次のようになる[1699]：

$$\nu_{osc} = \left(\frac{1}{2\, d_{quartz}}\right)\left(\frac{E_{quartz}}{\rho_{quartz}}\right)^{1/2} \sim 3\ \mathrm{GHz} \qquad [式10.9]$$

最高品質でノイズが最小の水晶マクロ振動子の共振周波数は，14種の重要な数値の精度として測定することが可能である[1699]。例えば，至適な測定時間におけるノイズが$\Delta\nu/\nu \fallingdotseq 3\times10^{-14}$であることなどがある[1700]。しかしながら，式10.9の各変数は温度依存性である。例えば，水晶の熱膨張（密度に影響する）やE_{quartz}という温度係数（正の値から負の値まで幅がある）は，結晶軸に対するプレートカット面の相対角度に強く依存する。10^{-5}～10^{-4}/Kの温度では水晶振動子の周波数は温度により単調に変動する可能性がある。水晶マイクロ振動子のノイズ床（すなわち，アラン分散床[1702]）は$\Delta\nu/\nu \fallingdotseq (1.2\times10^{-19}/Hz)\ \nu_{osc}$と推計されており[1699]，$\nu_{osc}$が約1GHzの場合，$10^{-10}$程度となる。Broughtonが行ったサブミクロン水晶振動子の原子刺激[2669]では，そうした振動子が一塊としての弾性定数を示すためには約10^6個以上の原子が必要であること，17nm（またはそれ未満）の装置では連続する機械的周波数予測値との差違が観察されること，ならびに，ナノスケールデバイスにほんの1つの欠陥でもあれば劇的な不調和性を示す可能性のあることが示唆されている。

10.1.2.5　原子周波数標準器

最も正確な発振器は「原子時計」に使用される原子周波数標準器（AFS）である。これらの「時計」では，ある原子がわずかに異なる2つの配置の間を遷移（フリップ）し，その一方の配置では電子スピンと核スピンが同じ方向を，もう1つの配置では2つのスピンが逆方向を向いている。AFSの原型では[3028,3029]，セシウム（Cs^{133}）原子のビームが炉から放出され，真空チャンバー（約10^{-11}気圧）を通過した後，1つの固定磁石によって原子が集束され，さらに2番目の固定磁石によって脱集束される。2つの固定磁石の間で，ビームはマイクロ波の電磁場を通過する。この振動する場の周波数がCs原子固有の基底状態超微細構造遷移による共振周波数（約9,192,631,770GHz）に正確に一致する場合，スピンエネルギー状態は極性を変えることができ，「フリップした」原子は2番目の固定磁石のところで脱偏向するのではなく偏向性を持つようになる。原子が集束点に到達すると，熱線式イオン化装置によりイオン化され，次いで質量分析計の電子増幅器に集められ，カウントされる。この電子増幅器から出るイオン電流が最大化するようマイクロ波周波数を調整し，原子の共鳴周波数の測定とされる。

初期のセシウムAFSは，ほぼ1日1回，水晶振動子の再較正に使用され，$\Delta\nu/\nu \fallingdotseq 3\times10^{-11}$を達成していた。1998年の時点で，超低温型でない実験的Csまたはルビジウム（Rb）AFSの中で最良のものは$\Delta\nu/\nu \fallingdotseq 2\times10^{-14}$であり，温度安定度は263～313Kの間で約$10^{-13}$/K，磁気安定度は約$10^{-12}$/ガウスであった[1703]。最も小型の非極低温型Rb AFSは，重さ1.3kg，消費電力11W（約$10^4 W/m^3$）の省スペース型システムで，ほぼ5×10^{-13}以下の$\Delta\nu/\nu$を達成している。5×10^{-14}以下の$\Delta\nu/\nu$をほぼ達成したもう1つのシステムは，重さ約5.5kg，消費電力39Wであった[1703]。ボース・アインシュタイン凝縮体を用いたレーザ冷却式低温時計は，最終的には$\Delta\nu/\nu \fallingdotseq 10^{-18}$を示すものと期待された。

1998年の時点で，宇宙空間での応用を目的とした小型化ルビジウムAFSの研究が実際に進行中であり[1704,1705]，同時に，固体ダイオードレーザ（これにより大きな磁石が不必要となる）を用いた光ポンプ型セシウムAFS[1706]や，Rb放出ランプの代わりに正確な遷移周波数にチューニングされた約100％効率のダイオードレーザを使用するダイオードレーザーポンプ型ルビジウムAFS[1707,1708]，あるいはHg^+「光時計」[1709]など，さらに新しい取り組みも研究されている。ダイオードレーザを用いる光ポンプ法は，ほぼ5×10^{-15}以下の$\Delta\nu/\nu$を有するNIST-7原子ビーム標準器として定義され，1993年に始まった。

ミクロンサイズの原子時計に関する詳細な分析は，本書で扱うべき範囲を超えている。可能性を除外することはできないが，1998年時点でその適切性は未知である。式4.50から，遷移周波数$\nu_L = 9,192,631,770 GHz$，電子スピン角モーメント$L_{electron} = L_{proton}$とすると，スピン遷移の検出が可能な最小のセンサには$N_{min} \fallingdotseq 7\times10^6$個のCs原子（約$0.001 \mu m^3$のCs）が必要である。しかしながら克服すべき問題点は多く，例えば自然崩壊が関連する相互作用，測定に誘発される遷移，気体分子の衝突による位相変化，空間的閉塞作用，対象性の応用，およびカップリングの阻止などがある。J. Soreff（個人的情報，1998）は，真空チャンバーの両端に張り渡したカルビーンロッドの四面体構造を支持体とし，これにリン原子を共有結合させる発振器構造に関する考察を寄せている。リン原子の5番目の電子は P^{31} の核と超微細相互作用をするはずであるが，多くのカップリングモードは対称性によって消失する可能性があるため，熱によるロッドの振動がどの程度まで強固に超微細相遷移とカップリングするかは現在のところ不明である。

10.1.3　ナノロボットの同期化

1人の患者の体内に存在するすべてのナノロボットの時計は，何らかの世界時間に同期していることが望ましい。このような時間合わせは，患者や担当医が決めてもよいし，あるいは何らかの外部標準を参照させる方法でもよい。時間測定が不可欠なナノロボットを注射する際には，事前の準備手順の一部として注射液全体に初期化シグナルを送り，そこに存在する個々のナノロボットがそのシグナルを受け，各々の時計をセットするようにしてもよい。

μs単位の精度で十分であれば，音波同期パルスが適当である。十分に撹拌したナノロボット水性懸濁液を入れた $L_{vial} = 1.5cm$ の幅をもつ容器に $v_{sound} = 1500m/s$ で音波を通せば，同期の誤差は $\Delta t_{error} \fallingdotseq L_{vial}/v_{sound} = 10\mu s$ に限定される。式10.7より，$N_{obs} = 100$ 回の同期パルスを反復すれば，同期の誤差は約1μsまで減らすことが可能である。

注射前の同期の確度を最良にするためには，光（4.7.3項）またはrf（4.7.1項）のパルスを採用する。ナノロボットの光センサが遮断するまでには，容器内を $c \fallingdotseq 3 \times 10^8 m/s$ で電磁エネルギーが通過し，$\Delta t_{error} \fallingdotseq L_{vial}/c = 0.05ns$ となる。ナノロボットの数密度 10^{12} 個/cm^3 で1個のナノロボット当たり100の緑色光子（550nmで360zJ/光子）が当たるようにするためには，光線から容器内へ約 $40J/m^3$ のエネルギーが注入され，このエネルギーが完全に熱に変換された後には約10μKの水温上昇をもたらすことになる。1nsの光線は約 $4 \times 10^{10} W/m^2$ のピーク強度をもたらすが，これは生物のマクロ分子が忍容可能な単色光ピンセットと同等である[1630,1631]。必然的に一部のナノロボットはシグナルを受け損なうと思われるが，シグナルを受けた他のナノロボットとの接近または直接的な物理的接触により，遅れて（ただし注射する前に）同期すればよい。あるいは，複数回の同期パルスを用いる方法もある。

ナノロボットに搭載された時計を注射後に同期することも可能である。例えば，患者の腕に巻いて膨張させる圧迫カフを用いれば，血中のナノロボットがカフの内側の血管を通過する際に音波による同期パルスを送り，μsレベルの精度を得ることは可能である。血液循環の平均時間（例，数分間）にわたるシグナル送信を数回繰り返せば，血中にあるほとんどのナノロボットは適切に同期されるはずである。全身への0.1〜1MHzの音波送信は，手術台や振動型椅子パッド，手首装着形送信器などにより可能となるかもしれない（6.4.1項）。そうした方法では，前後方向の長さ15cmに対して約100μsの同期誤差を生じる可能性があるが，補正シグナルを $N_{obs} = 10{,}000$ 回反復させれば，約1μsまで減らすことができる（式10.7）。さらに高い精度を求めるのであれば，医師が患者の身体にMHz単位のラジオ波パルスを当て，このパルスを適当な搭載型受信器で検出すればよい（6.4.2項）。そうしたラジオ波は前後方向15cmの長さでは75%程度しか減衰せず（式6.32），同期確度は0.5nsとなる。皮膚表面に光子を照射すると散乱が起こり，シグナルパルスの幅が拡大することにより，同期の誤差が増大する。また吸収が起こるため，数cmの深さにある組織を超えたシグナル受信は困難であり不可能になる（4.9.4項）。

また別の方法は，高精度の搭載型ナノ時計（例，ポータブル周波数標準器）をもち，近接するナノロボットを較正するための時計同期シグナルの送信が可能なように改良したクロノサイト（移動可能なコミュニサイト）（7.2.6項）を比較的少数注入することである。このようなシグナルを移動可能なコミュニケーション・ネットワーク（7.3.2項）の節の直近に音波として送れば，較正された節から100μm以内に存在するすべてのナノロボットを，ほぼ67ns以内まで同期させることが可能となるであろう。クロノサイトが最後に送達されてから時間が経過し，補正されていない系の節を同期させるためには，平均化アルゴリズムを使用するとよい。血中クロノサイトは通常，毛細血管から多くの組織局所の約100μm以内まで運ばれることから，コミュニケーション・ネットワークが構築されていなくても（7.3項），1回の音波パルスによりほぼ67ns以下での同期が可能となるであろう。

10.1.4　クロノメータ専用器官

視床下部が生来の概日性時計（10.1.1 項）として機能する身体部位であるように，ヒトの体内に人工的なクロノメータ器官を作製して様々な目的に用いれば，便利かもしれない。専用のナノ器官については，出力（6.4.4 項），コミュニケーション（7.3.4 項），およびナビゲーション（8.3.6 項）の体系との関連において前述した。

クロノメータ器官は，おそらくミリメートルまたはそれ以下のスケールになるものと思われるが，時間－放出型の物質やデバイス類の正確な投与を調節する内在性時計として用いうるであろう。そうした器官は極めて正確なタイマーとして機能し，人工的なシステムを用いることにより，本来ヒトに内在する計時感覚を向上させ，生物系における±15%の確度（10.1.1 項）から ppm レベル，あるいはそれ以上の確度にすることが可能となるかもしれない。多様な情報発信チャネル（7.4.6 項）を介して患者または被投与者と連結させておけば，クロノメータ器官は日々の時間，日付，およびその他の時間関連情報について極めて高い精度を有し，連続使用可能かつ意識的アクセス可能な不断の「時間感覚」をもたらす可能性がある。

クロノメータ専用器官はクロノサイトや移動可能なコミュニケーション・ネットワークの節（7.3.2 項）の同期化に用いることができる。例えば，比較的安定度の低い結晶型発振器をもつクロノサイトが血液循環周期ごとに（例，1 分に 1 回），より大きな埋込み型クロノメータ器官のそばを通過するたびに，繰り返し再補正されるようになるかもしれない。このようなクロノメータ器官には，より安定度の高い搭載型原子周波数標準器が組み込まれるかもしれない。あるいは，現在ほとんどのテレビ放送シグナルに付加されている自動計時パルス（時間と日付の情報を含んでいる）のように，外部の時間情報源からの時間同期シグナルをファイバーベースの体内コミュニケーション・ネットワーク（7.3.1 項）内に注入しうるような，経皮的データポートとしてクロノメータ器官が機能するかもしれない。ハードコネクターや，センチメートルスケールの rf ワイヤレスアンテナ，およびその他のタイプの連結が可能である（6.4.2 項および 7.2.3 項）。1998 年現在，数センチメートルのロッドアンテナを使用し，北米のあらゆる場所において夜間に数回，WWVB ラジオシグナルを自動的に受信して自ら再較正を行う卓上時計は，50 ドルで購入することができる [1711]。WWV のキャリアー周波数は$\Delta\nu/\nu \fallingdotseq 5\times10^{-12}$ に調節されており，最終的に受信側での時間同期性は約 100μs/日となる。これより少し大きな体内アンテナを用い，衛星 GPS シグナルを受信してもよい。その誤差はほぼ 20ns 以下である [1711]。建物や車の配線を替え，連続的な rf や IR チャネルから時間同期パルスなどの有用な情報を伝播させれば，クロノメータ器官は，より小さな体内アンテナを使用しながら，極めて正確な成果を得ることができるかもしれない。

ナノロボットが生体の神経線維を rf アンテナとして利用し，WWV のように，体外からの電磁的時間再較正シグナルを受信することも可能かもしれない，という非公式な仮説もあったが [3025]，いくつかの理由から，この概念の実現は不可能と思われる。第一に，神経軸索原形質の荷電密度と伝導性は電線における電子の場合よりかなり小さいため，軸索原形質を同じサイズの金属線と比較すると，10^{-7} 倍程度の電気伝導度しかない [799]。第二に，受動的に伝導された軸索電流は，絶縁性の極めて低い膜にあるイオンチャネルからの漏出により急激に減衰する。ケーブル理論を神経ニューロンに適用すると [799,3092]，長さ定数λ_nは，適用した電位が最大値の 1/e（約 37%）まで脱分極するのに要する距離として定義される。$\lambda_n = (d_{neuron}\, r_{mem}/4\, r_{axo})^{1/2} \fallingdotseq (0.04\, d_{neuron})^{1/2}$であり，この d_{neuron} はメートル単位の軸索直径，r_{mem} は膜の特性抵抗（ヒトのニューロンでは約 0.2 Ω/m^2），r_{axo} は軸索原形質の特性抵抗（ヒトのニューロンでは約 1.25 Ω/m）である。d_{neuron} が約 1μm の典型的なヒトの軸索の場合，$\lambda_n \fallingdotseq 200\mu m$（ランビエ絞輪の節間距離にほぼ等しい）であり，外部シグナルが軸方向に 1mm ほど進むと，99% 以上が減衰する。第三に，細胞膜の電気容量のため，短いパルス（例，迅速に振動する rf シグナル）は重大なひずみを呈し，減衰する。ヒトの神経や筋肉細胞における容量時間定数は 1～20ms の範囲であるため [799]，電磁波受容の可能性があったとしても 50～200Hz 以下の周波数に限定されるが，直接的に脳に向けられたマイクロ波のパルスは動物やヒトに聴覚的作用をもたらす可能性がある [3473-3781]。

10.2　ナノコンピュータ

医療用ナノロボットの重要なタスクの多くは，センサデータの獲得と処理，ツール類や演算装置，可動システムの制御，ナビゲーションとコミュニケーションなどの過程において，また，近隣のナノロボットとの共同作業の調整過程において，計算が必要であろう。生体外での計算であれば理論的な限界はほとんどないが，生体内のナノロボットに計算させるためには，物理的サイズや消費電力，実装メモリーと処理速度など，多数の制約事項が存在する。

医療用ナノロボットが搭載すべきメモリーは，その使用目的に大きく依存する。分子を認識し，操作することが基本となる。使用目的が極めて単純ならば，10種類ほどの異なる分子を識別したり取り扱ったりできればよいかもしれない。例えば，レスピロサイト[1400]（第22章）のような基本的な呼吸ガス輸送用ナノロボットであれば，O_2やCO_2，H_2O，およびブドウ糖などの単純な分子に結合する固定形態の受容体を操作すればよい。そのような受容体の識別に要するのは数ビットにすぎないことから，この程度のメモリー必要量は無視しうるに違いない。また毒素除去装置（第19章）の場合も，同様に固定形態の数種類の受容体を追跡し続けられさえすればよい。一方，何らかの調査や定量といった使用目的の場合，N＝100～1000個もの異なるタンパク質を認識する必要があるかもしれない。1μmの球形ナノロボットでは，その表面上に固定形態の受容体を 10^4 個以上もつことができる。この数で十分であれば，N＝1000個の異なる受容体タイプをそれぞれ同定するために，$N \log_2(N) \fallingdotseq 10^4$ ビットが必要である。これは，さらに進化した形態可変型受容体（3.5.7.4項）を使用するよりは効率が良いように思われる。そのような形態可変型受容体が，要求される原子レベルの解像度で各結合部位の構造を特定するためには，1つの受容体パターン当たり 10^4 ビット以上が必要である（3.5.7.5項）。このためN＝1000個の異なる受容体タイプのライブラリーを搭載するためには合計 10^7 ビット以上のメモリー要求量が課せられる可能性がある。このように，限られた運動性で基本的なプロセス制御を行う単純な使用目的には，せいぜい 10^5～10^6 ビット程度のメモリーで十分であり，これは旧型のApple IIコンピュータ（RAM＋フロッピーディスクドライブを含む）と同等レベルである。もう一方の極端な例として，複雑な細胞修復の使用目的であれば患者の遺伝子コードのかなりの部分を実装しておく必要があるが，1つのタンパク質当たり300個のアミノ酸と仮定すると，ヒトの体内で発見されている100,000種類のタンパク質すべてに関する直線配列データの推定値 0.2×10^9 ビットを含めて約 10^9 ビットのメモリーに相当する。（ほとんどのアミノ酸はタンパク質の内部構造内に折り畳まれており，タンパク質構造をほどかない限り，表面の探索のみで容易に接触することはできないが，これは通常，望ましいことでも便利なことでもない。一方，大きな分子の結合部位は小分子の受容体より物理的に容易に構築されるはずである。3.5.9項）。10^9～10^{10} ビットという搭載メモリーは，1985年型Cray-2（2×10^{10} ビット）あるいは1989年型Cray-3（6×10^8 ビット）スーパーコンピュータと同等範囲であろう[1]。

計算速度も使用目的に強く依存する。しかしながら，基本的な工場の状況でみられる極めて単純なプロセス制御系には，10^4 ビット/sほどの緩徐な速度しか必要とされない（第12章）。個々の天然の生体計算デバイスは，（そうした生体デバイスを複数並行して作動させる場合とは異なり）一般にこの速度を超えない。例を挙げれば，タンパク質製造中のmRNAの翻訳は約15Hz（タンパク質当たり5ビットとして約75ビット/s）[997]，RNAポリメラーゼによるDNAからの転写は約40Hz（ヌクレオチド当たり2ビットとして約80ビット/s）[997]，DNA複製は約800Hz（ヌクレオチド当たり2ビットとして約1600ビット/s）[997]，神経の電気的放電は通常5～100Hz（ビット/s）（4.8.6項），興奮性コリン作動性シナプスが約1000Hz（ビット/s），イオンチャネルのゲート制御が約 10^4Hz（ビット/s）（7.4.5.6項）などである。逆の極端な例として，10^9 ビット/sの処理速度であれば約 10^9 ビットのゲノム情報の蓄積を1s程度で処理することが可能であり，これは平均20μmの細胞の幅を小分子が拡散する時間に相当する。1998年には，約 10^9～10^{10} ビット/s（約 10^8 演算/s）を達成しうるデスクトップ型パーソナルコンピュータが一般に入手可能であった。

本項では，考えうるナノ機械的（10.2.1項）およびナノ電子工学的（10.2.2項）コンピュータ，バイオコンピュータ（10.2.3項）について記述し，可逆的コンピュータや量子コンピュータ（10.2.4項）を含め，計算の究極の限界について短く検討する。本稿ではコンピュータアーキテクチャの事項については明確には取り上げない。（例えば，進化したアーキテクチャ，とくに大規模CPUシステムには，分散型クロックや分散型計算ネットワークが用いられる）。

10.2.1　ナノ機械的コンピュータ

進化論的にみると，電子計算機の前には純粋に機械的な計算装置があった。それは紀元前3000年頃の由緒ある算盤（ロッドに手で動かすことのできる玉を配した装置）[1726,1727]に始まり，1642年にはパスカルの加算計算機（Pascaline。最初の手動式アルゴリズム実行機械）が[1728]，また1821年にはCharles Babbageが階差機関（Defference Engine。最初の自動式アルゴリズム実行機械）[1728-1731,1744]を考案した。真鍮歯車の付いたこの機関の2000もの個別に作動する下位構造は1832年に明らかにされた。1991年には歴史家らの手により，完全に作動する階差機関が再構築され，Babbageの構想が完全なものであったことが実証された[1732]。1840年代にはThomas Fowlerが金属ではなく木製のスライド式ロッドを使用した計算装置を建造し，公開した[1733]。Babbageの機関では，おなじみの0～9の十進法が使用され，回転する歯車の個別の位置として各数字を表していたのに対し，Fowlerの機関はさらに完全にデジタル式であった。例えば，その能動素子は回転する歯車ではなく，常に3つの位置のいずれか1つのみを占めるスライド式「3進」ロッドを使用しており，これは「ロッド論理」の最初の実例として知られている。(個別の物理状態の数を減らすことにより，部品の精密さの要求が少なくなる)。

Babbageは1834年までに自らの解析機関(Analytical Engine）に関する詳細な計画をも構想した。これはプログラム可能な汎用計算機として計画されたものであるが，完全に19世紀の機械技術に基礎を置いていた。この解析機関は，それぞれが50個の十進法の数字からなる1000ワード（約175,000ビット）からなるランダムアクセスメモリーを有し，独立したメモリーと中央処理装置（CPU），プログラム制御の蓄積，穴のあいた金属性カードを介するデータ入力などの特徴があり，出力用プリンターまで備えていた[1728,1730,1732]。この大掛かりな装置は十分に設計されてはいたが，実際に作製されることはなかった。

機械式計算の伝統は完全に放棄されたわけではなかった。Vannevar Bushは1930年，MITにおいて，彼のアナログ式計算機，階差解析機（Differential Analyzer）を作製した[1736]。1954年にはM. MinskyとR. Silver[289]が水力論理素子を用い，機械式「水圧コンピュータ」を作製した。これは約30Hzで演算を行い，動力は高さ3インチの水のカラムであった。(9.2.7.6項には約5000Hzで演算処理する機械式流体コンピュータの原理を記述している)。1975年，D. HillisとB. Silverman[1738]は，大きさ約2mの特定目的用の完全機械式コンピュータを作製した。これは全体が組立玩具（Tinkertoy）でできており，手動クランクで駆動され，三目並べを遊ぶことができた。1990年にはミネソタ大学のエンジニアら[1734]が，一連のマイクロメカニカルなデジタル論理装置の製作を完了した。この装置には，1次元トラックに配置された静電気駆動型リニアスライド式の約30μmの機械式論理素子が組み込まれ,「電子装置の使用に適さない環境における」低速で耐放射線性のデジタル機能に適したNANDゲートおよびNORゲートを構成している。Sandiaのpin-in-maze型マイクロロック[2356]も機械式コンピュータの作製に使用可能であったが，ミクロンスケールより大きいものであった。1996年，IBMチューリッヒのJ. Gimzewskiと共同研究者ら[1735]は走査型トンネル顕微鏡（STM）プローブを使用し，直径約1nmのC_{60}球形フラーレン分子が段状の銅基板に沿った移動を繰り返すようにした。この基板はバッキーボールの動きを1つの直線上に制限し，算盤の玉のような機械式配列を操作することになる。1997年，Stoddartの研究グループ[2540]は，彼らの「分子シャトル」に基づく機械式XORゲートについて報告した。

おそらく最もよく特徴が示されている（ただし未製作ではあるが）機械式ナノコンピュータは，Drexlerのロッド論理方式である[10,2282]。この方式では，ノブの付いたスライド式ロッドが，その右側にある第二のノブ付きスライドロッドと交差する。第一ロッドの位置に応じ，第二ロッドは自由に動けたり動けなかったりする。この単純な遮断的相互作用が論理操作の原理となる。**図10.1**にはブールのNAND「インターロック」ゲートのナノ機械的構成を示す。クロック駆動式で1nm幅の入力および出力論理ロッドを使用しており，これらがその動きの可否を決めるノブと相互作用する。全体は1つの外枠の中に収められ，約$16nm^3$/インターロックを可能にしている。(すべての論理関数は，いかに複雑なものであってもNANDゲートまたはNORゲート単独で構築することが可能である[1736])。**図10.2**は，機械式データ保存が可能で温度動態効率のよいレジスタの可動部分の分解図である。これはスイッチ速度0.1nsで幅約1nmのロッドを使用しており，約$40nm^3$/レジスタを実現している。その動きを示す一連の図はDrexlerのレジスタを単純化したものを描写しており，読み取り機構は省略している[1743]。まず初めに，レジスタは0（Aの黒丸の位置）または1（B）を示す。次にバリアが下がり，ボールが自由に動き（C），エントロピーが増加する。引き続きレジスタはスプリングロッドの圧縮により0にリセットされ，約kT ln（2）ジュールの仕事量を熱に変換する（D）。0を書き込むためには，バリアが持ち上がる（E）。1を書き込むためには右側の入力ロッドがまず伸長し，次にバリアが持ち上がる（F）。入力ロッドはボールをスプリングへ押し付けることになるが，このエネルギーはスプリングロッドが引っ込んだ際に回復される。最終的に，スプリングロッドが引っ込み，装置は（A）または（B）の状態に戻る。

図 10.3 には，ナノ機械的論理の実行にノブ付きロッドを使用するプログラム可能な論理アレイ（PLA）を示す（簡明にするために，いくつかの駆動装置やスプリング系は省略している）。これはロッド型レジスタとの併用により，1GHz 程度以上のクロック周波数を有するコンピュータシステムの CPU として使用することができる。操作の詳細については，Drexler の論文[10]を参照されたい。PLA システムでは一連のブール関数を計算するために 3 つの連続するロッド変位周期を要するのに対し，どの入力ロッドでも他の入力ロッドを変位させることなく出力ロッドを変位させることが可能な連結を用いることにより，AND，OR，および NOT 関数を単一の変位周期において計算することもできる。**図 10.4** には非同期入力 OR ゲートに対するこの代替法を示す。

Drexler の機械的ナノコンピュータ方式の基準値は，インターロックゲート 10^6 個，論理ロッド 10^5 個，レジスタ 10^4 個，体積はエネルギー干渉性のはずみ車と他の要素を合わせて約 400nm 四方の立方体，重さ約 10^{-16}kg，および総電力約 60nW であり，電力重さ約 10^{-16}kg，および総電力約 60nW であり，電力密度は約 10^{12}W/m^3 となる[10]。論理演算当たりの消費電力はゲートおよび周期当たり約 0.013zJ であり，（レジスタの消費電力を含めて）約 2×10^4 演算/s・pW となる[10]。処理速度は約 10^9 演算/s（約 1 ギガフロップ），すなわち約 10^{28} 演算/s・m^3 である。レジスタ当たり 1 ビットと仮定すると，処理速度は約 10^{13} ビット/s すなわち 10^{32} ビット/s・m^3 となる。1998 年における典型的なデスクトップ PC の処理速度は，約 10^8 演算/s であった。冷却は冷却液を音速に近い速度で統合フラクタル給排水システムに流して行っている[10]。

最も旧式の4ビットのインテル4004マイクロプロセッサは，1971 年に初期の携帯型計算機用に導入されたものであるが，2300 個のトランジスタを有していた。これと同程度に単純な 2000 個のインターロックゲー

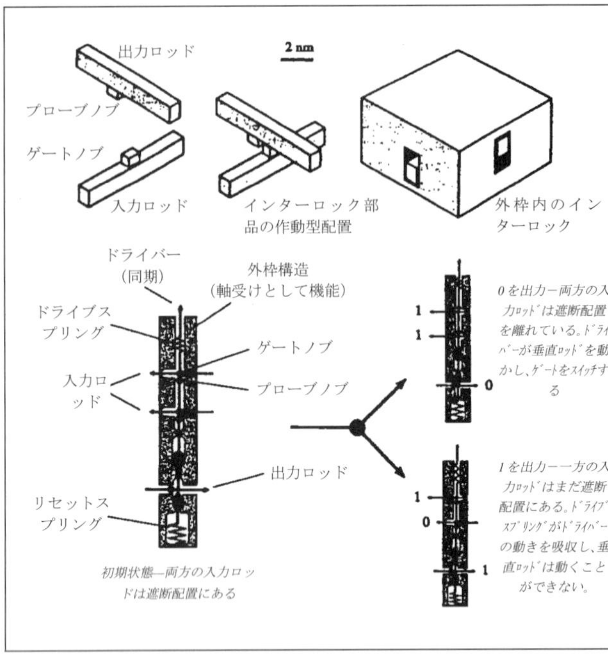

10.1 ナノ機械式ロッド論理 NAND ゲートのシェーマ（Drexler[10]より改変）

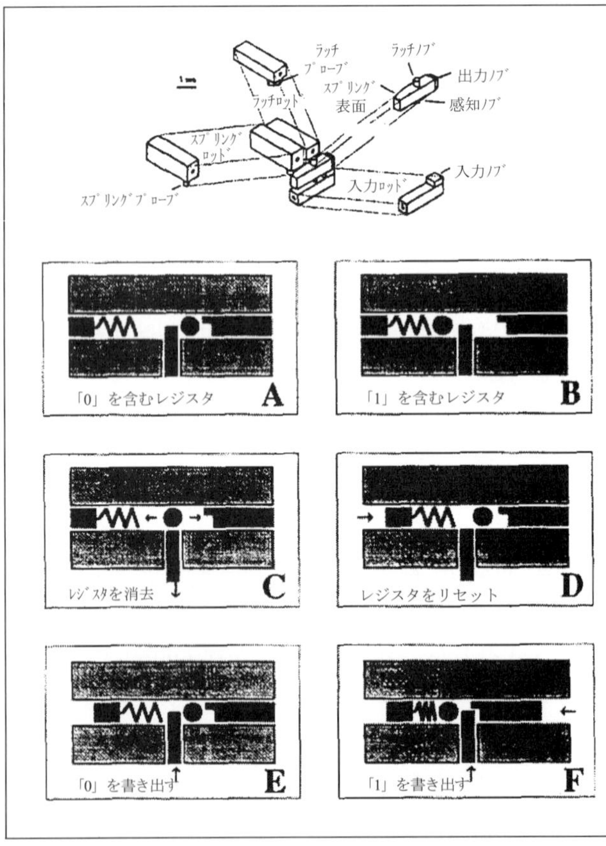

図 10.2 ナノ機械式ロッド論理データ保存レジスタのシェーマ（Drexler[10]および Hall[1743]より改変）

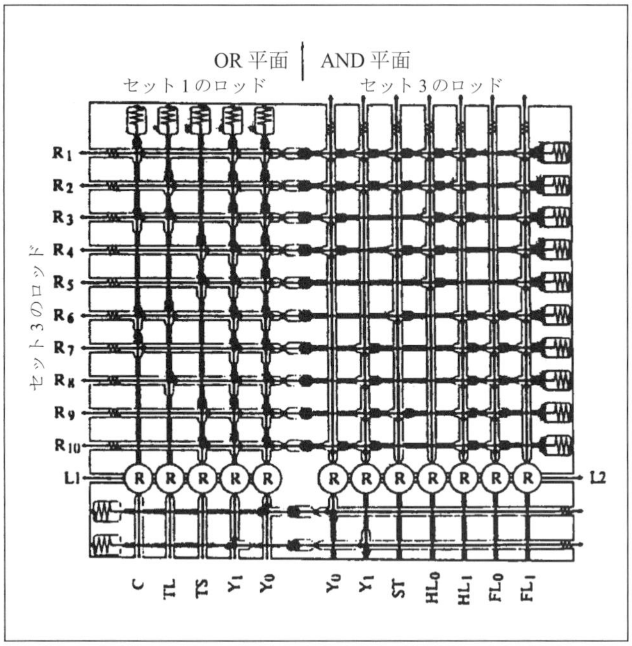

図 10.3　ナノ機械的な中央処理装置のためのロッド論理を実行するプログラム可能な論理アレイ（PLA）の最終状態の機械のシェーマ（Drexler[10] より改変）

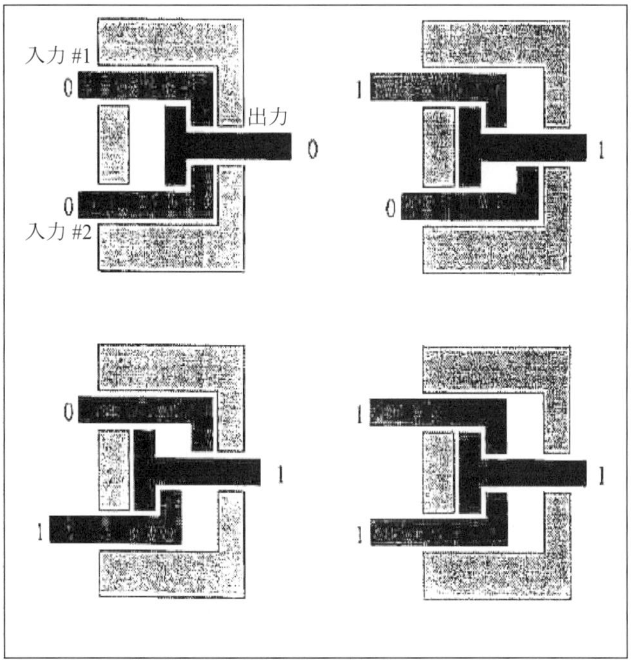

図 10.4　単一変位周期型の非同期入力ナノ機械的 OR ゲートの模式図（Drexler[10] より引用）

ト，100 個のレジスタ，および 1kHz クロック速度を有する初期の機械式ナノコンピュータは，$16nm^3$/ゲートおよび $40nm^3$/レジスタと仮定すると，体積 $36,000nm^3$，すなわち約 33nm 四方の立方体という小ささで，約 10^5 ビット/s を処理することが可能であろう。

機械的ナノコンピュータの重大な欠点の 1 つは，ほぼ間違いなくナノ電子的システムより速度が遅いことである。なぜなら，重い核（約 10^{-27}kg）の動きに依存するデバイスは，より軽い電子（約 10^{-30}kg）の動きに依存するデバイスより必然的に遅くなるためである[280]。機械的シグナルは音に近い速さ（ダイヤモンドでは約 10^4m/s）で伝わるのに対し，電子シグナルは光に近い速度（約 10^8m/s）で伝わる可能性がある。したがって，ナノ機械的コンピュータは約 50ps というスイッチ速度が限界であるのに対し，電子的デバイスは 10^3～10^4 倍ほど速くなる可能性がある。一方，機械的コンピュータは EMP（電磁パルス）耐性が高く，理解したりモデル化することが概念的に容易であり，またナノ電子的なデザインとは異なり，機械的デザインをマクロのスケールからナノスケールに移し替えることも容易である。1996 年，約 50nm の可逆性機械式ラッチが作られ，AFM を用いて物理的に同期化されている。論文では Drexler の機械的 OR ゲート（**図 10.4**）との相同性が明確に述べられている[1737]。

機械的なデータ保存とはどのようなものであろうか。MEMS の世界では，Halg[1742] が非揮発性の MEM メモリーセルを作製した。これは長軸方向に圧縮され，表面にマイクロ機械加工が施された約 10μm のブリッジで構成されており，2 つの状態のいずれか一方に機械的に固定させることにより，双安定性の保存デバイスとしたものである。ナノスケールに置き換えると，ダイヤモンド型レジスタロッドのコンパクトな 3 次元配列（約 10^7 ビット/μm^3，約 10^{10} ビット/s のアクセス速度。**図 10.2**，7.2.6 項および Drexler の論文[10] 参照）を用いれば，データを機械的に保存することが可能であろう。もう 1 つの理論的な機械式保存媒体は，糸巻き状にしたハイドロフルオロカーボン製メモリーテープ（約 10^{10} ビット/μm^3，10^9 ビット/s のアクセス速度。7.2.1.1 項および 7.2.6 項，ならびに Drexler の論文[10] 参照），あるいは読み込み当たりの最大誤差率 6×10^{-8} の最適化 $(CH_3)_3PO$ 走査プローブチップを用いた読み取りが可能な，H および F 原子のポリマーまたはダイヤモンド表面結合パターン[1200] がある。（比較として，直線状 DNA 分子は約 10^9 ビット/μm^3 のデータ保存が可能）。ポリカーボネート表面状の 10nm の細孔による直接的な AFM 読み取りと記録（約 10^6 ビット/μm^2，最大約 10^7 ビット/s のアクセス速度）[1739]，および原子レベルにおけるその他の直接的なデータ読み取りと書き込み法[1749,2182] が研究されており，これより前に記述されたフラーレン計算盤[1735]は，室温で個々の分子を用いて数値情報を機械的に保存する初めての実験的試みの1つである。

個々の原子や原子空孔が情報単位となる可能性が推論されている[278,1200,1739,1745,2711]。例えば，Y. Mo[1741]はシリコン基板上に配した個々のアンチモン二量体の可逆的回転状態における情報を保存するためにSTMを使用した。理論的には，単原子格子の空孔としてコード化したデータを持つダイヤモンド塊は最大約176ビット/nm^3，すなわちほぼ2×10^{-11}ビット/μm^3を保存することが可能であるが，一貫した長期情報保存をもたらす許容可能レベルまで拡散効果と構造不安定性を低減させるためには，極低温状態を要するかもしれない。光子プローブなどの非破壊的な格子呼び出し法を読み取りに用いればよいかもしれない。

10.2.2 ナノ電子工学的コンピュータ

1998年，一般使用されるトランジスタの中で最も広く普及しているタイプは，依然として金属酸化膜半導体電解効果型トランジスタ（MOSFET）であった。これらの固体デバイスの特徴は，電気的ソースとドレイン，および流路を制御するゲートである。その開発以来，FETの大きさは十分に小さくなっている。40nmのゲート長で個別に作動するトランジスタがシリコンを用いて明らかにされ[1751]，またガリウム砒素ではゲート長25nmのトランジスタが作製されている[1752]。しかしながら，パターン寸法が約100nm以下まで小さくなると，安定的動作の障害要因が多数発生し始め，密な回路を費用効果よくスケールダウンすることは続けられない可能性がある[1753-1757]。バルク効果半導体トランジスタの固体代替法が多数提唱されており，ナノメートルスケールの量子力学的効果[1813]の利点を取り入れることにより，こうした障害を克服しうるとされている。そのような代替法として，量子ドット（QDs）[1784-1787]，共鳴トンネルデバイス（RTDs）[1787-1791,1747]，電子ターンスタイル[2709]，および単電子トランジスタ（SETs）[1794-1799,1855]がある。しかしながら，ハイブリッド型RTD-FET回路[1791]やSETs[1814,1815]は室温で良好にスイッチすることが示されたにもかかわらず，これらのデバイスの多くは極低温で動作しなければならず[1830]，そのほかにも実用上の問題点が残されている[1747,1784,1791-1794]。ナノ電子工学に対するこうしたトップダウン式の取り組みについては，本稿ではこれ以上考察しない。

対照的に，分子ナノ電子工学では，主としてバルク化合物から電気的に単離した共有結合分子構造を使用し，個々の分子やナノメートルスケールの超分子構造からなるワイヤやスイッチ，デバイスなどを生産する[1747]。バルク材料中に無数に存在する同一のナノスケール構造物を取り出すのは比較的困難かつ高価であるが（例，2nm解像度の電子ビームリソグラフ法[1816]），個々の分子は本来ナノメートルスケールの構造物であるため，ほとんど同じモル数まで正確に作り出すことが可能である[1867]。有機化学の著しい多様性は，シリコンの場合よりさらに多くのデザインと作製の選択肢をナノ電子デバイスにもたらしている[1773-1778]。研究者らは，電気的スイッチとして作動し，小さな固体トランジスタと同じ特性[1768]さえ示すような個々の分子[1760-1769,1871]とナノメートルスケール超分子構造物[1811,1817]のデザインやモデル化，作製，および検証を続けている。例えば，約0.3nmのパターン寸法を有する3および4ターミナルのデバイスがコンピュータ上で検討されている[1879]。

分子電子工学は文献報告が急速に増加しつつある領域である[1769-1776,1832,1924]。J. M. Tourは，2000～2001年には分子サイズのトランジスタデバイスが実験的に示され，2008～2013年までには分子電子工学を応用した高性能コンピュータが市販されるであろうと予想している[1517]。現在の主な研究グループのリストは，International Society for Molecular Electronics and Biocomputingが保持している。以下に記述する論考の一部は，1997年のMITRE Corporationによる広範なレビュー論文から引用させていただいた[1747]。

10.2.2.1 分子ワイヤ

単分子の中に埋め込む分子電子工学的デバイスについて深く論じる前に，まず小さな単分子に少しでも電流が通るようにできるのかどうかを問うてみなければならない。1990年代には，困難であるが感度の高い一連の実験[1765,1767,1800]や理論的検討[1758-1761]が行われた結果，この問題に肯定的な答えが得られている。単分子の伝導性は，繰り返し構造を特徴とする伝導性分子（この場合，アセチレン結合で連結した一連のベンゼン環様分子）を用い，Tourが明らかにした[1766,1767]。その各パートは構造平面の上下にある多数のπ電子を含む結合により隣と連結されている。π軌道にあるこれらの電子[1818]は互いに共役または相互作用し，ワイヤの長さ全体にわたる1つの大きな軌道を形成して，移動可能な電子の流れを可能にしている[1778,1831]。いずれかの末端にあるチオール（-SH）官能基は金の表面に良好に吸着し，分子電子単位を金属基板に付着させる「ワニ口クリップ」のような機能をする[1819,1764,1867-1870]。Tour のポリフェニレンワイヤはナノアンペア程度の電流を流すことができる。そうした分子ワイヤは化学合成法を用いて体系的に伸長させることが可能であるため，必要とあらば極めて長くすることもできるという好ましい特性ももっている[1766,1820]。また別の実験では，2 つの金電極間の 0.846nm の間隙にチオール基を介して付着させた単一のベンゼン環を用い，単一環の閾値は抵抗が約 20 メガオーム，静電容量が約 0.1 $e^2/kT \fallingdotseq 10^{-19}$F のオーダーであることが判明した[1811,1812,1837]。

フラーレンカーボンナノチューブ（2.3.2 項）すなわち「バッキーチューブ」[1821]は中空の円筒型チューブであり，本質的には約 1nm 以上の直径に巻き上げたグラファイトのシートで，(らせん度や組成の異なる多数の型がある。10.2.2.4 項）導電性を有している。例えば，直径 10～20nm のカーボンナノチューブ[1822,1844]と，もつれたままのカーボンナノチューブを引き延ばした原子ワイヤ[643]は，いずれも約 1～10μA の電流を伝導する（これに対し，トンネル法はナノアンペア単位である)。ナノチューブの最大電流密度は，電圧 0.2～6.0V の範囲で約 10^{10}～10^{11}A/m^2 であり[1844,1857]，超伝導体が通常達成する約 10^9A/m^2 より優れている。ナノチューブの抵抗は，直線チューブの場合約 8～20Ω-m，わずかに屈曲した（5～30°）チューブの場合約 38～49Ω-m，高度に屈曲（65～80°）したチューブの場合 100Ω-m を超える[1844]。興味深いことに，カーボンナノチューブにおける電子輸送はバリスティック伝導であり（例，電子導波管のように，いくつかの伝播様式しかとらない[1308]），すべての熱損失はナノチューブ素子へのリードで消費され，ナノチューブそれ自体にはない[1857]。バッキーチューブは分子回路素子の支持体として十分な剛性があり，また伝導性金属を充満させれば，構造的に最も強いナノワイヤの 1 つを作り出すことが可能であり，これは化学的に行うことができる（10.2.2.4 項）。

そのほかに 0.6～3nm の分子ワイヤ[1767,1801,1802,1864]，3～20nm の半導体ワイヤ[1843]，およびナノスケールの金属ワイヤ[1740,1862,1863]も同様によく研究されている。

10.2.2.2　電子機械工学的分子スイッチデバイス

1998 年，分子電子工学デバイスの中で最も研究が進んでいる領域は，おそらく電子機械工学的な分子スイッチであろう。この種のスイッチには，電流のオンとオフを切り替えるために電気的もしくは機械的に適用される力を用いており，これは分子の形態を変化させるか[1768]，またはスイッチ機能のある分子や原子団をゲートの様式で動かすことにより行われる[1805,1806]。これらのスイッチは固体基板上の密なネットワーク内や，時には 3 次元配列内に配置することが可能であるため，有望と思われる。残念ながら，統合的な CPU スケールのデザインはまだ試みられていないが，半加算器[1769]や分子シフトレジスタ[1750]の計画は公表されている。いくつかの例を示す。

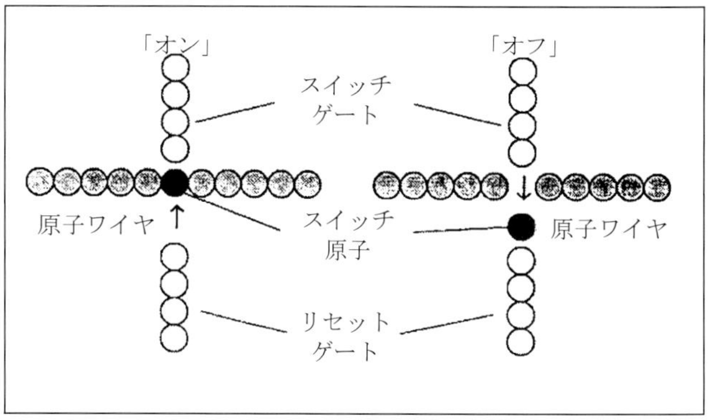

図 10.5　線形原子リレースイッチ[1747]。

A. *電子機械的増幅器*－Joachim と Gimzewski[1768]は，STM チップと伝導性基板の間に保持した単一のバッキーボールの伝導性を測定した。STM チップ上に強固に圧縮するとバッキーボールは変形し，伝導性がオフ共鳴化されて電流が約 50％減少する。STM チップをその場で小さな圧電性のゲートに置き換えることも可能であるが，理想的なアクチュエータとは，論理ロッドに似た分子スケールの電子機械工学的アクチュエータであろう。このスイッチの速度における重大かつ基本的な限界は，約 10^{13}Hz というバッキーボール本来の機械的振動共鳴周波数である。

B. *線形原子リレー*－Hitachi Corporation の研究者ら[1823]は，基板に強固に接着させていない移動可能な原子が 2 つのターミナルの間を行ったり来たりする二相電子スイッチをシミュレートした（図 10.5）。このスイッチ原子が 2 本のワイヤから離れると間隙が生じるため，原子ワイヤを通して流れることのできる電流が著しく減少する。わずかな負の荷電をスイッチ原子の近傍にある第三の原子ワイヤ「ゲート」に加えると，

第10章

スイッチ原子がワイヤ内での本来の位置から離れる。スイッチを使用するたびごとに，スイッチ原子は第二の「リセット」ゲートにより引き戻される。このデザインを再現した実際の実験では，STM チップと基板の間を行ったり来たりするキセノン原子スイッチを用い，双安定性の原子スイッチを作製するとともに[1807,1808]，単原子の動きがナノメートルスケールのスイッチの基本となりうることが示された。さらに成熟したデバイスでは，リレーを約 10 nm^2 の大きさにすることが可能であり，速度の制限は通常 100THz 程度の原子本来の振動周波数のみである。しかしながら，基板からスイッチ原子を揮発させ，原子ワイヤの平面から引き離してスイッチを破壊するために要するエネルギーはそれほど大きくないことから，原子リレーは極低温でしか操作できないと思われる[1747]。

C.　*回転分子リレー*－原子の動きに基づく，より信頼性の高い二相デバイスは，分子団の回転を利用して電流に影響を及ぼす。スイッチ原子は回転する原子団，すなわち「ロータマー」[1824]の一部である。このロータマー自体もさらに大きな分子の一部であり，おそらく原子ワイヤと同じ表面に固定されている。**図 10.6** はこの案を説明する概念図であるが[1747]，近くにあるゲートの電場がスイッチ原子を回転させ，原子ワイヤに出たり入ったりすることを示している。スイッチ原子が「入っている」場合，ワイヤの伝導性は高く，スイッチが「オン」となる。スイッチ原子が「出ている」場合，第二の原子団がその場所を占め，電流を妨げてスイッチを「オフ」にする。第三の大きな原子団が熱自由回転に抵抗をもたらす。代わりに水素結合が十分な回転抵抗をもたらし，伝導性のある位置にロータマーを静止させるかもしれないが，ゲート電圧がロータマーを回転させられなくなるほど変化することはないであろう。0.15V，20μs のパルスを用いた STM により Pt を吸着させた酸素分子において，制御下での回転状態スイッチングが 1998 年に示された[1874]。

メチル基様のロータマー原子団による回転スイッチには 3 つの異なるスイッチ位置があるが，2 つの異なる状態間を行ったり来たりして回転するヒンジスイッチがあれば，さらに望ましいかもしれない。この種の分子の簡便な例であるシクロヘキサンは，屈曲して「舟型」と「椅子型」としてよく知られている 2 つの異なる形態をとりうる[1809,1810]。**図 10.7** に模式図を示すように，近接するゲートに対する電圧はシクロヘキサン

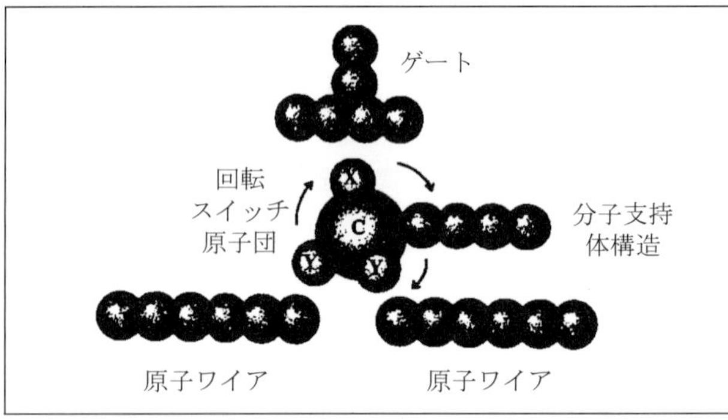

図 10.6　回転分子リレースイッチ[1747]

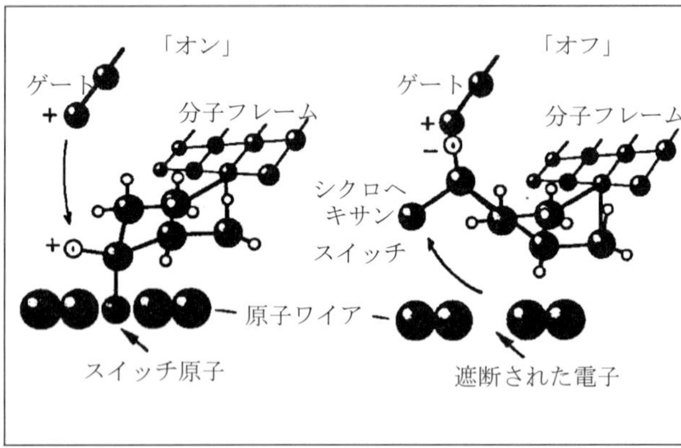

図 10.7　ヒンジ分子リレースイッチ[1747]

のコンフォメーションを 2 つのうちいずれか一方に変換させ，近接する原子ワイヤの伝導性に影響を及ぼしうる。シクロヘキサン型分子をある分子フレームに付着させ，一方で残りの環状炭素を立体反発力またはファンデルワールス引力を応用するよう作製した原子団と置き換え，熱エネルギーから生じる望ましくないスイッチ動作を低減させる。スイッチ速度は分子の回転やねじれ周波数により制限され，通常約 1～1000GHz となるが，これは原子リレーより緩徐であるものの信頼性が高い。また分子リレーは最大でも 1 nm^{-3} 密度程度の 3 次元構造内に収まることも原子リレーとは対照的である。

D.　*分子シャトルスイッチ*－ロタキサンの「シャトルスイッチ」は F. Stoddart のグループにより合成された[1805]。これは 1 つの環状分子がシャフト様の鎖状分子を囲み，それに沿ってスライドする仕組みである（**図 10.8**）。シャフトのいずれかの端にある 2 つの大きなターミナル原子団が，シャフトからのシャトル環の逸脱を防止する。シャフトにはビフェノール基とベンジジン基という 2 つの機能性原子団が別に含まれており，これらが自然に駅の役割をしてその間をシャトル

が動くことになる。シャトル分子には正に荷電した機能性原子団が 4 つ含まれており，それらがシャフトの負の荷電の強い部位へとシャトルを誘引する。このため，シャトルはビフェノール駅よりも電子供与性の高いベンジジン駅のところで 84％の時間を費やす。ベンジジン駅から 1 つの電子を切り離すことにより，シャトルは他方の駅への移動のスイッチが入る。このスイッチングは化学的または電子化学的に制御することが可能である [1805]。両駅間でシャトルを動かすために，荷電したゲートを一方または両方の末端に付加するとともに，その 2 つの位置のいずれか一方において電気回路が完成するよう手段を講じることによりスイッチ状態をプローブすればよい [1747]。スイッチ速度は遅く，ベンジジン駅を出入りする電子の移動速度と，電子より約 10^6 倍重い環の緩徐な動きに制限されるが，約 0.01 nm^{-3} という 3 次元容積密度は妥当な値と思われる。別のロタキサンシャトル系も研究されている [1845,1846,2487,2522,2529,2530]。1999 年には，化学的に組立てられたロタキサン型論理ゲートが初めて明示されたが [3541]，そのゲートは不可逆的に開くだけである。

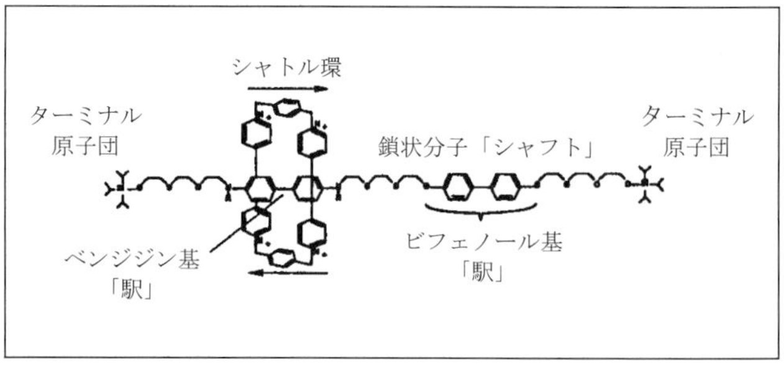

図 10.8　分子シャトルスイッチ [1747]

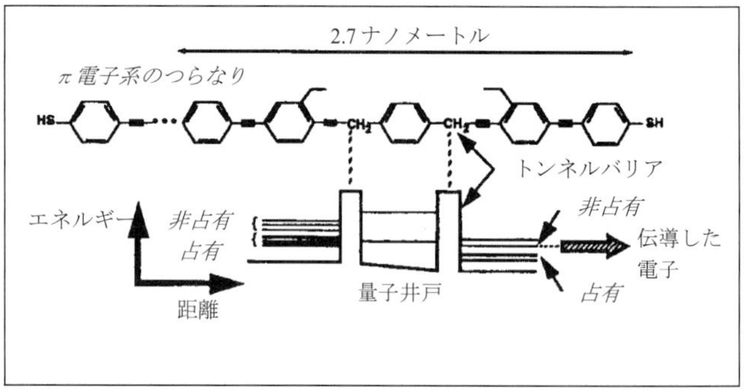

図 10.9　2 端子分子共鳴トンネルデバイス（RTD）[1747]。提唱されている RTD：絶縁バリア原子団が量子閉じ込め用の電位井戸を形成し，分子に電圧の偏りを加えた際に共鳴トンネル効果をもたらして，電子の流れがデバイスを通ることが可能となる。

10.2.2.3　電場制御型分子スイッチデバイス

分子ナノ電子工学的デジタルコンピュータの開発にとって有望と思われる第二の分子電子工学的デバイスのカテゴリーは，分子的量子効果デバイスなどの電場制御型分子スイッチデバイスである。これらは上述の固体マイクロエレクトロニクスやナノ電子工学的デバイスの性質を最も密接に受け継ぐものであり，現在考えられているすべての代替法の中で最も迅速かつ高度に統合されるものと期待される。Purdue University のグループは自己集合方式を用い，分子ワイヤで連結させた分子電子工学的量子閉じ込め構造の機能性アレイを作製し発表した [1811,1812]。もう 1 つの例として，J. M. Tour は，共役結合の π 軌道の流れを遮断するバリア原子団の対を挿入する方法で分子ワイヤに量子井戸を埋め込み（**図 10.9**），2 端子の分子 RTD を形成させることを試みている [1747]。また別に 3 端子分子の構造も提唱されている [1825]。（1999 年 2 月，Tour は上記の方法で RTD 効果がみられたことを報告した。本書の印刷時点で，当該論文はまだレビュー段階であった［J. M. Tour, 個人的情報，1999］）。非散乱性（断熱性）のサウレス電子励起も 0.33K で記述された [3189]。

Merkle と Drexler [1097] は，単一電子が別の単一電子をスイッチさせ，個々の電子の存在または不在として 1 または 0 を表す「ヘリカル論理」デバイスの仮説を考察している。電子はらせん経路に沿って動くよう拘束されているが，これは個々の荷電担体を単一らせんループのひと巻きの区画に拘束し，それをアルキメデススクリューにおける水のように動かす回転性埋め込み電場（らせん軸に対して垂直）により駆動される。論理演算には 2 つのらせんが関与し，その 1 つは 2 つの「子」らせんに分岐する。分岐部では，隣接するらせんの担体の有無に由来する静電ポテンシャルの電位差が，分岐らせんにおける担体の方向性を制御する。この流れは可逆的であり，散乱変化を起こさせることなく，個別の 2 つのらせん経路を 1 本の外向きらせん経路に統合することを可能にしている。約 10GHz におけるエネルギー散乱は作動温度が 1K の場合，約 10^{-6}zJ/ゲート・周期である。

10.2.2.4　その他の分子電子工学的デバイス

その他の分類の分子電子工学的デバイスも研究されており，ps 単位の光活性や光互変性をもつ分子スイッチングデバイス [1777-1783,1835,1836] や，電子化学的分子デバイス [1803,1805] がある。この前者は光を，後者は電子化学反応を応用し，ある分子の形態や方向，あるいは電子配置を変化させ，電流をスイッチさせるデバイスである。ただし，約500～1000nmという光の波長より極めて短い長さスケールに光子経路を組み込むことは容易でないため，光活性デバイスを密なネットワーク内で個別にスイッチするためにはNSOM様エミッター（4.8.4項）が必要となるであろう。電子化学的分子デバイスの場合は，作動させるために溶媒への浸漬が必要となるかもしれない[1747]。

フラーレンは多様な量子化伝導度を示し，ナノ電子工学的コンピュータに有用な可能性がある[1821,2120]。例えば，化学吸着は特性を変化させる。C_{60}のバッキーボール当たり3個のアルカリ性ドーパント原子を吸着させると高い伝導度が得られるのに対し，ドーパント原子なし，または6個の場合は絶縁体となる[1826]。バッキーチューブの伝導度も機械的な圧力やひずみ[1844,1872]，チューブの直径，およびその他の幾何学的なパラメータとともに変動する[1852-1854,1821]。ナノチューブのキラル配列の方向に応じ，カーボンナノチューブは金属的にも半導体的にもなりうる[1847,1848]。適切なサイズ，ドーピング，屈曲，圧縮，またはキラル化を行ったフラーレンは，入れ子状にすることで絶縁ワイヤ[1829]を作ったり，連結させてナノ電子工学的コンピュータの部品を作ったりすることができる[1821,1858-1861,1876-1878]。この後者の例としては，量子化した$nh/2e^2$（n＝1，2，…。eは電荷，hはプランク定数）の抵抗を有する「階段型」抵抗器[1857]，ダイオードのような2端子デバイス[1838,1873]，ヘテロジャンクションのような3または4端子デバイス[1828,1849,1858]，TUBEFET[1875]，薄層[1827]トランジスタ，および電場を導入するゲート[641,1850]などがある。また，半導体性バッキーチューブを用いた単分子トランジスタが室温で実験的に示されている[2276]。

カーボンナノチューブをフィールドフローフラクショネーション法により長さや大きさを区別して切断し，その開口末端をチオール基で誘導体化し，次にAFM像で「接続箱」のようにみえる10nmの金粒子に付着させると，少なくとも2つの個別のチューブを連結させることができる[1525,2713]。この付着の過程をDNAの相補性（10.2.3項）やその他の方法で空間的に制御すれば，フラーレンナノ電子回路素子を用いて3次元のCPU様構造を組み立てることが可能であろう。P. Collins[1873]は，2002年までにはすべてカーボン製でナノメートルの次元の8ビット加算器ができるものと予想しており，またMITRE社のJ. C. Ellenbogenは約10nm×10nmの大きさの分子型半加算器をデザインしている[2275]。この研究領域は1998年時点で極めて活発であった。

フラーレンはコンパクトな記憶デバイスも可能にするかもしれない。例えば，直径約1nmのナノチューブ断片でくるんだ約1nmのバッキーボールは，自由に行ったり来たりすることが可能であるが，ファンデルワールス力により両端のキャップに弱くトラップされる。外部電圧をかければ，荷電したC_{60}分子が一方の端から他方の端へと動き，2相性の「バッキーシャトルRAM」記憶デバイスが得られるかもしれない[1308,2849]。そのようなデバイスは約$10nm^3$の容積内に1ビットの情報の保存が可能であり，記録密度は約10^8ビット/μm^3となる。約10nmの記憶素子内で，310KにおけるC_{60}の熱速度を約100m/sとすると，典型的な読み取り/書き込み速度は約0.1nsとなる。1999年初期にKwonと共同研究者らは[2951]，微細に散乱させた4～6nmのダイヤモンド粉末を1800℃のアルゴン存在下という過酷な条件で1時間，グラファイ内で加熱する方法で熱アニーリング処理すると，偏長多面性のカーボンナノ構造体が形成され，これらがC_{480}内にトラップしたC_{60}のように，互いの内部を動き回れることを報告した。いずれかの末端でポテンシャルエネルギーが最小化するため，荷電したバッキーボール（例，イオンを内包する）は加えられた電場にしたがって往復運動をする可能性があり，記録保存に有用かもしれない，とKwonは述べている。1ビットの書き込みに関するコンピュータシミュレーションでは，内部のバッキーボールが適正な末端へと整然と移動し，次に約0.01ns内にゆるやかに他方の末端に戻ること（すなわち，約100GHz動作）が明らかにされ，この際，C_{480}分子における消費電力は約10kTに過ぎなかった。Kwonはフェライトコアのメモリーとは異なり，上下にアドレス用ワイヤのある六辺格子内に配したバッキーシャトルを用いる高密度メモリーボードを提唱した。このようなメモリーは室温では揮発性がないと思われ，自己集合方式で大量生産される可能性もある。

10.2.2.5 分子静電場コンピュータ

1998年のバルク半導体技術では，1ビットの情報の伝達に約16,000個の電子を要するのが通常である[1981]。上述のようなSETと関連技術は，これを1ビット当たり約1個の電子まで減少させることが期待できる。しかしながら，約10GHzで作動する$1nm^{-3}$程度の

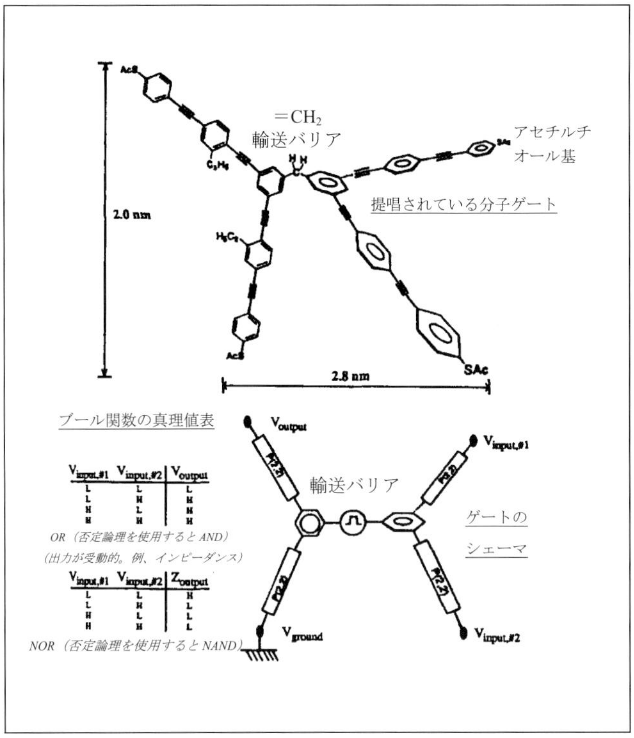

図 10.10　分子静電論理デバイス（Tour，Kozaki および Seminario[1879] より改変）

平均ゲート密度により，1 つのバイナリー数字の輸送や提示，取り出し，あるいは表示に 1 個の電子を使用する「従来型の」分子電子工学的ナノコンピュータでは，$1\mu m^3$ の CPU を介して約 1 クーロン/s の電子（約 1V で約 1A，すなわち約 1W）を動かす際に，約 $10^{18}W/m^3$ という耐え難い電力密度をもたらす。これに対して，10.2.1 項で記述したナノ機械的な CPU の場合，約 $10^{12}W/m^3$ である。

この 10^6 というファクタを改善するために，Tour と Seminario[1879,1981] は，分子 CPU を電流ではなく静電的相互作用により作動させ，1 ビットの伝達にわずか 10^{-6} 個の電子しか使用しない効率のよい分子間「通信」を応用すべきであると結論付けている [1517]。このような荷電密度による方法は，生物学の領域ではすでによく知られている。例えば，酵素によるリガンド認識は水素結合やファンデルワールス力の相互作用に媒介されており，正式な電荷の移動は起こらなくとも，分子のもつ電場を介して機能する。同様に，静電的ナノコンピュータにおいては，分子デバイスの一方の端に電荷を加え，局所電荷密度が再構成されることにより入力シグナルが開始される。分子デバイスはこれを受け，隣接する分子デバイスの静電場を撹乱し，10^{-15}s 内にその電子密度を再配置させる [1981]。このようにして，電荷移動を伴わずに静電場の撹乱が伝播されるのである。「分子軌道（または回路）内におけるこれらの電子（波動粒子の本質）の動きは，エネルギー拡散を一切伴わずに行われる（定常状態）」[1981]。撹乱パルスはファンデルワールス相互作用の場合と同等程度のエネルギーを有する場合がある（3.5.1 項）。**図 10.10** に示す静電分子論理デバイスの仮説は，正論理を適用し，出力を能動的（電位として）にした場合には OR ゲートとして，また出力を受動的（インピーダンスとして）にした場合には NOR ゲートとして機能する。また，負論理を使用すれば AND または NAND ゲートとして機能する [1879]。

入力/出力インターフェイスのゲートは，やはり標準的な電気回路からのシグナルを受けたり推進したりすることが可能でなければならないが，大多数の分子ゲートは分子 CPU 内に配置されるため，隣接する分子の静電ポテンシャルに制御可能な影響を及ぼすことにより情報を処理できるであろう。そのようなデバイスではハードウェア/ソフトウェアの平衡がハードウェアの方にシフトし，大量のワイヤードロジックがプログラム論理計算にとって代わり，また膨大な分子アレイの使用により計算を CPU 内部で行うことが可能となり，メインメモリーや補助メモリーの必要性が最小限となるかもしれない [1981]。Tour は，2001～2003 年には静電場的情報伝達が初めて実験的に示されると予想している [1517]。J. C. Ellenbogen（個人的情報，1998）は，荷電密度型ナノコンピュータは常に平衡に極めて近くなるように作動することにより低電力消費を実現すると述べているが，この方法で最低でも 1～10kHz のクロック速度が得られるに違いないと付記している。Tour（個人的情報，1999）は 1～10THz のスイッチングが可能であることを主張している。電流不要な分極ゲートもすでに提唱され [3216]，作製された [3217]。

10.2.3　バイオコンピュータ

バイオコンピュータは自然界の有機物質を使用するため，自己集合方式や，自然による構築，または遺伝子工学が施された生物体による構築の可能性がもたらされる。バイオコンピュータは少なくとも 3 種類に分類することができる。すなわち生化学的コンピュータ，生体機械的コンピュータ，および生体電子工学的コンピュータである。

10.2.3.1 生化学的コンピュータ

1960 年代および 70 年代の工学系の学生達にはなじみ深い Systron-Donner Analog Computer は，分圧計とオペレーショナル増幅器と称される高ゲインの DC 増幅器を使用し，現実の身体系をモデル化した複雑で時間依存性の微分方程式を解くことが可能なフィードバックループ内に配置した加算器，増幅器，および積分回路網からなる電気回路の作製を可能にしていた。1998 年，Motorola 社などが演算増幅器とその他のアナログ部品からなるアレイを含むプログラム可能なアナログチップを生産中であった。関連する制御システムはヒトの生理機能においてはありふれたものである [71]。

生きた細胞の酵素活性に代表される生化学的フィードバックループは，同様のアナログ計算機能を呈する [2695,3509,3543,3544]。まず第一に，ある酵素触媒反応を通じた炭素の正味の流れは，次のような要素に影響される。

1. 存在する酵素の絶対量，
2. 非酵素的反応物および利用可能な産物の貯蔵量，および
3. 酵素の触媒効率である [996]。

3 つの影響はすべて，それ自体が反復性のある酵素的コントロールの対象となる可能性がある。例えば，存在する酵素の絶対量は競合的な合成と分解の速度によって決まる。これらの両過程は別の酵素類によりコントロールされる。産物の合成は何らかの誘導因子によって惹起されたり，最終産物によって抑制されたりする。補酵素や金属イオンの局所濃度は触媒効率を調整しうる。よく研究されているシチジン三リン酸（CTP）によるアスパラギン酸トランスカルバモイラーゼの阻害 [3689-3691] のように，ある生合成経路内の酵素活性に対するその経路の最終産物による抑制はフィードバック阻害と称される [3689-3693]。フィードバック阻害物質は負のアロステリック効果物質として作用し，感受性のある酵素の触媒部位とは空間的に区別されるアロステリック部位に結合するのが通常である。加えて多重フィードバックループがあれば，さらに精密なコントロールがもたらされ，累積フィードバック阻害（例，ある 1 つの調整酵素に対する 2 つ以上の最終産物による阻害作用が厳密に付加的である）[3694-3696]，多価フィードバック阻害（例，2 つ以上の最終産物がいずれも過剰に存在する場合のみ完全な阻害が起こる）[3697,3698]，および協同的フィードバック阻害（例，過剰に存在する単一の最終産物は酵素を阻害するが，2 つ以上の最終産物が過剰に存在する際の阻害作用は「倍数的」である）[3699,3700] などの特徴を示す。同様に，パターン収容とパターン認識が可能な双安定性のオープン共役反応系からなるパラレルな化学的コンピュータ [3542] が提唱され，神経ネットワークをモデル化するためにシミュレートされている [1911]。また亜塩素酸－ヨウ化反応を用いる 16 対の双安定性化学発振器システムを用いた実験が行われた [1912]。

生化学的なデジタルコンピュータを作り出すために，相互作用する酵素反応のネットワークを使用することもできる [2851]。酵素的なチューリング機械は C.H. Bennett[296] と Libernab[3471] によって初めて提唱され，生きた細胞がアナログ－デジタル式の分子確立論的パラレルコンピュータとして記述された。さらに最近，MIT 人工知能研究所の T. Knight は，正常な細胞活動を選別してデジタル論理ゲートを実行させることが可能であると指摘し，この過程を「細胞ゲート法」と称している [1962,3544]。このシェーマでは，タンパク質濃度をバイナリシグナルとして使用する。マーカーとなるタンパク質が合成されつつあり，合成速度と分解速度が等しくなる何らかの検出可能な平衡値に達するまで，シグナルは「1」である。マーカータンパク質が何らかの他のタンパク質に阻害され，その濃度がゼロに近づく傾向にあるならば，シグナルは「0」である。

この原理を使用して論理回路素子を作ることも可能であろう。例えば，あるインバーター系は一方が他方の合成を阻害するような 2 つの異なるタンパク質から構成されている。NOR ゲートには 2 つのタンパク質のいずれかが第三のタンパク質の合成を阻害しうるような系が必要である。第三のタンパク質の産生を阻害するために 2 つのタンパク質がいずれも必要とされるような多価フィードバック阻害は，NAND ゲートを可能にする。これで十分なゲートとシグナルを与えれば，どのようなブール関数でも十分実行できる。あるループ内で交差する 2 つの NOR は，双安定性の多重振動体，すなわちフリップフロップやデータレジスタ，シフトレジスタ，直交パルス発生器，あるいはパルス遅延素子における基本的要素となる。論理回路（「ゲート」と「線」の配置）は，どのタンパク質が合成中で，どのようなタンパク質の組み合わせが別のタンパク質の合成を阻害しうるかを決定する 1 セットのデザインされた DNA 配列から構成される。

最も楽観的なケースとして，濃度 $c_{prot} \fallingdotseq 10^{-4}g/cm^3$（ヒトの血液中のほとんどの補体因子や一部の凝固因子と同等。付録 B），分子量 $MW_{prot} \fallingdotseq 10kd$ のマーカータンパク質とゲート用酵素，ならびにゲート当たりの最小分子数 $N_{prot} \fallingdotseq 100$ タンパク質分子の操作を仮定すると，典型的な論理素子の大きさは $V_{gate} \fallingdotseq N_{prot}MW_{prot}/N_{A}c_{prot} \fallingdotseq 0.02\mu m^3$/ゲートとなる。ここで N_A はアボガドロ数である。フリップフロップ型レジスタは約 50 ビット/μm^3 を収容可能である。自然界の生化学的経路との望ましくない相互作用をすべて回避するよう注意を払えば，理論的には，このコンピュータに用いる DNA の設計書を動物細胞（約 $20\mu m^3$ = 最大 1000 ゲート容量）や細菌細胞（約 $2\mu m^3$ = 最大 100 ゲート容量）のゲノム上に移植することが可能かもしれない。特徴的ディメンジョン $\Delta X \fallingdotseq V_{gate}^{1/3}$ の生化学的ゲートを通過する拡散限界ゲート時間の最小値は式 9.80 から得られ，マーカータンパク質の拡散度 $D \fallingdotseq 10^{-10}m^2/s$ とすると，$\tau = \Delta X^2/2D \fallingdotseq 0.3ms$ となる **(表 3.3)**。これは DNA がゲートの近傍に存在する場合の kHz 程度の最大演算周波数と一致する。細胞質で計算させる核質 DNA の場合，拡散限界最大スイッチ周波数は約 0.1〜1Hz まで低下する。自然の系と比較すると，線維芽細胞の増殖プログラムを制御する遺伝子は約 900s で状態を変換することが観察されており [2683]，約 0.001Hz での計算が示唆される。

その他の分類の生化学的調節型生体分子スイッチについても検討されている。例えば Matthews[1929] は，リゾチーム本来の活性部位に一対のチオール基を付加し，活性部位の対側にある 2 つのアミノ酸を，チオール含有側鎖をもつアミノ酸システインに置換する方法で，酵素に人工分子オン－オフスイッチを取り込んだ。チオール類は，適切な化学的状況下では共有結合の架橋型（-SS-）か架橋切断型（-SH HS-）かのいずれかの形態をとりうる。溶液の組成を周期変化させると，システインが活性部位と架橋を形成するか（酵素の不活性化），または架橋を切断する（酵素の活性化）。この過程は完全に可逆的である。別の実験 [1930] では，バクテリオファージであるλファージに対する遺伝子調整法が用いられた。これは溶菌（複製活性あり）および溶原（複製活性なし）と称される 2 通りの行動様式をもつウイルスである。NIH の研究者らは，λファージに活性型 HIV-1 プロテアーゼを導入する方法で，このウイルスの溶原相と溶菌相とを生化学的に切り替えることが可能となるような合成分子スイッチを装備させた [1976]。λファージの溶菌－溶原の決定を制御する遺伝的回路の詳細については，ブール論理演算子を用いてフローチャート化されている [223]。免疫学的シナプス [3453]（T 細胞と抗原提示細胞との特異的ジャンクション）は一種の生化学的論理ゲートのように機能し，スイッチ速度は約 0.06Hz である [3453-3455]。

1998 年の時点で，DNA 分子も生化学的コンピュータ用に実際に研究されつつある。DNA に基づくチューリング機械を最初に提唱したのは C. H. Bennett および R. Landauer であった [296,1894]。1994 年，L. Adelman は初めての DNA コンピュータを明らかにしており [1895,1896]，これは簡単なグラフ理論問題の解を計算させるために DNA 断片を用いていた。Adleman は 1 つのネットワーク，またはグラフの頂点を表すために短い DNA 配列を使用した。次に，複製の組み合わせや組み合わせ反応を用いる水溶液中での大量平行化学反応を人工 DNA 鎖に適用し，これらの配列の組み合わせをランダムに合成した。これにより，グラフ全体で起こりうるランダムな経路すべてが包含され，その後，目的とする結果を表す 1 つの配列を混合溶液から生化学的に抽出した。

当初，DNA 計算法は組み合わせ問題の解に限られるものと考えられたが [1897]，その後の研究では，この方法がかなり広範なデジタル計算の分類にも適用可能であることが示されている [1898-1902]。よく知られているように，組み合わせの増大により，複雑な計算過程で巨大な量の DNA ライブラリになってしまう問題（例，アミノ酸 300 個程度の小さなタンパク質であっても，10^{390} 通りの配列の余地がある）は，遺伝子アルゴリズムにほぼ類似する帰納的選択法 [1899] を用いることで回避可能である。一部の研究は DNA 型チューリング機械を実現するためにプラスミドと制限酵素エンドヌクレアーゼを使用して行われており，プラスミド周囲の塩基配列として表される状態を伴うすべての操作には，市販の制限酵素とリガーゼのみを使用していた [1886]。また Warren Smith は *Trypanosome* 属の運動核における RNA を指標とする化学的手法を用い，もう 1 つのチューリング機械方式を報告している [3701]。実用的な試みとしては，迅速で効率がよく，低ノイズの入力および出力技術の発見がある [1902,2331]。

DNA による計算は理論的にエネルギー効率がよく，室温ではライゲーション操作当たり約 12kT しか必要としない。ただし大量平行操作を行うと，各ライゲーション反応が完了するまでに約 1s を要する [1896]。DNA

によるデータ表示は最大1ビット/nm^3程度の収容密度を可能にする[1895]。しかしながら，実用的な大容量デバイスでは，おそらく呼び出し処理中のあいまいさを回避するために10～100ヌクレオチド長の言語を要すると思われる[1903]。したがって最大密度は10^7～10^8ビット/μm^3まで低下するが，当然ながらこの低下の一部は読み込み速度の要求を抑えることにより解消されうる（例，主要論理に複数の読み取りヘッドを用いる方法など）。

10.2.3.2 生体機械的コンピュータ

機械的コンピュータの部品を完全に生体材料で構成することは可能と思われる。理論的には，遺伝子工学を施した微生物に応用可能な合成経路を用いれば，それらの材料を作ることができるかもしれない。例えば，Drexlerの機械的ナノコンピュータ[10]はヤング定数$E = 5 \times 10^{11} N/m^2$のダイヤモンド型論理ロッドを想定しているが，ヒトの骨のハイドロキシアパタイトやフルオロアパタイト結晶のヤング定数は$E \fallingdotseq 1 \sim 2 \times 10^{11} N/m^2$であり，ほぼ同程度の値を示す**（表9.3）**。無秩序なロッド論理系に固有の重大な問題を無視すれば，遺伝子工学を施した骨細胞を用い，おそらく走化性や接触による誘導法で補助することにより，アパタイト製機械的コンピュータ構造を建造することは可能かもしれない。アパタイトの破断強度はダイヤモンドより約100倍低いため，アパタイト論理ロッドの力と加速度は約100倍，またロッドの振動エネルギーは約10^4倍低下し，最小スイッチング時間は約10倍（約1nsに）増加し，最大ロッド速度は約1m/sまで減少するはずである。

N. Seemanは，立方体[1914]または角を落とした八面体[1915]の結合性を示す安定分岐型DNA分子を用い，珍しいDNAモチーフ（2.3.1項）から分子建造ブロックを構築させている。E. Winfree[1919]は，DNA応用型計算において，ひと揃いのDNAクロスオーバー分子[1920]の使用を提唱した。このようなシステムには，ある単位の細胞と別の単位の細胞で異なる塩基を用い，断続的なバックボーンの構築能が必要である。DNAでは分岐型のトポロジーに加え，連結トポロジーを制御することも可能である。DNAを応用したトポロジー制御により，DNA応用計算装置に使用可能なボロメオの輪が構築された[1916-1918]。ボロメオの輪とは，第三の輪が存在しなければ，どの2つの輪の連結も消失するような構造である。任意の数の輪でデザインすることができる。ある連結の完全性をもって，一群の論理状態のそれぞれが真であることを意味させることができる[1916]。

DNAの構造変化を応用し，分岐遊走によりナノ機械的デバイスを駆動させることも可能であろう[1916]。ある十字構造にトルクをかけると，十字型の突出または貫入を生じる[1921]。2つの対向するアームが連結した合成分岐ジャンクションは，正のエチジウム誘導性スーパーコイリングに対する反応として，その枝の場所を再配置することができる。これはナノ機械的な帰結を得るための DNA 構造変化の開発過程において，初めての実験的段階である[1922]。現在，ナノ機械的デバイスにB-Z転換(例，右手型のB-DNAを左手型のZ-DNAに転換させる）を応用する可能性が検討されている[2409]。

1998年，Seemanの研究室のWinfreeと共同研究者ら[1970]は，DNA分子を2次元結晶内に配置させる簡便で予測可能，かつ高精度の技術について報告した。同時期，Heathら[1980]の論文では，Teramacと称する欠陥耐性コンピュータ構造が記述された。これは多数の実験的並列コンピュータであり，その最も重要な部品の少なくとも半分が故障しても，見かけ上，正常な操作が可能な装置である。著者らは，「個々の（分子）電子部品を100％未満の収量で化学的に合成し，その結合性の不確実さが認められたとしてもシステムとして組み立てれば，なお強力で信頼性の高いデータ通信ネットワークを適切に構築することができる」ということを，この装置が示したのだと主張した。

また，インターロック酵素様のコンフォメーションスイッチがDNA[1904,1913-1916]またはタンパク質[1905,1913]分子などからなる半剛性の2次元または3次元の枠組みに包埋されたネットワーク構造を想像することもできる。酵素は多価フィードバック阻害（NANDゲートを構成する。10.2.3.1項）を示したり，酵素作用に影響を及ぼす複数の金属イオン結合部位を有する可能性がある[1928]。その作用を阻害するために2つのコンフォメーション変化を必要とする酵素を，適切に構築されたタンパク質配列内で別の同様の酵素と付着させれば，生物機械的なNANDゲートとして機能するかもしれない[1905]。単一デバイスのエラー率は高いと思われるが，各デジタル演算計算に対して短い経路を多重に重複させたり，十分にパラレルな構造を採用することにより，許容可能レベルまで低減させられる可能性がある[1980]。部位指向性のある抗体の変異原性最適化過程からは，ほんの数個のアミノ酸の変異でも天然タンパク質を著しく強固で高い安定性をもつようにできることが示された。また，往復運動をするアクトミオシン分子モータの系（例，筋肉線維においてみられる機能。6.3.4.2項）はロッド論理や3次元織物に似たpush-pull型機械的論理装置のかみ合わせ部品となるかもしれない。1999年初頭，Viola Vogel（University of Washington Center for Nanotechnology）と共同研究者らは，コンピュータシミュレーションにより，フィブロネクチンタンパク質の一本鎖からなる張力活性化型で完全に可逆性の生物機械的スイッチを発見した。これは靴ひもをほどくように，わずかな機械的張力が重畳部位を解きほぐし，タンパク質の生化学的活性のスイッチを切る仕組みである[3249]。

細胞内Ca^{++}イオン放出チャネルの機械的カップリングは，筋肉細胞内の筋小胞体表面の膜を通じ，協調的な電位ゲーティングを可能にしている[1964]。R. Bradbury（個人的情報，1999）は，部位指向性の変異原性により，多様な一価（例，K^+），二価（例，Ca^{++}）および三価（例，Al^{+++}）イオンの放出で活性化されるタンパク質ファミリーが産生される可能性のあることを示唆している。これにより多重論理（例，K＝1，Ca＝2，Al＝4），あるいはパラレル化やバンド幅の増大（例，Ca＝!（K&K），Al＝!（Ca&Ca）など）が可能になると思われる。単一のイオンにより活性化されうるタンパク質が存在するのであれば，その構造を変化させ，異なる大きさや電荷のイオンの置換を可能にすることは，比較的簡単な工学的練習問題といえる。生物機械的なチューリング機械のデザインもShapiroから報告されている[3247]。

10.2.3.3　有機的および生物電子工学的コンピュータ

多くの有機金属は電子工学的な計算に有用な可能性がある。合成有機分子の電気伝導度はよく知られており[1761,1906-1909,3125-3128]，すでにラップトップコンピュータの液晶ディスプレーに活用されている[1925]。ドープしたポリアセチレンは炭素のバックボーンをもつ伝導性プラスチックである。ドープしなければ，それは絶縁体である。バックボーンに窒素原子を含むポリアニリンや，硫黄を含むポリチオフェンなど，伝導性ポリマーの仲間はほかにも多数知られている[1833]。有機伝導性ポリマーの3次元的な内部連結配列が作製されている[1839]。その伝導性は鎖と鎖の間より鎖に沿う方向の方が高いため，鎖を配向させたシートは100〜1000もの高さの非等方的な相対伝導度を示す[1927]。すべてプラスチック製のトランジスタも作製されている[1935]。有機トランジスタは厚さが5〜150nmの範囲の有機物で作製した薄層トランジスタの能動的半導体素子として使用されている[1842]。マイクロスケールの有機トランジスタやその他の有機デバイスは，シリコン製半導体デバイスのようなバルク効果の電子輸送を開拓するかもしれない[1923]。共役ポリマーポリ（1,6-ヘプタジエステル）は，最大処理速度3×10^{16}演算/sの光相関器の作製に採用された[1841]。スピン遷移ポリマーは温度センサや記憶デバイスになる可能性があり，理論的には，約4nmの立方体に1ビットの収容が可能で（約2×10^7ビット/μm^3収容密度），室温でGHz程度の処理速度となる[1840]。その他にも論理回路に有用な可能性のある有機ポリマーが検討されている[2899]。

自然界の生体材料も電子計算に有用な可能性がある[1777,1925,3129]。特に生体材料の自己集合能がその理由である。生体分子電子工学は，実験室で合成される有機分子の代わりに天然分子や修飾した生体分子（発色団，タンパク質，など）を利用することを検討する分子電子工学の下部領域である[1777]。理論的には，3次元構造のDNAやタンパク質の枠組みは自己集合が可能であり，構造内の正確な位置に細菌ロドプシンやフェリチン，磁性物質，あるいは関連する生物電磁的分子を挿入させて，結晶格子型の生物電子工学的ナノコンピュータや生物光電子工学的ナノコンピュータを作製することができる。DNAはすでに，その上に直径約100nmの銀のワイヤを構築させた原子の枠組みとして使用されており[1961]，フラーレンによる修飾の報告もある[3024]。自己集合により膜型[1931,1932]，および生体管状構造型[1926]のデバイスが生産され，また部位指向性の変異原性は高解像度タンパク質デバイスの作製にとって貴重な手段である[1933]。B-DNAの鎖に共有結合的または非共有結合的に挿入した金属電子ドナーと受容体複合体との間で，ヌクレオチド配列特異的な電子輸送が明らかにされている[1934]。

最もよく知られている生物電子工学的（および生物化学的）コンピュータは，ニューロンとその集合体である神経節，神経幹，および脳であろう。1997年，David Stenger（NRL）およびJames Hickman（SAIC）は培養ニューロンを互いに連結させ，複雑なパターン認識のタスクを実行する生物電子工学的な細胞応用センサ「コンピュータ」を構築させることを試みていた[1966,1967]。1999年初期にはGeorgia TechのW. L. Ditto

が，完全にニューロンのかたまりからなる生物学的コンピュータを作製したと公表し，それは単純な足し算の実行が可能であった[3245]。多数の培養ニューロンを人工的な3次元空間パターンに配置させ，合成生物神経コンピュータを作ることは，確かに想像の上では可能である。しかし，そのようなコンピュータはkHz程度の周波数でしか作動しないであろう。また各ニューロンは放電するたびに約 10^{10}kT を消費することから（4.8.6.2 項），エネルギー的に極めて非効率的と思われ，利点はあまりない。

10.2.4 計算の最終的な限界

ナノシステムの設計者がすぐに気付くのは，ナノロボットの総電力需要（6.5 項）とは化学的または機械的プロセスによるエネルギーの散逸ではなく，計算による熱放散に支配される場合が多いということである。したがって，次のような点が重要な設計目的となる。

1. オンボードでの計算を最小限にすること，
2. アルゴリズムの効率を最大限にすること（例，スーパーチューリングコンピュータ）[1910,3176]，および
3. 計算実行当たりの消費電力を最小限にすること。これは可逆計算の応用により実現される可能性のある目標である。

また，現状と計画上の達成目標に関する補正として，物理的事柄における情報密度を最大限にするよう考慮することも興味深い。

10.2.4.1 可逆コンピュータ

コンピュータは自由エネルギーを廃熱と数学的作業とに置き換えるためのエンジンと考えることができる[296]。コンピュータ理論の初期のパイオニア達[1984,1985]は，コンピュータによる二進法計算の各段階では T＝310K で約 kTln（2）≒3zJ/ビットの最小エネルギー消費が必要となると考えた。1961 年，R. Landauer[1986]は，廃熱を生じるのは計算それ自体ではなく，情報の消去であると主張した。現在では，コンピュータは原則として kT というエネルギーを放散するごとに，任意に大量の信頼に足る計算を行いうることが知られている[296]。Landauer の洞察に続き，Fredkin と Toffoli[1987]は，理論的にエネルギー放散ゼロおよび誤差ゼロで有限速度の計算が可能な，理想的な「バリスティックコンピュータ」を提唱した。より現実的な種類のモデルは「ブラウン運動コンピュータ」[296]であり，熱ノイズがシステムの素子を押しやり，コンピュータのコンフィギュレーション空間の利用可能部位全体にランダムウォークさせるというものである。これらのモデルでは，速度ゼロという限界においてのみエネルギー放散がゼロに近づく。バリスティックコンピュータとブラウン運動コンピュータの双方が必須要件としているのは，すべてのコンピュータは論理的に可逆性であり，不可逆的なビット消失はなく，また論理的先行値が 2 つ以上存在する機械状態はないということ，すなわち，出力から独自に入力を特定することができるということである[10]。

可逆コンピュータのシンプルな形は，取り消しのカスケードである[10,296,1743]。取り消しのカスケードにおいてはすべての入力と，ある結論に至るまでのすべての中間状態が計算の過程において保持される。計算完了後には最終結果が出力レジスタにコピーされるが，この際，最終結果のコピーを出力レジスタに保持するためのビット数のみが不可逆的に消去される必要があり，これには消去されるビット当たり kT ln（2）以上の消費はない。このため計算はどの段階でも可逆的であり，本来の入力を保持しながら最終結果に至る。可逆性の各段階がゆっくり行われるほど，散逸される可能性のあるエネルギーは少なくなる（しかし計算に要する時間は長くなる）。取り消しの AND ゲート，加算器，移動装置，およびプログラム可能な論理アレイのシェーマが公表されており[1743]，1998 年には最新の RISC 装置に基づく可逆プロセッサのデザインが行われつつある[1994]。可逆性を考慮することなく完成された通常のコンピュータ装置は，ゲート周期当たり 0.1～1 ビットの消去を実行する可能性がある。これに対し取り消しコンピュータはゲート周期当たりの消去が平均 10^{-4} ビット未満かもしれない[1743]。可逆的部分の計算途上において，Drexler の典型例であるロッド論理デザイン（10.2.1 項）では，ゲート周期当たりの室温でのエネルギー放散を「古典的な」最小値である約 0.7kT から約 0.003kT まで低減させる取り消しカスケードが採用されている。遅い動作の限界において，組み合わせのロッド論理系で同定されているすべてのエネルギー放散機序はゼロに近づく[10]。Tour-Seminaril の静電場スイッチは，室温でゲート周期当たり約 10^{-5}kT を達成する可能性がある。低温ヘリカル論理（10.2.2.3 項）はゲート周期当たり約 10^{-7}kT を達成す

るかもしれない。Feynman[1996]は，可逆コンピュータが要する最小自由エネルギーを計算におけるステップの複雑性や数とは無関係なものにすることが可能であること，ならびに出力回答のビット当たり kT 程度まで小さくなる可能性のあることを述べている。

J. S. Hall[1743]は，効率的なナノコンピュータにとって基本となる 2 つのデザイン規則を示唆している。

1. 消去するビット数を可能な限り少なくすること，および
2. 演算におけるエントロピーの喪失をなくし，ビットを消去しないようにすること。

可逆的計算に関する多くのレビューが公表されている[296,713,1097,1743,1988,1989]。

10.2.4.2　量子コンピュータ

デジタルコンピュータが個別の情報単位を処理すると，データ配列がバイナリ数字，すなわちビットとして蓄積される。すべての 2 相性物理系（例，半導体回路における高温または低温）はこのようなビットの代用となりうる。同様に，量子コンピュータであればデータの蓄積に原子または分子系の量子状態を用いるであろう。例えば，水素原子の状態を割り付け，水素のある状態に相当する波動関数がデータのあるデータのビットを表すようにすることが可能であろう。原子にレーザ光をあてれば，電子状態間の遷移を誘導し，データ処理の引き金となるであろう。

しかしながら，量子システムは重ね合わせとして知られているある特有の現象を呈し，いくつかの個別の状態が単一の物理系により一度に処理される可能性がある。これは多数の異なる倍音で構成されている単一の音の音楽的効果のようなものである[1259]。重ね合わせにより，量子系は通常のコンピュータよりかなり強力なものとなる可能性がある。2 つ以上の状態を保持することができるため，量子ビット，すなわちキュービットは同時に多数のビットデータを混成して収容することができる。N キュービットの重ね合わせでは，2^N のバイナリ数字を収容できる。これらの混成物に対する操作は大規模にパラレルであり，多数の計算を同時に効果的に行うことができる。例えば，相の重ね合わせにおいて，ある原子と相互作用する光子は，重ね合わせ内のすべての相を推進させ，当初の状態に対するすべての解に相当する別の重ね合わせを生み出す。通常のコンピュータより優れている点は，単に直線的であるのではなく，指数関数的であることである。従来のプロセッサは 64 ビットの数字を連続的に操作するが，64 キュービットの量子コンピュータは 2^{64}（約 10^{19}）のバイナリ値全体を同時に操作するであろう。N キュービットの量子コンピュータはリアルタイムで N 個の身体系をモデル化できる可能性がある[6]。対照的に，そうしたシミュレーションを行うために従来のコンピュータが必要とする演算の数は，身体の数とともに指数関数的に増加する。

1980 年代初頭以来，量子計算に関する理論的な関心が急速に進展してきた[6,1996-2004,2013]。多数のグループが量子コンピュータ構造のデザインや，物理的量子ゲートとデバイスの構築を開始している。1995 年には NIST のあるグループが，ラジオ周波数トラップ内で冷却したベリリウムイオンから 2 キュービットの制御下 NOT ゲートを作製した[2005]。一方，フランスのグループは，セシウム原子状態を制御するために量子の空洞にトラップした単一光子を使用した[2006]。1999 年には，液体ヘリウム上を浮遊する電子を用いたアナログ量子コンピュータに関する実験が始まった[3276]。別のグループは NMR 法を用いた研究を行い[2007,2008,2014]，データを電子の状態ではなく，撹乱の影響を受けにくい核スピンに収蔵している[2002]。光子と水素原子における電子スピンとの共鳴効果から AND ゲートや NOT ゲート，ならびに NAND ゲートを作製することが可能であり，これに基づきすべてのブール関数コンピュータを作製することができる。ある重ね合わせにおける数千の電子状態の振幅をコード化することにより，大量のデータを単一原子上に書き込むことが可能であると提唱されている（10.2.4.3 項）。ある種のエラー補正手順が発見され[2003]，実験的に証明された[2141]ことも，もう 1 つの重要な突破口となった。従来のデバイスとは異なり，キュービットが正しい状態にあることを単純にチェックすることはできない。なぜなら，特定の操作がコヒーレンスを破壊するからである。しかしながら Shor[2009]は，数キュービットからなるシステムの 1 つのビットを駄目にしたとしても，信頼性をもって情報を収容したり，読み出したりすることが可能であることを証明した。また，計算プロセスそれ自体の途中でエラーの補正を適用することもできることが明らかにされている[2010]。これにより，多様なキュービットシステムにつながる扉が開かれた。1998 年までに 2 つのグループが 4 ビットの足し算をすでに実現し，1 つのグループ

からは 2 キュービットのデバイスが明らかにされた[2329]。量子ゲーム理論も検討されている[2867]。

10.2.4.3 Bekenstein-Bounded コンピュータ

ある有界領域において起こりうる量子状態の数に関する基本的な上限値（例，ある有界領域でコードされ得るビット数の最大値）は，Bekenstein Bound[1990]によって次のように得られる。

$$I_{Bek} = \frac{2\pi E R}{\hbar c \ln(2)} \quad \text{(bits)} \qquad ［式 10.10］$$

これはエネルギー$E = mc^2$を含有する半径 R の球体領域内での値であり，ここで m は内包される重量，$c = 3 \times 10^8$m/s（光速），$\hbar = h/2\pi$ で $h = 6.63 \times 10^{-34}$J-s（プランクの定数）である。最大処理速度 $\dot{I}$ は，ある位相遷移に要する最小時間による限界があるが，これは光が半径 R の領域を通過するのに要する時間を下回ることはない。すなわち次のような値になる。

$$\dot{I}_{Bek} = \frac{\pi E}{\hbar \ln(2)} \quad \text{(bits/sec)} \qquad ［式 10.11］$$

したがって理論的には，重さ $m = 2 \times 10^{-26}$kg で半径 R ≒ 0.15nm の単一炭素原子の場合，最大 $I_{Bek} \fallingdotseq 10^8$ ビットまでを認識することが可能であり，至適にデザインされた量子コンピュータでは最大 $\dot{I}_{Bek} \fallingdotseq 10^{26}$ ビット/s で情報を処理することができる。重さ約 10^{-15}kg の $1\mu m^3$ のコンピュータでは，最大収容能力 $I_{Bek} \fallingdotseq 10^{22}$ ビット，最大処理速度 $\dot{I}_{Bek} \fallingdotseq 10^{37}$ ビット/s となる。これらの値は最小上限値ではない。Schiffer と Bekenstein[1991]は，Beckenstein Bound のため少なくとも 100 倍程度は I および $\dot{I}$ が過剰に推計されるであろうと述べている。しかし Likharev[1992]と Margolus および Levitin[2319]は，同様の限界値を算出している。1998 年の時点で提唱されている可逆量子コンピュータシステムの性能は，Bekenstein Bound よりかなり劣ると思われる[1993,1994]。

10.2.5 計算専用器官

制御や情報処理，あるいはデータ収蔵に特化した人工ナノ構造器官をヒトの体内に永続的に埋め込むことは可能と思われる。そうした器官は，使用者からのアクセスが可能な計算基地となったり，あるいはエネルギー（6.4.4 項），コミュニケーション（7.3.4 項），ナビゲーション（8.3.6 項），クロノメータ（10.1.4 項）などのシステムを含む生体内医療用ナノロボットや，その他の専用ナノ器官の活動の協調させたり制御する（時には組み込んだり）する際の補助となるかもしれない。また計算器官は，個人的な医療記録や経験の記録[2958,2959]，カスタマイズされたカレンダーや個人的なデータバンク，あるいは通信の暗号化とセキュリティーインターフェイスなどを含め，埋め込まれたデータの貯蔵庫（ライブラリノジュール）となる可能性もある。

1998 年，蜜蜂に取り付けたり[3727]，家畜やペットの皮下に埋め込むマイクロチップに，読み取り器をその動物にかざせば再生可能な所有者/住所情報が内臓されていた（例，Pet Trac，製造元 A.V.I.D. Identification Systems 社，Norco，カリフォルニア）。個別の牛の識別番号を内蔵した読み取り専用マイクロチップは，耐酸性の磁器に封入し，生後 10 日の動物の胃内に挿入されている。これらのチップは手持ちサイズのコンピュータや据え付け型読み取り器によって読み取られる。チップを 1 個 6 ドルで販売している Searwell Data 社では，酪農家が家畜の群れの動きを離れた場所から追跡できるように，GPS 通信対応型チップにすることを計画した[3037]。Peter Cochrane[2958]は，ある同僚（Kavin Warwick）が自らの皮下にコンピューターチップを埋め込み[3324]，医療記録や銀行口座，パスポート番号などの個人情報を組み込んでいると述べている。また未確認の噂ではあるが，「富裕層や有名人」用の誘拐予防策として Gen-Etics 社が 7,500 ドルで販売している Sky-Eye という皮下埋め込み式で生体発電型（4mA）の $16mm^2$ の発信器は，衛星による検出が可能な個人追跡シグナルを発信するといわれている[3702]。

10.3 圧の収蔵と安定化

生理学的な気体輸送機能[1400]（第 22 章および 26 章）や緊急反応機能（第 24 章）を実行しなければならないナノロボット，あるいは搭載したエネルギーシステムに気体を用いるデバイス（第 6 章），搭載した材料の処理に気相化学物質を必要とするデバイス（第 19 章）などにとって，高圧気体の収蔵は有用である。高圧気体はヒトの身体からデバイスの排出を促進させるための浮力の維持に有用であり（10.3.6 項），毒性のある生体化合物や細菌毒素の不活性化にも利用できる可能性がある（**表 10.3**）。ナノデバイス内部の秩序ある環境 10 を維持しながら，真空状態を作り出し，維持する性能が必要である（10.3.5 項）。この性能は変性バンパー（5.4 項）や浮力制御にも有用な可能性がある。

10.3.1　液体貯蔵タンクの大きさ

ある容器が高圧の液体を収蔵する能力は，バルブとパイプ系の破断強度，およびタンク壁の引っ張り強度により決まる。垂直方向の正常圧のみを伝播する対称構造の外殻には，応力外皮構造やうねりデザインのいずれかを用いればよい。応力外皮構造では同じ材料が両方向の圧力を伝播し，二次的なひずみや屈曲負荷に対する統合された抵抗が存在することから，より効率がよい[2023]。応力外皮構造の球形圧力容器が半径R，壁材料の密度ρ_{wall}，および作動応力σ_wにおいて，圧較差p_{fluid}で液体を内包する場合，求められる壁厚t_{wall}は次の式で得られる[2023]。

$$t_{wall} = \frac{p_{fluid}\,R}{2\,(\sigma_w - g\,\rho_{wall}\,R)} \qquad [式 10.12]$$

ここで$g = 9.81 m/s^2$（重力加速度）である。最も巨大なマクロスケールのタンクを除くと，すべての場合に分母の第2項は無視しうる値であるため，ミクロスケールの球形タンクが破裂することなく耐えることのできる最大圧較差は次のようになる。

$$p_{max\,sph} = \frac{2\,t_{wall}\,\sigma_w}{R} \qquad [式 10.13]$$

したがって，半径$R = 1 \mu m$のタンクが厚さ$t_{wall} = 5nm$（約30個の炭素原子），作動応力$\sigma_w = 10^{10} N/m^2$（ダイヤモンドの破断強度の約0.2倍。**表9.3**）のダイヤモンド型の壁を有する場合，最大圧較差$p_{maxsph} = 1000$気圧までの液体を貯蔵しうる。t_{wall}がRより十分に小さい場合，空のタンクの重量は$M_{tank} \fallingdotseq 4\pi\,\rho_{wall}\,t_{wall}\,R^2 = (4\pi\,\rho_{wall}/2\,\sigma_w)\,p_{maxsph}\,R^3$となる。欠陥のない炭素のみの壁（厚さ$t_{wall} \fallingdotseq 0.34nm$）を有する球形フラーレンナノタンクに$p_{maxsph} \fallingdotseq 1000$気圧の圧較差がかかる場合，Rが67nm程度以下でなければタンクは破裂する。

同様に，半径Rの円筒やパイプの場合は次のようになる。

$$p_{max\,cyl} = \frac{t_{wall}\,\sigma_w}{R} \qquad [式 10.14]$$

半球の蓋をした円筒型タンクを破裂するまで加圧した場合，$p_{maxsph} = 2\,p_{maxcyl}$であるため，通常，末端が吹き飛ぶ前に側壁が裂ける。ヤング係数E，内径R，壁厚t_{wall}の円筒型チューブに圧較差p_{cyl}をもたらした場合の壁応力は約$p_{cyl}\,R/t_{wall}$であり[362]，壁のひずみは$S \fallingdotseq p_{cyl}\,R/t_{wall}\,E$となる。したがって，半径$R = 20nm$，$t_{wall} \fallingdotseq 0.2nm$，および$E \fallingdotseq 10^{12} N/m^2$の単一壁のカーボンナノチューブに$p_{cyl} = 1000$気圧の圧較差をかけた場合，$S \fallingdotseq 1\%$で伸張する（比較例を挙げると，炭酸飲料用のアルミニウム缶は約2気圧，ビール缶は約1気圧の圧がかかっている）[3703]。

経線方向の小さな半径rと大きな円周（輪の方向）半径Rを有するトロイド（ドーナツ）形タンクの場合，経線方向（$p_{max\,merid}$）と円周方向（$p_{max\,hoop}$）における最大圧は次のようになる[2023]。

$$p_{max\,merid} = \frac{t_{wall}\,\sigma_w}{r} \qquad [式 10.15]$$

$$p_{max\,hoop} = \frac{2\,t_{wall}\,\sigma_w}{r} \qquad [式 10.16]$$

したがって，圧が上昇するとトロイド形タンクは最初に経線方向に破断し，キャップをはめたシリンダーにかなり似ている。

球形の圧力容器は最も効率がよい。球形タンク内に理想的な気体圧（10.3.2項）で内包しうる気体の最大重量は$M_{gas} \fallingdotseq (4\pi\,N_A\,m_{gas}/3\,R_{gas}\,T_{gas})\,p_{max}\,R^3$であり，ここで$N_A = 6.023 \times 10^{23}$分子/mol（アボガドロ数），$m_{gas}$は気体分子当たりの重量，$R_{gas} = 8.31 J/mol \cdot K$（気体定数），$T_{gas}$は気体温度である。したがって，与えられた圧における構造体重量に対する気体重量の比率（M_{gas}/M_{tank}）は一定であり，タンクの大きさに依存しない。この比率は最大圧負荷時に最大値に達する。この最大値はタンクの大きさと選択した最大圧（理想的な気体の範囲内で）の双方に依存しない。特に$T_{gas} = 310K$の温度で，気体窒素分子（$m_{gas} = 4.65 \times 10^{-26} kg$/分子）の場合，$M_{gas}/M_{tank} \fallingdotseq 2\,\sigma_w\,N_A\,m_{gas}/3\,R_{gas}\,T_{gas}\,\rho_{wall} \fallingdotseq 21$が蓄積される。すなわち，このタンクはその重量の最大21倍の気体を収容しうる。

その他の重要なマイクロタンクのデザインにおける制約事項としては，拡散漏出と容器の可燃性（10.3.4項），高温でのタンク素材の蒸気圧（10.3.5項），充填と放出操作中の熱周期（5.3.3項），機械的圧迫に対する抵抗性，および音響学的共鳴に対する感受性がある（例，$r_{sph} \fallingdotseq 1 \mu m$の空洞をもつダイヤモンド型球体の自然周波数は，ほぼ$v_{sound}/r_{sph} \fallingdotseq 20GHz$であり，幸いなことにナノ医療に有用なほとんどの周波数よりかなり高い）。

10.3.2 ファンデルワールス式

気体の圧縮性は，よく知られている理想気体の法則により最も単純に記述される。

$$p_{gas} V_{gas} = n R_{gas} T_{gas} \qquad [式 10.17]$$

ここで p_{gas}，V_{gas} および n は，それぞれ気体の圧力，体積およびモル数である。しかしながら，すべての現実の気体は STP であっても，理想気体の法則からはある程度の逸脱を示す。ほとんどの現実気体は低比重で数パーセント内までは理想気体の法則に従う。これは，低圧（例，1 気圧程度以下）およびその凝固点より十分に高い温度の場合である。高圧の現実気体の場合，最終的な分子体積と分子間引力が理想気体の法則からの重大な逸脱を生じさせる。1873 年，J. D. vander Waals は，現実気体について観察される挙動を中等度の正確性で再現する状態について，経験的な等式を導き出した（その後，適切な推論を用いた統計力学から導かれた [1031]）。

$$\left(p_{gas} + \frac{A n^2}{V_{gas}^2}\right)\left(V_{gas} - B n\right) = n R_{gas} T_{gas} \qquad [式 10.18]$$

この A は分子間引力の測定値，B は最終的な分子体積の測定値である。多様な気体について，ファンデルワールスの気体「定数」の値を**表 10.1** に示すが，これらは温度とともにわずかに変動することが知られている。それでも通常用いられるいくつかの数式の中で式 10.18 は現実気体の挙動を表す唯一のものであり，使用や解釈が最も簡便である。ファンデルワールスの式は，気体が液体になるほど低い温度とモル容積においても，やはり近似値にすぎない [1031]。絶対温度 T_{crit} は気体と液体がどのような圧でも個別の状態として存在しうる温度であるが，これは $T_{crit} = 8\ c_1\ A/27\ B\ R_{gas}$ で近似され，ここで $c_1 = 1.01 \times 10^5 J/m^3$-気圧，$R_{gas} = 8.31$J/mol-K，絶対圧 $p_{crit} = A/27\ B^2$ である [390]。例えば水の場合，$T_{crit} = 647.3$K および $p_{crit} = 218.3$ 気圧 [763] を超える温度と圧力では，気相と液相が判別不可能となる。

純粋な液体の沸点と圧力との関係は次の近似式で表される [2036]。

$$\ln\left(\frac{p_2}{p_1}\right) = \frac{\Delta H_{vap}}{R_{gas}}\left(\frac{1}{T_1} - \frac{1}{T_2}\right) \qquad [式 10.19]$$

ここで T_1 および T_2 は，それぞれ圧力 p_1 および p_2 における沸点（単位 K）である。ΔH_{vap} はその液体の気化のモル熱であり（**表 10.8**），$R_{gas} = 8.31$J/mol-K である。（この式では，T_1 から T_2 の範囲の温度では ΔH_{vap} が一定であると仮定している）。水について $T_1 = 373.16$K，$\Delta H_{vap} = 40{,}690$J/mol，$p_1 = 1$ 気圧とすると，$p_2 = 6.4$ 気圧で沸点は $T_2 = 435$K まで上昇する。また沸点は溶質の存在によっても変化する（10.5.3 項）。

表 10.2 には温度 $T_{gas} = 310$K において多様な圧で保持される気体貯蔵容器内で達成される分子数密度を示す。1000 気圧までは気体分子内包密度に著明な（ほぼ直線的な）増加があり，10,000 気圧までは軽度に（非直線的に）増加し，100,000 気圧を超えると密度が液体または固体相の限界値に達するため，著明な増加はないことに注意を要する。**表 10.2** には理想気体の法則を用いて算出した圧がファンデルワールスの式を用いて算出した圧とは異なり，その差が 100 気圧では約 5%，1000 気圧で約 50%になることも示す*。

初期のある経験から，カーボンナノチューブ内には，約 1300 気圧で室温の気体を安定的にトラップしうることが実証された（10.3.4 項）[1169]。単一壁カーボンナノチューブに重量にして最大 5～10%までトラップした水素ガス [2024]，および約 600 気圧のアルゴンガス [2034] を収蔵する実験が行われている。

10.3.3 圧により変化する物理的特性

ナノ医療システムに関係する可能性のある物理的特性は圧力により多様な変化を呈するが，本稿ではそれらについて短く述べることしかできない。**図 10.11** に水の場合を示すように，最もよく知られているのは位相変化であろう [2039,2040]。気圧が 1 気圧から 2054 気圧まで上昇すると，水が液体でいられる温度は 273.2K から 251.2K（氷 I/III/水の三重点 [2962]）まで低下するが，その後，さらに気圧が上昇すると流動閾値温度が再び高くなり，異なる氷相が形成されることに注意されたい。D_2O も同様の挙動を示す [2960]。液状の純水に 310K（37℃）の一定温度で静止圧をかけると，約 11,500 気圧付近で液体から氷 VI の固体へと結晶化が起こる。水の場合とは異なり，ほとんどの物質は凝固時には収縮するため，通常，凝固点は圧力が高くなるほど上昇する。例えば，パラフィンワックスの融点は 1 気圧で 319.8K であるが，100 気圧では 323.1K に上昇する [1697]。

---

*比較として，自然界では海洋の最も深い部分（マリアナ海溝）において約 1000 気圧，また地殻-マントル界面（モホロビチッチ不連続面）では約 10,000 気圧，地球の核においては 364 万気圧，太陽の中心部では約 10^9 気圧が生じている。

表 10.1　ファンデルワールス方程式の気体定数[763]

気体分子	化学式	A (m^6-atm/$mole^2$)	B (m^3/mole)
酢酸	CH_3COOH	1.759×10^{-5}	1.068×10^{-4}
アセトン	$(CH_2)_2CO$	1.391×10^{-5}	9.940×10^{-5}
アセチレン	C_2H_2	4.390×10^{-6}	5.136×10^{-5}
アンモニア	NH_3	4.170×10^{-6}	3.707×10^{-5}
アルゴン	Ar	1.345×10^{-6}	3.219×10^{-5}
ベンゼン	C_6H_6	1.800×10^{-5}	1.154×10^{-4}
n-ブタン	C_4H_{10}	1.447×10^{-5}	1.226×10^{-4}
二酸化炭素	CO_2	3.592×10^{-6}	4.267×10^{-5}
一酸化炭素	CO	1.485×10^{-6}	3.985×10^{-5}
塩素	Cl_2	6.493×10^{-6}	5.622×10^{-5}
クロロホルム	$CHCl_3$	1.517×10^{-5}	1.022×10^{-4}
ジエチルエーテル	$(C_2H_5)_2O$	1.738×10^{-5}	1.344×10^{-4}
エタン	C_2H_6	5.489×10^{-6}	6.380×10^{-5}
エタノール	C_2H_5OH	1.202×10^{-5}	8.407×10^{-5}
エチレン	C_2H_4	4.471×10^{-6}	5.714×10^{-5}
ヘリウム	He	3.412×10^{-8}	2.370×10^{-5}
n-ヘキサン	C_6H_{14}	2.439×10^{-5}	1.735×10^{-4}
水素	H_2	2.444×10^{-7}	2.661×10^{-5}
塩化水素	HCl	3.667×10^{-6}	4.081×10^{-5}
メタン	CH_4	2.253×10^{-6}	4.278×10^{-5}
メタノール	CH_3OH	9.523×10^{-6}	6.702×10^{-5}
ナフタレン	$C_{10}H_8$	3.974×10^{-5}	1.937×10^{-4}
ネオン	Ne	2.107×10^{-7}	1.709×10^{-5}
一酸化窒素	NO	1.340×10^{-6}	2.789×10^{-5}
窒素	N_2	1.390×10^{-6}	3.913×10^{-5}
亜酸化窒素	N_2O	3.782×10^{-6}	4.415×10^{-5}
n-オクタン	C_8H_{18}	3.732×10^{-5}	2.368×10^{-4}
酸素	O_2	1.360×10^{-6}	3.183×10^{-5}
リン	P_4	5.294×10^{-5}	1.566×10^{-4}
プロパン	C_3H_8	8.664×10^{-6}	8.445×10^{-5}
水	H_2O	5.464×10^{-6}	3.049×10^{-5}

表 10.2　圧力容器に内包された気体分子：ファンデルワールス式を用いた 310K での分子数密度と圧との関係

圧負荷	m^3当たりの O_2分子	m^3当たりの CO_2分子	m^3当たりの N_2分子	m^3当たりの He 原子	理想気体の法則、m^3当たりの数
（固体）	268×10^{26}	214×10^{26}	221×10^{26}	---	---
（液体）	215×10^{26}	151×10^{26}	174×10^{26}	184×10^{26}	---
≧100,000 気圧	189×10^{26}	141×10^{26}	153×10^{26}	---	$23,700\times10^{26}$
10,000 気圧	177×10^{26}	134×10^{26}	145×10^{26}	---	2370×10^{26}
1000 気圧	126×10^{26}	111×10^{26}	106×10^{26}	123×10^{26}	237×10^{26}
100 気圧	25.5×10^{26}	68.9×10^{26}	24.5×10^{26}	21.7×10^{26}	23.7×10^{26}
10 気圧	2.38×10^{26}	2.47×10^{26}	2.38×10^{26}	2.34×10^{26}	2.37×10^{26}
1 気圧	0.237×10^{26}	0.238×10^{26}	0.237×10^{26}	0.237×10^{26}	0.237×10^{26}
0.1 気圧	0.0237×10^{26}	0.0237×10^{26}	0.0237×10^{26}	0.0237×10^{26}	0.0237×10^{26}
分子の重さ：	5.32×10^{-26} kg	7.31×10^{-26} kg	4.65×10^{-26} kg	6.64×10^{-27} kg	---

気体の二酸化炭素（CO_2）は，273K で 35 気圧に圧縮すると突然液化する。300K の場合，加圧された CO_2 は最大 4500 気圧程度まで液状を保ち，それより高圧になると固化する[2035]。ところが CO_2 の場合，T_{crit} = 304.2K である。そのため，この気体を T_{crit} より高い 310K（ヒトの体温）で圧力容器に入れると物理的特性が連続的に変化し，気体から液体へと縮合する徴候がみられなくなる。ただし，200 気圧を超えるとこの流体は液体 CO_2 様の挙動を示す[2036]。1800K で 400,000 気圧に圧縮した CO_2 は，半透明で石英様に伸展した共

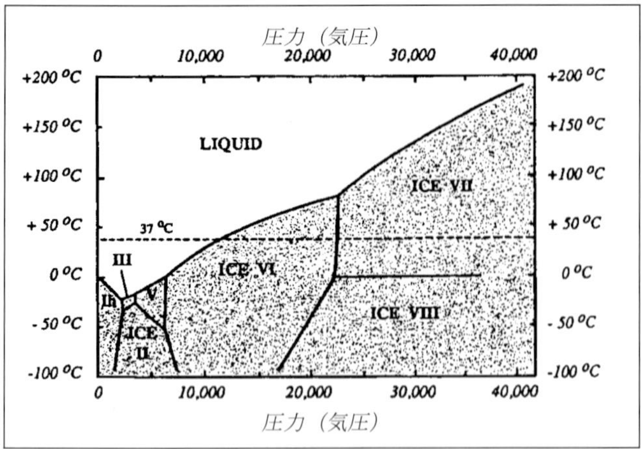

図 10.11　水と氷の位相図（安定相のみ）[2053,2054]

有結合性固体を形成し，この固体は10,000気圧を超える圧力では室温付近まで温度を低下させても準安定である[3181]。酸素（$T_{crit}=154.4K$），窒素（$T_{crit}=126.1K$），水素（$T_{crit}=33.3K$）およびヘリウム（$T_{crit}=5.3K$）など，ナノ医療に関係する他の気体も，310Kで圧力を上昇させた際には同様に気体/液体特性の連続的な進行を呈する。ヘリウムは 297K，115,000 気圧で約 $1000kg/m^3$ の結晶に固化する[2037]。室温のイソプロピルアルコールは約44,000気圧でガラス様状態に固化するが，4：1のメタノール/エタノール混液は最大 10^4,000 気圧まで液相を保持する[2051]。水素は298K，57,000気圧で固化し，$600kg/m^3$ の結晶となる[568]。300K，100,000気圧で約 $620kg/m^3$ の固体重水素は，100万気圧では約 $1400kg/m^3$ に圧縮される[2038]。

容器の壁の材料も圧力変化の影響を受ける。ダイヤモンド結晶は，約1773Kでは1気圧程度のわずかな圧力で可塑性の変形を呈するが，約1300Kの場合，ダイヤモンドを導管に流すには60,000気圧を超える圧力を要する[2041]。室温でのダイヤモンド{111}表面の{110}方向への圧縮は，約 880,000 気圧以上の圧力で陥入する。{001}表面の圧縮における陥入には，適用される負荷の方向に応じ，560,000～100万気圧を要する[1597]。無色のダイヤモンドは100万～170万気圧の間で淡褐色を帯びるが，これは結晶学的位相変化によるものであろう[2043]。炭素系に関する平行相の図からは，グラファイトは室温で20,000気圧ほどの低い圧力においてダイヤモンドへの変換を開始することが示唆されるが，第8族金属触媒を併用する市販のダイヤモンド生産においては，1600～2000Kで50,000～65,000気圧の圧力が用いられ[537,2042]，実験ではグラファイトが約180,000気圧の室温で透明（しかしダイヤモンドではない）相へと変換することが示されている[2856]。フラーレンも高圧では同素性変化を起こしやすい。C_{60}分子への非静水圧の圧縮は，約150,000気圧を超えるとダイヤモンドへの転換が誘導され[2044]，またバルクの C_{60} は50,000気圧で2つの異なる準安定構造（600～700Kでは面心立方晶，800～1100Kでは菱面体晶）に転換する[2045]。コンピュータシミュレーションからは，「アームチェア」型カーボンナノチューブが約 10^6 気圧に10年間ほど耐えうることが示唆されている[2957]。サファイアやルビー（主としてコランダムすなわち Al_2O_3）に関していえば，室温で175万気圧に圧縮したルビーのX線回折の研究において構造変換は認められなかったが[2046]，ルビーを1000K以上に加熱した同様の試験では，850,000気圧ほどの低い圧力で多形相転換が認められた[2047]。最後に，負の体積圧縮率というものは熱力学的にありえないことであるが，ニオブ酸ランタン結晶など，いくつかの物質は直線または平面的な負の圧縮性を示す。すなわち，これらの物質に静水圧を加えると，一方向または二方向に伸張する（ただし，体積は一定に保たれる）[1297]。

気体の液体への溶解度は圧力とともに著明に増加する（9.2.6 項）。しかし，液体中の結晶や液状物質の溶解度に対する圧力の影響は通常ごく小さく，溶液と組成物質の相対容積に依存することから，ルシャトリエの原理により予測できる[2048]。例えば，1気圧から1000気圧に圧力を上昇させても，298Kにおける塩化ナトリウムの水に対する溶解度は359g/Lから370g/Lまでしか増加しない[2036]。室温で約200気圧における液体 CO_2（310Kで約 $753kg/m^3$）は，数十年もの間，化学処理における毒性のない溶媒として使用されており，例えば General Foods 社が開発したコーヒーからのカフェイン抽出処理などに利用されている。液体 CO_2 における水性ミセルのマイクロエマルジョンは，通常，純粋な CO_2 には不溶性のタンパク質に対しても溶媒としての役割を拡大している[2049]。

高圧にはその他にも多くの作用がある。例えば，音速は一般に圧力上昇とともに増加する（例，ほぼ1気圧の水では約 0.25［m/s］/気圧まで増加。4.5.1 項）。また別の例として，超高度に圧縮された物質は金属性（導電性）状態に入る場合がある（例，室温のヨウ化セシウムは約115万気圧で金属になる[2052]）。

高圧は生物にも重大な影響を及ぼす[3218]。**表 10.3** の一覧からは，最も大きい生物細胞は1000気圧未満の圧力で障害されることが示唆される。小さな細胞やウイルスは数千気圧で失活する場合がある。抗原や毒素，酵素，その他のタンパク質は 10,000 気圧程度の圧力で失活または変性する [585]。（10.4.2.3 項も参照のこと）。2000 気圧以上での微生物の死は，細胞膜透過性の変化によるものと考えられる [3106]。さらに高い圧力では全体の体積減少に伴い非共有結合が破壊されたり形成されたりするため，タンパク質の変性が起こる [3107]。タンパク質，炭水化物，および核酸はその三次構造が非共有結合で形成されており，2000～10,000 気圧の間で構造変化を起こし，変性や凝固，ゼラチン化を生じる。純粋な物質における共有結合は通常，このような圧力で変化をこうむることはない [3106]。生体物質への不可逆的影響は，一般に 1000～2000 気圧以上の圧力で認められる [3106]。本項で述べたような超高圧がもたらす問題の多くは，ナノ医療物質の収納容器にかかる圧力を最大 1000 気圧程度までに制限して保存すれば回避可能である。

10.3.4　容器の漏れと可燃性

Drexler[10] は，0.3nm の均衡分割で向き合う面にバルブやガスケット，シール剤などを施した場合，ヘリウム以外のすべての原子や分子は圧上昇時にわずかな流体リーク率を呈するに違いないと推測している。300K のヘリウムの場合，約 10^{-5} 原子上部のヘッド圧（約 10^{20} 原子/m^3）に対するシールからのリーク速度は約 10^{-15} 原子/nm-s と推計されるが，1000 原子ヘッド圧（約 10^{28} 原子/m^3）程度では約 10^{-7} 原子/nm-s に上昇する [10]。したがって 1000 気圧では，1 個の He 原子を通過させる 100nm の長さをシールするまでの平均待機時間は約 10^5s（約 1 日）であり，1μm^3 で 1000 気圧の圧力容器に約 10^{10} 個のヘリウム原子が含まれるとすると，これは極めて緩徐なリーク速度である（**表 10.2**）。Li^+や Be^{++}などの陽イオンはヘリウム原子より半径が小さいため，理論的にはシールを通過するのがヘリウムより容易かもしれない。しかしこれらのイオンは溶媒環境以外において多数が認められることはまれである [10]。

気体の場合も圧力容器の壁への拡散によりリークする可能性がある。水素はすべての気体の中で拡散係数が最も高い（**表 3.3**）。高圧下の H_2は，粘土やゴムのような多孔質，あるいは石英やシリカにすら容易に拡散する。通常の金属には多数の欠陥や転位，結晶粒界があり，また石英ガラスにはヘリウムの著明な拡散が可能となるような不整な開口構造があるため，気体はこれらを通して拡散する可能性がある [10]。水素はニッケルやパラジウム，および白金類などの金属への溶解と拡散も可能である。例えば，Pd は 293K，1 気圧で約 900 倍容量の H_2を溶解するし，水素ガスの精製実験ではパラジウム合金膜への拡散法がしばしば用いられている。バルク金属への H_2の拡散は広く研究されている [2056,2057]。

しかしながら，ダイヤモンドやグラファイト，あるいはコランダムからなる欠陥のない圧力容器からの拡散によるリークは無視しうる程度に違いない。「気体が反応性を伴う変換を受けることなく，どの程度これらの金属を通過しうるかを解明することは困難である」[10]。原子状態の水素を自由空間からダイヤモンド内の最小エネルギー部位へ移動させるのに要するエネルギーは，熱の観点からありえず（約 800zJ 以上）[2055]，分子状態の水素ではこの必要エネルギーがさらに高くなる。室温で約 1300 気圧の気体 [1169]，および約 600 気圧のアルゴンガス [2034] は，カーボンナノチューブ内に安定的に保持されることが報告されており，コンピュータシミュレーションでも確認された [3212-3215]。またヘリウム原子は，最大 5eV 程度（約 800zJ）のエネルギーでもグラファイトシートを通過できない。水素を 10^6 気圧以上まで圧縮しても明らかなリークは起こらないというダイヤモンドアンビルの実験では，ルビー（コランダム）が広く使用されている [2043]。したがって，本質的にリークのない圧力容器を構築することは可能と思われる。ただし，1998 年までにダイヤモンド/サファイア界面に関するコンピュータ上の研究は行われていない（D. W. Brenner，個人的情報，1999）。必要なら，さらに安全のために，間隙にゲッター材を包含させるか真空状態にした二重壁構造を用いてもよい [10]。

圧縮した水素や酸素を充填したダイヤモンド製の顕微鏡的圧力容器は引火の可能性があり，爆発を起こす危険性さえある。しかしながら，化学エネルギーは L^3 のスケールの容積内に封じ込められるのに対し，爆発時の当該エネルギー（例，圧，熱，光）の放散は L^2 のスケールを持つ表面上で起こる。このため単位面積当たりのエネルギー放散（そして局所環境に対する爆発の相対的影響）は L^{-1} のスケールとなり，デバイスの大きさが小さいほど重大性が低下することを意味する（第 17 章）。例えば，1L のニトログリセリンは約 $10^8 J/m^2$ の爆発力を生じさせるが，1μm^3 の球形グリセリンの分解時には約 $10^3 J/m^2$ しか発生しない。

操作バルブからの熱は小さく，ダイヤモンド構造全体に迅速に伝播する。あらゆる構造や酸化物界面を有

表 10.3 高圧の生物学的作用と生化学的作用[585,3106,3112,3401]

生体物質	圧力（気圧）	超高圧による圧縮の帰結
細胞分裂：		
卵（Arbacia）	100-400	ゲル化した皮質細胞質の可逆的かつ進行性のゾル化
卵（環形動物，きょく皮動物，脊椎動物）	100-500	卵割阻害性の圧力，温度とともに上昇（5～30℃）
卵，多様な海洋生物	200-400	卵割の可逆的阻害
卵（ユムシ）	300-400	紡錘体と星状体の可逆的ゾル化。染色体の移動停止
卵（ウニ）	400	卵割によるくびれの可逆的消退，および皮質細胞質ゲルのゾル化
卵（回虫）	800	例外的に耐圧性。分裂は阻害されない
細胞生理：		
アメーバ集団増殖	136-340	重度の抑制。最大圧負荷後，1日以上で回復
繊毛運動	200-400	圧上昇に伴う運動周波数の可逆的増加
色素細胞の収縮（魚）	200-400	収縮相の可逆的抑制。高圧ほど全体的な抑制
原形質流動（*エロデア属*）	200-400	細胞質のゾル化。流動速度低下，400 気圧で停止。可逆的
原形質流動（*ベロミクサ属*）	200-400	原形質ゲルのゾル化。流動停止
アメーバ運動（*A. proteus*）	200-500	可逆的な原形質のゾル化。偽足の虚脱。運動停止
心拍（培養組織、カエル）	300	低温で遅延。高温で加速
細胞/組織：		
赤血球	500-3000	球形化
癌（Brown-Pearce 癌）	1000	耐性
ニワトリの心臓（胚組織）	1000-1850	その後の培養中の成長低下
肉腫移植（ラット）	1800	不活性化
癌（Brown-Pearce 癌）	1800	移植可能性の消失
赤血球	5000	分解
細菌/真菌：		
ブドウ球菌*属*および腸内細菌	3000	影響なし
炭疽菌	3000	部分的な毒性消失。増殖性細胞の死滅
レンサ球菌属	3000	死滅または増殖遅延
大腸菌	3800	10 分間曝露後に不活性化
酵母細胞	4000-6000	細胞質の沈殿または凝集後に死滅
細菌（多様な種）	5000	増殖性細胞の死滅
細菌芽胞	12,000	死滅
ウイルス：		
ラウス肉腫，ショープ乳頭腫	1800	腫瘍の発現遅延
ブドウ球菌バクテリオファージ	2000	不活性化
黄熱病（サル）	3000	わずかに弱毒化
ヘルペス（ウサギ）	3000	不活性化
タバコ壊死	3000-5000	不活性化
狂犬病（ウサギ）	4000	弱毒化
パピローマ肉腫濾過物	4000	腫瘍の発現なし
トリのペスト（トリのプラーク）	4000	不活性化するが抗原性は保持
手足口病	4000	不活性化
ワクシニア（ウサギ）	4500	不活性化
狂犬病（ウサギ）	5000	不活性化
バクテリオファージ（*B. megatherium*）	7000	不活性化
バクテリオファージ（*B. subtilis*、*B. typhosa*）	7000	不活性化
脳脊髄炎（ウサギ）	7000	不活性化
タバコモザイクウイルス	7500	不活性化。凝集
抗原/抗体：		
ツベルクリン，コブラ毒	13,500	破壊なし。致死性不変
ウマ破傷風抗毒素	13,500	ゲル化。部分的に不活性化
ジフテリア毒素	13,500	部分的破壊
破傷風毒素	13,500	著明な無毒化または不活性化
ジフテリア毒素	17,600	ほとんど破壊
酵素：		
リボヌクレオチドポリメラーゼ	6000	可逆的な活性低下
ペプシン，レニン	6000-7600	不活性化または著明な不活性化
キモトリプシノーゲン，トリプシン	7600	部分的に不活性化
アミラーゼ，リパーゼ，スクラーゼ	8000-15,000	一部は完全に、その他は部分的に不活性化
タンパク質：		
ゼラチン	2000	ゲル化の加速
ゼラチンゲル	3000	水分のしみ出し
ウマ血清グロブリン	3000-13,000	ゲル化
大豆タンパク質	4000	完全に凝集
卵アルブミン	5000	わずかに硬化
卵アルブミン	7000	完全に凝集
卵アルブミン	7500	変性と凝集。SH 基曝露
カルボキシヘモグロビン	9000	凝集
インスリン	10,000	凝集するが、生理学的不活性化なし

するコランダムは，実質的にデバイスの可燃性を消失させる。1000 気圧の純酸素ガスに接触するバルクダイヤモンドの場合でさえ，310K で厚さ約 0.17nm の単層の炭素原子を腐食させるために要する時間は，式 9.55 より大まかに 10^{11} 年と推計される。400K においても，原子層の腐食時間はやはり 400 年程度である。ナノデバイスに生じうる可燃性に関するさらなる論考は，第 17 章にゆずる。

10.3.5 真空ポンプと収蔵

ナノロボット内部に真空状態を確立し維持することが頻繁に必要となるであろう。真空封入シェルについては 9.5.3.3 項に短く記述し，通常の空気内では座屈不安定性のため十分な浮揚を得ることが不可能であることを明らかにした。しかしながら，真空保持が可能なナノスケールの気密室は驚くほど薄い壁で実現できる。最も単純なケースとして，内側半径 r_{tube}，壁厚 h_{tube}，ヤング率 $E = 1.05 \times 10^{12} N/m^2$，およびポアソン比 $c_{Poisson} \fallingdotseq 0.1$ の円筒シリンダー状ダイヤモンド型チューブを考えてみよう [10]。壁に加わる外圧が非常に高く，シリンダーが中性的不安定になる場合，楕円形のシリンダーに小さな変形が起こりうる。臨界座屈圧は次の式で得られる [361]。

$$p_{crit} = \frac{E\, h_{tube}^3}{4\, r_{tube}^3 (1 - c_{Poisson}^2)} \qquad \text{[式 10.20]}$$

通常の大気圧に囲まれた真空容器において $r_{tube} = 500nm$，p_{crit} がほぼ 1 気圧以下とすると，壁厚 h_{tube} が約 3.7nm 以上であれば座屈しない。そのような壁は置換した空気の約 60 倍の重さをもつ。

どのような速度で真空を確立することが可能であろうか。体積 $V_{box} = L_{box}{}^3 = 1\mu m^3$ で分子数密度 n_{gas} の気体を含有する立方体容器の真空化を考えてみる。壁には 6 つの分子ソーティング回転子（3.4.2 項）が埋め込まれ，面積 $A_{rotor} = 100nm^2$ の各回転子機構には面積 $A_{receptor} = 0.1nm^2$ の結合部位が 1 つ以上あり，それらを常に容器の内部に呈示している。容器の壁には $N_{rotor} = (6\, L_{box}{}^2 / A_{rotor}) = 60{,}000$ のソーティング回転子がある。壁に最も近く，熱速度 $v_{thermal}$（式 3.3）の気体分子は，1 つの平均自由路 λ_{gas}（式 9.23）を通って回転子機構に衝撃を与える。平均すると，$A_{rotor}/A_{receptor}$ 回の衝撃当たり 1 回が結合部位に衝突する。独立した $n_{encouner} = 10$ 回の衝突の後に，分子はようやく受容体に捕捉される。したがって，ある受容体が気体分子を細くするのに要する時間は $t_{bind} \fallingdotseq n_{encounter} \lambda_{gas} A_{rotor} / v_{thermal} A_{receptor}$ であり，容器の真空化に要する時間はおよそ次のようになる。

$$t_{vac} \sim \frac{n_{gas}\, V_{box}\, t_{bind}}{N_{rotor}} = \frac{n_{gas}\, n_{encounter}\, \lambda_{gas}\, L_{box}\, A_{rotor}^2}{6\, v_{thermal}\, A_{receptor}} \qquad \text{[式 10.21]}$$

1 気圧，310k では，$n_{gas} = 2.4 \times 10^{25}$ 分子/m^3（**表 10.2**），$\lambda_{gas} = 200nm$ である。圧が 0.2 気圧未満の場合，衝撃系においては $\lambda_{gas} \fallingdotseq L_{box}$ となる。310K の酸素で $\lambda_{gas} \fallingdotseq 1\mu m$，$v_{thermal} = 490m/s$ とすると，$t_{bind} \fallingdotseq 20\mu s$ となり，容器は $t_{vac} \fallingdotseq 10ms$ で真空化する。大気圧にあるマイクロスケールの容器の場合，t_{vac} はほぼ $L_{box}{}^2$ に比例することに注意されたい。

容器の壁材料は真空内に昇華し，固体が温度依存的な蒸気圧を呈するその蒸気と平衡を保つ。しかしながら，ナノロボットの構築に用いられるであろう素材の場合，この過程では，中等度の温度でごくわずかな漏出が起こる。真空体積 μm^3 当たり 1 つの壁材料原子という体積数密度は，約 $1\mu m^3$ の容器内で検出可能な混在量の最小値を表すが，これは 4×10^{-8} 気圧という混在粒子圧に等しい。この蒸気圧に達するためには，炭素は 2480K，アルミニウムは 1040K（液体），銀およびコランダム（例，ルビー，サファイア）は 800K まで加熱しなければならず，亜鉛（軟らかく，融点が低い金属）でさえ 500K への加熱が必要である [763]。310K の場合，容器壁の炭素の蒸気圧はわずか 10^{-116} 気圧程度であり，アルミニウムでは 10^{-39} 気圧，コランダムでは 10^{-19} 気圧，亜鉛では 10^{-16} 気圧程度である。多くの有機材料はもっと迅速に蒸発すなわち昇華する。0.001 気圧の蒸気圧で，エタノール（C_2H_5OH）は 241.9K 以上で蒸発するのに対し，水の氷では 253K，オクタン（C_8H_{18}）では 259.2K，フェノール（C_6H_5OH）では 313.1K であるが，典型的な脂肪酸のパルミチン酸（$CH_3(CH_2)_{14}COOH$）では 426.8K である [763]。厳密な真空に曝露された氷の表面は，134K では 6.5nm/日，152K では 1.4μm/日，183K では 1.2mm/日の速度で昇華する [2320]。

10.3.6 浮力制御とナノアフェレーシス

水性媒体中で作動する際に生じうるもう 1 つのデザイン上の問題は浮力であるが，これは重り（バラスト）の積み下ろしによって容易に制御できる。極端な例として，半径 500nm で壁厚 5nm のダイヤモンド型球体は，密度が約 100kg/m^3（内部を真空にした場合）から約 3000kg/m^3（ダイヤモンド型装置を密に詰め込んだ場合）までの範囲となる。ストークスの沈降の法則（式 3.10）にしたがってρ_{plasma} = 1025kg/m^3，310K での血漿の絶対粘度η_{plasma} = 1.1 × 10^{-3}kg/m・s とすると，これらの球体を血漿中に置いた場合，それぞれ局所の重力場に対して約 0.5μm/s で浮上するか，約 1μm/s で沈降するであろう。この速度範囲は細胞内遊泳速度（0.1～10μm/s。9.4.6 項）の下限付近の値であり，血流内遊泳速度の最大値（約 10,000μm/s。9.4.2.6 項）よりはるかに低い。したがって，生体内ナノロボットの日常的な運用においては，浮力制御が特に重大な役割を担うわけではないことが示唆される。一方，個々の赤血球（1100kg/m^3）と血漿の 310K での密度におけるわずかな差違は，それらを懸濁状態から沈降させるが，その速度は上記の値よりわずかに速く，ヘマトクリット値（血液中の赤血球の体積割合。通常，ヒトでは約 46%。9.4.1.2 項）および RBC 凝集の程度に応じ 1～3μm/s の範囲である。自由に浮遊する天然の赤血球をみると，そのような迅速な沈降速度でも障害になるとは思われない。したがって，自由浮遊する人工ナノロボットの場合も，通常の運行において能動的なバラスト管理は不要であろう。

ただし治療目的が完遂された際には，体内循環から人工デバイスが排出されることが望ましい。能動的なバラスト管理は血中からのナノロボットの排出過程において極めて有用な可能性があり，特に，それ自体に生体から退出する機序がない単純なデバイスの場合，有用性が高い（第 16 章）。血液をきれいにするためには，患者を血球アフェレーシスや血漿アフェレーシス装置などのアフェレーシス回路に似た特別の遠心分離装置につなぎ，血液を導入すればよい。ナノアフェレーシスにおいては音波発信機の作用により，通過するナノロボットが中性浮力を確立する。その他の血中固形成分は厳密な中性浮力を維持することができないため緩徐な遠心分離中に沈殿し，分離されて，装置の別のサイドで濾過された血漿に戻される。その間に，遠心分離が終わり，ナノロボット（ほとんどが懸濁している）以外の固体はほとんど含まない状態の血漿を簡単なフィルターに通せば，ナノロボットデバイスが残渣として除去される。その後，濾過後の血漿と遠心分離した固形成分とを合わせれば，害なく患者の体内に戻すことができる。

10.4 殺細胞と殺ウイルス

ナノ医学的治療では，しばしば細胞の修復や置換が目標とされる（第 21 章）。しかしながら医療用ナノロボットには，外来ウイルスや病原性細菌，原生動物（原虫），あるいは後生動物寄生体などの破壊が期待される場合も多いであろう。また局所で過剰に増殖した本来のヒト組織細胞，重大な病原性や奇形性などの望ましくない性質を帯びたり発現した細胞，あるいは効果的な修復が不可能なほど重大な損傷を受けた細胞などを除去することが必要となるかもしれない。

不要な細胞を人体から除去するために用いられるナノ医学的殺細胞の手段には，少なくとも 2 つの分類がある。第一の分類は生化学的方法（10.4.1 項）と命名することができる。これには施行を完了するまでに数時間から数日を要するような方法が含まれ，その信頼性は許容可能レベルである。生化学的方法は施行に際して極端に高度な技術が必須というわけではない。これはナノ医療デバイスの開発初期においては重要な点である。第二の方法は機械的方法（10.4.2 項）と命名することができる。これは数秒から数分内での施行完了が可能で，極めて高い信頼性が要求される方法であるが，より高度なナノレベルの機序が関係することから，成熟したナノ医療技術環境でなければ利用不可能かもしれない。

10.4.1 生化学的な殺細胞と殺ウイルス

生化学的殺細胞とは，細胞に「自然」ではあるがおそらく高度に加速された死をもたらすような生化学的，細胞化学的その他の手段を用い，病原性細胞を死滅させることを意味する。ある細胞の代謝や正常反応機序に負荷を与える薬剤や一連の条件は，アポトーシス，すなわちプログラム細胞死のプロセスを惹起する可能性があるが，この負荷のレベルが極めて重要である[2060]。

鋭敏な pH 変化や強度の毒性（10.4.1.4 項），あるいは高周波振動[2061]などの高度の負荷レベルでは，細胞が瞬時に壊死により死滅する可能性があるが[2291,2292]，その主な原因は細胞が刺激に反応する時間がないためである。壊死性細胞死の場合，壊死した細胞の膨潤や溶解に伴う細胞デブリに近隣細胞が曝露される。これはさらに広範な傷害を引き起こしかねない事象であり，ナノ医療の状況では可能な限り回避すべき過程である。

中等度レベルの負荷では，細胞は障害を受けるが死滅することはないため，細胞固有の自殺プログラムが活性化する時間的余裕がある [2060]。死んだ細胞の内容物は貪食作用により除去されるまで密閉された小胞内に保持される。このような細胞死は，制御された，組織に優しい死に方といえる。

環境からの低レベルの負荷に対する細胞反応の一例として，熱ショックタンパク質の産生開始がある。このタンパク質は，主として熱その他の有害作用により傷害されたタンパク質の折りたたみ状態の回復を促進させ，負荷がなくなるまで細胞を延命させるよう作用する [2060]。同様に，UV 照射は DNA 損傷反応を活性化し，細胞の飢餓状態はプロテオソームタンパク－回収反応を活性化する。また，糖質コルチコイドはあらゆる非必須機能を排除する反応を活性化させるかもしれない。

当然ながら，一定の負荷閾値を超え，もはや生存不可能とみなされた場合には，アポトーシスによる細胞死が起こる。ナノ医療における生物－細胞殺傷法としては，アポトーシス的方法（10.4.1.1 項），あるいはこれと機能的に等しい貪食誘導（10.4.1.2 項）や細胞分裂停止（10.4.1.3 項）などの方法による細胞処理を探求すべきである。

10.4.1.1　アポトーシス

地球上のすべての多細胞生物のすべての有核細胞は，進化論的に保存されてきた自己破壊機序を保有していると考えられ，その機序はプログラム細胞死，細胞自殺，あるいは単にアポトーシスと称されている。細胞死に関する報告は一世紀以上前から文献上に散見される（そして初期には信じられていなかった）が，1980 年代および 1990 年代初頭の細胞化学における進展がアポトーシスに対する関心を爆発的に刺激した。これにより 1989～1994 年の間には約 2500 報の論文が [2062]，また 1994～1998 年には約 20,000 報もの論文が発表されている [2065]。

アポトーシスとは厳密にはどのようなものであろうか。プログラム細胞死とは，遺伝子的に決まるいくつかのステップからなる，あるプログラム済み細胞内カスケードの帰結である。アポトーシスの際，有核細胞は自らの DNA を分解し，その内容物をばらばらにして，細胞膜にくるまれた小胞内に閉じ込める。その後にこの小胞を除去するため，炎症が起こることはない。動物は外来細胞やウイルス感染細胞，その他の危険な細胞を排除するためにアポトーシスを利用する [2075]。

アポトーシスは後生動物の発生とホメオスタシスの双方において重要な役割を担う。アポトーシスによる細胞死は，形態形成やシナプス形成途上にある発生過程の胚において，また皮膚や腸管，および免疫反応の終末における組織代謝回転途上の成熟動物において起こる。一部の組織では，細胞死と細胞増殖が緊密に結びつくことにより，成熟した生命体の保存と至適な機能発現に不可欠な新鮮細胞の消長が一定の制御下に確保される [2065]。そのような組織には，主として上皮組織や重度に傷害された肝組織，ならびに生殖機能に関与する細胞類など，内外の環境にさらされる細胞が含まれる。

アポトーシスには特別な機構が必要である。この機構の中心的要素は不可逆的なタンパク質分解系であり，「システイン含有アスパラギン酸特異的プロテアーゼ（cysteine-containing aspartate-specific protease）」から現在では「カスパーゼ（caspase）」と称されているタンパク質切断酵素ファミリーが関与する（ICE またはインターロイキン 1β変換酵素としても知られている）。カスパーゼ類は 30～50kD の酵素前駆体として発現し，NH_2 末端ドメイン，約 20kD の大きなサブユニット，および約 10kD の小さなサブユニットを有している [2068]。これらの酵素はアポトーシス促進性シグナルに対する反応として惹起されるカスケードに関与し，一連のタンパク質に開裂をもたらし，最終的に細胞を順序よく分解させる [2068]。

そのような複雑なタンパク質溶解系には，調節性のタンパク質分解酵素，補助因子，フィードバック，および個々のエフェクター酵素の活性制御にかかわる「しきい」類が複雑に関与し，この個々の酵素がプロセス全体の機能を実行することになる [2071]。このような系はエフェクター酵素を不活性型として保持するが，適切な誘導因子がわずかな量でもあれば，それらに対する反応として大量の酵素を迅速に活性化する [2068]。正常時には細胞環境からの生存シグナルや細胞内完全性に関するセンサが作動し，細胞のアポトーシス機構を常時監視している。

4 種のイベントが有核細胞内の自殺カスケードを惹起しうる [2069]。まず，ある細胞がその周辺との正常な接触を失うか，または修復不可能な内部損傷を受けた場合，その細胞はアポトーシスを開始する。第二に，細胞分裂周期の促進と減衰に作用する矛盾するシグナルを同時に受けた細胞は，やはりアポトーシスを起こす [2074]。第三に，免疫系が個々の細胞を能動的に自己破壊へと向かわせる場合があり,「指示的」アポトーシスと称される[2076-2078]。第四に，おそらくアポトーシス全体の中で大部分は妊娠と発生の過程で生じている。これは生体構造形成の調節に関与する外部シグナル分子に対する反応として，または十分量の分子シグナル勾配の欠如に対する反応として起こると思われる。

細胞死受容体[2069](特定の細胞死関連リガンドによって開始されるアポトーシスシグナルを伝達する細胞表面受容体）は指示的アポトーシスにおいて中心的な役割を担う。細胞死受容体はリガンド結合から数秒以内に細胞死カスケードを活性化し，数時間以内にはその細胞にアポトーシス死をもたらしうる[2069]。細胞死受容体は腫瘍壊死因子（TNF）受容体遺伝子スーパーファミリーの一員である。(TNF は主として感染に対する反応として，活性化マクロファージや T 細胞により産生される[2079])。細胞死受容体には「細胞死ドメイン」と命名された，ある相同の細胞質内配列が含まれている[2080,2081]。細胞死ドメインは細胞死受容体を細胞のアポトーシス機構と連動させる機能を有し，またアポトーシスとは異なる機能やアポトーシスに逆行する機能までも媒介しうる[2069]。1998 年の時点で最もよく特徴が明らかにされている細胞死受容体は CD95（別名 Fas[2066] または Apo1）および CD120a（別名 TNFR1，腫瘍壊死因子受容体 1，または p55）であるが，そのほかに CAR1，細胞死受容体 3（DR3，別名 Apo3，WSL-1，TRAMP，LARD），DR4，および DR5（別名 Apo2，TRAIL-R2，TRICK-2，KILLER）も知られている[2069]。

あるカスパーゼカスケードの引き金が引かれた際，最初に起こるのは生きた細胞をアポトーシスから保護するように作用するタンパク質の不活性化である[2068]。これが達成されると，次にカスパーゼは細胞構造の直接的な分解を開始する。1 つの例は核基底層の破壊である（8.5.4.3 項）。これは染色質の編成に関与し，核膜の下層にある強固な構造である。基底層はラミンと称される中間径フィラメントタンパク質のポリマーで形成されている（8.5.3.11 項）。アポトーシスの際，カスパーゼの作用により基底層の 1 つの部位が開裂し，基底層に虚脱がもたらされ，これが染色質の凝縮に寄与する[2082,2083]。

カスパーゼは細胞骨格の調節に関与するいくつかのタンパク質を開裂させることにより，細胞構造を間接的に再編成させることもある。このようなタンパク質として，ゲルソリン[2084]，focal adhesion kinase（FAK）[2085]，および p21 活性化キナーゼ 2（PAK2）[2086] がある。これらのタンパク質の開裂により，その活性制御が消失する[2068]。調節ドメインや作用ドメインの解離もカスパーゼ機能の特徴の 1 つである。例えば，カスパーゼは DNA 修復（DNA-PK_{cs} など）や mRNA スプライシング（U1-70K など），および DNA 複製（複製因子 C など）に関与するタンパク質を不活性化したり，制御を失わせたりする[2087,2088]。

1998 年の時点で，13 種の哺乳類カスパーゼ（カスパーゼ-1 からカスパーゼ-13 と命名された）が知られている[2067,2068]。カスパーゼは高い特異性と特徴的な目的をもって，基質タンパク質のテトラペプチド部位を切断する[2089]。例えば，カスパーゼ-3 は DEVD 配列を認識し，アポトーシスの際には細胞質や核および細胞骨格に含まれるいくつかの重要な細胞内タンパク質を開裂させ，不活性化する[2090-2092]。カスパーゼは「十分な計画のもとに遂行される軍事作戦を想起させるような様式で」アポトーシスに関与する[2068]。次のような作用がある。

1. 周辺細胞との接触を遮断することにより，細胞が混乱する。
2. カルシウムを細胞内に輸送させ[2075]，リン酸類との強固な複合体を形成させる。
3. DNA の複製と修復を中断させ，スプライシングを妨害し，核構造を崩壊させ，染色質を凝縮させる。
4. 微絨毛の喪失を誘導する[2093]。
5. アポトーシス独自のヌクレアーゼを可動化させ，次のような順序立てた様式で二重らせんを一定間隔ごとに開裂させることにより，細胞の DNA を破壊する[2091,2092]。すなわち，まず 300～750kb（塩基）の大きな断片に切断し，次に約 50kb の断片にし，最後に約 200 塩基対というオリゴヌクレオソームの長さの DNA 断片にする[2062-2064]（「DNA はしご」と称される特徴的なゲル電気泳動パターンを呈する[2094]）。
6. 細胞骨格を再編成する。
7. 細胞の外膜に，近隣細胞やマクロファージによる貪食作用のターゲットであることを示すシグナルを提示させる[2095]。
8. ミトコンドリア呼吸経路の下流成分の遮断を誘導し，ミトコンドリアの機能異常を引き起こす（レドックス関連遺伝子の転写誘導，活性酸素種の形成，および最終的にはミトコンドリア成分の酸化変性[2072,2073]。ミトコンドリア内膜電位の消失，およびミトコンドリア外膜からのチトクローム c 放出を含む[2162]）。この作用にはリソソームも関与する[2293]。

9. 膜の水泡様変化（表面ブリスター）と細胞萎縮を開始させる。最後に，
10. オルガネラ膜を破壊することなく細胞を分解し，アポトーシス小体と称される膜に包まれた多数の小胞にする。

生体内において，この過程の最終段階では別の細胞によるアポトーシス小体の取り込みと貪食が起こり，細胞内容物の放出に由来する炎症などが合併することはない。これらの過程は予測可能で再現性のある一連の流れで発現し，30～60分以内に完結する[2068]。

アポトーシスの過程を活性化する多数の異なる経路が明らかにされ，また推測されている[2096]。組織の細胞がECMとのすべての接触から分離するか[1553]，または細胞形態を操作する[718]だけで実験的にアポトーシスが誘導されることが明らかにされている。また，紫外線やX線照射，低酸素状態，ならびに抗腫瘍性の化学療法剤（例，ナイトロゲンマスタード誘導体や代謝拮抗薬，植物アルカロイド）など，DNAを傷害しうる多様な細胞毒によりアポトーシスを間接的に開始させることもできる。これらの細胞毒は細胞損傷をもたらし，引き続き未解明のいくつかの段階を経て，Bcl-2タンパクファミリー[2097]の作用により翻訳され，カスパーゼ-9の活性化に至る[2068]。DNAの損傷を感知しアポトーシスの引き金を引くタンパク質は，細胞周期にも影響を及ぼす。細胞分裂を停止させ，損傷が修復可能か，あるいは損傷が大きすぎるため細胞が死ぬしかないかの判断（同時に腫瘍抑制因子であるp53の活性化）がなされるのである[2074]。BおよびTリンパ球は，それぞれ抗IgM抗体およびデキサメタゾン（糖質コルチコイド）に対する反応としてアポトーシスを受ける[2098]。またプロテアソーム機能の抑制[2099]や多様なウイルス類の感染[2118]により細胞死プログラムが活性化される場合もある。

カスパーゼは細胞死受容体複合体と相互作用する2つの個別の細胞内機序により，直接的に活性化される。第一に，すべてのカスパーゼは同じ開裂特異性を有することから，カスパーゼ前駆体を活性化する最も単純な方法は，すでに活性化されたカスパーゼ分子に曝露することである。このカスパーゼカスケードは下流でエフェクターとして作用するカスパーゼ，すなわちカスパーゼ-3，カスパーゼ-6，カスパーゼ-7を活性化するために細胞が広く利用する方法である[2068]。

カスパーゼを活性化する第二の方法は，アポトーシスシャペロンを使用することである。これは不活性型の酵素前駆体を召集して局所濃度を上昇させ，その活性化をもたらすコンフォメーション変化を起こさせる分子である。このような「接近誘導」は最初，CD95細胞死受容体の下流で機能するイニシエーターカスパーゼであるカスパーゼ-8（別名 FLICE，MACH）において観察された[2069]。CD95受容体分子は三量体リガンドの結合により凝集し，膜結合型複合体となる。このシグナル伝達性複合体は受容体結合型介在タンパク質である FADD（Fas-Associated protein with Death Domain，別名 Mort-1[2100]）を介していくつかのカスパーゼ-8前駆分子を集合させ，結果としてカスパーゼ-8前駆体の局所濃度が高値となる。カスパーゼ前駆体のプロテアーゼ活性は本来弱いものであるが，このような状況ではタンパク質分解性の分子間相互作用を発現し，受容体結合型カスパーゼ-8分子の活性化をもたらすことができる[2068]。接近型活性化はカスパーゼ-9の活性化にも利用される[2101]。カスパーゼ-9前駆体の活性化には CARD（Caspase Recruitment Domain）を介した補因子 Apaf-1との複合体が関与するが，カスパーゼ-9の活性化にはチトクローム c（ミトコンドリアにより細胞質内に放出される[2073]）やデオキシアデノシン三リン酸も必要である。このことからカスパーゼの活性化には多数の補因子が必要とされる可能性が示唆される。

細胞死受容体はヒトの体内で正常細胞にも癌細胞にも発現しうることから，癌細胞に発現した細胞死受容体のみを選択的に活性化する何らかの方法を見出すことが，従来の薬物療法の目標となっている[2068,2069]。医療用ナノロボットの場合，複数の化学センサを用いることにより，そうした選択性が容易かつ日常的なものとなるはずである（4.2項）。これは多くのナノロボット型治療がもつ特徴的な利点である。もしカスパーゼカスケードの増幅だけで単一部位でのカスケード活性化が起こるのであれば，理論的には殺細胞目的の細胞外ナノロボットが標的細胞の外表面に適切なリガンド提示ツールを押し当てればよい。このツールは三量体CD95L（別名 FasL[2066]）リガンド（3つのCD95細胞死受容体の細胞外ドメインに結合する），TNFやリンホトキシンα（CD120aに結合する），Apo3Lリガンド（別

名 TWEAK。DR3 に結合する），あるいは Apo2L リガンド（別名 TRAIL。DR4 および DR5 に結合する）などを適切に提示するものである[2069,2070]。これらが結合すれば 1 つの細胞死受容体複合体が活性化され，不可逆的な細胞死カスケード全体が惹起される可能性がある。必要とあらば複数の提示ツールを用いてもよい。この方法では医療用ナノロボットに大量の消耗品を搭載する必要がなくなる。

別のアプローチとして，分子ソーティング回転子を用い，アポトーシスの過程を常時監視する細胞質特異的必須分子種であるアポトーシス阻害因子 IAP 類（Inhibitors of Apoptosis[2102]）を選択的に抽出してもよい。このような例として，癌細胞に広く見出されているサーバイビン[2058]，転写因子である NF-κB[2142]，およびニューロンや線維芽細胞，リンパ様細胞などで増殖因子の消失により誘導されるアポトーシス阻害性生存シグナルをもたらす Akt[2103] などがある。逆に，本質的に無害ではあるが精密に作り上げた細胞内「にせ」リガンドを用い，Apo2L の結合において DR4 や DR5 と拮抗するデコイ受容体（DcRs）[2104-2106] を飽和させてもよいであろう。IAP 類の除去や DcRs の遮断により，アポトーシスは自由に進行することが可能となる。

多細胞性の植物や動物[2074,2075]，ヒト線維芽細胞[2107]，あるいは粘菌でさえ，多様な様式のアポトーシス様細胞死を呈する。アポトーシスや壊死とは区別されるその他のプログラム細胞死の過程が肺線維芽細胞[2108]，カスパーゼのない酵母 *Saccharomyces cerevisiar*[2097]，およびその他の細胞で報告されている[2109-2112]。1998 年の時点で，何らかの細菌種において報告されたアポトーシスはなく，またその存在が予想されてもいない。というのも，通常の進化論的論理では，真正の単一細胞生命体における細胞自殺の出現は理にかなわないためである[2073,2074]。addiction module 形成[3318-3320] やファージ排出[3320-3322] などの特別な環境下では，細菌の自己溶解が報告されている[2113-2115,3704]。これらのケースが「プログラム細胞死」と命名されている場合もあるが[2113,3705-3709]，すべて（クリーンな）アポトーシス細胞死の帰結ではなく，（乱雑な）壊死性細胞死の帰結，すなわち自己損傷による細胞死の残骸を伴うものである。アポトーシスはウイルスにおいても発見されていない。

遺伝子工学的に作製した自己保有型アポトーシス系を人工プラスミドに内包させるようにデザインし，原核生物内に非壊死性の細胞死プロセスをもたらすことも理論的には可能である。そうしたアポトーシス促進性の人工プラスミド（1998 年までにすでに使用されている人工染色体[2432] に似ている）を 1 つ，標的細菌に注入すれば，望ましいクリーンな細胞死の転帰が得られるであろう。R. Bradley は，以下のような有用な構成要素を提案している。

1. 細菌 DNA を切断する制限酵素。これは特定の細菌に対してのみ有効。
2. DNA を完全に分解する DNAase。もしこれがまだなければ，
3. RNA を完全に分解する RNAase。もしこれがまだなければ，
4. トリプシンなどのプロテアーゼを 1 種または複数種。これにより内部のタンパク質を分解する。そして，
5. 1 種または複数種のリパーゼですべての脂質を分解する。

遺伝子工学的に作製したベクターを取り込んだ λ ファージは，最初の 2 つの性能のみを実現しているが，細菌の「中和」にはやはり有効と思われる。その酵素に核局在化をターゲットとする配列がないと仮定すると，このような生物ロボットは真核細胞に対して比較的無害であろう。除去は免疫系により効果的に行うことが可能である。Bradbury は別のアプローチも提案している。それはアンチセンス DNA ポリメラーゼなどの DNA 複製遮断因子を有糸分裂促進因子と併用することにより，細胞は永続的に分裂しようとするが，後代の細胞には DNA が欠乏するという仕組みである。生体の必須分子が徐々に希釈されて増殖が劇的に遅くなり，細胞死さえ起こるほどの低濃度になることが予想される。この第二のアプローチでは，細胞内分子のバランスを回復させようとして細菌の諸機能が流用されるため，単純な中和法より迅速に細菌活性が低下するかもしれない。どちらの方法にしても（10.4.2 項の機械的アプローチの場合と同様に），LPS のように免疫系の過剰反応を引き起こし，毒性ショックに至る可能性のあるスーパー抗原分子の放出をもたらすような細菌断片化現象は回避することが必要である。

10.4.1.2 貪食誘導

標的細胞には，生体の自然防御システムや捕捉システムによる反応の引き金となるような生化学的物質の

「フラッグ(標識)」がついている場合がある。例えば，アポトーシス細胞の表面には新しい認識分子が発現する。Tリンパ球の場合，そのような分子の1つがホスファチジルセリンである。これは通常，原形質膜の内部に閉じ込められている脂質であるが（8.5.3.2 項），アポトーシスが誘導されると外部に現れる[2117]。この新しい表面分子が発現した細胞は，その後，貪食細胞により認識され除去される。ホスファチジルセリンなど，同様の作用を有する分子を標的細胞の外壁に播種すれば，マクロファージの貪食機能が活性化され，標的細胞をアポトーシス細胞と誤認識するかもしれない。標識細胞の膜表面に補助刺激分子である B7 を付加すると，T 細胞により認識され，免疫学的シナプス[2930,2931,3453]と命名された経路を介して免疫反応が発現しうる[1556]。このようなタグ付け操作はヒトの癌細胞や嚢胞のように，細胞障害性T細胞に惹起されるアポトーシス反応を保有する細胞に対し，良好に機能するはずである。

擬似アポトーシスとは別に，細胞表面の MHC クラスI受容体を除去したり破壊したりすると，免疫系がその標的細胞を異種（「自己」ではない）と認識し，ナチュラルキラーNK リンパ球による攻撃を受けることになるかもしれない[2130]。(マクロファージは原生動物を吸収できるほど大きいため，真核細胞を飲み込むこともできるに違いない[531])。代わりに標的細胞の表面に非自己抗原を含有するMHCクラスI分子や，外来ペプチド（特にその患者がワクチン接種歴をもつ病原体の1つなど）を付着させた自己MHCクラスI分子を付加すると，その細胞は誤って外来細胞として認識され，貪食されることが予想される。その他の細胞表面リモデリング[2127]による化学的反応性操作法もすでに考案されており，例えばリンホカインによる標識付けや，オリゴヒスチジンを標識とする融合タンパク質などがある[2274]。しかしながら，最良の方法はその患者がすでに高い血中抗体価を保有している抗原を標的細胞に付加することかもしれない。そうすれば，血中抗体が抗原に結合し，免疫系を誘引するであろう。抗体は B 細胞や T 細胞より高濃度で発現するため，より迅速な反応を惹起するものと思われる。一般的規則として，不良な MHC 分子を発現した細胞はアポトーシスの標的となるが，抗体が付着した細胞は貪食作用の標的となる。

10.4.1.3 細胞分裂停止

ある種の環境では，細胞分裂による標的細胞の複製能を消失させれば，さらなる増殖が不可能な状態となるため，有用な可能性がある。例えば，多くの原核生物は飢餓に対する反応時に増殖のない静止期に入ったり[3710-3712]休眠胞子を形成したりする[2116]。細胞の生化学的状態をナノロボットが操作する方法で細菌を静止期に誘導することは，おそらく可能であろう。ただし，胞子形成は回避しなければならない。Bcl-2 タンパクファミリーは真核細胞の周期の進行を調整する。不適切な増殖条件下では，Bcl-2 が静止期に入ることを促進し，細胞周期へのリエントリーを遅延させる[2097]。ヒトの4番染色体上にある mortality factor 4（morf 4）という遺伝子断片は，試験管内で癌（真核）細胞に付着させると，増殖性の細胞を，分裂停止した老化細胞へと転換させる[2128]。スフィンゴミエリンの分解産物であるセラミドは，細胞内の他の条件に応じ，真核細胞の細胞周期を停止させるか，あるいはアポトーシスに導く作用を有する[2062]。また，p16 や p27 は真核細胞周期の阻害物質として知られている[2059]。カビから分離されたサイトカラシンは細胞質の分裂を阻害し，細胞の動きを抑制し，中間期の核の突出をもたらす[3718]。

真核細胞の有糸分裂には4つの異なるステージ（前期，中期，後期，終期）と間期（分裂途中）があり，それぞれ個別の生化学的および細胞構造的状態と関連している。したがって，有糸分裂を多数のステージのいずれかの段階で停止させたり，加速や変化をもたらしたりする特異的な生化学的物質の発見も驚くべきことではない。いくつかの例を**表 10.4** に示す。細胞周期の制御については第12章でさらに論じる。

多くの化学療法剤の機能は，細胞の有糸分裂能を消失させることで発現する。例えば，プリカマイシン（ミトラマイシン）は DNA と複合体を形成し，DNA 依存的もしくは DNA 指向型の細胞性 RNA や酵素的 RNA 合成を阻害すると考えられている。ヒト HeLa 細胞におけるその48時間致死濃度は重量当たり約 1ppm，すなわち約 10^5 分子/細胞である[2119]。RNA ポリメラーゼI，II および III（細胞の異なる機能に特異的な RNA を産生させる）の阻害や，ウラシル合成など，一般的な RNA 塩基産生における段階を阻害することにより，RNA 合成が全体的に阻害され，真核細胞周期が停止する可能性がある。同等用量（約 10^{-18}kg/細胞）でビンクリスチンを用いると，有糸分裂紡錘体における微小管形成が阻害され，結果として中間期で細胞分裂が停止する[2119]。高用量では壊死性の細胞死に至るが，より少ない用量ではアポトーシスが惹起される。

理論的に考えると，核内でDNAのテロメアを選択的に分解する酵素は，細胞の複製を妨害すると思われる。しかしながら，おそらく染色体全体でTTAGGG配列が切断されるため，染色質の多大な障害によりアポトーシスが惹起されるであろう[383]。テロメア長は真核細胞の分裂に間接的な影響しか及ぼさない。この影響は，短いテロメアがDNA損傷反応を活性化させ，細胞分裂を遮断することによるものか，あるいは染色体の末端付近にある細胞分裂に不可欠な遺伝子が消失したり調整不能となることによるものである。環状DNA染色体を有する一般的な細菌（例，大腸菌）やウイルス（例，SV40），あるいは末端がタンパク質で固定された直鎖DNAを有し，気管支炎や肺炎を引き起こすアデノウイルスなどのウイルスは，いずれもテロメアがないため，テロメア分解酵素は役に立たないであろう[383]。代わりにR. Bradburyは，細胞周期の進行や，同様のタンパク質の切断や分解を行うプロテアーゼにとって不可欠な遺伝子にアンチセンスDNA（またはRNA）配列を導入することを提案している。一例として，サイクリンや多数のcdc遺伝子の1つに対するアンチセンス遺伝子がある。もしサイクリンやcdc遺伝子のリン酸化や脱リン酸化が起こると，ホスファターゼやキナーゼの導入により，細胞分裂の全過程が容易に遮断される可能性がある。

10.4.1.4　毒性化学物質

細胞やビリオンの近傍や上部，あるいは内部に化学物質を放出し，毒性作用を及ぼす方法は多数（無効である場合も多いが）存在する。ただし，この方法を不注意に用いると，アポトーシスではなく壊死性の細胞死に至る可能性がある。ここではよく知られている殺生物剤の例をいくつか示すが，これらの多くは生体内医療用ナノロボットが利用するには不適切である。

1. *食胞の生化学物質*－2つのタイプの貪食細胞（好中球とマクロファージ）は，いずれも新たに形成された貪食細胞小胞（食胞）を分解する特別なオルガネラを有し，貪食された微小組織体を，酵素的に産生され高度の反応性を有する大量のスーパーオキシド（O_2^-）や次亜塩素酸（HOCl，漂白剤の有効成分）分子に曝露する。これらの分子は「酸化バースト」と称され，細胞壁を貫通し，濃縮されたリソソーム様加水分解酵素の混合物に達する[531]。ヒトの好中球は真菌や細菌に対し，serprocidin（例，プロテイナーゼ3，アズロシジン，および代謝阻害剤であるカテプシンG）のような抗菌ペプチドも使用する[2132]。

2. *細胞溶解酵素*－リゾチームは涙液や鼻粘膜および喀痰中に存在し，細菌細胞壁のN-アセチルムラミン酸とN-アセチルグルコサミンのβ1,4-結合の加水分解（ペプチドグリカン変性）を触媒することにより，多数の好気性グラム陽性菌の細胞壁を破壊する[996]。これにより細菌は破裂して内容物が流出する。リゾチーム，zymolase，グルカラーゼ，およびlyticaseは細菌や酵母細胞の外殻や被膜，すなわちカプシドを溶解するためにしばしば用いられる。細胞溶解性Tリンパ球から放出されるGranulysinは，細菌の膜完全性を変化させることにより，細胞内の結核菌を直接的に殺傷する[2165]。

3. *オルガネラ毒*－ある種の薬剤などの物質を細胞質内に注入すると，特定のオルガネラ，すなわち細胞の下位構造の機能が阻害される場合がある。例えば，真菌代謝物であるbrefeldinAはゴルジ体を崩壊させ，虚脱をもたらしてER内に回収させる[2347,3441,3442]。コルヒチン[939]，ビンブラスチンおよびビンクリスチン[936]はチューブリンに結合し，微小管を分解する。グリセオフルビン（抗真菌薬）は微小管の構築を阻害する[996]。タキソールは微小管の脱重合を阻害し，一方でサイトカラシンBは細胞骨格アクチン微小フィラメントの重合を阻害する[939]。Adociasulfate-2はキネシン運動阻害剤である[2390]。高濃度のビタミンAはリゾチーム膜を弱体化させる。ビニルスルホンのようなプロテアソーム阻害薬[2911]は通常，真核細胞には致死性である。オリゴマイシンはミトコンドリア内膜のF_0F_1-アデノシン三リン酸分解酵素（ATPase）プロトンポンプを阻害し，シアン化合物はミトコンドリアの酸化的リン酸化に毒性をもたらす[2073]。一酸化窒素（約60nmol濃度）はミトコンドリア呼吸を阻害し[2918,2919]，これは特に酸素結合部位において酸素と競合することによりチトクローム酸化酵素を阻害することによる[2920]。NOは重要なプロテアーゼを不活性化することにより，ウイルスの複製をも阻害する[2969]。クロルプロマジン，チオリダジン，およびフルフェナジンのような抗精神薬は強力なペルオキシソーム阻害薬である[3067]。卵母細胞の核はエトポシドやシクロヘキシミドを投与した細胞か

表10.4　有糸分裂の特異的周期において真核細胞の細胞分裂に影響を及ぼす有機化合物[585,760]

有機物質	細胞/組織	有糸分裂周期への特異的作用
前期：		
アウレオマイシン	タマネギの根	膜溶解遅延
グルタチオン	*Amobae proteus*（アメーバ）	前期の促進
ニトロフェノール	ウニの卵	前期の遮断
プリン	*Arbacia*の卵	間期への逆転
トリパンブルー	ウサギの線維芽細胞	紡錘体形成遅延
ウレタン	ウサギの線維芽細胞	前期の促進
中期：		
アルコール、DDT	タマネギの根	核新生
ベンゼン	哺乳類の骨髄	有糸分裂毒—遮断薬
コルヒチン（0.00001M）	*Chortophaga*の神経芽細胞	有糸分裂毒—遮断薬
ジフェニール、インドール酢酸	小麦の根	紡錘体回転
エピネフリン（0.01%）	ニワトリの線維芽細胞	有糸分裂毒—遮断薬
メチルナフトヒドロキノン二酢酸	タマネギの根	紡錘体多極化誘導
モルヒネ（0.0001M）	ニワトリの上皮細胞	有糸分裂毒—遮断薬
ニコチン（0.0001M）	ウサギの線維芽細胞	有糸分裂毒—遮断薬
フェニルウレタン	ウニの卵	単極性の紡錘体形態誘導
ポドフィロトキシン（10-7M）	*Echinarachnius*の卵	有糸分裂毒—遮断薬
ストレプトマイシン	タマネギの根	間期への逆転
スルファニラミド	*Paracentrotus*の卵	有糸分裂毒—遮断薬
テストステロン、エストロン	ウサギの線維芽細胞	染色体配向性異常
後期：		
カフェイン	タマネギの根	不完全な染色体分離
ライアノジン	タコノマクラの卵	不完全な染色体分離
トリパフラビン	ウサギの線維芽細胞	不完全な染色体分離
終期：		
アウレオマイシン	ニワトリの線維芽細胞	細胞質分割抑制
カルバメート	ウニの卵	細胞質分割抑制
クロルアセトフェノン	ニワトリの骨芽細胞	核再構築遅延
ニコチン	エンドウマメ	紡錘体遺残物
ロテノン	ウニの卵	細胞質分割抑制
チオウ尿素	ニワトリの線維芽細胞	核再構築遅延
間期：		
アクリジン	ニワトリの線維芽細胞	前期開始抑制
アザグアニン	マウスの腫瘍	前期開始抑制
染料	カエルの精液	前期開始抑制
ヒポキサンチン	ニワトリの骨芽細胞	間期短縮化
グルコース	マウスの上皮細胞	分裂刺激
ナイトロゲンマスタード	ラットの角膜上皮細胞	前期開始抑制
トリパフラビン	タマネギの根	間期の核崩壊
複数の周期：		
アミノ安息香酸、クマリン	タマネギの根	染色体断裂
システイン	原生動物	染色体減少誘導
染料、N-没食子酸ブチル	タマネギの根	染色体接着
エトキシカフェイン	タマネギの根	染色体再配置
マスタード	ムラサキツユクサの母細胞	セントロメア誤分裂
尿素	ショウジョウバエの唾液腺	染色体拡散/らせん構造崩壊

らは排出される（化学的脱核）[3719,3720]。コルヒチンやコルセミド，ビンブラスチンのような微小管毒は核の突出を引き起こす[3721]。EDDFは赤血球細胞の脱核に関与する[3772]。また，リンパ球における核突出が少なくとも1つの論文で報告されている[3723]。選択されたオルガネラ集団（例，ミトコンドリア）もユビキン化される場合がある。

4. *抗菌薬*－細菌の増殖を阻害する薬剤（静菌剤）や細菌を完全に殺す薬剤（殺菌剤）を抗菌薬という。1998年には，約100種のこの種の薬剤が米国内での使用をFDAから承認された。主な分類にはアミノグリコシド系，セファロスポリン系，マクロライド系，ペニシリン系，ポリペプチド系，キノロン系，スルホンアミド系，およびテトラサイクリン系薬がある[2119]。これらの多くは自然界由来の産物である。いずれもタンパク質合成や細胞壁構築，またはDNA複製を阻害して作用を発現する。例えば，抗菌薬使用前（耐性未発現）の時期に分離した淋菌は，約7分子/μm^3という低濃度のベンジルペニシリン（$C_{16}H_{18}N_2O_4S$，分子量334ダルトン）に阻害された[2135]。1990年には，一部の高度耐性分離菌の阻害に約1000倍の高濃度を要した。バンコマイシン誘導体はグラム陽性菌に対し，10～100分子/μm^3濃度で作用を発現する[3227]。抗菌薬は原核細胞や真核細

表 10.5　タンパク質または RNA 合成の阻害 [531,2119,2180]

生化学的阻害	特異的分子阻害作用
*原核細胞のみに作用する：**	
クロラムフェニコール	リボソーム上でペプチジルトランスフェラーゼ反応を遮断（MIC≒8～14μg/cm³）
エリスロマイシン	リボソーム上でトランスロケーション反応を遮断（MIC≒1～2μg/cm³）
リファマイシン	RNA ポリメラーゼへの結合により RNA のイニシエーションを遮断（RNA 合成阻害）（MIC≒1μg/cm³）
ストレプトマイシン	開始複合体から鎖伸長性のリボソームへの移行を阻害してミスコードを起こす（MIC≒2～10μg/cm³、800～4,000 分子/cm³）
テトラサイクリン	リボソーム A 部位へのアミノアシル-tRNA の結合を遮断（MIC≒2～4μg/cm³）
原核細胞と真核細胞に作用する：	
アクチノマイシン D	DNA に結合して RNA ポリメラーゼの動きを遮断（RNA 合成阻害）
ピロマイシン	発生期のポリペプチド鎖に伸長中の末端鎖を付加して未成熟な放出を引き起こす
真核細胞のみに作用する：	
α-アマニチン	RNA ポリメラーゼ II に選択的に結合して mRNA 合成を遮断
アニソマイシン	リボソーム上でペプチジルトランスフェラーゼ反応を遮断
シクロヘキサン	リボソーム上でトランスロケーション反応を遮断

* 真核細胞ミトコンドリア（および葉緑体）のリボソームは、阻害薬に対する感受性において原核細胞に類似する場合が多い MIC＝最小阻止濃度

胞のいずれに対してもタンパク質/RNA合成阻害活性が有効である（**表10.5**）。

5.　*殺菌ファージ*－バクテリオファージ（細菌に感染するウイルス）は細菌の膜を通過し，異種 DNA を導入してすべての代謝過程を制御することができる。膜通過の約 700s 後には，最初の完全なビリオン粒子が細胞質内に現れ始める。約 1500s 後には菌が破裂し，壊死により 200 程度のウイルス粒子が遊離する。このようなウイルスは宿主特異性が高い場合が多い。それでも一般的な使用目的の人工バクテリオファージをデザインし，すべての細菌 DNA を損傷または破壊させたり，標的細菌細胞のみが罹患性をもつバクテリオファージ粒子を複製させたりすることは可能であろう（10.4.1.1 項も参照）。標的細菌の分解を達成するためには，遺伝子工学的に作製したマクロファージや人工好中球も破壊されるかもしれない。マイコプラズマやリケッチアのような細胞内寄生体に到達することが，こうした生体ロボットの最大の課題の 1 つであろう。

6.　*バクテリオシン*－おそらく全細菌のうち 99%は少なくとも 1 種類のバクテリオシンを産生する。これは狭義の抗菌薬として機能する小さなタンパク質であり，競合する細菌を殺すための毒素として作られたものである [2121,2724-2726]。1998 年の時点で約 80 種のバクテリオシンが知られており，そのほとんどが発酵微生物により産生される。米国を含む 45 ヶ国で低温殺菌済み卵製品への市販の食品添加物として使用されているニシンなどがある。バクテリオシンは感受性のある細菌の外膜に入り，集合体を形成し，重要なイオン類が無秩序に流出する細孔を形成することにより作用を発現するようである。標的細菌は十分なプロトンを新たに産生して膜を再荷電しようと無駄な試みを行い，ATP の分解を開始するが，この無益な循環により細菌の ATP が急激に涸渇することとなる。バクテリオシンは酸性で最も有効であり，塩の存在下では効果が最小となる。リステリア菌やボツリヌス菌などのグラム陽性菌のバクテリオシンは，大腸菌やサルモネラ菌など，防御的な二重の外壁を有するグラム陰性菌には無効である。1998 年の時点で，いくつかのグラム陰性菌のバクテリオシンが知られている。1 つの例はコリシンで，これは大腸菌から分泌される水溶性細胞毒素である。大腸菌に対して活性を有し，電位感受性イオンチャネルを細菌内膜に形成し，細胞の重要な栄養素を選択的に流出させたり [2150,2151]，タンパク質合成を阻害 [3190] したりして細胞を死滅させる。

7.　*ポーリンおよびスーパーポーリン*－C. Sublette は，高濃度の「スーパーポーリン」タンパク質を産生するようデザインした RNA や DNA 断片を細胞内に導入させることが可能であると述べている。スーパーポーリンタンパク質とは，細胞膜へと遊走し，自己集合してイオンチャネルより数倍大きいチャネルを膜に形成して，膨大で致死的な量のイオン流入や流出を引き起こす物質である。例えば，正常な細胞質 Ca^{++}濃度は 60～3000 イオン/μm^3 の範囲であり [531]，また血漿中濃度は約 10^6 イオン/μm^3 であるが（付録 B），細胞質濃度が 10^4 イオン/μm^3 程度になると有害な可能性がある（7.4.5.3 項）。（10.4.2.1 項も参照）。そのようなサブユニットの鋳型となりうるのは細菌のポーリンタンパク質であり [2133]，その内部に配列する負に荷電したアミノ酸残基は細菌の最外側にある LPS 膜に非特異的な水

性拡散チャネルを形成する。また granulysin[2165]，パーフォリンおよびアメーバポアファミリー[2166,2167]は，標的細胞膜に顕微鏡的細孔を形成させることにより傷害を及ぼすと考えられている。

8. *イオノホア*－イオノホアは小さな疎水性分子であり，脂質二重層に溶解して細胞膜のイオン透過性を亢進させる[531]。そのほとんどが微生物により合成され，自身の競争相手を弱体化させる生物兵器のようなものと推測されている。イオノホアには 2 つの分類がある。すなわち，（温度感受性の極めて高い）可動性イオン担体イオノホアとチャネル形成イオノホアである。いずれも輸送されたイオンの電荷を遮断し，脂質二重層の疎水性部分を通過できるように作用する[531]。（イオノホアはエネルギー源を利用できないため，その電気化学的勾配を低下させる方向の動きのみを可能にする）。膜の K^+透過性を亢進させる環状ポリマーであるバリノマイシンは可動性イオン担体の一例である。別の例として A23187 があり，これはイオン交換シャトルとして機能し，二価の陽イオン（Ca^{++}や Mg^{++}など)が流入するたびごとに2つのH^+を細胞外に運ぶ。可動性イオン担体を介する輸送速度は約 2×10^4 イオン/s である[531]。チャネル形成イオノホアには，15 アミノ酸残基からなる直鎖ポリペプチドで，すべての側鎖が疎水性のグラミシジン（$C_{148}H_{210}N_{30}O_{26}$，分子量 2,822 ダルトン）がある。脂質二重層でこのような分子が 2 つ集合して膜貫通型チャネルを形成し，一価陽イオンを選択的に透過させ（H^+が最も容易に透過する。K^+はやや透過しにくい。Na^+はさらに透過しにくい），約 2×10^7 イオン/s の速度で自らの電気化学的勾配を低下させる[531]。この二量体は不安定であり，絶えず形成と解離を繰り返すため，チャネル開口時間は平均 1s 程度である[531]。グラミシジンは *Bacillus brevis* に産生され，グラム陽性球菌や桿菌に対して活性がある。試験管内では，30℃で 5μg を用いると 10^9 の肺炎球菌や A 群レンサ球菌が 2 時間以内に死滅することから[751]，この実験における培養量を約 $1cm^3$ と仮定すると，致死用量は約 1000 分子/μm^3 となる。

9. *チャネル遮断物質*－細胞は多様なゲート型チャネル（3.3.3 項）や分子ポンプ輸送体（3.4.1 項）を介し，栄養物やイオン，水および老廃物などを出し入れする。これらのチャネルやポンプを永続的に遮断すると，殺細胞性が得られる可能性がある。典型的な真核細胞膜に埋め込まれている約 10^3 個/μm^2 の細胞輸送系を遮断するには，重要なイオンチャネルやポンプの開口部に永続的にはまり込む「立体プラグ」が約 10^3 個/μm^2 必要である。例えば，アセチルコリン受容体チャネルは, そのくびれ部が約 0.65nm に狭くなっているため，立体プラグを効率よくデザインするとすれば，大きさは約 $1nm^3$ すなわち $10^{-21}g$ ほどになる。（比較として，318 ダルトンのテトロドトキシンすなわちフグ毒の分子 1 個は重さ約 $0.53\times10^{-21}g$ である。明らかにサキシトキシン［貝毒。ヒトに対する IV 投与での致死量は約 68μg］やパリトキシンはこれよりわずかに小さい。一方，ボツリヌス毒素はかなり重い亜鉛型メタロプロテアーゼタンパクであり，神経筋接合部においてアセチルコリンの放出を阻害する）。一片 2μm の細菌細胞（約 $10\mu m^2$）や一片 20μm の組織細胞（約 $1000\mu m^2$）の表面にあるすべてのチャネルに対しては，それぞれ約 10^4 および 10^6 個のプラグが必要であり, 効率をほぼ 100％とすると，標的細胞部位で約 $10^{-5}\mu m^3$ または約 $10^{-3}\mu m^3$ 用量となるプラグをナノロボットに施さなければならない。プラグ当たり約 1μm の平均遊走距離からは約 1ms のブラウン拡散時間が得られるため，細胞間移動時間を無視すると，$0.1\mu m^3$ の搭載量をもつミクロンスケールのナノロボットが十分量のプラグを運び，約 10s 内に 10^4 程度の細菌細胞を無力化することになる。すなわち約 0.1s 以内に 10^2 程度の組織細胞を無力化することが可能である。細菌間の間隙が平均 100μm（組織における病原体数の密度が約 $10^6/cm^3$ とする)，ナノデバイスによる細胞間移動速度が最大約 100μm/s（9.4.4.2 項）とすると，ナノロボットは隣接する細菌細胞を通過するために約 1s を要し，約 0.002s で細胞タイプを認識し（8.5.2.2 項)，ナノロボット到着後，約 0.001s で細菌が死滅することになる。

10. *チャネル破壊物質*－ごく一部（1 種類のみかもしれない）の酵素様毒素分子は，イオンチャネルの物理的構造を永続的に変化させることにより，各チャネルの立体的または電気化学的特異性を破壊しうる。例えば，アセチルコリン受容体チャネルの場合，受容体への導入口で負に荷電したアミノ酸残基の環状構造を変化させ，これにより陽イオンが細孔内に侵入可能となり，結果として細胞を脱分極させるような酵素を人工的にデザインすることは可能と思われる。酵素は通常，約 1000Hz で作動し，隣接するイオンチャネル間の約 20nm を距離を拡散する時間は約 0.5μs であることから，1つの酵素は約10s内に細菌細胞の10^4個のチャネルすべてを中和することになり，約1000個の人工酵素分子であれば約10ms以内に細胞を無力化すると考えられる。

11. *補体*－補体系とは，約20種の可溶性血清中タンパク質の総称である。これらは増幅カスケードにおいて特異的な細胞溶解抗体とともに2つの異なる経路で作用し，外来抗原に対する反応を開始させる（第15章）。補体タンパク質は酵素であり，外来細胞の細胞膜に脂質可溶性の細孔を挿入することにより穴をあけ（膜侵襲型補体，C5～C9），壊死性の浸透圧性細胞溶解をもたらす作用を有する。また補体と抗体が併存すると，細胞が貪食細胞による捕捉を受ける目印となる。

12. *動物性毒液と毒素*－アルゼンチンのヒキガエル*Bufo arenarum*に由来するブファギン（arenobufagin，$C_{25}H_{34}O_6$，分子量430ダルトン）は致死毒性が平均92μg/kgであり[585]，20μmの組織細胞当たり約10^6ブファギン分子に相当する（約100分子/μm^3）。ほとんどの爬虫類の毒液は致死毒性が体重kg当たり200～1000μgである[585]。イソギンチャクのgranulitoxin（4,958ダルトン）はマウスにおけるLD50が400μg/kg（約49分子/μm^3）である[3458]。別のイソギンチャクタンパク質抽出物はマウスLD50が40μg/kgである[3459]。34残基からなるサソリ毒素（*Scorpio maurus*）であるマウロトキシンは脳室内投与によるマウスLD50が約80ng[3460]，すなわち約0.4分子/μm^3である。スズメバチ*Vespa luctuosa*の毒液のマウスに対するLD50値は1600μg/kgであり，現在知られているスズメバチ毒液の中で最も致死性が高い[3457]。毒液や毒素はすべての種類の細胞に対して殺細胞性を有するわけではないが，中には神経伝達の遮断や筋麻痺により作用を発現するものもある。

13. *植物および細菌毒素*－多様な微生物が，ヒトの神経節や脳皮質神経細胞の機能を破壊することのできる神経毒やニューロリシンを産生する[3461]。一部の神経毒では分子1個で1つの細胞を無力化することが可能であるが，その作用速度は極めて遅い傾向にある。例えば，ボツリヌス毒素は現在知られている中で2番目に致死性が高い毒素である（ヒトにおけるLD50は約5～50ng/kg）[3462]。この毒素はコリン作動性神経終末に作用し，アセチルコリン放出を阻害するが，これは永続的な生理学的除神経であり，筋麻痺を起こし，呼吸不全により2～8日以内に死に至る場合も多い。回復するためには新しい神経軸索枝が発生し，新たな神経筋接合が形成されなければならず[2122]，このため致死量未満のボツリヌス毒素からの回復には数ヶ月から数年に及ぶ極めて長い時間を要する。ボツリヌス毒素は1285のアミノ酸からなる約150,000ダルトンのタンパク質で[2171,3462]，その致死濃度は組織細胞20μm当たり0.2～2分子であることが示唆されている。そのほかに，わずか数分子で完全に殺菌する能力を有する毒素があり，例えばリシンがそうである。（マウスおよびウサギの静脈内投与におけるLD50は約400～4000ng/kgであり，20μmの組織細胞当たり30～300分子に相当するが[3463-3465]，これはおそらく細胞への結合における特異性が低いことや，その他の薬物動態的作用のためである）。リシンは65,750ダルトンの植物性毒性酵素タンパク質であり[3466]，ヒマの木の種子から採取される。リボソーム複合体を開裂させ，タンパク質産生を阻害する。この損傷は通常不可逆的であり，最小用量でも約4日で，また最大用量では約8時間で微生物を死滅させることから，個々の細胞を死滅させる合理的な最低所要時間は約10^4sと思われる。

14. *抗真菌薬*－アムホテリシンBやフルコナゾールのような抗真菌薬は静真菌性である。例えば，カンジダ菌やその他の多くの真菌の増殖は試験管内で30～1000μg/cm^3濃度のアムホテリシンB（$C_{47}H_{73}NO_{17}$，分子量924ダルトン）により阻害される[2119]。抗微生物作用のある多数の天然ペプチドが炎症部位の上皮細胞から誘導されており，例えばb-デフェンシン類の1種であるlingual antimicrobial peptide（LAP）はウシの舌から単離されており，約16μg/cm^3という低濃度で抗真菌活性（例，カンジダ属）と抗細菌活性（例，大腸菌）の双方を呈する[2129]。1998年の時点で，抗真菌薬は膜の機能，代謝，細胞壁合成，タンパク質とエルゴステロール合成，核の分割，および核酸の合成と機能を標的とすることが知られている[2131]。真菌細胞が交配や協調的行動を行うために相互連絡をもつようになった状況では，そのような連絡を崩壊すれば，真菌自体が破壊される可能性がある。これらの行動に関与する遺伝子経路に原初的なアポトーシスが含まれているのであれば，それらを利用することもできる。

15. *抗ウイルス薬*－抗ウイルス薬は，細胞への接着，細胞による取り込み，ウイルス被膜の除去，および細胞によるウイルスDNAやRNAの複製などのウイルス複製過程を阻害することで作用を発現し，本来は静ウイルス的作用である。例えば，アシクロビル（分子量225ダルトン）は0.01～13.5μg/cm^{3}濃度で，試験管内の*単純ヘルペスウイルス*の増殖を50%抑制する[2119]。1998年には，約20種の抗ウイルス薬が米国での使用をFDAに承認された。抗体が静ウイルス的機能を発現する場合もある。例えば，ラブドウイルス科の狂犬病ウイルスに似た水疱性口内炎ウイルス（VSV）は約1200の同一の糖タンパク分子からなる表面エンベロープを有し，規則的かつ密に配列したスパイク突起を形成する[2139]。ラブドウイルス類は，その細胞性受容体に結合できなければ中和される。中和にはビリオン当たり最低でも200～500のIgG抗体分子の結合が必要である[2140]。医療用ナノロボットのもう1つの課題は，自身のゲノムを宿主のDNA内に挿入するレトロウイルスである。レトロウイルスを除去するためには，染色体の編集作業や置換（第20章）が必要であろう。

16. *ヨード型殺菌剤（ヨードホア）*－ヨードチンキにおいては，すべてのヨードが重さにして約10%の割合で遊離型を呈し，これらが容易に即時反応を起こし，数秒以内に細菌を死滅させる[360]。2μmの細菌に対するヨードの最小致死用量（細菌周辺の0.1μmのヨードホア層を完全に除去するものと仮定して）は約0.001pmol，すなわち0.1pgオーダーのヨード（約10^8分子）であり，細菌の重さの約3%である。これは広域スペクトルの作用が期待できるほどの著明な作用ではない。ヨード酢酸はほとんどの細胞質酵素を不活性化し，嫌気性代謝すなわち解糖を遮断する（フッ素も解糖系毒素である）[758]。ヨードキシン（64%が有機結合型ヨード）は殺アメーバ性がある[2119]。ヨード型殺菌剤の中で最も広域スペクトルであることが知られている薬剤はベタジン（ポビドンヨード）10%溶液であり[2119]，外科領域における清拭やその他の多様な抗菌目的で広く使用されている。ベタジンはほとんどの細菌を15～30sで死滅させ，ウイルスや真菌，酵母，および原生動物をも死滅させる。細菌の耐性は報告されていない。

17. *銀*－銀箔は抗菌性の創傷被覆材として使用されており[2158]，銀製品は数世紀にもわたり水の純化に用いられてきた。1998年，日本においては600種以上もの銀由来抗菌性製品が利用されており，銀を浸透させた筆記用具，フロッピーディスク，計算機，ATM機，床材，プラスチック性食品包装材，靴下，シャツ，公園の砂，そして便座などがある[2126]。米国では少なくとも20社が，水泳プールの衛生処理や市販のエアコン冷却機用に銀または銅を利用した装置を提供している。金属相の銀が受動的に解離して創傷部に移行し，抗菌活性を示すこと[2123]や，銀化合物の防腐作用[2124]はよく知られている。この金属の抗菌特性を試験管内で検討した定量的試験では，約25μg/cm^{3}の銀イオン濃度（約10^5イオン/μm^3）により，同量の微生物対照液に比較して100～1,000万倍の力価でブドウ球菌属やシュードモナス属の細菌細胞やカンジダ属の真菌細胞の菌数密度が低下することが認められた[2125]。

18. *白金，ビスマスおよびその他の元素*－白金製剤であるシスプラチン（$PtCl_2H_6N_2$，分子量300ダルトン）は抗腫瘍性および静菌性の薬剤であり，必須部位としてDNA鎖内にPt-GG架橋結合を形成することにより腫瘍細胞のDNAと相互作用し，細胞毒性作用を発現する[2136]。通常の全身体重当たり約100mgの用量[2119]では約2000分子/μm^{3}の平均濃度が得られる。コロイド状の次クエン酸ビスマスは4～25μg/cm^3（6000～38,000分子/μm^3）の濃度で*ヘリコバクターピロリ*（胃炎）に対して直接的な抗菌作用を示し，治療後の細菌はその表面上や内部にビスマスの沈着物を呈する[2137]。水銀（血中での慢性毒性濃度，約600原子/μm^3），鉛（血中毒性濃度，約2900原子/μm^3），およびヒ素（血中毒性濃度，約4800原子/μm^3）は医療目的で使用されてきた一般的な毒物である（付録B）。鉄や銅のような間接的な毒物はフリーラジカルの形成を触媒する。興味深いことに，細菌の増殖には必須栄養素が不可欠であり，ヒトの免疫細胞は細菌の脅威にさらされた際，鉄を捕捉し隔絶させる。ナノロボットにより細菌を「鉄欠乏化」すれば，菌を死滅させることができるかもしれない。

19. *糖*－糖分，特に蜂蜜[2158,2334]が優れた抗菌殺菌作用を示すことは，医学の領域で経験的に知られていた（1.2.1.2項）。未治療の糖尿病患者における0.01～0.07Mという血糖値は，組織および細胞に損傷をもたらすが，その少なくとも一部は浸透圧による細胞の脱水（蜂蜜やNaClには同様の作用がある）と，酵素機能を減弱させるタンパク質グリコシル化およびメイラード反応（6.3.4.4 項）によるものである。細胞質の糖濃度が約 15％になると毒性を示す。

20. *水素結合およびジスルフィド結合解離物質*－高濃度の塩酸グアニジンは，非共有結合力しかない細菌 S 層外被を分解する[525]。局所的な加熱（高温。10.4.2.3 項）も H 結合を分断させる。その他にもジスルフィド結合を切断し，多様な種類のタンパク質を崩壊させる薬剤が利用可能である。

21. *核アルキル化とその他の核崩壊*－RNA は弱アルカリ性の環境下（例，pH＊8.0）で分裂する[1591]。通常の細胞核の pH を 7.2 から 8.0 に上昇させるには，約 10^5 の OH^- イオンの注入を要すると思われる。RNA は RNAase の作用によっても切断される。DNA は DNAase，または制限酵素の使用により切断される。

22. *組織融解*－0.25％のトリプシン酵素溶液に 2 時間曝露すると，細胞外マトリクスが消化および分解され[570]，組織構造が個々の細胞の寄せ集めに変わる。

23. *その他の毒物*－シアン化物は約 0.002M（約 1×10^6 イオン/μm^3）の濃度で細胞を膨潤および分解させる[758]。血清中の基準値を考慮すると，エタノールは約 0.09M（約 50×10^6 分子/μm^3）で細胞毒性を発現するに違いない[1604]。酸化エチレン（C_2H_4O）ガスは殺菌剤であり薫煙剤である。二酸化塩素（亜塩素酸イオン）は抗菌性があり，時にうがい薬に使用されている。塩素や臭素は水泳プールや温水浴槽で抗菌剤として使用される。Triton X-100 やトリブチルリン酸のような一般的な実験室用洗浄剤は，細菌やタンパク質エンベロープに覆われた大多数のウイルスを容易に破壊する[3252]。

ナノロボットの殺生物剤送達ビークルを用い，細胞ごとに化学物質を播くことは可能である。例えば，10^{12} 個もの病原体（例，約 10^6 細菌/cm^3）が関与する重大な全身感染症で，分子量約 1000 ダルトンの殺生物分子を正確に投与すれば微生物 1 個当たり 10^5 分子程度で死滅させることが可能な場合，少なくとも殺生物分子を約 10^{17} 分子，すなわち 0.1mm^3 程度の薬剤を投与する必要がある。各ナノロボットが約 0.1μm^3 の殺生物剤収容能をもつと仮定し，また前述のように，細胞から細胞への移動時間を約 1s と仮定すると，約 1μm^3 の「ファーマサイト」型ナノロボット 10 億個で約 1000s 以内にこの用量を運搬し投薬することが可能であろう（投与用ナノロボットの総容積は約 0.001cm^3）。

10.4.2 機械的殺細胞および殺ウイルス

機械的殺細胞とは，生物細胞を死滅させたりビリオン粒子を破壊するために，厳密に生化学的方法を用いるのではなく，部分的か中心的かは問わず，機械的な方法を用いることである。そのような方法には，無力化，必須成分の部分的物理的破壊があり，標的細胞や細菌，ウイルス粒子の完全な破壊も含まれる。

10.4.2.1 膜透過と脱イオン平衡

膜結合性の脂質親和性外被と親水性の末端環状構造を有する強固なダイヤモンド型チューブを多数，標的細胞の膜から挿入し，損傷部の自己修復（9.4.5.6 項）を阻害しながら内液流出とイオン平衡の破壊をもたらせば，10^4s 程度が経過した後，真核細胞にアポトーシスが惹起されるであろう。

細胞に致死性をもたらすためには，どの程度の透過性が必要であろうか。Ca^{++}の細胞質内濃度は約 10^4 イオン/μm^3 以上になると毒性を示すと考えられているが（7.4.5.3 項），血漿中（付録 B）や間質液中には約 10^6 イオン/μm^3 の Ca^{++}が存在する。そこで細胞容積の約 1％（例，細菌の場合約 0.1μm^3，組織細胞の場合約 80μm^3）を細胞外溶液で置換すれば，致死性を示すに違いない。マクロファージは 1 時間で自らの容積の最大 25％を摂取することが可能であり[996]，約 1000s では容積の約 10％になる。一方，大型原生動物であるゾウリムシ属は，15～20 分でその容積の 100％に等しい多量の水を収縮性液胞から排出し[758]，約 100s では 10％程度に相当する。

控え目にみて，1s 間に標的細胞の容積の約 10％の細胞外液が流入すると重大な細胞損傷が引き起こされたりアポトーシスが誘導されるものと仮定すれば，受動的膜透過の大きさや数を概算することが可能である。間質液の圧は平均 0.0002 気圧程度である（8.4.2 項）。したがって式 9.25 より，長さ $l_{tube} = 300nm$ で圧差 $\Delta p \fallingdotseq 0.0002$ 気圧の膜貫通型通水管を通る総量の流速は，N_{tube} 本の管がそれぞれ管内半径 r_{tube} を有する場合，$\dot{V}_{HP} = 4 \times 10^{10} N_{tube}\, r_{tube}{}^4$（$m^3/s$）となる。直径約 2$\mu m$ の細菌の容積のうち 10％を細胞外液の流入により約 1s で交換する（$\dot{V}_{HP} \fallingdotseq 1\mu m^3/s$）ためには，管の半径 $r_{tube} \fallingdotseq 70nm$ が必要である。約 20μm の組織細胞の場合，

$\dot{V}_{HP} \fallingdotseq 1000\mu m^3/s$ となるためには，半径 $r_{tube} \fallingdotseq 400nm$ の管1本，または半径 $r_{tube} \fallingdotseq 200nm$ の管15本が必要となる。

受動的膜透過用の管は最低限の数を用い，決して未処理のまま放置しないことが重要である。それらは，使用中はナノロボットにつないでおき，使用するごとに回収するべきである。死滅過程にある細胞の形質膜に未処理のまま放置すると，ダイヤモンド型透過管は重大な全身毒性を示す可能性がある。例えば，透過管が散在するアポトーシス細胞を貪食するマクロファージには管の消化は不可能であり，偶発的にマクロファージ自体が細胞内に流入したり，肝臓や脾臓その他の無傷な別の細胞に致死性のある管を渡してしまったりするかもしれない。

ナノロボットが能動的に細胞外液を（または直接的に陽イオンを）標的細胞質に流入させれば，透過による細胞死は加速されるであろう。半径 $r_{tube} = 50nm$ で長さ $l_{tube} = 300nm$ の単純なバルクの注入器により約1気圧の圧差を引き起こせば，$\dot{V}_{HP} \fallingdotseq 1000\mu m^3/s$ となり，この輸送中には約76pWのパワーを消費する。

人工的な殺細胞性陽イオンの流入においては，その陽イオンの本来の細胞外汲み出し速度の総和を上回らなければならない。例えば，真核細胞には少なくとも5通りの Ca^{++} 濃度保持機構があることが知られている。

1. 細胞膜ATP駆動型 Ca^{++} 排出ポンプ，
2. 細胞膜 $3Na^+/Ca^{++}$ 交換輸送，
3. Ca^{++} トランスポーターによるミトコンドリアへの輸送，
4. $2Na^+/Ca^{++}$+交換トランスポーターによるミトコンドリアへの輸送，
5. ATP駆動型 Ca^{++} ポンプによる小胞体への輸送[3146]。

自然な最大流出速度とはどのようなものであろうか。正常な細胞質 Ca^{++} 濃度は，休眠細胞における60イオン/μm^3 から活性化細胞における3000イオン/μm^3 までの範囲である（7.4.5.3項）。式3.4より，20μmの組織細胞表面を通過する拡散限界型イオン流は，休眠細胞の場合約 2×10^7 イオン/s，活性化細胞の場合約 10^9 イオン/sである。細胞外 Ca^{++} 濃度を約 10^6 イオン/μm^3 とすると，活性化した20μmの細胞で起こりうる最大汲み出し速度を上回るための最小致死性細胞外液流入速度は約1000μm^3/sとなり，上述の推計と一致する。（間質液から細胞質へと Ca^{++} を流入させるナノロボットの場合，拡散限界は約 3×10^{11} イオン/sであり，細胞が汲み出し可能な最大速度をはるかに上回る）。同様に，1000/μm^2 で真核細胞膜に存在する Na^+/K^+ トランスポーターは，それぞれが1s当たり500イオンを輸送するが（3.4.1項），約2400μm^2 **（表8.17）**の形質膜を通して最大でも約 10^9 イオン/sしか輸送しない。Na^+/K^+ ポンプのコストは約16zJ/イオンである（3.4.1項）。典型的な細胞がもつ出力30pW（6.5.1項）をすべてこのポンプ機能につぎ込めば，約 2×10^9 の陽イオンの輸送が可能となるであろう。したがって，それぞれが約 10^6 イオン/回転子・sで作動する分子ソーティング回転子（3.4.2項）が1000個以上あれば（全体で毎秒 10^9 以上のイオンを輸送する），細胞が脱イオン平衡に抵抗しようとしても，攻撃型ナノロボットがこれに打ち勝つことが可能なはずである。

10.4.2.2　機械的細胞骨格分解とモンキーレンチ法

細胞内に侵入して推奨された速度よりさらに素早く細胞質内を動き回りながら，採用した駆動機序（9.4項）に応じてリソソームを無差別に破裂したり，小胞体（ER）やゴルジ体の薄い膜を切り裂いたり，その他の精緻な細胞構造を破壊したりする――こうすれば真核細胞を簡単に死滅させることができると読者に思わせてしまったかもしれない。しかしそのような進め方では，ほぼ間違いなく，望ましくない壊死性の細胞溶解が起こるであろう。

リソソームのリパーゼやその他の浸食性酵素が細胞質内に放出されると，何らかの自己溶解や原形質膜の局所的不整，および炎症などを誘発することが予想されるため，リソソームの破裂（8.5.3.8項）は特に回避すべきである。ペルオキシソーム（8.5.3.9項）の破裂も同様の影響をもたらす可能性がある。なぜなら，このオルガネラは細胞内での脂肪酸分解の一部を触媒するからである。リボソーム（8.5.3.4項），ER（8.5.3.5項），ゴルジ複合体（8.5.3.6項），ミトコンドリア（8.5.3.10項），あるいは核（8.5.4項）を選択的に破壊すれば，より緩徐に細胞を死滅させるが，もしアポトーシスカスケードの維持に必要な転写やタンパク質合成，エネルギー産生機序などが障害されれば，やはり非アポトーシス性の細胞死となる可能性がある。ミトコンドリアの破壊によりエネルギーが喪失すると，細胞は長期的な膜再生機序を維持することができなくなる。結果として細胞膜に損傷が蓄積されるため，細胞が徐々に崩壊するであろう。

しかしながら，アポトーシスを損なうことなく，一方では（特に，さらなる分裂が不可能となった細胞において）攻撃後に生き残るチャンスを容赦なく失わせつつ，細胞骨格の構成要素を破壊することはおそらく可能である。カスパーゼ（10.4.1.1 項），および微小管阻害薬ビンクリスチンのような多様な有糸分裂阻害薬（9.4.7.4 項および 10.4.1.3 項）による化学的な細胞骨格分解については，すでに記述した。細胞骨格構造は全体として，それ自体がアポトーシスカスケードの作動に必須の要素とは思われないことから，機械的な細胞骨格分解を起こせば真核細胞にアポトーシスが惹起される可能性があると推測される。

どのようにすれば細胞骨格分解を最も良好に行うことが可能であろうか。細胞内の微小管は約 350nm の光を吸収する傾向にある[1070]。このため理論的には，この周波数で十分に強力なレーザ発光を用いれば，微小管ネットワークを選択的に破壊できるであろう。しかしながら，タンパク質分解すなわち機械的破砕の方がさらにエネルギー効率がよいはずである（特にアポトーシスカスケードの終末付近に関わるいくつかの分子を活性化させれば）。例えば，p56 は ATP 非依存的機序で微小管を緩徐に切断する[3147]。一方，ケタニンは ATP 依存的機序で微小管を切断し分解する二量体タンパク質である[3148]。試験管内でヒトの伸長因子 1α（EF-1α，約 48kd）は，タキソールにより安定化させた蛍光微小管を迅速に切断し，また約 15μg/cm^3（約 200 分子/μm^3）以上の濃度で線維芽細胞に微量注入すると，細胞質微小管配列の迅速な断片化を誘導する[1083]。理論上は，約 500Hz で作動する EF-1αを模倣した一対の線維分解ツール（9.4.6 項）を用いれば，約 1000 線維/s で分解するであろう。典型的な組織細胞の細胞骨格が全体で約 10^6 の間質フィラメント構造を有する場合（**表 8.17**），移動時間を無視すると，1 個のツールで約 100s 間にそうしたフィラメント全体の 10％を機械化学的に分解することが可能である。

細胞骨格を機械的に分解することも可能である。個々のミクロフィラメントの引っ張り破断強度は約 0.1nN であり，微小管では約 1nN，間質フィラメント（IF）では約 100nN である。約 1kHz で回転する長さ 50nm の切断ブレード（ブレード突起の速度は約 0.3mm/s）を考えてみよう。10nm の圧差をもつ IF1 本の切断に要するエネルギーは約 0.001pJ である（9.3.5.1 項）。細胞内 IF 全体の 10％を約 100 秒間で切断するのに要する力は約 1pW である。100 秒間の細胞骨格分解プログラム進行中に原形質内で自由に回転するブレードの連続制動力は約 0.1pW である（式 9.75）。20μm の組織細胞の全容積 8000μm^3 を横断する断面積 1μm^2 のナノロボットは 8000μm の行程を進み，平均速度 80μm/s で移動時間 100s となる。細胞骨格に富み，10kg/m-s 程度の粘度を有する細胞質（9.4.6 項）においても，この速度で移動するナノロボットの連続制動力は約 1pW である（式 9.73）。

細胞を機械的に分解するもう 1 つの簡単な方法は，非公式ではあるが「モンキーレンチ法」と命名することができる。その例として，能動的な DNA カッター（例，制限酵素類），あるいはその場で製造した H_2O_2 を局所鉄分子から拝借した何らかの鉄とともに真核細胞の核内に注入すれば，十分な二重鎖解離が迅速に起こり，致死的 DNA 損傷反応が活性化されるであろう。R. Bradbury は，ナノロボットに 1 個のミトコンドリア（核の容積の約 0.4％。**表 8.17**）を捕捉させ，それを核の外殻まで輸送し，強制的に核内に挿入させることが可能であろうと述べている。もし十分量の酸素とその他の反応性小分子類が存在するのであれば，そのミトコンドリアはおそらく十分量のフリーラジカルを局所的に産生し，DNA 損傷（アポトーシス性）カスケードを開始させると思われる。スーパーオキシドや過酸化水素，次亜塩素酸などを局所で利用可能な材料から合成する方法については，第 19 章で記述する。原核生物の場合，標的の細菌種にとって異種の制限酵素分子を医療用ナノロボットに導入させ，その後に何らかの DNase（その細菌種が保有していない場合）を導入させることは可能であろう。何らかの内因性リボヌクレアーゼが絶えず存在するはずであり，またその他の脂質嚢胞に含有されるタンパク質は大した脅威にはならないと思われることから，R. Bradbury はリボヌクレアーゼやペプチダーゼは不必要であろうと考えている。

10.4.2.3　総体的な細胞崩壊

多数の粗雑な殺細胞法が提唱されているが，その多くは推奨できない。例えば，単純に細胞を突き刺すような「もり撃ち法」（例，Feynman の「ゾウリムシを突き刺す」方法[355]）は，刺入の持続時間や程度に応じ，自己修復や乱雑な壊死を誘発するであろう*。音響学的

*破断したニューロンの自己修復はシステインプロテアーゼ阻害薬やカルモデュリン阻害薬の投与により阻害される[3664]。

衝撃波はランダムな機械的損傷をもたらし，最終的に壊死を呈すると思われる。大規模な圧負荷（10.3.3 項参照）は生物を死に至らしめる可能性がある。このような高圧による殺菌療法は，1895 年に Royer[3102] により初めて報告され，1899 年には Hite と共同研究者ら[3105] が牛乳の高圧保存と関連付けて報告した。細胞は一般に 2000～5000 気圧の間では不活性化されるが，細菌やウイルスでは 5000 気圧以上，抗体や酵素では 10,000～20,000 気圧を超える（**表 10.3**）。細菌の胞子は 45～60℃で約 6000 気圧において死滅する[3103,3104]。アポトーシスを誘導する圧閾値と壊死を誘導する圧閾値にはあまり差がなく，細胞タイプや生理学的状態，外部条件などにより異なり，見かけ上同じ特性をもつ細胞間でさえ多様な可能性があることから，圧力開始型のアポトーシス反応を制御することは困難と思われる。大規模な圧負荷の後に圧を解放すれば，ほぼ確実にウイルスを不活性化すると思われるが（**表 10.3**），失活したウイルスが大量に組織内を浮遊するようになると炎症に至る可能性がある。

約 1MHz の超音波を約 $2000W/m^2$ の低強度で 15 分以上照射することにより水溶液中の DNA 分子を断片化する方法がいくつか報告されているが，$50,000W/m^2$ に 10 分間曝露すれば，DNA はキャビテーション（これにはさらに高い強度を要する）ではなく大分子に作用するせん断力のために，完全に断片化する[730]。植物細胞の染色体損傷は 10^4～$10^5W/m^2$ で起こるが，赤血球懸濁液では膜透過が亢進するものの，最大 $30,000W/m^2$ まで膜崩壊は起こらない。ただし，水性懸濁液中の血小板は 1MHz で $2000W/m^2$ 以上の強度を 5 分以上照射すると崩壊する可能性がある[730]。

局所的な高温は生体内の癌細胞を選択的に破壊する場合があり[505]，アポトーシスによる転帰と推測されている。殺腫瘍効果のためには温度 42.5℃以上で 20～30 分を要するようであるが，有意な腫瘍退縮を得るためには数回の施行が必要である。1MHz の超音波ビームを局所の空間最大強度 $2MW/m^2$ で 10s 間集中的に照射すると，純粋に温度による損傷を生じ，脳に病変が形成される。さらに，最大 $0.2GW/m^2$ までの高い強度での 300μs 間の照射では，おそらくキャビテーションによる直接的な機械的効果も寄与する[505]。小さな容積の組織に多数のナノロボットが入れば，局所的に，または細胞全体にわたり著明な加熱を長時間もたらすことが可能であるが，これは個々のナノロボットでは達成困難または達成不可能であろう。

極めて強度の高いレーザ光（$10^{11}W/m^2$ を超える）は生物細胞を壊死性の "optcute" させる[1630,1631]。光学的な生体粒子捕捉の先駆者である A. Ashkin は，自身の実験の途中で，「出力が高すぎると，細菌はただ破裂する」[2145] と述べている。レーザ除去率の閾値は，248nm の KrF エキシマーレーザによる有機物焼灼の場合，約 $1nJ/\mu m^2$ [2146]，193nm での角膜組織切除術の場合，$0.5nJ/\mu m^2$ である（おそらくペプチド結合が光分解することによる）[645]。193nm で $20nJ/\mu m^2$（約 $10^{12}W/m^2$）のパルスを 20ns 間，単回照射すると，2.4μm の胆管組織が焼灼される[645]。歯の象牙質やエナメル質のように固い生体物質は，248nm で約 $10^{13}W/m^2$ を照射すると 0.5～1.9μm が焼灼される。マイクロレーザは確立された方法であるが[497]，そのような方法は壊死をもたらし，生体内での殺細胞目的で実用化するためにはさらに強力にする必要がある。

しかしながら，C 波紫外線（UVC）光子（190～290nm）は，かなり選択的な細胞破壊を誘導し[645]，エネルギー効率もよい。例えば，核酸は 260nm 付近の吸光度が最も大きく[508,997]，各塩基に特徴的な値を示す[997]。DNA そのものの吸光度は，同じ組成のヌクレオチド混合物が示す値より約 40％低く，低色素効果として知られている[997]。UV による障害の中心的機序は DNA におけるチミン二量体の形成であり，修復されるまでの間，この二量体が転写と複製の双方を遮断する。このような損傷が十分数ある場合，おそらく DNA 損傷反応（修復またはアポトーシス）の経路が活性化されるであろう。これより高エネルギーの低波長（例，193nm）UV 光子は，核に届くほど十分には細胞内に侵入しない[645]。低エネルギーの長波長 UV 光子には，やはり DNA 傷害作用があり，発色団の酸化と酵素合成の低下によるものであるが，これらには DNA の修復や再増殖特性を低減させる作用がある[645]。芳香族（発色性）アミノ酸であるトリプトファンやチロシンを含有するタンパク質は，275nm 付近の吸光度が最大であり[508,996]，フェニルアラニンは 260nm で比較的弱い吸光度を示す[996]。またペプチド結合は 240nm 未満の波長で強い吸光度を示す[508]。したがって，ある特定の波長の光子は極めて選択的な損傷をもたらしうる。トルイジンブルーで染色したレンサ球菌属やラクトバチルス属，およびアクチノミセス属の細菌懸濁液に，わずか $5600W/m^2$ の強度のヘリウム－ネオンレーザーレーザ光を 60s 間曝露するだけで，百万倍もの殺菌率が得られる[2147]。ウイルスの遺伝子物質も UV による損傷を極めて受けやすい[328]。

微粒子照射ももう1つの選択肢であるが，制御下で個々の細胞を選択的に傷害する目的では，あまり良好な方法ではない。確かに，Co^{60}照射は縫合部の滅菌に使用されており[359]，また腫瘍の放射線療法は20世紀の医療において広く行われてきた。しかし，原形質における自然崩壊α線は20μmを超える範囲に及ぶことから，何らかの別の傷害が付随する可能性が浮上する。また人工的な低エネルギーα線の産生を可能にする加速器は，ほとんどの生体内ナノ医療の範疇においてエネルギー的にも構造的にも実現不可能と思われる。

10.4.2.4 機械的な殺ウイルス

ウイルスは非細胞性で生物活性をもつ寄生体であり，実質的にあらゆる形態の細胞性生物を攻撃する。ウイルスは16〜300nmの範囲の直径[2148]を有し，例えば，ポリオウイルス約18nm，黄熱ウイルス約25nm，インフルエンザ約100nm，単純ヘルペスウイルスおよび狂犬病ウイルス約125nm，オウム病ウイルス約275nmなどがある[751]。ウイルスの形態はポリオウイルスのような正二十面体の対称性をもつ類球状か，またはタバコモザイクウイルス（TMV）のような桿状のいずれかである。ウイルスはRNA（ライノウイルスやポリオウイルス，インフルエンザウイルス，およびすべてのレトロウイルスなど，ほとんどの植物ウイルスと動物ウイルス）またはDNA（ほとんどの細菌ウイルスと一部の動物ウイルス）のコアをもつが，この両者が併存することはない。この核物質がカプシドと称されるタンパク質の外被に覆われており，それはカプソマーという1種またはわずか数種のタンパク質サブユニットで形成された準対称性構造物である。カプシドのみで覆われたウイルスは裸のウイルスである。一部のウイルスは，その宿主から放出される際に脂質膜のエンベロープを獲得しており，これらをエンベロープウイルスと称する。カプシドには宿主への感染，特にタンパク質の付着や結合に必要な別のタンパク質構造が付着している。カプシド内部の容積は通常，内包されている核物質の容積よりわずかに大きいだけであり，2倍を超えることはない[997]。例えば，アデノウイルス（ヒトに風邪を引き起こすウイルスの一種）は直径約70nmの正二十面体粒子であり（約180,000nm^3），長さ約11μmの二重鎖DNA分子（約35,000塩基，すなわち約10^7ダルトン）を1つ含有し，その容積組成の約92%がタンパク質で8%がDNAである。これに対し，TMVは5%，bushy stuntウイルスは17%，タバコモザイクウイルスは40%が核酸である[751]。

このようなウイルス類をヒトの身体から排除する可能性のある方法は，以下のように少なくとも2つある。

10.4.2.4.1 隔離と輸送（ST）

ナノロボットは，エンベロープのない標的ウイルスのカプシド外被に選択的かつ可逆的に付着する化学センサパッド（4.2.8項）を張りめぐらすことができる。エンベロープウイルスの場合，ナノロボットはカモフラージュの脂質膜を注意深く調べ，ウイルス特異抗原を発見しなければならない。R. Bradburyは，膜の湾曲（ウイルスは真核細胞よりかなり小さい）や局所イオン濃度（ウイルスは代謝性排出物を放出しない）を測定することにより，そのような脂質被覆ウイルスも宿主細胞との鑑別が可能と思われることを示唆している。

センサパッドにウイルスが結合すると，ナノロボットはウイルス粒子全体を内部の収蔵庫に閉じ込める。庫内が一杯の場合，ナノロボットは作業を中止し，その積み荷を生体処理専用器官やその他の体内施設まで運搬するか，あるいは自らが体内から出て行く（第16章）。1.8$μm^3$の収蔵庫を有するナノロボットは，最大1万個のアデノウイルス粒子を詰め込むことができる。上気道粘膜組織に約10^{10}粒子/cm^3に及ぶウイルス感染が局在している場合，浮遊する遊離粒子間の平均距離は5μm程度のオーダーであり，この間の移動時間は約100μm/sの速度では100ms程度となり，約2msという絶対的な抗原同定時間（8.5.2.2項）を上回ると思われる。ウイルス感染に対するナノ医学的治療[3233]（第23章）の一環として，約10^8ナノロボット/cm^3という最小投与量を用いれば，ヒトの感染組織から約1000s（約17分）以内にすべてのアデノウイルス集団を抽出し隔離することが可能である。これより高用量ではさらに迅速に組織をきれいにすることが可能であり，細胞質や核質におけるウイルスDNAの除去を手伝うこともできるかもしれない。

10.4.2.4.2 消化と排出（DD）

上述のようにビリオンが捕獲されると，その粒子は漏れのない輸送チャンバーに入れられる。ウイルスは次に細切チャンバー（9.3.5.1項）内に移され，ここで上下に動くダイヤモンド型ブレードで約10nmの細片に切り刻まれて，反応性のあるウイルス物質の表面積が著明に拡大することになる。ここでカプシド特異的なプロテアーゼやペプチダーゼが導入され，すべてのウイルスタンパク質をアミノ酸まで分解し，それらを分子ソーティング回転子（3.4.2 項）が溶液中から除去し，排出する。エンベロープウイルスの消化にはリパーゼが必要である。デオキシリボヌクレアーゼやリボヌクレアーゼ酵素も導入され，ウイルス DNA や RNA をヌクレオチドまで分解すると，第二弾の分子ソーティング回転子がこれらを溶液から除去し，排出する。溶液中に残存する酵素類はソーティング回転子により収納容器内に戻され，反応チャンバーが次のサイクルに備えることになる。

例えば，重量にして 8%の DNA を含有する 70nm のアデノウイルス粒子は，1.7×10^{-16}g（約 10^6 分子）のアミノ酸と 1.4×10^{-17}g（約 30,000 分子）のヌクレオチドまで分解される。通常の血中濃度は，全アミノ酸では約 5×10^{-5}g/cm^3（約 3×10^{11} アデノウイルス当量/cm^3），ヌクレオチドでは約 10^{-6}g/cm^3（約 7×10^{10} アデノウイルス当量/cm^3）である（付録 B)。このため，「安全な」ウイルス排出率の最大値はヌクレオチドによって決まり，約 10^{11} ウイルス粒子/cm^3 となる。これは重大な感染症における典型的なビリオン粒子密度と同等か上回る値である。したがって，消化されたウイルス材料の排出がアミノ酸やヌクレオチドの通常の血清中濃度を著しく増大させることはないはずである。

エネルギー消費はごくわずかである。1 個のウイルスを切り刻むには約 0.1pW の動力を約 8ms 間にわたり消費する（式 9.54)。代表的な酵素の作動周波数（代謝回転数）は，乳酸デヒドロゲナーゼやペニシラーゼの 1～2kHz から，DNA ポリメラーゼやキモトリプシンの 15～100Hz の範囲であり [759]，過剰な酵素が存在する場合，消化時間は 1～100ms のオーダーになる。最終産物であるアミノ酸をすべて選別するための消費は，せいぜい約 20pW であり，20 種の必須アミノ酸それぞれに対して約 100 個のソーティング回転子を使用した場合，処理時間は長くて約 10ms である。約 100 ウイルス容量の酵素に富む大量の溶液を長さ 1μm，直径 60nm のパイプから 1 気圧で排出するための消費は 2pW を約 1ms 間である（9.2.5 項）。したがって，ビリオン処理時間は約 100ms のオーダーであり，処理中に多くて約 30pW しか必要としない。

10.4.2.5　機械的な殺菌処理

細菌は独立した代謝や増殖および複製が可能な単細胞微生物である。その形態は一般に，球状または卵形（球菌)，円柱状または桿状（桿菌)，および湾曲した桿状，らせん状またはコンマ様（らせん菌）である。桿菌は細胞分裂後も残存し，ひとつながりのソーセージのような形態のコロニーを形成する。細菌は幅や直径の大きさが 0.2～2μm の範囲であり，非球状細菌の長さは 1～10μm の範囲である。明らかにされている細菌の中で最も大きいものは，長球形の直径が 100～750μm の *Thiomargarita namibiensis* である [3225]。直径 50～500nm という小さな球状細菌が報告されているが [2149]，必要最小限の分子機械を包含しうる最も小さな細胞サイズは，理論的に直径約 40～50nm と考えられている [527]。多くの球菌の直径は約 1μm である。桿菌や短いらせん菌細胞は，幅が平均約 1μm，長さが 3～5μm である。各細菌細胞は，通常薄い脂質二重層の原形質膜に内包されたひとかたまりの原形質で構成されている。ほとんどのグラム陽性菌は，厚く機械的に強靭ではあるが多孔性のペプチドグリカン細胞壁に取り囲まれている。大腸菌のようなグラム陰性菌は，ペプチドグリカン層の上にあるもう 1 つの二重層の被膜に包まれている。その被膜の内層は不飽和の脂質層であるが，より強固な外層はリポポリサッカライド（LPS）と称される珍しい脂質で構成される。LPS は脂肪酸鎖がすべて飽和型で，6～7 本の鎖状分子が共有結合して 1 本の LPS 分子を形成している [2134]。

細菌細胞には内膜表面がなく，また内部にオルガネラもないが，一部の機能的区画が存在する [3616]。細菌の内部には小さな空砲，リボソーム，および栄養素を貯蔵する顆粒があり，通常は外側に 1 本または複数本の鞭毛が付着している（9.4.2.5.2 項)。一部の桿菌は球形または卵形の小さな内生胞子を形成し，著明な高温（100℃以上）や乾燥など，外部条件が代謝にとって過酷なものとなった際にも生き延びることができる（最大 60 年）[1225]。細菌は原核細胞であるため，明確な核はない。しかしながら，1 本の環状染色体が核様構造という 1 つまたは複数の密な凝集体を構成し，細胞容積の約 3 分の 1 を占める場合がある [997]。大腸菌は幅 0.65μm，長さ 1.7μm（細胞容積，約 0.6μm^3）のよく研究されている円柱状細菌であるが，長さ約 1.3mm の二重鎖 DNA 染色体（約 4.2Mb，すなわち約 10^9 ダルトン）を 1 本有し（鎖の容積，約 0.002μm^3)，約 40kb の環を作っている [997]。溶菌時に流出した染色体は約 80%の DNA を含有しており，タンパク質により環が安定化していること，ならびに一部は膜に結合した原始的な細

表 10.6 典型的な $4\mu m^3$ の細菌の生化学的成分と最終的な消化分解産物の一覧（Becker[313] および Lewin[997] より改変）

細胞成分	細胞重量%	平均分子量（ダルトン）	細胞重量（g）	分子数
無機質：				
水	70.0%	18	3.0×10^{-12}	1.0×10^{11}
塩類	1.0%	約 55	4.3×10^{-14}	4.7×10^{8}
有機質：				
炭化水素	3.0%	約 180	1.3×10^{-13}	4.3×10^{8}
アミノ酸	0.5%	約 100	2.1×10^{-14}	1.3×10^{8}
ヌクレオチド	0.5%	約 308	2.1×10^{-14}	4.2×10^{7}
大分子：				
タンパク質	14.5%	約 30,000	6.2×10^{-13}	1.2×10^{7}
脂質	2.0%	約 700	8.5×10^{-14}	7.3×10^{7}
ポリサッカライド	2.0%	約 1000	8.5×10^{-14}	5.1×10^{7}
RNA	6.0%	約 10^{6}	2.6×10^{-13}	1.5×10^{5}
DNA	0.5%	約 10^{9}	2.1×10^{-14}	約 1
合計：	100.0%	---	4.3×10^{-12}	1.01×10^{11}

最終消化産物	消化産物の分子数	消化産物の重量（g）	通常の血中濃度（g/cm^3）	血中濃度の細菌当量（$/cm^3$）
（水）	1.0×10^{11}	3.0×10^{-12}	約 0.94	3.1×10^{11}
無機塩類	4.7×10^{8}	4.3×10^{-14}	約 7×10^{-3}	1.6×10^{11}
脂肪酸	2.0×10^{8}	8.5×10^{-14}	約 4×10^{-3}	4.7×10^{10}
単糖	7.1×10^{8}	2.1×10^{-13}	約 2×10^{-3}	9.4×10^{9}
アミノ酸	3.9×10^{9}	6.4×10^{-13}	約 5×10^{-5}	7.8×10^{7}
ヌクレオチド	5.8×10^{8}	3.0×10^{-13}	約 1×10^{-6}	3.3×10^{6}
合計	1.1×10^{11}	4.3×10^{-12}	---	---

胞骨格であることが示唆される。

表 10.6 に，$4\mu m^3$ の細菌の平均的な組成一覧を示す。ヒトの身体から望ましくない細菌を排除するためには，以下に記述するように，少なくとも 3 つの方法がある。細菌感染時に付随する別の重大な問題として多くの細菌が血中に放出する毒素があり，すべての細菌を死滅させたとしても，これらが有害作用をもたらす可能性がある。毒素の除去（第 19 章）は，すべての包括的な抗菌療法戦略の必須要素である。

10.4.2.5.1 乾燥，隔離，輸送（DST）

化学センサパッドの結合により標的細菌が同定されると，ナノロボットはその細胞の外側に自身を固定する。最初の目的は細菌を乾燥させることである。効率的にデザインされた水用の分子ソーティング回転子は約 $30nm^2$/回転子の表面が曝露される必要があり，体積の 50％に相当する外殻構造部分とその他の機械的部品を含めて $600nm^3$/回転子の体積で，約 0.01pW/回転子の消費で約 10^6 分子/s を輸送する（3.4.2 項）。細菌の総水分のうち約 3 分の 2 はバルクの水として自由な拡散が可能であり，約 3 分の 1 は水和物として緩く結合している（8.5.3.3 項）。したがってナノロボットは乾燥を遂行するために，幅 0.3μm，長さ 2μm の水抽出プローブを細胞内部に挿入させる。実験的に測定した[3149] 湿ったペプチドグリカン壁の破断強度が約 $3\times10^6 N/m^2$（**表 9.3**）であることを考慮すると，中心のサンプル採取ツール（9.3.2 項）と輪状で厚さ W_{edge} = 1nm（9.3.2 項）の刃で構成されるプローブ先端が，約 3nN の力を細胞表面に垂直に適用すれば細菌の細胞壁に刺入しうる。回転するノコギリ歯状の刃が要する力はさらに少ない。代わりに，化学的もしくは酵素的な切断ツールを用いることもできる[3150-3152]。

抽出プローブには体積が約 $0.04\mu m^3$ のソーティング回転子約 66,000 個が張り付けられている。抽出プローブの体積は約 $0.14\mu m^3$ で，このうち約 $0.10\mu m^3$ はプローブ構造，プローブ排水管，管とポンプ，およびプローブ制御機序に使用される。すべてのバルクの水を細菌から 1s 間で抽出すると，細胞は約 $4\mu m^3$ から約 $2\mu m^3$ へと半分の体積に収縮する。（約 $2\mu m^2$ を覆う回転子は約 3×10^{10} 分子/s・μm^2 を除去するが，これはマクロファージの最大吸水率（10.4.2.1 項）から大まかに推計される逆流速度を上回っており，約 $13\mu m^2$ の細菌表面から最大でも約 10^7 分子/s・μm^2 しか流入しないことが示唆される）。この応用においては，変形型ナノロボット（5.3.4 項）の吸引形が特に有用かもしれない。

体積が半分になると，細菌は約 $2\mu m^3$ の体積をもつナノロボットの収蔵庫内に閉じ込められ，適切な生体処理専用器官やその他の生体処理施設まで運搬される（10.4.2.4項）。これは1つのナノロボットにつき1つの死んだ細菌の比率で行われる。（固くて湿った空洞のペプチドグリカン球体は直径が約2μm，厚さが約20nmであるが，2μmのピストンにより約1540nNすなわち約5気圧のオイラー座屈力を加えると，幅2μmの収蔵シリンダー内に圧縮されうる。このサイズの乾燥したペプチドグリカンの球体であれば，破壊するために約10,000気圧を要するであろう）。10^7 細菌/cm^3 程度の重大な感染症（細菌の平均間隔，約50μm）の場合，約 10^7 ナノロボット/cm^3 以上の最小治療用量が必要である。最小用量による感染組織からの細菌消失時間は，1個の細胞を搭載するナノロボットの侵入と退出時間（第16章）に支配され，血液循環時間の数倍となる場合もあるが，間違いなく1000sよりは短い[3233]。代替案として，乾燥させた細菌を「圧縮包装」してもよいかもしれない。これはグルコースポリマー（例，セルロースの「糸」）で表面を緊密に巻き上げることで可能である。その後，ナノロボットの細菌処理速度を向上させるために，貪食細胞による除去用の標識を付け（10.4.1.2項）解放すればよい。ただし残念ながら，この荒っぽい方法では細菌DNAが無傷のまま残存する可能性がある。もし包装が容易に分解可能なものであれば，その原核細胞は排出される前に監禁から逃れ，再膨張するかもしれない。分解が容易でなければ，マクロファージ系の遮断が起こりうる。

70～80％未満の水和状態では細胞のRNA合成とタンパク質合成が停止することに注意されたい。すべての小分子の代謝，脂質合成，アミノ酸合成，および有機分子への CO_2 固定は約35％未満の水和状態で停止する[941]。

10.4.2.5.2　中和と放出（NR）

細菌の同定と結合の後，ナノロボットは接着アンテナツール（9.3.2項）を細菌内に伸ばし，内部をなで回す。このアンテナは染色体やプラスミド，およびリボソームなどのDNAおよびRNA物質を認識する。アンテナが原形質全体をなで回す最中に，そうした物質が少しでも発見されれば，アンテナ上の可逆的結合部位に接着させる。直径 d_{ant} のアンテナは，次に $N_{rot} \doteqdot L_{DNA}/\pi d_{ant}$ 回の回転をし，これで最大πの長さの染色体鎖をランダムに巻き取ることができる。$d_{ant} = 0.1\mu m$ で，約4.2Mbの大腸菌の場合 $\pi = 1.3mm$ とすると，$N_{rot} = 4100$ 回転となる。染色体と細胞マトリクス間の結合は非共有結合の可能性が高いため，鎖状分子が破断することなく，この回転を約1s間で終了することができる。アンテナの周囲に緊密に巻き取られたDNA塊の厚さは平均で $\Delta X = ((V_{DNA}/\pi L_{bolus}) + (d_{ant}^2/4))^{1/2} - (d_{ant}/2) = 12nm$ である。ここでDNAの体積は塩基対当たり約 $1nm^3$ として $V_{DNA} \doteqdot 4.2 \times 10^6 nm^3$，DNA塊の長さ $L_{bolus} \doteqdot 1\mu m$ である。

接着アンテナ*は回収され，その先端が穴から離れる際にそこから補修用脂質が噴射されるため，自動的に穴がふさがれる。接着した遺伝子物質が反応チャンバー（10.4.2.4.2項）内に押し出されると，デオキシリボヌクレアーゼ酵素が導入されて細菌DNAをヌクレオチドに分解し，さらに分子ソーティング回転子により溶液から除去されて排出される。リボヌクレオチダーゼとペプチダーゼも導入され，RNAとリボソームを排出可能な廃棄物に分解するため，最後には遺伝子的能力や転写能力のない細胞が残され，細菌が効果的に中和される。免疫系による認識を促進する目的でわずかな表面修飾（10.4.1.2項）を施した後，細胞は放置され，通常の貪食細胞の過程が進行することができる。

10.4.2.5.3　液化，消化，排出（LDD）

細菌の同定と結合の後，ナノロボットは回収可能で浄化機能付きの柔軟なダイヤモンド型フィラメント回転式「泡立て器（ビーター）」ツール（9.3.2項）を細菌内に伸ばし，細胞内部をかき回す。見当合わせ用バンパーとして機能する機械的センサが細胞壁の存在を検出し，急速に回転する機械が細菌の外辺部を傷つけないようにする。長さ500nm，幅50nmの4枚の歯と前方に10nmの刃があり，直径200nmに屈曲して約100Hzで回転するビーターは，赤道平面速度が約60μm/sである。高度に粘性の大腸菌細胞質（粘度絶対値 $\eta \doteqdot 1000kg/m\text{-}s$。**表9.4**）における連続操作では，約30pW（式9.75）を消費しながら，約 $10^8 N/m^2$ の破断強度（軟らかい生体材料の最大強度にほぼ等しい。**表9.3**）を有する物質を切断することができる。液化が進行するにつれ原形質は粘性を失い，回転速度が増し，動力が低下するようになる。

1～10s後，適度に液化した物質を約 $0.01\mu m^3$ の量ま

*R. Bradbury は，ナノチューブのさや型ケース内にスライドするケーブルにDNA結合性の捕捉フックを取り付ければ，細菌細胞壁への挿入時の破壊性を少なくすることが可能であろうと述べている。内部のDNA鎖をからめ取り，次いでケーブルを回収することにより，ケースを通してDNAをナノロボット内に引き込む。

で汲み出し，典型例の場合，$4\mu m^3$の細菌内部から$1\mu m^3$の酵素反応チャンバー内へ移される。ここで上記のように約100msのサイクルで約30pWを消費しながら処理される（10.4.2.4.2項）。ただしLDDチャンバーには脂質を消化するリパーゼ，炭化水素を消化するアミラーゼと関連酵素，ならびに脂肪酸や糖，無機イオン類の輸送と排出が可能な分子ソーティング回転子も含まれている。通常はみられないまれな代謝物がすでに存在する，または処理中に発現する可能性があるため，これらを完全に消化するためには数種の特別な酵素の追加を要する場合もある。約400サイクルの処理時間は40sほどである。最後に細菌の外被，原形質膜，および鞭毛（さらに約$0.3\mu m^3+0.001\mu m^3$/鞭毛）を切断し，反応チャンバー内に吸引して同様に処理し，その後に排出する。これらの追加で30サイクル，すなわち約3sを要する。ほぼすべての細胞内容物が排出されるまで，外被を切断しないよう注意し，細胞外環境の汚染を最小限にしなければならない。エンドトキシン，天然の細胞性酵素，消化不可能な細菌固有の毒素や重金属などのために，さらに数種のソーティング回転子や特別な処理の追加が必要となる場合もある。同時並行的に処理すると，2000個のソーティング回転子で20pWを消費しながら，約50s間で10^{11}の水分子すべてが排出される。したがって，総処理時間は約50sで約50pWを消費する。

表10.6には細菌の消化産物の組成から，それらの産物の通常の血中濃度（付録B）の比較を示す。（ごく控え目にみて）細菌物質の「安全な」最大排出率はヌクレオチドにより約10^7細菌/cm^3に制限されるが，これは重大な感染症における典型的な細菌数の密度に近い値であることが分かる。消化された細菌物質廃棄物は，これらの物質のほとんどの通常の血清中濃度を著しく増加させることはない。

$20\mu m$の組織細胞の処理も同様に進めればよいが，より多くの注意と方法が必要であり，そうした細胞1個の消化と排出には1ナノロボット日のオーダーを要するであろう。組織細胞表面の約10%を占める約100LDDナノロボットの協調的集団では，約1000sで完全な分解と排出が可能であり，全体として約5000pWを処理時間にわたって消費する。

10.4.2.6 細胞運搬

細胞運搬（9.4.7項）の方法により，望ましくない細菌やその他の運動性のある細胞をヒトの体内にある天然の処理場に誘導することも可能である。これは効率のよい病原体排除法となる可能性があるが，第II巻でさらに詳しく述べる。

10.5 医療用ナノロボットに対する温度の影響

医療用ナノロボットは異常な高温や低温での作動時に機能を保持するであろうか。これはヒトの四肢で作業するナノロボットにとって重要な問題である。四肢は熱湯や炎，爆発，その他の原因で火傷を受けたり，低温で重度の凍傷を起こしたりする場合があるためである。また宇宙空間や北極などの状況かどうかにかかわらず，四肢が偶発的になだれで氷に埋まったり，冷却による硝子化や極低温保存の後に組織，臓器または全身の修復や再生を要するような状況になる場合もある。

環境の温度が医療用ナノロボットの機能に及ぼす多様な影響のすべてについてレビューすることは，本書の範囲を超えている。この章では，もし正常なヒトの体温を逸脱した場合にナノロボットの機能が停止してしまった場合，発生するであろう多数のデザイン上の問題の中から，いくつかについて短く述べるにとどめる。

10.5.1 容積安定性と強度

高圧が加えられると，共有結合は温度が高いほど開裂しやすい。例えば[10]，加えられる圧力が8nN/結合の場合，C=C二重結合は0Kでは約10^{27}s，300Kでは約10^4s，500Kでは約10^{-3}sで開裂する。位置の不安定性については，デザイン上の問題はあまりない。ダイヤモンド型論理ロッドの典型的な温度による軸方向の変位は，平均でも$T^{1/2}$程度しか変動性を示さない[10]。幅1nm，長さ100nm程度のロッドの末端の変位は，77K（液体窒素）では約0.05nm，300Kでは約0.10nm，600K（液体の鉛）では約0.14nmである。このため機械的素子は低温ほど信頼性が高くなる。例えば，力センサ（4.4.1項）におけるエラーの確率はほぼexp（1/T）の尺度になるため，あるセンサにおけるエラーが310Kで1%であれば，600Kでは10%に増加するが，77Kではわずか10^{-6}%まで低下する。

ほとんどの物質は冷却時には収縮し，加熱時には膨張する（ただしタングステン酸ジルコニウムはよく知られている例外である[2938]）。したがって，310Kで長さ1000nmのダイヤモンド型ロッドは77Kでは約999nmに収縮し，600Kでは1001nmに伸長する。しかしながら，熱膨張の係数やその他の多様な熱物理学的パラメータはそれ自体が温度依存性である。容積的な熱膨張の係数は，約 298K（約 25℃）においてダイヤモンドでは $3.5 \times 10^{-6}K^{-1}$，サファイアでは $15.6 \times 10^{-6}K^{-1}$，融解石英では $1.2 \times 10^{-6}K^{-1}$，結晶石英すなわち水晶では $36 \times 10^{-6}K^{-1}$ である [567]。

ヤング率（弾力の係数）やその他の係数も温度感受性があり，特に最も顕著なものはおそらく位相変化である。例えば，サファイアは 2310K で溶解するが，2070K では「軟化」する [1602]。約 1773K において，ダイヤモンドはわずか 1 気圧ほどの圧力で可塑性の変形を呈するが，約 1300K においてダイヤモンドを変形させるためには 60,000 気圧以上が必要である [2041]。極低温に関しては，液体窒素で冷却したバナナで釘を打っているところを見たことのある人であれば，物質の強度における温度感受性に気付いたであろう。

10.5.2　氷における粘度と運動

液体の粘度は一般にアンドラーデの式に従い（9.4.1.1 項），温度上昇に伴い低下する。水は 373K（沸点付近）より 273K（凝固点付近）の方が約 6 倍粘度が高い（**表 9.4**）。粘度は内部の流体移動に影響を及ぼすが，運動にも影響する。液体空気（81K で）は，310K の液体の水より 4 分の 1 も粘度が低いことから（**表 9.4**），液体窒素内での浮遊に要する力は，水中での浮遊より相対的に少ないはずである。

同じ関係ではあるがさらに重大な課題となるのは，固形の水，すなわち氷の中での運動である。凝固点よりわずかに低い温度において氷の結晶の粘度は約 10^{10}kg/m-s であるため，1μm のナノロボットが氷の結晶を破壊するのではなく変形させる粘塑性流動の方法で 1μm/s で前進するためには，必要なエネルギーが約 200,000pW のオーダーまで増加する（式 9.73）。ちょうど窒素の凝固から液化までのまん中の温度である 164K においては，粘度がすでに約 10^{21}kg/m-s まで上昇している。これは固い土壌にほぼ等しい値であり，必要なエネルギーが 1000 億倍も増加するため，明らかに無理である。（純水のマイクロレベルの水滴は，1 気圧で 235K まで，また約 2000 気圧で 181K まで，液体として極低温にすることができる [2965]）。

融点付近の温度で生じるこの問題を回避する 1 つの解決法はバロナテーションである。これは水が（ほとんど唯一の例であるが）液体より固体において密度が低い（すなわち，氷が浮く）という事実から，圧の増加に伴う凝固点下降効果が示唆されることに依存する方法であり，位相図の氷 Ih（**図 10.11**）において，0℃から −16℃までの短い斜辺としてみることができる。このことは，氷の塊にくくり付けたワイヤに 2 つの重りを吊す方法で，実験的にも確認されている。ワイヤはゆっくりと氷塊にくい込むが，ワイヤがもたらす圧によりその進行方向の氷の薄層が溶け，ワイヤのさらなる前進が可能となる。水が移動してワイヤ後方の圧が低い部分に移ると，再び凝結するが，これは復氷として知られているプロセスである [1697]。ワイヤ前方の溶けつつある氷は融解熱を吸収し，一方で再凝固する水が融解熱を放出するが，熱はワイヤにより絶え間なく運ばれる。このため伝導性のよいワイヤほど，不良なワイヤより良好に氷を切断する [1697]。静水圧での凝固点下降定数は，氷の場合，最大約 2100 気圧まで 134 気圧/℃である [390,2050]。バロナテートする円錐様の形状のナノロボットは，その後方より前方に高い圧（単位面積当たりの力）を加えることにより，−16℃を下回らない温度の氷の中をゆっくりと進むことができる。

氷の融解熱を $\Delta H_{fus} = 306pJ/\mu m^3$（0℃で 334J/g）とし，1μm 前進するためには少なくとも約 $3\mu m^3$ の氷が溶けなければならないと仮定すると，必要とされるバロナテーションの力は $P_{baro} \fallingdotseq 3\,\Delta H_{fus}\,v_{nano} \fallingdotseq 900pW$（ただし $v_{nano} = 1\mu m/s$）と，ごく控え目な値となる。（これはエネルギー流動であり，必ずしもエネルギー消費ではない。なぜなら，ほとんどの廃熱はナノロボット後方で再凝固する水から発生し，限りのある熱伝導に由来する損失のみが起こるはずであるため）。−16℃を下回ると，融解は起こらない程度の温度まで氷を加熱しなければならず，ここで −24℃での熱伝導度を $K_t \fallingdotseq 2,200,000pW/\mu m \cdot ℃$ と仮定すると，氷の中で $L_{nano} = 1\mu m$ の大きさを $\Delta T = 10℃$ だけ温めるためには，おそらく $P_{heat} \fallingdotseq L_{nano}\,K_t\,\Delta T \fallingdotseq 22,000,000pW$ という無理なエネルギー消費が追加で必要となる。Bejan と Tyvand[2961] は，四角形，円盤様，または円柱状の接触表面をもつ固形物の通過によって起こる重力誘導圧による氷の溶解を解析した。氷における圧由来相転位の詳細についても，分子力学の手法を用い，コンピュータ上で研究されている [2966,2967]。

溶質分子が前方に放出され，後方で回収されるという凝固点下降効果（10.5.3 項）は，融点をわずかに下回る温度における同様の駆動システムの概念の基本となるかもしれない。

さらに広い低温域で有効なもう 1 つの代替法とし

て，前進するボイド（空洞）により穴を開ける方法がある。前方にある氷の水素結合当たりの結合エネルギーは $E_{HBond}=33zJ$/結合（4.6Kcal/mol[2036]）である。水分子には2つの水素結合があり，また273Kにおいて氷の分子密度は $n_{water}=3\times10^{10}$ 水分子/μm^3 である。したがって，$L=1\mu m$ の大きさで速度 $v_{nano}=1\mu m/s$ のナノロボットが水素結合を切断する力は，せいぜい $P_{HBond}\fallingdotseq 2\,E_{HBond}\,n_{water}\,L_{nano}{}^2\,v_{nano}=2000pW$ となる。（これもやはり控えめな値である。その原因は，ナノロボット後方で水が再び氷の格子に戻る際に放出されるエネルギーのうち，ある程度を再び捕捉することが可能なためである）*。また，氷分子を分子当たりの効率が約 10^{-6}zJ/nm（3.4.3項）の運搬デバイスと受け渡しして約10nmの距離を移動させる遠隔マニピュレータアーム（分子当たり約10zJ/nm。3.4.3項）と同等の効率を有する分子ハンドリングデバイスは，約1μmの距離を移動する際に $E_{transport}=100.001zJ$/分子を消費するため，分子を移動させる力は $P_{move}\fallingdotseq E_{transport}\,n_{water}\,L_{nano}{}^2\,v_{nano}=3000pW$ 程度である。したがって，1μmの氷に穴を開けて1μm/sで移動するナノロボットでは，せいぜい5000pW程度である。小さな塊の中で氷を運ぶことは，もう1つの省エネルギー法となる可能性がある。

10.5.3 溶解度と溶媒

気体の溶解度は温度が高くなると必ず低下するが，ほとんどの固体の溶解度は上昇する（9.2.6項）。液体の溶質はこの点に関しては固体と同様の挙動を示すが，混和液の単位容積が正確には和にならないことに注意が必要である。例えば，1Lのエタノールを1Lの水に加えると，結果的に1.93Lの溶液にしかならない[2036]。

非揮発性で非電解質性の溶質（例，グルコース）の溶液は，溶媒のみの場合より沸点 T_{boil} が $\Delta T_{boil}=n\,k_b\,Ml$ だけ上昇する。この Ml は溶液の重量モル濃度（溶媒kg当たりの溶質モル数），k_b は溶媒の沸点定数（**表10.7**），そして $n=1$ である。溶質の存在は溶媒の凝固点 T_{freeze} にも影響し，$\Delta T_{freeze}=n\,k_f\,Ml$ だけわずかに低下させる。ここで k_f は溶媒の凝固点定数である（**表10.7**）。この2つの作用は，いずれも溶質により溶媒の蒸気圧が低下することの直接的な帰結である。定数は次の式から求めることができる[390]。

$$k_f=\frac{R\,T_{freeze}^2\,MW}{1000\,\Delta H_{fus}}\quad(^\circ C/molal)\qquad［式 10.22］$$

$$k_b=\frac{R\,T_{boil}^2\,MW}{1000\,\Delta H_{vap}}\quad(^\circ C/molal)\qquad［式 10.23］$$

ここで $R=8.31J/mol\cdot K$（気体定数），MWは分子量（g/mol，すなわちダルトン），Kにおける T_{freeze} および T_{boil}，ならびに ΔH_{fus} および ΔH_{vap} は，それぞれ融解熱および気化熱である（**表10.8**）。

希溶液（例，Mlが0.01mol程度以下）中の電解質の溶質（例，KCl）の場合，nは溶質1mol当たりのイオンのモル数にほぼ等しい（例，KClの場合，n≒2）。さらに濃い溶液では，実験的に測定したnの値がわずかに低い。これはデュバイ－ヒュッケルの理論で説明されるように，イオン間またはイオン－溶媒間相互作用に由来する。例えば，KClを水に溶解した場合，Ml＝0.01molではn＝1.94であるが，Ml＝0.50molではn＝1.80である[2050]。ほとんどの濃い塩溶液（例，6.2molのNaCl）は水の凝固点を20℃ほど低下させる。

さらに低い温度において，溶媒の凝固を回避するためには，融点がかなり低い溶媒を用いるとよい。一般に物質は化学的に同種の液体に溶解する。水（それ自体が極性溶媒）およびグルコースを含む多数の有機化合物はエタノールに溶解するが，エタノールは－117℃（156K）まで液体である[763]。塩化ナトリウムはエタノールにわずかに溶解し，液体アンモニアにも溶解するが，液体アンモニアは－78℃（195K）で融解する[763]。一部の天然酵素は液体アンモニアの中で，またその他の酵素は超臨界のカーボンダイオードにおいて機能を保持することが知られている。天然のペプチドやその他のタンパク質様コンフォメーション特性を有するポリマーに基づく人工的な酵素系であれば，原則としてテトラフルオロメタン[261]，一酸化窒素（極性溶媒，－191.5～－199℃まで液体），あるいは液体窒素（非極性溶媒，－195.8～－209.9℃まで液体）などの超低温溶媒内で機能を発現するであろう。南極の冷水中の魚

* もう1つの複雑な点は，氷の最上部の分子層は完全に凍ってはいないことである。Van Hove と Somorjai[2699] の実験では，90Kもの低温でさえ，最上部表面の水の単層における振動運動の振幅は，氷塊の深部にある水分子の数倍であることが示されている。二番目の分子層も振動運動が亢進しているが，最上層よりはかなり程度が小さい。この過剰な運動は単層の上に水分子がないことに由来する。このため，この単層の分子では運動を拘束する他の水分子との水素結合の数が，表面より下にある分子に比べると少ない。200Kではアモルファスの薄層が厚さを増す。230Kを超えると薄層は準液体層となり，249Kでは厚さ約12nm，268Kでは約30nmとなり，272.5Kでは約70nmまで増加する[2701]。

において見出された乳酸デヒドロゲナーゼ酵素は，これらより高い体温をもつ動物の関連酵素と同等の速さで機能するが，酵素作用は通常，温度が 10℃低下するごとに半分になる（4.6.4 項）。南極の魚の酵素は酵素の活性部位付近を修飾することにより低温を代償し，これが弾力性と運動性を増加させていることから，実質的には「酵素がもっと迅速に動けるように，ヒンジに油を差」しているようなものである [2152]。

10.5.4　熱伝導度と熱容量，および冷却

310K での多様な物質の熱動力学的特徴を**表 8.12** に示すが，どの値が温度依存的であろうか。熱容量（CV）は一般に温度とともに上昇する。例えば氷の熱容量は，－196℃（液体窒素の温度）では $0.63 \times 10^6 J/m^3 \cdot K$ であるのに対し，－30℃では $1.7 \times 10^6 J/m^3 \cdot K$ まで上昇する [763]。熱伝導度（K_t）と温度はさらに複雑な関係にある。例えば，液体の水の熱伝導度は温度とともに上昇し，0℃では 0.561W/m・K，100℃では 0.681W/m・K である [763]。ある情報源 [2153] によると，光学軸すなわち c 軸に対して垂直方向におけるサファイアの熱伝導度も同様で，310K の 2.3W/m・K から，900K では 6.0W/m・K に上昇する。しかしながら，光学軸に対して水平方向におけるサファイアの熱伝導度は，3K での 0.3W/m・K から 70K 付近で約 200W/m・K のピークを示し，その後に 310K で約 30W/m・K，1000K で約 6W/m・K と低下する [2154]。ルビーの伝導度は 310K で約 20W/m・K であるが，1000K では約 6W/m・K と低下する [2154]。ダイヤモンドの場合，熱伝導度は 3K における約 10W/m・K から上昇して 69K で 12,500W/m・K のピークを示し，その後は低下して 300K で約 2000W/m・K となる [2154]。

マイクロスケールの冷蔵庫を作ることは可能であろうか。冷蔵庫は封入された内容物と外部環境との温度差を維持するように機能する。真空絶縁浮揚法（6.3.4.4 項）は別として，大きさ L の容積に伝導*による熱平衡をもたらすためには，次のような平衡時間を要する。

$$t_{EQ} \sim \frac{L^2 C_V}{K_t} \quad \text{(sec)} \qquad \text{［式 10.24］}$$

310K の水では $C_V = 4.19 \times 10^6 J/m^3 \cdot K$ および $K_t = 0.623 W/m \cdot K$ [763] であるから，医療用ナノロボット冷蔵庫の平衡時間は $t_{EQ} \fallingdotseq (6.7 \times 10^6) L^2$ (s) となる。したがって幅 1mm の冷却容器であれば $t_{EQ} \fallingdotseq 7s$ であるが，$1 \mu m^3$ の容器ではわずか 7μs 程度で平衡に達する。ダイヤモンドはさらに伝導性がよい。ナノロボット内で過剰なダイヤモンド構造（$C_V = 1.8 \times 10^6 J/m^3 \cdot K$）に包埋した $1 \mu m^3$ の冷却容器は，$t_{EQ} \fallingdotseq (900) L^2 = 0.9ns$ の平衡時間となる（冷却率を約 10^{11}K/s，$\Delta T \fallingdotseq 100K$ と仮定

表 10.7　凝固点および沸点のモル定数 390,763,2036,2050

溶媒	凝固点（℃）	k_f（℃/mol）	沸点（℃）	k_b（℃/mol）
酢酸	16.6	3.90	118.5	2.93
アセトン	-95.4	---	56.2	1.71
ベンゼン	5.5	5.12	80.1	2.53
カンフル	176.0	40.0	209.0	5.95
クロロホルム	-63.5	4.73	61.2	3.63
シクロヘキサン	6.5	20.2	81.0	2.79
ジエチルエーテル	-116.2	---	34.6	2.11
エタノール	-117.3	1.85	78.5	1.19
n-ヘキサン	-95.0	1.75	68.0	2.75
メタノール	-97.8	2.58	65.0	0.83
ナフタレン	80.2	6.85	217.9	---
n-オクタン	-56.5	2.14	125.5	4.02
フェノール	43.0	7.27	182.0	3.56
水	0.0	1.86	100.0	0.512

表 10.8　1 気圧での 1 モル当たりの融解熱および気化熱 390,763,1164,2036,2048,2050,2161

物質	ΔH_{fus}（J/mol）	ΔH_{vap}（J/mol）
酢酸	11,700	24,400
アルミニウム	10,500	230,000
アンモニア	5,660	23,400
アルゴン	1,110	6,540
ベンゼン	9,850	30,800
n-ブタン	4,670	22,400
一酸化窒素	---	6,080
塩素（Cl_2）	6,410	20,100
クロロホルム	9,220	29,500
ジエチルエーテル	---	26,000
エタン	2,860	14,700
エタノール	5,030	38,600
フッ素（F_2）	1,590	6,320
ヘリウム	21	84
n-ヘキサン	13,000	28,900
水素（H_2）	117	905
ヨード	16,800	44,000
鉄	1,290	380,000
鉛	5,080	170,000
水銀	2,300	56,600
メタン	943	8,190
メタノール	3,170	35,300
窒素（N_2）	721	5,580
n-オクタン	20,800	35,000
酸素	444	6,830
白金	22,200	520,000
サファイア/ルビー	109,000	（分解）
銀	9,520	250,000
塩化ナトリウム	28,900	180,000
水	6,017	40,690

* *また輻射輸送（6.3.4.4 項（E））の特性は，容器のサイズが波長分布のピーク値に近づくにつれ激烈に変化する。例えば，3～30μm（100～1000K。式 6.20）では熱伝達速度が数倍のオーダーで増加し [652,653]，低温冷却がさらに困難になる。*

して)。したがって，周辺環境との温度再平衡を回避するためには，約 $1\mu m^3$ の冷却機は $v_{fluid} \fallingdotseq L/t_{EQ} \fallingdotseq 1000m/s$ の速度で冷却作業流体を循環させなければならないが，これはほとんどの液体中における音の速度に極めて近い値である。こうしたことから，約 $1\mu m^3$ より小さい低温冷蔵機は，この方法の使用に適していない。

Drexler[10] は，被包されたサブミクロンスケールの水の氷粒子による作業流体を提唱している。その表面構造は凝集予防性があり，内部の氷が凍ったり溶けたりするのに合わせて膨張と収縮の周期を繰り返すことが可能なほど柔軟にできており，これらを軽い炭化水素のような低粘度で低融点の担体とともに用いる方法である。一定温度（融点）で融解する物質に吸収される熱は融合熱（またはエンタルピー）である。一方，液体を沸騰させるために要するさらに大きな熱は気化熱（またはエンタルピー）である **(表 10.8)**。昇華熱は単純にこの 2 つの和となる [390,2050]。相転位は最も効率のよい冷却をもたらし，例えば，氷は 0℃で溶ける際に $306pJ/\mu m^3$ を吸収し，水が 100℃で沸騰する際には $2170pJ/\mu m^3$ を吸収するが，37℃の水を 10℃温めても $42pJ/\mu m^3$ しか吸収しない。作動圧と流体素材を適切に選択すれば，冷却作業流体の可逆的な相転位を精密に制御し，正確な温度を得ることも可能である。熱駆動型－相転位マイクロアクチュエータが検討されている [545]。

その他にも多くの有望な冷却法が知られているが，ナノロボット冷却という意味ではさらなる研究が必要である。そのような例として，断熱消磁による「磁気冷却」[1031]，熱磁気冷却機 [2159]，ゼーベック効果やペルティエ効果に基づく電子冷却法 [1034,1035,2160,2933]，熱音響学的冷却（6.3.3 項），光冷却機 [549]，逆向きに作動させる化学機械的タービン [597]，分子ソーティング回転子が媒介する溶媒和熱冷却（例，$KMnO_4$ は溶媒の水を 44,000J/mol だけ冷却するが，これが溶解すると約 $750pJ/\mu m^3$，すなわち約 73zJ/分子になる [763]），同素体変化熱冷却（例，赤色の α-HgI_2 から黄色の β-HgI_2 への変化は約 13,000J/mol，すなわち約 $180pJ/\mu m^3$ を吸収する [2036]），および作業流体過冷時の氷の結晶化に対する音響学的，ポリマー的または機械的防止などがある。

10.5.5 その他の温度依存的特性

ナノロボットに関連する温度依存的物質特性は極めて多数あるが，紙面に限りがあるため，ここではいくつかを取り上げるにとどめる。

1. *変性と燃焼*－50～100℃ほどの低温では，タンパク質変性や受容体－リガンド間の忠実性低下が起こりうる。沸水中にダイヤモンド塊を落としても大したことは起こらない [280] というのは事実であるが，大気中におけるダイヤモンドの最大燃焼点は約 800℃であり [691]，カーボンナノチューブは大気中で約 700℃で燃焼し始める [1857]。低温では，受容体－リガンド結合は著明な忠実性をもって発現するが，比較的緩徐である。また低温では様々なまれな生物学的作用が発現し，例えば，ヒトの眼レンズは氷点以下まで温度が下がると白濁する（G. Fahy，個人的情報，1997）。

2. *音速*－音波は冷たい媒体と熱い媒体では異なる速度で伝播するため，医療用ナノロボットのセンサ機能やエネルギー伝達，コミュニケーションやナビゲーションなどに影響を及ぼす可能性がある。一般に液体内での音速（v_{sound}）は，いずれも温度依存性である断熱バルク係数 B と密度ρに依存し，$v_{sound} = (B/\rho)^{1/2}$ となる（式 4.30）。1 気圧の純水中における音速の温度依存性は注意深く研究されており，次の式によくまとめられている。

$$v_{sound} \sim 1557 - (0.0245)(347 - T)^2 \qquad [式 10.25]$$

ここで T は温度（単位 K）である。したがって，音速は温度上昇に伴って増加し，347K（74℃）でピークを示すが，その後は減少する。事実上ほかのすべての液体の場合は，その物質が液体でいられる限り，どのような温度であっても v_{sound} は温度と伴に減少する [2156]。(ほとんどの液体において v_{sound} は直線的に増加するが，圧力に伴う増加はごくわずかである。例えば，ベンゼン中の v_{sound} は，圧力を 1 気圧から 500 気圧に上昇させると約 17%増加する [2156]。10.3.3 項も参照されたい)。凝固点よりわずかに低い温度の氷水中における音速は，式 4.30 から約 1000m/s と推計された。1 気圧の乾燥空気中での音速は温度上昇に伴い増加する。それは次の式で得られる [1164]。

$$v_{sound} \sim 332\,[1 + (0.003366)(T - 273)]^{1/2} \qquad [式 10.26]$$

3. *エネルギー吸収*－音波の吸収や減衰係数は温度とともに変化し，音響エネルギーの輸送効率に影響を及ぼす。温熱電気療法施行中の組織におけるラジオ周波数（rf）エネルギー単位当たりの吸収も温度に伴い変動する。

4. *表面張力*－気液界面における液体の表面張力は，温度上昇に伴い低下する傾向を示し，沸点においてゼロまで低下する。例えば，48％容積のエタノール－水混合液（米国のアルコール基準で96プルーフ）の場合，20℃では30.10×10^{-3}N/mであるが，40℃では28.93×10^{-3}N/mとなる[763]。純水の値についてはすでに記述した（9.2.3項）。

5. *誘電率*－物質の電気特性は温度依存性の場合がある。例えば，水の誘電率は温度上昇に伴い低下し，次の式のように概算される[2157]。

$$\kappa_{water} \fallingdotseq 80 - 0.4\,(T - 293) \qquad \text{［式10.27］}$$

これはケルビン単位の温度が T＝273～373K（0～100℃），rf周波数が最大100MHzで圧力が1気圧の場合である。0℃の氷の誘電率は実質的に水と同じである（88.0）が，温度が0℃未満まで低下するか周波数が増加すると，急激に減少する。0.1MHzでは$\kappa_{ice} \fallingdotseq 2 \sim 4$となり，温度の影響はほとんどなくなる[2157]。その他の多くの物質の場合も，凝固点での位相変化の際に相対誘電率が多大に減少する。例えば，279Kで液体のニトロベンゼンのκは35であるが，279Kで固体のニトロベンゼンでは3まで低下する[727]。一般に非極性の液体は誘電率が小さく（例，1.5～2.5），温度にほぼ非依存性である。一方で極性の液体の値は大きいが，温度上昇に伴い迅速に低下する[2036]。

あとがき

Ralph C. Merkle, Ph. D.
Xerox PARC

はじめに

人生における楽しみの1つは，これから古典にならんとする書物のためのあとがきを書くことである。輝きの一部は薄れざるをえず，禁断の楽しみもいつかは頂点に達してしまう。ちょうどクリスマス・プレゼントの楽しみがクリスマスの前にピークに達するように。ナノメディシンのこうした新しい分野の可能性については，少数がほのめかされ，さらに少数が一部の研究論文ですでに概略が示されているが，その豊かさの全体像を見られるようになったのは，*ナノメディシン*が出版されてである。

丘のてっぺんに登って，新しい土地の全貌をはじめて一望のもとに眺めたときのように，その展望にうっとりする一方で，頭の中では計画やアイデア，するべき作業が渦巻いている。同時に，何が可能かを見定め，この構想を具体化するためにこれからしなければならない仕事にも気付いている。*ナノメディシン*は，単にどのような状況が考えられるかを記述したものではなく，ここを出発点として行動することを求めるものである。可能性を実際の形にするまでには数十年かかるかもしれず，それこそ我々に求められている仕事なのである。それはすべての人々のためになるばかりでなく，我々の知識を深めるため，あるいは将来の世代を助けるためだけのものでもなく，我々自身を助けるものでもあるのだ。

長い目で見る

10年以上も先の計画を立てることは現代社会ではまれとはいえ，我々の人生は100年を超えることもありうる。近視眼的に考えたり，臆病になってはならない。私が子どもの頃，姉は賢くてとても大人だった。たかだか20歳だったのだが。両親は40代で，とてつもない年寄りに思えた。空や大地と同じく，彼らは時の始まりから，少なくとも私の人生の始まりから存在し続けていた。今や私自身が47歳になり，年齢のことで文句を言っては妻の祖母に笑われている。90歳を超えた祖母から見れば，私などは若造にすぎないのだ。

ナノメディシンの分野が発展するには数十年かかるだろうが，その数十年などあっという間にすぎてしまい，未来がやってくる。我々の大部分は，そのときもまだ生きているだろう。今よりちょっと歳をとり，動作は遅くなって，おそらく少しは賢くなり，それでもなお人生の興奮や生活の楽しみをいっぱい感じているだろう。来し方を省み，行く末に思いをはせて，将来のその時点での自分自身を想像してみてほしい。そのとき未来がいまだ輝いて見え，あらゆる扉が開かれており，しかも未知の可能性になお満たされているだろうか。

それは，今日の我々の行動次第である。我々が未来を無視し，数十年先を見越すことなく，今後数週間あるいは数ヶ月という狭い範囲でしかものを考えなければ，我々は未来になって何の準備もなしに驚かされることになるだろう。しかし今から始めておけば，足元ばかり気にする代わりに来るべき未来に向けて準備をすれば，その未来がやって来たときに，過去を振り返って自らがしてきたことに満足し，さらに前方に目を向け，我々がなしうるいっそう大きな可能性を見出しては喜ぶことだろう。

今後の作業

おそらく最初にすべき事柄は，この*ナノメディシン*で十分に説明している能力が実際に可能なのかどうかを判定することである。可能だとなれば，この新しい技術を開発することが，我々の多くやその子ども，将来の世代にとって文字通り死活問題になる。こうした判定を下すのは，思ったより難しい。社会というものは，これまで全く取り上げたことのない新しいアイデアはうまく扱えないものである。ほとんどの人々は，新しい提案を直接評価するための知的資源を持っていないので，他人の言説に頼らざるを得ない。しかし，新しいアイデアを原則として評価できるだろう人たち，したがって集団としての理解を助けてくれそうな人たちは，間違いを犯すことも多い。歴史の中から幾つか例を引きだして，いかに難しいかを見てみよう。

William Harvey は 1628 年に *De Motu Cordis* を出版し，その中で血液が循環しているのを発見したことを記している。Harvey と同時代に生きた John Aubrey は，これに対してどのような反応があったかを次のように記している。

「...Harvey が著作を出した後で診療がすっかり落ち込んだと言っているという話を聞いた。街の人々は彼は気が触れていると思い込み，医師はことごとく彼に反対した。Harvey の薬には 3 ペンスでも支払う気がしないというロンドンの医師を私は数人知っていた」[1]

1873 年，John Erichsen 卿は外科の未来について，次のように冷酷な評を下している。

「メスで切り開ける新たな分野がいつもあるわけではない。人体には少なくとも外科医の手によってメスが決して入り込めない聖域があるはずだ。完全とはいかないまでも，我々がすでにこの最終的な限界に達してしまっていることは疑問の余地がほとんどない。腹部，胸部，そして脳は，賢く慈悲深い外科医の進入を永遠に拒むことあろう」[1]

*ナノメディシン*は，それ以前の*「ナノシステム」*[2]と同様，世界を現象的な正確さで記述する物理の法則に基礎を置いている。どちらの書物も，これらの法則に基づいて議論を進めており，したがっていずれもこれらの法則に関して導き出している結論の正確さについて評価することができる。*「ナノシステム」*は 1992 年に出版され，これまでのところ重大な瑕疵は見つかっていない。この書物の読者の多さや公になされた議論の膨大さを考えると，誤りが報告されていないのは，簡単にいえばその論理が基本的に正しく，その結論が基本的に健全であるからだろう。今日，同書で示された結論は徐々に進んで，我々の集団的な意思決定過程となり，我々の次なるステップの手引きとなっている。いかにすればこの新しいテクノロジーを最も良く開発できるかに研究の焦点が当てられており，現在受け入れられる目標を達成するために会社が作られ，人々は潜在的な成果を獲得し始めつつある。

*ナノメディシン*は*「ナノシステム」*が作った土台の上に立った仕事であり，医療に関するナノテクノロジーの成果を開発している。これらの成果は異例のものなので，説明するとともに公に検討しなければならない。まずは早く検討していただいて*ナノメディシン*をより早く受け入れてもらうようにしなければならない。というのも，その論理の展開が概ね健全なものであり，結論がほぼ正しいとの結論が出されてはじめて次のステップに移れるからである。これは*「ナノシステム」*の場合と同じパターンである。

目下の問題

実際のところ，それより早くしなければならない事柄が 1 つある。この非凡な書物のシリーズを確実に完成することである。現在，皆さんに呼んでいただけるのは I 巻だけであり，（これを書いている 1999 年現在で）II 巻と III 巻，そしてそれに続くより一般向けの書物は Freitas の頭の中に構想があるだけで，まだ存在していない。

この最初にして最も重大なシリーズを完成するために，我々は Freitas を支援する必要がある。新しいアイデアにとっては，こうした時間が最も辛いのが常である。文章にして並べるまで，実際の言葉にするまでは，単なる考えでしかない。これを形を持った価値あるものとするのは大変な仕事であり，しかもこの仕事には最小限の支援しか与えられない。

これまで夢にも考えられたことがない新しい分野の全体像を描く本に出資することに同意するのは，一体どんな委員会だろうか。それは，一般的知識体系の共通理解に基づいて結論を出す委員会である。そのメンバーは，次の段階的改善を評価するために既存の専門家団体から選ばれる。その世界の専門家が存在しない場合にはどうすればよいだろう。ナノメディシンの専門家だと自称する者がいるだろうか。この思いついたばかりの分野で人生を費やしてきた人などいるだろうか。そんな人は誰もいない。全く新たな領域に踏み込むとなると，委員会の審議過程は動かなくなってしまう。失敗が最も高くつくところ，すなわち新しいことを始めようとする時点で我々は見捨てられてしまう。そこで我々は個人に頼ることにしなければならない。援助や支えを依頼すべき専門家が全くいないような事態で，自らを信頼するほど大胆な個人である。自らの信念を行動でもって裏付けようとする人，全く新しくて真に革新的なものを，まず他の人からの保証を求めることなく育む意志のある個人である。何しろ他の人などいないのだから。はるか地平の彼方にごく少数しかおらず，時には 1 人しかいないことさえある。

行わなければならない研究

社会のかなりの部分がナノメディシンを具体化するのに同意したならば，次はどうなるか。今度は研究である。

- 目標と目的を明らかにする研究。人々がやってみることに同意したからといって，どのように行うか，あるいはいつ行うか，もしくはどの目的を優先するべきかについてまで合意が得られたというわけではない。
- ナノメディシンが実現可能であることをより多くの人々に納得させる研究。この社会は多数決の原理で動いていることを忘れてはならない。委員会の 20％がアイデアに価値があるので追求すべきだと考えたとしても，投票ではいまだに破れてしまう。
- 早期の応用例を明らかにする研究。長期的目的に近づけるようにする有益な機会を明らかにできるのが早いほど，早くに支援を確保できて委員会を説得する必要がなくなる。
- 実験的能力を伸ばす研究。これには 2 つの目的がある。目標に近づくようにすることと，目標が実行可能であることを人々に理解してもらいやすくすることである。

広義に言えばやるべき研究は，理論的なものと実験的なものの 2 つに大きく分けられる。理論的研究には，従来からの紙と鉛筆を使ったやり方のものもあれば，コンピュータによるモデリングやコンピュータによって可能になった「ディジタル実験」などの新しい方法もある。理論的な方法とコンピュータによる方法をナノメディシンで示した提案に適用して，実行可能性をチェックすることもできれば，性能や能力をより詳しく把握することもできる。中でもコンピュータによるモデルは，特に物理的相互作用の詳細な記述に基づくものである場合，デザインを非常に徹底的に処理し，隠れている前提を明らかにしてくれる。

後ろ向き連鎖

理論的な方法とコンピュータによる方法は，短期的提案や中期的提案にも適用できる。長期的な目的を達成するには，多くのステップを踏む必要があることが多く，最初のステップを除いては，どのステップも（定義ではほぼ）実験的には実施できない。実験的研究は次のステップに進むことに焦点を当てているが，理論的研究やコンピュータによる研究は現在のテクノロジーから将来の応用に至る経路の全体を明らかにすることに重点を置くべきである。これは実験的研究に 2 種類の方法でフィードバックされる。まず，どのアプローチが成功しやすいか，もしくは成功しにくいかに関する情報を提供する。第 2 に，実験的研究を支持する理由を提供してくれる。長期的目的の価値と実行可能性がはっきりすれば，実験を進める価値がより大きくなり，そのことに関する理解が広まれば，実験を行う者が研究資金を得やすくなり，ひいては長期的目的に近づけるようになる。

ここで例を 1 つ挙げてみよう。Freitas のレスピロサイト[3]は，酸素を約 1000atm に圧縮して貯蔵する同じ大きさのタンクに比べると，赤血球は酸素を極めてわずかしか貯蔵しないという観察に基づいている。その設計では頑丈な素材（高圧で酸素を保持するため）と極めて微細な細構成要素（酸素の放出と保管を制御するため）が要求される。理論面やコンピュータによる研究では，原子数があまり多すぎないサブ構成要素を詳しくモデル化することができる。原子それぞれの位置と原子間の力を，顕著な正確さをもたらすと同時に，設計者側に訓練と厳密さを要求する技法を使ってモデル化される。設計者にあらゆる原子の所在を説明するように，またコンピュータモデルに組み込まれた物理法則を完全に満たすデザイン（すなわち他の無数の分子構造に照らしてチエックし検証済みのモデル）を提案するように強制することにより，デザイン失敗の原因になりうる厄介な問題を設計者が回避するのを防止する。

このようなデザインはさらに，開発過程におけるより早期のステップに対する重要な制約をフィードバックする。例えば，我々は極めて正確な，非常に詳しい，そして非常に強い構造を作れなければならない。この応用（そしてその他のナノテクノロジーの応用）に提案されることが多い素材は，標準的にはダイヤモンド，ならびにダイヤモンドの変形体（硬い炭化水素の骨格および科学的に安定した表面終末を有する構造；水素添加ダイヤモンド表面は共通で，（100）表面で酸素を使用し，（111）表面で窒素を使用するといった具合）である。硬い炭化水素が重要だとすれば，分子メカニクスおよび分子ダイナミクスの正確な計算をするためにはこのような構造に関する良い PEF（位置エネルギー関数）がなければならない。炭化水素モデリング用の Brenner のポテンシャルを利用するのが今日では一般的であり，このポテンシャルを拡大して水素と炭素以外の元素を組み入れ，またその正確度を高めることは，ナノテクノロジーの開発を目指すコンピュータによる研究にとって大いに重要であることは明らかである。

硬い炭化水素でできた極めて細かい構造が必要だということは，そのような素材を合成できる化学反応を分析しなければならないことを意味する。ダイヤモンドの成長に関わる化学反応については結構よく理解されており，そのような成長をもたらしうる反応経路が多数提案されている。我々は，ダイヤモンドの化学的蒸着（CVD）成長で見られるものと同じ様な反応経路を採用することができるが，位置確認装置を使って，反応している化合物の位置を明らかにすることにより，反応がどこで起こるかをより細かく制御する。個々の反応を分析するより良いコンピュータによる方法は，ab initio（最初からの）方法を用いることで可能であり，これは少数の原子の相互作用について正確な記述ができるようにし，さらにそれをより良い PEF の設計に組み入れることもできるようにする。ダイヤモンドの成長に関係する反応をより良く理解するには，実験的に追求することもでき，特に関心のある反応を実験室でもコンピュータでも見ることができる。

分子構成要素の位置を明らかにする必要があるということは，位置確認措置を検討しなければならないということである。今日の SPM（走査型プローブ顕微鏡）の改良，ならびにより早く，より正確でより広範囲のチップ構成を有する将来における分子スケール版の改良の双方を検討すべきである。すなわち，位置確認装置に関する実験的研究および理論的研究，さらには SPM チップの改良を目指した研究に強い関心が持たれる。個々の原子および分子の配置により大きな柔軟性を示す実験的研究を支援すべきである。というのも，こうした研究の潜在的な成果は極めて大きいからである。

我々の最終的目標から短期的研究目的へと立ち戻るこの過程を，我々は Drexler による後向き連鎖と呼んでいる[2]。見て分かるとおり，これは長期的目的（例，レスピロサイトを使って内科的病状を治療する）を分析したり，その目的を達成するのに必要なステップをより短期的な目的（例，PEF の改良，SPM における実験的研究）に分ける方法である。ここに示した過程の概略は必然的に非常に短いものではあるが，読者に基本的考え方を感じ取ってもらえるはずである。

長期的目的を達成するにあたっての活用度に基づいて短期的研究の目標を定める手順は，研究の焦点を明らかにするばかりでなく，豊富な結果をもたらし，それらがさらに目的の実行可能性およびそのような研究の望ましさを裏付ける基本的議論を促す。これによって知識の循環螺旋が生み出される。分子ナノテクノロジーの目的を我々が達成するのを阻む基本的障害はないことを示す研究は少数である。さらに研究を行えば，どの分子機械システムが実行可能なはずであるかをより良く把握でき，追加研究の初期目標が示されるだろう。現在行われている研究は，現在のテクノロジーを基礎としたものから提案されている将来の分子機械へと進んでいく道筋をより明らかに描いてくれており，またさらに多くの短期的努力目標を生み出している。

知識の循環螺旋

ナノテクノロジーの将来における研究を追求するときには必ず，その基本的実行可能性の当初の評価が強化され，我々が追求すべき具体的な短期的研究目標の理解が広がり，さらなる研究によりこの基本的に新しくて革命的なテクノロジーの開発を速められるという確信が強まり，このテクノロジーがもたらしうる驚くほど幅広い利益についてますます気付くようになっている。この知識の循環螺旋では，研究により我々の関心がさらに増大し，高まった関心のために一層の研究が生み出されていく。律速過程は人々が最初の 1 歩を踏み出す速度である。というのも，1 歩踏み出してしまえば，2 歩目はそれより少し速くなり，3 歩目はさらに速くなるからである。

これは，物理法則が許す方法のほとんどで，分子の配列または再配列が実行可能か，あるいはそうでないかが，全く驚くようなことではなくなるからである。しかしファインマンの有名な 1959 年の講演 *There's Plenty of Room at the Bottom*[4] 以来，この問題について研究してきたよく知っている観察者であれば誰もが「実現可能である」という同じ結論を導き出してきた。循環螺旋を断つ唯一の方法は，分子機械システムを不可能にする根本的な反論を見つけ出すことだろう。我々は生物学的分子機械に囲まれているので，この可能性は小さそうである。熱雑音が分子機械の設計にとって基本的な障害であるならば，生物学的システムは DNA をコピーすることができず，分子回転モータは回転できないだろう。量の不確実性が基本的な障害であるならば，リボソームはタンパク質を合成できず，ナトリウムチャネルはナトリウムとカリウムを区別できないだろう。

新しい医療テクノロジーと医療の新時代

そういうわけで我々はかなり明確な結論に達している。生体システムは存在する。生体システムは普通，生体システムが機能するのを妨げるほど重度の傷害でない限り，自らの傷害を癒やして治すことができる。もっとも実際には，それほどの重度傷害を被ることが多すぎるのだが。分子ナノテクノロジーは実行可能である。周囲の生体システムがうまくいかなくなっているときに機能し続けられる分子機械を設計する能力を我々は習得しているので，このような分子機械が生体システムの機能を回復させることができる。生体システムが再び自力で機能できるようになるまで，生体システムのプロセスを支援して維持することができるのである。これをレスピロサイト[3]の一時的援助により行うにしろ，*ナノメディシン*で論じた他の数ある技法のどれかにより行うにしろ，それが基本的に言っていることは明らかである。かつて分かっているよりも大きな傷害，より重大な損傷，より大きな外傷，より重大な機能障害にあったとしても，生命と健康を回復し，維持することができるのだ。これは医療の新時代の先駆けとなるだろう。健康と長寿はごく普通の事柄となり，有り難いことに病気や障害，死亡はまれな例外事項となるような時代だ。

ナノメディシンの将来的な能力は，我々の中でまだ数十年生き延びて楽しみにできる者にとっては希望とインスピレーションをもたらすが，それほど運のよくない者も中にはいる。さらに数十年生きてしかるべきはずの者の中にも，偶然により寿命が縮められてしまう者もいるかもしれない。心臓発作や癌は，人生のまっただ中にあっても我々を打ちのめすことがありうる。いつも順番を待って，予想されるときにだけやってくるわけではない。現在死にかけている患者は，まだ少数の理論を語った出版物の中でのみ述べられている将来の医療テクノロジーをどう利用しうるのだろうか。将来の医療テクノロジーで健康を回復できるようになるまで身体の物理的構造を十分良く保っておくにはどうすればよいのだろうか。

我々の前に広がる驚くべき医療の見通しは，ずっと前に行われた提案に関する関心を新たに呼び覚ましている。死にそうな患者を凍結し，健康を回復させるのに必要な医療テクノロジーが開発されるまで数十年もしくは数世紀もの間，液体窒素の温度で保存するという提案だ。人体冷凍術と呼ばれるこのサービスは，現在，数ヶ国で利用できる。これが実際にうまくいくかどうかの最終的な証拠が出るのは，ナノテクノロジーが成熟したうえで，それに基づく医療テクノロジーが開発された後なので，これはまだ実験的な処置である。現時点では，医療テクノロジーが今から 100 年後に凍った傷害を回復させられる（あるいはさせられない）と証明することは不可能である。しかし今日死に直面している患者は，実験群に入るか対照群に入るかを選択しなければならない。選択する前に決定的な答えが出るまでのんびり待つことはまずできない。したがって，不完全な情報に基づいて今すぐ決定を下さなければならないのである。対照群がどうなるかは，すでに分かっている。実験群の転帰は，まだ確認されていない。しかし我々が目撃している驚くべき進歩を考えると，凍った傷害を回復させられそうでもある。特に，血管系に凍結防止剤をはじめとする化学物質を迅速に導入して組織がさらなる傷害を受けないよう保護し，傷害を最小限に抑えておけば，その可能性がありそうである。

結　語

ナノメディシンの開発は我々にかかっている。私たちが何をするか，そしてそれをいかに素速くするかに左右される。研究は顔のない「誰か」によって行われるのでもなければ，自然に起こったり，人間が介入しなくても進むものではない。人々が行い，支持するのである。この研究を支持して進めるとの決定を下さなければ，実現することはない。開発にどのくらいの時間がかかるのかも我々次第である。我々は，世の中の成り行きをぼんやりと見ている怠け者の傍観者ではない。我々も動いている世界の一部なのである。誰かがこの技術を開発してくれるのを座って待っていたのでは，実現はずっと遅くなるだろう。飛び込んでいって実現に向け努力すれば，より早く成し遂げられるだろう。我々が生きているうちに生命を救う医療テクノロジーを開発することは非常に良い考えのように思える。明らかにそうしないよりは良いのである。

付録 A

付録 A　医療ナノデバイスの設計に役立つデータ

以下は，参考文献 10，460，536-537，567，763，1164，1597，1662，2036，2153，2154，2223-2224，3229-3232，3429-3431，3469 など（ただしこれらに限定しない）様々な出典から集めてまとめたものである。

I.　国際単位系（SI）接頭語

10^{24}	Y-	yotta-
10^{21}	Z-	zetta-
10^{18}	E-	exa-
10^{15}	P-	peta-
10^{12}	T-	tera-
10^{9}	G-	giga-
10^{6}	M-	mega-
10^{3}	k, K-	kilo-
10^{2}	h-	hecto-
10^{1}	da-, dk-	deka-
10^{-1}	d-	deci-
10^{-2}	c-	centi-
10^{-3}	m-	milli-
10^{-6}	μ-	micro-
10^{-9}	n-	nano-
10^{-12}	p-	pico-
10^{-15}	f-	femto-
10^{-18}	a-	atto-
10^{-21}	z-	zepto-
10^{-24}	y-	yocto-

II.　測定単位と便利な変換式

角と回転：

180 度＝πラジアン
1 ラジアン＝57.29578 度＝0.1591549 サイクル（回転）
1 サイクル（回転）＝6.2831853 ラジアン＝360 度
1 度＝0.01745329 ラジアン＝0.0027777 サイクル
　＝60 分＝3600 秒
1 秒＝4.848136 マイクロラジアン
1 ヘルツ（Hz）＝1 サイクル/秒
　＝6.2831853 ラジアン/秒
1 ラジアン/秒＝9.5492966 回転/分（rpm）

面積と面：

1m^2 ＝10^{4}cm^2＝10^{6}mm^2＝10^{12} ミクロン^2＝10^{18}nm^2
　＝1.1959900 ヤード^2＝10.763910 フィート^2
　＝1550.0031 インチ^2
1 エーカー＝43,560 フィート^2＝4046.8564m^2
　＝0.0015625 マイル^2
1 ステラジアン＝0.079577472 球体＝3282.8063 度^2
1 球体＝12.566371 ステラジアン

濃度：

1 モル濃度(M)=1 モル/リットル＝0.602257 分子/nm^3
1 分子/nm^3＝1.66042 モル/リットル
1 重量モル濃度＝1 モル/kg
ミリ当量：
　mEq/リットル＝（mg/リットル）×原子価/分子量
　mEq/kg＝(mg/kg)×原子価/分子量

密度：

1gm/cm^3＝1000kg/m^3＝8.3454044 ポンド/ガロン
　（米国液量）＝1gm/ml＝1000gm/リットル
　＝6.42621 ポンド/フィート^3
4℃における 1 ガロン水（米国液量）＝8.34517 ポンド
　＝3.785305kg

電気：

1 クーロン（C)=1 アンペア-秒＝6.24196×10^{18} 電荷
1 アンペア（A）＝1 クーロン/秒
1 ボルト（V）（電位，起電力）＝1 ジュール/クーロン
　＝1 ワット/アンペア
1 オーム（Ω）＝1 ボルト/アンペア
1 ジーメンス（S）（コンダクタンス）
　＝1 アンペア/ボルト＝1 モー

1ファラド（F）（キャパシタンス）
　=1クーロン/ボルト

エネルギー：

1ジュール（J）（仕事，熱）=1N-m=1W-秒
　=1kg-m^2/秒^2
　=0.000239006Kcal
　=10^7エルグ=0.000948451Btu
　=2.7777×10^{-7}キロワット-時間
　=0.00986895リットル-atm
　=6.241506×10^{18}eV
1ナノジュール（nJ）=1000ピコジュール（pJ）
　=10^{-9}ジュール
1ゼプトジュール（zJ）=10^{-21}J=6.241506×10^{-3}eV
　=0.1439325Kcal
1電子-ボルト（eV）=160.217733zJ
1MeV=10^6eV=1000KeV=0.001GeV=10^{-6}TeV
1キロカロリー（Kcal）（食事のカロリー）
　=1000カロリー=4184J
310Kにおける1kT=4.28004zJ=0.026714eV
1ハートリー=627.5095Kcal/モル=27.2116eV
　=4359.7482zJ
1フィート-ポンド=1.355818J
1メガトン（TNT爆発の）=約5×10^{15}J

エネルギー（モル）：

1Kcal/モル=6.947700141zJ/分子
1KJ/モル=29.069177zJ/分子
1zJ/分子=0.1439325Kcal/モル=0.0344007KJ/モル
1eV/原子=23.0622Kcal/モル=160.217733zJ/原子

力：

1ニュートン（N）（力）=1kg-m/秒^2
　=10^5ダイン=0.22480894ポンド
1ナノニュートン（nN）=1000ピコニュートン（pN）
　=10^{-9}ニュートン

照度：

1カンデラ（cd）（光度）=1ルーメン/m^2
1ルーメン（光束）（550nmの波長における）
　=0.0014705882ワット
1カンデラ=1ルーメン/ステラジアン
1カンデラ/m^2（550nmの波長における）
　=0.00462ワット/m^2

長さと距離：

1オングストローム（A）=0.1nm=10^{-10}メートル
1ナノメートル（nm）=1000ピコメートル
　=10^{-9}メートル
1ミクロン=1000nm=0.001mm=10^{-6}m
1マイル=5280フィート=63,360インチ
　=1609.344m
1光年=9.46055×10^{15}m

磁性：

1ウェーバ（Wb）（磁束）=1ボルト-秒
1ヘンリー（H）（インダクタンス）
　=1ウェーバ/アンペア
1テスラ（T）（磁束密度）=1ウェーバ/m^2
　=1N/アンペア-m

質量：

1キログラム（kg）=1000グラム（gm）
　=2.2046226ポンド（lbs）
　=771.61792スクループル（薬用）
　=15,432.358グレイン
1ナノグラム（ng）=1000ピコグラム（pg）
　=10^{-9}グラム
1ポンド=16オンス（常衡オンス）=453.59237gm
1金衡オンス=31.103486gm
　=1.0971429（常衡）オンス
1グラム（gm）=0.25720597ドラム（薬用／金衡）
　=0.56438339ドラム（常衡）
　=15.432358グレーン
　=0.77161792スクループル（薬用）
1トン（メートル法）=1000kg
1トン（ロング）=2240lbs=1016.0469kg
1トン（ショート）=2000lbs=907.18474kg
1カラット（メートル法）=0.200グラム
　=3.08647グレーン
1ドルトン=1amu=931.752MeV（質量エネルギー）
　=1.661×10^{-27}kg/分子=1gm/モル

仕事率：

1ワット（W）=1ジュール/秒=0.00134102馬力
　=10^7erg/秒
　=3.41443Btu/時間=20.650Kcal/日
1ナノワット（nW）=1000ピコワット（pW）
　=10^{-9}ワット

1 馬力（hp）＝746W

2000Kcal/日＝96.85W

圧力または応力：

1 パスカル（Pa）＝$1N/m^2$

1 ダイン/cm^2＝$0.1N/m^2$（Pa）＝10^{-6}バール

＝0.986923×10^{-6}atm

1atm＝$101{,}325N/m^2$（Pa）＝1.01325 バール

＝760mmHg＝760torr＝14.6960lbs/インチ^2（PSI）

1mmHg＝0.00131579atm＝$133.32N/m^2$（Pa）

＝0.00133322 バール

＝0.0193368lbs/インチ^2=1.35953cmH_2O

$1kg/mm^2$＝96.784atm＝$9.80665 \times 10^6 N/m^2$（Pa）

＝1422.33lbs/インチ^2＝98.0665 バール

＝$10^6 kg/m^2$＝$100kg/cm^2$

放射能：

1 キュリー（Ci）＝3.70×10^{10}核崩壊/秒

1 ベクレル（Bq）＝1 核崩壊/秒

＝3.70×10^{10}キュリー

温度：

ケルビン（K）温度＝セ氏（C）温度＋273.15

1degK＝1degC（セ氏または 100 分度温度）

カ氏（F）温度＝32＋（9×セ氏温度/5）

セ氏（C）温度＝5×（カ氏－32)/9

310K＝37℃＝98.6°F

時間：

1 秒＝太陽年の（1/31,556,925.9747）

1 日＝24 時間＝1440 分＝86,400 秒

1 年（太陽年）＝365.24219 平均太陽日＝約$\pi \times 10^7$秒

速度：

1m/秒＝3.2808399 フィート/秒＝3.6km/時間

＝2.2369363mph

＝1.94385 ノット（海里/時間）

1mph＝1.609344km/時間

粘性度（絶対または動的）：

1 ポアズ＝0.1kg/m-秒＝100 センチポアズ（cp）

＝0.1 パスカル-秒

体積：

$1cm^3$（cc）＝1 ミリリットル（ml）

$1m^3$＝10^3リットル＝$10^6 cm^3$＝10^{18}ミクロン^3

＝$10^{27} nm^3$

$1cm^3$＝10^{12}ミクロン^3＝$10^{21} nm^3$＝$10^{-6} m^3$

＝10^{-3}リットル

1 ミクロン^3＝$10^9 nm^3$＝$10^{-18} m^3$＝10^{-15}リットル

＝$10^{-12} cm^3$

$1nm^3$＝$10^{-27} m^3$＝10^{-24}リットル＝$10^{-21} cm^3$

＝10^{-9}ミクロン^3

1 リットル＝$0.001m^3$＝$1000cm^3$＝10^{15}ミクロン^3

＝$10^{24} nm^3$

1 ドラム（米国液量）＝$3.696588cm^3$

＝1.040843 ドラクマ（英国）

＝60 ミニム＝0.125 米国液量オンス

小さじ 1 杯＝約 60 滴＝約 $5cm^3$

1 カップ＝グラス 1 杯＝8 液量オンス＝大さじ 16 杯

＝小さじ 48 杯

1 フィート^3＝1728 インチ^3＝$28{,}316.847cm^3$

＝0.037037037 ヤード^3

1 ガロン（米国液量）＝$3785.4118cm^3$

＝0.133680555 フィート^3

＝4 クォート＝8 パイント

＝16 カップ＝128 液量オンス（米国）

1 バレル（米国石油量）＝158.9873 リットル

1 エーカー-フィート＝$1233.4818m^3$

III. 数学および物理の定数

絶対粘性度：

水，310K：　0.6915×10^{-3}kg/m-s

血漿，310K：　1.1×10^{-3}kg/m-s

重力加速度：

g＝9.780 39m/秒^2（赤道の海面）

g＝9.806 21m/秒^2（緯度 45° の海面）

g＝9.832 17m/秒^2（緯度 90° 赤道の海面）

音響インピーダンス：

水：　$1.5 \times 10^6 kg/m^2$-s

ナイロン：　$2.9 \times 10^6 kg/m^2$-s

ダイヤモンド：　$6.3 \times 10^7 kg/m^2$-s

アルベド：

地球，平均：31%

角運動量：

陽子（量子スピン）：5.28×10^{-35}J-s

面積数密度：

C原子，単原子黒鉛シート：約 $38.2/nm^2$

大気，地球：

N_2	78.084%（体積）
O_2	20.946%
H_2O	0.01%（北極）－3%（赤道）
Ar	0.934%
CO_2	0.031%

原子およびイオンの直径（近似値）：

H	0.060 nm
F	0.128 nm
O	0.132 nm
N	0.140 nm
C	0.154 nm
He	0.186 nm
Na^+	0.190 nm
S	0.208 nm
P	0.220 nm
Ne	0.224 nm
F^-	0.272 nm
O^{--}	0.280 nm
S^{--}	0.368 nm
Na	0.372 nm
K	0.462 nm
Fr	0.544 nm

原子質量単位（amu）：

1.661×10^{-27}kg（C^{12} 核種質量の 1/12）

アボガドロ数：

$N_A = 6.02257 \times 10^{23}$ 分子/モル

バンドギャップ：

ケイ素：	1.12eV
ダイヤモンド：	5.47eV

ボーア半径： $5.291\ 772\ 49 \times 10^{-11}$m

ボルツマン定数：

$k = 1.380\ 658 \times 10^{-23}$J/分子-K

$= 8.625 \times 10^{-5}$eV/分子-K

結合エネルギー（共有結合，解離）： 556zJ（C-C）

結合距離：

黒鉛における C-C：	0.141 5 nm
ダイヤモンドにおける C-C：	0.154 448 nm

破壊電圧，電気：

空気：	$1\text{-}3 \times 10^6$	volts/m
磁器：	4×10^6	volts/m
二酸化チタン：	$3.9\text{-}8.3 \times 10^6$	volts/m
パラフィン，25℃：	9.8×10^6	volts/m
パイレックスガラス：	1.3×10^7	volts/m
紙：	1.4×10^7	volts/m
ナイロン，20℃：	1.9×10^7	volts/m
ゴム，硬，25℃：	1.9×10^7	volts/m
ポリスチレン：	$2.0\text{-}2.8 \times 10^7$	volts/m
テフロン：	6×10^7	volts/m
ルビー雲母：	1.6×10^8	volts/m
SiC：	4×10^8	volts/m
ダイヤモンド：	2×10^9	volts/m

圧縮弾性率，ダイヤモンド： $K = (4.4\text{-}5.9) \times 10^{11} N/m^2$

へき開エネルギー：

ダイヤモンド {111} 結晶面：	10.6	J/m^2
ダイヤモンド {110} 結晶面：	13.0	J/m^2
ダイヤモンド {100} 結晶面：	18.4	J/m^2

圧縮性，ダイヤモンド： $1.7 \times 10^{-11} m^2/kg$

亀裂速度：

ソーダ石灰ガラス（最大）：	1580m/s
サファイア（最大）：	4500m/s
ダイヤモンド（最大）：	7200m/s

密度：

H_2，STP：	$0.0899kg/m^3$
He，STP：	$0.1785kg/m^3$

空気，1atm，20℃：	1.205kg/m^3
空気，STP：	1.2929kg/m^3
1000atm における N_2，37℃：	493kg/m^3
1000atm における O_2，37℃：	672kg/m^3
1000atm における CO_2，37℃：	816kg/m^3
原油：	862kg/m^3 (137 kg/barrel)
水-氷，STP：	917kg/m^3
水，100℃：	958.384kg/m^3
水，37℃：	993.360kg/m^3
水，0℃：	999.868kg/m^3
水，4℃：	1000.000kg/m^3
血漿，37℃：	1025kg/m^3
グルコース：	1562kg/m^3
ケイ素，25℃：	2330kg/m^3
ホウ素：	2340kg/m^3
石英：	2650kg/m^3
ダイヤモンド：	3510kg/m^3
サファイア：	3970kg/m^3
ゲルマニウム，25℃：	5323kg/m^3
地球（平均）：	5522kg/m^3
ガドリニウム：	7895kg/m^3
ポロニウム：	9320kg/m^3
銀，20℃：	10,500kg/m^3
鉛，20℃：	11,350kg/m^3
金，20℃：	19,320kg/m^3
白金，20℃：	21,450kg/m^3

誘電率：

真空：	1.00000
空気：	1.00059
パラフィン，25℃：	2.0-2.5
テフロン：	2.1
ポリスチレン：	2.4-2.65
ゴム，硬，25℃：	2.8
ナイロン，25℃：	3.5
紙：	3.5
パイレックスガラス：	4.5
ダイヤモンド，300K：	5.7
磁器：	6.5
サファイア：	9.0
SiC：	9.0
ルビー，光軸に平行：	11.28
ケイ素：	12.0
ルビー，光軸に垂直：	13.27
エタノール，25℃：	24.3
グリセロール，25℃：	42.5
水，純粋，37℃K：	74.31
水-氷，0℃：	88.0
二酸化チタン：	100.0

隣接する黒鉛シート間の距離： 0.335nm

e： 2.718 281 828 459

電気移動度：

ダイヤモンド（空孔）：	0.12m^2/volt-s
ケイ素：	0.15m^2/volt-s
ダイヤモンド：	0.18-0.19m^2/volt-s

電子ボルト： $1.602\ 177\ 33 \times 10^{-19}$ J

電荷素量： $1.602\ 177\ 33 \times 10^{-19}$ coulomb

エネルギー量：

グルコース（100％の効率で純粋酸素中で燃焼）：
4.765×10^{-18}J/分子

砂糖： 「1かけ」あたり約 26Kcal（約 10^5J）

ファラデー定数： 96,487.0 coulomb/mol

重力定数： $G = 6.67259 \times 10^{-11}$N-$m^2$/$kg^2$

磁気回転比，陽子： 4.26×10^7Hz/tesla

熱容量（CV）：

空気，室温：	1.19×10^3 J/m^3-K
水-氷，77K：	0.63×10^6 J/m^3-K
水-氷，249K：	1.76×10^6 J/m^3-K
ダイヤモンド：	1.82×10^6 J/m^3-K
水-氷，271K：	1.93×10^6 J/m^3-K
白金，298K：	2.84×10^6 J/m^3-K
サファイア：	2.89×10^6 J/m^3-K
水，310K：	4.19×10^6 J/m^3-K

融解熱：

水，1atm，0℃：	3.34×10^8 J/m^3 (79.7 cal/gm)

気化熱：

水，1atm，100℃： 2.17×10^9 J/m^3
（539 cal/gm）

ヘモグロビン：

原子数，分子当たり：約 10,000 atoms/molecule
遊離 Hb，食作用半減期：10-30min
分子量： 約 67,000daltons
分子数，赤血球当たり： 約 2.7×10^8 molecules/RBC

300K における格子間隔：

ダイヤモンド： 0.356 683nm
ケイ素： 0.543 0.95nm
ゲルマニウム： 0.564 613nm
スズ，灰色： 0.648 920nm

磁気モーメント：

電子： 9.2732×10^{-24} J/tesla（ボーア磁子）
陽子： 1.41049×10^{-26} J/tesla

質量，粒子：

電子静止質量： $m_e = 9.109\,389\,7 \times 10^{-31}$ kg
陽子静止質量： $m_p = 1.672\,623\,1 \times 10^{-27}$ kg
中性子静止質量： $m_n = 1.674\,928\,6 \times 10^{-27}$ kg

質量，惑星：

大気（地球）： 5.27×10^{18} kg
海洋（地球）： 1.36×10^{21} kg
月： 7.34×10^{22} kg
地球： 5.98×10^{24} kg
木星： 1.90×10^{27} kg
太陽： 1.97×10^{30} kg

STP における理想気体のモル体積：

0.022 414 10 m^3/mol
37.22 nm^3/molecule
0.02687 molecule/nm^3

分子質量：

ダイヤモンド： 1.99×10^{-26} kg/atom
水： 2.99×10^{-26} kg/molecule
N_2： 4.65×10^{-26} kg/molecule
O_2： 5.32×10^{-26} kg/molecule
CO_2： 7.31×10^{-26} kg/molecule
グルコース： 2.99×10^{-25} kg/molecule

分子数密度：

グルコース，固体： 5.24 molecule/nm^3
1000atm における N_2： 10.6 molecule/nm^3
1000atm における CO_2： 11.1 molecule/nm^3
1000atm における O_2： 12.6 molecule/nm^3
273K における水-氷： 約 30 molecule/nm^3
水，液体： 33.4 molecule/nm^3
ダイヤモンド： 約 176 molecule/nm^3

分子体積：

ダイヤモンド： 0.00567 nm^3/atom
水，液体： 0.0299 nm^3/molecule
1000atm における O_2： 0.0791 nm^3/molecule
1000atm における CO_2： 0.0897 nm^3/molecule
1000atm における N_2： 0.0943 nm^3/molecule
グルコース，固体： 0.1910 nm^3/molecule

透磁率（磁気定数）：

$\mu_0 = 1.256\,637\,061\,4 \times 10^{-6}$ henry/m

透過率（電気）：

$\varepsilon_0 = 8.854\,187\,817 \times 10^{-12}$ farad/m

π： 3.141 592 653 589

プランク定数：

$h = 6.626\,075\,5 \times 10^{-34}$ J-sec
$\hbar = h/2\pi = 1.054\,572\,7 \times 10^{-34}$ J-sec

パワー散逸，地球の：

全世界におけるヒトの生理学的
パワー散逸： 5.3×10^{11} W (in 1998)
全世界におけるヒトの技術的
パワー散逸： 1.2×10^{13} W (in 1998)
全世界における地球の植物成長
によるパワー散逸： 1.4×10^{14} W

半径，粒子：

陽子（コンプトン波長）： 1.3214×10^{-15} m
電子（古典的）： 2.81777×10^{-15} m

半径，平均惑星：

月：	1.738×10^6 m
地球：	6.371×10^6 m
木星：	6.988×10^7 m
太陽：	6.938×10^8 m
地球-月の軌道：	3.80×10^8 m
地球-太陽の軌道：	1.496×10^{11} m

λ=589.29nm（Na）における屈折率：

空気，STP，真空に相対的：	1.0002926
水-氷：	1.3104
水，純粋，37℃：	1.33093
水，純粋，20℃：	1.33299
エタノール，99.8%，37℃：	1.35348
ショ糖，25%水溶液，20℃：	1.3723
ショ糖，50%水溶液，20℃：	1.4200
石英，融解，18℃：	1.45845
ショ糖，75%水溶液，20℃：	1.4774
ショ糖，75%水溶液，30℃：	1.4793
岩塩：	1.544
ガラス：	1.52-1.89
ダイヤモンド：	2.41726

抵抗率：

ダイヤモンド，合成：	10^7-10^8 ohm-m
ダイヤモンド型物質：	~up～10^{10} ohm-m
ダイヤモンド，天然，暗色：	~up～10^{18} ohm-m

静止質量エネルギー： （mc^2/m）$= 8.99 \times 10^{16}$J/kg

飽和速度（電子），ダイヤモンド： 2.7×10^5 m/s

剛性率，ダイヤモンド： $G = (4.8\text{-}5.5) \times 10^{11}$ N/m^2

太陽定数（地球において）：1370 W/m^2

太陽光度（平均，合計）： 3.92×10^{26} W

真空中光速： $c = 2.99\,792\,458 \times 10^8$ m/s

音速：

空気，乾燥，STP：	331.36 m/s
水，15℃：	1450 m/s
水，37℃：	1500 m/s
サファイア：	10,000 m/s
ダイヤモンド：	17,300 m/s

標準大気： 1.01325×10^5 N/m^2（760 mmHg）

STPにおける標準モル気体体積：
22.4141 iter-atm/mol

標準温度圧力（STP）： 273.15K および 1atm

シュテファン-ボルツマン定数：
$\sigma = 5.6697 \times 10^{-8}$ W/m^2-K^4

表面積，地球： 5.10×10^{14} m^2

黒鉛の表面エネルギー： 0.234 J/m^2

熱伝導率（K_t）：

空気，1atm，290K：	0.02524 W/m-K
ガラスウール，293K：	0.038 W/m-K
コルク，293K：	0.042 W/m-K
木，293K：	0.10 W/m-K
水，273K：	0.561 W/m-K
水，310K：	0.623 W/m-K
水，373K：	0.681 W/m-K
煉瓦，293K：	0.71 W/m-K
水-氷，270K：	1.56 W/m-K
水-氷，249K：	2.21 W/m-K
サファイア：	
c軸に垂直，310K：	2-20 W/m-K
c軸に平行，310K：	20-40 W/m-K
鉛，293K：	35 W/m-K
白金，300K：	73 W/m-K
鉄，300K：	80.3 W/m-K
アルミニウム，300K：	237 W/m-K
金，300K：	315 W/m-K
銀，300K：	427 W/m-K
ダイヤモンド，天然，293K：	2000 W/m-K
ダイヤモンド，純粋 C^{12}，293K：	3500 W/m-K
ダイヤモンド，天然，65K：	17,500 W/m-K

熱放射率（e_r）：

銀，磨いた：	0.02
アルミニウム：	0.022-0.08

白金：	0.037-0.05
磁器：	0.25-0.50
黄銅：	0.60
水：	0.67
地球の表面，平均：	0.69
ガラス：	0.76-0.94
木綿の布：	0.77
木：	0.80-0.90
コランダム，エモリー，80℃：	0.86
雪：	0.89
紙：	0.93
アスファルト舗装：	0.93
コンクリート，粗：	0.94
水-氷：	0.97
ヒト皮膚：	0.97-0.99
カーボンブラック：	0.97-0.99

熱膨脹率，線：

ダイヤモンド，293K：	0.8×10^{-6}/K
ガラス，パイレックス，273－373K：	3.6×10^{-6}/K
サファイア，c軸に垂直，293K：	4.5×10^{-6}/K
サファイア，c軸に平行，293K：	5.5×10^{-6}/K
ガラス，ふつう，273－373K：	8.9×10^{-6}/K
白金，273－373K：	9.0×10^{-6}/K
鋼，273－373K：	12.0×10^{-6}/K
大理石，273－373K：	11.7×10^{-6}/K
銅，273－373K：	14.1×10^{-6}/K
黄銅，273－373K：	19.3×10^{-6}/K
アルミニウム，273－373K：	23.8×10^{-6}/K
鉛，273－373K：	29×10^{-6}/K
水-氷，363－373K：	51×10^{-6}/K
硬ゴム，273－373K：	80×10^{-6}/K

熱膨脹率，体：

融解石英，298K：	1.2×10^{-6}/K
ダイヤモンド，298K：	3.5×10^{-6}/K
ケイ素，298K：	7.5×10^{-6}/K
炭化ケイ素，298K：	11.1×10^{-6}/K
サファイア，298K：	15.6×10^{-6}/K
結晶シリカまたは石英，298K：	36×10^{-6}/K

普遍気体定数：

$R_{gas} = 8.206\times10^{-5}$ m^3-atm/mole-K

$= 8.314\ 510$ J/mole-K

$= 1.99$ cal/mole-K

1年，熱帯，暦表（平均太陽）秒：

$3.155\ 692\ 6\times10^{7}$ s

ヤング率：

サファイア： $E = 4.0\times10^{11}$ N/m^2

ダイヤモンド： $E = 1.05\times10^{12}$ N/m^2

付録B

付録B　ヒト血液成分の濃度

（参考文献 749，753～757，825，1019，1604，1712，2223 から集めて改変）。

成　分	全血中 (gm/cm^3)	血漿または血清中 (gm/cm^3)
水	0.81-0.86	0.93-0.95
アセトアセテート	$8\text{-}40\times10^{-7}$	$4\text{-}43\times10^{-7}$
アセトン		$3\text{-}20\times10^{-6}$
アセチルコリン		$6.6\text{-}8.2\times10^{-8}$
アデノシン三リン酸		
－全	$3.1\text{-}5.7\times10^{-4}$	
－リン	$5\text{-}10\times10^{-5}$	
副腎皮質刺激ホルモン		$2.5\text{-}12\times10^{-11}$
－@6AM，平均		5.5×10^{-11}
－@6AM，最大		$<12\times10^{-11}$
－@6PM，平均		3.5×10^{-11}
－@6PM，最大		$<7.5\times10^{-11}$
アラニン	$2.7\text{-}5.5\times10^{-5}$	$2.4\text{-}7.6\times10^{-5}$
アルブミン		$3.5\text{-}5.2\times10^{-2}$
アルミニウム	$1\text{-}40\times10^{-8}$	$1\text{-}88\times10^{-8}$
アルドステロン		
－仰臥位		$3\text{-}10\times10^{-11}$
－立位，男性		$6\text{-}22\times10^{-11}$
－立位，女性		$5\text{-}30\times10^{-11}$
アミノ酸		
－全	$3.8\text{-}5.3\times10^{-4}$	
－窒素	$4.6\text{-}6.8\times10^{-5}$	$3.0\text{-}5.5\times10^{-5}$
α-アミノ酪酸	$1\text{-}2\times10^{-6}$	$1\text{-}2\times10^{-6}$
δ-アミノレブリン酸		$1.5\text{-}2.3\times10^{-7}$
アンモニア窒素	$1\text{-}2\times10^{-6}$	$1.0\text{-}4.9\times10^{-7}$
AMP，サイクリック		
－男性		$5.6\text{-}10.9\times10^{-9}$
－女性		$3.6\text{-}8.9\times10^{-9}$
アンドロステンジオン		
－男性＞18歳		$2\text{-}30\times10^{-10}$
－女性＞18歳		$8\text{-}30\times10^{-10}$
アンドロステロン		1.5×10^{-7}
アンジオテンシンI		$1.1\text{-}8.8\times10^{-11}$
アンジオテンシンII（レニン）		$1.2\text{-}3.6\times10^{-11}$
α-アンチトリプシン		$7.8\text{-}20\times10^{-4}$
アルギニン	$6\text{-}17\times10^{-6}$	$1.3\text{-}3.6\times10^{-5}$
砒素		
－正常範囲	$2\text{-}62\times10^{-9}$	
－慢性中毒	$100\text{-}500\times10^{-9}$	
－急性中毒	$600\text{-}9300\times10^{-9}$	
アスコルビン酸（ビタミンC）	$1\text{-}15\times10^{-6}$	$6\text{-}20\times10^{-6}$
アスパラギン酸		$0\text{-}3\times10^{-6}$
アスパラギン酸（WBC中）	$2.5\text{-}4.0\times10^{-4}$	$9\text{-}12\times10^{-6}$
重炭酸塩		$5\text{-}5.7\times10^{-4}$
胆汁酸	$2\text{-}30\times10^{-6}$	$3\text{-}30\times10^{-6}$
ビリルビン	$2\text{-}14\times10^{-6}$	$1\text{-}10\times10^{-6}$
ビオチン（ビタミンH）	$7\text{-}17\times10^{-9}$	$9\text{-}16\times10^{-9}$
血中尿素窒素（BUN）		$8\text{-}23\times10^{-5}$
ブラジキニン		7×10^{-11}

成　分	全血中（gm/cm^3）	血漿または血清中（gm/cm^3）
臭化物		$7\text{-}10 \times 10^{-9}$
カドミウム		
－正常	$1\text{-}5 \times 10^{-9}$	
－毒性	$0.1\text{-}3 \times 10^{-6}$	
カルシフェロール（ビタミンD_2）		$1.7\text{-}4.1 \times 10^{-8}$
カルシトニン（CT）		$<1.0 \times 10^{-10}$
カルシウム		
－イオン化	$4.48\text{-}4.92 \times 10^{-5}$	$4.25\text{-}5.25 \times 10^{-5}$
－全		$8.4\text{-}11.5 \times 10^{-5}$
二酸化炭素（呼吸ガス）		
－動脈	$8.8\text{-}10.8 \times 10^{-4}$	$3.0\text{-}7.9 \times 10^{-5}$
－静脈	$9.8\text{-}11.8 \times 10^{-4}$	$3.3\text{-}8.3 \times 10^{-5}$
一酸化炭素（HbCOとして）		
－非喫煙者	0.5-1.5％　total Hb	
－喫煙者，1～2箱/日	4-5%　total Hb	
－喫煙者，2箱/日	8-9%　total Hb	
－毒性	>20%　total Hb	
－致死的	>50%　total Hb	
癌胎児性抗原		$<2.5 \times 10^{-9}$
β-カロチン		$3\text{-}25 \times 10^{-7}$
カロチノイド	$2.4\text{-}23.1 \times 10^{-7}$	
ケファリン	$3\text{-}11.5 \times 10^{-4}$	$0\text{-}1 \times 10^{-4}$
セルロプラスミン		$1.5\text{-}6 \times 10^{-4}$
塩素，NaClとして	$4.5\text{-}5 \times 10^{-3}$	$3.5\text{-}3.8 \times 10^{-3}$
コレカルシフェロール（ビタミンD3）		
－1,25-ジヒドロキシ		$2.5\text{-}4.5 \times 10^{-11}$
－24,25-ジヒドロキシ		1.5×10^{-9}
－25-ヒドロキシ		$1.4\text{-}8 \times 10^{-8}$
コレシストキニン（パンクレオチミン）		6.04×10^{-11}

成　分	全血中（gm/cm^3）	血漿または血清中（gm/cm^3）
コレステロール		
－LDLC		$0.5\text{-}2.0 \times 10^{-3}$
－HDLC		$2.9\text{-}9.0 \times 10^{-4}$
－全	$1.15\text{-}2.25 \times 10^{-3}$	$1.2\text{-}2 \times 10^{-3}$
コリン，全	$1.1\text{-}3.1 \times 10^{-4}$	$3.6\text{-}3.5 \times 10^{-4}$
絨毛性ゴナドトロピン		
－月経期		$0\text{-}3 \times 10^{-11}$
－妊娠期，第1トリメスター		$5\text{-}3300 \times 10^{-10}$
－妊娠期，第2トリメスター		$20\text{-}1000 \times 10^{-10}$
－妊娠期，第3トリメスター		$20\text{-}50 \times 10^{-10}$
－閉経後		$3\text{-}30 \times 10^{-11}$
クエン酸	$1.3\text{-}2.5 \times 10^{-5}$	$1.6\text{-}3.2 \times 10^{-5}$
シトルリン		$2\text{-}10 \times 10^{-6}$
凝固因子		
－Iフィブリノゲン	$1.2\text{-}1.6 \times 10^{-3}$	$2\text{-}4 \times 10^{-3}$
－II プロトロンビン		1×10^{-4}
－III 組織トロンボプラスチン		1×10^{-6}
－V プロアクセレリン		$5\text{-}12 \times 10^{-6}$
－VIIプロコンヴェルチン		1×10^{-6}
－VIII 抗血友病因子		1×10^{-7}
－IX クリスマス因子		4×10^{-6}
－X スチュアート因子		5×10^{-6}
－XI 血漿トロンボプラスチン前駆体		4×10^{-6}
－XIIハーゲマン因子		2.9×10^{-5}
－XIII フィブリン安定化因子		1×10^{-5}

成　分	全血中 (gm/cm^3)	血漿または血清中 (gm/cm^3)
－フィブリン分割産物		$<1\times10^{-5}$
－フレッチャー因子		5×10^{-5}
－フィッツジェラルド因子		7×10^{-5}
－フォンフィルブラント因子		7×10^{-6}
コバラミン（ビタミンB_{12}）	$6\text{-}14\times10^{-10}$	$1\text{-}10\times10^{-10}$
コカルボキシラーゼ		$7\text{-}9\times10^{-8}$
補体		
－C1q		$5.8\text{-}7.2\times10^{-5}$
－C1r		$2.5\text{-}3.8\times10^{-5}$
－C1s（C1 エステラーゼ）		$2.5\text{-}3.8\times10^{-5}$
－C2		$2.2\text{-}3.4\times10^{-5}$
－C3（β_1C-グロブリン）		$8\text{-}15.5\times10^{-4}$
－因子 B（C3 前駆賦活体）		$2\text{-}4.5\times10^{-4}$
－C4（β_1E-グロブリン）		$1.3\text{-}3.7\times10^{-4}$
－C4 結合タンパク		$1.8\text{-}3.2\times10^{-4}$
－C5（β_1F-グロブリン）		$5.1\text{-}7.7\times10^{-5}$
－C6		$4.8\text{-}6.4\times10^{-5}$
－C7		$4.9\text{-}7\times10^{-5}$
－C8		$4.3\text{-}6.3\times10^{-5}$
－C9		$4.7\text{-}6.9\times10^{-5}$
－プロパージン		$2.4\text{-}3.2\times10^{-5}$
化合物 S		$1\text{-}3\times10^{-9}$
銅	$9\text{-}15\times10^{-7}$	
－男性		$7\text{-}14\times10^{-7}$
－女性		$8\text{-}15.5\times10^{-7}$
コルチコステロイド（男性および女性）		$1\text{-}4\times10^{-6}$
コルチコステロン		$4\text{-}20\times10^{-9}$

成　分	全血中 (gm/cm^3)	血漿または血清中 (gm/cm^3)
コルチゾール		$3\text{-}23\times10^{-8}$
－8AM		$6\text{-}23\times10^{-8}$
－4PM		$3\text{-}15\times10^{-8}$
－10PM		約 50% of 8 AM value
C-ペプチド		
－空腹時		$0.5\text{-}2.0\times10^{-9}$
－最大		4×10^{-9}
C 反応性タンパク質		$6.8\text{-}820\times10^{-8}$
クレアチン		
－男性		$1.7\text{-}5.0\times10^{-6}$
－女性		$3.5\text{-}9.3\times10^{-6}$
クレアチニン	$1\text{-}2\times10^{-5}$	$5\text{-}15\times10^{-6}$
－男性		$0.8\text{-}1.5\times10^{-5}$
－女性		$0.7\text{-}1.2\times10^{-5}$
シアン		
－非喫煙者		4×10^{-9}
－喫煙者		6×10^{-9}
－ニトロプルシド療法		$10\text{-}60\times10^{-9}$
－毒性		$>100\times10^{-9}$
－致死的		$>1000\times10^{-9}$
シスチン	$6\text{-}12\times10^{-6}$	$1.8\text{-}5\times10^{-5}$
デヒドロエピアンドロステロンDHEA		
－1～4 歳		$0.2\text{-}0.4\times10^{-9}$
－4～8 歳		$0.1\text{-}1.9\times10^{-9}$
－8～10 歳		$0.2\text{-}2.9\times10^{-9}$
－10～12 歳		$0.5\text{-}9.2\times10^{-9}$
－12～14 歳		$0.9\text{-}20\times10^{-9}$
－14～16 歳		$2.5\text{-}20\times10^{-9}$
－男性		$0.8\text{-}10\times10^{-9}$
－女性，閉経前		$2.0\text{-}15\times10^{-9}$
硫酸 DHEA（男性）		$1.99\text{-}3.34\times10^{-6}$
硫酸 DHEA（女性）		
－新生児		$1.67\text{-}3.64\times10^{-6}$
－思春期前小児		$1.0\text{-}6.0\times10^{-7}$
－閉経前		$8.2\text{-}33.8\times10^{-7}$
－妊娠期		$2.3\text{-}11.7\times10^{-7}$
－閉経後		$1.1\text{-}6.1\times10^{-7}$
11-デオキシコル		$1\text{-}7\times10^{-8}$

成　分	全血中 (gm/cm^3)	血漿または血清中 (gm/cm^3)
チゾールジヒドロテストステロン（DHT）		
－男性		$3\text{-}8 \times 10^{-9}$
－女性		$1\text{-}10 \times 10^{-10}$
ジホスホグリセレート（リン酸塩）	$8\text{-}16 \times 10^{-5}$	
DNA		$0\text{-}1.6 \times 10^{-5}$
ドパミン		$<1.36 \times 10^{-10}$
酵素，全		$<6 \times 10^{-5}$
上皮増殖因子（EGF）		$<1 \times 10^{-11}$
エピネフリン		
－15分間安静後		$3.1\text{-}9.5 \times 10^{-11}$
－放出時	3.8×10^{-9}	$2\text{-}2.5 \times 10^{-9}$
エルゴチオネイン	$1\text{-}20 \times 10^{-5}$	
赤血球（#/cm^3）		
－成人男性, 平均（範囲）	$5.2(4.6\text{-}6.2) \times 10^{9}$	
－成人女性, 平均（範囲）	$4.6(4.2\text{-}5.4) \times 10^{9}$	
－小児, 年齢によって変動	$4.5\text{-}5.1 \times 10^{9}$	
－網状赤血球	$25\text{-}75 \times 10^{6}$	
エリスロポエチン		
－成人，正常		$0.5\text{-}2.5 \times 10^{-10}$
－妊娠期		$2.7\text{-}6.2 \times 10^{-10}$
－低酸素症または貧血		$0.8\text{-}8.0 \times 10^{-8}$
エストラジオール（E_2）（男性）		$8\text{-}36 \times 10^{-12}$
エストラジオール（E_2）（女性）		
－卵胞期（1～10日）		$1\text{-}9 \times 10^{-11}$
－平均		5×10^{-11}
－受精前（10～12日）		$10\text{-}15 \times 10^{-11}$
－受精（12～14日）		$35\text{-}60 \times 10^{-11}$

成　分	全血中 (gm/cm^3)	血漿または血清中 (gm/cm^3)
－黄体期（15～28日）		$20\text{-}40 \times 10^{-11}$
－妊娠期		$3\text{-}70 \times 10^{-7}$
－閉経後		$1\text{-}3 \times 10^{-11}$
エストリオール（E_3）		
－非妊娠期		$<2 \times 10^{-9}$
－妊娠期, 22～30週		$3\text{-}5 \times 10^{-9}$
－妊娠期, 32～37週		$6\text{-}11 \times 10^{-9}$
－妊娠期, 38～41週		$25\text{-}170 \times 10^{-9}$
エストロゲン（男性）		$4\text{-}11.5 \times 10^{-11}$
エストロゲン（女性）		
－思春期前		$<4 \times 10^{-11}$
－1～10日		$6.1\text{-}39.4 \times 10^{-11}$
－11～20日		$12.2\text{-}43.7 \times 10^{-11}$
－21～30日		$15.6\text{-}35 \times 10^{-11}$
－閉経後		$<4 \times 10^{-11}$
エストロン（E_1）		
－男性		$2.9\text{-}17 \times 10^{-11}$
－女性，卵胞期		$2\text{-}15 \times 10^{-11}$
－女性，周期の1～10日		$4.3\text{-}18 \times 10^{-11}$
－女性，周期の11～20日		$7.5\text{-}19.6 \times 10^{-11}$
－女性，周期の20～29日		$13.1\text{-}20.1 \times 10^{-11}$
－妊娠期, 22～30週		$3\text{-}5 \times 10^{-9}$
－妊娠期, 32～37週		$5\text{-}6 \times 10^{-9}$
－妊娠期, 38～41週		$7\text{-}10 \times 10^{-9}$
エタノール		
－人付き合いで高揚状態		0.5×10^{-3}
－協調運動低下		0.8×10^{-3}

成　分	全血中 (gm/cm^3)	血漿または血清中 (gm/cm^3)
－CNS 抑制		$>1 \times 10^{-3}$
－錯乱，転倒		2.0×10^{-3}
－意識喪失		3.0×10^{-3}
－昏睡，死亡		$>4 \times 10^{-3}$
脂肪，中性（トリグリセリドを参照）		
脂肪酸，非エステル化（遊離）		$8\text{-}25 \times 10^{-5}$
脂肪酸，エステル化	$2.5\text{-}3.9 \times 10^{-3}$	$7\text{-}20 \times 10^{-5}$
脂肪酸，全		$1.9\text{-}4.5 \times 10^{-3}$
フェリチン		
－男性		$1.5\text{-}30 \times 10^{-8}$
－女性		$0.9\text{-}18 \times 10^{-8}$
α_1-フェトプロテイン		$0\text{-}2 \times 10^{-8}$
フラビンアデニンジヌクレオチド		$8\text{-}12 \times 10^{-8}$
フッ化物	$1\text{-}4.5 \times 10^{-7}$	$1\text{-}4.5 \times 10^{-7}$
葉酸塩		$2.2\text{-}17.3 \times 10^{-9}$
－赤血球中		$1.67\text{-}7.07 \times 10^{-7}$
葉酸（ビタミンM）	$2.3\text{-}5.2 \times 10^{-8}$	$1.6\text{-}2 \times 10^{-8}$
フルクトース	$0\text{-}5 \times 10^{-5}$	$7\text{-}8 \times 10^{-5}$
グルクロン酸フロセミド		$1\text{-}400 \times 10^{-6}$
ガラクトース（小児）		$<2 \times 10^{-4}$
胃抑制性ペプチド（GIP）		$<1.25\text{-}4.0 \times 10^{-10}$
ガストリン		
－平均		7×10^{-11}
－最大		$<20 \times 10^{-11}$
グロブリン，全		$2.2\text{-}4 \times 10^{-2}$
α_1-グロブリン		$1\text{-}4 \times 10^{-3}$
α_2-グロブリン		$4\text{-}10 \times 10^{-3}$
β-グロブリン		$5\text{-}12 \times 10^{-3}$
γ-グロブリン		$6\text{-}17 \times 10^{-3}$
グルカゴン		
－範囲		$5\text{-}15 \times 10^{-11}$
－平均		$7.1\text{-}7.9 \times 10^{-11}$
グルコサミン		
－胎児	$4\text{-}6 \times 10^{-4}$	$4.2\text{-}5.5 \times 10^{-4}$

成　分	全血中 (gm/cm^3)	血漿または血清中 (gm/cm^3)
－小児	$5\text{-}7 \times 10^{-4}$	$5.2\text{-}6.9 \times 10^{-4}$
－成人	$6\text{-}8 \times 10^{-4}$	$6.1\text{-}8.2 \times 10^{-4}$
－高齢者	7.9×10^{-4}	$7.0\text{-}8.9 \times 10^{-4}$
グルコース		
－新生児	$2\text{-}3 \times 10^{-4}$	
－成人	$6.5\text{-}9.5 \times 10^{-4}$	$7\text{-}10.5 \times 10^{-4}$
－糖尿病患者	$14\text{-}120 \times 10^{-4}$	
グルクロン酸	$4.1\text{-}9.3 \times 10^{-5}$	$8\text{-}11 \times 10^{-6}$
グルタミン酸		$2\text{-}28 \times 10^{-6}$
グルタミン		$4.6\text{-}10.6 \times 10^{-5}$
グルタチオン，還元型	$2.5\text{-}4.1 \times 10^{-4}$	0
グリセロール，遊離		$2.9\text{-}17.2 \times 10^{-6}$
グリシン	$1.7\text{-}2.3 \times 10^{-5}$	$8\text{-}54 \times 10^{-6}$
グリコーゲン	$1.2\text{-}16.2 \times 10^{-5}$	0
糖タンパク質，酸		$4\text{-}15 \times 10^{-4}$
GMP，サイクリック		$0.6\text{-}4.4 \times 10^{-9}$
性腺刺激ホルモン放出ホルモン		$1\text{-}80 \times 10^{-12}$
グアニジン	$1.8\text{-}2.3 \times 10^{-6}$	
ハプトグロビン		$3\text{-}22 \times 10^{-4}$
ヘモグロビン	$1.2\text{-}1.75 \times 10^{-4}$	$1\text{-}4 \times 10^{-5}$
－新生児	$1.65\text{-}1.95 \times 10^{-1}$	
－小児，年齢によって変動	$1.12\text{-}1.65 \times 10^{-1}$	
－成人，男性	$1.4\text{-}1.8 \times 10^{-1}$	
－成人，女性	$1.2\text{-}1.6 \times 10^{-1}$	
－赤血球内部	$\sim 3.3 \times 10^{-1}$	
－赤血球当たり	27-32 picograms	
ヘキソースリン酸塩P	$1.4\text{-}5 \times 10^{-5}$	$0\text{-}2 \times 10^{-6}$
ヒスタミン	$6.7\text{-}8.6 \times 10^{-8}$	
ヒスチジン	$9\text{-}17 \times 10^{-6}$	$1.1\text{-}3.8 \times 10^{-5}$
水素イオン（pH7.4）	4×10^{-11}	
β-ヒドロキシ酪酸	$1\text{-}6 \times 10^{-6}$	$1\text{-}9 \times 10^{-6}$
17-ヒドロキシコルチコステロイド	$4\text{-}10 \times 10^{-8}$	
17-ヒドロキシプロゲステロン		
－男性		$20\text{-}250 \times 10^{-11}$

成　分	全血中 (gm/cm^3)	血漿または血清中 (gm/cm^3)
17-ヒドロキシプロゲステロン		
－女性：		
－卵胞期		20-80×10^{-11}
－黄体期		80-300×10^{-11}
－閉経後		4-50×10^{-11}
17-ヒドロキシプロゲステロン		
－小児		20-140×10^{-11}
免疫グロブリン A (IgA)		5-39×10^{-4}
免疫グロブリン D (IgD)		0.5-8.0×10^{-5}
免疫グロブリン G (IgG)		5.0-19×10^{-3}
免疫グロブリン M (IgM)		3.0-30×10^{-4}
免疫グロブリン E (IgE)		<5×10^{-7}
インジカン		8-50×10^{-7}
イノシトール		3-7×10^{-6}
インスリン		2.0-8.4×10^{-10}
インスリン様成長因子 I		9.9-50×10^{-8}
ヨウ素，全	2.4-3.2×10^{-8}	4.5-14.5×10^{-8}
鉄，成人	4-6×10^{-4}	6-18×10^{-7}
イソロイシン	9-15×10^{-6}	1.2-4.2×10^{-5}
ケトン体	2.3-10×10^{-6}	1.5-30×10^{-6}
α-ケトン酸，成人	1-30×10^{-6}	
L-乳酸		
－動脈	<11.3×10^{-5}	4.5-14.4×10^{-5}
－静脈	8.1-15.3×10^{-5}	4.5-19.8×10^{-5}
鉛		
－正常	1-5×10^{-7}	1-7.8×10^{-8}
－毒性	>6-10×10^{-7}	
レチシン	1.1-1.2×10^{-3}	1-2.25×10^{-3}
レプチン	1.2×10^{-8}	
ロイシン	1.4-2×10^{-5}	1.2-5.2×10^{-5}
白血球 (#/cm^3)		
全：		
－出生時	9.0-30.0×10^{6}	
－小児	4.5-15.5×10^{6}	
－成人，範囲	4.3-11.0×10^{6}	
－成人，中央値	7.0×10^{6}	
好中球：　出生時	6.0-26.0×10^{6}	
－小児	1.5-8.5×10^{6}	
－成人，範囲	1.83-7.25×10^{6}	
－成人，中央値	3.65×10^{6}	
好酸球：　出生時	0.4×10^{6}	
－小児	0.2-0.3×10^{6}	
－成人，範囲	0.05-0.7×10^{6}	
－成人，中央値	0.15×10^{6}	
好塩基球：　成人，範囲	0.015-0.15×10^{6}	
－成人，中央値	0.03×10^{6}	
リンパ球：　出生時	2-11×10^{6}	
－小児	1.5-8.0×10^{6}	
－成人，範囲	1.5-4.0×10^{6}	
－成人，中央値	2.5×10^{6}	
単球：　出生時，範囲	0.4-3.1×10^{6}	
－出生時，中央値	1.05×10^{6}	
－小児	0.4×10^{6}	
－成人，範囲	0.21-1.05×10^{6}	
－成人，中央値	0.43×10^{6}	
食細胞：　出生時，範囲	6-26×10^{6}	
－出生時，中央値	11×10^{6}	
－小児，範囲	1.5-8.5×10^{6}	
－小児，中央値	4.1×10^{6}	
－成人，範囲	3.5-9.2×10^{6}	
－CD4 細胞数	0.5-1.5×10^{6}	
リパーゼ P	1.2-1.4×10^{-4}	
脂質，全	4.45-6.1×10^{-3}	4-8.5×10^{-3}
リポタンパク質 (Sr12～20)		1-10×10^{-4}
リチウム	1.5-2.5×10^{-8}	
リジン	1.3-3×10^{-5}	2-5.8×10^{-5}
リゾチーム（ムラミダーゼ）		1-15×10^{-6}
α_2-マクログロブリン		

成　分	全血中 (gm/cm^3)	血漿または血清中 (gm/cm^3)
－小児		2-7×10^{-3}
－男性，成人		0.9-4.0×10^{-3}
－女性，成人		1.2-5.4×10^{-3}
マグネシウム	3.2-5.5×10^{-5}	1.8-3.6×10^{-5}
リンゴ酸	4.6×10^{-6}	1-9×10^{-6}
マンガン	0-2.5×10^{-7}	0-1.9×10^{-7}
メラトニン		
－昼間		1.35-1.45×10^{-11}
－夜間		6.07-7.13×10^{-11}
水銀		
－正常	<1×10^{-8}	
－慢性	>20×10^{-8}	
メトヘモグロビン	4-6×10^{-4}	
メチオニン	4-6×10^{-6}	1-15×10^{-6}
メチルグアニジン	2-3×10^{-6}	
β-2-ミクログロブリン		8-24×10^{-7}
MIP-1α		2.3×10^{-11}
MIP-1β		9×10^{-11}
ムコ多糖		1.75-2.25×10^{-3}
ムコタンパク質		8.65-9.6×10^{-4}
神経成長因子（NGF）		6-10×10^{-9}
ニコチン酸	5-8×10^{-6}	2-15×10^{-7}
窒素		
－呼吸ガス	8.2×10^{-6}	9.7×10^{-6}
－全，非呼吸性	3-3.7×10^{-2}	
ノルエピネフリン		
－15 分間安静後		2.15-4.75×10^{-10}
－放出時	8.1×10^{-9}	8.5×10^{-9}
ヌクレオチド，全	3.1-5.2×10^{-4}	
オルニチン		4-14×10^{-6}
蓚酸塩		1-2.4×10^{-6}
酸素（呼吸ガス）		
－動脈	2.4-3.2×10^{-4}	3.9×10^{-6}
－静脈	1.6-2.3×10^{-4}	1.6×10^{-6}
オキシトシン		
－男性		2×10^{-12}
－女性，非授乳期		2×10^{-12}
－女性，妊娠 33～40 週		32-48×10^{-12}

成　分	全血中 (gm/cm^3)	血漿または血清中 (gm/cm^3)
膵臓ポリペプチド		5-20×10^{-11}
パントテン酸（ビミン B_5）	1.5-4.5×10^{-7}	6-35×10^{-8}
パラアミノ安息香酸	3-4×10^{-8}	
副甲状腺ホルモン（PTH）		2-4×10^{-10}
五炭糖，加リン化		2-2.3×10^{-5}
フェノール，遊離	7-10×10^{-7}	
フェニルアラニン	8-12×10^{-6}	1.1-4×10^{-5}
リン脂質	2.25-2.85×10^{-3}	5-12×10^{-5}
ホスファターゼ，酸，前立腺		<3×10^{-9}
リン		
－無機，成人	2-3.9×10^{-5}	2.3-4.5×10^{-5}
－無機，小児		4.0-7.0×10^{-5}
－全	3.5-4.3×10^{-4}	1-1.5×10^{-4}
フィタン酸		<3×10^{-6}
血小板（#/cm^3）		
－範囲	1.4-4.4×10^{8}	
－中央値	2.5×10^{8}	
血小板由来増殖因子		5.0×10^{-8}
多糖類，全		7.3-13.1×10^{-4}
カリウム	1.6-2.4×10^{-3}	1.4-2.2×10^{-4}
プレグネノロン		3-20×10^{-10}
プロゲステロン（男性）		12-20×10^{-11}
プロゲステロン（女性）		
－卵胞期		0.4-0.9×10^{-9}
－黄体中期		7.7-12.1×10^{-9}
－妊娠期, 16～18 週		30-66×10^{-9}
－妊娠期, 28～30 週		70-126×10^{-9}
－妊娠期, 38～40 週		131-227×10^{-9}
プロインスリン		
－空腹時		0.5-5×10^{-10}
－平均		1.42-1.70×10^{-10}

成　分	全血中（gm/cm^3）	血漿または血清中（gm/cm^3）
プロラクチン		$<20\times10^{-9}$
（男性）		
－覚醒時		$1\text{-}7\times10^{-9}$
－睡眠中		$9\text{-}20\times10^{-9}$
プロラクチン		
（女性）		
－卵胞期		$<23\times10^{-9}$
－黄体期		$5\text{-}40\times10^{-9}$
プロリン		$1.2\text{-}5.7\times10^{-5}$
プロスタグランジン		
－PGE		$3.55\text{-}4.15\times10^{-10}$
－PGF		$1.26\text{-}1.56\times10^{-10}$
－15-ケト-$PGF_2\alpha$		5×10^{-10}
－15-ケト-PGE_2		$<5\times10^{-11}$
タンパク質，全	$1.9\text{-}2.1\times10^{-1}$	$6.0\text{-}8.3\times10^{-2}$
プロトポルフィリン	$2.7\text{-}6.1\times10^{-7}$	
PSA（前立腺特異抗原）	$0\text{-}5\times10^{-9}$	
偽グロブリンI		$8\text{-}19\times10^{-3}$
偽グロブリンII		$2\text{-}8\times10^{-3}$
プリン，全	$9.5\text{-}11.5\times10^{-5}$	
ピリミジンヌクレオチド	$2.6\text{-}4.6\times10^{-5}$	$2\text{-}12\times10^{-7}$
ピリドキシン（ビタミンB_6）		$3.6\text{-}90\times10^{-9}$
ピルビン酸	$3\text{-}10\times10^{-6}$	$3\text{-}12\times10^{-6}$
RANTES		7×10^{-11}
リラキシン		
－分娩前＜100日		$<2\times10^{-9}$
－分娩前 100～2日		$5\text{-}40\times10^{-9}$
－分娩前日		$100\text{-}200\times10^{-9}$
－分娩翌日		$<2\times10^{-9}$
レチノール（ビタミンA）		$1\text{-}8\times10^{-7}$
リボフラビン（ビタミンB_2）	$1.5\text{-}6\times10^{-7}$	$2.6\text{-}3.7\times10^{-8}$
RNA	$5\text{-}8\times10^{-4}$	$4\text{-}6\times10^{-5}$
セクレチン		$2.9\text{-}4.5\times10^{-11}$
セリン		$3\text{-}20\times10^{-6}$
セロトニン（5-ヒドロキシトリプタミン）	$1.55\text{-}1.81\times10^{-7}$	$0.8\text{-}2.1\times10^{-7}$
ケイ素	$1.4\text{-}2.95\times10^{-6}$	$2.2\text{-}5.7\times10^{-6}$
ナトリウム		$3.1\text{-}3.4\times10^{-3}$
固体，全	$2\text{-}2.5\times10^{-1}$	$8\text{-}9\times10^{-2}$
ソマトトロピン（成長ホルモン）		$4\text{-}140\times10^{-10}$
スフィンゴミエリン	$1.5\text{-}1.85\times10^{-3}$	$1\text{-}4\times10^{-4}$
コハク酸		5×10^{-6}
糖，全	$7\text{-}11\times10^{-4}$	
硫酸塩，無機		$8\text{-}12\times10^{-6}$
硫黄，全	$3.8\text{-}5\times10^{-2}$	$3.1\text{-}3.8\times10^{-2}$
タウリン		$3\text{-}21\times10^{-6}$
テストステロン		
（男性）		
－遊離		$5.6\text{-}10.2\times10^{-11}$
－全		$275\text{-}875\times10^{-11}$
テストステロン		
（女性）		
－遊離		$0.24\text{-}0.38\times10^{-11}$
－全		$23\text{-}75\times10^{-11}$
－妊娠期		$38\text{-}190\times10^{-11}$
チアミン（ビタミンB_1）	$3\text{-}10\times10^{-8}$	$1\text{-}9\times10^{-8}$
チオシアン酸塩	$5\text{-}14\times10^{-6}$	
－非喫煙者		$1\text{-}4\times10^{-6}$
－喫煙者		$3\text{-}12\times10^{-6}$
トレオニン	$1.3\text{-}2\times10^{-5}$	$0.9\text{-}3.2\times10^{-5}$
チログロブリン（Tg）		$<5\times10^{-8}$
甲状腺ホルモン		$4\text{-}8\times10^{-8}$
甲状腺刺激ホルモン放出ホルモン		$5\text{-}60\times10^{-12}$
チロキシン（FT_4）		
－遊離		$8\text{-}24\times10^{-12}$
－全		$4\text{-}12\times10^{-8}$
チロキシン結合性		$2.8\text{-}3.5\times10^{-4}$

成　分	全血中 (gm/cm^3)	血漿または血清中 (gm/cm^3)
プレアルブミン		
チロキシン結合性		$1.0\text{-}3.4 \times 10^{-7}$
グロブリン		
スズ	$0\text{-}4 \times 10^{-7}$	$0\text{-}1 \times 10^{-7}$
α-トコフェロール		$5\text{-}20 \times 10^{-6}$
（ビタミンE）		
トランスコルチン		
－男性		$1.5\text{-}2 \times 10^{-5}$
－女性		$1.6\text{-}2.5 \times 10^{-5}$
トランスフェリン		
－新生児		$1.3\text{-}2.75 \times 10^{-3}$
－成人		$2.2\text{-}4 \times 10^{-3}$
－＞60歳		$1.8\text{-}3.8 \times 10^{-3}$
トリグリセリド	$8.5\text{-}23.5 \times 10^{-4}$	$2.5\text{-}30 \times 10^{-4}$
トリヨードサイロ		
ニン		

成　分	全血中 (gm/cm^3)	血漿または血清中 (gm/cm^3)
－遊離		$2.3\text{-}6.6 \times 10^{-12}$
－全（T_3）		$0.75\text{-}2.50 \times 10^{-9}$
トリプトファン	$5\text{-}10 \times 10^{-6}$	$9\text{-}30 \times 10^{-6}$
チロシン	$8\text{-}14 \times 10^{-6}$	$4\text{-}25 \times 10^{-6}$
尿素	$2\text{-}4 \times 10^{-4}$	$2.8\text{-}4 \times 10^{-4}$
尿酸	$6\text{-}49 \times 10^{-6}$	$2\text{-}7 \times 10^{-5}$
－小児		$3.5\text{-}7.2 \times 10^{-5}$
－成人，男性		$2.6\text{-}6.0 \times 10^{-5}$
－成人，女性		$2.0\text{-}5.5 \times 10^{-5}$
バリン	$2\text{-}2.9 \times 10^{-5}$	$1.7\text{-}4.2 \times 10^{-5}$
血管腸管ペプチド		$6\text{-}16 \times 10^{-12}$
（VIP）		
バソプレシン		
－水和		4.5×10^{-13}
－脱水		3.7×10^{-12}
亜鉛	$5\text{-}13 \times 10^{-6}$	$7\text{-}15 \times 10^{-7}$

付録 C

付録 C　成人の人体中で区別できる細胞の種類一覧[531]

I.　ケラチン化上皮細胞

1. 表皮角化細胞（分化表皮細胞）
2. 表皮基底細胞（幹細胞）
3. 手足の爪の角化細胞
4. 爪床基底細胞（幹細胞）
5. 髄質の毛幹細胞
6. 皮質の毛幹細胞
7. 表皮毛幹細胞
8. 表皮毛根鞘細胞
9. ハックスリー層の毛根鞘細胞
10. ヘンレ層の毛根鞘細胞
11. 外部毛小鞘細胞
12. 毛母細胞（幹細胞）

II.　湿重層障壁上皮細胞

13. 角膜，舌，口腔，食道，肛門管，遠位尿道，膣の重層扁平上皮の表面上皮細胞
14. 角膜，舌，口腔，食道，肛門管，遠位尿道，膣の上皮の基底細胞（幹細胞）
15. 泌尿上皮細胞（膀胱および尿管の内腔を覆う）

III.　外分泌上皮細胞

16. 唾液腺粘液細胞（高多糖類分泌）
17. 唾液腺漿液細胞（高糖蛋白酵素分泌）
18. 舌のフォネブナー腺細胞（味蕾を洗浄）
19. 乳腺細胞（乳分泌）
20. 涙腺細胞（涙分泌）
21. 耳の耳道腺（耳垢分泌）
22. エクリン汗腺暗細胞（糖タンパク質分泌）
23. エクリン汗腺明細胞（小型分子分泌）
24. アポクリン汗腺細胞（芳香性分泌，性ホルモン感受性）
25. 眼瞼のモル腺細胞（特殊化した汗腺）
26. 皮脂腺細胞（高脂質皮脂分泌）
27. 鼻のボウマン腺細胞（嗅覚上皮を洗浄）
28. 十二指腸のブルンネル腺細胞（酵素およびアルカリ性粘液）
29. 精嚢細胞（精子遊泳用のフルクトースを含め，精液成分を分泌）
30. 前立腺細胞（精液成分を分泌）
31. 尿道球腺細胞（粘液分泌）
32. バルトリン腺細胞（膣潤滑液分泌）
33. リトレ腺細胞（粘液分泌）
34. 子宮内膜細胞（炭水化物分泌）
35. 気道および消化管の孤立杯細胞（粘液分泌）
36. 胃を内張りする粘膜細胞（粘液分泌）
37. 胃腺酵素原分泌細胞（ペプシノゲン分泌）
38. 胃腺酸分泌細胞（HCl 分泌）
39. 膵臓腺房細胞（重炭酸塩および消化酵素を分泌）
40. 小腸のパネト細胞（リゾチーム分泌）
41. 肺の II 型肺細胞（サーファクタント分泌）
42. 肺のクララ細胞

Ⅳ.　ホルモン分泌細胞

43. 成長ホルモンを分泌する脳下垂体前葉細胞
44. 卵胞刺激ホルモンを分泌する脳下垂体前葉細胞
45. 黄体形成ホルモンを分泌する脳下垂体前葉細胞
46. プロラクチンを分泌する脳下垂体前葉細胞
47. 副腎皮質刺激ホルモンを分泌する脳下垂体前葉細胞
48. 甲状腺刺激ホルモンを分泌する脳下垂体前葉細胞
49. メラニン細胞刺激ホルモンを分泌する脳下垂体中葉細胞
50. オキシトシンを分泌する脳下垂体後葉細胞
51. バソプレシンを分泌する脳下垂体後葉細胞
52. セロトニンを分泌する消化管および気道細胞
53. エンドルフィンを分泌する消化管および気道

細胞
54. ソマトスタチンを分泌する消化管および気道細胞
55. ガストリンを分泌する消化管および気道細胞
56. セクレチンを分泌する消化管および気道細胞
57. コレシストキニンを分泌する消化管および気道細胞
58. インスリンを分泌する消化管および気道細胞
59. グルカゴンを分泌する消化管および気道細胞
60. ボンベシンを分泌する消化管および気道細胞
61. 甲状腺ホルモンを分泌する甲状腺細胞
62. カルシトニンを分泌する甲状腺細胞
63. 副甲状腺ホルモンを分泌する副甲状腺細胞
64. 副甲状腺好酸性細胞
65. エピネフリンを分泌する副腎細胞
66. ノルエピネフリンを分泌する副腎細胞
67. ステロイドホルモン(鉱質コルチコイドおよび糖質コルチコイド)を分泌する副腎細胞
68. テストステロンを分泌する精巣のライディッヒ細胞
69. エストロゲンを分泌する卵胞の内莢膜細胞
70. プロゲステロンを分泌する破裂した卵胞の黄体細胞
71. 腎臓傍糸球体近接部装置細胞(レニン分泌)
72. 腎臓の緻密斑細胞
73. 腎臓の極周囲脂肪
74. 腎臓のメサンギウム細胞

V. 上皮吸収性細胞(消化管,外分泌腺および尿生殖管)

75. 小腸刷子縁細胞(微絨毛付き)
76. 外分泌腺有紋腺房細胞
77. 胆嚢上皮細胞
78. 腎臓近位尿細管刷子縁細胞
79. 腎臓遠胃尿細管細胞
80. 精巣輸出小管の無繊毛細胞
81. 精巣上体主細胞
82. 精巣上体基底細胞

VI. 代謝および貯蔵細胞

83. 肝細胞(肝臓細胞)
84. 白色脂肪細胞(脂肪細胞)
85. 褐色脂肪細胞(脂肪細胞)
86. 肝臓脂肪細胞

VII. 障壁機能細胞(肺,消化管,外分泌腺および尿生殖管)

87. I型肺細胞(肺の気腔を裏打ちする)
88. 膵管細胞(中心腺房細胞)
89. 無紋腺房細胞(汗腺,唾液腺,乳腺,等々の)
90. 腎糸球体壁細胞
91. 腎糸球体足細胞
92. ヘンレ係蹄薄分節細胞のループ(腎臓)
93. 腎集合管細胞
94. 腺房細胞(精嚢,前立腺,等々の)

VIII. 閉じた身体内腔の裏打ちをする上皮細胞

95. 血管およびリンパ管の上皮有窓細胞
96. 血管およびリンパ管の上皮連続細胞
97. 血管およびリンパ管の上皮脾細胞
98. 滑液細胞(関節腔を裏打ち,ヒアルロン酸分泌)
99. 漿膜細胞(腹膜腔,胸膜腔,心膜腔を裏打ち)
100. 扁平上皮細胞(耳の外リンパ腔を裏打ち)
101. 扁平上皮細胞(耳の内リンパ腔を裏打ち)
102. 微絨毛のある内リンパ嚢の円柱細胞(耳の内リンパ腔を裏打ち)
103. 微絨毛のない内リンパ嚢の円柱細胞(耳の内リンパ腔を裏打ち)
104. 暗細胞(耳の内リンパ腔を裏打ち)
105. 前庭膜細胞(耳の内リンパ腔を裏打ち)
106. 蝸牛管血管条基底細胞(耳の内リンパ腔を裏打ち)
107. 蝸牛管血管条辺縁細胞(耳の内リンパ腔を裏打ち)
108. クラウディウス細胞(耳の内リンパ腔を裏打ち)
109. ベットヒャー細胞(耳の内リンパ腔を裏打ち)
110. 脈絡膜叢細胞(脳脊髄液分泌)
111. 軟膜クモ膜扁平上皮細胞
112. 眼の色素沈着毛様体上皮細胞
113. 眼の色素無沈着毛様体上皮細胞
114. 角膜内皮細胞

IX. 推進機能を有する線毛細胞

115. 気道の線毛細胞
116. 卵管の線毛細胞(女性)
117. 子宮内膜の線毛細胞(女性)
118. 精巣網の線毛細胞(男性)
119. 精巣輸出管の線毛細胞(男性)

120. 中枢神経系の線毛上衣細胞（脳腔を裏打ち）

X. 細胞外マトリックス分泌細胞

121. エナメル芽上皮細胞（歯のエナメル分泌）
122. 耳の前庭器官の半月平面上皮細胞（プロテオグリカン分泌）
123. コルチ器官歯間上皮細胞（蓋膜を覆う有毛細胞を分泌）
124. 緩い結合組織の線維芽細胞
125. 角膜の線維芽細胞
126. 腱の線維芽細胞
127. 骨髄網状組織の線維芽細胞
128. その他の（非上皮）線維芽細胞
129. 毛細血管周細胞
130. 椎間板の髄核細胞
131. セメント芽細胞/セメント細胞（歯根骨様セメント質分泌）
132. 象牙質芽細胞/象牙質細胞（歯の象牙質分泌）
133. ヒアリン軟骨の軟骨細胞
134. 線維軟骨の軟骨細胞
135. 弾性軟骨の軟骨細胞
136. 骨芽細胞/骨細胞
137. 骨形成細胞（骨芽細胞の幹細胞）
138. 眼の硝子体の硝子細胞
139. 耳の外リンパ腔の衛星細胞

XI. 収縮性細胞

140. 骨格赤筋細胞（緩徐）
141. 骨格白色筋細胞（速動）
142. 中間骨格筋細胞
143. 筋紡錘－核袋細胞
144. 筋紡錘－核鎖細胞
145. 衛星細胞（幹細胞）
146. 通常の心筋細胞
147. 結節心筋細胞
148. プルキンエ線維細胞
149. 平滑筋細胞（様々な種類）
150. 虹彩の筋上皮細胞
151. 外分泌線の筋上皮細胞

XII. 血液および免疫系の細胞

152. 赤血球
153. 巨核球
154. 単球
155. 結合組織マクロファージ（様々な種類）
156. 上皮ランゲルハンス細胞
157. 破骨細胞（骨）
158. 樹状細胞（リンパ系組織）
159. ミクログリア細胞（中枢神経系）
160. 好中球
161. 好酸球
162. 好塩基球
163. マスト細胞
164. ヘルパーTリンパ球
165. サプレッサーTリンパ球
166. キラーTリンパ球
167. IgM Bリンパ球
168. IgG Bリンパ球
169. IgA Bリンパ球
170. IgE Bリンパ球
171. キラー細胞
172. 血液および免疫系のための幹細胞および関連する前駆細胞（様々な種類）

XIII. 感覚変換細胞

173. 眼の光受容器桿体細胞
174. 眼の光受容器青色感受性錐体細胞
175. 眼の光受容器緑色感受性錐体細胞
176. 眼の光受容器赤色感受性錐体細胞
177. コルチ器官の聴覚内有毛細胞
178. コルチ器官の聴覚外有毛細胞
179. 耳の前庭器官のI型有毛細胞（加速度および重力）
180. 耳の前庭器官のII型有毛細胞（加速度および重力）
181. I型味蕾細胞
182. 嗅覚ニューロン
183. 嗅覚上皮の基底細胞（嗅覚ニューロンのための基底細胞）
184. I型頸動脈小体細胞（血液pHセンサー）
185. II型頸動脈小体細胞（血液pHセンサー）
186. 上皮のメルケル細胞（触覚センサー）
187. 触感覚感受性一次感覚ニューロン（様々な種類）
188. 冷感覚感受性一次感覚ニューロン
189. 熱感覚感受性一次感覚ニューロン
190. 疼痛感受性一次感覚ニューロン（様々な種類）

付録C

191. 固有受容一次感覚ニューロン（様々な種類）

XIV. 自律神経ニューロン細胞

192. コリン作動性神経細胞（様々な種類）
193. アドレナリン作動性神経細胞（様々な種類）
194. ペプチド作動性神経細胞（様々な種類）

XV. 感覚器および末梢ニューロン支持細胞

195. コルチ器官の内柱細胞
196. コルチ器官の外柱細胞
197. コルチ器官の内節細胞
198. コルチ器官の外節細胞
199. コルチ器官の縁細胞
200. コルチ器官のヘンゼン細胞
201. 前庭器官支持細胞
202. I 型味蕾支持細胞
203. 嗅覚上皮支持細胞
204. シュワン細胞
205. 衛星細胞（末梢神経細胞体を包む）
206. 腸膠細胞

XVI. 中枢神経系のニューロンおよび膠細胞

207. ニューロン細胞（非常に多くの種類，まだよく分類されていない）
208. 星状膠細胞（様々な種類）
209. 稀突起膠細胞

XVII. 水晶体細胞

210. 水晶体前上皮細胞
211. クリスタリン含有水晶体線維細胞

XVIII. 色素細胞

212. メラニン細胞
213. 網膜色素上皮

XIX. 生殖細胞

214. 卵原細胞/卵母細胞
215. 精母細胞
216. 精原細胞（精母細胞の幹細胞）

XX. 栄養細胞

217. 卵胞細胞
218. セルトリ細胞（精巣）
219. 胸腺上皮細胞

用語集

この用語集には，主に物理学，工学，化学，生化学，生物学，解剖学および医学の分野からナノメディシンの研究に役立つ用語を抜粋して掲載している。この用語集では，専門家以外の読者が各専門分野の枠を超えて総合的に用語の意味を容易に理解できるようにするため，厳密な定義ではなく用語の説明を述べている場合もあるので，専門家はこの点をご承知おきいただきたい。掲載した用語のうち，この用語集で初めて紹介された用語は非常に少なく，大半は既存の参考資料から抜粋して編集したか修正を加えたものである。参照した資料は，参考文献番号 9，10，750，763，869，996，997，1095，1259，1736，2219-2221，2223，2224 である。

Ab initio［アブイニシオ］：最初から；原理から。

Abscess［膿瘍］：急性または慢性の局所感染にみられる膿の限局性集積で，組織の破壊を伴い，しばしば腫脹する；固形組織内の液化壊死によって形成された窩洞。

Abstraction［引き抜き］：ある化学構造から結合した特定の原子を取り除くこと。ある化学構造からある原子を取り除く反応。

AC：交流。

Accommodation［調節］：近くの物体からの分散光を網膜中心窩上に集中させるために，眼の水晶体の厚さを随意に増すこと；近くの物体に対する視覚の焦点化。

Acellular［無細胞の］：細胞が全くない。

Acetylcholine［アセチルコリン］：神経化学伝達物質の1つ。

Acetylcholinesterase［アセチルコリンエステラーゼ］：アセチルコリンを速やかに分解する酵素。

Acidophilic［好酸性の］：酸親和性の。

Acoustomechanical conversion［音響機械的変換］：音響エネルギーを機械エネルギーに変換すること。

Action potential［活動電位］：神経インパルスの発生時とこれに続いて起こる一連の電気的事象の全体をいう。

Active site［活性部位］：基質と結合するタンパク質の限定された部分。

Adduct［付加物，内転させる］：化学では，付加生成物または付加複合体をいう；生体力学では，物理的に離れた身体の構成要素を互いに引き寄せることをいう。

Adiabatic［断熱の］：熱の喪失または獲得のない状態で，圧力もしくは体積が変化すること。

Adipocyte［脂肪細胞］：脂肪細胞（fat cell）。

Adipose［脂肪の］：脂肪の（fatty）；脂肪に関する。

ADP：アデノシン二リン酸；ADP は高エネルギーリン酸結合を 1 つもつ。

Adrenergic［アドレナリン作動性の］：アドレナリン（エピネフリン）によって活性化されること，つまり活動が起こされること。

Adsorption［吸着］：ある物質が他の物質の表面に付着すること。

Aerobic［好気性の］：生存するため，または機能を発揮するために酸素を必要とする。

Aerobots (aerobotics)［空中ロボット（空中ロボット工学)］：空中の（飛行する）ロボット。

Afferent［求心性の］：神経または血管に関する用語で，構造体または臓器に向かうものをいう；感覚神経が感覚情報を脳または背髄に向かって運ぶ場合など，インパルスを中枢に運ぶことをいう。

Affinity (constant)［親和力（親和定数)］：リガンドが受容体と結合する強さ，すなわち解離速度定数の逆数；受容体におけるリガンドの結合エネルギーの尺度；親和力が大きければ大きいほど，受容体はよりしっかりとリガンドと結合する。

AFM：原子間力顕微鏡を参照。

Aft［アフト］：後部に。

Agglutinin［凝集素］：赤血球細胞の表面に見出される抗原と結合して赤血球を凝集させる場合のように，血液中に存在して抗原と結合する抗体をいう；血液型の異なる血液を加えると，凝集素が輸血反応を引き起こす。

Agonist［アゴニスト］：薬理学の用語で，受容体と結合して受容体の機能を刺激する薬剤であり，生体自身の調節機能と類似した作用を示すと考えられるものをいう。アンタゴニストと比較されたい。

Albumin［アルブミン］：動植物の組織に広く分布している単純タンパク質群の1つ。

ALC：気中致死濃度。

Algorithm［アルゴリズム］：一般には，特定の問題を解くために用いる公式または一組の法則をいう；医学では，疾患の診断と治療に用いる一連の方法をいう。

Alimentary［食事性の］：消化管に関する。

Alimentography［消化管撮影法］：人の消化管の物理的描写（およびマッピング)。

Aliquot［アリコート，一定部分］：全体を余りなく完全に分割して得られる1区分；漠然と，同体積または同重量の2つ以上の試料のうちの1つについていう。

Alkali［アルカリ］：強塩基物質，特にアルカリ金属（ナトリウム，カリウムなど）の水酸化物をいう。

Allele［対立遺伝子］：対になった染色体上にある特定の座を占める遺伝子の異なるいくつかの型のうちの1つ。

Alloantigen［同種異系抗原］：特定の個体に存在し，同一種の他のメンバーに抗体の産生を促す物質であり，最初のドナーには抗体産生を促さない物質をいう。抗血清も参照。

Allometric scaling laws［非比例的目盛り則］：生物学の用語で，生物学的変動性に関係する目盛り則をいい，生物の質量の指数関数である。

Allosteric control［アロステリック調節］：タンパク質のある部位で起こる相互作用が他の部位の活性に影響を及ぼす能力。

Allotropic［同素性の］：化学元素または化合物が，異なる物理的・化学的性質をもつ2つ以上の形態で存在することをいう（例えばダイヤモンドと黒鉛は炭素の同素体である)。

Alphanumeric［アルファニューメリック］：アルファベットと数字の両方を含むことができる。

Alveolus (alveolar)［肺胞，小槽，歯槽（肺胞の，小槽の，歯槽の)］：解剖学の用語で，小さいセルまたは腔をいう；袋状の拡張部。通常は，肺を構成する分枝管系の末端にみられる小さい空気袋をいう。

AM：振幅変調。

Amide［アミド］：カルボキシシル基と結合したアミンをもつ分子（$CONH_2$ など)。アミド結合によりアミノ酸が結合してペプチドやタンパク質になる。

Amine［アミン］：Nを含有する分子で，Nは1つの単結合でCと結合し，他の2つの単結合はHまたはC

と結合している（ただしアミドではない）；アミノ基またはアミン部分（$-NH_2$など）。

Amino acid［アミノ酸］：アミノ基とカルボキシル基の両方をもつ分子；生物学では，遺伝子でコードされているアミノ酸が20種類存在する。

Amniotic［羊膜の］：羊膜（胎児を包んでいる最も内側の膜）に関する。

Amphipathic［両親媒性の］：1つは親水性であり，もう1つは疎水性である2つの表面構造または末端構造をもつ分子を表す。脂質は両親媒性であり，一部のタンパク質領域は，荷電した表面と中性の表面の両方をもつ両親媒性らせん体を形成することがある。

Anabolism［同化作用］：代謝の構築的段階を指し，異化作用の反対語；同化の過程では，細胞は修復と成長に必要な物質を血液から取込み，細胞質の中に組み込んで，生きていない物質をその細胞の生きた細胞質に変換する。

Anaerobic［嫌気性の］：酸素のない状態で生存できるか，機能を発揮できる。

Analgesia［痛覚消失］：正常な痛みの感覚がない状態。

Analog［アナログ］：連続的に変動する物理量によって測定可能で，これによって表すことができるデータに関する。デジタルと比較されたい。

Anaphase［後期］：有糸分裂（細胞分裂）が始まる段階をいい，セントロメアが分裂し，染色体が中期板から離れて反対側の紡錘体極に向かって移動する。

Anaphylactoid-type reaction［アナフィラキシー様反応］：アナフィラキシーに類似した生理学的反応。

Anaphylaxis［アナフィラキシー］：薬理学的に活性な物質（ヒスタミン，ブラジキニン，セロトニンなど）の放出による平滑筋の収縮と毛細血管の拡張を特徴とした，即時型で一過性の免疫（アレルギー）反応；激しいアレルギー反応。アナフィラキシーは，典型的には抗原（アレルゲン）と肥満細胞にあらかじめ仕組まれている細胞親和性抗体（主にIgE免疫グロブリン）とが結合することによって開始されるが，比較的多量の血清凝集物（抗体-抗原複合体など）によっても開始される場合があり，これは補体を活性化してアナフィラトキシンを産生させることによるものであると思われる。

Anastomose［吻合する］：ある構造を他の構造へ直接または通路の連結により開通させること。通常，血管，リンパ管，管腔臓器についていう；吻合の手段によって連結すること，または以前は分かれていた構造間の連結により連絡すること。

AND gate［アンドゲート］：両方の入力シグナルが高い（1）場合や，この場合に限って高い出力値（1）を戻す論理ゲート。ビットを参照。

Anergic［アネルギーの］：無反応の。

Aneutronic［無中性子の］：中性子がない状態。

Angioedema［血管浮腫］：皮膚や粘膜または内臓に，じんま疹と浮腫性（過剰な液体で膨れた状態）領域が発現することを特徴とする状態。

Angiogenesis［血管新生］：新しい血管，特に毛細血管が成長すること。

Anion［アニオン］：負の電荷をもつイオン。

Anisotropic［異方性の］：等方性でない。

Anode［陽極］：電気発生源の陽性極。

ANS：自律神経系を参照。

Antagonist［アンタゴニスト］：薬理学の用語で，受容体機能を妨害する薬剤。アゴニストと比較されたい。

Anterior［前方の］：身体の前面，腹部表面上，または腹部表面に近いことをいう；ある物の前面。

Anteroinferior［前下方の］：前方かつ下方の。

Anteroposterior［前後方向の］：前方から後方への通過をいう。

Anthropogenic［人為改変の］：人の活動によって引き起こされる。

Antibody［抗体］：特定の異物抗原を認識するBリンパ球細胞によって産生されるタンパク質（免疫グロブリン）で，これにより免疫反応が誘発される。

Antigen［抗原］：体内に導入されると抗体の合成を刺激し，これによって免疫反応を促す分子または異物。

Antiserum［抗血清］：検出可能な抗体を含む血清，または単一抗原に特異的な抗体（一価の）もしくは複数の抗原に特異的な抗体（多価の）を含む血清。

Aorta［大動脈］：人の身体で最も大きい動脈で，心臓から出る。

Apheresis［アフェレーシス］：患者から血液を取り出し，他の場所で使用するためにその血液から特定の成分（赤血球，血小板，白血球など）を分離した後，残った成分をその患者に再導入すること；採取する細胞の種類によって，血球アフェレーシス，赤血球アフェレーシス，白血球アフェレーシス，フェレーシス，および血漿アフェレーシスとも呼ばれる。

Apical［尖端の］：構造体の尖部（円錐形の頂点など）に関する。

Apoptosis［アポトーシス］：真核細胞が膜結合性の粒子へと順序正しく崩壊することをいい，この粒子は他細胞により捕食されて消滅することもある。

Aqueous humor［眼房水］：水晶体の前方にある眼球の前房を満たしている透明な液体。

Aromatic compounds［芳香族化合物］：化学の用語で，ベンゼンと類縁の輪状または環状化合物をいい，大半が芳香をもつ。

Arrhythmia［不整脈］：不規則性でリズムがないこと。特に心拍の不規則性についていう。

Arteriovenous［動静脈の］：動脈と静脈の両方に関する。

Artery［動脈］：解剖学の用語で，心臓から組織へ血液を送る血管。

Aseptic［無菌の］：生きている病原微生物が存在しないことを特徴とする；無菌の状態。

Asperities［隆起］：表面上に突き出ている荒削りな要素。バリやトゲなど。

Asphyxia［窒息］：酸素の取込み量が不十分なために起こる低酸素状態。

Assembler［アセンブラ］：分子アセンブラを参照。

Asymptotic［漸近的］：幾何学と数学の用語で，他の曲線または直線に近づいていくが，完全にはこれに到達しない曲線をいう。

Asynchronous［非同期性］：正しいテンポで同調しない状態。

atm［気圧］：圧力の単位；地球の表面の平均空気圧は1気圧（-1.01×10^{5} N/m^{2}）。

Atomic Force Microscope (AFM)［原子間力顕微鏡（AFM）］：試料と尖った走査針チップとの間の原子間力を利用し，試料表面の外形を機械的に探ることにより分子スケールの精度で表面画像を描く機器；チップが試料表面上を動くと，AFMがチップのわずかな上下動を測定し，試料表面の原子解像立体地図を作製する。AFMは，個々の分子を物理的に操作するためにも使用されている。

Atom laser［原子レーザー］：光子ではなく干渉性の原子ビームを用いるレーザー様装置。

ATP：アデノシン三リン酸；ATPは高エネルギーリン酸結合を2つもつ。

Auscultation［聴診法］：異常な状態を発見するため，または胎児の心音を検知するため，もしくは動静脈瘻などの血管の異常を診断するために，身体内の音を聴取すること。通常は胸部または腹部の内臓の立てる音を聴取する。

Autogenous control［自己制御］：医療ナノロボット工学では，使用者または患者による生体内ナノロボットシステムの意識的制御をいう；生化学では，ある遺伝子産物が，その産物をコードする遺伝子の発現を阻害（負の自己制御）または活性化（正の自己制御）する作用をいう。

Autonomic (nervous system)［自律（神経系）］：神経系の一部で，不随意性の身体機能の制御に関与する。

Automated engineering［自動化工学］：専門化型の人工知能であるコンピュータシステムにより行われる工学設計で，広範な仕様書から詳細な設計図が作製され，人の助力がほとんどないし全く必要ない。

Automated manufacturing［自動化製造法］：人の労力をほとんど必要としない分子製造法。

Autosomes［常染色体］：性染色体を除くすべての染色体；二倍体細胞は常染色体のコピー各2本をもつ。

Avascular［無血管の］：血管がない。

Avulsion［裂離，抉出，剥離，捻除］：部分または構造物から無理に引き離すこと。

Axisymmetric［軸対称の］：幾何学的軸に対して対称性をもつ。

Axon［軸索］：細胞体から出たインパルスを伝導するニューロンの（通常，長くまっすぐな）原形質突起。通常，1つのニューロン細胞に対して1つ存在する。

Axoplasm［軸索原形質］：神経線維を取り囲んでいる軸索の細胞形質（神経細胞形質）。

Bacterium［細菌］：単細胞の小さな原核微生物。典型的な大きさは，直径または長さが－1～10ミクロン（－1000 nm）。

Bacteriophages［バクテリオファージ］：細菌を選別して細菌に感染するウイルス；ファージと略されることも多い。

Barographics［バログラフィックス］：人の身体の圧力地図。

Baronatation［バロナテーション］：医療ナノロボット工学の用語で，機械的圧力をかけて凍結させた流体を介して通路に沿って動く移動をいい，通路の前方は凍結が融解し，その後，後方は復氷（再凍結）する。

Basal lamina［基底板］：基底部の薄層。基底膜など。

Basal Metabolic Rate (BMR)［基礎代謝率（BMR）］：空腹時に安静にした状態で測定した患者の代謝率。この条件下で呼吸した場合に消費される酸素量は，体内で起こっている化学反応の最小速度を示す。

Basement membrane (basement lamina)［基底膜（基底板）］：上皮の下に存在する無細胞性で繊細な線維状の薄い膜；主にコラーゲンからなる。

Base pair (bp)［塩基対（bp）］：プリンとピリミジン塩基が相補的に水素結合した残基対で，DNA二重らせん鎖の各鎖の塩基が対合する。塩基配列の1単位（bp）を表す。DNA二重らせん鎖ではアデニン（A）はチミン（T）と，シトシン（C）はグアニン（G）と対をなす；一定の環境下では，RNAにはこのほかの塩基対が形成されることがある。

Basophil［好塩基性細胞］：顆粒性白血球の1つのタイプで，全白血球の1%未満である。血管に作用するヒスタミンなどの化学物質の放出に重要な役割を果たしていることから，炎症に対する非特異的免疫反応に不可欠の細胞である。

Bearing［軸受］：1以上の自由度で（理想的には最小限の抵抗で）構成部品の動きを可能にするが，これ以外の自由度では（理想的には堅固な復元力で）動きに抵抗する機械装置。

Beriberi［脚気］：チアミン欠乏症であり，末梢神経，脳，心血管の異常を特徴とする；欠乏の初期には，疲労，過敏，記憶力低下，睡眠障害，前胸部痛，食欲不振，腹部不快感および便秘が現れる。

Biaxial［二軸性］：異なる 2 本の幾何学的軸または空間的軸に関する。

Bicuspid［両尖の］：尖を 2 つもつ。

Bifurcate［分岐する］：離れた 2 本の枝に分かれること。

Bilobate［二葉の］：2 つの葉をもつ。

Billion［10 億］：本書では，アメリカの慣習に従って 10 億つまり 10^9 とする。

Bimorph［バイモルフ］：曲がることができる単純な機械的作動装置で，一枚の板。

Binding［結合］：分子（またはリガンド）が結合するプロセス，すなわち，受容体に関して位置（しばしば方向も）を限定するプロセス。こうした位置の限定は，受容体の構造上の特徴がリガンドに対してポテンシャル井戸を形成することから起こる；ファンデルワールス力と静電的相互作用が寄与していることが多い。

Binding energy［結合エネルギー］：化学では，リガンドが受容体と結合する際に 1 つの系において減少する自由エネルギーの量をいう。核物理学では，原子核内で中性子と陽子が互いに結合するエネルギーをいい，適切な数の中性子と陽子が引き合わされて原子核を形成する場合に起こると考えられる質量の減少から算出されることがある；Fe^{56} は，あらゆる原子核の中で最大の結合エネルギーをもつ。一般には，何かを引き離すために必要な総エネルギーや，系をその構成粒子に分解するために必要な総エネルギーを表すために用いられる。

Binding site［結合部位］：受容体の活性領域；当該化学種が結合する傾向があるあらゆる部位。

Biocompatibility［生体適合性］：異物の存在または移植に耐える身体の能力。

Bioinformatics［生物情報学］：一般に，生体物質，特に遺伝物質の情報量の研究および編集をいう。

Biomimetic［バイオミメティック］：生物を模倣する。

Biosensor［バイオセンサ］：生物学的情報（温度，圧力，化学物質の含有量など）を感じ取って分析する装置。物理的形質導入技術を組合せた生物学的認識機構を用いることが多い。

Biotechnology［バイオテクノロジー］：生体系と微生物を利用した技術的および工業的工程をいい，無傷の微生物（酵母や細菌など）や微生物から得られる天然物質（酵素など）を用いるか，微生物の遺伝子構造を変化させること（遺伝子工学）によって製品を製造する；大半の場合，生物学的手段を用いたあらゆる生体系の工学技術をいい，完全に人工の有機生物系も含める。

Birefringence［複屈折性の］：光学の用語で，入射光線の様々な偏光に対して異なる屈折率をもつ結晶をいう（方解石など）。

Bit［ビット］：2 進数。2 進コードでは，取りうる 2 つの数字のうちの 1 つで，通常は 0（低電圧など）か 1（高電圧など）；情報理論では，情報の基本単位。

Blackbody radiator［黒体ラジエータ］：入射する電磁エネルギーを理想的にすべて吸収する装置；このような理想的な吸収装置は，そのような放射エネルギーの理想的な放出装置でもある。

Blepharitis［眼瞼炎］：眼瞼の表面に開口している毛包および毛包腺が関係する眼瞼の縁の炎症。

Blockade［遮断］：薬剤や身体機能の作用など，何かの作用を防止すること（細網内皮系 RES に過剰な負荷をかけることにより，免疫系の血液浄化作用を中断させることなど）。

B-lymphocytes (B cells)［B リンパ球（B 細胞）］：抗体合成の役割を担う胸腺非依存性白血球。

Boolean functions［ブール関数］：論理ゲートを参照。

Bose-Einstein condensate［ボース・アインシュタイン凝縮］：基底状態においてボソン（整数スピンをもつ粒子，重水素の核や α 粒子など）が低温で集まること。

Bottom-up［ボトムアップ］：原子の精度で分子を 1 つずつ組み合わせてより大きな物体を作り，ナノデバイスを構築することを目的とするナノテクノロジーの 1 つの方法。

Boutons terminaux［軸索終末ボタン］：軸索の先端にある球根のような膨張部で，他のニューロンの細胞体とシナプス接触している。

bp：塩基対を参照。

Brachiation［ブラキエーション］：腕を交互に振ることによる移動運動（手を交互に振ることなどによる）。

Bradycardia［除脈］：心拍または心臓の働きが緩慢であること。

Bronchial［気管支の］：肺に関する。

Bronchiography［気管支撮影］：人の気管支系の物理的描写（およびマッピング）

Brownian assembly［ブラウン集合］：流体におけるブラウン運動は，様々な位置と方向で分子を寄せ集める；分子の表面が互いに相補的な構造であれば，それらの分子は結合し，集合して特定の構造体を形成する。この用語は，相補的表面をもつナノスケールの部品の自己集合にも適用されることがある。

Brownian motion［ブラウン運動］：熱運動による流体中の微粒子の不規則運動で，1827 年に Robert Brown によって初めて観察された；もともと生命力に起因する運動で，生物を構成する分子構造が集合し活動するうえで極めて重要な役割を果たしている。

Bruit［血管雑音］：静脈または動脈から発せられる偶発的な（散発的に起こる）音で，頸動脈（大動脈の 1 つ）分岐部での雑音のように聴診で聴取される。

Bubonic plague［腺ペスト］：通常の型のペスト；本来，げっ歯動物の疾患であり，感染した動物を噛んだノミによって人に伝染する。

Buccal［頬の，頬側の］：頬（口）に関する。

Buckyballs［バッキーボール］：フラーレン炭素 C_{60} のボールのような分子構造。

Bulimia［過食症］：食物に対する過剰で貪欲な欲求。

Bulk technology［バルクテクノロジー］：原子および分子を個々にではなく，大量に取り扱う技術。

Bumpers［バンパー］：医療用ナノロボット工学では，隣接したナノロボット間の境界面に置いた伸張性の表面材をいい，ナノデバイス間の隙間をしっかり塞ぐためのものである。

Byte［バイト］：隣接した一連の N ビットを表し，利便性のために 1 単位として取り扱われ，記憶または情報の単位として頻繁に用いられる。1 バイトはアルファベットの 1 文字か他の記号に相当する。20 世紀の様々なコンピュータでは，N は 8，16，32，64 または 128 に等しい。

c (velocity)［c（光速）］：真空中の光の速度。

CAD：コンピュータ支援設計。

Caliber［口径］：管または円筒の内径。

Calmodulin［カルモジュリン］：17,000 ダルトンのタンパク質で，真核細胞中のカルシウムイオンと結合し，これによって，カルシウムイオンに起因する細胞の作用の多数または大半を仲介する。

CAM：コンピュータ支援製造。

カム［Cam］：機械工学の用語で，平行移動または回転により輪郭表面を動かして従動節に運動を伝える機械部品；輪郭によって，従動節上の一連の動き（複雑にもなりうる）が決まる。従動節を参照。

cAMP：サイクリック AMP（アデノシン一リン酸）。細胞内のメッセンジャー分子。

Capillary［毛細血管］：解剖学では，血管壁の薄い非常に細い血管をいう。直径は平均で 8 ミクロンである。

Capsid［キャプシド］：ウイルス粒子の外被タンパク質。

Carbohydrates［炭水化物］：糖，グリコゲン，デンプンおよびセルロースなどの化学物質の 1 群で，C，H および O だけを含む。通常，H：O の比は 2：1 である。ブドウ糖とそのポリマー（デンプンおよびセルロースなど）は，地球上で最も豊富に存在する有機化学物質である。

Carbonyl［カルボニル］：化学物質の部分で，C と二重結合している O からなる（-CO-）。この C が N と結合した構造は，「アミド」と呼ぶ；O と結合した場合は，カルボン酸またはエステル結合と呼ぶ。

Carboxylic acid［カルボン酸］：O と二重結合し，OH と単結合した C を含む分子（-COOH）。

Carbyne［カルビーン］：単結合と三重結合を交互に繰り返す炭素原子の鎖。

Cardiac［心の］：心臓に関する。

Cardiostasis［心停止の］：拍動を停止した心臓に関する。

Carnot efficiency［カルノー効率］：熱力学の用語で，熱機関（熱エネルギーを機械エネルギーに変換する装置）のエネルギー効率を表す。

Cartotaxis［カートタキシス］：医療ナノロボット工学の用語で，事前に作製された地図に記録されている一連の目印に従った生体内ナノロボットによるナビゲーションをいう。

Cartilage［軟骨］：分化した密な結合組織で，堅く緻密な線維性コラーゲン基質に埋め込まれた細胞からなる。

Catabolism［異化作用］：代謝の破壊的段階を指し，同化作用の反対語。複雑な物質がより単純な物質（最終産物が排泄されることが多い）へ変換されるプロセスをすべて異化作用といい，通常，エネルギーの放出を伴う。

Catalysis［触媒作用］：触媒（正味の化学反応または化学的プロセスには消費されない物質）の存在により，化学反応または化学的プロセスの速度が増すこと。

Catalyst［触媒］：化学反応を促進するが，それによって消費されたり，永久変化しない化学種やその他の構造体。

Catacholamines［カテコールアミン］：アミノ酸であるチロシンに由来する生物学的に活性なアミン類（エピネフリン，ノルエピネフリンなど）をいい，神経系および心血管系，代謝率および体温，ならびに平滑筋に対し著明な作用をもつ。

Cathode［陰極］：電気発生源の陰性極。

Cation［カチオン］：正の電荷をもつイオン。

Caudal (caudad, inferior)［尾側の（尾方の，下方の）］：頭部から離れた，または構造体の下部（文字の意味は「尾に向かって」）。

Cauterize［焼灼する］：焼灼薬または焼灼器（熱，電流または腐蝕性化学薬品を用いて皮膚または組織に瘢痕を付けたり，刻み目をつけたり，切断するための薬物または装置）を適用すること。

Cavitation［キャビテーション］：物理学では，流体の強力な音波処理により流体中に気孔を生ずることをいう；医学では，正常なまたは病的な生物学的プロセスで空洞を生ずることをいう。

Cell［細胞］：細胞膜で囲まれた微小な生物学的構造単位で，生物を構成する。

Cell engineering［細胞工学］：個々の細胞をベースに，生物学的細胞系に対して意図的な人工的修正を加える学問分野。

Cell surgery［細胞手術］：医療ナノロボット工学の用語で，医療ナノマシンを用いて細胞の構造を変えること。

Cell typing［細胞型分類］：細胞の特徴の類型と比較して細胞のタイプを同定する方法。

Cellular immunity［細胞性免疫］：感作したTリンパ球の活性化によって起こる免疫。

Cellular topographics［細胞トポグラフィックス］：細胞とその構成部品の描写。

Central Processing Unit (CPU)［中央処理装置］：コンピュータの主要計算機関。情報処理のための命令を解釈し実行する。

Centrioles［中心小体］：微小管から構成される微小な中空の円筒で，中心体に存在する。有糸分裂（細胞分裂）時には両極の近くに位置するようになる。

Centromere［セントロメア］：2本の腕が分かれている染色体のくびれた領域；有糸分裂（細胞分裂）の際の染色体の動きに関係する紡錘糸の付着点。

Centrosomes［中心体］：分裂細胞の両極に生じる微小管が発生する領域；MTOCも参照。

Centrum［中心］：中央部

Cephalic (cephalad, superior)［頭側の（頭方向の，上方の）］：頭部の近くまたは頭部に向かって，もしくは構造体の上部；頭部または先端部に関することを表す場合もある。

Cervical［頸部の］：通常は首（すなわち頭蓋の下）に関することを表すか，または首の領域を表す；広義には，子宮頸部など臓器の頸状部に関することを表す。

C fiber［C線維］：直径0.4～1.2ミクロンの無髄線維で，0.7～2.3 m/sの速度で神経インパルスを伝える。

Chalcogenide［カルコゲニド］：ヒ素とセレニウムを含有するガラス材。

Chaperone［シャペロン］：分子シャペロンは，目標タンパク質の組立てや適切な折り畳みに必要なタンパク質であるが，それ自身は目標タンパク質複合体の構成要素ではない。

Chemical force microscopy［化学間力顕微鏡］：機能的に作られたチップをもつAFMで，表面結合分子の化学的特徴(特に接着性)を探知するために使用される。

Chemoelectric conversion［化学電気的変換］：化学エネルギーの電気エネルギーへの変換。

Chemoergic［ケモエルジック］：化学エネルギーを他の様々な種類のエネルギー形態に変換することに関する。

Chemographics［化学画像］：人の身体の化学的地図を作製すること。

Chemomechanical conversion［化学機械的変換］：化学エネルギーの機械エネルギーへの変換。

Chemotactic［走化性の］：走化性に関する。

Chemotactic nanosensor［化学走性ナノセンサー］：医療ナノロボット工学の用語で，表面の化学的特徴を測定するために使用されるナノセンサーで，可逆的でおそらく再構成可能な一連の人工分子受容体で被ったパッドとして組み込むことができると考えられる。

Chemotaxis［化学走性］：好中球，単球または損傷組織によるケミカルメディエータの放出に反応して，炎症領域に向かってさらに白血球が移動すること。

Chiral［キラル］：キラル分子とは，その鏡像上に重ね合わせることができない非対称の分子をいう。この分子は2つの形態つまり異性体をもち，これらは互いに鏡像の関係にあり，鏡像体と呼ばれる。鏡像体を含んだ溶液は，偏光面を左（levo）か右（dextro）の異なる方向に回転させ,左旋性または右旋性の鏡像体を表す。生物系に存在するアミノ酸は左旋性だけである。

Chirurgeon［外科医］：外科医（surgeon）の廃語。

Cholinergic［コリン作動性の］：アセチルコリンによって活性化される，つまり活動が起こされる。

CHON：炭素（C），水素（H），酸素（O）および窒素（N）。

Choroideremia［全脈絡膜欠損］：眼の脈絡膜の先天性欠損；X関連染色体遺伝による脈絡膜の進行性変性であり，完全な失明に至る。

Chromatin［クロマチン］：分裂間期の真核細胞の核に存在するDNAとタンパク質の複合体；この時期の核は，個々の染色体が識別できない。

Chromomorphic［クロモモルフィック］：医療ナノロボット工学の用語で，その外面の色または外面の光学的特長を変えることができるナノロボット。

Chromophore［発色団］：発色をもたらす化学物質。

Chromosome［染色体］：多数の遺伝子を担うゲノムの独立した単位；真核細胞の核に存在する構造体の1つで，二本鎖DNAの長い線状の分子（この他に，ほぼ同じ質量のタンパク質も）を含み，これが遺伝情報を伝達する。

Chronobiology［時間生物学］：生物学的事象の発生時期に関する生物学の側面であり，特に個々の生物の反復性または周期性の現象に注目する；生物時計の研究。

Chronocyte［クロノサイト］：医療ナノロボット工学の用語で，理論上の移動可能な大容量記憶（ナノロボット）デバイスをいい，コミュニサイトと類似しており，人の体内の精密に同調した普遍的時間を提供する移動可能な提供源として使用できると考えられる。

Chronometer［クロノメーター］：時計，または時間を計測する他の装置。

Cilium［繊毛］：解剖学では上皮細胞から突き出ている毛のような突起をいい，気管支にある繊毛は粘液や膿および塵粒を推し進め，内耳の繊毛は液体の動きを感知して音を聞くことを可能にしている；微生物学では運動性微生物に巧みな動きと推進力を与えている。

Circadian［概日性（の）］：約24時間の周期で起こる生物学的事象に関する。

Circumcorporeal［身体周囲の］：人の身体の周囲の。

Circumvascular［血管周囲の］：血管の周囲の。

Cisterna［槽，嚢］：貯蔵所または空洞。

Clinical［臨床的な］：患者を対象とした実際の観察と治療に基づいていることを表し，実験や病理検査で得られるデータや事実と区別する；診療所に関することを表す。

Clinicopathological correlation［臨床病理学的相関］：正しい診断を下すために，(1) 患者に発現した徴候および症状のほか臨床検査結果と (2) 患者の組織の肉眼的および組織学的検査所見とを関連付けること。

Clyster［浣腸］：浣腸（enema）の廃語。

Cochlea［蝸牛］：液体が充満したらせん状の構造体で内耳の一部であり，音を変換して聞こえるようにする。

Codon［コドン］：DNAおよびRNA鎖上の隣接する3つのヌクレオチド残基をいい，これにより1個のアミノ酸が決定され，決定されたアミノ酸は翻訳によりポリペプチド配列に組み込まれる。

Coenzyme［補酵素］：酵素の作用を増強する，または酵素の作用に不可欠な物質；酵素より分子量が小さく，透析可能で比較的熱に安定で，通常，酵素のタンパク質部分から容易に解離される。ビタミンも参照。

Collagen［コラーゲン］：結合組織，軟骨および骨の白色線維にある主要なタンパク質で，グリシン，アラニン，プロリンおよびヒドロキシプロリン（すべてアミノ酸）が豊富に含まれ，イオウは少なく，トリプトファン（別のアミノ酸）は全く含まれていない；コラーゲンファミリーは哺乳類のタンパク質の−25%を占める。

Colloid［コロイド］：巨大分子を参照。

Comminution［粉砕］：破片に砕くこと。

Communicyte［コミュニサイト］：医療ナノロボット工学の用語で，人の身体の全体にわたる情報移送に使用しうる理論上の移動可能な大容量記憶(ナノロボット)デバイスをいう。

Complement［補体］：血液中に存在するタンパク質群で，炎症プロセスに影響を及ぼし，B 細胞が媒介する免疫反応である抗原-抗体反応の主要なメディエータとして働く。C1 から C9 と呼ばれる補体があり，C3 と C5 は，血管拡張，化学走性，抗原のオプソニン作用，細胞溶解および血液凝固の促進に広く関与している。

Complementary［相補的な］：別の物体，系または存在物に欠けているものを供与する；(形状) 互いにしっかりと隙間なく適合する。

Compliance［コンプライアンス］：剛性の逆数；線形弾性系では，変位はコンプライアンスの 4 倍に等しい。

Computerized Axial Tomography (CAT)［コンピュータ体軸断層撮影法（CAT)］：コンピュータ断層撮影法を参照。

Computerized Tomography (CT)［コンピュータ断層撮影法（CT)］：組織の横断面をピンポイントの放射線ビーム（X 線など）で走査し，吸収量の変動をコンピュータで解析して，走査領域の正確な画像を再構成する断層撮影法。

Conformation［立体配座］：分子の折り畳み；主に単結合または三重結合のまわりの回転によって他と異なる分子の幾何学的構造をいう；他と区別できる立体配座（配座異性体と呼ばれる）は，他と異なるポテンシャル井戸と関係がある。典型的な生体分子や有機合成産物は，多数の立体配座間で相互に転換しうる。典型的なダイヤモンドの構造は，単一のポテンシャル井戸に固定された形になっており，このため立体配座をとるための柔軟性がない。

Congeries［集塊］：物体または部分が集合して形成された単一の塊または集合体。

Conjugated［共役の］：化学では，共役 π 系は π 結合が単結合と交互に入れ替わる系である；その結果生じる電子分布により，間にある単結合は部分的に二重結合の特性をもつことになり，π 電子は非局在化し（分子ワイヤに有用），この系のエネルギーは減少する。広義には，結合したり対をなすことをいう。

Conjugation［接合］：医療ナノロボット工学では，情報，エネルギーまたは材料を交換する目的で，もしくはさらに大きなマルチロボット構造を確立するために，2 つ以上のナノロボットがドッキングすることをいう；生物学では，ゾウリムシでみられるように，2 つの単細胞生物の結合をいい，核物質の交換が続いて起こる。

Conjunctiva［結膜］：眼瞼を裏打ちし，眼球の前面を覆う粘膜。

Conserved［保存配列］：ゲノミクスでは，多数の生物種の間でほとんど変化せずに残っている遺伝暗号の一部をいう。

Convection［対流］：液体または気体中の熱が，過熱された流体の運動や流れによって運搬されること。

Coordinated Universal Time (UTC)［協定世界時（UTC)］：観察天文学と時間測定法では，英国ロンドンに近いグリニッジの経度における現地時間をいう；ラジオで連続して放送される精密なタイムスタンプ（NIST の WWV 局など）[3302]。

Corium［真皮］：表皮のすぐ下にある皮膚の層。

Corneal［角膜の］：角膜（眼の前部を覆う透明な線維性被膜で，眼球前面の約 1/6 を構成する）に関する。

Coronal［冠状の］：身体を前部と後部に分ける矢状切断面に対して垂直であるが，直角である状態をいう。

Cortex (cortical)［皮質（皮質の)］：臓器または身体の外層。髄質と比較されたい。

Covalent bond［共有結合］：化学の用語で，1 対の電子を 2 つの原子が共有することによって形成される結合。

CPU：中央処理装置を参照。

Cranial［頭蓋の，頭方の］：頭の近く，または頭に向かって。

Crepitation［捻髪音，軋音，関節摩擦音］：肺炎のラ音など特定の疾患で聞こえるパチパチという音；折れた骨端が動くときに聞こえる軋み音；側頭骨下顎骨（あご）関節，肘関節または膝蓋大腿（ひざ）関節など関節が動くときに，関節の不整面がこすれ合うために聞こえることがあるコツコツまたはカサカサという音。

Crinal［毛髪の］：毛髪に関する。

Crista［クリスタ］：細胞生物学では，流体が充満したミトコンドリアの腔に向かって突き出ているミトコンドリアの内壁の突起をいい，分岐がみられることもある；解剖学では，内耳の規管膨大部の内側にある感覚細胞の隆線をいい，毛状終末部が平衡頂に向かって突き出ている（この細胞は，頭の回転の加速と減速に反応する）。

Critical pressure［臨界圧］：任意の温度で気体と液体が別々の相として存在しうる最高圧力。

Critical temperature［臨界温度］：任意の圧力で気体と液体が別々の相として存在しうる最高温度。

Cross-links［架橋］：生化学では，1つの重合体の中の通常は離れている部分間で形成される付加的結合をいい，多くの場合，重合体の鎖の引っ張り強さと剛性が増す。

Cryobiology［低温生物学］：生体系に対する低温の作用の研究。

Cryogenic［低温にする］：典型的には液体窒素の温度（77 K）以下の低温にすること。低温に関する。

Cryonic suspension［人体冷凍術］：現在では標準的でない医療技術であり，通常，死を宣告された患者の身体を極低温に維持した保存液中に直ちに浸けることによって，生命の永久的な停止を防ごうと試みる技術である。凍結プロセスは非常に多くの損傷を与えるため，極低温で一時停止させた人は，20世紀の医療技術では生き返らせることができないが，いったん凍結すると患者の生物学的状態はそれ以上悪化することがない。この処置法は，未来の医療技術によって組織の損傷が回復し，患者が生き返ることが可能になるという考えの下で試みられている。

Crystallescence［クリスタレセンス］：医療ナノロボット工学では，周囲の溶媒の溶媒和能力を超える濃度の固体溶質をナノロボットのソーティング回転子が投入し，この固体溶質が結晶化することをいう。

Cutaneous［皮膚の］：皮膚に関する。

Cyclic［環式の］：共有結合が1つ以上の環を形成している化合物を環式化合物と呼ぶ。

Cycloaddition［付加環化］：2つの不飽和分子（または1つの分子内の2つの部分）を結合させ，環を形成する化学合成反応。

Cystic［嚢胞性の］：（通常は）胆嚢または膀胱に関する。

Cytapheresis［血球アフェレーシス］：アフェレーシスを参照。

Cytoambulation［サイトアンビュレーション（細胞歩行）］：医療ナノロボット工学の用語で，細胞表面を歩くことをいう。

Cytocarriage［サイトキャリッジ（細胞運搬）］：医療ナノロボット工学の用語で，（ナノロボットの）生体内移送を目的として，または（乗っ取った細胞の）集合機能を利用するため，もしくはその他の目的で，医療ナノロボットが天然運動性細胞を乗っ取ることをいう。

Cytocide［殺細胞］：生きている細胞を殺すこと。

Cytography［サイトグラフィー（細胞撮影法）］：生きている細胞の物理的描写（およびマッピング）。

Cytoidentification［サイトアイデンティフィケーション（細胞同定）］：細胞の型の同定。

Cytokine［サイトカイン］：化学的メッセージング，調節および制御を目的として，種々の細胞によって産生される細胞外生化学物質群；分化，増殖，分泌または運動性などの細胞の機能または活性を変化させるタンパク質。

Cytology (cytological)［細胞学（細胞学の）］：生物学的細胞の研究。

Cytometrics［サイトメトリクス（細胞計測）］：細胞の大きさ，形状，構造および数の量的測定法。

Cytonatation［サイトナテーション（細胞遊泳）］：医療ナノロボット工学の用語で，生きている細胞の内側で泳ぎ回ること。

Cytonavigation［サイトナビゲーション（細胞航法）］：医療ナノロボット工学の用語で，細胞の内側のナビゲーション；細胞のナビゲーション。

Cytopenetration［サイトペネトレーション（細胞貫通）］：医療ナノロボット工学の用語で，細胞膜を突き通して細胞内に入ること。

Cytoplasm［細胞質］：細胞膜と細胞の核との間を満たしている物質。

Cytoskeletolysis［サイトスケレトリシス（細胞骨格溶解）］：医療ナノロボット工学の用語で，ナノロボットにより，細胞破壊を目的として意図的に細胞骨格を破壊すること。

Cytoskeleton［細胞骨格］：少なくとも3つの種類のフィラメント（ミクロフィラメント，微小管および中間径フィラメント）からなる細胞の内部構造の枠組みをいい，細胞の形と動きを維持し，細胞の3次元構造の迅速な変化を可能にする動的な枠組みを形成する

Cytosol［細胞質ゾル］：細胞質の全領域を満たしている液体。ただし，細胞小器官の内部を満たしている流体は除く。

Cytotomography［細胞断層撮影法］：個々の細胞の断層撮影法。

Cytotoxic［細胞毒性の］：細胞を殺す傾向のある。

Cytovehicle［サイトビークル（細胞運搬体）］：医療ナノロボット工学の用語で，サイトキャリッジに使用するために医療ナノロボットが乗っ取った生きている細胞をいう。

Dalton［ダルトン］：分子量の単位（1ダルトンは－1陽子）。

DC：直流。

Decoction［煎剤］：植物性生薬を水で煮沸して得られる液体抽出物。

Deglutition［嚥下］：飲み下すこと。

Degrees of Freedom (DOF)［自由度（DOF）］：機械的な動きが可能な明確な軸；1つの機械装置が自由に平行移動または回転ができる方向の数。

Demarcation［デマーケーション］：医療ナノロボット工学では，標的とする治療部位かその近くにおいて，温スポットや冷スポットまたは化学物質の注入による噴流など，生体内の医療ナノロボットにより検出できる人工的な状態を作る大雑把な形式の機能的ナビゲーションをいう。

Denaturation［変性］：タンパク質が生理学的立体配座から他の（おそらく不活性な）立体配座へ変換すること。

Dendrimers［デンドリマー］：規則的に分枝した大型分子。

Dendrite［樹状突起］：ニューロンが分枝した原形質突起で，細胞体に向かってインパルスを伝達する。通常は，1つのニューロンに多数の樹状突起があり，他のニューロンとシナプス結合を形成している。

de novo：新たに作られた。

Deoxyribonucleic acid (DNA)［デオキシリボ核酸（DNA）］：分子量が非常に大きい複合分子で，遺伝情

報をコード化している。デオキシリボース(糖の一種)，リン酸および4つの塩基（プリンまたはピリミジン塩基）から構成され，長い2本の鎖の形で並んでおり，この2本の差は互いの周囲をねじれ，相補的なプリン塩基とピリミジン塩基との結合（ねじれた梯子の横木に似ている）によって結びついて二重らせん構造を形成している。あらゆる細胞の染色体に存在し，ほぼすべての生物（RNA ウイルスなどを除く）の遺伝の化学的根拠であり，遺伝情報を運ぶ担体である。

Dermatoglyphics［皮膚紋理学］：指，つま先，手のひら，かかとの皮膚にみられる隆線模様の研究。

Dermis［真皮］：皮膚の内部の層で，表皮の下にある。

Desiccate［乾燥する］：水の除去；脱水。

Desquamation［落屑，剥離］：鱗状または破片状に表皮が剥がれること。

Diagnosis［診断］：治療と予後の論理的根拠を提供するために，疾患の原因と性質を判断すること。

Dialysis［透析］：溶質が膜を通過すること；毒性物質を取り除くためや，腎機能障害がある場合に，流体，電解質および酸塩基平衡を維持するために，半透膜を通過させて血液を拡散させる処置法。

Diametral［直径の］：直径に関する。

Diamondoid［ダイヤモンド型の］：広義にはダイヤモンドに似た構造をいう；共有結合の密集した3次元ネットワークをもつ強力で堅い構造をいい，原子価3以上の原子の最初と二番目の列から主に形成される。最も有用なダイヤモンド型構造の多くは，四面体で配位した炭素に富む。

Diamondophagy［ダイヤモンドファジー］：ダイヤモンドを食べること。

Diapedesis［血管外遊出］：血流から外に出て周囲の組織に入るための内皮下への遊出（血管内皮で被われた血管壁を通過すること）。

Diaphragm［横隔膜］：人の解剖学の用語で，腹腔と胸腔を分ける筋結織膜の仕切りをいい，横隔膜の動きが肺の運動を起こし，呼吸が可能になる。

Diaphysis［骨幹］：長い円筒状の骨の軸部または中央部。

Diastereomeric［ジアステレオ異性の］：2つの立体異性体をもつ。

Diastole［拡張期］：心臓周期にみられる正常な期間で，この間には筋肉線維が弛緩して長くなり，心臓が拡張し，各腔が血液で満たされる；この弛緩の期間は収縮期つまり心臓の収縮と交互に繰り返される。

Diathermy［ジアテルミー］：高周波（－MHz）電流，超音波またはマイクロ波の照射によって生じた組織内の局所的温度上昇。

Dielectric［誘電体］：電気エネルギーを貯蔵することができる材料；コンデンサーの内部。

Diels-Alder cycloaddition［ディールス･アルダー付加環化］：化学合成の用語で，共役ジオレフィンの環化（オレフィンつまりアルケンは炭素鎖に1つ以上の二重結合をもつ炭化水素）をいう。ディールス･アルダー反応は立体特異性が高い。

Differentiation［分化，鑑別］：原型のそれとは異なった性質または機能の獲得；細胞の型の分化が進む細胞系内で，細胞の物理的形状の変化によって細胞の型を特定すること。

Diffusion［拡散］：分子の集団の絶え間ない熱運動の結果として，交じり合って混和するプロセスをいう。

Digital［デジタル］：1つの問題または計算によって生じるあらゆる数量を表すために，ビットの組合せを使用することに関する。アナログと比較されたい。

Dimer［二量体］：化学の用語で，類似のまたは同一の2つの分子が結合したものをいい，2つの分子間で水や水に類似した小分子が除去されるか，もしくは単純な非共有関係によって結合する。

Diode［ダイオード］：電流が 1 つの方向だけに流れるようにする電子デバイス。

Diploe［板間層］：解剖学の用語で，頭蓋骨の 2 層の緻密質の間にある海綿状組織。

Diploid［二倍体］：常染色体のコピー各 2 本と性染色体 2 本から構成される染色体の 1 セット；通常，体細胞にみられる。

Dipole［双極子］：距離によって分離した反対符号の 2 つの等しい電荷。電気双極子モーメントも参照。

Disassembler［逆アセンブラ］：医療ナノロボット工学の用語で，各段階で物体の構造と組成を分子スケールで記録しながら，その物体を解体することができるナノマシンまたはナノマシンのシステムをいう。

Disassimilation［分解，異化，退行性代謝］：生物学の用語で，エネルギーを産生するために，同化した物質をより単純な化合物に変化させることをいう。

Disease［疾患］：疾患の意志的規範モデルを参照。

Disequilibration［ディスエクィリブレーション（不均衡化）］：医療ナノロボット工学の用語で，医療ナノロボットにより，生きている細胞中のイオン，化学物質またはエネルギーの永久的な不均衡状態を持続させること，または誘発することをいい，通常は殺細胞作用の誘発を目的として行う。

Dispersion force (London dispersion force)［分散力（ロンドン分散力）］：ファンデルワールス力を参照。

Dissociation［解離］：化学では，溶解反応，熱またはイオン化により，分子複合体がより単純な分子に分離することをいう。

Dissociation constant［解離定数］：特定の種類のリガンドが溶媒中の受容体と結合する系では，存在するリガンド-受容体複合体が熱励起の結果として解離する固有の頻度があり，また，空の受容体がブラウン運動による接近の結果としてリガンドと結合し，新たな複合体を形成する固有の頻度も存在する。結合の頻度は，溶液中のリガンドの濃度に比例する。解離定数とは，受容体がリガンドと結合した状態でみつかる確率が 0.5 となるリガンド濃度の大きさをいう。

Distal［遠位の］：付着点または基点から離れた；躯幹から最も遠い末端部の。

Diurnal［日周の］：1 日の。

DNA：デオキシリボ核酸を参照。

DNase［DN アーゼ］：DNA の結合を攻撃する酵素。

DNA polymerase［DNA ポリメラーゼ］：DNA 鋳型の道案内で DNA の娘鎖を合成する酵素；修復または複製に関与することがある。

DOF：「自由度」を参照。

Domain［ドメイン］：タンパク質化学では，特定の機能と結び付けることができるアミノ酸配列の連続部分をいう；免疫グロブリンなどのタンパク質は，複数の活性ドメインをもつことがある。

Dorsal［背側の］：脊柱に近い人体の後部；何かの後部。

Ductility［延性］：「可塑性」を参照。

Duodenum［十二指腸］：小腸の最初の部分で − 12 インチ（− 30 cm）。

Dysopsonic［ディスオプソニック］：生体内の曝露面に接着したオプソニン作用分子を除去する傾向のある。

ECG（EKG）：心電図。

ECM：「細胞外基質」を参照。

Edema［浮腫］：過剰な液体による腫脹。

EEG：脳波。

Efferent［遠心性の］：神経または血管に関連する用語で，構造体または臓器から外側へ伝わることをいう；

運動神経が脳および背髄から効果器（筋肉など）にインパルスを運ぶ場合のように，中心から外側へインパルスを運ぶことをいう。

Effervescence［**エファーベセンス（発泡）**］：医療ナノロボット工学では，周囲の溶媒の溶媒和能力を超える濃度の気体溶質をナノロボットのソーティング回転子が投入し，この気体溶質が気泡を形成することをいう。

Eigenmode［**固有モード**］：線形行列代数では，ベクトル系またはテンソル系に特有の方程式のゼロ以外の解をいう。

Elasticity［**弾性**］：加えられた力が除去されたとき，元の形に戻る物体または材料の性質。

Electret［**エレクトレット**］：永久的な電荷を保持する材料。

Electric dipole moment［**電気双極子モーメント**］：電気双極子の強さの尺度（単位はクーロン-メートル）。「双極子」も参照。

Electrodynamics［**電気力学**］：荷電粒子の動きを研究する物理学の分野。

Electrolyte［**電解質**］：溶液の状態で電流を伝え，電流の通過により分解する物質；電気の導体である溶液。

Electrometer［**電位計**］：静電力の作用により，電位差（ボルトなど）を検出または測定するための機器。

Electron Beam Lithography (EBL)［**電子ビームリソグラフィー（EBL）**］：光ビームではなく電子ビームを用いるリソグラフィー。

Electronegativity［**電気陰性度**］：原子（または分子の一部分）が構造体の電子を引き付けて結合しようとする傾向の尺度。大半の環境下では，ナトリウム（Na）は電子密度を供与する傾向があり（電気陰性度が低い），フッ素（F）は電子密度を引き付ける傾向がある（電気陰性度が高い）；窒素（N）と酸素（O）も電気的陰性の原子である。

Electrophoresis［**電気泳動**］：電荷をもったコロイド粒子が，電位の変化の結果として媒体の中を分散して移動すること；タンパク質粒子は，主にその粒子がもつ電荷の数によって特徴的に異なる速度で移動するため，タンパク質粒子の混合物の分析に使用される。

Electroporation［**電気穿孔法**］：短時間の強力な電気的パルスにより細胞に微細孔を開け，高分子（DNA など）を細胞内に挿入する方法。

Electrostatic Force Microscope (EFM)［**静電力顕微鏡（EFM）**］：静電力を画像化する SPM の一種。

Electrostatic force［**静電力**］：静電界により荷電粒子間に生じる力。

Embolus［**塞栓，栓子**］：血管またはリンパ管に存在する溶解しない物質の塊（固体，液体または気体の）で，血液やリンパ液の流れによって運ばれれる

Emesis［**嘔吐**］：吐くこと；催吐薬を用いて化学的に誘発することもある。

emf：物理学では，「起電力」（典型的に，バッテリーの端子間に存在する電位差）をいい，ボルトで表す。

Emissivity［**放射率**］：加熱された物体による電磁放射の放射強度と，放射率 1 と定義された黒体ラジエータの放射強度の比。

EMP：電磁パルス（典型的には核爆発により生じる場合など）。

Enantiomer［**鏡像体**］：化学の用語で，その鏡像上に重ね合わせることができない構造をもつ特殊な種類の立体異性体をいう；キラル分子。1 つの化合物の 2 つの鏡像体は同一の化学的性質をもつが，物理的性質，つまり偏光面を回転させる能力が異なる。

Endocrine gland［**内分泌腺**］：生化学物質（特にホルモン）を血流中に直接分泌する腺。

Endocytosis［**エンドサイトーシス，飲食作用**］：細胞表面に到達したタンパク質を膜の小胞の中に包み込ん

で細胞内に取り込むプロセス。

Endoergic［吸エネルギー性の］：エネルギーを吸収する変換；このような反応は分子の位置エネルギーを増加させる。エネルギー放出性の反対語。

Endogenous［内因性の］：臓器，部位または系の内部を起源とする。

Endohedral［エンドヘドラル（内包の）］：（フラーレンの）カゴ籠状の分子の中に完全に収まっている。

Endometrial［子宮内膜の］：子宮の内層に関する。

Endoplasmic reticulum［小胞体］：細胞生物学の用語で，高度に入り組んだ膜のシートであり，核膜の外層から細胞質へ向かって広がっている。

Endosome［エンドソーム］：エンドサイトーシスの過程で物質が細胞内に吸収されたときに形成される空胞；この空胞はリソソームと融合する。

Endothelium［内皮］：扁平な細胞からなる扁平上皮の一形態で，血管，リンパ管，心臓など種々の体腔を裏打ちしている。

Endotheliocyte［エンドセリオサイト］：医療ナノロボット工学の用語で，損傷した血管腔表面を修復できる理論上の（ナノロボット）デバイス。

Endothermic［吸熱性の］：熱の形でエネルギーを吸収する変換。典型的な吸熱反応はエントロピーと分子位置エネルギーの両方を増加させるため，熱を吸収してバネを圧縮する気体の膨張に似ている。発熱性の反対語。

Energy［エネルギー］：物理学では，運動エネルギー，位置エネルギーおよび電磁エネルギーなど，多数の形態に相互に転換できる保存量をいう。

Engulf formation［インガルフ・フォーメーション］：医療ナノロボット工学の用語で，変形ナノロボットに導入される立体配置をいい，この配置のナノロボットは自分で新しい形になり，生きている細胞やビリオン，その他の生体粒子を捕捉できる内腔を形成する。

Enthalpy［エンタルピー］：熱力学の用語で，系内部のエネルギーに，その体積と外圧の積を加えた和をいう。

Entropy［エントロピー］：物理学では，系の状態に関する不確実性の尺度をいう；低エントロピー状態を高エントロピー状態に変換することによって，自由エネルギーを引き出すことができる。このほかに，ある系の無作為性および無秩序性の程度を示したり，無作為性および無秩序性のためにその系に関する知識や情報がないことを表すために，類推によりこの用語を使用することがある。

Enucleated cell［除核細胞］：核を除去した細胞。

Enzyme［酵素］：特異的な触媒として作用することが多いタンパク質分子で，細胞の成長と複製に必要な化学反応または代謝反応を促進する；生物学的化学合成を行う分子機械である。

Eosinophil［好酸球］：全白血球の1～4%を占める顆粒性白血球の1つで，寄生生物を破壊するほか，アレルギー反応に重要な役割を演じていることが知られている（喘息にみられる気管支収縮を起こす主な化学メディエータのいくつかは，好酸球によって放出される）。

Epidermis［表皮］：皮膚の外側上皮部分。

Epitaxial methods［エピタキシャル法］：結晶の成長を誘発する方法の一種。

Epithelium［上皮］：皮膚の表皮と，粘膜（粘液を分泌する）および漿膜（血清または血清様液体を分泌する）の表層を形成する血管のない細胞の層をいい，腺を含んでいる。上皮の細胞は基底膜の上に位置し，互いに密に接近して並んでおり，細胞と細胞の間の細胞間物質はほとんどない。

Epitope［エピトープ］：特定の抗体の接着を可能にすることによって，抗原決定基として働く抗原分子の構成部分。

Equilibrium［平衡］：系の自由エネルギーが最小であ

る場合に，その系を平衡であるという（可能な変換に関して）。異なる温度の複数の物体を含む系は，熱の流れによって自由エネルギーが減少しうるため，平衡状態にはない（温度差の収束を引き起こす）。例として，バネは長さが平衡になり，溶液中の反応物と産物は濃度が平衡状態になり，熱で励起された系は様々な状態になる可能性が平衡に達することなどが挙げられる。

Ergoacoustic［エルゴアコースティック］：様々な種類のエネルギーを音響エネルギーに変換することに関する。

Ergooptical (ergophotonic)［エルゴオプティカル（エルゴフォトニック）］：様々な種類のエネルギーを光学エネルギーに変換することに関する。

Eructations［おくび］：胃からガスを出すこと。通常，特徴的な音を伴う；げっぷ。

Erysipelas［丹毒］：溶血性連鎖球菌によって起こる急性発熱性疾患で，限局性炎症，皮膚および皮下組織の発疹ならびに発赤，全身性の徴候および症状を伴う。

Erythrocyte［赤血球］：赤血球。

Erythropoietin［エリスロポイエチン］：人の身体の赤血球の産生率を制御するホルモン。

Euchromatin［真正染色質］：異染色質を除いた分裂間期の核のゲノム全体をいう。

Eukaryote［真核生物，真核細胞］：核内にそのゲノムを含む生物または細胞。

Eutactic［ユータクティック］：正確な分子順序を特徴とする。

Excimer laser［エキシマレーザー］：励起状態転移に基づく高エネルギー紫外線（UV）の一種。

Excision［切除］：切り取る，または取り除く行為。

Excluded volume［排除体積］：1つの分子または分子の部分の存在により，他の分子または分子の部分が占拠できる物理的体積が減少し，このため，それらが締め出されること。

Excoriation［剥脱］：外傷，化学物質，熱傷，または他の原因により，身体の表皮もしくは臓器の被覆が剥離すること。

Exfusion［エクスフュージョン］：一般に，身体から取り出すことをいう；注入（infusion）と区別した用語。

Exocrine［外分泌］：腺の外部への分泌。

Exocytosis［エキソサイトーシス］：細胞から周囲の媒体中にタンパク質を放出するプロセスをいい，膜性の小胞に入ったタンパク質が小胞体からゴルジ体を通って貯蔵小胞まで移送され，最後に（調節シグナルに基づいて）細胞膜を通過する。

Exodermal［外皮］：皮膚表面の外側の層。

Exoergic［エネルギー放出性の］：エネルギーを放出する変換；このような反応は分子の位置エネルギーを減少させる。吸エネルギー性の反対語。

Exogeneous［外因性の］：臓器，部位または系の外部を起源とする。

Exohedral［エキソヘドラル］：（フラーレンの）カゴ状の分子の外に全体が位置する。

Exons［エキソン］：mRNAに描写される遺伝子の部分。

Exothermic［発熱性の］：熱の形でエネルギーを放出する変換。溶液中のエネルギー放出性反応は通常，発熱性である。吸熱性の反対語。

Exploratory engineering［探索的工学］：理論的には可能だが，現時点で利用できる方法が限られているため，未だ構築できないシステムの設計と分析を行う研究。

Exponential［指数関数］：累乗する量（例えば，x）を独立変数とする数学関数をいう（例えば，$y=10^x$）；より一般的には，非常に急勾配で上昇する（または下降する）量，関数または変数を意味することもある。

Extracellular［細胞外の］：細胞の外側の。

Extracellular matrix (ECM)［細胞外基質（ECM)］：細胞外にある線維性の足場で，細胞を結び付けて組織を形成する助けとなる。

Extrasomatic［体外の］：人の身体の外側を起源とする，または外側に存在する。

Extravasation［血管外遊出］：血流から抜け出ること。

Exudate［滲出液］：腔内に蓄積した液体；血管壁を通り抜けて隣接する組織に入る物質；産生された膿または血清。

Ex vivo［生体外の］：生きている人の身体の外側の。

Facultative［通性の］：不可欠ではない何かを行う能力をもつ。

Fascia［筋膜］：筋肉を覆い，支持し，他と隔てている線維性の膜；このほかに，皮膚をその下にある組織（筋組織など）と結合させている。

Fatty acid［脂肪酸］：水素原子 1 つがカルボキシル基と置換した炭化水素。

Febrile［熱性の］：熱に関する。

Fenestrated［有窓の］：開口部をもつ。

Fibroblast［線維芽細胞］：細胞質突起をもつ星状の，または紡錘形の運動性細胞で結合組織中に存在し，コラーゲン線維を形成する。

Fission (fissile)［分裂（分裂性の)］：物理学では，Fe^{56}（結合エネルギーを参照）より重い原子核が，質量の小さい 2 つ以上の原子核に分裂するときに起こるエネルギーの放出をいう；Fe^{56} より軽い原子核の分裂は，通常，吸エネルギー性である。微生物学では，細菌，原虫，その他の下位生物にみられる無性生殖の 1 つの方法をいう；細胞生物学では，ミトコンドリアの分裂など，1 つの細胞小器官が 2 つに分かれることをいう。

Fistula［フィステル，瘻］：解剖学の用語で，正常な腔または管から自由表面もしくは他の腔に通じる異常な管様通路をいう；局部の先天性不完全閉鎖による場合や，膿瘍，外傷または炎症プロセスに起因する場合がある。

Flagellum［鞭毛］：細胞生物学では，9 対の周辺微小管と 1 対の中心微小管からなる，むち様の運動臓器をいう。

Flatus［屁，放屁］：消化管内のガス；身体開口部，特に肛門からのガスの放出（おならなど)。

FLOP：コンピュータ科学の用語で，浮動小数点演算，つまり，コンピュータでソフトウェアを実行する際の個々の計算処理をいう。浮動小数点は，科学的表記法と同じく，有界数と指数尺度係数の積で表した数である。

Fluidity［流動性］：細胞生体力学では，細胞膜の 1 つの性質をいい，脂質が存在する単層内で側面に沿って移動する脂質の能力を示す。

Flux (fluence)［流量（フルエンス)］：一般に，流れの速度をいう。

FM：周波数変調。

Follower［従動節］：機械工学の用語で，カム装置の機械部品の 1 つであり，輪郭成形された移動表面に支えられながら置換パターンを介して動く。カムを参照。

Foramen magnum［大後頭孔］：解剖学の用語で，後頭骨にある開口部をいい，ここを通って脳が背髄と連続している。

Formed elements［有形成分］：血液の細胞性構成成分をいい，通常，赤血球，白血球および血小板をいう。

Fourier transform［フーリエ変換］：機械物理学の用語で，複合波を，無限に連続する単一周波数の波の重みつきの和で表すことをいう。

Fovea［網膜中心窩］：眼の網膜にあり，最も明瞭な視覚を与える点。

Fractionation［分別］：混合物の成分を，他と区別できる分子混合物や単一の成分に分けること。

Free energy［自由エネルギー］：自由エネルギーの低下が原則的に同等の仕事量を産み出しうるような，そのような仕事をする系の能力の尺度をいう。ヘルホルツの自由エネルギーは系の内部の自由エネルギーを表すが，ギブスの自由エネルギーはこれとは異なる。

Fresnel lens［フレネルレンズ］：様々な高さと形の一連の隣接する環状リングに入れたガラス製レンズで，燈台に使用されることが多く，方向をもった強力な光ビームを形成する。

Friction Force Microscopy (FFM)［摩擦力顕微鏡（FFM）］：試料と尖ったチップとの間の摩擦力を測定する SPM の一種。

FTP：ファイル転送プロトコル（インターネット上でラージブロックデータの転送に使用する）。

Fullerene［フラーレン］：原子が五角形および六角形などの多角形でつながりあった閉じた籠状の分子をいう；元々は，炭素のみからなる分子構造を指したが，その後，広義に解釈され，構成する原子が何であれ，こうした立体構造をもつ分子群全体を表すようになった。

Functionalized［機能性の］：化学では，化学的に不活性な分子構造が，化学的に活性なリガンドまたは分子部分と共有結合する場合に機能性であるという。

Functional navigation［機能的ナビゲーション］：医療ナノロボット工学の用語で，ナノロボット工学によるナビゲーションの一形式をいい，このナビゲーションによりナノデバイスが環境のわずかな変化を検出しようとする。すなわち，センサーの数値と標的組織/細胞のプロフィールを比較し，比較した結果が，事前に定義した精密な条件に適合すれば，ナノデバイスがその場所に集まる。

Fundamental mode［基本モード］：最低固有振動数の物体または系の振動。

Fusion［融合］：物理学では，Fe^{56}（結合エネルギーを参照）の原子質量より総原子質量が小さい原子の粒子が，互いに結合して質量の大きい単一の粒子を形成するときに起こるエネルギーの放出をいう；Fe^{56} より重い原子核の融合は，典型的に吸エネルギー性である。細胞生物学では，小胞体からゴルジ複合体へ出芽した小胞の併合か，もしくはエンドソームとリソソームの併合をいい，さらに，2つの細胞が破壊することなく，その内容物が人工的な方法で併合され，少なくとも数世代にわたってその種類を複製するヘテロカリオンとなることも融合という（これはかつて，遺伝子座を染色体に配置させる重要な方法であった）。感覚生理学では，性質の異なる2つの感覚が併合されて第3の性質が形成されるときに生じる感覚をいう。例えば，赤色と黄色が融合して橙色になる場合などである。より一般的には，互いが結合することを指す。

g：重力加速度の単位（$9.81\ m/sec^2$）；地球の表面にある物体が経験する平均重力を表す。

Galvanic［ガルヴァニック］：電気の直流に関する。通常，化学的に生成されたものをいう。

Gamete［配偶子］：半数体の染色体をもつ，いずれかのタイプの生殖細胞（精子か卵子）。体細胞と比較されたい。

Ganglion［神経節］：主に神経細胞体からなる神経組織の集合をいい，脳または背髄の外側に位置する（主要な交感神経幹を形成する神経節の鎖や，脊髄神経の背根神経節など）。

Gangrene［壊疽］：通常，血液供給の不足，障害，喪失による組織の壊死（死亡）。小部分に限局される場合や，臓器または肢節の全体に及ぶ場合がある。

Gastro［胃の］：胃に関する。

Gate［ゲート］：論理ゲートを参照。

GDP：グアノシン二リン酸。

Gene［遺伝子］：染色体の1つの分節；DNAからなる遺伝の単位で，ゲノムの1つの遺伝子座を占め，調節やRNAへの転写のため，またはタンパク質に翻訳する役目を負うmRNAへの転写のための塩基配列情報を担っている。

Genome［ゲノム］：1つの細胞の遺伝材料の総体をいい，ある生物種の核にあるすべての染色体を含める。

Genomics［ゲノミクス］：ゲノムに関する研究，つまり，遺伝子の研究と遺伝子と人の身体との関係の研究。

Genotype［遺伝子型］：生物の遺伝子の基本的な組み合わせ。生物の遺伝子構成。

Geodesic［測地の］：地球表面のマッピングに関する。

Germ line［生殖細胞系列］：配偶子が由来する細胞の系列。

GHz：ギガヘルツ；1秒間に10億サイクル。

Gibbs free energy［ギブスの自由エネルギー］：ヘルムホルツの自由エネルギーにその系の体積と外圧の積を加えた和に等しい。したがって圧力が一定の場合ギブスの自由エネルギーの変化には，系の体積が変化する際に外圧に対抗して行われた仕事量が含まれる。

Gimbal［ジンバル］：機械工学の用語で，互いに直交する2本の軸上で旋回する1対のリングから構成される装置で，軸の一方は他方の軸内で自由に回転できる。

Glioblastoma［神経膠芽細胞腫］：神経（脳）細胞の腫瘍。

Global Positioning System (GPS)［衛星航法システム（GPS）］：航行用の無線信号を放送する地球軌道衛星システムで，地上の受信器が地球表面上の正確な位置を決めることができる。

Glottis［声門］：音を作り出す咽頭の付属器で，2つの声帯とその間の空間からなる。

Glucose［ブドウ糖］：単純な血中の糖（$C_6H_{12}O_6$）。

Glycocalyx［グリコカリックス］：筋肉細胞，線維芽細胞，血管周囲細胞および上皮細胞など，ある種の細胞の表面を覆っている糖タンパク質と多糖類の薄層で，基底膜に寄与する。

Glycogen［グリコゲン］：一般に動物デンプンと呼ばれる多糖類で，化学式$(C_6H_{10}O_5)n$で表される；動物の体内（主に肝臓と筋肉）ではグリコゲンの形で炭水化物が貯蔵され，糖に変換される。炭水化物からのグリコゲンの生成はグリコゲン合成と呼ばれ，この逆のプロセスはグリコゲン分解と呼ばれる。

Glycolysis［解糖］：様々な細胞および組織で起こる酵素によるブドウ糖の嫌気的加水分解であり，特に筋肉で顕著であり，乳酸を形成し，エネルギーを供給する。

Glycoprotein［糖タンパク質］：炭水化物部分が付いたタンパク質分子。

Glycosylation［糖化］：炭水化物部分が他の分子と共有結合すること。

Golgi complex/apparatus［ゴルジ複合体／ゴルジ装置］：細胞生物学の用語で，小胞体の近くにある個々の膜の堆積をいい，細胞内の別の場所にタンパク質を移送するため，タンパク質の糖化と仕分けに関与する。

Gorget［砕石術用有溝導子］：外科の用語で，先の尖った器具を体腔に挿入する際に，軟組織を傷つけないようにするための器具をいう。

G-proteins［Gタンパク質］：グアニンヌクレオチドと結合する三量体タンパク質で，細胞膜に存在する。GDPと結合すると，この三量体は無傷のままで不活性となる；GDPをGTPと置き換えると，単量体と二量体に分離し，このうちの1つが標的タンパク質を活性化または抑制すると考えられる。

GPS：衛星航法システムを参照。

Gradient［勾配］：傾きまたは傾斜；変化する度合いの増加または減少，もしくはこのような変化を示す曲線；時間，距離，頻度などの関数として表した温度，圧力，化学物質の濃度，またはその他の物理的変数の変化の割合。

Granules［顆粒］：小さい粒状の物体。細胞内には，栄養素の貯蔵庫などの小さい顆粒がみられることがある；肉芽腫性反応の後には，組織内に大型の顆粒が形成されることがある。

Granulocyte［顆粒球］：顆粒性白血球；多形核（2つ以上のローブつまり部分からなる核）白血球である好塩基球，好酸球および好中球。

Granuloma［肉芽腫］：結節性炎症性病変を指し，通常，小さいか顆粒状の硬い持続性の病変で，単核の食細胞が密に集簇している部分がある。

Granulomatous reaction［肉芽腫性反応］：肉芽腫または顆粒細胞腫の形成，もしくは，通常，リンパ球と類上皮細胞の増殖をいう；食作用で容易に除去できない生体中の異物に対する被包形成反応。

Gravimeter［重力計］：重力加速度を測定するための装置。

Ground state［基底状態］：系の最低エネルギー状態。電子が基底状態にある系は，電子の遷移によりエネルギーをさらに減らすことはできないが，振動エネルギーをそのまま保持している場合がある。

GTP：グアノシン三リン酸。

Gustatory［味覚の］：味覚に関する。

Hologen［ハロゲン］：フッ素，塩素，臭素，ヨウ素，またはアスタチンに関する。

Haploid［半数体］：常染色体のコピー各1本と性染色体1本からなる染色体の1セット。

Haploid number［一倍数］：精子または卵子の染色体数（人では23）で，体細胞（二倍体）の染色体数の半数；二倍体生物の配偶子の特徴。

Haptic［触覚の］：触覚により機能する，または触覚に関する。

Harmonic oscillator［調和振動子］：物体を取り付けた振子やバネなどのように，調和（周期的振動）運動を示す粒子の系；物体が線形復元力の対象となる系。調和振動子は，振幅に関係なく一定の振動数で振動する。

Haustra［結腸膨起］：解剖学の用語で，結腸の複数の小嚢をいう。

Hawk［咳ばらい］：音を立てて喉から痰を押し上げるように努力する行為。

Hct：ヘマトクリットを参照。

Heat［熱］：熱力学の定義では，熱とは，温度差により2つの系の間で移動するエネルギーであり，熱エネルギーとは異なる。（系は熱も仕事も含まないが，熱または仕事を産生しうる。）

Heat capacity［熱容量］：1つの系の温度を上昇させる熱の比率。

Hectomicron［ヘクトミクロン］：100ミクロン。

Helmholtz free energy［ヘルムホルツの自由エネルギー］：系の内部のエネルギーから，そのエントロピーと温度の積を差し引いたもの。

Hemapheresis［血液アフェレーシス］：アフェレーシスを参照。

Hemato［血液の］：血液に関する。

Hematocrit (Hct)［ヘマトクリット（Hct）］：百分率で表した赤血球の体積分率または血中濃度。

Hematoma［血腫］：血管の破れによる血液の塊で，臓器，組織，またはその他の空隙に限られる。

Hemobaric［血圧の］：血圧に関する。

Hemolytic［溶血性の］：赤血球を破壊し，ヘモグロビンを遊離する傾向のある。

Hemorrhagic［出血の］：出血に関する。

Hemostasis［止血］：出血の停止。

Hepatic［肝の］：肝臓に関する。

Hepatocyte［肝細胞］：肝臓にみられる最も多い組織細胞。

Heterochromatin［異質染色質］：永久的に高度に凝縮したままで，遺伝的に発現されないゲノムの領域。

Histamine［ヒスタミン］：アミノ酸のヒスチジンから産生される化学物質で，体内に存在する；損傷を受けた細胞から放出され薬理学的作用を発揮する。

Histaminergic［ヒスタミン作動性の］：ヒスタミンにより活性化される，つまり活動が起こされる。

Histology［組織学］：組織の研究。

Histonatation［ヒストナテーション（組織遊泳）］：医療ナノロボット工学の用語で，ナノロボットが組織を通って移動すること（泳ぐこと）をいう。

Histonavigation［ヒストナビゲーション（組織航法）］：医療ナノロボット工学の用語で，ナノロボットによる組織を通るナビゲーションをいう。

Histones［ヒストン］：真核生物の保存 DNA と結合したタンパク質で，クロマチンの基本サブユニットであるヌクレオソームを形成する；アルギニンとリシン残基に富んでいる。

HLA complex［HLA 複合体］：組織適合抗原，正式にはヒト白血球抗原（またはヒト白血球会合）複合体と呼ばれる。

Holliday junction［ホリデイ接合部］：2 つの DNA 二重らせん分子の接続部をいい（組換え時における），一方の二重らせんは他方に関連して回転し，3D 位相をもつ接合部を形成する[3154]。

Homeodomain［ホメオドメイン］：転写因子にみられる DNA 結合モチーフで，胚発生における初期の調節に関与する遺伝子と同一か，または少なくとも共通部分をもつ。

Homeostasis［ホメオスタシス］：生理学の用語で，身体の内部環境の平衡状態をいい，フィードバックと調節という動的なプロセスによって維持される；ホメオスタシスは動的平衡機構（バランスの変動）であり，生命を保つことができる物理的および化学的範囲内に細胞を維持する。

Homeothermic［恒温性の］：周囲環境の温度変化と無関係に体温を一定に保つ傾向のある。

Homochirality［ホモキラリティー］：キラリティーは，特定の非対称分子の性質であり，同じ方向に向いているときに，分子の鏡像がもう一方の鏡像と重ね合わせることができない性質をいう。ホモキラリティーとは，プロセスや系が，対の光学異性体のうち一方の異性体のみを好むことをいう。

Homologous［相同性の］：形態（基礎構造や起源など）は類似しているが，機能は必ずしも類似していない。

Hormone［ホルモン］：臓器や腺または部分で作られ，血液によって身体の他の部分に運ばれる化学物質をいい，化学作用によりその部分を刺激して機能活動を亢進させたり，別のホルモンの分泌を促進させる。

Hyaline cartilage［硝子軟骨］：真の軟骨；骨の関節（2 つ以上の骨が集合する場所）表面を覆っている滑らかで真珠のような層。

Hydrocarbon［炭化水素］：H と C のみからなる分子。

Hydrodynamics［流体力学］：物理学の分野で，水や他の液体の（および水や他の液体中での）作用と運動に関する研究をいう。

Hydrogen bond［水素結合］：電気陰性原子と共有結合した正の電荷をもつ水素原子 1 個と，別の電気陰性原子との間の弱い結合。

Hydrolysis［加水分解］：水分子の取込みに伴い，共有結合が分解する（加水分解）反応。

Hydrolysis［親水性］：水と混和する傾向があること；水和性。親水基は水と相互に作用するため，タンパク質の親水領域や脂質二重層の表面は水を含む環境に存在する。

Hydrophobic force［疎水力］：水分子は水素結合網により連結している；ワックスなどの非極性で非水和性の表面は水素結合を形成できないため，水をはじく。

Hydrophobicity［疎水性］：水と混和しない傾向があること；非水和性。疎水基は水をはじくため，互いに相互に作用して水を含まない環境を作る。

Hydrostatic［流体静力学の］：平衡状態にある流体の圧力，またはその性質に関する。

Hygroscopic［吸湿性の］：湿気を素早く吸収し，保持できる性質をいう。

Hypercholesterolemia［高コレステロール血］：循環血液中の細胞および血漿中にコレステロールが異常に多いこと。

Hypergolic［自然発火性の］：別々に保存している場合は安定であるが，混合すると発火または反応する2つの物質をいう。

Hypogravity［低重力］：正常な重力を下回る状態（地球軌道における微小重力など）。

Hypotension［低血圧］：低い血圧。

Hypoxia［低酸素症］：組織が十分な酸素を受け取っていないために，その代謝活動を維持できない状態。

Hypsithermal limit［ヒプシサーマル・リミット］：自然界全体のエネルギーバランスを著しく変化させることなく，人の科学技術活動の結果として地球表面で放出できるエネルギーの最大量；10^{13}～10^{15}ワットと推定されている。

Hz：ヘルツ（振動数のMKS単位）；1秒間当たりの振動の周期数。

Iatrogenic disorder［医原性障害］：医師の行為により患者に引き起こされた有害な状態。

Icosahedral［正二十面体の］：20の平面をもつ立体図形をいう。

Iliac crest［腸骨稜］：解剖学の用語で，腸骨の頂上部をいう（寛骨の3つの部分の最上部）。

Immunoglobulin［免疫グロブリン］：抗体を参照。

Impedance［インピーダンス］：流れ（流体，電流など）が変化しない場合は，流れに対する抵抗をいい，流れが変化する場合は，単位流量当たりの推進圧をいう；音響系を作動させるときの抵抗。

Incision［切開］：ナイフで切り開くこと。

In cyto［細胞内の］：生物の細胞内の。

Inertia［慣性，緩慢］：物理学では，外力の作用を受けるまで，物体がその運動学的状態（静止しているか，動いているかなど）を持続しようとする傾向をいう；生物学では，不活発または活動の欠如をいう。

Infarct［梗塞］：臓器または部分において，血液供給の停止により壊死が起こった組織の領域。

Inferior［下方の］：下の，または下位の；臓器の下面をいう場合や，別の構造体の下にある構造体を示す場合も多い。尾側も参照。

Infrasonic［超低音の］：（人の耳には）聞こえない；－16Hz未満の音響周波数をもつ音。

Infusion［輸液］：血液以外の液体を静脈内に導入すること。

Inmessaging［インメッセージング］：医療ナノロボット工学の用語で，外部の情報源から人の身体や作業用ナノデバイス，人の身体の中にある受信器に情報を運ぶことをいう。

Inner ear［内耳］：聴覚の感覚受容体がある蝸牛と，平衡感覚と位置感覚の受容体がある前庭器と三半規管からなる耳の一部分。

Innervated［神経支配された］：神経をもつ。

In nucleo［核内の］：細胞の核内の。

In sanguo［血液内の］：血流内の。

Integral membrane protein［内在性膜タンパク質］：細胞生物学の用語で，細胞の脂質二重層にはめ込まれている両親媒性のタンパク質で，脂質二重層を破壊しないと膜から引き抜くことができない；大半の内在性タンパク質は膜貫通タンパク質である。

Intercalated［介在した］：介入するように，2 つのものの間に挿入されたものについていう。

Intercostal［肋間の］：肋骨の間の。

Interferometry［干渉分析法］：波の干渉パターンを用いて，微小な空間的変位や振動数の変位を測定する方法。

Intermolecular［分子間の］：異なる分子間の相互作用（化学反応など）を表す。

Internal energy［内部エネルギー］：1 つの系を構成する粒子の運動エネルギーと位置エネルギー（電磁界エネルギーも含める）の和。

Interphase［分裂間期］：細胞生物学では，分裂細胞の分裂と分裂の間の静止期間をいう。

Interstitial［間隙の］：臓器や組織の中にある細胞外の隙間または空間に関する。

Intracellular fluid［細胞内液］：細胞内の流体全体をいう；核を含めた細胞小器官の内部にある流体と細胞質ゾルを足したもの。

Intracorporeal［体内の］：人の身体の内側の。

Intramolecular［分子内の］：単一の分子内の相互作用（化学反応など）を表す。1 つの分子の大きく離れた部分間の分子内相互作用は，多くの点で分子間相互作用と類似している。

Intraperitoneal［腹腔内の］：腹膜腔（腹腔）内の。

Intravascular［血管内の］：血管の内側の。

In vacuo［真空で］：真空状態で（すなわち，ラテン語「vacuus」の第二語形変化の奪格）。

Invaginate［陥入する］：包被の中に入ること，または包被の中に受け入れること；ある部分をそれ自身または他の部分の中に受け入れること。

In vivo［生体内の］：生きている人の身体の内部の。

Ion［イオン］：正味の電荷をもつ原子または分子。

Ion Beam Lithography (IBL)［イオンビームリソグラフィー（IBL)］：光ビームではなくイオンを用いたリソグラフィー。

Ion channels［イオンチャネル］：電位差により活性化されるタンパク質の大型異質性ファミリーで，細胞膜の内外の電位差に反応して開いたり閉じたりすることにより，特定のイオンに対する細胞の透過性を制御する。神経系では電気的活動の発生と伝達にイオンチャネルが関与しており，細胞生理学ではホルモン調節にイオンチャネルが関与している。

Ionic bond［イオン結合］：主に陽イオンと陰イオンとの間の静電引力により生じる化学結合。

Ionosphere［電離層］：地球の大気上層部。

IR：赤外線。

Ischemia［虚血］：血液循環の閉塞により，局所的かつ一時的に身体部位への血液供給量が不足すること。

Isoareal［アイソエリアル］：表面積が変化せずに起こる。

Isobaric［定圧の］：一定の圧力で保持される，または存在する。

Isomer［異性体］：分子式は同じであるが，原子の配列が異なるため化学的・物理的性質が異なる2つ以上の化学物質の1つをいう；例えば，デキストロースはレブロースの異性体である。異性体には，幾何異性体，光学異性体，構造異性体がある。

Isomagnetic［等磁の］：同一の磁界強度をもつ。

Isometric［等尺性の］：一般には同じ寸法であることをいう；生理学（または生体力学）では，一定の全長にわたって，収縮が緊張の増大を生じさせるように収縮筋末端（またはモータータンパク質）が固定された状態を表す。

Isoporous［アイソポーラス］：同じ大きさの小孔をもつ。

Isostatic［アイソスタティック］：すべての側面に同じ圧力がかかっている状態を表す；流体静力学的平衡にある。

Isotherm［等温線］：温度が一定の領域，部分または表面。

Isothermal［等温の］：一定の温度で保持される，または存在する。

Isotonic［等張の］：周囲の流体の圧力とほぼ等しい浸透圧をもつ溶液を含有する動物細胞は，その流体に対して等張である，または等浸透性であるという。細胞を縮小させる強力な溶液は高張であるという；細胞を膨張させる弱い溶液は低張であるという。

Isotope［同位体］：化学的性質がほぼ同一であるが，原子核に含まれる中性子数が異なる同じ化学元素の2つ以上の形態のいずれかをいう；多数の同位体が放射性である。

Isotropic［等方性の］：すべての方向について，等しい性質をもつ。

Isovolemic［アイソボレミック］：体積が変化せずに起こる。

IV：静脈内の（静脈に挿入する）。

J：ジュール（エネルギーのMKS単位）。

Kelvins (K)［ケルビン(K)］：ケルビン度(温度のMKS単位)。

Keratin［ケラチン］：小皮（クチクラに関する）構造に多く含まれる硬タンパク質またはアルブミン様タンパク質で，多量の硫黄を含有する。

Keratinocyte［ケラチノサイト］：表皮やある口蓋表皮の細胞で，ケラチンを産生する。

kg：キログラム（質量のMKS単位）。

KHz：キロヘルツ；1秒間に1000サイクル。

Kinematic［運動学的な］：運動に関する。

Kinesthesis［運動感覚］：手足，首および躯幹からの位置，移動，方向および範囲を感じる感覚。

Kinetic energy［運動エネルギー］：物体の運動から生じるエネルギー。

Kupffer cells［クッパー細胞］：肝臓の洞様血管の内層にみられる食細胞。

Labial［口唇の］：唇に関する。

Lacrimal［涙液の］：涙に関する。

Lamellipodium［ラメリポディウム］：遊走多形核白血球(顆粒球)の全周で産生される細胞形質の被膜突起。

Laminar (Poiseuille) flow［層流（ポアズイユの流れ)］：もっぱら，それぞれ独立した平行な流れの面(すなわち流線）に沿って動く流体の流れをいい，管の中の流れの場合は，通常，線対称の放物線を描く。層流は，流体のインピーダンス（抵抗）とエネルギーの損失が最も少ない。

Langmuir-Blodgett (LB) film［ラングミュア-ブロジェット（LB）膜］：単分子膜を高度に規則正しく積み重ねるための技術。

Lateral［外側の］：側方の，つまり正中矢状面から遠い位置にある；身体の中心から（側方へ）離れた。

Lathe［旋盤］：機械工学の用語で，物体を支えながら刃具の縁に当てて急速に回転させることにより，物体を成形する機械をいう。

LD50：曝露された生物の 50%が死亡する毒性物質の投与量または曝露量。

LED：発光ダイオード。

Leukapheresis［白血球アフェレーシス］：アフェレーシスを参照。

Leukocytes (white blood cells)［白血球］：人の身体において感染と組織損傷に反応する主要なエフェクター細胞。顆粒性白血球（好塩基球，好酸球，好中球）と無顆粒性白血球（単球，リンパ球）の2つのタイプがある。白血球は，骨髄の2つの幹細胞集団から形成される。骨髄系幹細胞が顆粒球と単球を産生し，リンパ系幹細胞がリンパ球を産生する。リンパ系細胞は胸腺，脾臓，リンパ節に移動し，そこで成熟して活性な抗原特異的リンパ球に分化する。

Leukokine［ロイコキン］：白血球が分泌するサイトカイン。

Leukotaxis［白血球走性］：白血球の活発なアメーバ様運動で，特に好中球にみられ，ある種の微生物やしばしば炎症組織内に形成される種々の物質に向かう（陽性白血球走性）か，または離れる（陰性白血球走性）；白血球を引き付けたり追い払ったりする性質。

Legand［リガンド，配位子］：タンパク質化学では，より大きい分子と結合する（もしくは結合できる）小さい分子をいう；有機金属化学では，中央の金属原子と結合している分子をいう（一般化学では，後者の定義がより一般的である）。

Ligation［連結反応］：DNA 二重らせんの 1 本の鎖のなかで，ニックによって分離された2つの隣接する塩基を連結させるホスホジエステル結合を形成すること；この用語は，滑末端連結と RNA の連結にも適用される。

Linear［線形の］：制御理論では，出力が入力に正比例する系を表す。

Lingual［舌の］：舌に関する。

Lipid bilayer［脂質二重層］：細胞生物学の用語で，疎水性の脂肪酸が内側を占め，親水性の極性部分が外側に向いている脂質の集合によって形成される層をいう；主に細胞の細胞膜を構成する。

Lipids［脂質］：親水性の極性頭部をもつ分子で，脂肪酸からなる疎水性の尾部と結合したリン酸(リン脂質)，ステロール（コレステロールなど）または糖鎖（糖脂質）などがある。

Lipofuscin［リポフスチン］：褐色素顆粒で，リソソーム消化で分解しなかった脂質を含有する残留物を表す。

Lipophilic［親油性の］：脂質（脂肪）に対して親和性をもつ。

Lipophobic［撥油性の］：脂質（脂肪）にはじかれる。

Liposomes［リポソーム］：特定の脂質物質が水性溶液中にあるときに形成される同軸形の顕微鏡的閉鎖小胞体をいう。ミセルも参照。

Lithography［リソグラフィー］：表面パターンニング技術の1つで，半導体デバイスの製造に広く使用されている。

Lithotomy［切石術］：外科の用語で，管または臓器の切開法で，特に結石（動物の体内にみられる異常な凝固物で，通常，鉱物塩からなり，一般に石と呼ばれる）を除去するため膀胱を切開することをいう。

用語集

Lithotripsy［砕石術］：膀胱または尿道の石を粉砕すること。

Load error［ロード・エラー］：制御理論の用語で，制御系から応答を引き出すために必要な1つの制御変数の最小変動範囲をいう。

Logic gate［論理ゲート］：デジタル論理の用語で，1つ以上の入力状態に応じて出力の状態を切り換えることができる構成部品をいう；基本の論理（またはブールの）関数（AND，NAND，NOR，NOT，OR，XORなど）のいくつかを実行するデバイス。論理ゲートは，その内部機構ではなく，入力と出力との関係によって特徴付けられる。

Loin (lumbar)［腰（腰の）］：胸部（肋骨）と骨盤（股関節）の間の背部および側部の下側。

LPS：リポ多糖体。グラム陰性菌の二重外膜の外層を構成するために使用される脂質。

LR oscillator［LR発振器］：抵抗器とインダクター（ソレノイド）から構成される電気発振回路。

Lumbar［腰の］：腰を参照。

Lumen［内腔］：内部，特に小胞体やミトコンドリアなど，膜で仕切られた区画の内部をいう。

Luminal［内腔の］：腔，管，導管の内部に関する。

Lymph［リンパ］：リンパ系にみられるアルカリ性の流体。

Lymphatic system［リンパ系］：組織から血流へのリンパの運搬に関与するあらゆる構造体をいい，毛細リンパ管，乳び管，リンパ節，リンパ管，主要リンパ管，乳び槽などが含まれる。

Lymphocyte［リンパ球］：形態から明瞭に区別できる白血球の1つのタイプで，全白血球の20～44%を占める。しかし人の身体では，循環血液中に存在するリンパ球は全リンパ球のわずか約2%にすぎない；このほかの大半のリンパ球は他の場所，特に，リンパとリンパ節に存在する。Bリンパ球は抗体を分泌する形質細胞に分化し，Tリンパ球は免疫反応の過程で様々な調節的な役割を演じている。

Lysis (lytic)［溶解現象（溶解現象の）］：微生物学では，バクテリオファージの感染サイクルの終末期に，つまり，細菌が突然開いて感染ファージの子孫を放出する段階で，細菌が死亡することをいう；この用語は真核細胞にも適用され，免疫系に攻撃された感染細胞などに使用される。より一般的には，溶解または分解を表す。

Lysosomes［リソソーム］：細胞内の小体で，膜に囲まれており，加水分解酵素を含有し，細胞の消化装置の一部である。

Lysozyme (muramidase)［リゾチーム（ムラミダーゼ）］：特定の細菌の細胞壁を破壊する酵素で，顆粒球系および単球系の白血球中にみられる。

m：メートル（長さのMKS単位）。

M：モル濃度を参照。

Macromolecule［巨大分子］：典型的に直径または長さが1～100 nmのコロイドの大きさの分子をいい，特に，タンパク質，核酸，多糖類の分子をいう。

Macrophage［マクロファージ］：循環血液から離れ，組織に落ち着いて成熟する単球；脾臓，リンパ節，肺胞，扁桃腺に多くみられ，~50%はクッパー細胞として肝臓にみられる。マクロファージは，好中球とともに免疫系の主要な食細胞であり，その細胞膜の表面上にある化学受容体を介して，異物抗原を認識することが（その後，取り込むことも）できる。抗原を処理してT細胞にこれを提示するという極めて重要な役割も担っており，これによって特定の免疫反応を活性化する。

Macroscopic［巨視的］：人の肉眼で容易に見える；典型的に~1 mm^3以上の大きさをいう。

Macrosensing［マクロセンシング］：医療ナノロボット工学の用語で，体内（人の身体の内部）の総合的な状態と体外の状態（人の身体の外部を起源とする感覚データ）を生体内のナノロボットにより検出すること。

Magnetic Force Microscope (MFM)［磁力顕微鏡（MFM）］：磁力を用いて表面を画像化するSPMの一種。

Maillard reaction［マイラード反応］ 食品科学の用語で，加熱によりタンパク質と還元糖の間で起こる「褐色」反応をいう。

Major histocompatibility complex (MHC)［主要組織適合遺伝子複合体（MHC）］：人の6番染色体の短腕上にあるHLA遺伝子の複合体。

Manometer (manometry)［圧力計（内圧検査）］：血液や髄液，大気（空気）など液体や気体の圧力を測定する装置。

Manustupration［手淫］：マスターベーション。

Margination［辺縁趨向］：炎症の比較的初期段階で，血管壁を裏打ちしている内皮細胞に白血球が付着すること；広義には，管内を流体が移動するとき，大きさの異なる懸濁粒子間で起こる差別的放射性遊走のプロセスをいう。

Massometer［マソメーター］：医療ナノロボット工学の用語で，単一の陽子に分解して個々の分子や小さい物体の質量を測定するためのナノセンサーデバイスをいう。

Mast cells［マスト細胞］：上皮表面，漿膜腔および血管周囲のすぐ下にある結合組織に存在する細胞で，ヒスタミンのほか，炎症に関与する他の局所化学メディエータ（ロイコトリエンなど）を合成，保存，放出（刺激に応じて）する。

Mastication［咀しゃく］：噛むこと。

Mechanical nanocomputers［機械的ナノコンピュータ］：化学的または電子的論理スイッチではなく，機械的スイッチを使用するナノサイズのコンピュータ。

Mechanomechanical conversion［機械機械的変換］：ある形式の機械エネルギーを別の形式の機械エネルギーに変換すること。

Mechanochemistry［機械化学］：原子スケールの精度で動作する機械システムが誘導し，走行するプロセス，もしくは化学変換により推進されるプロセスの化学；より広義には，機械エネルギーが化学エネルギーに変換されるプロセス，またはこの逆のプロセスを取り扱う化学にも使用される（別名，高圧化学）。

Mechanosynthesis［機械合成］：原子スケールの精度で動作する機械システムで制御される化学合成をいい，反応部位の位置選択を直接行うことが可能である；機械化学の合成への応用。

Medial［中央の，内側の］：中央の，または正中矢状面寄りの；身体または血管の正中線に向かう。

Medulla (medullary)［髄質（髄質の）］：臓器の内側または中央部。皮質と比較されたい。

Medulla oblongata［延髄］：後頭骨の大孔に入った後の背髄で，頭蓋に位置する背髄の拡大部分をいう；脳幹の下部。

Melanoma［黒色腫］：皮膚の黒ずんだ色素性の悪性のホクロまたは腫瘍。

Membrane［膜］：細胞生物学では，側方に流動性があり，タンパク質を含有する非対称の脂質二重層をいう；解剖学では，柔軟で滑らかな組織の薄い層をいい，管または腔を裏打ちしたり，臓器または構造体を覆ったり，ある部分を他の部分と隔てたりする。

Membrane proteins［膜タンパク質］：細胞生物学の用語で，タンパク質構造の一部または全部が膜内に存在することを可能にしている疎水性領域をもつ細胞膜タンパク質をいう；この関係に関与する結合は，通常，非共有結合である。

Membranolytic［膜溶解性の］：膜の物理的破綻を引き起こす。

MEMS：マイクロマシンを参照。

Meniscus［メニスカス］：容器と接触している液体表面上部の曲がった部分。

-mer：オリゴマーを参照。

Mesenchyme［間葉］：中胚葉を形成し，後に結合組織，血液，血管，リンパ系，および RES の細胞を生じる細胞の拡散性ネットワーク。

Mesentery［腸間膜］：小腸の大部分を取り巻いて，小腸を後腹壁に接続させている腹膜のひだ。

Mesoderm［中胚葉］：すべての結合組織が生じる胚の組織層で，筋組織，骨格組織，循環系，リンパ系，泌尿生殖系のほか，体腔の裏打ちになる。

Mesoscopic［中間視的］：大きさがナノスケール（ナノメーター）とミクロスケール（ミクロン）の間の中間にある。

Mesothelium［中皮］：中胚葉から派生した細胞の層で，原始的体腔を裏打ちしている；成人では，漿膜を覆う上皮となる。

Messenger molecule［メッセンジャー分子］：適切な化学センサがこれを受け取って解読することにより，情報を運ぶことができる化学的に認識可能な分子。

Messenger RNA (mRNA)［メッセンジャーRNA（mRNA)］：転写された遺伝子のエキソンの配列に対応する配列をもつ RNA で，コドンを具体化し，遺伝子産物であるタンパク質に翻訳される。

Metabolism［代謝］：生物の内部で起こるあらゆる物理的・化学的変化の総和；生きている細胞の内部で起こるあらゆるエネルギー変換と物質変換をいい，同化作用と異化作用からなる。

Metamorphic［変形の］：医療ナノロボット工学では，ある立体配置から別の立体配置へと円滑に変化することにより，多様な物理的立体配置をとる能力があることをいう。

Metaphase［分裂中期］：全ての染色体が 2 つの紡錘体極から等距離に整列する有糸分裂(細胞分裂)の段階。

Metastable state［準安定状態］：緩和して基底状態になるためにエネルギーの供給を必要とする高エネルギー状態。

Metastasize［転移する］：通常，原発巣から生じる二次的な悪性腫瘍（癌性体細胞など）の増殖が新しい部位に発現することをいう。

Metazoa［後生動物］：すべての多細胞生物をいう。

Metrology［計測学］：重量と測定に関する科学。

MeV：100 万電子ボルト（エネルギーの単位)。

MHC：主要組織適合遺伝子複合体を参照。

MHz：メガヘルツ；1 秒間に 100 万サイクル。

Micelle［ミセル］：極性の液体溶媒（水溶液など）中に存在する両親媒性脂質が，自ら形成する中空でほぼ球形の集合体。

Michaelis-Menten enzyme［ミカエリス-メンテン酵素］：その飽和動態が，半反応-最大反応速度を基質濃度の関数として表すミカエリス-メンテンの式に従う酵素；ある種の酵素や，ヘモグロビンなど他のリガンド結合タンパク質は，ミカエリス-メンテンの式ではなくシグモイド基質飽和動態（ヒルの式など）に従う。

Microbarom［マイクロバロム］：振幅が小さく，ゆっくりと変化する気圧波。

Microbiotagraphics［マイクロバイオタグラフィクス］：人の身体に存在する微生物集団のマッピング。

Microelectromechanical systems (MEMS)［マイクロマシン（MEMS)］：電子工学と機械工学を組み合わせたミクロンスケールのデバイス。

Micron［ミクロン］：百万分の 1 メートル；マイクロメートル。

Micro-opto-mechanical systems (MOMS)［マイクロオプトメカニカルシステム（MOMS）］：電子工学，光学および機械工学を組み合わせたミクロンスケールのデバイス。

Microsensors［マイクロセンサ］：ミクロンスケールの化学的・物理学的センサ。

Microtubules［微小管］：チューブリンの二量体から成るフィラメント；分裂間期の微小管は，有糸分裂（細胞分裂）時に現れる紡錘糸の中に認められ，分裂時に染色体を移動させる役目を担っている。

Microvasculature［微小血管系］：身体の非常に微細な血管に関する。

Midsagittal［正中矢状の］：正中線を通る垂直な面をいい，身体を左右の半分に分ける。

Mince［ミンチ］：機械的手段を用いて，生物組織標本のサイズを連続的に小さくすること；一般的には，非常に小さな断片に切ったり叩き切ったりすること，または細かく分けること。

MIPS［ミップス］：コンピュータの処理速度を示す従来の尺度；1 秒間に実行できる命令の数を 100 万回を単位として表したもの。

Mitochondrion［ミトコンドリア］：自己増殖する細胞小器官。酸化的リン酸化により真核細胞にエネルギーを供給する。

Mitosis［有糸分裂］：細胞生物学の用語で，真核生物の体細胞の分裂をいう。4 つ（または 5 つ）の連続的な段階から構成され，それぞれ前期，（前中期），中期，後期，終期と呼ばれる；有糸分裂の起こらない時期を分裂間期という。

MKS：メートル・キログラム・秒。International physics community が採用している単位の標準系。

Moiety［一定部分］：注目の対象とする所定の性質をもつ分子構造の一部分。

Molality［重量モル濃度］：化学の用語で，溶媒 1kg 中の溶質のモル数。

Molar［臼歯］：解剖学の用語で，臼歯に関する。

Molarity (M)［モル濃度（M）］：化学の用語で，溶媒 1 リットル中の溶質のモル数。

Mole［モル］：-6.023×10^{23} 個に等しいある物質（分子オブジェクトなど）のインスタンスの数。

Molecular assembler［分子アセンブラ］：分子マニュファクチュアリングのための汎用デバイス。原子の正確度で個々の分子を位置決めすることにより化学反応を誘導することができる（機械合成など）ほか，詳細な仕様書に従って，有用で安定した多様な分子構造を組み立てることができる。

Molecular Beam Epitaxy (MBE)［分子線エピタキシー（MBE）］：単層の結晶を作製する技術。

Molecular electronics［分子エレクトロニクス］：ナノメートル次元の微小で正確な電子デバイスから成るシステム。特に，20 世紀の半導体デバイスにみられる連続するバルク材料ではなく，個別の分子部品から構成されるものを指す。

Molecular machine［分子機械］：ナノメートルスケールで分子構造が明確な部品を用いて，有用な機能を果たす機械デバイス；人工的ナノマシンと生体系に天然に存在するデバイスの両方をいう場合がある。

Molecular machine system［分子機械システム］：分子機械のシステム。

Molecular manipulator［分子マニピュレータ］：高い精度で分子ツールの位置決めができるマニピュレータ。例えば，多様な一連の機械合成ステップを管理することができるものなど；分子アセンブラの主要部品。

Molecular manufacturing［分子マニュファクチュアリング］：分子機械類を用いたマニュファクチュアリングをいい，位置化学合成を介して製品の分子による分子の制御を行いながら，詳細な仕様書に合わせて複雑な分子構造を作製すること。

Molecular maeicine［分子医学］：生体系にみられる特殊な分子病または分子欠損に取り組む様々な製薬技術と遺伝子治療をいう。

Molecular mill［分子ミル］：機械化学的な分子移送システムと処理システムをいう。プログラム可能な柔軟性がなく，制限された運動と反復性の操作を特徴とする。

Molecular nanotechnology［分子ナノテクノロジー］：製品や副産物の分子による分子の制御に基づいた物質の構造の完全な制御をいい，安価な技術である；分子マニュファクチュアリングによる製品および工程をいい，分子機械などが含まれる；機械合成などの方法により，複雑な原子レベルの仕様書に合わせて分子構造を構築する能力に立脚した技術；より広義には，分子レベルで構築された複雑なあらゆる機械系に関する工学をいう。

Molecular recognition［分子認識］：非常に特異的な方法で分子が結合し，より大きな構造を形成するプロセスを表す化学用語；ナノテクノロジーを可能にすると考えられる技術の1つ。

Molecular sorting rotor［分子ソーティング回転子］：溶液中の分子を選択的に結合させる（または溶液中に分子を放出する）能力のほか，結合した分子を明確な濃度勾配に逆らって移送する能力をもつナノメカニカルデバイスの一種。

Molecular surgery (molecular repair)［分子手術（分子修復）］：医療ナノロボット工学の用語で，医療用ナノマシンを用いて体内にある分子構造体を解析し，物理的補正を施すことをいう。

Molecular systems engineering［分子システム工学］：有益な目的を遂行するため，共に機能する分子部品から成るシステムを設計し，解析し，構築すること。

Molecule［分子］：化学結合によって結びついている原子の集合；分子ナノテクノロジーによって操作される典型的な単位。

Monkeywrenching［モンキーレンチング］：医療ナノロボット工学では，細胞を破壊する目的で，細胞の平衡プロセスを機械的または化学的に妨害することをいう。ディスエクィリブレーションを参照。

Monocyte［単球］：骨髄系幹細胞から分化し，貪食作用をもつ単核白血球。寿命が短く（半減期は－1 日），血流にのって循環し，組織に移動すると，その時点で成熟してマクロファージ（寿命が長い）になる。単球は白血球全体の 3～8%である。

Monomer［単量体，モノマー］：類似した分子が結合してポリマーを形成することができる分子。

Morcellation［細切］：身体から切り取りながら，生体材料を断片化することをいう。

Morphogen［モルフォゲン］：濃度に依存する方法で特定のタイプの細胞の発生を誘発する（生化学的）因子。

Morphology［形態学］：構造および形態に関する科学，機能は考慮しない。

Motif［モチーフ］：わずかな形態の差で起こりうる主要な要素，テーマ，デザインの特徴。

Motile［運動性の］：随意運動ができる。固着の反対語。

MRI：磁気共鳴映像法。

MRFM：磁気共鳴力顕微鏡。

mRNA：メッセンジャーRNA。

MTOC：微小管形成中心；そこから微小管が伸張する細胞構造体。分裂細胞における主な MTOC は中心体である。

Mucosa［粘膜］：粘液質の膜；中空の臓器または体腔を裏打ちする湿り気を帯びた組織層。

Muller cells［ミュラー細胞］：網膜の支持組織を形成する細い線維状の神経膠細胞。

Multivalent［多価の］：化学では，2 つ以上の共有結合またはイオン結合を形成しうることをいう；生物医学では，2 つ以上の用途に有効である，すなわち 1 つの生物の複数の系統に有効であることをいう。

Mutagenesis, site-directed［突然変異誘発（部位特異的）］：ある酵素をエンコードする遺伝子を変異させ，単細胞の宿主中で過剰発現させてその特徴を特定するバイオテクノロジー技術の 1 つ。部位特異的突然変異誘発は，単一コドンの塩基配列を変化させることで，所定のアミノ酸を別のタンパク質のアミノ酸と置き換えたり，複数の点突然変異体の生成もできる。

Mycelium［菌糸体］：菌類のコロニーを構成する菌糸（成長した糸状菌に特徴的にみられる枝分れしている管状細胞）の塊。

Myelin［ミエリン］：一部の神経の軸索を取り囲む髄鞘を形成している脂肪様物質；脂質とタンパク質からなる。

Myocardium［心筋］：心臓の筋肉。

Myoepithelium［筋上皮］：収縮性上皮細胞を含む組織（汗腺の周囲や乳腺および唾液腺の分泌胞周囲にある縦または斜めに取り囲むように並ぶ収縮性紡錘形細胞など）。

Myopotential［筋電位の］：筋肉細胞を神経支配する軸索の活動電位に関する。

N：物理学では，ニュートン（力の MKS 単位）；溶液化学では，規定を参照。

Naked DNA［裸の DNA］：外側のタンパク質の殻に取り囲まれていない DNA。

Nanapheresis［ナナフェレーシス］：医療ナノロボット工学の用語で，血流により運ばれる医療ナノロボットをアフェレーシス様のプロセスを用いて身体から除去すること。

NAND gate［ナンドゲート］：否定（NOT-）アンドゲートと同義の論理ゲート。

nano［ナノ］：10 億分の 1（1/1,000,000,000）を表す接頭語；特に，-10^{-9} メートルサイズをいうほか，原子または分子スケールで構成される物体や，このスケールで行われるプロセスを表すことがある。

Nanocentrifuge［ナノ遠心分離］：医療ナノロボット工学の用語で，超高速で物質を回転させ，最高 1 兆重力（g）の回転加速度を与えることができる提案中のナノデバイスをいい，これにより迅速な分離が可能になる。

Nanochronometer［ナノクロノメーター］：医療ナノロボット工学の用語で，ナノスケールの部品で構成される提案中の時計または調時機構をいう。

Nanochronometer［ナノクラスター］：原子または分子のナノスケールの集合体。

Nanocomputer［ナノコンピュータ］：分子スケールで組み立てた部品を用いた提案中のコンピュータをいい，おそらく分子エレクトロニクス，機械ロッド論理または生物学的分子が採用されると考えられる。

Nanocrit (Nct)［ナノクリット（Nct）］：医療ナノロボット工学の用語で，医療ナノロボットの体積分率または血流中濃度をいう。百分率で表す。

Nanolithography［ナノリソグラフィー］：ナノメートルサイズの表面パターンを転写するプロセスをいう。

Nanomachine［ナノマシン］：ナノメートルスケールの機能的機械システム；ナノメートルスケールの部品を用いて，正確な分子順序で組み立てられた人工機械デバイス；機械として機能するのに十分な大きさと複雑さをもつ分子構造。

Nanomanipulator［ナノマニピュレータ］：ナノロボット工学のマニピュレータデバイス。

Nanomanufacturing［ナノマニュファクチュアリング］：分子マニュファクチュアリングを参照。

Nanomechanical［ナノメカニカル］：ナノマシンに関する。

Nanomedicine ［ナノメディシン］：(1) 分子レベルで作動するように，工学技術で設計されたナノデバイスとナノ構造体を用いて，人の生体システム全体の総合的モニタリング，コントロール，構築，修復，防御および改善を行うこと。(2) 分子ツールや，人の身体に関する分子レベルの知識を用いて，疾患および外傷の診断，治療および予防，疼痛の軽減のほか，人の健康の維持と改善を行うための科学技術。(3) 分子に関する知識を用いて分子スケールで人の健康を維持，改善しながら，分子マシンシステムを採用して医学上の問題に対処すること。

Nanometer ［ナノメータ］：10 億分の 1 メートルで，およそ原子 3～7 個分の直径にあたる。

Nanorobot ［ナノロボット］：ナノメートルスケールの部品を用いて，分子レベルの正確さで構築されたコンピュータ制御ロボットデバイスをいい，通常はミクロ領域の大きさである。(「ナノボット」と略されることが多い)。

Nanosensor ［ナノセンサ］：ナノスケールの部品を用いて構築された化学センサまたは物理センサをいい，通常はミクロ領域ないし超ミクロ領域の大きさである。

Nanosieving ［ナノシービング］：医療ナノロボット工学では，物理的ふるい分けにより，分子などのナノスケールの物体を分類できるナノデバイスをいう。

Nanosystem ［ナノシステム］：正確な分子順序を特徴とし，一連の目的を果たすために共に働くナノスケールの部品のセット；複雑なナノシステムはマクロ領域の大きさになる場合もある。

Nanotechnology ［ナノテクノロジー］：ナノメートルスケールの工学およびマニュファクチュアリング；薄膜，微粒子，化学合成，次世代マイクロリソグラフィーなどナノメートルスケールの特徴に関連するあらゆる技術のほか，分子レベルで構築される複雑な機械システムも含まれる。

Nanotubes ［ナノチューブ］：中空のフラーレンのチューブで，単層に限らず，多層のカーボンナノチューブもある。チューブの直径は超ミクロ領域のスケールであり，ナノスケールの場合も多く，その長さは様々である。

NASA ［ナサ］：米航空宇宙局。

Nasal septum ［鼻中隔］：解剖学では，粘膜で覆われ，鼻孔と鼻腔をそれぞれ 2 つに分けている軟骨。

Nasopharynx ［鼻咽頭］：解剖学では，鼻腔，口腔および咽頭上部をいう。

Natation ［ナテーション（遊泳）］：泳ぐこと。

Naturophilia ［病的な自然愛］：人工的なものや技術的なものをすべて侮蔑する排他的な自然愛。

Nauseogenic ［催吐性の］：嘔吐を起こす傾向のある。

Navicyte ［ナビサイト］：医療ナノロボット工学の用語で，コミュニサイトに似た移動可能な大容量記憶（ナノロボット）デバイス。人の体内のナビゲーションネットワークを確立するために用いられる。

N/C：数値制御機械加工（コンピュータ制御マニュファクチュアリングなど）。

Nct：ナノクリットを参照。

Necrosis (necrotic) ［壊死（壊死の）］：健康な部分に囲まれた一定の範囲の組織または骨の死。

Neoplastic ［新生物の］：新しくかつ異常な組織（すなわち新生物）の形成および増殖に関する，またはその性質をもつ。

Neurofibrils［神経原線維］：神経細胞の主要な細胞体，樹状突起および軸索にみられるほか，その神経終末にもみられることがある微小繊維と微小管の線維状集合体。

Neuron ［ニューロン］：神経細胞。神経系の主要な構造的・機能的単位。

Neuropeptide ［神経ペプチド］：神経組織に見出される

様々な神経伝達物質ペプチドをいう(エンドルフィン，エンケファリンなど)。

Neurotransmitter［神経伝達物質］：シナプス前ニューロンの軸索末端が興奮したときに放出される生化学物質。この物質はシナプスを横断して標的細胞に作用し，これを抑制または興奮させる。

Neutrophil［好中球］：最もよく見られるタイプの顆粒性白血球。好中球は，感染に対する生体防御機構の大半の役目を担っている。全白血球の－60%を占め，炎症における第一の役割を果たしており，外来抗原を容易に認識して食作用によりこれを破壊する。好中球はまた，刺激に過度に反応することがあり，慢性関節リウマチ，心筋再灌流障害，呼吸窮迫症候群および潰瘍性大腸炎にみられるように組織の破壊に関与することもある。

NMR：核磁気共鳴を参照。

NIST：米国立標準技術研究所。

Nociceptors［侵害受容器］：疼痛の受容体。

Nodes of Ranvier［ランヴィエの絞輪］：有髄神経繊維のミエリン鞘のくびれ。

Nonpolar liquid［非極性液体］：電気双極子モーメントがゼロの分子からなる液体（エタン，ベンゼン，液体炭酸など)。極性液体と比較されたい。

NOR gate［ノアゲート］：否定（NOT-）オアゲートと同じ論理ゲート。

Normal (N)［規定（N)］：溶液化学の用語で，1グラム当量の溶質を含む溶液1リットルをいう。

Nosogenic［病原性の］：疾患を起こす傾向のある。

NOT gate［ノットゲート］：入力信号を反転または否定して，これを出力とする論理ゲート。

NSOM：近接場光学顕微鏡。

Nuclear cortex［核皮質］：細胞の核膜の内側にあるタンパク質性の層。最大3種類のラミニンタンパク質からなる。

Nuclear envelope［核膜］：細胞核を取り巻く2枚の膜からなる層。核膜孔が貫通しており，内側は核皮質に接する。

Nuclear lamina［核ラミナ］：核皮質を参照。

Nuclear Magnetic Resonance (NMR)［核磁気共鳴（NMR)］：物理学および放射線学の用語で，原子核が一定の電磁周波数を吸収することに基づいた解析技術をいう。

Nuclear matrix［核基質］：細胞核を取り巻き貫通している線維網。

Nuclear pores［核膜孔］：巨大分子を輸送するために用いられる細胞核膜の穴。

Nucleic acids［核酸］：ヌクレオチド残基のポリマー。

Nucleoelectric conversion［核電気的変換］：核エネルギーを電気エネルギーに変換すること。

Nucleography［髄核造影］：人の細胞の核を物理的に描出（およびマッピング）すること。

Nucleolus［核小体］：細胞核内にあり，高密度の線維と顆粒からなるRNAに富んだ球体。rRNA遺伝子の染色体遺伝子座に関係があり，rRNA 遺伝子の転写により形成される。

Nucleoplasm［核質］：細胞核の原形質。

Nucleosides［ヌクレオシド］：リボースまたはデオキシリボースの1位の炭素にプリンまたはピリミジンが結合した化合物。

Nucleosome［ヌクレオソーム］：クロマチンの基本構造単位をいい，146塩基対のDNAが8個のヒストンタンパク質分子の中心の周囲に巻きついた構造をしている。

Nucleotide (nucleotidyl)［ヌクレオチド（ヌクレオチドの）］：リン酸化ヌクレオシド；ヌクレオチド残基はRNAおよびDNAのモノマー単位である。核酸の構成単位である。各ヌクレオチドは，糖（リボースまたはデオキシリボース）およびリン酸と，4種類の窒素塩基（プリンまたはピリミジン）のうちの1つから構成される。核酸の塩基配列によって，合成されるタンパク質が決定される。

Nucleus［核］：物理学では，正に荷電した原子の中心をいい，直径は原子径の－0.00001倍，質量は原子の質量の99.9%超を占める；細胞生物学では，細胞小器官の1つで，ゲノムを含み，膜によって細胞質から仕切られている部分をいう。

Nyctalopia［夜盲症］：ビタミンA欠乏症で，低照度下または夜間に視力が低下することを特徴とする。

Obligate［絶対の］：ほかに代わりとなるものがなく，不可欠であるか，必要であること。

Occipital［後頭の］：頭の後部に関する。

Occlusal surface［咬合面］：歯科用語で，小臼歯および大臼歯の咀嚼面をいう。

Olfaction (olfactory)［嗅覚（嗅覚の）］：においを感じる感覚に関する。

Oligomer［オリゴマー］：構造の明確なサブユニットからなる重合体分子の短い鎖；N-マーとは，サブユニットを正確にN個もつオリゴマーを表す。

Oligonucleotide［オリゴヌクレオチド］：少数の（異なる場合もある）ヌクレオチドからなる重合体の鎖。

Opsonin［オプソニン］：外来抗原の表面を覆う生化学的物質で，マクロファージなどの白血球に対する感受性を高め，これによりその生物に対する食作用を促進する物質をいう。補体と抗体の2つが，人の血液中にみられる主なオプソニンである。

Opsonization［オプソニン作用］：抗原の表面を覆うオプソニンの作用をいい，これにより食作用を促進する。

Organelle［細胞小器官］：最もよく描写される細胞下レベルの部分で，細胞質に位置し，膜に取り囲まれている（リソソーム，ミトコンドリアなど）。

Organography［臓器撮影］：身体の臓器の物理的描写（およびマッピング）。

OR gate［オアゲート］：いずれかの入力信号が高い(1)と，高い出力値(1)を戻す論理ゲート。ビットを参照。

Orthogonal［直交の］：直角の；互いに垂直の。

Orthotropic［直交異方性の］：湾曲した立体配置とまっすぐな立体配置を交互にとることができる。

Osmosis［浸透］：濃度の異なる溶液を隔てている半透膜を通して，溶媒が透過すること。

Osmotic pressure［浸透圧］：溶液が，その中に存在する溶質を全く通さない溶媒浸透性の膜に囲まれ，膜の周囲が純粋に溶媒だけである場合に生じると考えられる圧力。

Osseous［骨の］：骨に関する。

Ossicle［小骨］：小さな骨，特に耳にある3つの骨の1つをいう。

Osteoblast［骨芽細胞］：骨を形成する細胞で，間葉に由来し，骨基質を形成し，骨基質の中に骨細胞として取り囲まれるようになる。

Osteoclast［破骨細胞］：好酸性細胞質に富む巨大多核細胞で，成長する骨の骨髄で形成され，不要な骨組織を吸収し，除去する機能を果たす。

Osteocyte［骨細胞］：骨基質に封じ込められた中胚葉性の骨形成細胞で，骨を生体組織として維持することに役立っている。

Osteography［骨造影］：人の骨格系の物理的描写（およびマッピング）。

Osteomalacia［骨軟化症］：ビタミンD欠乏症。疼痛を伴って骨が徐々に軟化し，屈曲することを特徴とする。

Ostium［口］：小さな開口部，特に管状器官への開口部をいう。

Otolith［耳石］：炭酸カルシウムとタンパク質の結晶性粒子で，内耳にある平衡斑（卵形嚢および球形嚢の肥厚部分）のゼラチン状の膜に付着する。

Ouabain［ウアバイン］：*Acocanthera ouabaio* の木材または *Strophantus gratus* の種子から得られる配糖体（$C_{29}H_{44}O_{12} \cdot H_2O$）；ジギタリス配糖体の作用と質的に同じ作用（心筋の収縮性の増大）をもつ。

Outmessaging［アウトメッセージング］：医療ナノロボット工学の用語で，人の身体の内部に位置するトランスミッター，特に作業中のナノデバイスからの情報を，患者または身体の外部の受け手に伝達すること。

Ovariotomy［卵巣切開］：卵巣の切開。

Oxidation［酸化］：化学では，酸素との結合，すなわち水素または1個以上の電子が奪われることによりイオン,原子または分子の正の価数が増えることをいう。細菌学では，エネルギーと水の生成を伴う物質の好気性分解をいう；発酵とは異なり，電子の伝達は呼吸鎖を介して遂行され，最終的な電子受容体として酸素を利用する。

Oxidation-reduction reaction (redox)［酸化還元反応（レドックス）］：ある物質が酸化されて電子を失い，これによって正の価数が増えるが，一方で別の物質が還元されることにより同じ数の電子を得て，正の価数が減少する化学的な相互作用をいう。

Oxyglucose［オキシグルコース］：ブドウ糖/酸素反応に関与する化学的活性化によるエネルギー変換システムに関する；ブドウ糖（燃料）と酸素（酸化剤）の補給品または混合物をいう。

Palatine［口蓋の］：口蓋（口の上あご）に関する。

Papilla［乳頭］：解剖学の用語で，小さな乳頭状の隆起をいう。

Paracrine control［パラクリンコントロール］：組織中のあるタイプの細胞が，組織内部に拡散してその領域の細胞に特異的に作用する化学物質を分泌することによって，隣接細胞の活性に選択的に影響を及ぼす生体調節の一般的形態。

Paradigm［パラダイム］：模範となるモデル，パターンまたはシステム。

Parenchyma［実質］：臓器の骨組ではなく，その機能に関係している本質的な部分；間質の反対語。腺や器官の特徴的または特異的な細胞で，結合組織の骨組の内部にあり，その骨組みに支持されている。

Parenteral［非経口の］：静脈内，皮下，筋肉内，経粘膜など消化管以外の投薬経路を指す。

Parietal［体壁の，頭頂の］：体腔の壁に関する，または体腔の壁を形成する；特に，頭蓋の頭頂部と側頭部を形成する2つの骨の1つを指すことも多い。

Partition［パーティション］：医療ナノロボット工学では，接合プロセスの中止をいう。

Parturition［分娩］：子供を産む行為；出産。

Passivation［パシベーション］：固体表面のダングリングボンドを中和（占拠）して表面を化学的に安定化させるために，表面に原子の層の共有結合を形成すること。

Patency［開存性］：自由に開口している状態をいう。

Pathogen［病原体］：疾患を引き起こすことができる微生物や物質をいう。

Pathognomonic［特有症候の］：疾患に特徴的な，あるいは疾患そのものを示す症候；ある疾患に特徴的な1つ以上の症候に関する。

Pathological［病的な］：疾患にかかった，疾患による；口語的には，つらい状況に関することを表す。

PEG：ポリエチレングリコール。

Pellagra［ペラグラ］：ナイアシン欠乏症。胃腸障害，紅斑（皮膚の炎症性の発赤）とその後に発生する落屑（表皮が鱗状または破片状に剥がれること）のほか，神経・精神障害を特徴とする。

Peptide［ペプチド］：アミノ酸がアミド結合により連なった短い鎖。100残基までの長さのものをいう。

Peptidergic［ペプチド作動性の］：神経ペプチドによって活性化される，つまり活動が起こされる。

Peptidoglycan layer［ペプチドグリカン層］：架橋多糖類の鎖からなる緻密な層で，大半の細菌の細胞壁に存在する。

Periaxonal［軸索周囲の］：神経軸索の近くまたは周囲の。

Perineum［会陰］：解剖学の用語で，尾骨から恥骨にかけて広がり，骨盤隔膜の下部に位置する大腿の間の部位をいう；骨盤底を形成する構造体。

Perinuclear space［周辺核腔］：細胞生物学の用語で，核膜の内膜と外膜との間にある空間をいう。

Periportal［門脈周囲の］：門脈末端近くの。

Periosteum［骨膜］：解剖学の用語で，（関節）軟骨表面を除き，骨の表面を覆う被覆を形成する線維性の膜をいう。

Peripheral［末梢性の］：身体または物体の中心から離れた部分に関する。

Peripheral protein［周辺タンパク質］：内在性膜タンパク質の親水性領域に結合しているか，細胞膜脂質の親水基に結合している非両親媒性のタンパク質；大半の周辺タンパク質は細胞膜の細胞質側の近くに位置している。

Peristalsis［蠕動］：身体の中空管，特に消化管で不随意に起こる漸進的な波動状の動き；平滑筋線維の縦走する層と環状の層をもつ管腔にみられる特徴である。

Peritoneum［腹膜］：解剖学の用語で，腹腔を裏打ちし，その中に含まれる内臓を覆う漿膜をいう。

Periurethral［尿道周囲の］：解剖学の用語で，尿道（尿を排泄する）の近くまたは周囲に位置することを表す。

Permittivity (relative)［誘電率（相対）］：物理学の用語で，電媒定数ともいい，物質が電気エネルギーを蓄積する能力の尺度。

Peroxisome［ペルオキシソーム］：細胞生物学の用語で，脊椎動物の細胞にみられ，細胞の代謝に重要な役割を果たす多数の多様な酵素を含有する細胞小器官をいう。

PET：ポジトロン放出断層撮影法；コンピュータ断層撮影法を参照。

Phage［ファージ］：バクテリオファージを参照。

Phagocyte［食細胞］：細菌，プロトゾア，細胞および細胞片，塵粒，コロイドなどの粒子状物質を取り込んで破壊する能力をもつ細胞。

Phagocytosis［食作用］：食細胞による細菌および粒子の取り込みと消化をいう。

Pharmacodynamics［薬力学］：生体に対する薬物の作用のほか，そのような薬物により生体内で生じる生理的・臨床的変化に関する研究。

Pharmacogenetics［薬理遺伝学］：薬物に対する個々の生物の反応に及ぼす遺伝因子の影響に関する研究；薬物代謝の遺伝的側面を扱う遺伝学の一部門。

Pharmacokinetics［薬物動態学］：特に，吸収に要する時間，作用持続時間，体内分布および排出方法に重点を置いた薬物代謝に関する研究。

Pharmacyte［ファーマサイト］：医療ナノロボット工学の用語で，生化学的に有効な薬品の正確な用量を，個別に指定した人体の組織細胞に送達できる理論上の（ナノロボット）デバイス（細胞による細胞のドラッグデリバリーなど)。

Pharynx［咽頭］：鼻腔から喉頭まで空気を通すため（共鳴する空洞としても作用する）と，口から食道まで食物を通すための通路；具体的には，頭蓋底から第6頸椎の高さまで続く筋膜性管腔をいい，この位置で食道につながる。

Phase［相］：周期性サイクルの一部分。局面と表されることも多い。

Phasic (muscular)［相動性の（筋肉の）］：骨格または皮膚に起始点および付着点をもつ筋肉をいい，収縮サイクルが速く短い。緊張性と比較されたい。

Phenotype［表現型］：遺伝体質と環境との相互作用から生じる生物の外観などの特徴；個体の遺伝子型を表す観察可能な特徴。

Pheresis［フェレーシス］：アファレーシスを参照。

Pheromone［フェロモン］：同種の動物間，同種の特定の昆虫間で化学的コミュニケーションを可能にする物質をいう；同種の個体の発達，生殖または行動に影響を及ぼすことがある。

Phonons［フォノン］：物理学の用語で，電磁エネルギーの量子であるフォトン（光子）に似た音響エネルギーの量子をいう。結晶（格子振動）または弾性連続体における熱励起は，フォノンの集団として説明することができる（黒体の電磁放射に似ている)。

Photolithography［フォトリソグラフィー］：光を利用する表面パターンニング技術。半導体デバイスの製造に用いられる。

Physiognomy［相貌学］：顔貌（物理的特長)。

Phytotoxic［植物毒性の］：有毒植物に関する。

Piezoelectric［圧電性］：ある種の物質が，機械的応力が加えられたとき電位差を生じたり，あるいは電圧がかけられたとき機械的な力を生ずる性質。

Pinocytosis［飲作用］：細胞が栄養や液体を吸収したり，取り込むプロセスをいう。このプロセスでは，まず，細胞膜表面に微小な陥凹または陥入が形成され，次にこれが閉じて液体が充満した小胞が形成される；食作用に似ている。

Pixel［ピクセル］：画素の略語；2次元の幾何学的グリッドまたはアレイ内にある単一の正方形のセル。

Plague［ペスト］：腺ペスト，肺ペストを参照。

Planetary gear［遊星歯車装置］：機械学の用語で，自動車のトランスミッションにみられるようなエピサイクリック歯車列をいい，回転軸の回転速度を変換することを目的とする。

Plasma［血漿，プラズマ］：解剖学では，リンパおよび血液の流体（細胞を含んでいない）部分をいう。通常は，凝固後に得られる血清とは異なる；細胞生物学では，核外の原形質部分（細胞物質）をいう。

Plasma membrane［細胞膜］：細胞の最も外側の膜。膜の内側は細胞内容物があり，外側は細胞外環境となる；あらゆる細胞の境界を定めている連続性の膜。

Plasmapheresis［血漿アファレーシス］：アファレーシスを参照。

Plasmid［プラスミド］：大半の細菌の細胞内に共生的に存在し，自律的に自己複製する染色体外の環状DNA分子をいい，薬剤耐性など有利な表現型を発現させるタンパク質の産生をエンコードする。プラスミドは細菌の細胞内で増殖するが，細菌の生存能に必ずしも必須ではなく，細菌の非常に多くの機能に影響を及ぼしうる。

Plasticity［可塑性］：加えられた力が除去されたとき，元の形が永久に変形してしまう物体や物質の性質。

Platelet［血小板］：脊椎動物の血液中にみられる円形または卵形の2～4ミクロンの円盤状物質；血小板は血液凝固と止血に重要な役割を果たしている。

Plateletocrit［プレートレットクリット］：血小板の体

積分率または血流中濃度。百分率で表す。

Pleura［胸膜］：胸廓と横隔膜の壁を裏打ちし，その中に含まれる両肺を包んでいる漿膜で，漿液の分泌によって湿っており，これによって肺の呼吸運動時に起こる摩擦が減少する。

Pluripotent［多能性の］：多様な種類の細胞に分化できる胚性幹細胞に関することを表す。

Plexus［叢］：2次元方向に広がる網状構造。

Pneumatic［空気圧の］：加圧された気体や流体によって動作または拡張する。

Pneumonic plague［肺ペスト］：毒性が強く死亡率が高いペストで，肺を広範囲に冒す。

Poiseuille flow［ポアズイユの流れ］：層状の（乱流ではない）流体の流れ。

Polarization［偏光，分極］：光学物理学では，ある種の媒体を透過する光線に影響を受ける変化をいい，通常の入射光のようにあらゆる平面に生じるのではなく，それによって新たに現れる光線の横振動が1つの平面にのみ生じる；生物学と電気物理学では，ある物体の2点間に電位差が発生することをいい，例えば，細胞壁の内外や，ずれ応力を受けて圧電気が生じる骨の長さに沿った2点間などである

Polar liquid［極性液体］：電気双極子モーメントをもつ分子からなる液体（水，エタノール，液化アンモニアなど)。非極性液体と比較されたい。

Polymer［ポリマー］：構造の明確なサブユニットが複数連結した長い分子鎖をいう。

Polymorphonuclear leukocyte［多形核白血球］：顆粒球を参照。

Polynucleotides［ポリヌクレオチド］：RNAやDNAにみられるようなヌクレオチド残基のポリマー。

Polysaccharide［多糖］：高分子量の複合炭水化物；加水分解により3つ以上の単純な糖の分子になる炭水化物群の1つ。

Polysome (polyribosome)［ポリソーム（ポリリボソーム)］：翻訳の際にみられる，1本のmRNAにリボソームが連続的に結合したもの。

Polyyne［ポリイン］：カルビンを参照。

Portal［門の，門脈の］：臓器への門，すなわち入り口に関することを表すが，特に，門脈に関することをいい，栄養を含有する血液は消化管から門脈を通って肝臓に運ばれ，ろ過される。

Positional navigation［位置ナビゲーション］：医療ナノロボット工学の用語で，ナノロボットのナビゲーションの形式をいう。これにより，ナノデバイスが常に継続的に－ミクロンの正確さで人の体内における自らの正確な位置を知ることができる。

Positional synthesis［位置合成］：分子ナノテクノロジーの用語で，分子の特定の部分を正確に位置決めすることにより，化学反応を制御することをいう；分子アセンブラの基本的構成部分であると考えられる。

Positron Emission Tomography (PET)［ポジトロン放出断層撮影法（PET)］：コンピュータ断層撮影法を参照。

Posterior［後方の］：人の身体の後部；何かの裏側。

Postpartum［産後の］：分娩後の。

Potential energy［位置エネルギー］：粒子の立体配置に付随して生じるエネルギーをいい，粒子の運動とは明確に異なる。

Power［仕事率］：エネルギーが生産または消費される速さをいう。

Precession［歳差運動］：重力の影響下で，回転軸が固定されたジャイロスコープの回転軸の運動をいい，錐面を描く。

(to) Present［示す（示すこと)］：医学では，症状また

は状態を「呈すること」を意味する動詞として用いられる（医学の慣用語）。

Presentation semaphore［プレゼンテーション・セマフォー］：医療ナノロボット工学の用語で，ナノロボットの外面の化学的特徴や他の特徴を選択的に変化させることを目的として，特異的抗原，化学的リガンド，または分子オブジェクトを外部環境に提示するために用いる機械的デバイスをいう。

Process［突起，隆起］：細胞生物学や医学では名詞として用いる；骨や組織の突起または増殖物。

Prognosis［予後］：正しい診断に基づいて，疾患または損傷の今後の経過や，患者の部分的または完全な回復に対する見通しについて，判断または予測すること。

Prokaryote［原核生物］：微生物学の用語で，核をもたない生物または細胞をいう。

Prometaphase［前中期］：核膜の崩壊が始まり，凝縮した染色体のセントロメアに動原体が形成される有糸分裂（細胞分裂）の段階。

Promoter［プロモーター］：RNA ポリメラーゼが結合して転写を始める DNA の領域。

Pronouncement［宣告］：法律上の条件を満たした状態で患者の生物学的な死を断言すること。通常は医師が行う。

Prophase［前期］：まだ完全な状態のままの核内で染色体が凝縮し始め，核が分散し，紡錘体が現れ始める有糸分裂（細胞分裂）の段階。

Prophylaxis［予防法］：疾患の予防に役立つ方法。

Proprioception［自己受容性感覚］：運動感覚や平衡感覚など，位置と運動に関する感覚。

Protease［プロテアーゼ］：タンパク質を構成するアミノ酸を結合させているペプチド結合を分解，すなわち加水分解する酵素群。

Proteasomes［プロテアソーム］：事実上人のすべての細胞に存在し，ユビキチン化した内因性タンパク質を選択的に分解するためのリソソーム以外の ATP 駆動系をいう。

Protein［タンパク質］：100 残基を超えるアミノ酸がアミド結合によって連なった長鎖；これより短い鎖はペプチドと呼ぶ。生きている細胞には，折り畳まれてほぼ明確な 3 次元構造を形成するアミノ酸ポリマーからなる多数の分子が含まれており，一般的にはこれをタンパク質という。明確な 3 次元構造を形成していない短いポリマーをペプチドという。多数のタンパク質は，共有結合による側鎖の付加か，もしくはリガンドとの結合のいずれかの形で，アミノ酸以外の構造を組み込んでいる。タンパク質から作られる分子オブジェクトは，生体細胞の大半の分子機械類を形成している。

Protein engineering (protein design)［タンパク質工学（プロテインデザイン）］：目的とする機能をもった新しい人工タンパク質の設計および合成；分子マニュファクチュアリングを可能にすると考えられる技術の 1 つ。

Proteolytic［タンパク質分解の］：通常は酵素の作用によりタンパク質の加水分解（分解）を促進して，より単純な物質を形成すること。

Proteomics［プロテオミクス］：タンパク質の研究と，人の身体に及ぼすタンパク質の影響に関する研究。

Protoplasm［原形質］：あらゆる生体活動の物理的基礎である分厚く粘性の高いコロイド状物質をいう；生きている細胞の内容物の全体をいう。

Protozoa［原生動物］：最も単純な動物。大部分は単細胞であるが，一部は群体を成す。

Proximal［近位の］：源，付着部または起始部に近い；四肢については，体幹に近いことを表す。

Proximal probes［近接プローブ］：試料とプローブの鋭いチップとの相互作用を利用するデバイスの一般名；走査型トンネル顕微鏡や原子間力顕微鏡など位置の微制御とセンシングが可能なデバイスの一群；分子

マニュファクチュアリングを可能にすると考えられる技術の1つ。

Pseudopod［仮足］：微生物学の用語で，原生動物において，食物を摂取し移動運動を助ける目的で一時的に突き出る原形質突起。

Pseudostratified［偽重層の］：見かけ上，重層からなるようにみえる。

Psychosomatic［精神身体的な］：精神または脳の高次機能が身体の機能に及ぼす影響に関することを表し，特に身体の障害または疾患に関連して用いる。

Puerperal［産褥の］：出産後の期間に関する。

Pulmonary［肺の］：肺に関する。

Purgative［下剤］：腸から内容物を取り除くために用いる薬剤。

Purine［プリン］：一群の複素環式化合物（アデニン，カフェイン，尿酸，キサンチンなど）の親分子をいい，炭素と窒素からなる5員環と6員環が融合した構造をもつ。核タンパク質代謝の最終産物である；体内で合成されると考えられ，分解して尿酸になる。

Pyemia［膿血症］：多発性膿瘍を起こす化膿性（膿を形成する）生物による敗血症をいう。

Pylorus［幽門］：胃の下部開口部で，十二指腸に通じている。

Pyrimidine［ピリミジン］：一群の複素環式化合物（シトシン，チミン，ウラシルなど）の親分子で，炭素と窒素からなる6員環をもつ。

Pyroelectric［ピロ電気性の］：熱から直接電気エネルギーを生じる。

Q (resonator or circuit)［Q値（共振器または回路）］：工学の用語で，共振ピークの鋭さの尺度をいう。

Quantum computer［量子コンピュータ］：重ね合わせや干渉などの量子効果を利用したコンピュータ。

Quantum confinement［量子の閉じ込め］：量子効果が現れるように，小さな物理的領域内に粒子を閉じ込めること。トンネル効果を参照。

Quantum dot［量子ドット］：ゼロ次元量子系。

Quantum dot lasers［量子ドットレーザー］：量子ドットのエネルギーレベルを利用するレーザー。

Quantum Hall effect［量子ホール効果］：ある種の半導体が，低温下で量子化された抵抗を示す現象。

Quantum mechanics［量子力学］：特定の物理的性質が量子化される物質と放射に関する理論。

Quantum uncertainty［量子の不確定性］：物質が波動/粒子の二重の性質をもつことに伴う測定値の不確定性をいう；ハイゼンベルグの不確定性原理など。

Qubits［キュビット］：量子ビット；量子コンピュータ用のビットに相当する単位。

Racemic (mixture)［ラセミの（ラセミ混合物）］：2つの光学異性体の等量混合物；ラセミ混合物は光学活性を示さない。

Radiolarian［放散虫］：長く細い仮足とケイ酸からなる多孔性の外骨格をもつ単細胞海生動物の目（もく）。

Radionuclide［放射性核種］：放射性同位体。

Rale［ラ音］：胸部の聴診で聞こえる異常な音。ラ音は，分泌物や滲出液を含んだ気管支を空気が通る場合や，痙攣または気管支壁の肥厚により気管支が締め付けられる場合に生じる。

RAM：ランダムアクセスメモリー（コンピュータのデータ記憶装置）。

Raoult's law［ラウールの法則］：理想溶液では，溶質が不揮発性で非電解質な場合に，同一の条件下で一定重量の溶媒にモル重量の溶質が溶解している場合は，どのような溶質でも等しい度合いでその溶媒の凝固点を降下させ，沸点を上昇させ，蒸気圧を降下させる。

Ratchet［つめ車］：歯のついたホイールまたはバーにかみ合うように配列された蝶番型歯止め（つめ）。歯は一方向に傾いているため，前進する動きを生み，後退する動きを阻む。

RBC：赤血球。

RC time［RC 時間］：RC（抵抗-コンデンサー）回路の特徴的な指数関数的減弱時間；回路の容量時間定数。

Reaction［反応］：化学では，1 つ以上の化学種が他の化学種に変わるプロセスをいう；典型的な反応は，結合を生じさせるか結合を壊すことであるが，このほかに，電離状態など化学種の特徴的な性質を変化させる反応もある。医学では，化学的刺激や機械的刺激などの刺激に対する生体の反応をいう。

Reagent［試薬］：化学反応の結果として変化を起こす化学種。

Receptor［受容体］：最も一般的には，相補的な表面の形状や電荷の分布などよって，分子（特定の配向をもつ特殊なタイプの分子であることが多い）を取り込む構造体をいう。共有結合を形成することはない。生物学では，受容体は，細胞膜に位置する膜貫通タンパク質であり，細胞の外側にあるドメインでリガンドと合し，その結果，細胞質側にあるドメインの活性を変化させる。

Recombination［組換え］：遺伝学では，ある菌株の染色体部分または染色体外の要素が，別の染色体に組み込まれることをいう；異なる菌株の間で起こる染色体の部分的な交換をいう。より一般的には，両親には存在していなかった遺伝子の組み合わせが，互いに結び付いて子孫に現れることをいう。

Red blood cell (RBC)［赤血球（RBC）］：赤血球（erythrocyte）を参照。

Redox［レドックス］：酸化還元反応を参照。

Reduced mass［換算質量］：相互に作用する 2 つの質量 m_1 と m_2 をもつ粒子からなる系の多数の力学的性質は，一方の質量が空間に固定され，他方の質量が $m_1m_2/m_1 + m_2$ という値（換算質量）をもつ系のそれと等しい。換算質量の説明に必要な力学変数は少ない。

Reference man［標準男性］：22 歳，体重 70 kg，20℃の環境で軽作業に従事している男性で，1 日の消費カロリーが－2800 Kcal である者をいう。

Reference woman［標準女性］：22 歳，体重 58 kg，20℃の環境で軽作業に従事している女性で，1 日の消費カロリーが－2000Kcal である者をいう。

Refractive index［屈折率］：光学の用語で，光が屈折物質（光線を曲げる物質）を透過するとき，屈折角の正弦に対する入射角の正弦の比をいう。

Regioselectivity［位置選択性］：置換されたベンゼンのオルト，メタ，パラ位などにみられるように，リガンド群が分子に結合するときに正確に位置を選択することをいう。

Register［レジスター］：デジタル論理系内で，ずらりと並んだデータのビットを一時的に記憶する領域。

Relaxation time［緩和時間］：不均衡な分布が平衡な分布に向かって崩壊する際の速度の尺度。

Renal［腎の］：腎臓に関する。

Replicator［レプリケーター］：適切な原材料とエネルギーを供給されると，自らの複製を形成することができる系。

Repression［抑制］：ある種の酵素の産生物が存在するとき，その酵素の合成を妨げる細菌の能力；一般的には，リプレッサータンパク質が DNA または mRNA の特異的部位に結合することにより，転写（または翻訳）を阻害することをいう。

Repressor protein［リプレッサータンパク質］：DNA または RNA のオペレーターに結合して，転写または翻訳をそれぞれ阻害するタンパク質分子。

RES：細網内皮系を参照。

Resection［切除］：骨などの構造体を部分的に切り取ること。

Residue［残基］：生化学の用語で，ペプチド/タンパク質の一部として連結している単一のアミノ酸部分，またはポリヌクレオチド重合体鎖の一部として連結している単一のヌクレオチド部分をいう。

Resistor［抵抗器］：電気工学の用語で，電流に抵抗する電気的デバイスをいう。

Resonance［共鳴］：工学および制御論の用語で，物体またはシステムが，特徴的な周波数で振動する傾向をいう。

Resonant tunneling［共鳴トンネル効果］：望ましい共振条件下で，量子トンネル効果が起こる可能性が増大すること。

Respirocrit［レスピロクリット］：医療ナノロボット工学の用語で，レスピロサイト[1400]ナノロボットの体積分率または血流中濃度をいい，百分率で表す。

Respirocyte［レスピロサイト］：医療ナノロボット工学の用語で，血流により運ばれる1ミクロンの球状（ナノロボット）デバイスをいい，理論上のものである。内因性血清グルコースを動力源として吸収排出作用のある1000気圧の圧力容器をもち，この容器は機械的人工赤血球[1400]としての役割を果たす。

Reticular［網状の］：細網に関する。

Reticulum［細網］：細胞によって形成されるか，細胞内のある構造あるいは細胞間の結合組織線維により作られる網状体。

Reticuloendothelial system (RES)［細網内皮系（RES）］：解剖学の用語で，人の身体の内部で見出される外来抗原と細胞片を飲み込む（その後，処分することもできる）固定性食細胞と移動可能な食細胞のネットワーク。

Reticuloendothelium［網内皮］：細網内皮系（RES）の組織；身体の細網性結合組織にある単核食細胞の系で，損傷した細胞や老化した細胞，細胞片，異物および病原体に対して食作用を担い，循環血液中からこれらを除去する。

Reticuloplasm［レティキュロプラズム］：小胞体の内腔を満たす流体。

Retinitis［網膜炎］：眼の網膜の炎症。

Reversible computer［リバーシブルコンピュータ］：（最終的な応答を記憶してから）計算手順を逆転させることができるコンピュータ。このため，計算時に利用したエネルギーの大半を回収することができる。

Reynolds number［レイノルズ数］：流体における粘性力に対する慣性力の比をいう。マクロ領域の大きさの物体と流れは典型的にレイノルズ数>>1を経験し，この場合，質量と慣性が物体の運動を支配する；ミクロ領域，特にナノスケールの物体と流れは，典型的にレイノルズ数<<1を経験し，この場合，周囲の粘度が物体の運動を支配する。

rf：無線周波。

Rheology［流体力学］：物質，特に血液のような流体の変形する性質と流れの性質に関する研究。

Ribonucleic acid (RNA)［リボ核酸（RNA）］：リボヌクレオチドのポリマーで，DNAがこれに転写される。

Ribosomal RNA (rRNA)［リボソーム RNA（rRNA）］：リボソームのRNA成分。

Ribosome［リボソーム］：細胞の遺伝子に由来する指示に従って，タンパク質を製造する天然の分子機械；細胞質のリボ核タンパク質複合体で，細胞の翻訳の場所としての役割を果たす。個々のリボソームには大小2個のサブユニットがあり，真核生物では60Sと40Sである。この2つのサブユニットは，翻訳時にその機能に関連した周期を示し，1周期の間に解離し，再び会合する。

Rickets［くる病］：類骨（骨）組織の過剰形成とその石灰化障害を特徴とするビタミン D 欠乏症。骨格異常，肝臓および脾臓の腫大，大量の発汗，身体に触れた時の全身性圧痛を伴う。

Rigidity［剛性］：剛性（stiffness）を参照。

RMS：平方二乗平均。ある種の平均分子速度を表す；個々の分子の速度は広範囲に変動し，温度依存性の速度分布が特徴的にみられる。

RNA：リボ核酸を参照。

RNase［RNA アーゼ］：RNA の結合を攻撃する酵素。

RNA polymerase［RNA ポリメラーゼ：DNA 鋳型の指示に従って RNA を合成する酵素（正式には，DNA 依存性 RNA ポリメラーゼ）。

Robot［ロボット］：通常は，センシングと機械的マニピュレーションのための機構から構成されるプログラム可能なデバイスをいい，制御を提供するコンピュータに接続されている（または，コンピュータが組み込まれている）ことが多い。

Rough ER［粗面小胞体］：リボソームが付着している小胞体の部分。

Rouleaux［連銭］：コインの積み重ねのように重なった赤血球の凝集。

rRNA：リボソーム RNA を参照。

Rugosity［しわの多いこと］：折り畳まれたり，しわが寄った状態；表面の粗さ。

Sacculation［小嚢形成，小嚢］：1 つまたは複数の嚢の形成；複数の嚢が集まった一群。

Saccule［球形嚢］：骨迷路（内耳）の前庭（中心窩洞）にある 2 つの膜性の嚢のうち小さい方をいう。

Sagittal［矢状の］：解剖学の用語で，身体を右と左の部分に分ける垂直面，すなわち縦断面をいう。

Salt bridge［塩橋］：生化学の用語で，大きな共有結合構造の部分である荷電グループ間のイオン結合をいう；塩橋は多数のタンパク質にみられる。

SAM：顕微鏡検査法では，走査型超音波顕微鏡をいう；ポリマー化学では，自己集合単分子層，すなわち自発的に集合する分子の単層をいう。

Sanguinatation［サンギナテーション］：医療ナノロボット工学の用語で，血流による移動運動（特に，ナノロボットによる遊泳）をいう。

Sapphirophagy［サファイアファジー］：サファイア（コランダム）を食べること。

Sarcoplasmic reticulum［筋小胞体］：筋肉細胞にみられる分化した精緻な滑面小胞体。

Saturated［飽和した］：二重結合や三重結合を持たない閉殻した分子種；飽和した分子に新たに結合するには，既存の結合の開裂が必要である。

Scanning Electron Microscope (SEM)［走査型電子顕微鏡（SEM）］：光ではなく電子を用いる顕微鏡の一種。

Scanning Force Microscope［走査型力顕微鏡］：原子間力顕微鏡を参照。

Scanning Probe Microscope (SPM)［走査型プローブ顕微鏡（SPM）］：試料とプローブの尖ったチップとの距離に対して感度の高い物理的相互作用を利用した顕微鏡の 1 つのタイプ（AFM と STM を含む）。

Scanning Tunneling Microscope (STM)［走査型トンネル顕微鏡（STM）］：原子の正確さまで電導性の試料表面を描出することができる装置。尖ったプローブの導電性チップは電導性表面に近接して（通常 1 ナノメートル以下）移動するため，相当量のトンネル電流が生じる。通常の操作モードでは，帰還回路を用いて試料表面からのチップの高さを制御することにより，定電圧が確立され，電流がモニターされて一定に保たれる。最終的にはトポグラフィーと電子的性質を反映させた試料表面の原子的分解地図を作成する。電圧を上昇させると，原子を動き回らせたり，積み重ねたり，化学反応を誘発することが可能になる。

Schistosomiasis［住血吸虫症］：住血吸虫の感染による寄生虫病；アジア，アフリカおよび熱帯アメリカの風土病。

Sclerosis (sclerotic)［硬化（硬化性の）］：特に線維組織が過剰に増殖することにより，組織または臓器が硬くなること；また，動脈壁を形成する組織層の肥厚と硬化も表す。

Scurvy［壊血病］：ビタミンC欠乏症で，出血性の症状と，歯肉のスポンジ化など骨および歯の異常形成を特徴とし，ときには潰瘍を伴うこともある。

Self-assembly［自己集合］：ブラウン集合を参照。

Semaphores［セマフォー］：プレゼンテーション・セマフォーを参照。

Semicircular canals［三半規管］：内耳の上部，後方，および下部の管を形成する部分。

Semilunar［半月状の］：半月のような形の。

Sepsis［敗血症，セプシス］：血液または組織中に，種々の化膿性の細菌や他の病原菌あるいは毒素が存在すること。

Septic［敗血症の，敗血症性の］：敗血症に関する，または敗血症によって引き起こされる。

Septicemia［敗血症］：敗血症性発熱；微生物が循環血液中で増殖することによって起こる全身性疾患。

Septum［中隔］：2つの腔に分ける壁（2つの肺胞の間にある肺胞中隔など）。

Serotonin［セロトニン］：生化学物質である5-ヒドロキシトリプタミン（5-HT）をいい，血小板，消化管粘膜，マスト細胞およびカルチノイドに存在する。セロトニンは強力な血管収縮物質であり，睡眠と感覚認知に重要な役割を担う神経機構に関与している。

Serous membrane［漿膜］：漿膜腔，特に胸膜腔（肺），腹膜腔（腹部）および心膜腔（心臓）を裏打ちする膜をいう。

Serum［血清］：凝固後の血液の水性成分；血餅が収縮を起こすまで凝固血が放置された場合にみられる液体。より一般的にはすべての漿液，特に漿膜表面を湿らせている液体を意味する。

Sessile［固着の］：自発的運動ができない。運動性の反対語。

Shear［剪断］：剪断ひずみとは，カードを積み重ねて弯曲させたときのように，物質を連続的に重ねた層を互いに横向きにずらすものをいう。剪断は，剪断が生じた層の厚みに対する横方向への移動距離の比で測定される無次元量である。

Shear modulus［剪断弾性係数］：剪断応力を剪断ひずみで割った値（単位面積あたり力の単位）。

Shirr［シャーリング］：短いランニングステッチの一連の平行な列で，列と列の間にひだが寄っているものをいう。

Sinoatrial node［洞（房）結節］：上大静脈と右心房（心臓にある上部の小室の1つ）との接合部にある結節をいい，心拍の発生点であるとみなされている。

Sinusoid［洞様の］：洞（比較的狭い開口部をもつ腔）に類似した；肝臓，脾臓，副腎および骨髄などの臓器にみられる微小血管をいい，毛細管よりいくぶん太く，細網内皮系に裏打ちされている。

Site-directed mutagenesis［指定部位突然変異誘発］：突然変異誘発を参照。

Smooth ER［滑面小胞体］：細胞生物学の用語で，リボソームが付着していない小胞体の領域。

SNR：信号対雑音（力）比。

Solenoid［ソレノイド］：物理学と電子工学の用語で，電流が流れるワイヤのコイルをいう；電磁石。

Solute［溶質］：溶液中に溶解している物質。

Solvation［溶媒和］：溶媒に溶質を溶解し，溶液を作るプロセス。

Solvent［溶媒］：通常は液体であり，別の物質を含んで溶液になる物質。

Somatic［身体的な］：一般に，精神や霊魂の反対語として，身体に関することを表す；肉体的な。

Somatic cell［体細胞］：細胞生物学の用語で，生殖細胞系列（配偶子）以外の生体のあらゆる細胞をいう。

Somatography［ソマトグラフィー（身体撮影）］：人の身体の物理的描写（およびマッピング）。

Somesthesis［身体感覚］：圧力，温かさ，冷たさ，痛みなどの皮膚および内臓から受け取る知覚。

Sonication［超音波処理］：高エネルギーの音波により衝撃を与えることをいい，超音波の照射対象を破砕または破壊する目的で行うことが多い。

Sonolucent［低エコーの］：超音波撮影法では，超音波を照射原に反射させない状態をいう。

Sonoluminescence［音ルミネセンス］：流体，通常は水，の高出力超音波処理により，可視光を作り出すこと。

Sortation［ソーテーション］：特に分子種を分離または分類する行為。

Sorting rotor［ソーティング回転子］：分子ソーティング回転子を参照。

Species［化学種］：化学では，分子，イオンなど識別可能な種類の構造体をいう。

Specific gravity［比重］：純水の密度に対する比で表した相対密度。

Specificity［特異性］：生物化学の用語で，受容体が類似したリガンドをどの程度識別できるかを示す尺度をいう。

Specular reflection［鏡面反射］：物理学の用語で，鏡からのような反射をいい，反射波の波長が反射器の固有の次元より小さいことが必要である。

Sphincter［括約筋］：解剖学の用語で，開口部を収縮させる輪状筋をいう。正常な緊張状態（緊張下すなわち収縮時）では，括約筋は開口部を閉じる；開口部を開くには，この筋肉が弛緩する必要がある。

Spindle［紡錘体］：細胞生物学の用語で，有糸分裂（細胞分裂）が進行している真核細胞にみられる再組織化された構造体をいう；核はすでに分散しており，染色体は微小管により紡錘体に付着している。

Splenic［脾臓の］：脾臓に関する。

SPM：走査型プローブ顕微鏡を参照。

Sputum［痰］：咳または咳払いにより排出される物質。

Squamous cell［扁平細胞］：平坦で，うろこ状をした上皮細胞。

SQUID：超伝導量子干渉デバイス。

Stable［安定な］：物理科学では，ある系の部分が再配列して元の系より自由エネルギーが低い系を作り出すことができない場合に，その系は安定であるという；生物学では，ホメオスタシスを維持できる限り，生体系は安定である。

Stationkeeping［位置保持］：特定の物理的場所，面積または体積における位置を積極的に維持すること。

Stellate［星状の］：星形の。

Steric［立体化学的の］：分子構造における原子間の空間的関係に関する；特に，分子の空間充填性に関する。

Steric hindrance［立体障害］：化学では，試薬の分子構造により化学反応速度が遅くなることをいい，このような試薬は反応を引き起こす動きを機械的に妨害し，典型的には反応部位を塞ぐことで妨害する；血行力学では，ずれ流動の方向に沿って赤血球が引き伸ばされ，方向付けられるために，小血管分岐部の近くでヘマトクリット値が低下することをいう。

Stereochemistry［立体化学］：分子中の原子間にみられる3次元の空間的な関係と，このような関係が分子の性質（特に光学回転）に及ぼす影響を研究する化学の一部門。

Stereoisomers［立体異性体］：空間における立体配置が異なる異性体；幾何異性体（非鏡像，アキラル）または鏡像異性体（キラル）であるものもある。

Steroids［ステロイド］：多数のホルモン，ビタミン，身体の成分，および薬物を構成する化学物質の大型ファミリーで，いずれもテトラサイクリックシクロペントフェナントレン骨格をもつ。

Stewart platform［スチュワートプラットフォーム］：工学では，6-DOF移動型プラットフォームを採用したマニピュレータをいう。

Sticky ends［付着末端］：生物化学の用語で，2本鎖のそれぞれ反対側の末端から，または別の2本鎖分子の末端から突き出ているDNAの相補的1本鎖をいう；2本鎖DNAでは，互い違い切断により生じることがある。

Stiffness［剛性］：機械工学では，変形に対する系の剛性（引っ張られることに関するバネの剛性など）は，対応する位置のずれに関するエネルギーの二次導関数で表される。正の剛性は安定性をもたらし，剛性が大きいと熱励起の存在下で位置の不確定性を小さくすることができる。負の剛性は，ポテンシャルエネルギー面での位置の不安定さに対応する。

Stirling engine［スターリングエンジン］：1816年にロバート・スターリングが考案したエンジン；燃料以外のものが入っていないシリンダー内で燃料を爆発的に燃焼させるのではなく，常に圧搾された作動ガスが入っているシリンダーの外側から，作動ガスを加熱し冷却することにより動力を生み出す。

STM：走査型トンネル顕微鏡を参照。

Stoichiometric［化学量論の］：化学では，化学反応を完了するために必要な試薬の正確な量に関することをいう；特に，化学反応式のバランスをとるために必要な正確な量に関することを表す。

Strain［ひずみ］：機械工学では，ひずみ（無次元量の1つ）は応力（単位面積当たりにかかる力）による変形の尺度をいう；ある点が別の点に移動したときの長さを，応力がかかっていない平衡状態の長さで割った値。化学では，分子の断片は一般に，この断片以外の残りの分子構造による特別な制約（結合を曲げて小さな環を形成させる場合など）がなければ，平衡幾何学構造（結合距離，結合角など）をもつ；この分子の平衡幾何学構造からの逸脱をひずみといい，分子のエネルギーを増大させる。化学におけるひずみは，機械工学でいうひずみが原因となることもある。

Stratum corneum［角質層］：解剖学の用語で，表皮の最も外側の（角のように硬い）層をいう。平坦で角化した除核細胞の多数の層からなる。

Streamline［流線］：流体のわずかな部分の動きまたは流れをいう。特に，この流れの経路に存在する固体との関連から生じたものを表す。乱流と比較されたい。

Stress［応力］：機械工学では，ある物体の一部から別の物体に加えられる単位面積当たりの力をいう。圧力は，等方性の圧縮応力である。ある繊維に物質を吊り下げると，その繊維は引張り応力を受ける。2枚の板の間にゴムの層をぴったりとはさみ，続いて一方の板を他方の板に対して（2枚の板が常に離れた状態にしながら）滑らせると，そのゴムはずれ応力を受ける。棒の一端を固定しておき，他の端をねじると，その棒はねじり応力を受ける。

Striated［線状の］：筋のある；縞または線が目立つ（周囲の組織を隆起させるか押し下げている線または帯，もしくは色やきめが異なる線または帯）。

Stroma［支質］：臓器の土台を支えている組織で，臓器の枠組みを定めている；実質の反対語。

Sublimation［**昇華**］：化学の用語で，固体から直接気体の状態になること。

Submaxillary［**顎下の**］：上顎骨（上あご）の下の。

Substrate［**基質**］：生物学では，酵素が作用して変化を及ぼす物質；レプリケーター理論では，複製プロセスに投入されるあらゆる材料のセットをいう。

Superconductivity［**超伝導**］：物理学では，中音ないし低温で，ある物質の電気抵抗がゼロまで低下する物理現象をいう。

Superficial［**表在性の**］：皮膚の表面に近いことをいい，身体内にの反対語。

Superior［**上の**］：上部または高い；他のものよりも上位にある。頭側のを参照。

Supine［**仰臥位の**］：仰向けに寝た状態の。

Suppuration［**化膿**］：膿瘍の形成，または膿瘍の発生に関連することをいい，病原（膿瘍を形成する）菌による感染が関与していることが多い。

Supraglottal［**声門上部の**］：声門の上部に位置する。

Supramolecular chemistry［**超分子化学**］：分子間の相互作用に関する研究；分子の範囲を超えた化学；非共有結合に関する化学。

Surfactant［**界面活性剤**］：物理化学では，表面張力を低下させる化学物質をいう。

Sympathetic (nervous system)［**交感神経の（交感神経系）**］：自律神経系の主な構成要素であり，神経節と神経（大部分は運動神経で，一部が感覚神経）のほか，不随意筋に必要な情報を与える神経叢からなる。

Synapse［**シナプス**］：神経経路にある 2 つのニューロン間の接合点。この場所で，1 本のニューロンの軸索終末が別のニューロンの細胞体または樹状突起に非常に近づく。

Synovial membrane［**滑膜**］：関節包（嚢）を裏打ちする膜。

Synthesis［**合成**］：化学では，一連の化学反応による特定の分子構造の産生をいう。

System［**システム**］：工学の慣用法では，共通の目的に役立つよう互いに動作する部品のセットをいう。

Systems theory［**システム理論**］：臨床医学では，人間を部分的にとらえるのではなく，全体的にとらえて考えるアプローチをいう；人間は，情報，物質およびエネルギーを常に環境と交換している開放系であるとみなされる。

Systole［**収縮期**］：正常な心臓周期の一定の期間をいい，この期間には筋線維が固く収縮し，心臓が収縮して血管腔が空になる；大まかにいえば，収縮期は拡張期すなわち弛緩期と交互に現れる。大動脈と肺動脈を通って血液が波打って流れるため，心音第 1 音と第 2 音との間に間隔が生じる。

Tachometer［**タコメータ**］：回転速度を測定するための装置。

Tachyiatria：速やかに治癒させるための方法。

Teleoperation［**遠隔操作**］：リモートコントロール。

Telepresence［**テレプレゼンス**］：制御工学では，センサーの十分なフィードバックを伴う遠隔操作をいう（バーチャルリアリティシステムを参照）。

Telomerase［**テロメラーゼ**］：生物化学の用語で，個々の塩基を付加することにより，テロメアにある 1 本鎖の反復単位を作り出すリボ核タンパク質酵素をいう。

Telomere［**テロメア**］：染色体の自然の末端；テロメアの DNA 配列は単純な反復単位からなり（人では TTAGGG），1 本鎖の末端が突き出してヘアピン状に折り畳まれると考えられる。

Telophase［**終期**］：有糸分裂（細胞分裂）の最終段階をいい，紡錘線維が消えるにつれ，反対側にあるそれぞれの紡錘体極に凝集していた染色体が分散し始め，核膜が再形成される。

Temperature［温度］：系の内部の振動モードが互いに平衡状態となったとき，この系は特定の温度をもつということができる；2 つの系が物理的に接触してこれらの系の間で熱が流れれば，2 つの系は異なる温度をもつ。最もよく用いられる温度の測定単位は，セ氏(℃)，カ氏（°F）およびケルビン（K）である。

Temporal［時間的な］：時間に関する。

Tensile［引っ張りの］：伸展または伸長に関する。

Teragravity［テラ重力］：通常の地上の重力の 1 兆倍。

Tessellation［タイル張り］：物理幾何学では，通常，対象物の表面を完全に覆うか容積を完全に満たすように，小さい正方形やブロックをモザイク模様に配置することをいう。

Tetanic［テタヌス性の，強直性の］：医学の用語で，テタヌス（破傷風）に特徴的な痙縮を起こす傾向があることをいう。

Tether［テサー］：2 つ以上の対象物間に，情報，物質またはエネルギーが流れるようにするためのケーブル，チューブなどの物理的な連結器具。

Thermal conductivity［熱伝導率］：温度勾配による熱エネルギーの移動；空間的温度勾配の単位（K/m）あたりのエネルギー束（W/m^2）は，熱伝導率（W/m-K）に等しい。

Thermal energy［熱エネルギー］：熱平衡にある振動モードや他の運動のエネルギーの結果として，系に存在する内部エネルギー（運動エネルギーおよび分子ポテンシャルエネルギーの両方を含める）；古典的な調和振動子の平均熱エネルギーは kT である。

Thermal expansion coefficient［熱膨張係数］：特定の物質の温度に対する長さの変化率をいう。

Thermogenesis［熱産生］：特に，身体での熱の産生（震えなどによる）をいう。

Thermogenic limit［発熱限界］：医療ナノロボット工学では，一定の組織容積内で作動している生体内の医療ナノロボット集団が安全に放出できると考えられる廃熱の最大量をいう。

Thermography［サーモグラフィー］：人の身体の温度分布図。

Thiol［チオール］：化学では，-SH 基または-SH 基を含む分子をいう；スルフヒドリル基またはメルカプト基としても知られている。

Thoracic［胸部の，胸郭の］：解剖学の用語で，胸に関する。

Thorax［胸］：上は首の基部から下は横隔膜までの間の身体の部分。

Thrombus［血栓］：血餅，凝血塊。

THz：テラヘルツ；1 秒間に 1 兆サイクル。

Tight-receptor structure［密着受容体構造］：分子ナノテクノロジーの用語で，反発的な相互作用により，特定の種類の結合リガンドをその中に全側面で閉じ込めることができる分子受容体の構造をいう。密着受容体構造は，標的より大きい分子をすべて強力に識別する。

Tinnitis［耳鳴］：耳の中で聞こえる自覚的な耳鳴りや鈴鳴音。

Titer［力価，滴定量］：分析化学の用語で，容量分析用試液の強さの基準をいう；容量分析によって未知の量を分析した値。

T-lymphocytes (T cells)［T リンパ球（T 細胞）］：骨髄で産生されるが，後に胸腺で成熟する白血球。T 細胞は，ある種の細菌と真菌に対する生体防御機構に重要な細胞であり，B 細胞の抗体産生を助け，外来組織の認識と拒絶反応を補佐する。

Tomography［断層撮影法］：組織の特定の平面におけ

る構造を，他のすべての平面における構造の画像を不鮮明にすることによって詳細に描出できる非侵襲的な画像撮影技術。

Tonic (osmotic)［緊張性の（浸透の）］：等張を参照。

Tonic (muscular)［緊張性の（筋肉の）］：中空構造体を取り巻くように配置され，徐々に収縮して長時間維持できる筋肉をいう。相動性と比較されたい。

Tonic (physiological)［緊張性の（生理学的な）］：張力や収縮に関する，または張力や収縮を特徴とする；持続的に作用する状態にある，特に筋肉の収縮を意味する。

Top-down［トップダウン］：既存のバルク部品を微細化していくことによって，ナノデバイスを構築することを目的とするナノテクノロジーの1つの方法。

Torque［トルク］：物理学の用語で，ねじれを生み出す力をいう。

Torsional［ねじれの］：ねじれに関する，ねじれを生み出す，またはねじれから生じる。

Toxic shock［中毒性ショック］：様々な細菌の特定の株が産生する毒素の放出により引き起こされる疾患。

Trabecular［小柱の］：臓器または身体の内部部品。

Transcription［転写］：DNA 鋳型上に RNA を合成すること。

Transcutaneous (percutaneous)［経皮的な］：皮膚を通して作用を及ぼす。

Transdermal［経皮性の］：皮膚を通して。

Transducer［トランスデューサ］：エネルギーまたは信号をある物理的形態から別の形態に変換できる機構やデバイス。

Transduction［変換，形質導入］：物理学と工学では，エネルギーまたは信号をある形態から別の形態へと変換することをいう；生物学とバイオテクノロジーでは，通常はバクテリオファージを用いて，ある細菌の DNA を別の細菌に移入するとき，細菌に遺伝子組換えが起こる現象をいう。

Transendothelial migration［白血球の内皮下への遊出］：血管外遊出を参照。

Transfer RNA (tRNA)［トランスファーRNA（tRNA）］：翻訳により mRNA のコドン配列が読み取られるにつれて，アミノ酸残基を運んでポリペプチド鎖に連結させるアダプターRNA をいう。

Transgenic organism［トランスジェニック生物］：バイオテクノロジーの用語で，外来の遺伝物質を生殖細胞に導入することにより改変された生物をいう。トランスジェニック生物を作り出すには，通常，組換え DNA 技術が用いられる。

Translation［翻訳］：バイオテクノロジーでは，mRNA 鋳型上にタンパク質を合成することをいう；リボソーム，tRNA，および多数の酵素が関与しながら，mRNA のコドン配列を読み取って対応するポリペプチドを合成するプロセス。

Transmembrane［膜貫通の］：生きている細胞の細胞膜を貫いて。

Transmembrane protein［膜貫通タンパク質］：細胞生物学の用語で，細胞膜の構成要素の1つをいい，このタンパク質は，1つまたは複数の疎水性領域が細胞膜内に存在し，親水性領域が膜の片側または両側の表面上に露出している。内在性膜タンパク質を参照。

Transtegumental［経外皮的な］：身体の皮膚や外皮を横断または通過して。

Transvenue outmessaging［トランスベニュー・アウトメッセージング］：医療ナノロボット工学の用語で，ある患者の体内に存在するナノロボットから，別の（物理的に離れている）人体内のナノロボットへのアウトメッセージングをいう。

Transverse［横の，横断する］：水平の，つまり，矢上断面および冠状断面のいずれに対しても直角であることを表し，身体を上部と下部とに分けることになる；より広義には，横切って，または左右にという意味を表す。

Triage［トリアージ］：救急医学の用語で，戦争，天災などの緊急事態に際して，病人やけが人をふるい分けることをいう。トリアージにより，患者は次の3つのグループに分けられる。(1) 治療を施したとしても生存の見込みのない者，(2) 治療を施さなくても回復すると予測される者，(3) 生存するために治療を必要とする者（優先的に治療するグループ）。

Tribology［トライボロジー，摩擦学］：摩擦に関する研究。

Trichinosis［旋毛虫症］：*旋毛虫*に感染した豚肉を生か，または十分に火を通さずに摂取することによって起こる疾患。

Trillion［1兆］：本書では，アメリカの慣習に従って1兆つまり10^{12}とする。

Trimer［三量体］：化学の用語で，類似のまたは同一の分子3個の化合物をいう。

Triple point［三重点］：ある物質の3つの相（固相，液相，気相）が同時に平衡状態で存在しうる温度と圧力の状態にある点。

tRNA：トランスファーRNAを参照。

Trypanosomiasis［トリパノソーマ病］：トリパノソーム（多くの脊椎動物の血漿に寄生する無性原生動物鞭毛虫）が引き起こす疾患。

Tubulin［チューブリン］：細胞の微小管に存在するタンパク質。αチューブリン（−53,000ダルトン）とβチューブリン（−55,000ダルトン）との二量体である。

Tunneling［トンネル現象］：量子物理学の用語で，物質が波動としてふるまう性質をもつ結果として生じる古典的な禁制遷移の確率論的効果をいう。古典物理学では，粒子または系は，エネルギーの負の領域（ポテンシャルエネルギーがその系のエネルギーよりも大きい障壁領域）に入り込むことはできない。これに対して，量子物理学では，かなりの振幅をもつ波動関数であれば，このような領域にも広がり，この領域を超えて広がることもできる；波動関数が正のエネルギーをもつ別の領域に広がる場合は，ゼロ以外の若干の確率でこの障壁を渡ることができ，(障壁を越えるのではなく，突き抜けることから）このプロセスがトンネル現象と呼ばれる。

Turbulence［乱流］：流体力学の用語で，平行な流線に従わない液体の流れをいい，管の中の乱流は平坦な（放物線ではなく）図を描き，大小様々な渦を伴い，隣接する流体要素間では，流速，加速度およびずれ応力の差が大きいことも多い。乱流は層流に比べ多くのエネルギーを浪費し，流れに対する抵抗が大きい。

Turgid［腫脹の］：腫れた。

Turing machine［チューリング機械］：プログラム可能な計算装置。

Tympanic［鼓室の］：鼓室（中耳つまり鼓室；鼓膜）に関する。

Ubiquitin［ユビキチン］：真核細胞に存在する小さいタンパク質で，他のタンパク質と結合して，そのタンパク質が分解を受けやすい状態にする；ユビキチンはまた，リボソームを形成するタンパク質の機能を促進する際に重要である。

Ullage［漏損量］：液体用容器の内容量が最大容量を下回っている不足量。

Ultrasonic［超音波］：（人の耳には）聞こえない−20,000Hzを超える高周波数の音波。

Unsaturated［不飽和の］：二重結合または三重結合をもつ；共有結合をさらに形成することができる。

Urethra［尿道］：尿を排出するための膀胱から体外に伸びる小管。

Urticaria［じんま疹］：色の薄い一過性の膨疹（皮膚

が円形に隆起し，中心部は白く，周辺部は薄い赤色を呈する）の発生を特徴とする皮膚の血管反応。重度のかゆみを伴う；じんま疹（hives）。

UTC：協定世界時を参照。

Utricle［卵形嚢］：骨迷路（内耳）の前庭（中心窩洞）にある2つの膜性の嚢のうち大きい方をいう。

UV：紫外線。

Uveitis［ブドウ膜炎］：眼内の炎症性障害を表す非特異的な用語で，通常はブドウ膜系の構造体（着色層を形成する虹彩，毛様体および脈絡膜）の炎症をいうが，網膜，角膜などのブドウ膜以外の部分も冒されることがある。

Valence［原子価，価］：化学では，共有結合化合物に関する用語で，ある原子が他の原子と形成する結合の数をその原子の原子価という。免疫学では，抗血清に含まれる抗体の特異性を表すことがあり，1つの抗原に対して特異性をもつものは1価，複数の抗原に対して特異性をもつものは多価という。

Vallate papilla［有郭乳頭］：乳頭（小さい乳頭状の隆起）群の1つで，舌の裏側後方表面にV字形の列を形成している。

Van der Waals forces［ファンデルワールス力］：原子間や分子間の弱い静電力；イオン電荷によらない数種類の分子内引力；ロンドン分散力とも呼ばれる。

Vascular［脈管の］：血管またはリンパ管を含む，もしくは血管またはリンパ管に関する。

Vasculography［脈管造影］：人の脈管系の物理的描写（およびマッピング）。

Vasoconstriction［血管収縮］：生理学の用語で，血管の口径が縮小することをいう。

Vasodilation［血管拡張］：生理学の用語で，血管の口径が拡大することをいう。

Vaults［ヴォールト，蓋］：細胞生物学では，細胞質にみられる樽状のタンパク質粒子をいい，核膜孔複合体の位置に入り込むために適した大きさと形状をもつ。

Vein［静脈］：解剖学では一般に，組織から心臓に血液を戻す血管をいう。

Velum palatinum［口蓋帆］：軟口蓋。

Vena cava［大静脈］：人の身体で最も太い静脈で，心臓に至る。

Venesection［瀉血］：放血すること（静脈切開）。

Ventral［腹側の，腹部の］：人の身体の前面，つまり，腹部表面の，またはそれに近い；腹部に関する。

Ventricle［心室］：心臓の2つの下部小室のうちの1つをいう。

Ventricular fibrillation［心室細動］：突然の心停止（血液循環の停止）にみられる不整脈であり，その主要な発生機序である。

Vernier［バーニヤ］：短い目盛尺。これを用いると，機械部品の相対的な動きを正確に測定することができる。

Vertigo［めまい］：宇宙で動き回っているような感覚；めまい（dizziness），たちくらみ，眩暈感の同義語として用いられることがある。

Vesicles［小胞］：膜に囲まれた小体をいい，1枚の膜から芽が出るようにして形成され，別の膜と融合できることも多い。

Vesicles (endocytotic)［小胞（エンドサイトーシス小胞）］：エンドサイトーシスを介してタンパク質を移送する膜性粒子；クラスリン被覆小胞としても知られ，小胞表面にはクラスリンというタンパク質の層がある。

Vesicles (exocytic)［小胞（エキソサイトーシス小胞）］：エキソサイトーシスの際に，タンパク質を貯蔵して移送する膜性粒子。

Vestibular senses［前庭覚］：人の内耳の迷路器官にあり，人の頭部の位置と動きに反応する感覚受容器で，平衡感覚を与える。

Virion［ビリオン］：物理的実体としてのウイルス粒子。

Virtual reality system［バーチャルリアリティシステム］：コンピュータとインターフェイスデバイス（ゴーグル，グローブなど）のセットをいい，コンピュータが作り出す像の3次元世界の中に使用者が実際にいるかのように錯覚させる。このような3次元環境とフォースフィードバックシステムは，複雑な分子の視覚化とテレプレゼンスシステムに役立ちうる。

Virucide［殺ウイルス作用］：活性ウイルス粒子または休眠中のウイルス粒子を破壊する作用。

Virus［ウイルス］：自らを複製するために，細胞に侵入して，その細胞の分子機械を占領する寄生生物（主に，タンパク質の外被に取り囲まれた遺伝物質から成る）。

Viscera［内臓］：腔内に封じ込められた臓器，特に腹腔内の臓器をいう。

Viscosity［粘性］：流体が動いているときに生じるずれに対する流体の抵抗をいう。

Vitamins (biology)［ビタミン（生物学）］：天然の食材に微量含まれる有機物質群の1つで，身体の正常な代謝，成長および発育に不可欠である。ビタミンは主に代謝プロセスを調節し，エネルギー変換において1つの役割を演じており，通常，酵素系で補酵素として作用する。補酵素も参照。

Vitamins (engineering)［ビタミン（工学）］：機械複製理論では，ビタミン部品は自己複製機械の構成部品である。この機械は自己を生み出す能力がなく，このため，ビタミン部品などの生命維持に不可欠な部品が外部の供給源から供給される必要がある。

Vitreous humor［硝子体液］：解剖学の用語で，水晶体の後ろの眼球内部を満たしている透明な水様性の液体をいい，繊細な網状組織の網目の中に封じ込められている。

Volitional normative model of disease［疾患の意志的規範モデル］：医療ナノロボット工学では，人が次のいずれかの状態にあることを疾患という。(1) 最適な身体的（生物学的）機能が損なわれている状態，または (2)（患者が）望む機能が損なわれている状態。

Vomeronasal organ［鋤鼻器］：解剖学の用語で，鼻中隔の前下方表面に存在する小さい管状上皮嚢をいう。

Voxel (volume pixel)［ボクセル（ボリュームピクセル）］：ボリュームエレメントの略語；3次元幾何学的固体グリッドまたはアレイ内の単一の立方体のセル。

W：ワット（力のMKS単位）。

Watt governor［ワット調速機］：制御工学の用語で，調速機とは，エンジン，タービン，ホイールまたはモーターの速度を調節する機構をいう。ワット調速機は，軸を中心に回転するレバーアームに装着された回転するおもりを利用する；アームとおもりの一対が速く回転するにつれて，おもりは拡がり，装着したレバーアームを押し下げてモーターのスロットルを絞る。こうして回転速度が落ちる。回転速度を上げる場合は，この逆になる。

Wave function［波動関数］：量子力学の用語で，ある物質の系の立体配置空間に関する複雑な数学関数をいう。

WBC：白血球（白血球 leukocyte を参照）。

White blood cell (WBC)［白血球（WBC）］：白血球（leukocyte）を参照。

Whitlow［ひょう疽］：医学用語で，指やつま先の先端に起こる化膿性炎症をいう。

Work［仕事］：物理学では，力を加えて物体を移動させることにより生じるエネルギーの移動をいう；例えば，物体を持ち上げることは重力に逆らった仕事であり，その物体は重力ポテンシャルエネルギーを蓄えることになる。

WWV：正確な協定世界時を絶えず放送する無線局。

Xenotrasplantation［異種移植］：種の異なる生物の細胞または臓器を移植すること。

Xerophthalmia［眼球乾燥症］：上皮の角化を伴った結膜の極度の乾燥を特徴とするビタミンA欠乏症。

Young's modulus［ヤング率］：機械工学の用語で，横向きに自由に収縮・拡張するロッドにひずみを生じさせる引張応力（または圧縮応力）に関する係数。このようなひずみの尺度は，伸びを元の長さで割った値で表される（ひずみと応力も参照）。

Zippocytes［ジッポサイト］：医療ナノロボット工学の用語で，真皮および表皮の切創を急速に修復することができる理論上のナノロボットをいう；皮膚のジッパー。

Zwitterions［双性イオン］：同じ大きさの正電荷と負電荷をもち，このため，陽極と陰極のいずれにも引き付けられない両極性イオンをいう；中性溶液中では，ある種のアミノ酸が双性イオンとして機能する。

Zymogenic［酵素産生の，酵素原の］：発酵または消化を起こすことができる酵素（ペプシノーゲン，トリプシノーゲンなど）に発達する物質（チモーゲン，すなわち酵素前駆体）に関する；チモーゲン（酵素前駆体）を産生する細胞を表す。

参考文献

1. Hans Moravec, Mind Children: The Future of Robot and Human Intelligence, Harvard University Press, Cambridge, MA, 1988.
6. Seth Lloyd, "A Potentially Realizable Quantum Computer," Science 261(17 September 1993):1569-1571 and 263(4 February 1994):695. See also: "Quantum-Mechanical Computers," Scientific American 273(October 1995):140-145.
8. K. Eric Drexler, Engines of Creation: The Coming Era of Nanotechnology, Anchor Press/Doubleday, New York, 1986.
9. K. Eric Drexler, Chris Peterson, Gayle Pergamit, Unbounding the Future: The Nanotechnology Revolution, William Morrow/Quill Books, NY, 1991.
10. K. Eric Drexler, Nanosystems: Molecular Machinery, Manufacturing, and Computation, John Wiley & Sons, NY, 1992.
16. Yun Kim, Charles M. Lieber, "Machining Oxide Thin Films with an Atomic Force Microscope: Pattern and Object Formation on the Nanometer Scale," Science 257(17 July 1992):375-7.
17. T. Ross Kelly, Michael C. Bowyer, K. Vijaya Bhaskar, David Bebbington, Alberto Garcia, Fengrui Lang, Min H. Kim, Michael P. Jette, "A Molecular Brake," J. Am. Chem. Soc. 116(1994):3657-3658. See also: Stu Borman, "Molecular Brake: Side Chain Reversibly Slows Rotating Wheel," Chemical & Engineering News 72(25 April 1994):6-7.
18. A. K. Dewdney, "Nanotechnology—Wherein Molecular Computers Control Tiny Circulatory Submarines," Scientific American 258(January 1988):100-103.
19. Robert A. Freitas Jr., "The Future of Computers," Analog 116(March 1996):57-73.
20. Brian Wowk, Michael Darwin, eds., Cryonics: Reaching for Tomorrow, Alcor Life Extension Foundation, Tucson, AZ, December 1993.
21. Robert R. Birge, "Introduction to Molecular and Biomolecular Electronics," in Robert R. Birge, editor, Molecular and Biomolecular Electronics, Advances in Chemistry Series 240 (American Chemical Society, Washington, DC, 1994), Chapter 1, pp. 1-14.
27. Gregory Fahy, "Appendix B: A `Realistic' Scenario for Nanotechnological Repair of the Frozen Human Brain," in Brian Wowk, Michael Darwin, eds., Cryonics: Reaching for Tomorrow, Alcor Life Extension Foundation, Tucson, AZ, December 1993.
70. Frederick A. Fiedler, Glenn H. Reynolds, "Legal Problems of Nanotechnology: An Overview," Southern California Interdisciplinary Law Journal 3(1994):593-629.
71. Arthur C. Guyton, Textbook of Medical Physiology, Seventh Edition, W.B. Saunders Company, Philadelphia PA, 1986.
72. K. Eric Drexler, "Machines of Inner Space," 1990 Yearbook of Science and the Future, Encyclopedia Britannica, Chicago, 1989, pp. 160-167. Reprinted as "Appendix A" in B.C. Crandall, James Lewis, eds., Nanotechnology: Research and Perspectives, MIT Press, 1992. pp. 325-346.
73. New Technologies for a Sustainable World: Hearing before the Subcommittee on Science, Technology, and Space of the Senate Committee on Commerce, Science, and Transportation, 102nd Congress, 2nd Session, 1992, S. HRG. 102-967. Statements of K. Eric Drexler.
96. Kris Sperry, "Tattoos & Tattooing: Part I: History and Methodology," Am. J. Forensic Med. & Pathology 12(1991):313-319.
115. Robert A. Freitas Jr., William P. Gilbreath, eds., Advanced Automation for Space Missions, Proceedings of the 1980 NASA/ASEE Summer Study held at the University of Santa Clara, Santa Clara, CA, June 23-August 29, 1980; NASA Conference Publication CP-2255, November 1982. See also at: http://www.islandone.org/MMSG/aasm/.
116. Ralph C. Merkle, "Replicating Systems and Molecular Manufacturing," Journal of the British Interplanetary Society 45(1992):407-413. See at: http://nano.xerox.com/nanotech/selfRepJBIS.html.
121. Allen J. Bard, Integrated Chemical Systems: A Chemical Approach to Nanotechnology, John Wiley & Sons, New York, 1994.
122. T.M. Beardsley, "Nanofuture: How much Fun Would It Be To Live Forever?" Scientific American 262 (January 1990):15-16.
123. Wiley P. Kirk, Mark A. Reed, eds., Nanostructures and Mesoscopic Systems, Academic Press, 1992.
125. Roald Hoffmann, "How Should Chemists Think?" Scientific American 268(February 1993):66-73.
129. Robert W. Keyes, "The Future of the Transistor," Scientific American 268(June 1993):70-78.
131. Julius Rebek, Jr., "Synthetic Self-Replicating Molecules," Scientific American 271(July 1994):48-55.
132. Marvin Minsky, "Will Robots Inherit the Earth?" Scientific American 271(October 1994):109-113.
153. Conrad Schneiker, "NanoTechnology with Feynman Machines: Scanning Tunneling Engineering and Artificial Life," in Christopher G. Langton, ed., Artificial Life, Santa Fe Institute, Studies in the Sciences of Complexity, Volume VI, Addison-Wesley, NY, 1989, pp.443-500.
154. A. Franks, "Nanotechnology," J. Phys. E:Sci. Instrum. 20(December 1987):1442-1451.
155. R.A. Heinlein, Waldo and Magic, Inc., Doubleday & Co., NY, 1950. First story in series ("Waldo"), published August 1942 in Astounding Science Fiction.
156. R.P. Feynman, "There's Plenty of Room at the Bottom," Engineering and Science (California Institute of Technology), February 1960, pp. 22-36. Reprinted in B.C. Crandall, James Lewis, eds., Nanotechnology: Research and Perspectives, MIT Press, 1992. pp. 347-363, and in D.H. Gilbert, ed., Miniaturization, Reinhold, New York, 1961, pp. 282-296. See also: http://nano.xerox.com/nanotech/feynman.html.
157. Robert C.W. Ettinger, The Prospect of Immortality, Doubleday, NY, 1964.
158. K.W. Jeon, I.J. Lorch, J.F. Danielli, "Reassembly of Living Cells from Dissociated Components," Science 167(1970):1626-1627.
159. H.J. Morowitz, "Manufacturing a Living Organism," Hospital Practice 9(November 1974):210-215.
160. Robert C.W. Ettinger, Man Into Superman, St. Martin's Press, NY, 1972.
161. T. Donaldson, "How Will They Bring Us Back, 200 Years From Now?" The Immortalist 12(March 1981):5-10.
162. J.P. Changeux, "The Control of Biochemical Reactions," Scientific American 212 (April 1965):36-45.
163. H. Iwamura, "Molecular Design of Correlated Internal Rotation," J. Molecular Struct. 126(1985):401-412.
164. G. Yamamoto, "Molecular Gears with Two-Toothed and Three-Toothed Wheels," J. Molecular Struct. 126(1985):413-420.
165. Chris Peterson, K. Eric Drexler, "Nanotechnology," Analog 107(Mid-December 1987):48-60.
168. Christopher Lampton, "Nanotechnology Promises to Revolutionize the Diagnosis and Treatment of Diseases," Genetic Engineering News 15(1 April 1995):4, 23.
172. T.E. Creighton, Proteins, W.H. Freeman & Co., NY, 1984.
182. K. Eric Drexler, "Molecular Engineering: An Approach to the Development of General Capabilities for Molecular Manipulation," Proc. National Academy of Sciences (USA) 78(September 1981):5275-5278.
202. Marvin Minsky, "Our Robotized Future," in Marvin Minsky, ed., Robotics, Omni Publications International, NY, 1985, pp. 286-307.
204. Robert A. Freitas Jr., "The Birth of the Cyborg," in Marvin Minsky, ed., Robotics, Omni Publications International, NY, 1985, pp. 146-183.
215. Gregory M. Fahy, "Possible Medical Applications of Nanotechnology," in B.C. Crandall, James Lewis, eds., Nanotechnology: Research and Perspectives, MIT Press, 1992, pp. 251-267.
216. Robert M. Macnab, "Genetics and Biogenesis of Bacterial Flagella," Annual Review of Genetics 26(1992):131-158.
217. K. Eric Drexler, John S. Foster, "Synthetic Tips," Nature 343(15 February 1990):600.
222. T.W. Bell, Z. Hou, Y. Luo, M.G.B. Drew, E. Chapoteau, B.P. Czech, A. Kumar, "Detection of Creatinine by a Designed Receptor," Science 269(4 August 1995):671-674.
223. Harley H. McAdams, Lucy Shapiro, "Circuit Simulation of Genetic Networks," Science 269(4 August 1995):650-656.
224. Gregory M. Fahy, "Short-Term and Long-Term Possibilities for Interventive Gerontology," Mount Sinai Journal of Medicine 58(4 September 1991):328-340.

258. Ralph Merkle, "Algorithmic Feasibility of Molecular Repair of the Brain," Cryonics 16(1995Q1):15-16.
259. Eric Drexler, "Molecular Technology and Cell Repair Machines," paper presented at the 1985 Lake Tahoe Life Extension Festival, 25 May 1985; reprinted and published in Claustrophobia Magazine (August-October 1985) and Cryonics (Dec 1985 - January 1986).
261. Brian Wowk, "Cell Repair Technology," Cryonics (July 1988) reprint.
262. Ralph C. Merkle, "The Molecular Repair of the Brain," Cryonics (January 1994):16-31 (Part I); Cryonics (April, 1994):20-32 (Part II).
278. D.M. Eigler, E.K. Schweizer, "Positioning Single Atoms with a Scanning Tunnelling Microscope," Nature 344(1990):524-526.
279. K. Eric Drexler, "Introduction to Nanotechnology," in Markus Krummenacker, James Lewis, eds., Prospects in Nanotechnology: Toward Molecular Manufacturing, John Wiley & Sons, New York, 1995, pp. 1-22.
280. Ralph C. Merkle, "Design-Ahead for Nanotechnology," in Markus Krummenacker, James Lewis, eds., Prospects in Nanotechnology: Toward Molecular Manufacturing, John Wiley & Sons, New York, 1995, pp. 23-52.
282. N. Taniguchi, "Current Status in, and Future Trends of, Ultraprecision Machining and Ultrafine Materials Processing," Annals of the CIRP 32(1983, No.2):573-582.
289. Marvin Minsky, "Virtual Molecular Reality," in Markus Krummenacker, James Lewis, eds., Prospects in Nanotechnology: Toward Molecular Manufacturing, John Wiley & Sons, New York, 1995, pp. 187-195.
292. Thomas Kuhn, The Structure of Scientific Revolutions, Second Edition, University of Chicago Press, Chicago, 1970.
296. C. Bennett, "The Thermodynamics of Computation -- A Review," Intl. J. Theoret. Phys. 21(1981):905-940.
300. Ed Regis, Nano: The Emerging Science of Nanotechnology, Little, Brown and Company, New York, 1995.
306. R.C. Merkle, "The Technical Feasibility of Cryonics," Medical Hypotheses 39(1992):6-16.
308. Klaus Weber, Mary Osborn, "The Molecules of the Cell Matrix," Scientific American 253(October 1985):110-120.
310. Fred Hapgood, "Tinytech," Omni 9(November 1986):56-62, 102.
311. Eric Drexler, "Mightier Machines from Tiny Atoms May Someday Grow," Smithsonian 13(November 1982):145-155.
312. David S. Goodsell, The Machinery of Life, Springer-Verlag, New York, 1993.
313. Wayne M. Becker, The World of the Cell, The Benjamin/Cummings Publishing Company, Menlo Park, CA, 1986.
317. Richard J. Lagow et al., "Synthesis of Linear Acetylenic Carbon: The `sp' Carbon Allotrope," Science 267(20 January 1995):362-367.
322. Gregory M. Fahy, "Molecular Nanotechnology," Clinical Chemistry 39(September 1993):2011-2016.
328. Richard Preston, The Hot Zone, Anchor Books Doubleday, NY, 1994.
330. Christopher Lampton, Nanotechnology Playhouse: Building Machines from Atoms, Waite Group Press, Corte Madera, CA, 1993.
336. Robert Dillon, Lisa Fauci, Donald Gaver III, "A Microscale Model of Bacterial Swimming, Chemotaxis and Substrate Transport," J. Theoret. Biology 177(December 1995):325-340.
337. Howard C. Berg, Edward M. Purcell, "Physics of Chemoreception," Biophysical Journal 20(1977):193-219.
338. George T. Yates, "How Microorganisms Move through Water," American Scientist 74(July-August 1986):358-365.
339. Isaac Asimov, Fantastic Voyage, Houghton Mifflin Company, Boston, 1966.
340. Isaac Asimov, Fantastic Voyage II: Destination Brain, Doubleday, NY, 1987.
341. Jonathan Murphy, Bob Carr, Tony Atkinson, "Nanotechnology in Medicine and the Biosciences," Trends in Biotechnology 12(August 1994):289-290.
343. Elton Elliott, ed., Nanodreams, Baen Books, Riverdale NY, 1995.
346. B. Magnussen, S. Fatikow, U. Rembold, "Actuation in Microsystems: Problem Field Overview and Practical Example of the Piezoelectric Robot for Handling of Microobjects," in Proceedings of the 1995 INRIA/IEEE Symposium on Emerging Technologies and Factory Automation, IEEE Computer Society Press, Vol. 3, 1995, pp. 21-27.
347. Y. Kubo, Isao Shimoyama, T. Kaneda, Hirofumi Miura, "Study on Wings of Flying Microrobots," in Proceedings IEEE International Conference on Robotics and Automation, IEEE Computer Society Press, Vol. 1, 1994, pp. 834-9.
348. Y. Kubo, Isao Shimoyama, Hirofumi Miura, "Study of Insect-Based Flying Microrobots," in Proceedings IEEE International Conference on Robotics and Automation, IEEE Computer Society Press, Vol. 2, 1994, pp. 386-391.
352. Takashi Yasuda, Isao Shimoyama, Hirofumi Miura, "Microrobot Actuated by a Vibration Energy Field," Sensors and Actuators 43A(1994):366-370.
355. Richard Feynman, "Infinitesimal Machinery," Journal of Microelectromechanical Systems 2(March 1991):4-14.
357. Cyberlife, Sams Publishing, Indianapolis, IN, 1994.
358. Wesley M. DuCharme, Becoming Immortal: Nanotechnology, You, and the Demise of Death, Blue Creek Ventures, Evergreen CO, 1995.
359. Erle E. Peacock, Jr., Wound Repair, W.B. Saunders Company, Philadelphia, 1984.
360. Thomas K. Hunt, J. Englebert Dunphy, Fundamentals of Wound Management, Appleton-Century-Crofts, New York, 1979.
361. Y.C. Fung, Biodynamics: Circulation, Springer-Verlag, New York, 1984.
362. Y.C. Fung, Biomechanics: Mechanical Properties of Living Tissues, Second Edition, Springer-Verlag, New York, 1993.
363. Y.C. Fung, Biomechanics: Motion, Flow, Stress, and Growth, Springer-Verlag, New York, 1990.
364. S.A. Wainwright, W.D. Biggs, J.D. Currey, J.M. Gosline, Mechanical Design in Organisms. John Wiley & Sons, New York, 1976.
365. D.L. Fry, "Acute vascular endothelial changes associated with increased blood velocity gradients," Circulation Res. 22(1968):165-197.
366. G.W. Schmid-Schonbein, Y.C. Fung, B.W. Zweifach, "Vascular endothelium-leukocyte interaction," Circulation Res. 36(1975):173-184.
368. E.A. Evans, W. Rawicz, "Entropy-driven tension and bending elasticity in condensed-fluid membranes," Phys. Rev. Lett. 64(1990):2094-2097.
371. Robert M. Hochmuth, "Chapter 12: Properties of red blood cells." In Richard Skalak, Shu Chien, eds., Handbook of Bioengineering, McGraw-Hill, New York, 1987.
374. M.I. Gregersen, C.A. Bryant, W.E. Hammerle, S. Usami, S. Chien, "Flow characteristics of human erythrocytes through polycarbonate sieves," Science 157(1967):825-827.
381. Kevin Kelly, Out of Control: The New Biology of Machines, Social Systems, and the Economic World, Addison-Wesley Publishing Company, New York, 1994.
382. Philip Ball, Designing the Molecular World: Chemistry at the Frontier, Princeton University Press, Princeton NJ, 1994.
383. Michael Fossel, Reversing Human Aging, William Morrow and Company, NY, 1996.
384. Laurie Garrett, The Coming Plague, Penguin Books USA, New York, 1994.
385. Albert Einstein, "Investigations on the Theory of Brownian Movement," with notes by R. Furth, translated into English from German by A.D. Cowper, Methuen, London (1926), Dover Publications (1956); original paper in Ann. Phys. 17(1905):549.
386. H.L. Goldsmith, V.T. Turitto, "Rheological aspects of thrombosis and haemostasis: basic principles and applications," Thromb. Haemostasis 55(1986):415-435.
388. Kenneth H. Keller, "Effect of fluid shear on mass transport in flowing blood," Proc. Fed. Am. Soc. Exp. Biol. 30 (September-October 1971):1591-1599.
389. E.M. Purcell, "Life at low Reynolds number," Am. J. Physics 45(January 1977):3-11.
390. Farrington Daniels, Robert A. Alberty, Physical Chemistry, Third Edition, John Wiley & Sons, New York, NY, 1966.
391. Gary L. Westbrook, "Ligand-Gated Ion Channels," in Nicholas Sperelakis, ed., Cell Physiology Source Book, Academic Press, New York, 1995, Chapter 31, pp. 431-441.
392. William A. Catterall, "Structure and function of voltage-gated ion channels," Annual Rev. Biochemistry 64(1995):493-531.
393. Paul Burgmayer, Royce W. Murray, "An ion gate membrane: Electrochemical control of ion permeability through a membrane with an embedded electrode," J. Amer. Chem. Soc. 104(1982):6139-6140.
394. Matsuhiko Nishizawa, Vinod P. Menon, Charles R. Martin, "Metal nanotubule membranes with electrochemically switchable ion-transport selectivity," Science 268(5 May 1995):700-702.
395. David A. Langs, David J. Triggle, "Structural motifs for ion channels in membranes," in Philip Yeagle, ed., The Structure of Biological Membranes, CRC Press, Boca Raton, 1992, Chapter 16, pp. 721-772.
396. Lubert Stryer, Biochemistry, 4th Edition, W.H. Freeman and Company, New York, 1995.
397. Nicholas Sperelakis, "Diffusion and Permeability," in Nicholas Sperelakis, ed., Cell Physiology Source Book, Academic Press, New York, 1995, Chapter 5, pp. 61-66.
398. Thomas M. Devlin, ed., Textbook of Biochemistry with Clinical Correlations, Third Edition, Wiley-Liss, New York, 1992.
399. Michael M. Gottesman, Ira Pastan, "Biochemistry of multidrug resistance mediated by the multidrug transporter," Ann. Rev. Biochemistry 62(1993):385-427.
400. Hiroshi Nikaido, "Prevention of Drug Access to Bacterial Targets: Permeability Barriers and Active Efflux," Science 264(15 April 1994):382-388.
401. Michel Delaage, "Physico-Chemical Aspects of Molecular Recognition," in Michel Delaage, ed., Molecular Recognition Mechanisms, VCH Publishers, Inc., 1991, Chapter 1, pp. 1-13.
402. Cyrus Chothia, Joel Janin, "Principles of protein-protein recognition," Nature 256(28Aug 1975):705-708.
403. George Scatchard, Alan C. Batchelder, Alexander Brown, "Preparation and Properties of Serum and Plasma Proteins. VI. Osmotic Equilibria in Solutions of Serum Albumin and Sodium Chloride," J. Amer. Chem. Soc. 68(November 1946):2320-2329.
404. F. Harold, The Vital Force: A Study of Bioenergetics, W.H. Freeman & Co., New York, 1986.
405. M. Fehlman, A. le Cam, P. Kitabgi, J.F. Ray, P. Freychet, "Regulation of amino acid transport in the liver," J. Biol. Chem. 254(1978):401-407.
406. J.P. Vincent, M. Lazdunski, "Trypsin-pancreatic trypsin inhibitor association: Dynamics of the interaction and role of disulfide bridges," Biochemistry 11(1972):2967-2977.
407. M. Green, in C.B. Anfisen, J.T. Edsall, F.M. Richards, eds., Advances in Protein Chemistry, Volume 29, Academic Press, New York, 1975, pp. 85-133.
408. M.A. Delaage, J.J. Puizillout, "Radioimmunoassays for serotonine and 5-hydroxyindole acetic acid," J. Physiol. 77(1981):339-347.
409. M. Karplus, J.A. McCammon, "Dynamics of Proteins: Elements and Function," Annual Rev. Biochem. 53(1983):263-300.

410. Donald J. Cram, "Molecular container compounds," Nature 356(5 March 1992):29-36.
411. C.D. Gutsche, Calixarenes, Royal Society of Chemistry, London, 1993.
412. Arthur M. Lesk, Cyrus Chothia, "Evolution of Proteins Formed by β-Sheets: II. The Core of the Immunoglobulin Domains," J. Mol. Biol. 160(1982):325-342.
413. Cyrus Chothra, "Principles that Determine the Structure of Proteins," Ann. Rev. Biochem. 53(1984):537-572.
414. Russell F. Doolittle, "The Multiplicity of Domains in Proteins," Ann. Rev. Biochem. 64(1995):287-314.
415. Nathan Sharon, Halina Lis, "Carbohydrates in Cell Recognition," Scientific American 268(January 1993):82-89.
416. T.N. Bhat, G.A. Bentley, T.O. Fischmann, G. Boulot, R.J. Poljak, "Small rearrangements in structures of Fv and Fab fragments of antibody D1.3 on antigen binding," Nature 347(4 October 1990):483-485.
417. K.N. Houk, Kensuke Nakamura, Chimin Sheu, Amy E. Keating, "Gating as a Control Element in Constrictive Binding and Guest Release by Hemicarcerands," Science 273(2 August 1996):627-629.
418. Lei Jin, James A. Wells, "Dissecting the energetics of an antibody-antigen interface by alanine shaving and molecular grafting," Protein Science 3(1994):2351-2357.
419. A. Bertazzon, B.M. Conti-Tronconi, M.A. Raftery, "Scanning tunneling microscopy imaging of *Torpedo* acetylcholine receptor," Proc. Natl. Acad. Sci. USA 89(October 1992):9632-9636.
421. Klaus Mosbach, "Molecular Imprinting," Trends in Biochemical Sciences 19(1994):9-14.
422. Richard J. Ansell, Olof Ramstrom, Klaus Mosbach, "Towards artificial antibodies prepared by molecular imprinting," Clinical Chemistry 42(1996):1506-1512.
423. S. Roper, "Olfactory/Taste Receptor Transduction," in Nicholas Sperelakis, ed., Cell Physiology Source Book, Academic Press, New York, 1995, Chapter 38, pp. 514-522.
424. Suzanne B. Shuker, Philip J. Hajduk, Robert P. Meadows, Stephen W. Fesik, "Discovering High-Affinity Ligands for Proteins: SAR by NMR," Science 274(29 November 1996):1531-1534.
425. Markus Krummenacker, "Cavity Stuffer," 1993; see at: http://www.ai.sri.com/~kr/nano/cavstuf/cavstuf.html.
426. Monty Krieger, Joachim Herz, "Structures and Functions of Multiligand Lipoprotein Receptors: Macrophage Scavenger Receptors and LDL Receptor-Related Protein (LRP)," Ann. Rev. Biochem. 63(1994):601-637.
427. Joel Janin, Cyrus Chothia, "Role of Hydrophobicity in the Binding of Coenzymes. Appendix: Translational and Rotational Contribution to the Free Energy of Dissociation," Biochemistry 17(25 July 1978):2943-2948.
430. Mark E. Davis, "Design for Sieving," Nature 382(15 August 1996):583-584.
431. D.W. Lewis, C.M. Freeman, C.R.A. Catlow, "Predicting the Templating Ability of Organic Additives for the Synthesis of Microporous Materials," J. Phys. Chem. 99(1995):11194-11202.
432. Dewi W. Lewis, David J. Willock, C. Richard A. Catlow, John Meurig Thomas, Graham J. Hutchings, "De novo design of structure-directing agents for the synthesis of microporous solids," Nature 382 (15 August 1996):604-606.
433. R. Wiesendanger, Scanning Probe Microscopy and Spectroscopy: Methods and Applications. Cambridge University Press, Cambridge, MA, 1994.
434. W.C. Gardiner Jr., Rates and Mechanisms of Chemical Reactions, Benjamin, New York, 1969.
435. R. Macnab, D.E. Koshland Jr., "The gradient-sensing mechanism in bacterial chemotaxis," Proc. Natl. Acad. Sci. USA 69(1972):2509-2512.
436. D.E. Koshland Jr., "A Response Regulator Model in a Simple Sensory System," Science 196(3 June 1977):1055-1063.
437. John S. Parkinson, David F. Blair, "Does *E. coli* Have a Nose?" Science 259 (19 March 1993):1701-1702.
438. H. Meixner, R. Jones, eds., Volume 8: Micro- and Nanosensor Technology / Trends in Sensor Markets. In W. Gopel, J. Hesse, J.N. Zemel, eds., Sensors: A Comprehensive Survey, VCH Verlagsgesellschaft mbH, Weinheim Germany, 1995.
439. Robert G. Urban, Roman M. Chicz, eds., MHC Molecules: Expression, Assembly and Function, Chapman & Hall, New York, 1996.
440. C. Daniel Frisbie, Lawrence F. Rozsnyai, Aleksandr Noy, Mark S. Wrighton, Charles M. Lieber, "Functional Group Imaging by Chemical Force Microscopy", Science 265(30 September 1994):2071-2074.
441. Ross C. Thomas, J.E. Houston, Richard M. Crooks, Taisun Kim, Terry A. Michalske, "Probing Adhesion Forces at the Molecular Scale," J. Amer. Chem. Soc. 117(1995):3830-3834.
442. V. Gass, B.H. van der Schoot, N.F. de Rooij, "Nanofluid Handling by Micro-Flow-Sensor Based on Drag Force Measurements," Proceedings 6th IEEE Micro Electro Mechanical Systems, IEEE Robotics and Automation Society, 1993, pp. 167-172.
443. S.D. Rapoport, M.L. Reed, L.E. Weiss, "Fabrication and Testing of a Microdynamic Rotor for Blood Flow Measurements," J. Micromech. Microeng. 1(1991):60-65.
444. C.S.F. Lee, L. Talbot, "A fluid mechanical study on the closure of heart valves," J. Fluid Mechanics 91(1979):41-63.
445. G. Binnig, C.F. Quate, Ch. Gerber, "Atomic Force Microscopy," Phys. Rev. Lett. 56(3 March 1986):930-933.
446. A.J. Hudspeth, "The Hair Cells of the Inner Ear," Scientific American 248(January 1983):54-64.
447. J. Bernstein, S. Cho, A.T. King, A. Kourepenis, P. Maciel, M. Weinberg, "A Micromachined Comb-Drive Tuning Fork Rate Gyroscope," Proceedings 6th IEEE Micro Electro Mechanical Systems, IEEE Robotics and Automation Society, 1993, pp. 413-418.
448. Keith R. Symon, Mechanics, 3rd edition, Addison-Wesley Publishing Co., Reading MA, 1971.
449. William C. Van Buskirk, J. Wallace Grant, "Chapter 31: Vestibular Mechanics," in Richard Skalak, Shu Chien, eds., Handbook of Bioengineering, McGraw-Hill Book Company, New York, 1987.
450. R. Wiesendanger, "Chapter 11. Future Nanosensors." In H. Meixner, R. Jones, eds., Volume 8: Micro- and Nanosensor Technology / Trends in Sensor Markets. In W. Gopel, J. Hesse, J.N. Zemel, eds., Sensors: A Comprehensive Survey, VCH Verlagsgesellschaft mbH, Weinheim Germany, 1995; pp. 337-356.
451. D. Rugar, C.S. Yannoni, J.A. Sidles, "Mechanical detection of magnetic resonance," Nature 360(1992):563-566.
452. Shinji Kamimura, Keiichi Takahashi, "Direct measurement of the force of microtubule sliding in flagella," Nature 293(15 October 1981):566-568.
453. A. Ashkin, Karin Schutze, J.M. Dziedzic, Ursula Euteneuer, Manfred Schliwa, "Force generation of organelle transport measured in vivo by infrared laser trap," Nature 348(22 November 1990):346-348.
454. Steven M. Block, Lawrence S.B. Goldstein, Bruce J. Schnapp, "Bead movement by single kinesin molecules studied with optical tweezers," Nature 348(22 November 1990):348-352.
455. Akihiko Ishijima, Takashi Doi, Katsuhiko Sakurada, Toshio Yanagida, "Sub-piconewton force fluctuations of actomyosin in vitro," Nature 352(25 July 1991):301-306.
456. M. Kandler, Y. Manoli, W. Mokwa, E. Spiegel, H. Vogt, "A miniature single-chip pressure and temperature sensor," J. Micromech. Microeng. 2(1992):199-201.
457. Lars Rosengren, Ylva Backlund, Tom Sjostrom, Bertil Hok, Bjorn Svedbergh, "A system for wireless intra-ocular pressure measurements using a silicon micromachined sensor," J. Micromech. Microeng. 2(1992):202-204.
458. R.C. Hughes, A.J. Ricco, M.A. Butler, S.J. Martin, "Chemical Microsensors," Science 254(4 October 1991):74-80.
459. John R. Vig, Raymond L. Filler, Yoonkee Kim, "Chemical Sensor Based on Quartz Microresonators," J. Microelectromechanical Systems 5(June 1996):138-140.
460. Max N. Yoder, "Diamond Properties and Applications," in Robert F. Davis, ed., Diamond Films and Coatings: Development, Properties, and Applications, Noyes Publications, Park Ridge NJ, 1993, pp. 1-30.
461. J.K. Gimzewski, Ch. Gerber, E. Meyer, R.R. Schlittler, "Observation of a chemical reaction using a micromechanical sensor," Chem. Phys. Lett. 217(28 January 1994):589-594.
462. W.L. Smith, W.J. Spencer, "Quartz crystal thermometer for measuring temperature deviations in the 10^{-3} to 10^{-6}°C range," Rev. Sci. Instr. 34(1963):268-270.
463. C.C. Williams, H.K. Wickramasinghe, "Scanning thermal profiler," Appl. Phys. Lett. 49(8 December 1986):1587-1589.
464. C.C. Williams, H.K. Wickramasinghe, "Microscopy of chemical-potential variations on an atomic scale," Nature 344(22 March 1990):317-319.
465. Richard I. Morimoto, "Cells in Stress: Transcriptional Activation of Heat Shock Genes," Science 259(5 March 1993):1409-1410.
466. Joseph P. Hendrick, Franz-Ulrich Hartl, "Molecular Chaperone Functions of Heat-Shock Proteins," Ann. Rev. Biochem. 62(1993):349-384.
467. Robert F. Service, "Folding Proteins Caught in the Act," Science 273(5 July 1996):29-30.
468. Jason W. Armstrong, Richard A. Gerren, Stephen K. Chapes, "The Effect of Space and Parabolic Flight on Macrophage Hematopoiesis and Function," Experimental Cell Research 216 (1995):160-168.
469. Augusto Cogoli, "The effect of hypogravity and hypergravity on cells of the immune system," J. Leukocyte Biol. 54(September 1993):259-268.
470. Augusto Cogoli, Birgitt Bechler, Marianne Cogoli-Greuter, Sue B. Criswell, Helen Joller, Peter Joller, Elisabeth Hunzinger, Ottfried Muller, "Mitogenic signal transduction in T lymphocytes in microgravity," J. Leukocyte Biol. 53(May 1993):569-575.
471. D.K. Kondepudi, I. Prigogine, "Sensitivity in nonequilibrium chemical systems to gravitation field," Adv. Space Res. 3(1983):171-176.
472. M. Limouse, S. Manie, I. Konstantinova, B. Ferrua, L. Schaffar, "Inhibition of phorbol ester-induced cell activation in microgravity," Exp. Cell Res. 197(1991):82-86.
473. R.P. deGroot, P.J. Rijken, J. den Hertog, J. Boonstra, A.J. Verkleij, S.W. deLaat, W. Kruijer, "Nuclear responses to protein kinase C signal transduction are sensitive to gravity changes," Exp. Cell Res. 197(1991):87-90.
475. T.R. Anthony, W.F. Banholzer, J.F. Fleischer, Lanhua Wei, P.K. Kuo, R.L. Thomas, R.W. Pryor, "Thermal diffusivity of isotopically enriched C^{12} diamond," Phys. Rev. B 42(15 July 1990):1104-1111.
476. Eliot Marshall, "GE's Cool Diamonds Prompt Warm Words," Science 250(5 October 1990):25-26; and "Letters: Cool Diamonds," Science 250(30 November 1990):1194-1195.
477. B. Reipert, "Alterations in gene expression induced by low-frequency, low-intensity electromagnetic fields," in F. Lyall, A.J. El Haj, eds., Biomechanics and Cells, Cambridge University Press, 1994, pp. 131-143.

478. A.M. Chang, H.D. Hallen, L. Harriott, H.F. Hess, H.L. Kao, J. Kwo, R.E. Miller, R. Wolfe, J. van der Ziel, T.Y. Chang, "Scanning Hall probe microscopy," Appl. Phys. Lett. 61(19 October 1992):1974-1976.
479. S.J. Swithenby, "SQUID Magnetometer: Uses in Medicine," Phys. Technol. 18(January 1987):17-24.
480. Robert R. Birge, "Molecular Electronics," in B.C. Crandall, James Lewis, eds., Nanotechnology: Research and Perspectives, MIT Press, 1992, pp. 149-170.
481. Caridad Rosette, Michael Karin, "Ultraviolet Light and Osmotic Stress: Activation of the JNK Cascade Through Multiple Growth Factor and Cytokine Receptors," Science 274(15 November 1996):1194-1197.
482. B. Hadimioglu, J.S. Foster, "Advances in superfluid helium acoustic microscopy," J. Appl. Phys. 56 (1 October 1984):1976-1980.
483. Jurgen Bereiter-Hahn, "Probing Biological Cells and Tissues with Acoustic Microscopy," in Andrew Briggs, ed., Advances in Acoustic Microscopy, Volume 1, Plenum Press, New York, 1995, pp. 79-115.
484. H.J. Butt, E.K. Wolff, S.A. Gould, B.D. Northern, C.M. Peterson, P.K. Hansma, "Imaging cells with the atomic force microscope," J. Struct. Biol. 105(1990):54-61.
485. E. Henderson, P.G. Haydon, D.S. Sakaguchi, "Actin filament dynamics in living glial cells imaged by atomic force microscopy," Science 257(1992):1944-1946.
486. J.K.H. Horber, W. Haberle, F. Ohnesorge, G. Binnig, H.G. Liebich, C.P. Czerny, H. Mahnel, A. Mayr, "Investigation of living cells in the nanometer regime with the scanning force microscope," Scanning Microsc. 6(1992):919-930.
488. H. Luers, J. Bereiter-Hahn, J. Litniewski, in H. Ermert, H.P. Harjes, eds., Acoustical Imaging, Volume 19, Plenum Press, New York, 1992, pp. 511-516.
489. D. Rugar, O. Zuger, S. Hoen, C.S. Yannoni, H.M. Vieth, R.D. Kendrick, "Force Detection of Nuclear Magnetic Resonance," Science 264(10 June 1994):1560-1563.
490. Michael K. Stehling, Robert Turner, Peter Mansfield, "Echo-Planar Imaging: Magnetic Resonance Imaging in a Fraction of a Second," Science 254(4 October 1991):43-50.
491. Kevin Strange, ed., Cellular and Molecular Physiology of Cell Volume Regulation, CRC Press, Boca Raton FL, 1994.
492. E. Betzig, J.K. Trautman, T.D. Harris, J.S. Weiner, R.L. Kostelak, "Breaking the Diffraction Barrier: Optical Microscopy on a Nanometric Scale," Science 251(22 March 1991):1468-1470.
493. Eric Betzig, Robert J. Chichester, "Single Molecules Observed by Near-Field Scanning Optical Microscopy," Science 262(26 November 1993):1422-1425.
494. R. Berndt, R. Gaisch, J.K. Gimzewski, B. Reihl, R.R. Schlittler, W.D. Schneider, M. Tschudy, "Photon Emission at Molecular Resolution Induced by a Scanning Tunneling Microscope," Science 262(26 November 1993):1425-1427.
495. F. Zenhausern, Y. Martin, H.K. Wickramasinghe,"Scanning Interferometric Apertureless Microscopy: Optical Imaging at 10 Angstrom Resolution," Science 269(25 August 1995):1083-1085.
496. C. Thomas, P. DeVries, J. Hardin, J. White, "Four-Dimensional Imaging: Computer Visualization of 3D Movements in Living Specimens," Science 273 (2 August 1996):603-607.
497. Jack L. Jewell, James P. Harbison, Axel Scherer, "Microlasers," Scientific American 265(November 1991):86-94.
498. Chaya Nanavati, Julio M. Fernandez, "The Secretory Granule Matrix: A Fast-Acting Smart Polymer," Science 259(12 February 1993):963-965.
499. Masuo Aizawa, Hiroaki Shinohara, "Designing Artificial Structures from Biological Models," in Paolo Dario, Giulio Sandini, Patrick Aebischer, eds., Robots and Biological Systems: Towards a New Bionics? Springer-Verlag, New York, 1993, pp. 571-578.
500. T. Gualtierotti, V. Capraro, "The Action of Magnetic Field on the Sodium Transport Across the Cell Membrane," in M. Florkin, A. Dollfus, eds., Life Sciences and Space Research III, North-Holland Publishing Company, Amsterdam, 1964, pp. 311-316.
501. R.P. Blakemore, "Magnetotactic Bacteria," Science 190(1975):377-379.
502. Ellen D. Yorke, "A Possible Magnetic Transducer in Birds," J. Theoret. Biol. 77(1979):101-105.
503. Moshe Kisliuk, Jacob S. Ishay, "Hornet Building Orientation in Additional Magnetic Fields," in Richard Holmquist, ed., Life Sciences and Space Research XVI, Pergamon Press, New York, 1978, pp. 57-62.
504. T.F. Budinger, C.A. Tobias, R.H. Huesman, F.T. Upham, T.F. Wieskamp, R.A. Hoffman, "Apollo-Soyuz Light-Flash Observations," in Richard Holmquist, ed., Life Sciences and Space Research XV, Pergamon Press, New York, 1977, pp. 141-146.
505. Wesley L. Nyborg, Marvin C. Ziskin, eds., Biological Effects of Ultrasound, Churchill Livingstone, New York, 1985.
506. Sandra L. Hagen-Ansert, Textbook of Diagnostic Ultrasonography, Third Edition, C.V. Mosby Company, St. Louis MO, 1989.
507. Rudolph L. Leibel, "A Biologic Radar System for the Assessment of Body Mass: The Model of a Geometry Sensitive Endocrine System is Presented," J. Theoret. Biol. 66(1977):297-306.
508. R. Rox Anderson, John A. Parrish, "The Optics of Human Skin," J. Investigative Dermatology 77(1981):13-19.
509. M.J.C. Van Gemert, Steven L. Jacques, H.J.C.M. Sterenborg, W.M. Star, "Skin Optics," IEEE Trans. Biomed. Eng. 36(December 1989):1146-1154.
510. Wai-Fung Cheong, Scott A. Prahl, Ashley J. Welch, "A Review of the Optical Properties of Biological Tissues," IEEE J. Quantum Electronics 26(December 1990):2166-2185.
512. H. Rada, A. Dittmar, G. Delhomme, C. Collet, R. Roure, E. Vernet-Maury, A. Priez, "Bioelectric and microcirculation cutaneous sensors for the study of vigilance and emotional response during tasks and tests," Biosensors and Bioelectronics 10(1995):7-15.
513. Peter Fromherz, Alfred Stett, "Silicon-Neuron Junction: Capacitive Stimulation of an Individual Neuron on a Silicon Chip," Phys. Rev. Lett. 75(21 August 1995):1670-1673.
514. Sergey M. Bezrukov, Igor Vodyanoy, "Noise-induced enhancement of signal transduction across voltage-dependent ion channels," Nature 378(23 November 1995):362-364.
517. Eugene M. Renkin, "Chapter 42. Microcirculation and Exchange," in Harry D. Patton, Albert F. Fuchs, Bertil Hille, Alan M. Scher, Robert Steiner, eds., Textbook of Physiology, 21st Edition, W.B. Saunders, Philadelphia, 1989, pp. 860-878.
518. Peter Pearce, Susan Pearce, Polyhedra Primer, Van Nostrand Reinhold Company, New Yrok, 1978.
519. Peter C. Gasson, Geometry of Spatial Forms, John Wiley & Sons, New York, 1983.
520. D'Arcy Wentworth Thompson, On Growth and Form, Second Edition, Cambridge University Press, Cambridge, UK, 1942. (First Edition, 1917)
521. Frederick H. Silver, Biological Materials: Structure, Mechanical Properties, and Modeling of Soft Tissues, New York University Press, New York, 1987.
522. Robert F. Curl, Richard E. Smalley, "Fullerenes," Scientific American 265(October 1991):54-63.
523. H.W. Kroto, J.E. Fischer, D.E. Cox, eds., The Fullerenes, Pergamon Press, New York, 1993.
524. H. Weyl, Symmetry, Princeton University Press, Princeton, NJ, 1952.
525. Uwe B. Sleytr, Margit Sara, Paul Messner, Dietmar Pum, "Two-Dimensional Protein Crystals (S-Layers): Fundamentals and Applications," J. Cellular Biochemistry 56(1994):171-176.
526. James A. Wilson, Principles of Animal Physiology, Macmillan Publishing Company, New York, 1972.
527. H.J. Morowitz, M.E. Tourtellotte, "The Smallest Living Cells," Scientific American 206(March 1962):117-126.
528. Yong Li, Toyoichi Tanaka, "Phase Transitions of Gels," Ann. Rev. Materials Sci. 22(1992):243-277. See also: E.S. Matsuo, T. Tanaka, "Patterns in shrinking gels," Nature 358(6 August 1992):482-485; and A.H. Mitwalli et al., "Closed-loop feedback control of magnetically-activated gels," J. Intell. Mater. Syst. Struct. 8(July 1997):596-604.
529. R.B. Clark, J.B. Cowey, "Factors controlling the change of shape of certain Nemertean and Turbellarian worms," J. Experimental Biology 35(1958):731-748.
530. Tadayoshi Okumura, G.A. Jamieson, "Platelet Glycocalicin. I. Orientation of Glycoproteins of the Human Platelet Surface," J. Biol. Chem. 251(10 October 1976):5944-5949.
531. Bruce Alberts, Dennis Bray, Julian Lewis, Martin Raff, Keith Roberts, James D. Watson, The Molecular Biology of the Cell, Second Edition, Garland Publishing, Inc., New York, 1989.
532. Hongtao Han, Lee E. Weiss, Michael L. Reed, "Micromechanical Velcro," J. Microelectromechanical Systems 1(March 1992):37-43.
533. W. Nachtigall, Biological Mechanisms of Attachment: The Comparative Morphology and Bioengineering of Organs for Linkage, Suction, and Adhesion, Springer-Verlag, New York, 1974.
534. K.S.J. Pister, M.W. Judy, S.R. Burgett, R.S. Fearing, "Microfabricated hinges," Sensors and Actuators A 33(1992):249-256.
535. Joyce Y. Wong, Tonya L. Kuhl, Jacob N. Israelachvili, Nasreen Mullah, Samuel Zalipsky, "Direct Measurement of a Tethered Ligand-Receptor Interaction Potential," Science 275(7 February 1997):820-822.
536. J.E. Field, "Chapter 9. Strength and Fracture Properties of Diamond," in J.E. Field, ed., The Properties of Diamond, Academic Press, New York, 1979, pp. 281-324.
537. National Materials Advisory Board; Status and Applications of Diamond and Diamond-Like Materials: An Emerging Technology, Report of the Committee on Superhard Materials, NMAB-445, National Academy Press, 1990.
538. Richard P. Feynman, Robert B. Leighton, Matthew Sands, The Feynman Lectures on Physics, Addison-Wesley Publishing Company, Reading, MA, 1963.
539. R. Buckminster Fuller, E.J. Applewhite, Synergetics: Explorations in the Geometry of Thinking, Macmillan Publishing Company, New York, 1975.
540. Harry Chesley, "Early Applications," in B.C. Crandall, ed., Nanotechnology: Molecular Speculations on Global Abundance, MIT Press, Cambridge MA, 1996, pp. 89-105.
541. Naomasa Nakajima, Kazuhiro Ogawa, Iwao Fujimasa, "Study on Microengines: Miniaturizing Stirling Engines for Actuators," Sensors and Actuators 20(1989):75-82.
543. Seth J. Putterman, "Sonoluminescence: Sound into Light," Scientific American 272(February 1995):46-51.
544. K.F. Hale, C. Clarke, R.F. Duggan, B.E. Jones, "Incremental Control of a Valve Actuator Employing Optopneumatic Conversion," Sensors and Actuators A21-A23(1990):207-210.
545. Paul L. Bergstrom, Jin Ji, Yu-Ning Liu, Massoud Kaviany, Kensall D. Wise, "Thermally Driven Phase-Change Microactuation," J. Microelectromechanical Systems 4(March1995):10-17.

546. V.P. Jaecklin, C. Linder, N.F. de Rooij, J.-M. Moret, R. Vuilleumier, "Optical Microshutters and Torsional Micromirrors for Light Modulator Arrays," Proceedings 6th IEEE Micro Electro Mechanical Systems, IEEE Robotics and Automation Society, 1993, pp. 124-127.
547. W. Riethmuller, W. Benecke, U. Schnakenberg, A. Heuberger, "Micromechanical silicon actuators based on thermal expansion effects," Dig. Int. Conf. Solid-State Sensors and Actuators, Tokyo, Japan, June 1987, pp. 834-837.
548. K. Ikuta, M. Tsukamoto, S. Hirose, "Mathematical model and experimental verification of shape memory alloy for designing microactuators," in Proc. IEEE Micro Electro Mechanical Systems Workshop, February 1991, pp. 103-108.
549. Richard I. Epstein, Melvin I. Buchwald, Bradley C. Edwards, Timothy R. Gosnell, Carl E. Mungan, "Observation of laser-induced fluorescent cooling of a solid," Nature 377(12 October 1995):500-503.
550. P.C.W. Chu, "High-Temperature Superconductors," Scientific American 273(September 1995):162-165.
551. P.H. Egli, ed., Thermoelectricity, John Wiley & Sons, New York, 1960.
552. B. Wagner, G. Fuhr, T. Muller, Th. Schnelle, W. Benecke, "Fluid-Filled Dielectric Induction Micromotor with Al-SiO_2 Rotor," Proceedings 6th IEEE Micro Electro Mechanical Systems, IEEE Robotics and Automation Society, 1993.
553. Bernard Jaffe, William R. Cook Jr., Hans Jaffe, Piezoelectric Ceramics, Academic Press, New York, 1971.
554. J.R. Vig, J.W. LeBus, R.L. Filler, "Chemically polished quartz," in Proc. 31st Annual Symposium on Frequency Control, 1977, pp. 131-143.
555. J.R. Hunt, R.C. Smythe, "Chemically milled VHF and UHF AT-cut resonators," in Proc. 39st Annual Symposium on Frequency Control, 1985, pp. 292-300.
556. Mehran Mehregany, Yu-Chong Tai, "Surface micromachined mechanisms and micromotors," J. Micromech. Microeng. 1(1991):73-85.
557. U. Beerschwinger, N.G. Milne, S.J. Yang, R.L. Reuben, A.J. Sangster, H. Ziad, "Coupled Electrostatic and Mechanical FEA of a Micromotor," J. Microelectromechanical Systems 3(December 1994):162-171.
558. Yogesh Gianchandani, Khalil Najafi, "Batch fabrication and assembly of micromotor-driven mechanisms with multi-level linkages," Proceedings 5th IEEE Micro Electro Mechanical Systems, IEEE Robotics and Automation Society, 1992, pp. 141-146.
559. Takashi Yasuda, Isao Shimoyama, Hirofumi Miura, "Microrobot locomotion in a mechanical vibration field," Advanced Robotics 9(1995):165-176.
560. E.P. Muntz, G.R. Shiflett, D.A. Erwin, J.A. Kunc, "Transient Energy-Release Pressure-Driven Microdevices," J. Microelectromechanical Systems 1(September 1992):155-163.
561. Alexander Hellemans, "Trapped Buckyball Turns Up the Amp," Science 275 (21 February 1997):1069.
562. H.M. Hubbard, "Photovoltaics Today and Tomorrow," Science 244(1989):297-304.
563. "Microsensors Move Into Biomedical Applications", Electronic Design (28 May 1996):75.
564. Toshio Fukuda, Hidemi Hosokai, Hiroaki Ohyama, Hideki Hashimoto, Fumihito Arai, "Giant Magnetostrictive Alloy (GMA): Applications to Micro Mobile Robot as a Micro Actuator without Power Supply Cables," Proceedings 4th IEEE Micro Electro Mechanical Systems, IEEE Robotics and Automation Society, 1991, pp. 210-215.
565. Peter G.O. Freund, Christopher T. Hill, "A possible practical application of heavy quark physics," Nature 276(16 November 1978):250.
566. Bruce J. Gluckman, Theoden I. Netoff, Emily J. Neel, William L. Ditto, Mark L. Spano, Steven J. Schiff, "Stochastic Resonance in a Neuronal Network from Mammalian Brain," Phys. Rev. Lett. 77(4 November 1996):4098-4101. See also: B.J. Gluckman et al., "Stochastic resonance in mammalian neuronal networks," Chaos 8(September 1998):588-598.
567. Dwight E. Gray, ed., American Institute of Physics Handbook, Third Edition, McGraw-Hill Book Company, New York, 1972.
568. H.K. Mao, P.M. Bell, "Observations of Hydrogen at Room Temperature (25°C) and High Pressure (to 500 Kilobars)," Science 203(9 March 1979):1004-1006.
570. Richard R.H. Coombs, Dennis W. Robinson, eds., Nanotechnology in Medicine and the Biosciences, Gordon & Breach Publishers, Netherlands, 1996.
572. J.A.T. Dow, P. Clark, P. Connolly, A.S.G. Curtis, "Novel methods for the guidance and monitoring of single cells and simple networks in culture," J. Cell. Science Suppl. 8(1987):55-79.
573. D.J. Edell, "A peripheral information transducer for amputees: long term multichannel recordings from rabbit peripheral nerves," IEEE Trans. Biomed. Eng. 33(1986):204-214.
574. P. Connolly, P. Clark, A.S.G. Curtis, J.A.T. Dow, C.D.W. Wilkinson, "An extracellular microelectrode array for monitoring electrogenic cells in culture," Biosens. Bioelectron. 5(1989):223-234.
575. R. Wilson, L. Breckenridge, S.E. Blackshaw, P. Connolly, J.A.T. Dow, A.S.G. Curtis, "Simultaneous multi site recordings and stimulation of single isolated leech neurons using planar extracellular electrode arrays," J. Neurosci. Methods 53(1994):101-110.
576. D.W. Pohl, W. Denk, M. Lanz, "Optical stethoscopy: image recording with resolution $\lambda/20$," Appl. Phys. Lett. 44(1984):651-654.
577. W. Tan, Z-Y. Shi, S. Smith, D. Birnbaum, R. Kopelman, "Submicrometer Intracellular Chemical Optical Fiber Sensors," Science 258(1992):778-781.
578. James A. Spudich, "How molecular motors work," Nature 372(8 December 1994):515-518.
579. M. Meister, S.R. Caplan, H.C. Berg, "Dynamics of a tightly coupled mechanism for flagellar rotation. Bacterial motility, chemiosmotic coupling, protonmotive force," Biophys. J. 55(1989):905-914.
580. L.L McCarter, "MotY, a component of the sodium-type flagellar motor," J. Bacteriol. 176(1994):4219-4225; and "MotX, the channel component of the sodium-type flagellar motor," J. Bacteriol. 176(1994):5988-5998.
581. Christopher J. Jones, Shin-Ichi Aizawa, "The Bacterial Flagellum and Flagellar Motor: Structure, Assembly and Function," Adv. Microbial Physiol. 32(1991):109-172.
582. Paul Loubeyre, Rene LeToullec, "Stability of O_2/H_2 mixtures at high pressure," Nature 378(2 November 1995):44-46.
583. Charles W. Shilling, Margaret F. Werts, Nancy R. Shandelmeier, The Underwater Handbook: A Guide to Physiology and Performance for the Engineer, Plenum Press, NY, 1976.
584. J.U. Steinle, E.U. Franck, "High Pressure Combustion—Ignition Temperatures to 1000 bar," Berichte der Bunsen. fur Phys. 99(January 1995):66-73.
585. William S. Spector, ed., Handbook of Biological Data, W.B. Saunders Company, Philadelphia PA, 1956.
587. Yoichi Tatara, "Mechanochemical Actuators," Advanced Robotics 2(1987):69-85.
588. J.B. Bates, G.R. Gruzalski, C.F. Luck, "Rechargeable solid state lithium microbatteries," Proceedings 6th IEEE Micro Electro Mechanical Systems, IEEE Robotics and Automation Society, 1993, pp. 82-86.
589. Wenjie Li, Jorma A. Virtanen, Reginald M. Penner, "A Nanometer-Scale Galvanic Cell," J. Phys. Chem. 96(August 1992):6529-6532.
590. O.Z. Roy, "Biological Energy Sources: A Review," Bio-Medical Engineering 6(June 1971):250-256.
592. W. Roth, "Bioenergy electrical power sources," Digest of the 7th International Conference on Medical and Biological Engineering, August 1967, p. 518.
593. G. Lewin, G.H. Myers, V. Parsonnet, K.V. Raman, "An improved biological power source for cardiac pacemakers," Trans. Amer. Soc. Artif. Intern. Organs 14(1968):215-219.
594. B.Y.C. Wan, A.C.C. Tseung, "Some studies related to electricity generation from biological fuel cells and galvanic cells, in vitro and in vivo," Medical and Biological Engineering 12(January 1974):14-28.
595. L.R. Pinneo, M.L. Kesselman, "Tapping the Electric Power of the Nervous System for Biological Telemetering," ASTIA Document AD-209-607, May 1959.
596. L.W. Reynolds, "Utilization of Bioelectricity as Power Supply for Implanted Electronic Devices," Aerospace Medicine 35(February 1964):115-117.
597. M.V. Sussmann, A. Katchalsky, "Mechanochemical Turbine: A New Power Cycle," Science 167(2 January 1970):45-47.
598. A.N. Oksendal, "Biodistribution and toxicity of MR imaging contrast media," J. Magn. Reson. Imaging 3(1993):157-165.
599. P. Galle, J.P. Berry, C. Galle, "Role of alveolar macrophages in precipitation of mineral elements inhaled as soluble aerosols," Environ. Health Perspect. 97(1992):145-147.
600. Y. Berthezene, A. Muhler, P. Lang, D.M. Shames, O. Clement, W. Rosenau, R. Kuwatsuru, R.C. Brasch, "Safety aspects and pharmacokinetics of inhaled aerosolized gadolinium," J. Magn. Reson. Imaging 3(1993):125-130.
601. Seishiro Hirano, Kazuo T. Suzuki, "Exposure, Metabolism, and Toxicity of Rare Earths and Related Compounds," Environ. Health Perspect. 104 (March 1996):85-95.
602. Anthony R. Martin, Alan Bond, "Project Daedalus: The Propulsion System. Part I. Theoretical considerations and calculations," in Anthony R. Martin, ed. Project Daedalus, J. Brit. Interplanet. Soc. Suppl., 1978, pp. S44-S62.
603. Wen H. Ko, Jaroslav Hynecek, "Implant Evaluation of a Nuclear Power Source—Betacel Battery," IEEE Trans. Biomed. Eng. 21(May 1974):238-241.
604. L.W. Alvarez et al., "Catalysis of Nuclear Reactions by Mu Mesons," Phys. Rev. 105(1957):1127-1128.
605. George Zweig, "Quark Catalysis of Exothermal Nuclear Reactions," Science 201(15 September 1978):973-979.
606. F.C. Frank, "Hypothetical Alternative Energy Sources for the Second Meson Events," Nature 160(1947):525.
607. S.E. Jones et al., "Observation of cold nuclear fusion in condensed matter," Nature 338(27 April 1989):737-740.
608. J. Rafelski, S.E. Jones, "Cold Nuclear Fusion," Scientific American 257(July 1987):84-89.
609. C. DeW. Van Siclen, S.E. Jones, "Piezonuclear fusion in isotopic hydrogen molecules," J. Phys. G 12(March 1986):213-221.
610. S.E. Jones et al., "Experimental Investigation of Muon-Catalyzed d-t Fusion," Phys. Rev. Lett. 51(7 November 1983):1757-1760.
611. Steven Earl Jones, "Muon-catalysed fusion revisited," Nature 321(8 May 1986):127-133.
612. W.K. Hensley, W.A. Bassett, J.R. Huizenga, "Pressure Dependence of the Radioactive Decay Constant of Beryllium-7," Science 181(21 September 1973):1164-1165.
613. Gustave K. Kohn, "Letters," Science 274(25 October 1996):481. See also: T.N. Claytor, D.D. Jackson, D.G. Tuggle, "Tritium Production from a Low Voltage Deuterium Discharge on Palladium and Other Metals," LAUR#95-2687, 1995, at: http://nde.lanl.gov/cf/tritweb.htm.

614. V.A. Klyuev, A.G. Lipson, Yu.P. Toporov, B.V. Deryagin, V.J. Lushchikov, A.V. Streikov, E.P. Shabalin, "High-energy processes accompanying the fracture of solids," Sov. Tech. Phys. Lett. 12(1986):551-552.
615. M. Fleischmann, S. Pons, M. Hawkins, "Electrochemically Induced Nuclear Fusion of Deuterium," J. Electroanalytical Chem. 261(1989):301-308.
616. M. Fleischmann, S. Pons, "Calorimetry of the Pd-D_2O system: From simplicity via complications to simplicity," Phys. Lett. A 176(1993):118-129.
617. Edmund Storms, "Warming up to Cold Fusion," Technology Review (MIT) (May/June 1994):19-29.
618. J.T. Dickinson, L.C. Jensen, S.C. Langford, R.R. Ryan, E. Garcia, "Fracto-emission from deuterated titanium: Supporting evidence for a fracto-fusion mechanism," J. Materials Res. 5(January 1990):109-122.
619. B.V. Derjaguin, A.G. Lipson, V.A. Kluev, D.M. Sakov, Yu.P. Toporov, "Titanium fracture yields neutrons?" Nature 341(1989):492.
620. P.I. Golubnichii, V.A. Kurakin, A.D. Filonenko, V.A. Tsarev, A.A. Tsarik, "A possible mechanism for cold nuclear fusion," Sov. Phys. Dokl. 34(July 1989):628-629.
621. Tatsuoki Tekeda, Tomonori Takizuka, "Fractofusion Mechanism," J. Phys. Soc. Japan 58(September 1989):3073-3076.
622. W. Lochte-Holtgreven, Z. Naturf. 42A(1987):538 et seq.
624. Melvin H. Miles, Benjamin F. Bush, David E. Stilwell, "Calorimetric Principles and Problems in Measurements of Excess Power during Pd-D_2O Electrolysis," J. Phys. Chem. 98(1994):1948-1952.
625. Kenneth S. Suslick, "The Chemical Effects of Ultrasound," Scientific American 260(February 1989):80-86.
626. "Statement of mammalian in vivo ultrasonic biological effects," Reflections 4(1978):311. (See also W. Nyborg, HEW Publ. No. FDA 788062, 1978.)
627. American Institute of Ultrasound in Medicine, "Bioeffects considerations for the safety of diagnostic ultrasound," J. Ultrasound Med. 7(September 1988):suppl. See also: "American Institute of Ultrasound in Medicine Guidelines," J. Ultrasound Med. 11(April 1992):171-172.
628. W.N. McDicken, Diagnostic Ultrasonics: Principles and Use of Instruments, Third Edition, Churchill Livingstone, New York, 1991.
629. Stewart C. Bushong, Benjamin R. Archer, Diagnostic Ultrasound: Physics, Biology, and Instrumentation, Mosby Year Book, St. Louis, MO, 1991.
630. William J. Heetderks, "RF Powering of Millimeter- and Submillimeter-Sized Neural Prosthetic Implants," IEEE Trans. Biomed. Eng. 35(May 1988):323-327.
631. W. Greatbatch, T.S. Bustard, "A $^{238}PuO_2$ nuclear power source for implantable cardiac pacemakers," IEEE Trans. Biomed. Eng. 20(1973):336-345.
633. W.H. Ko, "Power Sources for Implant Telemetry and Stimulation Systems, in Charles J. Amlaner Jr., David W. MacDonald, eds., A Handbook of Biotelemetry and Radio Tracking, Pergamon Press, New York, 1979, pp. 225-245.
634. R. Stuart Mackay, Bio-Medical Telemetry, Second Edition, John Wiley & Sons, Inc., New York, 1970.
635. Cesar A. Caceres, ed., Biomedical Telemetry, Academic Press, New York, 1965.
636. Philip R. Troyk, Martin A.K. Schwan, "Closed-Loop Class E Transcutaneous Power and Data Link for MicroImplants," IEEE Trans. Biomed. Eng. 39(June 1992):589-599.
637. Charles J. Amlaner Jr., David W. MacDonald, eds., A Handbook of Biotelemetry and Radio Tracking, Pergamon Press, New York, 1979.
638. R. Stuart Mackay, Bertil Jacobson, "Endoradiosonde," Nature 179(15 June 1957):1239-1240. See also: "A Radio Pill," Nature 179(4 May 1957):898.
639. J. Lange, B.P. Brockway, "Telemetric monitoring of laboratory animals: An advanced technique that has come of age," Lab. Animal 20(1991):28-33.
640. Hideo Mizoguchi, Mitsuhiro Ando, Tomokimi Mizuno, Tarou Takagi, Naomasa Nakajima, "Design and Fabrication of Light Driven Micropump," Proceedings 5th IEEE Micro Electro Mechanical Systems, IEEE Robotics and Automation Society, 1992, pp. 31-36.
641. Marc Bockrath, David H. Cobden, Paul L. McEuen, Nasreen G. Chopra, A. Zettl, Andreas Thess, R.E. Smalley, "Single-Electron Transport in Ropes of Carbon Nanotubes," Science 275(28 March 1997):1922-1925.
642. L.D. Landau, E.M. Lifshitz, Theory of Elasticity, Pergamon Press, New York, 1986.
643. A.G. Rinzler, J.H. Hafner, P. Nikolaev, L. Lou, S.G. Kim, D. Tomanek, P. Nordlander, D.T. Colbert, R.E. Smalley, "Unraveling Nanotubes: Field Emission from an Atomic Wire," Science 269(15 September 1995):1550-1553.
644. Arthur F. Hebard, "Superconductivity in Doped Fullerenes," Physics Today 45(November 1992):26-32.
645. Malcolm Gower, "Chapter 12. Excimer Lasers for Surgery and Biomedical Fabrication," in Richard R.H. Coombs, Dennis W. Robinson, eds., Nanotechnology in Medicine and the Biosciences, Gordon & Breach Publishers, Netherlands, 1996, pp. 169-193.
646. Gavin Pearson, "Precision Milling of Teeth for Dental Caries," in Richard R.H. Coombs, Dennis W. Robinson, eds., Nanotechnology in Medicine and the Biosciences, Gordon & Breach Publishers, Netherlands, 1996, pp. 195-208.
647. M. Minnaert, "On musical air-bubbles and the sounds of running water," Phil. Mag. 16(1933):235-248.
649. George Walter Stewart, Robert Bruce Linday, Acoustics: A Text on Theory and Applications, D. Van Nostrand Company, New York, 1930.
650. A.B. Wood, A Textbook of Sound, G. Bell and Sons Ltd., London, 1960.
651. Henrik W. Anthonsen, Antonio Baptista, Finn Drablos, Paulo Martel, Steffen B. Petersen, "The blind watchmaker and rational protein engineering," J. Biotechnology 36(1994):185-220.
652. C.M. Hargreaves, "Anomalous radiative transfer between closely-spaced bodies," Phys. Lett. 30A(29 December 1969):491-492.
653. D. Polder, M. Van Hove, "Theory of Radiative Heat Transfer between Closely Spaced Bodies," Phys. Rev. B 4(15 November 1971):3303-3314.
654. R.F. Wuerker, H. Shelton, R.V. Langmuir, "Electrodynamic Containment of Charged Particles," J. Appl. Phys. 30(March 1959):342-349.
655. S. Arnold, L.M. Folan, "Spherical void electrodynamic levitator," Rev. Sci. Instrum. 58(September 1987):1732-1735.
656. Suresh Kumar, Dan Cho, William N. Carr, "A Proposal for Electrically Levitating Micromotors," Sensors and Actuators 24A(1990):141-149.
657. Suresh Kumar, Dan Cho, William N. Carr, "Experimental Study of Electric Suspension for Microbearings," J. Microelectromech. Syst. 1(March 1992):23-30.
658. D. Hu, B. Makin, "Design and operation of a multi-electrode quadrupole levitation system—theoretical and experimental aspects," in B.C. O'Neill, ed., Electrostatics 1991, Institute of Physics Conference Series Number 118, Institute Of Physics, New York, 1991, pp. 177-184.
659. D.R.G. Rodley, S.J. Belmont, B. Makin, K. Dastoori, "Observation and Computer Modeling of Particle Trajectories in a Seven-Electrode Levitation System," in Samia Cunningham, ed., Electrostatics 1995, Institute of Physics Conference Series Number 143, Institute Of Physics, New York, 1995, pp. 315-318.
660. T.B. Jones, "Electrical forces and torques on bioparticles," in Samia Cunningham, ed., Electrostatics 1995, Institute of Physics Conference Series Number 143, Institute of Physics, New York, 1995, pp. 135-144.
661. J.S. Zmuidzinas, "Electronically Excited Solid Helium," in D.D. Papailiou, ed., Frontiers in Propulsion Research: Lasers, Matter-Antimatter, Excited Helium, Energy Exchange Thermonuclear Fusion, NASA/JPL Technical Memorandum 33-722 (N75-22373), March 1975, pp. 120-123.
662. W.E. Sweeney Jr., J.B. Marion, "Gamma-Ray Transitions Involving Isobaric-Spin Mixed States in Be^8," Physical Review 182(20 June 1969):1007-1021.
663. P. Froelich, "Muon catalysed fusion," Advances in Physics 41(1992):405-508.
664. Shalom Eliezer, Zohar Henis, "Muon-Catalyzed Fusion—An Energy Production Perspective," Fusion Technology 26(August 1994):46-73.
665. A.J. McCevoy, C.T.D. O'Sullivan, "Cold fusion: what's going on?" Nature 338(27 April 1989):711-712.
666. "Fusion in 1926: plus ca change," Nature 338(27 April 1989):706.
667. Yuk Fukai, Nobuyuki Okuma, "Formation of Superabundant Vacancies in Pd Hydride under High Hydrogen Pressures," Phys. Rev. Lett. 12(19 September 1994):1640-1643.
668. C.T. White, D.W. Brenner, R.C. Mowrey, J.W. Mintmire, P.P. Schmidt, B.I. Dunlap, "D-D (H-H) Interactions within Interstices of Pd," Jap. J. Appl. Phys. 30(January 1991):182-189. See also: C.T. White, B.I. Dunlap, D.W. Brenner, R.C. Mowrey, J.W. Mintmire, "Limits of Chemical Effects on Cold Fusion," J. Fusion Energy 9(1990):363-366; B.I. Dunlap, D.W. Brenner, R.C. Mowrey, J.W. Mintmire, C.T. White, "Linear combination of Gaussian-type orbitals—local-density-functional cluster studies of D-D interactions in titanium and palladium," Phys. Rev. B. 41(13 May 1990):9683-9687; J.W. Mintmire, B.I. Dunlap, D.W. Brenner, R.C. Mowrey, H.D. Ladouceur, P.P. Schmidt, C.T. White, W.E. O'Grady, "Chemical Forces Associated with Deuterium Confinement in Palladium," Phys. Lett. A. 138(12 June 1989):51-54.
676. M.C.H. McKubre et al., "Development of Advanced Concepts for Nuclear Processes in Deuterated Metals," EPRI TR-104195, Research Project 3170-01, Final Report, August 1994.
677. M.C.H. McKubre et al., "Isothermal flow calorimetric investigations of the D/Pd and H/Pd systems," J. Electroanalytical Chem. 386(1994):55-66.
678. Pontus Eriksson, Jan Y. Andersson, Goran Stemme, "Thermal Characterization of Surface Micromachined Silicon Nitride Membranes for Thermal Infrared Detectors," J. Microelectromech. Syst. 6(March 1997):55-61.
679. C.C. Chancey, S.A. George, P.J. Marshall, "Calculations of Quantum Tunnelling Between Closed and Open States of Sodium Channels," J. Biol. Phys. 18(1992):307-321.
680. H. Frohlich, "Evidence for Bose condensation-like excitation of coherent modes in biological systems," Phys. Lett. 51A(27 January 1975):21-22. See also: "Long-range coherence and energy storage in biological systems," Intl. J. Quantum Chem. 2(1968):641-649; "Long range coherence and the actions of enzymes," Nature 228(1970):1093; "The extraordinary dielectric properties of biological materials and the action of enzymes," Proc. Natl. Acad. Sci. 72(1975):4211-4215; and Adv. Electron. Electron. Phys. 53(1980):85.
681. H. Frohlich, F. Kremer, eds., Coherent Excitations in Biological Systems, Springer-Verlag, Berlin, 1983.
682. W. Grundler, F. Keilmann, H. Frohlich, "Resonant growth rate response of yeast cells irradiated by weak microwaves," Phys. Lett. 62A(19 September 1977):463-466. See also: W. Grundler, F. Keilmann, "Sharp resonances in yeast growth prove nonthermal sensitivity to microwaves," Phys. Rev. Lett. 51(1983):1214-1216.
683. Herbert A. Pohl, J. Kent Pollock, "Biological Dielectrophoresis. The Behavior of Biologically Significant Materials in Nonuniform Electric Fields." In F. Gutmann, H. Keyzer, eds., Modern Bio-Electrochemistry, Plenum Press, New York, 1986, pp.329-376.
684. E. Del Giudice, S. Doglia, M. Milani, "Self-focusing of Frohlich waves and cytoskeleton dynamics," Phys. Lett. 90A(21 June 1982):104-106.
685. S. Rowlands, "Some Physics Aspects for 21st Century Biologists," J. Biol. Phys. 11(1983):117-122.

686. Felix Gutmann, "A proposed source of electromagnetic radiation from biological systems," Appl. Phys. Commun. 11(1992):205-222.
687. J. Pokorny, K. Vacek, J. Fiala, "Frohlich Electromagnetic Field Generated by Living Cells: Computer Results," J. Biol. Phys. 12(1984):79-84.
688. J.A. Tuszynski, E. Kimberly Strong, "Application of the Frohlich Theory to the Modelling of Rouleau Formation in Human Erythrocytes," J. Biol. Phys. 17(1989):19-40.
689. Bjorn E.W. Nordenstrom, Biologically Closed Electric Circuits: Clinical, Experimental and Theoretical Evidence for an Additional Circulatory System, Nordic Medical Publications, Stockholm, Sweden, 1983.
690. Bjorn E.W. Nordenstrom, "An Additional Circulatory System: Vascular-Interstitial Closed Electric Circuits (VICC)," J. Biol. Phys. 15(1987):43-55.
691. F. Albert Cotton, Geoffrey Wilkinson, Advanced Inorganic Chemistry: A Comprehensive Text, Second Edition, John Wiley & Sons, New York, 1966.
692. A.E. Nixon, M.S. Warren, Steven J. Benkovic, "Assembly of an active enzyme by the linkage of two protein molecules," Proc. Nat. Acad. Sci. 94(18 February 1997):1069-1073.
693. X. Feng, G.E. Fryxell, L.-Q. Wang, A.Y. Kim, J. Liu, K.M. Kemner, "Functionalized Monolayers of Ordered Mesoporous Supports," Science 276(9 May 1997):923-926.
695. Victoria A. Russell, Cara C. Evans, Wenjie Li, Michael D. Ward, "Nanoporous Molecular Sandwiches: Pillared Two-Dimensional Hydrogen-Bonded Networks with Adjustable Porosity," Science 276(25 April 1997):575-579. See also: Steven C. Zimmerman, "Putting Molecules Behind Bars," Science 276(25 April 1997):543-544.
696. R. Dean Astumian, "Thermodynamics and Kinetics of a Brownian Motor," Science 276(9 May 1997):917-922.
697. Constance Holden, "Berkeley Cooks Up Powerful Magnet," Science 276(16 May 1997):1035-1037.
698. Geoffrey B. West, James H. Brown, Brian J. Enquist, "A General Model for the Origin of Allometric Scaling Laws in Biology," Science 276(4 April 1997):122-126.
699. C.E. Shannon, W. Weaver, The Mathematical Theory of Communication, University of Illinois Press, Urbana IL, 1949.
700. Rolf Landauer, "Minimal Energy Requirements in Communication," Science 272 (28 June 1996):1914-1918.
701. Lucien Gerardin, Bionics, McGraw-Hill, New York, 1968.
702. M. Ruderfer, "Are Solar Neutrinos Detected by Living Things?" Phys. Lett. 54A (6 October 1975):363-364.
703. William H. Bossert, Edward O. Wilson, "The Analysis of Olfactory Communication Among Animals," J. Theoret. Biol. 5(1963):443-469.
704. Thomas F. Zuck, Jean G. Riess, "Current Status of Injectable Oxygen Carriers," Crit. Rev. Clin. Lab. Sci. 31(1994):295-324.
705. J.A. Jones, "Red blood cell substitutes: current status," Brit. J. Anaesthes. 74(1995):697-703.
706. Y. Ohnishi, M. Kitazawa, "Application of perfluorocarbons in human beings," Acta Pathologica Japonica 30(1980):489-504.
707. S.F. Flaim, "Pharmacokinetics and side effects of perfluorocarbon-based blood substitutes," Blood Subst. Art. Cells Immob. Biotech. 22(1994):1043-1054.
708. G.M. Vercellotti, D.E. Hammerschmidt, P.R. Craddock, H.S. Jacob, "Activation of plasma complement by perfluorocarbon artificial blood: probably mechanism of adverse pulmonary reactions in treated patients and rationale for corticosteroid prophylaxis," Blood 59(1982):1299-1304.
709. K. Yokoyama, R. Naito, Y. Tsuda, et al., "Selection of 53 PFC substances for better stability of emulsion and improved artificial blood substitutes," Prog. Clin. Biol. Res. 122(1983):189-196.
710. J. Lutz, "Effects of perfluorochemicals on host defense, especially on the reticuloendothelial system," Int. Anesthes. Clin. 23(1985):63-93.
711. R. Naito, K. Yokoyama, Perfluorochemical Blood Substitutes. Technical Information Series n°5 and n°7, Gress Cross Corp., Osaka, Japan, 1978, 1981; see also Fluosol 20% Intravascular Perfluorochemical Emulsion, Product Monograph, Alpha Therapeutic Corporation, 1990.
712. J.G. Riess, C. Cornelus, R. Follana, M.P. Krafft, A.M. Mahe, M. Postel, L. Zarif, "Novel fluorocarbon-based injectable oxygen-carrying formulations with long-term room-temperature storage stability." In Peter Vaupel, Rolf Zander, Duane F. Bruley, eds., Oxygen Transport to Tissue XV, Plenum Press, New York, 1994, pp. 227-234.
713. R.C. Merkle, "Reversible electronic logic using switches," Nanotechnology 4(1993):21-40.
714. Alexander Hellemans, "Optoelectronics: Storing Light by Surfing on Silicon," Science 276(30 May 1997):1339.
715. Yoshio Idota, Tadahiko Kubota, Akihiro Matsufuji, Yukio Maekawa, Tsutomu, "Tin-Based Amorphous Oxide: A High-Capacity Lithium-Ion-Storage Material," Science 276(30 May 1997):1395-1397.
716. William C. Moss, Douglas B. Clarke, David A. Young, "Calculated Pulse Widths and Spectra of a Single Sonoluminescing Bubble," Science 276(30 May 1997):1398-1401; 1348-1349.
718. Christopher S. Chen, Milan Mrksich, Sui Huang, George M. Whitesides, Donald E. Ingber, "Geometric Control of Cell Life and Death," Science 276(30 May 1997):1425-1428; and see pp. 1345-1346.
721. D. Vasilescu, H. Kranck, "Noise in Biomolecular Systems." In Felix Gutmann, Hendrik Keyzer, eds., Modern Bioelectrochemistry, Plenum Press, NY, 1986, pp. 397-430.
722. G.H. Myers, V. Parsonnet, I.R. Zucker, H.A. Lotman, M.M. Asa, "Biologically energized cardiac pacemaker," IEEE Trans. Biomed. Electronics 10(1963):83.
723. J.H. Kennedy, C.C. Enger, A.G. Michel, "Implantable pacemaker powered by ventricular contractions," JAMA 195(Suppl., 21 February 1966):48; "Tiny pacemaker is powered by heart itself," World Medicine 1(1966):11.
724. Thomas F. Hursen, Steve A. Kolenik, "Nuclear Energy Sources," Annals N.Y. Acad. Sci. 162(October 1969):661-673 and panel discussion pp. 674-678.
725. William H. Bossert, "Temporal Patterning in Olfactory Communication," J. Theoret. Biol. 18(1968):157-170.
727. Paul Lorrain, Dale R. Corson, Electromagnetic Fields and Waves, Second Edition, W.H. Freeman and Company, San Francisco, CA, 1970.
728. Ronald Pethig, "A.C. Electrokinetic Manipulation of Bioparticles," in Richard R.H. Coombs, Dennis W. Robinson, eds., Nanotechnology in Medicine and the Biosciences, Gordon & Breach Publishers, Netherlands, 1996, Chapter 11, pp. 153-168.
729. Steven L. Jacques, "Time-Resolved Reflectance Spectroscopy in Turbid Tissues," IEEE Trans. Biomed. Eng. 36(December 1989):1155-1161.
730. Matthew Hussey, Basic Physics and Technology of Medical Diagnostic Ultrasound, Elsevier, New York, 1985.
731. William Tomkins, Indian Sign Language, Dover Publications, New York, 1969.
732. Zilan Shen, Paul E. Burrows, Vladimir Bulovic, Stephen R. Forrest, Mark E. Thompson, "Three-Color, Tunable, Organic Light-Emitting Devices," Science 276(27 June 1997):2009-2011.
733. Robert F. Service, "Tripping the Light at Fantastic Speeds," Science 276(27 June 1997):1970.
735. Rainer H. Kohler, Jun Cao, Warren R. Zipfel, Watt W. Webb, Maureen R. Hanson, "Exchange of Protein Molecules Through Connections Between Higher Plant Plastids," Science 276(27 June 1997):2039-2042.
736. Guillermo J. Tearney, Mark E. Brezinski, Brett E. Bouma, Stephen A. Boppart, Costas Pitris, James F. Southern, James G. Fujimoto, "In Vivo Endoscopic Optical Biopsy with Optical Coherence Tomography," Science 276(27 June 1997):2037-2039.
737. Gary Taubes, "Firefly Gene Lights Up Lab Animals From Inside Out," Science 276(27 June 1997):1993.
738. David A. Benaron, Wai-Fung Cheong, David K. Stevenson, "Tissue Optics," Science 276(27 June 1997):2002-2003.
739. Norris McWhirter, Ross McWhirter, Guiness Book of World Records, 12th Bantam Edition, Sterling Publishing Co., NY, 1974.
740. Yoshiaki Arata, Yue-Chang Zhang, "Solid-State Plasma Fusion," J. Japan. High-Temp. Society 23(January 1997), entire issue. See also: "Deuterium Nuclear Reaction Process within Solid," Proc. Japan Acad. 72B(November 1996):179-184.
742. D.H. Hubel, T.N. Wiesel, "Receptive fields and functional architecture of monkey striate cortex," J. Physiol. (London) 195(1968):215-243.
743. G.R. Lee, T.C. Bithell, J. Foerster, J.W. Athens, J.N. Lukens, eds., Wintrobe's Clinical Hematology, Ninth Edition, Lea & Febiger, Philadelphia PA, 1993.
744. Knut Schmidt-Nielsen, Scaling: Why is Animal Size So Important? Cambridge University Press, Cambridge, 1984.
745. Martin Davies, "On Body Size and Tissue Respiration," J. Cellular Comp. Physiol. 57(1961):135-147.
746. Michel A. Hofman, "Energy Metabolism, Brain Size and Longevity in Mammals," Quart. Rev. Biology 58(December 1983):495-512.
747. R. Duara et al., "Human Brain Glucose Utilization and Cognitive Function in Relation to Age," Annals of Neurology 16(1984):702-713.
749. Philip B. Hawk, Bernard L. Oser, William H. Summerson, Practical Physiological Chemistry, 12th Edition, The Blakiston Company, New York NY, 1951.
750. Nellie D. Millard, Barry G. King, Maryjane Showers, Human Anatomy and Physiology, 4th Edition, W.B. Saunders Company, Philadelphia PA, 1956.
751. Benjamin Harrow, Abraham Mazur, Textbook of Biochemistry, 7th Edition, W.B. Saunders Company, Philadelphia PA, 1958.
752. Mary Dan Eades, The Doctor's Complete Guide to Vitamins and Minerals, Dell Publishing, New York, 1994.
753. I. Newton Kugelmass, Biochemistry of Blood in Health and Disease, Charles C. Thomas, Springfield IL, 1959, pp. 502-506.
754. Herbert A. Sober, ed., Handbook of Biochemistry: Selected Data for Molecular Biology, 2nd Edition, CRC Press, Cleveland OH, 1970.
755. Anthony W. Norman, Gerald Litwack, "Appendix A. Human Blood Concentrations of Major Hormones," in Hormones, Academic Press, New York, 1987, pp. 758-760.
756. Ronald J. Elin, "Part XXVI: Laboratory Reference Range Values of Clinical Importance." In James Wyngaarden, Lloyd H. Smith, Jr., eds., Cecil Textbook of Medicine, 18th Edition, W.B. Saunders Company, Harcourt Brace Jovanovich, Philadelphia PA, 1988, pp. 2394-2404.
757. "Normal Blood Values", in Robert I. Handin, Samuel E. Lux, Thomas P. Stossel, eds., Blood: Principles and Practice of Hematology, J.B. Lippincott Company, Philadelphia PA, 1995, pp. 2133-2165.
758. Arthur C. Giese, Cell Physiology, 5th Edition, W.B. Saunders Company, Philadelphia PA, 1979.
759. Geoffrey Zubay, Biochemistry, 3rd Edition, William C. Brown Publishers, Dubuque IA, 1993.
760. Philip L. Altman, Dorothy S. Dittmer, eds., Biology Data Book, Federation of American Societies for Experimental Biology, Washington DC, 1964.

761. H.S. Harned, B.B. Owen, The Physical Chemistry of Electrolytic Solutions, 3rd Edition, Reinhold Publishing, New York NY, 1958.
762. C. Tanford, Physical Chemistry of Macromolecules, John Wiley & Sons, New York NY, 1961.
763. Robert C. Weast, Handbook of Chemistry and Physics, 49th Edition, CRC, Cleveland OH, 1968.
764. Edgardo Browne, Richard B. Firestone, Table of Radioactive Isotopes, John Wiley & Sons, New York NY, 1986.
765. Jean-Marie Lehn, Supramolecular Chemistry: Concepts and Perspectives, VCH, New York NY, 1995.
766. Stuart A. Kauffman, The Origins of Order: Self-Organization and Selection in Evolution, Oxford University Press, New York, 1993.
767. Robin E. Callard, Andy J.H. Gearing, The Cytokine FactsBook, Academic Press, New York, 1994.
768. T.K. Hughes Jr., R. Chin, "Interactions of Neuropeptides and Cytokines," in B. Scharrer, E.M. Smith, G.B. Stefano, eds., Neuropeptides and Immunoregulation, Springer-Verlag, Berlin, 1994, pp. 101-119.
769. A.J. Turner, ed., Neuropeptides and Their Peptidases, VCH, New York NY, 1987.
770. Andrzej W. Lipkowski, Daniel B. Carr, "Neuropeptides: Peptide and Nonpeptide Analogs," in Bernd Gutte, ed., Peptides: Synthesis, Structures, and Applications, Academic Press, New York, 1995, pp. 287-320.
771. L.C. Katz, C.J. Shatz, "Synaptic Activity and the Construction of Cortical Circuits," Science 274(15 November 1996):1133-1138.
772. I.J. Russell, P.M. Sellick, "Intracellular studies of hair cells in the mammalian cochlea," J. Physiol. (London) 284(1978):261-290.
773. R.S. Woodworth, H. Schlosberg, Experimental Psychology, Revised Edition, Holt, Rinehart & Winston, New York, 1954.
775. Gerard J. Milburn, Schrodinger's Machines: The Quantum Technology Reshaping Everyday Life, W.H. Freeman and Company, NY, 1997.
776. Nigel Williams, "Biologists Cut Reductionist Approach Down to Size," Science 277(25 July 1997):476-477.
777. Dennis A. Carson, "Chapter 94. Composition and biochemistry of lymphocytes and plasma cells," in Ernest Beutler, Marshall A. Lichtman, Barry S. Coller, Thomas J. Kipps, eds., William's Hematology, Fifth Edition, McGraw-Hill, New York, 1995, pp. 916-921.
779. Louis Sokoloff, "Localization of Functional Activity in the Central Nervous System by Measurement of Glucose Utilization with Radioactive Deoxyglucose," J. Cerebral Blood Flow and Metabolism 1(1981):7-36.
780. J.F. Nunn, Nunn's Applied Respiratory Physiology, 4th Edition, Butterworth-Heinemann Ltd., London, 1993.
781. Robert E. Smith, "Quantitative Relations Between Liver Mitochondria Metabolism and Total Body Weight in Mammals," Ann. N.Y. Acad. Sci. 62.17(31 January 1956):403-422.
782. M.A. Holliday, D. Potter, A. Jarrah, S. Bearg, "The Relation of Metabolic Rate to Body Weight and Organ Size," Pediatric Res. 1(1967):185-195.
783. Roland A. Coulson, Thomas Hernandez, Jack D. Herbert, "Metabolic Rate, Enzyme Kinetics In Vivo," Comp. Biochem. Physiol. 56A(1977):251-262.
784. Jonathan W. Mink, Robert J. Blumenschine, David B. Adams, "Ratio of central nervous system to body metabolism in vertebrates: its constancy and functional basis," Amer. J. Physiol. 241(1981):R203-R212.
785. Graeme F. Mason et al., "Simultaneous Determination of the Rates of the TCA Cycle, Glucose Utilization, α-Ketoglutarate/Glutamate Exchange, and Glutamine Synthesis in Human Brain by NMR," J. Cerebral Blood Flow and Metabolism 15(1995):12-25.
786. Jan Nedergaard, Barbara Cannon, "Chapter 10. Thermogenic mitochondria," in L. Ernster, ed., Bioenergetics, Elsevier, New York, 1984, pp. 291-314.
787. Richard J. Kones, Glucose, Insulin, Potassium and the Heart: Selected Aspects of Cardiac Energy Metabolism, Futura Publishing Company, 1975.
788. C.L. Gibbs, W.F.H.M. Mommaerts, N.V. Ricchiuti, "Energetics of cardiac contractions," J. Physiol. (London) 191(1967):25-46.
789. M. Trumpa, B. Wendt, "Microcalorimetric Measurements of Heat Production in Human Erythrocytes with a Batch Calorimeter," in I. Lamprecht, B. Schaarschmidt, eds., Application of Calorimetry in Life Sciences, Walter de Gruyter, New York, 1977, pp. 241-249.
790. J. Anthony Ware, Barry S. Coller, "Chapter 119. Platelet morphology, biochemistry, and function." In Ernest Beutler, Marshall A. Lichtman, Barry S. Coller, Thomas J. Kipps, eds., William's Hematology, Fifth Edition, McGraw-Hill, New York, 1995, pp. 1161-1201.
791. Philip D. Ross, A.P. Fletcher, G.A. Jamieson, "Microcalorimetric Study of Isolated Blood Platelets in the Presence of Thrombin and Other Aggregating Agents," Biochimica Biophysica Acta 313(1973):106-118.
792. K. Levin, "Heat Production by Leucocytes and Thrombocytes Measured with a Flow Microcalorimeter in Normal Man and During Thyroid Dysfunction," Clinica Chimica Acta 32(1971):87-94.
793. E. Gylfe, B. Hellman, "The heat production of pancreatic β-cells stimulated by glucose," Acta Physiol. Scand. 93(1975):179-183.
794. A. Anders, G. Welge, B. Schaarschmidt, I. Lamprecht, H. Schaefer, "Calorimetric Investigations of Metabolic Regulation in Human Skin," in I. Lamprecht, B. Schaarschmidt, eds., Application of Calorimetry in Life Sciences, Walter de Gruyter, New York, 1977, pp. 199-208.
795. Beatrice A. Wittenberg, "Intracellular Oxygen Delivery in Heart Cells," in Arie Pinson, ed., The Heart Cell in Culture, Vol. III, CRC Press, Boca Raton, Florida, 1987, pp. 83-89.
796. K. Levin, "A Modified Flow Microcalorimeter Adapted for the Study of Human Leucocyte Phagocytosis," Scand. J. Clin. Lab. Investig. 32(1973):67-73.
797. E.A. Dawes, D.W. Ribbons, "The Endogenous Metabolism of Microorganisms," Ann. Rev. Microbiol. 16(1962):241-263.
798. W.W. Forrest, D.J. Walker, "Calorimetric Measurements of Energy of Maintenance of *Streptococcus faecalis*," Biochem. Biophys. Res. Commun. 13(1963):217-222.
799. John G. Nicholls, A. Robert Martin, Bruce G. Wallace, From Neuron to Brain, Third Edition, Sinauer Associates, Inc., Sunderland, MA, 1992.
800. D. Landowne, J.M. Ritchie, "The binding of tritiated ouabain to mammalian non-myelinated nerve fibers," J. Physiol. (London) 207(1970):529-537.
801. J.V. Howarth, R.D. Keynes, J.M. Ritchie, "The origin of the initial heat associated with a single impulse in mammalian non-myelinated nerve fibers," J. Physiol. (London) 194(1968):745-793.
802. M.M. Salpeter, ed., The Vertebrate Neuromuscular Junction, Alan R. Liss, NY, 1987.
803. Stephen W. Kuffler, Doju Yoshikami, "The distribution of acetylcholine sensitivity at the post-synaptic membrane of vertebrate skeletal twitch muscles: iontophoretic mapping in the micron range," J. Physiol. (London) 244(1975):703-730.
804. Bertil Hille, "Ionic Channels in Nerve Membranes," Prog. Biophys. Mol. Biol. 21(1970):1-32.
805. L.B. Cohen, P. De Weer, "Structural and metabolic processes directly related to action potential propagation," in Handbook of Physiology, Section 1, Volume I, Part 1, Chapter 5, American Physiological Society, Bethesda MD, 1977, pp. 137-159.
807. Randall R. Reed, "How Does the Nose Know?" Cell 60(12 January 1990):1-2.
808. L. Buck, R. Axel, "A novel multigene family may encode odorant receptors: a molecular basis for odor recognition," Cell 65(1991):175-187.
809. Linda B. Buck, "A Novel Multigene Family May Encode Odorant Receptors," in David P. Corey, Stephen D. Roper, eds., Sensory Transduction, The Rockefeller University Press, NY, 1992, pp. 39-51.
810. Steven M. Block, "Biophysical Principles of Sensory Transduction," in David P. Corey, Stephen D. Roper, eds., Sensory Transduction, The Rockefeller University Press, NY, 1992, pp. 1-17.
811. W. Bialek, "Physical limits to sensation and perception," Ann. Rev. Biophysics and Biophysical Chemistry 16(1987):455-478.
812. G. Corbiere-Tichane, R. Loftus, "Antennal thermal receptors of the cave beetle, *Speophyes lucidulus*," J. Compar. Physiol. 153(1983):343-351.
813. A.D. Kalmijn, "Electric and magnetic field detection in elasmobranch fishes," Science 218(1982):916-918.
814. J. Weaver, R.D. Astumian, "The Response of Living Cells to Very Weak Electric Fields: The Thermal Noise Limit," Science 247(1990):459-462.
815. J.L. Gould, "Magnetic field sensitivity in animals," Ann. Rev. Physiol. 46(1984):585-598.
816. J.L. Kirschvink, "Magnetite biomineralization and geomagnetic sensitivity in higher animals," Bioelectromagnetics 10(1989):239-259.
817. Gilbert B. Forbes, Human Body Composition: Growth, Aging, Nutrition, and Activity, Springer-Verlag, New York, 1987.
818. K. Michael Sekins, Ashley F. Emery, "Chapter 2. Thermal Science for Physical Medicine," in Justus F. Lehmann, ed., Therapeutic Heat and Cold, Fourth Edition, Williams & Wilkins, Baltimore MD, 1990, pp. 62-112.
819. Arthur W. Guy, "Chapter 5. Biophysics of High-Frequency Currents and Electromagnetic Radiation," in Justus F. Lehmann, ed., Therapeutic Heat and Cold, Fourth Edition, Williams & Wilkins, Baltimore MD, 1990, pp. 179-236.
821. E.F. DuBois, Fever and the Regulation of Body Temperature, Charles C. Thomas, Springfield IL, 1948.
822. H.P. Schwan, "Biophysics of Diathermy," in S. Licht, ed., Therapeutic Heat and Cold, Second Edition, Waverly Press, Baltimore MD, 1965, pp. 63-125.
823. S.M. Michaelson, "Human exposure to nonionizing radiant energy -- potential hazards and safety standards," Proc. IEEE 60(1972):389-421.
824. P. Czerski, "The development of biomedical approaches and concepts in radiofrequency radiation protection," Microwave Power 21(1986):9-23.
825. Robert P. Lanza, Robert Langer, William L. Chick, eds., Principles of Tissue Engineering, R.G. Landes Company, Georgetown TX, 1997.
826. R. Igor Gamow, John F. Harris, "The Infrared Receptors of Snakes," Scientific American 228(May 1973):94-100.
827. David Y. Chung, Keith Mason, R. Patrick Gannon, Glenn N. Willson, "The ear effect as a function of age and hearing loss," J. Acoust. Soc. Amer. 73(April 1983):1277-1282.
828. S. Singhal, R. Henderson, K. Horsfield, K. Harding, G. Cumming, "Morphometry of the human pulmonary arterial tree," Circ. Res. 33(1973):190-197.
829. A. Maseri, P. Caldini, S. Permutt, K.L. Zierler, "Frequency function of transit times through dog pulmonary circulation," Circ. Res. 26(1970):527-543.
830. Alan C. Burton, "Physical principles of circulatory phenomena: The physical equilibria of the heart and blood vessels," Handbook of Physiology, Section 2: Circulation, Volume I, American Physiological Society, Bethesda MD, 1962, pp. 85-106.
831. Alan C. Burton, Physiology and Biophysics of the Circulation, Second Edition, Year Book Medical Publishers, Chicago IL, 1972.

832. R.F. Schmidt, G. Thews, eds., Human Physiology, Second Edition, Springer-Verlag, New York, 1989.
833. Robert C. Little, William C. Little, Physiology of the Heart and Circulation, Fourth Edition, Year Book Medical Publishers, Chicago IL, 1989.
834. John Ross, Jr., "Section 2: Cardiovascular System," in Best and Taylor's Physiological Basis of Medical Practice, Twelfth Edition, Williams & Wilkins, Baltimore MD, 1991.
835. Solomon N. Albert, Blood Volume and Extracellular Fluid Volume, Second Edition, Charles C. Thomas, Springfield IL, 1971.
836. Arthur C. Guyton, John E. Hall, Human Physiology and Mechanisms of Disease, Sixth Edition, W.B. Saunders Company, Philadelphia PA, 1997.
837. B. Folkow, E. Neil, Circulation, Oxford University Press, New York, 1971.
838. Don W. Fawcett, A Textbook of Histology, Twelfth Edition, Chapman & Hall, New York, 1994.
839. Herbert H. Lipowsky, Colin B. McKay, Junji Seki, "Trans Time Distributions of Blood Flow in the Microcirculation," in Jen-Shih Lee, Thomas C. Skalak, eds., Microvascular Mechanics: Hemodynamics of Systems and Pulmonary Microcirculation, Springer-Verlag, NY, 1989, pp. 13-27.
840. R.L. Whitmore, Rheology of the Circulation, Pergamon Press, Oxford, 1968.
841. P. Gaehtgens, "Flow of blood through narrow capillaries: Rheological mechanisms determining capillary hematocrit and apparent viscosity," Biorheology 17(1980):183-189.
842. M.S. Roy, K.S. Harrison, E. Harvey, T. Mitchell, "Ocular Blood Flow in Dogs Using Radiolabelled Microspheres," Nucl. Med. Biol. 16(1989):81-84.
843. R.E. Records, ed., Ocular Circulation in Physiology of the Human Eye and Visual System, Harper & Row, NY, 1979.
844. S. Chien, "Chapter 26. Biophysical Behavior of Red Cells in Suspensions," in D.M. Surgenor, ed., The Red Blood Cell, 2nd Edition, Volume II, Academic Press, NY, 1975, pp. 1031-1133.
845. P.S. Lingard, "Capillary pore rheology of erythrocytes," Microvasc. Res. 8(1974):53-63, 181-191; 13(1977):29-77; 17(1979):272-289.
846. Geert W. Schmid-Schonbein, "Chapter 13: Rheology of Leukocytes," in Richard Skalak, Shu Chien, eds., Handbook of Bioengineering, McGraw-Hill, New York, 1987.
847. Mario Battezzati, Ippolito Donini, The Lymphatic System, Revised Edition, John Wiley & Sons, New York, 1972. Translation by Vilfrido Cameron-Curry.
848. Joseph Mendel Yoffey, Frederick Colin Courtice, Lymphatics, Lymph and the Lymphomyeloid Complex, Academic Press, New York, 1970.
849. G. Hauck, "Chapter 12: Vital microscopic results of the substance transport in the extravascular space and quantitative aspects of the video analysis," in M. Foldi, ed., Ergebnisse der Angiologie, Schattauer, Stuttgart, 1976, pp. 51-60.
850. John R. Casley-Smith, "Chapter 19: Lymph and Lymphatics," in Gabor Kaley, Burton M. Altura, eds., Microcirculation, Volume I, University Park Press, Baltimore MD, 1977, pp. 423-502.
851. L. Allen, "On the penetrability of the lymphatics of the diaphragm," Anat. Record 124(1956):639-652.
852. Istvan Rusznyak, Mihaly Foldi, Gyorgy Szabo, Lymphatics and Lymph Circulation: Physiology and Pathology, Pergamon Press, New York, 1967.
853. Gerard J. Tortora, Principles of Human Anatomy, Fifth Edition, Harper & Row Publishers, New York, 1989.
854. Peter L. Williams, Roger Warwick, Mary Dyson, Lawrence H. Bannister, eds., Gray's Anatomy, Thirty-Seventh Edition, Churchill Livingstone, New York, 1989.
855. Mary P. Wiedeman, "Chapter 2. Architecture," Handbook of Physiology, Section 2: The Cardiovascular System, Volume IV, Microcirculation, Part I, American Physiological Society, Bethesda MD, 1984, pp. 11-40.
856. P. Kinnaert, "Anatomical variations of the cervical portion of the thoracic duct in man," J. Anat. 115(1973):45-52.
857. C.D. Haagensen, "Chapter 3. General Anatomy of the Lymphatic System," in The Lymphatics in Cancer, W.B. Saunders Company, Philadelphia PA, 1972, pp. 22-40.
858. Jack W. Shields, J.M. Yoffey, The Trophic Function of Lymphoid Elements, Charles C. Thomas, Springfield IL, 1972.
859. S. Kubik, M. Manestar, "Anatomy of the lymph capillaries and pre-collectors of the skin," in A. Bollinger, H. Partsch, J.H.N. Wolfe, eds., The Initial Lymphatics, Thieme-Stratton Inc., New York, 1985, pp. 66-74.
860. David I. Abramson, Blood Vessels and Lymphatics, Academic Press, New York, 1962.
861. J.R. Casley-Smith, "Prelymphatics," in Prokop Malek, Vladimir Bartos, Horst Weissleder, Marlys H. Witte, eds., Lymphology, Georg Thieme Publishers, Stuttgart, 1979, pp. 17-21.
862. Michael Foldi, Diseases of Lymphatics and Lymph Circulation, Charles C. Thomas, Springfield IL, 1969.
863. Arthur C. Guyton, Anatomy and Physiology, Saunders College Publishing, New York, 1985.
864. E.R. Weibel, Morphometry of the Human Lung, Academic Press, New York, 1963.
865. C. Bruce Wenger, James D. Hardy, "Chapter 4. Temperature Regulation and Exposure to Heat and Cold," in Justus F. Lehmann, ed., Therapeutic Heat and Cold, Fourth Edition, Williams & Wilkins, Baltimore, MD, 1990, pp. 150-178.
866. Arthur J. Vander, James H. Sherman, Dorothy S. Luciano, Human Physiology: The Mechanisms of Body Function, Fifth Edition, McGraw-Hill Publishing Company, New York, 1990.
867. R.O. Greep, L. Weiss, Histology, Third Edition, McGraw-Hill Book Company, New York, 1973.
868. H. Davis, S.R. Silverman, eds., Hearing and Deafness, Revised Edition, Holt, Rinehart & Winston, New York, 1960.
869. Francis Leukel, Introduction to Physiological Psychology, Second Edition, C.V. Mosby Company, St. Louis, MO, 1972.
870. Isaac Asimov, The Human Body: Its Structure and Operation, Houghton Mifflin Company, New York, 1963.
871. Henry D. Janowitz, Your Gut Feelings, Consumers Union, New York, 1987.
872. Peter Chalmers Mitchell, Leslie Brainerd Arey, "Gastrointestinal Tract," Encyclopedia Britannica 10(1963):54B-54F.
873. Paul Spinrad, Guide to Bodily Fluids, RE/Search Publications, San Francisco CA, 1994.
874. Frank H. Netter, The Ciba Collection of Medical Illustrations, Ciba Pharmaceutical Products, Inc., Summit, NJ, 1948.
875. Samuel Glasstone, Sourcebook on Atomic Energy, D. Van Nostrand Company, New York NY, 1950.
877. P. Krecmer, A.M. Moulin, R.J. Stephenson, T. Rayment, M.E. Welland, S.R. Elliott, "Reversible Nanocontraction and Dilatation in a Solid Induced by Polarized Light," Science 277(19September 1997):1799-1802; see also pp. 1786-1787.
878. Fu-Ren F. Fan, Allen J. Bard, "An Electrochemical Coulomb Staircase: Detection of Single Electron-Transfer Events at Nanometer Electrodes," Science 277 (19 September 1997):1791-1793.
879. Gary Stix, "Beam It Up," Scientific American 277(September 1997):40-41.
880. Hagan Bayley, "Building Doors into Cells," Scientific American 277(September 1997):62-67.
881. International Commission on Radiation Protection, Committee II, 1959, "Permissible Dose for Internal Radiation," Health Phys. 3(1960):1.
882. Irving L. Weissman, Max D. Cooper, "How the Immune System Develops," Scientific American 269(September 1993):65-71.
883. Hans Elias, "Liver," Encyclopedia Britannica 14(1963):227-231.
884. Robert G. Meeks, Steadman D. Harrison, Richard J. Bull, eds., Hepatotoxicology, CRC Press, Boca Raton, 1991.
885. E. Wisse, "Ultrastructure and Function of Kupffer Cells and Other Sinusoidal Cells in the Liver, " in E. Wisse, D.L. Knook, eds., Kupffer Cells and Other Liver Sinusoidal Cells, Elsevier/North-Holland Biomedical Press, New York, 1977, pp. 33-60.
886. E. Anthony Jones, John A. Summerfield, "Chapter 37. Kupffer Cells," in Irwin M. Arias, William B. Jakoby, Hans Popper, David Schachter, David A. Shafritz, eds., The Liver: Biology and Pathobiology, Second Edition, Raven Press, New York, 1988, pp. 683-704.
887. Richard C. Willson, "Total Solar Irradiance Trend During Solar Cycles 21 and 22," Science 277(26 September 1997):1963-1965.
888. R.C. Merkle, "Nanotechnology and Medicine," in R.M. Klatz, Frances A. Kovarik, eds., Advances in Anti-Aging Medicine, Volume 1, Mary Ann Liebert Press, 1996, pp. 277-286. (See also http://nano.xerox.com/nanotech/nanotechAndMedicine.html)
889. Frank Massa, "Chapter 3i. Radiation of Sound," in Dwight E. Gray, ed., American Institute of Physics Handbook, Third Edition, McGraw-Hill Book Company, New York, 1972, pp. 3.139-3.153.
890. H. Precht, J. Christophersen, H. Hensel, W. Larcher, Temperature and Life, Springer-Verlag, New York, 1973.
891. Von Jurgen Aschoff, Rutger Wever, "Kern und Schale im Warmehaushalt des Menschen," Naturwissenschaften 45 (1958):477-485.
892. H.A. Krebs, H.L. Kornberg, Energy Transformations in Living Matter, Springer-Verlag, Berlin, 1957.
893. Duncan Mitchell, C.H. Wyndham, A.R. Atkins, A.J. Vermeulen, H.S. Hofmeyr, N.B. Strydom, T. Hodgson, "Direct Measurement of the Thermal Responses of Nude Resting Men in Dry Environment," Pflugers Arch. Ges. Physiol. 303(1968):324-343.
894. Eugene F. Du Bois, "The Many Different Temperatures of the Human Body and Its Parts," Western J. Surg. 59(1951):476-490.
895. Alan C. Burton, "Human Calorimetry II: The Average Temperature of the Tissues of the Body," J. Nutr. 9(March 1935):261-280.
896. K. Wezler, G. Neuroth, Z. Exp. Med. 115(1949):127 et seq.
897. Merrill Edwards, Alan C. Burton, "Temperature distribution over the human head, especially in the cold," J. Appl. Physiol. 15(1960):209-211.
898. James D. Hardy, Eugene F. Du Bois, "Basal Metabolism, Radiation, Convection and Vaporization at Temperatures of 22 to 35°C," J. Nutr. 15(1938):477-497.
899. E. Francis J. Ring, Barbara Phillips, eds., Recent Advances in Medical Thermology, Plenum Press, New York, 1984.
900. James N. Hayward, "Cerebral Cooling During Increased Cerebral Blood Flow in the Monkey," Proc. Soc. Exp. Biol. (NY) 124(1967):555-557.
901. Jose M.R. Delgado, Taiji Hanai, "Intracerebral temperatures in free-moving cats," Am. J. Physiol. 211(1966):755-769.
902. J. Grayson, T. Kinnear, "Temperature of human liver," Proc. Federation Amer. Soc. Exp. Biol. 22(1963):775-776.
903. H.C. Bazett, "Blood Temperature and its Control," Am. J. Med. Sci. 218(November 1949):483-492.
904. J. Aschoff, B. Gunther, K. Kramer, Energiehaushalt und Temperaturregulation, Urban & Schwarzenberg, Munchen-Berlin-Wein, Germany, 1971.

905. Edward Rubenstein, Daniel W. Meub, Frederic Eldridge, "Common carotid blood temperature," J. Appl. Physiol. 15(1960):603-604.
906. Skoda Afonso, George G. Rowe, Cesar A. Castillo, Charles W. Crumpton, "Intravascular and intracardiac blood temperatures in man," J. Appl. Physiol. 17(1962):706-708.
907. J.S. Hepburn, H.M. Eberhard, R. Ricketts, C.L. Rieger, "Temperature of the Gastrointestinal Tract," Arch. Intern. Med. 52(1933):603-615.
908. Henry C. Mellette, B.K. Hutt, S.I. Askovitz, Steven M. Horvath, "Diurnal Variations in Body Temperature," J. Appl. Physiol. 3(1951):665-675.
909. R. Von Wurster, "Influence of Head Skin Temperature on Tympanic Membrane and Oral Temperatures," Pflugers Arch. Ges. Physiol. 300(1968):R47.
910. Steven M. Horvath, H. Menduke, George Morris Piersol, "Oral and Rectal Temperatures of Man," J. Amer. Med. Assoc. 144(1950):1562-1565.
912. Ashley F. Emery, K. Michael Sekins, "Computer Modeling of Thermotherapy," in Justus F. Lehmann, ed., Therapeutic Heat and Cold, Fourth Edition, Williams & Wilkins, Baltimore MD, 1990, pp. 113-149.
913. Theodor Hellbrugge, "The Development of Circadian Rhythms in Infants," Cold Spring. Harb. Symp. Quant. Biol. 25(1960):311-323.
915. Sutherland Simpson, J.J. Galbraith, "An Investigation into the Diurnal Variation of the Body Temperature of Nocturnal and Other Birds, and a Few Mammals," J. Physiol. (London) 33(1905):225-238.
916. R.P. Clark, "Human skin temperature and its relevance in physiology and clinical assessment," in E. Francis J. Ring, Barbara Phillips, eds., Recent Advances in Medical Thermology, Plenum Press, New York, 1984, pp. 5-15.
917. R.P. Clark, J.K. Stothers, "Neonatal skin temperature distribution using infrared color thermography," J. Physiol. 302(1980):323-333.
918. R.P. Clark, M.R. Goff, "Human skin temperature during rest and sleep visualized with color infrared thermography," J. Physiol. 300(1979):14-15.
919. L.B. Rowell, "Chapter 27. Cardiovascular Adjustments to Thermal Stress," Handbook of Physiology, Section 2: The Cardiovascular System, Volume III, American Physiological Society, Bethesda MD, 1983.
920. M.A. Vince, "Rapid response sequences and the psychological refractory period," Brit. J. Psychol. 40(1949):23-40.
921. H. Quastler, V.J. Wulff, "Human performance in information transmission," Technical Report R-62, Control Systems Laboratory, University of Illinois, Urbana IL, 1955.
922. A.F. Clift, F.A. Glover, G.W. Scott Blair, "Rheology of Human Cervical Secretions: Effects of Menstrual Cycle and Pregnancy," Lancet 258(1950):1154-1155.
923. R.M. Olson, "Aortic blood pressure and velocity as a function of time and position," J. Appl. Physiol. 24(1968):563-569.
924. C.J. Mills, I.T. Gabe, J.H. Gault, D.T. Mason, J. Ross Jr., E. Braunwald, J.P. Shillingford, "Pressure-flow relationships and vascular impedance in man," Cardiovascular Res. 4(October 1970):405-417.
925. B.W. Zweifach, H.H. Lipowsky, "Quantitative studies of microcirculatory structure and function. III. Microvascular hemodynamics of cat mesentery and rabbit omentum," Circulation Res. 41(1977):380-390.
926. K. Fronek, B.W. Zweifach, "The effect of vasodilator agents on microvascular pressures in skeletal muscle," Angiologia 3(1974):35-39 (Unione Intern. di Angiologia).
927. H.H. Lipowsky, S. Usami, S. Chien, "In vivo measurements of 'apparent viscosity' and microvessel hematocrit in the mesentery of the cat," Microvascular Res. 19(1980):297-319.
928. R. Muthupillai, D.J. Lomas, P.J. Rossman, J.F. Greenleaf, A. Manduca, R.L. Ehman, "Magnetic Resonance Elastography by Direct Visualization of Propagating Acoustic Strain Waves," Science 269(29 September 1995):1854-1857.
929. B.W. Zweifach, "Quantitative studies of microcirculatory structure and function," Circulation Res. 34(1974):843-857, 858-868.
930. Weiguo Xi, Maria A. Stuchly, Om P. Gandhi, "Induced Electric Currents in Models of Man and Rodents from 60 Hz Magnetic Fields," IEEE Trans. Biomed. Eng. 41(November 1994):1018-1023.
931. Gordon H. Sato, "Chapter 8. Animal Cell Culture," in Robert P. Lanza, Robert Langer, William L. Chick, eds., Principles of Tissue Engineering, R.G. Landes Company, Georgetown TX, 1997, pp. 101-109.
932. Albert L. Lehninger, David L. Nelson, Michael M. Cox, Principles of Biochemistry, Second Edition, Worth Publishers, NY, 1993.
933. William C. Moss, Douglas B. Clarke, John W. White, David A. Young, "Sonoluminescence and the prospects for table-top micro-thermonuclear fusion," Physics Letters A 211(5 February 1996):69-74.
934. Kenton D. Hammonds, Hui Deng, Volker Heine, Martin T. Dove, "How Floppy Modes Give Rise to Adsorption Sites in Zeolites," Physical Review Letters 78(12 May 1997):3701-3704.
935. Michael H. Ross, Edward J. Reith, Lynn J. Romrell, Histology: A Text and Atlas, Second Edition, Williams & Wilkins, Baltimore MD, 1989.
936. David H. Cormack, Ham's Histology, J.B. Lippincott Company, Philadelphia PA, 1987.
937. Ted A. Yednock, Steven D. Rosen, "Lymphocyte Homing," Advances in Immunology 44(1989):313-378.
938. Ariel G. Loewy, Philip Siekevitz, John R. Menninger, Jonathan A.N. Gallant, Cell Structure and Function: An Integrated Approach, Third Edition, Saunders College Publishing, Philadelphia PA, 1991.
939. Wayne M. Becker, David W. Deamer, The World of the Cell, Second Edition, Benjamin/Cummings Publishing Company, Redwood City CA, 1991.
940. Elaine N. Marieb, Human Anatomy and Physiology, Benjamin/Cummings Publishing Company, Redwood City CA, 1989.
941. Alice B. Fulton, "How Crowded is the Cytoplasm?" Cell 30(September 1982):345-347.
942. Andrew J. Maniotis, Christopher S. Chen, Donald E. Ingber, "Demonstration of mechanical connections between integrins, cytoskeletal filaments, and nucleoplasm that stabilize nuclear structure," Proc. Natl. Acad. Sci. USA 94(February 1997):849-854.
943. G.N. Jenkins, The Physiology and Biochemistry of the Mouth, Fourth Edition, Blackwell Scientific Publications, Oxford, 1978.
944. Victor A. Politano, "Periurethral Polytetrafluoroethylene Injection for Urinary Incontinence," J. Urology 127(March 1982):439-442.
945. Anthony A. Malizia, Jr., Herbert M. Reiman, Robert P. Myers, Jonathan R. Sande, Steven S. Barham, Ralph C. Benson, Jr., Mrinal K. Dewanjee, William J. Utz, "Migration and Granulomatous Reaction After Periurethral Injection of Polytef (Teflon)," J. Amer. Med. Assn. 251(1984):3277-3281.
946. H. Claes, D. Stroobants, J. Van Meerbeek, E. Verbeken, D. Knockaert, L. Baert, "Pulmonary Migration Following Periurethral Polytetrafluoroethylene Injection for Urinary Incontinence," J. Urology 142(September 1989):821-822.
947. Carlos Lois, Jose-Manuel Garcia-Verdugo, Arturo Alvarez-Buylla, "Chain Migration of Neuronal Precursors," Science 271(16 February 1996):978-981.
948. Gautam R. Desiraju, "Crystal Gazing: Structure Prediction and Polymorphism," Science 278(17 October 1997):404-405.
949. Marcia Barinaga, "Researchers Find Signals That Guide Young Brain Neurons," Science 278(17 October 1997):385-386.
950. S.A. Anderson, D.D. Eisenstat, L. Shi, J.L.R. Rubenstein, "Interneuron Migration from Basal Forebrain to Neocortex: Dependence on Dlx Genes," Science 278(17 October 1997):474-476.
951. John Travis, "Axon Guidance: Wiring the Nervous System," Science 266(28 October 1994):568-570.
952. Bassil I. Dahiyat, Stephen L. Mayo, "De Novo Protein Design: Fully Automated Sequence Selection," Science 278(3 October 1997):82-87.
953. Stewart Sell, Immunology, Immunopathology and Immunity, Fourth Edition, Elsevier, New York, 1987.
954. John W. Kimball, Introduction to Immunology, Third Edition, Macmillan Publishing Company, New York, 1990.
955. Ivan M. Roitt, Jonathan Brostoff, David K. Male, Immunology, Gower Medical Publishing, New York, 1989.
956. Emily G. Reisner, "Chapter 149. Human leukocyte and platelet antigens," in Ernest Beutler, Marshall A. Lichtman, Barry S. Coller, Thomas J. Kipps, eds., William's Hematology, Fifth Edition, McGraw-Hill, New York, 1995, pp. 1611-1617.
957. Loni Calhoun, Lawrence D. Petz, "Chapter 148. Erythrocyte antigens and antibodies," in Ernest Beutler, Marshall A. Lichtman, Barry S. Coller, Thomas J. Kipps, eds., William's Hematology, Fifth Edition, McGraw-Hill, New York, 1995, pp. 1595-1610.
958. Avrion Mitchison, "Will We Survive?" Scientific American 269(September 1993):136-144.
959. Roger K. Cunningham, "Chapter 14. Immunochemistry of Polysaccharide and Blood Group Antigens," in Carel J. van Oss, Marc H. van Regenmortel, eds., Immunochemistry, Marcel Dekker, New York, 1994, pp. 319-335.
960. P.L. Mollison, C.P. Engelfriet, M. Contreras, Blood Transfusions in Clinical Medicine, Ninth Edition, Blackwell Scientific, Oxford, 1993.
961. P. Hawkins, S.E. Anderson, J.L. McKenzie, K. McLoughlin, M.E.J. Beard, D.N.J. Hart, "Localization of MN Blood Group Antigens in Kidney," Transplant. Proc. 17(1985):1697-1700.
962. D.J. Anstee, G. Mallinson, J.E. Yendle, et al., "Evidence for the occurrence of Lu^b-active glycoproteins in human erythrocytes, kidney, and liver," International Congress ISBT-BBTS Book of Abstracts, 1988, p. 263.
963. Aron E. Szulman, "The ABH antigens in human tissues and secretions during embryonal development," J. Histochem. Cytochem. 13(1965):752-754.
964. Thomas J. Kunicki, Peter J. Newman, "The molecular immunology of human platelet proteins," Blood 80(1992):1386-1404.
965. Una Chen, "Chapter 33. Lymphocyte Engineering, Its Status of Art and Its Future," in Robert P. Lanza, Robert Langer, William L. Chick, eds., Principles of Tissue Engineering, R.G. Landes Company, Georgetown TX, 1997, pp. 527-561.
966. Lola M. Reid, "Chapter 31. Stem Cell/Lineage Biology and Lineage-Dependent Extracellular Matrix Chemistry: Keys to Tissue Engineering of Quiescent Tissues such as Liver," in Robert P. Lanza, Robert Langer, William L. Chick, eds., Principles of Tissue Engineering, R.G. Landes Company, Georgetown TX, 1997, pp. 481-514.
967. Janet Hardin Young, Jeffrey Teumer, Paul D. Kemp, Nancy L. Parenteau, "Chapter 20. Approaches to Transplanting Engineered Cells and Tissues," in Robert P. Lanza, Robert Langer, William L. Chick, eds., Principles of Tissue Engineering, R.G. Landes Company, Georgetown TX, 1997, pp. 297-307.
968. Norio Haneji, Takanori Nakamura, Koji Takio, et al., "Identification of α-Fodrin as a Candidate Autoantigen in Primary Sjogren's Syndrome," Science 276(25 April 1997):604-607.
970. Mark J. Poznansky, Rudolph L. Juliano, "Biological Approaches to the Controlled Delivery of Drugs: A Critical Review," Pharmacological Reviews 36(1984):277-336.

971. E.D. Hay, ed., Cell Biology of Extracellular Matrix, Second Edition, Plenum Press, New York, 1991.
972. Jayne Lesley, Robert Hyman, Paul W. Kincade, "CD44 and Its Interaction with Extracellular Matrix," Advances in Immunology 54(1993):271-335.
973. Tod A. Brown, Todd Bouchard, Tom St. John, Elizabeth Wayner, William G. Carter, "Human Keratinocytes Express a New CD44 Core Protein (CD44E) as a Heparin-Sulfate Intrinsic Membrane Proteoglycan with Additional Exons," J. Cell Biology 113(April 1991):207-221.
974. Lloyd M. Stoolman, "Adhesion Molecules Controlling Lymphocyte Migration," Cell 56(24 March 1989):907-910.
975. Richard O. Hynes, "Integrins: Versatility, Modulation, and Signaling in Cell Adhesion," Cell 69(3 April 1992):11-25.
976. Ajit Varki, "Selectin ligands," Proc. Natl. Acad. Sci. USA 91(August 1994):7390-7397.
977. Masatoshi Takeichi, "Cadherins: A molecular family important in selective cell-cell adhesion," Ann. Rev. Biochem. 59(1990):237-252.
978. Laurence A. Lasky, "Selectins: Interpreters of Cell-Specific Carbohydrate Information During Inflammation," Science 258(6 November 1992):964-969.
980. Elizabeth J. Luna, Anne L. Hitt, "Cytoskeleton-Plasma Membrane Interactions," Science 258(6 November 1992):955-964.
981. Karl-Anders Karlsson, "Glycobiology: A Growing Field for Drug Design," Trends in Pharmacological Sciences 12(July 1991):265-272.
982. Carlo Laudanna, James J. Campbell, Eugene C. Butcher, "Role of Rho in Chemoattractant-Activated Leukocyte Adhesion Through Integrins," Science 271 (16 February 1996):981-983.
983. Mark Halper, "Putting Mount Everest into an Anthill," Forbes 160(7 July 1997):208-213.
984. Bjorn Reino Olsen, "Chapter 4. Matrix Molecules and Their Ligands," in Robert P. Lanza, Robert Langer, William L. Chick, eds., Principles of Tissue Engineering, R.G. Landes Company, Georgetown TX, 1997, pp. 47-65.
985. Donald E. Ingber, "Chapter 7. Mechanochemical Switching Between Growth and Differentiation by Extracellular Matrix," in Robert P. Lanza, Robert Langer, William L. Chick, eds., Principles of Tissue Engineering, R.G. Landes Company, Georgetown TX, 1997, pp. 89-100.
986. Patricia Parsons-Wingerter, E. Helene Sage, "Chapter 9. Regulation of Cell Behavior by Extracellular Proteins," in Robert P. Lanza, Robert Langer, William L. Chick, eds., Principles of Tissue Engineering, R.G. Landes Company, Georgetown TX, 1997, pp. 111-131.
987. Kshama B. Jirage, John C. Hulteen, Charles R. Martin, "Nanotubule-Based Molecular-Filtration Membranes," Science 278(24 October 1997):655-658.
988. Ch. Spielmann, N.H. Burnett, S. Sartania, R. Koppitsch, M. Schnurer, C. Kan, M. Lenzner, P. Wobrauschek, F. Krausz, "Generation of Coherent X-rays in the Water Window Using 5-Femtosecond Laser Pulses," Science 278(24 October 1997):661-664.
989. See journal: Biosensors and Bioelectronics 1(1985)-present.
990. V.G. Kozlov, V. Bulovic, P.E. Burrows, S.R. Forrest, "Laser action in organic semiconductor waveguide and double-heterostructure devices," Nature 389(25 September 1997):362-364.
991. James H. Jett, Richard A. Keller, John C. Martin, Babetta L. Marrone, Robert K. Moyzis, Robert L. Ratliff, Newton K. Seitzinger, E. Brooks Shera, Carleton C. Stewart, "High-Speed DNA Sequencing: An Approach Based Upon Fluorescence Detection of Single Molecules," J. Biomol. Struct. Dynam. 7(1989):301-309.
992. E. Brooks Shera, Newton K. Seitzinger, Lloyd M. Davis, Richard A. Keller, Steven A. Soper, "Detection of single fluorescent molecules," Chem. Phys. Lett. 174(1990):553-557.
993. J. Fraden, AIP Handbook of Modern Sensors, American Institute of Physics, New York, 1993.
996. Robert K. Murray, Daryl K. Granner, Peter A. Mayes, Victor W. Rodwell, Harper's Biochemistry, 23rd Edition, Appleton & Lange, Norwalk CT, 1993.
997. Benjamin Lewin, Genes V, Oxford University Press, New York NY, 1995.
998. E.D.P. de Robertis, E.M.F. de Robertis, Cell and Molecular Biology, Eighth Edition, Lea & Febiger, Philadelphia PA, 1987.
999. Gordon L.E. Koch, "Chapter 8. The Endoplasmic Reticulum," in E. Edward Bittar, Neville Bittar, eds., Cellular Organelles, JAI Press, Greenwich CT, 1995, pp. 189-214.
1000. Colin Masters, Denis Crane, The Peroxisome: A Vital Organelle, Cambridge University Press, New York, 1995.
1001. John Travis, "What's in the Vault?" Science News 150(27 July 1996):56-57.
1003. Laura I. Davis, "The Nuclear Pore Complex," Ann. Rev. Biochem. 64(1995):865-896.
1004. N. Pokrywka, D. Goldfarb, M. Zillmann, A. DeSilva, "The Transport of Macromolecules Across the Nuclear Envelope," in E. Edward Bittar, Neville Bittar, eds., Cellular Organelles, JAI Press, Greenwich CT, 1995, pp. 19-54.
1005. James M. Cork, Radioactivity and Nuclear Physics, Second Edition, D. Van Nostrand Company, New York, 1950.
1006. F.K. Richtmyer, E.H. Kennard, Introduction to Modern Physics, Third Edition, McGraw-Hill Book Company, New York, 1942.
1007. Rutherford and Chadwick, Phil. Mag. 42(1921):809; 44(1922):417; Proc. Phys. Soc. 36(1924):417.
1008. F.A. Paneth, E. Gluckauf, H. Loleit, "Spectroscopic Identification and Manometric Measurement of Artificially Produced Helium," Proc. Roy. Soc. 147(2 December 1936):412-422.
1009. G. Preparata, "A New Look at Solid-State Fractures, Particle Emission and Cold Nuclear Fusion," Il Nuovo Cimento 104A(August 1991):1259-1263.
1010. Allen P. Minton, "Excluded Volume as a Determinant of Macromolecular Structure and Reactivity," Biopolymers 20(October 1981):2093-2120.
1011. Edwin H. McConkey, "Molecular evolution, intracellular organization, and the quinary structure of proteins," Proc. Natl. Acad. Sci. USA 79(1982):3236-3240.
1012. B. Brett Finlay, Pascale Cossart, "Exploitation of Mammalian Host Cell Functions by Bacterial Pathogens," Science 276(2 May 1997):718-725.
1013. Tobias A. Knoch, Christian Munkel, Jorg Langowski, "New Three-Dimensional Organization of Chromosome Territories and the Human Cell Nucleus: About the Structure of a Self-Replicating Nano Fabrication Site," poster presentation at the Sixth Foresight Conference on Molecular Nanotechnology, November 1998. See also: http://www.DKFZ-Heidelberg.de/Macromol/Welcome.html.
1014. J.S. O'Brien, "Stability of the Myelin Membrane," Science 147(1965):1099-1107.
1015. S.J. Yao, A.J. Appleby, A. Geisel, H.R. Cash, S.K. Wolfson Jr., "Anodic Oxidation of Carbohydrates and their Derivatives in Neutral Saline Solution," Nature 224(29 November 1969):921-922.
1016. Edwin B. Newman, "Chapter 3k. Speech and Hearing," in Dwight E. Gray, ed., American Institute of Physics Handbook, Third Edition, McGraw-Hill Book Company, New York, 1972, pp. 3.154-3.165.
1017. Steven H. Bergens, Christopher B. Gorman, G. Tayhas, R. Palmore, George M. Whitesides, "A Redox Fuel Cell That Operates with Methane as Fuel at 120°C," Science 265(2 September 1994):1418-1420.
1018. Arthur E. Johnson, "Protein translocation at the ER membrane: a complex process becomes more so," Trends Cell. Biol. 7(March 1997):90-95.
1019. Eric S. Rosenberg et al., "Vigorous HIV-1-Specific $CD4^+$ T Cell Responses Associated with Control of Viremia," Science 278(21 November 1997):1447-1450.
1020. Donald E. Ingber, "Tensegrity: The Architectural Basis of Cellular Mechanotransduction," Ann. Rev. Physiol. 59(1997):575-599.
1021. Donald E. Ingber, "The Architecture of Life," Scientific American 278(January 1998):48-57.
1022. Humphrey Maris, "Picosecond Ultrasonics," Scientific American 278(January 1998):86-89.
1023. Norman Rostoker, Michl W. Binderbauer, Hendrik J. Monkhorst, "Colliding Beam Fusion Reactor," Science 278(21 November 1997):1419-1422.
1024. Roland Beckmann, Doryen Bubeck, Robert Grassucci, Pawel Penczek, Adriana Verschoor, Gunter Blobel, Joachim Frank, "Alignment of Conduits for the Nascent Polypeptide Chain in the Ribosome-Sec61 Complex," Science 278(19 December 1997):2123-2126.
1025. T.A. Mary, J.S.O. Evans, T. Vogt, A.W. Sleight, "Negative Thermal Expansion from 0.3 to 1050 Kelvin in ZrW_2O_8," Science 272(5 April 1996):90-92.
1026. P.L. Kuhns, A. Kleinhammes, W.G. Moulton, N.S. Sullivan, "NMR in Resistive Magnets at Fields up to 30 T," J. Magnetic Reson. A 115(August 1995):270-272.
1027. Eugene C. Butcher, Louis J. Picker, "Lymphocyte Homing and Homeostasis," Science 272(5 April 1996):60-66.
1028. Peter Parham, Tomoko Ohta, "Population Biology of Antigen Presentation by MHC Class I Molecules," Science 272(5 April 1996):67-74.
1029. Tyrone L. Daulton, Minoru Ozima, "Radiation-Induced Diamond Formation in Uranium-Rich Carbonaceous Materials," Science 271(1 March 1996):1260-1263.
1030. Herman J.C. Berendsen, "Bio-Molecular Dynamics Comes of Age," Science 271(16 February 1996):954-955.
1031. F. Reif, Fundamentals of Statistical and Thermal Physics, McGraw-Hill Book Company, New York, 1965.
1032. Richard C. Kurten, Deborah L. Cadena, Gordon N. Gill, "Enhanced Degradation of EGF Receptors by a Sorting Nexin, SNX1," Science 272(17 May 1996):1008-1010.
1033. V. Nathan Subramaniam, Frank Peter, Robin Philp, Siew Heng Wong, Wanjin Hong, "GS28, a 28-Kilodalton Golgi SNARE That Participates in ER-Golgi Transport," Science 272(24 May 1996):1161-1163.
1034. D.M. Rowe, ed., CRC Handbook of Thermoelectrics, CRC Press, Boca Raton, FL, 1995.
1035. H.J. Goldsmid, Electronic Refrigeration, Pion Limited, London UK, 1986.
1036. V.B. Mountcastle, The Mindful Brain, MIT Press, Cambridge MA, 1978.
1037. Gang Wang, Keiji Tanaka, Manabu Tanifuji, "Optical Imaging of Functional Organization in the Monkey Inferotemporal Cortex," Science 272(14 June 1996):1665-1668.
1038. Susan Acton, Attilio Rigotti, Katherine T. Landschulz, Shangzhe Xu, Helen H. Hobbs, Monty Krieger, "Identification of Scavenger Receptor SR-BI as a High Density Lipoprotein Receptor," Science 271(26 January 1996):518-520.
1039. D.H. Hubel, T.N. Wiesel, "Receptive Fields, Binocular Interaction and Functional Architecture in the Cat's Visual Cortex," J. Physiol. 160(1962):106-154.
1040. M.-L. Mittelstaedt, H. Mittelstaedt, "Homing by Path Integration in a Mammal," Naturwissenschaften 67(1980):566-567.
1041. Hideki Masuda, Kenji Fukuda, "Ordered Metal Nanohole Arrays Made by a Two-Step Replication of Honeycomb Structures of Anodic Alumina," Science 268(9 June 1995):1466-1468.

1043. L.P. Faucheux, L.S. Bourdieu, P.D. Kaplan, Albert J. Libchaber, "Optical Thermal Ratchet," Phys. Rev. Lett. 74(27 February 1995):1504-1507.
1044. Wade Roush, "Envisioning an Artificial Retina," Science 268(5 May 1995):637-638.
1045. Frank A. Schabert, Christian Henn, Andreas Engel, "Native *Escherichia coli* OmpF Porin Surfaces Probed by Atomic Force Microscopy," Science 268(7 April 1995):92-94.
1046. Olaf Schneewind, Audree Fowler, Kym F. Faull, "Structure of the Cell Wall Anchor of Surface Proteins in *Staphylococcus aureus*," Science 268(7 April 1995):103-106.
1047. James A. Ernst, Robert T. Clubb, Huan-Xiang Zhou, Angela M. Gronenborn, G. Marius Clore, "Demonstration of Positionally Disordered Water Within a Protein Hydrophobic Cavity by NMR," Science 267(24 March 1995):1813-1817. See also: "Use of NMR to Detect Water Within Nonpolar Protein Cavities," Science 270 (15 December 1995):1847-1849.
1048. Junji Kido, Masato Kimura, Katsutoshi Nagai, "Multilayer White Light-Emitting Organic Electroluminescent Device," Science 267(3 March 1995):1332-1334.
1049. Magnus Granstrom, Magnus Berggren, Olle Inganas, "Micrometer- and Nanometer-Sized Polymeric Light-Emitting Diodes," Science 267(10 March 1995):1479-1481.
1050. Camillo Peracchia, ed., Handbook of Membrane Channels: Molecular and Cellular Physiology, Academic Press, San Diego, CA, 1994.
1051. Michael Seul, David Andelman, "Domain Shapes and Patterns: The Phenomenology of Modulated Phases," Science 267(27 January 1995):476-483.
1052. Jeff Hall, Doreen Kimura, "Dermatoglyphic Asymmetry and Sexual Orientation in Man," Behavioral Neuroscience 108 (December 1994):1203-1206.
1053. Tilman Schirmer, Thomas A. Keller, Yan-Fei Wang, Jurg P. Rosenbusch, "Structural Basis for Sugar Translocation Through Maltoporin Channels at 3.1 Angstrom Resolution," Science 267(27 January 1995):512-514.
1054. H. Morkoc, S.N. Mohammad, "High-Luminosity Blue and Blue-Green Gallium Nitride Light-Emitting Diodes," Science 267(6 January 1995):51-55.
1055. Jean Marx, "Helping Neurons Find Their Way," Science 268(19 May 1995):971-973.
1056. Huxiong Chen, Gerald Diebold, "Chemical Generation of Acoustic Waves: A Giant Photoacoustic Effect," Science 270(10 November 1995):963-966.
1057. Robert S. Meissner, Julius Rebek Jr., Javier de Mendoza, "Autoencapsulation Through Intermolecular Forces: A Synthetic Self-Assembling Spherical Complex," Science 270(1 December 1995):1485-1488.
1058. Hong Yin, Michelle D. Wang, Karel Svoboda, Robert Landick, Steven M. Block, Jeff Gelles, "Transcription Against an Applied Force," Science 270(8 December 1995):1653-1657.
1059. G. Yu, J. Gao, J.C. Hummelen, F. Wudl, A.J. Heeger, "Polymer Photovoltaic Cells: Enhanced Efficiencies via a Network of Internal Donor-Acceptor Heterojunctions," Science 270(15 December 1995):1789-1791.
1060. Robert Nagele, Theresa Freeman, Lydia McMorrow, Hsin-yi Lee, "Precise Spatial Positioning of Chromosomes During Prometaphase: Evidence for Chromosomal Order," Science 270(15 December 1995):1831-1835.
1061. Dean L. Olson, Timothy L. Peck, Andrew G. Webb, Richard L. Magin, Jonathan V. Sweedler, "High-Resolution Microcoil ^{1}H-NMR for Mass-Limited, Nanoliter-Volume Samples," Science 270(22 December 1995):1967-1970.
1062. Jon Cohen, "Interdisciplinary Talkfest Prompts Flurry of Questions," Science 270(24 November 1995):1294.
1063. Kouichi Itoh, Beth Stevens, Melitta Schachner, R. Douglas Fields, "Regulated Expression of the Neural Cell Adhesion Molecule L1 by Specific Patterns of Neural Impulses," Science 270(24 November 1995):1369-1372.
1065. Robert F. Service, "Capturing Sound, Light, and Strength With New Materials," Science 266(16 December 1994):1807-1808.
1066. Gil U. Lee, Linda A. Chrisey, Richard J. Colton, "Direct Measurement of the Forces Between Complementary Strands of DNA," Science 266(4 November 1994):771-773.
1068. Ruth S. Spolar, M. Thomas Record Jr., "Coupling of Local Folding to Site-Specific Binding of Proteins to DNA," Science 263(11 February 1994):777-784.
1069. Benno Hess, Alexander Mikhailov, "Self-Organization in Living Cells," Science 264(8 April 1994):223-224.
1070. Kenneth A. Johnson, Gary G. Borisy, "Kinetic Analysis of Microtubule Self-assembly in Vitro," J. Mol. Biol. 117(1977):1-31.
1071. Eckhard Mandelkow, Eva-Maria Mandelkow, Hirokazu Hotani, Benno Hess, Stefan C. Muller, "Spatial Patterns from Oscillating Microtubules," Science 246(1989):1291-1293.
1073. James Tabony, "Morphological Bifurcations Involving Reaction-Diffusion Processes During Microtubule Formation," Science 264(8 April 1994):245-248.
1074. Patrizia Fabrizio, Sybille Esser, Berthold Kastner, Reinhard Luhrmann, "Isolation of *S. cerevisiae* snRNPs: Comparison of U1 and U4/U6.U5 to Their Human Counterparts," Science 264(8 April 1994):261-265.
1075. Ernst-Ludwig Florin, Vincent T. Moy, Hermann E. Gaub, "Adhesion Forces Between Individual Ligand-Receptor Pairs," Science 264(15 April 1994):415-417.
1076. Lionel F. Jaffe, Kenneth R. Robinson, Richard Nuccitelli, "Local Cation Entry and Self-Electrophoresis as an Intracellular Localization Mechanism," Ann. N.Y. Acad. Sci. 238(1974):372-389.
1077. Bryan C. Gibbon, Darryl L. Kropf, "Cytosolic pH Gradients Associated with Tip Growth," Science 263(11 March 1994):1419-1421.
1078. Robert D. Jenison, Stanley C. Gill, Arthur Pardi, Barry Polisky, "High-Resolution Molecular Discrimination by RNA," Science 263(11 March 1994):1425-1429.
1079. Nicole Calakos, Mark K. Bennett, Karen E. Peterson, Richard H. Scheller, "Protein-Protein Interactions Contributing to the Specificity of Intracellular Vesicular Trafficking," Science 263(25 February 1994):1146-1149.
1080. Craig Hammond, Ari Helenius, "Folding of VSV G Protein: Sequential Interaction with BiP and Calnexin," Science 266(21 October 1994):456-458.
1081. Carol A. Vasconcellos, Philip G. Allen, Mary Ellen Wohl, Jeffrey M. Drazen, Paul A. Janmey, Thomas P. Stossel, "Reduction in Viscosity of Cystic Fibrosis Sputum in Vitro by Gelsolin," Science 263(18 February 1994):969-971.
1082. Carl P. Blobel, Tyra G. Wolfsberg, Christoph W. Turck, Diana G. Myles, Paul Primakoff, Judith M. White, "A potential fusion peptide and an integrin ligand domain in a protein active in sperm-egg fusion," Nature 356(19 March 1992):248-252.
1083. Nobuyuki Shiina, Yukiko Gotoh, Nobuko Kubomura, Akihiro Iwamatsu, Eisuke Nishida, "Microtubule Severing by Elongation Factor 1α," Science 266(14 October 1994):282-285.
1084. Kenneth S. Suslick, "Sonochemistry," Science 247(1990):1439-1445.
1085. Kenneth S. Suslick, Edward B. Flint, Mark W. Grinstaff, Kathleen A. Kemper, "Sonoluminescence from Metal Carbonyls," J. Phys. Chem. 97(1 April 1993):3098-3099.
1087. A. Jennifer Rivett, "Proteasomes: multicatalytic proteinase complexes," Biochem. J. 291(1993):1-10.
1088. Alfred L. Goldberg, Kenneth L. Rock, "Proteolysis, proteasomes and antigen presentation," Nature 357(1992):375-379.
1089. Chin-Yuan Hsu, Chia-Wei Li, "Magnetoreception in Honeybees," Science 265 (1 July 1994):95-97.
1090. Marcia Barinaga, "Watching the Brain Remake Itself," Science 266(2 December 1994):1475-1476.
1091. Olga O. Blumenfeld, Anthony M. Adamany, "Structural polymorphism within the amino-terminal region of MM, NN, and MN glycoproteins (glycophorins) of the human erythrocyte membrane," Proc. Natl. Acad. Sci. (USA) 75(1978):2727-2731.
1092. P. Dustin, Microtubules, Second Edition, Springer-Verlag, Berlin, 1987.
1093. Rebecca Howland, Lisa Benatar, A Practical Guide to Scanning Probe Microscopy, Park Scientific Instruments, Sunnyvale CA, 1996.
1094. Thure E. Cerling, John M. Harris, Bruce J. MacFadden, Meave G. Leakey, Jay Quade, Vera Eisenmann, James R. Ehleringer, "Global vegetation change through the Miocene/Pliocene boundary," Nature 389(11 September 1997):153-158.
1095. Robert Olson, Focused Study on Biotechnology and Nanotechnology, Military Health Service System (MHSS)-2020, U.S. Department of Defense, Health Affairs, September 1997. See also: http://keydet.sra.com/hs2020/homepage/hs2020.htm.
1097. Ralph C. Merkle, K. Eric Drexler, "Helical Logic," Nanotechnology 7(1996):325-339. See also: http://nano.xerox.com/nanotech/helical/helical.html.
1098. H. Sakaki, "Scattering Suppression and High-Mobility Effect of Size-Quantized Electrons in Ultrafine Semiconductor Wire Structures," Japanese Journal of Applied Physics 19(December 1980):L735-L738.
1099. Janet Raloff, "EMFs' Biological Influences," Science News 153(10 January 1998):29-31.
1100. Martin Jenkner, Peter Fromherz, "Bistability of Membrane Conductance in Cell Adhesion Observed in a Neuron Transistor," Phys. Rev. Lett. 79(8 December 1997):4705-4708.
1101. Robert Williams, The Geometrical Foundation of Natural Structure: A Sourcebook of Design, Dover Publications, New York, 1979.
1102. James M. Sakoda, Modern Origami, Simon and Schuster, New York, 1969.
1103. H. Lulli, "Nested tetrahedrons," School Science and Mathematics 78(May-June 1978):408-409; "Nested hexahedrons," School Science and Mathematics 76(March 1976):246-247; "The icosahedron and tangled tetrahedron," J. Recreational Mathematics 12(1979-1980):170-176; "The truncated tetrahedron," Mathematics in School 5(March 1976):33.
1104. Eric Kenneway, Complete Origami, Ebury Press, London, 1987. (ISBN 0-85223-617-4)
1105. J.J. Vittal, "A simple paper model for buckminsterfullerene," J. Chemical Education 66(1989):282.
1106. T. Sundra Rao, Geometric Exercises in Paper Folding, Dover Publications, New York, 1966.
1107. Michel Mendes France, "Folding paper and thermodynamics," Physics Reports (review section of Physics Letters) 103(1984):161-172.
1108. Patrick Morton, W. Mourant, "Paper folding, digit patterns, and groups in arithmetic fractals," Proc. London Math. Soc. 59(March 1989):253-293.
1109. Thomas Hull, "On the mathematics of flat origamis," Congressus Numerantium 100(1994):215-224.
1110. Robert J. Lang, "Mathematical algorithms for origami design," Symmetry: Culture and Science 5(1994):115-152.
1111. Koryo Miura, ed. in chief, Origami Science and Art: Proceedings of the Second International Meeting of Origami Science and Scientific Origami, 29 November - 2 December 1994, Otsu, Japan; published by organizing committee with support of Seian University of Art and Design, 1997. (560 pp Proceedings available by mail order from Toshikazu Kawasaki; see Origami Detectives web page.)
1112. Paul A. Schulte, Frederica P. Perera, eds., Molecular Epidemiology: Principles and Practices, Academic Press, San Diego, CA, 1993.
1113. Mark S. Bretscher, Sean Munro, "Cholesterol and the Golgi Apparatus," Science 261(3 September 1993):1280-1281.

1114. Y.K. Levine, M.H.F. Wilkins, "Structure of Oriented Lipid Bilayers," Nature New Biology 230(17 March 1971):69-72.
1115. Frank A. Nezil, Myer Bloom, "Combined influence of cholesterol and synthetic amphiphillic peptides upon bilayer thickness in model membranes," Biophys. J. 61(May 1992):1176-1183.
1116. James E. Rothman, "The Golgi Apparatus: Two Organelles in Tandem," Science 213(1981):1212-1219.
1117. L. Orci, R. Montesano, P. Meda, F. Malaisse-Lagae, D. Brown, A. Perrelet, P. Vassalli, "Heterogeneous distribution of filipin-cholesterol complexes across the cisternae of the Golgi apparatus," Proc. Natl. Acad. Sci. USA 78(1981):293-297.
1118. Jurgen Roth, "Subcellular organization of glycosylation in mammalian cells," Biochim. Biophys. Acta 906(1987):405-436.
1119. Tommy Nilsson, Marc Pypaert, Mee. H. Hoe, Paul Slusarewicz, Eric G. Berger, Graham Warren, "Overlapping Distribution of Two Glycosyltransferases in the Golgi Apparatus of HeLa Cells," J. Cell Biol. 120(1993):5-13.
1120. Haiqing Zhao, Lidija Ivic, Joji M. Otaki, Mitsuhiro Hashimoto, Katsuhiro Mikoshiba, Stuart Firestein, "Functional Expression of a Mammalian Odorant Receptor," Science 279(9 January 1998):237-242.
1121. Paul De Koninck, Howard Schulman, "Sensitivity of CaM Kinase II to the Frequency of Ca^{2+} Oscillations," Science 279(9 January 1998):227-230. See also: James W. Putney, Jr., "Calcium Signaling: Up, Down, Up, Down....What's the Point?" Science 279(9 January 1998):191-192.
1122. R.C. Dunbar, T.B. McMahon, "Activation of Unimolecular Reactions by Ambient Blackbody Radiation," Science 279(9 January 1998):194-197.
1123. John M. Bekkers, "Enhancement by Histamine of NMDA-Mediated Synaptic Transmission in the Hippocampus," Science 261(2 July 1993):104-106.
1124. T.J. Mitchison, "Localization of an Exchangeable GTP Binding Site at the Plus End of Microtubules," Science 261(20 August 1993):1044-1047.
1125. Ajay Verma, David J. Hirsch, Charles E. Glatt, Gabriele V. Ronnett, Solomon H. Snyder, "Carbon Monoxide: A Putative Neural Messenger," Science 259(15 January 1993):381-384.
1126. Christoph F. Schmidt, Karel Svoboda, Ning Lei, Irena B. Petsche, Lonny E. Berman, Cyrus R. Safinya, Gary S. Grest, "Existence of a Flat Phase in Red Cell Membrane Skeletons," Science 259(12 February 1993):952-955.
1127. Tania Ewing, "Genetic 'Master Switch' for Left-Right Symmetry Found," Science 260(30 April 1993):624-625.
1128. Gary Taubes, "Physicists Explore the Driplines," Science 260(25 June 1993):1874-1876.
1129. Min Zhuo, Scott A. Small, Eric R. Kandel, Robert D. Hawkins, "Nitric Oxide and Carbon Monoxide Produce Activity-Dependent Long-Term Synaptic Enhancement in Hippocampus," Science 260(25 June 1993):1946-1950.
1130. Richard A. Kerr, "Magnetism Triggers a Brain Response," Science 260(11 June 1993):1590.
1131. M.W. Chase, Jr., et al., J. Phys. Chem. Ref. Data 14(1985, Suppl. 1):1.
1132. Michelle Hoffman, "The Cell's Nucleus Shapes Up," Science 259(26 February 1993):1257-1259.
1133. Yigong Xing, Carol V. Johnson, Paul R. Dobner, Jeanne Bentley Lawrence, "Higher Level Organization of Individual Gene Transcription and RNA Splicing," Science 259(26 February 1993):1326-1330.
1134. Ronald Berezney, Donald S. Coffey, "Identification of a Nuclear Protein Matrix," Biochem. Biophys. Res. Commun. 60(1974):1410-1417.
1135. Kenneth C. Carter, Douglas Bowman, Walter Carrington, Kevin Fogarty, John A. McNeil, Fredric S. Fay, Jeanne Bentley Lawrence, "A Three-Dimensional View of Precursor Messenger RNA Metabolism Within the Mammalian Nucleus," Science 259(26 February 1993):1330-1335.
1136. C.W.M. Haest, "Interactions Between Membrane Skeleton Proteins and the Intrinsic Domain of the Erythrocyte Membrane," Biochim. Biophys. Acta 694(1982):331-352.
1137. John Travis, "Cell Biologists Explore Tiny Caves," Science 262(19 November 1993):1208-1209.
1138. James O. Deshler, Martin I. Highett, Bruce J. Schnapp, "Localization of Xenopus Vg1 mRNA by Vera Protein and the Endoplasmic Reticulum," Science 276 (16 May 1997):1128-1131.
1139. Michael J. Pazin, Purnima Bhargava, E. Peter Geiduschek, James T. Kadonaga, "Nucleosome Mobility and the Maintenance of Nucleosome Positioning," Science 276(2 May 1997):809-812.
1140. Colin Dingwall, Ronald Laskey, "The Nuclear Membrane," Science 258(6 November 1992):942-947.
1141. Danielle Hernandez-Verdun, Henriette R. Junera, "Chapter 4. The Nucleolus," in E. Edward Bittar, Neville Bittar, eds., Cellular Organelles, JAI Press, Greenwich CT, 1995, pp. 73-92.
1142. Carla M. Koehler, Ernst Jarosch, Kostas Tokatlidis, Karl Schmid, Rudolf J. Schweyen, Gottfried Schatz, "Import of Mitochondrial Carriers Mediated by Essential Proteins of the Intermembrane Space," Science 279(16 January 1998):369-373.
1143. Wadih Arap, Renata Pasqualini, Erkki Ruoslahti, "Cancer Treatment by Targeted Drug Delivery to Tumor Vasculature in a Mouse Model," Science 279(16 January 1998):377-380.
1144. For current tabulation and online access to Protein Data Bank data, see at: http://pdb.pdb.bnl.gov/ or at: http://www.rcsb.org. See also the "Image Library of Biological Macromolecules" at: http://www.imb-jena.de/IMAGE.html.
1145. T. Koritsanszky, R. Flaig, D. Zobel, H.-G. Krane, W. Morgenroth, P. Luger, "Accurate Experimental Electronic Properties of DL-Proline Monohydrate Obtained Within 1 Day," Science 279(16 January 1998):356-258.
1146. R. Allen Bowling, "A Theoretical Review of Particle Adhesion," in K.L. Mittal, ed., Particles on Surfaces I: Detection, Adhesion, and Removal, Plenum Press, NY, 1988, pp.129-142.
1147. Ronald S. Fearing, "Survey of Sticking Effects for Micro Parts Handling," in Proceedings of the 1995 IEEE/RSJ International Conference on Intelligent Robots and Systems, Volume 2, IEEE Computer Society Press, Los Alamitos CA, 1995.
1148. Fumihito Arai, Daisuke Ando, Toshio Fukuda, Yukio Nonoda, Tomoya Oota, "Micro Manipulation Based on Micro Physics Strategy Based on Attractive Force Reduction and Stress Measurement," in Proceedings of the 1995 IEEE/RSJ International Conference on Intelligent Robots and Systems, Volume 2, IEEE Computer Society Press, Los Alamitos CA, 1995.
1149. Jacob N. Israelachvili, Intermolecular and Surface Forces, Second Edition, Academic Press, NY, 1992.
1150. H. Yeh, J.S. Smith, "Fluidic self-assembly for the integration of GaAs light-emitting diodes on Si substrates," IEEE Photonics Technology Letters 6(June 1994):706-708.
1151. J. Lowell, A.C. Rose-Innes, "Contact electrification," Adv. Phys. 29(1980):947-1023.
1152. Kevin Kendall, "Adhesion: Molecules and Mechanics," Science 263(25 March 1994):1720-1725.
1153. W.R. Harper, Contact and Frictional Electrification, Clarendon Press, Oxford, 1967.
1154. R.G. Horn, D.T. Smith, "Contact Electrification and Adhesion Between Dissimilar Materials," Science 256(17 April 1992):362-364.
1155. K.L. Johnson, K. Kendall, A.D. Roberts, "Surface energy and the contact of elastic solids," Proc. Royal Soc. London Series A 324(1971):301-313.
1160. Manoj K. Chaudhury, George M. Whitesides, "Direct Measurement of Interfacial Interactions between Semispherical Lenses and Flat Sheets of Poly(dimethyl siloxane) and Their Chemical Derivatives," Langmuir 7(1991):1013-1025.
1162. Geoffrey V. F. Seaman, "Chapter 27. Electrokinetic Behavior of Red Cells," in Douglas MacN. Surgenor, ed., The Red Blood Cell, Second Edition, Volume II, Academic Press, NY, 1975, pp. 1135-1224.
1163. J.S. Rowlinson, B. Widom, Molecular Theory of Capillarity, Clarendon Press, Oxford, 1982.
1164. Joseph Morgan, Introduction to University Physics, Allyn and Bacon, Inc., Boston MA, 1963.
1165. Roger G. Horn, Jacob N. Israelachvili, "Direct measurement of structural forces between two surfaces in a nonpolar liquid," J. Chem. Phys. 75(1 August 1981):1400-1411.
1166. Jacob Israelachvili, Richard Pashley, "The hydrophobic interaction is long range, decaying exponentially with distance," Nature 300(1982):341-342.
1167. Mark R. Pederson, Jeremy Q. Broughton, "Nanocapillarity in Fullerene Tubules," Phys. Rev. Lett. 69(2 November 1992):2689-2692.
1168. E. Dujardin, T.W. Ebbesen, H. Hiura, K. Tanigaki, "Capillarity and Wetting of Carbon Nanotubes," Science 265(23 September 1994):1850-1852.
1169. D. Ugarte, A. Chatelain, W.A. de Heer, "Nanocapillarity and Chemistry in Carbon Nanotubes," Science 274(13 December 1996):1897-1899.
1170. Thomas W. Ebbesen, "Wetting, Filling and Decorating Carbon Nanotubes," J. Phys. Chem. Solids 57(1996):951-955.
1171. P.G. de Gennes, "Wetting: statics and dynamics," Rev. Mod. Physics 57(1985):827-863.
1172. Jianping Gao, W.D. Luedtke, Uzi Landman, "Nano-Elastohydrodynamics: Structure, Dynamics, and Flow in Nanouniform Lubricated Junctions," Science 270 (27 October 1995):605-608.
1173. Robert E. Tuzun, Donald W. Noid, Bobby G. Sumpter, Ralph C. Merkle, "Dynamics of fluid flow inside carbon nanotubes," Nanotechnology 7(1996):241-246.
1174. Robert E. Tuzun, Donald W. Noid, Bobby G. Sumpter, Ralph C. Merkle, "Dynamics of He/C_{60} flow inside carbon nanotubes," Nanotechnology 8(1997):112-118.
1175. Newton E. Harvey, W.D. McElroy, A.H. Whiteley, "On Cavity Formation in Water," J. Appl. Phys. 18(February 1947):162-172.
1176. Richard M. Holman, Wilfred W. Robbins, A Textbook of General Botany, Second Edition, John Wiley & Sons, NY, 1928.
1177. M. Reza Ghadiri, Juan R. Granja, Lukas K. Buehler, "Artificial transmembrane ion channels from self-assembling peptide nanotubes," Nature 369(26 May 1994):301-304; 276-277.
1178. V. Zarybnicky, "Mechanism of T-Even DNA Ejection," J. Theoret. Biol. 22(1969):33-42.
1179. B.F. Poglazov, Morphogenesis of T-Even Bacteriophages, S. Karger, NY, 1973.
1180. Christopher K. Mathews, Elizabeth M. Kutter, Gisela Mosig, Peter B. Berget, Bacteriophage T4, American Society for Microbiology, Washington DC, 1983.
1181. D.L.D. Caspar, "Movement and self-control in protein assemblies. Quasi-equivalence revisited," Biophys. J. 32(1980):103-135.
1182. R. Kilkson, M.F. Maestre, "Structure of T-2 Bacteriophage," Nature 195(1962):494-495.
1183. Sabine A. Lauer, Pradipsinh K. Rathod, Nafisa Ghori, Kasturi Haldar, "A Membrane Network for Nutrient Import in Red Cells Infected with the Malaria Parasite," Science 276(16 May 1997):1122-1125.
1185. C.R. Thomas, M. Al-Rubeai, Z. Zhang, "Prediction of mechanical damage to animal cells in turbulence," Cytotechnology 15(1994):329-335.

1186. J.T. Davies, Turbulence Phenomena, Academic Press, NY, 1972.
1187. O. Reynolds, "An experimental investigation of the circumstances which determine whether the motion of water shall be direct or sinuous, and of the law of resistance in parallel channels," Phil. Trans. Roy. Soc. 174(1883):935-982.
1188. M.A. Tenan, S. Hackwood, G. Beni, "Friction in Capillary Systems," J. Appl. Phys. 53(1982):6687-6692.
1189. S.J. Singer, Garth L. Nicolson, "The Fluid Mosaic Model of the Structure of Cell Membranes," Science 175(18 February 1972):720-731.
1190. R.T. Yen, L. Foppiano, "Elasticity of small pulmonary veins in the cat," J. Biomech. Eng. Trans. ASME 103(1981):38-42.
1191. Martin Schnorf, Ingo Potrykus, Gunther Neuhaus, "Microinjection Technique: Routine System for Characterization of Microcapillaries by Bubble Pressure Measurement," Experimental Cell Research 210(1994):260-267.
1192. Julio E. Celis, "Microinjection of somatic cells with micropipettes: comparison with other transfer techniques," Biochem. J. 223(1984):281-291.
1193. Steven M. Jones, Kathryn E. Howell, John R. Henley, Hong Cao, Mark A. McNiven, "Role of Dynamin in the Formation of Transport Vesicles from the Trans-Golgi Network," Science 279(23 January 1998):573-577.
1194. Tatyana M. Svitkina, Alexander B. Verkhovsky, Gary G. Borisy, "Plectin Sidearms Mediate Interaction of Intermediate Filaments with Microtubules and Other Components of the Cytoskeleton," J. Cell Biol. 135(1996):991-1007.
1195. V. Kislov, V. Kolesov, I. Taranov, A. Saskovets, "Mechanical features of the SPM microprobe and nanoscale mass detector," Nanotechnology 8(1997):126-131.
1196. John A. Rogers, Rebecca J. Jackman, George M. Whitesides, "Constructing Single- and Multiple-Helical Microcoils and Characterizing Their Performance as Components of Microinductors and Microelectromagnets," J. Microelectromech. Syst. 6(September 1997):184-192.
1197. Paul B. Koeneman, Ilene J. Busch-Vishniac, Kristin L. Wood, "Feasibility of Micro Power Supplies for MEMS," J. Microelectromech. Syst. 6(September 1997):355-362.
1198. Florian Lang, Siegfried Waldegger, "Regulating Cell Volume," American Scientist 85(September-October 1997):456-463.
1199. Ralph C. Merkle, "Binding sites for use in a simple assembler," Nanotechnology 8(1997):23-28.
1200. Charles W. Bauschlicher Jr., Alessandra Ricca, Ralph Merkle, "Chemical storage of data," Nanotechnology 8(1997):1-5.
1201. K.J. Pienta, D.S. Coffey, "Cellular Harmonic Information Transfer Through A Tissue Tensegrity-Matrix System," Medical Hypotheses 34(1991):88-95.
1202. G. Forgacs, "On the possible role of cytoskeletal filamentous networks in intracellular signaling: an approach based on percolation," J. Cell Sci. 108(1995):2131-2143.
1203. Charles S. Peskin, Garrett M. Odell, George F. Oster, "Cellular Motions and Thermal Fluctuations: The Brownian Ratchet," Biophys. J. 65(July 1993):316-324.
1204. J.G. Chu, Z.Y. Hua, "The statistical theory of turbomolecular pumps," J. Vac. Sci. Tech. 20(1982):1101-1104.
1205. A. Richter, A. Plettner, K.A. Hofmann, H. Sandmaier, "A micromachined electrohydrodynamic (EHD) pump," Sensors and Actuators 29A(1991):159-168.
1206. A. Richter, A. Plettner, K.A. Hofmann, H. Sandmaier, "Electrohydrodynamic Pumping and Flow Measurement," MEMS-4 IEEE, New York, 1991, pp. 271-276.
1207. Axel Richter, Hermann Sandmaier, "An Electrohydrodynamic Micropump," in MEMS-3 (1990):99-104.
1208. Otmar M. Stuetzer, "Ion Drag Pumps," J. Appl. Phys. 31(January 1960):136-146.
1209. William F. Pickard, "Ion Drag Pumping. I. Theory," J. Appl. Phys. 34(1963):246-250; "Ion Drag Pumping. II. Experiment," J. Appl. Phys. 34(1963):251-258.
1210. J.R. Melcher, U.S. Firebaugh, "Traveling wave bulk electroconvection induced across a temperature gradient," Physics of Fluids 10(1967):1178-1185.
1211. S.F. Bart, L.S. Tavrow, M. Mehregany, J.H. Lang, "Microfabricated electrohydrodynamic pumps," Sensors and Actuators 21-23A(1990):193-197.
1212. Gunter Fuhr, Rolf Hagedorn, Torsten Muller, Wolfgang Benecke, Bernd Wagner, "Microfabricated Electrohydrodynamic (EHD) Pumps for Liquids of Higher Conductivity," J. Microelectromech. Syst. 1(September 1992):141-146.
1213. D.J. Harrison, K. Seiler, A. Manz, Z. Fan, "Chemical analysis and electrophoresis systems integrated on glass and silicon chips," Digest of IEEE Solid State Sensor and Actuator Workshop, 1993, pp. 110-113. See also: D. Jed Harrison, Karl Fluri, Kurt Seiler, Zhonghui Fan, Carlo S. Effenhauser, Andreas Manz, "Micromachining a Miniaturized Capillary Electrophoresis-Based Chemical Analysis System on a Chip," Science 261(13 August 1993):895-897; H. Salimi-Moosavi, Thompson Tang, D. Jed Harrison, "Electroosmotic Pumping of Organic Solvents and Reagents in Microfabricated Reactor Chips," J. Am. Chem. Soc. 119(1997):8716-8717.
1214. R.M. Moroney, R.M. White, R.T. Howe, "Ultrasonically Induced Microtransport," MEMS-4 (1991):277-282.
1215. Shun-ichi Miyazaki, Takashi Kawai, Muneki Araragi, "A Piezo-Electric Pump Driven by a Flexural Progressive Wave," MEMS-4 (1991):283-288.
1216. Jan G. Smits, "Piezoelectric Micropump with Three Valves Working Peristaltically," Sensors and Actuators 21-23A(1990):203-206.
1217. A. Manz, J.C. Fettinger, E. Verpoorte, D.J. Harrison, H. Ludi, H.M. Widmer, "Design of integrated electroosmotic pumps and flow manifolds for total chemical analysis systems," Tech. Digest MME 1990 (Berlin), pp. 127-132; see also Tech. Digest IEEE Transducers 1991 (San Francisco), IEEE, New York, 1991, pp. 939-941.
1218. M. Himmelhaus, P. Bley, J. Mohr, U. Wallrabe, "Integrated measuring system for the detection of the revolutions of LIGA microturbines in view of a volumetric flow sensor," J. Micromech. Microeng. 2(1992):196-198.
1219. M. Elwenspoek, T.S.J. Lammerink, R. Miyake, J.H.J. Fluitman, "Towards integrated microliquid handling systems," J. Micromech. Microeng. 4(1994):227-245.
1220. Cecil D. Murray, "The Physiological Principle of Minimum Work. I. The Vascular System and the Cost of Blood Volume," Proc. Natl. Acad. Sci. (USA) 12(1926):207-214; see also: "The Physiological Principle of Minimum Work Applied to the Angle of Branching of Arteries," J. Gen. Physiol. 9(1926):835-841.
1221. Hirofumi Matsumoto, James E. Colgate, "Preliminary Investigations of Micropumping based on Electrical Control of Interfacial Tension," MEMS-3 (1990):107-110.
1222. Sheila H. DeWitt (Orchid Biocomputer, 201 Washington Road, Princeton, NJ 08543-2197), "Massively Parallel, Microfabricated Systems for High-Throughput Drug Discovery," Laboratory Robotics Interest Group (http://lab-robotics.org), February 1998 Meeting on Drug Discovery, Somerset Marriott Hotel, 25 February 1998. See also: http://www.orchidbio.com/.
1223. Jan H. Hoh, Ratneshwar Lal, Scott A. John, Jean-Paul Revel, Morton F. Arnsdorf, "Atomic Force Microscopy and Dissection of Gap Junctions," Science 253 (20 September 1991):1405-1408.
1225. Don E. Meyer, Robert Buchanan, eds., Biological Science, Second Edition, Harcourt, Brace & World, Inc., NY, 1968.
1226. Chao-Tsen Chen, Holger Wagner, W. Clark Still, "Fluorescent, Sequence-Selective Peptide Detection by Synthetic Small Molecules," Science 279(6 February 1998):851-853.
1227. See, for example, the NOR logic elements available from Air Logic Pneumatic Components and Systems; website at: http://www.air-logic.com/LogicControls.html.
1228. Emmanuel Delamarche, Andre Bernard, Heinz Schmid, Bruno Michel, Hans Biebuyck, "Patterned Delivery of Immunoglobulins to Surfaces Using Microfluidic Networks," Science 276(2 May 1997):779-781.
1229. Laura Capelli, Sergey V. Ermakov, Pier Giorgio Righetti, "Tunable positive and negative surface charges on a capillary wall: exploiting the Immobiline chemistry," J. Biochem. Biophys. Methods 32(1996):109-124.
1230. George F. Oster, Alan S. Perelson, "The Physics of Cell Motility," J. Cell Sci. Suppl. 8(1987):35-54.
1231. J.F. Wilson, D. Li, Z. Chen, R.T. George Jr., "Flexible Robot Manipulators and Grippers: Relatives of Elephant Trunks and Squid Tentacles," in Paolo Dario, Giulio Sandini, Patrick Aebischer, eds., Robots and Biological Systems: Towards a New Bionics, Springer-Verlag, New York, 1993, pp. 475-494.
1232. Koichi Suzumori, Shoichi Iikura, Hirohisa Tanaka, "Flexible Microactuator for Miniature Robots," MEMS-4 (1991), pp. 204-209.
1233. Shugen Ma, Shigeo Hirose, Hiroshi Yoshinada, "Development of a hyper-redundant multijoint manipulator for maintenance of nuclear reactors," Advanced Robotics 9(1995):281-300.
1234. Hiroyuki Noji, Ryohei Yasuda, Masasuke Yoshida, Kazuhiko Kinosita Jr., "Direct observation of the rotation of F_1-ATPase," Nature 386(20 March 1997):299-302.
1235. Jie Han, Al Globus, Richard Jaffe, Glenn Deardorff, "Molecular Dynamics Simulation of Carbon Nanotube Based Gears," Nanotechnology 8(September 1997):95-102.
1236. Deepak Srivastava, "A phenomenological model of the rotation dynamics of carbon nanotube gears with laser electric fields," Nanotechnology 8(1997):186-192.
1237. D. Stewart, "A Platform with Six Degrees of Freedom," The Institution of Mechanical Engineers, Proceedings 1965-66, 180 Part 1, No. 15, pp. 371-386.
1238. R.S. Stoughton, T. Arai, T., "A Modified Stewart Platform Manipulator with Improved Dexterity, IEEE Transactions on Robotics and Automation 9 (1993):166-173.
1239. Ralph C. Merkle, "A New Family of Six Degree Of Freedom Positional Devices," Nanotechnology 8(June 1997):47-52.
1240. Robert F. Valentini, Patrick Aebischer, "Chapter 42. Strategies for the Engineering of Peripheral Nervous Tissue Regeneration," in Robert P. Lanza, Robert Langer, William L. Chick, eds., Principles of Tissue Engineering, R.G. Landes Company, Georgetown TX, 1997, pp. 671-684.
1241. R.E. Rosensweig, Ferrohydrodynamics, Cambridge University Press, New York, 1985.
1242. Thomas C. Halsey, "Electrorheological Fluids," Science 258(30 October 1992):761-766.
1243. W.M. Winslow, "Induced fibration of suspensions," J. Appl. Phys. 20(1949):1137-1140.
1244. W.A. Bullough, "Electro-rheological fluids: an introduction for biomedical applications," J. Biomed. Eng. 13(May 1991):234-238.
1245. Lawrence C. Rome, Douglas A. Syme, Stephen Hollingworth, Stan L. Lindstedt, Stephen M. Baylor, "The whistle and the rattle: The design of sound producing muscles," Proc. Natl. Acad. Sci. USA 93(23 July 1996):8095-8100.
1246. Ivan Rayment et al., "Three-Dimensional Structure of Myosin Subfragment-1: A Molecular Motor," Science 261(2 July 1993):50-58; and "Structure of the Actin-Myosin Complex and Its Implications for Muscle Contraction," Science 261(2 July 1993):58-65.
1247. Scot C. Kuo, Michael P. Sheetz, "Force of Single Kinesin Molecules Measured with Optical Tweezers," Science 260(9 April 1993):232-234.

1248. Ulrich Dammer, Octavian Popescu, Peter Wagner, Dario Anselmetti, Hans-Joachim Guntherodt, Gradimir N. Misevic, “Binding Strength Between Cell Adhesion Proteoglycans Measured by Atomic Force Microscopy,” Science 267(24 February 1995):1173-1175.
1249. Michael P. Koonce, Manfred Schliwa, “Bidirectional Organelle Transport Can Occur in Cell Processes That Contain Single Microtubules,” J. Cell Biol. 100(1985):322-326.
1250. A.M. Flynn, “Gnat robots (and how they will change robotics),” Proc. IEEE Microrobotics and Teleoperators Workshop, Hyannis, MA, USA, 9-11 November 1987.
1251. Elisabeth Smela, Olle Inganas, Ingemar Lundstrom, “Controlled Folding of Micrometer-Size Structures,” Science 268(23 June 1995):1735-1738.
1252. N. Tinbergen, Animal Behavior, Time Inc., NY, 1965.
1253. Richard Yeh, Ezekiel J.J. Kruglick, Kristofer S.J. Pister, “Surface-Micromachined Components for Articulated Microrobots,” J. Microelectromech. Syst. 5(March 1996):10-17.
1254. J.-M. Breguet, Ph. Renaud, “A 4-degrees-of-freedom microrobot with nanometer resolution,” Robotica 14(March/April 1996):199-203.
1255. Yutaka Tanaka, “Study of Artificial Rubber Muscle,” Mechatronics 3(1993):59-75.
1256. Robert G. McNeil, Rogers C. Ritter, Bert Wang, Michael A. Lawson, George T. Gillies, Kevin G. Wika, Elizabeth G. Quate, Matthew A. Howard III, M. Sean Grady, “Functional Design Features and Initial Performance Characteristics of a Magnetic-Implant Guidance System for Stereotactic Neurosurgery,” IEEE Trans. Biomed. Eng. 42(August 1995):793-801; and “Characteristics of an Improved Magnetic-Implant Guidance System,” IEEE Trans. Biomed. Eng. 42(August 1995):802-808.
1257. J.A. Molloy et al., “Experimental determination of the force required for insertion of a thermoseed into deep brain tissues,” Ann. Biomed. Eng. 18(May/June 1990):299-313.
1258. Thomas Hans Keller, Trevor Rayment, David Klenerman, Robert J. Stephenson, “Scanning near-field optical microscopy in reflection mode imaging in liquid,” Rev. Sci. Instrum 68(March 1997):1448-1454.
1259. David Howie, Nanotechnology: Progress and Prospects, Oxford Nanotechnology PLC, August 1997; see at: http://www.oxfordnano.com.
1260. T.P. Flanagan, “Nanotechnology, bioscience and medicine: New scientific and industrial opportunities for the UK,” Meas. Sci. Tech. 4(1993):1299-1300.
1261. D. Urry, “Elastic Biomolecular Machines,” Scientific American 272(January 1995):44-49.
1262. Jose M. Rivera, Tomas Martin, Julius Rebek, Jr., “Chiral Spaces: Dissymmetric Capsules Through Self-Assembly,” Science 279(13 February 1998):1021-1023.
1263. Daniel T. Chiu, Sheri J. Lillard, Richard H. Scheller, Richard N. Zare, Sandra E. Rodriguez-Cruz, Evan R. Williams, Owe Orwar, Mats Sandberg, J. Anders Lundqvist, “Probing Single Secretory Vesicles with Capillary Electrophoresis,” Science 279(20 February 1998):1190-1193.
1264. Elizabeth Pennisi, “The Nucleus's Revolving Door,” Science 279(20 February 1998):1129-1131.
1265. H. Quastler, “Studies of human channel capacity,” in E.C. Cherry, ed., Information Theory -- Third London Symposium, Academic Press, New York, 1955, pp. 361-371.
1266. S.A. Kauffman, “Metabolic Stability and Epigenesis in Randomly Constructed Genetic Nets,” J. Theoret. Biol. 22(1969):437-467.
1267. Chang-Jin Kim, Albert P. Pisano, Richard S. Muller, Martin G. Lim, “Polysilicon microgripper,” Sensors and Actuators A 33(1992):221-227. See also: “Silicon-Processed Overhanding Microgripper,” J. Microelectromech. Syst. 1(March 1992):31-36 and “Design, Fabrication and Testing of a Polysilicon Microgripper,” Microstructures, Sensors, and Actuators, ASME, New York, DSC-19(1990):99-109.
1268. Diann E. Brei, James Blechschmidt, “Design and Static Modeling of a Semicircular Polymeric Piezoelectric Microactuator,” J. Microelectromech. Syst. 1(September 1992):106-115.
1269. M. Elwenspoek, L. Smith, B. Hok, “Active joints for microrobot limbs,” J. Micromech. Microeng. 2(1992):221-223.
1270. Shannon C. Ridgeway, Phillip D. Adsit, Carl D. Crane, “Development of an articulated transporter/manipulator system,” Advanced Robotics 9(1995):301-316.
1271. W.K. Taylor, D. Lavie, I.I. Esat, “A curvilinear snake arm robot with gripper-axis fiber-optic image processor feedback,” Intl. J. Robotics 1(1983):33-39.
1272. S. Hirose, Biologically Inspired Robots, Oxford University Press, Oxford, 1993.
1273. J.W. Burdick, J. Radford, G.S. Chirikjian, “A ‘sidewinding’ locomotion gait for hyper-redundant robots,” Advanced Robotics 9(1995):195-216.
1274. Manabu Ataka, Akito Omodaka, Naohiro Takeshima, Hiroyuki Fujita, “Fabrication and Operation of Polyimide Bimorph Actuators for a Ciliary Motion System,” J. Microelectromech. Syst. 2(December 1993):146-150.
1275. Melvin H. Miles, Benjamin F. Bush, Kendall B. Johnson, “Anomalous Effects in Deuterated Systems,” Research amd Technology Division, U.S. Naval Air Warfare Center Weapons Division (China Lake, CA 93555-6100), Report NAWCWPNS TP 8302, September 1996, 98 pp.
1276. K.S. Shea, V. Samper, A.J. Sangster, R.L. Reuben, S.J. Yang, “An electrostatic harmonic microactuator for arterial plaque removal,” J. Micromech. Microeng. 5(1995):297-304.
1277. T. Evans, “Chapter 13. Changes Produced by High Temperature Treatment of Diamond,” in J.E. Field, ed., The Properties of Diamond, Academic Press, New York, 1979, pp. 403-424.
1278. M.M.J. Treacy, T.W. Ebbesen, J.M. Gibson, “Exceptionally high Young's modulus observed for individual carbon nanotubes,” Nature 381(20 June 1996):678-680.
1279. Eric W. Wong, Paul E. Sheehan, Charles M. Lieber, “Nanobeam Mechanics: Elasticity, Strength, and Toughness of Nanorods and Nanotubes,” Science 277(26 September 1997):1971-1975.
1280. Harry Bateman, “Elasticity,” Encyclopedia Britannica 8(1963):107-114.
1281. A. Kelly, N.H. Macmillan, Strong Solids, Clarendon Press, Oxford U.K., 1986.
1282. W.B. Hillig, Modern Aspects of the Vitreous State, Butterworths, Washington DC, 1962.
1283. David A. Tirrell, “Putting a New Spin on Spider Silk,” Science 271(5 January 1996):39-40.
1284. Antonio Regalado, “Another Step Toward a Diamond-Beater,” Science 267(24 February 1995):1089.
1285. David M. Teter, Russell J. Hemley, “Low-Compressibility Carbon Nitrides,” Science 271(5 January 1996):53-55.
1286. Michael Parkin, “Glass,” Encyclopedia Britannica 10(1963):398-407.
1287. Albert John Phillips, “Lead,” Encyclopedia Britannica 13(1963):820-824.
1288. Robert S. Williams, Victor O. Homerberg, Principles of Metallography, McGraw-Hill Book Company, NY, 1939.
1289. R. Stringham, R. George, “Cavitation Induced Solid State Production of Heat, He^3, and He^4,” 209th American Chemical Society (ACS) National Meeting, 2-6 April 1995, Anaheim CA, Book of Abstracts, No. NUCL-044.
1290. T. Evans, P.F. James, “A study of the transformation of diamond to graphite,” Proc. R. Soc. London A 277(1964):260-269.
1291. A.V. Hamza, G.D. Kubiak, R.H. Stulen, “The role of hydrogen on the diamond C(111)-(2x1) reconstruction,” Surface Sci. 206(1988):L833-L844.
1292. C.A. Brookes, V.R. Howes, A.R. Parry, “Multiple slip in diamond due to a nominal contact pressure of 10 GPa at 1,000°C,” Nature 332(1988):139-141.
1293. Michael Frenklach, Sergei Skokov, “Surface Migration in Diamond Growth,” J. Phys. Chem. B 101(1997):3025-3036.
1294. J. Raloff, “EMFs Attract Controversy,” Science News 153(28 February 1998):131, 141.
1295. Joan Zimmermann, ed., BMDO Technologies for Biomedical Applications, report prepared by the National Technology Transfer Center, Washington Operations for the Ballistic Missile Defense Organization, The Pentagon, Washington DC 20301-7100, 1997.
1296. David Kennedy, How To Save Your Teeth: Toxic-Free Preventive Dentistry, Health Action Press, Delaware OH, 1993.
1297. Ray H. Baughman, Sven Stafstrom, Changxing Cui, Socrates O. Dantas, “Materials with Negative Compressibilities in One or More Dimensions,” Science 279(6 March 1998):1522-1524.
1298. Stephen H. Koslow, Michael F. Huerta, eds., Neuroinformatics: An Overview of the Human Brain Project, Eribaum, Mahwah, NJ, 1997.
1301. Yoseph Bar-Cohen, “Artificial Muscles from Electrostrictive Polymers,” in NASA-JPL Telerobotics Program Plan, 1996; see at: http://ranier.oact.hq.nasa.gov/telerobotics_page/FY96Plan/Chap2i.html.
1302. J.R. Bulgrin, B.J. Rubal, C.R. Thompson, J.M. Moody, “Comparison of short-time Fourier, wavelet and time domain analyses of intracardiac sounds,” Biomedical Sciences Instrumentation 29(1993):465-472; J.R. Bulgrin, B.J. Rubal, “Time-Frequency Analysis of Heart Sounds,” Scientific Computing and Automation (August 1994):15 et seq.
1303. Ralph Merkle, “Re Bacterial Motors and Nanotech,” http://crit.org/critmail/sci_nano/1729.html.
1304. National Library of Medicine, Visible Human Project, http://www.nlm.nih.gov/research/visible/visible_human.html. See also the “Digital Anatomist Project,” University of Washington, Seattle, WA, at: http://sig.biostr.washington.edu/projects/da.
1306. H. Hisakuni, K. Tanaka, “Optical Microfabrication of Chalcogenide Glasses,” Science 270(10 November 1995):974-975.
1307. Michael Curry, Jeffrey Hobbs, Ronald Toub, “Will Using a Head Mounted Display Affect Pointing on Wearable Computers?” 2nd ACM International Conference on Mobile Computing and Networking (MobiCom 96), White Plains, NY, 11-12 November 1996. See also: http://www.cs.uoregon.edu/research/wearables/Papers/.
1308. Boris I. Yakobson, Richard E. Smalley, “Fullerene Nanotubes: $C_{1,000,000}$ and Beyond,” American Scientist 85(July-August 1997):324-337.
1309. Slava Grebenev, J. Peter Toennies, Andrei F. Vilesov, “Superfluidity Within a Small Helium-4 Cluster: The Microscopic Andronikashvili Experiment,” Science 279(27 March 1998):2083-2086.
1310. Thomas A. Herring, “The Global Positioning System,” Scientific American 274(February 1996):44-50.
1311. Declan A. Doyle et al., “The Structure of the Potassium Channel: Molecular Basis of K^+ Conduction and Selectivity,” Science 280(3 April 1998):69-76.
1312. H.L. Goldsmith, S.G. Mason, “Chapter 4. The Microrheology of Dispersions,” in F.R. Eirich, ed., Rheology: Theory and Applications, Volume IV, Academic Press, NY, 1967, pp. 87-205.
1313. R. Fahraeus, “The suspension stability of blood,” Physiol. Rev. 9(1929):241-274.
1314. S. Chien, “Shear dependence of effective cell volume as a determinant of blood viscosity,” Science 168(1970):977-979.
1315. R.L. Whitmore, “A theory of blood flow in small vessels,” J. Appl. Physiol. 22(1967):767-771.

1316. P.C. Hiemenz, Principles of Colloid and Surface Chemistry, Second Edition, Marcel Dekker, NY, 1986.
1317. H.L. Goldsmith, S.G. Mason, "The Flow of Suspensions Through Tubes. I. Single Spheres, Rods, and Discs," J. Colloid Sci. 17(1962):448-476.
1318. G.R. Cokelet, E.W. Merrill, E.R. Gilliland, H. Shin, A. Britten, R.E. Wells, "The rheology of human blood measurement near and at zero shear rate," Trans. Soc. Rheol. 7(1963):303-317.
1319. S.G. Mason, H.L. Goldsmith, "The Flow Behavior of Particulate Suspensions," in G.E.W. Wolstenholme, Julie Knight, eds., Circulatory and Respiratory Mass Transport, Little, Brown & Co., Boston, 1969, pp. 105-129.
1320. A. Karnis, H.L. Goldsmith, S.G. Mason, "The Flow of Suspensions Through Tubes. V. Inertial Effects," Can. J. Chem. Eng. 44(August 1966):181-193.
1321. G. Segre, A. Silberberg, "Behavior of macroscopic rigid spheres in Poiseuille flow. Part 2. Experimental results and interpretation," J. Fluid Mech. 14(1962):136-157.
1322. A. Karnis, H.L. Goldsmith, S.G. Mason, "The Kinetics of Flowing Dispersions. I. Concentrated Suspensions of Rigid Particles," J. Colloid Interface Sci. 22(1966):531-553.
1323. R. Fahraeus, T. Lindqvist, "The viscosity of the blood in narrow capillary tubes," Am. J. Physiol. 96(1931):562-568.
1324. J.H. Barbee, G.R. Cokelet, "The Fahraeus effect," Microvasc. Res. 3(1971):6-16; "Prediction of blood flow in tubes with diameters as small as 29 microns," Microvasc. Res. 3(1971):17-21.
1325. Shu Chien, "Chapter 26. Biophysical Behavior of Red Cells in Suspensions," in Douglas MacN. Surgenor, ed., The Red Blood Cell, Second Edition, Volume II, Academic Press, NY, 1975, pp. 1031-1133.
1326. A. Krogh, The Anatomy and Physiology of Capillaries, Yale University Press, New Haven, CT, 1922.
1327. G.R. Cokelet, "Blood rheology interpreted through the flow properties of the red cell," in J. Grayson, W. Zingg, eds., Microcirculation, Volume I, Plenum Press, New York, 1976, pp. 9-32.
1328. Shu Chien, Shunichi Usami, Richard Skalak, "Chapter 6. Blood flow in small tubes," Handbook of Physiology, Section 2: The Cardiovascular System, Volume IV, Microcirculation, Part I, American Physiological Society, Bethesda MD, 1984, pp. 217-249.
1329. P. Gaehtgens, "In vitro studies of blood rheology in microscopic tubes," in D.R. Gross, N.H.C. Hwang, eds., The Rheology of Blood, Blood Vessels, and Associated Tissues, Sijthoff & Noordhoff, Amsterdam, 1981, pp. 257-275.
1330. P. Gaehtgens, "Flow of blood through narrow capillaries: Rheological mechanisms determining capillary hematocrit and apparent viscosity," Biorheology 17(1980):183-189.
1331. S.M. Targ, Basic Problems of the Theory of Laminar Flow, Moskva, 1951. (in Russian)
1332. Giles R. Cokelet, "Chapter 14: The Rheology and Tube Flow of Blood," in Richard Skalak, Shu Chien, eds., Handbook of Bioengineering, McGraw-Hill, New York, 1987.
1333. G. Vejlens, "The distribution of leukocytes in the vascular system," Acta Pathol. Microbiol. Scand. Suppl. 33(1938):11-239.
1334. U. Nobis, A.R. Pries, P. Gaehtgens, "Rheological mechanisms contributing to WBC-margination," in U. Bagge, G.V.R. Born, P. Gaehtgens, eds., White Blood Cells: Morphology and Rheology as Related to Function, Martinus Nijhoff, The Hague, 1982, pp. 57-65.
1335. H.L. Goldsmith, S. Spain, "Margination of leukocytes in blood flow through small tubes," Microvasc. Res. 27(1984):204-222.
1336. U. Nobis, A.R. Pries, G.R. Cokelet, P. Gaehtgens, "Radial distribution of white cells during blood flow in small tubes," Microvasc. Res. 29(1985):295-304.
1337. A.A. Palmer, "Platelet and leukocyte skimming," Bibl. Anat. 9(1967):300-393.
1338. M.R. Beck, E.C. Eckstein, "Preliminary reports on platelet concentration in capillary tube flows of whole blood," Biorheology 17(1980):455-464.
1339. J.R. Casley-Smith, A.H. Vincent, "Variations in the numbers and dimensions of tissue channels after injury," Tissue Cell 12(1980):761-771.
1340. G.J. Tangelder, D.W. Slaaf, T. Arts, R.S. Reneman, "Wall shear rate in arterioles in vivo: Least estimates from platelet velocity profiles," Am. J. Physiol. 254(1988):H1059-H1064.
1341. H.C. Teirlinck, G.J. Tangelder, D.W. Slaaf, A.M.M. Muijtjens, T. Arts, R.S. Reneman, "Orientation and diameter distributions of rabbit blood platelets flowing in small arterioles," Biorheology 21(1984):317-331.
1342. G.J. Tangelder, D.W. Slaaf, H.C. Teirlinck, R.S. Reneman, "Distribution of blood platelets flowing in arterioles," Am. J. Physiol. 248(1985):H318-H323.
1343. E. Anczurowski, S.G. Mason, "Kinetics of Flowing Dispersions. III. Equilibrium Orientation of Rods and Disks (Experimental)," J. Colloid Interface Sci. 23(1967):533-546.
1344. Harry L. Goldsmith, "The Microrheology of Red Blood Cell Suspensions," J. Gen. Physiol. 52(1968):5S-27S.
1345. H.L. Goldsmith, S.G. Mason, "The flow of suspensions through tubes. III. Collisions of small uniform spheres," Proc. R. Soc. A 282(1964):569-591.
1346. Z.M. Ruggeri, "Mechanisms of shear-induced platelet adhesion and aggregation," Thromb. Haemostasis 70(1993):119-123.
1347. J.L. Moake, N.A. Turner, N.A. Stathopoulos, L. Nolasco, J.D. Hellums, "Shear-induced platelet aggregation can be mediated by vWF released from platelets, as well as by exogenous large or unusually large vWF multimers, requires adenosine diphosphate, and is resistant to aspirin," Blood 71(1988):1366-1374.
1348. J.L. Moake, N.A. Turner, N.A. Stathopoulos, L. Nolasco, J.D. Hellums, "Involvement of large plasma von Willebrand factor (vWF) multimers and unusually large vWF forms derived from endothelial cells in shear stress-induced platelet aggregation," J. Clin. Invest. 78(1986):1456-1461.
1349. Y. Ikeda, M. Murata, Y. Araki, K. Watanabe, Y. Ando, I. Itagaki, Y. Mori, M. Ichitani, K. Sakai, "Importance of fibrinogen and platelet membrane glycoprotein IIb/IIIa in shear-induced platelet aggregation," Thromb. Res. 51(1988):157-163.
1350. M.H. Kroll, J.D. Hellums, Z. Guo, W. Durante, K. Razdan, J.K. Hrbolich, A.I. Schafer, "Protein kinase C is activated in platelets subjected to pathological shear stress," J. Biol. Chem. 268(1993):3520-3524.
1351. Y. Ikeda, M. Handa, K. Kawano, T. Kamata, M. Murata, Y. Araki, H. Anbo, Y. Kawai, K. Watanabe, K. Sakai, Z.M. Ruggeri, "The role of von Willebrand factor and fibrinogen in platelet aggregation under varying shear stress," J. Clin. Invest. 87(1991):1234-1240.
1352. D.P. Giddens, C.K. Zarins, S. Glagov, "Response of arteries to near-wall fluid dynamic behavior," Appl. Mech. Rev. 43(1990):S98-S102.
1353. H.N. Mayrovitz, "The relationship between leukocytes and erythrocytes velocity in arterioles," in U. Bagge, G.V.R. Born, P. Gaehtgens, eds., White Blood Cells: Morphology and Rheology as Related to Function, Martinus Nijhoff, The Hague, 1982.
1354. P-I. Branemark, Intravascular Anatomy of Blood Cells in Man, Karger, Basel, 1971.
1355. U. Bagge, P-I. Branemark, "White blood cell rheology: An intravital study in man," Adv. Microcirc. 7(1977):1-17.
1356. G.W. Schmid-Schonbein, S. Usami, R. Skalak, S. Chien, "The interaction of leukocytes and erythrocytes in capillary and postcapillary vessels," Microvasc. Res. 19(1980):45-70.
1357. U. Bagge, A. Blixt, K-G. Strid, "The initiation of post-capillary margination of leukocytes: Studies in vitro on the influence of erythrocyte concentration and flow velocity," Int. J. Microcirc. Clin. Exp. 2(1983):215-222.
1358. Harry L. Goldsmith, Takeshi Karino, "Chapter 21. Flow-Induced Interactions of Blood Cells with the Vessel Wall," in Una S. Ryan, Endothelial Cells, Volume I, CRC Press, Boca Raton FL, 1988, pp. 139-171.
1359. Takeshi Karino, Harry L. Goldsmith, Mineo Motomiya, Shoji Mabuchi, Yasunori Sohara, "Flow Patterns in Vessels of Simple and Complex Geometries," in Edward F. Leonard, Vincent T. Turitto, Leo Vroman, eds., Blood in Contact with Natural and Artificial Surfaces, Annals N.Y. Acad. Sci. 516(1987):422-441.
1360. T. Karino, H.M. Kwong, H.L. Goldsmith, "Particle flow behavior in models of branching vessels. I. Vortices in 90° T-junctions," Biorheology 16(1979):231-248.
1361. T. Karino, H.L. Goldsmith, "Flow behavior of blood cells and rigid spheres in an annular vortex," Phil. Trans. Roy. Soc. London Ser. B 279(10 June 1977):413-445.
1362. T. Karino, H.L. Goldsmith, "Aggregation of human platelets in an annular vortex distal to a tubular expansion," Microvasc. Res. 17(1979):217-237.
1363. Takeshi Karino, Mineo Motomiya, "Flow visualization in isolated transparent natural blood vessels," Biorheology 20(1983):119-127.
1364. Mineo Motomiya, Takeshi Karino, "Flow patterns in the human carotid artery bifurcation," Stroke 15(1984):50-56.
1365. Takeshi Karino, Mineo Motomiya, "Flow through a venous valve and its implication in thrombogenesis," Thromb. Res. 36(1984):245-257.
1366. Takeshi Karino, Harry L. Goldsmith, "Particle flow behavior in models of branching vessels. II. Effects of branching angle and diameter ratio on flow patterns," Biorheology 22(1985):87-104.
1367. J. Lighthill, "Flagellar hydrodynamics," SIAM Review 18(1976):161-230.
1368. J.J.L. Higdon, "The hydrodynamics of flagellar propulsion: Helical waves," J. Fluid Mech. 94(1979):331-351.
1369. D.C. Guell, H. Brenner, R.B. Frankel, H. Hartman, "Hydrodynamic forces and band formation in swimming magnetotactic bacteria," J. Theoret. Biol. 135(1988):525-542.
1370. M. Ramia, D.L. Tullock, N. Phan-Thien, "The role of hydrodynamic interaction in the locomotion of microorganisms," Biophys. J. 65(1993):755-778.
1371. Z. Liu, K.D. Papadopoulos, "Unidirectional motility of *Escherischia coli* in restrictive capillaries," Appl. Environ. Microbiol. 61(1995):3567-3572.
1372. Martin L. Lenhardt, Ruth Skellett, Peter Wang, Alex M. Clarke, "Human Ultrasonic Speech Perception," Science 253(5 July 1991):82-85. See also: http://www.flantech.com/neuropho.htm.
1373. G.G. Stokes, "On the effect of the internal friction of fluids on the motion of pendulums," Trans. Cambridge Philosophical Soc. 9(1851):8; Mathematical and Physical Papers, Vol. 3, pp. 1-141.
1374. C.S. Yih, Fluid Mechanics: A Concise Introduction to the Theory, corrected edition, West River Press, Ann Arbor MI, 1977.
1375. E. Cunningham, "On the Velocity of Steady Fall of Spherical Particles through Fluid Medium," Proc. Royal Soc. London A 83(1910):357-365.
1376. J. Lighthill, Mathematical Biofluiddynamics, Soc. Indus. Appl. Math., Philadelphia PA, 1975.
1377. A.T. Chwang, T.Y. Wu, "A note on the helical movement of micro-organisms," Proc. Roy. Soc. Ser. B 178(1971):327-346.
1378. C.M. White, "The drag of cylinders in fluids at slow speeds," Proc. Roy. Soc. Ser. B 186(1946):472-479.
1379. J.R. Blake, "A spherical envelope approach to ciliary propulsion," J. Fluid Mech. 46(1971):199-208; "Infinite models for ciliary propulsion," J. Fluid Mech. 49(1971):209-222; "Self-propulsion due to oscillations on the surface of a cylinder at low Reynolds number," Bull. Aust. Math. Soc. 5(1971):255-264.

1380. D.V. Holberton, "Chapter 11. Locomotion of Protozoa and Single Cells," in R. McN. Alexander, G. Goldspink, eds., Mechanics and Energetics of Animal Locomotion, Chapman and Hall, London, 1977, pp. 279-332.
1381. Howard C. Berg, Robert A. Anderson, "Bacteria Swim by Rotating their Flagellar Filaments," Nature 245(1973):380-382.
1382. R.S. Fearing, "Micro Structures and Micro Actuators for Implementing Sub-millimeter Robots," in H.S. Tzou, T. Fukuda, eds., Precision Sensors, Actuators and Systems, Kluwer Academic Publishers, Boston MA, 1992, pp. 39-72.
1383. P. Greiff, B. Boxenhorn, T. King, L. Niles, "Silicon Monolithic Micromechanical Gyroscope," 1991 Intl. Conf. on Solid-State Sensors and Actuators (Transducers '91), San Francisco, CA, June 1991, pp. 966-968.
1385. Toshio Fukuda, Atsushi Kawamoto, Fumihito Arai, Hideo Matsuura, "Mechanism and Swimming Experiment of Micro Mobile Robot in Water," MEMS-7, 1994, pp. 273-278.
1386. S. Childress, Mechanics of Swimming and Flying, Cambridge University Press, Cambridge, UK, 1981.
1387. J. Happel, H. Brenner, Low Reynolds Number Hydrodynamics, Prentice-Hall, Englewood Cliffs, NJ, 1965.
1388. Howard A. Stone, Aravinthan D.T. Samuel, "Propulsion of Microorganisms by Surface Distortions," Phys. Rev. Lett. 77(4 November 1996):4102-4104.
1389. A. Shapere, F. Wilczek, Phys. Rev. Lett. 58(1987):2051-2054; J. Fluid Mech. 198(1989):557-585.
1390. R.P. Benedict, Fundamentals of Pipe Flow, John Wiley and Sons, New York, 1980.
1391. S.H. Lee, L.G. Leal, "Motion of a sphere in the presence of a plane interface. Part 2: An exact solution in bipolar coordinates," J. Fluid Mech. 98(1980):193-24.
1392. D.F. Katz, T.D. Bloom, R.H. BonDurant, "Movement of bull spermatozoa in cervical mucus," Bio. Reproduction 25(1981):931-937.
1393. H. Winet, "Wall drag on free-moving ciliated micro-organisms," J. Exp. Biol. 59(1973):753-766.
1394. Michael A. Sleigh, "Chapter 16. Cell Motility," in Bittar, ed., Cell Biology in Medicine, 1973, pp. 525-567.
1395. Howard C. Berg, "Dynamic properties of bacterial flagellar motors," Nature 249 (3 May 1974):77-79.
1396. L.D. Landau, E.M. Lifshitz, Fluid Mechanics, Pergamon Press, London, 1959.
1397. David F. Blair, "How Bacteria Sense and Swim," Annual Rev. Microbiol. 49(1995):489-522.
1398. V.T. Turitto, H.J. Weiss, "Red Cells: Their Dual Role in Thrombus Formation," Science 207(1 February 1980):541-543.
1399. R.M. Hochmuth, R.N. Marple, S.P. Sutera, "Capillary blood flow. 1. Erythrocyte deformation in glass capillaries," Microvasc. Res. 2(1970):409-419.
1400. Robert A. Freitas Jr., "Exploratory Design in Medical Nanotechnology: A Mechanical Artificial Red Cell," Artificial Cells, Blood Substitutes, and Immobil. Biotech. 26(1998):411-430. See also: http://www.foresight.org/Nanomedicine/Respirocytes.html.
1401. J. Gray, G.J. Hancock, "The propulsion of sea-urchin spermatozoa," J. Exp. Biol. 32(1955):802-814.
1402. G.R. Cokelet, M.A. Lichtman, "Rheology of leukocyte suspensions," in U. Bagge, G.V.R. Born, P. Gaehtgens, eds., White Blood Cells: Morphology and Rheology as Related to Function, Martinus Nijhoff, The Hague, 1982.
1403. Vicki Glaser, "Carbohydrate-Based Drugs Move CLoser to Market," Genetic Engineering News, 15 April 1998, pp. 1, 12, 32, 34.
1404. T. Karino, M. Motomiya, H.L. Goldsmith, "Flow patterns in model and natural vessels," in J.C. Stanley, ed., Biologic and Synthetic Vascular Prostheses, Grune & Stratton, New York, 1982.
1405. E.W. Knight-Jones, "Relations between metachronism and the direction of ciliary beat in Metazoa," Q. J. Micros. Sci. 95(1954):503-521.
1406. H. Machemer, "Ciliary activity and the origin of metachrony in *Paramecium*: Effects of increased viscosity," J. Exp. Biol. 57(1972):239-259.
1407. Jurgen Bereiter-Hahn, "I.1 Mechanical Principles of Architecture of Eukaryotic Cells," in J. Bereiter-Hahn, O.R. Anderson, W.-E. Reif, eds., Cytomechanics: The Mechanical Basis of Cell Form and Structure, Springer-Verlag, Berlin, 1987, pp. 3-30.
1408. M. Dembo, M. Maltrud, F. Harlow, "Numerical studies of unreactive contractile networks," Biophys. J. 50(1986):123-137.
1409. Christopher W. Akey, "Visualization of transport-related configurations of the nuclear pore transporter," Biophys. J. 58(August 1990):341-355.
1410. Carmen Perez-Terzic, Jason Pyle, Marisa Jaconi, Lisa Stehno-Bittel, David E. Clapham, "Conformational States of the Nuclear Pore Complex Induced by Depletion of Nuclear Ca^{2+} Stores," Science 273(27 September 1996):1875-1877.
1411. Evan Evans, Howard Bowman, Andrew Leung, David Needham, David Tirrell, "Biomembrane Templates for Nanoscale Conduits and Networks," Science 273 (16 August 1996):933-935.
1412. R. Waugh, E.A. Evans, "Thermoelasticity of red blood cell membrane," Biophys. J. 26(1979):115-132.
1413. E.A. Evans, R. Waugh, "Osmotic correction to elastic area compressibility measurements on red cell membrane," Biophys. J. 20(1977):307-313.
1414. D. Needham, R.S. Nunn, "Elastic deformation and failure of lipid bilayer membranes containing cholesterol," Biophys. J. 58(1990):997-1009.
1415. E.A. Evans, R. Waugh, L. Melnik, "Elastic area compressibility modulus of red cell membrane," Biophys. J. 16(1976):585-595.
1416. S.G. Shultz, "Volume Preservation: Then and Now," News in Physiol. Sci. 4(1989):169-172.
1417. L.E. Lanyon, A.E. Goodship, C.J. Pye, J.H. MacFie, "Mechanically adaptive bone remodeling," J. Biomechanics 15(1982):141-154.
1418. L.E. Lanyon, "Functional strain as a determinant for bone remodeling," Calcif. Tiss. Res. 36(1984):556-561.
1419. C.T. Rubin, L.E. Lanyon, "Regulation of bone mass by mechanical strain magnitude," Calcif. Tiss. Res. 37(1985):411-417.
1420. D.B. Jones, H. Nolte, J.-G. Scholubbers, E. Turner, D. Veltel, "Biochemical signal transduction of mechanical strain in osteoblastlike cells," Biomaterials 12(1991):101-110.
1421. R.P. Rand, "Mechanical properties of the red cell membrane. II. Viscoelastic breakdown of the membrane," Biophys. J. 4(1964):303-316.
1422. R. Skalak, A. Tozeren, R.P. Zarda, S. Chien, "Strain energy function of red blood cell membranes," Biophys. J. 13(1973):245-264.
1423. E. Schulze, M. Kirschner, "Microtubule dynamics in interphase cells," J. Cell Biol. 102(1986):1020-1031.
1424. R.B. Nicklas, "A quantitative comparison of cellular motile systems," Cell Motil. 4(1984):1-5.
1425. A. Ben-Ze'ev, "Cell shape, the complex cellular networks, and gene expression," J. Muscle Res. Cell Motil. 6(1985):23-53.
1426. A.S.G. Curtis, G.M. Seehar, "The control of cell division by tension or diffusion," Nature 274(1978):52-53.
1427. C. Yeh, G.A. Rodan, "Tensile forces enhance prostaglandin E synthesis in osteoblastic cells grown on collagen ribbons," Calcif. Tissue Int. 36(1984):S67-S71.
1428. C. Masters, "Interactions between glycolytic enzymes and components of the cytomatrix," J. Cell Biol. 99(1984):222s-225s.
1429. U. Tillmann, J. Bereiter-Hahn, "Relation of actin fibrils to energy metabolism of endothelial cells," Cell Tissue Res. 243(1986):579-585.
1430. Konrad Beck, "II.1 Mechanical Concepts of Membrane Dynamics: Diffusion and Phase Separation in Two Dimensions," in J. Bereiter-Hahn, O.R. Anderson, W.-E. Reif, eds., Cytomechanics: The Mechanical Basis of Cell Form and Structure, Springer-Verlag, Berlin, 1987, pp. 79-99.
1431. K. Jacobson, Y. Hou, Z. Derzko, J. Wojcieszyn, D. Organisciak, "Lipid lateral diffusion in the surface membranes of cells and in multibilayers formed from plasma membrane lipids," Biochemistry 20(1981):5268-5275.
1432. D.E. Koppel, M.P. Sheetz, M. Schindler, "Matrix control of protein diffusion in biological membranes," Proc. Natl. Acad. Sci. USA 78(1981):3576-3580.
1433. J.A. Bloom, W.W. Webb, "Lipid diffusibility in the intact erythrocyte membrane," Biophys. J. 42(1983):295-305.
1434. D.E. Golan, W. Veatch, "Lateral mobility of band 3 in the human erythrocyte membrane studied by fluorescence photobleaching recovery: evidence for control by cytoskeletal interactions," Proc. Natl. Acad. Sci. USA 77(1980):2537-2541.
1435. M. McCloskey, M. Poo, "Protein diffusion in cell membranes: some biological implications," Intern. Rev. Cytol. 87(1984):19-81.
1436. D.A. Pink, "Protein lateral movement in bilipid layers. Simulation studies of its dependence upon protein concentration," Biochim. Biophys. Acta 818(1985):200-204.
1437. R.D. Allen, D.G. Weiss, J.H. Hayden, D.T. Brown, H. Fujiwake, M. SImpson, "Gliding movement of and bidirectional transport along single native microtubules from squid axoplasm: evidence for an active role of microtubules in cytoplasmic transport," J. Cell Biol. 100(1985):1736-1752.
1439. R.H. Miller, R.J. Lasek, "Crossbridges mediate anterograde and retrograde vesicle transport along microtubules in squid axoplasm," J. Cell Biol. 101(1985):2181-2193.
1440. M. Schliwa, K.B. Pryzwansky, J. van Blerkom, "Implications of cytoskeletal interactions for cellular architecture and behavior," Philos. Trans. Roy. Soc. London B Biol. Sci. 299(1982):199-205.
1441. S. Sasaki, J.K. Stevens, N. Bodick, "Serial reconstruction of microtubule arrays within dendrites of the cat retinal ganglion cell: the cytoskeleton of a vertebrate dendrite," Brain Res. 259(1982):193-206.
1442. H. Stebbings, C. Hunt, "The nature of the clear zone around microtubules," Cell Tissue Res. 227(1982):609-617.
1443. H.C. MacGregor, H. Stebbings, "A massive system of microtubules associated with cytoplasmic movement in telotrophic ovarioles," J. Cell Sci. 6(March 1970):431-449.
1444. D.G. Weiss, G.W. Gross, "Intracellular transport in axonal microtubular domains. I. Theoretical considerations on the essential properties of a force generating mechanism," Protoplasma 114(1983):179-197.
1445. W.A. Voter, H.P. Erickson, "Electron microscopy of MAP 2 (microtubule associated protein 2)," J. Ultrastruct. Res. 80(1982):374-382.
1446. L. Cassimeris, P. Wadsworth, E.D. Salmon, "Dynamic instability and differential stability of cytoplasmic microtubules in human monocytes," in M. De Brabander, J. de Mey, eds., Microtubules and Microtubule Inhibitors, Elsevier, Amsterdam, 1985, pp. 119-125.
1447. T. Mitchison, M. Kirschner, "Dynamic instability of microtubule growth," Nature 312(1984):237-242.
1448. Dieter G. Weiss, George M. Langford, Robert D. Allen, "II.2 Implications of Microtubules in Cytomechanics: Static and Motile Aspects," in J. Bereiter-Hahn, O.R. Anderson, W.-E. Reif, eds., Cytomechanics: The Mechanical Basis of Cell Form and Structure, Springer-Verlag, Berlin, 1987, pp. 100-113.

1449. Michael E.J. Holwill, Peter Satir, "II.4 Generation of Propulsive Forces by Cilia and Flagella," in J. Bereiter-Hahn, O.R. Anderson, W.-E. Reif, eds., Cytomechanics: The Mechanical Basis of Cell Form and Structure, Springer-Verlag, Berlin, 1987, pp. 120-130.
1450. Y. Yano, T. Miki-Noumura, "Sliding velocity between outer doublet microtubules of sea-urchin sperm axonemes," J. Cell Sci. 44(1980):169-186.
1451. C.B. Lindemann, W.G. Rudd, R. Rikmenspoel, "The stiffness of the flagella of impaled bull sperm," Biophys. J. 13(1973):437-448.
1452. R.P. Rand, A.C. Burtun, "Mechanical Properties of the Red Cell Membrane. I. Membrane Stiffness and Intracellular Pressure," Biophys. J. 4(1964):115-135.
1453. D.B. Lairand, N.B. Matveeva, V.A. Teplov, S.I. Beylina, "The role of elastoosmotic parameters in locomotion of myxomycete plasmodia," Acta Protozool. 11(1972):339-354.
1454. Michal Opas, "V.3 The Transmission of Forces Between Cells and Their Environment," in J. Bereiter-Hahn, O.R. Anderson, W.-E. Reif, eds., Cytomechanics: The Mechanical Basis of Cell Form and Structure, Springer-Verlag, Berlin, 1987, pp. 273-285.
1455. M.A. Hubbe, "Adhesion and detachment of biological cells in vitro," Prog. Surf. Sci. 11(1981):65-138.
1456. M. Opas, L. Kalinina, "Comparison of locomotion and adhesion in four strains of *Amoeba proteus*," Acta Protozool. 19(1980):339-344.
1457. C.S. Izzard, L.R. Lochner, "Formation of cell-to-substrate contacts during fibroblast motility: an interference-reflexion study," J. Cell Sci. 42(1980):81-116.
1458. K.-L.P. Sung, L.A. Sung, M. Crimmins, S.J. Burakoff, S. Chien, "Determination of Junction Avidity of Cytolytic T Cell and Target Cell," Science 234(1986):1405-1408.
1459. K.-L.P. Sung, L.A. Sung, M. Crimmins, S.J. Burakoff, S. Chien, "Biophysical basis of cell killing by cytotoxic T lymphocytes," J. Cell Sci. 91(1988):179-189.
1460. J.R. Blake, M.A. Sleigh, "Mechanics of ciliary locomotion," Biol. Rev. 49(1974):85-125.
1461. D.W. James, J.F. Taylor, "The stress developed by sheets of chick fibroblasts in vitro," Exp. Cell Res. 54(1969):107-110.
1462. R.J. Goldacre, "The role of the cell membrane in the locomotion of *Amoebae* and the source of the motive force and its control by feedback," Exp. Cell Res. 8(1961):1-16.
1463. Arthur Forer, "Chapter 23. Chromosome movements during cell-division," in A. Lima-de-Faria, ed., Handbook of Molecular Cytology, Volume 15, North Holland Publ. Co., Amsterdam, 1969, pp. 553-601.
1464. M. Haberey, "Cinematography of cell membrane behavior and flow phenomena in *Amoeba proteus*," Acta Protozoologica 11(1972):95-102.
1465. L. Wolpert, C.M. Thompson, C.H. O'Neill; in R.D. Allen, N. Kamiya, eds., Primitive Motile Systems in Cell Biology, Academic Press, New York, 1964, pp. 143-172.
1466. H. Komnick, W. Stockem, K.E. Wohlfarth-Bottermann, "Cell Motility: Mechanisms in Protoplasmic Streaming and Amoeboid Movement," Int. Rev. Cytol. 34(1973):169-252.
1467. E.J. Ambrose, J.A. Forrester, "Electrical phenomena associated with cell movements," Symposia of the Society for Experimental Biology 22(1968):237-248.
1468. Marileen Dogterom, Bernard Yurke, "Measurement of the Force-Velocity Relation for Growing Microtubules," Science 278(31 October 1997):856-860.
1469. R.D. Allen, "The consistency of amoeba cytoplasm and its bearing on the mechanism of amoeboid movement. II. The effects of centrifugal acceleration observed in the centrifuge microscope," J. Biophys. Biochem. Cytol. 8(1960):379-397.
1470. K. Yagi, "The mechanical and colloidal properties of *Amoeba* protoplasm and their relations to the mechanism of amoeboid movement," Comp. Biochem. Physiol. 3(1961):73-91.
1471. N. Kamiya; in R.D. Allen, N. Kamiya, eds., Primitive Motile Systems in Cell Biology, Academic Press, New York, 1964, pp. 257-278.
1472. D. Nichols, (tube feet papers), Quart. J. Microsc. Sci. 100(1959):73-87, 100(1959):539-555, 101(1960):105-117, and 102(1961):157-180.
1473. J.B. Buchanan, J.D. Woodley, "Extrusion and retraction of the tube-feet of Ophiuroids," Nature 197(1963):616-617.
1474. J.D. Woodley, (Ophiuroid water-vascular system); in N. Millott, ed., Echinoderm Biology, Academic Press, London, 1967, pp. 75-104.
1475. J.E. Smith, (tube feet of starfish), Phil. Trans. Roy. Soc. B 232(1946):279-310.
1476. A. Kusumi, Y. Sako, M. Yamamoto, "Confined lateral diffusion of membrane receptors as studied by single particle tracking (nanovid microscopy). Effects of calcium-induced differentiation in cultured epithelial cells," Biophys. J. 65(1993):2021-2040.
1477. Yasushi Sako, Akihiro Kusumi, "Barriers for Lateral Diffusion of Transferrin Receptor in the Plasma Membrane as Characterized by Receptor Dragging by Laser Tweezers: Fence vs. Tether," J. Cell Biol. 129(June 1995):1559-1574.
1478. Y. Sako, A. Kusumi, "Compartmentalized structure of the plasma membrane for lateral diffusion of receptors as revealed by nanometer-level motion analysis," J. Cell Biol. 125(1994):1251-1264.
1479. Michael Edidin, Scot C. Kuo, Michael P. Sheetz, "Lateral Movements of Membrane Glycoproteins Restricted by Dynamic Cytoplasmic Barriers," Science 254(1991):1379-1382.
1480. R. Simpson, B. Yang, P. Doherty, S. Moore, F. Walsh, K. Jacobson, "The Mosaic Structure of Cell Membranes Revealed by Transient Confinement of GPI-Linked NCAM-125," Biophys. J. 68(February 1995):A436.
1481. Philip L. Yeagle, "Chapter 3. The Dynamics of Membrane Lipids," in Philip Yeagle, ed., The Structure of Biological Membranes, CRC Press, Boca Raton, 1992, pp. 157-174.
1482. Michael Edidin, "Chapter 12. Translational Diffusion of Membrane Proteins," in Philip Yeagle, ed., The Structure of Biological Membranes, CRC Press, Boca Raton, 1992, pp. 539-567.
1483. Richard J. Cherry, "Chapter 11. Membrane Protein Dynamics: Rotational Dynamics," in Philip Yeagle, ed., The Structure of Biological Membranes, CRC Press, Boca Raton, 1992, pp. 507-537.
1484. James J. Campbell, Joseph Hedrick, Albert Zlotnik, Michael A. Siani, Darren A. Thompson, Eugene C. Butcher, "Chemokines and the Arrest of Lymphocytes Rolling Under Flow Conditions," Science 279(16 January 1998):381-384.
1485. Paul T. Englund,"The Structure and Biosynthesis of Glycosyl Phosphatidylinositol Protein Anchors," Annu. Rev. Biochem. 62(1993):121-138.
1486. Jeff Koechling, Marc H. Raibert, "How Fast Can a Legged Robot Run?" in Paolo Dario, Giulio Sandini, Patrick Aebischer, eds., Robots and Biological Systems: Towards a New Bionics, Springer-Verlag, New York, 1993, pp. 239-269.
1488. Eliot R. Clarke, Eleanor Linton Clarke, "Observations on Changes in Blood Vascular Endothelium in the Living Animal," Amer. J. Anat. 57(1935):385-438.
1489. J.V. Hurley, "An Electron Microscopic Study of Leucocytic Emigration and Vascular Permeability in Rat Skin," Austral. J. Exp. Biol. 41(1963):171-186.
1490. M.E. Smith, W.L. Ford, "The recirculating lymphocyte pool of the rat: a systematic description of the migratory behavior of recirculating lymphocytes," Immunology 49(1983):83-94.
1491. Una S. Ryan, "Chapter 30. Endothelial Cells," in John H. Barker, Gary L. Anderson, eds., Clinically Applied Microcirculation Research, CRC Press, Boca Raton FL, 1995, pp. 407-418.
1492. Stanley Davis, "Chapter 16. Biomedical Applications of Particle Engineering," in Richard R.H. Coombs, Dennis W. Robinson, eds., Nanotechnology in Medicine and the Biosciences, Gordon & Breach Publishers, Netherlands, 1996, pp. 243-262.
1493. Werner W. Franke, Pamela Cowin, Christine Grund, Caecilia Kuhn, Hans-Peter Kapprell, "The Endothelial Junction: The Plaque and Its Components," in Nicolae Simionescu, Maya Simionescu, eds., Endothelial Cell Biology in Health and Disease, Plenum Press, New York, 1988, pp. 147-166.
1494. Stephen M. Schwartz, Ronald L. Heimark, Mark W. Majesky, "Developmental Mechanisms Underlying Pathology of Arteries," Physiol. Rev. 70(October 1990):1177-1209.
1495. Timothy A. Springer, "Traffic Signals on Endothelium for Lymphocyte Recirculation and Leukocyte Emigration," Annu. Rev. Physiol. 57(1995):827-872.
1496. Joseph A. Madri, Bruce M. Pratt, Judith Yannariello-Brown, "Endothelial Cell-Extracellular Matrix Interactions: Matrix as a Modulator of Cell Function," in Nicolae Simionescu, Maya Simionescu, eds., Endothelial Cell Biology in Health and Disease, Plenum Press, New York, 1988, pp. 167-188.
1497. M. van der Rest, P. Bruckner, "Collagens: Diversity at the Molecular and Supramolecular Levels," Curr. Opin. Cell. Biol. 3(1993):430-436.
1498. D.J. Prockop, K.I. Kivirikko, "Collagens: Molecular Biology, Diseases, and Potentials for Therapy," Ann. Rev. Biochem. 64(1995):403-434.
1499. R.B. Vernon, J.C. Angello, M.L. Iruela-Arispe, et al., "Reorganization of basement membrane matrices by cellular traction promotes the formation of cellular networks in vitro," Lab. Invest. 66(1992):536-547.
1501. D. Mooney, L. Hansen, J. Vacanti, et al., "Switching from differentiation to growth in hepatocytes: control by extracellular matrix," J. Cell Physiol. 151(1992):497-505.
1502. B.J. Spargo, M.A. Testoff, T.B. Nielsen, et al., "Spatially controlled adhesion, spreading, and differentiation of endothelial cells on self-assembled molecular monolayers," Proc. Natl. Acad. Sci. USA 91(1994):11070-11074.
1503. G. Bauriedel, U. Windstetter, S.J. DeMaio, R. Kandolf, B. Hofling, "Migratory activity of human smooth muscle cells cultivated from coronary and peripheral primary and restenotic lesions removed by percutaneous atherectomy," Circulation 85(1992):554-564.
1505. Herbert H. Lipowsky, Dorethea Riedel, Guo Shan Shi, "In Vivo Mechanical Properties of Leukocytes During Adhesion to Venular Endothelium," Biorheology 28(1991):53-64.
1506. Jingdong Liu, Bertold Schrank, Robert H. Waterston, "Interaction Between a Putative Mechanosensory Membrane Channel and a Collagen," Science 273 (19 July 1996):361-364.
1507. David A. Jones, C. Wayne Smith, Larry V. McIntire, "Leucocyte adhesion under flow conditions: principles important in tissue engineering," Biomaterials 17(1996):337-347.
1508. K.-L.P. Sung, M.M. Frojmovic, T.E. O'Toole, Zhu Cheng, M.H. Ginsberg, "Determination of adhesion force between single cell pairs generated by activated GpIIb-IIIa receptors," Blood 81(1993):419-423.
1509. M.B. Lawrence, T.A. Springer, "Leukocytes roll on a selectin at physiologic flow rates: distinction from and prerequisite for adhesion through integrins," Cell 65(1991):859-873.

1510. B.J. Hughes, J.C. Hollers, E. Crockett-Torabi, C.W. Smith, "Recruitment of CD11b/CD18 to the neutrophil surface and adherence-dependent cell locomotion," J. Clin. Invest. 90(1992):1687-1696.
1511. Alan F. Horwitz, "Integrins and Health," Scientific American 276(May 1997):68-75.
1512. W. Heagy, M. Laurance, E. Cohen, R. Finberg, "Neurohormones regulate T-cell function," J. Exp. Med. 171(1990):1625-1633.
1513. G.B. Stefano, M.A. Shipp, B. Scharrer, "A possible immunoregulatory function for Met-enkephalin-Arg^6-Phe^7 involving human and invertebrate granulocytes," J. Neuroimmunology 31(February 1991):97-103.
1515. P. Sacerdote, M.R. Ruff, C.B. Pert, "Cholecystokinin and the immune system: receptor-mediated chemotaxis of human and rat monocytes," Peptides 9(1988, Suppl. 1):29-34.
1516. H.U. Keller, A. Zimmermann, H. Cottier, "Cell Shape, Movement, and Chemokinesis," Advances in the Biosciences 66(1987):21-27.
1517. A. Maureen Rouhi, "Nanotechnology -- from the ACS meeting," C&EN (20 April 1998):57-62.
1518. "Star Wars Technology Targets Tumors," BMDO Update (Spring 1998):10.
1519. Oscar Khaselev, John A. Turner, "A Monolithic Photovoltaic-Photoelectrochemical Device for Hydrogen Production via Water Splitting," Science 280(17 April 1998):425-427.
1520. Alan R. Fersht, "Sieves in Sequence," Science 280(24April 1998):541.
1522. Wuzong Zhou et al., "Ordering of Ruthenium Cluster Carbonyls in Mesoporous Silica," Science 280(1 May 1998):705-708.
1523. T.J. Mason, J.P. Lorimer, Sonochemistry: Theory, Applications and Uses of Ultrasound in Chemistry, Halsted Press, New York, 1988.
1524. Samuel F. McKay, "Expansion of Annealed Pyrolytic Graphite," J. Appl. Phys. 35(1964):1992-1993.
1525. Jie Liu et al., "Fullerene Pipes," Science 280(22 May 1998):1253-1256.
1526. Philip Morrison, "Double Bass Redoubled," Scientific American 278(May 1998):109, 111.
1527. Robin E. Bell, "Gravity Gradiometry," Scientific American 278(June 1998):74-79.
1528. S. Milius, "Red-flashing fish have chlorophyll eyes," Science News 153(6 June 1998):359.
1529. Angus I. Lamond, William C. Earnshaw, "Structure and Function in the Nucleus," Science 280(24 April 1998):547-553.
1530. Chavela M. Carr, Peter S. Kim, "Flu Virus Invasion: Halfway There," Science 266(14 October 1994):234-236.
1531. Y.N. Vaishnav, F. Wong-Staal, "The biochemistry of AIDS," Annu. Rev. Biochem. 60(1991):577-630.
1532. Yeon Gyu Yu, David S. King, Yeon-Kyun Shin, "Insertion of a Coiled-Coil Peptide from Influenza Virus Hemagglutinin into Membranes," Science 266(14 October 1994):274-276.
1533. Robert J. Geraghty, Claude Krummenacher, Gary H. Cohen, Roselyn J. Eisenberg, Patricia G. Spear, "Entry of Alphaherpesviruses Mediated by Poliovirus Receptor-Related Protein 1 and Poliovirus Receptor," Science 280(5 June 1998):1618-1620.
1534. Richard A. Steinhardt, Guoqiang Bi, Janet M. Alderton, "Cell Membrane Resealing by a Vesicular Mechanism Similar to Neurotransmitter Release," Science 263(21 January 1994):390-393.
1535. John Travis, "Stepping Out With Kinesin," Science 261(27 August 1993):1112-1113.
1536. Nobutaka Hirokawa, "Kinesin and Dynein Superfamily Proteins and the Mechanism of Organelle Transport," Science 279(23 January 1998):519-526.
1537. Richard A.F. Clark, "Chapter 46. Wound Repair: Lessons for Tissue Engineering," in Robert P. Lanza, Robert Langer, William L. Chick, eds., Principles of Tissue Engineering, R.G. Landes Company, Georgetown TX, 1997, pp. 737-768.
1538. Anne J. Ridley, Alan Hall, "The Small GTP-Binding Protein Rho Regulates the Assembly of Focal Adhesions and Actin Stress Fibers in Response to Growth Factors," Cell 70(1992):389-399.
1539. Alan Hall, "Rho GTPases and the Actin Cytoskeleton," Science 279(23 January 1998):509-514.
1540. A.J. Ridley, H.F. Paterson, C.L. Johnston, D. Diekmann, A. Hall, "The small GTP-binding protein rac regulates growth factor-induced membrane ruffling," Cell 70(7 August 1992):401-410.
1541. C.D. Nobes, A. Hall, "Rho, race, and cdc42 GTPases regulate the assembly of multimolecular focal complexes associated with actin stress fibers, lamellipodia, and filopodia," Cell 81(7 April 1995):53-62.
1542. R. Kozma, S. Ahmed, A. Best, L. Lim, "The Ras-related protein Cdc42Hs and bradykinin promote formation of peripheral actin microspikes and filopodia in Swiss 3T3 fibroblasts," Mol. Cell. Biol. 15(April 1995):1942-1952.
1543. Elaine Fuchs, Don W. Cleveland, "A Structural Scaffolding of Intermediate Filaments in Health and Disease," Science 279(23 January 1998):514-519.
1544. Janine R. Maddock, Lucille Shapiro, "Polar Location of the Chemoreceptor Complex in the *Escherichia coli* Cell," Science 259(1993):1717-1723.
1545. Julie A. Gegner, Daniel R. Graham, Amy F. Roth, Frederick W. Dahlquist, "Assembly of an MCP Receptor, CheW, and Kinase CheA Complex in the Bacterial Chemotaxis Signal Transduction Pathway," Cell 70(1992):975-982.
1546. J.E. Segall, A. Ishihara, H.C. Berg, "Chemotactic signaling in filamentous cells of *Escherichia coli*," J. Bacteriol. 161(January 1985):51-59.
1547. Carol A. Erikson, "Chapter 2. Organization of Cells Into Higher Ordered Structures: The Role of the Epithelial-Mesenchymal Transformation in the Generation and Stabilization of Embryonic Tissues," in Robert P. Lanza, Robert Langer, William L. Chick, eds., Principles of Tissue Engineering, R.G. Landes Company, Georgetown TX, 1997, pp. 9-22.
1548. L.A. Liotta, R. Mandler, G. Murano et al., "Tumor cell autocrine motility factor," Proc. Natl. Acad. Sci. (USA) 83(1986):3302-3306.
1549. A.-M. Grey, A.M. Schor, G. Rushton et al., "Purification of the migration stimulating factor produced by fetal and breast cancer patient fibroblasts," Proc. Natl. Acad. Sci. (USA) 86(1989):2438-2442.
1550. C.D. Roskelly, P.Y. Desprez, M.J. Bissell, "Extracellular matrix-dependent tissue-specific gene expression in mammary epithelial cells requires both physical and biochemical signal transduction," Proc. Natl. Acad. Sci. (USA) 91(1994):12378-12382.
1551. S. Cheng, W.S. Craig, D. Mullen et al., "Design and synthesis of novel cyclic RGD-containing peptides as highly potent and selective integrin $\alpha_{11b}\beta_3$ antagonists," J. Med. Chem. 37(1994):1-8.
1552. W.E. Pullman, W.F. Bodmer, "Cloning and characterization of a gene that regulates cell adhesion," Nature 356(1992):529-532.
1553. Manuela Martins-Green, "Chapter 3. The Dynamics of Cell-ECM Interactions with Implications for Tissue Engineering," in Robert P. Lanza, Robert Langer, William L. Chick, eds., Principles of Tissue Engineering, R.G. Landes Company, Georgetown TX, 1997, pp. 23-46.
1554. Thomas F. Deuel, "Chapter 10. Growth Factors," in Robert P. Lanza, Robert Langer, William L. Chick, eds., Principles of Tissue Engineering, R.G. Landes Company, Georgetown TX, 1997, pp. 133-149.
1555. R. Singhvi, A. Kumar, G. Lopez, et al., "Engineering Cell Shape and Function," Science 264(1994):696-698.
1556. William E. Paul, "Infectious Diseases and the Immune System," Scientific American 269(September 1993):90-97.
1557. N. Pender, C.A.G. McCulloch, "Effects of mechanical stretch on actin polymerisation in fibroblasts of the periodontium," in F. Lyall, A.J. El Haj, eds., Biomechanics and Cells, Cambridge University Press, 1994, pp. 228-243.
1558. Sergio Arruda, Gloria Bomfim, Ronald Knights, Tellervo Huima-Byron, Lee W. Riley, "Cloning of an *M. tuberculosis* DNA Fragment Associated with Entry and Survival Inside Cells," Science 261(10 September 1993):1454-1457.
1559. Pamela L.C. Small, Lalita Ramakrishnan, Stanley Falkow, "Remodeling Schemes of Intracellular Pathogens," Science 263(4 February 1994):637-639.
1560. Vladimir I. Rodionov, Gary G. Borisy, "Microtubule Treadmilling in Vivo," Science 275(10 January 1997):215-218.
1561. Li-Mei Chen, Silke Hobbie, Jorge E. Galan, "Requirement of CDC42 for Salmonella-Induced Cytoskeletal and Nuclear Responses," Science 274(20 December 1996):2115-2118.
1562. Vassiliki A. Boussiotis, Gordon J. Freeman, Alla Berezovskaya, Dwayne L. Barber, Lee M. Nadler, "Maintenance of Human T Cell Anergy: Blocking of IL-2 Gene Transcription by Activated Rap1," Science 278(3 October 1997):124-128.
1563. Roman Sakowicz, Michael S. Berdelis, Krishanu Ray, Christine L. Blackburn, Cordula Hopmann, D. John Faulkner, Lawrence S.B. Goldstein, "A Marine Natural Product Inhibitor of Kinesin Motors," Science 280(10 April 1998):292-295.
1564. Thomas P. Stossel, "On the Crawling of Animal Cells," Science 260(21 May 1993):1086-1094.
1565. Christopher Haslett, Peter J. Jose, Patricia C. Giclas, Timothy J. Williams, Peter M. Henson, "Cessation of Neutrophil Influx in C5a-Induced Acute Experimental Arthritis is Associated with Loss of Chemoattractant Activity from the Joint Space," J. Immunology 142(15 May 1989):3510-3517.
1566. C.A. Nacy, S.J. Green, D.L. Leiby, B.A. Nelson, R.M. Crawford, A.H. Fortier, D.L. Hoover, M.S. Meltzer, "Intercellular Communication: Macrophages and Cytokines," in H. Kiyono, E. Jirillo, C. DeSimone, Molecular Aspects of Immune Response and Infectious Diseases, Raven Press, NY, 1990, pp. 47-53.
1567. Jo Van Damme, "Chapter 10. Interleukin-8 and Related Chemotactic Cytokines," in Angus W. Thomson, ed., The Cytokine Handbook, Second Edition, Academic Press, NY, 1994, pp. 185-208.
1568. Thomas J. Schall, "Chapter 22. The Chemokines," in Angus W. Thomson, ed., The Cytokine Handbook, Second Edition, Academic Press, NY, 1994, pp. 419-460.
1569. Marco Baggiolini, Beatrice DeWald, Bernhard Moser, "Interleukin-8 and Related Chemotactic Cytokines -- CXC and CC Chemokines," Adv. Immunology 55(1994):97-179.
1570. Donald Metcalf, "The molecular control of granulocytes and macrophages," in The Molecular Basis of Cellular Defense Mechanisms, Ciba Foundation Symposium 204, John Wiley & Sons, 1997, NY, pp. 40-56.
1571. Howard Tomb, Dennis Kunkel, MicroAliens: Dazzling Journeys with an Electron Microscope, Farrar, Straus and Giroux, NY, 1993.
1572. Helmut E. Landsberg, "Dust," Encyclopedia Britannica 7(1963):787-791.
1573. Gregory Getzan, Masahito Shimada, Isao Shimoyama, Yoichiro Matsumoto, Hirofumi Miura, "Aerodynamic Behavior of Microstructures," in Proceedings of the 1995 IEEE/RSJ International Conference on Intelligent Robots and Systems, Volume 2, IEEE Computer Society Press, Los Alamitos CA, 1995.

1574. Isao Shimoyama, Yayoi Kubo Fujisawa, Gregory Getzan, Hirofumi Miura, Masahito Shimada, Yoichiro Matsumoto, "Fluid Dynamics of Micro Wing," MEMS-8(1995):380-385.
1575. Isao Shimoyama, Yayoi Kubo, Tomoyuki Kaneda, Hirofumi Miura, "Simple Microflight Mechanism on Silicon Wafer," MEMS-7(1994):148-152.
1576. K.I. Arai, W. Sugawara, K. Ishiyama, T. Honda, M. Yamaguchi, "Fabrication of Small Flying Machines Using Magnetic Thin Films," IEEE Transactions on Magnetics 31(November 1995):3758-3760.
1577. Torkel Weis-Fogh, "Unusual Mechanisms for the Generation of Lift in Flying Animals," Scientific American 233(November 1975):81-87.
1578. Torkel Weis-Fogh, "Quick Estimates of Flight Fitness in Hovering Animals, Including Novel Mechanisms for Lift Production," J. Exp. Biol. 59(1973):169-230.
1579. G.A. Horridge, "The flight of very small insects," Nature 178(1956):1334-1335.
1580. Jon F. Harrison, Jennifer H. Fewell, Stephen P. Roberts, H. Glenn Hall, "Achievement of Thermal Stability by Varying Metabolic Heat Production in Flying Honeybees," Science 274(4 October 1996):88-90. See also: "Honeybee Thermoregulation," Science 276(16 May 1996):1015-1017.
1581. Wai Pang Chan, Frederick Prete, Michael H. Dickinson, "Visual Input to the Efferent Control System of a Fly's 'Gyroscope'," Science 280(10 April 1996):289-291.
1582. Michael H. Dickinson, John R.B. Lighton, "Muscle Efficiency and Elastic Storage in the Flight Motor of Drosophila," Science 268(7 April 1995):87-90.
1583. Torkel Weis-Fogh, "Energetics of Hovering Flight in Hummingbirds and Drosophila," J. Exp. Biol. 56(1972):79-104.
1584. L. Prandtl, Essentials of Fluid Dynamics, Blackie, London, 1952.
1585. M.J. Lighthill, "On the Weis-Fogh Mechanism of Lift Generation," J. Fluid Mech. 60(21 August 1973):1-17.
1586. J. Brainard, "Ultrasound prevents blood loss in surgery," Science News 153(27 June 1998):407.
1587. Richard Wyatt, Joseph Sodroski, "The HIV-1 Envelope Glycoproteins: Fusogens, Antigens, and Immunogens," Science 280(19 June 1998):1884-1888.
1588. David Bieber, Sandra W. Ramer, Cheng-Yen Wu, William J. Murray, Toru Tobe, Rosemary Fernandez, Gary K. Schoolnik, "Type IV Pili, Transient Bacterial Aggregates, and Virulence of Enteropathogenic *Escherichia coli*," Science 280(26 June 1998):2114-2118. See also: Kristin Weidenbach, "A Tangled Tale of *E. coli* Virulence," Science 280(26 June 1998):2048.
1590. K.L. Lu, R.M. Lago, Y.K. Chen, M.L.H. Green, P.J.F. Harris, S.C. Tsang, "Mechanical Damage of Carbon Nanotubes by Ultrasound," Carbon 34(1996):814-816.
1591. Michael T. Madigan, Barry L. Marrs, "Extremophiles," Scientific American 276(April 1997):82-87.
1592. Richard Monastersky, "Deep Dwellers: Microbes Thrive Far Below Ground," Science News 151(29 March 1997):192-193.
1593. D.E. Koshland, T.J. Mitchison, M.W. Kirschner, "Polewards chromosome movement driven by microtubule depolymerization in vitro," Nature 331(1988):255-318.
1594. Q.M. Zhang, Vivek Bharti, X. Zhao, "Giant Electrostriction and Relaxor Ferroelectric Behavior in Electron-Irradiated Poly(vinylidene fluoride-trifluoroethylene) Copolymer," Science 280(26 June 1998):2101-2104.
1595. HandyKey Corporation website: "http://www.handykey.com"
1596. Stephen Evans, "Chapter 4. Surface Properties of Diamond," in J.E. Field, ed., The Properties of Natural and Synthetic Diamond, Academic Press, NY, 1992, pp. 181-214.
1597. J.E. Field, "Appendix: Tables of Properties," in J.E. Field, ed., The Properties of Natural and Synthetic Diamond, Academic Press, NY, 1992, pp. 667-699.
1598. J.L. Margrave, R.B. Badachhape, Proc. Electrochem. Soc. 84(1984):525-535.
1599. S. Evans, "Some effects of heteroatom size and reactivity on low-energy ion implantation in diamond, revealed by X-ray induced electron spectroscopy and oxidative depth profiling," Proc. R. Soc. London A 370(1980):107-129; "Depth profiles of ion-induced structural changes in diamond from X-ray photoelectron spectroscopy," Proc. R. Soc. London A 360(1978):427-443.
1600. R. Sappok, H.P. Boehm, Carbon 6(1968):283-295, 573-588. In German.
1601. Handbook of Aluminum, Aluminum Company of Canada, Ltd., Toronto, 1957.
1602. Richard W. Hughes, Ruby & Sapphire, RWH Publishing, Boulder CO, 1997.
1603. K. Wefers, "Nomenclature, Preparation, and Properties of Aluminum Oxides, Oxide Hydroxides, and Trihydroxides," in L.D. Hart, ed., Alumina Chemicals Science and Technology Handbook, The American Ceramic Society, Inc., Westerville OH, 1990, pp.13-22.
1604. Robert Berkow, Mark H. Beers, Andrew J. Fletcher, eds., The Merck Manual of Medical Information, Merck Research Laboratories, Whitehouse Station NJ, 1997.
1605. Richard C. Bradt, "Mechanical Properties of Alumina," in L.D. Hart, ed., Alumina Chemicals Science and Technology Handbook, The American Ceramic Society, Inc., Westerville OH, 1990, pp.23-48.
1606. Joseph C. Yater, "Power conversion of energy fluctuations," Phys. Rev. A 10(October 1974):1361-1369. See also: Phys. Rev. A 18(August 1978):767-772, Phys. Rev. A 20(August 1979):623-627, and Phys. Rev. A 20(October 1979):1614-1618.
1607. Joseph C. Yater, "Physical basis of power conversion of energy fluctuations," Phys. Rev. A 26(July 1982):522-538.
1608. N.A. Tsytovich, The Mechanics of Frozen Ground, Scripta Book Company, Washington DC, 1975.
1609. N.K. Sinha, G.W. Timco, R. Frederking, "Recent advances in ice mechanics in Canada," in Jin S. Chung, S.D. Hallam, M. Maatanen, N.K. Sinha, D.S. Sodhi, eds., Advances in Ice Mechanics—1987, The American Society of Mechanical Engineers, New York, 1987, pp. 15-35.
1610. A. De Ninno, A. La Barbera, V. Violante, "Deformations induced by high loading ratios in palladium-deuterium compounds," J. Alloys and Compounds 253-254(1997):181-184.
1611. Naoto Asami, Toshio Senjuh, Hiroshi Kamimura, Masao Sumi, Elliot Kennel, Takeshi Sakai, Kenya Mori, Hisashi Watanabe, Kazuaki Matsui, "Material characteristics and behavior of highly deuterium loaded palladium by electrolysis," J. Alloys and Compounds 253-254(1997):185-190.
1612. T. Senjuh, H. Kamimura, T. Uehara, M. Sumi, S. Miyasita, T. Sigemitsu, N. Asami, "Experimental Study of Electrochemical Deuterium Loading of Pd Cathodes in the LiOD/D_2O System," J. Alloys and Compounds 253-254(1997):617-620.
1613. Jay T. Groves, Steven G. Boxer, Harden M. McConnell, "Electric field-induced critical demixing in lipid bilayer membranes," Proc. Natl. Acad. Sci. USA 95(February 1998):935-938.
1614. See Reference #2811.
1615. Michael LaBarbera, "Principles of Design of Fluid Transport Systems in Zoology," Science 249(31 August 1990):992-1000.
1616. W.F. Ganong, Review of Medical Physiology, Lange Medical, Los Altos CA, 1975.
1617. Elizabeth H. Gladfelter, "Circulation of Fluids in the Gastrovascular System of the Reef Coral *Acropora cervicornis*," Biol. Bull. Woods Hole 165(December 1983):619-636.
1618. J.C. Grimmer, N.D. Holland, Zoomorphology Berl. 94(1979):93 et seq; N.D. Holland, J.C. Grimmer, "Fine structure of the cirri and a possible mechanism for their motility in stalkless crinoids (Echinodermata)," Cell and Tissue Res. 214(1981):207-217.
1619. Wolfgang Zesch, Markus Brunner, Ariel Weber, "Vacuum Tool for Handling Microobjects with a Nanorobot," Proc. 1997 IEEE International Conference on Robotics and Automation, 20-25 April 1997, IEEE Robotics and Automation Society, pp. 1761-1766.
1620. N. Masuyaki, I. Kazuhisha et al., "Prototypes of non-tweezing handling tools with releasing mechanisms," Trans. of Japan Soc. of Mech. Engineers C 61/583(1995):1021-1026.
1621. Jun Nakanishi, Toshio Fukuda, Daniel E. Koditschek, "Preliminary Studies of a Second Generation Brachiation Robot Controller," Proc. 1997 IEEE International Conference on Robotics and Automation, 20-25 April 1997, IEEE Robotics and Automation Society, pp. 2050-2056.
1622. A.M. Okamura, M.L. Turner, M.R. Cutkosky, "Haptic Exploration of Objects with Rolling and Sliding," Proc. 1997 IEEE International Conference on Robotics and Automation, 20-25 April 1997, IEEE Robotics and Automation Society, pp. 2485-2490.
1623. M. Khatib, B. Bouilly, T. Simeon, R. Chatila, "Indoor Navigation with Uncertainty using Sensor-Based Motions," Proc. 1997 IEEE International Conference on Robotics and Automation, 20-25 April 1997, IEEE Robotics and Automation Society, pp. 3379-3384.
1624. Nitin Juneja, A.A. Goldenberg, "Kinematic Calibration of A Re-configurable Robot (RoboTwin)," Proc. 1997 IEEE International Conference on Robotics and Automation, 20-25 April 1997, IEEE Robotics and Automation Society, pp. 3178-3183.
1625. Martin Nilsson, "Snake Robot Free Climbing," Proc. 1997 IEEE International Conference on Robotics and Automation, 20-25 April 1997, IEEE Robotics and Automation Society, pp. 3415-3420.
1627. E. Benes, "Trapping of Suspended Biological Particles by Use of Ultrasonic Resonance Fields," 1993 Ultrasonics International Abstract, p. 39.
1628. H.A. Pohl, Dielectrophoresis, Cambridge University Press, Cambridge, 1978.
1629. X.-B. Wang, "Selective Dielectrophoretic Confinement of Bioparticles in Potential Energy Wells," J. Phys. D: Appl. Phys. 26(1993):1278-1285.
1630. Steven Chu, "Laser Trapping of Neutral Particles," Scientific American 266(February 1992):70-76.
1631. Steven Chu, "Laser Manipulation of Atoms and Particles," Science 253(23 August 1991):861-866.
1632. P. Dario, M.C. Carrozza, L. Lencioni, B. Magnani, S. D'Attanasio, "A Micro Robotic System for Colonoscopy," Proc. 1997 IEEE International Conference on Robotics and Automation, 20-25 April 1997, IEEE Robotics and Automation Society, pp. 1567-1572.
1633. R.F. Schmidt, Fundamentals of Sensory Physiology, Springer-Verlag, Berlin, 1985.
1634. F.A. Geldard, The Human Senses, Second Edition, John Wiley & Sons, New York, 1972.
1635. I. Darian-Smith, "The Nervous System," Handbook of Physiology, American Physiological Society, 1984.
1636. S.J. Bolanowski Jr., G.A. Gescheider, R.T. Verrillo, C.M. Chechosky, "Four channels mediate the mechanical aspects of touch," J. Acoust. Soc. Amer. 84(1988):1680-1694.

1637. Darwin G. Caldwell, N. Tsagarakis, A. Wardle, "Mechano Thermo and Proprioceptor Feedback for Integrated Haptic Feedback," Proc. 1997 IEEE International Conference on Robotics and Automation, 20-25 April 1997, IEEE Robotics and Automation Society, pp. 2491-2496.
1638. Barmeshwar Vikramaditya, Bradley J. Nelson, "Visually Guided Microassembly Using Optical Microscopes and Active Vision Techniques," Proc. 1997 IEEE International Conference on Robotics and Automation, 20-25 April 1997, IEEE Robotics and Automation Society, pp. 3172-3177.
1639. Karl-Fredrich Bohringer, John W. Suh, Bruce Randall Donald, Gregory T.A. Kovacs, "Vector Fields for Task-level Distributed Manipulation: Experiments with Organic Micro Actuator Arrays," Proc. 1997 IEEE International Conference on Robotics and Automation, 20-25 April 1997, IEEE Robotics and Automation Society, pp. 1779-1786.
1640. Murilo G. Coutinho, Peter M. Will, P. Selvan Viswanathan, "The Intelligent Motion Surface: A hardware/software tool for the assembly of meso-scale devices," Proc. 1997 IEEE International Conference on Robotics and Automation, 20-25 April 1997, IEEE Robotics and Automation Society, pp. 1755-1760.
1641. P. Will, W. Liu, "Parts Manipulation on a MEMS Intelligent Motion Surface," ISI Research Report -- ISI/RR-94-391, Marina del Rey, CA, May 1994.
1642. W. Liu, P. Will, "Parts Manipulation on an Intelligent Motion Surface," Human Robot Interaction and Cooperative Robots, Proc. IEEE/RSJ Intl. Conf. on Intell. Robots and Systems (IROS), August 1995, pp. 399-404.
1643. K.-F. Bohringer, B.R. Donald, R. Mihailovich, N.C. Macdonald, "A theory of manipulation and control for microfabricated actuator arrays," Proc. IEEE Workshop on Micro Electro Mechanical Systems (MEMS), January 1994, pp. 102-107.
1644. K.-F. Bohringer, B.R. Donald, N.C. Macdonald, "Upper and lower bounds for programmable vector fields with applications to MEMS and vibratory plate parts feeders," Intl. Workshop on Algorithmic Foundations of Robotics (WAFR), Toulouse, France, July 1996.
1645. K. Bohringer, B. Donald, N. MacDonald, "Single-crystal silicon actuator arrays for micro manipulation tasks," IEEE Workshop on Micro Electro Mechanical Systems (MEMS), San Diego CA, February 1996.
1646. Dan Reznik, Stan Brown, John Camy, "Dynamic Simulation as a Design Tool for a Microactuator Array," Proc. 1997 IEEE International Conference on Robotics and Automation, 20-25 April 1997, IEEE Robotics and Automation Society, pp. 1675-1680.
1647. Ian Rivens, Ian Rowland, Gail ter Haar, Mark Denbow, Nicholas Fisk, "Occlusion of blood flow by high-intensity focused ultrasound," Paper 2pBV4, presented Tuesday afternoon, 23 June 1998, at the International Congress on Acoustics and the Acoustical Society of America (ICA/ASA) Conference, Seattle, WA, 1998.
1648. J.F. Holzrichter, G.C. Burnett, L.C. Ng, W.A. Lea, "Speech articulator measurements using low power EM-wave sensors," J. Acoustic Soc. Amer. 103(January 1998):622-625. See also: http://speech.llnl.gov.
1649. Philip Morrison, Phylis Morrison, "The Sum of Human Knowledge?" Scientific American 279(July 1998):115, 117.
1650. T.S. Rappaport, Wireless Communications, Principles and Practice, Prentice Hall, NJ, 1996.
1651. C. Smith, C. Gervelis, Cellular System Design and Optimization, McGraw-Hill, NY, 1996.
1652. Andrew S. Tanenbaum, Computer Networks, Third Edition, Prentice Hall, NJ, 1996.
1653. Jan P.H. Van Santen, Richard W. Sproat, Joseph P. Olive, eds., Progress in Speech Synthesis, Springer-Verlag, Berlin, 1996.
1654. Eric Keller, ed., Fundamentals of Speech Synthesis and Speech Recognition: Basic Concepts, State of the Art and Future Challenges, John Wiley & Sons, NY, 1994.
1655. Lawrence Rabiner, Biing-Hwang Juang, Fundamentals of Speech Recognition, Prentice Hall, NJ, 1993.
1656. A. Kindoz, A.M. Kondoz, Digital Speech: Coding for Low Bit Rate Communication Systems, John Wiley & Sons, NY, 1995.
1657. Richard L. Klevans, Robert D. Rodman, Voice Recognition, Artech House, 1997.
1658. Renato De Mori, ed., Spoken Dialogues With Computers, Academic Press, NY, 1998.
1659. Esther Schindler, The Computer Speech Book, Ap Professional, 1996.
1660. Michael Koerner, Lori Hawkins, Joseph Polimeni, eds., Speech Recognition: The Future Now!, Prentice-Hall, NJ, 1997.
1661. Mark S. Schwartz, Biofeedback: A Practitioner's Guide, Second Edition, Guilford Press, 1995.
1662. Robert Resnick, David Halliday, Physics, John Wiley & Sons, New York, 1966.
1663. Elias Towe, "MicroOptoElectroMechanical Systems (MOEMS) at DARPA: Overview Briefing," DARPA Electronics Technology Office, Summer 1997; see at: http://www.darpa.mil/ETO/MOEMS/Briefing/index.html.
1664. Virginia Morell, "A 24-Hour Circadian Clock Is Found in the Mammalian Retina," Science 272(19 April 1995):349.
1665. L.N. Edwards, Cellular and Molecular Bases of Biological Clocks, Springer-Verlag, Berlin, 1988.
1666. Albert Goldbeter, Biochemical Oscillations and Cellular Rhythms: The Molecular Bases of Periodic and Chaotic Behavior, Cambridge University Press, New York, 1996.
1667. Marcia Barinaga, "New Clock Gene Cloned," Science 270(3 November 1995):732-733.
1668. Susan K. Crosthwaite, Jay C. Dunlap, Jennifer J. Loros, "Neurospora wc-1 and wc-2: Transcription, Photoresponses, and the Origins of Circadian Rhythmicity," Science 276(2 May 1997):763-769.
1669. Z.S. Sun, U. Albrecht, O. Zhuchenko, J. Bailey, Gregor Eichele, Cheng Chi Lee, "RIGUI, a putative mammalian ortholog of the Drosophila period gene," Cell 90(19 September 1997):1003-1011.
1670. Mary E. Morris, N. Viswanathan, Sandra Kuhlman, Fred C. Davis, Charles J. Weitz, "A Screen for Genes Induced in the Suprachiasmatic Nucleus by Light," Science 279(6 March 1998):1544-1547.
1671. Nicholas Gekakis, David Staknis, Hubert B. Nguyen, Fred C. Davis, Lisa D. Wilsbacher, David P. King, Joseph S. Takahashi, Charles J. Weitz, "Role of the CLOCK Protein in the Mammalian Circadian Mechanism," Science 280(5 June 1998):1564-1569.
1672. Thomas K. Darlington, Karen Wager-Smith, M. Fernanda Ceriani, David Staknis, Nicholas Gekakis, Thomas D.L. Steeves, Charles J. Weitz, Joseph S. Takahashi, Charles J. Weitz, "Closing the Circadian Loop: CLOCK-Induced Transcription of Its Own Inhibitors per and tim," Science 280(5 June 1998):1599-1603.
1673. L. Wetterberg, ed., Light and Biological Rhythms in Man, Pergamon Press, Oxford, 1993.
1674. Jeffrey D. Plautz, Maki Kaneko, Jeffrey C. Hall, Steve A. Kay, "Independent Photoreceptive Circadian Clocks Throughout Drosophila," Science 278(28 November 1997):1632-1635.
1675. Scott S. Campbell, Patricia J. Murphy, "Extraocular Circadian Phototransduction in Humans," Science 279(16 January 1998):396-399.
1676. Gianluca Tosini, Michael Menaker, "Circadian Rhythms in Cultured Mammalian Retina," Science 272(19 April 1996):419-421.
1677. Charles A. Czeisler, Richard E. Kronauer, James S. Allan, Jeanne F. Duffy, Megan E. Jewett, Emery N. Brown, Joseph M. Ronda, "Bright Light Induction of Strong (Type O) Resetting of the Human Circadian Pacemaker," Science 244(16 June 1989):1328-1333.
1678. D.C. Klein, R.Y. Moore, S.M. Reppert, eds., Suprachiasmatic Nucleus: The Mind's Clock, Oxford University Press, NY, 1991.
1679. R.Y. Moore, D.C. Klein, "Visual pathways and the central neural control of a circadian rhythm in pineal serotonin N-acetyltransferase activity," Brain Res. 71(10 May 1974):17-33. See also D.C. Klein, R.Y. Moore, "Pineal N-acetyltransferase and hydroxyindole-O-methyltransferase: Control by the retinohypothalamic tract and the suprachiasmatic nucleus," Brain Res. 174(5 October 1979):245-262.
1680. R.F. Johnson, R.Y. Moore, L.P. Morin, "Loss of entrainment and anatomical plasticity after lesions of the hamster retinohypothalamic tract," Brain Res. 460(20 September 1988):297-313.
1681. Jay Dunlap, "An End in the Beginning," Science 280(5 June 1998):1548-1549.
1682. Zuoshi J. Huang, Kathryn D. Curtin, Michael Rosbash, "PER Protein Interactions and Temperature Compensation of a Circadian Clock in Drosophila," Science 267(24 February 1995):1169-1172.
1683. Lesley A. Sawyer, J. Michael Hennessy, Alexandre A. Peixoto, Ezio Rosato, Helen Parkinson, Rodolfo Costa, Charalambos P. Kyriacou, "Natural Variation in a Drosophila Clock Gene and Temperature Compensation," Science 278(19 December 1997):2117-2120.
1684. Michael P. Myers, Karen Wager-Smith, Adrian Rothenfluh-Hilfiker, Michael W. Young, "Light-Induced Degradation of TIMELESS and Entrainment of the Drosophila Circadian Clock," Science 271(22 March 1996):1736-1740.
1685. Choogon Lee, Vaishali Parikh, Tomoko Itsukaichi, Kiho Bae, Isaac Edery, "Resetting the Drosophila Clock by Photic Regulation of PER and a PER-TIM Complex," Science 271(22 March 1996):1740-1744.
1686. Ernst Knobil, "The circhoral hypothalmic clock that governs the 28-day menstrual cycle," in A. Goldbetter, ed., Cell to Cell Signalling: From Experiments to Theoretical Models, Academic Press, NY, 1989, pp. 353-358.
1687. R.C. Wilson, J.S. Kesner, J.-M. Kaufman, T. Uemura, T. Akema, E. Knobil, "Central electrophysiologic correlates of pulsatile luteinizing hormone secretion in the rhesus monkey," Neuroendocrinology 39(1984):256-260.
1688. Elizabeth Pennisi, "New Developmental Clock Discovered," Science 278(28 November 1997):1563.
1689. Esther M. Chipps, Norma J. Clanin, Victor G. Campbell, Neurologic Disorders, Mosby Year Book, St. Louis, MO, 1992.
1690. Brian O'Rourke, Brian M. Ramza, Eduardo Marban, "Oscillations of Membrane Current and Excitability Driven by Metabolic Oscillations in Heart Cells," Science 265(12 August 1994):962-966.
1691. Virginia Morell, "Setting a Biological Stopwatch," Science 271(16 February 1996):905-906.
1692. R.W. Schoenlein, L.A. Peteanu, R.A. Mathies, C.V. Shank, "The First Step in Vision: Femtosecond Isomerization of Rhodopsin," Science 254(18 October 1991):412-415.
1693. Peter J. Steinbach, Bernard R. Brooks, "Protein hydration elucidated by molecular dynamics simulation," Proc. Natl. Acad. Sci. USA 90(1 October 1993):9135-9139.

1694. H. Eyring, "The activated complex and the absolute rate of chemical reactions," Chem. Rev. 17(1935):65-77. See also: H. Eyring, D.W. Urry, "Thermodynamics and chemical kinetics," in T.H. Waterman, H.J. Morowitz, eds., Theoretical and Mathematical Biology, Blaisdell Publishing Company, Waltham, MA, 1965, pp. 57-96.
1695. J. Gray, "The mechanism of ciliary movement. III. The effect of temperature," Proc. Roy. Soc. B 95(1923):6-15. See also: J. Gray, Ciliary Movement, Cambridge University Press, NY, 1928.
1696. Thomas Rufer Barnard Robinson, Francis Alan Burnett Ward, "Clock," Encyclopedia Britannica 5(1963):933-936.
1697. Louis Bevier Spinney, A Textbook of Physics, The Macmillan Company, NY, 1941.
1698. Robert W. Young, "3h. Frequencies of Simple Vibrators. Musical Scales," in Dwight E. Gray, ed., American Institute of Physics Handbook, Third Edition, McGraw-Hill Book Company, New York, 1972, pp. 3-130 - 3-138.
1699. John R. Vig, Raymond L. Filler, Yoonkee Kim, "Uncooled IR Imaging Array Based on Quartz Microresonators," J. Microelectromechanical Systems 5(June 1996):131-137.
1700. F.L. Walls, J.R. Vig, "Fundamental limits on the frequency stabilities of crystal oscillators," IEEE Trans. Ultrason. Ferroelect. Freq. Contr. 42(1995):576-589.
1701. V.E. Bottom, Introduction to Quartz Crystal Unit Design, Van Nostrand-Reinhold, NY, 1982.
1702. E.A. Gerber, A. Ballato, eds., Precision Frequency Control, Academic Press, NY, 1985.
1703. Natarajan D. Bhaskar, Joseph White, Leo A. Mallette, Thomas A. McClelland, James Hardy, "A Historical Review of Atomic Frequency Standards Used in Space Systems," 1997; see at: http://bul.eecs.umich.edu/uffc/fc_history/bhaskar.html.
1704. T.A McClelland, I. Pascaru, I. Shaterman, C. Stone, C. Szekely, J. Zacharski, N.D. Bhaskar, "Subminiature Rubidium Frequency Standard: Performance Improvements," Proc. 1996 IEEE Freq. Contr. Symposium, 1996.
1705. R. Frueholz, "The Effects of Ambient Temperature Fluctuations on the Long-Term Frequency Stability on the Miniature Rubidium Atomic Frequency Standard," Proc. 1996 IEEE Freq. Contr. Symposium, 1996.
1706. K. Hisadome, M. Kihara, "Prototype of an Optically Pumped Frequency Standard," Proc. 45th Ann. Freq. Contr. Symposium, 1991, pp. 513-520.
1707. N.D. Bhaskar, "Potential for Improving the Rubidium Frequency Standard with a Novel Optical Pumping Scheme Using Diode Lasers," IEEE Trans. Ultrason. Ferroelect. Freq. Contr. 42(1995):15-22.
1708. J.C. Camparo, "Reducing the Light-Shift in the Diode Laser Pumped Atomic Clock," Proc. 1996 IEEE Freq. Contr. Symposium, 1996.
1709. J.D. Prestage, R.L. Tjoelker, G.J. Dick, L. Maleki, "Space Flyable Hg^+ Frequency Standard," Proc. 48th Ann. Freq. Contr. Symposium, 1994, p. 747. See also: "Mercury Trapped Ion Frequency Standards" at: http://tycho.usno.navy.mil/CD/ion.html.
1710. X.D. Huang, Y. Ariki, M.A. Jack, Hidden Markov Models for Speech Recognition, Edinburgh University Press, 1990.
1711. Philip Morrison, "The Timekeeping ELF," Scientific American 278(April 1998):105, 107.
1712. Thomas R. Koch, Show-Hong Duh, "Laboratory Reference Range Values," in James T. McDonough, Jr., ed., Stedman's Concise Medical Dictionary, Second Edition, Williams & Wilkins, Baltimore MD, 1994, pp. 1147-1168.
1713. G.S. Brindley, W.S. Lewin, "The Sensations Produced by Electrical Stimulation of the Visual Cortex," J. Physiol. 196(1968):479-493.
1714. J.P. Stapp, "Human tolerance to deceleration," Am. J. of Surgery 93(1957):734-740. See also: "Human tolerance to severe, abrupt deceleration," in O.H. Gauer, G.D. Zuidema, eds., Gravitational Stress in Aerospace Medicine, Little, Brown, Boston MA, 1961, pp. 165-188; and "Voluntary human tolerance levels," in E.S. Gurdjian, W.A. Lange, L.M. Partrick, L.M. Thomas, eds., Impact Injury and Crash Protection, Charles C. Thomas, Springfield IL, 1970.
1715. E.M. Roth, W.G. Teichner, R.L. Craig, Compendium of Human Response to the Aerospace Environment, Vol. II, Sec. 7, Acceleration, NASA Contractor Report No. CR-1205 (II), 1968.
1716. A.M. Eiband, "Human tolerance to rapidly applied accelerations: A summary of the literature," NASA Memorandum No. 5-19-59E, 1959.
1717. Jacob Kulowski, Crash Injuries: The Integrated Medical Aspects of Automobile Injuries and Deaths, Charles C. Thomas, Springfield IL, 1960.
1718. H.J. Rogers, in Aspects of Microbiology, Volume 7, Van Nostrand Reinhold, Wokingham, UK, 1983, pp. 6-25.
1719. J.-M. Ghuysen, G.D. Shockman, in L. Leive, ed., Bacterial Membranes and Walls, Volume 1, Marcel Dekker, New York, 1973.
1720. Christopher B. Field, Michael J. Behrenfeld, James T. Randerson, Paul Falkowski, "Primary Production of the Biosphere: Integrating Terrestrial and Oceanic Components," Science 281(10 July 1998):237-240.
1721. Philip L. Felgner, "Nonviral Strategies for Gene Therapy," Scientific American 276(June 1997):102-106.
1722. Ilya Koltover, Tim Salditt, Joachim O. Radler, Cyrus R. Safinya, "An Inverted Hexagonal Phase of Cationic Liposome-DNA Complexes Related to DNA Release and Delivery," Science 281(3 July 1998):78-81.
1723. Peixuan Guo, C. Zhang, C. Chen, K. Garver, M. Trottier, "Inter-RNA interaction of phage φ29 pRNA to form a hexameric complex for viral DNA transportation," Mol. Cell 2(July 1998):149-155. See also: F. Zhang, S. Lemieux, X. Wu, D. St.-Arnaud, C.T. McMurray, F. Major, D. Anderson, "Function of hexameric RNA in packaging of bacteriophage φ29 DNA in vitro," Mol. Cell 2(July 1998):141-147, 405.
1724. Thomas Donaldson, "24th Century Medicine," Analog 108(September 1988):64-80.
1725. L. Thomsen, T.L. Robinson, J.C. Lee, L.A. Farraway, M.J. Hughes, D.W. Andrews, Jan D. Huizinga, "Interstitial cells of Cajal generate a rhythmic pacemaker current," Nature Medicine 4(July 1998):848-851.
1726. J.M. Pullan, The History of the Abacus, Hutchinson, London, 1968.
1727. Parry H. Moon, The Abacus: Its History, Its Design, Its Possibilities in the Modern World, Gordon and Breach, New York, 1971.
1728. Stan Augarten, Bit by Bit: An Illustrated History of Computers, Ticknor and Fields, New York, 1984.
1729. Henry Prevost Babbage, Babbage's Calculating Engines, Charles Babbage Institute Reprint Series for the History of Computing, Volume 2, Tomash Publishers, Los Angeles, CA, 1982. Originally published in 1889.
1730. Anthony Hyman, Charles Babbage: Pioneer of the Computer, Oxford University Press, Oxford, 1982.
1731. H.W. Buxton, Memoirs of the Life and Labours of the Late Charles Babbage, Esq., F.R.S., Anthoy Hyman, ed., Tomash Publishers, Los Angeles, 1988.
1732. Doron D. Swade, "Redeeming Charles Babbage's Mechanical Computer," Scientific American 268(February 1993):86-91.
1733. Doron D. Swade, "It Will Not Slice A Pineapple: Babbage, Miracles and Machines," F. Spufford, J. Uglow, eds., Cultural Babbage: Technology, Time and Invention, Faber and Faber, London, 1996.
1734. P.L. Bergstrom, T. Tamagawa, D.L. Polla, "Design and Fabrication of Micromechanical Logic Elements," MEMS-3, 1990, pp. 15-20.
1735. M.T. Cuberes, R.B. Schlittler, James K. Gimzewski, "Room-temperature repositioning of individual C_{60} molecules at Cu steps: Operation of a molecular counting device," Appl. Phys. Lett. 69(11 November 1996):3016-3018.
1736. Raymond Kurzweil, The Age of Intelligent Machines, MIT Press, Cambridge MA, 1990.
1737. Paul E. Sheehan, Charles M. Lieber, "Nanotribology and Nanofabrication of MoO_3 Structures by Atomic Force Microscopy," Science 272(24 May 1996):1158-1161.
1738. A.K. Dewdney, "A Tinkertoy computer that plays tic-tac-toe," Scientific American (October 1989):120-123. See also: A.K. Dewdney, The Tinkertoy Computer and Other Machinations, W.H. Freeman & Co., San Francisco, CA, 1993.
1739. S. Hosaka, A. Kikukawa, H. Koyanagi, T. Shintani, M. Miyamoto, K. Nakamura, K. Etoh, "SPM-based data storage for ultrahigh density recording," Nanotechnology 8(1997):A58-A62.
1740. J.I. Pascual, J. Mendez, J. Gomez-Herrero, A.M. Baro, N. Garcia, Uzi Landman, W.D. Luedtke, E.N. Bogachek, H.-P. Cheng, "Properties of Metallic Nanowires: From Conductance Quantization to Localization," Science 267(24 March 1995):1793-1795.
1741. Y.W. Mo, "Reversible Rotation of Antimony Dimers on the Silicon (001) Surface with a Scanning Tunneling Microscope," Science 261(13 August 1993):886-888.
1742. B. Halg, "On a nonvolatile memory cell based on micro-electro-mechanics," MEMS-3, 1990, pp. 172-176.
1743. J. Storrs Hall, "Nanocomputers and reversible logic," Nanotechnology 5(1994):157-167.
1744. Doron Swade, Charles Babbage and his Calculating Engines, Science Museum, London, 1991.
1745. Charles W. Bauschlicher Jr., Marzio Rosi, "Differentiating between hydrogen and fluorine on a diamond surface," Theor. Chem. Accounts 96(1997):213-216.
1746. C.J. Brabec et al., "Growth of Carbon Nanotubes: A Molecular Dynamics Study," Chem. Phys. Lett. 236(1995):150-155.
1747. David Goldhaber-Gordon, Michael S. Montemerlo, J. Christopher Love, Gregory J. Opiteck, James C. Ellenbogen, "Overview of Nanoelectronic Devices," Proc. IEEE 85(April 1997):(31pp). See also: MITRE Nanosystems Group, "The Nanoelectronics and Nanocomputing Home Page," http://www.mitre.org/research/nanotech.
1749. Y. Xu, N.C. MacDonald, S.A. Miller, "Integrated micro-scanning tunneling microscope," Appl. Phys. Lett. 67(16 October 1995):2305-2307.
1750. J.J. Hopfield, Jose Nelson Onuchic, David N. Beratan, "A Molecular Shift Register Based on Electron Transfer," Science 241(12 August 1988):817-820.
1751. M. Ono et al., "A 40 nm Gate Length n-MOSFET," IEEE Trans. Electron Devices 42(October 1995):1822-1830.
1752. J. Han, D. Ferry, P. Newman, "Ultra-Submicrometer-Gate AlGaAs/GaAs HEMT's," IEEE Electron Device Letters 11(May 1990):209-21.
1753. M. Nagata, "Limitations, Innovations, and Challenges of Circuits and Devices into a Half Micrometer and Beyond," J. Solid State Circuits 27(April 1992):465-472.
1754. Robert W. Keyes, "The Future of the Transistor," Scientific American 268(June 1993):70-78.
1755. C. Mead, "Scaling of MOS Technology to Submicrometer Feature Size," J. VLSI Signal Process. (1994):9-25.

1756. S. Asai, Y. Wada, "Technology Challenges for Integration Below 0.1 Microns," Proc. IEEE 85(April 1997):505-520.
1757. Y. Taur, D.A. Buchanan, "CMOS Scaling into the Nanometer Regime," Proc. IEEE 85(April 1997):486-504.
1758. C. Joachim, J.F. Vinuesa, "Length Dependence of the Electronic Transparence (Conductance) of a Molecular Wire," Europhys. Lett. 33(1996):635-640.
1759. V. Mujica, M. Kemp, M.A. Ratner, "Electron Conduction in Molecular Wires. I. A Scattering Formalism," J. Chem. Phys. 101(1994):6849-6855; "Electron Conduction in Molecular Wires. II. Application to Scanning Tunneling Microscopy," J. Chem. Phys. 101(1994):6856-6864.
1760. V. Mujica et al., "Current-Voltage Characteristics of Molecular Wires: Eigenvalue Staircase, Coulomb Blockade, and Rectification," J. Chem. Phys. 104(1996):7296-7305.
1761. M. Samanta, W. Tian, S. Datta, "Electronic Conduction Through Organic Molecules," Phys. Rev. B 53(1996):5-9.
1762. J.M. Tour, R. Wu, J.S. Schumm, "Extended Orthogonally Fused Conducting Oligomers for Molecular Electronic Devices," J. Am. Chem. Soc. 113(1991):7064-7066.
1763. R.A. English, S.G. Davison, "Transmission properties of molecular switches in semiconducting polymers," Phys. Rev. B 49(1994):8718-8731.
1764. J.M. Tour, et al., "Self-Assembled Monolayers and Multilayers of Conjugated Thiols, α,ω-Dithiols, and Thioacetyl-Containing Adsorbates. Understanding Attachments between Potential Molecular Wires and Gold Surfaces," J. Am. Chem. Soc. 117(1995):9529-9534.
1765. C. Joachim, J.K. Gimzewski, "Analysis of Low-Voltage I(V) Characteristics of a Single C_{60} Molecule," Europhys. Lett. 30(1995):409-414.
1766. J.S. Schumm, D.L. Pearson, J.M. Tour, "Iterative Divergent/Convergent Approach to Linear Conjugated Oligomers by Successive Doubling of the Molecular Length: A Rapid Route to a 128 Angstrom-Long Potential Molecular Wire," Angew. Chem. Int. Ed. Engl. 33(1994):1360-1363.
1767. L.A. Bumm, J.J. Arnold, M.T. Cygan, T.D. Dunbar, T.P. Burgin, L. Jones II, D.L. Allara, J.M. Tour, P.S. Weiss, "Are Single Molecular Wires Conducting?" Science 271(22 March 1996):1705-1707.
1768. C. Joachim, J.K. Gimzewski, "An Electromechanical Amplifier Using A Single Molecule," Chem. Phys. Lett. 265(1997):353-357.
1769. A. Aviram, "Molecules for Memory, Logic, and Amplification," J. Am. Chem. Soc. 110(1988):5687-5692.
1770. A. Aviram, M.A. Ratner, "Molecular Rectifiers," Chem. Phys. Lett. 29(1974):277-283.
1771. Y.G. Krieger, "Molecular Electronics: Current State and Future Trends," J. Structural Chem. 34(1993):896-904.
1772. S.V. Subramanyam, "Molecular Electronics," Current Science 67(1994):844-852.
1773. F.L. Carter, ed., Molecular Electronic Devices, Marcel Dekker, New York, 1982. See also: F.L. Carter et al., eds., 2nd International Workship on Molecular Electronic Devices, 13-15 April 1983, Naval Research Laboratory, Chemistry Division, Washington DC; and F.L. Carter, "The Molecular Device Computer: Point of Departure for Large Scale Cellular Automata," Physica D 10(1984):175-194.
1774. F.L. Carter, ed., Molecular Electronic Devices II, Marcel Dekker, New York, 1987. See also: F.L. Carter, R.E. Siatkowski, H. Wohltjen, eds., Molecular Electronic Devices, North-Holland, Amsterdam, 1988.
1775. A. Aviram, ed., Molecular Electronics: Science and Technology, AIP Conf. Proc. No. 262, AIP Press, New York, 1992.
1776. F.T. Hong, "Molecular Electronics: Science and Technology for the Future," IEEE Engineering in Medicine and Biology 13(1994):25-32.
1777. Robert R. Birge, ed., Molecular and Biomolecular Electronics, Advances in Chemistry Series, Volume 240, American Chemical Society, Washington, DC, 1994.
1778. S. Nespurek, J. Sworakowski, "Electroactive and Photochromic Molecular Materials for Wires, Switches, and Memories," IEEE Engineering in Medicine and Biology 13(1994):45-57.
1779. A. Prasanna de Silva, H.Q. Guaratne, Colin McCoy, "A molecular photoionic AND gate based on fluorescent signalling," Nature 364(1 July 1993):42-44.
1780. Robert R. Birge, "Protein-Based Three-Dimensional Memory," American Scientist 82(July-August 1994):348-355.
1781. D. Gust et al., "Photosynthesis Mimics as Molecular Electronics Devices," IEEE Engineering in Medicine and Biology 13(1994):58-66.
1782. M. Hampp, D. Ziesel, "Mutated Bacteriorhodopsins," IEEE Engineering in Medicine and Biology 13(1994):67-74.
1783. F.T. Hong, "Photovoltaic Effects in Biomembranes," IEEE Engineering in Medicine and Biology 13(1994):75-93.
1784. Mark A. Reed, "Quantum Dots," Scientific American 268(January 1993):118-123.
1785. C.S. Lent, P.D. Tougaw, "A Device Architecture for Computing with Quantum Dots," Proc. IEEE 85(April 1997):541-557.
1786. Simon C. Benjamin, Neil F. Johnson, "A possible nanometer-scale computing device based on an adding cellular automaton," Appl. Phys. Lett. 70(28 April 1997):2321-2323.
1787. R. Turton, The Quantum Dot: A Journey into the Future of Microelectronics, Oxford University Press, Oxford UK, 1995.
1788. A.C. Seabaugh, et al., "Pseudomorphic Bipolar Quantum Resonant Tunneling Transistor," IEEE Trans. Electron Devices 36(1989):2328-2334.
1789. Frederico Capasso, "Quantum Transistors and Integrated Circuits," in B.C. Crandall, James Lewis, eds., Nanotechnology: Research and Perspectives, MIT Press, 1992, pp. 171-197.
1790. J.N. Randall, "A Lateral-Resonant-Tunneling Universal Quantum-Dot Cell," Nanotechnology 4(1993):41-48.
1791. A.C. Seabaugh, J.H. Luscombe, J.N. Randall, "Quantum Functional Devices: Present Status and Future Prospects," Future Electron Devices (FED) Journal 3(1993):9-20.
1792. R. Landauer, in M.A. Reed, W.R. Kirk, eds., Nanostructure Physics and Fabrication, Academic Press, New York, 1989, pp. 17-30.
1793. Y. Nakajima, et al., "Fabrication of a Silicon Quantum Wire Surrounded by Silicon Dioxide and its Transport Properties," Appl. Phys. Lett. 65(1994):2833-2835.
1794. Y. Takahashi, et al., "Fabrication Techniques for Si Single-Electron Transistor Operating at Room Temperature," Electronics Letters 31(1995):136-137.
1795. T.A. Fulton, G.J. Dolan, "Observation of Single-Electron Charging Effects in Small Tunnel Junctions," Phys. Rev. Lett. 59(1987):109-112.
1796. Konstantin K. Likarev, Tord Claeson, "Single Electronics," Scientific American 266(June 1992):80-85.
1797. S.Y. Chou, Y. Wang, "Single-Electron Coulomb Blockade in a Nanometer Field-Effect Transistor with a Single Barrier," Appl. Phys. Lett. 61(1992):1591-1593.
1798. M.A. Kastner, "The Single-Electron Transistor," Rev. Mod. Phys. 64(1992):849-858.
1799. H. Ahmed, K. Nakazoto, "Single-Electron Devices," Microelectronic Engineering 32(1996):297-315.
1800. A. Aviram, C. Joachim, M. Pomerantz, "Evidence of Switching and Rectification by a Single Molecule Effected with a Scanning Tunneling Microscope," Chem. Phys. Lett. 146(1988):490-495. Errata, Chem. Phys. Lett. 162(1989):416.
1801. Z. Cai, et al., "Molecular and Supramolecular Origins of Enhanced Electronic Conductivity in Template-Synthesized Polyheterocyclic Fibrils," Supramolecular Effects Chem. Mater. 3(1992):960.
1802. Chun-Guey Wu, Thomas Bein, "Conducting Polyaniline Filaments in a Mesoporous Channel Host," Science 264(17 June 1994):1757-1759; "Conducting Carbon Wires in Ordered, Nanometer-Sized Channels," Science 266(11 November 1994):1013-1015.
1803. M. Aizawa, "Molecular Interfacing for Protein Molecular Devices and Neurodevices," IEEE Engineering in Medicine and Biology 13(1994):94-102.
1804. M. Todd, et al., "Electron Transfer Rates From Time-Dependent Correlation Functions. Wavepacket Dynamics, Solvent Effects, and Applications," J. Photochem. Photobiol. A:Chem 82(1994):87-101.
1805. R.A. Bissell, E. Cordova, A.E. Kaifer, J.F. Stoddart, "A Chemically and Electrochemically Switchable Molecular Shuttle," Nature 369(1994):133-137.
1806. Y. Wada, et al., "A Proposal of Nanoscale Devices Based on Atom/Molecule Switching," J. Appl. Phys. (15 December 1993):7321-7328.
1807. D.M. Eigler, C.P. Lutz, W.E. Rudge, "An atomic switch realized with the scanning tunnelling microscope," Nature 352(15 August 1991):600-603.
1808. J.J. Saenz, N. Garcia, "Quantum Atom Switch: Tunneling of Xe Atoms," Phys. Rev. B 47(1993):7537-7541.
1809. H.J. Schneider, R. Price, T. Keller, "Conformational Studies by Low Temperature Carbon-13 NMR Spectroscopy," Angew. Chem. Int. Ed. Engl. 10(1971):730-731.
1810. W. Kitching, D. Doddrell, J.B. Grutzner, "Conformational Equilibria in Cyclohexyltrimethylstannane and Cyclohexyltrimethylplumbane by Low Temperature Carbon-13 NMR Spectroscopy," J. Organomet. Chem. 107(1976):C5-C10.
1811. R.P. Andres, Thomas Bein, Matt Dorogi, Sue Feng, Jason I. Henderson, Clifford P. Kubiak, William Mahoney, Richard G. Osifchin, R. Reifenberger, "Coulomb Staircase at Room Temperature in a Self-Assembled Molecular Nanostructure," Science 272(31 May 1996):1323-1325.
1812. R.P. Andres, J. Bielefeld, J. Henderson, D. Janes, V. Kolagunta, C. Kubiak, W. Mahoney, R. Osifchin, "Self-Assembly of a Two-Dimensional Superlattice of Molecularly Linked Metal Clusters," Science 273(20 September 1996):1690-1693.
1813. D.K. Ferry, Quantum Mechanics: An Introduction for Device Physicists and Electrical Engineers, IOP Publishing Ltd, London, 1995.
1814. K. Matsumoto, M. Ishii, K. Segawa, Y. Oka, "Room temperature operation of a single electron transitor made by the scanning tunneling microscope nanooxidation process for the TiO_x/Ti system," Appl. Phys. Lett. 68(1 January 1996):34-36.
1815. Lingjie Guo, Effendi Leobandung, Stephen Y. Chou, "A Silicon Single-Electron Transistor Memory Operating at Room Temperature," Science 275(31 January 1997):649-651.
1816. Wei Chen, Haroon Ahmed, "Fabrication and physics of ~2 nm islands for single electron devices," J. Vac. Sci. Technol. B 13(November/December 1995):2883-2887.
1817. M. Derogi, et al., "Room-Temperature Coulomb Blockade from a Self-Assembled Molecular Nanostructure," Phys. Rev. B 52(1995):9071-9077.
1818. P.W. Atkins, Quanta: A Handbook of Concepts, Second Edition, Oxford University Press, Oxford UK, 1992.

1819. C.D. Bain, G.M. Whitesides, "Formation of Monolayers by the Coadsorption of Thiols on Gold: Variation in the Length of the Alkyl Chain," J. Am. Chem. Soc. 111(1989):7164-7175.
1820. M.D. Ward, "Current developments in molecular wires," Chemistry and Industry (5 August 1996):568-573.
1821. M.S. Dresselhaus, G. Dresselhaus, P.C. Eklund, Science of Fullerenes and Carbon Nanotubes, Academic Press, San Diego, 1996.
1822. G.M. Whitesides, C.S. Weisbecker, "Measurements of the Conductivity of Individual 10 nm Carbon Nanotubes," Materials Research Soc. Symp. Proc. 349(1994):263-268.
1823. Y. Wada, et al., "A Proposal for Nanoscale Devices Based on Atom/Molecule Switching," J. Appl. Phys. (15 December 1993):7321-7328.
1824. S. Takeda, G. Soda, H. Chihara, "Solid Neopentane $C(CH_3)_4$ as Studied by Nuclear Magnetic Resonance: A Detailed Examination of Methyl and Molecular Reorientation in the Low Temperature Phase," Mol. Phys. 47(1982):501-517.
1825. J.M. Tour, "Organic Molecules for Application as Nanometer-Scale Electronic Devices," unpublished briefing, University of South Carolina, Columbia, SC, 1996; presented at the DARPA ULTRA Program Review, Estes Park, CO, 6-10 October 1996.
1826. R.C. Haddon et al., "Conducting films of C_{60} and C_{70} by alkali-metal doping," Nature 350(28 March 1991):320-322.
1827. R.C. Haddon, A.S. Perel, R.C. Morris, T.T.M. Palstra, A.F. Hebard, R.M. Fleming, "C_{60} thin film transistors," Appl. Phys. Lett. 67(3 July 1995):121-123.
1828. Y. Miyamoto, S.G. Louie, M.L. Cohen, "Chiral conductivities of nanotubes," Phys. Rev. Lett. 76(1996):2121-2124. See also: Science 271(1 March 1996):1232.
1829. S.N. Song, X.K. Wang, R.P.H. Chang, J.B. Ketterson, "Electronic Properties of Graphite Nanotubules from Galvanomagnetic Effects," Phys. Rev. Lett. 72(31 January 1994):697-700.
1830. D.P.E. Smith, "Quantum Point Contact Switches," Science 269(21 July 1995):371-373.
1831. Donal D.C. Bradley, "Molecular electronics—aspects of the physics," Chemistry in Britain 27(August 1991):719-723.
1832. John Barker, "Building molecular electronic systems," Chemistry in Britain 27(August 1991):718, 728-731.
1833. Richard B. Kaner, Alan G. MacDiarmid, "Plastics That Conduct Electricity," Scientific American 258(February 1988):106-111.
1835. Martin P. Debreczeny, Walter A. Svec, Michael R. Wasielewski, "Optical Control of Photogenerated Ion Pair Lifetimes: An Approach to a Molecular Switch," Science 274(25 October 1996):584-587.
1836. Michael P. O'Neil, Mark P. Niemczyk, Walter A. Svec, David Gosztola, George L. Gaines III, Michael R. Wasielewski, "Picosecond Optical Switching Based on Biphotonic Excitation of an Electron Donor-Acceptor-Donor Molecule," Science 257(3 July 1992):63-65.
1837. M.A. Reed, C. Zhou, C.J. Muller, T.P. Burgin, J.M. Tour, "Conductance of a Molecular Junction," Science 278(10 October 1997):252-254.
1838. Philip G. Collins, Alex Zettl, Hiroshi Bando, Andreas Thess, R.E. Smalley, "Nanotube Nanodevice," Science 278(3 October 1997):100-103.
1839. Corrine L. Curtis, Jason E. Ritchie, Michael J. Sailor, "Fabrication of Conducting Polymer Interconnects," Science 262(24 December 1993):2014-2016.
1840. O. Kahn, C. Jay Martinez, "Spin-Transition Polymers: From Molecular Materials Toward Memory Devices," Science 279(2 January 1998):44-48.
1841. Craig Halvorson, Andrew Hays, Brett Krabel, Rulian Wu, Fred Wudl, Alan J. Heeger, "A 160-Femtosecond Optical Image Processor Based on a Conjugated Polymer," Science 265(26 August 1994):1215-1216.
1842. A. Dodabalapur, L. Torsi, H.E. Katz, "Organic Transistors: Two-Dimensional Transport and Improved Electrical Characteristics," Science 268(14 April 1995):270-271.
1843. Alfredo M. Morales, Charles M. Lieber, "A Laser Ablation Method for the Synthesis of Crystalline Semiconductor Nanowires," Science 279(9 January 1998):208-211.
1844. Hongjie Dai, Eric W. Wong, Charles M. Lieber, "Probing Electrical Transport in Nanomaterials: Conductivity of Individual Carbon Nanotubes," Science 272(26 April 1996):523-526.
1845. Alexander S. Lane, David A. Leigh, Aden Murphy, "Peptide-Based Molecular Shuttles," J. Am. Chem. Soc. 119(12 November 1997):11092-11093.
1846. Myriam Linke, Jean-Claude Chambron, Valerie Heitz, Jean-Pierre Sauvage, "Electron Transfer Between Mechanically Linked Porphyrins in a [2]Rotaxane," J. Am. Chem Soc. 119(19 November 1997):11329-11330.
1847. Jeroen W.G. Wildoer, Liesbeth C. Venema, Andrew G. Rinzler, Richard E. Smalley, Cees Dekker, "Electronic structure of atomically resolved carbon nanotubes," Nature 391(1 January 1998):59-61.
1848. Teri Wang Odom, Jin-Lin Huang, Philip Kim, Charles M. Lieber, "Atomic structure and electronic properties of single-walled carbon nanotubes," Nature 391(1 January 1998):62-64.
1849. Philippe Lambin, A. Fonseca, J.P. Vigneron, J.B. Nagy, A.A. Lucas, "Structural and electronic properties of bent carbon nanotubes," Chem. Phys. Lett. 245(20 October 1995):85-89.
1850. S.J. Tans, M.H. Devoret, H. Dai, A. Thess, R.E. Smalley, L.J. Geerligs, C. Dekker, "Individual single-wall carbon nanotubes as quantum wires," Nature 386(1997):474-476.
1852. J.W. Mintmire, B.I. Dunlap, C.T. White, "Are fullerene tubules metallic?" Phys. Rev. Lett. 68(1992):631-634.
1853. Noriaki Hamada, Shin-ichi Sawada, Atsushi Oshiyama, "New One-Dimensional Conductors: Graphitic Microtubules," Phys. Rev. Lett. 68(9 March 1992):1579-1581.
1854. R. Saito, M. Fujita, G. Dresselhaus, M.S. Dresselhaus, "Electronic structure of chiral graphene tubules," Appl. Phys. Lett. 60(1992):2204-2206.
1855. R.J. Schoelkopf, P. Wahlgren, A.A. Kozhevnikov, P. Delsing, D.E. Prober, "The Radio-Frequency Single-Electron Transistor (RF-SET): A Fast and Ultrasensitive Electrometer," Science 280(22 May 1998):1238-1242.
1857. Stefan Frank, Philippe Poncharal, Z.L. Wang, Walt A. de Heer, "Carbon Nanotube Quantum Resistors," Science 280(12 June 1998):1744-1746.
1858. L. Chico, Vincent H. Crespi, Lorin X. Benedict, Steven G. Louie, Marvin L. Cohen, "Pure carbon nanoscale devices: nanotube heterojunctions," Phys. Rev. Lett. 76(5 February 1996):971-974.
1859. R. Saito, G. Dresselhaus, M.S. Dresselhaus, "Tunneling conductance of connected carbon nanotubes," Phys. Rev. B 53(15 January 1996):2044-2050.
1860. J.-C. Charlier, T.W. Ebbesen, Ph. Lambin, "Structural and electronic properties of pentagon-heptagon pair defects in carbon nanotubes," Phys. Rev. B 53(15 April 1996):11108-11113.
1861. Leonor Chico, Lorin X. Benedict, Stephen G. Louie, Marvin L. Cohen, "Quantum conductance of carbon nanotubes with defects," Phys. Rev. B 54(15 July 1996):2600-2606.
1862. C. Guerret-Piecourt, Y. Le Bouar, A. Loiseau, H. Pascard, "Relation between metal electronic structure and morphology of metal compounds inside carbon nanotubes," Nature 372(22/29 December 1994):761-765.
1863. T.M. Whitney, J.S. Jiang, P.C. Searson, C.L. Chien, "Fabrication and Magnetic Properties of Arrays of Metallic Nanowires," Science 261(3 September 1993):1316-1319.
1864. Josh H. Golden, Francis J. DiSalvo, Jean M.J. Frechet, John Silcox, Malcolm Thomas, Jim Elman, "Subnanometer-Diameter Wires Isolated in a Polymer Matrix by Fast Polymerization," Science 273(9 August 1996):782-784.
1865. J.R. Olson, K.A. Topp, R.O. Pohl, "Specific Heat and Thermal Conductivity of Solid Fullerenes," Science 259(19 February 1993):1145-1148.
1866. R.C. Haddon, "Chemistry of the Fullerenes: The Manifestation of Strain in a Class of Continuous Aromatic Molecules," Science 261(17 September 1993):1545-1550.
1867. Ruilan Wu, Jeffry S. Schumm, Darren L. Pearson, James M. Tour, "Convergent Synthetic Routes to Orthogonally Fused Conjugated Oligomers Directed Toward Molecular Scale Electronic Device Applications," J. Org. Chem. 61(1996):6906-6921.
1868. J.M. Tour, "Conjugated Macromolecules of Precise Length and Constitution. Organic Synthesis for the Construction of Nanoarchitectures," Chem. Rev. 96(January-February 1996):537-553.
1869. D.L. Pearson, J.M. Tour, "Rapid Syntheses of Oligo(2,5-thiophene-ethynylene)s with Thioester Termini: Potential Molecular Scale Wires With Alligator Clips," J. Org. Chem. 62(1997):1376-1387.
1870. L. Jones II, J.S. Schumm, J.M. Tour, "Rapid Solution and Solid Phase Syntheses of Oligo(1,4-phenylene-ethynylene)s With Thioester Termini: Molecular Scale Wires With Alligator Clips. Derivation of Iterative Reaction Efficiencies on a Polymer Support," J. Org. Chem. 62(1997):1388-1410.
1871. Abbas Farazdel, Michel Dupuis, Enrico Clementi, Ari Aviram, "Electric Field Induced Intramolecular Electron Transfer in Spiro π-Electron Systems and Their Suitability as Molecular Electronic Devices. A Theoretical Study," J. Am. Chem. Soc. 112(1990):4206-4214.
1872. Deepak Srivastava, Steve T. Barnard, S. Saini, M. Menon, "Carbon Nanotubes: Nanoscale Electromechanical Sensors", 2nd NASA Semiconductor Device Modeling Workshop, NASA Ames Research Center, August 1997.
1873. Philip G. Collins, Hiroshi Bando, Alex Zettl, "Nanoscale Electronic Devices on Carbon Nanotubes," Nanotechnology 9(September 1998):153-157; paper presented at the 5th Foresight Conference on Molecular Nanotechnology, November 1997.
1874. Barry C. Stipe, Mohammad A. Rezaei, Wilson Ho, "Inducing and Viewing the Rotational Motion of a Single Molecule," Science 279(20 March 1998):1907-1909.
1875. S.J. Tans, A.R.M. Verschueren, C. Dekker, "Room-temperature transistor based on a single carbon nanotube," Nature 393(7 May 1998):49-52.
1876. Jie Han, M.P. Anantram, Richard Jaffe, "Design and Study of Carbon Nanotube Electronic Devices," paper presented at the Fifth Foresight Conference on Molecular Nanotechnology, 5-8 November 1997, Palo Alto, CA.
1877. M. Menon, D. Srivastava, S. Saini, "Carbon Nanotube Junctions as Building Blocks for Nanoscale Electronic Devices," Semiconductor Device Modeling Workshop at NASA Ames Research Center, August 1997.
1878. Madhu Menon, Deepak Srivastava, "Carbon Nanotube T-Junctions: Nanoscale Metal-Semiconductor-Metal Contact Devices," Phys. Rev. Lett. 79(1 December 1997):4453-4456.
1879. James M. Tour, Masatoshi Kozaki, Jorge M. Seminario, "Molecular Scale Electronics: A Synthetic/Computational Approach to Digital Computing," J. Am. Chem. Soc. 120(1998):8486-8493.
1880. Stephen H. Unger, Asynchronous Sequential Switching Circuits, Wiley-Interscience, New York, 1969.

1881. C. L. Seitz, "System Timing," in Carver Mead, Lynn Conway, eds., Introduction to VLSI Systems, Addison-Wesley, Reading, MA, 1980, pp. 242-262.
1882. Ivan E. Sutherland, "Micropipelines," Commun. CM 32(June 1989):720-738.
1883. Ilana David, Ran Ginosar, Michael Yoeli, "An Efficient Implementation of Boolean Functions as Self-Timed Circuits," IEEE Trans. Comp. 41(January 1992):2-10.
1884. J. A. Brzozowski, C-J. H. Seger, "Advances in Asynchronous Circuit Theory. Part I: Gate and Unbounded Inertial Delay Models," Bulletin of the European Association for Computer Science 42(October 1990):198-248.
1885. Karl M. Fant, Scott A. Brandt, "NULL Convention Logic: A Complete and Consistent Logic for Asynchronous Digital Design," at http://www.theseus.com/NCLPaper/index.html; NULL Convention Logic System, US Patent 5,305,463; 19 April 1994.
1886. Paul Wilhelm Karl Rothemund, "A DNA and restriction enzyme implementation of Turing Machines," in Richard J. Lipton, Eric B. Baum, eds., DNA Based Computers, American Mathematical Society, Providence RI, 1996, pp. 75-120.
1887. T. Yagi, N. Ito, M. Watanabe, T. Matsushima, Y. Uchikawa, "A Study on Hybrid Artificial Retina with Cultured Neural Cells and Semiconductor Microdevice," Proc. 1998 IEEE Intl. Joint Conf. Neural Networks (IJCNN'98), 1998.
1888. N. Ito, A. Shirahata, T. Yagi, T. Matsushima, K. Kawase, M. Watanabe, Y. Uchikawa, "Development of Artificial Retina using Cultured Neural Cells and Photoelectric Device: A Study on Electric Current with Membrane Model," Proc. 4th Intl. Conf. Neural Information Proc. (ICONIP'97), 1997.
1889. T. Yagi, N. Ito, T. Matsushima, Y. Ishikawa, K. Kawase, A. Shirahata, Y. Uchikawa, "Artificial Retina using Cultured Neural Cells and Photoelectric Device," Proc. 7th Intl. Conf. Human-Computer Interaction (HCI'97), 1997, p. 109.
1890. N. Ito, T. Yagi, T. Matsushima, Y. Uchikawa, "Development of an Artificial Retina for Light Sense Restoration," Neuroscience Res. 21(1997):S302.
1891. A. van Schaik, R. Meddis, "The Electronic Ear: Towards a Blueprint," in Vincent Torre, Franco Conti, eds., Neurobiology: Ionic Channels, Neurons, and the Brain, Plenum Press, New York, 1997, pp. 233-250.
1892. I. Honjo, H. Takahashi, eds., Cochlear Implant and Related Sciences Update, 1st Asia Pacific Symposium on Cochlear Implant and Related Sciences, Kyoto, 3-5 April 1996, S. Karger Publishing, 1997.
1893. Graeme M. Clark, Robert S.C. Cowan, Richard C. Dowell, eds., Cochlear Implantation for Infants and Children, Singular Publishing Group, 1997.
1894. Charles H. Bennett, Rolf Landauer, "The Fundamental Physical Limits of Computation," Scientific American 253(July 1985):48-56.
1895. Leonard M. Adleman, "Molecular Computation of Solutions to Combinatorial Problems," Science 266(11 November 1994):1021-1024.
1896. Leonard M. Adleman, "Computing with DNA," Scientific American 279(August 1998):54-61.
1897. "On the Potential of Molecular Computing," Science 268(28 April 1995):481-484.
1898. Richard J. Lipton, "DNA Solution of Hard Computational Problems," Science 268(28 April 1995):542-545.
1899. Willem P.C. Stemmer, "The Evolution of Molecular Computation," Science 270(1 December 1995):1510.
1900. Frank Guarnieri, Makiko Fliss, Carter Bancroft, "Making DNA Add," Science 273(12 July 1996):220-223.
1901. E. Csuhaj-Varju, R. Freund, L. Kari, G. Paun, "DNA computing based on splicing: universality results," Pacific Symposium on Biocomputing, 1996, pp. 179-190; G. Paun, J. Autom. Lang. Comb. 1(1996):27 et seq.
1902. Qi Ouyang, Peter D. Kaplan, Shumao Liu, Albert Libchaber, "DNA Solution of the Maximal Clique Problem," Science 278(17 October 1997):446-449.
1903. Eric B. Baum, "Building an Associative Memory Vastly Larger Than the Brain," Science 268(28 April 1995):583-585.
1904. C.A. Mirkin, R.L. Letsinger, R.C. Mucic, J.J. Storhoff, "A DNA-based method for rationally assembling nanoparticles into macroscopic materials," Nature 382(15 August 1996):607-609.
1905. C.M. Niemeyer, T. Sano, C.L. Smith, C.R. Cantor, "Oligonucleotide-directed self-assembly of proteins," Nucl. Acids Res. 22(1994):5530-5539.
1906. A.J. Epstein, J.S. Miller, "Linear Chain Conductors," Scientific American (October 1979):52-61.
1907. M. Kanatzidis, "Conductive Polymers," Chem. Eng. News (3 December 1990):36-54.
1908. S. Roth, W. Graupner, P. McNellis, "Survey of Industrial Applications of Conducting Polymers," Acta Physica Polonica A 87(1995):699-711.
1909. T.A. Skotheim, ed., Handbook of Conducting Polymers, Marcel Dekker, New York, 1986.
1910. Hava T. Siegelmann, "Computation Beyond the Turing Limit," Science 268(28 April 1995):545-548.
1911. A. Hjelmfelt, F.W. Schneider, J. Ross, "Pattern Recognition in Coupled Chemical Kinetic Systems," Science 260(16 April 1993):335-337.
1912. Jean-Pierre Laplante, Thomas Erneux, "Propagation Failure in Arrays of Coupled Bistable Chemical Reactors," J. Phys. Chem. 96(1992):4931-4934.
1913. B.H. Robinson, N.C. Seeman, "Design of a Biochip," Protein Eng. 1(1987):295-300.
1914. Junghuei Chen, Nadrian C. Seeman, "Synthesis from DNA of a molecule with the connectivity of a cube," Nature 350(1991):631-633.
1915. Yuwen Zhang, Nadrian C. Seeman, "Construction of a DNA-Truncated Octahedron, "J. Am. Chem. Soc. 116(1994):1661-1669.
1916. Nadrian C. Seeman et al., "New Motifs in DNA Nanotechnology," Nanotechnology 9(September 1998):257-273.
1917. C. Mao, W. Sun, N.C. Seeman, "Assembly of Borromean rings from DNA," Nature 386(1997):137-138.
1918. C. Liang, K. Mislow, "On Borromean links," J. Math. Chem. 16(1994):27-35.
1919. Eric Winfree, "On the computational power of DNA annealing and ligation," in Richard J. Lipton, Eric B. Baum, eds., DNA Based Computers, American Mathematical Society, Providence RI, 1996, pp. 199-219. See also: "Erik's Molecular Computation Page," http://dope.caltech.edu/winfree/DNA.html.
1920. T.J. Fu, N.C. Seeman, "DNA double crossover structures," Biochemistry 32(1993):3211-3220.
1921. M. Gellert, K. Mizuuchi, M.H. O'Dea, H. Ohmori, J. Tomizawa, "DNA gyrase and DNA supercoiling," Cold Spring Harbor Symp. Quant. Biol. 43(1978):35-40.
1922. X. Yang, A.V. Vologodskii, B. Liu, B. Kemper, N.C. Seeman, "Torsional control of double-stranded DNA branch migration," Biopolymers 45(1997):69-83.
1923. A.R. Brown, A. Pomp, C.M. Hart, D.M. de Leeuw, "Logic Gates Made from Polymer Transistors and Their Use in Ring Oscillators," Science 270(10 November 1995):972-974.
1924. M.C. Petty, M.R. Bryce, D. Bloor, eds., Introduction to Molecular Electronics, Oxford University Press, New York, 1995.
1925. Robert R. Birge, "Protein-Based Computers," Scientific American 272(March 1995):90-95.
1926. R. Shashidhar, J.M. Schnur, "Self-Assembling Tubules from Phospholipids," in Robert R. Birge, ed., Molecular and Biomolecular Electronics, American Chemical Society, Washington, DC, 1994, pp. 455-474.
1927. Elisabeth Smela, Olle Inganas, Ingemar Lundstrom, "New Devices Made from Combining Silicon Microfabrication and Conducting Polymers," in C. Nicolini, ed., Molecular Manufacturing, Plenum Press, New York, 1996, pp. 189-213.
1928. Michael D. Toney, Erhard Hohenester, Sandra W. Cowan, Johan N. Jansonius, "Dialkylglycine Decarboxylase Structure: Bifunctional Active Site and Alkali Metal Sites," Science 261(6 August 1993):756-759.
1929. M. Matsumura, B.W. Matthews, "Control of Enzyme Activity by an Engineered Disulfide Bond," Science 243(10 February 1989):792-794.
1930. H.J. Sices, T.M. Kristie, "A genetic screen for the isolation and characterization of site-specific proteases," Proc. Natl. Acad. Sci. 95(17 March 1998):2828-2833.
1931. Janos H. Fendler, "Colloid Chemical Approach to Band-Gap Engineering and Quantum-Tailored Devices," in Robert R. Birge, ed., Molecular and Biomolecular Electronics, American Chemical Society, Washington, DC, 1994, pp. 413-438.
1932. A. Ottova-Leitmannova, T. Martynski, A. Wardak, H.T. Tien, "Self-Assembling Bilayer Lipid Membranes on Solid Support: Building Blocks of Future Biosensors and Molecular Devices," in Robert R. Birge, ed., Molecular and Biomolecular Electronics, American Chemical Society, Washington, DC, 1994, pp. 439-454.
1933. Patrick S. Stayton, Jill M. Olinger, Susan T. Wollman, Paul W. Bohn, Stephen G. Sligar, "Engineering Proteins for Electrooptical Biomaterials," in Robert R. Birge, ed., Molecular and Biomolecular Electronics, American Chemical Society, Washington, DC, 1994, pp. 475-490.
1934. M.R. Arkin, E.D.A. Stemp, R.E. Holmlin, J.K. Barton, A. Hormann, E.J.C. Olson, P.F. Barbara, "Rates of DNA-Mediated Electron Transfer Between Metallointercalators," Science 273(26 July 1996):475-480.
1935. F. Garnier et al., "All-Polymer Field-Effect Transistor Realized by Printing Techniques," Science 265(1994):1684-1686.
1936. J.S. Clegg, "Properties and metabolism of the aqueous cytoplasm," Am. J. Physiol. 246(1984):R133-R151.
1937. S. Pauser, A. Zschunke, A. Khuen, K. Keller, "Estimation of water content and water mobility in the nucleus and cytoplasm of *Xenopus laevis* oocytes by NMR microscopy," Magnetic Resonance Imaging 13(1995):269-276.
1938. C. Neubauer, A.M. Phelan, H. Keus, D.G. Lange, "Microwave irradiation of rats at 2.45 GHz activates pinocytotic-like uptake of tracer by capillary endothelial cells of cerebral cortex," Bioelectromagnetics 11(1990):261-268.
1939. C.A.L. Bassett, "Electrical Effects in Bone," Scientific American 213(October 1965):18-25.
1940. A. Gjelsvik, "Bone remodelling and piezoelectricity," J. Biomech. 6(1973):69-77, 187-193.
1941. Sergio Mascarenhas, "The electret effect in bone and biopolymers and the bound water problem," Ann. N.Y. Acad. Sci. 238(11 October 1974):36-52. See also: "The electret state: A new property of bone," in M.M. Perlman, ed., Electrets, The Electrochemical Society, Princeton, NJ, 1973, pp. 650 et seq.
1942. H. Athenstaedt, "Pyroelectric and piezoelectric properties of vertebrates," Ann, N.Y. Acad. Sci. 238(1974):68-93.
1943. David H. Freedman, "Exploiting the Nanotechnology of Life," Science 254(29 November 1991):1308-1310.
1956. T.T. Puck, A. Krystosek, "Role of the cytoskeleton in genome regulation and cancer," Intl. Rev. Cytology 132(1992):75-108.
1960. G. Albrecht-Buehler, "Cellular infrared detector appears to be contained in the centrosome," Cell Motility and the Cytoskeleton 27(1994):262-271.
1961. E. Braun, Y. Eichen, U. Silvan, G. Ben-Yoseph, "DNA-templated assembly and electrode attachment of a conducting silver wire," Nature 391(19 February 1998):775-778.

1962. Thomas F. Knight Jr., Gerald Jay Sussman, "Cellular Gate Technology," paper presented at Proc. UMC98, First International Conference on Unconventional Models of Computation, Auckland, NZ, January 1998; see also: http://www-swiss.ai.mit.edu/~switz/amorphous/papers/cellgates.ps.gz (postscript version) or http://www-swiss.ai.mit.edu/~switz/amorphous/papers/cellgates (html version).

1963. Yi Liu, Martha Merrow, Jennifer J. Loros, Jay C. Dunlap, "How Temperature Changes Reset a Circadian Oscillator," Science 281(7 August 1998):825-829.

1964. E. Rios, M.D. Stern, "Calcium in close quarters: Microdomain feedback in excitation-contraction coupling and other cell biological phenomena," Annu. Rev. Biophys. Biomol. Struct. 26(1997):47-82.

1965. Steven O. Marx, Karol Ondrias, Andrew R. Marks, "Coupled Gating Between Individual Skeletal Muscle Ca^{2+} Release Channels (Ryanodine Receptors," Science 281(7 August 1998):818-821. See also: Donald M. Bers, Michael Fill, "Coordinated Feet and the Dance of Ryanodine Receptors," Science 281(7 August 1998):790-791.

1966. J.J. Hickman, S.K. Bhatia, J.N. Quong, P. Sheen, et al., "Rational pattern design for in vitro cellular networks using surface photochemistry," J. Vac. Sci. Technol. A 12(May-June 1994):607-616.

1967. D.R. Jung, D.S. Cuttino, J.J. Pancrazio, P. Manos, et al., "Cell-based sensor microelectrode array characterized by imaging X-ray photoelectron spectroscopy scanning electron microscopy, impedance measurements, and extracellular recordings," J. Vac. Sci. Technol. A 16(May-June 1998):1183-1188.

1968. Philip Yeagle, ed., The Structure of Biological Membranes, CRC Press, Boca Raton, FL 1992.

1969. Dick Hoekstra, Shlomo Nir, "Chapter 21. Cell Biology of Entry and Exit of Enveloped Virus," in Philip Yeagle, ed., The Structure of Biological Membranes, CRC Press, Boca Raton, FL, 1992, pp. 949-996.

1970. Erik Winfree, Furong Liu, Lisa A. Wenzler, Nadrian C. Seeman, "Design and self-assembly of two-dimensional DNA crystals," Nature 394(6 August 1998):539-544.

1971. L. Monti-Bloch, C. Jennings-White, D.S. Dolberg, D.L. Berliner, "The Human Vomeronasal System," Psychoneuroendocrinology 19(1994):673-686.

1972. Kathleen Stern, Martha K. McClintock, "Regulation of ovulation by human pheromones," Nature 392(12 March 1998):177-179. See also: Aron Weller, "Communication through body odour," Nature 392(12 March 1998):126-127.

1973. Ivan Damjanov, James Linder, Anderson's Pathology, Tenth Edition, Mosby, St. Louis MO, 1996.

1974. Kaigham J. Gabriel, "Engineering Microscopic Machines," Scientific American 273(September 1995):150-153.

1975. Richard Ravel, Clinical Laboratory Medicine: Clinical Application of Laboratory Data, Sixth Edition, Mosby, St. Louis MO, 1995.

1976. Mark Ptashne, A Genetic Switch: Phage Lambda and Higher Organisms, Second Edition, Cell Press and Blackwell Scientific Publications, Cambridge, 1992.

1980. James R. Heath, Philip J. Kuekes, Gregory S. Snider, R. Stanley Williams, "A Defect-Tolerant Computer Architecture: Opportunities for Nanotechnology," Science 280(12 June 1998):1716-1721.

1981. Jorge M. Seminario, James M. Tour, "Ab Initio Methods for the Study of Molecular Systems for Nanometer Technology: Toward the First-Principles Design of Molecular Computers," in A. Aviram, M. Ratner, eds., Molecular Electronics: Science and Technology, Ann. N.Y. Acad. Sci. 852(1998):68-94.

1982. Johndale C. Solem, "The Motility of Microrobots," in Christopher G.Langton, ed., Artificial Life III, Addison-Wesley Publishing Company, Reading, MA, 1994, pp. 359-380.

1983. Timothy J. Coutts, Mark C. Fitzgerald, "Thermophotovoltaics," Scientific American 279(September 1998):90-95.

1984. L. Brillouin, Science and Information Theory, Second Edition, Academic Press, London, 1962.

1985. John von Neumann, Theory of Self-Reproducing Automata, A.W. Burks, ed., University of Illinois Press, Urbana IL, 1966.

1986. R. Landauer, "Irreversibility and Heat Generation in the Computing Process," IBM J. Res. Develop. 3(1961):183-191.

1987. Edward Fredkin, Tommaso Toffoli, "Conservative logic," Intl. J. Theor. Phys. 21(1982):219-253.

1988. R. Landauer, "Energy Requirements in Computation," Appl. Phys. Lett. 51(1987):2056-2058.

1989. R. Landauer, "Dissipation and noise immunity in computation and communication," Nature 335(1988):779-784.

1990. Jacob D. Bekenstein, "Energy Cost of Information Transfer," Phys. Rev. Lett. 46(9 March 1981):623-626. See also: "Entropy content and information flow in systems with limited energy," Phys. Rev. D 30(1984):1669-1679.

1991. Marcelo Schiffer, Jacob D. Bekenstein, "Proof of the quantum bound on specific entropy for free fields," Phys. Rev. D 39(15 February 1989):1109-1115; and "Do zero-frequency modes contribute to the entropy?" Phys. Rev. D 42(15 November 1989):3598-3599.

1992. Konstantin K. Likharev, "Classical and Quantum Limitations on Energy Consumption in Computation," Intl. J. Theor. Phys. 21(1982):311-325.

1993. Konstantin K. Likharev, Alexander N. Korotkov, "Single-Electron Parametron: Reversible Computation in a Discrete-State System," Science 273(9 August 1996):763-765.

1994. Michael P. Frank, Thomas F. Knight, Jr., "Ultimate Theoretical Models of Nanocomputers," Nanotechnology 9(September 1998):162-176; or see: http://www.ai.mit.edu/~mpf/Nano97/paper.html.

1995. Jean-Marc Bonard, Thomas Stockli, Frederic Maier, Walt A. de Heer, Andre Chatelain, "Field-Emission-Induced Luminescence from Carbon Nanotubes," Phys. Rev. Lett. 81(17 August 1998):1441-1444.

1996. Richard P. Feynman, "Quantum Mechanical Computers," Optics News 11(February 1985):11-20; and "Simulating Physics with Computers," Intl. J. Theor. Phys. 21(1982):467-488. See also: http://feynman.stanford.edu/qcomp/.

1997. Paul Benioff, "Quantum Mechanical Models of Turing Machines That Dissipate No Energy," Phys. Rev. Lett. 48(7 June 1982):1581-1585.

1998. D. Deutsch, "Quantum theory, the Church-Turing principle and the universal quantum computer," Proc. Roy. Soc. London A 400(8 July 1985):97-117. See also: The Fabric of Reality, Penguin, New York, 1997, pp. 194-222.

1999. David P. DiVincenzo, "Quantum Computation," Science 270(13 October 1995):255-261.

2000. I.L. Chang, R. Laflamme, P.W. Shor, W.H. Zurek, "Quantum Computers, Factoring, and Decoherence," Science 270(8 December 1995):1633-1635.

2001. Seth Lloyd, "Universal Quantum Simulators," Science 273(23 August 1996):1073-1078; see also Science 279(20 February 1998):1117.

2002. Neil A. Gershenfeld, Isaac L. Chuang, "Bulk Spin-Resonance Quantum Computation," Science 275(17 January 1997):350-356. See also: "Quantum Computing with Molecules," Scientific American 278(June 1998):66-71; Isaac L. Chuang, Lievon M.K. Vandersypen, Xinlan Zhou, Debbie W. Leung, Seth Lloyd, "Experimental realization of a quantum algorithm," Nature 393(14 May 1998):143-146.

2003. Emanuel Knill, Raymond Laflamme, Wojciech H. Zurek, "Resilient Quantum Computation," Science 279(16 January 1998):342-345.

2004. Lov K. Grover, "The Advantages of Superposition," Science 280(10 April 1998):228; see also "Beyond Factorization and Search," Science 281(7 August 1998):792-794.

2005. C. Monroe, D.M. Meekhof, B.E. King, W.M. Itano, D.J. Wineland, "Demonstration of a Fundamental Quantum Logic Gate," Phys. Rev. Lett. 75(18 December 1995):4714-4717.

2006. Q.A. Turchette, C.J. Hood, W. Lange, H. Mabuchi, H.J. Kimble, "Measurement of Conditional Phase Shifts for Quantum Logic," Phys. Rev. Lett. 75(18 December 1995):4710-4713.

2007. Warren S. Warren, "The Usefulness of NMR Quantum Computing," Science 277(12 September 1997):1688-1689.

2008. Jonathan A. Jones, "Fast Searches with Nuclear Magnetic Resonance Computers," Science 280(10 April 1998):229; see also Science 281(25 September 1998):1963-1964.

2009. P.W. Shor, in Proceedings of the 35th Annual IEEE Symposium on Foundations of Computer Science, IEEE Computer Society Press, Los Alamitos, CA, 1994, pp. 124-134.

2010. J.I. Cirac, T. Pellizzari, P. Zoller, "Enforcing Coherent Evolution in Dissipative Quantum Dynamics," Science 273(30 August 1996):1207-1210.

2013. C.P. Williams, Explorations in Quantum Computing, Springer-Verlag, New York, 1998.

2014. B.E. Kane, "A silicon-based nuclear spin quantum computer," Nature 393(14 May 1998):133-137.

2015. A. Balsalobre, F. Damiola, Ueli Schibler, "A serum shock induces circadian gene expression in mammalian tissue culture cells," Cell 93(12 June 1998):929-937.

2016. Y. Zhang, K. Suenaga, C. Colliex, S. Iijima, "Coaxial Nanocable: Silicon Carbide and Silicon Oxide Sheathed with Boron Nitride and Carbon," Science 281(14 August 1998):973-975.

2017. E.D. Getzoff, D.E. Cabelli, C.L. Fisher, H.E. Parge, M.S. Viezzoli, L. Banci, R.A. Hallewell, "Faster Superoxide Dismutase Mutants Designed by Enhancing Electrostatic Guidance," Nature 358(1992):347-351.

2018. C. Grillot-Courvalin, S. Goussard, F. Hoetz, D.M. Ojcius, P. Courvalin, "Functional gene transfer from intracellular bacteria to mammalian cells," Nature Biotechnology 16(September 1998):862-866.

2019. Hal K. Hawkins, Jan L.E. Ericsson, Peter Biberfeld, Benjamin F. Trump, "Lysosome and Phagosome Stability in Lethal Cell Injury," Am. J. Physiol. 68(1972):255-288

2020. Hannu Kalimo, Julio H. Garcia, Yoshinari Kamijyo, Junichi Tanaka, Benjamin F. Trump, "The Ultrastructure of Brain Death. II. Electron Microscopy of Feline Cortex after Complete Ischemia," Virchows Archiv. B. Cell Path. 25(1977):207-220.

2021. Xiangyun Wei, Jagath Samarabandu, Rakendu S. Devdhar, Alan J. Siegel, Raj Acharya, Ronald Berezney, "Segregation of Transcription and Replication Sites Into Higher Order Domains," Science 281(4 September 1998):1502-1505.

2022. Steven Vogel, Cats' Paws and Catapults: Mechanical Worlds of Nature and People, W.W. Norton and Company, New York, 1998.

2023. Richard D. Johnson, Charles Holbrow, Space Settlements: A Design Study, NASA SP-413, 1977.

2024. A.C. Dillon, K.M. Jones, T.A. Bekkedahl, C.-H. Kiang, D.S. Bethune, M.J. Heben, "Storage of hydrogen in single-walled carbon nanotubes," Nature 386(27 March 1997):377-379.

2025. L.R. Cleveland, A.V. Grimstone, "The fine structure of the flagellate Mixotricha and its associated microorganisms," Proc. Roy. Soc. London B 159(1964):668-686.

2026. S.L. Tamm, "Flagellated ectosymbiotic bacteria propel a eukaryotic cell," J. Cell Biol. 94(1982):697-709.
2027. B.D. Dyer, R.A. Obar, Tracing the History of Eukaryotic Cells, Columbia University Press, New York, 1994.
2028. A.E. Walsby, "A square bacterium," Nature 283(1980):69-71.
2029. P.R. Grant, "Polyhedral territories of animals," Amer. Nat. 102(1968):75-80.
2030. G.W. Barlow, "Hexagonal territories," Anim. Behav. 22(1974):876-878.
2031. M.H. Zimmermann, Xylem Structure and the Ascent of Sap, Springer-Verlag, Berlin, 1983.
2032. W.H. Schlesinger, J.T. Gray, D.S. Gill, B.E. Mahall, "*Ceanothus megacarpus* chaparral: a synthesis of ecosystem processes during development and annual growth," Bot. Rev. 48(1982):71-117.
2033. O. Sotavalta, "Recordings of high wing-stroke and thoracic vibration frequency in some midges," Biol. Bull. Woods Hole 104(1953):439-444. See also: "The flight-tone (wing stroke frequency) of insects," Acta Entomol. Fenn. 4(1947):1-117.
2034. G.E. Gadd, M. Blackford, S. Moricca, N. Webb, P.J. Evans, A.M. Smith, G. Jacobsen, S. Leung, A. Day, Q. Hua, "The World's Smallest Gas Cylinders?" Science 277(15 August 1997):933-936.
2035. D.H. Liebenberg, R.L. Mills, J.C. Bronson, L.C. Schmidt, "High-Pressure Gases in Diamond Cells," Phys. Lett. 67A(24 July 1978):162-164.
2036. Linus Pauling, College Chemistry, Third Edition, W.H. Freeman and Company, San Francisco, 1964.
2037. J.M. Besson, J.P. Pinceaux, "Melting of Helium at Room Temperature and High Pressure," Science 206(30 November 1979):1073-1075.
2038. P. Loubeyre, R. LeToullec, D. Hausermann, M. Hanfland, R.J. Hemley, H.K. Mao, L.W. Finger, "X-ray diffraction and equation of state of hydrogen at megabar pressures," Nature 383(24 October 1996):702-704.
2039. P.V. Hobbs, Ice Physics, Clarendon Press, Oxford, 1974.
2040. I-Ming Chou, Jennifer G. Blank, Alexander F. Goncharov, Ho-kwang Mao, Russell J. Hemley, "In Situ Observations of a High-Pressure Phase of H_2O Ice," Science 281(7 August 1998):809-812.
2041. Donald J. Weidner, Yanbin Wang, Michael T. Vaughan, "Strength of Diamond," Science 266(21 October 1994):419-422.
2042. Robert M. Hazen, The New Alchemists: Breaking Through the Barriers of High Pressure, Times Books, NY, 1993.
2043. H.K. Mao, P.M. Bell, "High Pressure Physics: Sustained Static Generation of 1.36 to 1.72 Megabars," Science 200(9 June 1978):1145-1147.
2044. Manuel Nunez-Regueiro, Pierre Monceau, Jean-Louis Hodeau, "Crushing C_{60} to diamond at room temperature," Nature 355(16 January 1992):237-239.
2045. Y. Iwasa et al., "New Phases of C_{60} Synthesized at High Pressure," Science 264(10 June 1994):1570-1572. See also: M. Nunez-Regueiro, L. Marques, J.-L. Hodeau, O. Bethoux, M. Perroux, "Polymerized Fullerite Structures," Phys. Rev. Lett. 74(9 January 1995):278-281; L. Marques et al., "Debye-Scherrer Ellipses from 3D Fullerene Polymers: An Anisotropic Pressure Memory Signature," Science 283(12 March 1999):1720-1723.
2046. A.P. Jephcoat, R.J. Hemley, H.K. Mao, "X-ray Diffraction of Ruby (Al_2O_3:Cr^{3+}) to 175 GPa," Physica B 150(1988):115-121.
2047. Nobumasa Funamori, Raymond Jeanloz, "High-Pressure Transformation of Al_2O_3," Science 278(7 November 1997):1109-1111.
2048. Michell J. Sienko, Robert A. Plane, Chemistry, Second Edition, McGraw-Hill Book Company, New York, 1961.
2049. K.P. Johnston, K.L. Harrison, M.J. Clarke, S.M. Howdle, M.P. Heitz, F.V. Bright, C. Carlier, T.W. Randolph, "Water-in-Carbon Dioxide Microemulsions: An Environment for Hydrophiles Including Proteins," Science 271(2 February 1996):624-626.
2050. William L. Masterton, Emil J. Slowinski, Chemical Principles, Second Edition, W.B. Saunders Company, Philadelphia, 1969.
2051. Stanley Block, Gasper Piermarini, "The diamond cell stimulates high-pressure research," Physics Today 29(September 1976):44-55.
2052. M.I. Eremets, K. Shimizu, T.C. Kobayashi, K. Amaya, "Metallic CsI at Pressures of up to 220 Gigapascals," Science 281(28 August 1998):1333-1335.
2053. Henri Bader, Joseph K. Landauer, "Ice," Encyclopedia Britannica 12(1963):40-41.
2054. H.T. Haselton Jr., I.M. Chou, A.H. Shen, W.A. Bassett, Am. Mineral. 80(1995):1302 et seq.
2055. C.H. Chu, S.K. Estreicher, "Similarities, differences, and trends in the properties of interstitial H in cubic C, Si, BN, BP, AlP, and SiC," Phys. Rev. B 42(1990):9486-9495.
2056. J.H. Austin, T.S. Elleman, "Tritium diffusion in 304- and 316-stainless steels in the temperature range 25 to 222°C," J. Nucl. Materials 43(1972):119-125.
2057. J.J. Kearns, "Diffusion coefficient of hydrogen in α-zirconium, zircaloy-2 and zircaloy-4," J. Nucl. Materials 43(1972):330-338.
2058. Grazia Ambrosini, C. Adida, D.C. Altieri, "A novel anti-apoptosis gene, survivin, expressed in cancer and lymphoma," Nature Medicine 3(August 1997):917-921.
2059. Vicki Brower, "Biotech and Pharmaceutical Companies Target Apoptosis for the Potential Treatment of Disease," Gen. Eng. News (1 October 1996):1, 29, 34.
2060. Thomas G. Cotter, Mohamed Al-Rubeai, "Cell death (apoptosis) in cell culture systems," TIBTECH 13(April 1995):150-155.
2061. R.P. Singh, M. Al-Rubeai, C.D. Gregory, A.N. Emery, "Cell Death in Bioreactors: A Role for Apoptosis?" Biotechnol. Bioeng. 44(5 September 1994):720-726.
2062. J. John Cohen, Mohamed Al-Rubeai, "Apoptosis-targeted therapies: the next big thing in biotechnology?" TIBTECH 13(August 1995):281-283.
2063. Franziska A. Oberhammer et al., "Apoptotic death in epithelial cells: cleavage of DNA to 300 and/or 50 kb fragments prior to or in the absence of internucleosomal fragmentation," EMBO J. 12(1993):3679-3684.
2064. Daniel R. Catchpoole, Bernard W. Stewart, "Formation of Apoptotic Bodies Is Associated with Internucleosomal DNA Fragmentation during Drug-Induced Apoptosis," Exp. Cell. Res. 216(1995):169-177.
2065. Pierre Golstein, "Cell Death in Us and Others," Science 281(28 August 1998):1283.
2066. Shigekazu Nagata, Pierre Golstein, "The Fas Death Factor," Science 267(10 March 1995):1449-1456.
2067. Michael Hengartner, "Death by Crowd Control," Science 281(28 August 1998):1298-1299.
2068. Nancy A. Thornberry, Yuri Lazebnik, "Caspases: Enemies Within," Science 281(28 August 1998):1312-1316.
2069. Avi Ashkenazi, Vishva M. Dixit, "Death Receptors: Signaling and Modulation," Science 281(28 August 1998):1305-1308.
2070. Guohua Pan, Karen O'Rourke, Arul M. Chinnaiyan, Reiner Gentz, Reinhard Ebner, Jian Ni, Vishva M. Dixit, "The Receptor for the Cytotoxic Ligand TRAIL," Science 276(4 April 1997):111-113.
2071. E. Beltrami, J. Jesty, "Mathematical analysis of activation thresholds in enzyme-catalyzed positive feedbacks: application to the feedbacks of blood coagulation," Proc. Natl. Acad. Sci. USA 92(12 September 1995):8744-8748.
2072. Kornelia Polyak, Y. Xia, J.L. Zweier, K.W. Kinzler, B. Vogelstein, "A model for p53-induced apoptosis," Nature 389(18 September 1997):300-305.
2073. Douglas R. Green, John C. Reed, "Mitochondria and Apoptosis," Science 281(28 August 1998):1309-1312.
2074. Gerard Evan, Trevor Littlewood, "A Matter of Life and Cell Death," Science 281(28 August 1998):1317-1322.
2075. J.F. Kerr, A.H. Wyllie, A.R. Currie, "Apoptosis: A basic biological phenomenon with wide-ranging implications in tissue kinetics," Brit. J. Cancer 26(August 1972):239-257.
2076. L.H. Boise, C.B. Thompson, "Hierarchical Control of Lymphocyte Survival," Science 274(4 October 1996):67-68.
2077. B.A. Osborne, "Apoptosis and the maintenance of homeostasis in the immune system," Curr. Opin. Immunol. 8(April 1996):245-254.
2078. A. Winoto, "Cell death in the regulation of immune responses," Curr. Opin. Immunol. 9(June 1997):365-370.
2079. L.A. Tartaglia, D.V. Goeddel, "Two TNF receptors," Immunol. Today 13(May 1992):151-153.
2080. L.A. Tartaglia, T.M. Ayres, G.H.W. Wong, D.V. Goeddel, "A novel domain within the 55 kd TNF receptor signals cell death," Cell 74(10 September 1993):845-853.
2081. S. Nagata, "Apoptosis by death factor," Cell 88(7 February 1997):355-365.
2082. K. Orth, A.M. Chinnaiyan, M. Garg, C.J. Froelich, V.M. Dixit, "The CED-3/ICE-like protease Mch2 is activated during apoptosis and cleaves the death substrate lamin A," J. Biol. Chem. 271(12 July 1996):16443-16446.
2083. A. Takahashi et al., "Cleavage of lamin A by Mch2 alpha but not CPP32:...," Proc. Natl. Acad. Sci. USA 93(6 August 1996):8395-8400.
2084. Srinivas Kothakota et al., "Caspase-3-Generated Fragment of Gelsolin: Effector of Morphological Change in Apoptosis," Science 278(10 October 1997):294-298.
2085. L.P. Wen, J.A. Fahrni, S. Troie, J.L. Guan, K. Orth, G.D. Rosen, "Cleavage of focal adhesion kinase by caspases during apoptosis," J. Biol. Chem. 272(10 October 1997):26056-26061.
2086. T. Rudel, G.M. Bokoch, "Membrane and morphological changes in apoptotic cells regulated by caspase-mediated activation of PAK2," Science 276(6 June 1997):1571-1574.
2087. E. Rheaume et al., "The large subunit of replication factor C is a substrate for caspase-3 in vitro and is cleaved by a caspase-3-like protease during Fas-mediated apoptosis," EMBO J. 16(3 November 1997):6346-6354.
2088. V. Cryns, J. Yuan, "Proteases to die for," Genes Dev. 12(1 June 1998):1551-1570.
2089. N.A. Thornberry et al., "A combinatorial approach defines specificities of members of the caspase family and granzyme B. Functional relationships established for key mediators of apoptosis," J. Biol. Chem. 272(18 July 1997):17907-17911.
2090. Andrew Wyllie, "An endonuclease at last," Nature 391(1 January 1998):20-21.
2091. Masato Enari, Hideki Sakahira, Hideki Yokoyama, Katsuya Okawa, Akihiro Iwamatsu, Shigekazu Nagata, "A caspase-activated DNase that degrades DNA during apoptosis, and its inhibitor ICAD," Nature 391(1 January 1998):43-50.
2092. Hideki Sakahira, Masato Enari, Shigekazu Nagata, "Cleavage of CAD inhibitor in CAD activation and DNA degradation during apoptosis," Nature 391 (1 January 1998):96-99.
2093. A.H. Wyllie, J.F.R. Kerr, A.R. Currie, "Cell death: the significance of apoptosis," Int. Rev. Cytol. 68(1980):251-306.
2094. A.H. Wyllie, "Glucocorticoid-induced thymocyte apoptosis is associated with endogenous endonuclease activation," Nature 284(10 April 1980):555-556.
2095. J.S. Savill, I. Dransfield, N. Hogg, C. Haslett, "Vitronectin receptor-mediated phagocytosis of cells undergoing apoptosis," Nature 343(11 January 1990):170-173.
2096. Craig B. Thompson, "Apoptosis in the Pathogenesis and Treatment of Disease," Science 267(10 March 1995):1456-1462.

2097. Jerry M. Adams, Suzanne Cory, "The Bcl-2 Protein Family: Arbiters of Cell Survival," Science 281(28 August 1998):1322-1326.
2098. Adil A. Khan et al., "Lymphocyte Apoptosis: Mediation by Increased Type 3 Inositol 1,4,5-Trisphosphate Receptor," Science 273(26 July 1996):503-507.
2099. Hannes C.A. Drexler, "Activation of the cell death program by inhibition of proteasome function," Proc. Natl. Acad. Sci. USA 94(February 1997):855-860.
2100. Wen-Chen Yeh et al., "FADD: Essential for Embryo Development and Signaling from Some, But Not All, Inducers of Apoptosis," Science 279(20 March 1998):1954-1958.
2101. S.M. Srinivasula, M. Ahmad, T. Fernandes-Alnemri, E.S. Alnemri, "Autoactivation of procaspase-9 by Apaf-1-mediated oligomerization," Mol. Cell 1(June 1998):949-957.
2102. A.G. Uren, E.J. Coulson, D.L. Vaux, "Conservation of baculovirus inhibitor of apoptosis repeat proteins (BIRPs) in viruses, nematodes, vertebrates and yeasts," Trends Biochem. Sci. 23(May 1998):159-162.
2103. Luis del Peso, Maribel Gonzalez-Garcia, Carmen Page, Roman Herrera, Gabriel Nunez, "Interleukin-3-Induced Phosphorylation of BAD Through the Protein Kinase Akt," Science 278(24 October 1997):687-689.
2104. Pierre Golstein, "Cell death: TRAIL and its receptors," Curr. Biol. 7(1 December 1997):R750-R753.
2105. Guohua Pan, Jian Ni, Ying-Fei Wei, Guo-liang Yu, Reiner Gentz, Vishva M. Dixit, "An Antagonist Decoy Receptor and a Death Domain-Containing Receptor for TRAIL," Science 277(8 August 1997):815-818.
2106. James P. Sheridan et al., "Control of TRAIL-Induced Apoptosis by a Family of Signaling and Decoy Receptors," Science 277(8 August 1997):818-821.
2107. A. Desmouliere, M. Redard, I. Darby, G. Gabbiani, "Apoptosis mediates the decrease in cellularity during the transition between granulation tissue and scar," Am. J. Path. 146(1995):56-66.
2108. Vitaly A. Polunovsky, Baruch Chen, Craig Henke, Dale Snover, Christine Wendt, David H. Ingbar, Peter B. Bitterman, "Role of Mesenchymal Cell Death in Lung Remodeling after Injury," J. Clin. Invest. 92(1993):388-397.
2109. N.J. McCarthy, M.K.B. Whyte, C.S. Gilbert, G.I. Evan, "Inhibition of Ced-3/ICE-related proteases does not prevent cell death induced by oncogenes, DNA damage, or the Bcl-2 homologue Bak," J. Cell Biol. 136(13 January 1997):215-227.
2110. T. Hirsch et al., "The apoptosis-necrosis paradox. Apoptogenic proteases activated after mitochondrial permeability transition determine the mode of cell death," Oncogene 15(25 September 1997):1573-1581.
2111. Clare L. Brunet, Rosalind H. Gunby, Roderick S.P. Benson, John A. Hickman, Alastair J.M. Watson, Gerard Brady, "Commitment to cell death measured by loss of clonogenicity is separable from the appearance of apoptotic markers," Cell Death Differ. 5(January 1998):107-115.
2112. Gustavo P. Amarante-Mendes, Deborah M. Finucane, Seamus J. Martin, Thomas G. Cotter, Guys. Salvesen, Douglas R. Green, "Anti-apoptotic oncogenes prevent caspase-dependent and independent commitment for cell death," Cell Death Differ. 5(April 1998):298-306.
2113. Michael B. Yarmolinsky, "Programmed Cell Death in Bacterial Populations," Science 267(10 February 1995):836-837.
2114. Taku Naito, Kohji Kusano, Ichizo Kobayashi, "Selfish Behavior of Restriction-Modification Systems," Science 267(10 February 1995):897-899.
2115. Jean Claude Ameisen, "The Origin of Programmed Cell Death," Science 272(31 May 1996):1278-1279.
2116. Maria Mercedes Zambrano, Deborah A. Siegele, Marta Almiron, Antonio Tormo, Roberto Kolter, "Microbial Competition: *Escherichia coli* Mutants That Take Over Stationary Phase Cultures," Science 259(19 March 1993):1757-1760.
2117. V.A. Fadok, D.R. Voelker, P.A. Campbell, J.J. Cohen, D.L. Bratton, P.M. Henson, "Exposure of phosphatidylserine on the surface of apoptotic lymphocytes triggers specific recognition and removal by macrophages," J. Immunol. 148(1 April 1992):2207-2216.
2118. J.G. Teodoro, P.E. Branton, "Regulation of apoptosis by viral gene products," J. Virol. 71(March 1997):1739-1746.
2119. Physicians' Desk Reference, 48th Edition, Medical Economics Data Production Company, Montvale, NJ, 1994.
2120. Paul McEuen, "Carbon-based electronics," Nature 393(7 May 1998):15-17.
2121. Janet Raloff, "Staging Germ Warfare in Foods," Science News 153(7 February 1998):89-90.
2122. J. Willis Hurst, Medicine for the Practicing Physician, Third Edition, Butterworth-Heinemann, Boston MA, 1992.
2123. C.A. Lawrence, S.S. Block, Disinfection, Sterilization, and Preservation, Lee and Febiger, Philadelphia, PA, 1968.
2124. A.G. Goodman, L.S. Goodman, A. Gilman, Goodman and Gilman's Pharmacological Basis of Therapeutics, Sixth Edition, Macmillan Publishing Company, NY, 1980.
2125. Andrew A. Marino, Edwin A. Deitch, Visit Malakanok, James A. Albright, Robert D. Specian, "Electrical Augmentation of the Antimicrobial Activity of Silver-Nylon Fabrics," J. Biol. Phys. 12(1984):93-98.
2126. "Germ-Killing Silver Showing Up in Hundreds of Everyday Products," Silver News (April/May 1997):1-2.
2127. Lara K. Mahal, Kevin J. Yarema, Carolyn R. Bertozzi, "Engineering Chemical Reactivity on Cell Surfaces Through Oligosaccharide Biosynthesis," Science 276(16 May 1997):1125-1128.
2128. J. Travis, "Gene pushes cells into forced retirement," Science News 153(3 January 1998):7.
2129. Barry S. Schonwetter, Ethan D. Stolzenberg, Michael A. Zasloff, "Epithelial Antibiotics Induced at Sites of Inflammation," Science 267(17 March 1995):1645-1648.
2130. Mauro S. Malnati, Marta Peruzzi, Kenneth C. Parker, William E. Biddison, Ermanno Ciccone, Alessandro Moretta, Eric O. Long, "Peptide Specificity in the Recognition of MHC Class I by Natural Killer Cell Clones," Science 267(17 February 1995):1016-1018.
2131. Nafsika H. Georgopapadakou, Thomas J. Walsh, "Human Mycoses: Drugs and Targets for Emerging Pathogens," Science 264(15 April 1994):371-373.
2132. Joelle E. Gabay, "Ubiquitous Natural Antibiotics," Science 264(15 April 1994):373-374.
2133. Hiroshi Nikaido, "Porins and specific channels of bacterial outer membranes," Mol. Microbiol. 6(February 1992):435-442; see also "Porins and specific diffusion channels in bacterial outer membranes," J. Biol. Chem. 269(11 February 1994):3905-3908.
2134. Hiroshi Nikaido, "Prevention of Drug Access to Bacterial Targets: Permeability Barriers and Active Efflux," Science 264(15 April 1994):382-388.
2135. Brian G. Spratt, "Resistance to Antibiotics Mediated by Target Alterations," Science 264(15 April 1994):388-393.
2136. Wesley I. Sundquist, Stephen J. Lippard, "The Coordination Chemistry of Platinum Anticancer Drugs and Related Compounds with DNA," Coord. Chem. Rev. 100(1990):293-322.
2137. Michael J. Abrams, Barry A. Murrer, "Metal Compounds in Therapy and Diagnosis," Science 261(6 August 1993):725-730.
2138. E.R. Stadtman, "Protein oxidation and aging," Science 257(28 August 1992):1220-1224.
2139. M.F. Bachmann et al., "The Role of Antibody Concentration and Avidity in Antiviral Protection," Science 276(27 June 1997):2024-2027.
2140. A. Flamand, H. Raux, Y. Gaudin, R.W. Ruigrok, "Mechanisms of rabies virus neutralization," Virology 194(May 1993):302-313.
2141. David G. Cory, Raymond Laflamme, et al., "Experimental Quantum Error Correction," Phys. Rev. Lett. 81(7 September 1998):2152-2155.
2142. Cun-Yu Wang, Marty W. Mayo, Robert G. Korneluk, David V. Goeddel, Albert S. Baldwin Jr., "NF-κB Antiapoptosis: Induction of TRAF1 and TRAF2 and c-IAP1 and c-IAP2 to Suppress Caspase-8 Activation," Science 281(11 September 1998):1680-1683.
2143. Tomas Martin, Ulrike Obst, Julius Rebek Jr., "Molecular Assembly and Encapsulation Directed by Hydrogen-Bonding Preferences and the Filling of Space," Science 281(18 September 1998):1842-1845.
2144. Xiao-Hong Nancy Xu, Edward S. Yeung, "Long-Range Electrostatic Trapping of Single-Protein Molecules at a Liquid-Solid Interface," Science 281(11 September 1998):1650-1653.
2145. Robert Pool, "Trapping with Optical Tweezers, Science 241(26 August 1988):1042.
2146. Ronald Lawes, "Chapter 4. Microstructures and Microengineering," in Richard R.H. Coombs, Dennis W. Robinson, eds., Nanotechnology in Medicine and the Biosciences, Gordon & Breach Publishers, Netherlands, 1996, pp. 57-73.
2147. T. Burns, M. Wilson, G.J. Pearson, "Sensitization of cariogenic bacteria to killing by light from a helium-neon laser," J. Med. Microbiol. 38(1993):401-405; see also: "The effects of dentine and collagen on the lethal photosensitization of *Streptococcus mutans*," Caries Research 29(1995):192-197.
2148. W.M. Stanley, E.G. Valens, Viruses and the Nature of Life, Dutton, NY, 1961.
2149. E. Olavi Kajander, Neva Ciftcioglu, "Nanobacteria: An alternative mechanism for pathogenic intra- and extracellular calcification and stone formation," Proc. Natl. Acad. Sci. 95(7 July 1998):8274-8279. See also: John Travis, "Nanobacteria strike the kidney again," Science News 155(19 June 1999):395.
2150. Yeon-Kyun Shin, Cyrus Levinthal, Francoise Levinthal, Wayne L. Hubbell, "Colicin E1 Binding to Membranes: Time-Resolved Studies of Spin-Labeled Mutants," Science 259(12 February 1993):960-963.
2151. Virginia Morell, "Bacteria Diversify Through Warfare," Science 278(24 October 1997):575.
2152. Peter A. Fields, George N. Somero, "Hot spots in cold adaptation: Localized increases in conformational flexibility in lactate dehydrogenase A4 orthologs of Antarctic notothenoid fishes," Proc. Natl. Acad. Sci. 95(15 September 1998):11476-11481.
2153. Y.S. Touloukian, ed., Thermophysical Properties of High Temperature Solid Materials, Volume 4, The Macmillan Company, NY, 1967.
2154. Y.S. Touloukian, R.W. Powell, C.Y. Ho, P.G. Klemens, eds., Thermal Conductivity: Nonmetallic Solids, Thermophysical Properties of Matter, Volume 2, IFO/Plenum, NY, 1970.
2155. G.W. Willard, "Temperature Coefficient of Ultrasonic Velocity in Solutions," J. Acoust. Soc. Amer. 19(January 1947):235-241.
2156. Robert Bruce Lindsay, "Sound," Encyclopedia Britannica 21(1963):5-35.
2157. Archer E. Knowlton, ed., Standard Handbook for Electrical Engineers, Seventh Edition, McGraw-Hill Book Company, NY, 1941.
2158. W.J. Bishop, The Early History of Surgery, Robert Hale Ltd., 1960.

2159. James Glanz, "Making a Bigger Chill With Magnets," Science 279(27 March 1998):2045; see also: Mark Alpert, "A Cool Idea: Will Magnetic Refrigerators Come to Your Kitchen?" Scientific American 278(May 1998):44.
2160. B.C. Sales, D. Mandrus, R.K. Williams, "Filled Skutterudite Antimonides: A New Class of Thermoelectric Materials," Science 272(31 May 1996):1325-1328; see also: Terry M. Tritt, "Thermoelectrics Run Hot and Cold," Science 272(31 May 1996):1276-1277.
2161. Bruce H. Mahan, University Chemistry, Second Edition, Addison-Wesley Publishing Co., Reading MA, 1969.
2162. Isabel Marzo, Catherine Brenner, et al., "Bax and Adenine Nucleotide Translocator Cooperate in the Mitochondrial Control of Apoptosis," Science 281(25 September 1998):2027-2031.
2163. Y. Kuwana, I. Shimoyama, "A pheromone-guided mobile robot that behaves like a silkworm moth with living antennae as pheromone sensors," Intl. J. Robotics Res. 17(September 1998):924-933.
2164. Jian Chen, Mark A. Hamon, Hui Hu, Yongsheng Chen, Apparao M. Rao, Peter C. Eklund, Robert C. Haddon, "Solution Properties of Single-Walled Carbon Nanotubes," Science 282(2 October 1998):95-98.
2165. Steffen Stenger et al., "An Antimicrobial Activity of Cytolytic T Cells Mediated by Granulysin," Science 282(2 October 1998):121-125.
2166. G. Berke, "The binding and lysis of target cells by cytotoxic lymphocytes: Molecular and cellular aspects," Annu. Rev. Immunol. 12(1994):735-773.
2167. M. Leippe, "Ancient weapons: NK-lysin is a mammalian homolog to pore-forming peptides of a protozoan parasite," Cell 83(6 October 1995):17-18.
2168. Peter Weiss, "Another Face of Entropy," Science News 154(15 August 1998):108-109.
2169. Marie Adams, Zvonimir Dogic, Sarah L. Keller, Seth Fraden, "Entropically driven microphase transitions in mixtures of colloidal rods and spheres," Nature 393(28 May 1998):349-352.
2170. A.D. Dinsmore, D.J. Wang, Philip Nelson, Arjun G. Yodh, "Hard Spheres in Vesicles: Curvature-Induced Forces and Particle-Induced Curvature," Phys. Rev. Lett. 80(12 January 1998):409-412.
2171. D.B. Lacy, W. Tepp, A.C. Cohen, Bibhuti R. DasGupta, R.C. Stevens, "Crystal structure of botulinum neurotoxin type A and implications for toxicity," Nature Struct. Biol. 5(October 1998):898-902.
2172. W. Earnshaw, "On the nature of the molecular forces which regulate the constitution of the luminiferous ether," Trans. Camb. Phil. Soc. 7(1842):97-112.
2173. W. Braunbeck, "Free suspension of bodies in electric and magnetic fields," Zeitschrift fur Physik 112(1939):753-763.
2174. E.H. Brandt, "Levitation in Physics," Science 243(20 January 1989):349-355.
2175. M.V. Berry, "The Levitron^{TM}: an adiabatic trap for spins," Proc. Roy. Soc. London 452(8 May 1996):1207-1220.
2176. B.V. Jayawant, Electromagnetic Levitation and Suspension Systems, Edward Arnold, London, 1981.
2177. Joseph M. Crowley, Fundamentals of Applied Electrostatics, John Wiley & Sons, New York, 1986.
2178. B.H. Ketelle, G.E. Boyd, "The Exchange Adsorption of Ions from Aqueous Solutions by Organic Zeolites. IV. The Separation of the Yttrium Group Rare Earths," J. Am. Chem. Soc. 69(1947):2800-2812.
2179. J.A. Clements, D.F. Tierney, "Alveolar stability associated with altered surface tension," in W.O. Fenn, H. Rahn, eds., Handbook of Physiology, Section 3, Volume 2, American Physiological Society, Washington, DC, 1965, pp. 1565-1583.
2180. Lawrence M. Tierney, Jr., Stephen J. McPhee, Maxine A. Papadakis, eds., Current Medical Diagnosis and Treatment, 35th Edition, Appleton and Lange, Stamford, CT, 1996.
2181. P.J. Hore, Nuclear Magnetic Resonance, Oxford University Press, Cambridge, 1995.
2182. Frank H. Stillinger, Zelda Wasserman, "Molecular Recognition and Self-Organization in Fluorinated Hydrocarbons," J. Phys. Chem. 82(1978):929-940.
2183. J.C. Clark Jr., F. Gollan, "Survival of Mammals Breathing Organic Liquids Equilibrated with Oxygen at Atmospheric Pressure," Science 152(1966):1755-1757.
2184. R.P. Geyer, "Bloodless rats through the use of artificial blood substitutes," Fed. Proc. 34(May 1975):1499-1505.
2185. Randolph M. Nesse, George C. Williams, "Evolution and the Origins of Disease," Scientific American 279(November 1998):86-93.
2186. John E. Pfeiffer, The Emergence of Man, Second Edition, Harper & Row, New York, 1972.
2187. L.S.B. Leakey, "Exploring 1,750,000 Years into Man's Past," National Geographic 120(October 1961):564-589.
2188. Mary D. Leakey, "A Review of the Oldowan Culture from Olduvai Gorge, Tanzania," Nature 210(30 April 1966):462-466.
2189. L.J. Bruce-Chwatt, "Paleogenesis and Paleoepidemiology of Primate Malaria," W.H.O. Bulletin 32(1965):363-387.
2190. T. Aidan Cockburn, The Evolution and Eradication of Infectious Diseases, Johns Hopkins Press, Baltimore MD, 1963.
2191. Richard Fiennes, Zoonoses of Primates: The Epidemiology and Ecology of Simian Diseases in Relation to Man, Cornell University Press, Ithaca, New York, 1967.
2192. Thomas W.M. Cameron, Parasites and Parasitism, Wiley, New York, 1956.
2193. T. Aidan Cockburn, "Infectious Diseases in Ancient Populations," Curr. Anthropology 12(1971):51-56.
2194. Macfarlane Burnet, David O. White, Natural History of Infectious Disease, 4th Edition, Cambridge University Press, London, 1972.
2195. Francis L. Black, "Infectious Diseases in Primitive Societies," Science 187(1975):515-518.
2196. Francis L. Black, "Measles Endemicity in Insular Populations: Critical Community Size and Its Evolutionary Implications," J. Theoret. Biol. 11(1966):207-211.
2197. M.S. Bartlett, "Measles Periodicity and Community Size," J. Royal Statistical Soc. 120(1957):48-70.
2198. Theodor Rosebury, Microorganisms Indigenous to Man, McGraw-Hill, NY, 1962.
2199. T.D. Stewart, Alexander Spoehr, "Evidence on the Paleopathology of Yaws," Bull. History Med. 26(1952):538-553.
2200. Celsus, De Medicina, with an English Translation by W.G. Spencer, 3 Volumes, Loeb Classical Library, 1935-1938.
2201. J. Szilagyi, "Beitrage zur Statistik der Sterblichkeit in der Westeuropaischen Provinzen des Romischen Imperium," Acta Archaeologica Academica Scientiarum Hungaricae 13(1961):126-156.
2202. Michael Balter, "19th Century Rules of Causation Outdated?" Science 282(9 October 1998):220.
2203. N. Jewson, "The disappearance of the sick-man from medical cosmology, 1770-1870," Sociology 10(1976):225-244.
2204. Roy Porter, The Greatest Benefit to Mankind: A Medical History of Humanity, W.W. Norton & Company, New York, 1997.
2205. Roy Porter, ed., Medicine: A History of Healing, Ancient Traditions to Modern Practices, Barnes & Noble Books, New York, 1997.
2206. William H. McNeill, Plagues and Peoples, Anchor Press/Doubleday, Garden City NY, 1976.
2207. James B. Wyngaarden, Lloyd H. Smith, Jr., J. Claude Bennett, eds., Cecil Textbook of Medicine, 19th Edition, W.B. Saunders Company, Philadelphia PA, 1992.
2208. Henry W. Ruoff, ed., The Standard Dictionary of Facts, The Frontier Press Company, Buffalo NY, 1914.
2209. Statistical Abstract of the United States: 1996, 116th Edition, U.S. Bureau of the Census, Washington DC, 1996.
2210. A.R Bridbury, "The Black Death," Economic History Review 26(1973):577-592.
2211. Roger Mols, Introduction a la demographie historique des villes d'Europe du XIVc au XVIIIc siecle, 3 volumes, Louvain, 1954-56.
2212. Daniele Beltrami, Storia della popolazione di Venezia dalla fine del secolo XVI alla caduta della Repubblica, CEDAM, Padova, 1954.
2213. J.F.D. Shrewsbury, A History of Bubonic Plague in the British Isles, Cambridge University Press, London, 1970.
2214. R. Pollitzer, Plague, WHO Monograph Series, No. 22, World Health Organization (WHO), Geneva, 1954.
2215. Marvin Harris, Cows, Pigs, Wars and Witches: The Riddles of Culture, Random House, New York, 1974.
2216. Richard Gordon, The Alarming History of Medicine, St. Martin's Press, London, 1994.
2217. Lily E. Kay, The Molecular Vision of Life: Caltech, the Rockefeller Foundation, and the Rise of the New Biology, Oxford University Press, Cambridge, 1992.
2218. Theodore Friedmann, ed., Molecular Genetic Medicine, Academic Press, New York, 1994.
2219. Karl H. Muench, Genetic Medicine, Elsevier, New York, 1988.
2220. C.V. Brownlow, ed., Gould's Medical Dictionary, 5th Revised Edition, The Blakiston Company, Philadelphia PA, 1945.
2221. Jean L. McKechnie, ed., Webster's New Twentieth Century Dictionary of the English Language, Unabridged, 2nd Edition, The World Publishing Company, New York, 1961.
2222. Jonathan Campbell Meakins, "Medicine," Encyclopedia Britannica 15(1963):195-198.
2223. Clayton L. Thomas, ed., Taber's Cyclopedic Medical Dictionary, 17th Edition, F.A. Davis Company, Philadelphia PA, 1989.
2224. James T. McDonough, Jr., ed., Stedman's Concise Medical Dictionary, Second Edition, Williams & Wilkins, Baltimore MD, 1994.
2225. Knud Faber, Nosography: The Evolution of Clinical Medicine in Modern Times, Second Edition, Paul Hoeber, New York, 1930.
2226. Daniel A. Albert, Ronald Munson, Michael D. Resnik, Reasoning in Medicine: An Introduction to Clinical Inference, The Johns Hopkins University Press, Baltimore MD, 1988.
2227. Graham W. Bradley, Disease, Diagnosis and Decisions, John Wiley & Sons, New York, 1993.
2228. Edmond A. Murphy, The Logic of Medicine, 2nd Edition, The Johns Hopkins University Press, Balitmore MD, 1997.
2229. Huntington Sheldon, ed., Boyd's Introduction to the Study of Disease, 11th Edition, Lea & Febiger, Philadelphia PA, 1992.
2230. Eric J. Cassell, Mark Siegler, eds., Changing Values in Medicine, University Publications of America, Inc., 1979.
2231. T. McKeown, The Role of Medicine: Dream, Mirage, or Nemesis?, Princeton University Press, Princeton NJ, 1979.
2232. E.J.M. Campbell, J.G. Scadding, R.S. Roberts, "The concept of disease," Brit. Med. J. 2(29 September 1979):757-762.

2233. Dennis W. Ross, Introduction to Molecular Medicine, Second Edition, Springer-Verlag, New York, 1996.
2234. Otto E. Guttentag, "The Attending Physician as a Central Figure," in Eric J. Cassell, Mark Siegler, eds., Changing Values in Medicine, University Publications of America, Inc., 1979, pp. 107-126.
2235. Mack Lipkin, Jr., "Chapter 1. Generalist's Approach to the Medical Interview," in John Noble, ed., Textbook of Primary Care Medicine, Second Edition, Mosby, St. Louis, 1996, pp. 2-8.
2236. K. Jaspers, General Psychopathology, 7th Edition, translated by J. Hoenig, M.W. Hamilton, Manchester University Press, Manchester England, 1963.
2237. Thomas Addis, Glomerular Nephritis: Diagnosis and Treatment, Macmillan, New York, 1948.
2238. J. Claude Bennett, "Internal Medicine and Today's Internist," in James B. Wyngaarden, Lloyd H. Smith, Jr., J. Claude Bennett, eds., Cecil Textbook of Medicine, 19th Edition, W.B. Saunders Company, Philadelphia PA, 1992, pp. 2-6.
2239. Eric J. Cassell, The Nature of Suffering and the Goals of Medicine, Oxford University Press, New York, 1991.
2240. The Genuine Works of Hippocrates: The Book of Prognostics, translated by Francis Adams, Williams and Wilkins, Baltimore MD, 1939.
2241. N. Taniguchi, "On the Basic Concept of 'Nano-Technology'," Proc. Intl. Conf. Prod. Eng. Tokyo, Part II, Japan Society of Precision Engineering, 1974.
2242. Norio Taniguchi, ed., Nanotechnology: Integrated Processing Systems for Ultra-Precision and Ultra-Fine Products, Oxford University Press, Cambridge, 1996.
2243. K. Eric Drexler, "Molecular Machinery and Molecular Electronic Devices," 2nd International Workship on Molecular Electronic Devices, 13-15 April 1983, Naval Research Laboratory, Chemistry Division, Washington DC.
2244. K. Eric Drexler, "Biological and Nanomechanical Systems: Contrasts in Evolutionary Capacity," in Christopher G. Langton, ed., Artificial Life, Santa Fe Institute, Studies in the Science of Complexity, Volume VI, Addison-Wesley, New York, 1989, pp. 501-519.
2245. A.R. von Hippel, "Molecular Designing of Materials," Science 138(1962):91-108.
2246. H. von Foester, "Molecular Bionics," Third Bionics Symposium, Defense Documentation Center, Alexandria VA, 1964, pp. 161-190.
2247. H.P. Zingsheim, "Molecular Engineering Using Nanometer Surface Microstructures," Proc. NSF Workshop on Opportunities for Microstructure Science, Engineering and Technology in Cooperation with the NRC Panel on Thin Film Microstructure Science and Technology, 19-22 November 1978, National Science Foundation, Washington DC, 1978, pp. 44-48. See also: Ber. d. Bunsengesellsch. Phys. Chem. 80(1976):1185.
2248. W.F. McClaire, "Chemical Machines, Maxwell's Demon and Living Organisms," J. Theoret. Biol. 30(1971):1-34.
2249. R. Laing, "Some Forms of Replication in Artificial Molecular Machines," Proc. 1974 Conf. on Biologically Motivated Automata Theory, McLean VA, 1974, pp. 6-8.
2250. R. Laing, "Some Alternative Reproductive Strategies in Artificial Molecular Machines," J. Theoret. Biol. 54(1975):63-84.
2251. R. Laing, "Machines as Organisms: An Exploration of the Relevance of Recent Results," BioSystems 11(1979):201-215.
2252. P. Mitchell, "Osmoenzymology: The Study of Molecular Machines," Cell Function and Differentiation, Alan R. Liss, New York, F.E.B.S. 65B(1982):399-408.
2253. Eric Drexler, "Cell Repair Machines and Tissue Reconstruction: Some Notes on Computational Complexity and Physical Constraints," unpublished privately circulated draft paper, February 1983 and January 1984.
2254. Christine L. Peterson, "Nanotechnology: Evolution of the Concept," J. Brit. Interplanet. Soc. 45(1992):395-400.
2255. Michael Kassler, "Robotics for health care: a review of the literature," Robotica 11(1993):495-516.
2256. Time-Life Editors, Alternative Computers, Time-Life Books, Richmond VA, 1989.
2257. Isaac Asimov, Is Anyone There? Ace Books, New York, 1967.
2258. G.R. Taylor, The Biological Time Bomb, World Publishing Company, New York, 1968.
2259. J. White, "Viral Induced Repair of Damaged Neurons with Preservation of Long-Term Information Content," paper presented at the Second Annual Cryonics Conference, Ann Arbor, Michigan, 11 April 1969; reprints available from Cryonics Society of Michigan.
2260. J.F. Danielli, "Artificial Synthesis of New Life Forms," Bull. Atomic Scientists 28(October 1972):20-24.
2261. D.S. Halacy, Jr., Genetic Revolution: Shaping Life for Tomorrow, Harper and Row, New York, 1974.
2262. Thomas Donaldson, "Cryonics: A Brief Scientific Bibliography," unpublished privately circulated discursive bibliography, 1976; revised version reprinted by Alcor Life Extension Foundation, 1978.
2263. Michael G. Darwin, "The Anabolocyte: A Biological Approach to Repairing Cryoinjury," Life Extension Magazine (July-August 1977):80-83.
2264. Isaac Asimov, Change!, Houghton Mifflin, Boston MA, 1981.
2265. K.R. Shoulders, "Microelectronics Using Electron-Beam-Activated Machining Techniques," in Franz Alt, ed., Advances in Computers, Academic Press, New York, 1961, pp. 135-293.
2266. K.R. Shoulders, "Toward Complex Systems," Microelectronics and Large Systems, Spartan Books, Washington DC, 1965, pp. 97-128.
2267. Mikhail V. Volkenstein, Molecules and Life: An Introduction to Molecular Biology, Plenum Press, New York, 1970.
2268. T. Nemes, Cybernetic Machines, Gordon and Breach Science Publishers, New York, 1970.
2269. G. Feinberg, Solid Clues: Quantum Physics, Molecular Biology, and the Future of Science, Simon and Schuster, Touchstone Books, New York, 1985.
2270. Richard Crawford, "Cosmetic Nanosurgery," in B.C. Crandall, ed., Nanotechnology: Molecular Speculations on Global Abundance, MIT Press, Cambridge MA, 1996, pp. 61-80.
2271. Gregory M. Fahy, "Molecular Nanotechnology and its Possible Pharmaceutical Implications," in Clement Bezold, Jerome A. Halperin, Jacqueline L. Eng, eds., 2020 Visions: Health Care Information Standards and Technologies, U.S. Pharmacopeial Convention Inc., Rockville MD, 1993, pp. 152-159.
2272. Ted Kaehler, "In-Vivo Nanoscope and the Two-Week Revolution," in B.C. Crandall, ed., Nanotechnology: Molecular Speculations on Global Abundance, MIT Press, Cambridge MA, 1996, pp. 49-60.
2273. Edward M. Reifman, "Diamond Teeth," in B.C. Crandall, ed., Nanotechnology: Molecular Speculations on Global Abundance, MIT Press, Cambridge MA, 1996, pp. 81-86.
2274. I.T. Dorn, K.R. Neumaier, R. Tampe, "Molecular Recognition of Histidine-Tagged Molecules by Chelator Lipids Monitored by Fluorescence Energy Transfer and Correlation Spectroscopy," J. Am. Chem. Soc. 120(1998):2753-2763.
2275. James C. Ellenbogen, "Architectures for Molecular Electronic Computer Logic," paper presented at the Sixth Foresight Conference on Molecular Nanotechnology, November 1998.
2276. Cees Dekker, "Carbon Nanotubes as Molecular Quantum Wires," paper presented at the Sixth Foresight Conference on Molecular Nanotechnology, November 1998.
2277. Boris I. Yacobson, "Mechanical relaxation and intramolecular plasticity in carbon nanotubes," Appl. Phys. Lett. 72(23 February 1998):918-920.
2278. Carlo D. Montemagno, George Bachand, Scott Stelick, Marlene Bachand, "Constructing Biological Motor Powered Nanomechanical Devices," paper presented at the Sixth Foresight Conference on Molecular Nanotechnology, November 1998. See also: http:www/foresight.org/Conferences/MNT6/Papers/Montemagno/index.html.
2279. Steven Block, "Using Optical Tweezers to Study Biological Motors," paper presented at the Sixth Foresight Conference on Molecular Nanotechnology, November 1998.
2280. B.T. Kelly, Physics of Graphite, Applied Science Press, 1981.
2281. Ralph C. Merkle, "Casing an Assembler," paper presented at the Sixth Foresight Conference on Molecular Nanotechnology, November 1998; see also: http://www.foresight.org/Conferences/MNT6/Papers/Merkle/index.html.
2282. K. Eric Drexler, "Rod logic and thermal noise in the mechanical nanocomputer," in F.L. Carter, R.E. Siatkowski, H. Wohltjen, eds., Molecular Electronic Devices, North-Holland, Amsterdam, 1988, pp. 39 et seq.
2284. Charles Ostman, "Chapter 23. Nanotechnology -- The Next Revolution," in Cyberlife, Sams Publishing, Indianapolis, IN, 1994, pp. 521-562.
2285. Barry Robson, "Doppelganger Proteins as Drug Leads," Nature Biotechnology 14(1996):892-893.
2286. Barry Robson, "Pseudoproteins: Non-Protein Protein-like Machines," paper presented at the Sixth Foresight Conference on Molecular Nanotechnology, November 1998.
2287. Alan Duncan Ross, Harlan Gibbs, The Medicine of ER, Basic Books, New York, 1996.
2288. C.S. Henriquez, "Bioelectric Phenomena," in J.D. Bronzoni, ed., Biomedical Engineering Handbook, CRC Press, 1995, pp. 99-251.
2289. J.A. Mattar, "Application of total body bioimpedance to the critically ill patient," New Horiz. 4(November 1996):493-503.
2290. H.J. Zdolsek, O.A. Lindahl, K.A. Angquist, F. Sjoberg, "Non-invasive assessment of intercompartmental fluid shifts in burn victims," Burns 24(May 1998):233-240.
2291. G. Majno, I. Joris, "Apoptosis, oncosis, and necrosis: An overview of cell death," Am. J. Pathol. 146(January 1995):3-15.
2292. C. Charriaut, I. Margaill, A. Represa, T. Popovici, M. Plotkine, Y. Ben-Ari, "Apoptosis and necrosis after reversible focal ischemia: An in situ DNA fragmentation analysis," J. Cerebral Blood Flow Metab. 16(March 1996):186-194.
2293. R.A. Nixon, A.M. Cataldo, "The lysosomal system in neuronal cell death," Ann. N.Y. Acad. Sci. 679(28 May 1993):87-109.
2294. J.S. Haller Jr., "The Beginnings of Ambulance Service in the United States and England," J. Emergency Med. 8(November-December 1990):743-755.
2295. T.E. Thompson, I. Bennett, "*Physalia* nematocysts utilized by mollusks for defense," Science 166(1969):1532-1533.
2296. E.O. Wilson, Biophilia, Harvard University Press, Cambridge, MA, 1984.
2297. A.L. Mackay, A Dictionary of Scientific Quotations, Adam Hilger, New York, 1991.
2298. M.S. Schneider, A Beginner's Guide to Constructing the Universe, Harper Collins, New York, 1994.
2299. Virginia Postrel, The Future and Its Enemies, The Free Press, New York, 1999.
2300. Robert A. Freitas Jr., "Respirocytes: High Performance Artificial Nanotechnology Red Blood Cells," NanoTechnology Magazine 2(October 1996):1, 8-13.

2301. Herbert Simon, The Sciences of the Artificial, Second Edition, MIT Press, Cambridge, MA, 1981.
2302. Lewis Mumford, The Myth and the Machine: Technics and Human Development, Harcourt Brace Jovanovich, New York, 1967.
2303. Richard Taylor, Medicine Out Of Control: The Anatomy of a Malignant Technology, Sun Books, Melbourne, 1979.
2304. Jeremy Rifkin, Algeny, Viking Press, New York, 1983.
2305. Leon R. Kass, Toward a More Natural Science: Biology and Human Affairs, Free Press, New York, 1985.
2306. Diana B. Dutton, Worse Than The Disease: Pitfalls of Medical Progress, Cambridge University Press, New York, 1988.
2307. Bill McKibben, The End of Nature, Anchor Books, New York, 1989.
2308. Daniel Callahan, False Hopes: Why America's Quest for Perfect Health is a Recipe for Failure, Simon & Schuster, New York, 1998.
2309. Raymond Kurzweil, The Age of Spiritual Machines, Viking Press, New York, 1999.
2310. William B. Schwartz, Life Without Disease: The Pursuit of Medical Utopia, University of California Press, Berkeley, CA, 1998.
2311. Lee M. Silver, Remaking Eden: Cloning and Beyond in a Brave New World, Avon Books, New York, 1997.
2312. Kevin McFarland, Incredible But True, Bell Publishing Company, New York, 1978.
2313. David R. Baselt, Gil U. Lee, Richard J. Colton, "A Biosensor Based on Force Microscope Technology," J. Vac. Sci. Technol. B 14(1996):789-793.
2314. Gregory T. Baxter, Luc J. Bousse, Timothy D. Dawes, Jeffrey M. Libby, Douglas N. Modlin, John C. Owicki, J. Wallace Parce, "Microfabrication in Silicon Microphysiometry," Clin. Chem. 40(1994):1800-1804.
2315. U.S. Department of Energy, Isotope Production and Distribution Catalog, 1996-1997: "Gadolinium-148"; see http://www.ornl.gov/isotopes/r_gd148.htm.
2316. Charles Tanford, The Hydrophobic Effect: Formation of Micelles and Biological Membranes, Second Edition, John Wiley and Sons, New York, 1980.
2317. Stephen J. Dodd, Mangay Williams, Joseph P. Suhan, Donald S. Williams, Alan P. Koretsky, Chien Ho, "Detection of Single Mammalian Cells by High-Resolution Magnetic Resonance Imaging," Biophys. J. 76(January 1999):103-109.
2318. Lev B. Levitin, "Energy cost of information transmission," Physica D 120(1998):162-167.
2319. Norman Margolus, Lev B. Levitin, "The maximum speed of dynamical evolution," Physica D 120(1998):188-195.
2320. J.G. Linner, S.A. Livesey, "Low Temperature Molecular Distillation Drying of Cryofixed Biological Samples," in J.J. McGrath, K.R. Diller, eds., Low Temperature Biotechnology: Emerging Applications and Engineering Contributions, ASME, New York, 1988, pp. 147-157.
2321. Andreas D. Baxevanis, B.F. Francis Ouellette, eds., Bioinformatics: A Practical Guide to the Analysis of Genes and Proteins, Wiley-Interscience, New York, 1998.
2322. Francis S. Collins, Ari Patrinos, Elke Jordan, Aravinda Chakravarti, Raymond Gesteland, LeRoy Walters, et al., "New Goals for the U.S. Human Genome Project: 1998-2003," Science 282(23 October 1998):682-689.
2323. M. Guyer, "Statement on the rapid release of genomic DNA sequence," Genome Res. 8(May 1998):413.
2324. Yong Duan, Peter A. Kollman, "Pathways to a Protein Folding Intermediate Observed in a 1-Microsecond Simulation in Aqueous Solution," Science 282(23 October 1998):740-744.
2325. Alexander Kazimirov, Jorg Zegenhagen, Manuel Cardona, "Isotopic Mass and Lattice Constant: X-ray Standing Wave Measurements," Science 282(30 October 1998):930-932.
2326. Matthew C. Coffey, James E. Strong, Peter A. Forsyth, Patrick W.K. Lee, "Reovirus Therapy of Tumors with Activated Ras Pathway," Science 282(13 November 1998):1332-1334.
2327. Elizabeth Pennisi, "Training Viruses to Attack Cancers," Science 282(13 November 1998):1244-1246.
2328. Matthew A. Mulvey, Yolanda S. Lopez-Boado, Carole L. Wilson, Robyn Roth, William C. Parks, John Heuser, Scott J. Hultgren, "Induction and Evasion of Host Defenses by Type 1-Piliated Uropathogenic *Escherichia coli*," Science 282(20 November 1998):1494-1497.
2329. Constance Holden, "How Much Like Us Were the Neandertals?" Science 282(20 November 1998):1456.
2330. Rafal E. Dunin-Borkowski, Martha R. McCartney, Richard B. Frankel, Dennis A. Bazylinski, Mihaly Posfai, Peter R. Buseck, "Magnetic Microstructure of Magnetotactic Bacteria by Electron Holography," Science 282(4 December 1998):1868-1870.
2331. Anthony G. Frutos, Lloyd M. Smith, Robert M. Corn, "Enzymatic Ligation Reactions of DNA 'Words' on Surfaces for DNA Computing," J. Amer. Chem Soc. 120(14 October 1998):10277-10282. See also: Q. Liu, A.G. Frutos, A.J. Thiel, R.M. Corn, L.M. Smith, "DNA computing on surfaces: Encoding information at the single base level," J. Comput. Biol. 5(Summer 1998):269-278.
2332. Kristine Coleman, David Sloan Wilson, "Shyness and boldness in pumpkinseed sunfish: Individual differences are context-specific," Animal Behavior 56(October 1998):927-936.
2333. Adrienne Mayor, "What's new, honey?" Science News 154(31 October 1998):275.
2334. Robert Root-Bernstein, Michele Root-Bernstein, Honey, Mud, Maggots, and Other Medical Marvels: The Science Behind Folk Remedies and Old Wives' Tales, Mariner Books, 1998.
2335. Yoshihiro Ito, "Signal-responsive gating by a polyelectrolyte pelage on a nanoporous membrane," Nanotechnology 9(September 1998):205-207.
2336. Thomas Heinz, Dmitry M. Rudkevich, Julius Rebek Jr., "Pairwise selection of guests in a cylindrical molecular capsule of nanometre dimensions," Nature 394(20 August 1998):764-766.
2337. H. Lawrence Clever, "The Hydrated Hydronium Ion," J. Chem. Ed. 40(December 1963):637-641.
2338. J.O. Bockris, A.K.N. Reddy, Modern Electrochemistry, Plenum Press, New York, 1970.
2339. Myra Shackley, Neanderthal Man, Archon Books, Hamden, 1980.
2340. Shari Rudavsky, "The Secret Life of the Neanderthal," Omni 14(1991):42-44, 55-56.
2341. Ralph Solecki, Shanidar: The First Flower People, Knopf, New York, 1971.
2342. Erik Trinkhaus, The Shanidar Neandertals, Academic Press, New York, 1983.
2343. K.A. Dettwyler, "Can paleopathology provide evidence for compassion?" Amer. J. Physical Anthropology 84(1991):375-384.
2344. V.D.D. Jabon, G.V. Fedorovich, N.V. Samsonenko, "Catalytically induced D-D fusion in ferroelectrics," Brazillian J. Phys. 27(December 1997):515-521.
2345. "Microbial soup," Science 282(18 December 1998):2147. See also: http://www.tigr.org/tdb/mdb/mdb.html.
2346. I. Laffafian, M.B. Hallett, "Lipid-assisted microinjection: Introducing material into the cytosol and membranes of small cells," Biophys. J. 75(November 1998):2558-2563.
2347. Carol Featherstone, "Coming to Grips With The Golgi," Science 282(18 December 1998):2172-2174.
2348. Geoffrey Chang, Robert H. Spencer, Allen T. Lee, Margaret T. Barclay, Douglas C. Rees, "Structure of the MscL Homolog from *Mycobacterium tuberculosis*: A Gated Mechanosensitive Ion Channel," Science 282(18 December 1998):2220-2226.
2349. Leo Szilard, "On the Decrease of Entropy in a Thermodynamic System by the Intervention of Intelligent Beings," Zeitschrift fur Physik 53(1929):840-856 and Behav. Sci. 9(1964):301-310. See also: B.T. Feld, G.W. Szilard, The Collected Works of Leo Sziland: Scientific Papers, The MIT Press, London, 1972.
2350. L. Brillouin, "Maxwell's Demon Cannot Operate: Information and Entropy," J. Appl. Phys. 22(March 1951):334-337; "Physical entropy and information," J. Appl. Phys. 22(March 1951):338-343. See also: L. Brillouin, Science and Information Theory, Second Edition, Academic Press, New York, 1962.
2351. Akihiko Teshigahara, Masakane Watanabe, Nobuaki Kawahara, Yoshinori Ohtsuka, Tadashi Hattori, "Performance of a 7-mm Microfabricated Car," J. Microelectromech. Syst. 4(June 1995):76-80.
2352. Harumi Suzuki, Nobuyuki Ohya, Nobuaki Kawahara, Masao Yokoi, Sigeru Ohyanagi, Takashi Kurahashi, Tadashi Hattori, "Shell-body fabrication for micromachines," J. Micromech. Microeng. 5(1995):36-40.
2353. Kenji Suzuki, Isao Shimoyama, Hirofumi Miura, "Insect-Model Based Microrobot with Elastic Hinges," J. Microelectromech. Syst. 3(March 1994):4-9.
2354. Dustin W. Carr, Harold G. Craighead, "Fabrication of nanoelectromechanical systems in single crystal silicon using silicon on insulator substrates and electron beam lithography," J. Vac. Sci. Technol. B 15(November/December 1997):2760-2765. See also: Science News 152(30 August 1997):143.
2355. Vasant Natarajan, R.E. Behringer, D.M. Tennant, G. Timp, "Nanolithography using a laser focused neutral atom beam," J. Vac. Sci. Technol. B 13(November/December 1995):2823-2827.
2356. Paul McWhorter, "Sandia National Laboratories Intelligent Micromachine Initiative," see at: http://www.mdl.sandia.gov/Micromachine.
2357. Stephen Y. Chou, P.R. Krauss, P.J. Renstrom, "Imprint Lithography with 25-Nanometer Resolution," Science 272(5 April 1996):85-87.
2358. "Nanoimprint Lithography" and "Nanoscale Transistors Fabricated using Nanoimprint Lithography," DARPA-ETO Electronics, 24 July 1998, at http://www.darpa.mil/eto/ULTRA/Weeklies.htm; see also http://www.ee.princeton.edu/~chouweb.
2359. U. Rembold, R. Dillmann, Institute for Real-Time Computer Systems & Robotics, MicroRobot Project Group, 16 October 1997, http://wwwipr.ira.uka.de/~santa/microrob.html.
2360. Jean-Marc Breguet, P. Renaud, "A 4-Degrees-of-Freedom Microrobot with Nanometer Resolution," Robotics 14(1996):199-203. See also: http://dmtwww.epfl.ch/isr/hpr/jmbreguet.html.
2361. "Smoovy Motor Applications: A 1 cc mobile robot," LAMI Miniature Robots and Subsystems Group, June 1997, http://diwww.epfl.ch/w3lami/mirobots/smoovy.html.
2362. "Microrobots: Features of Jemmy, our tiny 1 cm^3 robot," LAMI Miniature Robots and Subsystems Group, 31 August 1998, http://lamiwww.epfl.ch/lami/mirobots/1cubes.html.
2363. V.R. Dhuler, M. Mehregany, S.M. Philips, J.H. Lang, "A comparative study of bearing design and operational environments for harmonic side-drive micromotors," Proc. IEEE Micro Electro Mechanical Systems, Travemunde, Germany, 1992, pp. 171-176.

2364. Rebecca J. Jackman, Scott T. Brittain, Allan Adams, Mara G. Prentiss, George M. Whitesides, "Design and Fabrication of Topologically Complex, Three-Dimensional Microstructures," Science 280(26 June 1998):2089-2091.
2365. R.J. Tonucci, B.L. Justus, A.J. Campillo, C.E. Ford, "Nanochannel Array Glass," Science 258(30 October 1992):783-787.
2366. Doug Stewart, "New Machines are Smaller than a Hair, and Do Real Work," Smithsonian 21(November 1990):85-96.
2367. Ivan Amato, "The Small Wonders of Microengineering," Science 253(26 July 1991):387-388.
2368. Frank Caruso, Rachel A. Caruso, Helmuth Mohwald, "Nanoengineering of Inorganic and Hybrid Hollow Spheres by Colloidal Templating," Science 282(6 November 1998):1111-1114.
2369. Anvar A. Zakhidov et al., "Carbon Structures with Three-Dimensional Periodicity at Optical Wavelengths," Science 282(30 October 1998):897-901.
2370. Robert Pool, "Lining up Atoms With Laser Light," Science 255(20 March 1992):1514.
2371. Roberto Dizon, Hongtao Han, Armistead G. Russell, Michael L. Reed, "An Ion Milling Pattern Transfer Technique for Fabrication of Three-Dimensional Micromechanical Structures," J. Microelectromech. Syst. 2(December 1993):151-159.
2372. Yogesh Gianchandani, Khalil Najafi, "Batch-assembled multi-level micromachined mechanisms from bulk silicon," J. Micromech. Microeng. 2(1992):80-85.
2373. Shuichi Shoji, Masayoshi Esashi, "Microfabrication and Microsensors," Appl. Biochem. Biotech. 41(1993):21-34.
2374. S.S. Lee, L.Y. Lin, K.S.J. Pister, M.C. Wu, H.C. Lee, P. Grodzinski, "Passively Aligned Hybrid Integration of 8 x 1 Micromachined Micro-Fresnel Lens Arrays and 8 x 1 Vertical-Cavity Surface-Emitting Laser Arrays for Free-Space Optical Interconnect," IEEE Photonics Technol. Lett. 7(September 1995):1031-1033.
2375. "Diamond—A Gear's Best Friend," Science 261(24 September 1993):1673.
2376. John D. Hunn, S.P. Withrow, C.W. White, R.E. Clausing, L. Heatherly, C. Paul Christensen, "Fabrication of single-crystal diamond microcomponents," Appl. Phys. Lett. 65(12 December 1994)3072-3074.
2377. I.A. Waitz, G. Gauba, Y.-S. Tzeng, paper presented at the A.S.M.E. International Engineering Congress and Exposition, Atlanta, November 1996.
2378. A.H. Epstein, S.D. Senturia, "Macro Power from Micro Machinery," Science 276(23 May 1997):1211.
2379. M. Mehregany, K.J. Gabriel, W.S. Trimmer, "Integrated fabrication of polysilicon mechanisms," IEEE Trans. Electron. Devices ED-35(1988):719-723.
2380. L.S. Fan, Y.C. Tai, R.S. Miller, "Integrated movable micromechanical structures for sensors and actuators," IEEE Trans. Electron. Devices ED-35(1988):724-730.
2381. M. Fleischer, H. Meixner, "Ultrasonic Motors," Mechatronics 1(1991):403-415.
2382. Christian Burrer, Jaume Esteve, Emilio Lora-Tamayo, "Resonant Silicon Accelerometers in Bulk Micromachining Technology -- An Approach," J. Microelectromech. Syst. 5(June 1996):122-129.
2383. Ezekiel J.J. Kruglick, Brett A. Warneke, Kristofer S.J. Pister, "CMOS 3-Axis Accelerometers with Integrated Amplifier," Proc. IEEE Micro Electro Mechanical Systems Workshop 1998 (MEMS '98).
2384. M. Kraft, C.P. Lewis, T.G. Hesketh, "Closed Loop Silicon Accelerometers," IEE Proc. Circuits Devices Syst. 145(1998):325-331.
2385. A.F. Vakakis, J.W. Burdick, T.K. Caughey, "An Interesting Attractor in the Dynamics of a Hopping Robot," International Journal of Robotics Research 10(December 1991):606-618.
2386. R.T. M'Closkey, J.W. Burdick, "On the Periodic Motions of a Hopping Robot with Vertical and Forward Motion," International Journal of Robotics Research 12(June 1993):197-218.
2387. G.S. Chirikjian, J.W. Burdick, "The Kinematics of Hyper-Redundant Robotic Locomotion," IEEE Trans. on Robotics and Automation 11(December 1995):781-793.
2388. John D. Madden, Tanya Kanigan, Peter Madden, Ian W. Hunter, "Nanofabrication of Conducting Polymer-Based Artificial Muscle," paper presented at the 1997 Albany Conference on Biomolecular Motors and Nanomachines; see abstract at: http://www.wadsworth.org/albcon97/abstract/madden.htm.
2389. R.E. Smalley, "Chemistry on the Nanometer Scale -- Introductory Remarks," 1996 Welch Conference in Chemistry, at: http://cnst.rice.edu/NanoWelch.html.
2390. R. Sakowicz, M.S. Berdelis, K. Ray, C.L. Blackburn, C. Hopmann, D.J. Faulkner, L.S. Goldstein, "A marine natural product inhibitor of kinesin motors," Science 280(10 April 1998):292-295.
2391. Trevor Douglas, Mark Young, "Host-guest encapsulation of materials by assembled virus protein cages," Nature 393(14 May 1998):152-155.
2392. K. Eric Drexler, "Building molecular machine systems," Trends in Biotechnology 17(January 1999):5-7. See also: http://www.imm.org/Reports/Rep008.html.
2393. J.W. Bryson et al., "Protein Design: A Hierarchic Approach," Science 270(1995):935-941.
2394. W.F. DeGrado, L. Regan, S.P. Ho, "The Design of a Four-Helix Bundle Protein," Cold Spring Harbor Symposia on Qualitative Biology 52(1987):521-526. See also: W.F. Degrado, "Design of Peptides and Proteins," Adv. Protein Chem. 39(1988):51-124 and L. Regan, W.F DeGrado, "Characterization of a helical protein designed from first principles," Science 241(19 August 1988):976-978.
2395. M. Mutter et al., "The Construction of New Proteins, Artificial Folding Units by Assembly of Amphiphilic Secondary Structures on a Template," Helv. Chim. Acta 71(1988):835-847.
2396. K.W. Hahn, W.A. Klis, J.M. Steward, "Design and Synthesis of a Peptide Having Chymotrypsin-Like Esterase Activity," Science 248(1990):1544-1547.
2397. K.E. Drexler, "Nanotechnology and Aging," Age 15(October 1992):143.
2398. Tanja Kortemme, Marina Ramirez-Alvarado, Luis Serrano, "Design of a 20-Amino Acid, Three-Stranded β-Sheet Protein," Science 281(10 July 1998):253-256.
2399. S. Borman, "Peptoids Eyed for Gene Therapy Applications," C&EN (4 May 1998):56-57.
2400. Pehr B. Harbury, Joseph J. Plecs, Bruce Tidor, Tom Alber, Peter S. Kim, "High-Resolution Protein Design with Backbone Freedom," Science 282(20 November 1998):1462-1467.
2401. Pierre Broun, John Shanklin, Ed Whittle, Chris Somerville, "Catalytic Plasticity of Fatty Acid Modification Enzymes Underlying Chemical Diversity of Plant Lipids," Science 282(13 November 1998):1315-1317.
2402. Christopher J. Noren, Spencer J. Anthony-Cahill, Michael C. Griffith, Peter G. Shultz, "A General Method for Site-Specific Incorporation of Unnatural Amino Acids into Proteins," Science 244(14 April 1989):182-188.
2403. David Mendel, Jonathan A. Ellman, Zhiyuh Chang, David L. Veenstra, Peter A. Kollman, Peter G. Schultz, "Probing Protein Stability with Unnatural Amino Acids," Science 256(26 June 1992):1798-1802.
2404. Joseph A. Piccirilli, Tilman Krauch, Simon E. Moroney, Steven A. Benner, "Enzymatic incorporation of a new base pair into DNA and RNA extends the genetic alphabet," Nature 343(4 January 1990):33-37.
2405. Herman J.C. Berendsen, "A Glimpse of the Holy Grail?" Science 282(23 October 1998):642-643.
2406. Themis Lazaridis, Martin Karplus, "New View of Protein Folding Reconciled with the Old Through Multiple Unfolding Simulations," Science 278(12 December 1997):1928-1931.
2407. X. Daura, B. Jaun, D. Seebach, W.F. Van Gunsteren, A.E. Mark, "Reversible peptide folding in solution by molecular dynamics simulation," J. Mol. Biol. 280(31 July 1998):925-932.
2408. Vukica Srajer et al., "Photolysis of the Carbon Monoxide Complex of Myoglobin: Nanosecond Time-Resolved Crystallography," Science 274(6 December 1996):1726-1729.
2409. Chengde Mao, Weiqiong Sun, Zhiyon Shen, Nadrian C. Seeman, "A Nanomechanical Device Based on the B-Z Transition of DNA," Nature 397(14 January 1999):144-146.
2410. M.H. Hecht, J.S. Richardson, D.C. Richardson, R.C. Ogden, "De Novo Design, Expression, and Characterization of Felix: A Four-Helix Bundle Protein of Native-like Sequence," Science 249(24 August 1990):884-891.
2411. S. Kamtekar, J.M. Schiffer, H. Xiong, J.M. Babik, M.H. Hecht, "Protein Design by Binary Patterning of Polar and Nonpolar Amino Acids," Science 262(10 December 1993):1680-1685.
2412. M.D. Struthers, R.P. Cheng, B. Imperiali, "Design of a Monomeric 23-residue Polypeptide with Defined Tertiary Structure," Science 271(19 January 1996):342-345.
2413. C.E. Schafmeister, S.L. LaPorte, L.J.W. Miercke, R.M. Stroud, "A designed four helix bundle protein with native-like structure," Nature Struct. Biol. 4(December 1997):1039-1046.
2414. N.C. Seeman, "Nucleic acid junctions: Building blocks for genetic engineering in three dimensions," in R.H. Sarma, ed., Biomolecular Stereodynamics, Adenine, New York, 1981, pp. 269-277.
2415. A. Paul Alivisatos, Kai P. Johnsson, Xiaogang Peng, Troy E. Wilson, Colin J. Loweth, Marcel P. Bruchez Jr., Peter G. Schultz, "Organization of `nanocrystal molecules' using DNA," Nature 382(15 August 1996):609-611.
2416. J. Shi, D.E. Bergstrom, "Assembly of novel DNA cycles with rigid tetrahedral linkers," Angew. Chem. Int. Ed. Engl. 36(1997):111-113.
2417. J.H. Chen, N.R. Kallenbach, N.C. Seeman, "A specific quadrilateral synthesized from DNA branched junctions," J. Am. Chem. Soc. 111(1989):6402-6407.
2418. Y. Zhang, N.C. Seeman, "A solid-support methodology for the construction of geometrical objects from DNA," J. Am. Chem. Soc. 114(1992):2656-2663.
2419. N.C. Seeman, "Nucleic acid junctions and lattices," J. Theor. Biol. 99(1982):237-247.
2420. X. Li, X. Yang, J. Qi, N.C. Seeman, "Antiparallel DNA double crossover molecules as components for nanoconstruction," J. Am. Chem. Soc. 118(1996):6131-6140.
2421. P.J. Hagerman, "Flexibility of DNA," Ann. Rev. Biophys. Biophys. Chem. 17(1988):265-286.
2422. N.C. Seeman, J.M. Rosenberg, A. Rich, "Sequence specific recognition of double helical nucleic acids by proteins," Proc. Natl. Acad. Sci. USA 73(1976):804-808.
2423. Bruce Smith, Markus Krummenacker, "DNA-Guided Assembly of Proteins as a Pathway to an Assembler," paper presented at the 1997 Albany Conference on Biomolecular Motors and Nanomachines; see abstract at: http://www.wadsworth.org/albcon97/abstract/krummena.htm.
2424. Custom DNA and peptide sequence Web ordering; see: http://www.perkin-elmer.com:80/ds/230000/dsww0002.html;
http://www.cris.com/~biotech/oligoweb.html;
http://mmr.bmb.colostate.edu/dna/forms/orderDNANet.html;
http://www.genosys.com/text/prods/olg_onl.htm;

http://www.biosyn.com/order.htm; and
http://mbcf.dfci.harvard.edu/docs/oligoform.html.
2425. J.R. Dennis, J. Howard, V. Vogel, "Molecular shuttles: directed motion of microtubules along nanoscale kinesin tracks," Nanotechnology 10(December 1999):In press. John R. Dennis, Jonathan Howard, Viola Vogel, "Guiding Molecular Shuttles by Nanoscale Surface Topologies," paper presented at the Sixth Foresight Conference on Molecular Nanotechnology, November 1998.
2426. Robert F. Service, "Borrowing From Biology to Power the Petite," Science 283(1 January 1999):27-28. See also: Jonathan Knight, "The engine of creation," New Scientist 162(19 June 1999); see at: http://www.newscientist.com/ns/19990619/theengineo.html.
2427. Peter Bennetto, "Microbial Fuel Cell," Materials from the NCBE; see http://134.225.167.114/ncbe/MATERIALS/fuelcell.html.
2428. See: "The Lion Fuel Cell," http://www.lion-breath.com/Fteclionfuelcell.html; and "Breath alcohol analysis technology," http://www.lion-breath.com/Fbreathtech.html.
2429. Intoximeters, Inc., "Fuel Cell Technology Applied to Alcohol Breath Testing," 1995-1997; see: http://www.intox.com/Products/Fuel_Cell_WP.html.
2430. Steven S. Smith, Luming Niu, David J. Baker, John A. Wendel, Susan E. Kane, Darrin S. Joy, "Nucleoprotein-based nanoscale assembly," Proc. Natl. Acad. Sci. 94(18 March 1997):2162-2167. See also: http://www.pnas.org/cgi/content/full/94/6/2162.
2431. Russell Mills, "Steps Toward Nanotechnology," Foresight Update No. 8, 15 March 1990, pp. 8-9.
2432. Wade Roush, "Counterfeit Chromosomes for Humans," Science 276(4 April 1997):38-39.
2433. G.M. Whitesides, J.P. Mathias, C. Seto, "Molecular self-assembly and nanochemistry: A chemical strategy for the synthesis of nanostructures," Science 254(1991):1312-1319. See also: G.M Whitesides, "Self-Assembling Materials," Scientific American 273(September 1995):114-117.
2434. William B. Wood, R.S. Edgar, "Building a Bacterial Virus," Scientific American 217(July 1967):61-66.
2435. R.S. Edgar, I. Lielausis, "Some Steps in the Morphogenesis of Bacteriophage T4," J. Mol. Biol. 32(March 1968):263-276.
2436. M.R. Ghadiri, J.R. Granja, R.A. Milligan, D.E. McRee, N. Khazanovich, "Self-Assembling Organic Nanotubes Based on a Cyclic Peptide Architecture," Nature 366(1993):324-327.
2437. T.D. Clark, M.R. Ghadiri, "Supramolecular Design by Covalent Capture: Design of a Peptide Cylinder via Hydrogen Bond-Promoted Intermolecular Olefin Metathesis," J. Am. Chem. Soc. 117(1995):12364-12365.
2438. J.M. Buriak, M.R. Ghadiri, "Self-Assembly of Peptide Based Nanotubes," Mater. Sci. Eng. C4(1997):207-212.
2439. H.S. Kim, J.D. Hartgerink, M. Reza Ghadiri, "Oriented Self-Assembly of Cyclic Peptide Nanotubes in Lipid Membranes," J. Am. Chem. Soc. 120(1998):4417-4424.
2440. Thomas D. Clark, Lukas K. Buehler, M. Reza Ghadiri, "Self-Assembling Cyclic β-3-Peptide Nanotubes as Artificial Transmembrane Ion Channels," J. Am. Chem. Soc. 120(1998):651-656.
2441. K. Kobayashi, J.R. Granja, M.R. Ghadiri, "β-Sheet Peptide Architecture: Measuring the Relative Stability of Parallel vs. Antiparallel β-Sheets," Angew. Chem. Int. Ed. Engl. 34(1995):95-98.
2442. N. Khazanovich, J.R. Granja, D.E. McRee, R.A. Milligan, M.R. Ghadiri, "Nanoscale Tubular Ensembles with Specified Internal Diameters: Design of a Self-Assembled Nanotube with a 13-Angstrom Pore," J. Am. Chem. Soc. 116(1994):6011-6012.
2443. J.R. Granja, M.R. Ghadiri, "Channel-Mediated Transport of Glucose Across Lipid Bilayers," J. Am. Chem. Soc. 116(1994):10785-10786.
2444. Christof M. Niemeyer, "DNA as a Material for Nanotechnology," Angew. Chem. Int. Ed. Engl. 36(1997):585-587.
2445. Jean-Marie Lehn, "Supramolecular Chemistry -- Scope and Perspectives: Molecules, Supermolecules, and Molecular Devices (Nobel Lecture)," Angew. Chem. Int. Ed. Engl. 27(January 1988):89-112.
2446. J.L. Atwood, J.E.D. Davies, D.D. MacNicol, F. Vogtle, eds., Comprehensive Supramolecular Chemistry, Pergamon Press, New York, 1996.
2447. N. Herron, "Catalytic aspects of inclusion in zeolites," in J.L. Atwood, J.E.D. Davies, D.D. MacNicol, Inclusion Compounds, Vol. 5, Oxford University Press, Cambridge, 1991.
2448. Robert Pool, "The Smallest Chemical Plants," Science 263(25 March 1994):1698-1699.
2449. Seong Su Kim, Wenzhong Zhang, Thomas J. Pinnavaia, "Ultrastable Mesostructured Silica Vesicles," Science 282(13 November 1998):1302-1305.
2450. J. Rebek, "Molecular recognition with model systems," Angew. Chem. Int. Ed. Engl. 29(1990):245-255.
2451. T. Tjivikua, P. Ballester, J. Rebek, Jr., "A Self-Replicating System," J. Am. Chem. Soc. 112(1990):1249-1250.
2452. James S. Nowick, Qing Feng, Tjama Tjivikua, Pablo Ballester, Julius Rebeck, Jr., "Kinetic Studies and Modeling of a Self-Replicating System," J. Am. Chem. Soc. 113(1991):8831-8839.
2453. D.D. MacNicol, J.J. McKendrick, D.R. Wilson, "Clathrates and Molecular Inclusion Phenomena," Chem. Soc. Rev. 7(1978):65-87.
2454. M. Simard, S. Dan, J.D. Wuest, "Use of Hydrogen Bonds to Control Molecular Aggregation. Self-Assembly of Three-Dimensional Networks with Large Chambers," J. Am. Chem. Soc. 113(1991):4696-4698.
2455. A. Ulman, An Introduction to Ultrathin Organic Films From Langmuir-Blodgett to Self-Assembly, Academic Press, Boston, 1991.
2456. G.R. Fleischaker, S. Colonna, P.L. Luisi, eds., Self-Production of Supramolecular Structures From Synthetic Structures to Models of Minimal Living Systems, NATO ASI Ser. C Vol. 446, Kluwer Academic Publishers, Dordrecht, 1994.
2457. D.H. Lee, J.R. Granja, J.A. Martinez, K. Severin, M.R. Ghadiri, "A Self-Replicating Peptide," Nature 382(1996):525-528.
2458. D.H. Lee, K. Severin, M.R. Ghadiri, "Autocatalytic Networks: The Transition from Molecular Self-Replication to Ecosystems," Curr. Opin. Chem. Biol. 1(1997):491-496.
2459. D.H. Lee, K. Severin, Y. Yokobayashi, M.R. Ghadiri, "Emergence of Symbiosis in Peptide Self-Replication Through A Hypercyclic Network," Nature 390(1997):591-594.
2460. D.H. Lee, K. Severin, M.R. Ghadiri, "Dynamic Error Correction in Autocatalytic Peptide Networks," Angew. Chem. Int. Ed. Engl. 37(1998):126-128.
2461. Samson Jenekhe, X. Linda Chen, "Self-Assembly of Ordered Microporous Materials from Rod-Coil Block Copolymers," Science 283(15 January 1999):372-375.
2462. T.W.R. Petrie, "A Review of Possible Fusion Fuels," in G.H. Miley, ed., Advanced Energy Conversion for Fusion Reactors, Univ. of Illinois Report COO-2218-18, 1974, pp. A1-A17.
2463. Robert B. Leighton, Principles of Modern Physics, McGraw-Hill Book Company, New York, 1959.
2464. Christian Munkel, Jorg Langowski, "Chromosome structure predicted by a polymer model," Phys. Rev. E 57(May 1998):5888-5896.
2465. Tobias A. Knoch, "Three-Dimensional Organization of Chromosome Territories in Simulation and Experiments," (German), Diploma-Thesis, German Cancer Research Center, Heidelberg, Faculty for Physics and Astronomy, University of Heidelberg, 1998.
2466. R.K. Sachs, G. van den Engh, B. Trask, H. Yokota, J.E. Hearst, "A random-walk/giant-loop model for interphase chromosomes," Proc. Natl. Acad. Sci. 92(1995):2710-2714.
2467. Kenneth J. Pienta, Donald S. Coffey, "A structural analysis of the role of the nuclear matrix and DNA loops in the organization of the nucleus and chromosome," in P.R. Cook, R.A. Laskey, eds., Higher Order Structure in the Nucleus, J. Cell Sci. Suppl. I(1984):123-135.
2468. H. van Bekkum, E.M. Flanigen, J.C. Jansen, eds., Introduction to Zeolite Science and Practice, Elsevier, Amsterdam, 1991. See also: W.M. Meier, D.H. Olson, C. Baerlocher, Atlas of Zeolite Structure Types, Elsevier, Boston MA, 1996.
2469. George T. Kerr, "Synthetic Zeolites," Scientific American 261(July 1989):100-105. See also: John Meurig Thomas, "Solid Acid Catalysts," Scientific American 266(April 1992):112-118.
2470. Donald A. Tomalia, "Dendrimer Molecules," Scientific American 272(May 1995):62-66.
2471. George R. Newkome, Claus D. Weis, Charles N. Moorefield, Ingrid Weis, "Detection and Functionalization of Dendrimers Possessing Free Carboxylic Acid Moieties," Macromolecules 30(1997):2300-2304.
2472. K. Mislow, "Molecular Machinery in Organic Chemistry," Chemtracts-Org. Chem. 2(1989):151-174.
2473. Robert F. Service, "Not-So-Square Molecules," Science 271(12 January 1996):145-146.
2474. J.K. Gimzewski, C. Joachim, R.R. Schlittler, V. Langlais, H. Tang, I. Johannsen, "Rotation of a Single Molecule Within a Supramolecular Bearing," Science 281(24 July 1998):531-533.
2475. Matthias Wintermantel, Markus Gerle, Karl Fischer, Manfred Schmidt, Isao Wataoka, Hiroshi Urakawa, Kanji Kajiwara, Yasuhisa Tsukhara, "Molecular Bottlebrushes," Macromolecules 29(29 January 1996):978-983.
2476. Philippe Cluzel, Anne Lebrun, Christoph Heller, Richard Lavery, Jean-Louis Viovy, Didier Chatenay, Francois Caron, "DNA: An Extensible Molecule," Science 271(9 February 1996):792-794.
2477. Steven B. Smith, Yujia Cui, Carlos Bustamonte, "Overstretching B-DNA: The Elastic Response of Individual Double-Stranded and Single-Stranded DNA Molecules," Science 271(9 February 1996):795-799.
2478. T. Kajiyama, H. Kikuchi, M. Katayose, S. Shinkai, "Photo-driven active transport of metal cations through polymer/(liquid crystal)/(Azobenzene crown ether) ternary composite thin films," New Polymeric Materials 1(1987/1988):99-106.
2479. G.W. Gokel, Crown Ethers and Cryptands, Royal Society of Chemistry, London, 1991.
2480. P.L. Anelli et al., "Molecular Meccano. 1. [2]Rotaxanes and a [2]Catenane Made to Order," J. Am. Chem. Soc. 114(1992):193-218.
2481. G. Schill, Catenanes, Rotaxanes and Knots, Academic Press, New York, 1971. See also: D.B. Amabilino, J.F. Stoddart, Chem. Rev. 95(1995):2725-2828.
2482. Fraser Stoddart, "Making molecules to order," Chem. in Britain 27(August 1991):714-718.
2483. Peter R. Ashton, Richard A. Bissell, Neil Spencer, J. Fraser Stoddart, Malcolm S. Tolley, "Towards Controllable Molecular Shuttles," Synlett (November 1992):914-926.

2484. Marcos Gomez-Lopez, Jon A. Preece, J. Fraser Stoddart, "The art and science of self-assembling molecular machines," Nanotechnology 7(September 1996):183-192.

2485. D.B. Amabilino, P.R. Ashton, A.S. Reder, N. Spencer, J.F. Stoddart, "The two-step self-assembly of [4]- and [5]-catenanes," Angew. Chem. Int. Ed. Engl. 33(1994):433-437. See also: "Another Gain in Self-Assembly," Science 265(29 July 1994):608.

2486. Robert L. Duda, "Protein chainmail: Catenated protein in viral capsids," Cell 94(10 July 1998):55-60. See also: J. Travis, "Protein chain mail offers armor for viruses," Science News 154(18 July 1998):38.

2487. Gerhard Wenz, Bruno Keller, "Threading Cyclodextrin Rings on Polymer Chains," Angew. Chem. Int. Ed. Engl. 31(1992):197-199. See also: Ivan Amato, "The Molecular Bead Game," Science 260(16 April 1993):293-294.

2488. Guang Li, Linda B. McGown, "Molecular Nanotube Aggregates of β- and γ-Cyclodextrins Linked by Diphenylhexatrienes," Science 264(8 April 1994):249-251.

2489. Franz H. Kohnke, John P. Mathias, J. Fraser Stoddart, "Structure-Directed Synthesis of New Organic Materials," Angew. Chem. Int. Ed. Engl. 28(1989):1103-1110.

2490. P.R. Ashton, N.S. Isaacs, F.H. Kohnke, J.P. Mathias, J.F. Stoddart, "Stereoregular Oligomerization by Repetitive Diels-Alder Reactions," Angew. Chem. Int. Ed. Engl. 28(1989):1258-1261.

2491. J.S. Lindsey, "Self-Assembly in Synthetic Routes to Molecular Devices. Biological Principles and Chemical Perspectives: A Review," New J. Chem. 15(1991):153-180.

2492. D.J. Cram, "Preorganization -- From Solvents to Spherands," Angew. Chem. Int. Ed. Engl. 25(1986):1039-1134.

2493. F. Diederich, Cyclophanes, Royal Society of Chemistry, London, 1991. See also: "Complexation of Neutral Molecules by Cyclophane Hosts," Angew. Chem. Int. Ed. Engl. 27(1988):362-386.

2494. P.J. Fagan, M.D. Ward, J.C. Calabrese, "Molecular Engineering of Solid-State Materials: Organometallic Building Blocks," J. Am. Chem. Soc. 111(1989):1698-1719.

2495. X. Yang, W. Jiang, C.B. Knobler, M.F. Hawthorne, "Rigid-Rod Molecules: Carborods. Synthesis of Tetrameric p-Carboranes and the Crystal Structure of Bis(tri-n-butylsilyl)tetra-p-carborane" J. Am. Chem.Soc. 114(1992):9719-9721.

2496. Roland Pease, "Nanoworlds Are Made of This," New Scientist 146(10 June 1995):26-29.

2497. F.H. Walker, K.B. Wiberg, J. Michl, "[2.2.1]Propellane," J. Am. Chem. Soc. 104(1982):2056-2057.

2498. J. Michl, "Synthesis of Giant Modular Structures," in C. Chatgilialoglu, V. Snieckus, eds., Chemical Synthesis: Gnosis to Prognosis, Kluwer: Dordrecht, The Netherlands, 1996, pp. 429 et seq.

2499. J. Michl, ed., Modular Chemistry, NATO ASI Series, Vol. C499, Kluwer: Dordrecht, The Netherlands, 1997.

2500. A.C. Friedli, P. Kaszynski, J. Michl, "Towards a Molecular-size Construction Set: 3,3(n-1)- Bisacetylthio[n]staffanes," Tetrahedron Lett. 30(1989):455-458.

2501. G.S. Murthy, K. Hassenruck, V.M. Lynch, J. Michl, "[n]Staffanes: The Parent Hydrocarbons," J. Am. Chem. Soc. 111(1989):7262-7264.

2502. Andrienne C. Friedli, Vincent M. Lynch, Piotr Kaszynski, Josef Michl, "Structures of Six Terminally Substituted [n]Staffanes, n = 1-4," Acta Cryst. B 46(1990):377-389.

2503. M.S. Gudipati, S.J. Hamrock, V. Balaji, J. Michl, "Infrared Spectra of [n]Staffanes," J. Phys. Chem. 96(1992):10165-10176.

2504. Huey C. Yang, Thomas F. Magnera, Chongmuk Lee, Allen J. Bard, Josef Michl, "Rigid-Rod Langmuir-Blodgett Films from [n]Staffane-3-carboxylates," Langmuir 8(1992):2740-2746.

2505. Tomasz Janecki, Shu Shi, Piotr Kaszynski, Josef Michl, "[n]Staffanes with Terminal Nitrile and Isonitrile Functionalities and Their Metal Complexes," Collect. Czech. Chem. Commun. 58(1993):89-104.

2506. Piotr Kaszynski, Josef Michl, "[n]Staffanes," in B. Halton, ed., Advances in Strain in Organic Chemistry, IV, JAI Press Inc., Greenwich CT, 1995, pp. 283 et seq.

2507. Josef Michl, "[n]Staffanes: Inert Rods for a Molecular Construction Set," 1995 McGraw Hill Yearbook of Science and Technology, McGraw Hill, New York, pp. 391 et seq.

2508. Ctibor Mazal, Alex J. Paraskos, Josef Michl, "Symmetric Bridgehead-to-Bridgehead Coupling of Bicyclo[1.1.1]pentanes and [n]Staffanes," J. Org. Chem. 63(1998):2116-2119.

2509. Piotr Kaszynski, Josef Michl, "[n]Staffanes: A Molecular-Size `Tinkertoy' Construction Set for Nanotechnology. Preparation of End-functionalized Telomers and a Polymer of [1.1.1]Propellane," J. Am. Chem. Soc. 110(1988):5225-5226.

2510. Karin Hassenruck, Gudipati S. Murthy, Vincent M. Lynch, Josef Michl, "`Mixed Staffanes' as Intermediate Length Staffs for Molecular-size Tinkertoys. Parent Hydrocarbons and Terminal Diiodides Combining Bicyclo[1.1.1]pentane with Cubane or Bicyclo[2.2.2]octane Units," J. Org. Chem. 55(1990):1013-1016.

2511. Josef Michl, Piotr Kaszynski, Andrienne C. Friedli, Gudipati S. Murthy, Huey-Chin Yang, Randall E. Robinson, Neil D. McMurdie, Taisun Kim, "Harnessing Strain: From [1.1.1]Propellanes to Tinkertoys," in A. de Meijere, S. Blechert, eds., Strain and Its Implications in Organic Chemistry, NATO ASI Series, Vol. 273, Kluwer Academic Publishers:Dordrecht, The Netherlands, 1989, pp. 463-482.

2512. Piotr Kaszynski, Andrienne C. Friedli, Joseph Michl, "Toward a Molecular-Size `Tinkertoy' Construction Set. Preparation of Terminally Functionalized [n]Staffanes from [1.1.1]Propellane," J. Am. Chem. Soc. 114(1992):601-620.

2513. J. Muller, K. Base, T.F. Magnera, J. Michl, "Rigid-Rod Oligo-p-Carboranes for Molecular Tinkertoys," J. Am. Chem. Soc. 114(1992):9721-9722.

2514. Josef Michl, "The `Molecular Tinkertoy' Approach to Materials," Proceedings of the NATO ARW Applications of Organometallic Chemistry in the Preparation and Processing of Advanced Materials, Cap d'Agde, France, September 1994, Kluwer:Dordrecht, The Netherlands, 1995, pp. 243 et seq.

2515. Thomas F. Magnera, Laurence M. Peslherbe, Eva Korblova, Josef Michl, "The Organometallic `Molecular Tinkertoy' Approach to Planar Grid Polymers," J. Organomet. Chem. 548(1997):83-89.

2516. Jaroslav Vacek, Josef Michl, "A Molecular Tinkertoy Construction Kit: Computer Simulation of Molecular Propellers," New J. Chem. 21(1997):1259-1268.

2517. Thomas F. Magnera, Jaroslav Pecka, Jaroslav Vacek, Josef Michl, "Synthesis and Handling of Single Sheets of a Covalent Monolayer Square Grid Polymer," in M. Moskovits, V. Shalaev, eds., Nanostructural Materials: Clusters, Composites, and Thin Films, ACS Symposium Series 679, American Chemical Society, Washington DC, 1997, pp. 213-220.

2518. Robin M. Harrison, Thierry Brotin, Bruce C. Noll, Josef Michl, "Towards a Square Grid Polymer: Synthesis and Structure of Pedestal-Mounted Tetragonal Star Connectors, C_4R_4-Co-C_5Y_5," Organometallics 16(1997):3401-3412.

2519. T. Magnera, J. Pecka, J. Michl, "Synthesis of a Covalent Square Grid," in Science and Technology of Polymers & Advanced Materials, Plenum Press, New York, 1998.

2520. Lubomir Pospisil, Michael Heyrovsk, Jaroslav Pecka, Josef Michl, "Towards a Hexagonal Grid Polymer: Interaction of Tentacled 1,3,5-Tricarboranylbenzene Derivatives with Mercury Surface," Langmuir 13(1997):6294-6301.

2521. U. Schoberl, T.F. Magnera, R. Harrison, F Fleischer, J.L. Pflug, P.F.H. Schwab, X. Meng, D. Lipiak, B.C. Noll, V.S. Allured, T. Rudalevige, S. Lee, J. Michl, "Towards a Hexagonal Grid Polymer: Synthesis, Coupling, and Chemically Reversible Surface-Pinning of the Star Connectors, 1,3,5-$C_6H_3(CB_{10}H_{10}CX)_3$," J. Am. Chem. Soc. 119(1997):3907-3917.

2522. H.W. Gibson, H. Marand, "Polyrotaxanes: molecular composites derived by physical linkage of cyclic and linear species," Advanced Materials 5(1993):11 et seq.

2523. Jon Preece, Fraser Stoddart, "From Biology to Materials," in Richard R.H. Coombs, Dennis W. Robinson, eds., Nanotechnology in Medicine and the Biosciences, Gordon & Breach Publishers, Netherlands, 1996, pp. 211-230.

2524. M. Famulok, J.S. Nowick, J. Rebek, Jr., "Self-replicating systems," Acta Chem. Scand. 46(1992):315-324.

2525. L.E. Orgel, "Molecular replication," Nature 358(1992):203-209.

2526. T. Achilles, G. von Kiedrowski, "A self-replicating system from three starting materials," Angew. Chem. Int. Ed. Engl. 32(1993):1198-1201. See also: G. von Kiedrowski, "A Self-Replicating Hexadeoxynucleotide," Angew. Chem. Int. Ed. Engl. 25(1986):932-935.

2527. D. Philip, J.F. Stoddart, "Self-assembly in organic synthesis," Synlett 7(1991):445-458.

2528. A.G. Johnston, D.A. Leigh, R.J. Pritchard, M.D. Deegan, "Facile Synthesis and Solid State Structure of a Benzylic Amide [2]Catenane," Angew. Chem. Int. Ed. Engl. 34(1995):1209-1212.

2529. A.S. Lane, D.A. Leigh, A. Murphy, "Peptide-based Molecular Shuttles," J. Am. Chem. Soc. 119(1997):11092-11093.

2530. D.A. Leigh, A. Murphy, J.P. Smart, A.M.Z. Slawin, "Glycylglycine Rotaxanes -- The Hydrogen Bond-Directed Assembly of Synthetic Peptide Rotaxanes," Angew. Chem. Int. Ed. Engl. 36(1997):728-732.

2531. O.A. Matthews, A.N. Shipway, J.F. Stoddart, "Dendrimers -- branching out from curiosities into new technologies," Prog. Poly. Sci. 23(1998):1-56.

2532. D.B. Amabilino, et al., "Molecular meccano. 30. Oligocatenanes made to order," J. Am. Chem. Soc. 120(1998):4295-4307.

2533. P.R. Ashton, et al., "Supramolecular daisy chains," Angew. Chem 110(1998):1344-1347; Angew. Chem. Int. Ed. 37(1998):1294-1297.

2534. P.R. Ashton, et al., "Self-assembling supramolecular daisy chains," Angew. Chem. 110(1998):2016-2019; Angew. Chem. Int. Ed. 37(1998):1913-1916.

2535. D.B. Amabilino, P.R. Ashton, S.E. Boyd, J.Y. Lee, S. Menzer, J.F. Stoddart, D.J. WIlliams, "The five-stage self-assembly of a branched heptacatenane," Angew. Chem. 109(1997):2160-2162; Angew. Chem. Int. Ed. Engl. 36(1997):2070-2072.

2536. F. Diederich, M. Gomez-Lopez, J.-F. Nierengarten, J.A. Preece, F.M. Raymo, J.F. Stoddart, "The self-assembly of the first fullerene-containing [2]catenane," Angew. Chem. 109(1997):1611-1614; Angew. Chem. Int. Ed. Engl. 36(1997):1448-1451.

2537. P.R. Ashton, A.N. Collins, M.C.T. Fyfe, S. Menzer, J.F. Stoddart, D.J. Williams, "Supramolecular weaving," Angew. Chem. 109(1997):760-763; Angew. Chem. Int. Ed. Engl. 36(1997):735-739.

2538. F.M. Raymo, J.F. Stoddart, "Polyrotaxanes and pseudopolyrotaxanes," Trends Polym. Sci. 4(1996):208-211.

2539. F.M. Raymo, J.F. Stoddart, "Slippage -- a simple and efficient way to self-assemble [n]rotaxanes," Pure Appl. Chem. 69(1997):1987-1997.

2540. A. Credi, V. Balzani, S.J. Langford, J.F. Stoddart, "Molecular logic. An XOR gate based on a mechanical molecular machine," J. Am. Chem. Soc. 119(1997):2679-2681.

2541. P.R. Ashton, et al., "Molecular meccano. 24. Multiple stranded and multiply encircled pseudorotaxanes," J. Am. Chem. Soc. 119(1997):12514-12524.
2542. Roberto Ballardini, Vincenzo Balzani, Alberto Credi, Maria Teresa Gandolfi, Steven J. Langford, Stephan Menzer, Luca Prodi, J. Fraser Stoddart, Margherita Venturi, David J. Williams, "Simple Molecular Machines. Cyclical Chemically-driven Unthreading and Re-threading of a [2]Pseudorotaxane," Angew. Chem. Int. Ed. Engl. 35(1996):978-981.
2543. M. Asakawa, et al., "Molecular meccano. 8. Cyclobis(paraquat-4,4c-biphenylene)? An organic molecular square," Chem. Eur. J. 2(1996):877-893.
2544. John A. Wendel, Steven S. Smith, "Uracil as an alternative to 5-fluorocytosine in addressable protein targeting," Nanotechnology 9(September 1998):297-304.
2545. Keren Deng, Wen H. Ko, "Static friction of diamond-like carbon film in MEMS," Sensors and Actuators A 35(1992):45-50.
2546. T. Ross Kelly, Imanol Tellitu, Jose Perez Sestelo, "In Search of Molecular Ratchets," Angew. Chem. Int. Ed. Engl. 36(1997):1866-1868. See also: T. Ross Kelly, Jose Perez Sestelo, Imanol Tellitu, "New Molecular Devices: In Search of a Molecular Ratchet," J. Org. Chem. 63(1998):3655-3665; George Musser, "Taming Maxwell's Demon," Scientific American 280(February 1999):24.
2547. B.C. Hamann, K.D. Shimizu, J. Rebek, Jr., "Reversible Encapsulation of Guest Molecules in a Calixarene Dimer," Angew. Chem. Int. Ed. Engl. 35(1996):1326-1329. See also: "The Littlest Test-tube," Science 273(16 August 1996):877.
2548. Z. Wu, J.S. Moore, "A Freely-Hinged Macrotricycle with a Molecular Cavity," Angew. Chem. Int. Ed. Engl. 35(1996):297-299.
2549. R. Grotzfeld, N. Branda, J. Rebek, Jr., "Reversible Encapsulation of Disc-Shaped Guests by a Synthetic, Self-Assembled Host," Science 271(1996):487-489.
2550. M.M. Conn, J. Rebek, Jr., ""Self-Assembling Capsules," Chem. Rev. 97(1997):1647-1668.
2551. T. Szabo, G. Hilmersson, J. Rebek, Jr., "Dynamics of Assembly and Guest Exchange in the Tennis Ball," J. Am. Chem. Soc. 120(1998):6193-6194. See also: David Bradley, "A Game of Molecular Tennis, Anyone?" Science 263(4 March 1994):1222-1223.
2552. Kingsley L. Taft, Stephen J. Lippard, "Synthesis and Structure of $[Fe(OMe)_2(O_2CCH_2Cl)]_{10}$. A Molecular Ferric Wheel," J. Am. Chem. Soc. 112(19 December 1990):9629-9630.
2553. K.C. Nicolaou, Zhen Yang, Guo-qiang Shi, Janet L. Gunzner, Konstantinos A. Agrios, Peter Gartner, "Total Synthesis of Brevetoxin A," Nature 392(19 March 1998):264-269. See also: Kyriacos Costa Nicolaou, "Total Synthesis of Brevetoxin B. A Twelve-Year Synthetic Odyssey," Angew. Chem. Int. Ed. Engl. 35(1996):588-607; K.C. Nicolaou, F.B.J.T. Rutjes, J. Tiebes, M. Sato, E. Untersteller, X.-Y. Xiao, E. Theodorakis, "Total Synthesis of Brevetoxin B...," J. Am. Chem. Soc. 117(1995):1171-1172, 1173-1174.
2554. Edwin C. Constable, "Oligopyridines as Helicating Ligands," Tetrahedron 48(1992):10013-10059; E.C. Constable, D.R. Smith, "Metallosupramolecular helicates," in The Polymeric Materials Encyclopedia, CRC Press, Boca Raton FL, 1996, pp. 4237-4243; E.C. Constable, F.R. Heirtzler, M. Neuburger, M. Zehnder, "Selectivity in the self-assembly of directional helicates," Chem. Commun. (1996):933-934.
2555. James C. Nelson, Jeffery G. Saven, Jeffrey S. Moore, Peter G. Wolynes, "Solvophobically Driven Folding of Nonbiological Oligomers," Science 277(19 September 1997):1793-1796.
2556. M.C.T. Fyfe, J.F. Stoddart, A.J.P. White, D.J. Williams, "Novel clay-like and helical superstructures generated using arene-arene interactions," New J. Chem. 22(1998):155-157.
2557. J. Kang, J. Santamaria, G. Hilmersson, J. Rebek, Jr., "Diels-Alder Reactions Through Reversible Encapsulation," J. Am. Chem. Soc. 120(1998):3650-3656; "Self-Assembled Molecular Capsule Catalyzes a Diels-Alder Reaction," J. Am. Chem. Soc. 120(1998):7389-7390.
2558. R. Beerli, J. Rebek, Jr., "Barrelene Derivatives -- Potential Modules for Assembly," Tetrahedron Lett. 36(1995):1813-1816.
2559. E.C. Constable, E. Schofield, "Metal-directed assembly of box-like structures," Chem. Commun. (1998):403-404.
2560. James R. Sheats, et al., "Organic Electroluminescent Devices," Science 273(16 August 1996):884-888.
2561. Stuart R. Batten, Bernard F. Hoskins, Richard Robson, "Two Interpenetrating 3D Networks...," J. Am. Chem. Soc. 117(17 May 1995):5385-5386.
2562. Riccardo F. Carina, Christiane Dietrich-Buchecker, Jean-Pierre Sauvage, "Molecular Composite Knots," J. Am. Chem. Soc. 118(25 September 1996):9110-9116.
2563. S.I. Stupp, V. LeBonheur, K. Walker, L.S. Li, K.E. Huggins, M. Keser, A. Amstutz, "Supramolecular Materials: Self-Organized Nanostructures," Science 276(18 April 1997):384-389.
2564. I.A. Aksay, et al., "Biomimetic Pathways for Assembling Inorganic Thin Films," Science 273(16 August 1996):892-898.
2565. Rudiger Berger, Emmanuel Delamarche, Hans Peter Lang, Christoph Gerber, James K. Gimzewski, Ernst Meyer, Hans-Joachim Guntherodt, "Surface Stress in the Self-Assembly of Alkanethiols on Gold," Science 276(27 June 1997):2021-2024.
2566. Masad J. Damha, Kanjana Ganeshan, Robert H.E. Hudson, Steven V. Zabarylo, "Solid-phase synthesis of branched oligoribonucleotides related to messenger RNA splicing intermediates," Nucleic Acid Res. 20(December 1992):6565-6573.
2567. Paul A. Giannaris, Masad J. Damha, "Oligoribonucleotides containing 2'-5'-phosphodiester linkages exhibit binding selectivity for 3'-5'-RNA over 3'-5'-ssDNA," Nucleic Acid Res. 21(October 1993):4742-4749.
2568. R.H.E. Hudson, M.J. Damha, "Nucleic acid dendrimers -- novel biopolymer structures," J. Am. Chem. Soc. 115(24 March 1993):2119-2124.
2569. A.H. Uddin, M.A. Roman, J. Anderson, M.J. Damha, "A novel N3-functionalized thymidine linker for the stabilization of triple helical DNA," Chem. Commun. (1996):171-172.
2570. Philip E. Eaton, "Cubane: Starting Material for the 1990s and the New Century," Angew. Chem. Int. Ed. Engl. 31(1992):1421-1436.
2571. Philip E. Eaton, Kirill A. Lukin, "Through Space Amide-Activation of C-H Bonds in Triangulanes," J. Am. Chem. Soc 115(1993):11370-11375.
2572. J.S. Moore, "Hollow Organic Solids," Nature 374(1995):495-496.
2573. T.C. Bedard, J.S. Moore, "Design and Synthesis of a `Molecular Turnstile'" J. Am. Chem. Soc. 117(1995):10662-10671.
2574. J. Zhang, J.S. Moore, Z. Xu, R.A. Aguirre, "Nanoarchitectures. 1. Controlled-Synthesis of Phenylacetylene Sequences," J. Am. Chem. Soc. 114(1992):2273-2274.
2575. Jeffrey S. Moore, Jinshan Zhang, "Nanoarchitectures. 2. Efficient Preparation of Nanoscale Macrocyclic Hydrocarbons," Angew. Chem. Int. Ed. Engl. 31(1992):922-924.
2576. J. Zhang, J.S. Moore, "Nanoarchitectures. 3. Aggregation of Hexa(Phenylacetylene) Macrocycles in Solution: A Model System for Studying _-_ Interactions," J. Am. Chem. Soc. 114(1992):9701-9702.
2577. Z. Wu, S. Lee, J.S. Moore, "Nanoarchitectures. 4. Synthesis of Three-Dimensional Nanoscaffolding," J. Am. Chem. Soc. 114(1992):8730-8732.
2578. Jeffrey S. Moore, "Carborod molecular scaffolding," Nature 361(1993):118-119.
2579. J.S. Moore, "Shape-Persistent Molecular Architectures of Nanoscale Dimension," Acc. Chem. Res. 30(1997):402-413.
2580. Z. Xu, J.S. Moore, "Synthesis and Characterization of a High Molecular Weight Stiff Dendrimer," Angew. Chem. 105(1993):261; Angew. Chem. Int. Ed. Engl. 32(1993):246-248.
2581. Z. Xu, J.S. Moore, "Rapid Construction of Large-Size Phenylacetylene Dendrimers up to 12.5 Nanometers in Molecular Diameter," Angew. Chem. 105(1993):1394; Angew. Chem. Int. Ed. Engl. 32(1993):1354-1357.
2582. Z. Xu, B. Kyan, J.S. Moore, "Stiff Dendritic Macromolecules Based on Phenylacetylenes," in G.R. Newkome, ed., Advances in Dendritic Macromolecules, Volume 1, JAI Press, Greenwich CT, 1994, pp. 69-104.
2583. Z. Xu, M. Kahr, K.L. Walker, C.L. Wilkins, J.S. Moore, "Phenylacetylene Dendrimers by the Divergent, Convergent and Double-Stage Convergent Methods," J. Am. Chem. Soc. 116(1994):4537-4550.
2584. T. Kawaguchi, K.L. Walker, C.L. Wilkins, J.S. Moore, "Double Exponential Dendrimer Growth," J. Am. Chem. Soc. 117(1995):2159-2165.
2585. D.J. Pesak, J.S. Moore, T.E. Wheat, "Synthesis and Characterization of Water-Soluble Dendritic Macromolecules with a Stiff Hydrocarbon Interior," Macromolecules 30(1997):6467-6482.
2586. Z. Xu, J.S. Moore, "Design and Synthesis of a Convergent and Directional Molecular Antenna," Acta Polymerica 45(1994):83-87.
2587. C. Devadoss, P. Bharathi, J.S. Moore, "Energy Transfer in Dendritic Macromolecules: Molecular Size Effects and the Role of an Energy Gradient," J. Am. Chem. Soc. 118(1996):9635-9644.
2588. M.R. Shortreed, S.F. Swallen, Z.-Y. Shi, W. Tan, Z. Xu, C. Devadoss, J.S. Moore, R. Kopelman, "Directed Energy Transfer Funnels in Dendrimeric Antenna Supermolecules," J. Phys. Chem. 101(1997):6318-6322.
2589. C. Devadoss, P. Bharathi, J.S. Moore, "Photoinduced Electron Transfer in Dendritic Macromolecules: I. Intermolecular Electron Transfer," Macromolecules 31(1998):8091-8099.
2590. S.F. Swallen, M.R. Shortreed, Z.-Y. Shi, W. Tan, Z. Xu, C. Devadoss, J.S. Moore, R. Kopelman, "Dendrimeric Antenna Supermolecules with Multistep Directed Energy Transfer," in P.N. Prasad et al., eds., Science and Technology Polymers and Advanced Materials, Plenum Press, NY, 1998.
2591. C. Devadoss, J.S. Moore, "Synthetic Light Harvesting Antennas," 1999 McGraw-Hill Yearbook of Science and Technology, Mcgraw-Hill, NY, 1999, pp. 284-287.
2592. G.C. Abeln, D.S. Thompson, S.Y. Lee, J.S. Moore, J.W. Lyding, "Nanopatterning Organic Monolayers on Si(100) by Selective Chemisorption of Norbornadiene," Appl. Phys. Lett. 70(1997):2747-2749.
2593. G.C. Abeln, M.C. Hersam, D.S. Thompson, S.-T. Hwang, H. Choi, J.S. Moore, J.W. Lyding, "Approaches to Nanofabrication on Si(100) Surfaces: Selective Area Chemical Vapor Deposition of Metals and Selective Chemisorption of Organic Molecules," J. Vac. Sci. Technol. B 16(1998):3874-3878.
2594. K.A. Hirsch, S.R. Wilson, J.S. Moore, "A Packing Model for Interpenetrated Diamondoid Structures -- An Interpretation Based on the Constructive Interference of Supramolecular Networks," Chem. Eur. J. 3(1997):765-71.
2595. Judith Konnert, Doyle Britton, "The Crystal Structure of $AgC(CN)_3$," Inorg. Chem. 5(1966):1193-1196.
2596. David J. Duchamp, Richard E. Marsh, "The Crystal Structure of Trimesic Acid (Benzene-1,3,5-tricarboxylic Acid)," Acta Crystallogr. Sect. B 25(1969):5-19.

2597. Robert W. Gable, Bernard F. Hoskins, Richard Robson, "A New Type of Interpenetration Involving Enmeshed Independent Square Grid Sheets. The Structure of Diaquabis-(4,4'-bipyridine)zinc Hexafluorosilicate," Chem. Commun. (1990):1677-1678.
2598. Humberto O. Stumpf, Lahcene Ouahab, Yu Pei, Daniel Grandjean, Olivier Kahn, "A Molecular-Based Magnet with a Fully Interlocked Three-Dimensional Structure," Science 261(23 July 1993):447-449. See also: Peter Day, "The Chemistry of Magnets," Science 261(23 July 1993):431-432.
2599. Jose Antonio Real, Enrique Andres, M. Carmen Munoz, Miguel Julve, Thierry Granier, Azzedine Bousseksou, Francois Varret, "Spin Crossover in a Catenane Supramolecular System," Science 268(14 April 1995):265-267.
2600. Olivier Kahn, Molecular Magnetism, VCH, New York, 1993.
2601. M. Reza Ghadiri, "Molecular Self-Assembly, Self-Organization, and Self-Replication," paper presented at the Sixth Foresight Conference on Molecular Nanotechnology, November 1998.
2602. Ralph C. Merkle, "A proposed `metabolism' for a hydrocarbon assembler," Nanotechnology 8(1997):149-162.
2603. Russell Mills, "Chiral metal complexes as molecular catalysts," Foresight Update #10, 30 October 1990, pp. 8-9.
2604. Cyrus Chothia, "Proteins. One thousand families for the molecular biologist," Nature 357(18 June 1992):543-544.
2605. Brett Lovejoy, Seunghyon Choe, Duilio Cascio, Donald K. McRorie, William F. DeGrado, David Eisenberg, "Crystal Structure of a Synthetic Triple-Stranded α-Helical Bundle," Science 259(26 February 1993):1288-1293.
2606. T. Horn, M.S. Urdea, "Forks and combs and DNA: The synthesis of branched oligodeoxyribonucleotides," Nucleic Acid Res. 17(12 September 1989):6959-6967.
2607. J.D. Bain, C. Switzer, A. Chamberlin, S. Benner, "Ribosome-mediated incorporation of a non-standard amino acid into a peptide through expansion of the genetic code," Nature 356(9 April 1992):537-539.
2608. J.A. Zasadzinski, R. Viswanathan, L. Madsen, J. Garnaes, D.K. Schwartz, "Langmuir-Blodgett Films," Science 263(25 March 1994):1726-1733.
2609. W. Muller et al., "Attempts to Mimic Docking Processes of the Immune System: Recognition-Induced Formation of Protein Multilayers," Science 262(10 December 1993):1706-1708.
2610. Steven C. Zimmerman, Fanwen Zeng, "Dendrimers in Supramolecular Chemistry: From Molecular Recognition to Self-Assembly," Chem. Rev. 97(1997):1681-1712. See also: Steven C. Zimmerman, Fanwen Zeng, David E.C. Reichert, Sergei V. Kolotuchin, "Self-Assembling Dendrimers," Science 271(23 February 1996):1095-1098; Thomas W. Bell, "Molecular Trees: A New Branch of Chemistry," Science 271(23 February 1996):1077-1078.
2611. Richard P. Feynman, "Ratchet and pawl," Volume I, Chapter 46, The Feynman Lectures on Physics, Addison-Wesley Publishing Company, Reading, MA, 1963.
2612. H.W. Kroto, J.R. Heath, S.C. O'Brien, R.F. Curl, R.E. Smalley, "C_{60}: Buckminsterfullerene," Nature 318(14 November 1985):162-163.
2613. H.W. Kroto, "The stability of the fullerenes C_n with n = 24, 28, 32, 36, 50, 60, and 70," Nature 329(8 October1987):529-531.
2614. Gustavo E. Scuseria, "Ab Initio Calculations of Fullerenes," Science 271(16 February 1996):942-945.
2615. Gary B. Adams, Otto F. Sankey, John B. Page, Michael O'Keeffe, David A. Drabold, "Energetics of Large Fullerenes: Balls, Tubes, and Capsules," Science 256(26 June 1992):1792-1795.
2616. Craig C. Henderson, Paul A. Cahill, "$C_{60}H_2$: Synthesis of the Simplest C_{60} Hydrocarbon Derivative," Science 259(26 March 1993):1885-1887.
2617. Craig C. Henderson, Celeste McMichael Rohlfing, Kenneth T. Gillen, Paul A. Cahill, "Synthesis, Isolation, and Equilibration of 1,9- and 7,8-$C_{70}H_2$," Science 264(15 April 1994):397-399.
2618. M. Prato, T. Suzuki, H. Foroudian, Q. Li, K. Khemani, F. Wudl, "[3+2] and [4+2] Cycloadditions of C_{60}," J. Am. Chem. Soc. 115(1993):1594-1595.
2619. A. Hirsch, The Chemistry of the Fullerenes, Thieme, Stuttgart, 1994.
2620. K.L. Wooley, C.J. Hawker, J.M.J. Frechet, F. Wudl, G. Srdanov, S. Shi, C. Li, M. Kao, "Fullerene-Bound Dendrimers: Soluble, Isolated Carbon Clusters," J. Am. Chem. Soc. 115(1993):9836-9837.
2621. S. Shi, K.C. Khemani, Q. Li, F. Wudi, "A Polyester and Polyurethane of Diphenyl C_{61}: Retention of Fulleroid Properties in a Polymer," J. Am. Chem. Soc. 114(1992):10656-10657.
2622. F. Diederich, C. Dietrich-Buchecker, J.-F. Nierengarten, J.P. Sauvage, "A Copper(I)-complexed Rotaxane with Two Fullerene Stoppers," Chem. Commun. 1995(1995):781-782.
2623. Alexandre S. Boutorine, Hidetoshi Tokuyama, Masashi Takasugi, Hiroyuki Isobe, Eiichi Nakamura, Claude Helene, "Fullerene-Oligonucleotide Conjugates: Photoinduced Sequence-Specific DNA Cleavage," Angew. Chem. Int. Ed. Engl. 33(1994):2462-2465.
2624. Francois Diederich, Carlo Thilgen, "Covalent Fullerene Chemistry," Science 271(19 January 1996):317-323.
2625. Paul J. Fagan, Paul J. Krusic, C.N. McEwen, J. Lazar, Deborah Holmes Parker, N. Herron, E. Wasserman, "Production of Perfluoroalkylated Nanospheres from Buckminsterfullerene," Science 262(15 October 193):404-407.
2626. Sumio Iijima, "Helical microtubules of graphitic carbon," Nature 354(7 November 1991):56-58.
2627. W. Kratschmer, Lowell D. Lamb, K. Fostiropoulos, Donald R. Huffman, "Solid C_{60}: A new form of carbon," Nature 347(27 September 1990):354-358.
2628. Martin Saunders, R. James Cross, Hugo A. Jimenez-Vazquez, Rinat Shimshi, Anthony Khong, "Noble Gas Atoms Inside Fullerenes," Science 271(22 March 1996):1693-1697.
2629. Guanghua Gao, Tahir Cagin, William A. Goddard III, "Energetics, structure, mechanical and vibrational properties of single-walled carbon nanotubes," Nanotechnology 9(September 1998):184-191. See at: http://www.wag.caltech.edu/foresight/foresight_2.html.
2630. V.V. Kolesov, V.I. Panov, E.A. Fedorov, J. Commun. Technol. Electron. (Russia) 42(July 1997):818-821.
2631. Robert F. Service, "The Kitchen Chemistry of Nanoholes," Science 282(18 December 1998):2179.
2632. J. Liu, H. Dai, J.H. Hafner, D.T. Colbert, R.E. Smalley, S.J. Tans, C. Dekker, "Fullerene crop circles," Nature 385(27 February 1997):781-782.
2633. Simon H. Friedman, Dianne L. DeCamp, Rint P. Sijbesma, Gordana Srdanov, Fred Wudl, George L. Kenyon, "Inhibition of the HIV-1 Protease by Fullerene Derivatives: Model Building Studies and Experimental Verification," J. Am. Chem. Soc. 115(1993):6506-6509. See also: S.H. Friedman, P.S. Ganapathi, Y. Rubin, G.L. Kenyon, "Optimizing the binding of fullerene inhibitors of the HIV-1 protease through predicted increases in hydrophobic desolvation," J. Med. Chem. 41(18 June 1998):2424-2429.
2634. C. Toniolo et al., "A bioactive fullerene peptide," J. Med. Chem. 37(1994):4558-4562.
2635. H. Terrones, M. Terrones, W.K. Hsu, "Beyond C_{60}: Graphite Structures for the Future," Chem. Soc. Reviews 24(1995):341-350. See also: http://www.ch.ic.ac.uk/motm/spiral.html.
2636. T.W. Ebbesen, Carbon Nanotubes: Preparation and Properties, CRC Press, 1997.
2637. R. Saito, G. Dresselhaus, M.S. Dresselhaus, Physical Properties of Carbon, Imperial College Press, 1998.
2638. Francois Diederich, Robert L. Whetten, Carlo Thilgen, Roland Etti, Ita Chao, Marcos M. Alvarez, "Fullerene Isomerism: Isolation of C_{2v}-C_{78} and D_3-C_{78}," Science 254(20 December 1991):1768-1770.
2639. T. Jon Seiders, Kim K. Baldridge, Jay S. Siegel, "Synthesis and Characterization of the First Corannulene Cyclophane," J. Am. Chem. Soc. 118(1996):2754-2755.
2640. S. Wei, B.C. Guo, J. Purnell, S. Buzza, A.W. Castleman, Jr., "Metallo-Carbohedrenes: Formation of Multicage Structures," Science 256(8 May 1992):818-820.
2641. Yu. L. Orlov, The Mineralogy of the Diamond, John Wiley & Sons, NY, 1977.
2642. A.W. Jensen, S.R. Wilson, D.I. Schuster, "Biological Applications of Fullerenes—A Review," Bioorg. Med. Chem. 4(1996):767-779.
2643. Daniel T. Colbert, Richard E. Smalley, "Fullerene Tinkertoys," Proc. NATO Advanced Research Workshop on Modular Chemistry, Estes Park, CO, September 1995; see at: http://cnst.rice.edu/Modular.html.
2644. Steven H. Hoke, Jay Molstad, Dominique Dilettato, Mary Jennifer Jay, Dean Carlson, Bart Kahr, R. Graham Cooks, "Cooks Reaction of Fullerenes and Benzyne," J. Org. Chem. 57(11 September 1992):5069-5071.
2645. Richard Jaffe, Jie Han, Al Globus, "Formation of Carbon Nanotube Based Gears: Quantum Chemistry and Molecular Dynamics Simulations of the Electrophilic Addition of o-Benzyne to Fullerenes, Graphene, and Nanotubes," First Electronic Molecular Modelling & Graphics Society Conference, presented to the American Physical Society (MO Division of Materials Physics, Focused Session on Fullerenes, Carbon Nanotubes and Related Materials), Kansas City, 17-21 March 1997.
2646. Richard L. Jaffe, Grant D. Smith, "A Quantum Chemistry Study of Benzene Dimer," J. Chem. Phys. 105(15 August 1996):2780-2788.
2647. T.A. Jung, R.R. Schlittler, J.K. Gimzewski, H. Tang, C. Joachim, "Controlled Room-Temperature Positioning of Individual Molecules: Molecular Flexure and Motion," Science 271(12 January 1996):181-184.
2648. Jie Han, Al Globus, Richard Jaffe, Glenn Deardorff, "Molecular dynamics simulations of carbon nanotube-based gears," Nanotechnology 8(1997):95-102.
2649. Roger Taylor, David R.M. Walton, "The Chemistry of Fullerenes," Nature 363(24 June 1993):685-693.
2650. P.M. Ajayan, T. Ichihashi, S. Iijima, "Distribution of pentagons and shapes in carbon nano-tubes and nano-particles," Chem. Phys. Lett. 202(1993):384-388.
2651. S. Iijima, T. Ichihashi, Y. Ando, "Pentagons, heptagons and negative curvature in graphite microtubule growth," Nature 356(1992):756-778.
2652. S. Iijima, "Growth of carbon nanotubes," Mater. Sci. Eng. B 19(1993):172-180.
2653. Maohui Ge, Klaus Sattler, "Observation of fullerene cones," Chem. Phys. Lett. 220(1994):192-196. See also: K. Sattler, "Scanning tunneling microscopy of carbon nanotubes and nanocones," Carbon 33(1995):915-920.
2654. M. Endo, K. Takeuchi, K. Kobori, K. Takashi, H.W. Kroto, A. Sarkar, "Pyrolytic carbon nanotubes from vapor-grown carbon fibers," Carbon 33(1995):873-881.
2655. S. Amelinckx, X.B. Zhang, D. Bernaets, X.F. Zhang, V. Ivanov, J.B. Nagy, "A formation mechanism for catalytically grown helix-shaped graphite nanotubes," Science 265(1994):635-639.
2656. O.-Y. Zhong-can, Z.-B. Su, C.-L. Wang, "Coil formation in multishell carbon nanotubes: Competition between curvature elasticity and interlayer adhesion," Phys. Rev. Lett. 78(1997):4055-4058.

2657. S. Ihara, S. Itoh, "Helically coiled and toroidal cage forms of graphitic carbon," Carbon 33(1995):931-939. See also: http://shachi.cochem2.tutkie.tut.ac.jp/Fuller/fsl/torus.html.

2658. T.W. Ebbesen, T. Takada, "Topological and SP3 defect structures in nanotubes," Carbon 33(1995):973-978.

2659. B.I. Yacobson, C.J. Brabec, J. Bernholc, "Nanomechanics of carbon tubes—instabilities beyond linear response," Phys. Rev. Lett. 76(1996):2511-2514.

2660. Bobby G. Sumpter, Donald W. Noid, "The onset of instability in nanostructures: The role of nonlinear resonance," J. Chem. Phys. 102(22 April 1995):6619-6622.

2661. S. Iijima, C. Brabec, A. Maiti, J. Bernholc, "Structural flexibility of carbon nanotubes," J. Chem. Phys. 104(1996):2089-2092.

2662. Robert E. Tuzun, Donald W. Noid, Bobby G. Sumpter, "The dynamics of molecular bearings," Nanotechnology 6(April 1995):64-74.

2663. Karl Sohlberg, Robert E. Tuzun, Bobby G. Sumpter, Donald W. Noid, "Application of rigid-body dynamics and semiclassical mechanics to molecular bearings," Nanotechnology 8(1997):103-111.

2664. Donald W. Noid, Robert E. Tuzun, Bobby G. Sumpter, "On the importance of quantum mechanics for nanotechnology," Nanotechnology 8(1997):119-125. See also: R.E. Tuzun, D.W. Noid, B.G. Sumpter, "An internal coordinate quantum Monte Carlo method for calculating vibrational ground state energies and wave functions of large molecules: A quantum geometric statement function approach," J. Chem. Phys. 105(1 October 1996):5494-5502.

2665. B.I. Dunlap, "Connecting carbon tubules," Phys. Rev. B 46(1992):1933-1936; "Relating carbon tubules," Phys. Rev. B 49(1994):5643-5649; "Constraints on small graphitic helices," Phys. Rev. B 50(1994):8134-8137.

2666. X.F. Zhang, Z. Zhang, "Polygonal spiral of coil-shaped carbon nanotubes," Phys. Rev. B 52(1995):5313-5317.

2667. Al Globus, Charles W. Bauschlicher Jr., Jie Han, Richard L. Jaffe, Creon Levit, Deepack Srivastava, "Machine phase fullerene nanotechnology," Nanotechnology 9(1998):192-199.

2668. Robert E. Tuzun, Donald W. Noid, Bobby G. Sumpter, "Dynamics of a laser driven molecular motor," Nanotechnology 6(April 1995):52-63.

2669. Jeremy Q. Broughton, "Direct Atomistic Simulation of Next Generation Quartz Crystal Oscillators," NRL DoD HPCMP Annual Report, Computational Technology Areas, FY 1996; see also: http://ccs-www.nrl.navy.mil/hpc/annual-reports/fy96/broughton278.html.

2670. D.H. Robertson, B.I. Dunlap, D.W. Brenner, J.W. Mintmire, C.T. White, et al., "Molecular Dynamics Simulations of Fullerene-based Nanoscale Gears," in C.L. Renschler, D.M. Cox, J.J. Pouch, Y. Achiba, eds., Novel Forms of Carbon II, MRS Symposium Proceedings Series, Volume 349, 1994, pp. 283-288; see also: http://chem.iupui.edu/Chem/Research/Robertson/Robertson.html.

2671. Jean Haensler, Francis C. Szoka Jr., "Polyamidoamine Cascade Polymers Mediate Efficient Transfection of Cells in Culture," Bioconjugate Chemistry 4(September 1993):372-379.

2672. Weiquiang Han, Shoushan Fan, Qunqing Li, Yongdan Hu, "Synthesis of Gallium Nitride Nanorods Through a Carbon Nanotube-Confined Reaction," Science 277(29 August 1997):1287-1289.

2673. Y. Feldman, E. Wasserman, D.J. Srolovitz, R. Tenne, "High-Rate, Gas-Phase Growth of MoS_2 Nested Inorganic Fullerenes and Nanotubes," Science 267(13 January 1995):222-225.

2674. Nasreen G. Chopra, R.J. Luyken, K. Cherrey, Vincent H. Crespi, Marvin L. Cohen, Steven G. Louie, A. Zettl, "Boron Nitride Nanotubes," Science 269(18 August 1995):966-967.

2675. Slavi C. Sevov, John D. Corbett, "Carbon-Free Fullerenes: Condensed and Stuffed Anionic Examples in Indium Systems," Science 262(5 November 1993):880-883.

2676. Steven C. Zimmerman, Philippe Schmitt, "Model Studies Directed Toward a General Triplex DNA Recognition Scheme: A Novel DNA Base that Binds a CG Base-Pair in an Organic Solvent," J. Am. Chem. Soc. 117(1995):10769-10770.

2677. Steven C. Zimmerman, "Rigid Molecular Tweezers as Hosts for the Complexation of Neutral Guests," in E. Weber, ed., Topics in Current Chemistry, Springer-Verlag, Berlin, 1993, Vol. 165, Supramolecular Chemistry I, pp. 71-102 (Chapter 2).

2678. M.J. Zaworotko, "Crystal Engineering of Diamondoid Networks," Chem. Soc. Rev. 23(1994):283-288.

2679. "The Shape of Things to Come," Chemical and Engineering News, 8 June 1998.

2680. C.M. Drain, J.-M. Lehn, "Self-assembly of square multiporphyrin arrays by metal ion coordination," Chem. Commun. (1994):2313-2315.

2681. C.M. Drain, F. Nifiatis, A. Vasenko, J. Batteas, "Porphyrin Tessellation by Design: Metal Mediated Self-Assembly of Large Arrays and Tapes," Angew. Chem. Int. Ed. Engl. 37(1998):2344-2347.

2682. Werner Trabesinger, Gerhard J. Scetz, Herrmann J. Gruber, Hansgeorg Schindler, Thomas Schmidt, "Detection of Individual Oligonucleotide Pairing by Single-Molecule Microscopy," Anal. Chem. 71(1999):279-283.

2683. Vishwanath R. Iyer et al., "The Transcriptional Program in the Response of Human Fibroblasts to Serum," Science 283(1 January 1999):83-87.

2684. Barbie K. Ganser, Su Li, Victor Y. Klishko, John T. Finch, Wesley I. Sundquist, "Assembly and Analysis of Conical Models for the HIV-1 Core," Science 283(1 January 1999):80-83.

2685. Liesbeth C. Venema, J.W.G. Wildoer, H.L.J. Temminck Tuinstra, C. Dekker, "Length control of individual carbon nanotubes by nanostructuring with a scanning tunneling microscope," Appl. Phys. Lett. 71(3 November 1997):2629-2631.

2686. Atsushi Harada, Kazunori Kataoka, "Chain Length Recognition: Core-Shell Supramolecular Assembly from Oppositely Charged Block Copolymers," Science 283(1 January 1999):65-67.

2687. Rohini Kuner, Georg Kohr, Sylvia Grunewald, Gisela Eisenhardt, Alfred Bach, Hans-Christian Karnau, "Role of Heteromer Formation in $GABA_B$ Receptor Formation," Science 283(1 January 1999):74-77.

2688. A. Krishnan, E. Dujardin, M.M.J. Treacy, J. Hugdahl, S. Lynum, T.W. Ebbesen, "Graphitic cones and the nucleation of curved carbon surfaces," Nature 388(1997):451-454.

2689. Bernhard H. Weigl, Paul Yager, "Microfluidic Diffusion-Based Separation and Detection," Science 283(15 January 1999):346-347.

2690. K. Mauersberger, B. Erbacher, D. Krankowsky, J. Gunther, R. Nickel, "Ozone Isotope Enrichment: Isotopomer-Specific Rate Coefficients," Science 283(15 January 1999):370-372.

2691. Shoushan Fan, Michael G. Chapline, Nathan R. Franklin, Thomas W. Tombler, Alan M. Cassell, Hongjie Dai, "Self-Oriented Regular Arrays of Carbon Nanotubes and Their Field Emission Properties," Science 283(22 January 1999):512-514.

2692. Eugene R. Zubarev, Martin U. Pralle, Leiming Li, Samuel I. Stupp, "Conversion of Supramolecular Clusters to Macromolecular Objects," Science 283(22 January 1999):523-526.

2693. Jan Born, K. Hansen, L. Marshall, M. Molle, H.L. Fehm, "Timing the end of nocturnal sleep," Nature 397(7 January 1999):29-30.

2694. Hank Wittemore, Your Future Self: A Journey to the Frontiers of Molecular Medicine, Thames Hudson, 1998.

2695. Upinder S. Bhalla, Ravi Iyengar, "Emergent Properties of Networks of Biological Signaling Pathways," Science 283(15 January 1999):381-387.

2696. Gregory T.A. Kovacs, Micromachined Transducers Sourcebook, McGraw-Hill, Boston, 1998.

2697. Hartmut Gau, Stephan Herminghaus, Peter Lenz, Reinhard Lipowsky, "Liquid Morphologies on Structured Surfaces: From Microchannels to Microchips," Science 283(1 January 1999):46-49.

2698. Benedict S. Gallardo, Vinay K. Gupta, Franklin D. Eagerton, Lana I. Jong, Vincent S. Craig, Rahul R. Shah, Nicholas L. Abbott, "Electrochemical Principles for Active Control of Liquids on Submillimeter Scales," Science 283(1 January 1999):57-60.

2699. N. Materer, U. Starke, A. Barbieri, Michel A. Van Hove, Gabor A. Somorjai, G.-J. Kroes, C. Minot, "Molecular Surface Structure of a Low-Temperature Ice Ih(0001) Crystal," J. Phys. Chem. 99(1995):6267-6269.

2700. T.G. Zimmerman, "Personal Area Networks: Near-field intrabody communication," IBM Reprint No. G321-5627, 8 April 1996; see also: http://www.almaden.ibm.com/journal/sj/mit/sectione/zimmerman.html.

2701. Astrid Doppenschmidt, "The Surface of Ice," at http://wintermute.chemie.uni-mainz.de/astrid/eis/eis.html.

2702. Morinubo Endo, Sumio Iijima, Mildred S. Dresselhaus, eds., Carbon Nanotubes (Carbon, Vol. 33), Pergamon Press, New York, 1996.

2703. B.C. Stipe, M.A. Rezaei, W. Ho, "Single-Molecule Vibrational Spectroscopy and Microscopy," Science 280(12 June 1998):1732-1735.

2704. J. Vesekna, T. Marsh, R. Miller, E. Henderson, "Atomic force microscopy reconstruction of G-wire DNA," J. Vac. Sci. Technol. B 14(1996):1413-1417.

2705. G.I. Leach, R.E. Tuzun, D.W. Noid, B.G. Sumpter, "Positional stability of some diamondoid and graphitic nanomechanical structures: A molecular dynamics study," presentation at the Fifth Foresight Conference on Molecular Nanotechnology, November 1997; see also: http://goanna.cs.rmit.edu.au/~gl/research/nano/nano97/html/nano97.html.

2706. T.C. Marsh, E.R. Henderson, "G-wires: Self-assembly of a telomeric oligonucleotide, d(GGGGTTGGGG), into large superstructures," Biochemistry 33(1994):10718-10724.

2707. T.C. Marsh, J. Vesenka, E.R. Henderson, "A new DNA nanostructure, the G-wire, imaged by scanning probe microscopy," Nucl. Acids Res. 23(1995):696–700.

2708. Shuji Kiyohara, Iwao Miyamoto, "Reactive ion beam machining of diamond using an ECR-type oxygen source," Nanotechnology 7(September 1996):270-274.

2709. L.J. Geerligs et al., "Frequency-locked turnstile device for single electrons," Phys. Rev. Lett. 64(1990):2691-2694.

2710. Hongjie Dai, Eric Wong, Yuan Z. Lu, Shoushan Fan, Charles M. Lieber, "Synthesis and Characterization of Carbide Nanorods," Nature 375(29 June 1995):769-772.

2711. H. Dai, Franklin, Han, Applied Physics Letters, 14 September 1998. See also: T.-C. Shen, C. Wang, G.C. Abeln, J.R. Tucker, J.W. Lyding, Ph. Avouris, R.E. Walkup, "Atomic-Scale Desorption Through Electronic and Vibrational Excitation Mechanisms," Science 268(16 June 1995):1590-1592.

2712. R.A. Lewis, S.A. Gower, P. Groombridge, D.T.W. Cox, L.G. Adorni-Braccesi, "Student scanning tunneling microscope," Am. J. Phys. 59(January 1991):38-42.

2713. P.J. de Pablo, E. Graugnard, B. Walsh, R.P. Andres, S. Datta, R. Reifenberger, "A simple, reliable technique for making electrical contact to multiwalled carbon nanotubes," Appl. Phys. Lett. 74(15 January 1999):323-325.

2714. P. Bhyrappa, G. Vaijayanthimala, Kenneth S. Suslick, "Shape-Selective Ligation to Dendrimer-Metalloporphyrins," J. Am. Chem. Soc. 121(13 January 1999):262-263.

2715. D.H. Robertson, D.W. Brenner, J.W. Mintmire, "Energetics of nanoscale graphitic tubules," Phys. Rev. B. 45(1992):592-595. See also: D.W. Brenner, J.A. Harrison, C.T. White, R.J. Colton, "Molecular dynamics simulations of the nanometer-scale mechanical properties of compressed Buckminsterfullerene," Thin Solid Films 206(1991):220-223; and R.C. Mowrey, D.W. Brenner, B.I. Dunlap, J.W. Mintmire, C.T. White, "Simulations of C_{60} collisions with a hydrogen terminated diamond(111) surface," J. Phys. Chem. 95(19 September 1991):7138-7142.

2716. R. Luthi, E. Meyer, H. Haefke, L. Howard, W. Gutmannsbauer, H.-J. Guntherodt, "Sled-Type Motion on the Nanometer Scale: Determination of Dissipation and Cohesive Energies of C_{60}," Science 266(23 December 1994):1979-1981.

2717. Michael R. Falvo, Russell M. Taylor II, Aron Helser, Vren Chi, Frederick P. Brooks Jr., Sean Washburn, Richard Superfine, "Nanometer-scale rolling and sliding of carbon nanotubes," Nature 397(21 January 1999):236-238.

2718. Michael R. Falvo, G. Clary, Aron Helser, Scott Paulson, Russell M. Taylor II, Vern Chi, Frederick P. Brooks Jr., Sean Washburn, Richard Superfine, "Nanomanipulation experiments exploring frictional and mechanical properties of carbon nanotubes," Microscopy and Microanalysis 4(1998):In press.

2719. M.R. Falvo, G.J. Clary, R.M. Taylor II, V. Chi, F.P. Brooks Jr., S. Washburn, R. Superfine, "Bending and buckling of carbon nanotubes under large strain," Nature 389(9 October 1997):582-584.

2720. R.M. Taylor II, R. Superfine, "Advanced Interfaces to Scanning Probe Microscopes," in H.S. Nalwa, ed., Handbook of Nanostructured Materials and Nanotechnology, Academic Press, New York, 1998.

2721. M. Falvo, R. Superfine, S. Washburn, M. Finch, R.M. Taylor, V.L. Chi, F.P. Brooks Jr., "The Nanomanipulator: A Teleoperator for Manipulating Materials at the Nanometer Scale," Proceedings of the International Symposium on the Science and Technology of Atomically Engineered Materials, 30 October—4 November 1995, Richmond VA, World Scientific Publishing, 1996, pp. 579-586.

2722. R.M. Taylor, "The Nanomanipulator: A virtual-reality interface for a scanning tunneling microscope," Proc. 20th SIGGRAPH Conf. Comp. Graphics, 1993, pp. 127-134. See also: http://www.cs.unc.edu/Research/nano/.

2723. Martin Guthold, W. Garrett Matthews, Atsuko Negishi, Russell M. Taylor II, Dorothy A. Erie, Frederick P. Brooks Jr, Richard Superfine, "Quantitative Manipulation of DNA and Viruses with the Nano-Manipulator Scanning Force Microscope," Surf. Interf. Anal. 27(1999):In press.

2724. M.R. Falvo, S. Washburn, R. Superfine, M. Finch, F.P. Brooks, Jr., V. Chi, R.M. Taylor II, "Manipulation of Individual Viruses: Friction and Mechanical Properties," Biophys. J. 72(March 1997):1396-1403.

2725. M.D. Antonik, N.P. D'Costa, J.H. Hoh, "A biosensor based on micromechanical interrogation of living cells," IEEE Engin. Med. Biol. 16(1997):66-72.

2726. H.G. Hansma, J.H. Hoh, "Biomolecular imaging with the AFM," Ann. Rev. Biophys. Biomol. Struct. 23(1994):115-139.

2727. L.D. Martin, J.P. Vesenka, E.R. Henderson, D.L. Dobbs, "Visualization of nucleosomal structure in native chromatin by atomic force microscopy," Biochemistry 34(1995):4610-4616.

2728. H. Kumar Wickramasinghe, "Scanned-Probe Microscopes," Scientific American 260(October 1989):98-105.

2729. J.A. Stroscio, W.J. Kaiser, eds., Scanning Tunneling Microscopy, Academic Press, Boston MA, 1993. See also: Joseph A. Stroscio, D.M. Eigler, "Atomic and Molecular Manipulation with the Scanning Tunneling Microscope," Science 254(29 November 1991):1319-1326.

2730. R. Wiesendanger, Scanning Probe Microscopy Methods and Applications, Cambridge University Press, Cambridge, 1994.

2731. G. Binnig, H. Rohrer, "Scanning tunneling microscopy," Helv. Phys. Acta 55(1982):726-735.

2732. G. Binnig, H. Rohrer, C. Gerber, E. Weibel, "Surface studies by scanning tunneling microscopy," Phys. Rev. Lett. 49(1982):57-61; Phys. Rev. Lett. 50(1983):120-123.

2733. Gerd Binnig, Heinrich Rohrer, "The Scanning Tunneling Microscope," Scientific American 253(August 1985):50-56.

2734. G. Binnig, H. Rohrer, "Scanning tunneling microscopy," IBM J. Res. Develop. 30(1986):355-369.

2735. Gerd Binnig, Heinrich Rohrer, "Scanning tunneling microscopy from birth to adolescence," Rev. Modern. Phys. 59(July 1987):615-625.

2736. H.J. Mamin, D. Rugar, J.E. Stern, R.E. Fontana, Jr., P. Kasiraj, "Magnetic force microscopy of thin Permalloy films," Appl. Phys. Lett. 55(17 July 1989):318-320.

2737. Daniel Rugar, Paul Hansma, "Atomic Force Microscopy," Phys. Today 43(October 1990):23-30.

2738. H.J. Mamin et al., "Atomic Emission from a Gold Scanning-Tunneling-Microscope Tip," Phys. Rev. Lett. 65(1990):2418-2421.

2739. H.J. Mamin et al., "Gold deposition from a scanning tunneling microscope tip," J. Vac. Sci. Technol. B 9(1991):1398-1402.

2740. S.S. Wong, J.D. Harper, P.T. Lansbury, C.M. Lieber, "Carbon Nanotube Tips: High-Resolution Probes for Imaging Biological Systems," J. Am. Chem. Soc. 120(1998):603-604.

2741. S.S. Wong, A.T. Woolley, E. Joselevich, C.L. Cheung, C.M. Lieber, "Covalently-Functionalized Single-Walled Carbon Nanotube Probe Tips for Chemical Force Microscopy," J. Am. Chem. Soc. 120(1998):8557-8558.

2742. S.S. Wong, A.T. Woolley, T.W. Odom, K.-L. Huang, P. Kim, D.V. Vezenov, C.M. Lieber, "Single-walled carbon nanotube probes for high-resolution nanostructure imaging," Appl. Phys. Lett. 73(7 December 1998):3465-3467.

2743. R.P. Andres et al., "Room temperature Coulomb blockade and Coulomb staircase from self-assembled nanostructures," J. Vac. Sci. Technol. A 14(May/June 1996):1178-1183.

2744. F.K. Perkins, E.A. Dobisz, S.L. Brandow, J.M. Calvert, J.E. Kosakowski, C.R.K. Marrian, "Fabrication of 15 nm wide trenches in Si by vacuum scanning tunneling microscope lithography of an organosilane self-assembled film and reactive ion etching," Appl. Phys. Lett. 68(22 January 1996):550-552.

2745. Pamela C. Ohara, James R. Heath, William M. Gelbart, "Self-Assembly of Submicrometer Rings of Particles from Solutions of Nanoparticles," Angew. Chemie Int. Ed. Engl. 36(1997):1077-1080.

2746. In-Whan Lyo, Phaedon Avouris, "Field-Induced Nanometer- to Atomic-Scale Manipulation of Silicon Surfaces with the STM," Science 253(12 July 1991):173-176.

2747. M. Aono, A. Kobayashi, F. Grey, H. Uchida, D.H. Huang, "Tip-sample interactions in the scanning tunneling microscope for atomic-scale structure fabrication," J. Appl. Phys. 32(1993):1470-1477.

2748. C.T. Salling, M.G. Lagally, "Fabrication of Atomic-Scale Structures on Si(001) Surfaces," Science 265(22 July 1994):502-506.

2749. Dehuan Huang, Hironaga Uchida, Masakazu Aono, "Deposition and subsequent removal of single Si atoms on the Si(111)-7x7 surface by a scanning tunneling microscope," J. Vac. Sci. Technol. B 12(July/August 1994):2429-2433.

2750. P. Avouris, "Manipulation of matter at the atomic and molecular levels," Acc. Chem. Res. 28(1995):95-102.

2751. G. Meyer, K.H. Rieder, "Controlled manipulation of single atoms and small molecules with the scanning tunneling microscope," Surf. Sci. 377-9(1997):1087-1093.

2752. S. Li et al., "Submicrometer lithography of a silicon substrate by machining of a photoresist using atomic force microscopy followed by wet chemical etching," Nanotechnology 8(1997):76-81.

2753. E.S. Snow, P.M. Campbell, "AFM Fabrication of Sub-Nanometer Metal-Oxide Devices with In Situ Control of Electrical Properties," Science 270(8 December 1995):1639-1641.

2754. L.L. Sohn, R.L. Willett, "Fabrication of Nanostructures Using Atomic-Force-Microscope-Based Lithography," Appl. Phys. Lett. 67(11 September 1995):1552-1554.

2755. A. Noy, C.D. Frisbie, L.F. Rozsnyai, M.S. Wrighton, and C.M. Lieber, "Chemical Force Microscopy: Exploiting Chemically-Modified Tips to Quantify Adhesion, Friction, and Functional Group Distributions in Molecular Assemblies," J. Am. Chem. Soc. 117(1995):7943-7951.

2756. C.M. Lieber, D. Vezenov, A. Noy, C. Sanders, "Chemical Force Microscopy," Microscopy and Microanalysis 3(1997):1253-1254.

2757. A.L. Weisenhorn, P.K. Hansma, T.R. Albrecht, C.F. Quate, "Forces in atomic force microscopy in air and water," Appl. Phys. Lett. 54(1989):2651-2653.

2758. C. Julian Chen, Introduction to Scanning Tunneling Microscopy, Oxford University Press, Cambridge, 1993.

2760. R.C. Merkle, "Computational Nanotechnology," Nanotechnology 2(1991):134-141. See also: http://nano.xerox.com/nanotech/compNano.html.

2761. R.C. Merkle, "Molecular Manufacturing: Adding Positional Control to Chemical Synthesis," Chemical Design Automation News 8(September/October 1993):1 et seq. See also: http://nano.xerox.com/nanotech/CDAarticle.html.

2762. C.B. Musgrave, J.K. Perry, R.C. Merkle, W.A. Goddard III, "Theoretical studies of a hydrogen abstraction tool for nanotechnology," Nanotechnology 2(1991):187-195. See also: http://nano.xerox.com/nanotech/Habs/paper.html.

2763. Susan B. Sinnott, Richard J. Colton, Carter T. White, Donald W. Brenner, "Surface patterning by atomically-controlled chemical forces: Molecular dynamics simulations," Surf. Sci. 316(1994):L1055-L1060.

2764. D.W. Brenner, S.B. Sinnott, J.A. Harrison, O.A. Shenderova, "Simulated engineering of nanostructures," Nanotechnology 7(1996):161-167. See also: http://nano.xerox.com/nanotech/nano4/brennerPaper.pdf.

2765. Michael Frenklach, Karl E. Spear, "Growth mechanism of vapor-deposited diamond," J. Mater. Res. 3(January/February 1988):133-140. See also: M. Frenklach, H. Wang, "Detailed surface and gas-phase chemical kinetics of diamond deposition," Phys. Rev. B 43(1991):1520-1545.

2766. Stephen J. Harris, "Mechanism for diamond growth from methyl radicals," Appl. Phys. Lett. 56(4 June 1990):2298-2300.

2767. D.W. Brenner, D.H. Robertson, R.J. Carty, D. Srivastava, B.J. Garrison, "Combining Molecular Dynamics and Monte Carlo Simulations to Model Chemical Vapor Deposition: Application to Diamond," Mat. Res. Soc. Symp. Proc. 278(1992):255 et seq.

2768. J.E. Butler, R. Woodin, "Thin film diamond growth mechanisms," Phil. Trans. R. Soc. Lond. A 342(1993):209-224. See also: F.G. Celii, J.E. Butler, "Diamond Chemical Vapor Deposition," Ann. Rev. Phys. Chem. 42(1991):643-684.

2769. J.C. Angus, A. Argoitia, R. Gat, Z. Li, M. Sunkara, L. Wang, Y. Wang, "Chemical vapour deposition of diamond," Phil. Trans. R. Soc. Lond. A 342(1993):195-208.

2770. Stephen P. Walch, Ralph C. Merkle, "Theoretical studies of diamond mechanosynthesis reactions," Nanotechnology 9(September 1998):285-296.

2771. Tobias Hertel, Richard Martel, Phaedon Avouris, "Manipulation of Individual Carbon Nanotubes and Their Interaction with Surfaces," J. Phys. Chem. B 102(1998):910-915.
2772. Thomas R. Albrecht, Shinya Akamine, Mark J. Zdeblick, Calvin F. Quate, "Microfabrication of integrated scanning tunneling microscope," J. Vac. Sci. Technol. A 8(January/February 1990):317-318.
2773. M.I. Lutwyche, Y. Wada, "Observation of a vacuum tunnel gap in a transmission electron microscope using a micromechanical tunneling microscope," Appl. Phys. Lett. 66(22 May 1995):2807-2809.
2774. D.A. Walters, J.P. Cleveland, N.H. Thomson, P.K. Hansma, M.A. Wendman, G. Gurley, V. Elings, "Short cantilevers for atomic force microscopy," Rev. Sci. Instrum. 67(October 1996):3583-3590.
2775. T. Boland, B.D. Ratner, "Direct measurement of hydrogen bonding in DNA nucleotide bases by atomic force microscopy," Proc. Natl. Acad. Sci. USA 92(1995):5297-5301.
2776. K. Wago et al., "Magnetic resonance force detection and spectroscopy of electron spins in phosphorus-doped silicon," Rev. Sci. Instr. 68(1997):1823-1826.
2777. "1995 Scientist of the Year," R&D Magazine, July 1995, pp. 22-25.
2778. Peter Weiss, "Atom-viewing 101: Make STMs at home," Science News 154(24 October 1998):269.
2779. Paul E. Sheehan, Charles M. Lieber, "Nanomachining, manipulation and fabrication by force microscopy," Nanotechnology 7(September 1996):236-240.
2780. Richard D. Piner, Jin Zhu, Feng Xu, Seunghun Hong, Chad A. Mirkin, "Dip Pen Nanolithography," Science 283(29 January 1999):661-663.
2781. A. Kobayashi, F. Grey, R.S. Williams, M. Aono, "Formation of Nanometer-Scale Grooves in Silicon with a Scanning Tunneling Microscope," Science 259(19 March 1993):1724-1726.
2782. Kazuhiko Matsumoto, Shu Takahashi, Masami Ishii, Masakatsu Hoshi, Akira Kurokawa, Shingo Ichimura, Atsushi Ando, "First Application of STM Nano-Meter Size Oxidation Process to Planar-Type MIM Diode," Extended Abstracts Int. Conf. Solid State Devices and Materials, 23-26 August 1994, Yokohama, pp.46-48.
2783. R. Gomer, "Possible mechanisms of atom transfer in scanning tunneling microscopy," IBM J. Res. Dev. 30(July 1986):428-430.
2784. H.H. Farrell, M. Levinson, "Scanning tunneling microscope as a structure-modifying tool," Phys. Rev. B 31(1985):3593-3598.
2785. R.S. Becker, J.A. Golovchenko, B.S. Swartzentruber, "Atomic-scale surface modifications using a tunneling microscope," Nature 325(1987):419-421.
2786. J.S. Foster, J.E. Frommer, P.C. Arnett, "Molecular manipulation using a tunnelling microscope," Nature 331(28 January 1988):324-326.
2787. D.M. Kolb, R. Ullmann, T. Will, "Nanofabrication of Small Copper Clusters on Gold(111) Electrodes by a Scanning Tunneling Microscope," Science 275(21 February 1997):1097-1099.
2788. John Foster, "Atomic Imaging and Positioning," in B.C. Crandall, James Lewis, eds., Nanotechnology: Research and Perspectives, MIT Press, Cambridge MA, 1992, pp. 15-36.
2789. David L. Patrick, Victor J. Cee, Thomas P. Beebe Jr., "Molecular Corrals for Studies of Monolayer Organic Films," Science 265(8 July 1994):231-234.
2790. M.F. Crommie, C.P. Lutz, D.M. Eigler, "Confinement of Electrons to Quantum Corrals on a Metal Surface," Science 262(8 October 1993):218-220. See also: M.F. Crommie, C.P. Lutz, D.M. Eigler, E.J. Heller, "Waves on a metal surface and quantum corrals," Surface Review and Letters 2(1995):127-137.
2791. Malcolm Ritter, "World's smallest moving job shifts just one atom at a time," Sacramento Bee, Thursday, April 5, 1990, p. A8.
2792. J. Madeleine Nash, "Adventures in Lilliput," Time (30 December 1991):75, 78.
2793. C. Baur, B.C. Gazen, B. Koel, T.R. Ramachandran, A. Requicha, L. Zini, "Robotic nanomanipulation with a scanning probe microscope in a networked computing environment," J. Vac. Sci. Technol. B 15(July/August 1997):1577-1580.
2794. Zyvex corporate website is at: http://www.zyvex.com. See also: "Zyvex: Current Research Projects, 2 nm high gold dots" at: http://zyvex.com/Research/Research.html.
2795. Shigeyuki Hosoki, Sumio Hosaka, Tsuyoshi Hasegawa, "Surface modification of MoS_2 using an STM," Appl. Surf. Sci. 60/61(1992):643-647.
2796. R.S. Becker, G.S. Higashi, Y.J. Chabal, A.J. Becker, "Atomic Scale Conversion of Clean Si(111):H-1 x 1 to Si(111)-2 x 1 by Electron-Stimulated Desorption," Phys. Rev. Lett. 65(8 October 1990):1917-1920.
2797. Wolfgang T. Muller, David L. Klein, Thomas Lee, John Clarke, Paul L. McEuen, Peter G. Schultz, "A Strategy for the Chemical Synthesis of Nanostructures," Science 268(14 April 1995):272-273. See also: B.J. McIntyre, M. Salmeron, G.A. Somorjai, "Nanocatalysis by the Tip of a Scanning Tunneling Microscope Operating Inside a Reactor Cell," Science 265(2 September 1994):1415-1418.
2798. Peter Hinterdorfer, Werner Baumgartner, Hermann J. Gruber, Kurt Schilcher, Hansgeorg Schindler, "Detection and localization of individual antibody-antigen recognition events by atomic force microscopy," Proc. Natl. Acad. Sci. USA 93(16 April 1996):3477-3481.
2799. Hongjie Dai, Jason H. Hafner, Andrew G. Rinzler, Daniel T. Colbert, Richard E. Smalley, "Nanotubes as nanoprobes in scanning probe microscopy," Nature 384(14 November 1996):147-151. See at: http://cnst.rice.edu/TIPS_rev.htm.
2800. S.S. Wong, E. Joselvich, A.T. Woolley, C.L. Cheung, C.M. Lieber, "Covalently functionalized nanotubes as nanometer probes for chemistry and biology," Nature 394(2 July 1998):52-55.
2801. M.F. Shostakovskii, A.V. Bogdanova, The Chemistry of Diacetylenes, Wiley, New York, 1974.
2802. John M. Michelsen, Mark J. Dyer, Jim Von Ehr, "Assembler Construction by Proximal Probe", presentation at the Fifth Foresight Conference on Molecular Nanotechnology; see also: http://www.zyvex.com/Papers/Foresight97/Foresight97.htm.
2803. T.A. Jung, R.R. Schlitter, J.K. Gimzewski, H. Tang, C. Joachim, "Controlled Room-Temperature Positioning of Individual Molecules: Molecular Flexure and Motion," Science 271(12 January 1996):181-184.
2804. Olivier Mongin, Albert Gossauer, "Tripodaphyrins, a New Class of Porphyrine Derivatives Designed for Nanofabrication," Tetrahedron Lett. 37(1996):3825-3828.
2805. B.C. Stipe, M.A. Rezaei, W. Ho, "Inducing and Viewing the Rotational Motion of a Single Molecule," Science 279(20 March 1998):1907-1909.
2806. T.R. Ramachandran, C. Baur, A. Bugacov, A. Madhukar, B.E. Koel, A. Requicha, C. Gazen, "Direct and controlled manipulation of nanometer-sized particles using the non-contact atomic force microscope," Nanotechnology 9(September 1998):237-245. See also: C. Baur, A. Bugacov, B.E. Koel, A. Madhukar, N. Montoya, T.R. Ramachandran, A.A.G. Requicha, R. Resch, P. Will, "Nanoparticle manipulation by mechanical pushing, underlying phenomena and real-time monitoring," Nanotechnology 9(December 1998):360-364.
2807. R. Resch, C. Baur, A. Bugacov, B.E. Koel, A. Madhukar, A. Requicha, P. Will, "Building and manipulating 3-D and linked 2-D structures of nanoparticles using scanning force microscopy," 9 March 1998, Laboratory for Molecular Robotics website at: http://alicudi.usc.edu:80/-lmr.
2808. MinFeng Yu, Mark J. Dyer, George D. Skidmore, Henry W. Rohrs, Xue Kun Lu, Kevin D. Ausman, James Von Ehr, Rodney S. Ruoff, "3 Dimensional Manipulation of Carbon Nanotubes under a Scanning Electron Microscope," paper presented at the Sixth Foresight Nanotechnology Conference, November 1998; see also: Robert F. Service, "AFMs Wield Parts for Nanoconstruction," Science 282(27 November 1998):1620-1621; and http://www.foresight.org/Conferences/MNT6/Papers/Yu/index.html.
2809. J.M. Neumeister, W.A. Ducker, "Lateral, normal, and longitudinal spring constants of atomic force microscopy cantilevers," Rev. Sci. Instrum. 65(1994):2527-2531.
2810. Hiroshi Morishita, Yotaro Hatamura, "Development of Ultra Micro Manipulator System Under Stereo SEM Observation," Proc. 1993 IEEE/RSJ Intl. Conf. on Intelligent Robots and Systems, 26-30 July 1993, Yokohama, Japan, Volume 3, pp. 1717-1721.
2811. Robert E. Tuzun, Karl Sohlberg, Donald W. Noid, Bobby G. Sumpter, "Docking envelopes for the assembly of molecular bearings," Nanotechnology 9(March 1998):37-48.
2812. M.S. Dresselhaus, D. Dresselhaus, K. Sugihara, I.L. Spain, H.A. Goldberg, Graphite Fibers and Filaments, Springer-Verlag, New York, Vol. 5, Springer Series in Materials Science, 1988.
2813. T. Itoh, T. Suga, "Development of a force sensor for atomic force microscopy using piezoelectric thin films," Nanotechnology 4(1993):218-224. See also: T. Itoh, T. Suga, "Scanning force microscope using a piezoelectric microcantilever," J. Vac. Sci. Technol. B 12(1994):1581-1585; T. Itoh, T. Ohashi, T. Suga, "Scanning force microscope using piezoelectric excitation and detection," IEICE Trans. Electron. E78-C(1995):146-151.
2814. M. Tortonese, H. Yamada, R.C. Barrett, C.F. Quate, "Atomic force microscopy using a piezoresistive cantilever," Digest of Technical Papers, Sixth Intl. Conf. Solid-State Sensors and Actuators, Transducers '91, San Francisco, CA, 24-28 June 1991, pp. 448-451. See also: M. Tortonese, R.C. Barrett, C.F. Quate, "Atomic resolution with an atomic force microscope using piezoresistive detection," Appl. Phys. Lett. 62(22 February 1993):834-836.
2815. N. Blanc, J. Brugger, N.F. de Rooji, U. Durig, "Scanning force microscopy in the dynamic mode using microfabricated capacitive sensors," paper presented at the 8th Intl. Conf. Scanning Tunneling Microscopy/Spectroscopy and Related Techniques, STM '95, Snowmass Village, CO, 23-28 July 1995. See also: J. Brugger, R.A. Buser, N.F. de Rooij, "Micromachined atomic force microprobe with integrated capacitive readout," J. Micromech. Microeng. 2(1992):218-220.
2816. Fumiya Watanabe, Makoto Arita, H. Murayama, Teruaki Motooka, Ken Okano, Takatoshi Yamada, "Diamond Tip Arrays for Parallel Processing of Microelectromechanical Systems," Japan J. Appl. Phys. 37(1998):L562-L564.
2817. Toshihiro Itoh, Takahiro Ohashi, Tadatomo Suga, "Piezoelectric Cantilever Array for Multiprobe Scanning Force Microscopy," MEMS-9, 1996, pp. 451-455.
2818. S.C. Minne, Ph. Flueckiger, H.T. Soh, C.F. Quate, "Atomic force microscope lithography using amorphous silicon as a resist and advances in parallel operation," J. Vac. Sci. Technol. B 13(May/June 1995):1380-1385.
2819. S.C. Minne, S.R. Manalis, C.F. Quate, "Parallel atomic force microscopy using cantilevers with integrated piezoresistive sensors and integrated piezoelectric actuators," Appl. Phys. Lett. 67(1995):3918-3920.
2820. S.R. Manalis, S.C. Minne, C.F. Quate, "Atomic force microscopy for high speed imaging using cantilevers with an integrated actuator and sensor," Appl. Phys. Lett. 68(1996):871-873.
2821. S.R. Manalis, S.C. Minne, A. Atalar, C.F. Quate, "Interdigital cantilevers for atomic force microscopy," Appl. Phys. Lett. 69(1996):3944-3946.

2822. K. Wilder, H.T. Soh, S.C. Minne, S.R. Manalis, C.F. Quate, "Cantilever arrays for lithography," Naval Research Reviews 49(1997):35-48.
2823. C.F. Quate, "Scanning probes as a lithography tool for nanostructures," Surface Science 386(1997):259-264.
2824. S.C. Minne, S.R. Manalis, A. Atalar, C.F. Quate, "Independent parallel lithography using the atomic force microscope," J. Vac. Sci. Technol. B 14(1997):2456-2461.
2825. S.C. Minne, G. Yaralioglu, S.R. Manalis, J.D. Adams, J. Zesch, A. Atalar, C.F. Quate, "Automated parallel high speed atomic force microscopy," Appl. Phys. Lett. 72(1998):2340-2342.
2826. Kathryn Wilder, Calvin F. Quate, Bhanwar Singh, David F. Kyser, "Electron beam and scanning probe lithography: A comparison," J. Vac. Sci. Technol. B 16(November/December 1998):3864-3873.
2827. K. Wilder, D. Adderton, R. Bernstein, V. Elings, C.F. Quate, "Noncontact nanolithography using the atomic force microscope," Appl. Phys. Lett. 73(1998):2527-2529.
2829. S.C. Minne, J.D. Adams, G. Yaralioglu, S.R. Manalis, A. Atalar, C.F. Quate, "Centimeter scale atomic force microscope imaging and lithography," Appl. Phys. Lett. 73(1998):1742-1744.
2830. J. Jason Yao, Susanne C. Arney, Noel C. MacDonald, "Fabrication of High Frequency Two-Dimensional Nanoactuators for Scanned Probe Devices," J. Microelectromech. Syst. 1(March 1992):14-22.
2831. Z. Lisa Zhang, Noel C. MacDonald, "A RIE process for submicron, silicon electromechanical structures," J. Micromech. Microeng. 2(March 1992):31-38.
2832. Z. Lisa Zhang, N.C. MacDonald, "Integrated Silicon Process for Micro-Dynamic Vacuum Field Emission Cathodes," J. Vac. Sci. Technol. B 11(November/December 1993):2538-2543.
2833. S. Arney, N.C. MacDonald, "Formation of Submicron Silicon on Insulator Structures by Lateral Oxidation of Substrate-Silicon Islands," J. Vac. Sci. Technol. B 6(January/February 1988):341-345.
2834. J.P. Spallas, N.C. MacDonald, "Self-aligned Silicon Field Emission Cathode Arrays formed by selective, lateral thermal oxidation of silicon," J. Vac. Sci. Technol. B 11(March/April 1993):437-440.
2835. Scott A. Miller, Kimberly L. Turner, Noel C. MacDonald, "Microelectromechanical scanning probe instruments for array architectures," Rev. Sci. Instrum. 68(November 1997):4155-4162. See also: http://www.news.cornell.edu/releases/March98/nanoprobe.bs.html.
2836. Robert F. Service, "Scanning scopes go parallel," Science 274(1 November 1996):723.
2837. Alfons van Blaaderen, Rene Ruel, Pierre Wiltzius, "Template-directed colloidal crystallization," Nature 385(23 January 1997):321-324.
2838. J.J. McClelland, R.E. Scholten, E.C. Palm, R.J. Celotta, "Laser-Focused Atomic Deposition," Science 262(5 November 1993):877-879.
2839. M.-O.Mewes, M.R. Andrews, D.M. Kurn, D.S. Durfee, C.G. Townsend, W. Ketterle, "Output Coupler for Bose-Einstein Condensed Atoms," Phys. Rev. Lett. 78(27 January 1997):582-585.
2840. M.R. Andrews, C.G. Townsend, H.-J. Miesner, D.S. Durfee, D.M. Kurn, W. Ketterle, "Observation of Interference Between Two Bose Condensates," Science 275(31 January 1997):637-641.
2841. K.S. Johnson, J.H. Thywissen, N.H. Dekker, K.K. Berggren, A.P. Chu, R. Younkin, M. Prentiss, "Localization of Metastable Atom Beams with Optical Standing Waves: Nanolithography at the Heisenberg Limit," Science 280(5 June 1998):1583-1586.
2842. Michael D. Ward, "Design of Self-Assembling Molecular Systems: Electrostatic Structural Enforcement in Low-Dimensional Molecular Solids," in B.C. Crandall, James Lewis, eds., Nanotechnology: Research and Perspectives, MIT Press, Cambridge MA, 1992, pp. 67-101.
2843. A.F. Wells, Three-Dimensional Nets and Polyhedra, John Wiley and Sons, New York, 1977.
2844. W.A. Goddard III, "Computational Chemistry and Nanotechnology," presentation at the Fourth Foresight Conference on Molecular Nanotechnology, November 1995.
2845. T. Cagin, A. Jaramillo-Botero, G. Gao, W.A. Goddard III, "Molecular mechanics and molecular dynamics analysis of Drexler-Merkle gears and neon pump," Nanotechnology 9(September 1998):143-152. See at: http://www.wag.caltech.edu/foresight/foresight_1.html.
2846. B.F. Hoskins, R. Robson, "Design and Construction of a New Class of Scaffolding-like Materials Comprising Infinite Polymeric Frameworks of 3D-Linked Molecular Rods. A Reappraisal of the $Zn(CN)_2$ and $Cd(CN)_2$ Structures and the Synthesis and Structure of the Diamond-Related Frameworks $[N(CH_3)_4][Cu[I]Zn[II](CN)_4]$andCu[I][4,4',4'',4'''-tetracyanotetraphenylmethane]BF_4*$xC_6H_5NO_2$," J. Am. Chem. Soc. 112(1990):1546-1554.
2847. K.E. Drexler, "Directions in Nanotechnology," presentation at the Fourth Foresight Conference on Molecular Nanotechnology, November 1995.
2848. C. Park, J.L Campbell, W.A. Goddard III, "Protein Stitchery: Design of a Protein for Selective Binding to a Specific DNA Sequence," Proc. Natl. Acad. Sci. USA 89(1 October 1992):9094-9096.
2849. Boris I. Yakobson, "Dynamics of Buckyshuttle as a 1-bit memory device," poster presentation at the Fifth Foresight Conference on Molecular Nanotechnology, November 1997; see at: http://www.foresight.org/Conferences/MNT05/Abstracts/Yak2abst.html.
2850. Markus Krummenacker, "Steps Towards Molecular Manufacturing," Chem. Design Autom. News 9(January 1994):1, 29-39; see also: http://www.ai.sri.com/~kr/nano/cda-news/cda-news.html.
2851. Bernd Mayer, "Specifications and Design of a Self-Assembled Biodevice," poster presentation at the Fifth Foresight Conference on Molecular Nanotechnology, November 1997; see at: http://www.foresight.org/Conferences/MNT05/Abstracts/Mayeabst.html.
2852. Tahir Cagin, Jianwei Che, Michael N. Gardos, Amir Fijany, William A. Goddard III, "Simulation and Experiments on Friction and Wear of Diamond: A Material for MEMS and NEMS Applications," paper presented at the Sixth Foresight Conference on Molecular Nanotechnology, November 1998. See at: http://www.wag.caltech.edu/foresight/papers/Cagin/Caginpap.html. See also: "Diamond and Polycrystalline Diamond for MEMS Applications: Simulations and Experiments," in Arthur H. Heuer, S. Joshua Jacobs, eds., Materials Science of Microelectromechanical Systems (MEMS) Devices, 1999.
2853. William A. Goddard III, Tahir Cagin, Stephen P. Walch, "Atomistic Design and Simulations of Nanoscale Machines and Assembly," 1996; see at: http://www.wag.caltech.edu/gallery/nano_comp.html.
2854. A. Fijany, T. Cagin, A. Jaramillo-Botero, W.A. Goddard III, "Novel Algorithms for Massively Parallel, Long-Term Simulation of Molecular Dynamics Systems," Advances in Engineering Software 29(1998):441-450; "A Fast Algorithm for Massively Parallel, Long Term Simulations of Complex Molecular Dynamics Simulations," in E.H. D'Hollander, G.R. Joubert, F.J. Peters, U. Trottenberg, eds., Parallel Computing: Fundamentals, Applications and New Directions, 1998, pp. 505-515.
2855. C.-H. Kiang, W.A. Goddard III, R. Beyers, D.S. Bethune, "Structural Modification of Single-Layer Carbon Nanotubes with an Electron Beam," J. Phys. Chem. 100(1996):3749-3752.
2856. W. Utsumi, T. Yagi, "Light-Transparent Phase Formed by Room-Temperature Compression of Graphite," Science 252(1991):1542-1544.
2857. C.-H. Kiang, W.A. Goddard III, R. Beyers, J.R. Salem, D.S. Bethune, "Catalytic Synthesis of Single-Layer Carbon Nanotubes with a Wide Range of Diameters," J. Phys. Chem. 98(1994):6612-6618.
2858. K. Eric Drexler, Ralph C. Merkle, "Simple Pump Selective for Neon," http://www.imm.org/Parts/Parts1.html. See also at: http://science.nas.nasa.gov/Groups/Nanotechnology/gallery/pump/pumpWhite.jpg.
2859. K. Eric Drexler, Ralph C. Merkle, "A Fine-Motion Controller for Molecular Assembly," http://www.imm.org/Parts/Parts2.html. See also at: http://science.nas.nasa.gov/Groups/Nanotechnology/archive/Drexler/fineMotionController/whiteBackground.jpg.
2860. Foresight Institute, "Feynman Grand Prize," http://www.foresight.org/GrandPrize.0.html.
2861. Geoff Leach, "Advances in molecular CAD," Nanotechnology 7(September 1996):197-203. See also: Geoff I. Leach, Ralph C. Merkle, "Crystal Clear: A Molecular CAD Tool," Nanotechnology 5(1994):168-171; and see at: http://www.cs.rmit.edu.au/~gl/research/nano/crystal.html.
2862. Yaron Rosenfeld Hacohen, Enrique Grunbaum, Reshef Tenne, Jeremy Sloan, John L. Hutchison, "Cage structures and nanotubes of $NiCl_2$," Nature 395(24 September 1998):336-337.
2863. Chemical Abstracts Service (CAS) Registry; see at: http://www.cas.org/cgi-bin/regreport.pl.
2864. Herb Bowie, Why Die?: A Beginner's Guide to Living Forever, Power Surge Publications, 1998.
2865. Iwao Fujimasa, Micromachines: A New Era in Mechanical Engineering, Oxford Science Publications, 1997.
2866. P.A. Serena, N. Garcia, Nanowires, NATO ASI Series, Vol. 340, Kluwer Academic Publishers:Dordrecht, The Netherlands, 1997.
2867. David A. Meyer, "Quantum Strategies," Phys. Rev. Lett. 82(1999):1052-1055.
2868. Ralph C. Merkle, "Design considerations for an assembler," Nanotechnology 7(September 1996):210-215. See at: http://nano.xerox.com/nanotech/nano4/merklePaper.html.
2869. Ralph C. Merkle, "Convergent assembly," Nanotechnology 8(1997):18-22.
2870. J. Storrs Hall, "Architectural Considerations for Self-Replicating Manufacturing Systems," paper presented at the Sixth Foresight Conference on Molecular Nanotechnology, November 1998; see also: http://www.foresight.org/Conferences/MNT6/Papers/Hall/index.html.

2870. J. Storrs Hall, "Architectural Considerations for Self-Replicating Manufacturing Systems," paper presented at the Sixth Foresight Conference on Molecular Nanotechnology, November 1998; see also: http://www.foresight.org/Conferences/MNT6/Papers/Hall/index.html.

2871. Moshe Sipper, "Fifty Years of Research on Self-Replication: An Overview," Artificial Life 4(Summer 1998):237-257, in "Special Issue on Self-Replication." See also: Moshe Sipper, "The Artificial Self-Replication Page," http://lslwww.epfl.ch/~moshes/selfrep/.
2872. Ralph C. Merkle, "Self-replicating systems and low cost manufacturing," in M.E. Welland, J.K. Gimzewski, eds., The Ultimate Limits of Fabrication and Measurement, Kluwer, Dordrecht, 1994, pp. 25-32. See at: http://nano.xerox.com/nanotech/selfRepNATO.html.
2873. Ralph C. Merkle, "Self replication and nanotechnology," see at: http://nano.xerox.com/nanotech/selfRep.html.

2874. Ralph C. Merkle, "Some Links to the (Robert Morris, Jr.) Internet Worm Incident of 1988," see at: http://nano.xerox.com/nanotech/worm.html.
2875. Myles Axton, "Regulation of a Runaway Replicator," at: http://www.outbreak.org/cgi-unreg/dynaserve.exe/Ebola/ebola-replication.html.
2876. National Center for Genome Resources, "*Mycoplasma capricolum*," 13 October 1998, see at: http://www.ncgr.org/microbe/mcapricolum.html.
2877. Stanley B. Prusiner, "The Prion Diseases," Scientific American 272(January 1995):48-57.
2878. Ramanujan S. Hegde et al., "A Transmembrane Form of the Prion Protein in Neurodegenerative Disease," Science 279(6 February 1998):827-834.
2879. L.S. Penrose, R. Penrose, "A Self-Reproducing Analogue," Nature 179(8 June 1957):1183.
2880. L.S. Penrose, "Mechanics of Self-Reproduction," Ann. Human Genetics 23(1958):59-72.
2881. L.S. Penrose, "Self-Reproducing Machines," Scientific American 200(June 1959):105-114.
2882. Homer Jacobson, "On Models of Reproduction," Amer. Sci. 46(1958):255-284.
2883. Harold J. Morowitz, "A Model of Reproduction," Amer. Sci. 47(1959):261-263.
2884. J.B.S. Haldane, "The origin of life," New Biol. 16(1954):12.
2885. Jason D. Lohn, Gary L. Haith, Silvano P. Colombano, "Two Electromechanical Models of Self-Assembly," presentation at the Sixth Foresight Conference on Molecular Nanotechnology, November 1998; see also: http://www.foresight.org/Conferences/MNT6/Abstracts/Lohn/index.html.
2886. Jason D. Lohn, "Self-Replicating Systems," see at: http://ic.arc.nasa.gov/ic/people/jlohn/srs.html.
2887. "Custom DNA Synthesis" and "Custom Oligonucleotide Order Form," Ransom Hill Bioscience, Inc. (P.O. Box 219, Ramona CA 92065), 4 October 1995; see also: http://www.ransomhill.com/custom.html.
2888. See: Alpha DNA, "Custom DNA Synthesis," (http://www.alphadna.com/catalog.html); Bioline, "Custom Oligonucleotides," (http://www.bioline.com/oligo.htm); Keystone Laboratories, Inc., "Custom Oligo Synthesis," (http://www.keydna.com/product_frame.htm); Midland (http://www.mcrc.com/products-dna.html); Oligos-U-Like (http://www.path.cam.ac.uk/oligo/custom.html); Pacific Oligos, "Custom Oligonucleotide Prices," (http://www.oligo.com.au/prices.html).
2889. Edward A. Rietman, Enabling Technologies for Molecular Nanosystems, AIP Series, Springer-Verlag, New York, 1999.
2890. George O. Gey, Ward D. Coffman, Mary T. Kubicek, "Tissue Culture Studies of the Proliferative Capacity of Cervical Carcinoma and Normal Epithelium," Cancer Res. 12(1952):264-265.
2891. American Type Culture Collection, "ATCC Serum-Free Cell Lines: HeLa/SF [serum free derivative of HeLa (ATCC CCL-2)]," 14 May 1998; see at: http://www.atcc.org/hilights/serum-free.html.
2892. X. Bu, P. Feng, G.D. Stucky, "Large-cage zeolite structures with multidimensional 12-ring channels," Science 278(19 December 1997):2080-2085.
2893. Peidong Yang, Tao Deng, Dongyuan Zhao, Pingyun Feng, David Pine, Bradley F. Chmelka, George M. Whitesides, Galen D. Stucky, "Hierarchically Ordered Oxides," Science 282(18 December 1998):2244-2246.
2894. W.M. Lomer, "A Dislocation Reaction in the Face-Centered Cubic Lattice," Phil. Mag. 42(November 1951):1327-1331. See also: A.S. Nakekdar, J. Narayan, "Atomic Structure of Dislocations in Silicon, Germanium, and Diamond," Phil. Mag. A 61(1990):873-891.
2895. Gary Stix, "Waiting for Breakthroughs," Scientific American 274(April 1996):94-99.
2896. Jacqueline Krim, "Friction at the Atomic Scale," Scientific American 275(October 1996):74-80.
2897. Robert Crawford, "Japan Starts a Big Push Toward the Small Scale," Science 254(29 November 1991):1304-1305.
2898. T.E. Schaffer, J.P. Cleveland, F. Ohnesorge, D.A. Walters, P.K. Hansma, "Studies of vibrating atomic force microscope cantilevers in liquid," J. Appl. Phys. 80(1996):3622-3627.
2899. J.A. Darsey, B.K. Rao, B.G. Sumpter, D.W. Noid, "Molecular Dynamics and Ab Initio SCF-MO Modeling of Nanogenerator and Nanologic Circuit Molecules," paper presented at the Fifth Foresight Conference on Molecular Nanotechnology, November 1997; see abstract at: http://www.foresight.org/Conferences/MNT05/Abstracts/Darsabst.html. See also: Polymer Preprints 39(January 1998):363-364.
2900. R.R. Reeber, "Lattice dynamical prediction of the elastic constants of diamond," Mat. Res. Soc. Symp. Proc. 453(1997):239-243.
2901. S.B. Sinnott, R.J. Colton, C.T. White, O. Shenderova, D.W. Brenner, J.A. Harrison, "Atomistic Simulations of the Nanometer-Scale Indentation of Amorphous Carbon Thin Films," J. Vac. Sci. Technol. A 15(May/June 1997):936-940. See also: Judith A. Harrison, Donald W. Brenner, "Simulated Tribochemistry: An Atomic-Scale View of the Wear of Diamond," J. Am. Chem. Soc. 116(1995):10399-10402; J.A. Harrison, C.T. White, R.J. Colton, D.W. Brenner, "Investigation of the atomic-scale friction and energy dissipation in diamond using molecular dynamics," Thin Solid Films 260(15 May 1995):205-211; and J.A. Harrison, C.T. White, R.J. Colton, D.W. Brenner, "Effect of Atomic-Scale Surface Roughness on Friction: A Molecular Dynamics Study of Diamond Surfaces," Wear 168(1993):127 et seq.
2902. E.M. Sevick, D.R.M. Williams, "Polymer Brushes as Pressure-Sensitive Automated Microvalves," Macromolecules 27(1994):5285-5290. See also: S. Adiga, D.W. Brenner, "Atomistic Simulation of Shear-Induced Polymer Brush Swelling," at: http://www.mse.ncsu.edu/CompMatSci/index.html.
2903. D.H. Robertson, D.W. Brenner, C.T. White, "Temperature Dependent Fusion of Colliding C_{60} Clusters from Molecular Dynamics Simulations," J. Phys. Chem. 99(1995):15721-15724.
2904. S.B. Sinnott, C.T. White, D.W. Brenner, "Properties of Novel Fullerene Tubule Structures: A Computational Study," Mat. Res. Symp. Proc. 359(1995):241-246.
2905. S.B. Sinnott, O.A. Shenderova, C.T. White, D.W. Brenner, "Mechanical Properties of Nanotubule Fibers and Composites Determined from Theoretical Calculations and Simulations," Carbon 36(1997):1-9.
2906. B.I. Dunlap, D.W. Brenner, G.W. Schriver, "Symmetric Isomers of $C_{60}H_{36}$," J. Phys. Chem. 98(17 February 1994):1756-1757.
2907. Michael Page, Donald W. Brenner, "Hydrogen Abstraction from a Diamond Surface: Ab Initio Quantum Chemical Study using Constrained Isobutane as a Model," J. Am. Chem. Soc. 113(1991):3270-3274.
2908. J.D. Schall, O.A. Shenderova, D.W. Brenner, M.R. Falvo, R. Superfine, R.M. Taylor, "Prediction of Band Gap and Relative Conductivity of Carbon Nanotubules as Function of Strain," paper presented at the Fifth Foresight Conference on Molecular Nanotechnology, November 1997; see at: http://www4.ncsu.edu/~jdschall/Papers/bending2.html. See also: J.D. Schall, O.A. Shenderova, D.W. Brenner, "Novel Nanoscale Straingauge Design using Carbon Nanotubes," 20 May 1998; see at: http://www4.ncsu.edu/~jdschall/Papers/nanostraingauge.htm.
2909. D.W. Brenner, J.D. Schall, J.P. Mewkill, O.A. Shenderova, S.B. Sinnott, "Virtual Design and Analysis of Nanometer-Scale Sensor and Device Components," J. Brit. Interplanet. Soc. 51(1998):137-144. Presentation at the Fifth Foresight Conference on Molecular Nanotechnology, November 1997; see abstract at: http://www.foresight.org/Conferences/MNT05/Abstracts/Brenabst.html.
2910. C. Kiskoti, J. Yarger, A. Zettl, "C_{36}, a new carbon solid," Nature 393(25 June 1998):771-774.
2911. R. Glas, M. Bogyo, J.S. McMaster, M. Gaczynska, H.L. Ploegh, "A proteolytic system that compensates for loss of proteasome function," Nature 392(9 April 1998):618-622.
2912. Q. Liu, S.S. Gross, "Binding sites of nitric oxide synthases," Methods Enzymol. 268(1996):311-324.
2913. L. Jia, C. Bonaventura, J. Bonaventura, J.S. Stamler, "S-nitrosohaemoglobin: A dynamic activity of blood involved in vascular control," Nature 380(21 March 1996):221-226.
2914. Fernando I. Rodriguez, Jeffrey J. Esch, Anne E. Hall, Brad M. Binder, G. Eric Schaller, Anthony B. Bleecker, "A Copper Cofactor for the Ethylene Receptor ETR1 from Arabidopsis," Science 283(12 February 1999):996-998.
2915. Elke Geier, Gunter Pfeifer, Matthias Wilm, Marian Lucchiari-Hartz, Wolfgang Baumeister, Klaus Eichmann, Gabriele Niedermann, "A Giant Protease with Potential to Substitute for Some Functions of the Proteasome," Science 283(12 February 1999):978-981.
2916. K. Tanaka, T. Tamura, T. Yoshimura, A. Ichihara, "Proteasomes: Protein and gene structures," New Biologist 4(March 1992):173-187.
2917. M. Rechsteiner, L. Hoffman, W. Dubiel, "The multicatalytic and 26 S proteases," J. Biol. Chem. 268(25 March 1993):6065-6068.
2918. C. Nathan, "Nitric oxide as a secretory product of mammalian cells," FASEB J. 6(September 1992):3051-3064.
2919. S. Moncada, A. Higgs, "The L-arginine-nitric oxide pathway," New Eng. J. Med. 329(30 December 1993):2002-2012.
2920. G.C. Brown, C.E. Cooper, "Nanomolar concentrations of nitric oxide reversibly inhibit synaptosomal respiration by competing with oxygen at cytochrome oxidase," FEBS Lett. 356(19 December 1994):295-298.
2921. Stephen S.-Y. Chui, Samuel M.-F. Lo, Jonathan P.H. Charmant, A. Guy Orpen, Ian D. Williams, "A Chemically Functionalizable Nanoporous Material $[Cu_3(TMA)_2(H_2O)_3]_n$," Science 283(19 February 1999):1148-1150.
2922. Vinzenz M. Unger, Nalin M. Kumar, Norton B. Gilula, Mark Yeager, "Three-Dimensional Structure of a Recombinant Gap Junction Membrane Channel," Science 283(19 February 1999):1176-1180.
2924. Shigeru Ikeda et al., "Mechano-catalytic overall water splitting," Chem. Commun. (21 October 1998):2185-2186.
2925. C.V. Saba, P.A. Barton, M.G. Boshier, I.G. Hughes, P. Rosenbusch, B.E. Sauer, E.A. Hinds, "Reconstruction of a Cold Atom Cloud by Magnetic Focusing," Phys. Rev. Lett 82(18 January 1999):468-471. See also: Andrew Watson, "Videotape Brings Atoms To a Focus," Science 283(29 January 1999):626-627.
2926. A.N. Cleland, M.L. Roukes, "A Nanometer-Scale Mechanical Electrometer," Nature 392(12 March 1998):160-162; "Fabrication of high frequency nanometer scale mechanical resonators from bulk Si crystals," App. Phys. Lett. 69(28 October 1996):2653-2655. See also: http://www.cmp.caltech.edu/~roukes/nanomechanics.html.
2927. A.N. Cleland, M.L. Roukes, "External control of dissipation in a nanometer-scale radio frequency mechanical resonator," Sensors and Actuators A 72(16 February 1999):256-261.
2928. M.L. Roukes, "Yoctocalorimetry: phonon counting in nanostructures," Physica B 263-264(March 1999):1-15.

2929. B.J. Suh, P.C. Hammel, Z. Zhang, M.M. Midzor, M.L. Roukes, J.R. Childress, "Ferromagnetic Resonance Imagine of Co Films using Magnetic Resonance Force Microscopy," J. Vac. Sci. Technol. B. 16(July/August 1998):2275-2279.
2930. W.E. Paul, R.A. Seder, "Lymphocyte responses and cytokines," Cell 76(28 January 1994):241-251.
2931. M.L. Dustin et al., "A novel adaptor protein orchestrates receptor patterning and cytoskeletal polarity in T-cell contacts," Cell 94(4 September 1998):667-677.
2932. M. Beier, F. Reck, T. Wagner, R. Krishnamurthy, A. Eschenmoser, "Chemical Etiology of Nucleic Acid Structure: Comparing Pentapyranosyl-(2'-4') Oligonucleotides with RNA," Science 283(29 January 1999):699-703.
2933. Terry M. Tritt, "Holey and Unholey Semiconductors," Science 283(5 February 1999):804-805.
2934. Th. Zemb, M. Dubois, B. Deme, Th. Gulik-Krzywicki, "Self-Assembly of Flat Nanodiscs in Salt-Free Catanionic Surfactant Solutions," Science 283(5 February 1999):816-819.
2935. E. Ravussin, S. Lillioja, T.E. Anderson, L. Christin, C. Bogardus,"Determinants of 24-hour energy expenditure in man. Methods and results using a respiratory chamber," J. Clin. Invest. 78(December 1986):1568-1578.
2936. F. Zurlo, R.T. Ferraro, A.M. Fontvielle, R. Rising, C. Bogardus, E. Ravussin, "Spontaneous physical activity and obesity: Cross-sectional and longitudinal studies in Pima Indians," Am. J. Physiol. 263(August 1992):E296-E300.
2937. James A. Levine, Norman L. Eberhardt, Michael D. Jensen, "Role of Nonexercise Activity Thermogenesis in Resistance to Fat Gain in Humans," Science 283(8 January 1999):212-214.
2938. Corinna Wu, "A Nonconformist Compound," Science News 155(20 February 1999):120-121.
2939. N. Seppa, "Prospects Dim for Live AIDS Vaccine," Science News 155(13 February 1999):100.
2940. M.P. Krafft, J.G. Riess, "Highly fluorinated amphiphiles and colloidal systems, and their applications in the biomedical field: A contribution," Biochimie 80(May/June 1998):489-514.
2941. F. Frezard, C. Santaella, P. Vierling, J.G. Riess, "Permeability and stability in buffer and in human serum of fluorinated phospholipid-based liposomes," Biochim. Biophys. Acta 1192(1 June 1994):61-70.
2942. C. Guedj, B. Pucci, L. Zarif, C. Coulomb, J.G. Riess, A.A. Pavia, "Vesicles and other supramolecular systems from biocompatible synthetic glycolipids with hydrocarbon and/or fluorocarbon chains," Chem. Phys. Lipids 72(8 August 1994):153-173.
2943. F. Guillod, J. Greiner, J.G. Riess, "Vesicles made of glycophospholipids with homogeneous (two fluorocarbon or two hydrocarbon) or heterogeneous (one fluorocarbon and one hydrocarbon) hydrophobic double chains," Biochim. Biophys. Acta 1282(25 July 1996):283-292.
2944. L. Clary, V. Ravily, C. Santaella, P. Vierling, "Transmembrane pH-driven Na^+ permeability of fluorinated phospholipid-based membranes," J. Controlled Release 51(12 February 1998):259-267.
2945. Healthway Online, "Propane/Poison," see at: http://www.healthanswers.com/database/ami/converted/002836.html.
2946. Flogas Ireland Ltd., "Flogas LPG/Propane/Butane Safety Data Sheet," see at: http://www.flogas.ie/flopds.html.
2947. Active Propane Co. Inc., "Material Safety Data Sheet," 1 December 1998, see at: http://www.lpg.com/safety/msds.html.
2948. "DuPont Suva(R) refrigerants: SUVA HP81 (R402B)," revised 25 October 1996, MSDS Number 6000FR, DuPont Corporate MSDS Number DU005603; see at: http://www.dupont.com/suva/na/usa/sa/techinfo/msds/6000frsuvahp81.html.
2949. B.A. Cornell, G.C. Fletcher, J. Middlehurst, F. Separovic, "The lower limit to the size of small sonicated phospholipid vesicles," Biochim. Biophys. Acta 690(25 August 1982):15-19.
2950. Stephen L. Gillett, "Near-term nanotechnology: The molecular fabrication of nanostructured materials," Nanotechnology 7(September 1996):168-176.
2951. Young-Kyun Kwon, David Tomanek, Sumio Ijima, "Bucky Shuttle Memory Device: Synthetic Approach and Molecular Dynamics Simulations," Phys. Rev. Lett. 82(15 February 1999):1470-1473.
2952. P.S. Virk, E.W. Merrill, H.S. Mickley, K.A. Smith, E.L. Mollo-Christensen, "The Toms Phenomenon: Turbulent Pipe Flow of Dilute Polymer Solutions," J. Fluid Mech. 30-32(1967):305-328.
2953. R. Sureshkumar, Robert A. Handler, Antony N. Beris, "Direct numerical simulation of the turbulent channel flow of a polymer solution," Physics of Fluids 9(1997):743-755. See also: Michael Schneider, "Stretchy Molecules in Low-Drag Solutions," at: http://access.ncsa.uiuc.edu/CoverStories/StretchyMolecules/gasol_1.html.
2954. Kevin D. Ausman, Henry W. Rohrs, MinFeng Yu, Rodney S. Ruoff, "Nanostressing and Mechanochemistry," paper presented at the Sixth Foresight Nanotechnology Conference, November 1998; see at: http://www.foresight.org/Conferences/MNT6/Papers/Ausman/index.html.
2955. Al Globus, John Lawton, Todd Wipke, "Automatic molecular design using evolutionary techniques," paper presented at the Sixth Foresight Nanotechnology Conference, November 1998; see at: http://www.foresight.org/Conferences/MNT6/Papers/Globus/index.html.
2956. Tad Hogg, "Robust Self-Assembly Using Highly Designable Structures," paper presented at the Sixth Foresight Nanotechnology Conference, November 1998; see at: http://www.foresight.org/Conferences/MNT6/Papers/Hogg/index.html.
2957. D. Pierson, C. Richardson, B.I. Yakobson, "Symmetry-dependent strength of carbon nanotubes," presentation at the Sixth Foresight Nanotechnology Conference, November 1998; see at: http://www.foresight.org/Conferences/MNT6/Abstracts/Pierson/index.html.
2958. Carol Pickering, "Silicon Man Lives: Just Ask Peter Cochrane," Forbes ASAP (22 February 1999)82.
2959. Peter Cochrane, Tips for Time Travelers, McGraw-Hill, New York, 1998. See also: http://btlabs1.labs.bt.com/people/cochrap/index.htm.
2960. C.A. Angell, H. Kanno, "Density Maxima in High-Pressure Supercooled Water and Liquid Silicon Dioxide," Science 193(17 September 1976):1121-1122.
2961. A. Bejan, P.A. Tyvand, "The Pressure Melting of Ice Under a Body With Flat Base," Trans. ASME J. Heat Transfer 114(May 1992):529-531; P.A. Tyvand, A. Bejan, "The Pressure Melting of Ice Due to an Embedded Cylinder," Trans. ASME J. Heat Transfer 114(May 1992):532-535.
2962. P.W. Bridgman, "The Pressure-Volume-Temperature Relations of the Liquid, and the Phase Diagram of Heavy Water," J. Chem. Phys. 3(October 1935):597-605. See also: P.W. Bridgman, Collected Experimental Papers, Harvard University Press, Cambridge MA, 1964.
2963. Felix Franks, ed., Water: A Comprehensive Treatise, Volume 7, Water and Aqueous Solutions at Subzero Temperatures, Plenum Press, New York, 1982.
2964. G.P. Johari, Andreas Hallbrucker, Erwin Mayer, "Isotope and impurity effects on the glass transition and crystallization of pressure-amorphized hexagonal and cubic ice," J. Chem. Phys. 95(1 November 1991):6849-6855.
2965. H. Kanno, R.J. Speedy, C.A. Angell, "Supercooling of Water to -92°C Under Pressure," Science 189(12 September 1975):880-881.
2966. John S. Tse, "Mechanical instability in Ice Ih: A mechanism for pressure-induced amorphization," J. Chem. Phys. 96(1 April 1992):5482-5487.
2967. C. Cavazzoni, G.L. Chiarotti, S. Scandolo, E. Tosatti, M. Bernasconi, M. Parrinello, "Superionic and Metallic States of Water and Ammonia at Giant Planet Conditions," Science 283(1 January 1999):44-46.
2968. Philip Ball, The Self-Made Tapestry: Pattern Formation in Nature, UOP, 1999.
2969. M. Saura, C. Zaragoza, A. McMillan, R.A. Quick, C. Hohenadl, J.M. Lowenstein, Charles J. Lowenstein, "An antiviral mechanism of nitric oxide: Inhibition of a viral protease," Immunity 10(January 1999):21-28.
2970. Kurt Bachmaier, Nikolaus Neu, Luis M. de la Maza, Sukumar Pal, Andrew Hessel, Josef M. Penninger, "Chlamydia Infections and Heart Disease Linked Through Antigenic Mimicry," Science 283(26 February 1999):1335-1339.
2971. Brian J. Balin, Alan P. Hudson, et al., "Identification and localization of *Chlamydia pneumoniae* in the Alzheimer's brain," Med. Microbiol. Immunol. 187(June 1998):23-42.
2972. John Desmond Bernal, The World, the Flesh, and the Devil: An Enquiry into the Future of the Three Enemies of the Rational Soul, reprint of the 1929 essay, Indiana University Press, Bloomington, 1969. See also at: http://www.hia.com/pcr/bernal.html.
2973. Ben Bova, Immortality: How Science Is Extending Your Life Span—and Changing the World, Avon Books, New York, 1998.
2974. J.D. Watson, F.H.C. Crick, "Molecular structure of nucleic acids," Nature 171(1953):737-738.
2975. James D. Watson, The Double Helix, Atheneum Publishers, New York, 1968.
2976. D. Rudman et al., "Effects of human growth hormone in men over 60 years old," New. Engl. J. Med. 323(1990):1-6.
2977. Ronald Klatz, Frances A. Kovarik, eds., Advances in Anti-Aging Medicine, Volume I, Mary Ann Liebert Press, 1996.
2978. Ronald Klatz, Robert Goldman, Bob Goldman, Don R. Bensen, Stopping the Clock, Keats Publ, 1996.
2979. Ronald Klatz, Carol Kahn, Grow Young with HGH, HarperCollins, New York, 1997.
2980. Bob Goldman, Ronald Klatz, Lisa Berger, Robert Goldman, Brain Fitness, Doubleday, New York, 1998.
2981. "American Academy of Anti-Aging Medicine," see at: http://www.worldhealth.net/a4m/overview.html.
2982. Marvin Minsky, The Society of Mind, Simon and Schuster, New York, 1985.
2983. Julian Jaynes, The Origin of Consciousness in the Breakdown of the Bicameral Mind, Houghton Mifflin, Boston, 1976.
2984. Sigmund Freud, A General Introduction to Psychoanalysis, Buni and Liveright, New York, 1920. See also: The Complete Psychological Works of Sigmund Freud, translated by James Strachey in collaboration with Anna Freud, Hogarth, London, 1961.
2985. Carl G. Jung, Analytical Psychology, Moffat & Yard, New York, 1916. See also: Psychological Types, Harcourt, Brace & World, New York, 1933.
2986. Otto Rank, The Trauma of Birth, Robert Brunner Publ., New York, 1952.
2987. G.W. Allport, H.S. Odbert, "Trait-names: A psycho-lexical study," Psychological Monographs 47(1936):1-171.
2988. Paul M. Churchland, Matter and Consciousness, revised edition, MIT Press, Cambridge MA, 1988. See also: A Neurocomputational Perspective, MIT Press, Cambridge MA, 1989; The Engine of Reason, the Seat of the Soul, MIT Press, Cambridge MA, 1995.

2989. Patricia S. Churchland, Neurophilosophy: Toward a Unified Science of the Mind-Brain, MIT Press, Cambridge MA, 1986.
2990. Gerald M. Edelman, Bright Air, Brilliant Fire: On the Matter of Mind, BasicBooks, New York, 1992.
2991. Alexander Sasha Chislenko, "Intelligent Information Filters and Enhanced Reality," Extropy #16, Qtr I, 1996, pp. 13-17, 26. See also: http://www.lucifer.com/~sasha/EnhancedReality.html.
2992. Max More, "Technological Self-Transformation," Extropy #10, Winter/Spring 1993, pp. 15-24.
2993. Max More, "Beyond the Machine: Technology and Posthuman Freedom," Proc. Ars Electronica 1997, Ars Electronica Center, Springer, Wien, New York, 1997.
2994. Bradley Rhodes, Seum-Lim Gan, "Collab97 Project Proposal: The Direction Bump," see at: http://rhodes.www.media.mit.edu/people/rhodes/collab97.proposal.html.
2995. Association for Unmanned Vehicle Systems International, "Aerial Robotics Competition," see at: http://avdil.gtri.gatech.edu/AUVS/IARCLaunchPoint.html.
2996. David Brin, The Transparent Society, Addison-Wesley, Reading MA, 1998.
2997. Allergy Internet Resources, "Food Allergies," see at: http://www.immune.com/allergy/allabc.html.
2998. The Genome Database, "Genetic Disorders by Chromosome," last updated 21 February 1999; see at: http://gdbwww.gdb.org/gdbreports/GeneticDiseases.html.
2999. Beverly Merz, "Blazing A Genetic Trail: Reading the Human Blueprint," A Report from the Howard Hughes Medical Institute, July 1998; see at: http://www.hhmi.org/GeneticTrail/reading/read.htm.
3000. Hans P. Moravec, Robot: Mere Machine to Transcendent Mind, Oxford University Press, Cambridge, 1998.
3001. Jon A. Wolff, ed., Gene Therapeutics: Methods and Applications of Direct Gene Transfer, Springer-Verlag, New York, 1994.
3002. J.B. Griffiths, Raymond E. Spier, eds., Animal Cell Biotechnology, Volume 6, Academic Press, New York, 1994.
3003. Michael G. Kaplitt, Arthur D. Loewy, eds., Viral Vectors: Gene Therapy and Neuroscience Applications, Academic Press, New York, 1995.
3004. Jeff Lyon, Peter Gorner, Altered Fates: Gene Therapy and the Retooling of Human Life, W.W. Norton and Company, 1995.
3005. John E. Smith, Biotechnology, Cambridge University Press, New York, 1996.
3006. George Morstyn, William Sheridan, eds., Cell Therapy: Stem Cell Transplantation, Gene Therapy, and Cellular Immunotherapy, Cambridge University Press, New York, 1996.
3007. P.R. Lowenstein, L.W. Enquist, eds., Gene Transfer in Neuroscience: Towards Gene Therapy of Neurological Disorders, John Wiley and Sons, New York, 1996.
3008. H. Wekerle, H. Graf, J.D. Turner, eds., Cellular Therapy, Springer-Verlag, New York, 1997.
3009. Wayne A. Marasco, ed., Intrabodies: Basic Research and Clinical Gene Therapy Applications, Springer-Verlag, New York, 1998.
3010. Peter J. Quesenberry, Gary S. Stein, Bernard Forget, eds., Stem Cell Biology and Gene Therapy, Wiley-Liss, New York, 1998.
3011. Edmund C. Lattime, Stanton L. Gerson, eds., Gene Therapy of Cancer: Translational Approaches from Preclinical Studies to Clinical Implementation, Academic Press, New York, 1998.
3012. K.D. Cummings, R.C. Frye, E.A. Rietman, "Using a neural network to proximity correct patterns written with a Cambridge electron beam microfabricator 10.5 lithography system," Appl. Phys. Lett. 57(1 October 1990):1431-1433.
3013. "Electroactive Polymer Actuators (Artificial Muscles)," NDEAA Group Website at NASA/JPL, see at: http://eis.jpl.nasa.gov/ndeaa/nasa-nde/lommas/aa-hp.htm.
3014. Glen A. Evans, "The 'Jurassic Park' Paradigm for the Construction of Synthetic Organisms," talk given at the Genome Sequencing and Analysis Conference IX, Hilton Head, South Carolina, 16 September 1997.
3015. Robert J. Bradbury, "Paths to Immortality," talk given at EXTRO3, The Future of the Body and Brain / Future Infrastructure, Third Conference of the Extropy Institute, 9-10 August 1997, San Jose, CA. See also: http://www.extropy.com/ex3/extro3.htm.
3016. Per Bro, "Chemical Reaction Automata: Precursors of Synthetic Organisms," talk delivered to the American Chemical Society, Central New Mexico Section, 25 April 1997; see announcement at: http://www.nm.org/~acs/archive/news0497.html.
3017. Charles Ostman, Nanobiology—Where Nanotechnology and Biology Come Together," see at: http://www.biota.org/ostman/nchip.htm.
3018. Fred Rieke, David Warland, Rob de Ruyter van Steveninck, William Bialek, Spikes: Exploring the Neural Code, MIT Press, Cambridge MA, 1996.
3019. Michael A. Arbib, ed., The Handbook of Brain Theory and Neural Networks, MIT Press, Cambridge MA, 1998.
3020. James M. Bower, David Beeman, The Book of GENESIS: Exploring Realistic Neural Models with the GEneral NEural SImulation System, Springer-Verlag, New York, 1998.
3021. Christof Koch, Idan Segev, Methods in Neuronal Modeling: From Ions to Networks, MIT Press, Cambridge MA, 1998.
3022. Christof Koch, Biophysics of Computation: Information Processing in Single Neurons, Oxford University Press, 1998.
3023. Philippe Poncharal, Z.L. Wang, Daniel Ugarte, Walt A. de Heer, "Electrostatic Deflections and Electromechanical Resonances of Carbon Nanotubes," Science 283(5 March 1999):1513-1516. See also: http://www.gtri.gatech.edu/res-news/BALANCE.html.
3024. A.M Cassell, W.A. Scrivens, J.M. Tour, "Assembly of DNA/Fullerene Hybrid Materials," Angew. Chem. Int. Ed. Engl. 37(1998):1528-1531.
3025. Keith F. Lynch, "Brain Backup Proposal," see at: http://www.clark.net/pub/kfl/les/cryonet/3326.html.
3026. S. Mark Halpin et al., Voltage and Lamp Flicker Issues, "Part Five: Case Studies Using the IEC Flickermeter," see at: http://www.powerclinic.com/flicker5.htm. See also: "Electricity Supply Voltage Requirements and Problems" at: http://genesisauto.com.au/voltage.htm; and Combustion in Energy and Transformation Industries, Figure 5, "Load variation and arrangement of power plants according to the voltage regulation characteristic," at: http://www.eea.eu.int/aegb/cap01/b111_123.htm.
3027. NIST Time and Frequency Division, "NIST Time and Frequency FAQ," see at: http://www.bldrdoc.gov/timefreq/faq/faq.htm; see also "NIST Network Time Service," at: http://www.bldrdoc.gov/timefreq/service/nts.htm.
3028. Fouad G. Major, The Quantum Beat: The Physical Principles of Atomic Clocks, Springer-Verlag, 1998.
3029. Jo Ellen Barnett, Time's Pendulum: The Quest to Capture Time — From Sundials to Atomic Clocks, Plenum Press, 1998.
3030. Yojiro Kawamura, Morley Kare, eds., Umami: A Basic Taste: Physiology, Biochemistry, Nutrition, Food Science, Food Science and Technology Series, Volume 20, Marcel Dekker, New York, 1987.
3031. Shizuko Yamaguchi, "Basic properties of umami and effects on humans," Physiol. and Behav. 49(1991):833-841.
3032. S. Fuke, Y. Ueda, "Interactions between umami and other flavor characteristics," Trends in Food Sci. Technol. 7(1996):407-411.
3033. Chaudhari et al., "The taste of monosodium glutamate: membrane receptors in taste buds," J. Neurosci. 16(1996):3817-3826.
3034. K. Kurihara, M. Kashiwayanagi, "Introductory remarks on umami taste," Ann. N.Y. Acad. Sci. 855(30 November 1998):393-397.
3035. International Food Information Council Foundation, "Glutamate and Monosodium Glutamate: Examining the Myths," August 1997, see at: http://ificinfo.health.org/review/ir-msg.htm. See also: "Everything You Need To Know About Glutamate And Monosodium Glutamate," January 1997, see at: http://ificinfo.health.org/brochure/msg.htm.
3036. S.A. Kiselev, S.R. Bickham, A.J. Sievers, "Properties of Intrinsic Localized Modes in One-Dimensional Lattices," Comments Cond. Mat. Phys. 17(1995):135-173.
3037. Carleen Hawn, "Counting Sheep," Forbes 163(8 February 1999):102.
3038. John M. Pawelek, K. Brooks Low, David Bermudes, "Tumor-targeted *Salmonella* as a Novel Anticancer Vector," Cancer Research 57(15 October 1997):4537-4544. See also: Alexandra Alger, "Fighting Disease With Disease," Forbes 162(16 November 1998):240; and: Vion Parmaceuticals, "Tumor Amplified Protein Expression Therapy," see at: http://www.vionpharm.com/TAPET_splash.html.
3039. B. Cornell, V. Braach-Maksvytis, L. King, P. Osman, B. Raguse, L. Wieczorek, R. Pace, "A biosensor that uses ion-channel switches," Nature 387(5 June 1997):580-583; see also "Tethered Lipid Bilayer Membranes: Formation and Ionic Reservoir Characterization," Langmuir 14(14 January 1998):648-659.
3040. Australian Membrane and Biotechnology Research Institute (AMBRI), "The ICS Biosensor," see at: http://www.ambri.com.au/institute/technology/ics/index.html.
3041. Cheng-Hsien Liu, "Micromachined Tunneling Accelerometer," Stanford Micro Structures and Sensors Lab, September 1998; see at: http://www.standford.edu/~chliu/MTA.html.
3042. Peter Gumbsch, Huajian Gao, "Dislocations Faster than the Speed of Sound," Science 283(12 February 1999):965-968.
3043. A.R. Williams, "Effects of Ultrasound on Blood and the Circulation," in Wesley L. Nyborg, Marvin C. Ziskin, eds., Biological Effects of Ultrasound, Churchill Livingstone, New York, 1985, pp. 49-65.
3044. F.S. Foster, H. Obara, T. Bloomfield, L.K. Ryan, G.R. Lockwood, "Ultrasound Backscatter from Blood in the 30 to 70 MHz Frequency Range," 1994 IEEE Ultrasonics Symposium, pp. 1599-1602.
3045. Barbara L. Golden, Anne R. Gooding, Elaine R. Podell, Thomas R. Cech, "A Preorganized Active Site in the Crystal Structure of *Tetrahymena* Ribozyme," Science 282(9 October 1998):259-264.
3046. Qinyu Wang, S.R. Challa, D.S. Sholl, J.K. Johnson, "Quantum sieving in carbon nanotubes and zeolites," Phys. Rev. Lett. 82(1 February 1999):956-959.
3047. Larry D. Partain, ed., Solar Cells and Their Applications, John Wiley and Sons, New York, 1995.
3048. Life Plus, Product Information Sheet No. 8058, "L-Salivarius Plus Other Beneficial Microflora," see at: http://www.galicia.simplenet.com/salivarex.com.
3049. Alka-Line Products, "Alkadophilus: The Non-Refrigerated Acidophilus," see at: http://www.homeopathiccenter.com/acido.htm.
3050. "Microbial Life in the Digestive Tract," in Laura Austgen, R.A. Bowen, Pathophysiology of the Digestive System, hypertextbook at: http://arbl.cvmbs.colostate.edu/hbooks/pathphys/digestion/basics/gi_bugs.html.
3051. L. Chong, B. van Steensel, D. Broccoli, H. Erdjument-Bromage, J. Hanish, P. Tempst, T. de Lange, "A Human Telomeric Protein," Science 270(8 December 1995):1663-1667.

3052. D. Broccoli, A. Smogorzewska, L. Chong, T. de Lange, "Human telomeres contain two distinct Myb-related proteins, TRF1 and TRF2," Nature Genet. 17(October 1997):231-235.

3053. Susan Smith, Izabela Giriat, Anja Schmitt, Titia de Lange, "Tankyrase, a Poly(ADP-Ribose) Polymerase at Human Telomeres," Science 282(20 November 1998):1484-1487.

3054. A.A. Avilion, L.A. Harrington, C.W. Greider, "*Tetrahymena* telomerase RNA levels increase during macronuclear development," Dev. Genet. 13(1992):80-86.

3055. Joachim Lingner, Timothy R. Hughes, Andrej Shevchenko, Matthias Mann, Victoria Lundblad, Thomas R. Cech, "Reverse Transcriptase Motifs in the Catalytic Subunit of Telomerase," Science 276(25 April 1997):561-567.

3056. J. Travis, "Tick, tock, enzyme rewinds cellular clock," Science News 153(17 January 1998):37.

3057. J.W. Shay, S. Bacchetti, "A survey of telomerase activity in human cancer," Eur. J. Cancer 33(April 1997):787-791. See also: S. Bacchetti, C.M. Counter, Int. J. Oncol. 7(1995):423-432.

3058. Nam W. Kim, Mieczyslaw A. Piatyszek, et al., "Specific Association of Human Telomerase Activity with Immortal Cells and Cancer," Science 266(23 December 1994):2011-2015. See also: Lisa Seachrist, "Telomeres Draw a Crowd at Toronto Cancer Meeting," Science 268(7 April 1995):29-30.

3059. A. Bodnar, N.W. Kim, R.B. Effros, C.-P. Chiu, "Mechanism of telomerase induction during T cell activation," Exp. Cell Res. 228(10 October 1996):58-64.

3060. C.-P. Chiu, W. Dragowska, N.W. Kim, H. Vaziri, J. Yui, T.E. Thomas, C.B. Harley, P.M. Lansdorp, "Differential expression of telomerase activity in hematopoietic progenitors from adult human bone marrow," Stem Cells 14(March 1996):239-248.

3061. W.E. Wright, M.A. Piatyszek, W.E. Rainey, W. Byrd, J.W. Shay, "Telomerase activity in human germline and embryonic tissues and cells," Dev. Genet. 18(1996):173-179.

3062. M. Engelhardt, R. Kumar, J. Albanell, R. Pettengell, W. Han, M.A. Moore, "Telomerase regulation, cell cycle, and telomere stability in primitive hematopoietic cells," Blood 90(1 July 1997):182-193.

3063. D. Broccoli, J.W. Young, T. de Lange, "Telomerase activity in normal and malignant hematopoietic cells," Proc. Natl. Acad. Sci. USA 92(26 September 1995):9082-9086.

3064. C.M. Counter, J. Gupta, C.B. Harley, B. Leber, S. Bacchetti, "Telomerase activity in normal leukocytes and in hematologic malignancies," Blood 85(1 May 1995):2315-2320.

3065. H. Tahara, T. Nakanishi, M. Kitamoto, R. Nakashio, J.W. Shay, E. Tahara, G. Kajiyama, T. Ide, "Telomerase activity in human liver tissues: comparison between chronic liver disease and hepatocellular carcinomas," Cancer Res. 55(1 July 1995):2734-2736.

3066. Andrea G. Bodnar, Michel Ouellette, et al., "Extension of Life-Span by Introduction of Telomerase into Normal Human Cells," Science 279(16 January 1998):349-352.

3067. D.S. Chance, M.K. McIntosh, "Hypolipidemic agents alter hepatic mitochondrial respiration in vivo," Comp. Biochem. Physiol. C. Pharmacol. Toxicol. Endocrinol. 111(June 1995):317-323.

3068. D.P. Jones, "Intracellular diffusion gradients of O_2 and ATP," Am. J. Physiol. 250(May 1986):C663-C675.

3069. P. van der Valk, J.J. Gille, A.B. Oostra, E.W. Roubos, T. Sminia, H. Joenje, "Characterization of an oxygen-tolerant cell line derived from Chinese hamster ovary. Antioxygenic enzyme levels and ultrastructural morphometry of peroxisomes and mitochondria," Cell Tissue Res. 239(1985):61-68.

3070. L.A. del Rio, L.M. Sandalio, J.M. Palma, "A new cellular function for peroxisomes related to oxygen free radicals?" Experientia 46(15 October 1990):989-992.

3071. K. Kremser, W. Kovacs, H. Stangl, "Peroxisomal diseases — oxygen and free radicals," Wien Klin Wochenschr. 107(1995):690-693. In German.

3072. I. Singh, "Mammalian peroxisomes: Metabolism of oxygen and reactive oxygen species," Ann. N.Y. Acad. Sci. 804(27 December 1996):612-627.

3073. A.M. Kogelnik, M.T. Lott, M.D. Brown, S.B. Navathe, D.C. Wallace, "MITOMAP: An update of the human mitochondrial genome database," Nucleic Acid Res. 25(January 1997). See also: http://www.gen.emory.edu/mitomap.html.

3074. P.R. Kennedy, R.A. Bakay, "Restoration of neural output from a paralyzed patient by a direct brain connection," Neuroreport 9(1 June 1998):1707-1711.

3075. J.W. Gofman, Radiation and Human Health, Pantheon, New York, 1983.

3076. V. Beir, Health Effects of Exposure to Low Levels of Ionizing Radiation, National Research Council, National Academy Press, Washington, 1990.

3077. J.K. Shultis, R.E. Faw, Radiation Shielding, Prentice Hall, Upper Saddle River, New Jersey, 1996.

3078. E.L. Alpen, Radiation Biophysics, Second Edition, Academic Press, San Diego, 1998.

3079. T. Moriizumi, "Biosensor, Electronics, and Biorobot," Tanpakushitsu Kakusan Koso 43(July 1998):1303-1309. In Japanese.

3080. R.D. Beer, H.J. Chiel, R.D. Quinn, R.E. Ritzmann, "Biorobotic approaches to the study of motor systems," Curr. Opin. Neurobiol. 8(December 1998):777-782.

3081. University of Washington Biorobotics Laboratory, see at: http://rcs.ee.washington.edu/BRL/index.html; Harvard BioRobotics Laboratory, see at: http://hrl.harvard.edu/hrsl/; Miura-Shimoyama Laboratory for Autonomous Biorobotics, see at: http://www.leopard.t.u-tokyo.ac.jp/researchProjects/AB.html.

3082. H. Bielefeldt-Ohmann, "Analysis of antibody-independent binding of Dengue viruses and Dengue virus envelope protein to human myelomonocytic cells and B lymphocytes," Virus Res. 57(September 1998):63-79.

3083. Alexander Ferworn, Deborah A. Stacey, "Inchworm Mobility — Stable, Reliable and Inexpensive," see at: http://hebb.cis.voguelph.ca/~alex/research/inchworm.html. See also: Burleigh Instruments Inc., "Inchworm Motors," at: http://www.burleigh.com/_vti_bin/shtml.exe/IWmotors.htm/map.

3084. Lal Tummala, Dean Aslam, Sridhar Mahadevan, Ranjan Mukherji, John Weng, Ning Xi, "Reconfigurable Adaptable Micro-Robots," see at: http://www.egr.msu.edu/microrobot/fr-main.htm.

3085. Karen Thomas, "Coiled again: Slinky still takes the stairs after turning 50," 4 December 1995, see at: http://detnews.com/menu/stories/27228.htm. See also: "Slinky Operating Instructions," at http://www.cit.nepean.uws.edu.au/~rocky/fun/slinky.html; and "The Creation of the Slinky," at: http://www.yippeee.com/what/slinky.html.

3086. K. Ikeuchi, K. Yoshinaka, S. Hashimoto, N. Tomita, "Locomotion of Medical Micro Robot with Spiral Ribs Using Mucus," 7th Intl. Symp. on Micro Machine and Human Science (MHS'96), 2-4 October 1996.

3087. Richard Nakka, personal communication, 26 March 1999. See also: "Experimental Rocketry Web Site," 27 February 1999, at: http://members.aol.com/~ricnakk/dex.html; and "glucose burning test report" at: http://members.aol.com/ricbnakk/soft/dexrpt.zip.

3088. Sidney B. Lang, "Pyroelectric Effect in Bone and Tendon," Nature 212(12 November 1966):704-705. See also: "Thermal expansion coefficients and the primary and secondary pyroelectric coefficients of animal bone," Nature 224(22 November 1969):798-799.

3089. Robert O. Becker, Andrew A. Marino, Electromagnetism and Life, State University of New York Press, Albany, 1982. See at: http://www.ortho.lsumc.edu/Faculty/Marino/EL/ELTOC.html.

3090. Eiichi Fukuda, Iwao Yasuda, "On the Piezoelectric Effect of Bone," J. Phys. Soc. Japan 12(1957):1158-1162.

3091. C. Andrew L. Bassett, Robert O. Becker, "Generation of Electric Potentials by Bone in Response to Mechanical Stress," Science 137(1962):1063-1064.

3092. Morris H. Shamos, Leroy S. Lavine, Michael I. Shamos, "Piezoelectric Effect in Bone," Nature 197(5 January 1963):81.

3093. J.H. McElhaney, "The charge distribution on the human femur due to load," J. Bone Joint Surg. 49(December 1967):1561-1571.

3094. J.C. Anderson, C. Eriksson, "Piezoelectric properties of dry and wet bone," Nature 227(1 August 1970):491-492.

3095. A.A. Marino, R.O. Becker, S.C. Soderholm, "Origin of the piezoelectric effect in bone," Calcif. Tissue Res. 8(1971):177-180.

3096. Philippa J.R. Uwins, Richard I. Webb, Anthony P. Taylor, "Novel nano-organisms from Australian sandstones," American Mineralogist 83(November/December 1998):1541-1550. See also: http://www.uq.edu.au/nanoworld/uwins.html; and "Nanobiology" at http://naturalscience.com/ns/links/nanobiol.html.

3097. "Global Temperature Trends: 1998 Global Surface Temperature Smashes Record," see at: http://www.giss.nasa.gov/research/observe/surftemp/. See also: "Rise in Temperature Suggests a Connection," at: http://www.csmonitor.com/durable/1997/12/03/feat/temperature.html.

3098. Arthur D. Moore, Electrostatics: Exploring, Controlling and Using Static Electricity, Including the Dirod Manual, 2nd Edition, Laplacian Press, CA, 1997. See also the "Electrostatic Applications Website," at: http://www.garlic.com/electro/index.html.

3099. G. Sessler, R. Gerhard-Multhaupt, eds., Electrets, 3rd Edition, Volumes I and II, Laplacian Press, CA, 1999.

3100. Howard A. Wilcox, Hothouse Earth, Praeger Publishers, New York, 1975.

3101. S.A. Kaplan, ed., Extraterrestrial Civilizations: Problems of Interstellar Communication, Nauka Press, Moscow, 1969; translated from the Russian by IPST Jerusalem, 1971 (IPST Cat. No. 5780); NASA Technical Translations F-631.

3102. H. Royer, Arch. Physiol. Normale Pathol. 7(1895):12.

3103. C. Balny, R. Hayashi, S. Shimada, P. Masson, High Pressure and Biotechnology, Volume 224, Colloques INSERM/John Library Eurotext Ltd., France, 1992.

3104. R. Hayashi, High Pressure Bioscience and Food Science, San-Ei Publishing Co., Japan, 1993. In Japanese.

3105. B.H. Hite, West Virginia Univ. Agric. Expt. Station Bull. 58(1899):15.

3106. R. Hayashi et al., "High Pressure Food Processing," see at: http://cc.usu.edu/~josephi/highpres/highpres.html.

3107. M. Gross, R. Jaenicke, "Proteins under pressure. The influence of high hydrostatic pressure on structure, function and assembly of proteins and protein complexes," Eur. J. Biochem. 221(1994):617-630.

3108. V. Hill, D.A. Ledward, J.M. Ames, "Influence of high hydrostatic pressure and pH on the rate of Maillard browning in a glucose-lysine system," J. Agric. Food Chem. 44(1996):594-598. See also: "The Maillard Reaction," at: http://www.fst.reading.ac.uk/people/aamesjm/maillard.htm.

3109. Alan Bruzel, "Chemistry — Maillard Reaction," 28 December 1998, at: http://chemistry.miningco.com/library/weekly/aa122898.htm; and Dairy Management Inc., "Lactose: Browning," 1998, at: http://www.doitwithdairy.com/ingredients/lactose/lacfunbro.htm;

3110. "Nonenzymatic Browning," see at: http://courses.che.umn.edu/97fscn8311-1f/nonenzymatic_browning.htm.

3111. Charlie Scandrett, "Maillard Reactions 101: Theory," 4 April 1997, see at: http://brewery.org/brewery/library/Maillard_CS0497.html.

3112. J. Zhou, "Inactivation, recovery, nucleic acid leakage and cell disruption of *Escherichia coli* by high hydrostatic pressure," M.S. Thesis, Washington State University, 95 pages; reported at: http://impact.wsu.edu/proj_25.htm.

3113. E. Kowalski, H. Ludwig, B. Tauscher, "Behavior of organic compounds in food under high pressure: Lipid peroxidation," in R. Hayashi, C. Balny, eds., High Pressure Bioscience and Biotechnology, Progress in Biotechnology, Volume 13, 1996, pp. 473-478.

3114. Allied Healthcare Products, Inc., "Oxygen Equipment Safety Information," see at: http://www.life-assist.com/recallinfo.html.

3115. Air Liquide, "Specific Safety Precautions: Vessel with Liquid Oxygen," 1997, see at: http://www.medtek.lu.se/Svensk/Utbildning/oxygenterapi/eng/specsec.htm.

3116. Canadian Center for Occupational Health and Safety, "Prevention and Control of Hazards: How Do I Work Safely With Cryogenic Liquids?" 27 November 1997, see at: http://www.ccohs.ca/oshanswers/prevention/cryogens.html.

3117. "NASA Glenn Safety Manual, Chapter 5 — Oxygen Propellant," July 1997, see at: http://www-osma.lerc.nasa.gov/lsm/lsm5.htm.

3118. "UMIST Safety Manual, Part 2, Cryogenics," see at: http://www.trades.umist.ac.uk/safety/safman2a_10.htm.

3119. George Goble, "Cooking HKN Hamburgers and Lighting the Grill," see at: http://ghg.ecn.purdue.edu/.

3120. Brian Carusella, "The Sugar Cube Page: The Burning Sugar Cube Trick," see at: http://freeweb.pdq.net/headstrong/sugar.htm. See also: "Ash Catalyzes the Combustion of Sugar," at: http://chemlearn.chem.indiana.edu/demos/AshCata.htm.

3121. Niels Birbaumer et al., "A spelling device for the paralysed," Nature 298(25 March 1999):297-298.

3122. Roger A. Laine, "A calculation of all possible oligosaccharide isomers, both branched and linear yields 1.05 x 10^{12} structures for a reducing hexasaccharide: The isomer barrier to development of single-method saccharide sequencing or synthesis systems," Glycobiology 4(1994):1-9. See also: "The Information Storing Potential of the Sugar Code," at: http://chrs1.chem.lsu.edu/~wwwbc/laine/biologic.html.

3123. Walter M. Elsasser, "Earth," Encyclopedia Britannica 7(1963):845-852.

3124. L.B. Lockhart, Jr., ed., The NRL Program on Electroactive Polymers, First Annual Report, GPO, Washington, D.C., 1979; R.B. Fox, The NRL Program on Electroactive Polymers, Second Annual Report, GPO, Washington, D.C., 1980.

3125. F. Gutmann, L.E. Lyons, Organic Semiconductors, John Wiley and Sons, New York, 1967; see also F. Gutmann, H. Keyzer, L.E. Lyons, R.B. Somoano, Organic Semiconductors, Krieger Publ. Co., Malbar, FL, 1983.

3126. J.E. Katon, ed., Organic Semiconducting Polymers, Marcel Dekker, New York, 1968.

3127. Ya. M. Pushkin, T.P. Vishnyakova, A.F. Lunin, S.A. Nizova, Organic Polymeric Semiconductors, John Wiley and Sons, New York, 1968.

3128. J. Simon, J.-J. Andre, Molecular Semiconductors, Photoelectrical Properties and Solar Cells, Springer-Verlag, New York, 1985.

3129. E.A. Rietman, "Electrical Properties of α-Cyclodextrine Metal Iodide Inclusion Compounds," Mat. Res. Bull. 25(1990):649-655.

3130. Michael Lesk, "How Much Information Is There In the World?" at: http://www.lesk.com/mlesk/ksg97.ksg.html.

3131. Lernout and Hauspie, "Connecting People and Machines through Speech and Language," at: http://www.lhsl.com/.

3132. Dragon Systems, Inc., "The Natural Speech Company," at: http://www.dragonsys.com/.

3133. James Brent Wood, personal communication, 1998. See also: "The Cephalopod Page," 1995-1999, at: http://is.dal.ca/~ceph/TCP/index.html.

3134. Trygg Engen, The Perception of Odors, Academic Press, New York, 1982.

3135. Piet A. Vroon, Paul Vincent, Anton Van Amerongen, Smell: The Secret Seducer, Farrar Straus & Giroux, New York, 1997.

3136. Biological Asymmetry and Handedness, Ciba Foundation Symposia Series No. 162, John Wiley and Sons, New York, 1991.

3137. Stanley Coren, G.E. Stelmach, P.A. Vroon, Left-Handedness: Behavioral Implications and Anomalies, North-Holland, 1990.

3138. The *C. elegans* Sequencing Consortium, "Genome Sequence of the Nematode *C. elegans*: A Platform for Investigating Biology," Science 282(11 December 1998):2012-2018.

3139. Stephen A. Chervitz et al., "Comparison of the Complete Protein Sets of Worm and Yeast: Orthology and Divergence," Science 282(11 December 1998):2022-2028.

3140. Malcolm G. Parker, ed., Nuclear Hormone Receptors: Molecular Mechanisms, Cellular Functions, Clinical Abnormalities, Academic Press, San Diego, 1991.

3142. Julian M. Sturtevant, "The Enthalpy of Hydrolysis of Acetylcholine," J. Biol. Chem. 247(10 February 1972):968-969.

3143. Jack R. Cooper, Robert H. Roth, Floyd E. Bloom, The Biochemical Basis of Neuropharmacology, Oxford University Press, Cambridge, 1996.

3144. D. Welch et al., "High reliability, high power, single mode laser diodes," Electronics Lett. 26(1990):1481-1482.

3145. D. Botez et al., "66% CW wallplug efficiency from Al-free 0.98 micron-emitting diode lasers," Electronics Lett. 32(10 October 1996):2012-2013.

3146. D.G. Hardie, Biochemical Messengers: Hormones, Neurotransmitters and Growth Factors, Chapman and Hall, 1991.

3147. N. Shiina, Y. Gotoh, E. Nishida, "A novel homo-oligomeric protein responsible for an MPF-dependent microtubule-severing activity," EMBO J. 11(December 1992):4723-4731.

3148. F.J. McNally, R.D. Vale, "Identification of katanin, an ATPase that severs and disassembles stable microtubules," Cell 75(5 November 1993):419-429.

3149. J.J. Thwaites, N.H. Mendelson, "Mechanical properties of peptidoglycan as determined from bacterial thread," Int. J. Biol. Macromol. 11(August 1989):201-206.

3150. W.J. Becktel, W.A. Baase, "A lysoplate assay for *Escherichia coli* cell wall-active enzymes," Anal. Biochem. 150(1 November 1985):258-263.

3151. J.J. Thwaites, U.C. Surana, A.M. Jones, "Mechanical properties of *Bacillus subtilis* cell walls: Effects of ions and lysozyme," J. Bacteriol. 173(January 1991):204-210.

3152. S. Makino, N. Ito, T. Inoue, S. Miyata, R. Moriyama, "A spore-lytic enzyme released from *Bacillus cereus* spores during germination," Microbiology 140(June 1994):1403-1410.

3153. T.F. Deuel, R.M. Senior, J.S. Huang, et al., "Chemotaxis of monocytes and neutrophils to platelet-derived growth factor," J. Clin. Invest. 69(1982):1046-1049.

3154. M.E.A. Churchill, T.D. Tullius, N.R. Kallenbach, N.C. Seeman, "A Holliday Recombination Intermediate is Twofold Symmetric," Proc. Natl. Acad. Sci. USA 85(1988):4653-4656. See also: M. Susman, B. Engels, "Strand Exchange and Translation of Holliday Junction," 27 July 1997, see at: http://www.wisc.edu/genetics/Holliday/holliday3D.html.

3155. Dana H. Ballard, Christopher M. Brown, Computer Vision, Prentice-Hall, Englewood Cliffs, NJ, 1982. See also: Guy Robinson, "12.4.1 Oct-Trees," 1 March 1995, at: http://www.netlib.org/utk/lsi/pcwLSI/text/node279.html.

3156. TopoMetrix Home Page at: http://www.topometrix.com; merged with Park Scientific to form ThermoMicroscopes, at: http://www.thermomicro.com.

3157. R.J. Tillyard, The Biology of Dragonflies, Oxford University Press, Cambridge, 1917.

3158. Brian Hocking, "The intrinsic range and speed of flight of insects," Trans. Roy. Entomol. Soc. London 104(1953):225-345.

3159. J.F. Butler, 1994; cited as personal communication in J.H. Byrd, "University of Florida Book of Insect Records, Chapter 1: Fastest Flyer," 31 May 1994, at: http://gnv.ifas.ufl.edu/~tjw/chap01.htm.

3160. R.C. Wilkerson, J.F. Butler, "The Immelmann Turn, a pursuit maneuver used by hovering male *Hybomitra hinei wrighti*," Ann. Entomol. Soc. Am. 77(1984):293-295.

3161. R.K. Josephson, R.C. Halverson, "High frequency muscles used in sound production by a katydid: Organization of the motor system," Biol. Bull. 141(1971):411-433.

3162. D. Young, R.K. Josephson, "Mechanisms of sound-production and muscle contraction kinetics in cicadas," J. Comp. Physiol. 152(1983):183-195.

3163. W. Linss, C. Pilgrim, H. Feuerstein, "How thick is the glycocalyx of human erythrocytes?" Acta Histochem. 91(1991):101-104. In German.

3164. K.A. Haldenby, D.C. Chappell, C.P. Winlove, K.H. Parker, J.A. Firth, "Focal and regional variations in the composition of the glycocalyx of large vessel endothelium," J. Vasc. Res. 31(January-February 1994):2-9.

3165. M. Ogata, K. Araki, T. Ogata, "An electron microscopic study of *Helicobacter pylori* in the surface mucous gel layer," Histol. Histopathol. 13(April 1998):347-358.

3166. T.M. Chen, M.J. Dulfano, "Mucus viscoelasticity and mucociliary transport rate," J. Lab. Clin. Med. 91(March 1978):423-431.

3167. C.S. Kim, M.A. Greene, S. Sankaran, M.A. Sackner, "Mucus transport in the airways by two-phase gas-liquid flow mechanism: continuous flow model," J. Appl. Physiol. 60(March 1986):908-917. See also: C.S. Kim, C.R. Rodriguez, M.A. Eldridge, M.A. Sackner, "Criteria for mucus transport in the airways by two-phase gas-liquid flow mechanism," J. Appl. Physiol. 60(March 1986):901-907.

3168. M.A. Sleigh, J.R. Blake, N. Liron, "The propulsion of mucus by cilia," Am. Rev. Respir. Dis. 137(March 1988):726-741.

3169. M. King, M. Agarwal, J.B. Shukla, "A planar model for mucociliary transport: effect of mucus viscoelasticity," Biorheology 30(January-February 1993):49-61.

3170. A. Silberberg, "On mucociliary transport," Biorheology 27(1990):295-307.

3171. E.A. Evans, "Structure and deformation properties of red blood cells: Concepts and quantitative methods," Methods Enzymol. 173(1989):3-35.

3172. R. Waugh, E.A. Evans, "Thermoelasticity of red blood cell membrane," Biophys. J. 26(April 1979):115-131.

3173. E.W. Hagley, L. Deng, M. Kozuma, J. Wen, K. Helmerson, S.L. Rolston, W.D. Phillips, "A Well-Collimated Quasi-Continuous Atom Laser," Science 283(12 March 1999):1706-1709. See also: David Voss, "Atom Lasers Get More Laserlike," Science 283(12 March 1999):1611-1613.

3174. "Nobel Chemist on Nanotechnology," Foresight Update #20, 1 February 1995, p. 1.

3175. Phil Scott, "A Bug's Lift," Scientific American 280 (April 1999):51, 54.

3176. B. Jack Copeland, Diane Proudfoot, "Alan Turing's Forgotten Ideas in Computer Science," Scientific American 280(April 1999):98-103.

3177. Lan Bo Chen, "Mitochondrial Membrane Potential in Living Cells," Annu. Rev. Cell Biol. 4(1988):155-181.
3178. J. Bereiter-Hahn, "Behavior of Mitochondria in the Living Cell," Int. Rev. Cytol. 122(1990):1-63.
3179. Michael P. Yaffe, "The Machinery of Mitochondrial Inheritance and Behavior," Science 283(5 March 1999):1493-1497.
3180. J. Bereiter-Hahn, M. Voth, "Dynamics of Mitochondria in Living Cells: Shape Changes, Dislocations, Fusion, and Fission of Mitochondria," Microsc. Res. Techniq. 27(15 February 1994):198-219.
3181. V. Iota, C.S. Yoo, H. Cynn, "Quartzlike Carbon Dioxide: An Optically Nonlinear Extended Solid at High Pressures and Temperatures," Science 283(5 March 1999):1510-1513.
3182. Johannes Denschlag, Donatella Cassettari, Jorg Schmiedmayer, "Guiding Neutral Atoms with a Wire," Phys. Rev. Lett. 82(8 March 1999):2014-2017. See also: Alexander Hellemans, "Attractive Wire Guides Atoms Out of Trap," Science 283(12 March 1999):1614.
3183. J.J. Paggel, T. Miller, T.-C. Chiang, "Quantum-Well States as Fabry-Perot Modes in a Thin-Film Electron Interferometer," Science 283(12 March 1999):1709-1711.
3184. Adam F. Carpenter, Apostolos P. Georgopoulos, Giuseppe Pellizzer, "Motor Cortical Encoding of Serial Order in a Context-Recall Task," Science 283(12 March 1999):1752-1757.
3185. Jocelyn Kaiser, "Windup Computers?" Science 283(19 March 1999):1811.
3186. Elizabeth Pennisi, "Academic Sequencers Challenge Celera in a Sprint to the Finish," Science 283(19 March 1999):1822-1823.
3187. James C. Mullikin, Amanda A. McMurray, "Sequencing the Genome, Fast," Science 283(19 March 1999):1867-1868; errata, Science 284(11 June 99):1776.
3188. Hany Aziz, Zoran D. Popovic, Nan-Xing Hu, Ah-Mee Hor, Gu Xu, "Degradation Mechanism of Small Molecule-Based Organic Light-Emitting Devices," Science 283(19 March 1999):1900-1902.
3189. M. Switkes, C.M. Marcus, K. Campman, A.C. Gossard, "An Adiabatic Quantum Electron Pump," Science 283(19 March 1999):1905-1908.
3190. T. Ogawa, K. Tomita, T. Ueda, K. Watanabe, T. Uozumi, H. Masaki, "A Cytotoxic Ribonuclease Targeting Specific Transfer RNA Anticodons," Science 283(26 March 1999):2097-2100.
3191. Daoguo Zhou, Mark S. Mooseker, Jorge E. Galan, "Role of the *S. typhimurium* Actin-Binding Protein SipA in Bacterial Internalization," Science 283(26 March 1999):2092-2095.
3192. "Images From the History of Medicine," at: http://wwwihm.nlm.nih.gov.
3193. Michel Grandbois, Martin Beyer, Matthias Rief, Hauke Clausen-Schaumann, Hermann E. Gaub, "How Strong Is a Covalent Bond?" Science 283(12 March 1999):1727-1730.
3194. Robert F. Service, "Watching DNA at Work," Science 283(12 March 1999):1668-1669.
3195. W.E. Moerner, Michel Orrit, "Illuminating Single Molecules in Condensed Matter," Science 283(12 March 1999):1670-1676.
3196. Shimon Weiss, "Fluorescence Spectroscopy of Single Biomolecules," Science 283(12 March 1999):1676-1683.
3197. E. Schrodinger, "Are There Quantum Jumps? Part II," British J. Philos. of Science 3(1952-1953):233-242.
3198. R. Yasuda, Hiroyuki Noji, Kazuhiko Kinosita Jr., Masasuke Yoshida, "F_1-ATPase Is a Highly Efficient Molecular Motor that Rotates with Discrete 120° Steps," Cell 93(26 June 1998):1117-1124.
3199. Dennis Normile, "Building Working Cells in Silico," Science 284(2 April 1999):80-81.
3200. James K. Gimzewski, Christian Joachim, "Nanoscale Science of Single Molecules Using Local Probes," Science 283(12 March 1999):1683-1688.
3201. Karel Svoboda, Christoph F. Schmidt, Bruce J. Schnapp, Steven M. Block, "Direct observation of kinesin stepping by optical trapping interferometry," Nature 365(21 October 1993):721-727.
3202. H. Kojima, E. Muto, H. Higuchi, T. Yanagida, "Mechanics of single kinesin molecules measured by optical trapping nanometry," Biophys. J. 73(October 1997):2012-2022.
3203. Wei Hua, Edgar C. Young, Margaret L. Fleming, Jeff Gelles, "Coupling of kinesin steps to ATP hydrolysis," Nature 388(24 July 1997):390-393.
3204. Mark J. Schnitzer, Steven M. Block, "Kinesin hydrolyses one ATP per 8-nm step," Nature 388(24 July 1997):386-390.
3205. Immanuel Bloch, Theodor W. Haensch, Tilman Esslinger, "Continuous atom laser beam," Phys. Rev. Lett. (12 April 1999):In press.
3206. Richard Martel, Herbert R. Shea, Phaedon Avouris, "Rings of single-walled nanotubes," Nature 398(25 March 1999):299.
3207. Bettina Malnic, Junzo Hirono, Takaaki Sato, Linda B. Buck, "Combinatorial Receptor Codes for Odors," Cell 96(5 March 1999):713-723. See also: John Travis, "Making Sense of Scents," Science News 155(10 April 1999):236-238.
3208. K. Eric Drexler, "Molecular Nanomachines: Physical Principles and Implementation Strategies," Annu. Rev. Biophys. Biomol. Struct. 23(1994):377-405.
3209. J.F.V. Vincent, Structural Biomaterials, John Wiley and Sons, New York, 1982.
3210. F. Oosawa, S. Asakura, Thermodynamics of the Polymerization of Protein, Academic Press, London, 1975.
3211. F.M. Richards, "Areas, volumes, packing, and protein structure," Annu. Rev. Biophys. Bioeng. 6(1977):151-176.
3212. Farida Darkrim, Dominique Levesque, "Monte Carlo simulations of hydrogen adsorption in single-walled carbon nanotubes," J. Chem. Phys. 109(1998):4980-4984.
3213. Ifadat Ali Khan, K.G. Ayappa, "Density distributions of diatoms in carbon nanotubes: A grand canonical Monte Carlo study," J. Chem. Phys. 109(1998):4576-.
3214. Qinyu Wang, J. Karl Jonhson, "Molecular simulation of hydrogen adsorption in single-walled carbon nanotubes and idealized carbon slit pores," J. Chem. Phys. 110(1999):577-586.
3215. Qinyu Wang, J. Karl Jonhson, "Computer Simulations of Hydrogen Adsorption on Graphite Nanofibers," J. Phys. Chem. B 103(1999):277-281.
3216. P. Douglas Tougaw, Craig S. Lent, "Logical devices implemented using quantum cellular automata," J. Appl. Phys. 75(1 February 1994):1818-1825.
3217. Islamshah Amlani, Alexei O. Orlov, Geza Toth, Gary H. Bernstein, Craig S. Lent, Gregory L. Snider, "Digital Logic Gate Using Quantum-Dot Cellular Automata," Science 284(9 April 1999):289-291.
3218. N.S. Isaacs, M. Coulson, "The effect of pressure on processes modelling the Maillard reaction," in R. Hayashi, C. Balny, eds., High Pressure Bioscience and Biotechnology, Progress in Biotechnology, Volume 13, 1996, pp. 479-484.
3219. M.R. Falvo et al., "Manipulation of individual viruses: friction and mechanical properties," Biophysical J. 72(March 1997):1396-1403.
3220. Lucy Cusack, S. Nagaraja Rao, Donald Fitzmaurice, "Heterosupramolecular Chemistry," in M. Moskovits, V. Shalaev, eds., Nanostructural Materials: Clusters, Composites, and Thin Films, ACS Symposium Series 679, American Chemical Society, Washington DC, 1997, pp. 17-28.
3221. Sridhar Komarneni, John C. Parker, Heinrich J. Wollenberger, eds., Nanophase and Nanocomposite Materials II, Symposium Proceedings, Volume 457, Materials Research Society, Pittsburgh PA, 1997.
3222. Avery N. Goldstein, ed., Handbook of Nanophase Materials, Marcel Dekker, NY, 1997.
3223. Henry Harris, The Birth of the Cell, Yale University Press, 1999.
3224. Rajesh S. Gokhale, Stuart Y. Tsuji, David E. Cane, Chaitan Khosla, "Dissecting and Exploiting Intermodular Communication in Polyketide Synthases," Science 284(16 April 1999):482-485.
3225. H.N. Schulz, T. Brinkhoff, T.G. Ferdelman, M. Hernandez Marine, A. Teske, B.B. Jorgensen, "Dense Populations of a Giant Sulfur Bacterium in Namibian Shelf Sediments," Science 284(16 April 1999):493-495.
3226. Phillip Belgrader, William Benett, Dean Hadley, James Richards, Paul Stratton, Raymond Mariella Jr., Fred Milanovich, "PCR Detection of Bacteria in Seven Minutes," Science 284(16April 1999):449-450.
3227. Min Ge et al., "Vancomycin Derivatives That Inhibit Peptidoglycan Biosynthesis Without Binding D-Ala-D-Ala," Science 284(16 April 1999):507-511.
3228. Galina S. Kachalova, Alexander N. Popov, Hans D. Bartunik, "A Steric Mechanism for Inhibition of CO Binding to Heme Proteins," Science 284(16 April 1999):473-476.
3229. Max N. Yoder, "Diamond: What, When, and Where," in A.J. Purdes et al., Proc. Second Intl. Symp. on Diamond Materials, Proceedings Volume 91-8, The Electrochemical Society, Pennington NJ, 1991, pp. 513 et seq.
3230. B.T. Kelly, Physics of Graphite, Applied Science Publishers, 1981.
3231. S.M. Sze, Physics of Semiconductor Devices, Second Edition, John Wiley and Sons, New York, 1981.
3232. E. Richard Cohen, Barry N. Taylor, "The Fundamental Physical Constants," Physics Today 48(August 1995):BG9.
3233. The extermination speed (against in vivo pathogens) using medical nanorobots is described in Chapter 19 and depends upon many factors. Deployment of nanorobots from in vivo storage allows in sanguo migration to within a few cell widths of almost any infected site within at most one blood circulation time (<60 sec); alternatively, direct transdermal insertion by medical personnel allows on site deployment near well-localized infections in 5-10 sec (e.g. duration of a small injection). Recognition of a pathogenic cell type may occur in ~2 millisec (Section 8.5.2.2); a nanorobot concentration of 10^{-3} micron^{-3} at the infected site allows positive identification of all microbes located inside the 1000 micron^3 patrol volume of each nanorobot within ~90 sec (Section 8.4.4). Once recognized, mechanical killing and disposal of a virus particle requires ~0.1 sec of processing time (Section 10.4.2.4.2); mechanical killing and disposal of a bacterial pathogen requires ~50 sec (Section 10.4.2.5.3). Typical extermination time for well-localized infections thus ranges from 100-200 sec. Chapter 19 further explores eradication statistics as a function of pathogen population and distribution, especially for less localized infections; cell and chromosome repair or replacement following infiltration by exogenous viral genetic material is described in Chapters 20 and 21.
3234. For example, see "Section 5. Safety and Biocompatibility" at: http://www.foresight.org/Nanomedicine/Respirocytes.html.
3235. L. Lehr, M.T. Zanni, C. Frischkorn, R. Weinkauf, D.M. Neumark, "Electron Solvation in Finite Systems: Femtosecond Dynamics of Iodide-$(Water)_n$ Anion Clusters," Science 284(23 April 1999):635-638.
3236. Evelyn Strauss, "A Symphony of Bacterial Voices," Science 284(21 May 1999):1302-1304.
3237. David A. Relman, "The Search for Unrecognized Pathogens," Science 284(21 May 1999):1308-1310.

3238. Ray H. Baughman et al., "Carbon Nanotube Actuators," Science 284(21 May 1999):1340-1344.
3239. Meher Antia, "Imaging Living Cells The Friendly Way," Science 284(28 May 1999):1445.
3240. A. Yu. Kasumov et al., "Supercurrents Through Single-Walled Carbon Nanotubes," Science 284(28 May 1999):1508-1511.
3241. Forrest Bishop, "Description of the Cell Rover," see at: http://www.iase.cc/html/cellrover.html.
3242. Geoffrey B. West, James H. Brown, Brian J. Enquist, "The Fourth Dimension of Life: Fractal Geometry and Allometric Scaling of Organisms," Science 284(4 June 1999):1677-1679.
3243. Gang He, Martin H. Muser, Mark O. Robbins, "Adsorbed Layers and the Origin of Static Friction," Science 284(4 June 1999):1650-1652.
3244. Konrad Spindler, The Man in the Ice: The Preserved Body of a Neolithic Man Reveals the Secrets of the Stone Age, Harmony Books, 1994. See also: John Noble Wilford, "Peek Into the Iceman's Prehistoric Medicine Kit," at: http://home.earthlink,net/~marksiporen/reference/NCR-iceman.html.
3245. William L. Ditto, "Computing with Leeches," see at: http://www.physics.gatech.edu/chaos/leeches/. See also: "Biological computer born," at http://news.bbc.co.uk/hi/english/sci/tech/newsid_358000/358822.stm.
3246. Henry Bortman, "Whirlybugs," New Scientist 162(5 June 1999); see also: http://www.newscientist.com/ns/19990605/whirlybugs.html.
3247. Ehud Shapiro, "A Mechanical Turing Machine: Blueprint for a Biological Computer," paper presented at the 5th Intl. Meeting on DNA Based Computers, MIT, 14-15 June 1999; see at http://www.wisdom.weizmann.ac.il/~udi/DNA5/turing5.html.
3248. Tom Knight, "Microbial Engineering Home Page," see at: http://www.ai.mit.edu/people/tk/ce/microbial-engineering.html.
3249. A. Krammer, H. Lu, B. Isralewitz, K. Schulten, V. Vogel, "Forced unfolding of the fibronectin type III module reveals a tensile molecular recognition switch," Proc. Natl. Acad. Sci. USA 96(16 February 1999):1351-1356.
3250. Fedor N. Dzegilenko, Deepak Srivastava, Subhash Saini, "Simulations of carbon nanotube tip assisted mechano-chemical reactions on a diamond surface," Nanotechnology 9(December 1998):325-330.
3251. Cees J.M. van Rijn, Gert J. Veldhuis, Stein Kuiper, "Nanosieves with microsystem technology for microfiltration applications," Nanotechnology 9(December 1998):343-345.
3252. Joseph Alper, "Lobbing Nanobombs at Pathogens," Science 284(11 June 1999):1754-1755.
3253. Roger M. Knutson, Furtive Fauna: A Field Guide to the Creatures Who Live on You, Ten Speed Press, Berkeley, CA, 1996.
3254. Roger M. Knutson, Fearsome Fauna: A Field Guide to the Creatures Who Live in You, W.H. Freeman and Company, New York, 1999.
3255. O. Painter, R.K. Lee, A. Scherer, A. Yariv, J.D. O'Brien, P.D. Dapkus, I. Kim, "Two-Dimensional Photonic Band-Gap Defect Mode Laser," Science 284(11 June 1999):1819-1821.
3256. Timothy Stowe, Thomas Kenny, Daniel Rugar, David Botkin, Koichi Wago, Kevin Yashimura, "Force Detection with Atto-Newton Precision," reported at the American Physical Society March Meeting, 17-21 March 1997, Kansas City, MO. See Physics News Report at: http://www.aip.org/enews/physnews/1997/physnews.313.htm and press release at: http://www.eurekalert.org/E-lert/current/public_releases/deposit/atto-newton.html.
3257. "Web Elements," at: http://www.shef.ac.uk/chemistry/web-elements/fr-define/isotope-nucl-mag-moment.html.
3258. "Japanese Introduce Ant-Size Robot," Associated Press report, 21 June 1999; see at: http://www.salonmagazine.com/tech/log/1999/06/21/robot/index.html.
3259. R.G. Mayer, Embalming: History, Theory, and Practice, Appleton and Lange, Norwalk CT, 1990.
3260. L. Lopez, W.G. Sannita, "Glucose availability and the electrophysiology of the human visual system," Clin. Neurosci. 4(1997):336-340.
3261. Michael Gross, Travels to the Nanoworld: Miniature Machinery in Nature and Technology, Plenum Press, New York, 1999.
3262. Gregory Timp, ed., Nanotechnology, Springer-Verlag, New York, 1999. See also: Arthur ten Wolde, ed., Nanotechnology: Towards a Molecular Construction Kit, Netherlands Study Centre for Technology Trends (STT), New World Ventures, 1998; executive summary at: http://www.stt.nl/textE/sv60.htm.
3263. John Travis, "One small bacterial genome, to go," Science News 155(12 June 1999):377.
3264. A. John Appleby, "The Electrochemical Engine for Vehicles," Scientific American 281(July 1999):74-79.
3265. Stephen C. Woods, Randy J. Seeley, Daniel Porte Jr., Michael W. Schwartz, "Signals That Regulate Food Intake and Energy Homeostasis," Science 280(29 May 1998):1378-1383.
3266. David Tomanek, Peter Kral, Phys. Rev. Lett. (1999):In press. Reported in: Michael Brooks, "Drawing A Fine Line," New Scientist 162(26 June 1999); see also: http://www.newscientist.com/ns/19990626/newsstory2.html.
3267. S. Backhaus, G.W. Swift, "A thermoacoustic Stirling heat engine," Nature 399(27 May 1999):335-338.
3268. Michael H. Dickenson, Fritz-Olaf Lehmann, Sanjay P. Sane, "Wing Rotation and the Aerodynamic Basis of Insect Flight," Science 284(18 June 1999):1954-1960.
3269. Erich Sackmann et al., Phys. Rev. Lett. (21 June 1999):In press. Reported in: Phil Ball, "Swimming lessons for micro-bubbles," Nature 399(24 June 1999); see at: http://helix.nature.com/nsu/990624/990624-10.html.
3270. Jerry Emanuelson, The Life Extension Manual, Colorado Futurescience, Inc., 1991-1997; see at: http://www.futurescience.com/cfsc/leintro.html.
3271. "Biomaterials Properties Table Listing: Yield Strength," April 1996, see at: http://www.lib.umich.edu/libhome/Dentistry.lib/Dental_tables/Yieldstr.html.
3272. James G. Hamilton, "Needle Phobia: A Neglected Diagnosis," J. Family Practice 41(August 1995):169-175. See also "Needle Phobia Page" at: http://www.futurescience.com/cfsc.needles.html.
3273. V.P. Stupnitskii, G.M. Zarakovskii, "Phenomenology of behavior and unusual mental states of operators during forced wakefulness," Kosm. Biol. Aviakosm. Med. 25(May-June 1991):7-11. In Russian.
3274. Andre Thiaville, Jacques Miltat, "Small Is Beautiful," Science 284(18 June 1999):1939-1940.
3275. Julia Uppenbrink, "Completing the Cycle," Science 284(18 June 1999):1942.
3276. P.M. Platzman, M.I. Dykman, "Quantum Computing with Electrons Floating on Liquid Helium," Science 284(18 June 1999):1967-1969.
3277. Vlado Valkovic, "Is Aluminum An Essential Element for Life?" Origins of Life 10(September 1980):301-305.
3278. R.G. Pina, C. Cervantes, "Microbial interactions with aluminum," Biometals 9(July 1996):311-316.
3279. K. Zaman, A. Zaman, J. Batcabe, "Hematological effects of aluminum on living organisms," Comp. Biochem. Physiol. C 106(October 1993):285-293.
3280. G.F. van Landeghem, M.E. de Broe, P.C. D'Haese, "Al and Si: Their Speciation, Distribution, and Toxicity," Clin. Biochem. 31(July 1998):385-397.
3281. W.J. Lukiw, H.J. LeBlanc, L.A. Carver, D.R. McLachlan, N.G. Bazan, "Run-on gene transcription in human neocortical nuclei. Inhibition by nanomolar aluminum and implications for neurodegenerative disease," J. Mol. Neurosci. 11(August 1998):67-78.
3282. V.D. Appanna, R. Hamel, "Aluminum detoxication mechanism in *Pseudomas fluorescens* is dependent on iron," FEMS Microbiol. Lett. 143(1 October 1996):223-228.
3283. J. Jo, Y.S. Jang, K.Y. Kim, M.H. Kim, I.J. Kim, W.I. Chung, "Isolation of ALU1-P gene encoding a protein with aluminum tolerance activity from *Arthrobacter viscosus*," Biochem. Biophys. Res. Commun. 239(29 October 1997):835-839.
3284. M.L. McDermott, H.F. Edelhauser, H.M. Hack, R.H. Langston, "Ophthalmic irrigants: A current review and update," Ophthalmic Surg. 19(October 1988):724-733.
3285. Makoto Fujita, Norifumi Fujita, Katsuyuki Ogura, Kentaro Yamaguchi, "Spontaneous assembly of ten components into two interlocked, identical coordination cages," Nature 400(1 July 1999).
3286. J.G. Humble, W.H.W. Jayne, R.J.V. Pulvertaft, "Biological Interaction Between Lymphocytes and Other Cells", Brit. J. Haemat. 2(1956):283-294.
3287. Harry L. Ioachim, "Emperipolesis of Lymphoid Cells in Mixed Cultures", Lab. Investig. 14(October 1965):1784-1794.
3288. F.M. Reid, G.P. Sandilands, K.G. Gray, J.R. Anderson, "Lymphocyte emperipolesis revisited. II. Further characterization of the lymphocyte subpopulation involved," Immunology 36(February 1979):367-372.
3289. J. Thiele, R. Krech, H. Choritz, A. Georgii, "Emperipolesis — a peculiar feature of megakaryocytes as evaluated in chronic myeloproliferative diseases by morphometry and ultrastructure," Virchows Arch. B. Cell Pathol. Incl. Mol. Pathol. 46(1984):253-263.
3290. L. Chyczewski, W. Debek, J. Dzieciol, J.K. Kirejczyk, J. Niklinski, S. Sulkowski, "Influence of brain hypoxia on megakaryocytic emperipolesis in rats," Folia Histochem. Cytobiol. 32(1994):187-190.
3291. M. Tanaka, Y. Aze, T. Fujita, "Adhesion molecule LFA-1/ICAM-1 influences on LPS-induced megakaryocytic emperipolesis in the rat bone marrow," Vet. Pathol. 34(September1997):463-466.
3292. K. Samii, E. Pasteur, "Images in hematology: Emperipolesis," Am. J. Hematol. 59(September 1998):64.
3293. V. Deshpande, K. Verma, "Fine needle aspiration (FNA) cytology of Rasai-Dorfman disease," Cytopathology 9(October 1998):329-335.
3294. "Study Looks to Nuclear Energy as Micro-Scale Fuel," University of Wisconsin, Madison, Press Release, 29 June 1999; see at: http://www.news.wisc.edu/thisweek/Research/Engr/Y99/micro_nuclear.html.
3295. D.A. Muller, T. Sorsch, S. Moccio, F.H. Baumann, K. Evans-Lutterodt, G. Timp, "The electronic structure at the atomic scale of ultrathin gate oxides," Nature 399(24 June 1999):758-761. See also: Max Shultz, "The end of the road for silicon?" Nature 399(24 June 1999):729-730.
3296. V. Argiro, M.B. Bunge, M.I. Johnson, "A quantitative study of growth cone filopodial extension," J. Neurosci. Res. 13(1985):149-162.
3297. Martin L. Sternberg, Mary E. Switzer, American Sign Language Dictionary: Unabridged Edition, Harper Reference, New York, 1998.
3298. J.A. Gerlt, F.H. Westheimer, J.M. Sturtevant, "The enthalpies of hydrolysis of acyclic, monocyclic, and glycoside cyclic phosphate diesters," J. Biol. Chem. 250(10 July 1975):5059-5067.

3299. A.U. Yap, G. Ong, "An introduction to dental electronic anesthesia," Quintessence Int. 27(May 1996):325-331.
3300. D.J. Estafan, "Invasive and noninvasive dental analgesia techniques," Gen. Dent. 46(November-December 1998):600-603.
3301. Peter Kind, "Personnel Status Monitor (PSM) System," at: http://www.sainc.com/arpa/abmet/sarcos.htm. See also: Richard Satava, "Combat Casualty Care," at: http://www.darpa.mil/arpatech-96/transcripts/satava.html.
3302. "What is UTC?" 14 August 1998, see at: http://wwwghcc.msfc.nasa.gov/utc.html. See also: "Systems of Time," at: http://tycho.usno.navy.mil/systime.html, and "NIST Time and Frequency Services" at http://physics.nist.gov/GenInt/Time/boulder.html.
3303. M.C. Mazzoni, T.C. Skalak, G.W. Schmid-Schonbein, "Structure of lymphatic valves in the spinotrapezius muscle of the rat," Blood Vessels 24(1987):304-312.
3304. J.F. Stoltz, S. Gaillard, G. Thibault, J.C. Puchelle, R. Herbeuval, "Study of the rheological properties of human lymph," Biorheology 13(February 1976):83-84. In French.
3305. G. Miserocchi, "Physiology and pathophysiology of pleural fluid turnover," Eur. Respir. J. 10(January 1997):219-225.
3306. A. Milosevic, L.J. Dawson, "Salivary factors in vomiting bulimics with and without pathological tooth wear," Caries Res. 30(1996):361-366.
3307. C. Reppas, J.H. Meyer, P.J. Sirois, J.B. Dressman, "Effect of hydroxypropylmethylcellulose on gastrointestinal transit and luminal viscosity in dogs," Gastroenterology 100(May 1991):1217-1223.
3308. J.G. Ruseler-van Embden, L.M. Van Lieshout, D.J. Binnema, M.P. Hazenberg, "Isolation and characterization of the viscous, high-molecular-mass microbial carbohydrate fraction from faeces of healthy subjects and patients with Crohn's disease and the consequences for a therapeutic approach," Clin. Sci. (Colch) 95(October 1998):425-433.
3309. H.J. Ehrlein, J. Prove, "Effect of viscosity of test meals on gastric emptying in dogs," Q. J. Exp. Physiol. 67(July 1982):419-425.
3310. R.O. Dantas, W.J. Dodds, "Influence of the viscosity of the swallowed food bolus on the motility of the pharynx," Arq. Gastroenterol. 27(October-December 1990):164-168. In Portuguese.
3311. F.M. Larsen, M.N. Wilson, P.J. Moughan, "Dietary fiber viscosity and amino acid digestibility, proteolytic digestive enzyme activity and digestive organ weights in growing rats," J. Nutr. 124(June 1994):833-841.
3312. S. Hamlet, J. Choi, M. Zormeier, F. Shamsa, R. Stachler, J. Muz, L. Jones, "Normal adult swallowing of liquid and viscous material: scintigraphic data on bolus transit and oropharyngeal residues," Dysphagia 11(Winter 1996):41-47.
3313. C.H. Smith, J.A. Logemann, W.R. Burghardt, T.D. Carrell, S.G. Zecker, "Oral sensory discrimination of fluid viscosity," Dysphagia 12(Spring 1997):68-73.
3314. M.C. Lin, T.C. Tsai, Y.S. Yang, "Measurement of viscosity of human semen with a rotational viscometer," J. Formos. Med. Assoc. 91(April 1992):419-423.
3315. K. Okazaki, Y. Yamamoto, K. Ito, "Endoscopic measurement of papillary sphincter zone and pancreatic main ductal pressure in patients with chronic pancreatitis," Gastroenterology 91(August 1986):409-418.
3316. G.I. Leitch, S.A. Harris-Hooker, I.A. Udezulu, "Movement of *Entamoeba histolytica* trophozoites in rat cecum and colon intact mucus blankets and harvested mucus gels," Am. J. Trop. Med. Hyg. 39(September 1988):282-287.
3317. R.D. Pullan, "Colonic mucus, smoking and ulcerative colitis," Ann. R. Coll. Surg. Engl. 78(March 1996):85-91.
3318. E. Aizenman, H. Engelberg-Kulka, G. Glaser, "An *Escherichia coli* chromosomal `addiction module' regulated by guanosine 3',5'-bispyrophosphate: a model for programmed bacterial cell death," Proc. Natl. Acad. Sci. (USA) 93(11 June 1996):6059-6063.
3319. R.E. Bishop, B.K. Leskiw, R.S. Hodges, C.M. Kay, J.H. Weiner, "The entericidin locus of *Escherichia coli* and its implications for programmed bacterial cell death," J. Mol. Biol. 280(24 July 1998):583-596.
3320. H. Engelberg-Kulka, M. Reches, S. Narasimhan, R. Schoulaker-Schwarz, Y. Klemes, E. Aizenman, G. Glaser, "RexB of bacteriophage lambda is an anti-cell death gene," Proc. Natl. Acad. Sci. (USA) 95(22 December 1998):15481-15486.
3321. L. Snyder, "Phage-exclusion enzymes: a bonanza of biochemical and cell biology reagents?" Mol. Microbiol. 15(February 1995):415-420.
3322. T. Georgiou, Y.N. Yu, S. Ekunwe, M.J. Buttner, A. Zuurmond, B. Kraal, C. Kleanthous, L. Snyder, "Specific peptide-activated proteolytic cleavage of *Escherichia coli* elongation factor Tu," Proc. Natl. Acad. Sci. (USA) 95(17 March 1998):2891-2895. See also: Andy Coghlan, "Suicide squad," New Scientist 163(10 July 1999).
3323. Ian Anderson, "Radio transmitters keep tabs on players," New Scientist 162(5 June 1999).
3324. Robert Uhlig, "Meet Mr. Cyborg: half-husband, half-machine," 27 August 1998, at: http://www.telegraph.co.uk:80/; see also: "Technology gets under the skin," 25 August 1998 at: http://news.bbc.co.uk/hi/english/sci/tech/newsid_158000/158007.stm.
3325. I.G. Bloomfield, I.H. Johnston, L.E. Bilston, "Effects of proteins, blood cells and glucose on the viscosity of cerebrospinal fluid," Pediatr. Neurosurg. 28(May 1998):246-251.
3326. M. Blank, O. Denisova, G. Cornelissen, F. Halberg, "Enhanced circasemiseptan (about 3.5-day) variation in the heart rate of cancer patients?" Anticancer Res. 19(January-February 1999):853-855.
3327. P.J. Brown, R.A. Dove, C.S. Tuffnell, R.P. Ford, "Oscillations of body temperature at night," Arch. Dis. Child 67(October 1992):1255-1258.
3328. M. Miura, J. Okada, "Non-thermal vasodilation by radio frequency burst-type electromagnetic field radiation in the frog," J. Physiol. (London) 435(April 1991):257-273.
3329. A. Weydahl, F. Halberg, "Daily spot-checking versus chronobiologic monitoring of human differential surface (rib versus breast) temperature," Prog. Clin. Biol. Res. 227A(1987):483-491.
3330. R.J. Seymour, W.E. Lacefield, "Wheelchair cushion effect on pressure and skin temperature," Arch. Phys. Med. Rehabil. 66(February 1985):103-108.
3331. G.D. Callin, "A shower spray facility for accurate control and rapid changes of skin temperature," J. Appl. Physiol. 40(April 1976):641-643.
3332. S.J. Park, H. Tokura, "Effects of different types of clothing on circadian rhythms of core temperature and urinary catecholamines," Japan J. Physiol. 48(April 1998):149-156; "Effects of two types of clothing on the day-night variation of core temperature and salivary immunoglobilin A," Chronobiol. Int. 14(November 1997):607-617.
3333. R.R. Freedman, D. Norton, S. Woodward, G. Cornelissen, "Core body temperature and circadian rhythm of hot flashes in menopausal women," J. Clin. Endocrinol. Metab. 80(August 1995):2354-2358.
3334. J.W. Doust, "Periodic homeostatic fluctuations of skin temperature in the sleeping and waking state," Neuropsychobiology 5(1979):340-347.
3335. F.S. Mohler, J.E. Heath, "Oscillating heat flow from rabbit's pinna," Am. J. Physiol. 255(September 1988):R464-R469.
3336. J. Poschl, T. Weiss, C. Diehm, O. Linderkamp, "Periodic variations in skin perfusion in full-term and preterm neonates using laser Doppler technique," Acta Paediatr. Scand. 80(November 1991):999-1007.
3337. K. Krauchi, A. Wirz-Justice, "Circadian rhythm of heat production, heart rate, and skin and core temperature under unmasking conditions in men," Am. J. Physiol. 267(September 1994):R819-R829.
3338. G. Yosipovitch, G.L. Xiong, E. Haus, L. Sackett-Lundeen, I. Ashkenazi, H.I. Maibach, "Time-dependent variations of the skin barrier function in humans: transepidermal water loss, stratum corneum hydration, skin surface pH, and skin temperature," J. Invest. Dermatol. 110(January 1998):20-23.
3339. L.G. Durand, P. Pibarot, "Digital signal processing of the phonocardiogram: review of the most recent advancements," Crit. Rev. Biomed. Eng. 23(1995):163-219.
3340. F. Debiais, L.G. Durand, P. Pibarot, R. Guardo, Z. Guo, "Time-frequency analysis of heart murmurs," Med. Biol. Eng. Comput. 35(September 1997):474-479, 480-485.
3341. S.H. Kim, H.J. Lee, J.M. Huh, B.C. Chang, "Spectral analysis of heart valve sound for detection of prosthetic heart valve disease," Yonsei Med. J. 39(August 1998):302-308.
3342. M. Cozic, L.G. Durand, R. Guardo, "Development of a cardiac acoustic mapping system," Med. Biol. Eng. Comput. 36(July 1998):431-437.
3343. W.H. Fishman, "Clinical and biological significance of an isozyme tumor marker—PLAP," Clin. Biochem. 20(December 1987):387-392.
3344. D.W. Mercer, "Serum isoenzymes in cancer diagnosis and management," Immunol. Ser. 53(1990):613-629.
3345. E.J. Nouwen, M.E. De Broe, "Human intestinal versus tissue-nonspecific alkaline phosphatase as complementary urinary markers for the proximal tubule," Kidney Int. Suppl. 47(November 1994):S43-S51.
3346. K. Sudo, "Progress in biotechnology and its clinical application to isozyme diagnosis," Nippon Rinsho 53(May 1995):1119-1123. In Japanese.
3347. E.G. Krause, G. Rabitzsch, F. Noll, J. Mair, B. Puschendorf, "Glycogen phosphorylase isoenzyme BB in diagnosis of myocardial ischaemic injury and infarction," Mol. Cell Biochem. 160-1(July-August 1996):289-295.
3348. D.H. Smith, J.W. Bailey, "Human African trypanosomiasis in south-eastern Uganda: clinical diversity and isoenzyme profiles," Ann. Trop. Med. Parasitol. 91(October 1997):851-856.
3349. F. Levato, R. Martinello, C. Campobasso, S. Porto, "LDH and LDH isoenzymes in ovarian dysgerminoma," Eur. J. Gynaecol. Oncol. 16(1995):212-215.
3350. H.J. Huijgen, G.T. Sanders, R.W. Koster, J. Vreeken, P.M. Bossuyt, "The clinical value of lactate dehydrogenase in serum: a quantitative review," Eur. J. Clin. Chem. Clin. Biochem. 35(August 1997):569-579.
3351. A.M. Rajnicek, "Bacterial galvanotropism: mechanisms and applications," Sci. Prog. 77(1993-94):139-151.
3352. W. Takken, "Synthesis and future challenges: The response of mosquitos to host odours," Ciba Found. Symp. 200(1996):302-312, 312-320(discussion).
3353. N. Calander, K.A. Karlsson, P.G. Nyholm, I. Pascher, "On the dissection of binding epitopes on carbohydrate receptors for microbes using molecular modelling," Biochemie 70(November 1988):1673-1682.
3354. P.V. Balaji, P.K. Qasba, V.S. Rao, "Molecular dynamics simulations of asialoglycoprotein receptor ligands," Biochemistry 32(30 November 1993):12599-12611; "Molecular dynamics simulations of high-mannose oligosaccharides," Glycobiology 4(August 1994):497-515; "Molecular dynamics simulations of hybrid and complex type oligosaccharides," Int. J. Biol. Macromol. 18(February 1996):101-114.
3355. T. Peters, B.M. Pinto, "Structure and dynamics of oligosaccharides: NMR and modeling studies," Curr. Opin. Struct. Biol. 6(October 1996):710-720.
3356. J. Beuth, H.L. Ko, G. Uhlenbruck, G. Pulverer, "Lectin-mediated bacterial adhesion to human tissue," Eur. J. Clin. Microbiol. 6(October 1987):591-593.

3357. L.G. Baum, J.C. Paulson, "Sialyloligosaccharides of the respiratory epithelium in the selection of human influenza virus receptor specificity," Acta Histochem. Suppl. 40(1990):35-38.
3358. I.J. Rosenstein, C.T. Yuen, M.S. Stoll, T. Feizi, "Differences in the binding specificities of *Pseudomonas aeruginosa* M35 and *Escherichia coli* C600 for lipid-linked oligosaccharides with lactose-related core regions," Infect. Immun. 60(December 1992):5078-5084.
3359. Itzhak Ofek, Ronald J. Doyle, Bacterial Adhesion to Cells and Tissues, Chapman and Hall, New York, 1993.
3360. L. Hansson et al., "Carbohydrate specificity of the *Escherichia coli* P-pilus papG protein is mediated by its N-terminal part," Biochim. Biophys. Acta 1244(9 June 1995):377-383.
3361. N. Sharon, H. Lis, "Lectins — proteins with a sweet tooth: functions in cell recognition," Essays Biochem. 30(1995):59-75.
3362. Ronald J. Doyle, Itzhak Ofek, eds., Adhesion of Microbial Pathogens, Methods in Enzymology, Vol. 253, Academic Press, New York, 1995.
3363. B. Poolman et al., "Cation and sugar selectivity determinants in a novel family of transport proteins," Mol. Microbiol. 19(March 1996):911-922.
3364. W.I. Weis, K. Drickamer, "Structural basis of lectin-carbohydrate recognition," Annu. Rev. Biochem. 65(1996):441-473.
3365. M. Mouricout, "Interactions between the enteric pathogen and the host. An assortment of bacterial lectins and a set of glycoconjugate receptors," Adv. Exp. Med. Biol. 412(1997):109-123.
3366. Hans-Joachim Gabius, Sigrun Gabius, eds., Glycosciences: Status and Perspectives, Chapman and Hall, New York, 1997.
3367. K.J. Yarema, C.R. Bertozzi, "Chemical approaches to glycobiology and emerging carbohydrate-based therapeutic agents," Curr. Opin. Chem. Biol. 2(February 1998):49-61.
3368. M. Jacques, S.E. Paradis, "Adhesin-receptor interactions in *Pasteurellaceae*," FEMS Microbiol. Rev. 22(April 1998):45-59.
3369. K.A. Karlsson, "Meaning and therapeutic potential of microbial recognition of host glycoconjugates," Mol. Microbiol. 29(July 1998):1-11; "Microbial recognition of target-cell glycoconjugates," Curr. Opin. Struct. Biol. 5(October 1995):622-635.
3370. C.A. Lingwood, "Oligosaccharide receptors for bacteria: A view to a kill," Curr. Opin. Chem. Biol. 2(December 1998):695-700.
3371. E. Arnold, M.G. Rossmann, "Analysis of the structure of a common cold virus, human rhinovirus 14, refined at a resolution of 3.0 A," J. Mol. Biol. 211(20 February 1990):763-801.
3372. L. Haarr, S. Skulstad, "The herpes simplex virus type 1 particle: Structure and molecular functions," APMIS 102(May 1994):321-346.
3373. A.C. Steven, B.L. Trus, F.P. Booy, N. Cheng, A. Zlotnick, J.R. Caston, J.F. Conway, "The making and breaking of symmetry in virus capsid assembly: glimpses of capsid biology from cryoelectron microscopy," FASEB J. 11(August 1997):733-742.
3374. Allan Granoff, Robert G. Webster, eds., Encyclopedia of Virology, Second Edition, Academic Press, New York, 1999.
3375. "Family: Animal virus proteins, mammalian viruses, protein domains," http://strucbio.biologie.uni-konstanz.de/scop-1.37/data/scop.1.002.008.001.004.html.
3376. W. Silva, H. Maldonado, G. Chompre, N. Mayol, "Caveolae: a new subcellular transport organelle," Bol. Asoc. Med. P. R. 90(January-March 1998):30-33.
3377. A. Schlegel et al., "Crowded little caves: structure and function of caveolae," Cell Signal 10(July 1998):457-463.
3378. T. Fujimoto, H. Hagiwara, T. Aoki, H. Kogo, R. Nomura, "Caveolae: From a Morphological Point of View," J. Electron. Microsc. (Tokyo) 47(1998):451-460.
3379. D. Sviridov, "Intracellular cholesterol trafficking," Histol. Histopathol. 14(January 1999):305-319.
3380. P.M. Harrison, P. Arosio, "The ferritins: Molecular properties, iron storage function and cellular regulation," Biochim. Biophys. Acta 1275(31 July 1996):161-203.
3381. L.B. Kong, A.C. Siva, L.H. Rome, P.L. Stewart, "Structure of the vault, a ubiquitous cellular component," Structure 7(April 1999):371-379.
3382. D.C. Chugani, L.H. Rome, N.L. Kedersha, "Evidence that vault ribonucleoprotein particles localize to the nuclear pore complex," J. Cell Sci. 106(September 1993):23-29.
3383. L.M. Grimm, B.A. Osborne, "Apoptosis and the proteasome," Results Probl. Cell Differ. 23(1999):209-228.
3384. Immo E. Scheffler, Mitochondria, John Wiley and Sons, New York, 1999.
3385. D.B. Callerio, P. Revelant, L. Di Filippo, "Cristae of a triangular aspect in the mitochondria of the corneal cells," Boll. Ist. Sieroter Milan 54(1975):492-499. In Italian.
3386. B. Fernandez, I. Suarez, C. Gianonatti, "Fine structure of astrocytic mitochondria in the hypothalamus of the hamster," J. Anat. 137(October 1983):483-488.
3387. P.J. Lea, R.J. Temkin, K.B. Freeman, G.A. Mitchell, B.H. Robinson, "Variations in mitochondrial ultrastructure and dynamics observed by high resolution scanning electron microscopy (HRSEM)," Microsc. Res. Tech. 27(1 March 1994):269-277.
3388. F.P. Prince, "Mitochondrial cristae diversity in human Leydig cells: A revised look at cristae morphology in these steroid-producing cells," Anat. Rec. 254(1 April 1999):534-541.
3389. F.A. Steinbock, G. Wiche, "Plectin: A Cytolinker by Design," Biol. Chem. 380(February 1999):151-158. See also: G. Wiche, "Role of plectin in cytoskeleton organization and dynamics," J. Cell. Sci. 111(September 1998):2477-2486.
3390. C. Ruhrberg, F.M. Watt, "The plakin family: versatile organizers of cytoskeletal architecture," Curr. Opin. Genet. Dev. 7(June 1997):392-397.
3391. J.A. Guttman, D.J. Mulholland, A.W. Vogl, "Plectin is concentrated at intercellular junctions and at the nuclear surface in morphologically differentiated rat Sertoli cells," Anat. Rec. 254(March 1999):418-428.
3392. K. Andra, B. Nikolic, M. Stocher, D. Dreckhahn, G. Wiche, "Not just scaffolding: plectin regulates actin dynamics in cultured cells," Genes Dev. 12(1 November 1998):3442-3451.
3393. B.J. Foets, J.J. van den Oord, V.J. Desmet, L. Missotten, "Cytoskeletal filament typing of human corneal endothelial cells," Cornea 9(October 1990):312-317.
3394. I. Bruderman, R. Cohen, O. Leitner, R. Ronah, A. Guber, B. Griffel, B. Geiger, "Immunocytochemical characterization of lung tumors in fine-needle aspiration," Cancer 66(15 October 1990):1817-1827.
3395. B. Czernobilsky, "Intermediate filaments in ovarian tumors," Int. J. Gynecol. Pathol. 12(April 1993):166-169.
3396. W. Gotz, M. Kasper, G. Fischer, R. Herken, "Intermediate filament typing of the human embryonic and fetal notochord," Cell Tissue Res. 280(May 1995):455-462.
3397. J. Southgate, P. Harnden, L.K. Trejdosiewicz, "Cytokeratin expression patterns in normal and malignant urothelium: a review of the biological and diagnostic implications," Histol. Histopathol. 14(April 1999):657-664.
3398. K.L. Vikstrom, S.H. Seiler, R.L. Sohn, M. Strauss, A. Weiss, R.E. Welikson, L.A. Leinwand, "The vertebrate myosin heavy chain: Genetics and assembly properties," Cell Struct. Funct. 22(February 1997):123-129.
3399. M.H. Stromer, "The cytoskeleton in skeletal, cardiac and smooth muscle cells," Histol. Histopathol. 13(January 1998):283-291.
3400. B.M. Millman, "The filament lattice of striated muscle," Physiol. Rev. 78(April 1998):359-391.
3401. S.R. Todd, J.A. Kitching, "Cultivation of *Acanthamoeba castellanii*, Neff Strain, at high hydrostatic pressures," J. Protozool. 22(February 1975):105-106.
3402. N.S. Wang, "Anatomy and physiology of the pleural space," Clin. Chest Med. 6(March 1985):3-16.
3403. N. Pante, U. Aebi, "Molecular dissection of the nuclear pore complex," Crit. Rev. Biochem. Mol. Biol. 31(April 1996):153-199.
3404. L.F. Pemberton, G. Blobel, J.S. Rosenblum, "Transport routes through the nuclear pore complex," Curr. Opin. Cell Biol. 10(June 1998):392-399.
3405. D. Stoffler, B. Fahrenkrog, U. Aebi, "The nuclear pore complex: From molecular architecture to functional dynamics," Curr. Opin. Cell Biol. 11(June 1999):391-401.
3406. H. Ris, "High-resolution field-emission scanning electron microscopy of nuclear pore complex," Scanning 19(August 1997):368-375.
3407. S.A. Rutherford, M.W. Goldberg, T.D. Allen, "Three-dimensional visualization of the route of protein import: the role of nuclear pore complex substructures," Exp. Cell Res. 10(April 1997):146-160.
3408. N. Pante, U. Aebi, "Sequential binding of import ligands to distinct nucleopore regions during their nuclear import," Science 273(20 September 1996):1729-1732.
3409. V.C. Cordes, H.R. Rackwitz, S. Reidenbach, "Mediators of nuclear protein import target karyophilic proteins to pore complexes of cytoplasmic annulate lamellae," Exp. Cell Res. 237(15 December 1997):419-433.
3410. C. Cremer et al., "Nuclear architecture and the induction of chromosomal aberrations," Mutat. Res. 366(November 1996):97-116.
3411. P.C. Park, U. De Boni, "A specific conformation of the territory of chromosome 17 locates ERBB-2 sequences to a DNase-hypersensitive domain at the nuclear periphery," Chromosoma 107(May 1998):87-95.
3412. L.G. Koss, "Characteristics of chromosomes in polarized normal human bronchial cells provide a blueprint for nuclear organization," Cytogenet. Cell Genet. 82(1998):230-237.
3413. D. Zink, H. Bornfleth, A. Visser, C. Cremer, T. Cremer, "Organization of early and late replicating DNA in human chromosome territories," Exp. Cell Res. 247(25 February 1999):176-188.
3414. A.E. Visser, R. Eils, A. Jauch, G. Little, P.J. Bakker, T. Cremer, J.A. Aten, "Spatial distributions of early and late replicating chromatin in interphase chromosome territories," Exp. Cell Res. 243(15 September 1998):398-407
3415. D. Zink, T. Cremer, R. Saffrich, R. Fischer, M.F. Trendelenburg, W. Ansorge, E.H. Stelzer, "Structure and dynamics of human interphase chromosome territories in vivo," Hum. Genet. 102(February 1998):241-251.
3416. L. Solovjeva et al., "Conformation of replicated segments of chromosome fibres in human S-phase nucleus," Chromosome Res. 6(December 1998):595-602.
3417. C. Munkel et al., "Compartmentalization of interphase chromosomes observed in simulation and experiment," J. Mol. Biol. 285(22 January 1999):1053-1065.
3418. P. Loidl, A. Eberharter, "Nuclear matrix and the cell cycle," Int. Rev. Cytol. 162B(1995):377-403.
3419. M.A. Mancini, D. He, I.I. Ouspenski, B.R. Brinkley, "Dynamic continuity of nuclear and mitotic matrix proteins in the cell cycle," J. Cell Biochem. 62(August 1996):158-164.
3420. J.R. Davie, "Nuclear matrix, dynamic histone acetylation and transcriptionally active chromatin," Mol. Biol. Rep. 24(August 1997):197-207.

3421. J.P. Bidwell, M. Alvarez, H. Feister, J. Onyia, J. Hock, "Nuclear matrix proteins and osteoblast gene expression," J. Bone Miner. Res. 13(February 1998):155-167.
3422. J.H. Hughes, M.B. Cohen, "Nuclear matrix proteins and their potential applications to diagnostic pathology," Am. J. Clin. Pathol. 111(February 1999):267-274.
3423. S.K. Keesee, J.V. Briggman, G. Thill, Y.J. Wu, "Utilization of nuclear matrix proteins for cancer diagnosis," Crit. Rev. Eukaryot. Gene Expr. 6(1996):189-214.
3424. P.T. Moen Jr., K.P. Smith, J.B. Lawrence, "Compartmentalization of specific pre-mRNA metabolism: an emerging view," Human Mol. Genet. 4(1995):1779-1789.
3425. R.C. Gibbs, "Fundamentals of dermatoglyphics," Arch. Dermatol. 96(Dece,ber 1967):721-725.
3426. H. Shiono, "Dermatoglyphics in medicine," Am. J. Forensic Med. Pathol. 7(June 1986):120-126.
3427. B.A. Schaumann, J.M. Opitz, "Clinical aspects of dermatoglyphics," Birth Defects Orig. Artic. Ser. 27(1991):193-228.
3428. Chris C. Plato, Ralph M. Garruto, Blanka A. Schaumann, Dermatoglyphics: Science in Transition, John Wiley and Sons, New York, 1991.
3429. T. Togawa, "Non-contact skin emissivity: Measurement from reflectance using step change in ambient radiation temperature," Clin. Phys. Physiol. Meas. 10(February 1989):39-48.
3430. A. Boylan, C.J. Martin, G.G. Gardner, "Infrared emissivity of burn wounds," Clin. Phys. Physiol. Meas. 13(May 1992):125-127.
3431. Newport Electonics, "Table of Total Emissivity: Non-Metals," 26 January 1999, see at: http://www.newport2.com/Databook/table2.htm.
3432. "PharmaSeq, Inc.," see at: http://www.PharmaSeq.com/. See also: Vicki Glaser, "Trends in Pharmacogenomics," Gen. Eng. News 19(15 June 1999):17, 34.
3433. P. Duchamp-Viret, M.A. Chaput, A. Duchamp, "Odor Response Properties of Rat Olfactory Receptor Neurons," Science 284(25 June 1999):2171-2174.
3434. Charles A. Czeisler et al., "Stability, Precision, and Near-24-Hour Period of the Human Circadian Pacemaker," Science 284(25 June 1999):2177-2181.
3435. Eduardo Perozo, D. Marien Cortes, Luis G. Cuello, "Structural Rearrangements Underlying K^+-Channel Activation Gating," Science 285(2 July 1999):73-78.
3436. Benoit Roux, Roderick MacKinnon, "The Cavity and Pore Helices in the KcsA K^+ Channel: Electrostatic Stabilization of Monovalent Cations," Science 285(2 July 1999):100-102.
3437. Bojan Zagrovic, Richard Aldrich, "For the Latest Information, Tune to Channel KcsA," Science 285(2 July 1999):59-61.
3438. Dieter Britz, Chemistry Department, Aarhus University, "Britz's Cold Nuclear Fusion Bibliography," see at: http://kemi.aau.dk/~db/fusion/.
3439. A. Rambourg, Y. Clermont, "Three-dimensional electron microscopy: structure of the Golgi apparatus," Eur. J. Cell Biol. 51(April 1990):189-200.
3440. M.S. Ladinsky, D.N. Mastronarde, J.R. McIntosh, K.E. Howell, L.A. Staehelin, "Golgi structure in three dimensions: functional insights from the normal rat kidney cell," J. Cell Biol. 144(22 March 1999):1135-1149.
3441. R.D. Klausner, J.G. Donaldson, J. Lippincott-Schwartz, "Brefeldin A: insights into the control of membrane traffic and organelle structure," J. Cell Biol. 116(March 1992):1071-1080. See also: J.G. Donaldson, D. Finazzi, R.D. Klausner, "Brefeldin A inhibits Golgi membrane-catalysed exchange of guanine nucleotide onto ARF protein," Nature 360(26 November 1992):350-352.
3442. J.B. Helms, J.E. Rothman, "Inhibition by brefeldin A of a Golgi membrane enzyme that catalyses exchange of guanine nucleotide bound to ARF," Nature 360(26 November 1992):352-354.
3443. B.S. Glick, T. Elston, G. Oster, "A cisternal maturation mechanism can explain the asymmetry of the Golgi stack," FEBS Lett. 414(8 September 1997):177-181.
3444. A.A. Mironov, A. Luini, R. Buccione, "Constitutive transport between the trans-Golgi network and the plasma membrane according to the maturation model: A hypothesis," FEBS Lett. 440(27 November 1998):99-102. See also: A. Mironov Jr., A. Luini, A. Mironov, "A synthetic model of intra-Golgi traffic," FASEB J. 12(February 1998):249-252.
3445. Bernard B. Allan, William E. Balch, "Protein Sorting by Directed Maturation of Golgi Compartments," Science 285(2 July 1999):63-66.
3446. Steven L. Garrett, "Thermoacoustic Refrigerators and Engines," see at: http://www.arl.psu.edu/techareas/acsrefrige/acsrefrige.html.
3447. J. Scheuer, M. Orenstein, "Optical Vortices Crystals: Spontaneous Generation in Nonlinear Semiconductor Microcavities," Science 285(9 July 1999):230-233.
3448. M. Marsh, A. Helenius, "Adsorptive endocytosis of Semliki Forest virus," J. Mol. Biol. 142(25 September 1980):439-454.
3449. I. Gaidarov, F. Santini, R. Warren, J.H. Keen, Nature Cell Biol. 1(1999):1 et seq.
3450. C.J. Smith, N. Grigorieff, B.M. Pearse, "Clathrin coats at 21 A resolution: a cellular assembly designed to recycle multiple membrane receptors," EMBO J. 17(1 September 1998):4943-4953.
3451. A. Musacchio, C.J. Smith, A.M. Roseman, S.C. Harrison, T. Kirchhausen, B.M. Pearse, "Functional organization of clathrin in coats: combining electron cryomicroscopy and X-ray crystallography," Mol. Cell 3(June 1999):761-770.
3452. M. Marsh, H.T. McMahon, "The Structural Era of Endocytosis," Science 285(9 July 1999):215-220.
3453. Arash Grakoui, Shannon K. Bromley, Cenk Sumen, Mark M. Davis, Andrey S. Shaw, Paul M. Allen, Michael L. Dustin, "The Immunological Synapse: A Molecular Machine Controlling T Cell Activation," Science 285(9 July 1999):221-227.
3454. Bernard Malissen, "Dancing the Immunological Two-Step," Science 285(9 July 1999):207-208.
3455. S. Valitutti, S. Muller, M. Cella, E. Padovan, A. Lanzavecchia, "Serial triggering of many T-cell receptors by a few peptide-MHC complexes," Nature 375(11 May 1995):148-151.
3456. C.V. Harding, E.R. Unanue, "Quantitation of antigen-presenting cell MHC class II/peptide complexes necessary for T-cell stimulation," Nature 346(9 August 1990):574-576.
3457. J.O. Schmidt, S. Yamane, M. Matsuura, C.K. Starr, "Hornet venoms: Lethalities and lethal capacities," Toxicon 24(1986):950-954.
3458. A.N. Santana et al., "Partial sequence and toxic effects of granulitoxin, a neurotoxic peptide from the sea anemone *Bundosoma granulifera*," Braz. J. Med. Biol. Res. 31(October 1998):1335-1338.
3459. A.E. Eno, R.S. Konya, J.O. Ibu, "Biological properties of a venom extract from the sea anemone, *Bunodosoma cavernata*," Toxicon 36(December 1998):2013-2020.
3460. H. Rochat et al., "Maurotoxin, a four disulfide bridges scorpion toxin acting on K^+ channels," Toxicon 36(November 1998):1609-1611.
3461. D.M. Gill, "Bacterial toxins: A table of lethal amounts," Microbiol. Rev. 46(March 1982):86-94.
3462. L.C. Sellin, "The action of botulinum toxin at the neuromuscular junction," Med. Biol. 59(February 1981):11-20.
3463. O. Fodstad, S. Olsnes, A. Pihl, "Toxicity, distribution and elimination of the cancerostatic lectins abrin and ricin after parenteral injection into mice," Br. J. Cancer 34(October 1976):418-425.
3464. V.J. Christiansen, C.H. Hsu, K.J. Dormer, C.P. Robinson, "The cardiovascular effects of ricin in rabbits," Pharmacol. Toxicol. 74(March 1994):148-152.
3465. T. Fu, C. Burbage, E.P. Tagge, T. Brothers, M.C. Willingham, A.E. Frankel, "Ricin toxin contains three lectin sites which contribute to its in vivo toxicity," Int. J. Immunopharmacol. 18(December 1996):685-692.
3466. A.A. Lugnier, E.E. Creppy, G. Dirheimer, "Ricin, the toxic protein of the castor-oil plant (*Ricinis communis L*). Structure and properties," Pathol. Biol. (Paris) 28(February 1980):127-139.
3469. Johnson Matthey Company, "Sapphire Properties: Sapphire Technical Data," 3 December 1997, see at: http://www.jmcrystar.com/sapphire.htm.
3470. W.A. Hagins, P.D. Ross, R.L. Tate, S. Yoshikami, "Transduction heats in retinal rods: tests of the role of cGMP by pyroelectric calorimetry," Proc. Natl. Acad. Sci. USA 86(February 1989):1224-1228.
3471. E.A. Liberman, "Analog-Digital Molecular Cell Computer," Biosystems 11(August 1979):111-124.
3472. C.J. Tourenne, "A model of the electric field of the brain at EEG and microwave frequencies," J. Theoret. Biol. 116(October 1985):495-507.
3473. K.R. Foster, E.D. Finch, "Microwave Hearing: Evidence for Thermoacoustic Auditory Stimulation by Pulsed Microwaves," Science 185(19 July 1974):256-258.
3474. J.C. Lin, "Microwave-induced hearing: some preliminary theoretical observations," J. Microwave Power 11(September 1976):295-298; "Microwave auditory effect — a comparison of some possible transduction mechanisms," J. Microwave Power 11(March 1976):77-81.
3475. W.T. Joines, "Reception of microwaves by the brain," Med. Res. Eng. 12(1976):8-12.
3476. J.C. Lin, R.J. Meltzer, F.K. Redding, "Microwave-evoked brainstem potentials in cats," J. Microwave Power 14(September 1979):291-296.
3477. A.H. Frey, E. Coren, "Holographic Assessment of a Hypothesized Microwave Hearing Mechanism," Science 206(12 October 1979):232-234. See also: C.K. Chou, A.W. Guy, K.R. Foster, R. Galambos, D.R. Justesen, "Holographic Assessment of Microwave Hearing," Science 209(5 September 1980):1143-1145.
3478. J.A. D'Andrea, "Microwave radiation absorption: behavioral effects," Health Phys. 61(July 1991):29-40.
3479. R.L. Seaman, R.M. Lebovitz, "Auditory unit responses to single-pulse and twin-pulse microwave stimuli," Hear. Res. 26(1987):105-116.
3480. R.L. Seaman, R.M. Lebovitz, "Thresholds of cat cochlear nucleus neurons to microwave pulses," Bioelectromagnetics 10(1989):147-160.
3481. L. Puranen, K. Jokela, "Radiation hazard assessment of pulsed microwave radars," J. Microwave Power Electromagn. Energy 31(1996):165-177.
3482. I. Tasaki, K. Kusano, P.M. Byrne, "Rapid mechanical and thermal changes in the garfish olfactory nerve associated with a propagated impulse," Biophys. J. 55(June 1989):1033-1040.
3483. J.V. Howarth, R.D. Keynes, J.M. Ritchie, A. von Muralt, "The heat production associated with the passage of a single impulse in pike olfactory nerve fibres," J. Physiol. (London) 249(July 1975):349-368.
3484. J.V. Howarth, J.M. Ritchie, "The recovery heat production in non-myelinated garfish olfactory nerve fibres," J. Physiol. (London) 292(July 1979):167-175.
3485. J.V. Howarth, J.M. Ritchie, D. Stagg, "The initial heat production in garfish olfactory nerve fibers," Proc. R. Soc. Lond. B. Biol. Sci. 205(31 August 1979):347-367.
3486. Peter Coy, "A steam engine smaller than an ant's whisker," Business Week (18 October 1993):67.

3487. Corbett Merrill, "Will Nanotechnology, the Manufacturing of Objects Atom by Atom, be a Feasible Medical Breakthrough?" 12 June 1995; see at: http://www.cslab.vt.edu/~comerril/Strand.htm.
3488. Steven C. Vetter, "Oak Ridge National Laboratory's Dr. Noid Describes Simulation Software to Minnesota Study Group," Foresight Update No. 23, 30 November 1995, p.9.
3489. B.E. Nordenstrom, "Impact of biologically closed electric circuits (BCEC) on structure and function," Integr. Physiol. Behav. Sci. 27(October-December 1992):285-303; "The paradigm of biologically closed electric circuits (BCEC) and the formation of an International Association (IABC) for BCEC," Eur. J. Surg. Suppl. 574(1994):7-23.
3490. B.E. Nordenstrom, A.C. Kinn, J. Elbarouni, "Electric modification of kidney function. The excretion of radiographic contrast media and adriamycin," Invest. Radiol. 26(February 1991):157-161.
3491. B.E. Nordenstrom, "Electrical pulses appear in the inferior vena cava and abdominal aorta at contraction of leg muscles," Physiol. Chem. Phys. Med. NMR 24(1992):147-152; B.E. Nordenstrom, H. Larsson, M. Lindqvist, "Potential differences in the inferior vena cava and between cava and extravascular electrode at leg contraction in man," Physiol. Chem. Phys. Med. NMR 24(1992):153-158.
3492. V. Parsonnet, L. Gilbert, I.R. Zucker, R. Werres, T. Atherly, M. Manhardt, J. Cort, "A decade of nuclear pacing," Pacing Clin. Electrophysiol. 7(January 1984):90-95.
3493. M.R. Shorten, "The energetics of running and running shoes," J. Biomech. 26(Suppl. 1, 1993):41-51.
3494. A. Forner, A.C. Garcia, E. Alcantara, J. Ramiro, J.V. Hoyos, P. Vera, "Properties of shoe insert materials related to shock wave transmission during gait," Foot Ankle Int. 16(December 1995):778-786.
3495. T. Fahraeus, L.O. Almquist, "Cellular telephones may interfere with cardiac stimulators. Yuppie telephones and alarms are hazardous for patients with pacemakers," Lakartidningen 92(25 October 1995):4009-4010. In Swedish.
3496. K.A. Ellenbogen, M.A. Wood, "Cellular phones and pacemakers: urgent call or wrong number?" J. Am. Coll. Cardiol. 27(May 1996):1478-1479.
3497. W. Irnich, "Mobile telephones and pacemakers," Pacing Clin. Electrophysiol. 19(October 1996):1407-409.
3498. M. Roelke, A.D. Bernstein, "Cardiac pacemakers and cellular telephones," N. Engl. J. Med. 336(22 May 1997):1518-1519. See also: B.D. Zuckerman, M.J. Shein, J.T. Danzi, "Cardiac pacemakers and cellular phones," N. Engl. J. Med. 337(2 October 1997):1006-1008.
3499. Urless Norton Lanham, "Why Do Insects Have Six Legs?" Science 113(8 June 1951):663.
3500. Keir Pearson, "The Control of Walking," Scientific American 235(December 1976):72-86.
3501. F.V. Paladino, J.R. King, "Energetic cost of terrestrial locomotion: biped and quadruped runners compared," Rev. Can. Biol. 38(December 1979):321-323.
3502. E. Foth, U. Bassler, "Leg movements of stick insects walking with five legs on a treadwheel and with one leg on a motor-driven belt," Biol. Cybern 51(1985):313-318, 319-324.
3503. M.H. Raibert, "Trotting, pacing and bounding by a quadruped robot," J. Biomech. 23(Suppl. 1, 1990):79-98.
3504. R.J. Full, M.S. Tu, "Mechanics of six-legged runners," J. Exp. Biol. 148(January 1990):129-146; "Mechanics of a rapid running insect: two-, four- and six-legged locomotion," J. Exp. Biol. 156(March 1991):215-231.
3505. C.D. Zhang, S.M. Song, "A study of the stability of generalized wave gaits," Math. Biosci. 115(May 1993):1-32.
3506. P. Nanua, K.J. Waldron, "Energy comparison between trot, bound, and gallop using a simple model," J. Biomech. Eng. 117(November 1995):466-473.
3507. R. Kram, B. Wong, R.J. Full, "Three-dimensional kinematics and limb kinetic energy of running cockroaches," J. Exp. Biol. 200(July 1997):1919-1929.
3508. W.H. Ko, B.P. Bergmann, R. Plonsey, "Data acquisition system for body surface potential mapping," J. Bioeng. 2(April 1978):33-46.
3509. A.U. Igamberdiev, "Foundations of metabolic organization: coherence as a basis of computational properties in metabolic networks," Biosystems 50(April 1999):1-16.
3510. W.H. Ko, S.P. Liang, C.D. Fung, "Design of radio-frequency powered coils for implant instruments," Med. Biol. Eng. Comput. 15(November 1977):634-640.
3511. Erich Hausmann, Edgar P. Slack, Physics, U.S. Naval Academy Edition, D. van Nostrand Company, New York, 1944.
3512. G. Fontenier, M. Mourot, "Coating evolution with an implantable biological battery," Biomed. Eng. 11(August 1976):273-277.
3513. C.L. Strohl Jr., R.D. Scott, W.J. Frezel, S.K. Wolfson Jr., "Studies of bioelectric power sources for cardiac pacemakers," Trans. Am. Soc. Artif. Intern. Organs 12(1966):318-328.
3514. J.A. Armour, O.Z. Roy, W.B. Firor, R.W. Wehnert, D.C. MacGregor, K. Sindhavananda, W.G. Bigelow, "A batteryless biological cardiovascular pacemaker," Surg. Forum 17(1966):164-165.
3515. C.C. Enger, F.A. Simeone, "Biologically energized cardiac pacemaker: in vivo experience with dogs," Nature 218(13 April 1968):180-181.
3516. G. Benkert, W. Fabian, "Can an electric pacemaker be powered by the body's own energy? A medico-technical speculation," Fortschr. Med. 99(27 August 1981):1211-1213.
3517. W. Greatbatch, "Implantable Power-Sources: A Review," J. Med. Eng. Technol. 8(March-April 1984):56-63.
3518. T.B. Fryer, "Power sources for implanted telemetry systems," Biotelemetry 1(1974):31-40.
3519. M.A. Acker, R.L. Hammond, J.D. Mannion, S. Salmons, L.W. Stephenson, "Skeletal Muscle as the Potential Power Source for a Cardiovascular Pump: Assessment In Vivo," Science 236(17 April 1987):324-327.
3520. C. Li, J. Odim, A. Zibaitis, C. Desrosiers, R.C. Chiu, "Pulmonary artery counterpulsation with a skeletal muscle power source," ASAIO Trans. 36(July-September 1990):M382-M386.
3521. T. Doi, T. Mitsui, S. Matsushita, T. Tsutsui, M. Hori, "Efficacy of a biomechanical counterpulsation device powered by skeletal muscle for right heart assist," ASAIO Trans. 36(July-September 1990):M389-M392.
3522. M.E. Talaat, J.H. Kraft, R.A. Cowley, A.H. Khazei, "Biological Electrical Power Extraction from Blood to Power Cardiac Pacemakers," IEEE Trans. Biomed. Eng. 14(October 1967):263-265. See also: J.J. Konikoff, "Comments on `Biological Electric Power Extraction from Blood to Power Cardiac Pacemakers'," IEEE Trans. Biomed. Eng. 15(July 1968):232.
3523. J.F. Antaki, G.E. Bertocci, E.C. Green, A. Nadeem, T. Rintoul, R.L. Kormos, B.P. Griffith, "A gait-powered autologous battery charging system for artificial organs," ASAIO J. 41(July-September 1995):M588-M595.
3524. Robert Goff, "Aurora Borealis in a Rock," Forbes 163(5 April 1999):158-159.
3525. M.M. van Greevenbroek, T.W. de Bruin, "Chylomicron synthesis by intestinal cells in vitro and in vivo," Atherosclerosis 141(December 1998):S9-S16; see related papers, pp. S25-S107.
3526. H.T. Tien, Z. Salamon, A. Ottova, "Lipid bilayer-based sensors and biomolecular electronics," Crit. Rev. Biomed. Eng. 18(1991):323-340.
3527. E. Weidlich, G. Richter, F.V. Sturm, J.R. Rao, "Animal experiments with biogalvanic and biofuel cells," Biomater. Med. Devices Artif. Organs 4(1976):277–06.
3528. V.P. Satinsky, J. Cassel, A. Salkind, "Cardiac pacemakers powered by biogalvanic cells," Surg. Forum 22(1971):156-158.
3529. J.K. Cywinski, A.W. Hahn, M.F. Nichols, J.R. Easley, "Performance of implanted biogalvanic pacemakers," Pacing Clin. Electrophysiol. 1(January 1978):117-125.
3530. M.M. Misro, H. Kaur, S. Mahajan, S.K. Guha, "An intravasal non-occlusive contraceptive device in rats," J. Reprod. Fertil. 65(May 1982):9-13.
3531. H. Vais, I. Ardelean, D.G. Margineanu, "Biolelectrical conversion in sensors with living cells," Physiologie 26(October-December 1989):349-353.
3532. X. Hu, A. Damjanovic, T. Ritz, K. Schulten, "Architecture and mechanism of the light-harvesting apparatus of purple bacteria," Proc. Natl. Acad. Sci. USA 95(1998):5935-5941. See also: "Reviews on light-harvesting complex II of purple bacteria," 1 April 1999, at: http://metallo.scripps.edu/PROMISE/LH2PB_REV.html.
3533. Mark Caldwell, "The Amazing All-Natural Light Machine," Discover (December 1995); see also: http://www.discover.com/archive/index.html.
3534. R.D. Hoffman, S.E. Woosley, "Stellar Nucleosynthesis Data. Table 5B. Reactions Included Below 12C," Tables of Reaction Rates for Nucleosynthesis Charged Particle, Weak, and Neutrino Interactions, Version 92.1, 1992, see at: http://ie.lbl.gov/astro/hw92_1.html.
3535. L.R. Gavrilov, Tsirulnikov, I.A. Davies, "Application of focused ultrasound for the stimulation of neural structures," Ultrasound Med. Biol. 22(1996):179-192.
3536. K. Holmberg, U. Landstrom, B. Nordstrom, "Annoyance and discomfort during exposure to high-frequency noise from an ultrasonic washer," Percept. Mot. Skills 81(December 1995):819-827.
3537. A. Wright, I. Davies, J.G. Riddell, "Intra-articular ultrasonic stimulation and intracutaneous electrical stimulation: evoked potential and visual analogue scale data," Pain 52(February 1993):149-155.
3538. A.R. Williams, J. McHale, M. Bowditch, D.L. Miller, B. Reed, "Effects of MHz ultrasound on electrical pain threshold perception in humans," Ultrasound Med. Biol. 13(May 1987):249-258.
3539. T.G. van Leeuwen, C. Borst, "Fundamental laser-tissue interactions," Semin. Interv. Cardiol. 1(June 1996):121-128; see related papers, pp. 129-171.
3540. E.E. Manche, J.D. Carr, W.W. Haw, P.S. Hersh, "Excimer laser refractive surgery," West. J. Med. 169(July 1998):30-38.
3541. C.P. Collier, E.W. Wong, M. Belohradsky, F.M. Raymo, J.F. Stoddart, P.J. Kuekes, R.S. Williams, J.R. Heath, "Electronically Configurable Molecular-Based Logic Gates," Science 285(16 July 1999):391-394, 313-314 (discussion).
3542. Daniel Coore, Radhika Nagpal, "Implementing Reaction Diffusion on an Amorphous Computer," 1998 MIT Student Workshop on High Performance Computing in Science and Engineering, MIT/LCS/TR-737; see at: http://www-swiss.ai.mit.edu/~switz/amorphous/papers/Coore_Nagpal.ps.gz, and see abstract at: http://www-swiss.ai.mit.edu/~switz/amorphous/paperlisting.html.
3543. Ron Weiss, George Homsy, Radhika Nagpal, "Programming Biological Cells," paper presented at the 8th International Conference on Architectural Support for Programming Languages and Operating Systems (ASPLOS '98), Wild and Crazy Ideas Session, San Jose, CA, 1998; see at: http://www-swiss.ai.mit.edu/~rweiss/bio-programming/asplos98-talk.ps, and see abstract at: http://www-swiss.ai.mit.edu/~switz/amorphous/paperlisting.html.

3544. Ron Weiss, George Homsy, Thomas F. Knight, "Toward in vivo Digital Circuits," paper presented at Dimacs Workshop on Evolution as Computation, Princeton, NJ, January 1999; see at: http://www-swiss.ai.mit.edu/~rweiss/bio-programming/dimacs99-evocomp.ps (postscript version) or http://www-swiss.ai.mit.edu/~rweiss/bio-programming/dimacs99-evocomp-talk (html version), and see abstract at: http://www-swiss.ai.mit.edu/~switz/amorphous/paperlisting.html.

3545. P. Tandon, S.L. Diamond, "Hydrodynamic effects and receptor interactions of platelets and their aggregates in linear shear flow," Biophys. J. 73(November 1997):2819-2835.

3546. R.H. Yoon, B.S. Aksoy, "Hydrophobic Forces in Thin Water Films Stabilized by Dodecylammonium Chloride," J. Colloid. Interface Sci. 211(1 March 1999):1-10.

3547. A. Pierres, H. Feracci, V. Delmas, A.M. Benoliel, J.P. Thiery, P. Bongrand, "Experimental study of the interaction range and association rate of surface-attached cadherin 11," Proc. Natl. Acad. Sci. USA 95(4 August 1998):9256-9261.

3548. J.Z. Xia, T. Aerts, K. Donceel, J. Clauwaert, "Light scattering by bovine alpha-crystallin proteins in solution: hydrodynamic structure and interparticle interaction," Biophys. J. 66(March 1994):861-872.

3549. M. Tomoeda, M. Inuzuka, T. Date, "Bacterial sex pili," Prog. Biophys. Mol. Biol. 30(1975):23-56.

3550. R.D. Allen, R.W. Wolf, "Membrane recycling at the cytoproct of *Tetrahymena*," J. Cell Sci. 35(February 1979):217-227.

3551. K. Ogawa, "Four ATP-binding sites in the midregion of the β heavy chain of dynein," Nature 352(15 August 1991):643-645.

3552. C.J. Brokaw, "Mechanical components of motor enzyme function," Biophys. J. 73(August 1997):938-951.

3553. C. Shingyoji, H. Higuchi, M. Yoshimura, E. Katayama, T. Yanagida, "Dynein arms are oscillating force generators," Nature 393(18 June 1998):711-714.

3554. I. Minoura, T. Yagi, R. Kamiya, "Direct measurement of inter-doublet elasticity in flagellar axonemes," Cell Struct. Funct. 24(February 1999):27-33.

3555. M.J. Sanderson, M.A. Sleigh, "Ciliary activity of cultured rabbit tracheal epithelium: beat pattern and metachrony," J. Cell Sci. 47(February 1981):331-347.

3556. K.J. Ingels, F. Meeuwsen, H.L. van Strien, K. Graamans, E.H. Huizing, "Ciliary beat frequency and the nasal cycle," Eur. Arch. Otorhinolaryngol. 248(1990):123-126.

3557. K.J. Ingels, H.L. van Strien, K. Graamans, G.F. Smoorenburg, E.H. Huizing, "A study of the photoelectrical signal from human nasal cilia under several conditions," Acta Otolaryngol. (Stockholm) 112(September 1992):831-838.

3558. S. Gueron, K. Levit-Gurevich, "Computation of the internal forces in cilia: application to ciliary motion, the effects of viscosity, and cilia interactions," Biophys. J. 74(April 1998):1658-1676.

3559. K.M. Paknikar, "Bacterial catalytic processes for transformation of metals," Hindustan Antibiot. Bull. 35(February-May 1993):183-189.

3560. D.P. Kelly, J.K. Shergill, W.P. Lu, A.P. Wood, "Oxidative metabolism of inorganic sulfur compounds by bacteria," Antonie Van Leeuwenhoek 71(February 1997):95-107.

3561. B.E. Jones, W.D. Grant, A.W. Duckworth, G.G. Owenson, "Microbial diversity of soda lakes," Extremophiles 2(August 1998):191-200.

3562. J.L. van de Vossenberg, A.J. Driessen, W.N. Konings, "The essence of being extremophilic: the role of the unique archaeal membrane lipids," Extremophiles 2(August 1998):163-170.

3563. A. Matin, "pH homeostasis in acidophiles," Novartis Found. Symp. 221(1999):152-163, 163-166 (discussion).

3564. T. Wilson, J.W. Hastings, "Bioluminescence," Annu. Rev. Cell Dev. Biol. 14(1998):197-230.

3565. N. Duran, M.C. Marcucci, M.P. De Mello, A. Faljoni-Alario, "Enzymatically generated electronically excited molecules induce transformation of 4-thiouridine to uridine," Biochem. Biophys. Res. Commun. 117(28 December 1983):923-929.

3566. R.C. Allen, "Role of oxygen in phagocyte microbial action," Environ. Health Perspect. 102(Suppl. 10, December 1994):201-208.

3567. Y.F. Li, P.F. Heelis, A. Sancar, "Active site of DNA photolyase: tryptophan-306 is the intrinsic hydrogen atom donor essential for flavin radical photoreduction and DNA repair in vitro," Biochemistry 30(25 June 1991):6322-6329.

3568. S.T. Kim, P.F. Heelis, T. Okamura, Y. Hirata, N. Mataga, A. Sancar, "Determination of rates and yields of interchromophore (folate-flavin) energy transfer and intermolecular (flavin-DNA) electron transfer in *Escherichia coli* photolyase by time-resolved fluorescence and absorption spectroscopy," Biochemistry 30(26 November 1991):11262-11270.

3569. R.C. Venema, D.H. Hug, "Activation of urocanase from *Pseudomonas putida* by electronically excited triplet species," J. Biol. Chem. 260(5 October 1985):12190-12193.

3570. G.L. Indig, G. Cilento, "Peroxidase-promoted aerobic oxidation of 2-nitropropane: mechanism of excited state formation," Biochim. Biophys. Acta 923(19 March 1987):347-354.

3571. E. Cadenas, "Lipid peroxidation during the oxidation of haemoproteins by hydroperoxides. Relation to electronically excited state formation," J. Biolumin. Chemilumin. 4(July 1989):208-218.

3572. G. Cilento, A.L. Nascimento, "Generation of electronically excited triplet species at the cellular level: a potential source of genotoxicity," Toxicol. Lett. 67(April 1993):17-28.

3573. P.F. Heelis, A. Sancar, T. Okamura, "Excited quartet states in DNA photolyase," J. Photochem. Photobiol. B 16(December 1992):387-390.

3574. A.L. Nascimento, J.A. Escobar, G. Cilento, "The peroxidative metabolism of tenoxicam produces excited species," Photochem. Photobiol. 57(February 1993):362-366.

3575. Z. Karni, W.Z. Polishuk, A. Adoni, Y. Diamant, "Newtonian viscosity of the human cervical mucus during the menstrual cycle," Int. J. Fertil. 16(1971):185-188.

3576. D.P. Wolf, L. Blasco, M.A. Khan, M. Litt, "Human cervical mucus. II. Changes in viscoelasticity during the ovulatory menstrual cycle," Fertil. Steril. 28(January 1977):47-52.

3577. Y. Lotan, Y.Z. Diamant, "The value of simple tests in the detection of human ovulation," Int. J. Gynaecol. Obstet. 16(1978-79):309-313.

3578. H. Winet, S.R. Keller, "Spirillum swimming: theory and observations of propulsion by the flagellar bundle," J. Exp. Biol. 65(December 1976):577-602.

3579. R. Skalak, M. Sugihara-Seki, "Transient relative motion of two cells in a channel flow," Biorheology 25(1988):181-189.

3580. S.F. Goldstein, N.W. Charon, "Motility of the spirochete *Leptospira*," Cell Motil. Cytoskeleton 9(1988):101-110.

3581. D.B. Dusenbery, "Minimum size limit for useful locomotion by free-swimming microbes," Proc. Natl. Acad. Sci. USA 94(30 September 1997):10949-10954.

3582. D.B. Dusenbery, "Fitness landscapes for effects of shape on chemotaxis and other behaviors of bacteria," J. Bacteriol. 180(November 1998):5978-5983.

3583. M.D. Levin, C.J. Morton-Firth, W.N. Abouhamad, R.B. Bourret, D. Bray, "Origins of individual swimming behavior in bacteria," Biophys. J. 74(January 1998):175-181.

3584. M. Ramia, D.L. Tullock, N. Phan-Thien, "The role of hydrodynamic interaction in the locomotion of microorganisms," Biophys. J. 65(August 1993):755-778.

3585. K.C. Chen, R.M. Ford, P.T. Cummings, "Mathematical models for motile bacterial transport in cylindrical tubes," J. Theoret. Biol. 195(21 December 1998):481-504.

3586. M.V. Wright, M. Frantz, J.L. Van Houten, "Lithium fluxes in *Paramecium* and their relationship to chemoresponse," Biochim. Biophys. Acta 1107(30 June 1992):223-230.

3587. B. Foliguet, E. Puchelle, "Apical structure of human respiratory cilia," Bull. Eur. Physiopathol. Respir. 22(January-February 1986):43-47.

3588. G.J. Sibert, C.A. Speer, "Fine structure of nuclear division and microgametogony of *Eimeria nieschulzi Dieben*, 1924," Z. Parasitenkd. 66(1981):179-189.

3589. J. Bailey, D. Gingell, "Contacts of chick fibroblasts on glass: results and limitations of quantitative interferometry," J. Cell Sci. 90(June 1988):215-224.

3590. A.M. Romanenko, "Ultrastructural diagnostic markers of the urinary bladder precancer," Bull. Assoc. Anat. (Nancy) 73(March 1989):31-35.

3591. G.B. Schneider, S.M. Pockwinse, S. Billings-Gagliardi, "Binding of concanavalin-A to critical-point-dried and freeze-dried human lymphocytes," Am. J. Anat. 156(September 1979):121-129.

3592. G.A. Langer, "The structure and function of the myocardial cell surface," Am. J. Physiol. 235(November 1978):H461-H468.

3593. R.H. Adamson, G. Clough, "Plasma proteins modify the endothelial cell glycocalyx of frog mesenteric microvessels," J. Physiol. London 445(January 1992):473-486.

3594. D.E. Sims, M.M. Horne, "Non-aqueous fixative preserves macromolecules on the endothelial cell surface: an in situ study," Eur. J. Morphol. 32(March 1994):59-64, 31(December 1993):251-255.

3595. P.A. Santi, C.B. Anderson, "A newly identified surface coat on cochlear hair cells," Hear. Res. 27(1987):47-65.

3596. J. Nanduri, J.E. Dennis, T.L. Rosenberry, A.A. Mahmoud, A.M. Tartakoff, "Glycocalyx of bodies versus tails of *Schistosoma mansoni* cercariae. Lectin-binding, size, charge, and electron microscopic characterization," J. Biol. Chem 266(15 January 1991):1341-1347. See also: C.P. Chiang, J.P. Caulfield, "*Schistosoma mansoni*: ultrastructural demonstration of a miracidial glycocalyx that cross-reacts with antibodies raised against the cercarial glycocalyx," Exp. Parasitol. 67(October 1988):63-72; J.C. Samuelson, J.P. Caulfield, "The cercarial glycocalyx of *Schistosoma mansoni*," J. Cell Biol. 100(May 1985):1423-1434.

3597. G.K. Yates, D.L. Kirk, "Cochlear electrically evoked emissions modulated by mechanical transduction channels," J. Neurosci. 18(15 March 1998):1996-2003.

3598. Y.N. Shvarev, B. Canlon, "Receptor potential characteristics during direct stereocilia stimulation of isolated outer hair cells from the guinea-pig," Acta Physiol. Scand. 162(February 1998):155-164.

3599. R.S. Carvalho, J.E. Scott, D.M. Suga, E.H. Yen, "Stimulation of signal transduction pathways in osteoblasts by mechanical strain potentiated by parathyroid hormone," J. Bone Miner. Res. 9(July 1994):999-1011.

3600. D.M. Salter, J.E. Robb, M.O. Wright, "Electrophysiological responses of human bone cells to mechanical stimulation: evidence for specific integrin function in mechanotransduction," J. Bone Miner. Res. 12(July 1997):1133-1141.

3601. C.D. Toma, S. Ashkar, M.L. Gray, J.L. Schaffer, L.C. Gerstenfeld, "Signal transduction of mechanical stimuli is dependent on microfilament integrity: identification of osteopontin as a mechanically induced gene in osteoblasts," J. Bone Miner. Res. 12(October 1997):1626-1636.

3602. M. Wright, P. Jobanputra, C. Bavington, D.M. Salter, G. Nuki, "Effects of intermittent pressure-induced strain on the electrophysiology of cultured human chondrocytes: evidence for the presence of stretch-activated membrane ion channels," Clin. Sci. (Colch.) 90(January 1990):61-71.

3603. K. Kada, K. Yasui, K. Naruse, K. Kamiya, I. Kodama, J. Toyama, "Orientation change of cardiocytes induced by cyclic stretch stimulation: time dependency and involvement of protein kinases," J. Mol. Cell. Cardiol. 31(January 1999):247-259.
3604. C.R. Jacobs, C.E. Yellowley, B.R. Davis, Z. Zhou, J.M. Cimbala, H.J. Donahue, "Differential effect of steady versus oscillating flow on bone cells," J. Biomech. 31(November 1998):969-976.
3605. J.H. Yang, W.H. Briggs, P. Libby, R.T. Lee, "Small mechanical strains selectively suppress matrix metalloproteinase-1 expression by human vascular smooth muscle cells," J. Biol. Chem. 273(13 March 1998):6550-6555.
3606. M. Sokabe et al., "Mechanotransduction and intracellular signaling mechanisms of stretch-induced remodeling in endothelial cells," Heart Vessels 12(Suppl. 1997):191-193.
3607. C.T. Brighton et al., "The biochemical pathway mediating the proliferative response of bone cells to a mechanical stimulus," J. Bone Joint Surg. Am. 78(September 1996):1337-1347.
3608. H. Wang, W. Ip, R. Boissy, E.S. Grood, "Cell orientation response to cyclically deformed substrates: experimental validation of a cell model," J. Biomech. 28(December 1995):1543-1552.
3609. O.R. Rosales, B.E. Sumpio, "Changes in cyclic strain increase inositol triphosphate and diacylglycerol in endothelial cells," Am. J. Physiol. 262(April 1992):C956-C962.
3610. J. Klein-Nulend, E.H. Burger, C.M. Semeins, L.G. Raisz, C.C. Pilbeam, "Pulsating fluid flow stimulates prostaglandin release and inducible prostaglandin G/H synthase mRNA expression in primary mouse bone cells," J. Bone Miner. Res. 12(January 1997):45-51.
3611. O. Thoumine, A. Ott, "Time scale dependent viscoelastic and contractile regimes in fibroblasts probed by microplate manipulation," J. Cell Sci. 110(September 1997):2109-2116.
3612. M. Takeuchi, H. Miyamoto, Y. Sako, H. Komizu, A. Kusumi, "Structure of the erythrocyte membrane skeleton as observed by atomic force microscopy," Biophys. J. 74(May 1998):2171-2183.
3613. P.Y. Jay, C. Pasternak, E.L. Elson, "Studies of mechanical aspects of amoeboid locomotion," Blood Cells 19(1993):375-386, 386-388 (discussion). See also: D. Bray, J.G. White, "Cortical Flow in Animal Cells," Science 239(19 February 1988):883-888.
3614. J.C. Brown, R. Timpl, "The collagen superfamily," Int. Arch. Allergy Immunol. 107(August 1995):484-490.
3615. W.D. Donachie, S. Addinall, K. Begg, "Cell shape and chromosome partition in prokaryotes or, why *E. coli* is rod-shaped and haploid," Bioessays 17(June 1995):569-576.
3616. F. Mayer, "Principles of functional and structural organization in the bacterial cell: `Compartments' and their enzymes," FEMA Microbiol. Rev. 10(April 1993):327-345.
3617. W.D. Donachie, "The cell cycle of *Escherichia coli*," Annu. Rev. Microbiol. 47(1993):199-230.
3618. W. Firshein, P. Kim, "Plasmid replication and partition in *Escherichia coli*: Is the cell membrane the key?" Mol. Microbiol. 23(January 1997):1-10.
3619. J.P. Bouche, S. Pichoff, "On the birth and fate of bacterial division sites," Mol. Microbiol. 29(July 1998):19-26.
3620. G.B. Calleja, B.Y. Yoo, B.F. Johnson, "Fusion and erosion of cell walls during conjugation in the fusion yeast (*Schizosaccharomyces pombe*)," J. Cell Sci. 25(June 1977):139-155.
3621. W.P. Hoekstra, A.M. Havekes, "On the role of the recipient cell during conjugation in *Escherichia coli*," Antonie Van Leeuwenhoek 45(1979):13-18.
3622. A. Kitamura, T. Sugai, Y. Kitamura, "Homotypic pair formation during conjugation in *Tetrahymena thermophila*," J. Cell Sci. 82(June 1986):223-234.
3623. F. Cross, L.H. Hartwell, C. Jackson, J.B. Konopka, "Conjugation in *Saccharomyces cerevisiae*," Annu. Rev. Cell Biol. 4(1988):429-457.
3624. A. Tozeren, "Cell-cell, cell-substrate adhesion: theoretical and experimental considerations," J. Biomech. Eng. 112(August 1990):311-318.
3625. E. Lanka, B.M. Wilkins, "DNA processing reactions in bacterial conjugation," Annu. Rev. Biochem. 64(1995):141-169.
3626. W.A. Klimke, L.S. Frost, "Genetic analysis of the role of the transfer gene, traN, or the F and R100-1 plasmids in mating pair stabilization during conjugation," J. Bacteriol. 180(August 1998):4036-4043.
3627. K. Hiwatashi, "Conjugation in protozoa," Tanpakushitsu Kakusan Koso 43(March 1998):337-345.
3628. G.M. Dunny, B.A. Leonard, P.J. Hedberg, "Pheromone-inducible conjugation in *Enterococcus faecalis*: interbacterial and host-parasite chemical communication," J. Bacteriol. 177(February 1995):871-876.
3629. H.W. Kuhlmann, C. Brunen-Nieweler, K. Heckmann, "Pheromones of the ciliate *Euplotes octocarinatus* not only induce conjugation but also function as chemoattractants," J. Exp. Zool. 277(1 January 1997):38-48.
3630. K.G. Anthony, C. Sherburne, R. Sherburne, L.S. Frost, "The role of the pilus in recipient cell recognition during bacterial conjugation mediated by F-like plasmids," Mol. Microbiol. 13(September 1994):939-953.
3631. E. Plumper, M. Freiburg, K. Heckmann, "Conjugation in the ciliate *Euplotes octocarinatus*: Comparison of ciliary and cell body-associated glycoconjugates of non-mating-competent, mating-competent, and conjugating cells," Exp. Cell Res. 217(April 1995):490-496.
3632. P.M. Silverman, "Towards a structural biology of bacterial conjugation," Mol. Microbiol. 23(February 1997):423-429.
3633. H.J. Apell, "Electrogenic properties of the Na,K pump," J. Membr. Biol. 110(September 1989):103-114.
3634. R.W. Van Dyke, "Acid transport by intracellular vesicles," J. Intern. Med. Suppl. 732(1990):41-46.
3635. H. Wieczorek, "The insect V-ATPase, a plasma membrane proton pump energizing secondary active transport: molecular analysis of electrogenic potassium transport in the tobacco hornworm midgut," J. Exp. Biol. 172(November 1992):335-343.
3636. G.A. Gerencser, K.R. Purushotham, H.B. Meng, "An electrogenic chloride pump in a zoological membrane," J. Exp. Zool. 275(1 July 1996):256-261. See also: G.A. Gerencser, "The chloride pump: a Cl(-)-translocating P-type ATPase," Crit. Rev. Biochem. Mol. Biol. 31(1996):303-337.
3637. W.F. Boron, P. Fong, M.A. Hediger, E.L. Boulpaep, M.F. Romero, "The electrogenic Na/HCO3 cotransporter," Wien. Klin. Wochenschr. 109(27 June 1997):445-456. See also: V.F. Boron, M.A. Hediger, E.L. Boulpaep, M.F. Romero, "The renal electrogenic Na^{+}:HCO^{-}_{3} cotransporter," J. Exp. Biol. 200(January 1997):263-268.
3638. P. Dimroth, "Bacterial energy transductions coupled to sodium ions," Res. Microbiol. 141(March-April 1990):332-336.
3639. A.A. Eddy, P. Hopkins, R. Shaw, "Proton and charge circulation through substrate symports in *Saccharomyces cerevisiae*: non-classical behavior of the cytosine symport," Symp. Soc. Exp. Biol. 48(1994):123-139.
3640. A.J. Miller, S.J. Smith, F.L. Theodoulou, "The heterologous expression of H(+)-coupled transporters in *Xenopus* oocytes," Symp. Soc. Exp. Biol. 48(1994):167-177.
3641. T.J. Jacob, M.M. Civan, "Role of ion channels in aqueous humor formation," Am. J. Physiol. 271(September 1996):C703-C720.
3642. W.D. Stein, "Energetics and the design principles of the Na/K-ATPase," J. Theor. Biol. 147(21 November 1990):145-159.
3643. F.G. Martin, W.R. Harvey, "Ionic circuit analysis of K^{+}/H^{+} antiport and amino acid/K^{+} symport energized by a proton-motive force in *Manduca sexta* larval midgut vesicles," J. Exp. Biol. 196(November 1994):77-92.
3644. R.L. Jungas, M.L. Halperin, J.T. Brosnan, "Quantiative analysis of amino acid oxidation and related gluconeogenesis in humans," Physiol. Rev. 72(April 1992):419-448.
3645. P.C. Maloney, "The molecular and cell biology of anion transport by bacteria," Bioessays 14(November 1992):757-762.
3646. T. Clausen, "Potassium and sodium transport and pH regulation," Can. J. Physiol. Pharmacol. 70(1992):S219-S222.
3647. A. Lepier, M. Azuma, W.R. Harvey, H. Wieczorek, "K^{+}/H^{+} antiport in the tobacco hornworm midgut: the K(+)-transporting component of the K^{+} pump," J. Exp. Biol. 196(November 1994):361-373.
3648. P.C. Maloney, R.T. Yan, K. Abe, "Bacterial anion exchange: reductionist and integrative approaches to membrane biology," J. Exp. Biol. 196(November 1994):471-482.
3649. D.K. Kakuda, C.L. MacLeod, "Na(+)-independent transport (uniport) of amino acids and glucose in mammalian cells," J. Exp. Biol. 196(November 1994):93-108.
3650. G.I. Bell et al., "Molecular biology of mammalian glucose transporters," Diabetes Care 13(March 1990):198-208; see related papers, pp. 6-11, 209-243.
3651. S.A. Baldwin, "Molecular mechanisms of sugar transport across mammalian and microbial cell membranes," Biotechnol. Appl. Biochem. 12(October 1990):512-516.
3652. M.J. Lentze, "Molecular and cellular aspects of hydrolysis and absorption," Am. J. Clin. Nutr. 61(April 1995):946S-951S.
3653. K. Takata, "Glucose transporters in the transepithelial transport of glucose," J. Electron. Microsc. Tokyo 45(August 1996):275-284.
3654. B.B. Kahn, "Glucose Transport: Pivotal Step in Insulin Action," Diabetes 45(November 1996):1644-1654.
3655. M.J. Tanner, "The major integral proteins of the human red cell," Baillieres Clin. Haematol. 6(June 1993):333-356.
3656. D.M. Malchoff, V.G. Parker, R.G. Langdon, "Reconstitution of the glucose transport activity of rat adipocytes," Biochim. Biophys. Acta 817(25 July 1985):271-281.
3657. K.M. Dus, C. Grose, "Multiple regulatory effects of varicella-zoster virus (VZV) gL on trafficking patterns and fusogenic properties of VZV gH," J. Virol. 70(December 1996):8961-8971.
3658. R.J. Hessler, R.A. Blackwood, T.G. Brock, J.W. Francis, D.M. Harsh, J.E. Smolen, "Identification of glyceraldehyde-3-phosphate dehydrogenase as a Ca^{2+}-dependent fusogen in human neutrophil cytosol," J. Leukoc. Biol. 63(March 1998):331-336.
3659. T. Shangguan, C.C. Pak, S. Ali, A.S. Janoff, P. Meers, "Cation-dependent fusogenicity of an N-acyl phosphatidylethanolamine," Biochim. Biophys. Acta 1368(19 January 1998):171-183.
3660. R.A. Blackwood, A.T. Transue, D.M. Harsh, R.C. Brower, S.J. Zacharek, J.E. Smolen, R.J. Hessler, "PLA2 promotes fusion between PMN-specific granules and complex liposomes," J. Leukoc. Biol. 59(May 1996):663-670.
3661. B. Dale, M. Iaccarino, A. Fortunato, G. Gragnaniello, K. Kyozuka, E. Tosti, "A morphological and functional study of fusibility in round-headed spermatozoa in the human," Fertil. Steril. 61(February 1994):336-340.

3662. Z.W. Yu, P.J. Quinn, "The modulation of membrane structure and stability by dimethyl sulphoxide," Mol. Membr. Biol. 15(April-June 1998):59-68; and "Dimethyl sulphoxide: A review of its applications in cell biology," Biosci. Rep. 14(December 1994):259-281.

3663. A.L. Kindzelskii, H.R. Petty, "Early membrane rupture events during neutrophil-mediated antibody-dependent tumor cell cytolysis," J. Immunol. 162(15 March 1999):3188-3192.

3664. X.Y. Xie, J.N. Barrett, "Membrane resealing in cultured rat septal neurons after neurite transection: evidence for enhancement by Ca(2+)-triggered protease activity and cytoskeletal disassembly," J. Neurosci. 11(October 1991):3257-3267.

3665. P.L. McNeil, S. Ito, "Gastrointestinal cell plasma membrane wounding and resealing in vivo," Gastroenterology 96(May 1989):1238-1248.

3666. G.Q. Bi, J.M. Alderton, R.A. Steinhardt, "Calcium-regulated exocytosis is required for cell membrane resealing," J. Cell Biol. 131(December 1995):1747-1758. See also: G.Q. Bi, R.L. Morris, G. Liao, J.M. Alderton, J.M. Scholey, R.A. Steinhardt, "Kinesin- and myosin-driven steps of vesicle recruitment for Ca^{2+}-regulated exocytosis," J. Cell Biol. 138(8September 1997):999-1008.

3667. M. Terasaki, K. Miyake, P.L. McNeil, "Large plasma membrane disruptions are rapidly resealed by Ca^{2+}-dependent vesicle-vesicle fusion events," J. Cell Biol. 139(6 October 1997):63-74.

3668. T. Togo, J.M. Alderton, G.Q. Bi, R.A. Steinhardt, "The mechanism of facilitated cell membrane resealing," J. Cell Sci. 112(March 1999):719-731.

3669. P.A. Raj, M. Johnsson, M.J. Levine, G.H. Nancollas, "Salivary statherin. Dependence on sequence, charge, hydrogen bonding potency, and helical conformation for adsorption to hydroxyapatite and inhibition of mineralization," J. Biol. Chem. 267(25 March 1992):5968-5976.

3670. B.L. Slomiany, V.L. Murty, J. Piotrowski, A. Slomiany, "Salivary mucins in oral mucosal defense," Gen. Pharmacol. 27(July 1996):761-771.

3671. C. Hagberg, "Electromyography and bite force studies of muscular function and dysfunction in masticatory muscles," Swed. Dent. J. Suppl. 37(1986):1-64. See also: C. Hagberg, G. Agerberg, M. Hagberg, "Regression analysis of electromyographic activity of masticatory muscles versus bite force," Scand. J. Dent. Res. 93(October 1985):396-402.

3672. M. Bakke, L. Michler, K. Han, E. Moller, "Clinical significance of isometric bite force versus electrical activity in temporal and masseter muscles," Scand. J. Dent. Res. 97(December 1989):539-551.

3673. E. Hellsing, C. Hagberg, "Changes in maximum bite force related to extension of the head," Eur. J. Orthod. 12(May 1990):148-153.

3674. Helim Aranda-Espinoza, Yi Chen, Nily Dan, T.C. Lubensky, Philip Nelson, Laurence Ramos, D.A. Weitz, "Electrostatic Repulsion of Positively Charged Vesicles and Negatively Charged Objects," Science 285(16 July 1999):394-397.

3675. J.D. Veldhuis, "The hypothalamic pulse generator: the reproductive core," Clin. Obstet. Gynecol. 33(September 1990):538-550.

3676. W. Wuttke, H. Jarry, C. Feleder, J. Moguilevsky, S. Leonhardt, J.Y. Seong, K. Kim, "The neurochemistry of the GnRH pulse generator," Acta Neurobiol. Exp. (Warsz) 56(1996):707-713.

3677. R.I. Weiner, "Cellular basis of the GnRH pulse generator," Nippon Sanka Fujinka Gakkai Zasshi 48(August 1996):573-577.

3678. M. Nishihara, Y. Takeuchi, T. Tanaka, Y. Mori, "Electrophysiological correlates of pulsatile and surge gonadotrophin secretion," Rev. Reprod. 4(May 1999):110-116.

3679. C. Bolger, S. Bojanic, N.F. Sheahan, D. Coakley, J.F. Malone, "Dominant frequency content of ocular microtremor from normal subjects," Vision Res. 39(June 1999):1911-1915; "Ocular microtremor in oculomotor palsy," J. Neuroophthalmol. 19(March 1999):42-45.

3680. B. Wilhelm, H. Wilhelm, P. Streicher, H. Ludtke, M. Adler, "Pupillography as an objective attention test," Wien Med. Wochenschr. 146(1996):387-389. In German.

3681. L.S. Gray, B. Winn, B. Gilmartin, "Accommodative microfluctuations and pupil diameter," Vision Res. 33(October 1993):2083-2090.

3682. K. Niwa, T. Tokoro, "Influence of spatial distribution with blur on fluctuations in accommodation," Optom. Vis. Sci. 75(March 1998):227-232.

3683. K. Toshida, F. Okuyama, T. Tokoro, "Influences of the accommodative stimulus and aging on the accommodative microfluctuations," Optom. Vis. Sci. 75(March 1998):221-226.

3684. K. Ukai, K. Tsuchiya, S. Ishikawa, "Induced pupillary hippus following near vision: increased occurrence in visual display unit workers," Ergonomics 40(November 1997):1201-1211.

3685. R.E. Yoss, N.J. Moyer, R.W. Hollenhorst, "Hippus and other spontaneous rhythmic pupillary waves," Am. J. Ophthalmol. 70(December 1970):935-941.

3686. W.H. Meck, "Neuropharmacology of timing and time perception," Brain Res. Cogn. Brain Res. 3(June 1996):227-242; errata, 6(January 1998):233.

3687. S.C. Hinton, W.H. Meck, "The internal clocks of circadian and interval timing," Endeavor 21(1997):82-87.

3688. B.C. Rakitin, J. Gibbon, T.B. Penney, C. Malapani, S.C. Hinton, W.H. Meck, "Scalar expectancy theory and peak-interval timing in humans," J. Exp. Psychol. Anim. Behav. Process 24(January 1998):15-33.

3689. J.R. Wild, S.J. Loughrey-Chen, T.S. Corder, "In the presence of CTP, UTP becomes an allosteric inhibitor of aspartate transcarbamoylase," Proc. Natl. Acad. Sci. USA 86(January 1989):46-50.

3690. F. Van Vliet et al., "Heterotropic interactions in aspartate transcarbamoylase: turning allosteric ATP activation into inhibition as a consequence of a single tyrosine to phenylalanine mutation," Proc. Natl. Acad. Sci. USA 88(15 October 1991):9180-9183.

3691. P. England, G. Herve, "Synergistic inhibition of *Escherichia coli* aspartate transcarbamylase by CTP and UTP: binding studies using continuous-flow dialysis," Biochemistry 31(13 October 1992):9725-9732.

3692. T.T. Lee, R.L. Momparier, "Inhibition of uridine-cytidine kinase by 5-azacytidine 5'-triphosphate," Med. Pediatr. Oncol. 2(1976):265-270.

3693. N.M. Samuels, B.W. Gibson, S.M. Miller, "Investigation of the kinetic mechanism of cytidine 5'-monophosphate N-acetylneuraminic acid synthetase from *Haemophilus ducreyi* with new insights on rate-limiting steps from product inhibition analysis," Biochemistry 38(11 May 1999):6195-6203.

3694. E. Perel, K.H. Stolee, L. Kharlip, M.E. Blackstein, D.W. Killinger, "The intracellular control of aromatase activity by 5 alpha-reduced androgens in human breast carcinoma cells in culture," J. Clin. Endocrinol. Metab. 58(March 1984):467-472.

3695. T.H. Xia, R.S. Jiao, "Studies of glutamine synthetase from *Streptomyces hygroscopicus* var. jinggangensis," Sci. Sin. B 29(April 1986):379-388.

3696. C.A. Woolfolk, E.R. Stadtman, "Regulation of glutamine synthetase. 3. Cumulative feedback inhibition of glutamine synthetase from *Escherichia coli*," Arch. Biochem. Biophys. 118(20 March 1967):736-755.

3697. C. Biswas, H. Paulus, "Multivalent feedback inhibition of aspartokinase in *Bacillus polymyxa*. IV. Arrangement and function of the subunits," J. Biol. Chem. 248(25 April 1973):2894-2900.

3698. V.Y. Hook, E.F. LaGamma, "Product inhibition of carboxypeptidase H," J. Biol. Chem. 262(15 September 1987):12583-12588.

3699. C.L. Boyajian, D.M. Cooper, "Potent and cooperative feedback inhibition of adenylate cyclase activity by calcium in pituitary-derived GH3 cells," Cell Calcium 11(April 1990):299-307.

3700. S. Zhang, G. Pohnert, P. Kongsaeree, D.B. Wilson, J. Clardy, B. Ganem, "Chorismate mutase-prephenate dehydratase from *Escherichia coli*. Study of catalytic and regulatory domains using genetically engineered proteins," J. Biol. Chem. 273(13 March 1998):6248-6253.

3701. Warren D. Smith, "DNA computers in vivo and vitro," DIMACS Series in Discrete Mathematics and Theoretical Computer Science, American Mathematical Library, Vol. 27, 1996, pp. 121-185. See abstract at: html://www.neci.nj.nec.com/homepages/wds/dnaarticle.abstract; full paper and missing figures are available at: html://www.neci.nj.nec.com/homepages/wds/journalpubs.html.

3702. Maurice Chittenden, David Lloyd, "007 Implant to Protect Kidnap Victims," The Sunday Times (London), 12 October 1998; see at: http://www.freerepublic.com/forum/a36226f323946.htm.

3703. P. Rusmee, "Pressure Vessel," 29 December 1998, see at: http://www.mech.utah.edu/~rusmeeha/labNotes/pressure.html.

3704. G.D. Shockman, L. Daneo-Moore, R. Kariyama, O. Massidda, "Bacterial walls, peptidoglycan hydrolases, autolysins, and autolysis," Microb. Drug Resist. 2(Spring 1996):95-98.

3705. R.B. Jensen, K. Gerdes, "Programmed cell death in bacteria: proteic plasmid stabilization systems," Mol. Microbiol. 17(July 1995):205-210.

3706. T. Franch, K. Gerdes, "Programmed cell death in bacteria: translational repression by mRNA end-pairing," Mol. Microbiol. 21(September 1996):1049-1060.

3707. A. Hochman, "Programmed cell death in prokaryotes," Crit. Rev. Microbiol. 23(1997):207-214.

3708. S. Asoh, K. Nishimaki, R. Nanbu-Wakao, S. Ohta, "A trace amount of the human pro-apoptotic factor Bax induces bacterial death accompanied by damage of DNA," J. Biol. Chem. 273(1 May 1998):11384-11391.

3709. S.I. Ahmad, S.H. Kirk, A. Eisenstark, "Thymine metabolism and thymineless death in prokaryotes and eukaryotes," Annu. Rev. Microbiol. 52(1998):591-625.

3710. R. Kolter, D.A. Siegele, A. Tormo, "The stationary phase of the bacterial life cycle," Annu. Rev. Microbiol. 47(1993):855-874.

3711. F. Rallu, A. Gruss, E. Maguin, "*Lactococcus lactis* and stress," Antonie Van Leeuwenhoek 70(October 1996):243-251.

3712. M.P. Spector, "The starvation-stress response (SSR) of *Salmonella*," Adv. Microb. Physiol. 40(1998):233-279.

3713. N.J. Talley, "Irritable bowel syndrome: disease definition and symptom description," Eur. J. Surg. Suppl. 583(1998):24-28.

3714. S.M. Browning, "Constipation, diarrhea, and irritable bowel syndrome," Prim. Care 26(March 1999):113-139.

3715. S.M. Collins, G. Barbara, B. Vallance, "Stress, inflammation and the irritable bowel syndrome," Can. J. Gastroenterol. 13(March 1999):47A-49A.

3716. C. Scarpignato, I. Pelosini, "Management of irritable bowel syndrome: novel approaches to the pharmacology of gut motility," Can. J. Gastroenterol. 13(March 1999):50A-65A.

3717. A.J. Barsky, J.F. Borus, "Functional somatic syndromes," Ann. Intern. Med. 130(1 June 1999):910-921.

3718. E. Stubblefield, M. Pershouse, "Direct formation of microcells from mitotic cells for use in chromosome transfer," Somat. Cell Mol. Genet. 18(November 1992):485-491.

3719. J. Fulka Jr., R.M. Moor, "Noninvasive chemical enucleation of mouse oocytes," Mol. Reprod. Dev. 34(April 1993):427-430.

3720. L. Karnikova, M. Horska, M. Tomanek, J. Kanka, F. Urban, R. Moor, J. Fulka Jr., "Chemically enucleated mouse oocytes: ultrastructure and kinetics of histone H1 kinase activity," Reprod. Nutr. Dev. 38(November-December 1998):643-651.
3721. Y. Mori, H. Akedo, T. Matsuhisa, Y. Tanigaki, M. Okada, "Extrusion of nuclei of murine suspension culture cells with microtubule poisons," Exp. Cell Res. 153(August 1984):574-580.
3722. S.P. Xue, S.F. Zhang, Q. Du, H. Sun, J. Xin, S.Q. Liu, J. Ma, "The role of cytoskeletal elements in the two-phase denucleation process of mammalian erythroblasts in vitro observed by laser confocal scanning microscope," Cell Mol. Biol. 43(September 1997):851-860.
3723. D.G. Newell, U. Jayaswal, J. Smith, S. Roath, "Unusual lymphocyte morphology in a case of chronic lymphatic leukaemia: apparent nuclear extrusion," Acta Haematol. 59(1978):25-30.
3724. R.W. Jack, J.R. Tagg, B. Ray, "Bacteriocins of Gram-positive bacteria," Microbiol. Rev. 59(June 1995):171-200.
3725. F.J. van der Wal, J. Luirink, B. Oudega, "Bacteriocin release proteins: mode of action, structure, and biotechnological application," FEMS Microbiol. Rev. 17(December 1995):381-399.
3726. T. Baba, O. Schneewind, "Instruments of microbial warfare: bacteriocin synthesis, toxicity and immunity," Trends Microbiol. 6(February 1998):66-71.
3727. Nikhil Hutheesing, "Worker bees," Forbes 164(26 July 1999):248.
3728. Richard Brodie, Virus of the Mind, Integral Press, Seattle WA, 1996. See also: Richard Dawkins, The Selfish Gene, Oxford University Press, NY, 1976. Chapter 11 "Memes".

翻訳は，一部厚生労働科学研究費補助金（萌芽的先端医療技術推進研究推進事業（ナノメディシン分野））によった。

索引

き

く

け

こ

さ

し

す

せ

そ

に

ぬ，ね，の

は

ナノメディシン　第1巻：基本的能力

2007年9月25日　第1刷発行

著　者　　ロバート A. フレータス Jr.
監　訳　　財団法人　医療機器センター
発　行　　株式会社　薬事日報社
〒101-8648 東京都千代田区神田和泉町1番地
電話　03-3862-2141(代表)
URL　http://www.yakuji.co.jp
印刷・製本　凸版印刷株式会社

ISBN978-4-8408-0984-9